肿瘤医学
Clinical Oncology
（下册）

名誉主编／汤钊猷　曹世龙　刘泰福　孙曾一

专家顾问／张仁元　朱雄增　何少琴　张有望

　　　　　王弘士　莫善兢　于尔辛　蔡树模

　　　　　赵体平　蒋长英　施达仁

主　　编／邵志敏　沈镇宙　郭小毛

副主编／倪泉兴　章真　王坚　彭卫军

　　　　　吴炅　胡夕春　何祥火　雷群英

　　　　　虞先濬

复旦大学出版社

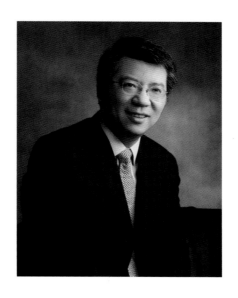

邵志敏　　博士生导师。国家杰出青年科学基金获得者，首批教育部"长江学者奖励计划"特聘教授，复旦大学特聘教授。现任复旦大学肿瘤研究所所长、乳腺癌研究所所长，复旦大学附属肿瘤医院大外科主任兼乳腺外科主任，兼任中国抗癌协会乳腺癌专业委员会前任主任委员、中国抗癌协会靶向治疗专业委员会候任主任委员、中华医学会肿瘤学分会副主任委员、上海市抗癌协会副理事长、上海市抗癌协会乳腺癌专业委员会名誉主任委员、上海市医学会肿瘤专业委员会前任主任委员。担任第八届亚洲乳腺癌协会主席及St. Gallen国际乳腺癌大会专家团成员。

　　主要从事乳腺癌的临床和基础研究，重点从事乳腺癌的转化研究和乳腺癌转移机制研究等。先后主持国家杰出青年科学基金、国家自然科学基金、国家"十五"攻关课题、卫生部临床重点项目、"211"工程Ⅱ期、"985"课题、"973"课题及其他省部级重大科研项目共30余项。荣获国家科技进步二等奖，卫生部科技进步一等奖，教育部科技进步一、二等奖，上海市科技进步一、二、三等奖。领衔团队分别入选教育部创新团队、上海市乳腺肿瘤重点实验室、上海市教委"重中之重"临床医学中心B类项目及上海市重要疾病联合攻关项目。主持撰写《中国抗癌协会乳腺癌诊治指南与规范》，发表有关乳腺癌研究的论著近350篇，其中SCI收录100余篇，被国际医学文献引用3 000多次。主编专著多部。

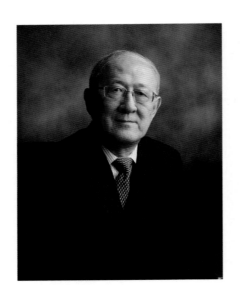

沈镇宙 肿瘤外科学教授，博士生导师。现任复旦大学附属肿瘤医院大外科名誉主任、终身教授，上海市乳腺肿瘤临床医学中心主任。曾兼任中国抗癌协会副理事长、中华医学会肿瘤学会副主任委员、上海市抗癌协会理事长、上海医学会肿瘤专业委员会副主任委员、中国抗癌协会乳腺癌专业委员会副主任委员及肉瘤专业委员会主任委员等。

主要研究方向为乳腺癌的早期诊断、综合治疗、个体化治疗及相关基础研究。曾多次应邀在国内外讲学，并担任国际及国内一些重要专业会议的大会主席。现任《中国癌症杂志》主编及10余种国内外学术期刊副主编和编委。荣获国家科技进步二等奖、卫生部科技进步一等奖、中华医学科技奖、上海市科技进步奖、上海市临床医学科技奖、第四届中国医师奖、中国抗癌协会"为中国抗癌事业作出突出贡献的优秀专家"奖及复旦大学校长奖等多项奖励。曾两次被评为全国卫生系统先进工作者及上海市劳动模范。主编专著13部，副主编2部，参与《中国抗癌协会乳腺癌诊治指南与规范》的编写。在国内外期刊发表论文160余篇。

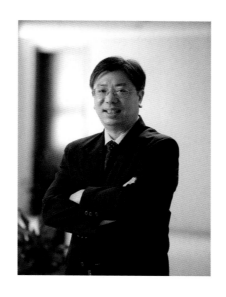

郭小毛　　复旦大学附属肿瘤医院院长、上海市质子重离子医院（复旦大学附属肿瘤医院质子重离子中心）院长，放射治疗中心教授，主任医师，博士生导师，上海市优秀学科带头人。主要从事乳腺肿瘤和腹部肿瘤的放射治疗，尤其在乳腺癌、前列腺癌等肿瘤疾病的放射治疗及综合治疗方面有较深的造诣。

现任中国抗癌协会副理事长、中国抗癌协会肿瘤放射治疗专业委员会候任主任委员、中国医师协会肿瘤分会副主任委员。承担"863"、国家自然科学基金、上海张江国家自主创新示范区专项发展资金重大项目等多项科研项目，曾获教育部科技进步一等奖，先后在国内外权威肿瘤杂志发表论文60余篇。

在医院管理方面，重视医院整体建设和精细化内部管理，探索并推进多学科诊疗模式、日间治疗等先进管理理念，优化服务流程，持续改进医疗服务质量，2013年荣获"华仁杯"最具领导力中国医院院长称号。

编委名单

（按姓氏笔画排序）

于文强	王　宇	王　坚	王　鲁	王亚农	王华英	王孝深	王建华
王家东	卢　华	叶定伟	成文武	吕力琅	朱　彪	朱　骥	朱蕙燕
刘鲁明	严望军	杨文涛	杨秀疆	杨慧娟	李大强	李小秋	李文涛
李心翔	李端树	吴　炅	吴　毅	吴小华	何祥火	沈镇宙	迟放鲁
张亚伟	陆雪官	陆箴琦	陈　勇	陈　震	陈　颢	陈治宇	陈海泉
陈耀坤	邵志敏	罗志国	周　烨	周晓燕	郑　册	郑　莹	孟志强
胡　欣	胡夕春	胡维国	胡超苏	相加庆	柳光宇	柳素玲	侯　健
洪小南	贾仁兵	顾雅佳	倪泉兴	徐彦辉	徐　烨	郭　林	郭小毛
郭伟剑	凌轶群	曹军宁	曹依群	盛伟琪	常　才	章　真	章英剑
彭卫军	嵇庆海	程　玺	雷群英	虞先濬	蔡三军	翟　青	缪长虹
戴　波	魏庆义						

秘书组

倪　明	王琳辉	卢建龙	江一舟	李　媛	陈星星	盛雪丹	陈嘉健
刘　亮							

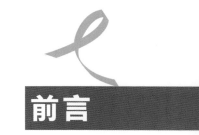

前言

恶性肿瘤是严重危害人民健康的主要疾病，2018 年世界卫生组织估计全球新发病例 1 810 万，死亡 960 万。 我国恶性肿瘤发病率为 301.1/10 万，在全球范围内属中等水平，但由于我国人口众多，因而总发病数居全球之首。 男性中发病前五位的为肺癌、胃癌、结直肠癌、肝癌及食管癌；女性中依次为乳腺癌、肺癌、结直肠癌、甲状腺癌及胃癌。 近年来由于生活方式的改变，同时开展了部分肿瘤的预防宣教、筛查，以及疫苗的研发和应用等，使肿瘤的发病谱有了改变，胃癌、肝癌及宫颈癌的发病率有下降趋势，而结直肠癌、乳腺癌等的发病率在上升，肺癌的发病率仍然在持续上升，因而控烟等措施仍需继续努力。

半个世纪以来，肿瘤的基础及临床研究取得了很大进展。 尤其在基础研究领域，人类基因组学、生物信息学、蛋白组学及分子医学的发展使人们对肿瘤的发生、发展有了更深入的了解，从而推动了早期诊断及治疗技术、治疗策略的改进和抗癌新药的研发。 在肿瘤的诊疗方面，新的影像诊断及检查方法提高了早期肿瘤检出的比例，从而使患者能得到早诊早治；根据肿瘤的异质性及各种肿瘤的不同分子分型，临床上已经进入个体化及多学科综合精准治疗时代，治疗效果进一步提高。 然而，我们也清醒地看到，在肿瘤的病因及治疗等方面还存在着许多没有解决的问题，仍需要加强相关的基础及临床研究，逐步提高治疗效果。

复旦大学附属肿瘤医院是我国最早成立的肿瘤医院，数十年来已逐步发展成临床科室齐全、设备完善的专科医院。 医院着力于基础与转化性研究，以及基础研究与临床的紧密结合。同时，成立了各种肿瘤的多学科综合治疗团队，提高了临床治疗效果。 因此，我们组织了以复旦大学附属肿瘤医院为主的各科专家，以自己的工作为基础，总结经验，结合国内外进展编写了本书，可供从事临床及相关基础研究的医务人员参考。 我们在今后会结合肿瘤的基础及临床研究的不断进展定期修订。 鉴于我们的水平和能力有限，不足之处也希望同道们批评指正。

邵志敏　沈镇宙　郭小毛

2019 年 4 月

目录

第一部分　基础研究

第二部分　诊断

第三部分　治疗

第四部分　各论

第五部分　肿瘤患者的全程管理

第四部分
各　论

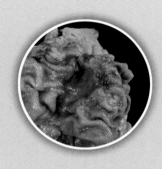

55 胃 癌

胃癌是一种严重威胁人类生命和健康的恶性肿瘤。虽然近 10 多年来其发病率在部分国家和地区有逐渐下降的趋势，但仍然是当前国内外高发的常见恶性肿瘤之一。其致病因素众多，化学致癌物质（如 N-亚硝基化合物、多环芳香烃）、环境因素（如土壤、水质）、不良生活和饮食习惯（如吸烟、快食、烫食、高盐饮食）、癌前期疾病（如慢性萎缩性胃炎、胃息肉、胃溃疡、胃黏膜巨皱襞症、胃手术后残胃等）、癌前期病变（如肠上皮化生、上皮不典型增生等）、真菌感染[如幽门螺杆菌（Hp）感染]及遗传因素、体质因素（如免疫功能低下）等多种因素可能均与胃癌的发生有关。目前认为，胃癌发生发展的实质是在化学、物理和生物等多种因素参与下，经过多阶段演变过程，多个癌基因的激活或（和）抑癌基因的失活而使细胞生长发育失控，最终导致细胞增殖和分化上的失衡而形成肿瘤。

胃癌的诊断和治疗依然是世界各国，尤其是中国所面临的重要问题之一。尽管随着科普知识的普及、检测技术的提高和临床医师的重视，我国早期胃癌的诊断率在很多大城市有了逐年的提高，然而在众多的中小型城市和农村，我国的胃癌仍以进展期为主，早期胃癌诊断率仅 10%，胃癌平均总体的 5 年生存率也仍徘徊在 40%～50%，远较日本和韩国为低。

当前胃癌诊断除应用胃镜及影像学方法外，超声内镜、CT、MRI 越来越多地被用于术前分期，PET/CT 检查的开展也成为评估患者全身状况的有效方法，为临床治疗决策的制订提供依据。

外科手术治疗仍是胃癌治疗中最重要的方法，根治性 D2 手术已成为手术的金标准。随着手术器械的改善和治疗理念的更新，微创手术也已逐步发展成熟。手术、化疗、放疗等多种治疗方法的综合应用以及多学科团队的协作对提高胃癌患者的生存率起到了积极的作用，也成为胃癌诊疗的发展趋势。

55.1　流行病学

胃癌是人类常见的恶性肿瘤，2012 年全世界约有 95.16 万新发胃癌病例，占全部恶性肿瘤（不包括皮肤癌）病例的 6.75%，居常见恶性肿瘤发病的第 5 位，仅次于肺支气管、乳腺、结直肠、前列腺部位的肿瘤，其中男性 63.13 万人，居第 4 位（仅次于肺支气管癌、前列腺癌和结直肠癌），女性 32.03 万人，居第 5 位（仅次于乳腺癌、结直肠癌、肺支气管癌和宫颈癌）。而同年约有 72.31 万人死于胃癌，居常见肿瘤死亡数的第 3 位，仅次于肺支气管癌和肝癌。其中男性 46.90 万人，居第 3 位；女性 25.41 万人，居第 5 位。

值得一提的是，统计资料同时显示，胃癌的发病率和病死率在发达国家和发展中国家存在着明显的差异，71.2% 的新发病例和 75.8% 的死亡病例均发生在发展中国家。不同的国家和地区胃癌的发病率也相差甚为悬殊，其中东亚是胃癌发病率最高的地区，特别是韩国、蒙古国、日本和中国，其次是中欧和东欧地区，随后是南美地区，而北美和大部分的非洲地区（包括东非、中非和西非）胃癌的发病率最低。发病率最高的地区和最低的地区可相差 8.3 倍。

我国是胃癌的发病大国。根据对全国 72 所癌症机构的数据收集和资料分析显示，2015 年我国有 67.91 万新发胃癌病例，占全部恶性肿瘤新发病例的 15.8%，仅次于肺癌，居第 2 位。其中男性新发病例 47.77 万人，女性 20.14 万人。同年有 49.80 万人死于胃癌，占全部恶性肿瘤死亡病例的 17.70%，其中男性 33.93 万人，女性 15.87 万人，也仅次于肺癌,位居第二。

我国胃癌的发病率和死亡率同样存在着较大的地区差异(图 55-1、55-2),而即使在同一地区也存在城乡间的差异。最新的统计数据表明,我国东部和西南地区各省市胃癌发病率最高,东北和南部地区各省市发病率最低,两者差距最高可达 7.4 倍。

同样西南和东部地区各省市的胃癌死亡病例也最多,东北和南部地区死亡病例最少,两者差距最高也可达 7.8 倍。2015 年,我国广大的乡村地区胃癌新发病例 44.4 万人,远较城市胃癌新发病例 23.52 万人为多,其胃癌死亡病例数 33.51 万人也远较城市胃癌死亡病例数 16.29 万人为多。

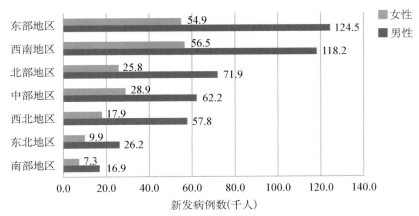

图 55-1 2015 年中国不同地区胃癌年龄标化后新发病例数(千人)

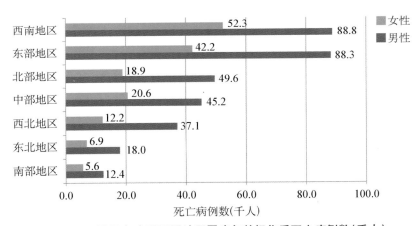

图 55-2 2015 年中国不同地区胃癌年龄标化后死亡病例数(千人)

上海是中国胃癌高发的城市之一。以往的报道显示,2002～2004 年上海市男性胃癌粗发病率为 52.24/10 万,居恶性肿瘤发病顺位的第 2 位,女性胃癌粗发病率为 29.26/10 万,居恶性肿瘤发病顺位的第 3 位。2017 年,上海市疾控中心最新的数据表明,目前胃癌依然是上海市位居前三的恶性肿瘤(仅次于肺癌和大肠癌)。

胃癌的发病率和病死率随年龄的增长呈对数性递增。通常胃癌的发病率在 30 岁以下较低,45 岁以后迅速上升,60 岁以后到 74 岁达到发病高峰。胃癌死亡率也是如此,通常在 30 岁以下较低,45 岁后迅速上升,60 岁后达到高峰,占总死亡的 76.10%(图 55-3、55-4)。在世界各地,男性胃癌的发病率和死亡率均明显高于女性,如 2012 年全世界胃癌新发病例和死亡病例男性分别是女性的 1.97 倍和 1.85 倍。我国的统计资料同样显示,2015 年胃癌新发病例和死亡病例男性分别是女性的 2.37 倍和 2.14 倍。

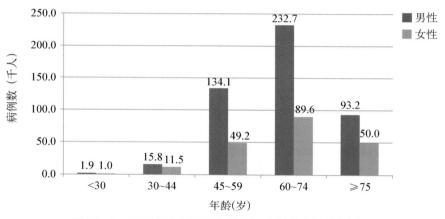

图 55‑3　2015 年中国不同年龄组胃癌新发病例数(千人)

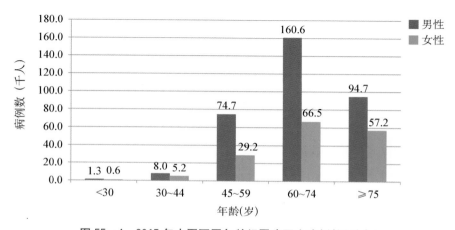

图 55‑4　2015 年中国不同年龄组胃癌死亡病例数(千人)

虽然有资料显示近几十年来胃癌的发病率在世界范围内呈现下降趋势,我国的胃癌调整发病率同样也有逐渐下降,但由于人口的持续增长,未来我国胃癌发病的实际人数仍将继续维持在一个较高的范围,特别是人口老龄化的加重,使得发病率随年龄增长而升高,胃癌仍然是今后需要高度重视的疾病。

55.2　病因

迄今,还没有任何一种单一因素被证明是人类胃癌发生的直接病因。胃癌的发生可能是外界环境中某些致癌因素和抑癌因素的共同作用,与胃黏膜损伤与修复的病理变化过程相互作用而产生癌变。从分子生物学水平来看,胃癌的发生可能是在化学、物理和生物等多种因素参与下,经过多阶段的演变,多个癌基因的激活或(和)抑癌基因的失活而使细胞生长发育失控,最终导致细胞增殖和分化上的失衡而形成肿瘤。一般认为,胃癌的发生与以下多种因素有关。

55.2.1　环境因素

环境因素与胃癌的发生有密切关系。日本是胃癌的高发国家,日本移民到美国后,其第 2 代胃癌发病率即有明显下降,而至第 3 代则接近当地的胃癌发病率。一般认为寒冷潮湿地区、泥炭土壤及石棉矿地区的居民发病率较高。也有人认为某些化学元素及微量元素比例失调与胃癌发生有关,如胃癌高发区水土中含硒、镍、钴、铜较高。胃癌发病与社会经济地位也有一定的关系,通常经济收入低的阶层胃癌发病率高,可能与高幽门螺杆菌感染率和饮食结构中缺少新鲜蔬菜、水果有关。

55.2.2　生活与饮食习惯

饮食因素可能是胃癌发生的最主要因素。大量研究发现胃癌与多吃盐腌食品(如腌酸菜、咸鱼、咸肉等)及烟熏食物有密切关系,相反,牛乳、新鲜蔬菜、水果、维生素 C 和冷藏食物却能降低发生胃癌的危险性。韩国是胃癌的高发国家,人们普遍喜食腌制泡菜,流行区调查显示患者每日摄盐量大多超过 10 g。根据 WHO 专家小组的观点,高盐(浓度> 10%)、熏制、腌制食物是胃癌发生的危险因素。高盐食物可破坏胃黏膜的完整性,表现为黏膜变性坏死及糜烂灶形成,长期高盐饮食可使胃黏膜上皮呈现不同程度的异型增生乃至癌变。腌制食物的致癌作用可能与亚硝胺有关。亚硝基化合物是一大类化学致癌物,减少食盐摄取常可减少硝酸盐及亚硝酸盐的摄取。低温可抑制硝酸盐转变成亚硝酸盐,因此冰箱的广泛应用可能是近些年来美国、日本等国家胃癌发病率下降的一个因素。烟熏食物中含有与烟草中相同的致癌物 3,4-苯并芘,具有很强的致癌作用。

新鲜蔬菜、葱属蔬菜及柑橘属水果对胃癌的发生具有保护作用,因新鲜蔬菜和水果中含有大量重要的维生素及香豆素类、黄酮类、异黄酮类、植物固醇等复杂的化合物,具有抗癌作用,如维生素 C、β-胡萝卜素等能抑制硝酸盐向亚硝酸盐转化,大蒜素不但能杀灭体外培养的胃癌细胞,还能抑制体内胃癌转移瘤的生长。

绿茶中富含茶多酚,具有抗氧化活性,能抑制亚硝基化合物的产生,通常被认为具有抗炎、抗肿瘤的效用,可能有助于降低罹患胃癌的风险,但肯定的结论还有待于进一步的研究。

55.2.3　亚硝胺类化合物

自 1956 年发现亚硝酸胺类化合物具有致癌作用以来,其与胃癌的关系已受到普遍的重视。亚硝胺类化合物虽然在自然界存在不多,但该化合物的前身——二级胺及亚硝酸盐在自然界分布甚广。通常,食物中的硝酸盐经胃中的硝酸盐还原酶阳性菌作用可还原成亚硝酸盐,而适宜的酸碱度(pH 值 1~3)或细菌的作用使亚硝胺类化合物的合成变得越发容易,由此认为亚硝胺类化合物非常可能是人类胃癌的主要病因。

通过对胃癌高发区 N-亚硝基化合物的研究,不但发现高发区居民的饮水及粮食中硝酸盐及亚硝酸盐的含量明显地高于低发区,而且在高发区居民的饮水及福建居民常吃的鱼露及甘肃居民常吃的酸菜中均找到致癌的 N-亚硝胺,同样高发区居民胃酸中的亚硝酸盐的含量也较高,而且在空腹胃液中检出 N-亚硝基化合物,同时证明此胃液有致突变作用。

55.2.4　癌前期疾病

(1) 息肉

胃息肉一向被认为系癌前期疾病,但文献报告中差别非常大。继发于胃黏膜的肠上皮化生,主要分布于胃窦部,多为单发,息肉形态呈腺瘤样或乳头状瘤样,其直径多在 2 cm 以上,在组织结构上有腺瘤样特征,具有癌变的潜在危险,恶变后多为肠型胃癌。

(2) 胃溃疡

胃溃疡一直被认为是导致胃癌发生的重要疾病,多数文献报道其癌变率在 1%~5%。

(3) 萎缩性胃炎

萎缩性胃炎及常伴的肠上皮化生与胃癌发生的关系较胃溃疡更为密切。不但从大量的调查资料发现,胃癌的高发区,萎缩性胃炎的发病率也较高,两者呈正相关;而且萎缩性胃炎及肠化生的部位与胃癌的好发部位也一致,特别是高发地区的胃癌源自化生的肠上皮的更多。

55.2.5　霉菌毒素

研究发现,霉菌毒素是强烈的致癌物,也与胃癌的发生有关。流行病学调查发现,我国胃癌高发区粮食及食品的真菌污染相当严重,高发区居民常食用霉变食物,在其胃液中可检出杂色曲菌、黄色曲菌等真菌。高发区慢性胃病患者空腹胃液真菌的检出率也明显高于胃癌低发区,并与胃内亚硝酸盐含量及慢性胃炎病变的严重程度呈正相关。此外,真菌本身也可合成亚硝胺,从而起到间接致癌作用。

55.2.6　幽门螺杆菌

1994 年,WHO 国际癌症研究中心将 Hp 列为 I 类致癌因子。有研究显示,Hp 感染与胃癌发生及死亡的相关系数分别为 2.68 和 1.79。Hp 感染者胃癌发病率高于非感染者 4~8 倍。然而,高 Hp 感染率并不意味着高胃癌发生率,如西非人群 Hp 感染率高达 70%～80%,但胃癌发病率却很低。还有许多研究表明,Hp 感染的致癌作用非常缓慢,需要超过 40 年的慢性暴露。因此推测,Hp 感染可能只是促进胃癌发生的众多危险因素之一,宿主特定的基因型可能是 Hp 致癌的基础。目前认为,Hp 致癌机制可能与其释放空泡毒素(VacA)等细胞毒素和造成局部免疫反应有关,引起胃黏膜炎症、萎缩、肠上皮化生和异型增生,从而诱发胃癌发生。Hp 感染也能导致胃酸分泌能力下降,使胃中的硝酸盐还原酶阳性菌增多,增加胃内亚硝酸盐含量,起到辅助致癌作用。

55.2.7 吸烟

虽然对吸烟与胃癌发病的关系曾存在不同的看法,但目前多数研究结果仍认为吸烟是胃癌发生的危险因素之一。存在于烟草中的 3,4-苯并芘具有强烈的致癌作用。有研究表明,吸烟者患胃癌的风险较非吸烟者增加 1.5～2.5 倍。日本曾对 26 万余40 岁以上的成年人做前瞻性的调查研究,历时 16年,发现吸烟者胃癌的发生率明显增加,如将开始吸烟的年龄分为:<15 岁、15～19 岁、20～29 岁及>30 岁 4 组,其胃癌死亡率(每 10 万人)分别为381.4、240.1、206.9 及 176.7,而不吸烟者的死亡率为144.7,戒烟 5 年后的死亡率仍较正常人稍高。

55.2.8 遗传

有研究显示,A 型血者胃癌发病率比其他人群高 15%～20%。胃癌在少数家族中也显示有聚集性,曾发现一个有胃癌家族史的家庭,其家族成员的胃癌发病率为一般人群的 2～4 倍。遗传性非息肉病性结直肠癌(HNPCC)、家族性腺瘤性息肉病(FAP)和 BRCA2 基因突变不仅与结直肠癌有关,还与胃癌有关。所有这些研究报道均提示遗传可能也是胃癌的发病因素之一。

55.2.9 肥胖

有研究认为,肥胖是贲门癌的一项重要的危险因素,人群中体重最重的 1/4 人口患贲门癌的风险是体重最轻的 1/4 人口的 2.3 倍,原因可能与肥胖能加剧胃食管反流,导致巴雷特食管(Barrett 食管)发生,后者是一种胃食管结合部的癌前疾病。

综上所述,胃癌的病因较复杂,一般认为是外界的致癌物作用于某些有缺陷的机体的结果。有人认为,胃癌的发病年龄虽然常在中年以后,但致癌物的致癌作用则常在青春发育期已作用于机体,个别易感的个体在某种遗传背景上,可对致癌物呈特异性反应,在以后长期的生命过程中,再受某些促癌物作用而发生胃癌。了解这些致癌因素,我们就能在日常的生活中加以预防和控制,从而达到预防胃癌发生的目的。

55.3 胃的临床解剖

日本胃癌学会制订的胃分区法对胃癌的手术治疗具有较大的指导价值,目前临床上已广泛采用。该分区法将胃大、小弯各分为 3 等分,连接其对应点,可将胃分为上 1/3(U)区、中 1/3(M)区、下 1/3(L)区,食管以 E 表示,十二指肠以 D 表示。每个原发病灶都应记录其二维的最大值。如癌浸润范围仅限于一区者分别以 U、M、L 表示;如果一个以上的分区受累,所有的受累分区都要按受累的程度记录,肿瘤主体所在的部位列在最前面,如 UML、LMU、LM 等。胃的横断面被均分为 4 等分,分别记为小弯侧、前壁、大弯侧和后壁。

55.3.1 胃的动脉

胃的动脉主要由胃左动脉、胃右动脉、胃网膜左动脉,胃网膜右动脉及胃短动脉组成,多数人还有胃后动脉(图 55-5)。

(1) 胃左动脉

胃左动脉行至贲门部向上发出升支供应食管并与食管动脉相吻合,向下沿胃小弯发出前、后两降支,沿小弯的前、后侧向下向右走行,其末端与胃右动脉相吻合。副肝动脉和迷走肝动脉临床上并不少见,为胃左动脉发出的一支粗大动脉分支,沿小网膜到达肝左叶。有时是左半肝唯一的动脉血供(迷走肝动脉)。若肝脏无基础病变,胃癌根治术中可结扎切断副肝动脉,便于淋巴结清扫。若不影响淋巴结清扫,迷走肝动脉可予以保留。

(2) 胃右动脉及胃网膜右动脉

肝总动脉向右分出肝固有动脉和胃十二指肠动脉,前者分出胃右动脉,沿胃小弯向左再分成前、后两支与胃动脉吻合,形成小弯侧动脉弓。胃十二指肠动脉下行分出胃网膜右动脉沿大弯侧左行。在施行近端胃大部切除术时,残胃主要由此血管供血,应慎重保护。

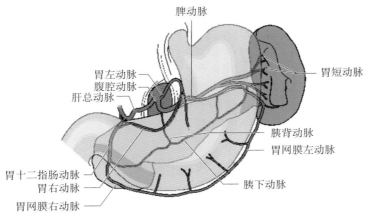

图 55-5　胃的动脉

（3）胃网膜左动脉及胃短动脉

脾动脉分出胃网膜左动脉和数支胃短动脉。胃网膜左动脉沿大弯侧右行与胃网膜右动脉吻合形成大弯侧动脉弓。胃短动脉主要分布于胃底外侧区,胃底部还有左膈下动脉的食管贲门支供血。此外,尚有起源于脾动脉干中 1/3 上缘的胃后动脉,主要供应胃底部后壁贲门区域的血液。

（4）胃后动脉

胃后动脉大多起源于脾动脉入胃底后壁,正常人群约 70% 存在胃后动脉。

通常情况下,结扎胃的主要动脉时应保留一支胃短血管及左膈下动脉,使近端胃仍有良好血供,不致发生残胃缺血坏死或吻合口漏。

55.3.2　胃的静脉回流

胃的静脉基本上与同名动脉相伴行。胃左静脉和胃右静脉收集小弯侧血液分别回流入门静脉,约有 1/3 的患者胃左静脉跨过肝总动脉或脾动脉前方汇入脾静脉;胃网膜右静脉收集大弯侧右半血液,与副结肠静脉汇合成胃结肠血管"共同干",经肠系膜上静脉回流入门静脉。胃网膜左静脉和胃短静脉分别收集大弯侧左半和胃底外侧部血液经脾静脉回流入门静脉。胃左静脉食管支通过胃黏膜下静脉丛与食管静脉丛相沟通,食管静脉丛经奇静脉注入上腔静脉,从而形成门-腔静脉的侧支循环(图55-6)。

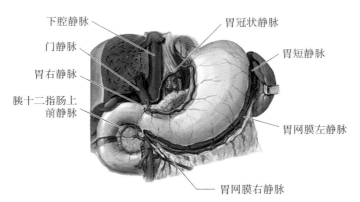

图 55-6　胃的静脉

55.3.3　胃的神经支配

胃的运动神经为交感和副交感神经。交感神经来自脊髓第 6～9 胸节,经内脏大神经至腹腔神经节,由节细胞发出的节后纤维经腹腔丛随血管分支布于胃壁。副交感神经纤维来自左、右迷走神经,在第4胸椎水平以下,在食管壁形成食管丛,然后又重新组合成前干(以左迷走神经纤维为主)和后干(以右迷走神经纤维为主)经食管裂孔随食管进入腹腔。前干行于食管腹段的右前方,位于浆膜和肌膜间,在贲门附近分为胃前支和肝支。肝支经小网膜右行参与肝丛的构成。胃前支伴胃左动脉沿胃小弯走行,沿途分出5~6个小支与胃左动脉的胃支相伴到胃前壁,在角切迹附近以鸦爪形的分支分布于幽门窦和幽门管的前壁。后干行于食管的右后方,在贲门附近分为胃后支和腹腔支。腹腔支沿腹膜后胃左动脉干右行,参加腹腔丛的构成。胃后支在胃前支深面沿胃小弯走行,沿途发出小支至胃后壁,在角切迹附近以鸦爪支分布于幽门窦和幽门管的后壁(图55-7)。

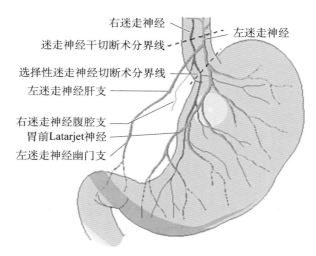

图55-7 胃的神经支配

55.3.4 胃的淋巴引流

胃黏膜层内腺体间的毛细淋巴管网组成淋巴集合管后进入黏膜下、肌层及浆膜下,然后与浆膜毛细淋巴管网的淋巴集合管汇合成胃的淋巴集合管,分别沿大、小弯方向行走并穿过浆膜离开胃壁依次汇入相应的第1、2、3站淋巴结。不同分区胃壁相对应的1、2、3站淋巴结不同,且存在跳跃式引流。日本胃癌学会将胃的淋巴结分为20组3站(图55-8、55-9)。

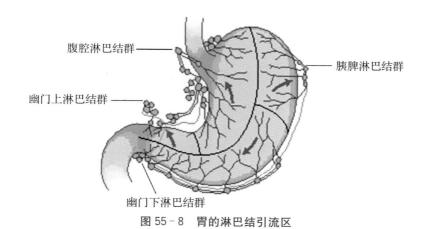

图55-8 胃的淋巴结引流区

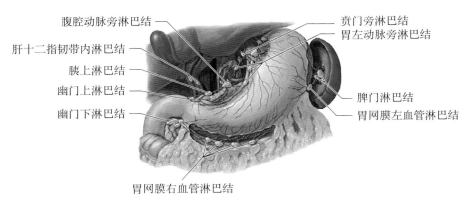

图 55-9　胃周淋巴结

（图中标注文字：）
腹腔动脉旁淋巴结　　贲门旁淋巴结　胃左动脉旁淋巴结
肝十二指韧带内淋巴结　　　脾门淋巴结
胰上淋巴结　　　胃网膜左血管淋巴结
幽门上淋巴结
幽门下淋巴结
胃网膜右血管淋巴结

55.4　病理学检查

55.4.1　大体分型

　　病理学对早期胃癌和进展期胃癌分别进行大体分型。早期胃癌的大体分型结合胃镜表现可分为隆起型（type Ⅰ）、浅表型（type Ⅱ）和凹陷型（type Ⅲ），其中浅表型又分为浅表隆起型（type Ⅱa）、平坦型（type Ⅱb）和浅表凹陷型（type Ⅱc）。浅表型（type Ⅱ）胃癌约占早期胃癌的80%，其中浅表凹陷型（type Ⅱc）最为多见。不同大体类型的早期胃癌，黏膜下浸润深度、多灶性及淋巴道侵袭的危险性有所不同，其中浅表凹陷型（type Ⅱc）胃癌的侵袭较为广泛。进展期胃癌的大体分型多采用 Borrman 分型，分为息肉型（type Ⅰ）、蕈伞型（type Ⅱ）、溃疡型（type Ⅲ）和浸润型（type Ⅳ）。息肉型肿瘤呈息肉样，凸向胃腔，表面没有溃疡。蕈伞型肿瘤的形状不规则，呈外生性生长，表面可有溃疡。溃疡型肿瘤外形不规则，边缘隆起且僵硬，伴有坏死。浸润型肿瘤为扁平斑片状病变，伴有黏膜皱襞变平，胃壁僵硬，当浸润型肿瘤累及大部分胃则可能形成皮革胃。蕈伞型肿瘤常见于胃窦小弯侧，而息肉型和溃疡型肿瘤则多见于胃体，且常见于大弯侧。

55.4.2　组织学分型

　　胃癌组织学具有较高的异质性，因此有多种组织病理学的分型方法，但目前最常用的是 WHO 和 Lauren 分型。

　　WHO 的组织学分型是依据形态学类型进行的分类，不仅仅可以应用于胃癌，对于肠癌也同样可以适用，从而统一了胃肠道癌的组织学分型。但 WHO 的组织学分型并未考虑胃癌的组织学发生、分化或流行病学。依据胃癌的组织学形态分类，主要类型是管状腺癌（图 55-10）、乳头状腺癌（图 55-11）、黏液腺癌（图 55-12）、失黏附性癌（包括印戒细胞癌，见图 55-13）和混合性癌。管状腺癌由不同管径的不规则腺管组成。乳头状腺癌显示具有纤维血管轴心的乳头状结构。黏液腺癌则由恶性上皮成分和细胞外黏液构成，且细胞外黏液成分需＞50%。失黏附性癌的肿瘤细胞呈孤立性或小巢状分布，该类型的胃癌中可以出现印戒细胞癌，当＞50%的肿瘤成分为印戒细胞时，则称为印戒细胞癌。其他失黏附性癌亚型包括肿瘤细胞类似于组织细胞或淋巴细胞，有一些胞浆嗜酸性，还有一些可出现不规则的奇异型核，或者多个亚型的失黏附性肿瘤细胞混合存在。混合性癌是指在组织学形态上由管状腺癌、乳头状腺癌和失黏附性癌混合构成的肿瘤。还有一些少见的组织学亚型，包括腺鳞癌、肝样腺癌、髓样癌（伴有淋巴样间质的癌或淋巴上皮瘤样癌）、绒毛膜癌、壁细胞癌、潘氏细胞癌、未分化癌、神经内分泌癌和混合性腺神经内分泌癌。

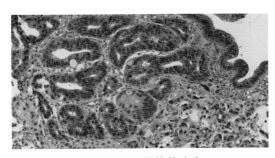

图 55-10　胃管状腺癌

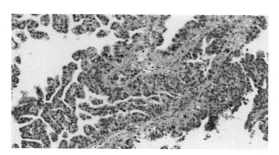

图 55 - 11 胃乳头状腺癌

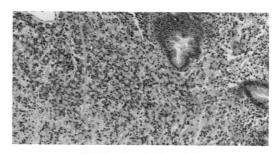

图 55 - 12 胃黏液腺癌

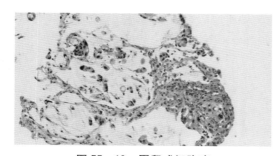

图 55 - 13 胃印戒细胞癌

其他分类体系中,目前最常用的是 Lauren 分型,肿瘤被分为肠型、弥漫型、混合性和不确定性癌。肠型腺癌由不同分化程度的肿瘤性腺体构成。弥漫型胃癌则由黏附性差的肿瘤细胞构成,一般无腺体形成,单个细胞包裹于纤维组织增生性的间质中。弥漫型胃癌可以具有明显的纤维组织增生性反应,而浸润其中的肿瘤细胞散在分布,且几乎没有分化,类似于组织细胞,有时候需要通过角蛋白免疫组化染色才能辨认。当肿瘤中肠型和弥漫型腺癌成分的量大致相等时,则称为混合性癌。未分化肿瘤被分类为不确定性癌。不同于 WHO 的组织学分型,Lauren 分型还考虑了与胃癌发生相关的环境因素及流行病学特征。

55.4.3　胃癌根治性切除标本检查

（1）胃癌根治性切除标本类型

胃癌根治性切除标本的类型包括远端胃大部切除术标本、近端胃大部切除术标本和全胃切除术标本。虽然手术切除范围不同,但标本的检查和取材原则是相同的。

（2）胃癌根治性切除标本的大体检查及取材

1）整体观察:摆正标本,沿肿瘤对侧剪开胃壁（肿瘤多位于胃小弯侧,常规沿胃大弯侧剪开胃）。

A. 测量胃大弯长长度和胃小弯长度,胃网膜的体积。

B. 检查黏膜面,观察胃壁黏膜面是否有充血、出血、溃疡、穿孔、肿块等。

C. 胃壁:有无增厚及弹性如何。

D. 浆膜面:有无充血、出血、渗出、穿孔、肿瘤浸润等。

2）病变描述:

A. 肿瘤:描述肿瘤的数目、部位、大小、大体类型、浸润深度、浸润范围、肿瘤与两侧切缘的距离。

B. 溃疡:描述数目、部位、最大径、形状、出血、穿孔情况,注意良恶性溃疡的鉴别。

C. 分别检查另外送检的各组淋巴结,仔细查找淋巴结,并描述每组淋巴结个数和最大径范围。

3）标本的取材:

A. 肿块:若存在明显肿块,一般取 3～4 块,包括肿块与肿块周围交界部位的组织,并保证取到浸润胃壁最深处;若病变不明显,则可疑区域需全部取材。

B. 切缘:胃的上下切缘,取胃壁全层。

C. 周围胃:酌情取材。

D. 网膜组织:如有癌结节,取材 1～2 块;无明显病变时,酌情取材。

E. 溃疡:取材 4 块,包括溃疡底、壁、与周围黏膜交界处。

F. 淋巴结:除了另外送检的各组淋巴结,标本周围能触及的淋巴结也全部取材,分为贲门旁淋巴结、胃小弯淋巴结、胃大弯淋巴结、幽门上淋巴结、幽门下淋巴结等。

55.4.4　浸润与转移

胃癌的癌前病变包括了上皮内瘤变（异型增生）,是指具有明确的肿瘤性上皮,但无组织浸润证据的一组病变。当肿瘤性上皮出现了黏膜固有层内的浸润,即出现了明显的结构异型,如出现腺体拥挤、过多的分支、出芽和单个细胞的浸润,则为黏膜内癌。与肠癌不同,胃的黏膜内癌具有淋巴管侵袭和淋巴结转移的危险。当肿瘤浸润至黏膜下层,但未累及固有肌层,不管有无淋巴结转移,均为早期胃癌。早期胃癌可出现淋巴结转移,其发生率与肿瘤黏膜下层的浸润深度有关,浸润深度越深,其淋巴结转移率越高。增加早期胃癌复发率和转移率的因素还包括淋巴管侵犯和肿瘤的分化差。如果早期胃癌不及时治疗,绝大部分在几个月到数年后会进展。肿瘤可穿透胃壁固有肌层,进入固有肌层外的纤维脂肪组织,但肿瘤是否进一步向外侵犯浆膜层(脏腹膜),对于 TNM 分期系统中的 T 分期是有影响的。肿瘤局限于浆膜层下,T 分期为 T3,而当肿瘤侵犯浆膜层,或进一步突破浆膜层至邻近器官,其 T 分期则为 T4,且分别判定为 T4a 和 T4b。

胃癌可以通过直接浸润进一步播散,也可以通过脉管侵犯和腹膜播散进而发生远处转移。而淋巴管播散发生较早,如前面提及,早期胃癌及可发生淋巴管浸润,而淋巴管和血管浸润则常常见于晚期胃癌。肠型胃癌易于通过血道发生浸润转移,因此肝脏转移率较高。血源性转移甚至可以发生于没有淋巴管受累的情况,可直接播散至肺、胰腺、结肠和其他邻近器官。而弥漫型胃癌则多发生腹膜播散,库肯勃瘤(Krukenberg 瘤)就是胃癌通过该途径播散至卵巢而造成的,同时胃癌也可以通过腹膜播散,累及宫颈,甚至子宫内膜。

淋巴结转移的出现及阳性淋巴结的数量也是决定胃癌预后的重要因素。正确判断 TNM 分期中的 N 分期需要依赖于外科医师术中清扫淋巴结的数量。若胃癌根治标本的淋巴结计数不足 15 枚,则无法进行准确的 N 分期,并对术后的治疗产生影响,可能会出现治疗不足的情况。因此,病理报告中需准确详尽地描述胃癌根治标本的淋巴结总量及阳性淋巴结数目,为临床治疗及预后评估提供准确的依据。

55.5 临床表现

55.5.1 症状

早期胃癌大多无明显的症状,甚至毫无症状,

随着病情的进展,可逐渐出现非特异性的、类似胃炎或胃溃疡的症状,如上腹部饱胀不适或隐痛、反酸、嗳气等,少数患者可出现恶心、呕吐、食欲减退,偶有呕血、黑便等。疼痛开始常有节律性,给予相应的药物治疗后症状大多可得到缓解。进展期胃癌除上述症状较为明显外,还可以发生梗阻、上消化道出血及穿孔等其他表现。病灶位于贲门部者可出现进食哽噎感和进行性吞咽困难;位于胃窦或幽门部者可出现幽门梗阻,表现为食后上腹部饱胀、呕吐恶臭的宿食及脱水。上消化道出血的发生率约为 30%,多数为少量出血,表现为贫血和大便隐血试验阳性;出血量稍多时可表现为黑粪;大出血的发生率为 7%~9%,表现为大量呕血和黑便。但大量出血并不提示一定为晚期病变,因为早期胃癌破坏黏膜下动脉时亦可发生大出血。胃癌出现急性穿孔时可导致弥漫性腹膜炎而出现相应的症状。胃癌常伴有胃酸低下或缺乏,约有 10%患者出现腹泻,多为稀便,每日 2~4 次。当肿瘤侵及胰腺、腹膜后腹腔神经丛时,上腹部呈持续性剧痛,并放射至腰背部。进展期胃癌多数还可伴有消瘦、乏力、食欲减退、体重减轻等,晚期则常伴有贫血、下肢水肿、发热、恶病质等。当肿瘤发生转移时可出现相应的症状,如咳嗽、咯血、呼吸困难、腰背痛等。

值得一提的是,临床上有一部分胃癌患者没有明显的症状或出现症状的时间很短,一经确诊很快发现进入中晚期,因此当患者出现不适主诉,尤其是有非特异性上消化道症状或不明原因贫血、消瘦、乏力时,临床医师在给予对症治疗的同时,应重视及早进行相关的检查,以免延误胃癌的诊断。

55.5.2 体征

绝大多数胃癌患者无明显体征,部分患者可在上腹部发现轻压痛。有幽门梗阻时,上腹部可见胃型,并可闻及震水声。癌细胞经肝圆韧带转移至脐部时可在脐孔处扪及质硬结节,经胸导管转移可出现左锁骨上淋巴结肿大,有盆腔种植时,直肠指检于膀胱(子宫)直肠窝内可扪及结节。女性患者在中下腹扪及肿块时常提示为 Krukenberg 瘤可能。肝门淋巴结、胰头后淋巴结转移或原发灶直接浸润压迫胆总管及某些肝转移时可引起梗阻性黄疸,表现为皮肤和巩膜的黄染;肝转移时,还可扪

及肿大的肝脏,并可触及结节状块物等。肠管或肠系膜转移导致肠腔缩窄可出现肠梗阻的体征。晚期患者或伴有腹盆腔种植转移者可出现腹水。当胃窦或胃体部的进展期胃癌向周围脏器浸润时,常可扪及上腹部结节状、质硬的肿块,当肿块固定而不能推动时多提示手术切除的可能较小。肿瘤穿孔时可引起弥漫性腹膜炎,出现腹肌板样僵硬、腹部压痛、反跳痛等典型的腹膜炎"三联征"。凡此种种大多提示肿瘤已属晚期,往往丧失了手术根治的机会。

55.6　胃癌分期

2016 年 10 月,美国肿瘤联合委员会出版的《AJCC 癌症分期手册》(第 8 版)和国际抗癌联盟 UICC 出版的《恶性肿瘤 TNM 分期》(第 8 版)中对于胃癌的 TNM 分期见表 55-1。

胃的邻近结构包括脾、横结肠、肝脏、膈肌、胰腺、腹壁、肾上腺、肾脏、小肠和后腹膜。

经胃壁内扩展至十二指肠或食管的肿瘤分期取决于包括胃在内的这些部位的最大浸润深度。

pN0 指所有被检查的淋巴结均为阴性,而不论被切除和检查的淋巴结数目有多少。

AJCC 第 8 版的新分期将 TNM 分期细分为临床 TNM 分期(cTNM)、病理 TNM 分期(pTNM)和新辅助治疗后病理 TNM 分期(ypTNM),便于在胃癌各种研究方法开展时有统一的分期标准可作为对照(表 55-2~55-4)。其中,新分期强调的临床 TNM 分期(cTNM),即胃癌治疗前的原始分期,对治疗方案的选择具有决策性意义。cTNM 分期包括临床体检、实验室检查、内镜超声(EUS)、内镜下穿刺细胞学(FNA)或组织学检查、影像学检查(CT、MRI、PET/CT),以及腹腔镜检查(同时进行腹腔灌洗液细胞学检查)等。目前最为常用的是 EUS 和 CT 检查。PET/CT 可能发现远处转移病灶(M),对 T、N 分期价值有限,假阴性率高。MRI 对 T 分期评估有限。影像学 cT3 以上或 cN+ 者推荐腹腔镜探查。腹腔镜探查分期通常作为独立的外科措施,可发现是否存在腹膜转移(P1)和脏器转移。腹腔镜下腹腔灌洗液游离癌

表 55-1　UICC/AJCC 第 8 版胃癌 TNM 分期

分期	定　义
T	**原发肿瘤**
Tx	原发肿瘤无法评估
T0	无原发肿瘤的证据
Tis	原位癌:上皮内肿瘤,未侵及固有层
T1	肿瘤侵犯固有层、黏膜肌层或黏膜下层
T1a	肿瘤侵犯固有层或黏膜肌层
T1b	肿瘤侵犯黏膜下层
T2	肿瘤侵犯固有肌层
T3	肿瘤穿透浆膜下结缔组织,而尚未侵犯脏腹膜或邻近结构
T4	肿瘤侵犯浆膜(脏腹膜)或邻近结构
T4a	肿瘤侵犯浆膜(脏腹膜)
T4b	肿瘤侵犯邻近结构
N	**区域淋巴结**
Nx	区域淋巴结无法评估
N0	区域淋巴结无转移
N1	1~2 个区域淋巴结有转移
N2	3~6 个区域淋巴结有转移
N3a	7~15 个区域淋巴结有转移
N3b	16 个或 16 个以上区域淋巴结有转移
M	**远处转移**
M0	无远处转移
M1	有远处转移
G	**组织学分级**
Gx	分级无法评估
G1	高分化
G2	中分化
G3	低分化
G4	未分化

肿瘤可以穿透固有肌层达胃结肠韧带或肝胃韧带或大小网膜,但没有穿透这些结构的脏腹膜。在这种情况下,原发肿瘤的分期为 T3。如果穿透覆盖胃韧带或网膜的脏腹膜,则应当被分为 T4 期

细胞阳性者(CY1)分期为 cM1 和 pM1。腹腔灌洗液细胞学检查方法:用 200 ml 0.9% 氯化钠溶液,灌入腹腔不同区域(通常是左右膈下、道格拉斯窝),轻柔搅拌,然后吸出灌洗液(>50 ml)送细胞学检测。新辅助治疗后的病理分期(ypTNM)较 pTNM 分期简化,仅分为 Ⅰ、Ⅱ、Ⅲ、Ⅳ 期。

表 55 - 2　AJCC 第 8 版胃癌的临床分期（cTNM 分期）

T	N	M	Stage
Tis	N0	M0	0
T1	N0	M0	I
T2	N0	M0	I
T1	N1，N2, or N3	M0	IIA
T2	N1，N2, or N3	M0	IIA
T3	N0	M0	IIB
T4a	N0	M0	IIB
T3	N1，N2, or N3	M0	III
T4a	N1，N2, or N3	M0	III
T4b	Any N	M0	IVA
Any T	Any N	M1	IVB

表 55 - 3　AJCC 第 8 版胃癌的病理分期（pTNM 分期）

T	N	M	Stage
Tis	N0	M0	0
T1	N0	M0	I A
T1	N1	M0	I B
T2	N0	M0	I B
T1	N2	M0	II A
T2	N1	M0	II A
T3	N0	M0	II A
T1	N3a	M0	II B
T2	N2	M0	II B
T3	N1	M0	II B
T4a	N0	M0	II B
T2	N3a	M0	III A
T3	N2	M0	III A
T4a	N1	M0	III A
T4a	N2	M0	III A
T4b	N0	M0	III A
T1	N3b	M0	III B
T2	N3b	M0	III B
T3	N3a	M0	III B
T4a	N3a	M0	III B
T4b	N1	M0	III B
T4b	N2	M0	III B
T3	N3b	M0	III C
T4a	N3b	M0	III C
T4b	N3a	M0	III C
T4b	N3b	M0	III C
Any T	Any N	M1	IV

表 55 - 4　AJCC 第 8 版胃癌新辅助治疗后的病理分期（ypTNM 分期）

T	N	M	Stage
T1	N0	M0	I
T2	N0	M0	I
T1	N1	M0	I
T3	N0	M0	II
T2	N1	M0	II
T1	N2	M0	II
T4a	N0	M0	II
T3	N1	M0	II
T2	N2	M0	II
T1	N3	M0	II
T4a	N1	M0	III
T3	N2	M0	III
T2	N3	M0	III
T4b	N0	M0	III
T4b	N1	M0	III
T4a	N2	M0	III
T3	N3	M0	III
T4b	N2	M0	III
T4b	N3	M0	III
T4a	N3	M0	III
Any T	Any N	M1	IV

将以上 pTNM 综合分期为：

0 期：TisN0M0。

I a 期：T1N0M0。

I b 期：T1N1M0，T2N0M0。

II 期：T1N2M0，T2N1M0，T3N0M0。

III a 期：T2N2M0，T3N1M0，T4N0M0。

III b 期：T3N2M0。

IV 期：T4N1M0，T1～3N3M0，T4N2～3M0，T0～4N0～3M1。

需要重视的是病理学检测的淋巴结数目关系到分期是否精确。收集 16 枚淋巴结是 N 分期的最低要求,检测 30 枚以上淋巴结将使分期更为精准。

另外,新分期对食管胃结合部癌的解剖学定义还进行了新的划分。累及食管胃结合部的癌其上皮中心在食管胃结合部下方近侧胃 2 cm 以内并侵犯食管者均归为食管癌,上皮中心超过食管胃结合部下方近侧胃 2 cm 或上皮中心在 2 cm 以内但肿瘤未累及食管胃结合部者属于胃癌(图 55 - 14、55 -15)。

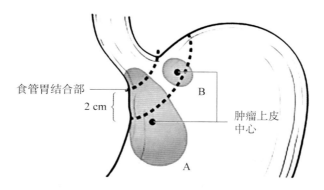

图 55 - 14　胃癌的新划分

上皮中心超过食管胃结合部 2 cm(A)或在 2 cm 以内但并未累及胃食管结合部者(B)均属于胃癌

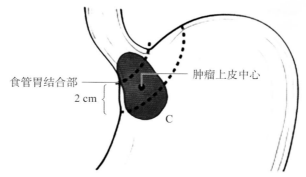

图 55 - 15　食管癌的新划分

上皮中心距食管胃结合部 2 cm 以内且累及食管胃结合部者(C)属于食管癌

55.7　诊断

55.7.1　实验室检查:肿瘤标志物

目前最为常用的胃癌血清肿瘤标志物主要包括酶类标志物、肿瘤胚胎性抗原标志物和糖类抗原标志物三大类。

(1) 酶类标志物

胃癌常用的酶类标志物主要是胃蛋白酶原(PG),其他还有乳酸脱氢酶(LDH)、碱性磷酸酶(ALP)、谷胱甘肽 S-转移酶(GST)等。

胃蛋白酶原(PG)是一类酶标志物,为胃蛋白酶前体,依免疫原性不同分为 PGⅠ和 PGⅡ。PGⅠ由胃底、胃体主细胞和颈黏液细胞分泌,而 PGⅡ除由上述细胞分泌外,尚可由贲门、幽门及十二指肠 Brunner 腺产生,随着胃黏膜萎缩由幽门向贲门侧进展,血清 PGⅠ水平及 PGⅠ/PGⅡ比值随之下降。胃蛋白酶原检测的理论基础,一方面是基于 PG 下降与胃黏膜萎缩之间的关系,另一方面是基于胃黏膜萎缩是胃癌的高危因素之一。正常人胃黏膜中 PGⅠ和 PGⅡ阳性率为 100%,胃黏膜异型增生时,两种胃蛋白酶原的阳性率及强度均较正常显著降低,早期胃癌 PG 阳性率降到最低点。以血清 PGⅠ<70 ng/ml 和 PGⅠ/PGⅡ比值<3 为标准,诊断胃癌的敏感性为 77%,假阳性率为 27%。由此可见,血清 PGⅠ水平及 PGⅠ/PGⅡ比值测定是一项很有价值的胃癌高危人群筛查指标。

(2) 肿瘤胚胎性抗原标志物

胃癌常用的肿瘤胚胎性抗原标志物有甲胎蛋白(AFP)和癌胚抗原(CEA)两种。

1) AFP:AFP 是分子量为 70 kD 的多肽链糖蛋白,由 590 个氨基酸残基组成。在胎儿发育过程中,胎肝是合成 AFP 的主要场所,其次是卵黄囊,来自内胚层的胃肠道黏膜也可以合成少量的 AFP。在人体的发育过程中,合成 AFP 的基因随着发育的成熟从表达逐渐过渡到不表达,而在患肝癌或其他相关脏器肿瘤时又复表达,因此这种存在于胚胎早期血清中的 AFP 在出生后即迅速消失,如重现于成人血清中则提示肝脏或其他相关脏器肿瘤。AFP 的正常参考值为 0~15 ng/ml。AFP 是目前早期诊断原发性肝癌最敏感、最特异的指标,被广泛用于大规模的肝癌普查,但在生殖腺胚胎癌、卵巢内胚窦癌、妊娠、肝病活动期、酒精性肝硬化、继发性肝癌和少数胃肠道癌患者同样也能检测到 AFP 的增高,不容忽视。尤其是临床上发现 AFP 阳性的胃癌多为胃肝样腺癌,易出现肝转移,预后较差。手术前后,AFP 水平变化与手术疗效呈正相关,因此术后 AFP 动态检测对判断此型胃癌的预后有着重要意义。

2) CEA:CEA 是一种分子量为 180~200 kD 的含多糖的蛋白复合物,在一些成人肿瘤组织,包括胚胎性肿瘤、结肠、胃、肺、乳腺等癌组织中均可出现表达。正常 CEA 分泌入胃肠道,而失去极性的癌细胞分泌 CEA 则进入血液和淋巴液,因此,在正常成人的血液中 CEA 很难被测出。正常参考值为 0~5 ng/ml。作为一种重要的肿瘤相关抗原,70%~90% 的结肠腺癌患者 CEA 高度阳性,在其他恶性肿瘤中的阳性率分别可为胃癌(60%~90%)、胰腺癌(70%~80%)、小肠腺癌(60%~83%)、肺癌(56%~80%)、肝癌(62%~75%)、乳腺癌(40%~68%)、泌尿系肿瘤(31%~46%)。除此之外,吸烟者和溃疡性结肠炎、胰腺炎、结肠息肉等良性疾病也可出现 CEA 的升高。由于 CEA 只在肿瘤的中晚期才有较显著的升高,且血清 CEA 水平检测诊断胃癌的敏感性和特异性分别为 19.0%~56.1% 和 26.3%~69.0%,因此对胃癌的早期发现与鉴别诊断并无帮助,但连续的 CEA 测定仍可作为判断预后和监测复发的有效指标,用于指导胃癌的治疗及随访。如术前 CEA 已有升高,则提示多数已有血管壁、淋巴系统和周围神经的侵犯和转移,预后较差。手术完全切除者,一般术后 6 周 CEA 恢复正常;术后有残留或微转移者,可见下降,但不恢复正常;无法切除而做姑息性手术者,一般呈持续上升。若术后胃癌出现复发或转移者,在临床症状出现前 10 周~13 个月,CEA 就有可能出现升高,并随疾病进展而进行性加重。所有这些都提示临床医师应该重视对 CEA 的检测和解读。

(3) 糖类抗原标志物

胃癌常用的糖类抗原标志物有 CA19-9、CA50、CA72-4、CA242、CA125 等。

1) CA19-9:CA19-9 是一种低聚糖类黏蛋白,分子量>5 000 kD,在组织中表达为单涎酸神经节苷脂,分布于正常胎儿胰腺、胆囊、肝、肠等组织和正常人胰、胆管上皮处,在血清中表达为黏蛋白糖脂,含量甚微。正常参考值为 0.1~27 U/ml。CA19-9 是胰腺癌、胃癌、结直肠癌、胆囊癌的相关标记物。大量研究证明,CA19-9 浓度与这些肿瘤的大小有关,是至今报道的对胰腺癌敏感性最高的标记物。在胃癌中,CA19-9 的阳性率也很高,通常,血清 CA19-9 水平检测诊断胃癌的敏感性为 50%~92%,特异性为 52%~95%,若同时检测 CEA 和 CA72-4,可进一步提高阳性检出率。胃肠道和肝的多种良性肿瘤和炎性病变,如急性胰腺炎、胆汁淤积性胆管炎、胆道结石和肝脏疾患,CA19-9 浓度也可增高,但往往呈"一过性",且很少超过 120 U/ml,必须加以鉴别。通过监测 CA19-9 的变化,也可有助于评价治疗效果及判断预后。

2) CA50:CA50 属黏液糖蛋白抗原,以唾液酸糖蛋白和唾液酸糖脂为主要成分,以脂或脂蛋白结合形式存在于细胞膜,遍布于结肠、胃肠道、肺、胰腺、肝脏、胆囊、膀胱、子宫等恶性肿瘤组织中。正常组织中无 CA50 存在或含量极低,当细胞发生癌变时,某些糖代谢(如糖基转移酶)的活性发生改变,导致细胞表面糖类物质 CA50 大量生成。一般 CA50 的正常参考值为 0~20 U/ml。血清 CA50 水平作为胃癌检测的指标,敏感性为 25.7%~70.3%,特异性为 92%~96%。同样,CA50 检测可用于胃癌的监测、辅助诊断、治疗效果观察、预后评估等,若与 CA19-9、CA242、CEA 等联合测定,可有效提高检出率,减少假阳性。

3) CA72-4:CA72-4 是一种高分子(相对分子量>106 kD)的黏蛋白,是目前诊断胃癌较好的肿瘤标志物之一,对胃癌具有较高的特异性,其敏感性为 31.4%~84.2%,特异性为 92.0%~95.9%,高于 CEA 和 CA19-9,与 CA19-9 及 CEA 联合检测可以监测 70% 以上的胃癌。正常参考值为 0.1~7 U/ml。CA72-4 水平与胃癌的分期有明显的相关性,一般在胃癌的Ⅲ~Ⅳ期增高,对伴有转移的胃癌病人,CA72-4 的阳性率更远远高于非转移者。CA72-4 水平在术后可迅速下降至正常。在 70% 的复发病例中,CA72-4 首先升高。与其他标记物相比,CA72-4最主要的优势是其对良性病变的鉴别诊断有极高的特异性,在众多的良性胃病患者中,其检出率仅 0.7%。CA72-4 对其他胃肠道癌、乳腺癌、肺癌、卵巢癌也有不同程度的检出率。

4) CA242:CA242 与 CA50 同属黏液糖蛋白抗原,是一种新的肿瘤相关抗原,其检测抗体能同时识别 CA50 和 CA19-9 的抗原决定簇。正常参考值为 0~17 U/ml。当消化道发生肿瘤时,其含量升高。对胰腺癌、结直肠癌有较高的敏感性与特异性,分别有 68%~86% 和 55%~85% 的阳性检出率,对肺癌、乳腺癌也有一定的阳性检出率。44% 的胃癌患者中 CA242 的水平可高于正常。CA242 与 CA50、CA19-9 的作用十分相近,但由于其在胃癌的诊断中敏感性和特异性均不高,常需联合 CEA、CA72-4 等其他检测来提高诊断价值。

5) CA125:CA125 是一种大分子量的黏液糖蛋白抗原,分子量可达 220 KD~1 000 KD,糖基含量占总蛋白质量的 24%。正常参考值为 0.1~35 U/ml。CA125 是卵巢癌和子宫内膜癌的首选标志物,是用于卵巢癌的早期诊断、疗效观察、预后判断、监测复发及转移的最重要指标,对输卵管癌、子宫内膜癌、子宫颈癌、乳腺癌和间皮细胞癌诊断的符合率也很高。其他非卵巢癌类的恶性肿瘤,如胰腺、肝、胃、肠恶性肿瘤患者中 CA125 的阳性率也分别可达 73%、70%、53% 和 27%。值得一提的是,CA125 血清浓度轻微上升还可以见于 1% 的健康妇女、3%~6% 的良性卵巢疾患或非肿瘤患者,包括孕期起始 3 个月、行经期、子宫内膜异位、子宫肌瘤、良性卵巢肿瘤、急性输卵管炎、急性胰腺炎、肝病、胸腹膜炎和心包感染等,应予以排除。胃癌引起的癌性腹水、腹腔种植转移也常可伴有 CA125 的升高,因此 CA125 也多用于临床对胃癌术后患者腹腔复发转移的监测。

综上所述,几乎以上所有的肿瘤标志物均与胃癌的 TNM 分期及预后有关。胃癌治疗有效时血清肿瘤标志物水平下降,升高时又常提示肿瘤复发或转移,但没有哪一种肿瘤标记物的准确率能达到 100%,因此临床上常采用联合检测的方式以提高准确率。目前临床上多以 CEA、CA19-9、CA72-4 测定为基础,辅以 CA125、CA242、CA50、AFP 等其他检测指标来用于胃癌的预后判断和治疗后随访。随着研究的不断深入,一些基因类的肿瘤标记物,如 c-erbB-2、Ras、c-Myc、p53 等,也可能在以后用于胃癌的临床,作为治疗和随访的监测指标。

55.7.2 影像学检查

(1) 常用影像学检查方法

1) X 线上消化道造影:目前主要采用气钡双重对比造影,摄片前服用 5~6 g 产气粉(10~15 ml 的水送服),摄片过程中根据需要服用 100~150 ml 的钡剂(浓度为 200~230 W/V%)。对疑有幽门梗阻或穿孔的患者禁止使用钡剂,建议使用水溶性碘造影剂。上消化道造影是目前诊断胃癌的常用影像学方法之一,有助于判断胃原发病灶的范围及功能状态,但对于胃腔外的情况无法判断。

2) CT:CT 增强检查可评价肿瘤的部位、大小、内部均质性、强化程度、邻近脏器结构侵犯情况,以及有无淋巴结或其他脏器转移。因此 CT 增强检查可作为胃癌术前分期、疗效评估及随访的常规检查方法。CT 增强检查前需常规空腹 6~8 h,检查前口服 800~1 000 ml 中性对比剂(水),以使胃腔适度充盈,胃壁适度舒张。CT 扫描部位应当包括腹腔及盆腔,以同时观察有无转移情况。

3) MRI 检查:因无辐射,可多平面成像,新的功能成像序列如弥散成像(DWI)、定量动态增强成像(DCE-MRI)等诸多优点,在胃部疾病中的应用逐渐得到重视。MRI 检查同样可以用于胃癌的术前分期、疗效评估及治疗后随访。MRI 检查前准备与 CT 检查类似。

4) PET/CT 检查:PET/CT 借助最常用的显像剂[18]F-氟代脱氧葡萄糖(^{18}F-fluorodeoxy-glucose,[18]F-FDG)、利用正常组织与恶性肿瘤病灶之间的葡萄糖代谢影像差异而发挥诊断作用,它实现了代谢影像与解剖形态影像的同机融合,可同时提供肿瘤病灶代谢和解剖形态学信息,可以同时对胃癌的原发病灶、淋巴结转移、远处组织和器官转移做出判断,对肿瘤的分期和治疗计划的制订有着重要的参考价值,而通过进一步测定和比较治疗前后[18]F-FDG 摄取量的变化,区分出化疗反应型与非化疗反应型可用于判断疗效。文献报道,PET 对胃癌诊断的敏感度和特异度分别为 58%~94% 和 78%~100%,其中对黏液腺癌、印戒细胞癌、低分化腺癌和弥漫型胃癌(Lauren 分型)的检出率较之管状腺癌、中分化腺癌及肠型胃癌为低。虽然 PET/CT 较 PET 有更多的优势,其对进展期胃癌的检出率已达到 CT 的诊断水平,但仍然存在着对胃癌诊断的敏感度受病理类型影响,对区域淋巴结转移和腹膜转移的诊断敏感度低于 CT 等诸多不足。相信随着 PET/CT 技术的不断完善,这些缺陷将逐渐减少,PET/CT 在胃癌诊治中的应用也会日趋增多。

(2)胃癌的影像学表现

1)X 线上消化道造影:

A. 早期胃癌:各型早期胃癌的 X 线上消化道造影的影像学表现如下。

a. 隆起型(Ⅰ型):肿瘤呈圆形或类圆形突向胃腔,高度超过 5 mm,境界清楚,有蒂或无蒂,表面粗糙,双对比法及加压法显示为大小不等、不规则的充盈缺损,境界清楚。

b. 浅表型(Ⅱ型):肿瘤表浅、平坦、沿黏膜及黏膜下层生长,形状不规则,多数病变边界清楚,少数病变边界不清,其中的 3 个亚型隆起与凹陷均不超过 5 mm,在良好的双重法与加压法影像上方能显示出胃小区与胃小沟破坏呈不规则颗粒状杂乱影,有轻微的凹陷与僵直,多数病灶边界清楚。

c. 凹陷型(Ⅲ型):肿瘤形成明显凹陷,深度超过 5 mm,形状不规则。双重法及加压法表现为形态不整,边界明显的龛影,其周边的黏膜皱襞可出现截断杆状或融合等,较难与溃疡的龛影区分。

B. 进展期胃癌:各型进展期胃癌的 X 线上消化道造影的影像学表现如下。

a. Ⅰ型:局限性充盈缺损,形状不规则,表面欠光滑,与邻近胃壁境界清楚。

b. Ⅱ型:不规则龛影,多呈半月形,外缘平直,内缘不整齐伴多发个小尖角,龛影位于胃轮廓之内,龛影外围绕以宽窄不等的透明带即环堤,轮廓不规则但锐利,其中常见结节状或指压状充盈缺损,以上表现称之为半月综合征,伴有黏膜纠集但中断于环堤外。

c. Ⅲ型:其特征类似于Ⅱ型,不同之处在于由于浸润生长的原因,环堤外缘呈斜坡状隆起,宽窄不均且有破坏,与正常胃壁之间无界限,故环堤外缘多不清楚。

d. Ⅳ型:局限型与弥漫型两者均可有胃壁不规则增厚,主要特征是胃壁僵硬,边缘不规则,全周性浸润可引起局限或弥漫性胃腔狭窄、变形。弥漫型者典型的皮革胃,弹性消失,僵硬,与正常胃壁间无明确界限之分。黏膜皱襞增宽或呈结节状,加压检查无变化。

2)CT:良好的胃 CT 图像可以直接显示胃癌组织浸润造成的胃壁增厚、胃腔内外肿块的大小、范围(图 55 - 16)。CT 可直接进行胃癌的 TNM 分期诊断,T 分期:T1 期仅表现为胃壁黏膜增厚伴强化;T2 期胃壁异常强化并伴中、外层的突然消失,外壁光整和(或)病灶周围脂肪间隙清晰;T3 期胃壁增厚,浆膜层毛糙模糊;T4 期胃癌与邻近脏器间的脂肪层消失,或伴有邻近脏器侵犯。N 分期:NX 为区域淋巴结无法评估;N0 是区域淋巴结无转移;N1 为 1~2 个区域淋巴结有转移,N2 为有 3~6 个区域淋巴结有转移,N3 为 7 个或 7 个以上区域淋巴结有转移,同时 CT 可以观察腹部其他脏器有无肝、肺、腹膜等其他脏器器官有无转移而进行 M 分期。

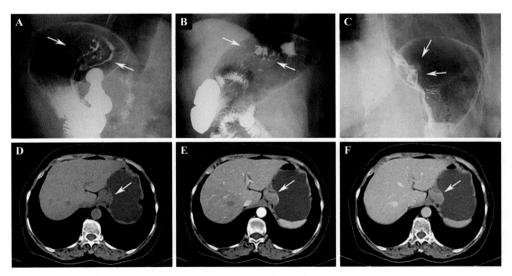

图 55 - 16 胃的 CT 成像

A~C:上消化道气钡双重造影,显示在气体衬托下的贲门部软组织肿块(箭),肿块表面经薄层钡剂涂布后,清晰勾画出肿块的轮廓。D~F:CT 扫描(D:横轴位平扫;E:横轴位动脉期增强;F:横轴位门脉期增强);横轴位显示贲门部胃腔内软组织肿块,肿块动脉期呈中度强化,门脉期呈轻度强化

3) MRI:胃癌的 MRI 影像学表现同 CT 表现相仿,同时也可观察有无远处转移(图 55 - 17)。

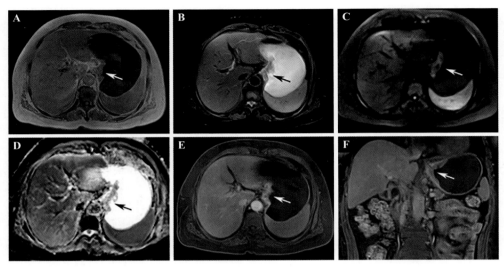

图 55 - 17　胃癌的 MRI 成像

A～F:MRI 扫描(A:横轴位平扫 T1WI;B:横轴位平扫 T2WI;C:横轴位 DWI;D:横轴位 ADC 图;E:横轴位增强 T1WI;F:冠状位增强 T1WI);平扫可见贲门部胃壁显著增厚,呈 T1WI 等信号、T2WI 略高信号、DWI 高信号及 ADC 低信号,增强扫描可见贲门部增厚的胃壁显著强化;注意病变表面凹陷提示溃疡形成(箭头所示)

(3) 影像学诊断的评价

目前,X 线造影检查、CT、MRI 和 PET/CT 等影像学检查方法已广泛用于胃癌的临床诊断,对胃癌的诊治功不可没。然而,在应用这些影像学检查方法的同时,也要看到它们各自不同的优点和不足,只有充分了解其适用范围并合理选择应用到临床诊治的不同阶段,才能获得更为准确的结果。例如,X 线造影、CT、MRI 和 PET/CT 检查对早期胃癌均容易造成漏诊,此时胃镜检查的选择就十分必要。在如今胃镜、CT 等日益普及的情况下,X 线造影的应用虽然越来越少,但在某些胃癌中(如贲门癌)仍可用于肿瘤定位及明确范围,从而有助于确定手术切除的范围和决定术式(如单纯经腹手术或胸腹联合手术等)。而 X 线造影检查在术后吻合口梗阻、胃动力不足、吻合口漏、肠梗阻等诊断中更能提供方便、直观、动态的依据,仍不失为一种有效的检查方法。再比如,CT 和 MRI 检查对于胃癌的定位、范围的确定、术前分期(包括浸润深度、周围器官的侵犯、淋巴结转移、远处转移)均有着极大的临床价值,在肿瘤的定性诊断和鉴别诊断方面亦有一定意义,特别在术前帮助判断肿瘤能否切除有肯定价值,然而它们仍存在着判断准确性不足的缺陷。尽管有文献报道对胃癌的 T 分期、N 分期两者的正确性均可达 80% 以上,但实际应用中,对照术中探查和术后病理,发现有时其正确性都不足 50%,而且需要较为丰富的阅片经验。所以,结合超声胃镜检查甚至腹腔镜探查有时更有利于提高术前分期判断的准确率。还比如,PET/CT 检查由于可以同时对胃癌的原发病灶、淋巴结转移、远处组织和器官转移做出判断,在胃癌的分期中有着重要的参考价值,但仍然存在着对胃癌诊断的敏感度受病理类型影响(如对黏液腺癌、印戒细胞癌、低分化腺癌和弥漫型胃癌检出率较低)、对区域淋巴结转移和腹膜转移的诊断敏感度低于 CT 等诸多不足。因此,在胃癌的诊断和治疗的各个阶段,需要合理选择不同的影像学检查方法,才能达到事半功倍的效果。

55.7.3　内镜检查

自 1958 年纤维胃镜问世以来,经过多年的临床实践和大量研究,目前胃镜已成为全世界公认的胃癌诊断的首选方法,无论是早期胃癌,还是进展期胃癌,均可经胃镜直视下观察及钳取活组织进行病理学检查,做出准确诊断,对临床决策具有重要的参考价值。而随着内镜技术的发展,越来越多的新技术的开发和应用,包括窄带显像、放大内镜、电子分光技术、图像式固有荧光诊断技术(自发荧光成像、激光诱导荧光)、超声内镜等,使得胃癌的内镜下诊治变得更为精准和个体化。

(1) 普通内镜常规检查过程

1) 患者禁食、咽喉部局部麻醉后取左侧卧位,头部略向前倾,双腿屈曲。

2) 经口插镜后,在内镜直视下从食管上端开始循腔进镜,依次观察食管、贲门、胃体、胃窦、幽门、十二指肠球部及降部。退镜时,依次从十二指肠、胃窦、胃角、胃体、胃底贲门、食管退出。依次全面观察黏膜色泽、光滑度、黏液、蠕动及内腔的形状等。如发现病变则需确定具体部位及范围,并做详细记录。检查过程中,如有黏液和气泡应用清水或祛泡剂和黏液祛除剂及时冲洗,再继续观察。

3) 保证内镜留图数量和质量:为保证完全观察整个胃腔,既往有日本学者推荐拍摄 40 张图,也有推荐留图 22 张,国内专家较为推荐的是 40 张。22张方法为在直视下,胃窦、胃体下部和中上部,分别按前壁、后壁、大弯、小弯各留 1 张图;在翻转视角下,胃底贲门部留图 4 张,胃体中上部和胃角各留图3 张。如果发现病灶,另需额外留图。同时,需保证每张图片的清晰度。

(2) 早期胃癌内镜检查技术

1) 普通白光内镜:白光内镜下早期胃癌无明显特征,易与胃炎等良性病变相混淆。因此检查时应特别注意局部异常黏膜的改变,如色泽变化(变红或发白)、细颗粒状或小结节状粗糙不平、隆起或凹陷、浅表糜烂或溃疡、黏膜下血管网消失、皱襞中断或消失、组织脆、易自发出血、胃壁局部僵硬或变形等(图55-18)。

2) 化学染色内镜(chromoendoscopy):化学染色内镜是在常规内镜检查的基础上,将色素染料喷洒在需观察的黏膜表面,使病灶与正常黏膜对比更加明显。该技术有助于病变的辨认及活组织检查的准确性,并可对早期胃癌的边缘和范围进行较准确的判断,提高内镜下黏膜切除的完整性。化学染色内镜使用的染料主要有靛胭脂、亚甲蓝(美蓝)、醋酸和肾上腺素,必要时可混合使用(如醋酸＋靛胭脂等)。

A. 靛胭脂:可显示正常黏膜清晰的胃小区结构和

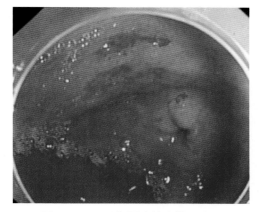

图 55-18 早期胃癌的内镜下表现

细微凹凸病变。早期胃癌经染色可表现为胃小区结构消失、黏膜表面呈颗粒样或结节样凹凸异常,颜色发红或褪色等。

B. 亚甲蓝:亚甲蓝(0.3%～0.5%)不被正常黏膜吸收着色,而肠上皮化生、异型增生及癌性病灶黏膜可吸收亚甲蓝而被染成蓝色。肠上皮化生和异型增生黏膜着色快且浅,胃癌细胞着色慢(30 min 以上),颜色呈深蓝色或黑色,不易被冲洗掉。

C. 醋酸:1.5%的醋酸喷洒于胃黏膜表面可使黏膜发白,正常黏膜发白持续时间较长,而低分化癌或黏膜下层癌发白持续时间较短。

D. 肾上腺素:喷洒 0.05 g/L 肾上腺素后,非癌黏膜从粉红色变为白色,用放大内镜观察无异常微血管;而癌组织黏膜仍为粉红色,微血管结构扭曲变形。

3) 电子染色内镜(digital chromoendoscopy):相比常规内镜的化学染色,电子染色内镜可以不喷洒染色剂显示黏膜腺管形态的改变,从而避免染料分布不均匀导致对病变的错误判断。电子染色内镜还可清晰观察黏膜浅表微血管形态,并且能在普通白光内镜和电子染色内镜之间反复切换对比观察,操作更为简便。

A. 窄带成像技术(narrow band imaging, NBI):是一种新型内镜诊断技术,由日本学者于 2001 年首次用于消化道疾病的诊断。普通光学内镜把光线中红、绿、蓝光过滤出来后混合成白光,而NBI采用窄带滤光器对不同波长的光进行限定,只允许波长分别为 605 nm、540 nm 和 415 nm 的红、绿、蓝色 3 种窄带光波。胃壁黏膜色素成分血红素,能特异性吸收绿、蓝光,从而增强黏膜上皮和黏膜下血管的对比度和清晰度。与染色内镜相比,NBI除显示病变轮廓外还可显示黏膜和细微血管的形态变化。单独使用NBI观察黏膜病变是否较染色内镜更具优势并不确定,但NBI结合放大内镜观察黏膜表面微血管和细微结构则具有确切的优势。Dutta等对200例消化不良患者分别行普通内镜及NBI内镜检查发现,其中32例癌变患者,普通内镜仅发现17例,而NBI发现31例。由日本学者八尾建史提出的VS分类系统,因其能准确区分早期胃癌和普通病变,目前已被广大学者认可和接受。V代表微血管结构(microvascular),S代表黏膜表面微结构(microsurface)。两项评估内容均可分为规则(RV/RS)、不规则(IV/IS)和消失(AV/AS)3类。此外癌变组织由于结构改变而与邻近组织之间形成的分界线(demarcation line)也具有重要诊断价值。Yao等观察了100例早期胃癌的内镜下特点,发现97%患者符合Ⅳ或IS,且都存在分界线。Ezoe等以分界线和不规则微血管(IV)为标准观察57个凹陷性微小病变,发现NBI联合放大内镜诊断癌性病变准确率明显高于白光放大内镜(79% *vs.* 44%)。Tao等采用VS标准比较508例胃浅表病变患者NBI放大内镜和普通白光内镜的诊断结果,发现NBI放大对胃癌诊断的特异度和准确度分别为99.5%和99.2%,明显高于普通白光内镜(89.5%、89%)。通过众多学者对VS分类系统的研究及验证,使其成为NBI内镜下早期胃癌可靠的诊断标准,对于NBI内镜的广泛运用具有重大意义。

B. 智能电子分光技术(Fujinon intelligent colour enhancement,FICE):是目前崭新的内镜诊断技术。FICE通过分光技术在400~600 nm范围内选择任意波长的红、蓝、绿三色光组合来观察黏膜结构。与窄带成像技术一样,具有染色的效果,但相比色素内镜而言有更高的优视率,被称之为"电子染色"。FICE可清楚观察腺管分型及黏膜小凹,避免染料喷洒不均及烦琐的喷洒过程,有望替代色素内镜。Mouri等利用FICE对100例早期胃癌患者进行观察,发现530 nm波长可最优化FICE对早期胃癌诊断图像的清晰度,并不需要常规喷洒染料及详细观察就可容易发现早期胃癌。Yu等报告采用FICE结合放大内镜对1例早期胃癌的界线范围进行鉴定,认为其利于提高手术切除率。但目前FICE用于早期胃癌诊断的研究较少,尚无统一标准,仍需进一步的临床研究。

C. 智能电子染色内镜(iScan):除了有传统的对比增强和表面增强模式外,还可分别强调微血管形态和黏膜腺管形态。

4)放大内镜(magnifying endoscopy):放大内镜可将胃黏膜放大几十甚至上百倍后观察腺体表面小凹结构和微血管网形态特征的细微变化。当与电子染色内镜联合使用,黏膜特征显示更为清楚,可鉴别病变的良恶性、边界和范围,具有较高的鉴别诊断价值。

5)激光共聚焦显微内镜(confocal laser endomicroscopy, CLE):CLE是近年开展的一种内镜诊断技术,是共聚焦激光显微镜和传统电子内镜的结合体,包括整合式CLE(eCLE)和探针式CLE(pCLE)。检查时利用荧光造影剂使成像对比鲜明,目前最常用的是10%荧光素钠和0.05%盐酸吖啶黄。CLE可激发488 nm的氩离子激发光,使被测组织发射荧光,最终聚合成图像。图像的扫描速率为每秒0.8帧(1 024×1 024像素)或1.6帧(1 024×512像素)。eCLE的Z轴范围(探测深度)为0~250 μm,可在不同深度形成一个可调的焦点。相反,pCLE的图像只固定在一个深度,因此eCLE可显示不同层次的组织结构。eCLE的另一个优点是相对pCLE(1.0 μm)而言其可以提供更好的侧面分辨率(0.7 μm)。共聚焦内镜检查时因其放大1 000倍的图像可清晰显示细胞、亚细胞及断层显示病变细微结构,做出实时组织学诊断,而被称为"光学活检"。Li等在一项大样本前瞻性研究中提出CLE诊断癌变胃黏膜疾病的标准,即镜下可见病变腺体大小形态不规则,细胞极性丧失、层次增多或明显异常,微血管形态不规则对1 786例有消化不良症状患者行CLE检查,证实该标准诊断胃黏膜浅表性癌/高级别上皮内瘤变的敏感度为88.9%、特异度为99.3%、准确度为98.8%,明显高于普通内镜(分别为72.7%、95.1%、94.1%)。Bok等对46例胃浅表性肿瘤分别行常规内镜活检及pCLE检查,结果显示pCLE对腺癌诊断准确率为91.7%,而常规内镜活检仅为85.2%,两者联合准确率提高到98.1%。这表明CLE具有弥补常规内镜活检固有局限性的潜力,能够降低内镜下治疗前后的病理差异率。研究显示CLE还可用于监测内镜下黏膜切除术后切缘,并可在其引导下再次行内镜下黏膜切除,提高手术成功率。共聚焦内镜可获得清晰的实时组织病理学图像,为早期胃癌的筛查提供更快速、可靠的途径。不过 CLE 临床应用时间尚短,对病变及浸润范围、最佳适应证及和诊断标准均需多中心、大样本的深入观察研究。

6) 荧光内镜(fluorescence endoscopy):荧光内镜是以荧光为基础的内镜成像系统,能发现和鉴别普通内镜难以发现的癌前病变及一些隐匿的恶性病变。但是该方法对设备要求高,检查费用昂贵,目前在临床常规推广应用仍较少。

7) 超声胃镜(endoscopic ultrasonography):是超声和内镜有机结合,超声内镜插入腔道后内镜下直接观察腔内形态,同时进行超声扫描,从而获得多层次以及周围毗邻脏器的超声图像,可清晰观察病灶的浸润深度,协助判断早期胃癌是否有淋巴结转移,尤其是诊断黏膜下胃癌有无区域淋巴结及附近脏器转移,为早期胃癌的确诊和分期提供依据。超声内镜下早期胃癌的典型表现是低回声不规则病灶,黏膜层及黏膜下层结构紊乱、破坏或增厚,第 2 层低回声区或第 3 层高回声区不规则狭窄、隆起、回声不均匀等。研究报道,早期胃癌在超声内镜引导下病理活检阳性率明显高于常规胃镜。不仅如此,超声内镜还可以评估胃癌浸润深度,指导内镜治疗。

综上所述,早期胃癌的内镜下精查应以普通白光内镜检查为基础,全面清晰地观察整个胃黏膜,熟悉早期胃癌的黏膜特征,在发现局部黏膜颜色、表面结构改变等可疑病灶后,可根据各医院设备状况和医师经验,灵活运用色素内镜、电子染色内镜、放大内镜、超声内镜、荧光内镜、激光共聚焦显微内镜等特殊内镜检查技术以强化早期胃癌的内镜下表现,不但可以提高早期胃癌的检出率,而且还能提供病变深度、范围及组织病理学等信息。

(3) 进展期胃癌的内镜检查技术

1) 普通白光内镜:进展期胃癌是指癌组织已侵入超过黏膜下层,无论癌灶的大小或有无转移,进展期胃癌一般外观改变明显,胃镜下容易识别。大量研究显示,进展期病变在多块活检后的诊断准确性超过 95%。肿瘤的大小、部位、形态,包括近端和远端扩展的范围,以及其他的黏膜异常,都可以仔细地评估。胃扩张性下降、不正常的蠕动和幽门功能失常都意味着黏膜下的肿瘤广泛浸润和壁外迷走神经的累及。各型进展期胃癌的内镜下表现如下。

A. Borrmann Ⅰ型:内镜下表现为半球状或草莓样肿块突入胃腔,表面呈结节或分叶状,有浅表糜烂、溃疡或有污秽的苔覆盖。

B. Borrmann Ⅱ型:内镜下表现为局限性溃疡,溃疡边缘有不规则堤岸状增生隆起,与正常黏膜分界清楚,周围黏膜无明显浸润感。此型与良性巨大型溃疡较难鉴别,尤其是在真菌感染后良性巨大溃疡酷似溃疡型癌,有时要取决于病理活检的诊断(图 55-19)。

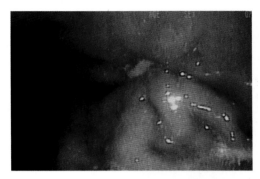

图 55-19　进展期胃癌的内镜下表现(局限溃疡型)

C. Borrmann Ⅲ型:内镜下主要表现为溃疡比较弥漫,病灶常占据胃的两个分区。溃疡的一方边缘通常有不规则堤岸状增生隆起,而另一方边缘没有明显的边界。周围黏膜僵硬有浸润感,皱襞不规则,溃疡表面有岛状增生凸起。

D. Borrmann Ⅳ型:内镜下主要表现为胃腔扩张差,胃壁黏膜消失,呈粗糙和僵硬的改变,有浸润感,黏膜表面明显水肿或有浅表糜烂。胃壁弥漫性增厚和僵硬,胃体腔狭小或扩张差,蠕动减少,则为弥漫浸润型癌。典型病例酷似皮革制成的囊袋,故有"皮革胃"之称。

各型病变的胃镜活检确诊率不同,以 Borrmann Ⅰ型病变活检确诊率最高,Borrmann Ⅱ型、Borrmann Ⅲ型次之,Borrmann Ⅳ型病变胃镜活检确诊率最低。这些误差主要是与病变活检的准确性有关。肿块型或溃疡型病变,活检易准确达到病变部位,故检出率高。而 Borrmann Ⅳ型胃癌,病变以癌细胞在黏膜下的弥漫浸润为特征,伴明显的黏膜肿胀,活检取材易为阴性,故胃镜活检确诊率最低。一般来说,溃疡性病变应在溃疡与周围组织交界处多点取材为宜。

2) 超声胃镜:进展期胃癌的诊断目前主要依靠胃镜检查及黏膜活检。超声内镜可清晰地显示胃壁的层次结构,判断胃癌浸润深度及淋巴结转移情况。

有部分胃癌起源于黏膜下层,呈外向性浸润生长,或弥漫性浸润胃壁(如 Borrmann Ⅳ 型),此类癌组织早期常不累及黏膜层。对其行胃镜直视下活检取材时,多因部位不对或钳取组织无代表性,导致反复活检阳性率约 60%,容易造成漏诊。而超声内镜则可直接观察胃壁层次结构的改变,并引导细针行穿刺活检(EUS guided Fine Needle Aspiration,EUS-FNA)确定病理学改变,因此可对这一类黏膜活检阴性的胃癌做出较客观的定性诊断(图 55-20)。

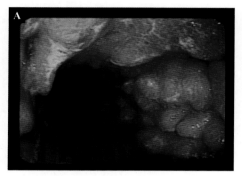

(A)胃体黏膜粗糙、僵硬,呈结节样改变

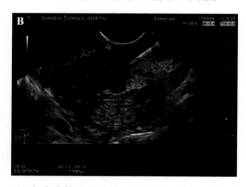

(B)超声内镜示胃壁呈不均匀低回声增厚,胃壁 1～4 层层次融合、消失,第 5 层局部不连续

图 55-20　超声内镜引导下对皮革胃行细针穿刺术

EUS-FNA 不同于体表超声或 CT 引导下的穿刺。首先,EUS-FNA 可以穿刺体表超声不能显示的病灶;其次,因为可以观察断层影像,EUS-FNA 在对肿瘤或深层组织脏器进行穿刺时,可明显减少盲目深挖造成的穿孔、出血风险,大大提高活检的阳性率;同时,EUS-FNA 检查时穿刺针穿过的正常组织和器官少,大大减少了损伤和相关并发症。超声内镜对胃癌正确诊断同时,还可观察癌旁淋巴结

及周围病灶,联合 FNA 技术对病灶有效地进行术前分期,为手术方式的选择提供客观的依据。据文献报道,超声胃镜对胃癌术前分期判断准确率超过 70%,甚至可达 88%。

55.7.4　腹腔镜检查

通过腹腔镜对腹腔的直视检查可以鉴别其他影像学方法难以检出的较小的网膜和腹膜的种植灶,还可以进行腹腔冲洗液的脱落细胞学检查。有作者研究报道,诊断性腹腔镜检查对胃癌远处转移的敏感度、特异度和准确率分别为 89%、100% 和 95.5%,成功避免了 37.8% 的患者施行不必要的剖腹探查术。有鉴于此,《NCCN 胃癌指南》建议行新辅助化疗等治疗的胃癌患者应常规接受诊断性腹腔镜检查。然而腹腔镜探查也存在一定的盲区,有时对胃窦癌外侵是否累及胰头、胃体癌外侵是否累及胰体尾、贲门癌外侵是否累及膈肌等,以及判断能否手术切除仍不够完全准确,需要临床医师综合判断。

55.8　鉴别诊断

胃癌的诊断在临床上主要需与以下其他一些疾病相鉴别。

55.8.1　浅表性胃炎

通常表现为胃区隐痛或胀痛,常伴有食欲缺乏、饱胀、恶心、呕吐、反酸等不适。发病多与天气转变、情绪激动、饮食不节、过度劳累及受寒等因素有关。常反复发作,不伴有极度消瘦、神疲乏力等恶病质征象。做胃镜或钡餐检查很容易与胃癌相区分。

55.8.2　功能性消化不良

常出现饭后上腹饱满、嗳气、反酸、恶心、食欲不振等症状,借助上消化道 X 线检查、纤维胃镜等检查可以明确诊断。

55.8.3　慢性胆囊炎和胆石症

疼痛多与吃油腻食品有关系,疼痛常位于右上腹并可放射到背部,伴发热、黄疸的典型病例与胃癌不难鉴别,对不典型的病例应进行 B 超或内镜下逆行胆道造影检查可以加以鉴别。

55.8.4　慢性胰腺炎

早期胃癌的上腹部疼痛与慢性胰腺炎者相似。慢性胰腺炎有反复发作史,发作时可出现黄疸。病程长者可有脂肪泻、肉质泻及糖尿等。一部分患者血清淀粉酶增高,X线腹部平片可发现胰腺钙化阴影。钡餐检查胃无异常所见,经用药物治疗和饮食疗法,症状可缓解。

55.8.5　胃溃疡

胃溃疡与胃癌的鉴别见表55-5。

表 55-5　胃溃疡与胃癌的鉴别诊断

指标	胃 溃 疡	胃 癌
年龄	多发于 40 岁左右	40～60 岁常见
病史	病史长,反复发作病史	病史相对较短,且呈逐渐加重
症状	上腹部疼痛有规律性,常与饮食有关,抗酸药物可缓解	疼痛无规律性,持续性加重,食欲减退,消瘦,乏力
体征	无并发症时一般情况好,上腹部可有轻压痛,无肿块,左锁骨上无肿大淋巴结	短期内出现消瘦、贫血,晚期可表现为恶病质,上腹部可触及包块或腹水,左锁骨上肿大淋巴结
胃液分析	胃酸高或正常	胃酸减低或缺乏
大便潜血	胃溃疡发作时阳性,治疗后转阴性	持续阳性
钡餐检查	溃疡一般＜2.5 cm,龛影呈圆形或椭圆形,边缘光滑、整齐,四周黏膜皱襞呈放射状向龛影集中,胃壁柔软、蠕动波可通过	溃疡一般＞2.5 cm,龛影不规则,四周黏膜皱襞紊乱或消失,胃壁僵硬,蠕动波不能通过。常可见"半月征"
胃镜	溃疡呈圆形或椭圆形,边界清楚,溃疡表面光滑、清洁	溃疡多不规则,边界不明显,溃疡基底凹凸不平,常有出血糜烂或坏死物覆盖
病理活检	溃疡改变	典型的胃癌形态

一般来说,典型的良性溃疡和溃疡型胃癌不难鉴别,但是临床上表现不典型者并不少见。因此,在鉴别诊断时还需要重视以下几点:① 胃癌虽然多见于中老年人,但 40 岁以下的青年人胃癌也并不少见。② 溃疡的大小不能作为判断良恶性的依据,临床上直径＜2 cm 的恶性溃疡也不少见,偶尔未及时治疗的良性溃疡(特别是伴有真菌感染者)也可非常大,酷似胃癌,只有通过活检才能鉴别。③ 影像学检查或胃镜观察疑为恶性溃疡者单次活检阴性并不能排除胃癌的诊断,应重复胃镜活检以求确诊,必要时加行 CT 或超声胃镜甚至超声胃镜下穿刺活检等其他检查来进一步排除胃癌的诊断,笔者曾遇一例高度疑似胃癌的高位胃体溃疡病例,经反复行 9 次胃镜活检最后才得到确诊。④ 早期凹陷性胃癌的溃疡灶易与良性溃疡相混淆,且经抗溃疡治疗后恶性溃疡也有暂时愈合的可能,因此定期的胃镜复查十分必要。⑤ 临床上拟诊为胃溃疡者应在内科积极治疗后定期随访胃镜,必要时应重复活检排除胃癌,这对中老年患者尤为必要。

55.8.6　胃息肉

胃息肉来源于胃黏膜上皮,是指突向胃腔的黏膜隆起。病理组织学上通常包括炎性增生性息肉、错构瘤性息肉和腺瘤性息肉等几种类型,其中腺瘤性息肉较易癌变。胃息肉可发现于任何年龄,但以中老年为多见,较小的腺瘤可无任何症状,较大者可引起上腹部饱胀不适、隐痛、恶心、呕吐。息肉表面黏膜糜烂形成溃疡时可引起出血,表现为黑便和贫血。带蒂的腺瘤脱垂入十二指肠可出现间歇性梗阻的症状。上消化道 X 线钡餐检查常显示为直径 1 cm 左右、边界完整的圆形充盈缺损。内镜下息肉多呈球形或半球形,个别呈分叶状,有蒂或无蒂、广基,多数直径＜1 cm。广基的胃腺瘤需与隆起型早期胃癌相鉴别,由于腺瘤有较高的癌变倾向,通常直径＞2 cm 的腺瘤癌变率在 40% 以上,因此所有的胃息肉都需要常规活检,有时甚至需要在内镜下完整切除后行病理检查予以确诊。

55.8.7　胃平滑肌瘤及肉瘤

胃平滑肌瘤可发生于任何年龄,多见于中年以上患者,且肿瘤多为单发。平滑肌瘤在早期位于胃壁内,当其扩展时肿瘤向胃腔突出形成黏膜下肿块,或向胃外突出形成浆膜下肿块,偶可向两侧突出形成哑铃状肿块。临床上无特征性症状,常见上腹饱胀不适、隐痛或胀痛等。当肿瘤表面形成溃疡时可出现消化道出血症状。X 线钡餐可见圆形或椭圆形边界清楚的充盈缺损。约有 2%可恶变成平滑肌肉瘤,临床表现为上腹部疼痛、不适、恶心、呕吐、食欲缺乏、消瘦、发热、上消化道出血等。瘤体一般较大,常在 10 cm 以上,呈球形或半球形。黏膜下型者 X 线钡餐于胃腔内可见边缘整齐的球形充盈缺损,浆膜下型者仅见胃壁受压及推移征象。CT 检查显示胃占位的大小、形状、部位、基底来源更为清晰直观。胃镜检查和活检可区别上述两种病变与胃癌。

55.8.8　胃间质瘤

胃间质瘤是一种独立的、具有潜在恶性倾向的侵袭性肿瘤。其恶性程度目前较经典的是根据肿瘤大小和有丝分裂指数(MI)来评估,如肿瘤直径<2 cm、MI<5/50 高倍视野通常认为倾向良性。肿瘤大小不等,直径 0.8 cm～20 cm,可单发或多发。向腔内生长呈息肉样,常伴有溃疡形成,向浆膜外生长则形成浆膜下肿块。直径 2 cm 以下者常无症状,多为内镜检查时偶然发现。随着肿瘤增大可出现腹部不适、腹痛、进食哽噎、腹部肿块和消化道出血等症状体征,少数患者可伴有发热、体重下降、晕厥或因肿瘤破裂而致急腹症入院。临床上,消化道出血与触及肿块是较大的胃间质瘤最常见的症状和体征,其中腹部肿块多较胃癌光滑,且活动度大。X 线钡餐检查在腔内型者可见胃腔内边缘光滑的充盈缺损,其中央常有典型的脐样龛影,在腔外型者仅见胃壁受压及推移征象。内镜下腔内型者表现为凸入胃腔的球形或半球形黏膜下肿块,大小不一,有时可见中央溃疡或伴出血,其周围黏膜有桥形皱襞。超声胃镜能清楚地显示胃壁 5 层结构的改变,对哑铃型和腔外型者有较大的诊断价值。CT 检查常可提供更多有价值的鉴别诊断信息,如平扫时多表现为球形肿块,增强扫描时显示肿瘤有极其丰富的血供,内部密度不均,常伴有瘤体内的出血、坏死、囊性变、钙化和溃疡形成。另外,由于胃间质瘤很少通过淋巴结转移,因此若 CT 显示胃部肿块伴胃周淋巴结肿大时,有助于排除胃间质瘤的诊断可能。超声胃镜结合病理活检(特别是穿刺活检)和免疫组化检测

CD117 或 DOG - 1 阳性、c-kit 原癌基因突变等结果是与胃癌的最主要鉴别要点。

55.8.9　胃原发性恶性淋巴瘤

胃原发性恶性淋巴瘤占胃恶性肿瘤的 0.5%～8%,多数属于黏膜相关淋巴瘤(MALT),其中 50%～70%为低度恶性的 B 细胞淋巴瘤。病变起源于胃黏膜下层的淋巴组织,可扩展至黏膜层而突入胃腔,并随着黏膜受累而形成溃疡,也可侵犯胃壁全层,波及胃周淋巴结。胃淋巴瘤多见于青壮年,临床表现与胃癌极为相似,除上腹部饱胀、疼痛、恶心等非特异性消化道症状外,还可见贫血、乏力、消瘦等,有30%～50%的患者可见持续高热或间歇热,但病程相对较长,症状出现较晚,患者一般状况好于胃癌。钡餐检查提示淋巴瘤的表现有:① 胃黏膜纹较广泛增粗。② 胃内多发肿块且伴有溃疡。③ 病变较广泛但胃蠕动和收缩均存在。④ 类似皮革样胃,但胃腔缩小不明显。⑤ 病灶巨大而患者健康状态仍然较好。其中胃壁病变范围广泛但胃仍能扩张是淋巴瘤的重要特征。胃镜检查见巨大的胃黏膜皱襞、单发或多发的息肉样结节且表面黏膜糜烂或溃疡时,应首先考虑为胃淋巴瘤的可能。胃镜下组织学活检将有助于鉴别诊断。

55.8.10　肥厚性胃窦炎

大多由 Hp 感染而引起,可引起胃窦狭窄、蠕动消失,但黏膜正常,多有环形皱襞,胃壁仍保持一定伸展性。而浸润型胃癌黏膜平坦或呈颗粒变形,尤其是胃壁僵硬,低张造影亦不扩张,两者鉴别不难。

除上述疾病之外,胃癌还需与胃黏膜脱垂、胃巨大皱襞症、胃类癌、胃底静脉瘤、假性淋巴瘤、异物肉芽肿等病变相鉴别。当上腹部摸到肿块时尚需与横结肠或胰腺肿块相区别,有肝转移者需与原发性肝癌鉴别。

55.9　治疗原则

55.9.1　早期胃癌

早期胃癌(early gastric carcinoma,EGC)是指癌组织局限于胃壁黏膜或黏膜下层,不论是否伴有淋巴结转移的胃癌。早期胃癌通过标准的根治性手术可达到治愈,5 年生存率可超过 90%。然而手术

不可避免地会损害患者的生活质量并带来相关的并发症与后遗症，因此，对于早期胃癌外科治疗的探索一直都是胃癌治疗领域关注的焦点问题。

（1）内镜治疗

早期胃癌的内镜治疗包括内镜下黏膜切除术（EMR）与内镜下黏膜剥离术（ESD）两种手段。EMR的适应证包括：① 分化中等或良好的腺癌。② 病灶局限于黏膜内。③ 隆起型病灶直径≤20 mm。④ 平坦或凹陷型病灶直径≤10 mm，肉眼观察应无溃疡或溃疡性瘢痕存在。⑤ 无静脉或淋巴管侵犯。而ESD切除范围更广，病灶完整切除率更高，从技术特点上优于EMR，因此成为日韩等国内镜下治疗早期胃癌的主要手段，但其对术者的操作技巧以及操作设备要求更高，且相较于EMR更易发生穿孔、出血等并发症。需要注意的是，EMR/ESD的施行应建立在完善精确的术前分期基础上，包括术前增强CT/MRI、EUS等来判断肿瘤的临床TNM分期。所有患者术后标本需制作严格的连续病理切片行病理组织学检查，包括病灶的大小、浸润深度、有无溃疡形成、肿瘤分化程度、水平及垂直切缘情况、脉管及神经侵犯情况等，来判断病变是否完整切除及淋巴结转移风险。对于非根治性病例，存在分化程度低、切缘阳性等非根治性因素，若转移危险性较低，结合患者意愿可考虑再次行ESD补充外科切除、随访观察及烧灼术等；对于非根治性因素较多、转移风险较大的病例，必须追加标准外科切除治疗。对于根治性切除的病例，术后需定期复查胃镜/超声胃镜及腹部增强CT/MRI等。

（2）缩小手术

包括淋巴结清扫范围缩小的手术、胃切除范围缩小的手术和保留迷走神经功能的手术。

1）淋巴结清扫范围缩小的手术：临床研究发现，早期胃癌施行D1或D2根治术后患者生存率无显著差别，且黏膜内癌的第2站淋巴结转移多定位于第7组淋巴结已被证实，因此对于黏膜内癌施行缩小手术A（D1＋第7组）能够达到与D2根治手术同样的效果。日本一项研究中，134例术前判断为黏膜内癌施行缩小手术A，术后病理证实22例为黏膜下癌，共4例发现N1淋巴结转移，无N2淋巴结转移。术后无1例由于胃癌复发转移而死亡，证实了该手术的安全有效。通常肿瘤浸润黏膜下层后或伴有溃疡（瘢痕）时术中才可触及，术前诊断为黏膜内癌，术中肿瘤未触知的胃癌（ⅠA期），适合施行缩

小手术A。有研究发现，术前诊断黏膜下癌，术中诊断无淋巴结转移的病例，第7～9组淋巴结转移的概率为3/216（1.4%），此类患者可施行缩小手术B（D1＋第7～9组）。

2）胃切除范围缩小的手术：此种术式包括胃部分切除术、胃节段切除术及保留幽门的胃切除术。缩小胃切除范围可更好地保留残胃功能，有利于改善患者术后生活质量，保留幽门的胃切除术不仅可以进一步保留胃的贮存功能，而且可以减少倾倒综合征、反流性食管炎、胆石症、残胃癌等远期并发症的发生。

3）保留迷走神经功能的手术：此种术式包括保留迷走神经肝支，有利于术后胆囊收缩功能的维持，降低术后胆石症的发生率。肝支起源于迷走神经前干，于贲门水平沿肝胃韧带上缘右行，参与构成肝丛。在保留肝支时，第1组淋巴结清除受到限制，手术中清扫第5组、第12组淋巴结时也可能损伤肝丛。腹腔支从迷走神经后干分出后沿胃左动脉走行，至腹腔动脉周围进入腹腔神经丛，保留此神经可减少术后腹泻、消化吸收障碍等并发症的发生。但保留腹腔支将影响第7组淋巴结的彻底清扫。幽门支起源于迷走神经肝支，沿肝十二指肠韧带下行，分布于幽门。保留幽门胃切除术中保留此神经可确保幽门功能，但保留幽门支将影响清扫第5组淋巴结。总之，保留迷走神经功能的手术影响第1组或第7组淋巴结的清扫，应严格掌握适应证。

（3）腹腔镜手术

2014年，第4版日本《胃癌治疗指南》已将腹腔镜远端胃癌根治术作为Ⅰ期远端胃癌患者的常规手术方式。其推荐证据主要来自日本的JCOG0912临床试验及韩国的KLASS01临床试验，这两个临床试验证实腹腔镜早期胃癌根治术在手术安全性及肿瘤学疗效方面均不劣于开腹手术，且具有术后疼痛轻、恢复块、住院时间短、并发症发生率低等优势。腹腔镜胃癌根治手术可以分为腹腔镜辅助胃癌根治和完全腹腔镜胃癌根治，前者是指腹腔镜下完成淋巴结清扫、胃游离，行辅助小切口移除标本进行消化道重建，后者是指腹腔镜下完成淋巴结清扫、胃游离移除标本后消化道重建亦在气腹下进行。术者应根据技术熟练情况选择适当的手术方式。

55.9.2　进展期胃癌

进展期胃癌（advanced gastric carcinoma, AGC）

是指癌组织浸润超过黏膜下层进入固有肌层,不论癌灶大小或有无淋巴结转移,即 T2 以上的胃癌。迄今,手术治疗仍是治愈进展期胃癌的唯一有效方法。而根据《NCCN 胃癌指南》推荐对于可切除的进展期胃癌应首选多学科治疗模式(multi-disciplinary team,MDT),临床上应根据患者的全身情况、肿瘤分期和生物学特性选择合理的治疗方式,即是否需行新辅助化疗或新辅助放化疗或直接手术治疗。对于有可能治愈的进展期胃癌应力争通过 MDT 诊疗模式做到根治性切除。

(1)根治性手术的切缘

切缘无肿瘤残留是胃癌根治术的基本要求。切缘是否有癌累及与患者的预后密切相关,切缘阳性意味着更差的预后。无论采用何种手术方式,都应以保证上、下切缘无肿瘤残留为首要原则。有研究显示,胃癌术后吻合口复发患者上切缘距肿瘤平均3.5 cm,无吻合口复发者为 6.5 cm。因此,胃癌根治术中切缘通常应距肿瘤边缘 5~6 cm 以上。然而,肿瘤沿胃壁浸润的距离与肿瘤部位、病理类型,以及生物学行为有关。幽门对胃癌的扩展可能具有屏障作用,因此,幽门下 3 cm 切断十二指肠通常能保证下切缘阴性;若肿瘤浸润或突破幽门,则应切除十二指肠 4~5 cm;Borrmann Ⅰ、Ⅱ型胃癌沿胃壁的浸润多较局限,通常上切缘距肿瘤边缘 4、5 cm 即可;而 Borrmann Ⅲ 和Ⅳ型癌、印戒细胞癌、未分化癌上切缘距肿瘤边缘应在 6~8 cm 以上;伴食管浸润的贲门癌食管切缘应距肿瘤边缘 6 cm 以上。

(2)胃切除范围

原则上,应按肿瘤的部位、生物学特性和需要清扫淋巴结的范围来确定胃的切除范围。肿瘤位于胃窦部时,施行根治性全胃切除或根治性胃大部切除术后的生存率无显著性差异,源自欧洲的两项多中心前瞻性随机对照研究证实了这一点。意大利的 Bozzetti 等将 618 例胃窦癌患者随机分组,315 例接受胃大部切除术,303 例接受全胃切除术,5 年生存率分别为 65% 和 62%。两组的差别仅在于胃大部切除组的切缘阳性率稍高于全胃切除组。法国的研究也表明,胃癌术后生存率仅与淋巴结转移和浆膜受累有关,而与胃切除范围无关。与全胃切除相比,远端胃大部切除不仅相对安全,且通常具有更好的术后营养状况及生活质量。因此,在保证上切缘阴性的前提下 L 区癌更适合行远端胃大部切除。U 区进展期癌宜行全胃切除术,U 区局限性癌若病灶较

小,也可选择近端胃大部切除术,M 区进展期癌原则上应施行全胃切除术。凡肿瘤浸润范围达两个分区、皮革胃或有胃周围远隔淋巴结转移者,如贲门癌幽门上淋巴结转移、胃窦癌贲门旁淋巴结转移均为全胃切除的指征。

(3)淋巴结清扫范围

有关进展期胃癌根治术中广泛淋巴结清扫的价值,东西方国家的观点分歧明显。早在 1981 年,日本学者 Kodama 发表了 D2 手术生存优于 D1 手术的研究结果,这一结论受到众多日本学者的支持。大样本的回顾性研究也表明,根治性淋巴结清扫有助于提高进展期胃癌的无病生存率和总生存率,治愈率高达 50%~60%。目前,在日本 D2 手术作为胃癌根治性切除的标准术式已广为接受。然而,日本关于 D2 手术优于 D1 手术的结论完全建立在回顾性研究基础之上,研究结果不可避免地受分期偏倚的影响。从循证医学的角度来看,日本研究的证据强度显然不足,因此备受西方学者的质疑。

在西方国家,比较 D1、D2 手术的一些小型前瞻性研究并不支持 D2 手术优于 D1 手术的观点。研究病例数相对较少,加之参与研究的外科医师 D2 手术经验相对不足,影响了这些研究的可信度。为此,在英国和荷兰开展了两项大型多中心前瞻性临床对照研究,以比较 D2 和 D1 手术的效果。两项研究均显示,D2 手术组术后并发症率、手术死亡率显著高于 D1 手术组,而术后 5 年生存率无显著差异。由于荷兰和英国的研究都存在以下两个缺陷:① 参与研究的外科医师缺乏足够的 D2 手术经验。② D2 手术的死亡率过高影响了结果的判断。考虑到以上因素,这两项研究也不足以做出 D1、D2 手术孰优孰劣的结论。深入分析这两项研究结果可发现 D2 手术的一些优势。荷兰研究者 D1 组术后复发率显著高于 D2 组(41% vs. 29%);D2 手术为 T3 期以上的患者带来 32% 的生存优势。2004 年,英国 Edwards 报道的前瞻性研究认为 D2 手术优于 D1 手术。该研究中 118 例患者随机分为两组,分别接受 D1 或保留脾、胰的改良 D2 手术,手术并发症和死亡率相同,D2 组术后 5 年生存率显著高于 D1 组(59% vs. 32%)。

虽然尚无有力的证据结束争论,目前比较一致的观点认为,东西方之间存在的人种、体态与技术差异影响了治疗结果。综合 11 项队列研究的 Meta 分析结果,在有经验的中心 D2 手术的死亡率为3.9%,

总的5年生存率为57.3%,T3期的5年生存率为35.3%,而在非专业中心即使是D1手术也有较高的手术死亡率和较低的生存率。

随着围手术期处理水平的提高、D2手术的进一步推广,其手术并发症和病死率将会明显下降,来自中国、日本和韩国的经验均证明了这一点。根据日本全国性调查,75%的患者接受D2或D3手术,手术死亡率低于1%。D2淋巴结清扫作为进展期胃癌根治手术的标准术式已趋向共识,而新近的RCT研究证实,D2+D3手术相比于D2手术并不能提高进展期胃癌的生存率,因此对于进展期胃癌预防性腹至动脉旁淋巴结清扫不再推荐。

化疗特别是术前新辅助化疗-手术-术后化疗模式已经成为进展期胃癌推荐的治疗模式。对于进展期胃癌术后辅助化疗目前没有标准的一线方案,但通常是以铂类+氟尿嘧啶类为基础的化疗方案。英国的MAGIC临床研究与法国的FFCD9703临床研究奠定了围手术期化疗在进展期胃癌治疗中的地位,日本的ACTS-GC及韩国的CLASSIC临床研究确立了术后辅助化疗在进展期胃癌治疗中的地位。

放疗包括术前新辅助放疗、术中放疗与术后辅助放疗。来自美国的INT-0116临床研究肯定了术后辅助放化疗在胃癌治疗领域中的价值,但该研究因纳入的D2根治术患者比例较低、毒性和不良反应严重(仅有64%的患者完成治疗)而饱受质疑。来自韩国的ARTIST临床研究提示术后辅助放化疗相较于术后辅助化疗并未显示出明显的优势,但亚组分析发现淋巴结阳性的患者可从术后放化疗中获益,进一步的ARTIST Ⅱ临床研究目前正在进行中。胃癌术前新辅助放化疗相关的前瞻性临床研究亦在进行之中,来自复旦大学附属肿瘤医院的一项单中心临床研究的结果表明术前新辅助放化疗可以提高局部晚期胃癌的切除率。

55.9.3 晚期胃癌

晚期胃癌的治疗依然是一个棘手的问题,通常难以治愈,预后很差,5年生存率低于10%,中位生存期仅为6~9个月。目前,晚期胃癌的治疗策略主要以姑息性化疗为主,以达到延长生存期、提高患者生活质量的目的,而近期靶向治疗在适合人群中的疗效也令人欣喜。晚期胃癌的手术介入为姑息性手术,主要包括姑息性胃切除术、胃空肠吻合术、胃造瘘术、空肠造瘘术等。

(1)姑息性化疗

对于局部复发、伴远处器官转移或再次复发无法行手术切除的患者,可从姑息化疗中获益。两药联合化疗方案因化疗不良反应相对较低可作为优先选择,而三药联合化疗方案适用于经筛选评估后体能状态良好、能耐受化疗不良反应的患者。化疗方案系以氟尿嘧啶为基础的药物治疗,两药联合方案可选择5-氟尿嘧啶联合伊立替康、5-氟尿嘧啶联合顺铂、卡培他滨联合顺铂或卡培他滨联合奥沙利铂、替吉奥联合顺铂或奥沙利铂等。

(2)靶向治疗

与传统化疗相比,靶向治疗具有治疗靶点更精准、不良反应更低及耐受性更好等优点。因此,传统化疗基础上联合分子靶向治疗或者单独分子靶向治疗成为肿瘤患者个体化治疗重要手段之一。目前,胃癌领域研究较多的分子靶向治疗主要包括表皮生长因子受体抑制剂、血管生成抑制剂及其他某些肿瘤信号通路相关的抑制剂等。① 血管生成抑制剂:雷莫芦单抗是VEGFR-2(vascular endothelial growth factor receptor-2)拮抗剂。于2014年被FDA批准用于进展期胃癌或胃食管结合部腺癌患者二线单药和二线联合紫杉醇治疗(推荐证据来源于REGARD研究);阿帕替尼是我国自主研制的小分子VEGFR抑制剂,为口服给药制剂,Ⅲ期临床试验证实阿帕替尼可显著提高晚期胃癌患者的中位PFS及中位OS。② 表皮生长因子受体2(epithelial growth factor receptor-2,EGFR-2,HER-2):为抗肿瘤治疗的重要靶点之一,也是胃癌治疗的重要靶点。曲妥珠单抗(trastuzumab,赫赛汀)干扰影响表皮生长因子受体HER-2基因调控的细胞表面的糖蛋白P185,从而发挥其生物学活性,也是一种重组DNA人源化的单克隆抗体。在一项针对HER-2阳性的晚期胃癌(包括胃食管结合部肿瘤)的Ⅲ期、多中心、随机对照临床研究即ToGA研究中,HER-2在胃癌或胃食管结合部肿瘤中总体阳性率为22.1%,其中欧洲和亚洲人群分别为23.6%、23.9%。该研究结果显示曲妥珠单抗靶向治疗联合化疗与单纯化疗相比能显著提高患者的客观反应率(ORR),延长患者PFS和OS,且未增加治疗相关不良反应。

(3)姑息性手术治疗

胃癌伴有出血、穿孔或幽门梗阻等并发症时,若患者全身情况允许,估计病灶能安全切除时,应争取行姑息性胃病灶切除。若因病灶侵犯胃窦幽门导致幽门梗阻无法进食可行胃空肠吻合术解除梗阻。

（4）姑息性放疗

局部晚期或伴远处转移的晚期胃癌患者常出现出血、吞咽困难、梗阻或疼痛等临床症状,姑息性放疗作为一种无创性治疗手段可以通过降低肿瘤负荷协助控制大多数患者的这些症状,进而提高患者生活质量。

55.9.4 多学科综合治疗

多学科团队（MDT）是指在某一种疾病治疗时,参与其中至少两个以上的相关科室共同进行定期定时的研究、沟通及交流,并根据自身科室的专业知识制订治疗疾病的最佳方案。MDT 最早是由美国肿瘤科医师提出,开展的目的是为了医疗教学所用,由于 MDT 高效的信息传递及交流促进了治疗质量的提高,20 世纪 90 年代中期,MDT 已经广泛应用于临床中。MDT 的发展离不开另一个概念即多学科联合治疗,在 NCCN 指南中就提出了胃癌治疗上的 MDT 及多学科联合治疗的模式,这不仅有助于更好地开展胃癌治疗,而且能更好地促进学科之间的信息沟通及交流。MDT 与多学科联合治疗共同打造了工作形式与治疗原则相结合的医疗体系。

《NCCN 胃癌临床实践指南》很早就提出胃癌治疗应由多学科协作完成,共同做出诊断与治疗决策,这对胃癌术前提高诊断的分期、制订规范的治疗方案有很大的帮助。众所周知,准确的术前分期是胃癌规范化治疗的基础。这期间需要多学科共同完成,最后通过 MDT 讨论,确定规范化的治疗策略。所以 MDT 不但可提高胃癌的早期诊断率,还对胃癌患者的治疗方案选择起着至关重要的作用。胃癌的治疗策略需要多学科协作制订,而不同分期的胃癌患者在治疗上有着不同的选择,即使同一例患者在治疗的不同阶段也有着不同的选择,所以在治疗前需要对患者行全面的检查及评估。MDT 参加科室包括肿瘤外科、内镜科、影像科、病理科、麻醉科、肿瘤内科、放射治疗科、介入科等,明确患者病理类型,术前肿瘤分期及其他脏器功能的评估。除了对胃癌分期及治疗外,从 MDT 对胃癌患者随访中,不但可以及时发现患者是否复发或伴有其他伴随疾病,还可指导患者术后的康复饮食和促进患者随诊等,而 MDT 也是胃癌多学科联合治疗的基础。因

此,胃癌 MDT 的开展势在必行。

（1）胃癌术前 MDT 的应用

胃癌术前 MDT 的主要讨论内容包括肿瘤分期、初步判断肿瘤是否能够 R0 切除、手术方式选择（包括是否可行微创手术）、患者全身状态评估（是否能够耐受手术）等。首先根据辅助检查及术前分期评判患者是否可行手术,能否达到 R0 切除,即完整切除病灶,上下切缘阴性,受侵犯脏器可联合切除,达到根治目的。无法切除及腹腔广泛转移、远处转移、肝脏多发转移、肿瘤周围浸润固定无法切除、大血管包绕受侵者,经 MDT 讨论将其分成手术组及非手术组,手术组患者进入下一阶段（手术方式选择）,非手术组（不能行 R0 切除患者）再次进行 MDT 成员讨论决定辅助放化疗降期等。

（2）MDT 在胃癌术后的应用

胃癌的治疗除以手术为主外,还需要化疗、放疗、内分泌治疗、靶向药物治疗及内镜下治疗等,根据胃癌术后肿瘤分期、病理学类型、恢复情况、基础疾病、年龄等进行全面评估。胃癌术后病理学分期决定下一步治疗方案。Ⅱ、Ⅲ期胃癌患者需要行术后的辅助化疗,术后免疫组织化学染色检测结果为 HER-2 阳性的患者可选用靶向药物治疗,如曲妥单克隆抗体。而 R1 切除或胃食管结合部肿瘤患者可行术后放疗。对部分分期较晚、根治性切除困难患者,可先行 2~3 期的辅助性化疗后再次评价是否行手术治疗;而晚期肿瘤患者无法耐受手术,首选全身化疗,适当地辅以局部放射治疗或介入治疗等。在治疗的过程中,患者通常会出现食欲缺乏、体质量下降等情况,此时 MDT 中的营养科医师将会指导患者合理地改善饮食,必要时加入肠内营养等保证患者的营养摄入,为后续治疗提供条件。在治疗的过程中,医师与患者需及时交流沟通,了解患者全身反应,及时调整治疗方案或药物剂量等。

（3）MDT 在随访及后续治疗中的应用

在胃癌患者术后随访及复查阶段中 MDT 也将发挥着至关重要的作用。通过随访后及时的信息交流沟通,对于部分复发的转移灶可以及时发现,MDT 专家共同探讨并制订合理的治疗方案,还可以指导患者术后康复措施、饮食生活习惯等,督促患者进行定期的随访及复查,从而改善患者愈后。随着 MDT 的发展,除在治疗体系上的提高外,由于 MDT 良好的信息沟通及交流,使得患者的数据更加翔实及广泛。收集患者治疗前、治疗中和治疗后的一系

列数据,有助于临床医师日后更好地了解分析现有的治疗方法,通过这些数据分析更正或更改治疗方案和策略。

55.10 外科治疗

55.10.1 手术指征和术前准备

(1) 术前评估

术前评估主要包括肿瘤评估和全身状况评价两个方面。胃癌一经确诊即应进行肿瘤分期评估,准确分期有助于制订合理的治疗方案。在详细的病史询问和全面的体格检查基础之上,综合应用前述的各项检查,以明确肿瘤的部位、大小、浸润深度、病理类型、有无淋巴结转移、腹腔种植和远处转移,对肿瘤做出初步的 TNM 分期。

腹部 CT 增强扫描不仅有助于肿瘤分期,还能有效发现腹腔积液及腹腔转移灶,应常规施行。女性患者应加行盆腔 CT 扫描,近端胃癌还应同时行胸部 CT 检查。EUS 有助于确定肿瘤 T 分期,对早期胃癌治疗方案的选择大有裨益。腹腔镜探查的最大优势在于能够发现 CT 无法显示的腹膜转移灶,从而避免部分不必要的开腹手术,尤其适用于疑有浆膜面浸润者。此外,肿瘤评估尚应包括胃癌患者并发症的识别和评价。全身状况评价应对患者的营养状况、内环境稳态及重要脏器功能状态等做出全面评估。

(2) 手术指征

凡胃癌诊断明确,术前检查无明显转移征象,各重要脏器无严重器质性病变,全身状况许可,估计能耐受手术者均应积极争取手术治疗。有时即使有远处转移,如锁骨上淋巴结、肝、肺等处孤立性转移者,经术前化疗等综合治疗后病灶缩小,患者全身情况尚能耐受手术时,亦应争取进行姑息性手术,以期缓解症状,减轻痛苦,提高综合治疗的疗效,延长患者的生存期。

(3) 术前准备

术前 1 日进流质,术前晚肥皂水灌肠,或以20%甘露醇 500 ml,0.9%氯化钠溶液 1 000 ml 口服做肠道准备。贫血患者血红蛋白<70~80 g/L时可予以输血。伴幽门梗阻者,术前 3 d 应予以3%高渗盐水洗胃。手术晨禁食并放置胃管,静脉注射预防性抗生素。

55.10.2 根治性手术

(1) 远端胃大部切除术

此种术式主要适用于胃窦癌和部分早期局限性胃体癌。切除范围包括远端 2/3~4/5 的胃及部分十二指肠,全部大、小网膜,横结肠系膜前叶和胰腺被膜,胃窦癌的 D2 根治术要求彻底清扫 1、3、4、5、6、7、8a、9、11p、12a 组淋巴结。

一般选择上腹正中切口,自剑突至脐下 3 cm,并切除剑突,经镰状韧带左侧进腹,以塑料切口保护膜或纱布垫保护切口,以免肿瘤细胞种植入切口。进腹后先探查肝脏、腹腔、盆腔有无转移或种植灶,再探查原发灶及区域淋巴结,以明确肿瘤的部位、大小、浸润深度、浆膜面侵犯情况及有无邻近脏器粘连或侵犯。然后切开肝结肠韧带和十二指肠降部外侧腹膜,游离胰头和十二指肠,暴露下腔静脉和腹主动脉,探查第 13、16 组淋巴结有无肿大。力求对肿瘤的分期做出尽可能准确的评估,并据此确定最终手术方案。

切除手术自切断大网膜在横结肠的附着部开始,将大网膜、横结肠系膜前叶和胰包膜一并剥离,完整切除网膜囊。在胰腺下缘显露胃结肠静脉共同干和肠系膜上静脉根部。自根部分别结扎、切断胃网膜右动静脉,清除幽门下淋巴脂肪组织。切断脾结肠韧带,根部结扎,切断胃网膜左动、静脉,贴近脾脏切断脾胃韧带,保留最上方 1~2 支胃短血管。切开小网膜及肝十二指肠韧带前叶,清除肝固有动脉旁脂肪淋巴组织。根部结扎、切断胃右动脉,清除幽门上淋巴结,结扎、切断十二指肠上动脉并游离十二指肠球部。沿肝总动脉向左解剖至腹腔动脉根部,沿途结扎、切断胃左静脉,清除肝总动脉上缘和前方的脂肪和淋巴组织。切开小网膜在右膈角的附着部至贲门水平,根部结扎、切断胃左动脉,清除腹腔动脉周围淋巴结。继续沿脾动脉向左解剖清除胰腺上缘脾动脉近侧半周围的脂肪和淋巴组织,自贲门右侧沿胃小弯将小网膜向上剥离至肿瘤上方 5 cm 处,于幽门下 3 cm 切断十二指肠,距肿瘤上缘 5~6 cm 切断胃。首选 Billroth Ⅰ式吻合重建消化道(图 55 - 21)。若肿瘤下缘十分接近幽门十二指肠时,宜选择 Billroth Ⅱ式吻合或远端 Roux-En-Y 吻合(图 55 - 22、55 - 23)。

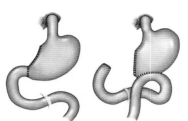

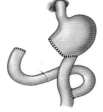

毕Ⅰ式　　　毕Ⅱ式　　　远端Roux-En-Y吻合
图 55-21　　图 55-22　　　图 55-23

（2）近端胃大部切除术

适用于贲门、胃底和胃体上部的早期局限型癌或肿瘤。原则上仍选上腹部正中切口，切除剑突后多能提供良好暴露。癌或肿瘤累及食管下端时宜选择胸腹联合切口，此切口虽然创伤较大，但能提供更好的暴露，有利于食管下段的充分切除，减少食管下端癌残留的危险。

近端胃大部切除的操作程序基本上与远端胃大部切除相同，但需保留远端胃和胃网膜右血管，术中应切断左三角韧带并游离肝左叶，以利食管贲门区的显露。完全切断脾胃韧带，结扎、切断全部胃短血管和左膈下动脉的食管贲门支，彻底清扫贲门左、脾门及脾动脉旁淋巴结。通常应在贲门上 4～5 cm 处切断食管，贲门癌累及食管下端时，宜在肿瘤上方 4～5 cm 处切断食管。在肿瘤下方 5 cm 处切断胃，原则上残胃容量不应小于全胃的 1/2，否则术后易致严重的胃食管反流。以 25 mm 的管状吻合器做食管-胃端侧吻合（图 55-24）。为防止胃食管反流，可考虑实施间置空肠双通道消化道重建，在食管和胃之间间置一段长约 25 cm 的顺蠕动空肠（图 55-25）。

（3）全胃切除术

对于不符合上述胃大部切除适应证的 U 区、M 区、UM 区、LM 区的进展期癌、全胃癌、弥漫浸润性癌、多中心癌、残胃癌及 L 区癌伴贲门区淋巴结转移者，宜选择全胃切除术。切口选择同近端胃大部切除术。远端胃的解剖及淋巴结清扫同远端胃大部切除术，近端胃的游离、淋巴结清扫及食管的切断同近端胃大部切除术。

全胃切除术后消化道重建方式种类繁多，理想的重建方式应满足以下要求：① 重建消化道接近正常生理通道，以保持胃肠道神经、内分泌的稳态。② 代胃能有较好的储存功能，以避免无胃状态下食糜排空过快。③ 最大限度地减少碱性反流性食管炎等术后并发症的发生。④ 手术操作简便，容易推广。为此，发展了 60 多种全胃切除术后消化道重建方式，但没有一种手术能很好满足上述要求，目前以经典的 Roux-En-Y 食管空肠吻合（R-Y 吻合）和间置空肠代胃术最为常用（图 55-26、55-27）。R-Y 吻合的优点是手术简便，术后反流性食管炎发生率低，缺点是旷置了十二指肠，术后生理功能改变较大，同时代胃的单腔空肠容量小，食后易饱胀，且排空较快，不利于消化吸收。间置空肠代胃术的优点是保留了十二指肠通道，术后食物仍流经十二指肠，使食糜与胆汁、胰液充分混合，有利于消化吸收。缺点是手术操作较复杂，代胃空肠容量较小。传统的食管-空肠襻式吻合术常伴有严重的反流性食管炎，原则上不宜采用。

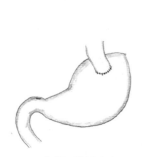

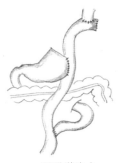

食管-残胃吻合　　　　双通道吻合
　图 55-24　　　　　　图 55-25

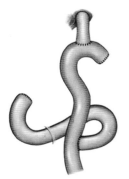

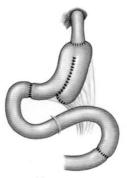

食管-空肠Roux-En-Y吻合　　　空肠储袋间置
　　图 55-26　　　　　　　图 55-27

近年来，有关全胃切除术后不同重建方式疗效的研究逐渐增多，虽然也取得了一些共识，但对一些核心问题的认识远未统一。争论的焦点问题有：① 是否必须行贮袋重建。② 有无必要保持十二指肠通道的连续性。研究表明，与经典的 R－Y 吻合相比，Roux－En－Y 加袋术（P－Y）不仅可以增加患者饮食量，而且术后倾倒综合征和反流性食管炎的发生率较低。Iivonen 等在一项持续多年的随访研究中发现，无贮袋者餐后饱胀及倾倒综合征的发生率较高，进食量减少及体重下降更明显。Tadahiro 等的研究还证实加袋术有益于改善患者术后早期营养状态。由此可见，加袋术既能增加患者进食量，延长食物排空时间，改善术后营养状况，也可以减少术后并发症的发生，提高患者生活质量，临床上值得推荐。

理论上，保留十二指肠通道可使食物通过十二指肠刺激胆汁和胰液分泌，使之与食糜充分混合，有利于消化吸收和胃肠激素的调节。有研究表明，保留十二指肠通道的患者术后 6 个月生活质量明显提高，术后 12 个月体重恢复情况显著比 R－Y 吻合术好。然而前瞻性研究表明，虽然对手术时间、出血量和死亡率无显著影响，保留十二指肠通道未能在维持营养状况及避免远期并发症等方面表现出明显积极的作用。Shinya 等发现与 Roux－En－Y 加袋术组相比，空肠加袋间置术组营养状况相对较佳，胆汁反流程度相对较低，但无显著差异；体重恢复、胸骨后灼热感和倾倒综合征两组之间无差异。Nakane 等研究发现，Roux－En－Y 加袋术组单餐进食量、体重恢复和排空时间等指标反而优于空肠加袋间置术组。Fuchs 等对比了 Roux－En－Y 加袋术与空肠加袋间置术的疗效，两组各 53 例，随访 3 年，结果两组反映症状和生活质量的指数均无差异，提示患者并不能从保留十二指肠通道中受益。

（4）联合脏器切除

联合脏器切除的目的有：① 整块切除病胃及受浸润的邻近脏器。② 彻底清扫转移淋巴结。当肿瘤浸润食管下端、横结肠、肝左叶、胰腺、脾等邻近脏器，但无远处转移征象，患者全身情况允许时，一般均主张联合切除受累脏器。局部晚期癌或肿瘤根治性联合脏器切除不仅能切除肿瘤原发灶，消除出血、梗阻等并发症，而且能够延长患者生存期，提高治愈率。一组日本资料显示，779 例联合脏器切除的平均术后死亡率为 4.6%，平均 5 年生存率为 25%，10 年生存率为 18%。为保证根治性手术的彻底性和疗效，术中应遵循整块切除的原则，并严格按照 D2 根治手术的要求彻底清扫第 1 组和第 2 组淋巴结，同时避免上、下切缘癌残留。鉴于联合脏器切除常伴有较高的术后并发症和死亡率，姑息性联合脏器切除应慎重施行。

近端胃癌脾门淋巴结的转移率约为 15%，在近端胃癌根治术中，为了彻底清扫脾门、脾动脉旁淋巴结，以往有学者曾建议联合施行脾切除或脾胰体尾切除术。近年来，有关脾在抗肿瘤免疫方面的重要作用日益受到重视。研究表明，联合脾脏切除不仅有较高的并发症发生率，而且通常并不能改善患者的预后。Csendes 前瞻性地比较了 187 例接受全胃切除和全胃联合脾切除的疗效，两组手术死亡率相似，联合脾切除组的感染并发症发生率较高，两组 5 年生存率相似。Wanebo 发现非切除脾组的 5 年生存率为 31%，显著高于脾切除组的 20.9%。因此，对无明确脾门淋巴结转移者合并脾切除应慎重施行。同样，对于脾动脉干淋巴结转移数目较少，转移淋巴结未浸润胰实质者，目前多主张施行保留脾胰清除脾动脉干和脾门淋巴结的胃癌根治术，或者施行保留胰腺切除脾动脉及其周围淋巴结的全胃切除联合脾切除术。联合脾胰体尾切除原则上仅适用于原发性肿瘤或转移淋巴结直接浸润胰腺实质者。

（5）胃癌复发的再手术

进展期胃癌根治切除术后复发率为 30%～80%。复发率的高低与胃癌的临床病理特征、手术彻底性及辅助治疗等因素有关。日本胃癌研究会将胃癌复发分为 8 种类型：残胃复发、手术野局部复发、腹膜复发、肝脏转移、肝脏以外血行转移、淋巴结转移、复合性转移和其他类型（包括肿瘤标志物水平升高、怀疑复发等）。早期胃癌复发以血行转移最为多见，残胃局部复发次之，腹膜种植少见。进展期胃癌的复发以腹膜种植最多，约占 50%，残胃局部复发次之，血行转移相对较少。浆膜侵犯和淋巴结转移是各种复发形式的危险因素，浸润型、分化差、浆膜受侵是腹膜种植的危险因素。胃癌复发多见于术后 2 年内，早期复发癌（2 年内）的生物学行为多较恶劣，切除率低，预后差；晚期复发癌（5 年以上）的生物学行为多较好，切除率高，预后也较好。有资料显示，10 年以内复发组根治性切除率可达 65.2%，而 2 年以内复发者切除率仅为 29.7%。

手术切除是治疗胃癌术后复发最有效的方法。胃癌根治术后一旦证实为吻合口或残胃复发即使侵及邻近脏器，只要有可能切除，也应积极进行手术治疗。姑息性手术后复发或伴有明显远处转移者一般不考虑再次手术。最理想的手术方式是根治性残胃全切除,包括淋巴结清扫及联合脏器切除。姑息性切除不仅能缓解症状,也能延长生存期。Yoo 报道一组残胃复发癌病例,根治切除组平均生存时间 21.6 个月,姑息切除组为 11.6 个月,短路手术组为 8.5 个月。因此,尽管残胃复发癌的切除率很低,还是应该持积极态度,力争手术,尽可能地切除复发病灶。对于其他部位的局限、孤立性复发灶应积极予以切除。

(6)残胃癌的手术治疗

狭义的残胃癌是指良性疾病施行胃切除术后 5 年以上残胃内又发生的癌,广义的残胃癌还包括胃恶性疾病手术 10 年以上发生的癌。以往认为,与普通胃癌相比,残胃癌确诊时病期多较晚、切除率低、预后差。随着胃镜检查的广泛开展和胃癌诊断技术的提高,残胃癌中早期癌的比例逐渐增高,切除率和预后亦同步改善。综合近年来日本和韩国的资料,残胃癌中早期癌占 20%～53%,切除率 70%～90%,术后生存率接近普通胃癌。

鉴于胃大部切除术后残胃容积通常较小,较少数位于原胃肠吻合口附近的早期残胃癌可施行远端胃切除外,通常需行残胃全切除。与普通胃癌相比,残胃癌病期相对较晚,淋巴结转移率较高,有报道贲门侧残胃癌总体淋巴结转移率和脾门淋巴结转移率分别高达 76.3% 和 69%,由此可见,彻底的淋巴结清扫对于提高残胃癌根治度和术后生存率具有重要作用。由于首次手术改变了残胃的淋巴引流途径,小弯侧的淋巴引流改向贲门右侧走行,再转向腹腔动脉周围,大弯侧淋巴主要回流到脾门和脾动脉区。而且部分残胃复发癌可发生空肠系膜和下纵隔淋巴结转移,术中应结合首次手术的情况对淋巴结清扫范围作相应的调整。残胃癌根治术中联合脏器切除的原则与普通近侧胃癌相同。

55.10.3 腹腔镜手术

1994 年日本的 Kitano 教授首次报道了腹腔镜胃癌手术,迄今已逾 20 余年。与传统开腹手术相比,腹腔镜胃癌手术具有术后疼痛轻、恢复较快、住院时间短、并发症发生率低等优势,因此目前已成为胃癌外科治疗的主要手段之一。经过长期的临床实践及大规模的前瞻性随机对照临床研究证实,早期胃癌是腹腔镜手术的绝对适应证。腹腔镜胃癌手术的

指征已从早期胃癌扩大到进展期胃癌。中国《腹腔镜胃癌操作指南》认为腹腔镜胃癌手术的适应证包括:① 胃癌探查及分期。② 胃癌肿瘤浸润深度<T4a 期并可达到 D2 根治性切除术。③ 胃癌术前分期为 Ⅰ、Ⅱ、ⅢA 期。④ 晚期胃癌短路手术。

可作为临床探索性手术适应证包括:① 胃癌术前评估肿瘤浸润深度达到 T4a 并可行 D2 根治性切除术。② 晚期胃癌姑息性胃切除术。不过笔者认为,腹腔镜在进展期胃癌中的应用尚待更有力的循证医学证据的支持。

腹腔镜胃癌手术的手术禁忌证:① 肿瘤广泛浸润周围组织。② 胃癌急诊手术(如上消化道大出血)。③ 有严重心、肺、肝、肾疾病,不能耐受手术。④ 凝血功能障碍。⑤ 妊娠期患者。⑥ 不能耐受二氧化碳气腹者。

腹腔镜胃癌手术方式包括:① 全腹腔镜胃癌根治术:胃切除、淋巴结清扫、消化道重建均在腹腔镜下完成,技术要求较高,尤其是全腹腔镜全胃切除手术。② 腹腔镜辅助胃癌根治术:胃游离、淋巴结清扫在腹腔镜下完成,胃切除或吻合经腹壁小切口辅助完成,是目前应用最多的手术方式。③ 手辅助腹腔镜胃癌根治术:在腹腔镜手术操作过程中,经腹壁小切口将手伸入腹腔,进行辅助操作,完成手术。

腹腔镜胃癌手术种类包括:① 腹腔镜远端胃切除术。② 腹腔镜全胃切除术。③ 腹腔镜近端胃切除术。④ 腹腔镜胃切除联合邻近脏器切除术。⑤ PPG 手术(腹腔镜保留幽门胃大部切除术)。⑥ 腹腔镜节段胃大部切除术。⑦ 腹腔镜为局部切除术。⑧ 腹腔镜姑息性胃切除术。⑨ 腹腔镜非切除手术(胃空肠短路手术、胃造口术、空肠造瘘术等)。

腹腔镜胃癌手术的根治切除范围与淋巴结清扫范围均遵循开腹手术的原则,以及遵循开腹手术的无菌及无瘤操作原则。由于腹腔镜手术缺少手的触觉,因此对于肿瘤的定位尤其是早期肿瘤的定位较困难,尤其是全腹腔镜远端胃癌根治术胃的离断位置的确定。因此对于偏早期的胃癌建议术中行胃镜病灶定位,也可采用术前内镜下注射染料和术中胃镜帮助定位等,标本离断后,消化道重建之前应仔细严格检查标本病灶切缘,确认标本切缘安全无误后方可行消化道重建。

腹腔镜胃癌手术过程中,若出现以下情况应及时中转开腹。① 术中发现肿瘤浸润周围组织,腹腔镜下切除困难。② 术中发现淋巴结融合成团,腹腔

镜下清扫困难。③ 不能明确肿瘤切缘或肿瘤切缘可疑阳性。④ 术中出血,腹腔镜下不能有效控制。

55.10.4 内镜手术

包括内镜下黏膜切除术(EMR)和内镜下黏膜剥离术(ESD)。

EMR 是在内镜下切除包括病灶在内的胃黏膜治疗早期胃癌的微创技术,在日本开展此项技术已逾 20 年。目前其普遍接受的适应证已如前面章节所述。由于 EUS 对肿瘤浸润深度判断的准确率仅为 70%,EMR 治疗是否恰当有赖于术后对 EMR 切除标本进行严格的病理学检查,包括水平和垂直切缘有无癌累及、以及肿瘤浸润深度、分化程度、淋巴管和(或)血管有无肿瘤浸润等。若病理检查发现切除的标本不符合 EMR 的适应证,提示淋巴结转移的机会增多,宜积极手术行淋巴结清扫。

EMR 存在局部复发的风险,局部复发率为 2%~35%。局部复发者可酌情再次施行 EMR 或其他微创手术,也可施行传统根治手术。与传统根治手术相比,EMR 治疗的 5 年和 10 年生存率无明显差异。EMR 令人满意的疗效使它成为目前日本早期胃癌的标准治疗方式之一。约 20% 的早期胃癌患者选择 EMR 治疗。

2000 年,日本国立癌症中心的 Gotoda 等总结了 3 261 例早期胃癌临床病理类型和淋巴结转移之间的关系。根据 Gotoda 总结的经验,日本国立癌症中心将早期胃癌内镜治疗的适应证扩大为:① 组织学分化中等或良好。② 直径<30 mm,无溃疡的隆起型或凹陷型黏膜内癌。当切除标本发现黏膜下层受累、血管受侵或切缘不足时,需行进一步手术治疗。该中心内镜治疗 45 例早期胃癌,有 5% 发生出血或穿孔,有 17% 发现累及黏膜下层,平均随访 38 个月,未发生肿瘤相关的死亡。

由于 EMR 技术的局限,>2 cm 的病灶不能整块切除,影响了病理诊断的准确率。随着内镜设备和技术的发展,ESD 应运而生。ESD 的技术特点:① 距离病灶 5 mm 标记切除范围,可以保证有足够的切缘。② 沿黏膜下平面解剖,便于术后病理判断肿瘤是否累及黏膜下层。③ 可以将较大病灶整块切除。ESD 最大的优点在于提高了术后病理诊断的准确率,从而保证了早期胃癌内镜治疗的安全性和疗效。

早期胃癌内镜治疗不仅有较高的设备和技术要

求,而且必须在术前对肿瘤的浸润深度和淋巴结转移情况做出尽可能准确的判断。该手术应由有丰富相关技术经验的医师施行,治疗指征应严格掌握。切除标本应进行规范的病理检查,若病理学检查提示切除范围不足或存在淋巴结转移的高危因素,应及时扩大手术范围。

55.10.5 姑息性手术与减瘤手术

约有 20% 的胃癌因局部广泛浸润、腹膜播散、远处转移而丧失了根治性手术的机会,手术介入只能做姑息性手术。姑息性手术包括姑息性胃切除术、胃空肠吻合术、胃造瘘术、空肠造瘘术等。

胃癌伴有出血、穿孔或幽门梗阻等并发症时,若患者全身情况允许,估计病灶能安全切除时,应争取行姑息性胃部分切除或全胃切除术。如此不仅能消除并发症的困扰,提高生活质量,而且能够减轻机体的肿瘤负荷,有利于提高术后综合治疗的疗效,延长生存期。Boddie 发现姑息切除术后 59% 的患者厌食症状消失,能够足量进食,维持体重,提高了日常活动能力。Haugstvedt 在一组 503 例晚期胃癌患者中也发现,姑息性切除后患者的生存时间延长了 1倍。姑息性胃切除虽能延长生存期,但术后平均生存时间仅为 8~12 个月,且往往伴随着较高的并发症发生率和手术病死率。因此,对晚期胃癌的剖腹探查和姑息性胃切除手术应持慎重态度,需综合分析患者全身情况、转移的类型和范围及并发症情况,权衡利弊,合理把握手术指征。对胃癌伴广泛腹膜种植、远处淋巴结转移或多发血行转移而无上诉并发症时,姑息性胃切除的价值尚不明确,此类患者目前倾向于选择以化疗为主的综合治疗。

减瘤手术很少能真正缓解症状。胃空肠吻合虽能缓解部分患者的幽门梗阻症状,但不能延长生存期,仅适用于身体状况允许的幽门梗阻患者。理论上,胃造瘘能使流出道梗阻需要持续引流胃液的患者受益,空肠造瘘可以通过肠内途径补充水、电解质和营养物质。但是,由于胃造瘘和空肠造瘘术有相当高的手术并发症发生率,既不能很好地缓解症状,也不能延长生存期,临床上较少采用。

55.10.6 几种特殊部位转移的胃癌手术

(1) 胃癌肝转移的手术治疗

有 5%~8% 的胃癌伴有肝转移,胃癌肝转移的特点是多发转移者居多,60% 的肝转移为两叶转移,其中40%伴有腹膜转移,同时常伴有广泛淋巴结转移或其他部位的远处转移。有关此类患者的治疗仍存在诸多争议,可供选择的治疗方式包括根治性胃切除联合肝切除术、姑息性胃切除术和非手术治疗。目前认为,对肝转移灶局限于1个肝叶内、无远处淋巴结转移和其他脏器转移、无腹膜种植、胃癌原发灶可行根治性切除者,若患者全身情况良好能耐受手术,宜选择根治性胃切除联合肝切除术。国外文献报道,胃癌肝转移适宜行肝切除者占10%~20%,术后中位生存期5~31个月,5年生存率11%~34%。复旦大学附属中山医院的一组资料显示,胃癌肝转移联合肝切除术后1年、3年、5年的生存率分别为45.5%、18.2%和9.1%。严格的手术指征和规范的根治性切除是保证胃癌肝转移手术疗效的关键,术中不仅要强调胃癌原发灶和区域淋巴结的整块切除,而且应注意肝转移灶切除的彻底性。原则上,肝切除术应在D2术式根治性胃切除的基础上施行,避免行姑息性胃切除联合肝切除术。不适于施行上述根治手术的患者,姑息性胃切除虽然能减少穿孔、出血、梗阻等并发症,但不能改善患者的预后。

（2）**胃癌腹膜种植的手术治疗**

腹膜种植出现在胃癌晚期,意味着极差的预后,其中位生存期仅为3个月,很少见长期生存的报道。腹膜切除联合术中腹腔温热灌注化疗是目前治疗腹膜种植的重要手段,并有了一些长期生存的经验。对于无远处转移和腹膜后广泛淋巴结转移的病例,手术切除肉眼可见的肿瘤以后辅以腹腔温热灌注化疗清除残余的微小癌灶,理论上可达到根治肿瘤的目的。进行广泛的减瘤手术,尽可能地切除肿瘤,最好能清除整个腹腔内所有肉眼可见的肿瘤病灶是治疗成功的前提。腹腔脏器脏腹膜种植时可尽量切除受累脏器,壁腹膜受累时则广泛切除,治疗后的中位生存期为10~16个月。Yonemura等报道83例腹膜转移或术后腹膜种植的胃癌病例,施行积极的减瘤手术后辅以含MMC、DDP和VP-16的腹腔温热灌注化疗,术后中位生存期为14个月,完全切除肉眼可见肿瘤者术后1年和5年生存率分别为88%和47%。腹腔温热化疗的效果与种植病灶的大小有关,Sayag等发现在腹膜转移灶<5 mm的病例,治疗后的3年生存率达41%。广泛腹膜切除的手术死亡率超过5%,多因素分析显示,年龄是决定死亡的唯一因素。为了提高治疗效果,应严格选择合适的病例。

其适应证:① 年龄<70岁,无心、肺、肾功能障碍。② 腹膜转移灶能切净或残余肿瘤直径<5 mm。

禁忌证:① 肝脏、胰腺包膜转移者。② 合并存在腹腔外转移或广泛腹膜后淋巴结转移者。

（3）**胃癌卵巢转移的手术治疗**

胃癌是最易发生卵巢转移的肿瘤,见于10%~20%的女性胃癌病例,好发于年轻妇女,常有月经异常或不规则阴道出血等症状。临床上胃癌原发灶不大,症状不明显,而以卵巢肿大为唯一症状误诊为卵巢肿瘤者并不少见。胃癌卵巢转移时,若原发灶与转移灶均能切除时应尽量一并切除,若仅行子宫和附件切除反而会促进肿瘤迅速播散而加速患者死亡。根治性胃切除术后出现卵巢转移者,若无腹膜种植或其他部位的远处转移,应积极争取行卵巢切除术。Cheng等回顾性分析了1 235例女性胃癌患者,其中54例(4.4%)以卵巢转移为唯一的复发表现,33例接受卵巢切除及围手术期化疗,21例接受化疗(16例)或支持治疗(5例)。结果卵巢切除组的中位生存时间为17个月,显著高于非切除组3个月。因此,手术切除是胃癌卵巢转移的最有效的治疗手段,除外可能同时存在其他转移病灶后,积极手术治疗仍能延长患者的生命。

55.10.7　手术并发症及其处理

（1）**术后近期并发症**

1) 消化道出血:胃癌术后消化道出血可分为即时性出血和延迟性出血。

A. 即时性出血:关腹后即可发生,常因术中缝合止血不完善、缝线结扎过松、器械吻合时黏膜和黏膜下层断裂回缩而引起,多见于吻合口、残胃小弯断端。临床表现为术后胃管持续引流出鲜血或呕吐鲜血及血块,可伴有血压降低、脉搏加快等失血性休克表现。急诊胃镜检查可以帮助明确出血部位,有助于治疗方案的确定。出血量较小时,采用去甲肾上腺素冰盐水重复洗胃,或经胃管灌入凝血酶常可奏效,也可辅助应用全身性止血药。出血量较大,胃管吸引出新鲜血液每小时超过100 ml以上时,通常提示为动脉活动性出血,保守治疗常难奏效,应考虑及早内镜下或手术止血。通常可在吻合口上方的残胃胃体前壁做切口,找到出血点,缝合止血。

B. 延迟性出血:多发生于术后1周左右,也有发生于术后2周以上。多因吻合口缝线脱落或因感染腐蚀胃周动脉所致。临床上延迟性出血远较即时性出血少见，但因出血量通常很大，病情凶险，患者常在短时间内陷入休克状态。保守治疗无法控制出血，唯有当机立断手术止血方能挽救患者生命。此类患者常因出血量过大，输库存血过多而出现凝血功能障碍，导致术野广泛渗血。此时应结合凝血功能检测结果，输注冷沉淀纤维蛋白原、凝血酶原复合物或新鲜血浆，以重建患者凝血功能。

2）十二指肠残端瘘：是 Billroth Ⅱ 式胃大部切除或全胃切除术后早期严重的并发症之一。其病因主要包括：① 十二指肠残端处理欠佳，多因肿瘤浸润而需在较低部位切断十二指肠，导致残端缝合困难，不易内翻缝合，或因十二指肠残端缝合过于紧密，导致局部供血不良，影响愈合。② 空肠输入襻梗阻导致十二指肠肠腔内压力升高，可造成残端破裂。③ 腹腔局部积液感染，术后急性胰腺炎、胰瘘等均可腐蚀十二指肠残端导致其破裂。④ 全身营养状况差、重度贫血或严重低蛋白血症，影响组织愈合。

十二指肠残端瘘多发生于术后 1 周左右，主要表现为发热、脉速、腹胀、腹痛，体检可有右上腹局限性腹膜炎或弥漫性腹膜炎体征，引流管可引流出含胆汁的混浊液体，严重时可有感染性休克表现。瘘口较小时腹部症状和体征多较轻，主要表现为术后持续高热，白细胞计数增高，体检右上腹可扪及触痛性肿块。少数患者因诊断延误，可因切口处流出含胆汁的混浊液体而发现。B 超、CT 可显示腹腔积液、脓肿或反应性胸腔积液，除少数包裹局限、引流通畅、无明显全身中毒症状的十二指肠瘘可采用保守治疗外，绝大部分患者均应及早手术，行十二指肠造瘘加腹腔引流术。因局部肠壁炎症水肿严重，一般不宜施行瘘口修补。术中同时探查输入襻，如有梗阻，一并予以解除。若首次手术未置空肠营养管，应同时做空肠造瘘术。术后应保持引流通畅，采用广谱抗生素控制感染，加强营养和支持治疗，酌情采用生长抑素类药物以减少消化液分泌，记录出入水量，防治水、电解质、酸碱平衡紊乱实属重要。

3）吻合口瘘：是胃癌术后早期的另一个严重并发症，多因吻合口张力过大，局部血供不良，或吻合技术欠佳，如缝合过密，打结过紧影响血运所致。严重营养不良、低蛋白血症和腹腔感染也是导致吻合口瘘的常见原因。全胃或近端胃大部切除术后吻合口瘘发生率远较远端胃大部切除术为高，远端胃大部切除术后吻合口瘘多见于 Billroth Ⅰ 式吻合者。吻合口瘘一旦发生，其临床表现因胃切除术式、瘘口部位、渗漏量大小和是否放置有效引流而有所差异。少部分患者瘘口较小，引流通畅，除引流物内发现胃肠液或食物提示吻合口瘘外，可无明显的临床症状，经保守治疗多可治愈。其余大部分患者均有显著的全身和局部症状，而以全身中毒症状为主。吻合口位于胸腔内者，主要表现为发热、脉速、胸痛、咳嗽、气急等，X 线检查可见胸腔积液或液气胸，口服泛影葡胺行 X 线胃肠道造影有助于明确瘘口位置及大小。诊断一经明确，应即刻做胸腔引流，并行空肠造瘘，以利于术后肠内营养支持。吻合口位于腹腔内者，发生吻合口瘘时临床表现与十二指肠残端瘘类似，除发热、脉速、腹腔、血中白细胞计数升高外，可无显著腹痛和典型的腹膜炎体征。X 线胃肠道造影有助于明确诊断。诊断明确后具有上述典型表现高度怀疑吻合口瘘时，应及早进行剖腹探查。术中经胃管灌注亚甲蓝溶液有助于明确瘘口位置，用大量温 0.9% 氯化钠溶液冲洗腹腔，瘘口旁放置双套管进行冲洗引流，并行空肠造瘘。手术的目的是建立通畅的引流，试图缝合瘘口通常徒劳无益。其他术后处理同十二指肠残端瘘。

4）残胃排空延迟：远端胃大部切除和近端胃大部切除术后均可发生，具体发病原因不明。残胃流出道无机械性梗阻，但因残胃无张力导致胃排空停滞或延迟是其特征。本症多出现于术后 1 周左右进食半流质后发生，主要表现为进食后上腹饱胀、恶心、溢出性呕吐。腹部检查可有上腹胀满、肠鸣音减弱，并可闻振水音，重置胃管后吸出大量胃液。口服泛影葡胺 X 线造影显示残胃扩张，造影剂完全滞留于胃内，或有少量造影剂呈线状通过吻合口进入肠道。胃镜检查可见吻合口充血、水肿，镜身可通过吻合口。治疗方法包括禁食、持续胃肠减压，使残胃得以充分休息；同时给予正规的静脉营养支持治疗，注意维持水、电解质平衡，静脉应用抑制胃酸分泌的药物，并以高渗盐水洗胃，有利于消除胃壁水肿；若患者有焦虑、失眠等症状，应给予镇静抗焦虑药物。治疗后，多数患者胃动力可在 3～4 周内恢复，部分患者病程可持续 8 周以上。促胃动力药物鲜能奏效。如经 3～4 周正规治疗仍未恢复者，可行胃镜检查，不仅可以排除机械梗阻，有利于增强患者和家属对保守治疗的信心，同时胃镜的机械性刺激有利于胃动力的恢复。本症属于功能异常,采用保守治疗均可治愈,切忌盲目再次手术。

(2)术后远期并发症

1)反流性食管炎:全胃及近端胃大部切除的患者,由于丧失贲门括约肌的功能,使胆汁、胰液、十二指肠液反流至食管引起炎症。表现为胸骨后灼痛、反流、呕吐胃肠液,偶有剧烈上腹痛,餐后和卧位时症状尤为明显。患者常因症状严重而自动限制进食,久而久之终将导致消瘦和营养不良,并可导致吻合口狭窄,进一步影响患者进食。胃镜下见吻合口以上食管黏膜水肿、充血、糜烂及溃疡形成,并可有不同程度的吻合口狭窄。本症的发生与消化道重建术式有一定的关系。症状不重者采用药物治疗,包括抑酸剂、黏膜保护剂和促胃动力药。药物治疗无效、症状持续、严重影响患者进食和营养时,可考虑手术治疗。

2)倾倒综合征:分为早期倾倒综合征和晚期倾倒综合征,前者发生于餐后 20~30 min,后者发生于餐后 2~3 h。早期倾倒综合征临床表现可分为胃肠道症状和循环系统症状两大类。胃肠道症状包括进食后上腹部饱胀、紧束感、恶心、呕吐,肠鸣频繁,阵发性脐周绞痛,便意迫切,继而大量腹泻;循环系统症状包括乏力、眩晕、面色潮红或苍白、大汗淋漓、心动过速,患者烦躁不安,迫切希望躺下,严重者可有昏厥。治疗方法包括饮食调节,进低糖类、高蛋白、高纤维的干食,餐时限制饮水。进食后平卧 20~30 min,可以减慢食物排空,预防或减缓症状的发作。症状严重影响正常生活和工作时,可考虑手术治疗。晚期倾倒综合征的发病原因主要是由于肠道内高浓度糖刺激胰岛素持续释放,从而引起低血糖和血流动力学改变。临床特征为餐后 2~4 h 出现严重的血管舒张功能紊乱症状,如乏力、眩晕、出汗、苍白、脉速、震颤等。治疗以饮食调节为主,低糖饮食,餐间加点心有利于防止本症的发生。

3)营养性并发症:术后营养不良主要由胃内容积缩小及消化道改道两个方面因素引起。胃切除术后摄食量减少,食物在小肠内运送过快,不能与消化液充分混合,尤其当食物不通过十二指肠,胆、胰液的分泌与进食不同步时,更易影响消化吸收,特别是脂肪的吸收。日久必将导致营养不良,出现体重减轻,明显消瘦。治疗主要采用饮食调节,少食多餐,进食高热量、高蛋白饮食。铁或维生素 B_{12} 吸收障碍可导致贫血。通常食物中的高价铁,需经胃酸、维生

素 C 等还原成 Fe^{2+} 后才能被吸收。维生素 B_{12} 需与壁细胞分泌的内因子结合才能被吸收。全胃切除术后若不补充维生素 B_{12},2~5 年内不可避免地要发生恶性贫血。胃癌根治术后饮食中应补充铁和叶酸,全胃切除后还需每年肌内注射维生素 B_{12} 1 000 μg,并随访血常规、血清铁、维生素 B_{12} 和叶酸水平。骨病与胃切除术后钙的吸收障碍有关,主要表现为胃切除术后数年开始出现腰痛、关节痛、四肢麻木和骨质疏松等,治疗方法主要是同时补充钙质和维生素 D。

55.11 化疗

55.11.1 辅助化疗

胃癌辅助化疗指完成根治术后给予的系统性化疗,目的是为了清除潜在的微小转移灶,以降低复发率,提高总生存率。

20 世纪 80~90 年代,有一些随机对照研究试图明确辅助化疗的作用,主要采用了氟尿嘧啶、丝裂霉素、阿霉素等为主的方案,尽管一些小样本的研究显示辅助化疗有生存获益,但大部分研究未能证明辅助化疗改善生存。到 90 年代,多个 Meta 分析探索了胃癌术后辅助化疗的作用,然而这些 Meta 分析的结论并不一致,即使是显示辅助化疗获益的其绝对获益也很小。因此,术后辅助治疗一直缺乏证据支持,直到 2001 年,美国的多中心 III 期研究 SWOG9008/INT0116 发表,这种情况才得以改变。该研究证实胃癌根治术后,辅助放化疗能将患者的 3 年无复发生存(RFS)从 31%提高到 48%,3 年总生存(OS)从 41%提高到 50%。此后,胃癌根治术后辅助放化疗成为美国进展期胃癌的标准治疗策略。但由于该研究中仅约 10%的患者按试验要求完成了 D2 根治术,大部分(54%)患者仅完成 D0 根治术,亚洲学者质疑放疗的获益可能源于手术的清扫不彻底;另外,研究中氟尿嘧啶用量很小,除放疗增敏外,所起的系统性化疗作用有限。遂于 2001~2004 年间,日本开展了 ACTS-GC 随机对照 III 期研究,期望明确 D2 根治术后辅助化疗的作用。结果术后替吉奥单药治疗 1 年较单纯手术显著降低复发风险,3 年 OS 率从 70.1%提高到 80.1%。随后,主要包含韩国、中国和中国台湾地区患者的多中心 III 期研究 CLASSIC 也证明了 D2 根治术后,卡培他滨联

合奥沙利铂辅助化疗 8 个疗程较单纯手术明显降低复发风险(3 年 DFS 率 74%vs.59%),进一步随访的结果显示 5 年 DFS 及 OS 均有显著性提高。这两项研究奠定了胃癌 D2 根治术后辅助化疗的地位,成为亚洲国家进展期胃癌治疗的经典策略。2004～2008年,韩国进行了 ARTIST 研究,以期明确胃癌 D2 根治术后,辅助放疗是否优于辅助化疗。结果在总人群中放疗组 OS 获益并无统计学意义,但亚组分析显示术后淋巴结阳性的患者有 OS 获益。因此,尽管值得在淋巴结阳性的胃癌患者中进一步探索辅助放疗的作用,尚不能确定 D2 根治术后辅助放疗有获益。基于这些研究,亚洲国家对完成 D2 根治术的患者,推荐术后辅助化疗,辅助放疗的效果仍需要更多的研究。

55.11.2 围手术期化疗(新辅助化疗)

由于胃癌根治切除率较低,且术后复发率较高,如何改善这种状况是一个难题。术前化疗因理论上能使原发灶退缩提高切除率、能杀灭潜在微小转移灶降低复发转移风险而受到重视。欧洲的MAGIC 研究即是为明确此假设进行的国际多中心 III 期研究,共入组了评估能根治切除的胃、胃食管结合部或下段食管腺癌患者 500 余例,随机分为单纯手术和 ECF(表柔比星、顺铂和氟尿嘧啶)方案围手术期化疗组。结果围手术期化疗组较单纯手术组明显降低了 T 和 N 分期,延长了 OS(5 年 OS 率 36%vs.23%;HR=0.75,$P<0.01$)。法国的一项比较围手术期化疗同单纯手术的 III 期研究-FFCD-9703 则采用了氟尿嘧啶联合顺铂方案,结果也证实了围手术期化疗能降期、提高 R0 切除率、延长 OS。因此围手术期化疗在欧洲成为进展期胃癌标准治疗策略。2017 年,ASCO 会议报道的 FLOT4-AIO 研究,反映了欧洲对围手术期化疗方案的优化做出的努力,该 III 期研究对比了 FLOT 方案(多西紫杉醇联合奥沙利铂、氟尿嘧啶的双周方案)及 ECF/ECX 方案围手术期化疗的疗效,结果 FLOT 组在肿瘤降期、R0 切除率(84% vs.77%,$P<0.05$)和 OS(50 vs.35 个月,$P<0.05$)上均有显著性优势,因此该方案有望成为围手术期化疗的新标准。

如果把欧洲的 MAGIC 研究、美国的 INT0116研究和亚洲的 ACTS 及 CLASSIC 研究结果横向对比,会发现亚洲辅助化疗策略的生存数据远优于欧美,前两项研究中,即使治疗组 3 年 OS 率也仅 50%左右,FLOT4-AIO 有所提高但也仅 57%,而亚洲两研究单纯手术组 3 年 OS 率均超过 70%,治疗组都在 80%左右。因为 3 类研究入组的患者间差异较大,欧美研究中胃食管结合部及下段食管癌患者比例高,D2 根治术完成率偏低,且亚洲两项研究还排除了术中腹腔灌洗液肿瘤细胞阳性的患者,故不能直接根据生存数据判断 3 种治疗策略间的优劣,但至少还没有术后放化疗或围手术期化疗策略优于术后辅助化疗策略的证据。因此,我国正在开展的比较基于 D2 根治术的围手术期化疗和术后辅助化疗策略的 RESOLVE 多中心 III 期研究就显得很有意义,其结果有望明确两种策略的优劣。

55.11.3 姑息性化疗

(1) 胃癌一线化疗

对于转移性胃癌患者,姑息化疗能延迟肿瘤进展,改善症状,提高生活质量,一定程度上延长生存。20 世纪 80～90 年代,就有众多的联合方案在晚期胃癌中进行过研究,但很多研究结果间互相矛盾,只有氟尿嘧啶加顺铂(FP)方案和 ECF 方案在多个研究间结果较一致,因此被广泛应用,并在许多 III 期研究中被用作对照组。不过由于心脏毒性、肾毒性及较为严重的骨髓抑制等,它们未能成为一线化疗标准方案。

进入新世纪后,新型氟尿嘧啶类药物(卡培他滨、替吉奥)、第三代铂类、紫杉类药物及伊立替康的引入,丰富了胃癌的化疗方案。其中 V325 研究证实了在顺铂联合氟尿嘧啶(CF)方案基础上加入多西紫杉醇的 DCF 方案,较 CF 显著提高了有效率、PFS 和 OS,但同时增加了毒性。REAL-2 研究则证实在 ECF 基础上,以卡培他滨取代氟尿嘧啶,或以奥沙利铂取代顺铂治疗晚期胃癌,OS 具有非劣效性。这两项研究为 DCF 方案、ECF 及其改良方案一线应用提供了高级别证据,但三联方案毒性较大,一定程度限制了它们的使用。

引入新型氟尿嘧啶药物的含铂两联方案具有很好的疗效。ML17032 研究证实卡培他滨取代氟尿嘧啶构成的 XP 方案同 FP 比,PFS 和 OS 均达到非劣效性,而有效率更高,骨髓抑制更轻。该研究使 XP 成为 NCCN 和 ESMO 指南的一线推荐方案。日本的 SPIRITS 研究证实替吉奥联合顺铂(SP)较替吉奥单药有更好的 PFS、OS 及更高的有效率,因此 SP 成为日本胃癌一线治疗的推荐方案。最近日本的 G-SOX 研究比较了 SOX(替吉奥联合奥沙利铂)及 SP 一线治疗进展期胃癌的疗效,结果 SOX 组 PFS 及 OS 分别为 5.5 个月和 14.1 个月,同 SP 组的 5.4 个月和 13.1 个月比达到非劣效性标准。这些 Ⅲ 期研究进一步证明了铂类和新型氟尿嘧啶制剂两联方案疗效较高、毒性较轻,耐受性好。

不含铂类的方案也受到一定重视,法国一项比较氟尿嘧啶、四氢叶酸和伊立替康(FOLFIRI)和表柔比星、顺铂和卡陪他滨(ECX)方案一线治疗胃癌的多中心 Ⅲ 期研究发现 FOLFIRI 组的 TTF(至治疗失败时间)5.1 个月优于 ECX 组的 4.2 个月,而 PFS(5.3 vs. 5.8 个月)及 OS(9.5 vs. 9.7 个月)两组间均无显著性差异,但 3~4 度毒性显著为低(69% vs.84%)。

综合以上两联方案及三联方案的研究数据,提示两联方案和三联方案在疗效上差距似乎并不大,但两联方案毒性较轻,因此受到更多指南的推荐,使用更广。

2010 年,国际多中心的 ToGA 研究证明了在人表皮生长因子受体-2(HER-2)免疫组化[3+] 或 FISH 阳性的胃或胃食管交界腺癌患者中,FP 或 XP 联合曲妥株单抗能进一步提高有效率、PFS(6.7 vs. 5.5 个月)和 OS(13.8 vs.11.1 个月)。进一步分析发现符合 HER-2 免疫组化[3+],或免疫组化[2+] 且 FISH 阳性标准的患者获益最大,从而确定了这些患者是曲妥株治疗的获益人群,该标准亦成为判定 HER-2 阳性的依据。该研究开启了胃癌靶向治疗的先河,是胃癌中第一个证实靶向治疗联合化疗延长 OS 的研究,曲妥株成为胃癌治疗中第 1 个成功的靶向药物。据此结果,欧美及亚洲国家的胃癌指南都推荐在 HER-2 阳性的患者中一线给予化疗联合曲妥株单抗治疗。

(2)胃癌二线化疗

由于缺乏生存获益的证据,既往欧美国家多不推荐胃癌二线化疗,亚洲国家多推荐在体力评分良好的患者中行二线化疗。2012 年,一项在氟尿嘧啶及铂类治疗失败的患者中比较化疗(采用多西紫杉醇或伊立替康)和最佳支持治疗(BSC)的 Ⅲ 期研究证明化疗组 OS 明显长于 BSC(5.3 vs. 3.8 个月,P<0.01)。随后 COUGAR-02 研究也证实在一线失败的胃(胃食管)交界部腺癌患者中多西紫杉醇单

药比仅对症治疗明显延长 OS(5.2 vs. 3.6 个月,P<0.05)。WJOG 4007 Trial 研究证实在一线氟尿嘧啶或铂类治疗失败的患者中,紫杉醇和伊立替康在 PFS 和 OS 上没有显著性差异。这些研究证明了二线化疗的获益,确立了紫杉类及伊立替康在二线化疗中的地位。

和二线化疗研究同时进行的还有一项靶向治疗的研究——REGARD 研究。该研究是在一线氟尿嘧啶或铂类治疗失败的胃癌中,比较抗 VEGFR-2(vascular endothelial growth factor receptor-2)单克隆抗体——ramucizumab(雷莫卢单抗)和安慰剂疗效的国际多中心 Ⅲ 期研究,结果证明了雷莫卢单抗组 OS 显著优于安慰剂组(5.2 vs. 3.8 个月)。由于 REGARD 研究中雷莫卢单抗的良好疗效,引发了化疗联合雷莫卢单抗能否增效的探索,随后的 RAINBOW 研究证实在一线氟尿嘧啶及铂类治疗失败的胃癌患者中,紫杉醇联合雷莫卢单抗较紫杉醇单药组 OS 有明显提高(9.6 vs.7.4 个月)。这两项研究确立了雷莫卢单抗单药及联合紫杉醇在欧美等国家中二线治疗的地位。但由于该药尚未在我国进行 Ⅲ 期临床试验,故尚未获准在中国应用。

(3)胃癌三线化疗

胃癌的三线治疗,东西方分歧较大。由于国际上尚无大样本的随机对照研究证明三线化疗能延长 OS,因此,欧美国家除临床研究外多不推荐三线化疗。但日本多推荐患者尽量用完氟尿嘧啶、铂类、紫杉类及伊立替康 4 种药物,因此尽管没有高级别证据,对二线治疗后尚未用完该 4 种药物而体力情况良好的患者,推荐三线化疗。2014 年,ASCO 会议报道了我国一项在二线以上化疗失败的晚期患者中,阿帕替尼(一种 VEGFR-2 的小分子酪氨酸激酶抑制剂)对比安慰剂的国内多中心 Ⅲ 期研究,结果阿帕替尼组 OS 明显优于安慰剂组(6.5 vs. 4.7 个月,P<0.05)。该研究奠定了阿帕替尼在晚期胃癌三线治疗中的地位,在我国晚期胃癌已获批为其适应证。

55.11.4 常用化疗方案

除了方案的证据强度、HER-2 状态,还要根据胃癌患者的体力情况、疾病进展的速度和程度、重要脏器功能状态及伴随的基础疾病等全面评估后,选择合适的方案。HER-2 阴性的患者中,一线以铂类与氟尿嘧啶的两联方案使用最为广泛,对于体力

情况好、耐受性强的患者,可以使用三联方案。对不能耐受联合化疗的患者,可选氟尿嘧啶(FU)类药物单药治疗,如单药卡培他滨(或其他 FU 衍生物),或 FU/LV 持续滴注。HER-2 阳性患者,则推荐一线联合曲妥株单抗治疗。

(1) XP 方案

卡培他滨:1 000 mg/m² bid 口服×14 d。

顺铂:75～80 mg/m²,iv gtt,d1,水化 3 天。

q3w,为 1 个疗程。

(2) SP 方案

S1:40 mg/m² 口服 bid×21 d。

顺铂:60 mg/m²,iv gtt,d1 或 d8,水化 3 天。

q5w,为 1 个疗程。

(3) XELOX 方案

奥沙利铂:130 mg/m²,iv gtt 2hr,d1。

卡培他滨:1 000 mg/m²,bid 口服×14 d。

q3w,为 1 个疗程。

(4) mFOLFOX6 方案

奥沙利铂:85 mg/m²,iv gtt 2hr,d1。

醛氢叶酸:400 mg/m²,iv gtt,d1。

氟尿嘧啶:400 mg/m² IV,d1。

氟尿嘧啶:2 400 mg/m² CIV 46hr。

q2w,为 1 个疗程。

(5) ECF 及其改良方案

表柔比星:50 mg/m²,IV d1。

顺铂:60～75 mg/m²,iv gtt,d1;或奥沙利铂 130 mg/m²,iv gtt 2hr。

氟尿嘧啶:200 mg/m²/d,持续静脉滴注 d1～21;或卡培他滨 625 mg/m² bid 口服×21 d。

q3w,为 1 个疗程。

(6) FOLFIRI 方案

伊立替康:180 mg/m²,iv gtt. 30～120 min,d1。

醛氢叶酸:400 mg/m²,iv. gtt,d1。

氟尿嘧啶:400 mg/m² IV d1。

氟尿嘧啶:2 400 mg/m² CIV 46hr。

q2w,为 1 个疗程。

(7) DCF 方案

多西紫杉醇:75 mg/m²,iv gtt 1hr,d1(需预处理)。

顺铂:75 mg/m²,iv gtt d1。

氟尿嘧啶:750 mg/m²/d,civ 24hr×5 d。

q3w,为 1 个疗程。

(8) mDCF 方案

多西紫杉醇:60 mg/m²,iv gtt1hr,d1(需预处理)。

顺铂:60 mg/m²,iv gtt d1。

氟尿嘧啶:600 mg/m²/d,civ 24hr×5 d。

q3w 为 1 个疗程。

(9) CAPE 方案

卡培他滨:1 000～1 250 mg/m²,bid 口服×14 d。

休 7 天,每 3w 为 1 个疗程。

(10) 曲妥株单抗联合方案

可联合铂类和 FU 类方案,避免联合蒽环类药物。

曲妥株单抗:6 mg/m² iv gtt,d1,q3w(首次 8 mg/m²)。

55.12　放疗

作为手术的局部补充治疗,术中或术后放疗能够控制或消除术中残留的病灶,或作为淋巴结清扫不彻底的补充治疗,降低局部复发率,并有可能改善患者的预后。对于局部晚期估计难以切除的胃癌,术前放化疗可使病灶退缩以达到降期的目的,从而使原本不可切除的肿瘤转化为可切除肿瘤,提高手术切除率,使患者获得根治的可能。此外,放疗亦可作为胃癌的姑息治疗手段,用于姑息性切除或术后复发的胃癌患者,以控制局部病变、缓解疼痛等临床症状。

通常,胃癌放疗的照射野应包括瘤体或瘤床及相应的淋巴引流区,然而这一区域覆盖了许多重要脏器,如肝脏、小肠和肾脏等,这些脏器对放射线的耐受量均较低,大剂量放疗可导致严重的放射性损伤和脏器功能障碍。因此,放疗剂量宜控制在 45～50 Gy。目前,多采用三维适形放疗或适形调强放疗技术进行照射,较传统的 AP-PA 照射技术对正常组织的保护更有优势。胃癌的放疗通常与化疗同步进行,多采用 5-FU 类药物进行增敏以提高疗效。

55.12.1　术前放(化)疗

胃癌的术前放(化)疗适用于局部进展期胃癌。实际上,局部进展期胃癌包含了一大类预后差别很大的患者,根据肿瘤是否为初始可切除(initially resectable),可将其再分为两类。纵观胃癌新辅助治疗的发展,大致可分为两个阶段:第一阶段主要是针对因局部晚期而无法手术的患者,希望通过新辅助治疗来增加手术机会;第二阶段主要是针对可手术切除但难以达到根治性切除的患者,希望通过新辅助化疗来提高根治性切除率(R0)。新辅助治疗的适应证也由晚期胃癌扩展到部分中期胃癌。NCCN指南推荐对于分期为cT2+Nany的局部进展期可切除胃癌患者,可考虑接受术前放、化疗,证据级别为2B。

20世纪八九十年代,俄国和中国的学者进行了数项前瞻性随机临床研究,对比了术前放疗联合手术与单纯手术的疗效,均提示术前放疗能够带来生存获益。然而目前临床上较少单独应用放疗,多与化疗同步进行。关于局部进展期胃癌的术前放、化疗,已有较多的Ⅰ期或Ⅱ期研究。

美国MD安德森癌症中心(MDACC)早在20世纪初就开始了局部进展期胃癌术前同期放化疗的相关临床研究,并对同期化疗药物的选择进行了探索。2011年,该中心首次报道了一个Ⅱ期临床研究,结果令人鼓舞。该中心后来又进行了一系列不同诱导化疗方案合并不同的同期化疗方案的研究,所用的同期化疗方案主要是单药氟尿嘧啶,或在其基础上加入顺铂或紫杉醇或三药联用,放疗剂量均为45 Gy,分25次5周完成。

目前国际上已有两项公布结果的Ⅲ期研究,即荷兰的CROSS研究和德国的POET研究。CROSS研究纳入了366例食管或胃食管交接部腺癌或鳞癌的患者(分期为T1N1或T2-3N0-1,M0),分为术前放化疗+手术组(178例)或单纯手术组(188例)。因其对照组仅接受单纯手术,因而无法回答术前放化疗与术前化疗孰优孰劣的问题。德国的POET研究针对的是胃食管结合部腺癌患者(uT3-4NXM0),设计为术前化疗+手术对比术前同期放化疗+手术。虽然该研究最终因入组缓慢而提前关闭,但它仍是目前全球唯一一个已经发表的研究,提示对于胃食管结合部腺癌,新辅助放化疗可能较新辅助化疗有更多的生存获益。

此外,目前仍处于入组阶段的TOPGEAR研究对于可切除胃癌采用ECF围手术期化疗对比新辅助放化疗联合ECF围手术期化疗的一项随机Ⅱ/Ⅲ期研究。研究入组了可切除胃癌或胃食管结合部腺癌患者,对照组接受ECF(或ECX)治疗,然后手术,再行ECF(或ECX)治疗;试验组接受ECF(或ECX)

治疗后进行术前放、化疗,然后进行手术并接受术后治疗。

针对局部晚期不可切除胃癌(unresectable M0),随着"转化治疗"(conversion therapy)这一概念的提出和不断探索,已有部分研究旨在通过术前治疗使不可治愈因素部分或完全缓解,使其获得根治性切除的机会,并获得了长期的术后生存及无病生存。现有的研究仍多集中于全身化疗,但单纯化疗偏重于全身治疗,对局部病灶的效果并不明显,表现为较低的pCR率及术后较高的局部复发率。复旦大学附属肿瘤医院于2012年开展了一项局部晚期不可切除胃癌术前放化疗的Ⅱ期临床研究,结果让人受到鼓舞。在此基础上开展的Ⅲ期PREACT研究已开始入组(NCT03013010)。

综上,诸多的Ⅰ期、Ⅱ期研究及回顾性研究初步证实了针对局部进展期胃癌术前同期放、化疗的疗效与安全性,可通过降低肿瘤分期从而提高R0切除率,并降低局部区域复发率,降期明显特别是pCR患者生存期将显著延长。两项Ⅲ期研究的结果表明,对于局部进展期胃食管结合部肿瘤,术前同期放化疗可比术前化疗取得更好的R0切除率、pCR率及生存时间,但不显著增加围手术期并发症。放、化疗联合作为一种转化治疗手段用于不可切除局部进展胃癌,其有效性和安全性尚需更多循证医学证据。

55.12.2 术中放疗

在胃癌放疗中,除了术后或术前外照射放疗,还有一种治疗手段是术中放疗。日本京都大学的Abe在20世纪70年代开始此方面的研究工作。虽然他呼吁在世界范围内进行胃癌术中放疗的研究,但很少有学者将术中放疗作为唯一辅助治疗手段。

术中放疗主要适用于胃癌原发灶已切除,肿瘤浸润浆膜面或伴有周围组织浸润,以及伴有胃周围淋巴结转移者。伴有腹膜种植、广泛淋巴结转移或远处转移者则禁忌做术中放疗。照射通常在完成了肿瘤切除后进行消化道重建之前进行。术中放疗的优点是可给予肿瘤或肿瘤床单次较大剂量(10~35 Gy)的照射,而其周围的正常组织可得到较好的保护,照射剂量主要依据肿瘤残留程度而定。

京都大学进行的随机研究纳入了211例患者,

随机接受单纯手术或手术联合术中放疗（28～35 Gy）。对局限在胃壁的肿瘤，两种治疗模式的5年生存率相似；但如果肿瘤已浸润胃壁全层或有区域性淋巴结转移，则术中放疗组较单纯手术组可提高生存率，对 T4 期肿瘤而言，单纯手术无5年生存，而接受术中放疗的患者有 15% 的5年生存率，提示对局部晚期胃癌手术联合术中放疗能够带来进一步获益。

目前，术中放疗作为提高局控与外照射联合的方式，在胃癌治疗中的临床应用及其优化仍有待进一步研究。然而，在实际临床操作中，由于术中放疗技术和设备要求均较高，操作复杂，故临床上较难推广应用。

55.12.3　术后放（化）疗

胃癌的术后辅助放疗主要适用于存在较高局部区域复发风险的患者，如未行标准 D2 淋巴结清扫的进展期胃癌，以及伴有浆膜面浸润或区域淋巴结阳性的患者等。有关胃癌术后放疗的临床研究始于20世纪70年代，数项前瞻性研究证实了术后放疗对局部控制的有效性。但在这些研究中，放疗的剂量、分割方式，以及与手术联合的时间、有无同步化疗等均存在较大差异。而且，手术无标准化，有的手术在术后有较大的肉眼残留病灶，化疗方案、放疗的剂量多数非标准或共识的剂量，使这些随机研究的结果不一，说服力不强。

真正奠定术后放化疗在局部进展期胃癌治疗中地位的是一项Ⅲ期多中心的随机对照临床研究——INT0116 研究。该研究纳入了分期为ⅠB～Ⅳ（M0）的胃癌术后患者，共入组 603 例，其中可评价的病例为 551 例。结果显示，手术加放、化疗组的中位生存期、3年总生存率和无病生存率均显著优于单纯手术组。INT0116 研究首次显示了在胃癌切除术后，辅助放化疗可提高生存率，且在长期随访7年后，即2004年 ASCO 的更新报道中，对不同手术清扫范围与生存时间进行了分析发现，手术为 D0 或 D1 清扫的患者在接受术后放、化疗后，中位生存时间明显延长。2012年的随访更新结果仍肯定了胃癌切除术后辅助放、化疗延长无病生存时间和总生存时间的作用，显示放化疗对生存的影响并未随时间的推移而减弱。基于 INT0116 的结果，胃癌术后辅助放、化疗在美国已成为ⅠB、Ⅱ、ⅢA、ⅢB 和Ⅳ期（M0）患者的标准治疗方法。

然而，关于 INT0116 研究的质疑也有很多，主要集中在以下3个方面：① 研究的随机分组应该在手术前而非手术后。② 手术质控：在 551 例患者中，接受标准 D2 手术的为 54 例，仅占 10%；接受 D1 手术的为 199 例，占 36%；而研究中大多数患者，占 54% 的 298 例，接受的是 D0 手术。后续的分层分析显示，获益最大的人群是仅接受 D0 手术的患者，其次是 D1 手术患者，而 D2 手术患者接受辅助放、化疗并未得到明显的获益。当然，由于分层分析中样本例数较少，不能通过该分层分析来肯定或否定某些结论。③ 术后生存率低，与亚洲国家的数据不具有可比性。因此，有很多学者认为由辅助放、化疗带来的生存获益，其意义可能更多是对手术清扫不彻底的补充，提示了淋巴结清扫范围与手术质控的重要性。

在 D2 淋巴结清扫早已成为标准术式的亚洲国家，INT0116 研究的指导作用有限。且随着 ACTS-GC 和 CLASSIC 这两项大型前瞻性Ⅲ期随机对照研究结果的公布，D2 根治术后辅助化疗被证实可使Ⅱ～Ⅲ期胃癌患者生存获益并在亚洲国家被广泛接受，故研究热点主要集中在 D2 术后单纯化疗与同步放化疗的比较。目前主要有两项关于 D2 术后同步放化疗对比单纯化疗的前瞻性研究。韩国国家癌症中心开展的前瞻性Ⅲ期研究共纳入 90 例Ⅲ～Ⅳ期 D2 术后患者（因入组缓慢提前关闭），结果显示术后同步放化疗组5年无局部区域复发生存率较单纯化疗组明显提高，5年无进展生存率两组无显著差异；其亚组分析显示Ⅲ期患者的无局部区域复发生存率获益更为明显（93.2% *vs.* 66.8%，P＜0.05）。

ARTIST 研究是一项 D2 术后对比辅助化疗（XP）与辅助化疗联合放、化疗（XP/XRT/XP）的前瞻性多中心随机对照临床研究。该研究入组的 458 例患者均接受了 D2 根治术。研究结果显示，放、化疗组和单纯化疗组的3年无病生存率分别为 78.2% 和 74.2%（P＞0.05），差异无统计学意义；但在有淋巴结转移的患者中，接受放化疗患者的3年无病生存率为 77.5%，高于单纯化疗组的 72.3%（P＜0.05）。这一结果提示在有淋巴结转移的患者中值得进一步进行放化疗的相关研究。此后，研究者在 ARTIST 研究的基础上又启动了针对淋巴结阳性患者的 ARTIST-Ⅱ研究。

然而，需要注意的是，由于事件的发生较预期少,ARTIST 研究最终分析的时间早于最初计划的时间,这可能与 60% 的患者分期偏早(ⅠB/ⅡA)有关。这些分期偏早的患者中超过 20% 为 T1 或 T2,在西方国家,这些早期患者多数并不需要辅助放化疗。因此,在目前已有的研究证据中,INT0116 研究的入组患者接受 D2 根治术比率低,而 ARTIST 研究则早期患者比例过高,因此,术后放化疗对于局部进展期胃癌的治疗作用尚未准确阐明。

除了上述研究,另有两项Ⅲ期随机对照研究,即 CALGB80101 研究和 CRITICS 研究。前者着重探索是否可通过加强术后辅助化疗的强度以降低远处转移的发生,后者为一项针对可切除胃癌新辅助化疗后联合辅助化疗对比辅助放、化疗的多中心随机Ⅲ期临床试验。这两个研究在试验设计方面均存在一定的问题,得出的均为阴性结果。此外,还有一些其他的证据支持放疗在胃癌治疗中的作用,包括多项 Meta 分析和一项大样本数据分析,均比较稳定的显示了手术的基础上加用放疗的生存获益。

综上所述,以上临床证据,证实了术后放(化)疗在局控方面的作用,并突出了手术质控与患者选择的重要性。今后开展的针对术后放(化)疗的研究,应以选择能够从放疗获益的患者为目标。

55.12.4 姑息性放(化)疗

晚期胃癌适用于放疗的情况主要可分为以下 3 种:① 局部晚期不可切除胃癌或治疗后复发的胃癌或姑息手术后的胃癌。② 初诊即有或治疗过程中发现有远处转移的Ⅳ期胃癌。③ 具有严重症状的晚期胃癌患者。

针对局部晚期不可切除胃癌或治疗后复发的胃癌或姑息手术后的胃癌,最早的研究可追溯至 20 世纪 60 年代美国 Mayo 诊所的 Moertel 等对局部进展不可切除的消化道肿瘤进行的前瞻性研究。早期的研究主要将同期放、化疗与单纯放疗或单纯化疗进行对比,证实了同期放化疗的优势。目前,临床上已较少应用单纯放疗,同期放、化疗在提高手术切除率、肿瘤降期率和 pCR 率等方面亦优于单纯化疗,但这一优势能否转化为长期的生存获益,还需更多临床证据。此外,若干前瞻性单臂研究与回顾性研究亦见报道,提示了放化疗控制病情、延长生存的作用。

转移性胃癌推荐以全身化疗为主的综合治疗方案,放疗在转移性胃癌中的治疗作用并无明确证据,目前仍缺乏相关的前瞻性研究来明确放疗在转移性胃癌局部治疗中的意义。

放疗对于缓解晚期胃癌临床症状的作用,主要可分为以下 3 个方面:① 减少出血:无论是肿瘤本身或治疗导致的急性出血或慢性出血,放疗均可通过使血管闭塞而达到减少肿瘤出血的目的。② 缓解压迫或梗阻:消化道梗阻在晚期胃癌中最为常见。伴有胃癌梗阻患者姑息治疗的首要目的是减轻恶心、呕吐的症状,以及尽可能恢复经口饮食。放疗通过缩小原发肿瘤或转移瘤而达到解除局部压迫、梗阻的目的。③ 缓解疼痛:放疗可缓解肿瘤局部组织浸润、腹膜后淋巴结侵及后腹壁神经或骨转移所引起相应部位的剧烈疼痛。

55.12.5 胃癌放疗的靶区勾画

在胃癌放疗的设野中,需考虑多项因素:术前和术后的影像学检查、原发病灶的位置、侵犯的程度、淋巴结的情况、术中所置的标记;同时放疗科医师要注意与外科手术医师沟通,了解术中所见,可能手术不彻底的部位等。放疗剂量选择一般在 45~50 Gy,因为在胃癌的放射野中有很多重要脏器,如肝、小肠、肾脏等都是耐受量较低的器官。如有明显肉眼残留病灶,在正常组织耐受的情况下,放疗剂量可适当提高。目前,采用的多野三维适形或 IMRT 技术较传统的 AP-PA 照射对正常组织的保护有明显的优势。因胃及周围器官的位置存在个体间差异,对放射野设计的要求是根据每例患者不同的肿瘤位置和淋巴结转移情况综合考虑,来设置放射治疗的靶区。

胃癌放疗靶区的设置较为复杂,特别要注意治疗的个体化,根据术后局部区域失败的部位,结合术前腹部 CT 显示的病灶,并综合考虑原发肿瘤的位置和已知的区域淋巴结转移情况来确定放疗的靶区。通常胃癌术后复发的高危区域包括瘤床、残端(吻合口)和区域淋巴引流区。而"瘤床"的界定则相对困难并且存在位置个体化差异,可能涉及了胃毗邻的所有部位。对原发灶而言,要注意近端和远端的切缘,对位于后壁和胃窦部的病灶,要注意其与胰腺的关系,对胃窦部的病灶,还需注意其对十二指肠是否有侵犯。

不同的肿瘤的 TNM 分期,其放疗包括的范围又有所区别。既往总的原则是,有淋巴结转移的病例,放射野需包括肿瘤床、吻合口(残端)、足够的切缘及淋巴引流区。2008年,韩国Nam等的回顾性研究结果提示,根治术后残胃的复发率较低,将残胃从靶区去除并未增加失败率和影响生存,但可降低毒性反应。对报告为淋巴结阴性的病例,要求在手术切除和病理检查标本中,至少有10~15枚受检淋巴结总数,在手术切缘足够的条件下,对淋巴引流区的照射可有选择性。

病灶位于胃的不同部位,其淋巴转移的方式各有其特点。常用的淋巴结分区方法为日本胃癌研究学会制订的胃淋巴引流区定义。近端胃和胃食管结合部腺癌,有较高的比例转移至食管周围淋巴结,甚至高达纵隔,而转移到胃幽门区、十二指肠和肝门区的概率低,幽门上下(第5、6组)的淋巴引流区域可以避免照射,胃左动脉干(第7组)和腹腔干(第9组)淋巴结区域则一般推荐包括于靶区之内。对胃体部的病灶,其淋巴结转移可至各个方向,但病灶附近的大弯和小弯淋巴结更易出现转移。至于远端的胃癌或胃窦部癌,易转移至十二指肠周围,肝门部淋巴结,而较少转移到胃贲门、食管周围和脾门附近的淋巴区域,贲门旁(第1、2组)的淋巴结可以不必包括在靶区内。这些淋巴结转移特点在设野时均需加以考虑。

然而,随着胃癌术后复发模式研究的不断深入,靶区的设置亦在探索根据复发模式的高危区域而调整,以提高治疗增益。复旦大学附属肿瘤医院对43例局部区域复发的患者进行了分析,吻合口或十二指肠残端复发占25.6%,瘤床复发占11.6%,残胃复发占4.6%,区域淋巴结复发占81.4%,而区域淋巴结复发的患者中主要出现在腹主动脉旁淋巴结和胰十二指肠淋巴结区域,这提示在勾画放疗靶区时应注意包括该区域的淋巴引流区。ARTIST研究前期分析了局部区域复发模式,并改进了放疗靶区。淋巴结照射区仅包括第7~9组及第12~16组淋巴结,进一步降低了肠道的照射剂量,不良反应与术后化疗相比无显著差异,治疗完成率达到82%。Yoon等对91例D2术后分期为N3的患者进行了分析,显示区域淋巴结复发部位多在D2清扫范围之外,复发高危部位依次为腹主动脉旁(第16a/b组)、肝十二指肠韧带内(第12组)、肠系膜上血管周围(第14组)、胰后(第13组)和腹腔干(第9组),提示D2术后靶区范围可考虑不包括胃

周淋巴结(第1~6组)和脾门(第10~11组)。因此,D2术后,对淋巴引流区,尤其是围绕主要腹腔血管周围的淋巴区域是复发的高危区域,在靶区勾画时需要重点注意。

胃癌放疗中,由于其周围正常组织如肝脏、肾脏等耐受性低,需注意保护。如肾脏的保护,要保护至少2/3的功能肾。对小肠、脊髓、心和肺组织也需注意。与INT0116研究采用的前后野照射相比,目前对胃癌的放疗计划设计,多采用三维适形或调强放疗以达到更好的靶区覆盖和正常组织保护。在胃癌接受高剂量放疗后,肾脏和肝脏是两个容易发生晚期反应的器官,同时脊髓和小肠也会部分受到照射。虽然在适形照射的条件下不会超过限制剂量,但是需要注意的是高剂量热点,术后肠道有可能发生粘连,因此对于术后放疗,高剂量点在肠道时需要注意避免。

55.12.6 胃癌放疗的并发症

胃癌的放疗常与化疗同步进行,因此两者所导致的并发症常混杂在一起,难以区分,且化疗可加重放疗的不良反应和并发症。胃癌放疗的并发症,主要是由于上腹部正常胃组织、小肠、结肠、胰腺、肝、肾、脊髓等器官遭受射线的直接辐射损伤所引起,常见的并发症包括放射性胃肠炎、造血功能抑制、肝肾功能损害和一过性胰腺炎等。并发症较轻时可在停止放化疗后数周内自愈,严重时可导致消化道狭窄、穿孔、出血、吻合口瘘和肝、肾等器官发生功能衰竭。

55.13 靶向及免疫治疗

55.13.1 靶向治疗

胃癌中最早成功的靶向治疗研究是ToGA研究,该研究首次证明了HER-2阳性的胃癌患者中,曲妥株单抗联合化疗能延长OS。此后,多个靶向药物,包括在肠癌中获得成功的西妥昔单抗、帕尼单抗及贝伐珠单抗等均在晚期胃癌中进行了联合一线化疗的研究,但都未获得成功。多个抗Met单克隆抗体、EGFR及HER-2双靶点小分子抑制剂如拉帕替尼等也在晚期胃癌中进行了Ⅲ期研究,但全都失败(表55-6)。

表 55－6　靶向药物联合化疗一线治疗晚期胃/胃食管结合部腺癌的Ⅲ期随机对照临床研究

针对靶点	药物	研究名称	入组人群	治疗方案	首要终点及结果 （联合靶向 vs. 单纯化疗）
HER－2	曲妥珠单抗 Transtuzumab	ToGA	HER－2 阳性晚期 胃癌	XP/FP±Herceptin	OS=13.8 vs. 11.1 个月 HR=0.74，P=0.004 6
HER－2/ EGFR	拉帕替尼 Lapatinib	LOGiC	HER－2 阳性晚期 胃癌	XELOX±Lapatinib	OS=12.2 vs. 10.5 个月 HR=0.91，P>0.05
EGFR	西妥昔单抗 Cetuximab	EXPAND	晚期胃癌	XP±Cetuximab	PFS=4.4 vs. 5.6 个月 HR=1.09，P=0.32
EGFR	帕尼单抗 panitumumab	REAL－3	晚期胃癌	EOX±panitumumab	OS=8.8 vs. 11.3 个月 HR=1.37，P=0.013
VEGF	贝伐珠单抗 Bevacizumab	AVAGAST	晚期胃癌	XP±Avastin	OS=12.1 vs. 10.1 个月 HR=0.87，P=0.100 2
Met	Rilotumumab	RILOMET－1	HER－2$^-$，Met$^+$ 晚期胃癌	ECX±Rilotumumab	OS=9.6 vs. 11.5 个月 HR=1.36，P=0.021
Met	Onartuzumab	MetGastric	HER－2$^-$，Met$^+$ 晚期胃癌	mFOLFOX± Onartuzumab	OS=11.0 vs. 11.3 个月 HR=0.82，P=0.24

直至 2016 年 ASCO 会议报道 FAST 研究结果，即以 IMAB362（紧密连接蛋白 CLDN18.2 的嵌合性单克隆抗体）联合 EOX 一线治疗 CLDN18.2 阳性的进展期胃、胃食管结合部腺癌的Ⅱ期多中心临床试验，让胃癌一线靶向治疗又看到了新希望。同单纯化疗比，IMAB362 的 800/600 mg 联合化疗组 PFS、OS 都有显著性提高（PFS 7.9 vs. 4.8 个月；OS 13.2 vs. 8.4 个月），有效率也有提高。该研究提示，CLDN18.2 是胃癌潜在的治疗靶点，后续的Ⅲ期研究将最终明确针对此靶点治疗的意义。

除了一线治疗外，靶向联合化疗在胃癌二线及后线治疗中也进行了很多研究（表 55－7），在遭遇很多失败（如 HER－2 及 EGFR 双靶点小分子抑制剂拉帕替尼的 TYTAN 研究、mTOR 抑制剂依维莫司的 GRANITE－1 研究、Olaparib 的 GOLD 研究）后，终于在抗 VEGFR－2 通路治疗上获得了成功：REAGRD 证明了一线治疗失败的患者中，雷莫卢单抗较安慰剂显著延长了总生存期；RAINBOW 证实一线失败后雷莫卢单抗联合紫杉醇较紫杉醇单药明显延长了总生存期；阿帕替尼则在中国人群中确立了其三线治疗地位。目前雷莫卢单抗已在欧美上市，成为这些国家胃癌二线的推荐治疗药物，而阿帕替尼也成为胃癌领域第一个有 OS 获益的口服靶向药物。这些研究的成功，结束了长期以来胃癌中仅有曲妥株单抗靶向治疗的局面，丰富了胃癌二线及后线治疗的选择。

表 55－7　靶向药物联合化疗二线或后线治疗晚期胃/胃食管结合部腺癌的随机对照临床研究

针对靶点	药物	研究名称	入组人群	治疗方案	首要终点及结果 （联合靶向 vs. 单纯化疗）
HER－2/ EGFR	拉帕替尼 Lapatinib	TYTAN	HER－2$^+$ 转移性胃 癌一线后	Paclitaxel±Lapatinib	OS=11.0 vs. 8.9 个月 HR=0.84，P=0.104 4
M-tor	依维莫司 Everolimus	GRANITE－1	晚期胃癌一线或二 线后	BSC±Everolimus	OS=5.4 vs. 4.3 个月 HR=0.90，P=0.124
PARP	奥拉帕尼 Olaparib	GOLD	亚洲一线失败后的进 展期胃癌	紫杉醇±Olaparib	OS=8.8 vs. 6.9 个月 HR=0.79，P=0.026 2*
VEGFR－2	雷莫卢单抗 Ramucirumab	RAINBOW	晚期胃癌一线后	Paclitaxel± Ramucirumab	OS=9.6 vs. 7.4 个月 HR=0.807，P=0.017
VEGFR－2	雷莫卢单抗 Ramucirumab	REGARD	晚期胃癌一线后	Ramucirumab vs. 安 慰剂	OS=5.2 vs. 3.8 个月 HR=0.776，P=0.047

针对靶点	药物	研究名称	入组人群	治疗方案	首要终点及结果 （联合靶向 *vs.* 单纯化疗）
VEGFR-2	阿帕替尼 Apatinib	无	晚期胃癌二线后	阿帕替尼 *vs.* 安慰剂	OS=6.5 *vs.* 4.7 个月 HR=0.709，*P*=0.015 6
多靶点	瑞戈非尼 Regorafenib	INTEGRA TE**	晚期胃癌一或二线后	BSC+瑞戈非尼 *vs.* BSC+安慰剂	PFS=2.6 *vs.* 0.9 个月 HR=0.40，*P*<0.000 1

* Hochberg 多重检验，各组 *P*<0.025 为具有统计学意义

** 为Ⅱ期随机对照研究，其余均为Ⅲ期研究

55.13.2 免疫治疗

肿瘤免疫治疗最早始于 19 世纪 90 年代，Willianm Coley 采用注射链球菌培养物的方法治疗肿瘤，在部分患者中见到了肿瘤退缩。尽管免疫治疗的研究开始较早，长期以来发展却非常缓慢，有效率较低，但一旦有效，持续时间久。免疫治疗可分为特异性及非特异性免疫治疗，如按治疗的方法分为肿瘤疫苗、过继免疫治疗、抗体、细胞因子及免疫调节剂等。

特异性免疫治疗主要包括肿瘤疫苗。肿瘤疫苗的研制经历了漫长的过程，但成功的颇少。2010 年美国 FDA 批准用于晚期前列腺癌的肿瘤疫苗——PROVENGE (sipuleucel T) 是首个获批的治疗性疫苗。在胃癌领域，尚无疗效确切的肿瘤疫苗。非特异性免疫治疗是利用了机体的非特异性免疫应答反应，主要通过一些生物制剂（细胞因子如白介素-2、干扰素、肿瘤坏死因子，细菌提取物如卡介苗等）改善机体的免疫功能，从而起到抗肿瘤作用，但特异性不强。较成功的例子是在接受经尿道膀胱肿瘤电切术(TURBT)的膀胱乳头状癌的患者中，卡介苗膀胱灌注是首选的辅助治疗。遗憾的是非特异性免疫治疗虽然在部分患者中疗效很好，但有效率很低，在胃癌的治疗中基本没有地位。

肿瘤的过继免疫治疗是把自体或异体的致敏淋巴细胞或致敏淋巴细胞的产物（如转移因子和免疫核糖核酸等）输注给肿瘤患者，使其获得抗肿瘤免疫力。常用的过继细胞免疫有淋巴因子激活的杀伤细胞(LAK)、细胞因子诱导的杀伤细胞(CIK)、肿瘤浸润淋巴细胞(TIL)等。尽管这些技术已较为成熟，在包括胃癌的多种肿瘤中都有报道，但在胃癌治疗中的作用未得到公认。

抗体类药物中，如晚期胃癌中最经典的靶向治疗药物——曲妥株单抗，其抗肿瘤机制就和免疫反应密切相关。曲妥株单抗不仅通过抑制 HER-2 介导的信号转导抑制肿瘤细胞的生长，还通过抗体依赖性细胞介导的细胞毒作用(ADCC)发挥抗肿瘤作用。

近年来随着对免疫调节机制认识的深入，进一步理解了肿瘤的免疫逃避机理，从而促使人们致力于探索克服肿瘤免疫逃避的方法，其中最成功的是对免疫检查点(immunologic checkpoint)的阻断，包括对溶细胞性 T 淋巴细胞相关抗原 4(CTLA-4)及程序性死亡受体-1(programmed death-1，PD-1)或程序性死亡受体配体-1(programmed death ligand-1，PD-L1)的阻断。

CTLA-4 是一种跨膜蛋白，表达在活化的 CD4 阳性和 CD8 阳性 T 细胞表面，与其配体 B7 分子（抗原递呈细胞表面的协同刺激分子）结合后传递抑制信号，是抑制 T 细胞激活的关键分子。伊匹单抗(ipilimumab)是 CTLA-4 的人源化单克隆抗体，可以阻断 CTLA-4 与 B7 结合介导的抑制性信号，从而刺激 T 细胞的激活。该药在恶性黑色素瘤中取得了良好的疗效，已被 FDA 批准用于恶性黑色素瘤的治疗。PD-1 是一种重要的免疫抑制分子，表达于活化的 T 细胞，B 细胞及髓系细胞，有 PD-L1 和 PD-L2 两个配体。PD-1 和 PD-L1 结合后介导 T 细胞活化的共抑制信号，负性调控 T 细胞的活化和增殖，在肿瘤免疫逃避中起到关键性的作用。因此，阻断 PD-1 与 PD-L1 结合介导的免疫抑制可能会起到抗肿瘤作用。

事实上，两个代表性的 PD-1 单克隆抗体，pembrolirumab 和 nivolumab 都在恶性黑色素瘤和晚期肺癌治疗中展现了良好的疗效，在晚期胃癌中也显示了极好的前景。2017 年，ASCO GI 会议报道了Ⅲ期研究 Attraction-2 的结果，证明了二线及以上

化疗失败的晚期胃癌患者中,nivolumab 单抗较安慰剂有更好的 PFS(1.61 *vs.* 1.45 个月,HR 0.60,*P* < 0.001)、OS(5.32 *vs.* 4.14 个月,HR 0.63,*P* < 0.001)和 1 年生存率(26.6% *vs.* 10.9%)。2017 年,ASCO 会议报道的 KEY - NOTE59 研究中,其队列 1 数据显示 pembrolirumab 单抗用于多线治疗失败的晚期胃癌患者,中位 OS 为 5.6 个月,1 年生存率 23.4%。这些结果证实了 PD - 1 单抗在晚期胃癌中的作用,尽管目前胃癌中免疫治疗的地位还远低于肺癌,但已展现了不可忽视的潜力。

目前胃癌免疫治疗的研究热点是探索免疫治疗的疗效预测标记物,探索提高免疫治疗效果的手段如免疫治疗联合化疗、免疫治疗联合靶向治疗、免疫治疗间的联合(如 nivolumab 联合伊匹木单抗)。初步的结果显示这些联合策略值得进一步研究,而免疫治疗联合化疗一线治疗胃癌的 III 期研究已在进行中,其结果将进一步明确免疫治疗在胃癌中的地位。

55.14 预后与展望

随着早期胃癌发现率的提高、手术方法的改进、综合治疗的深入应用及新技术、新药物的不断开发应用,胃癌的整体治疗水平呈现出不断上升的趋势,但各国的水平差异仍较大,如日本胃癌协会 2017 年报道的对手术切除的 118 367 例胃癌病例的回顾性分析,显示患者的中位年龄为 67 岁,I A、I B、II、III A、III B 和 IV 期的比例分别为 44.0%、14.7%、11.7%、9.5%、5.0% 和 12.4%,术后 30 天内死亡率为 0.5%,术后总的 5 年生存率为 71.1%,病理分期 I A、I B、II、III A、III B 和 IV 期的 5 年生存率分别为 91.5%、83.6%、70.6%、53.6%、34.8% 和 16.4%。美国国家癌症数据库(NCDB)对 2004 ～ 2008 年的 7 306 例胃癌的研究分析显示,I(T1/2N0)、II A(T1/2N+)、II B(T3/T4aN0)、III(T3/T4aN+)、IV(T4b & M+)期的 5 年生存率分别为 56.7%、47.3%、33.1%、25.9% 和 5.0%。相比之下,一份对欧洲 2000 ～ 2002 年常见肿瘤年龄标化后的 5 年生存率研究中显示胃癌的平均 5 年生存率仅为 24.9%(23.7% ～ 26.2%),远较日本为低。

我国的胃癌生存率数据尚缺乏全国多中心大样本的统计资料,通常单个治疗中心的数据显示疗效介于日本与美国之间。复旦大学附属肿瘤医院对 2000 ～ 2013 年收治手术的 7 918 例胃癌的资料统计显示,术后总的 5 年生存率为 52.5%,其中 I A、I B、II A、II B、III A、III B、III C 和 IV 期的 5 年生存率分别为 97.8%、93.7%、73.8%、63.3%、55.6%、39.5%、19.8% 和 7.8%,根治切除的患者术后总的 5 年生存率为 64.0%。

大多数学者认为在诸多影响预后的因素中,癌肿浸润深度与淋巴结转移情况是影响预后最重要的因素,其次是肿瘤的病理类型及其生物学行为,手术类型、淋巴结清除范围、患者的年龄、性别等对预后亦有一定影响。日本和韩国的胃癌生存率普遍较高,与早期胃癌占比 50% 以上有相当大的关系。我国大多数地区目前早期胃癌的占比仍在 10% 左右,复旦大学附属肿瘤医院收治手术的 7 918 例胃癌中 I A 和 I B 期也仅占 23.6%。因此除了注重规范化的手术和合理的综合治疗外,加强普查、重视对有消化道症状的患者早期开展胃镜检查及积极寻找能用于早期胃癌检测的特异性相关抗原,提高早期胃癌在整个胃癌治疗中的构成比,也是改善胃癌预后的关键,值得我们为之努力。

随着胃癌基础和临床研究的不断深入和各学科间的协作日益加强,基于肿瘤部位、分期及其生物学特性而进行的综合治疗目前已成为胃癌诊治的基本策略,并取得了很大的进步,但尽管如此,仍有 50% 以上的患者由于复发或转移死于胃癌。因此,充分利用国内数量庞大的病例资源,开展多中心、大样本、前瞻性的随机对照临床研究,不断优化我国胃癌的综合治疗方案,并积极探索包括基因治疗、靶向治疗、免疫治疗等新方法在内的各种转化治疗研究,进一步建立和完善我国胃癌的诊断和治疗规范,仍将是今后我国胃癌防治工作的主要方向。

(王亚农 王 磊 朱 晖 刘 渊 朱晓东 陈 杰 周梦龙 黄 华 章 真 盛伟琪 蔡 宏)

主要参考文献

[1] Al-Batran SE, Schuler MH, Zvirbule Z, et al. FAST: an international, multicenter, randomized, phase II trial of epirubicin, oxaliplatin, and capecitabine (EOX) with or without IMAB362, a first-in-calss anti-CLDN18.2 antibody, as first-line therapy in patients with advanced CLDN18.2 + gastric and gastroesophageal junction (GEJ) adenocarcinoma[J]. J Clin Oncol, 2016,

（Suppl；abstr LBA4001）.

［2］ Al-batran SE，Homann N，Schmalenberg H，et al. Perioperative chemotherapy with docetaxel，oxaliplatin，and fluorouracil/leucovorin（FLOT）versus epirubicin，cisplatin，and fluorouracil or capecitabine（ECF/ECX）for resectable gastric or gastroesophageal junction（GEJ）adenocarcinoma（FLOT4－AIO）：a multicenter，randomized phase 3 trial［J］. J Clin Oncol，2017.

［3］ American Joint Committee on Cancer. AJCC Cancer Staging Manual（Eighth Edition）［J］. Springer International Publishing AG Swizerlang，2017：203－220.

［4］ American Joint Committee on Cancer. AJCC Cancer Staging Manual（Seventh Edition）［M］. London：Springer New York Dordrecht Heidelberg London，2010：117－126.

［5］ Bang YJ，Boku N，Chin K，et al. Olaparib in combination with paclitaxel in patients with advanced gastric cancer who have progressed following first-line therapy：phase Ⅲ gold study［J］. Ann Oncol，2016,27（6）：1－36.

［6］ Bang YJ，Kim YW，Yang HK，et al. Adjuvant capecitabine and oxaliplatin for gastric cancer after D2 gastrectomy（CLASSIC）：a phase 3 open-label，randomised controlled trial［J］. Lancet，2012，379（9813）：315－321.

［7］ Bang YJ，Van Cutsem E，Feyereislova A，et al. Trastuzumab in combination with chemotherapy versus chemotherapy alone for treatment of HER2-positive advanced gastric or gastro-oesophageal junction cancer（ToGA）：a phase 3，open-label，randomised controlled trial［J］. Lancet，2010,376(9742)：687－697.

［8］ Bok GH，Jeon SR，Cho JY，et al. The accuracy of probe based confocal endomicroscopy versus conventional endoscopic biopsies for the diagnosis of superficial gastric neoplasia［J］. Gastrointest Endosc，2013,77(6)：899－908.

［9］ Chai NL，Ling-Hu EQ，Morita Y，et al. Magnifying endoscopy in upper gastroenterology for assessing lesions before completing endoscopic removal［J］. World J Gastroenterol，2012,18(12)：1295－1307.

［10］ Cheever MA，Higano CS. PROVENGE（Sipuleucel-T）in prostate cancer：the first FDA-approved therapeutic cancer vaccine［J］. Clin Cancer Res，2011，17（11）：3520－3526.

［11］ Chen W，Zheng R，Baade PD，et al. Cancer statistics in China，2015［J］. CA Cancer J Clin，2016,66(2)：115－132.

［12］ Cunningham D，Allum WH，Stenning SP，et al. Perioperative chemotherapy versus surgery alone for resectable gastroesophageal cancer［J］. N Engl J Med，2006,355(1)：11－20.

［13］ Cunningham D，Starling N，RaoS，et al. Capecitabine and oxaliplatin for advanced esophagogastric cancer［J］. N Engl J Med，2008,358(1)：36－46.

［14］ Cunningham D，Tebbutt NC，Davidenko I，et al. Phase Ⅲ，randomized，double-blind，multicenter，placebo（P）-controlled trial of rilotumumab（R）plus epirubicin，cisplatin and capecitabine（ECX）as first-line therapy in patients（pts）with advanced MET-positive（pos）gastric or gastroesophageal junction（G/GEJ）cancer：RILOMET－1 study［J］. J Clin Oncol，33，2015，（suppl；abstr 4000）.

［15］ Dikken JL，van Sandick JW，Maurits SH，et al. Neo-adjuvant chemotherapy followed by surgery and chemotherapy or by surgery and chemoradiotherapy for patients with resectable gastric cancer（CRITICS）［J］. BMC Cancer，2011,11：329.

［16］ Dutta AK，Sajith KG，Pulimood AB，et al. Narrow-Band Imaging versus white light gastroscopy in the detecting potentially premalignant gastric lesions：a randomized prospective crossover study［J］. Indian J Gastroenterol，2013,32(1)：37－42.

［17］ Ezoe Y，Muto M，Hormatsu T，et al. Magnifying narrow-band imaging versus white-light imaging for the differential diagnosis of gastric small depressive lesions：a prospective study［J］. Gastrointest Endosc，2010,71（3）：477－484.

［18］ Ford HE，Marshall A，Bridgewater JA，et al. Docetaxel versus active symptom control for refractory oesophagogastric adenocarcinoma（COUGAR－02）：an open-label，phase 3 randomised controlled trial［J］. Lancet Oncol，2014,15(1)：78－86.

［19］ Fuchs CS，Doi T，Jang RWJ，et al. KEYNOTE－059 cohort 1：Efficacy and safety of pembrolizumab（pembro）monotherapy in patients with previously treated advanced gastric cancer［J］. J Clin Oncol，2017，（suppl；abstr 4003）.

［20］ Fuchs CS，Tomasek J，Yong CJ，et al. Ramucirum-abmonotherapy for previously treated advanced gastric or gastro-oesophageal junction adenocarcinoma（REGARD）：an international，randomised，multicentre，placebo-controlled，phase 3 trial［J］. Lancet，2014,383(9911)：31－39.

[21] Fu KI, Sano Y, Kato S, et al. Chromoendoscopy using indigocarmine dye spraying with magnifying observation is the most reliable method for differential diagnosis between non-neoplastic and neoplastic colorectal lesions: a prospective study[J]. Endoscopy, 2004, 36(12):1089－1093.

[22] Fu MS, Pan SX, Xu LT. Diagnostic value of high frequency ultrasound gastric [J]. Chin J Clinicians, 2012, 6(12):3448－3449.

[23] Guimbaud R, Louvet C, Ries P, et al. Prospective, randomized, multicenter, phase Ⅲ study of fluorouracil, leucovorin, and irinotecan versus epirubicin, cisplatin, and capecitabine in advanced gastric adenocarcinoma: a French intergroup (Fédération Francophone de Cancérologie Digestive, Fédération Nationale des Centres de Lutte Contre le Cancer, and Groupe Coopérateur-Multidisciplinaire en Oncologie) study[J]. J Clin Oncol, 2014, 32(31):3520－3526.

[24] Hecht JR, Bang YJ, Qin SK, et al. Lapatinib in combination with capecitabine plus oxaliplatin in human epidermal growth factor receptor 2-positive advanced or metastatic gastric, esophageal, or gastroesophageal adenocarcinoma: TRIO－013/LOGiC — a randomized phase Ⅲ trial[J]. J Clin Oncol, 2016, 34(5):443－451.

[25] Hironaka S, Ueda S, Yasui H, et al. Randomized, open-label, phase Ⅲ study comparing irinotecan with paclitaxel in patients with advanced gastric cancer without severe peritoneal metastasis after failure of prior combination chemotherapy using fluoropyrimidine plus platinum: WJOG 4007 trial[J]. J Clin Oncol, 2013, 31(35):4438－4444.

[26] Jang JY. The Usefulness of magnifying endoscopy and narrow-band imaging in measuring the depth of invasion before endoscopic submucosal dissection [J]. Clin Endosc, 2012, 45(4):379－385.

[27] Ji R, Zuo XL, Li CQ, et al. Confocal endomicroscopy for in vivo prediction of completeness after endoscopic mucosal resection[J]. Surg Endosc, 2011, 25(6):1933－1938.

[28] Kang JH, Lee SI, Lim DH, et al. Salvage chemotherapy for pretreated gastric cancer: a randomized phase Ⅲ trial comparing chemotherapy plus best supportive care with best supportive care alone[J]. J Clin Oncol, 2012, 30(13):1513－1518.

[29] Kang YK, Kang WK, Shin DB, et al. Capecitabine/cisplatin versus 5-fluorouracil/cisplatin as first-line therapy in patients with advanced gastric cancer: a randomised phase Ⅲ noninferiority trial [J]. Ann Oncol, 2009, 20(4):666－673.

[30] Kang YK, Satoh T, Ryu MH, et al. Nivolumab (ONO－4538/BMS－936558) as salvage treatment after second- or later-line chemotherapy for advanced gastric or gastroesophageal junction cancer (AGC): a double-blinded, randomized, phase 3 trial[J]. J Clin Oncol, 2017, (suppl 4S; abstract 2).

[31] Katai H, Ishikawa T, Akazawa K, et al. Five-year survival analysis of surgically resected gastric cancer cases in Japan: a retrospective analysis of more than 100,000 patients from the nationwide registry of the Japanese Gastric Cancer Association (2001－2007)[J]. Gastric Cancer, 2017 :1－11.

[32] Kim TH, Park SR, Ryu KW, et al. Phase 3 trial of postoperative chemotherapy alone versus chemoradiation therapy in stage Ⅲ－Ⅳ gastric cancer treated with R0 gastrectomy and D2 lymph node dissection[J]. Int J Radiat Oncol Biol Phys, 2012, 84(5):585－592.

[33] Koizumi W, Narahara H, Hara T, et al. S－1 plus cisplatin versus S－1 alone for fi rst-line treatment of advanced gastric cancer (SPIRITS trial): a phase Ⅲ trial[J]. Lancet Oncol, 2008, 9:215－921.

[34] Lee J, Lim DH, Kim S, et al. Phase Ⅲ trial comparing capecitabine plus cisplatin versus capecitabine plus cisplatin with concurrent capecitabine radiotherapy in completely resected gastric cancer with D2 lymph node dissection: the ARTIST trial[J]. J Clin Oncol, 2012, 30(3):268－273.

[35] Leong T, Smithers BM, Michael M, et al. TOPGEAR: a randomised phase Ⅲ trial of perioperative ECF chemotherapy versus preoperative chemoradiation plus perioperative ECF chemotherapy for resectable gastric cancer (an international, intergroup trial of the AGITG/TROG/EORTC/NCIC CTG) [J]. BMC Cancer, 2015, 15:532.

[36] Li HY, Ge ZZ, Fujishiro M, et al. Current clinical applications of magnifying endoscopy with narrow band inaging in the stomach[J]. Diagn Ther Endosc, 2012, 86(2):271－141.

[37] Li J, Qim S, Xu J, et al. Phase Ⅲ study of Apatinib in metastatic gastric cancer: A randomized, double-blind, placebo-controlled trial [J]. J Clin Oncol, 2014, 25(Suppl 2).

[38] Lindsey A, Freddie B, Rebecca L, et al. Global cancer statistics, 2012[J]. CA Cancer J Clin, 2015, 65(2):

87 – 108.

[39] Li WB, Zuo XL, Li CQ, et al. Diagnostic value of confocal laser endomicroscopy for gastric superficial cancerous lesions[J]. Gut, 2011,60(3):299 – 306.

[40] Lordick F, Kang YK, Chung HC, et al. Capecitabine and cisplatin with or without cetuximab for patients with previously untreated advanced gastric cancer (EXPAND): a randomised, open-label phase 3 trial[J]. Lancet Oncol, 2013,14(6):490 – 499.

[41] Macdonald JS, Smalley SR, Benedetti J, et al. Chemoradiotherapy after surgery compared with surgery alone for adenocarcinoma of the stomach or gastroesophageal junction[J]. N Engl J Med, 2001,345(10):725 – 730.

[42] Mancino G, Bozzetti F, Schicchi A, et al. Preoperative endoscopic ultrasonography in patients with gastric cancer[J]. Tumori, 2000,86(2):139 – 141.

[43] Mouri R, Yoshida S, Tanaka S, et al. Evaluation and validation of computed virtual chromoendoscopy in the early gastric cancer[J]. Gastrointest Endosc, 2009,69(6):1052 – 1058.

[44] Noh SH, Park SR, Yang HK, et al. Adjuvant capecitabine plus oxaliplatin for gastric cancer after D2 gastrectomy (CLASSIC): 5-year follow-up of an open-label, randomised phase 3 trial[J]. Lancet Oncol, 2014, 15(12):1389 – 1396.

[45] Ohtsu A, Ajani JA, Bai YX, et al. Everolimus for previously treated advanced gastric cancer: results of the randomized, double-blind, phase Ⅲ GRANITE – 1 study[J]. J Clin Oncol, 2013,31(31):3935 – 3943.

[46] Pavlakis N, Sjoquist KM, Tsobanis E, et al. INTEGRATE: A randomized phase Ⅱ double-blind placebo-controlled study of regorafenib in refractory advanced oesophagogastric cancer (AOGC) — A study by the Australasian Gastrointestinal Trials Group (AGITG), first results[J]. J Clin Oncol, 2015 (suppl 3; abstr 9).

[47] Postow MA, Callahan MK, Wolchok JD. Immune Checkpoint Blockade in Cancer Therapy [J]. J Clin Oncol, 2015,33(17):1974 – 1982.

[48] Roth AD. Curative treatment of gastric cancer: towards a multidisciplinary approach?［J］. Crit Rev Oncol Hematol, 2003,46(1):59 – 100.

[49] Sakuramoto S, Sasako M, Yamaguchi T, et al. Adjuvant chemotherapy for gastric cancer with S – 1, an oral fluoropyrimidine[J]. N Engl J Med, 2007,357: 1810 – 1820.

[50] Satoh T, Xu RH, Chung HC, et al. Lapatinib plus paclitaxel versus paclitaxel alone in the second-line treatment of HER2-amplified advanced gastric cancer in Asian populations: TyTAN — a randomized, phase Ⅲ study[J]. J Clin Oncol, 2014,32(19):2039 – 2049.

[51] Sgambato A, Casaluce F, Gridelli C. The role of checkpoint inhibitors immunotherapy in advanced non-small cell lung cancer in the elderly [J]. Expert Opin Biol Ther, 2017,17(5):565 – 571.

[52] Shah MA, Bang YJ, Lordick F, et al. Effect of fluorouracil, leucovorin, and oxaliplatin with or without onartuzumab in HER2-negative, MET-positive gastroesophageal adenocarcinoma: the METGastric randomized clinical trial[J]. JAMA Oncol, 2017,3(5): 620 – 627.

[53] Smalley SR, Benedetti JK, Haller DJ, et al. Updated analysis of SWOG-directed intergroup study 0116: a phase Ⅲ trial of adjuvant radiochemotherapy versus observation after curative gastric cancer resection[J]. J Clin Oncol, 2012,30(19):2327 – 2333.

[54] Stahl M, Walz MK, Stuschke M, et al. Phase Ⅲ comparison of preoperative chemotherapy compared with chemoradiotherapy in patients with locally advanced adenocarcinoma of the esophagogastric junction[J]. J Clin Oncol, 2009,27(6):851 – 856.

[55] Tao G, Xing-Hua L, Ai-Ming Y, et al. Enhanced magnifying endoscopy for differential diagnosis of superficial gastric lesions identified with white-light endoscopy[J]. Gastric Cancer, 2014,17(1):122 – 129.

[56] Van Cutsem E, de Haas S, Kang YK, et al. Bevacizumab in combination with chemotherapy as first-line therapy in advanced gastric cancer: a biomarker evaluation from the AVAGAST randomized phase Ⅲ trial[J]. J Clin Oncol, 2012,30(17):2119 – 2127.

[57] Van Cutsem E, Moiseyenko V, Tjulandin S, et al. Phase Ⅲ study of docetaxel and cisplatin plus fluorouracil compared with cisplatin and fluorouracil as fi rst-line therapy for advanced gastric cancer: a report of the V325 Study Group[J]. J Clin Oncol, 2006,24(31):4991 – 4997.

[58] van Hagen P, Hulshof MCCM, van Lanschot JJB, et al. Preoperative chemoradiotherapy for esophageal or junctional cancer[J]. N Engl J Med, 2012,366(22): 2074 – 2084.

[59] Verdecchia A, Francisci S, Brenner H, et al. Recent cancer survival in Europe: a 2000 – 02 period analysis of EUROCARE – 4 data[J]. Lancet Oncol, 2007,8(9): 784 – 796.

[60] Waddell T, Chau I, Cunningham D, et al. Epirubicin,

oxaliplatin, and capecitabine with or without panitu-mumab for patients with previously untreated advanced oesophagogastric cancer (REAL3): a randomised, open-label phase 3 trial[J]. Lancet Oncol, 2013,14(6): 481－489.

[61] Wilke H, Muro K, Van Cutsem E, et al. Ramucirumab plus paclitaxel versus placebo plus paclitaxel in patients with previously treated advanced gastric or gastro-oesophageal junction adenocarcinoma (RAINBOW): a double-blind, randomised phase 3 trial [J]. Lancet Oncol, 2014,15(11):1224－1235.

[62] Yamada Y, Higuchi K, Nishikawa K, et al. Phase Ⅲ study comparing oxaliplatin plus S－1 with cisplatin plus S－1 in chemotherapy-naïve patients with advanced gastric cancer[J]. Ann Oncol, 2015,26(1):141－148.

[63] Yao K, Anagnostopoulos GK, Ragunath K. Magnify-ing endoscopy for diagnosing and delineating early gastric cancer [J]. Endoscopy, 2009, 41 (5): 462－467.

[64] Ychou M, Boige V, Pignon JP, et al. Perioperative chemotherapy compared with surgery alone for resectable gastroesophageal adenocarcinoma: an FNCLCC and FFCD multicenter phase Ⅲ trial[J]. J Clin Oncol, 2011,29(13):1715－1721.

[65] Yoon HI, Chang JS, Lim JS, et al. Defining the target volume for post-operative radiotherapy after D2 dissection in gastric cancer by CT-based vessel-guided delineation[J]. Radiother Oncol, 2013,108(1):72－77.

[66] Yu SJ, Shen L, Luo HS. Endoscopic submucosal dissection for early gastric cancer using endoscopy with Fuji Intelligent Color Enhancement[J]. Surg Laparosc Endosc Percutan Tech, 2013,23(1):24－26.

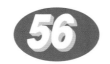 **胰腺及壶腹周围肿瘤**

56.1　胰腺的概述

　　胰腺是仅次于肝脏的第二大分泌腺。胰腺实质是由内胚层的原肠上皮演变形成,而胰腺的结缔组织成分则是来源于中胚层。人胚第3~4周,原肠的前段发出腹胰和背胰的细胞索,其中腹胰形成了胰腺头部的大部分,而背胰则形成了胰头的小部分、胰体和胰尾。原始胰管是由腹胰和背胰细胞索融合中逐渐分化而成。人胚第9~10周,原始胰管的导管

壁上局部上皮细胞游离增生后生成胰岛原基,并逐步形成外分泌部腺泡。

　　胰腺位置深,解剖与生理功能复杂,胰腺疾病不仅是人类的多发病、常见病,而且病情往往严重凶险。近5个世纪以来,胰腺问题一直是人类医学的攻坚热门课题。随着医学和其他科学的发展,人类对自身胰腺及胰腺疾病的认识才逐步到达今天的水平,并且仍有一些问题尚待进一步研究和探索。

56.2　胰腺的解剖和功能

56.2.1　胰腺及其毗邻的外科解剖

56.2.1.1　胰腺的位置与结构

　　胰腺为腹膜后脏器,人体中很重要腺体。由外分泌和内分泌两部分(外分泌部分占84%,内分泌部分占2%)组成。呈长条形,横位于后腹壁上部,位于胃后方,相当第1、2腰椎高度。长12.5~15 cm,宽3~4 cm,厚1.5~2.5 cm,重60~100 g;老年时,胰腺的体积有缩小,重量减轻。胰腺分头、颈、体、尾和钩状突5部分,通常颈部较薄,常是外科手术切断胰腺的选择部位。体尾部互相连续,边界不确定,故临床上常将体尾部作为1个单位,头部和钩突部亦然。在胰腺表面有一薄层结缔组织形成的胰囊,胰囊结缔组织伸入胰实质,将胰腺分成为许多小叶。在胚胎发育过程中,胃及十二指肠旋转,腹胰随着胆总管旋转至十二指肠背侧;胚胎第7周时,腹胰与背胰接合,胰腺体尾部来自背胰,胰头来自腹胰。腹胰与背胰管连接成主胰管,与胆总管汇合,开口于十二指肠降部,背胰管的近侧部分常残留成为副胰管,开口于十二指肠的小乳头。

　　胰头位于十二指肠环内,三面为十二指肠包绕,相当于第2、3腰椎平面。胰头部与十二指肠降部有结缔组织紧密相连,并有十二指肠前、后动脉弓供血给胰头及十二指肠,胰头与十二指肠实际上不可分开,故临床外科将胰头及十二指肠作为一个整体对待。胆总管从胰头的后方通过并进入十二指肠。当胆总管扩张时,可在胰头后面打到一凹陷的沟,称为胆总管沟。约有84%胆总管穿过胰腺组织,16%在胆总管沟内为一层薄的纤维组织所覆盖。在胆总管进入十二指肠前,常有一段(15~22 mm)与十二指肠壁并行,其间仅为结缔组织,并无胰腺组织。此解剖特点与施行Oddi括约肌切开成形术关系重要。胆总管与十二指肠并行的长度亦与其穿入十二指肠壁时所形成的角度有关。若呈锐角,则其并行长度较长。胰腺钩突部是胰头下部向左侧突出而形成,有时钩突部较小或不明显,但也有钩突部比较发达,可突至肠系膜血管的后方,从3个方面包绕肠系膜上血管。

　　胰腺钩突部是胰十二指肠切除术的关键部位,有时发生于钩突部的胰腺癌,因其包绕肠系膜血管,

以致手术无法进行。胰颈为连接胰头的狭窄而薄的部分,其后方为肠系膜上静脉与脾静脉汇合后构成的门静脉,胰颈后方与静脉之间一般为疏松的结缔组织,无重要的血管支相连,故一般容易用钝分离分开,但偶尔亦有小支的血管,故分离时忌用力撑开,以免撕破血管,以致止血困难。

　　胰体是胰颈向左延伸的部分,位于脊柱前方,相当于第1腰椎,再向左移行为胰尾。胰体与胰尾之间并无明确的界限。胰体向前突起,故在上腹部闭合伤时,容易受损,甚至发生断裂。胰体前面被小网膜囊后壁的腹膜覆盖,后方则无腹膜,下缘为横结肠系膜的起始部。胰体部后方有腹主动脉、肠系膜上动脉起始部、左膈脚、左肾上腺、左肾及其血管;脾静脉紧贴在胰体的后方,并有多数的细小的胰腺静脉分支回流至脾静脉;脾动脉紧靠胰腺上缘,有时脾动脉亦可深在胰腺的后面。由于胰腺体部与脾血管的关系密切,所以胰腺疾病时可引起脾血管的改变,如脾静脉血栓形成、受压、受包绕,引起阻塞、扭曲、破坏,甚至动脉瘤形成等。此类现象可见于胰体尾部肿瘤、慢性胰腺炎、胰腺囊肿等,有的同时出现左侧的门静脉高压症。

　　胰尾是胰腺末端变细的部分,位于肾脾韧带内,伸向脾门,其位置的高低不定,高者可相当于第12胸椎的平面。在脾门处,脾血管多位于胰尾的上缘,有时可绕至胰尾的前方。在胰尾处,常有较多的细小血管分支与脾动、静脉相交通。脾脏切除、脾肾静脉吻合、脾腔静脉吻合、胰腺体尾部切除保留脾脏等手术时,均须将胰尾与脾门仔细分离,有时因胰尾过大,深入至脾门处,分离有困难,亦不得不切除部分胰尾,但若胰液渗漏,则有形成胰腺假性囊肿或胰瘘的危险,应注意避免。

56.2.1.2　胰腺的血管

　　(1)胰腺的动脉供给

　　胰腺的动脉血供主要来源于:① 胃十二指肠动脉。② 肠系膜上动脉。③ 脾动脉。胃十二指肠动脉发出胰十二指肠上动脉,分为胰十二指肠前上动脉和胰十二指肠后上动脉,分别组成胰十二指肠的前、后动脉弓,与相应的胰十二指肠前下和后下动脉相吻合。胰十二指肠下动脉一般来源于肠系膜上动脉,亦可与第1空肠动脉共干,分为前支与后支。胰头十二指肠区的血液供应非常丰富。

　　(2)胰腺的静脉引流

　　胰腺处于门静脉主要属支肠系膜上静脉和脾静

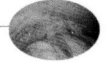

脉的交会处,胰腺静脉血根据来源于不同部位而分别汇集至有关静脉,所以,胰腺可能成为沟通脾胃区与肠系膜上静脉区静脉血流的枢纽,在生理情况下虽然显得并不重要,但在如门静脉高压症分流术后,可能有重要作用。例如,在远端脾肾静脉分流术后晚期,由于经过胰腺的静脉扩张,压力高的门静脉血流经胰腺流至压力低的脾静脉、左肾静脉而至下腔静脉,即所谓胰腺虹吸(pancreatic siphon),因而破坏了该手术后期的选择性。胰腺的头部及颈部的静脉血汇入胰十二指肠上静脉、胰十二指肠下静脉及肠系膜上静脉,胰腺体部及尾部的静脉血通过多数的小静脉,回流至脾静脉。

56.2.1.3　胰腺的淋巴

胰腺有极丰富的淋巴引流,并与胆道、十二指肠、胃窦部、脾及腹膜后的淋巴引流沟通,所以在胰腺癌时,早期便常有广泛的淋巴结转移,影响手术切除的预后。胰腺癌的淋巴结转移首先在其邻近部,如胰腺上缘转移到上缘的淋巴结,下部则至下缘淋巴结群;胰头部则至十二指肠的淋巴结。但由于胰腺内丰富的淋巴管彼此沟通的机会很多,当某处的淋巴通道阻塞时,淋巴流可以沿迂回的通路,甚至逆流,故实际上胰腺癌的淋巴转移并无明确的规律可循,而在临床上所强调的是尽量切除更多的淋巴结。扩大胰腺癌根治术的提出,其要旨即在于切除更多的淋巴结。

56.2.2　胰腺的病理生理

胰腺为人体内仅次于肝脏的第二大腺体,由外分泌和内分泌两部分组成,其中外分泌部占腺体的绝大部分,属消化腺,分泌胰液并经导管排入肠腔,主要对食物起消化作用。外分泌部分由腺泡、导管和间质组成,其中主要是腺泡,它是胰腺合成、储存和分泌消化酶的部分,构成了胰腺的大部分组织机构,是机体重要的消化腺,而导管则是胰液的流经通道,并可分泌水和电解质。内分泌部是散在分布于外分泌部之间的胰岛,由多种内分泌细胞构成,分泌胰岛素、胰高血糖素、生长抑素等激素进入血液或淋巴,主要参与糖代谢的调节。胰腺表面的疏松结缔组织将胰腺分裂为界限不甚明了的胰腺小叶结构,而胰岛则分布于胰腺小叶和腺泡之间。

在胰腺组织中,除了内外分泌细胞外,还有些细胞与某些胰腺疾病具有一定的关系,如存在于胰腺小叶和胰腺腺泡之间的胰腺星状细胞,这种细胞与肝星状细胞相似,可以产生Ⅰ型胶原、Ⅲ型胶原、纤连蛋白和层粘连蛋白等胞外基质蛋白,该细胞激活后可造成胶原的异常,是引起胰腺纤维化的重要因素。

胰腺的外分泌部分和内分泌部分虽然是两个功能各不相同的部分,但在胰腺正常生理和异常病理状态下,胰腺的内外分泌系统并不是相互孤立的,而是组织结构和功能活动相互区分又相互联系的整体。现代科学研究显示,腺泡细胞和胰岛细胞之间虽然没有明显的结缔组织被膜分隔,但两者的代谢产物却是相互沟通的,在胰腺内外分泌系统的组织结构中,存在着胰岛-腺泡门脉系统,这是胰腺微循环的重要特征,主要表现为血液流经胰腺的微动脉和微静脉之间时,需经过由内分泌系统到外分泌系统的2个部分,这使只占胰腺体积1‰~2‰的胰岛细胞获得了胰腺11%~23%的血供,胰岛和胰腺腺泡通过丰富的微循环构成了一个内分泌调节单位,可以将胰岛分泌的多种内分泌激素高浓度、快速、直接地传递到胰腺腺泡,以调节胰腺外分泌的功能。此外,胰岛的内分泌、胰腺的外分泌和胃肠道激素三者之间也有着密切的关系,如胰腺内-外分泌通路(endocrine-exocrine pathway)使得胰岛细胞分泌的激素可以对胰腺外分泌产生影响;肠-胰岛轴(entero-insular axis)使胃肠激素可对胰岛内分泌发挥调节作用;肠-外分泌通路(entro-exocrine pathway)反映出消化道激素对胰腺外分泌的影响;肠-外分泌-内分泌通路(entero-exocrine-endocrine pathway)则说明三者之间相互独立又相互依赖的关系。

(刘文生　张　波　徐　近)

56.3　胰腺癌

对医师和患者而言,胰腺癌仍然是巨大的挑战。由于胰腺"深居"腹膜后,故其发生肿瘤时,症状往往不典型,不像食管癌、胃癌及结直肠癌可以行内镜检查,诊断胰腺癌相较于其他消化道肿瘤更为困难。而且,超过80%的患者一经诊断已属晚期,仅能行姑息性治疗。尽管胰腺癌相对少见,但由于其较高的病死率而越来越受到关注。本章将主要回顾胰腺癌的流行病学、病因、发病机制及病理特征。

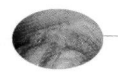

56.3.1　流行病学

全球范围内胰腺癌的年发病率约为 8/10 万,并且逐年升高。胰腺癌居所有癌症发病率的第 12 位,男性癌症死亡原因的第 7 位,女性癌症死亡原因的第 8 位。胰腺癌的发病率有明显的地区差异,赤道附近的国家和地区的胰腺癌发病率明显较低,发达国家的胰腺癌发病率明显高于发展中国家。在美国等发达国家,胰腺癌已成为十大恶性肿瘤之一,并且高居恶性肿瘤死因的第 4 位,居消化道恶性肿瘤死因的第 2 位,仅次于结直肠癌。据最新的癌症统计数据显示,2017 年美国将有 53 670 例新发胰腺癌患者,有 43 090 例患者死于胰腺癌。预期到 2030 年,胰腺癌将成为美国恶性肿瘤的第二大死因。近年来,我国胰腺癌发病率亦呈快速上升趋势。据《2015 年中国癌症统计数据》显示,胰腺癌位居我国人群癌症发病率的第 9 位,男性癌症死亡原因的第 6 位。

在发病年龄方面,胰腺癌多发生于 55 岁以上的成年患者,仅 5%～10% 的患者在 50 岁之前发病,中位发病年龄为 71 岁。此外,男性的胰腺癌发病率高于女性,可能与男性过多的不良生活习惯如吸烟等有关。在人种方面,黑人的胰腺癌发病率明显高于其他人种。尽管吸烟、饮酒、肥胖、糖尿病等是造成发病率在人种之间差异的可能因素,但具体原因仍不清楚。

56.3.2　病因及发病机制

56.3.2.1　病因

胰腺癌的病因至今不明,但研究显示可能与下列风险因素相关。

（1）吸烟

吸烟已被公认为是胰腺癌的危险因素,约有 25% 的胰腺癌患者归因于吸烟。尽管不像肺癌与吸烟那样关系密切,但吸烟者发生胰腺癌的相对风险是不吸烟者的 2 倍。对于戒烟的人群,其相对风险至少需要 10 年才能降至正常水平。目前,吸烟增加胰腺癌发病危险性的机制尚不清楚,其潜在机制可能是烟草中的尼古丁通过激活 AKT - ERK - MYC 信号通路导致 GATA6 下调而诱导胰腺腺泡细胞去分化,最终促进胰腺癌的发生发展。

（2）肥胖

肥胖是目前为止另一种较为明确的危险因素。多项研究表明,身体质量指数（BMI）的增加与患胰腺癌风险增加相关,并且胰腺癌患者中具有成人早期肥胖特征的,其患病年龄较平均年龄早 2～6 岁。研究表明,进行体育锻炼有助于降低患胰腺癌的风险。

（3）饮食

饮食因素同样与胰腺癌相关。有研究表明,过量进食红肉和加工肉制品会增加患胰腺癌的风险。虽然进食蔬菜、水果并不一定能降低患胰腺癌的风险,但"地中海饮食"（以蔬菜、水果、鱼类、五谷杂粮等为主的饮食风格）作为一种健康的饮食习惯,却有助于降低患癌风险。饮茶能否降低患癌风险尚不明确。同样,维生素 D 摄入量与胰腺癌的相关性亦存在争议。

（4）饮酒

既往认为饮酒与胰腺癌的相关性很难界定,这是因为饮酒与吸烟往往并存。但新近的研究证据表明,在不吸烟的人群中,酗酒者患胰腺癌的风险明显增加。因此,目前认为,长期大量饮酒亦是胰腺癌的一个风险因素。

（5）糖尿病

糖尿病与胰腺癌的关系较为复杂。首先,初发糖尿病可能是胰腺癌的一种症状,尤其是老年、无肥胖、无糖尿病家族史的患者。虽然只有约 1% 的 50 岁以上的初发糖尿病患者最终被发现有胰腺癌,但在所有胰腺癌患者中,有 1/3 的患者伴随有初发糖尿病。因此,目前认为这部分患者的糖尿病是由于胰腺癌导致的,尽管其具体机制尚不清楚。其次,对于已经确诊的长期糖尿病患者,其胰腺癌发病风险增加。基于 36 项研究的荟萃分析发现,糖尿病患者患胰腺癌的总体风险是非糖尿病患者的 1.6 倍。对于有 10 年以上糖尿病病史的患者,患胰腺癌的风险更高。此外,用于治疗糖尿病的药物能影响胰腺癌的发病风险,如胰岛素或磺酰脲类药物会增加患癌风险,而二甲双胍则能降低患癌风险。最后,糖尿病及其治疗药物还与胰腺癌预后相关,伴有糖尿病的胰腺癌患者较不伴糖尿病的胰腺癌患者总生存期短,而在伴有糖尿病的胰腺癌患者中,使用二甲双胍能明显延长总生存期。

（6）慢性胰腺炎

所有类型的慢性胰腺炎,包括热带胰腺炎,都会增加患胰腺癌的风险。其具体的机制还不清楚,但可能与细胞更替加快有关,因为这会增加受损后修复细胞的比例,从而破坏细胞结构（胰腺上皮内瘤

变),并最终导致胰腺癌。已有较多研究证实,慢性胰腺炎会使患胰腺癌的风险增加数倍。一项大样本回顾性队列研究显示,对于患慢性胰腺炎至少 5 年的患者,患胰腺癌的风险会增加 14 倍。此外,约 1％的慢性胰腺炎患者为遗传性胰腺炎,这部分人患胰腺癌的累积风险达 40％～55％。虽然如此,由于慢性胰腺炎的年发病率比较低(＜10 人／10 万人),并且慢性胰腺炎患者中胰腺癌发病率低(＜5％),表明慢性胰腺炎并不是胰腺癌的主要发病诱因。

(7)传染病

现有证据显示,感染乙型肝炎病毒不仅是肝癌的诱发因素,还会增加患胰腺癌的风险。此外,还有研究表明,感染幽门螺杆菌亦会增加患胰腺癌的风险。

(8)遗传易感性

由于约 10％的胰腺癌患者具有遗传背景,因此家族中有遗传性疾病或肿瘤的患者,患胰腺癌的风险亦显著增加。有 1 个或 2 个一级亲属患有胰腺癌时发生胰腺癌的危险性相应增加 4.6 及 6.4 倍。STK11 等位基因失活见于 Peutz-Jeghers 综合征患者,这一胚系突变使患胰腺癌的风险明显增加(＞100 倍)。此外,由于家族性胰腺炎患者有 PRSS1、SPINK1、CFTR 的胚系基因突变,这部分人患癌风险亦明显增高。患家族性非典型多发性痣-黑色素瘤综合征(FAMMM)的患者由于存在 CDKN2A 胚系突变,患胰腺癌的风险会增加 20～47 倍。Lynch 综合征患者由于存在 DNA 错配修复基因(包括 MLH1、MSH2、MSH6、PMS2)的胚系突变,其患胰腺癌的风险亦增高 10 倍。此外,乳腺癌易感基因 BRCA2 的胚系突变也会增加患胰腺癌的风险。在胰腺癌患者中,BRCA2 突变检出率为 4％～7％。DNA 损伤修复基因 ATM 的突变也被认为与胰腺癌相关,约 4％的胰腺癌患者有 ATM 基因突变。

(9)其他

长期接触有害化学物质,如苯、β-萘胺、联苯胺、氯化烃、镍铬化合物、石棉、农药等会增加患癌风险。此外,研究发现血型亦与胰腺癌相关,A 型血和 B 型血的人较 O 型血的人更容易患胰腺癌。在所有的新发胰腺癌患者中,15％～20％与血型因素相关。另外,还有研究显示,长期使用非固醇类抗炎药(NSAID)如阿司匹林(＞5 年),能降低患胰腺癌的风险。

56.3.2.2 发病机制

胰腺癌的发生是多基因参与、多步骤、多阶段的演变过程。与胰腺癌相关的癌基因异常一般分为三大类别,即原癌基因的激活或过度表达、抑癌基因的失活和 DNA 错配修复基因异常。原癌基因 KRAS 的激活见于超过 90％的胰腺癌患者,在 1 型胰腺上皮内瘤变即可见到,抑癌基因 CDKN2A、TP53 和 SMAD4 等的失活则起始于 2 型及 3 型胰腺上皮内瘤变。其他低频基因如 SMARC4A、CDH1、EPHA3、FBXW7、EGFR、IDH1、NF1 等也参与了胰腺癌的发生发展。此外,在部分胰腺癌组织中发现存在微卫星不稳定表现,提示 DNA 错配修复基因异常参与这部分胰腺癌的发生。研究还显示,胰腺癌中存在多个 miRNA 表达下调,因而 miRNA 被认为是肿瘤抑制 RNA。除相关基因以外,多种与细胞生长分化相关的生长因子及其受体表达异常与胰腺癌发生发展和浸润转移亦密切相关。如转化生长因子-β(TGF-β)、表皮生长因子(EGF)、成纤维细胞生长因子(FGF)、血小板来源生长因子(PDGF)、胰岛素样生长因子(IGF)及其相关受体活性均明显上调,通过自分泌或旁分泌作用促进癌细胞生长。生长因子还可活化环氧合酶(COX)-2 信号通路,从而促进导管细胞恶性转化。近来研究结果显示,胰腺癌中 sonic hedgehog(SHH)信号通路可导致胰腺导管细胞发生恶性转化,而抑制其活性则诱导癌细胞发生凋亡。亦有研究结果显示,胰腺癌细胞中 Notch 信号通路活化并与 EGF 受体活化发挥协同作用。部分研究者在胰腺癌前病变中观察到 Wnt/β-连环蛋白信号通路及 P13K-AKT 信号通路活性上调。随着分子生物学研究技术的发展,胰腺癌复杂的发病机制正逐渐被揭开。

56.3.3 病理及生物学特性

56.3.3.1 组织病理学

约 95％的胰腺癌(图 56-1)来源于胰腺导管上

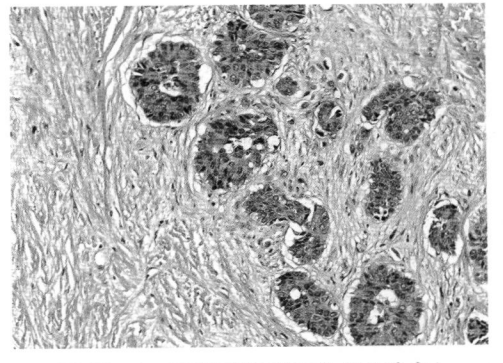

图 56-1 胰腺癌病理图片(HE 染色)

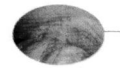

皮、腺泡细胞及结缔组织，其中超过 80% 为导管腺癌。导管腺癌根据腺体分化程度又可分为高分化癌、中分化癌及低分化癌。此外，胰腺癌还有数种亚型，包括腺鳞癌、胶样癌、肝样癌、髓样癌、印戒细胞癌、未分化癌和伴有破骨细胞样巨细胞的未分化癌，各亚型有独特的临床或预后特点，因此本章着重讨论胰腺导管腺癌及其亚型。

（1）导管腺癌

导管腺癌多为质硬、边界不清的肿块，切面呈黄白色。大部分导管腺癌由分化好和中分化的腺体或管状结构组成，在胰腺实质内浸润性生长，纤维组织明显增生，产生唾液酸和硫酸黏液。分化差的导管腺癌则形成形状不规则的小腺体，细胞核多形性明显，产生黏液明显少于分化好的导管腺癌。免疫组化方面，导管腺癌与正常导管上皮表达的细胞角蛋白组合相同，即 CK7、8、18、和 19。约 50% 的导管腺癌还会表达 CK4，但 CK20 通常是阴性的。此外，大多数导管腺癌表达 MUC1、MUC3、MUC4、MUC5/6，也表达癌胚抗原（CEA）、糖类抗原 125（CA125）、糖类抗原 19-9（CA19-9）。通常情况下，波形蛋白（Vimentin）、突触素、嗜铬素等标记都是阴性的，SMAD4 在 55% 的癌中表达缺失，p53 则在大部分病例都可检测到。

（2）腺鳞癌

腺鳞癌有导管和鳞状上皮分化，其中鳞状上皮的成分至少要占 30%。大体上，大部分腺鳞癌呈黄白或灰白色实性浸润性包块。镜下，腺癌成分呈管状或腺样结构，可以有丰富的细胞内或细胞外黏液。鳞状上皮分化可见成片多角细胞浸润，细胞边界清楚，可见明显的细胞间桥、嗜酸性胞质及不同程度的角化。手术切除的腺鳞癌的预后较经典导管腺癌差，中位生存期为 7 个月。

（3）胶样癌

胶样癌又称黏液性非囊性腺癌，以细胞外黏液占肿瘤 80% 以上为特点。胶样癌大，边界清，大黏液湖部分被覆分化好的立方形到柱状上皮细胞。胶样癌的细胞可显示向肠上皮分化，高表达 CDX2 和 MUC2，而经典导管腺癌不表达。胶样癌的预后明显好于经典导管腺癌。

（4）肝样癌

肝样癌是极罕见的亚型，有明显的肝细胞分化。肝样癌由大的多角形细胞构成，有丰富的嗜酸性胞质，大部分表达甲胎蛋白（AFP）。隐形的肝细胞肝癌转移到胰腺比胰腺的肝样癌更多见，因此临床诊断肝样癌时必须先排除转移癌的可能。

（5）髓样癌

髓样癌以分化差、腺体形成受限、推进性边缘及合体生长方式为特点，其散发或发生癌 Lynch 综合征患者，相比导管腺癌，髓样癌患者更常见于有癌症家族史的人群。组织学上与腺泡细胞癌有重叠，免疫组化胰蛋白酶和糜蛋白酶染色可排除腺泡细胞分化。髓样癌表达角蛋白，免疫组化常显示某个 DNA 错配修复基因表达缺失。Lynch 综合征的髓样癌患者有某一条 DNA 错配修复基因（*MLH1* 和 *MSH2*）出现等位基因突变。髓样癌也经常有 *BRAF* 基因突变、*FHIT* 纯合性缺失、*ACVR2* 和 *TGFBR2* 基因的等位失活突变。尽管髓样癌分化差，预后却好于导管腺癌。

（6）印戒细胞癌

是一种极为罕见的腺癌亚型，几乎全部由充满黏液、黏附性差的细胞构成，细胞核挤在周边，单个细胞浸润；可见多少不等的细胞外黏液。在作出该诊断前，必须排除胃及乳腺原发性肿瘤胰腺转移。胰腺印戒细胞癌预后极差。

（7）未分化癌

又称间变性癌，多见于老年人，多数肿瘤细胞无明确分化方向。与导管腺癌相比，未分化癌细胞丰富、黏附性差、间质很少。细胞核多形，核分裂多，神经、血管及淋巴管侵犯常见。免疫组化显示，大部分癌表达角蛋白和 Vimentin，不表达 E-cadherin。未分化癌预后极差，中位生存期仅 5 个月。

（8）伴破骨细胞样巨细胞的未分化癌

这一肿瘤由圆形到梭形的多形性单核细胞和大的非肿瘤性多核组织细胞样巨细胞构成。破骨细胞样巨细胞吞噬功能活跃，有时含有含铁血红素，部分单核细胞典型，部分呈组织细胞样。免疫组化显示，大部分单核细胞表达 Vimentin，部分表达角蛋白及 p53。而破骨细胞样巨细胞和小部分单核细胞 CD68、Vimentin 及白细胞共同抗原阳性，角蛋白和 p53 阴性。分子生物学研究显示多形性单核细胞是肿瘤细胞，而破骨细胞样巨细胞是非肿瘤细胞。该肿瘤预后差，中位生存期仅 12 个月。

56.3.3.2 生物学特性

（1）分子生物学特征

胰腺癌由于其缺乏血供、纤维化的微环境导致了极度低氧及营养物质的匮乏，具有严重的代谢应

激。因此，其本身通过一系列的改变来维持肿瘤细胞的生存，而这些改变几乎都由驱动基因 KRAS 所主导。KRAS 基因促进糖类等细胞外营养物质的摄取，并通过内吞胞饮过程获取脂质及蛋白质。其次，KRAS 基因突变的胰腺癌还具有高度的自噬能力，在降解内容物的同时又能为生物合成提供中间代谢产物。此外，KRAS 还通过改变参与糖代谢酶的表达而改变代谢进程，并通过高水平的糖酵解产生能量和生物合成所需的中间产物。另外，KRAS 还促进谷氨酰胺的利用，从而促进三羧酸循环和 NADPH 的生成。这些代谢改变是胰腺癌成瘤过程的适应性变化，也可能成为治疗胰腺癌的潜在靶点。

胰腺癌的微环境在肿瘤增殖及治疗应答方面起重要作用。这一微环境由致密的间质、I 型胶原、透明质酸、细胞外基质以及包括巨噬细胞、肥大细胞、淋巴细胞、浆细胞在内的多种细胞组成。微环境内产生的结缔组织生长因子可直接影响肿瘤细胞的生存；与此同时，间质对胰腺癌的进展起间接作用。致密的间质使得胰腺癌内具有较高的间质压力、较低的血管密度及较低的血流速度，这种缺氧、乏血管的实质不利于药物的进入，从而导致胰腺癌对化疗等治疗效果差。胰腺癌微环境的另一个特点是免疫逃避。在肿瘤形成早期，调节性 T 细胞和 GR1$^+$CD11$^+$髓系细胞募集到间质，从而阻碍 T 细胞介导的抗肿瘤作用。此外，巨噬细胞也通过 STAT3 信号通路募集至间质，从而促进肿瘤生成。随着对免疫逃避的机制研究越来越深入，将有助于进一步开展针对胰腺癌的免疫治疗。

（2）分子分型

随着胰腺癌遗传学研究的不断深入及高通量测序技术的不断完善，胰腺癌分子分型的研究同样得到了不断发展。研究发现，平均每个胰腺癌样本发生 48 个非沉默突变，包括四大高频驱动基因——癌基因 KRAS 及抑癌基因 CDKN2A、TP53 和 SMAD4 的突变，其中 KRAS 的突变率＞95%，CDKN2A 的突变率大于 90%，TP53 为 50%～75%，SMAD4 则为 55%。此外，另外 7 个低频驱动基因 SMARC4A、CDH1、EPHA3、FBXW7、EGFR、IDH1 及 NF1 也参与胰腺癌的发生发展。澳大利亚胰腺癌基因组计划的一项研究对 99 例胰腺癌组织进行基因组测序，发现存在 2 016 个非沉默突变及 1 628 个拷贝数变异，共 16 个已知和新发现的显著突变基因。根据结构变化的模式不同，可

将胰腺癌分为具有潜在临床应用价值的 4 种亚型，即稳定型、局部重排型、零散型及不稳定型。进一步的研究分析了 456 例胰腺癌标本后，鉴定了 4 种不同的胰腺癌亚型，即鳞型、胰腺祖细胞型、免疫原型和异常分化的内外分泌型。这 4 型拥有不同的生存率、治疗方式和遗传学特征。研究结果还表明，许多与鳞型胰腺癌相关的基因在其他鳞状类型肿瘤中也会高度表达；胰腺祖细胞型胰腺癌的特征与调节胰腺早期胚胎发育的基因网络有关。异常分化的内外分泌型胰腺癌的鉴定与胰腺发育和分化后期阶段非常重要的转录网络有关。此外，免疫原型胰腺癌会表现出显著的免疫渗透，同时与胰腺祖细胞型共享许多特征。

（3）肿瘤标志物

胰腺癌的常用血清肿瘤标志物为 CA19 - 9，但由于其单用对诊断胰腺癌的敏感性及特异性均不高，目前常推荐联合使用多个肿瘤标志物。研究显示，联合 CA19 - 9 和 CEA 在诊断胰腺癌方面虽然降低了敏感性，但相较于单用 CA19 - 9 来说，特异性提高至 84%。联合使用 CA19 - 9 和 CA125 则对敏感性和特异性均有明显提升。联合使用 CA19 - 9、CA125、层粘连蛋白 γC（LAMC2）能提高早期胰腺癌诊断的准确性，将胰腺良性疾病、慢性胰腺炎等区分开。

（4）播散及转移

大部分胰腺癌诊断时已扩散到胰腺实质外，胰头癌通常侵及十二指肠、壶腹部、胰内胆总管、胰周及腹膜后脂肪和神经组织，进一步则有胰周淋巴结转移。在胰体尾癌中，由于肿瘤发现得更晚，局部的侵犯常更为广泛，累及脾、胃、左侧肾上腺、结肠及腹膜。除了胰周淋巴结（13 组和 17 组）转移外，胰头癌主要累及肠系膜上动脉淋巴结（14 组）、肝动脉淋巴结（8 组）及肝十二指肠韧带淋巴结（12 组），更远可转移至腹腔干淋巴结（9 组）及肾动脉水平的腹主动脉周围淋巴结（16 组）。胰体尾癌首先转移到胰尾上下淋巴结（11 组和 18 组）和脾门淋巴结（10 组）。也会通过淋巴管扩散到胸膜和肺。血行转移是胰腺癌另一种常见的转移方式，血行转移靶器官按照转移频率的大致次序排列分别为肝、肺、骨、肾上腺。

（项金峰 施 思 徐 近）

56.3.4 临床诊断

胰腺癌发病隐匿，由于缺乏特异性的症状和

体征,早期诊断比较困难。要提高胰腺癌的治疗效果,应重视早期不典型症状,尽力发现早期的患者。

56.3.4.1　症状与体征

早期胰腺癌因病灶小且局限于胰腺内,可无任何症状。随病情进展,肿瘤逐渐增大,累及胆管、胰管及胰周组织时,方才出现症状,此时病程往往已达半年或以上。

上腹部不适、疼痛是胰腺癌最常见的首发症状。肿瘤侵犯胆管和胰管,由于胆汁、胰液汁引流不畅,胆管和胰管一定程度扩张,患者即可出现腹部不适及隐痛或胀痛的症状。进餐后,食物刺激胆汁和胰汁分泌,胆管或胰管内压力增高,腹痛加剧。胰体尾疼痛主要表现为持续隐痛或钝痛,夜间加重,并向背部放射。肿瘤浸润周围组织,向区域淋巴结转移,并向腹膜后神经丛及脊椎旁神经浸润时,患者腹痛可由隐痛变成钝痛,并向背部放射。患者往往不能平卧,在坐、立、前倾时,症状稍减轻,患者常采取被动胸膝位,侧卧位,疼痛严重影响休息和睡眠。

阻塞性黄疸是胰头癌的典型症状。病灶部位愈邻近壶腹部,黄疸发生率亦愈早。黄疸通常呈持续性且进行性加深。当完全梗阻时,大便可呈陶土色,而皮肤黄染可呈棕色或古铜色,伴瘙痒。胰腺癌所致黄疸并非真正的无痛性黄疸,在发病初期,黄疸不重,25%患者表现为无痛性,随着胆管内压的不断增高,绝大多数患者都感觉上腹部胀痛,特别是进食后胆汁分泌,症状可明显加剧。

消瘦和体重减轻见于绝大多数胰腺癌患者。一般体重减轻 5～10 kg。一方面,是因为肿瘤致胰胆管阻塞,使胰、胆液排入肠道受阻,患者食欲减退并影响食物消化吸收。另一方面,肿瘤引起的疼痛影响患者的休息与睡眠。

56.3.4.2　辅助检查

(1) 肿瘤标记物检测

目前,用于胰腺癌诊断的肿瘤标记物有 10 种之多,其中有些已成为常用方法,但至今尚无一种标记物有足够的敏感性与特异性用于胰腺癌的早期筛查。血清 CA19 - 9 是胰腺癌的重要标记物之一。CA19 - 9 诊断胰腺癌的敏感性为 79%～81%,特异性为 82%～90%。CA19 - 9 水平的监测亦是判断术后肿瘤复发,评估放化疗效果的重要手段。3%～7%的胰腺癌患者为 Lewis 抗原阴性

血型结构,不表达 CA19 - 9,故此类胰腺癌患者检测不到 CA19 - 9 水平的异常。某些良性疾患所致的胆道梗阻及胆管炎,亦可导致患者 CA19 - 9 水平的升高。因此,联合应用其他肿瘤标记物包括 CEA、CA125、CA50 及 CA242 等,有助于提高诊断的敏感性及特异性。

(2) 影像学检查

1) B超扫描:超声显像是胰腺癌首选的无创性检查项目,可发现直径在 2 cm 以上的局限性肿瘤,并可探查胰管及胆总管是否扩张,胆囊是否肿大及肝内、腹膜后是否有淋巴结转移等。但由于受胃肠道气体的干扰和操作者技术及经验水平的影响,敏感性及特异性不高,诊断价值有限。

2) CT 检查:CT 检查是疑有胰腺肿瘤患者的首选影像学检查。CT 扫描可显示胰腺肿块的位置、大小、密度,以及有无主胰管中断、狭窄、管壁僵硬、病灶局部扩散、血管受侵及淋巴结转移等情况(图 56 - 2)。对全腹部行对比剂加强扫描,包括薄层(<3 mm)、平扫、动脉期、实质期、门静脉期及三维重建等,可以准确描述肿瘤大小、部位及有无淋巴结转移特别是与周围血管的结构关系等。

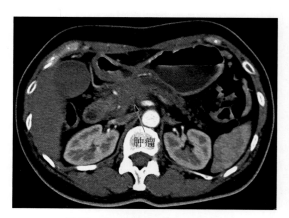

图 56 - 2　胰腺癌典型 CT 影像

3) MRI 检查:MRI 检查能观察到与 CT 大致相似的表现,但因成像原理及比例变化,对胰腺癌似无整体优越性。在排除及检测肝转移病灶方面,其敏感性及特异性优于 CT。磁共振胆胰管造影(MRCP)则可整体立体显示肝内外胆管及胰头区情况,对判断病变范围及手术切除率有一定帮助。

4）内镜超声（EUS）检查：EUS 由于避免了肠道气体的干扰及离胰腺更近，使其对胰腺的显像质量明显提高，敏感性和特异性可分别达 93％和 94％。对于直径＞3 cm 的胰腺癌更有报道显示其敏感性和特异性可达到 99％和 100％；而对于直径＜3 cm 肿瘤的诊断亦优于 CT，最小可发现 3～5 mm 的肿瘤，并可引导细针穿刺。EUS 最大优势在于其极高的阴性预测价值，但 EUS 尚不能较好地解决胰腺癌与慢性胰腺炎的鉴别，联合细针抽吸有助于解决该问题。

5）PET/CT 检查：不可替代胰腺 CT 或 MRI，在排除及检测远处转移方面具有优势。对于原发病灶较大、疑有区域淋巴结转移及 CA19 - 9 显著升高的患者，推荐应用。临床应用主要在于 3 个方面：① 鉴别肿瘤良、恶性。[18]F - FDG 标化摄入值（SUV）的测定是 PET/CT 评判肿瘤良恶性的半定量标准。典型早期胰腺癌可出现局灶性[18]F - FDG 摄取增高灶，其 SUV 最大值（SUVmax）≥2.5，而≤2.5 则考虑良性病变可能大；晚期胰腺癌若出现胰腺周围、腹膜后和其他脏器代谢增高灶，考虑为肿瘤转移灶。② 补充肿瘤诊断分期。PET/CT 能显示传统的影像学检查未能发现的病灶，从而改变疾病的分期，决定治疗方案。目前认为 PET/CT 临床应用最大的优势即是对潜在或隐形病灶，尤其肿瘤转移灶的识别。③ 评判疗效，监测肿瘤复发。一般认为 SUV 值比基线水平增加 25％，为疾病代谢性进展（progressive metabolic disease）；SUV 在治疗 1 个周期后下降 15％～25％，1 个以上周期治疗后下降 25％以上，认为是部分代谢性缓解（partial metabolic disease）；肿块的[18]F - FDG 摄取完全消失称为完全代谢性缓解（complete metabolic disease）。

56.3.5 病理诊断

56.3.5.1 超声内镜穿刺（EUS - FNA）

20 世纪 70 年代出现的经皮细针抽吸细胞学检查现已广泛应用于胰腺肿瘤的诊断中，常见的有 B 超、EUS、CT 及 MRI 引导方法。其中 EUS 引导下的细针抽吸细胞学检查（EUS - FNA）是诊断胰腺疾病最敏感和最准确的经皮细针穿刺技术。在穿刺过程中，纤维内镜检查与彩色多普勒超声成像的结合应用为细针穿刺提供了实时超声图像，在 EUS 引导下可直视病灶，监测穿刺方向，避免损伤重要器官和

血管，从而使胰腺活检的安全性得到保证，同时细针较细，具有一定弹性，对周围组织损伤和引起针道转移的概率较低。该技术也适用于胰腺肿瘤和肿块型慢性胰腺炎的鉴别诊断。

56.3.5.2 内镜下逆行胰胆管造影（ERCP）

内镜下逆行胰胆管造影（endoscopic retrograde cholangipancreatography，ERCP）是将内镜插入十二指肠，并经十二指肠乳头置入导管，注入造影剂，使胰胆管显影的检查技术。95％以上的胰腺癌细胞来自胰腺导管上皮，由于其黏附力较弱，可脱落后进入胰液中。特别是小胰癌，肿瘤边缘尚缺乏纤维化效应，容易脱落于胰液中，所以经 ERCP 收集胰液，进行脱落细胞学检查、癌基因突变及肿瘤标记物检查，有助于胰腺癌的早期诊断，并鉴别胰腺癌或慢性胰腺炎等其他疾病。此外，经 ERCP 还可以进行胰管刷检细胞学检查。

56.3.6 鉴别诊断

胰腺癌应与慢性胰腺炎、胰腺囊肿、胰腺囊腺瘤或囊腺癌及胰岛素瘤等鉴别。慢性胰腺炎一般多有急性胰腺炎发病的经过，可长期迁延不愈，CA19 - 9 大多正常。胰腺囊肿在影像学上表现多为边界清楚的单房囊性低密度病变，而胰腺囊腺癌的多房性是其特点。胰腺囊性肿瘤多见于女性，好发年龄为40～50 岁，女性以良性居多，男性则多为恶性病变，肿瘤大多位于胰腺体尾部，胰头部少见。胰腺囊腺瘤或囊腺癌的临床症状很少，一般表现为上腹部胀、轻度腹痛和餐后痛加重等，多在出现腹块时就诊，B 超与 CT 均具可靠的诊断价值。胰岛素瘤典型的症状是空腹或劳累时的发作性低血糖表现，主要为乏力、精神恍惚、嗜睡或运动失调等。胰岛素瘤的 Whipple 三联症对诊断颇有价值，即空腹或体力活动时低血糖发作；发病时血糖低于 2.8 μmol/L；提高血糖水平可缓解症状。

56.3.7 分期

准确的肿瘤分期是指导胰腺癌临床实践、个体化地选择适宜的治疗方式及判断患者预后的重要基础。AJCC 基于肿瘤原发灶（T）、淋巴结转移（N）及远处转移（M），制订了胰腺癌的 TNM 分期系统（表56 - 1）。

表 56－1　AJCC 胰腺癌 TNM 分期（第 8 版）

分期	肿瘤表现
T	原发肿瘤
T_1	肿瘤最大径≤2 cm
T_2	肿瘤最大径＞2 cm 且≤4 cm
T_3	肿瘤最大径＞4 cm
T_4	无论肿瘤大小，侵犯腹腔干或肠系膜上动脉或肝总动脉
N	区域淋巴结转移情况
N_0	无区域淋巴结转移
N_1	区域淋巴结转移 1～3 枚
N_2	区域淋巴结转移≥4 枚
M	远处转移
M_0	无远处转移
M_1	有远处转移
TNM 分期	
ⅠA	$T_1 N_0 M_0$
ⅠB	$T_2 N_0 M_0$
ⅡA	$T_3 N_0 M_0$
ⅡB	$T_1 - T_3 N_1 M_0$
Ⅲ	任何 T，N_2，M_0
	T_4，任何 N，M_0
Ⅳ	任何 T，任何 N，M_1

（刘　江　吉顺荣　徐　近）

56.3.8　治疗

56.3.8.1　胰腺癌的综合治疗原则

（1）可根治性手术切除胰腺癌的治疗

手术切除是潜在治愈胰腺癌的唯一机会，大多数可切除的患者应立即进行手术。目前认为胰腺癌是一种全身性疾病，即使行 R0 切除，胰腺癌的复发率也较高。大多临床试验的结果表明，辅助化疗可改善患者术后生存。因此，任意分期的胰腺癌术后均应行辅助治疗。需要注意的是，由于部分患者术后最初几周内就存在早期复发，因此，在治疗前，患者的基线评估非常重要。目前，胰腺癌的辅助治疗尚无确定标准。吉西他滨（GEM，1 类），5－氟尿嘧啶/亚叶酸（5－FU/LV，1 类），吉西他滨/卡培他滨（GEM－CAP，1 类）或连续输注 5－FU 均为辅助治疗的选择方案。卡培他滨单药（CAP）可作为 5－FU/亚叶酸的合理替代方案，用于其他方案不适当或不可接受患者的最后选择。迄今，尚无研究表明同步放化疗在胰腺癌辅助治疗中的优势。对于存在不良预后因素（如 CA19－9 显著升高、原发肿瘤大、

区域淋巴结阳性、过度消瘦、极度疼痛）的患者可以先行新辅助化疗。推荐的辅助治疗方案适用于未接受先前新辅助治疗的患者；对于接受术前新辅助治疗的患者，辅助治疗方案取决于对新辅助治疗的反应，需结合临床考虑。

（2）临界可切除胰腺癌的治疗

临界可切除胰腺癌患者面临更高的 R1 切除风险，因此目前这部分患者不主张直接手术，而是先考虑行新辅助治疗，随后在没有疾病进展的患者中进行再分期和手术治疗。新辅助治疗的获益包括：增加可切除患者的比例；使肿瘤缩小，以增加 R0 切除（即转化为切除）的可能性；筛选手术获益更大，对治疗反应更敏感的患者；早期治疗微转移灶；提高手术安全性。

新辅助治疗患者需注意的事项：① 患者在进行新辅助治疗前，必须明确病理诊断。目前，EUS－FNA 是获得肿瘤组织、明确病理学诊断的首选方法。如初次活检结果未明确诊断，可重复进行活检。② 在新辅助治疗之前，患者应进行黄疸评估，对于有黄疸的患者，建议放置胆道引流支架。③ 只有在能实现 R0 切除的情况下才能进行手术切除，化疗后 4～8 周可行手术，新辅助化疗后有时可合并同步放化疗，但放疗的作用还需要进一步明确。患者在放疗后 8 周可进行手术，但辐射诱导的纤维化可能使手术更困难。④ 影像学的缓解与病理学缓解并不相关。因此，如果在新辅助治疗后没有观察到明显的肿瘤退缩，但也没有明确的肿瘤进展，那么手术仍然是可行的。

（3）局部进展期胰腺癌的治疗

局部进展期胰腺癌的主要治疗目标是缓解症状和延长生存期，应根据患者体能状况进行全身性的方案选择。对于体能状况较差的患者，可考虑单剂化疗和最佳支持治疗（包括姑息性放疗）；对于体能状态良好的患者可以采用更积极、强度更大的联合化疗方案。局部晚期不可切除胰腺癌患者，如果患者的体能在进展后维持良好状态，可以进行二线治疗的化疗和放化疗。部分局部进展期患者在接受化疗和（或）放疗后可获得 R0 切除的机会。因此，对化疗和（或）放疗有显著反应的患者可以认为存在潜在手术可切除性，但这种转化率很低。行 R0 切除后的这部分患者的生存率与最初诊断为可切除的患者相似。对于局部晚期胰腺癌患者，同步放、化疗的作用越来越受到质疑。如果在局部晚期患者中出现疾病

进展且进展部位是局限的,之前未行放、化疗的患者可以选择放、化疗。

（4）转移性胰腺癌的治疗

转移性胰腺癌治疗的主要目标是尽可能缓解症状,延长生存期。然而生存获益通常仅限于体力状态较好的患者(ECOG 0-1,具有胆道支架,营养摄入充足)。因此,对于这部分患者推荐使用联合化疗方案行全身治疗。对于初次治疗反应良好的患者,可以考虑行维持治疗或间歇化疗。当疾病进展后,对状态良好的患者可行二线治疗。对于体力状态较差的患者可以用单药化疗,如GEM(1类推荐)等。转移性胰腺癌患者通常不建议放疗。但对体力状态较差或导致疼痛的转移部位(如骨痛)可行姑息性放疗。

同时,在治疗过程中应密切随访。姑息治疗和最佳支持治疗贯穿于整个治疗过程,如针对性治疗晚期胰腺癌患者特征性胆道梗阻、胃排出道梗阻、严重腹痛或其他与肿瘤相关的疾病表现。应注意肿瘤相关症状的处理,如出血或血栓栓塞、恶病质、疼痛快速加重、胆管支架阻塞、胆管炎或其他感染、顽固性恶心和呕吐、腹膜癌性腹水或腹部腹胀、便秘等。

56.3.8.2 外科治疗

（1）手术切除的原则

无远处转移的胰腺癌根据局部侵犯的程度可分为3类,即可切除胰腺癌、临界可切除胰腺癌和局部进展胰腺癌。然而,由于可切除性取决于手术技术,这3类胰腺癌的定义并不统一。美国国家综合癌症网络(National Comprehensive Cancer Network, NCCN)发布的胰腺癌临床实践指南对胰腺癌的可切除状态进行了详细的阐述。可切除胰腺癌常指肿瘤不侵犯动脉(包括腹腔干、肠系膜上静脉或肝总动脉),不侵犯或侵犯肠系膜上静脉、门静脉。

临界可切除的胰头或钩突部肿瘤包括:① 实体肿瘤侵犯肝总动脉,但不累及腹腔干或肝动脉分支,可安全完整切除并重建。② 侵犯肠系膜上动脉但<180°。③ 侵犯肠系膜上静脉或门静脉>180°、静脉侵犯≤180°但静脉轮廓不规则或有静脉血栓,在累及部位近端或远端有足够长度的静脉以保证完整切除及静脉重建。

对于胰体部或胰体尾肿瘤,临界性可切除包括:① 实体肿瘤侵犯腹腔干但≤180°。② 侵犯腹腔干>180°,但不侵犯主动脉,且胃十二指肠动脉完整不受侵犯。

胰腺癌手术切除的目标在于实现R0切除,因为手术切缘阳性与较差的长期生存相关联。实现手术边缘阴性,必须在手术切除过程中注重细致的血管周围清扫术,识别血管切除和(或)重建的需要,以及胰腺外器官切除的潜在需要。但由于肿瘤的生物学行为,纵使最精细的手术,也可能无法实现R0切除。专业的胰腺癌治疗中心可以在临界可切除胰腺癌中安全地进行门静脉或肠系膜上静脉或两者兼有的整体切除术。然而,当存在肿瘤侵犯主要动脉如肠系膜上动脉时,手术切除常常导致手术边缘阳性。胰腺癌手术切缘新标准:由于胰腺癌手术切缘标准并未统一,导致各项研究的R0切除率参差不齐,ESPAC-4临床试验采用的是"1 mm标准",而JASPC01临床试验则采用的"0 mm标准"。因此,亟待拟定胰腺癌手术切缘国际共识,以确保不同的切除和辅助治疗之间的可比性。

手术禁忌证:已有远处转移或腹腔内广泛侵犯、严重营养不良、肝功能失代偿、凝血功能不良、重度梗阻性黄疸、大量腹水、全身情况差、高龄伴有严重心肺疾病或其他的重要器官功能衰退而不能耐受重大手术者。

此外,如果患者合并发热及胆管炎等感染表现,建议术前行胆管引流以控制感染,提高围手术期安全性。胆管引流的方式可选择内镜下经十二指肠乳头支架置入或经皮经肝穿刺胆管引流(PTCD)。如患者拟行新辅助治疗,合并黄疸者治疗前应行胆管引流以缓解黄疸,其中以支架内引流更有益于患者消化功能的改善。

（2）手术方式

胰腺癌手术方式包括胰十二指肠切除术(Whipple术)、胰体尾联合脾切除术和全胰腺切除术。

1) 胰十二指肠切除术:胰头十二指肠切除术是治疗胰腺癌的主要术式。适用于胰头部癌、壶腹癌、胆总管下段癌、壶腹周围的十二指肠癌等。第1例壶腹周围癌切除术是德国外科医师Kausch于1909年分2期进行的。1935年,Whipple用相似的方式进行了此手术,并在1942年改进为1期切除手术,切除的范围包括胰头(含钩突)、远端胃、十二指肠、近端空肠、胆囊和胆总管,同时清除相关脂肪组织、淋巴结,切除后吻合顺序为胆、胰、胃与空肠吻合,即形成今天的胰头十二指肠切除术。1944年,Child将空肠断端和胰腺断端吻合,然后行胆总管空肠端侧吻合及胃空肠端侧吻合,即胰、胆、胃与空肠吻合,称之为 Child 法。Child 法和 Whipple 法是目前较常用的手术方式。虞先濬教授团队提出的线性全封闭型胰管空肠吻合技术,大大提高了手术安全性,使胰漏发生率<10%,人工乳头吻合技术的使用更是极大地提高了手术吻合质量(软胰和小胰管胰肠吻合),有效降低了术后因为吻合口问题引起的并发症发生率和死亡率。据报道,胰十二指肠切除术后的死亡率、并发症、住院时间、切缘状态、生存期和经济成本与住院量有关,因此,胰十二指肠切除术应在每年进行大量(至少 15～20 次)胰腺切除术的专科医院进行。

胰头癌根治术中淋巴结,尤其是腹主动脉旁第 16 组淋巴结的处理一直以来备受争议。其主要原因是胰头癌极易发生第 16 组淋巴结转移,目前的淋巴结分站方法将第 16 组淋巴结归于第 3 站,有学者认为胰头癌患者发生第 16 组淋巴结转移意味着发生了远处转移,已失去根治手术的意义。实际上,即使第 16 组淋巴结阳性的患者术后整体预后较差,但其中确实有一部分特殊人群能从手术中获益。中国胰腺癌协会推荐专业中心经验丰富的胰腺外科医师在可切除胰头癌的 Whipple 手术中可进行第 16 组淋巴结清扫。目前没有证据支持包括主动脉旁神经丛清扫的扩大切除术。由于神经丛清扫等扩大切除术可能导致难治性腹泻,降低生活质量,而且没有生存获益。另外一个有争议的问题是术后放置腹腔引流管的标准。在过去几十年中,胰腺切除术后放置腹腔引流管被认为是早期发现和减少术后并发症(尤其是术后胰瘘)的重要手段。而让人困扰的是,腹腔引流管也提供了腹腔与外界细菌接触的途径,可增加围手术期腹腔感染的可能性。

2) 远端胰腺切除术:远端胰腺切除术主要是指胰体尾联合脾脏切除术,主要适用于早期胰体、尾部肿瘤,无广泛侵犯或转移者。胰腺癌发生在胰体、尾部者约占 1/3,因其早期症状多不明显,及至出现左上腹包块和左腰部疼痛已属晚期,手术切除很困难。近年来,随着 B 超和 CT 等诊断技术的发展,胰体、尾部肿瘤的早期发现率日益增高,因而胰体、尾部切除率也随之增加。胰体尾癌切除术的范围主要包括胰体尾部及周围淋巴结、左侧肾上腺,必要时需切除部分胃、结肠和左肾前包膜。胰体尾部癌手术时,肿瘤与腹膜后结构常呈紧密粘连,将脾脏、胰腺体尾部连同肿瘤从后腹膜游离出来是手术关键。处理胰管

和胰腺断面是另一个重要步骤,胰管断端必须结扎牢靠,胰腺断端要缝闭,达到止血满意,防止术后胰漏或出血。

胰体尾部癌的腹腔镜手术正在一些专业中心开展。回顾性队列研究表明,腹腔镜远端胰腺切除术在胰腺癌中并不逊于开放性手术,而且可以使患者早期恢复饮食和缩短住院时间。但必须注意腹腔镜胰体尾切除术的禁忌证:胰腺恶性肿瘤,考虑与周围组织粘连较重分离困难,术中可能损伤周围脏器或重要血管;急性胰腺炎发作期;术前考虑腹腔主要血管侵犯或恶性肿瘤邻近器官转移;既往上腹部手术史;心、肺等重要脏器功能障碍,不能耐受手术治疗等。

3) 全胰十二指肠切除术:全胰十二指肠切除术实际上包括胰十二指肠切除术和胰腺体尾部切除术,适用于全胰腺受累或全胰有多发性病灶的可切除胰腺癌。必须注意的是,全胰十二指肠切除并不需切断胰腺,因为胰腺导管癌胰管内可有脱落的癌细胞,切开胰管可导致播散。全胰十二指肠切除因不需要做胰管或胰腺空肠吻合,故消化道重建时较为简单。尽管现有研究表明,全胰腺切除具有可以接受的手术相关并发症发生率及死亡率,且生活质量相比部分切除没有明显恶化,但手术创伤较大,手术时间较长,在施行时应予以全面考虑。全胰切除后的患者永久性丧失了胰岛素分泌及大部分胰高血糖素的分泌,因此血糖调整较为困难,还可引起消化不良、腹泻、体重下降等症状。术后对外源性消化酶的补充及胰岛素的调整应慎重。

4) 姑息性手术:适用于高龄、已有肝转移、肿瘤不能切除或者合并明显心、肺功能障碍和其他不能耐受较大手术的患者。姑息性手术包括姑息性切除和姑息性处理。对原发病灶可以切除但不能根治者,可考虑做姑息性切除,但是否有意义仍存在争论。姑息性手术处理包括:用胆肠吻合解除胆管梗阻;用胃空肠吻合术解除或预防十二指肠梗阻;为减轻疼痛,可在术中行内脏神经节周围注射无水乙醇的化学性内脏神经切断术或行腹腔神经节切除术。

56.3.8.3 化疗

(1) 新辅助治疗

胰腺癌的新辅助治疗包括新辅助放疗,新辅助化疗及新辅助放、化疗等。

1) 新辅助治疗的作用:到目前为止,没有随机

对照试验或荟萃分析的证据可以推荐新辅助化疗用于可切除胰腺癌患者,因为大多数的临床试验没有招募到足够的患者,这可能与担心失去手术切除机会有关。但是,比较各种新辅助放、化疗与立即手术治疗的随机研究正在世界各地进行。临界可切除和局部进展期胰腺癌行新辅助治疗的主要目的是通过术前治疗将临界可切除或原本不可切除的肿瘤降期缩小后进行切除,提高手术 R0 切除率。Laurence 等对 19 项胰腺癌新辅助治疗研究共 2 148 例患者进行了 Meta 分析,证实新辅助放、化疗可以提高肿瘤切除率。对于无法直接行手术切除的胰腺癌患者,新辅助治疗后再手术,其生存期与可切除患者相近,同时行新辅助治疗后 40.0% 的患者最终可获得手术机会。

2) 新辅助治疗的方案:目前,NCCN 指南对于进展期胰腺癌的新辅助化疗优先推荐包括 FOLFIRINOX(奥沙利铂 OXA 85 mg/m² d1+伊立替康 IRI 180 mg/m² d1+亚叶酸钙 LV 400 mg/m² d1+5-FU 400 mg/m² iv d1, 2 400 mg/m² civ46 h;q2w);以 GEM 为基础的化疗方案,主要是白蛋白结合型紫杉醇(ABX)联合 GEM(AG:ABX 125 mg/m², 30 min+GEM 1 000 mg/m², d1.8.15, 28 天一个周期)等。

为了获得更好的局部控制,最终提高患者的生存率,在美国、欧洲和日本的许多临床试验中已经对新辅助化学治疗(放射治疗)的作用进行了研究。Boone 等的研究中对 21 例进展期胰腺癌患者使用了 FOLFIRINOX 方案,9 例(43%)患者在新辅助化疗后顺利接受手术,R0 切除 3 例。海德堡大学报道了新辅助 FOLFIRINOX 化疗可以将临界可切除患者的切除率由 33% 提高至 60%。因此,FOLFIRINOX 方案可推荐用于临界可切除胰腺癌患者新辅助治疗。另外,Ⅲ期临床试验发现,与单药 GEM 方案比较,AG 化疗方案将转移性胰腺癌患者中位生存期从 6.7 个月延长至 8.5 个月,1 年存活率从 22.0% 提升至 35.0%,2 年存活率从 4.0% 提升至 9.0%。AG 化疗方案被誉为胰腺癌化疗领域数十年来最大的突破,同时在新辅助治疗病例中也逐步应用,并获得较理想的肿瘤缓解率。

对 ECOG 评分良好的局部进展期患者实施新辅助化疗时,优先推荐 AG 方案和 FOLFIRINOX 方案;而对于体力状况较差的患者,可以考虑 GEM 单药或替吉奥(S-1)单药口服化疗,但其有效率明显低于上述联合化疗方案。

(2) 辅助化疗

胰腺癌根治性切除术后的复发率高达 80%～90%,淋巴结阴性患者的 5 年生存率为 25%～30%,淋巴结阳性患者的 5 年生存率仅为 10%。因此,术后辅助治疗非常重要。至今,已开展多项前瞻性随机对照研究,术后辅助化疗已取得一定疗效,而辅助放疗的价值仍有争议。

1) 辅助治疗的方案:目前胰腺癌辅助治疗尚未有确定标准。GEM, 5-FU/亚叶酸钙或连续输注 5-FU 的化疗被认为是辅助治疗的一类推荐。目前的共识是,当辅助治疗只有化疗时,由于 GEM 的低毒性,在大部分患者中 GEM 优于 5-FU/亚叶酸钙方案。在辅助治疗中,CAP 单药是具有 2B 类证据的推荐方案,只有当其他方案不适宜或不能被耐受时,CAP 可作为 5-FU/亚叶酸钙的备选替代方案。

2) 5-FU:胰腺癌对化疗不敏感,在 GEM 出现以前唯一公认有效的化疗药物是 5-FU。1985 年,Kalser 等公布的胃肠道肿瘤研究组(GITSG)研究,第 1 次表明了胰腺癌手术切除后辅助治疗的益处。美国 14 个研究中心参加了该研究,研究方案为静脉推注 5-FU(500 mg/m²,每个放疗疗程开始后前 3 d)联合分割放疗(总量 40 Gy,分 2 个疗程进行),并在同步放、化疗结束后给予静脉推注 5-FU(500 mg/m²,每周 1 次)维持治疗 2 年。21 例患者接受辅助放、化疗,22 例仅予观察,2 组的中位生存期分别为 20 和 11 个月,2 年生存率分别为 43% 和 18%(P<0.05)。1987 年,GITSG 研究结果被更新,放、化疗组增加入组了 30 人,最终结果与前期报告相似。因此,美国将这一治疗方式作为胰腺癌术后的标准治疗。然而,GITSG 研究也存在明显缺陷:入组周期太长,最终入组病例数太少(8 年仅仅入组了 43 例患者),结论缺乏说服力,质量控制较差,实际入选的患者仅仅来自 2 个癌症中心,24% 的患者没有按研究限定时间开始辅助治疗,只有 9% 的患者接受了为时 2 年的化疗,32% 的患者没有按规定放疗,这些都引起了质疑。此外,静脉推注 5-FU 维持治疗是否必要也备受争议。因此,GITSG 研究结果非常需要得到大规模前瞻性随机对照研究的验证。1999 年,欧洲 29 个研究中心随后进行的欧洲癌症研究与治疗组织(EORTC)研究进一步观察了胰腺癌术后辅助放、化疗的效果。该研究方案不同于 GITSG 研究,方案为 5-FU 持续静

脉滴注联合分割放疗（总量 40 Gy），但不再给予 5-FU 维持治疗，给药方式由静脉推注改为持续静脉滴注。研究最初入组了 114 例胰头癌和 93 例壶腹癌患者，将其随机分入放、化疗组（104 例）和观察组（103 例），2 组的中位生存期分别为 24.5 和 19.0 个月，2 年生存率分别为 51% 和 41%（P>0.05）。去除壶腹癌，进行胰头癌的亚组分析，放、化疗组和观察组的中位生存期分别为 17.1 和 12.6 个月，2 年生存率分别为 37% 和 23%（P>0.05）。EORTC 研究的质量控制和患者依从性明显好于 GITSG 研究。但应该注意的是，由于该研究入组了相当数量的壶腹癌，导致真正的胰腺癌入组数量不太充分。亚组分析中，胰头癌同步放化疗组似乎有改善生存的趋势，但增加病例数能否显示显著差异尚不可知，这也成为一些同步放、化疗支持者认为该研究存在潜在阳性结果的理由。尽管存在一些缺陷，但 EORTC 研究结果显示同步放、化疗既没有显著改善生存，也没有改变胰腺癌自然进程。欧洲因此并不推荐胰腺癌术后辅助放化疗。2001 年，《柳叶刀》（Lancet）公布了欧洲胰腺癌研究组 1（ESPAC-1）研究的结果。该研究是 11 个国家 66 家研究中心共同开展的一项大规模前瞻性随机对照研究，共入组 541 例胰腺癌术后患者，进行 3 种随机分组。第 1 种随机分组既含同步放、化疗又含化疗，285 例患者按 2×2 交叉分析随机分为 4 组：同步放、化疗组为静脉推注 5-FU 联合分割放疗（40 Gy），化疗组为静脉推注 5-FU，联合组为同步放、化疗后继续化疗，其余为观察组。第 2 种随机分组将另外 68 例患者分为放、化疗组和观察组。剩余 188 例患者接受第 3 种随机分组，即分为化疗组和观察组。对全部患者进行分析发现，同步放化疗组和非同步放化疗组的中位生存期无显著性差异（15.5 vs. 16.1 个月，P>0.05），而化疗组相对于非化疗组的中位生存期则有显著差异（19.7 vs. 14.0 个月，P<0.001）。2004 年的研究中，仅对第一种随机分组人群（289 例）进行分析发现，非同步放化疗组无论是中位生存期还是 2 年生存率均优于同步放、化疗组（17.9 vs. 15.9 个月，P=0.05；41% vs. 29%），而化疗组无论是中位生存期还是 2 年生存率均优于非化疗组（20.1 vs. 15.5 个月，P<0.01；40% vs. 30%）。ESPAC-1 研究是第 1 项证实胰腺癌术后单纯辅助化疗有益的大规模前瞻性随机对照研究。有鉴于此，欧洲将单纯化疗作为胰腺癌术后标准治疗，同步放化疗则被

认为有害无益。但该研究的放疗质量控制存在一定缺陷，一些研究中心缺乏先进的放疗设备，而且尽管大部分患者的放疗总剂量为 40 Gy，但仍有些剂量达到 60 Gy。该研究与 EORTC 研究结果一样，证实术后辅助同步放、化疗不能改善胰腺癌患者生存。

3）吉西他滨单药：由于胰腺癌术后 5-FU 同步放、化疗的 III 期临床研究结果不一致，研究人员开始探讨 GEM 同步放化疗的疗效。1997 年，已经有研究证实 GEM 是胰腺癌的有效化疗药物，并有望取代 5-FU 成为新的标准化疗药物。2006 年，美国临床肿瘤学会（ASCO）年会上公布的美国放射治疗肿瘤学协作组（RTOG）9704 研究比较了 5-FU 和 GEM 联合放疗在胰腺癌辅助治疗中的疗效。5-FU 组为在 5-FU 同步放化疗前后分别 5-FU 静脉滴注 3 周和 3 个月。GEM 组为在 5-FU 同步放化疗前后分别静脉推注 GEM 3 周和 3 个月。共入组 442 例患者，对全组患者的分析显示两组生存无差异。但亚组分析显示，对于胰头癌患者（380 例），GEM 组生存显著优于 5-FU 组（中位生存期为 20.6 vs. 16.9 个月；3 年生存率为 32% vs. 21%，P<0.01）。该研究确认了 GEM 相对 5-FU 在胰腺癌辅助治疗中的优势，但并不能进一步证明不良反应较大的同步放化疗能成为标准治疗模式，寻找更安全和不良反应小的治疗模式成为继续探索的方向。2007 年，Oettle 等公布了一项多中心 III 期随机对照研究——CONKO-001 研究（1998～2004 年）的结果，该研究观察了 GEM 6 个月辅助化疗对胰腺癌的疗效。GEM 组 179 例，观察组 175 例。结果 2 组的无病生存（DFS）期分别为 13.4 个月和 6.9 个月（P<0.001），中位生存期（mOS）分别为 22.1 个月和 20.2 个月（P>0.05），GEM 辅助化疗显示出明显的优势。2008 年 ASCO 会议上，CONKO-001 更新后的数据显示，GEM 组和观察组的中位生存期分别为 22.8 个月和 20.2 个月，5 年生存率分别为 21% 和 9%，均有显著性差异。至此，GEM 辅助化疗（GEM：1 000 mg/m^2；每周 1 次；连用 7 周停 1 周；然后每周 1 次，连用 3 周，每 4 周重复）已经被接受为胰腺癌术后推荐辅助治疗。

吉西他滨单药对比 5-FU：ESPAC-3 研究将 GEM 单药与 5-FU 直接进行了比较。研究将胰腺癌术后患者随机分为 5-FU/亚叶酸钙组、GEM 单药组和对照组。其中 GEM 组给药 6 个月。研究的主要终点为 2 年生存率，次要终点为毒性、生活质量

和 5 年生存率。结果显示,GEM、5-FU 两组生存无差异,但 GEM 组患者的毒性及不良反应较小。

4) 替吉奥:日本进行的一项辅助化疗随机Ⅲ期试验(JASPAC-01),比较了口服 S-1(一种氟嘧啶衍生物)对 GEM 的非劣效性。2 年总生存率在 S-1 为 70%,GEM 组为 53%,因此,辅助治疗中 S-1 的疗效不逊于 GEM。基于此,日本辅助治疗方案已发生变化,而单药 S-1 辅助治疗(40 mg、50 mg 或 60 mg,根据体表面积,每日口服 2 次,持续 28 d,休息 14 d,每 6 周为 1 个周期)尚待在其他国家验证。

5) 吉西他滨联合卡培他滨:1 项多中心的Ⅲ期临床试验对比了 GEMCAP 与 GEM 单药在术后胰腺癌的患者中的疗效和安全性(ESPAC-4),基于该试验结果,GEMCAP(GEM:1 000 mg/m² d1、8;CAP:650 mg/m² bid d1~14;每 3 周重复)的辅助化疗方案成为欧美胰腺癌切除术后的标准治疗,两者常见的不良反应及 3~4 级不良反应的发生率差异无统计学意义。但 GEMCAP 在亚洲人群中的治疗效果仍需验证。

(3) 晚期胰腺癌的化疗

1) 晚期一线化疗方案:化疗是不可切除胰腺癌的主要治疗方法。根据目前的证据,FOLFIRINOX 和 AG 是可以耐受这些方案的患者的首选治疗方法。GEM 单药治疗可能在一般体力状况较差的患者中使用。目前的临床试验大部分以吉西他滨单药化疗作为对照组(GEM:1 000 mg/m²;每周 1 次;连用 7 周停 1 周;然后每周 1 次,连用 3 周,每 4 周重复),即下文所提到的对照组,除非特别说明。

FOLFIRIOX 方案:2010 年 ASCO 报道的一项随机 3 期临床研究,共有 342 例患者入组,随机分为 FOLFIRIOX 组和 GEM 组。FOLFIRIOX 组和 GEM 组的有效率分别为 27.6% 和 10.9%(P<0.001),中位无进展生存期(mPFS)分别为 6.4 个月和 3.4 个月(P<0.001),中位生存期(mOS)分别为 10.5 个月和 6.9 个月(P<0.001);两组Ⅲ~Ⅳ级毒性反应的发生率:腹泻分别为 12.3% 和 1.6%;恶心分别为 15.6% 和 6.3%;呕吐分别为 17.2% 和 6.3%;乏力分别为 24% 和 14.3%;中性粒细胞下降分别为 47.9% 和 19.2%;发热性粒细胞缺失为 5.7% 和 0%。此研究显示,在 OS、PFS 及有效率等方面,FOLFIRIOX 方案优于单药 GEM,且毒性反应可控制,可能是治疗 PS 评分较高的转移性胰腺癌新的标准方案。但是,本研究中的患者选择标准比

起其他研究更严格,因为只有年龄在 75 岁下或具有良好表现状态的患者才能参加。排除标准包括胆红素浓度大于正常范围上限 1.5 倍的患者,乃因伊立替康可诱发胆汁淤积。虽然生存益处是有吸引力的,但必须注意的是,FOLFIRINOX 与发热性中性粒细胞减少、感觉神经病和胃肠道毒性的风险增加有关。因此,FOLFIRIOX(OXA 85 mg/m² d1＋IRI 180 mg/m² d1＋LV 400 mg/m² d1＋5-FU 400 mg/m² iv d1,2 400 mg/m² civ46 h;q2w)适用于 75 岁以下或具有良好体能状态的年龄较小的患者,且无胆汁淤积或胆管炎的风险。

AG 方案:MPACT 试验的另一个 3 期试验显示 AG 方案在转移性胰腺癌患者的反应,OS 和 PFS 方面优于对照组。在这项试验中,10% 的患者年龄＞75 岁,8% 的患者 ECOG 评分较高;这些患者将不符合 FOLFIRINOX 的 ACCORD-11 试验资格。与 FOLFIRINOX 相比,AG 的不良反应似乎更易于应对,该方案可用于更广泛的患者。

吉西他滨单药及其联合方案:在 1997 年发表的比较 GEM 和氟尿嘧啶的里程碑式的临床试验中,氟尿嘧啶对照组的中位生存期仅为 4.41 个月,GEM 化疗组为 5.65 个月。随后,在全美 823 家医院开展的一项Ⅲ期临床研究,入组 3 023 例胰腺癌晚期患者,在可评估的 2 471 例患者中,经 4 个周期化疗后,总体症状改善率达 18.4%;在 982 例有效率可评估的胰腺癌患者中,客观有效率为 12%;在 2 300 例随访的患者中,中位生存期为 4.8 个月。且吉西他滨可以改善晚期患者的生活质量,患者接受率较高。因此吉西他滨成为治疗晚期胰腺癌治疗的金标准。多个Ⅲ期随机研究或荟萃分析显示,以 GEM 为基础的联合方案优于单药 GEM,尤其是一般身体状况较好的患者。一项共纳入 15 项随机研究 4 465 例晚期胰腺癌患者的荟萃分析结果证实了 GEM 联合方案(GEM＋X)在晚期胰腺癌中的有效性。在此项荟萃分析中,与 GEM 组成联合方案的药物有 5-FU、FDR、CAP、CPT-11、拓扑替康、培美曲塞、顺铂及奥沙利铂(OXA)等。结果显示,GEM＋X 方案有显著生存获益,死亡风险降低 9%(HR＝0.91;P<0.01);联合铂类,死亡风险降低 15%(HR＝0.85;P＝0.01);联合氟尿嘧啶类,死亡风险降低 10%(HR＝0.9;P<0.05);联合伊立替康、拓扑替康、培美曲塞并未降低死亡风险(HR＝0.99);进一步分析发现,体能状况好(KPS 评分高)

的患者接受联合方案治疗可以显著降低死亡风险（HR=0.76；P<0.01）。因此,GEM为基础的联合化疗方案可使体能状况好的患者获得生存获益,而体能状况差的患者则无生存获益。

吉西他滨联合奥沙利铂（GEMOX）：GERCOR/GISCAD的一项Ⅲ期随机临床研究,313例局部晚期或转移性胰腺癌患者随机分为2组；GEMOX组（157例）：GEM 1 000 mg/m² d1+OXA 100 mg/m² d2,每2周重复；对照组（156例）。GEMOX组和GEM组的有效率（RR）分别为26.8%和17.3%（P<0.05）,临床获益率分别为38.2%和26.9%（P<0.05）,mPFS为5.0和3.7个月（P<0.05）；mOS在GEMOX组较GEM组延长,分别为9.0和7.1个月,但两者差异无统计学意义（P>0.05）。GEMOX组总体耐受性较好,Ⅲ~Ⅳ级毒性反应发生率较GEM组增高；其中,血小板下降发生率分别为14.0%和3.2%,呕吐的发生率分别为8.9%和3.2%,神经症状的发生率分别为19.1%和0%。

吉西他滨联合卡培他滨（GEMCAP）：欧洲的一项Ⅲ随机临床研究比较了GEMCAP方案与GEM单药治疗晚期胰腺癌患者；319例患者随机GEMCAP组（GEM：1 000 mg/m² d1、8；Cap：650 mg/m² bid d1~14；每3周重复）和GEM组；GEMCAP组的mOS为8.7个月,GEM组为7.2个月（P>0.05）；体能状况较好（KPS评分为90~100）的患者,GEMCAP组的mOS明显长于GEM组,mPFS分别为10.1和7.4个月（P<0.05）；2组的不良反应相似,最常见的Ⅲ~Ⅳ级不良反应均为中性粒细胞下降。另一项Cunningham的Ⅲ随机临床研究中,比较GEMCAP方案与GEM治疗晚期胰腺癌。GEMCAP组的有效率明显高于GEM组,分别为19.1%和12.4%（P<0.05）；GEMCAP组的无进展生存时间改善（HR=0.78；P<0.01）,同时有改善生存的趋势（HR=0.86；P>0.05）。

吉西他滨联合顺铂：GEM联合顺铂是否优于GEM单药尚存有争议。在GIP-1研究中,比较单药与联合组199例；联合组：GEM 1 000 mg/m²+DDP：25 mg/m², d1、8、15；每4周重复；有效率两者相似,单药组和联合组分别为10.1%和12.9%（P>0.05）；mPFS分别为3.9和3.8个月（P>0.05）；mOS分别为8.3和7.2个月（P>0.05）；2组的非血液学毒性反应相似,而联合组的血液学毒性

更明显。而另一项Ⅲ随机临床研究显示联合用药可能优于单药。195例局部晚期或转移性胰腺癌患者随机分为GEM联合顺铂组和单药GEM组；联合组具体用药：GEM 1 000 mg/m²+DDP 50 mg/m², d1、15,每4周重复。结果显示,联合组的mPFS和mOS均有延长,mPFS为5.3 vs. 3.1个月（HR=0.75；P>0.05）,mOS为7.5 vs. 6.0个月（HR=0.80；P>0.05）,2组Ⅲ~Ⅳ级毒性反应发生率均为超过15%；尽管差异并无统计学上的显著性意义,研究结果支持使用联合方案。

吉西他滨联合替吉奥（GS）：2011年,ASCO报道了一项多中心随机临床研究的最终结果,共有106例不可切除局部晚期和转移性胰腺癌患者入组,随机分为单药GEM组和GS组。联合组：GEM 1 000 mg/m², 30 min, iv. d1, 15+S1 40 mg/m², bid, d1~14,每4周重复；58%的单药组患者在疾病进展后接受替吉奥治疗。两组的OS分别为8.8和13.5个月（P>0.05）；1年生存率分别为30.2%和50.8%（P<0.05）。研究者认为OS的延长没有统计学意义是因为样本数较小,提示GS可能是晚期胰腺癌的一线标准化疗方案。

2）晚期二、三线化疗方案：对于一线治疗失败后的晚期胰腺癌,大部分二线治疗方案尚未显示出明显的生存获益,因此,难治患者的二、三线治疗尚无标准方案。Rothenberg等的Ⅱ期临床研究中,对5-FU耐药的晚期胰腺癌患者采用GEM治疗,可使患者获得疼痛减轻、KPS评分改善等姑息性获益。在一项Ⅱ期研究中,一线GEM标准方案治疗后进展的晚期胰腺癌患者采用GEMOX治疗,有效率为22.6%,mOS为6个月,显示GEMOX方案有较好的抗瘤活性和温和的毒副反应。韩国学者的一项Ⅱ期随机临床研究,比较了改良FOLFIRI（5-FU/亚叶酸钙联合CPT-11）和改良FOLFOX（5-FU/亚叶酸钙联合OXA）方案治疗GEM耐药的晚期胰腺癌；共有61例患者入组,mFOLFORI组31例,mFOLFOX组30例,2组的6个月生存率分别为27%和30%,疾病控制率分别为23%和17%,mOS分别为16.6周和14.9周；研究显示,2个方案具有中度抗瘤活性、且不良反应均可耐受。评价5-FU/亚叶酸钙对比FOLFOX治疗GEM耐药的胰腺癌的Ⅲ期临床研究CONKO-003已完成病例入组,正在随访中,其结果值得期待。2011年,ASCO报道的一项多国合作的Ⅱ期研究,采用伊立替康脂质体

(PEP02)治疗 GEM 耐药的晚期胰腺癌患者,3 个中心共有 41 例患者入组,接受 PEP02 120 mg/m²,静脉注射 90 min,每 3 周重复;有效率为 5%,疾病控制率为 50%;PFS 为 9 周,mOS 为 21.6 周,3 个月生存率为 75%;研究达到了 3 个月生存率≥65%预期,研究者认为伊立替康脂质体对于 KPS≥70 的转移性胰腺癌患者疗效确切,不良反应可以耐受。同样来自 2011 年 ASCO 的一项回顾性分析,采用 FOLFIRI 作为二、三线方案治疗 GEM 联合铂类的复治胰腺癌患者;共有 70 例患者纳入分析,其中已接受一线治疗的 24 例,已接受二线治疗的 40 例,接受三线以上治疗的 6 例;疾病控制率为 44.3%,其中疾病部分缓解 5 例、稳定 26 例;mPFS 为 3.2 个月,mOS 为 6.7 个月,而体能状况差(ECOG PS=2)的患者,其 PFS 和 OS 显著缩短,分别为 0.9(P<0.001)和 2.5 个月(P<0.01);研究结果显示,对于体能状况好(PS=0~1)的复治患者,FOLFIRI 方案不失为一个较好的方案。绝大多数的单药或联合方案仅能对体能状况较好(KPS≥70、PS 0~1)的患者有一定的临床获益。

　　(4)联合分子靶向药物

　　分子靶向药物是当前研究的热点,厄罗替尼联合 GEM 被证实是目前唯一一种较 GEM 单药能延长晚期胰腺癌患者生存期的分子靶向药物,而其他如贝伐单抗、西妥昔单抗等分子靶向药物治疗晚期胰腺癌,亦显示出提高有效率、延长 mPFS 和 mOS 的趋势,有可能在以后的研究中取得突破性进展。

　　GEM 联合厄罗替尼:一项国际多中心、双盲、安慰剂对照、随机Ⅲ期临床研究,将 569 例晚期胰腺癌随机分为 GEM 联合厄罗替尼(G+E)组和 GEM 联合安慰剂(G+P)组。G+E 组的 mPFS 明显延长,分别为 3.75 和 3.55 个月(HR=0.77;P<0.01);生存期同样明显延长(HR=0.82),mOS 分别为 6.24 和 5.91 个月(P<0.05);1 年生存率为 23%和 17%(P<0.05);有效率 2 组差异无统计学意义,但 G+E 组疾稳定者较 G+P 组多。2010 年 ASCO 上,此研究就并发症及总生存又做了进一步报道。65 岁以下的患者常常 ECOG 较高(P<0.01),联合厄罗替尼显著延长 65 岁以下(HR=0.73;P=0.01)患者的生存期。亚组分析显示,发生 2 级皮疹的患者使用厄洛替尼后可能有更显著的生存益处。因此,仅在给药后发生皮疹的患者中才推荐使用

GEM 加厄洛替尼进行连续化疗。

　　GEM 联合贝伐单抗:在 CALGB 80303 Ⅲ期临床研究中,590 例晚期患者随机进入 GEM 联合贝伐单抗(Bev)组和 GEM 联合安慰剂组。联合组用药:GEM 1 000 mg/m²,d1、8、15+Bev 10 mg/kg,d1、5,每 4 周重复;联合安慰剂组 GEM 用药同联合组。联合贝伐单抗并不延长患者的总生存时间,2 组分别为 5.7 个月和 6.0 个月,但是可以延长局部晚期病例和功能状态较好(PS=0)者的生存期(P<0.01)。研究显示,部分特定患者加用贝伐单抗可以延长生存期。

　　GEM 联合西妥昔单抗:SWOG S0205 研究中,比较 GEM 联合西妥昔单抗(G+C)和单药 GEM 治疗晚期胰腺癌。G+C:GEM:1 000 mg/m²,每周 1 次,连用 7 周停 1 周,然后每周 1 次,连用 3 周,每 4 周重复;C225:首次剂量 400 mg/m²,以后 250 mg/m²,每周重复;单药组 GEM 用药同联合组。共有 766 例患者入组。此Ⅲ期随机研究的结果显示,联合 C225 毒性反应可耐受,有延长 MST 和 mPFS 的趋势,但差异并无统计学意义。

　　GEM 联合贝伐单抗和厄罗替尼(AviTA 研究):2008 年 ASCO 报道的 AviTA 研究,共有 607 例既往未接受过化疗、KPS60~100 分的转移性胰腺癌入组,随机接受 GEM、厄罗替尼、贝伐单抗(GEB)三药联合方案和 GEM、厄罗替尼两药(GEP)联合方案治疗。2 组的有效率分别为 13.5%和 8.6%,mOS 分别为 7.1 和 6.0 个月(P>0.05),mPFS 分别为 4.6 和 3.6 个月(P<0.01)。研究显示,三药组在有效率、mPFS 方面有明显优势,mOS 有延长趋势。

　　GEM 联合索拉非尼(BAYPAN 研究):2011 年 ASCO 报道的一项多中心、随机、双盲、Ⅲ期临床研究中,比较 GEM 联合索拉非尼(GS 组)和 GEM 联合安慰剂(GP 组)一线治疗晚期胰腺癌,研究终点为 PFS。至中位随访时间 27.7 个月时,98 例患者疾病进展,86 例患者死亡。2 组患者的 PFS 和 mOS 差异无统计学意义;GS 组 PFS 为 3.8 个月,GP 组为 5.6 个月(P>0.05);GS 组 mOS 为 8.5 个月,GP 组为 9.2 个月(P>0.05)。提示加用索拉非尼并不能使患者得到生存获益。

56.3.8.4　放疗

　　(1)放疗的主要适应证

　　局部晚期胰腺癌,无手术机会;晚期胰腺癌的镇痛放疗(腹痛或者骨转移造成的疼痛等);胰腺癌术

后切缘不净或肿瘤残存者；因身体原因不能承受手术或不愿接受手术创伤及风险的可切除胰腺癌；对临界可切除胰腺癌术前联合化疗的新辅助放疗目前尚有争议。

（2）**胰腺癌放疗技术**

1）**三维适形放疗（3D-CRT）**：不仅能使射线在三维空间形态上与靶区形状一致，而且在计划优化的条件下能更好地实现靶区边缘等剂量曲线包绕，满足临床计量要求，符合肿瘤放疗生物学原则，而受病灶大小和形态的限制小，比常规放疗能更有效地减少肠胃的受量。是目前胰腺癌的标准放疗技术之一。

2）**IMRT**：IMRT技术的适形性更好，使正常组织受量降至更低。其目的是增加对肿瘤的辐射剂量，同时最大限度地减少对周围组织的毒性。回顾性治疗计划研究评估如果使用IMRT代替3D-CRT发现IMRT将允许目标体积剂量显著增加而周围器官的剂量显著减少，但此时的最大照射剂量没有明确的共识。最近的一项包括13项IMRT治疗的系统分析结果显示，与3D-CRT相比，IMRT不能改善生存结果。然而，相对于IMRT，3D-CRT中的3级或更高级别的毒性更多。这些毒性主要是胃肠道反应，特别是恶心、呕吐和腹泻。在RTOG9704试验中也观察到了类似结果。IMRT可以很好地耐受，并允许肿瘤接受更高的照射剂量，而适当的最大剂量没有明确的共识。此外，IMRT对放疗的精确性及重复性的要求更高，这些剂量学上的优势能否转化为临床不良反应的减少还有待证实，如果没有影像学的实时引导，剂量的精确投放还有很大限制。

3）**立体定向放疗（SBRT）**：采取高剂量大分割的方式，可以有效控制肿瘤，使肿瘤收缩，黄疸消退。由于症状缓解迅速，食欲增加，可有效改善生存质量。国内学者临床研究表明，SBRT具有缓解症状快、近期生存率高、不良反应轻微等优点，已成为胰腺癌放射治疗的重要方法。SBRT是旨在增加对肿瘤的剂量，同时减轻附近健康组织照射的另一种技术。对77例不可切除胰腺癌患者的回顾性分析表明，虽然SBRT对肿瘤局部控制有效，但对总生存没有改善，而且可能导致严重的毒性。然而，另一项回顾性报告只有3例（4%）发生3级毒性。SBRT尚未建立标准总剂量或剂量，目前，建议SBRT只能用作临床试验的一部分。

4）**放射性粒子植入治疗**：对于病理学检查证实无法手术的局部进展期胰腺癌，而影像学证实无远处转移、无全身衰竭症状者可以考虑放射性粒子植入治疗，目前常用碘（I）粒子。I粒子植入可以在术中直视下插植，也可在超声、CT引导下植入。腹腔镜下粒子植入可在更大程度上避免盲目性操作，减少患者痛苦，但由于需要多次穿刺植入，存在医源性胰腺癌针道转移、腹腔感染、出血等并发症的风险。

（3）**胰腺癌的放疗方式**

可分为术前放疗、术中放疗和术后放疗。

1）**术前放疗**：术前放疗常与化疗如5-FU或吉西他滨联合，可缩小肿瘤体积，有利于手术切除，放化疗常被纳入新辅助方案，尽管在目前评估放化疗作用的随机试验尚未完成。目前，术前放疗推荐（45～50.4）Gy/（25～28）次，1.8 Gy/次，5次/周，照射方位包括原发灶及淋巴引流区。

2）**术中放疗**：术中放疗作为一种较为安全的增加照射剂量的方式也在胰腺癌治疗中得到应用，其最大优势为可以在直视下照射病灶，并可以人为地将正常组织移出照射野，照射剂量和范围易于精确掌控，有利于保护周围器官，可降低肿瘤的局部复发率和延长患者的无瘤生存期，有时被用于接受最大新辅助治疗的患有临界可切除胰腺癌的患者以消除近边缘的残留肿瘤细胞。当患者被发现在手术时发现无法切除为防止局部复发时也可以使用术中放疗。很多局部进展胰腺癌的研究发现，虽然肿瘤局部控制可能得到改善，但患者总生存无明显变化.然而，另外的研究发现，术中放疗可以使高度选择的未发生转移的胰腺癌患者获益。总的来说，术中放疗在胰腺癌患者中的作用尚不明确。术中放疗推荐应用6～12 MeV电子线，单次剂量为10～20 Gy，照射范围为原发灶或瘤床四周外放1～2 cm。

3）**术后放疗**：术后放疗的主要目的是降低局部复发率，缺点是因为定位欠精确使胰腺周围正常组织，尤其是胃肠道受到的辐射较大从而增加并发症的发生概率，而从考虑正常器官的耐受剂量出发则射线剂量不足可能导致局部控制效果不佳。术后辅助推荐5-FU化疗同步CT模拟及3D-CRT技术，照射范围应基于术前影像学结果和手术所置钛夹，包括原发肿瘤及区域淋巴结部位，剂量推荐45～54 Gy，（1.8～2.0）Gy/次，5次/周。不可切除胰腺癌的二线放疗推荐照射范围应基于影像学结果，包括原发肿瘤及区域淋巴结，推荐照射剂量50～

60 Gy,(1.8~2.0)Gy/次,5 次/周。

56.3.8.5　胰腺癌的姑息治疗

（1）姑息化疗

晚期胰腺癌治疗的首要目的在于对症姑息治疗并延长生存期。尽管可获得一些生存获益,但这些获益往往仅限于体能状态较好的患者(ECOG 评分为 0~1,疼痛控制良好,胆道支架通畅及充足的营养摄入)。对于体能状态很差的患者,可能从吉西他滨或氟尿嘧啶类为基础的单药化疗中获益。2017版 NCCN 指南推荐对于一般状况良好的局部进展期和远处转移胰腺癌患者,吉西他滨可作为一线用药;同时,对于一般状况较差的局部进展不可切除和远处转移的患者,吉西他滨可以明显减轻临床不适症状(1 类推荐)。由于考虑到不同人种的药代动力学和药效动力学差异,NCCN 指南没有将替吉奥(S-1)列入晚期胰腺癌治疗的一线方案。替吉奥是一种氟尿嘧啶衍生物,为口服抗癌药。它包括替加氟(FT)和两类调节剂:吉美嘧啶(CDHP)及奥替拉西(OXO)。其中 FT 是 5-FU 的前体药物,在二氢嘧啶脱氢酶作用下在体内转化为 5-FU;CDPH 能抑制活化的 5-FU 的分解代谢,有助于血液中和肿瘤组织内的 5-FU 长时间处于有效浓度;OXO 能阻断 5-FU 的磷酸化,进而降低 5-FU 的毒性反应。S-1 与 5-FU 相比具有以下优势:能长时间维持有效血液浓度并提高抗癌活性;减少不良反应;给药方便,患者依从性高。在亚裔人群中,S-1 单药在总生存期上不劣于吉西他滨,且耐受性良好,给药方便,可以作为晚期胰腺癌的一线方案用药。

（2）对症支持治疗

晚期胰腺癌患者常常合并严重的疼痛、重度营养不良、代谢紊乱及其他多种并发症。因此相当一部分患者需要对症支持治疗。对于局部晚期不可切除及远处转移的患者,针对胆道梗阻、胃肠道梗阻及癌症相关疼痛的多学科治疗是相当重要的。姑息治疗的主要原则是在确保胰腺癌患者最佳生活质量的同时消除和缓解痛苦。外科姑息治疗措施最好用于那些预期寿命较长的患者。

1)疼痛:疼痛是胰腺癌患者常见的症状之一,40%~80%晚期胰腺癌患者以腹痛为首要症状,几乎所有患者在临终前均因难于缓解的腹痛而备受折磨。疼痛控制良好也是患者体能状况较好的标志之一。在明确疼痛的原因和排除外科急症后,考虑癌痛者,可根据 WHO 三阶梯镇痛的五大原则予以足量镇痛。胰腺癌所致的疼痛主要原因有:胰腺癌对周围神经的直接浸润;胰腺周围神经炎症或纤维化;胰腺的肿物或炎症致包膜张力增加,刺激感觉神经纤维;胰头肿块或炎症致胰管内压力增高。在临床实践中,应遵循按阶梯给药、口服给药、按时给药、个体化给药的原则,并注重细节。第 1 阶梯:应用非阿片类药物,以阿司匹林为代表药物,主要是治疗轻中度疼痛。第 2 阶梯:应用弱阿片类药物,主要用于中度疼痛,以可待因为代表。第 3 阶梯:应用强阿片类药物,以吗啡为代表,多需联用非阿片类药物,可产生增强作用,并减少阿片类药物的不良反应。

当患者对于止痛药不敏感或出现不可承受的不良反应时,可以考虑腹腔神经阻滞术。常见的神经阻滞治疗癌痛方法有 4 种:① 胰周神经切断术:适用于病变位于胰头部,无胰管扩张、囊肿及结石者可行胰头丛切除术,该术不仅可打断胰腺的痛觉传导通路,也可保留其他腹部脏器神经支配的完整性,故不良反应较少,腹痛均会得到不同程度的缓解。② 化学性腹腔内脏神经去除术:国外由 Copping 在 1969 年首次采用乙醇或氯化钠治疗,结果显示用乙醇化学性内脏神经节切除术可以减少疼痛,但易复发,病死率为 3.1%,并发症 35%;③ 经皮穿刺腹腔神经丛阻滞术(NCPB):国内外多采用在 B 超、X 线、CT、MRI 导向下的腹腔神经丛阻滞术(neurolytic celiac plexus block,NCPB),取得了较好的临床效果。与其他方法相比,NCPB 迄今仍为处理胰腺癌顽固性疼痛的重要措施。④ 胸腔镜直视下胸内脏神经切除术。在以往治疗过程中,若放疗没有作为主要的治疗方法,可以考虑姑息性放疗(伴或不伴化疗)来缓解患者疼痛。

2)营养不良:营养不良甚至恶病质在胰腺癌终末期患者中极为多见。应首先对患者进行恶病质的诊断与分期:① 恶病质前期,即体重下降≤5%并存在厌食或糖耐量下降等。② 恶病质期,即 6 个月内体重下降>5%,或基础 BMI<20 者体重下降>2%,或有肌肉减少症者体重下降>2%。③ 难治期,即预计生存<3 个月,KPS 评分低,对抗肿瘤治疗无反应的终末状态。在判定全身营养状况和患者胃肠道功能状况基础上制订营养治疗计划。生命体征平稳而自主进食障碍者,如患者有意愿时应予营养治疗,其中存在胃肠道功能者以肠内营养为主;无胃肠道功能者可选择胃肠外营养,一旦肠道功能恢复,或肠内营养治疗能满足患者能量及营养素需要

量,即停止胃肠外营养治疗。营养治疗同时应监测 24 h 出入量、水肿或脱水、血电解质平衡等。生命体征不稳和多脏器衰竭者原则上不考虑系统性的营养治疗。糖皮质激素类药物和醋酸甲地孕酮能够增加食欲。酌情选用能够逆转恶病质异常代谢的代谢调节剂,目前使用的药物包括鱼油不饱和脂肪酸二十碳五烯酸(EPA)、二十二碳六烯酸(DHA)和沙利度胺等。

胰腺癌患者出现胰腺外分泌酶不足是由于肿瘤引起的胰腺实质或(和)胰管堵塞,以及手术切除胰腺组织,从而导致消化酶合成减少。胰腺外分泌酶的缺乏会导致脂肪、碳水化合物和蛋白质的吸收不充分,从而引起脂肪泻、腹部痉挛、体重下降和营养不良。对于胰腺外分泌酶缺乏的患者,推荐基于口服胰腺外分泌酶替代治疗。可以口服含有胰酶的肠溶微球(依据脂肪含量的不同,在主食时摄入 25 000～75 000 单位的脂肪酶,食用点心时摄入 10 000～25 000 单位的脂肪酶),在进食开始时摄入总剂量的一半,在进食一半时摄入剩下的一般。该治疗方法失败的患者可以增加剂量,并可考虑使用质子泵抑制剂抑制胃酸的分泌。尽管使用了适当的替代治疗,临床上仍需对怀疑有胰腺外分泌不足的患者尽可能完善营养状态评估,并对改善患者营养状况给予更多的关注。

3) 胆道梗阻:有 65%～75% 的胰腺癌患者会出现胆道梗阻,胆道梗阻的临床症状主要有皮肤和巩膜黄染、小便色黄,上述症状多呈进行性加重。对于初次评估时诊断为肿瘤不可切除且有胆道梗阻的患者,最佳姑息治疗为内镜下置入胆道支架,尤其当患者预期生存期较短时。在大多数情况下,推荐置入永久支架除非存在胆道弹道旁路。支架堵塞引起胆管炎复发是塑料支架的常见并发症,往往发生在置入后的 3 个月内,金属支架比临时的支架的直径更大(即堵塞的可能性更低),会埋入胆管;然而相比金属支架,塑料支架虽然更容易阻塞,但却可以更换。一项随机对照的单中心试验组组了 100 例患者,试验中随机分配患者接受内镜下塑料支架置入或涂层自膨大式金属支架置入,结果显示中位有效期分别是 1.8 个月 *vs.* 3.6 个月(P<0.01)。这一结论得到了一项荟萃分析的支持,该荟萃分析在比较了胆道梗阻的胰腺癌患者内镜置入金属或塑料胆道支架的情况,结果提示金属支架的胆道梗阻复发率更低(RR=0.52,95%CI 0.39～0.69),但在技术治疗成

功率、并发症、30 d 内死亡率方面并未发现有显著差异。

当无法置入胆道支架时(通常因为内镜无法通过梗阻的胃出口处),可能需要通过经皮胆道内引流。一种替代治疗方法为内镜下依次撑开十二指肠,置入金属支架,再置入肠道支架。有研究表明,可扩张的金属胆道内支架(如 Wallstent、Boston Scientific)常能使胆道梗阻得到持久缓解。

对于出现黄疸、肿瘤有可能切除的患者,如果剖腹探查手术中发现肿瘤无法切除,可进行开放式胆-肠旁路。这样可以获得胆道梗阻的持久性缓解,也可与缓解胃出口梗阻和癌性疼痛的操作同时进行。2017 年 NCCN 指南专家组推荐置入支架或进行开放式胆-肠旁路手术联合或不联合十二指肠旁路(预防性十二指肠旁路术为 2B 类推荐),联合或不联合开放性腹腔神经丛无水乙醇阻滞(2B 类)。首选进行胆总管(胆管空肠吻合)或肝总管(肝管空肠吻合)和空肠的旁路手术,这些术式优于胆囊空肠旁路(胆囊空肠吻合),这是由于胆管空肠吻合或肝管空肠吻合能提供更持久的胆道梗阻缓解。而且在手术过程中发现肿瘤不可切除如果既往未行肿瘤活检,应进行活检,证实为腺癌。

4) 消化道梗阻:10%～25% 的胰腺癌患者会发生有症状的胃幽门梗阻,直接引起进食障碍或频繁呕吐。局部晚期或远处转移且预期生存期较短或体力状态评分较差的患者,由于行姑息性手术风险较大,可通过内镜下置入肠道支架获得姑息性缓解。还可进行经皮内镜胃造口(PEG)导管置入。但对于预期生命 3～6 个月以上的患者,可以考虑开腹或腹腔镜下胃空肠吻合+J 管放置,该法相较于肠支架能更持久有效的缓解胃出口梗阻。该类患者也可以考虑肠内支架。

对于肿瘤可切除但在剖腹探查中发现无法切除的患者,如认为有发生症状性消化道梗阻的风险,应该进行姑息性胃空肠吻合术。对于剖腹探查发现肿瘤无法切除而没有症状的患者,需对患者进行评估以预测梗阻风险。在 2 项评估壶腹部肿瘤接受预防性胃空肠吻合术的临床研究中,均有超过 20% 的患者未接收预防性胃空肠吻合术的患者,在之后的随访中出现了需要治疗的消化道梗阻的症状。这 2 项研究得出预防性结肠后胃空肠吻合术均显著降低了迟发性胃出口梗阻的发生率,但未延长住院时间或增加并发症的发生率,如

胃排空延迟等。

（3）中医中药治疗

中医药是胰腺癌综合治疗的手段之一，与西医药相比，并非着眼于直接杀灭癌细胞，而是注重于"扶正"调理。中医药有助于增强机体的抗癌能力，降低放、化疗的毒性，改善临床症状，提高患者生活质量，并有可能延长生存期，可以作为胰腺癌治疗的重要辅助手段。中医药治疗胰腺癌的适应证：① 早期胰腺癌根治术后的巩固治疗。② 中晚期胰腺癌姑息性手术、放化疗后的巩固或维持治疗，或与放化疗的联合应用。③ 晚期胰腺癌无法手术或放化疗患者的治疗。胰腺癌辨证论治：目前尚无胰腺癌的辨证分型统一标准，最常见的证型有湿热毒盛型、气滞血瘀型、脾虚湿阻型和阴虚内热型，治疗上宜辨病与辨证相结合，实行个体化诊疗，以提高临床疗效。治疗以清热利湿解毒、行气活血化瘀、益气养血为主要治疗法则，软坚散结法亦为重要的治疗法则。

中医学作为胰腺癌综合治疗重要手段之一，其显著性疗效已得到公认，但目前胰腺癌的中医药治疗，尚停留在经验医学的阶段，没有统一的辨证分型标准，客观上制约了中医药治疗胰腺癌的发展。中医中药治疗胰腺癌疼痛具有较好的疗效且治疗方便、不良反应较少，但目前报道较少，尚缺乏大例数、多中心的前瞻性研究。

（4）心理疏导

胰腺癌患者的抑郁伴发率高达98%，显著高于其他消化道肿瘤，为加重胰腺癌癌痛的重要因素。绝大多数中晚期癌症患者常并发焦虑、抑郁等不良心理疾病的发生，单靠止痛药不能起到很好的镇痛效果，常需联合抗抑郁、抗焦虑、抗惊厥等药物，能增强止痛效果。而研究显示，抗抑郁治疗可增强阿片类药物的镇痛效果，有助于改善患者情绪和兴趣，提高生活质量和延长生存期。

56.3.8.6　胰腺癌内科治疗的前沿进展

由于胰腺癌的侵袭性，许多临床试验未能在胰腺癌中得到有效结果。肿瘤微环境（TME）呈现免疫抑制性，其中有许多不同的细胞可能参与肿瘤生长和转移，理解这些错综复杂的途径，将化疗与新药相结合，可望改善胰腺癌的预后，包括基因治疗重建野生型 p53、通过酶消化透明质酸（hyaluronan，HA）降低组织基质的密度及操纵肿瘤相关巨噬细胞（tumor-associated macrophages，TAM）的细胞因子抑制剂。其他疗法包括将细胞因子抑制剂与免疫检查点封闭（immune checkpoint blockade，ICB）相结合来增加肿瘤浸润淋巴细胞。其他新颖的试验包括单独或与 ICB 组合的生物标志物靶向抗体、疫苗治疗和 CAR－T 细胞等，均在试验中。

（1）免疫治疗

1）PD－L1 和 CTLA－4：针对 PD－L1 或 PD－1 的单克隆抗体的临床试验在 NSCLC、黑素瘤和肾细胞癌患者中显示出显著和持久的疗效。相比之下，没有观察到这些药物对胰腺癌的反应，尽管 PD－L1 表达与这种患者的预后差相关。事实上，抗 CTLA4 单克隆抗体的 ipilimumab 也未能在晚期胰腺癌患者的早期临床试验中显示出临床效果。

与其他实体瘤（如黑色素瘤和肺、膀胱、肾脏和特定结肠癌亚型）的效果相反，大部分胰腺癌对 ICB 耐药，被认为是免疫缺陷型。在 ICB 单独治疗的试验中，只有一例在接受 ipilimumab 治疗后出现延迟反应（共 27 个治疗），而 14 例用 BMS－936559［程序性死亡受体配体 1（programmed death-ligand 1，PD－L1）靶向的 IgG4 单克隆抗体］治疗的晚期胰腺癌患者没有达到缓解。另一方面，用 MEDI4736（durvalumab，针对 PD－L1 的 Fc 优化的单克隆抗体）10 mg/kg，每周 2 次给药，使 25 例胰腺癌患者中的有 2 例达到缓解，疾病控制率为 21%。虽然这些发现是令人鼓舞的，但微卫星不稳定状态或受益患者的反应持续时间尚未报告。由于这 2 个试验中治疗的患者数量少，还不能得出明确结论。胰腺癌的免疫治疗只限于临床试验，微卫星不稳定的患者例外。对检查点抑制剂耐药的机制正在研究中，但是没有得出明确解释。

2）间质成纤维细胞 CXC 族趋化因子受体-4（CXCR4）：成纤维细胞相关蛋白表达癌相关成纤维细胞的条件性缺失或 CXCR4 基因沉默的 KPC 小鼠用抗 PD－L1 治疗后出现适度的肿瘤退缩。基于这些研究结果，在临床中正在测试靶向 CXCR4 和 PD－1（PD－L1）的联合治疗。代表性的试验是 CXCessoR4，一项 Ⅰ/Ⅱ 期研究 ulocuplumab（抗 CXCR4）和 nivolumab（抗 PD－1）联合治疗实体瘤的效果，其中包括胰腺癌（NCT02472977）。其他类似的组合包括 COMBAT/KEYNOTE－202 的 Ⅱ 期单臂研究，研究转移性胰腺癌中 BL－8040（合成短肽类 CXCR4 拮抗剂）与 pembrolizumab 联合的效果（NCT02826486）。CXCR4（ICB）加入化疗以克服高度免疫抑制性 TME，鉴于含有吉西他滨的方案消耗外周血和肿瘤中的抑制性 Treg，可能会对 $CD8^+$ T 细胞扩增有影响，从而使吉西他滨成为化疗组合的理想选择。

3）基质结构聚乙二醇化重组人透明质酸酶（PEGPH20）：胰腺癌含有丰富的间质，其中在致密的细胞外基质（ECM）中含丰富的透明质酸（HA）。HA 是一种大型线性糖胺聚糖，其高表达与较差的生存预后相关。高表达 HA 的小鼠胰腺癌组织表现出异常高的间质液压力和低的微血管密度。而肿瘤血管不全在一定程度上减少化疗药物的输送。用透明质酸酶处理降低肿瘤中 HA 含量和间质液压力，再次扩张微血管，可达到生存获益。一项 PEGEP20 与白蛋白紫杉醇和吉西他滨在一线化疗中的随机 II 期研究显示，对于 HA 肿瘤评分较高的患者，PEGEP20 有改善 RR 和延长 OS 的趋势（52% vs. 24%，$P<0.05$；12 个月 vs. 9 个月，$HR=0.62$），而在 HA 评分较低的患者中，总体 RR 差异没有统计学意义。目前，正在进一步开展 III 期的生物标志物驱动的透明质酸酶与吉西他滨和纳帕紫杉醇的组合研究在 HA 评分高的肿瘤患者中的疗效。如果令人鼓舞的 II 期结果在后续 III 期研究中持续存在，则高 HA 胰腺癌的患病率将决定该方案对胰腺癌的影响。

4）巨噬细胞浸润-CC 族趋化因子配体 2（CCL2）/CCR2：虽然胰腺癌中几乎没有肿瘤浸润淋巴细胞，但它们含有骨髓来源的细胞，包括 TAM，其在肿瘤增殖中起重要作用，包括免疫逃避，治疗抵抗和肿瘤扩散。CC 族 CCL2 将 CC 族趋化因子受体 2（CCR2）阳性的免疫细胞从骨髓募集到外周血中，并最终进入肿瘤中，细胞分化成免疫抑制性巨噬细胞。CCL2 和 CCR2 都在胰腺癌中表达，使其成为潜在治疗靶点。胰腺癌组织中发现 CCL2 在肿瘤细胞及基质中高表达，而 $CCR2^+$ 巨噬细胞代替了浸润性 $CD8^+$ T 细胞（7%），在肿瘤浸润性白细胞（28%）中占很大部分，$CCR2^+$ 巨噬细胞与胰腺癌的整体免疫限制环境相关。实际上，肿瘤内的低 CCL2 表达、高 $CD8^+$ T 细胞浸润与胰腺癌患者较好预后相关。其他研究也报道，$CD8^+$ T 细胞浸润增加是一个很好的预后指标。在小鼠原位肿瘤模型中，通过 CCR2 激酶拮抗剂 PF-04136309 抑制 CCR2 可导致肿瘤体积缩小。这些临床前研究结果带来了临床局部晚期胰腺癌患者的 Ib 期研究，患者单独接受 FOLFIRINOX（$n=8$）或 FOLFIRINOX 联合 PF-

04136309（$n=39$）。RR 在联合组为 49%，在 FOLFIRINOX 组为 0。配对研究显示显示在联合组中 TAM 和 Treg 数量减少，而 $CD4^+$ 和 $CD8^+$ T 细胞增加 2 倍。但由于可评估患者数量较少，得出 PF-04136309 有效的结论为时尚早。

5）巨噬细胞浸润-集落刺激因子 1 受体：集落刺激因子 1 受体（colony-stimulating factor 1 receptor，CSF1R）是一种骨髓生长因子受体，对巨噬细胞浸润和分化至关重要。CSF1R 可以促进肿瘤生长和转移性传播。肿瘤浸润性骨髓细胞升高与早期复发相关，导致胰腺癌存活率差。胰腺癌肿瘤高表达 CSF1，而在基质内只有 10% 的肿瘤检测到 CSF1R。在胰腺癌的原位模型中，PL13397 是 CSF1R 的抑制剂，导致肿瘤体积缩小和 TAM 下降。CSF1R 抑制剂或 CSF1 中和抗体联合吉西他滨可进一步引起肿瘤缩小。在另一个小鼠原位胰腺癌模型中，与单独的 CSF1R 抑制相比，吉西他滨联合 CSF1R 抑制剂有更强的抑制肿瘤生长的效果。当与 $CD8^+$ T 淋巴细胞消耗性抗体结合时，该作用被中和，表明 CSF1R 抑制剂介导的功效很大程度上取决于 $CD8^+$ T 淋巴细胞。这些结果进一步证明了 TME 内免疫细胞之间的串扰。PLX3397 和 CSF1R 抑制剂的组合与 ICB 联合治疗试验也正在进行之中。

（2）基因治疗-TP53

肿瘤抑制因子 p53 是所有癌症中最常见的突变基因，75% 的胰腺癌含有 p53 突变。靶向 p53 的方法，其中包括恢复野生型 p53 结构和转录功能、破坏突变体 p53、靶向突变体 p53 和抑制突变型 p53 的下游靶标。SGT-53 是包含野生型 p53 质粒 DNA 的阳离子脂质体，作为基因递送系统。在转移性胰腺癌的小鼠模型中，用 SGT-53 处理的肿瘤中有野生型 p53 的表达，并带来生存获益。在实体瘤 SGT-53 的 I 期研究中，在转移性肿瘤部位检测到野生型 p53 表达，患者耐受良好，大多数患者在 6 周时表现为疾病稳定。目前正在开展 SGT-53 与吉西他滨、紫杉醇联合对转移癌的治疗研究（NCT02340117）。

（3）PARP 抑制剂

PARP 抑制剂通过灭活修复单链 DNA 断裂的关键蛋白质，达到诱导同源重组缺陷型肿瘤的死亡，包括乳腺癌易感基因 BRCA1、BRCA2 和 PALB2 突变的配对和定位子。最近对 306 名加拿大患者的研究表明，胰腺癌中 BRCA 突变的发生率为 4%～5%，而纽约的一项研究显示出约 10% 的发生率，表明 BRCA 基因地理分布的异质性。PALB2 突变更为少见,一般<2%。BRCA 突变的恶性肿瘤患者对铂类化疗、蒽环类药物和放射治疗的治疗反应更好,可能是由于细胞不能从化疗诱导的 DNA 损伤中恢复。因此,在临床研究中,PARP 抑制剂通常与 DNA 损伤剂联合应用。此外,特别是在胰腺癌中,与其他治疗策略相比,铂类药物已被证明可显著改善 BRCA 突变患者的生存。在胰腺癌中,PARP 抑制剂已经在临床前模型中显示出作为单一疗法的活性,并与铂类化疗药物联合使用。Olaparib 的研究报道 BRCA 突变的胰腺癌的 RR 为 50%。另一个 PARP 抑制剂 rucaparib 在晚期胰腺癌中 RR 为 11%,疾病控制率(稳定疾病至少 12 周)为 32%。这些初步结果证实了在 BRCA 突变型胰腺癌中应用 PARP 抑制剂的价值。

(4) 肿瘤疫苗

1) GVAX 胰腺:GVAX 胰腺是从胰腺癌细胞系产生的同种异体全细胞肿瘤疫苗,被修饰表达粒细胞-巨噬细胞集落刺激因子(granulocyte-macrophage colony-stimulating factor,GM-CSF)。该疫苗的原理是通过修饰的肿瘤细胞释放 GM-CSF,诱导 DC 趋化,吞噬肿瘤细胞,随后将肿瘤抗原呈递给 T 细胞,从而引发针对肿瘤的免疫应答。

为了增强 GVAX 在胰腺的免疫反应,在疫苗给药前 1 天给予环磷酰胺。疫苗也可以与 CRS-207 [一种经修饰表达肿瘤相关抗原间皮素的减毒菌株(在间皮瘤、卵巢和胰腺癌中表达)]联合作为增强疫苗。事实上,与 GVAX-环磷酰胺相比,用 GVAX-环磷酰胺联合 CRS-207 治疗的转移性胰腺癌患者的多中心随机对照 Ⅱ 期研究结果显示总体生存期有 2 个月的改善(6 个月 vs. 4 个月;HR=0.60;P<0.05)。然而,只有 ECOG 0-1 级的患者被纳入本试验,20% 的患者之前尚未接受化疗,另外 20% 的患者入院时病情稳定。尽管如此,疫苗的耐受性良好,在三线治疗的患者亚组中生存获益尤其明显(8.3 个月 vs. 4 个月;HR=0.22,P<0.001)。这些数据表明部分高度选择的患者(可能是肿瘤生物学行为较好的患者)可能受益于 GVAX 疫苗。同时,该组研究还证实了 GVAX 给药后切除的肿瘤标本中 PD-1 和 PD-L1 的表达增加,提示组合 GVAX 和免疫检查点抑制剂在胰腺癌治疗中可能是有用的。与 GVAX 的阳性结果相反,Ⅲ 期随机临床试验在一线治疗晚期胰腺癌患者化疗中未发现联合端粒

酶肽疫苗(GV1001)的任何益处。

过去,胰腺癌被认为对免疫治疗有抵抗力。然而,GVAX 对高度选择的转移性胰腺癌患者的生存获益反驳了这一长期的观念。尽管在胰腺癌中应用免疫检查点抑制剂单一治疗缺乏活性,但最近的临床前数据显示,GVAX 及对基质细胞群的干预可能会增加免疫检查点抑制剂的治疗效果。这些数据表明结合免疫检查点的联合疗法具有潜在的作用。

2) CAR-T:用于识别肿瘤抗原的嵌合型抗原受体 T 细胞(Chimeric antigen receptor T cells,CAR-T)的研究仍处于起步阶段。CAR-T 细胞已经在 CD19 阳性血液系统恶性肿瘤中取得了卓著的效果。然而在实体瘤中,由于出现"肿瘤外靶点",造成识别表达肿瘤抗原的非肿瘤细胞引起不良免疫介导的毒性-限制了 CAR-T 细胞的临床应用。一项自体 T 细胞表达抗 mesothelin CAR 治疗的安全性研究中,一名胰腺癌患者达到疾病稳定的疗效。评估进展期胰腺癌患者应用 meso-T 细胞疗法的 Ⅰ 期研究目前正在开展中(NCT01897415)。

3) IDO 抑制剂:吲哚胺-2,3-双加氧酶(indoleamine-2,3-dioxygenase,IDO)是色氨酸分解代谢酶;色氨酸代谢物对效应 T 细胞有毒性,并通过增加调节性 T 细胞数量,有助于在肿瘤中产生免疫抑制微环境。在胰腺癌中,IDO 高表达与不良预后相关,同时在转移性胰腺癌中 IDO 表达增加。IDO 抑制剂增加了 T 细胞应答,并在临床前研究中与化疗药物联合应用有协同抗癌作用。这些发现为胰腺癌中的 IDO 定位提供了依据。目前,正在进行 IDO 抑制剂 indoximod 与白蛋白紫杉醇联合吉西他滨在进展期胰腺癌中的 Ib 期试验(NCT02077881)。

胰腺癌的当前治疗选择主要为细胞毒性化学药物联合治疗,以毒性为代价提供了有限的生存获益。目前,许多新型药物旨在通过针对 TME 内的多个途径来改变这种治疗模式。此外,通过生物标志物筛选出可能获益的患者是目前临床研究的重要目的之一,目前正在进行的靶向 HA 的 PEGPH20 和靶向 CCR2 的 PF-04136309 在早期研究点燃了希望。

然而,治疗胰腺癌的临床研究仍存在很多障碍。首先,胰腺癌是较罕见的恶性肿瘤,这些特异性试验无法代表在整体胰腺癌患者中的疗效,限制了患者的治疗方案。其次,与许多其他实体恶性肿瘤相比,胰腺癌的解剖位置和侵袭性不允许治疗的延迟,因此在招募和筛选患者过程可能造成治疗的延误,特

别是对于需要组织标本进行中央测试生物标志物的研究。总体而言,针对胰腺癌的许多途径的部分早期研究的结果显示了希望,突破就在眼前。

56.3.8.7 预后及展望

改善全球胰腺癌患者的临床预后任重而道远。在过去 30 年中,早期切除术治疗早期疾病患者的生存率并没有明显改善。肿瘤切除后患者的 5 年生存率只有 15%～20%。更有效的治疗方法将有助于在未来的辅助治疗中延长生存期。随着各种新药的开发和对治疗原则的认识加深,其他新型的有希望的治疗手段可能带来新的选择和更好的生存获益。

（许金枝　张师容　高鹤丽　王文权　刘　亮）

56.4　壶腹周围肿瘤

壶腹部的定义是指胰管与胆总管末端汇合处,距离十二指肠乳头 1.5 cm 以内的狭小区域。壶腹部的解剖结构:胆总管末端和主胰管汇合形成的胆胰管结合部及 Oddi 括约肌,胆胰管结合部斜穿十二指肠壁,并在十二指肠乳头处开口于十二指肠肠腔。壶腹部癌（carcinoma of the ampulla）是指发生于壶腹部区域（包括十二指肠乳头内胆管、乳头内胰管、胆胰管壶腹、十二指肠大乳头）的癌,构成壶腹周围癌（peri-ampullary carcinoma）的一部分。这些组织来源不同的肿瘤因其解剖部位毗邻,临床上以梗阻性黄疸为共同表现,很难在术前获得明确的诊断,而统称为壶腹部癌。由于发生部位的不同,壶腹部癌具有不同生物学特性和病理学特征,在临床上仍需要区别对待处理。

56.4.1　流行病学

壶腹部癌是消化系统较为少见的肿瘤,约占壶腹周围癌的 7%,占所有消化系统肿瘤的 0.2%,男性约占 0.38%,女性约占 0.27%,明显低于胰头癌及胆管癌。虽然该病的许多临床表现与胰头癌及胆管下段癌相似,但其自然病程、手术切除率及预后均与这 2 种类型的肿瘤明显不同。壶腹部癌患者的 5 年生存率为 36.8%,明显高于胰腺癌和胆管癌。因此,在总结治疗效果时,应区别对待这 3 类疾病。

56.4.2　病理学特征

早期壶腹部癌可以确切判断其发生部位,日本胆道癌处理规约中,将壶腹部癌分为 4 型,即肿瘤型（露出型和非露出型）、混合型（肿瘤溃疡型和溃疡肿瘤型）、溃疡型和息肉型,其中 60% 以上为肿瘤型。早期癌可局限于胆胰管壶腹,乳头黏膜正常,从而增加了早期诊断的困难。

组织学上,由于壶腹部表面被覆主胰管及胆总管末端上皮,周围被胰腺及十二指肠组织包绕,故壶腹部癌进一步可分为 2 种亚型,即肠型及胰胆管型。其中大多数为肠型,约占 72%,其组织形态特点与结肠腺癌相似,但坏死并不常见。与腺瘤有关的壶腹肠型腺癌一般体积小,预后好。胰胆管型与胰腺导管腺癌或肝外胆管癌相似,肿瘤组织由简单的腺管或分枝腺管和丰富的促纤维增生性间质组成。腺管由单层立方或柱状细胞构成,通常没有假复层结构。和肠型腺癌相比,肿瘤细胞的核更圆、细胞异型性更大、核分裂象更多见。少数病例表现为肠型和胰胆管型的混合性腺癌。多数肠型腺癌表达 CK20,而仅有 50% 病例表达 CK7,而胰胆管型相反,可作为亚型鉴别诊断的指标。多数壶腹部癌还表达 CEA 和 CA19 - 9。

肿瘤首先在壶腹部腔内蔓延,进而向深部扩展,突破 Oddi 括约肌,浸润至十二指肠及胰腺。随着肿瘤的增大,瘤体表面形成溃疡。少数发生在十二指肠大乳头的肿瘤早期即可形成溃疡。据统计,79% 的非露出型壶腹部癌未侵及十二指肠肌层,而 70% 无溃疡的露出型肿瘤已侵及十二指肠（30%）及胰腺（40%）,93% 的溃疡型肿瘤已发生了十二指肠（40%）及胰腺（53%）浸润,可见多数露出型溃疡肿瘤已扩散至周围器官。

淋巴结转移是壶腹部癌最主要的转移方式。当瘤体局限在 Oddi 括约肌内时,淋巴管内即可见到瘤栓;当肿瘤侵至十二指肠肌层及胰腺时,淋巴结转移率可达 55～78%。胰头后方淋巴结是最常见的转移部位,其次为胰头前方淋巴结,有时尚可发生肠系膜根部淋巴结的转移。血行转移与淋巴结转移同期发生,转移率仅次于淋巴结转移。当肿瘤浸润胰腺时,静脉内瘤栓和神经浸润的发生率可近 50%。晚期肿瘤还可发生肝脏转移和腹膜种植性转移。

42%～91% 壶腹部癌组织内可见到腺瘤成分。腺瘤部分多存在于肿瘤周边,并可见到两者间的移行。目前认为,壶腹部腺瘤为癌前病变,部分壶腹部癌系由腺瘤恶变而来。

56.4.3　诊断和鉴别诊断

（1）临床表现

壶腹部癌起病隐匿,早期缺乏典型的临床表现。黄疸是壶腹部癌最主要的症状,出现较胰头癌早。因肿瘤组织坏死、脱落,可使胆道暂时再通,故黄疸可时轻时重,出现波动。但在黄疸下降时,血清胆红素、碱性磷酸酶等指标亦不会降至正常。随着肿瘤的进展,黄疸进行性加深,波动性消失,临床上出现周身瘙痒,粪便颜色变浅乃至陶土样便,以及胆囊胀大、肝大等胆道梗阻的症状和体征。有些患者可因胆道梗阻而诱发急性胆管炎。

在黄疸出现之前,因胆管、胰管梗阻,内压升高,胆汁、胰腺排出不畅,患者常有上腹部饱胀不适、腹痛、食欲减退等症状,少数患者因胰管梗阻,可诱发急性或慢性胰腺炎,出现持续的上腹部隐痛不适。因这些症状多不具特异性,故难与其他疾病相鉴别。往往在腹部胀痛不适持续1～2个月后,才出现显性黄疸。因此,黄疸虽是壶腹部癌的最主要表现,但并非最初的症状。应对腹部胀痛不适的患者多加重视,避免临床上的漏诊和误诊。

此外,患者尚可伴有消化道出血、消瘦、乏力等症状,疾病晚期出现腹部脏器及远隔器官转移时,还可扪及腹部肿块,出现腹水、淋巴结肿大等体征。

（2）实验室检查

血清碱性磷酸酶(ALP)、γ-谷氨酰胺转肽酶(γ-GT)值升高可发生在血清胆红素升高之前,是发现胆道梗阻最灵敏的指标。壶腹部癌患者几乎均伴有异常升高的ALP及γ-GT。约3/4患者谷草转氨酶升高。约60%的患者血清总胆红素＞17 μmol/L,约50%的患者血清总胆红素＞34 μmol/L,约1/3的患者血清淀粉酶增高。

肿瘤标志物的检测也具有一定的价值,CA19-9、CEA和CA125是目前常用的肿瘤标志物。其中,CA19-9在85%的患者中升高。CA19-9升高可见于没有恶性病变的梗阻性黄疸的患者,但是,如果胆道减压后CA19-9仍持续升高,提示壶腹部恶性病变可能。CA9-9不能用于鉴别壶腹部癌与胆管癌、胰腺癌。CEA在30%的壶腹部癌患者中升高,但是在胆道梗阻时也可能升高。CA125在40%～50%的壶腹部癌肿升高,其升高可能提示肿瘤累及腹膜或腹水形成。抑癌基因p53可能与壶腹部腺瘤恶变为腺癌有关,p53蛋白染色阳性可能对壶腹部癌诊断有一定价值。此外,血淀粉酶及大便隐血检查虽可为诊断提供一定的线索,但其特异性及敏感性均较差,不能作为确诊依据。

（3）影像及内镜诊断

钡剂上消化道造影,在壶腹部肿瘤较大时可有阳性表现,为十二指肠扩张或局部充盈缺损,表现为反"3"征。

1）超声影像是目前普遍使用的筛查方法,肿瘤早期即可发现胆管、胰管扩张。因肠内气体干扰,难以观察到壶腹部肿物。常常会漏诊小的壶腹部肿瘤,并且不能确定肿瘤的范围。

2）薄层动态增强CT(MDCT)对壶腹癌的检出诊断准确率约为85%。壶腹癌起源于十二指肠壁内段胆总管上皮,以乳头型多见,表现为突向十二指肠腔内的软组织结节,动脉期结节明显强化。胆囊增大,肝内外胆管扩张呈"软藤"状、"双管征"多见。扩张的胆总管下端与胰管汇合后在十二指肠降段表现出突然中断、闭塞,这是壶腹部癌的可靠CT影像。因此,增强CT可清晰地显示病变部位、大小和周围组织的关系,发现有无肝脏及腹腔转移,还可明确门静脉、肠系膜上动静脉、下腔静脉等周围血管受侵犯情况,显示大血管内有无癌栓形成更具优势,有助于对壶腹部癌的分期、手术可切除性做出有效的评估。

3）增强型MRI对于区分壶腹部肿瘤的性质、大小,以及和周围组织的关系作用类似于增强CT。MRI可以辅助诊断肝实质的异常和肝脏转移灶。MRI血管成像还可以显示血管受累的情况。磁共振胰胆管成像(MRCP)是近年来发展起来的一种胰胆管造影技术,可显示完整胆管、胰管情况。MRCP可清晰地显示有无胆道梗阻及梗阻部位,定位诊断价值明确,对判断肿瘤侵及范围极有价值,对胰管的显示率要高于增强CT。MRCP具有操作简便安全、不需造影剂、无创伤、无并发症等优点,尤其适合于病情重、一般情况差、不能耐受ERCP检查及已行胃肠改道手术的患者。

4）内镜下逆行胰胆管造影(ERCP)对壶腹部癌的诊断具有重要价值,可提高早期诊断和术前确诊率,较MRCP及CT具有明显优势。ERCP可直接观察十二指肠乳头部病变,测量大小;观察有无溃疡、出血、乳头开口情况及有无胆汁胰液外溢;可直视下行组织病理活检及细胞刷检;可做胰胆管造影,了解胆、胰管受侵范围及近端扩张程度;观察肿瘤情况,并了解近段胆管解剖,指导术中的胆肠重建。并且可经 ERCP 放置胆管内支架,作为胆管梗阻患者短期或长期减黄的姑息治疗。

5) 超声内镜(EUS)对于壶腹部癌诊断价值很高,不仅可以确定梗阻的部位,还可以对胆胰结合部病变有较明确的定位和定性能力,同时对于恶性肿瘤的分期、淋巴结转移、胰腺受侵犯等情况可做出精确的判断,可作为首选的辅助检查。EUS 避免了体表超声受肠道气体及腹壁脂肪等干扰,对于直径<1 cm 的肿瘤,其诊断准确率甚至高于 CT、MRI 等方法。与 ERCP 相比,EUS 的创伤与并发症均较小,且弥补了 ERCP 不能诊断黏膜下、黏膜外病变及肿瘤浸润深度的缺陷。与 CT 和 MRCP 比较,它对壶腹部小病灶的检出率更高,可高达 100%。同时,对于诊断有困难的肿瘤,EUS 可引导进行细针抽吸细胞学检查(FNA),可获得明确的病理学诊断。

6) 正电子发射断层显像术(PET)是由 ^{18}F 标记的脱氧葡萄糖进行的功能显像。通常肿瘤细胞摄取葡萄糖的能力增加,正常细胞和肿瘤细胞在体内的代谢可以通过葡萄糖类似物 ^{18}F-氟脱氧葡萄糖(^{18}F-FDG)进行评价,葡萄糖和 ^{18}F-FDG 都可被磷酸化,但是后者不能被进一步代谢,并且积聚于癌细胞内形成"热"点。PET 对于壶腹部良、恶性肿瘤的鉴别有较高的灵敏度和特异度,但是存在 10% 左右的误诊率。PET 对壶腹部癌的周围淋巴结转移的情况显示不佳,确诊率仅为 50%。PET 不能显示精确的解剖结果,不能评估肿瘤与周围血管的关系,因而不能提供术前可切除性的评估信息。

56.4.4 分期

统一的临床病理分期既是合理选择治疗方法的基础,也是评价治疗效果的依据。目前,国际上被多数国家外科医师广泛采用的分期方法是 AJCC 肿瘤 TNM 分期(表 56-2)。

56.4.5 治疗

壶腹部癌患者术前大部分伴有梗阻性黄疸,目前对于术前减黄仍存在较大争议,部分学者认为术前减黄能减轻患者肝肾功能损害,缓解内毒素血症,术后并发症发生率及病死率有所下降。但最近多项多中心前瞻性研究表明,术前减黄未能显著降低术后并发症发生率和病死率。对于术前一般情况较差的患者,应尽力改善其术前一般情况,为减少术后并发症、病死率及成功完成手术做好准备。

表 56-2　壶腹部肿瘤的 TNM 分期(AJCC)

分期	肿瘤表现
原发肿瘤(T)	
Tx	原发肿瘤无法评估
T0	无原发肿瘤证据
Tis	原位癌
T1	局限于 Vater 壶腹或 Oddi 括约肌
T2	侵及十二指肠
T3	侵及胰腺
T4	侵及胰腺周围软组织,或除胰腺外的其他邻近器官或结构
区域淋巴结(N)	
Nx	区域淋巴结无法评估
N0	无区域淋巴结转移
N1	有区域淋巴结转移
远处转移(M)	
M0	无远处转移
M1	有远处转移
分期	
0 期	Tis N0 M0
ⅠA 期	T1 N0 M0
ⅠB 期	T2 N0 M0
ⅡA 期	T3 N0 M0
ⅡB 期	T1-3 N1 M0
Ⅲ 期	T4 任何 N M0
Ⅳ 期	任何 T 任何 N M1

壶腹部癌的治疗目前仍以外科手术治疗为主,手术方式分为根治性切除手术和姑息性手术,应根据肿瘤的性质、部位、侵犯程度而定。根治性切除手术主要包括胰十二指肠切除术(PD)、保留幽门的胰十二指肠切除术(PPPD)及肿瘤局部切除术,姑息性切除术主要包括胆空肠内引流术、胃空肠吻合术、T 管外引流术等。

壶腹部癌的最佳根治性手术方式仍为胰十二指肠切除术,因其在发病早期即可得到诊断,故手术切除率高。部分壶腹部癌伴有胰腺浸润的病例,其淋巴结转移范围较广,肠系膜上血管周围淋巴结转移率可达 23%,胰内神经丛转移率达 10%~45%,手术切除时应注意清扫周围淋巴结。与传统的 Whipple 术相比,保留幽门的胰十二指肠切除术(PPPD)因保留了胃的正常容量和生理功能,手术创伤相对小,有利于改善患者术后生活质量和营养状况,在临床中得到越来越广泛的应用。

与根治性手术相比,局部切除术具有手术操作简单、创伤小、恢复快、手术并发症及死亡率低等特点,有研究表明,只要病例选择合适,可达到根治目的,取得与 PD 同样的治疗效果。局部切除主要适用于下列情况:① 瘤体直径<2.0 cm。② 无壶腹乳头外浸润,无淋巴结转移的早期壶腹部癌。③ 高龄、一般情况差、合并严重内科疾病,无法耐受胰十二指肠切除术者。由于手术范围有限,局部切除术后复发率较胰十二指肠切除术高,有报道指出,局部切除与胰十二指肠切除术比较 1、2、5 年内复发率分别为:26.7%、53.3%、66.7% 和 0、16.6%、27.8%。所以对于选择局部切除的病例,应严格把握手术适应证。

随着内镜技术的提高,内镜下乳头切除术(EP)被推荐为壶腹部良性肿瘤的首选方式。关于壶腹部肿瘤的 EP 手术适应证尚无国际统一标准,部分中心的标准为:壶腹部腺瘤应<5.0 cm、无恶变表现、无导管浸润、术中冰冻病理学检查提示为良性肿瘤。EP 常见术后并发症包括出血、穿孔、急性胰腺炎、胆管炎、乳头狭窄等,其总体发生率为 23%,病死率约为 0.4%。

当肿瘤浸润至周围器官或伴有远处转移无法切除时,为减轻黄疸,改善生活质量,可行姑息性胆汁引流(内引流和外引流)和胃空肠吻合术,缓解肿瘤导致的胆道梗阻、胃输出道梗阻、胰管梗阻及晚期的疼痛,为术后综合性治疗创造条件,延长生存期。随着影像学、内镜及微创技术的发展,消化道、胆道腔内支架置入技术应用取得了很好的临床疗效,有取代姑息性外科手术的趋势。

根治术后的辅助治疗包括全身化疗、局部放疗和两者联合使用。化疗方案目前仍无统一共识。对于ⅠB 期以上的患者建议术后辅助化疗,一般根据不同亚型来采用不同的化疗方案,肠型腺癌和十二指肠癌化疗方案相近,胰胆管型腺癌则依据胰腺癌化疗方案使用。

56.4.6　预后

壶腹部癌的手术切除率为 80%~90%,5 年生存率为 20%~60%,平均高于 35%,治疗效果均明显高于胰腺癌。壶腹部癌术后复发率为 25%~40%。

壶腹部癌影响预后的因素主要为 TNM 分期、肿瘤病理特征和是否可以根治性切除。与其他消化道恶性肿瘤类似,壶腹部癌 TNM 分期越早,提示肿瘤预后越好,反之越差。有报道指出,肿瘤局限于

Oddi 括约肌内者其 5 年生存率可达 85%,而浸润胰腺者仅为 24%。

基于肿瘤病理学特性,壶腹部癌可分为 2 个亚型即肠型及胰胆管型。文献报道肠型的预后明显好于胰胆管型,而肿瘤的大小对于预后无明显影响。

行根治性切除的患者,预后明显好于无法手术切除的患者。据文献统计,根治性切除患者术后的转移复发形式依次为:血行转移(17%),肠系膜上血管周围淋巴结转移(12%),腹膜转移(4%)。无法手术的壶腹部癌患者平均生存期与无法手术切除的胰腺癌患者近似,约为 6 个月。

(徐华祥　武春涛　刘　亮)

56.5　其他少见的胰腺恶性肿瘤

56.5.1　胰腺腺鳞癌

胰腺腺鳞癌(adenosquamous carcinoma,ASC)又称胰腺黏液表皮样癌(mucoepidermoid carcinoma)、胰腺棘皮癌(adenoacanthoma),是一种临床罕见的胰腺外分泌肿瘤,约占胰腺恶性肿瘤的 2.1%,恶性程度高,预后很差。病理学上,肿瘤由导管腺癌成分和鳞状细胞癌成分混合构成,临床表现与胰腺导管腺癌类似,术前确诊较困难。

(1) 流行病学

由于 ASC 术前较难确诊,往往因为病灶较大,难以手术切除,导致其真实发病率很难确定。大宗研究表明,ACS 男性患者多于女性(1.2∶1),平均发病年龄(66.6±12.1)岁,白种人多见。

(2) 病理学特征

大多数 ASC 位于胰腺的头部,也可位于胰腺体、尾部,甚至整个胰腺。切除的大体标本为淡棕褐色至淡黄色,通常与正常的胰腺实质界限不清。镜下见肿瘤包括腺上皮细胞和鳞状上皮细胞,前者有导管或腺体结构且伴有大量细胞内外黏蛋白;后者是以不规则和浸润性的实性瘤巢或带有明显的细胞边界、细胞间桥、不透亮的嗜伊红染色的胞质、不同程度角化的多形编织状细胞为特征。

(3) 诊断

ASC 与胰腺导管腺癌相似,好发于胰头部位(44.6%)。早期症状不明显,晚期临床表现与肿瘤所在部位密切相关,可表现为腹痛、黄疸、体重下降、纳差等。临床上常见的并发症有糖尿病、上消化道

出血、侵犯十二指肠导致狭窄、凝血功能障碍等。ASC的影像学表现与胰腺导管腺癌不易区分。其CT特征包括：① 肿瘤为囊实性，实性部分在平扫呈低或等密度，增强动脉期轻度强化，门静脉期明显强化，囊性部分在增强前后均呈低密度。② 囊性区周围多有不规则"卫星"小囊。③ 囊性区内无分隔。④ 伴有胰胆管扩张，部分伴胰腺萎缩。⑤ 胰外侵犯和血管浸润多见。

（4）鉴别诊断

ASC主要需与胰腺导管腺癌相鉴别，但两者极其相似，均具有恶性肿瘤的表现。前者肿块边界不清，密度不均，多有周围邻近结构的受侵，当出现中央坏死、厚壁样囊变，囊内黏液样密度，或胰腺小病灶、大转移时可作为有效的鉴别点。后者为乏血供性肿瘤，一般无明显强化，无坏死囊变，常伴有胰管扩张等特点。术前鉴别诊断ASC和胰腺导管腺癌目前仍然十分困难，基本上均为经术后病理学检查才能确诊。

（5）治疗

虽然ASC具有鲜明的病理学特点，目前所采用的治疗策略却和腺癌患者相似。对于可切除病灶，手术治疗是首选方案。有报道指出，ASC术后整体的1、2和3年生存率分别为25.5%、14%和14%。目前，没有对腺鳞癌患者的使用标准辅助治疗方案的任何标准，术后辅助放化疗的效果有待进一步证实。

（6）预后

研究指出，对ASC有利的预后因素包括早期诊断、肿瘤可切除、辅助放化疗。而肿瘤直径超过3 cm、肿瘤分化差、淋巴结转移和周围神经或血管浸润则与预后不良相关。

56.5.2　胰腺淋巴瘤

胰腺淋巴瘤（pancreas lymphoma，PL）指起源于胰腺或仅侵犯胰腺及区域淋巴结的恶性淋巴瘤。PL极为罕见，临床症状和影像学表现缺乏特异性，极易被误诊为胰腺癌，从而导致治疗原则错误。

（1）流行病学

胰腺淋巴瘤占恶性淋巴瘤结外病变的1.2%～2.2%，占胰腺恶性肿瘤的0.16%～4.9%。有研究显示，胰腺淋巴瘤多见于中老年，男性多见。但目前胰腺淋巴瘤多为个案报道，因此，其发病率、病因和发病机制迄今均未完全阐明。研究认为，胰腺淋巴瘤可能与遗传、病毒感染、环境因素或继发于其他恶性肿瘤等有关。

（2）病理学特征

胰腺淋巴瘤的按病理组织学不同，常分为非霍奇金淋巴瘤（NHL）及霍奇金病（HD）两大类，其中以NHL多见。胰腺淋巴瘤病理学特点及分型与结内淋巴瘤无异，依据镜下特点及免疫组化、流式细胞术等检查可做出进一步分类及亚型诊断。

（3）诊断

CT、MRI及B超等影像学检查提示淋巴瘤主要位于胰腺或只伴有胰周淋巴结病变，肝脾无累及；浅表淋巴结一般无肿大；胸片纵隔淋巴结无肿大；外周血白细胞计数正常。由于胰腺淋巴瘤缺乏特异性临床表现，术前确诊较难。超声、CT或超声内镜引导下的胰腺穿刺活组织检查往往不能提供足够的组织用于诊断和组织分型，剖腹探查活检可以获得较多的组织以明确诊断和进行组织分型。

（4）鉴别诊断

1）与胰腺癌不同，当胰腺肿块无主胰管和周围血管侵犯时，或无胰腺炎临床表现但胰腺呈弥漫性浸润样改变者，应考虑胰腺淋巴瘤。

2）原发性胰腺淋巴瘤与全身NHL累及胰腺不同，后者主要病变常不位于胰腺，而表现为周围淋巴结肿大，且常伴发热等全身症状，骨髓活检异常也提示全身恶性淋巴瘤可能肿大。

（5）治疗

胰腺淋巴瘤不同分型的疗效和预后各异，化疗是目前治疗的主要措施，必要时辅以放疗或手术等治疗，综合治疗的治愈率达30%。

1）化疗：PL对化疗较为敏感，缓解率为30%～60%。化疗的反应率因淋巴瘤分期不同而异，应根据患者的具体情况来制订具体化疗方案，并选择适当的化疗时机。NHL常用CHOP、COP和MACOP-B治疗方案，而HD则多采用MOPP和ABVD方案。

2）放疗：PL以NHL为主，对放疗敏感，但复发率仍较高，因此，放疗一般作为化疗的辅助治疗。放疗不良反应主要为急性期胃肠道反应、照射局部皮肤黏膜反应，中远期并发症如骨髓抑制、放射性肺炎、性腺功能障碍、放射性脊髓炎等。

3）手术：由于化疗和局部放疗有较高的缓解率，故手术适应证主要为：① 局部病灶。② 放化疗导致胆总管梗阻、十二指肠梗阻等并发症。③ 经皮穿刺活检失败而需手术取得病理分型诊断以助诊疗者。

（6）预后

胰腺淋巴瘤是一种少见、对治疗敏感并可能治愈的疾病,目前仍缺乏随机、对照、大样本的研究结果来进一步提高 PL 的诊治水平。

56.5.3　胰母细胞瘤

胰母细胞瘤(pancreatoblastoma,PBL)是罕见的恶性上皮源性肿瘤,占胰腺恶性肿瘤 0.16%～0.5%。因胰母细胞瘤多发生于 1～8 岁儿童,故亦称为儿童胰腺癌。而成人胰母细胞瘤则非常罕见,发病年龄为 18～78 岁,男性略多见,男女比例 1.3：1。胰母细胞瘤最常见的遗传学异常是 11p 染色体短臂杂合性缺失。

（1）临床症状

胰头部胰母细胞瘤发生率明显高于胰体尾,无特异性临床症状,许多病例都是偶然发现,腹部肿块是其主要临床表现,也可出现皮肤及巩膜黄染、上腹部疼痛和体重减轻等症状,但发生率较低。

（2）影像学表现

B 超表现为不匀质混杂或低回声肿块,有时可见液性暗区,超声多普勒可有血流信号,CT 显示胰母细胞瘤大而边界清楚,分布不均,可伴有钙化,增强扫描呈轻中度强化或分隔样强化。MRI 提示胰母细胞瘤在 T1 加权像则表现为低、中等强度信号,在 T2 加权像则表现为高信号。

（3）病理组织学特点

胰母细胞瘤诊断主要依据上皮细胞巢及腺泡的形成,最特征性改变为鳞状小体。电镜下观察超微结构可见腺泡分化,有时可见黏蛋白原颗粒和神经内分泌颗粒。上皮成分分化成特征性的鳞状小体结构及腺管、腺泡状,其多表达上皮性标记如 CK 和上皮膜抗原(EMA),部分表达 Syn、CgA 等内分泌标记,而不表达 Vimentin;上皮成分周围可见疏松的圆形或短梭形小细胞,表达少量的 SMA 和 Desmin,提示有平滑肌分化,并有部分表达 CD68。胰母细胞瘤具有腺泡形成、内分泌功能和导管分化等多种潜能,其中胰酶染色阳性率为 100%、内分泌标志阳性染色为 82%、癌 CEA 阳性率约为 85%。

（4）鉴别诊断

1) 胰腺癌:肿瘤发现时体积较 PBL 小,形态多不规则,钙化罕见,界限模糊,乏血供,肿瘤标志物

CA19-9 常升高。

2) 神经内分泌肿瘤:瘤体大小不等,体积较大者有恶变倾向,钙化较 PBL 多见;B 超示类圆形低回声肿块伴高回声边缘,CT 或 MR 增强扫描早期即明显强化,强化程度远高于 PBL,NSE 可升高。

3) 胰腺实性假乳头状瘤:多见于青春期及青年女性,多为囊、实性,偶有钙化;CT 或 MR 可见"浮云征",多合并出血,包膜及实性成分可见线样、小结节状钙化,增强扫描实性部分呈渐进性强化,该肿瘤很少发生转移或向周围浸润,预后较好。

4) 肿块型慢性胰腺炎:为节段性慢性胰腺炎的一种特殊类型,好发于胰头,钙化常见,常沿主胰管走行分布;由于病灶过度纤维化,MR 表现为 T1WI 及 T2WI 低信号,增强扫描动脉期轻度强化,门脉期逐渐强化,且胰周血管及邻近脏器无恶性侵犯。

5) 转移瘤:临床上较少见,常有其他恶性肿瘤病史,CT 平扫多为稍低密度,MR 表现为长 T 长 T2 信号,增强扫描较大病灶呈环形周边强化。

（5）治疗

胰母细胞瘤就诊时约 1/3 的患者有淋巴结转移或肝转移,广泛播散较少见。就诊时无转移的儿童患者预后较好,多数患者经手术联合化疗后可治愈。晚期 PBL 的儿童患者预后较差,平均生存时间为 18 个月。

1) 手术:胰母细胞瘤首选外科治疗,根治性切除手术仍是唯一可能治愈的方式。根据肿瘤的部位、大小和局部浸润的情况,可行胰十二指肠切除术、胰体尾切除术、全胰腺切除术、单纯的肿瘤切除术等。

2) 化疗:胰母细胞瘤化疗较为敏感,不能切除、晚期转移病例或术前新辅助治疗可选择化疗。常用的化疗方案有 IVA(异环磷酰胺、长春新碱、放线菌素 D)、CDDP-Doxo(顺铂、阿霉素)、PVB(顺铂、长春新碱、博来霉素)、VAC(长春新碱、防线菌素 D、环磷酰胺)、VCAD(长春新碱、环磷酰胺、阿霉素)、OPEC(长春新碱、环磷酰胺、顺铂、依托泊苷)等。

3) 放疗:局部进展期肿瘤,若无手术机会且对化疗不敏感,可选用放疗,但是放疗在 PBL 中的应用文献报道少见。

（6）预后

文献报道,胰母细胞瘤是具有治愈潜能的恶性肿瘤,胰母细胞瘤的总体生存率约为 50%,如早期诊断并给予有效的治疗,预后明显好于胰腺癌。能局部切除的患者手术预后较好,5 年生存率约为 65%。不能手术切除的患者,生存期不超过 5 年。

完全切除后,18%的患者平均20个月后局部复发,26%的患者同时发生转移。成人的预后明显比儿童更差,可能是由于儿童胰母细胞瘤无转移,边界更清楚,生物学行为更惰性。治疗复发、有肿瘤残余、不可切除或转移的患者预后较差,放化疗可起到重要的作用。

56.5.4 胰腺印戒细胞癌

原发于胰腺的印戒细胞癌(signet-ring cell carcinoma,SRCC)在胰腺恶性肿瘤中非常罕见,发生率极低,少于1%,国内外报道少。SRCC是分泌黏液的肿瘤,大多发生在胃,约占胃癌的20%,其他部位较少见。天津肿瘤医院报道,胰腺癌接受手术治疗的患者中,印戒细胞癌占0.6%。有研究报道,在混合性的腺神经内分泌癌中,约有10%病例含有SRCC成分。

(1)临床症状

胰腺SRCC无特异性的临床症状,主要可表现为上腹部胀痛不适,可伴有腰背部疼痛或黄疸等症状,胰头和胰体尾发病率无明显区别,CT可表现为胰腺局部不均匀低密度灶,胰管可不规则扩张,与胰腺导管腺癌表现无明显差异,HE染色发现典型的印戒细胞可鉴别。有研究报道,超声胃镜穿刺行病理学检查有助于术前鉴别。

(2)治疗和预后

SRCC是低分化分泌黏液的腺癌,起源于消化器官的SRCC预后极差,文献对于胰腺印戒细胞癌报道较少,不能手术的中晚期胰腺SRCC生存时间较短,对化疗不敏感,疾病进展快,很少超过半年。目前,手术切除是唯一可治愈SRCC的方法。由于发病率极低,病例数有限,尚无证据表明化疗对胰腺SRCC有效。

56.5.5 混合性胰腺腺癌及神经内分泌肿瘤

腺癌和神经内分泌癌都是消化道常见的恶性肿瘤,但两者同时发生于消化道同一器官却十分少见,国内外仅有个例报道。多数消化道混合性腺神经内分泌肿瘤发生于胃和肠道,仅有极少数发生于胰腺(图56-3)。混合性胰腺腺癌是一种十分罕见的胰腺恶性肿瘤。胰腺混合性癌是癌组织中内分泌细胞和外分泌细胞混合存在,每种细胞至少占全部肿瘤成分的1/3,包括混合性导管-内分泌癌(mixed ductal-endocrine carcinoma of the pancreas,MDEC)

和混合性腺泡-内分泌癌(mixed acinar-endocrine carcinomas of the pancreas,MAEC),其生物学行为取决于外分泌成分。

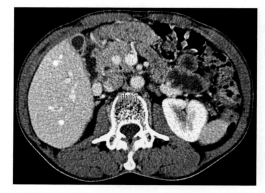

图56-3 胰腺神经内分泌肿瘤典型CT影像

(1)临床表现

混合性胰腺腺癌发生部位以胰头部多见。最主要的临床表现是胰腺占位性病变,当肿瘤侵及周围脏器如脾时,可在转移的脏器形成更大的占位性病变,导致术前影像学和临床误诊为其他脏器的原发肿瘤。其他非特殊性临床表现有腹痛、体重减轻或纳差等,也可出现黄疸,但相对少见。部分患者血AFP可升高。

(2)诊断

混合性胰腺腺癌同时具有腺泡细胞癌和神经内分泌肿瘤形态特点。镜下主要表现为2种不同的构型:一种类型是肿瘤细胞呈双向分化,另一种类型是肿瘤细胞有明确的分化。只有10%~30%肿瘤细胞呈现真正的双向分化,大部分肿瘤细胞具有明确的腺泡或神经内分泌分化。

免疫组化分析在混合性胰腺腺癌的诊断中起着决定性的作用。只有神经内分泌标记阳性的肿瘤细胞>30%才能诊断为混合性胰腺腺癌。腺癌成分可选取CEA或CK来确认,神经内分泌癌成分可选取Syn、CsA、NSE等来确认。

(3)鉴别诊断

胰腺混合性腺泡-神经内分泌癌的鉴别诊断主要是胰腺富于细胞的实性肿瘤,包括胰腺导管腺癌、胰腺腺泡细胞癌、胰腺神经内分泌肿瘤、胰腺实性假乳头状瘤及胰母细胞瘤等。

(4)治疗

手术治疗是目前混合性腺癌主要的治疗手段。

管扩张、胰管壁低回声增厚、壁结节或乳头状突起、胰腺萎缩。EUS 可同时行囊液肿瘤标记物检查及穿刺

活检。在肿瘤标记物中，囊液 CEA、CA19 - 9 对良恶性的鉴别有一定作用。

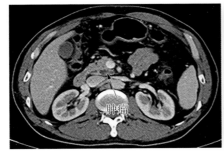
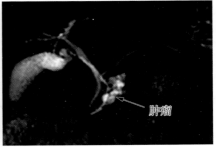

图 56 - 4　胰腺 IPMN 的 CT 及 MRCP 影像

（4）治疗

目前，对于 IPMN，手术治疗仍是首选的治疗方式。根据临床分型不同，对主胰管型、混合型及分支胰管型的处理策略不同。

主胰管型及混合型：主胰管型恶性比例高达60%～92%，平均约为70%。现有的证据表明，在主胰管型和混合型 IPMN 患者中，有临床症状、主胰管直径＞15 mm、壁结节是术前预测恶性 IPMN 的指标。

分支胰管型：分支胰管型 IPMN 恶性比例较主胰管型及混合型低为 6%～46%，平均为 25%。如肿瘤直径＞3 cm，影像学检查可见壁结节常提示肿瘤可能为恶性。综合目前的临床研究结果，推荐有症状、直径＞3 cm 或有壁结节的分支胰管型 IPMN行手术治疗。

对已经发展成浸润性癌或可疑浸润性癌应行根治性切除，包括：胰十二指肠切除、胰体尾切除或全胰切除＋淋巴结清扫。对病变局限，临床、实验室及影像学检查不支持浸润性癌者，可行局部切除，术中冰冻病理明确切缘。

多灶分支胰管型 IPMN 的手术指征仍需权衡利弊，如患者有症状、肿瘤直径＞3 cm，有壁结节，则考虑可行全胰切除。患者的年龄在确定治疗方式时也是重要的决定因素。预期生存期越长，发生癌变的概率越大。IPMN 由乳头状瘤到癌变需要 5～7 年。

56.6.3　胰腺囊腺瘤

胰腺囊腺瘤是胰腺囊性肿瘤的中的一种，主要可分为浆液性囊腺瘤（serous cystadenoma，SCA）和黏液性囊腺瘤（mucinous cystic neoplasm，MCN）。

56.6.3.1　浆液性囊腺瘤

SCA 临床上常见于老年女性，临床多无特异性症状，大体上主要有 3 种形态学类型：多囊型、蜂巢型和寡囊型，SCA 通常被认为是良性病变，恶性极为少见。

（1）临床表现

SCA 的临床表现通常缺乏特异性，大多数患者通过常规体检发现。少数患者可出现腹痛等压迫所导致的症状。

（2）诊断

目前诊断 SCA 的方法包括 B 超、CT 及 MRI等。但即使借助先进的影像学技术，如胰腺薄层CT、EUS 引导下细针抽吸细胞学检查、血清肿瘤标志物及囊液肿瘤标记物等诊断手段，术前诊断 SCA的准确率仍较低。

（3）治疗

手术切除是 SCA 的主要治疗手段，可达到根治效果。然而，有些学者认为，SCA 的手术会加重患者及社会医疗负担，并且胰腺术后并发症多见，故对于无症状的较小的 SCA 建议保守治疗，特别是老年患者，不推荐手术治疗，建议临床随访观察。

目前的证据认为：对于术前临床高度怀疑 SCA的患者，以下情况可考虑手术治疗：① 肿瘤直径＞4 cm。② 有腹痛、黄疸、呕吐等临床症状。③ 肿瘤增长迅速。④ 无法排除恶性肿瘤可能。

在熟练掌握腹腔镜技术的情况下，可通过腹腔镜进行手术切除，腹腔镜手术安全、有效，可明显加快患者术后康复，减短术后住院时间。

而针对胰体尾的 SCA，保留脾脏的胰体尾切除术安全、有效。保脾的患者术后血小板浓度趋于正

常,可降低形成血栓、暴发性感染的风险。

56.6.3.2 黏液性囊腺瘤

MCN 以中年女性常见,病灶几乎为孤立病灶,超过 90% 位于胰腺体尾部。因此,对于女性患者,胰体尾部孤立囊性病灶首先考虑 MCN。相比较而言,IPMN 更常见于老年男性,多灶性且多位于胰头部。MCN 大体观为单房或多房囊肿,内含黏液样物质,囊肿与胰腺导管不通,故囊液淀粉酶测定水平较低,依此与 IPMN 相鉴别。

(1)临床表现及实验室检查

MCN 的临床表现同样大都缺乏特异性。值得注意的是,MCN 的临床症状比 SCA 更常见,可能是因为其尺寸较大,压迫症状较重。

MCN 均具有高度潜在恶性,属癌前病变。术前可通过检查肿瘤标志物、影像学检查观察肿瘤内有无实性成分,来初步临床判断肿瘤的良恶性。

MCN 的实验室检查,包括肿瘤标志物等检测多在正常范围内,无临床诊断价值。MCN 的诊断主要依赖影像学检查,如 B 超、CT、MRI 等。曾有研究表明,在超声、CT、ERCP 诊断胰腺囊性疾病准确率的比较中,CT 的诊断准确率最高。

EUS 是一种低创伤、高分辨率的检查,当肿物形态学表现不典型时,可以辅助提高诊断的准确性。但有研究显示,单独的 EUS 检查并不足以鉴别 MCN 和其他囊性肿瘤,同样也不能准确判断良恶性。

(2)治疗

对于 MCN,应积极手术治疗,手术的时机应选择在恶变以前。对有临床症状、影像学检查囊肿有实性组织成分、囊肿壁增厚和囊肿增长较快的患者建议手术切除。同时,囊肿大小也是选择手术的重要参考之一,当囊肿直径<3 cm 时,很少出现恶变;>3 cm 时,恶变率随之升高,故临床上对囊肿直径>3 cm,不能排除 MCN 的患者选择手术。特别对于年轻的患者,随着年龄的增长,手术风险及恶变风险相应增加,故手术指征应适当放宽;而对于老年患者,应相对较严。

当肿瘤体积较小时(通常认为<5 cm),可运用微创腹腔镜手术治疗。尤其是当肿物位于胰腺体部和尾部时,效果更好、更安全,住院时间较开腹手术更短。腹腔镜操作时,需要注意保证肿物完整切除,如肿瘤破损,可能造成医源性的肿瘤播散。

大部分 MCN 位于胰腺体部及尾部,常采取胰腺尾部切除术合并脾脏切除术,保留脾脏的单纯胰腺尾部切除术一般用于无肿瘤侵袭恶变倾向的 MCN。若术中怀疑恶变或病理已经证实存在恶性成分,手术方式应选择联合脾脏切除同时区域淋巴结清扫,术后随访应遵照胰腺癌的处理原则进行处理。而对于比较少见的位于胰腺头部的 MCN,一般采取常规的胰十二指肠切除术。

56.6.4　胰腺实性假乳头状瘤

胰腺实性假乳头状瘤(solid-pseudopapillary tumor of pancreas,SPTP)是一种独特的肿瘤实体,是一类少见的潜在低度恶性的胰腺肿瘤,仅占胰腺肿瘤的 0.17%~2.7%。1959 年,由 Frantz 首先报道。1996 年,WHO 将其定义为由形态比较一致的细胞形成的实性巢状和假乳头结构的上皮性肿瘤,常伴有出血及囊性变,并重新分类为一种不明起源的病变,但是,它的组织学和生物学行为仍不清楚。

(1)病因

SPTP 多见于年轻女性,男女发病率约为 1:8.37,平均发病年龄为 27.2 岁。本病发病机制不明,可能与以下几个方面有一定的关系:① 胰腺炎等胰腺疾病或胰腺受到病毒如 HBV 感染时会有一定的患病概率。② 内分泌方面,如性激素所致。③ 由于 SPTP 是具有遗传性的,所以不排除是由遗传因素所导致。

(2)病理学特征

SPTP 的典型病理学特征为大体观察肿瘤呈囊实性,并伴有不同程度假性囊肿的形成,肿块中央为出血坏死碎片,周围为分叶乳头状浅褐色实性组织。肿瘤与正常胰腺组织分界清楚,囊壁偶可见钙化。可侵犯邻近组织,如胃、十二指肠、大血管等,但胰头部肿瘤较少累及胆总管引起梗阻性黄疸;镜下显示形态一致、无异型的瘤细胞排列呈片状和假乳头状,尤其是纤维轴心的假乳头结构是诊断的重要标志。

(3)临床表现

SPTP 是潜在低度恶性肿瘤,生长缓慢,无特异性的临床表现。大部分患者无症状,部分患者仅表现为上腹或侧腹部隐痛、胀痛不适,有夜间加重的情况。伴随症状多与肿块对邻近器官的压迫有关,肿块增大时,可出现胃肠道压迫症状如恶心、呕吐等,也可出现慢性上腹痛或上腹不适,偶有报道个别病例以腹泻、急性胰腺炎或黄疸起病,个别病例可由于肿块破裂致急腹症或失血性休克。约15％的患者可以出现肝转移和腹膜转移，多数在初次确诊时即可发现，少数在肿物切除数年后发现。即使出现转移灶，患者亦无明显不适，通常可带瘤生存多年。

（4）辅助检查

1）实验室检查：SPTP患者的血常规、肝肾功能、血、尿淀粉酶及血糖检测均未见明显异常。肿瘤标志物如AFP、CEA、CA19-9、CA242等，均在正常范围之内。

2）影像学检查：肿瘤组织由实性部分和囊性部分按不同比例混合而成，分为囊实成分相间型、实性成分为主型及囊性成分为主型，其中以囊实性成分相间型或实性成分为主型多见。

3）超声特点：多表现为胰腺处单发低回声区，内见多个无声区，密度不均匀，内部血流不丰富。实性肿瘤不同程度的囊性变是其病理学基础。实性区表现为均匀的低回声，囊性区是细胞退化和坏死的结果，其内分隔为组织碎片粘连机化所产生，表现为分隔厚度不一，分布杂乱，隔上无血流信号。SPT以外生性生长为主，即使体积较大也不引起胰管及胆总管的明显扩张。

4）CT特点：SPTP平扫多表现为单发的边界清晰的肿块，多有完整的包膜，成圆形、类圆形，偶尔可见分叶状，肿块内多见钙化、出血、坏死等。CT表现取决于肿瘤实性结构和囊性结构的比例和分布。肿瘤的实性部分CT平扫密度与肌肉相仿，表现为等密度或低密度影，囊性部分呈低密度影；增强以后囊性部分在各期均无强化，实性部分和囊壁在动脉期呈轻中度强化，在门脉期及延迟期持续强化，其中囊壁强化更为明显。与胰腺癌不同的是，该肿瘤区域淋巴结无肿大。

5）MRI特点：囊性部分在T1WI呈低信号，T2WI呈明显高信号；实性部分在T1WI呈中低信号，T2WI呈中高信号。与CT相比，MRI在显示SPTP内部的出血、囊性变、包膜等肿瘤内部不同组织结构方面有一定的优势。研究表明，MRI最适用于肿瘤出血区的成像，对出血中的残存组织和断层组织的观察。

（5）治疗

SPTP属于低度恶性肿瘤或交界性肿瘤，生长缓慢，对放、化疗不敏感，目前认为手术切除是SPTP最直接、有效的治疗方法。根据术中所见的

肿瘤部位、大体病理表现、术中快速病理结果等选择手术方式。SPTP手术方式包括以下3种。

1）局部肿瘤切除术：操作相对容易，沿肿瘤包膜解剖、游离，将肿瘤与正常胰腺组织分开切除肿瘤即可。重点在于避免肿瘤残留及损伤正常胰腺组织。

2）胰腺阶段切除术：选用此方法的指征是，病灶位于胰颈或胰体；病灶远端的胰体尾有足够的胰腺组织；病灶性质为良性。本术式的最大优点是切除病灶的同时最大限度地保留了胰腺组织，并且保留了正常的脾脏，减少了手术创伤和并发症。

3）肿瘤扩大切除术：各种术式的选择取决于肿瘤的部位，包括胰十二指肠切除术、胰体尾部联合脾脏切除术等。鉴于SPTP恶性程度低，且淋巴结转移非常少见，故不主张淋巴结清扫。

（6）预后

SPTP为交界性肿瘤，很少发生转移和术后复发，预后良好。

56.6.5　肿块性胰腺炎

肿块型胰腺炎是节段性慢性胰腺炎的一种特殊类型，又称为假肿瘤性胰腺炎，该病由Bekcker于1973年首先描述，占慢性胰腺炎的10％～36％，93％的炎性肿块位于胰头部。

56.6.5.1　病因

肿块型胰腺炎的发生机制仍不清楚。国外以慢性酒精中毒为主要原因，国内以胆源性为主，其他原因还包括高脂血症、遗传等。目前，多数人认为自身免疫反应在此病的发生中起着一定的作用。

56.6.5.2　病理

慢性胰腺炎患者的胰头部较胰体、胰尾部易发生炎性肿块，胰头部肿块型胰腺炎，亦称沟部胰腺炎（groove panereatitis），炎症波及胰头部、十二指肠和胆总管中间部位，特别是分开胰管和胰胆管共同通道异常的患者，存在有胆、胰液引流紊乱，在乙醇等病因的作用下，胰头部更容易遭受炎症侵害，发展为胰头部炎性肿块。通常认为，肿块型胰腺炎轮廓较光整、无分叶增强后密度一致，但由于肿块型胰腺炎常常是由慢性炎症发展而来，因此形态不规则也是常见的（为误诊原因）。胰头部炎性肿块肉眼下所见为胰头肿大，呈结节状，表面凸凹不平，质地坚韧，周围炎性粘连，难与胰头癌区别。肿块型胰腺炎扩张的胆胰管多为肿块压迫性扩张或炎性浸润所致，因

此,胆胰管多表现为其内壁不均匀增厚及扩张。胰头部炎性肿块的病理特征为胰腺腺泡细胞减少和纤维结缔组织的明显增多。常有局灶性坏死、假性囊肿形成,胰头实质钙化,胰头部主胰管狭窄,主胰管结石。

56.6.5.3 临床表现

肿块型胰腺炎无特异性的临床表现,通常表现为腹痛、厌食、恶心、呕吐、体重减轻和梗阻性黄疸。但每种症状的出现时期和发作性质可以有所不同。也常出现难治性上腹痛、向后背部放射和前倾位疼痛减轻等表现。肿块型胰腺炎具有以下特点:① 慢性病程,病史较长。② 有酗酒史,长期酗酒可导致酒精性慢性胰腺炎。炎性肿块的80%以上为慢性酒精性损害所致。③ 有吸烟史。④ 曾患过急性胰腺炎,尤其是坏死性胰腺炎可以引起胰管狭窄,导致慢性胰腺炎。⑤ 反复发作的上腹部痛或腰背部疼痛史。⑥ 黄疸较轻,并有波动感。⑦ 腹痛出现在黄疸之前。⑧ 病情相对稳定,一般情况较好。

56.6.5.4 辅助检查

(1) 实验室检查

肿瘤标志物 CA19-9 和 CEA 在肿块型胰腺炎患者可有中度升高。有学者发现,肿块型胰腺炎自身抗体(如抗核抗体)阳性,还有胰头肿块型胰腺炎患者的血清中测到 IgG4 浓度明显升高。

(2) 影像学检查

1) 超声:肿块型胰腺炎93%发生在胰头部,表现为孤立性实性低回声肿块,多数内部回声不均匀;胰管扩张,表现为不规则扩张并贯通病变,穿过肿块;胆总管呈轻中度扩张,肝内胆管扩张不明显或仅可见轻度扩张,常与慢性胆道炎症或胆石症并存。沿胰管分布的结石或胰腺实质内钙化是可靠征象。

2) CT:肿块型胰腺炎病灶在平扫时一般与胰腺正常组织呈等密度或等低混杂密度,边界多不清晰,无明显分叶。肿块内合并假囊肿型或混合型病灶内可见一个或多个囊状低密度影,囊内密度较高,囊内壁光滑无结节。部分病灶内可见砂粒样或斑点状钙化。增强后多数肿块实性成分于动脉期轻度强化,静脉期及延迟期呈现逐渐强化,CT 值可增加 20~40 Hu。囊性成分不强化。部分肿块于动脉期明显强化,密度高于正常胰腺实质,除可能由于炎性肿块血供较丰富外,还可能由于慢性胰腺炎急性发作时,血管活性物质释放引起血管扩张,毛细血管通透性

增加所致。

3) MRI:慢性肿块型胰腺炎在弥散加权像(DWI)上呈不均匀稍高信号,边界不清;弥散系数(ADC)值高于胰腺癌组织的 ADC 值。

4) MRCP:胰管狭窄,移位程度较轻,狭窄段胰管边缘光滑,狭窄段远端胰管可显影,病变部位可显示胰管分支等。

56.6.5.5 治疗

肿块型胰腺炎的保守治疗主要包括戒酒、清淡饮食、服用胰酶类药物助消化等。外科治疗以各种胰腺切除术为主。由于肿块型胰腺炎在病史、体征、影像学上与胰头癌有许多相似之处,术前及术中都难以明确诊断,误诊率高达40%以上。两者的治疗方式及预后差异较大。若能在术前明确诊断,对选择合适治疗方案,判断预后是十分有意义的。

56.6.6 胰腺血管瘤

胰腺血管瘤是十分罕见的来自胰腺间胚组织的良性肿瘤,生长缓慢,且由于解剖位置较隐蔽,虽为一种良性肿瘤,仍存在大出血危险,临床医师需对之提高警惕。

(1) 病因

一般认为胰腺血管瘤是一种先天性疾病,女性较男性多见,确切发病原因并不十分清楚,自 Cohnheim 和 Ravitch 的迷走胚层理论问世以后,尚有多种其他学说,如毛细血管感染后扩张、变形,间叶组织返祖现象等。

(2) 病理学特征

胰腺血管瘤在组织学上可分为海绵状血管瘤、硬化性血管瘤、血管内皮细胞瘤和毛细血管瘤4种类型,以海绵状血管瘤最多见,血管瘤大小不一,多为单发,为圆形或类圆形,边界清楚,但无包膜,较大病变中央可见瘢痕组织、血栓形成、陈旧出血或囊性变,病灶内偶可见钙化。

(3) 临床表现

本疾病多无自觉症状,临床表现以随着肿瘤体积逐渐增大,可挤压周围组织器官,产生压迫症状,瘤内压同时增高,可引起隐痛和不适症状,或肿瘤侵破胰管或邻近的十二指肠内,引起消化道出血。体积较大、血管丰富的血管瘤容易在外伤情况下破裂出血,也可因妊娠等腹内压增高或妊娠晚期血液稀释造成瘤体血运增加而引发大出血,导致失血性休克。

（4）影像学检查

CT 平扫一般呈均匀低密度,较大的病变中央可见更低密度区,其病理基础为瘢痕组织、血栓形成、陈旧出血灶或囊性变,病灶内偶见钙化,病变多为圆形或类圆形。边界清楚,但无假包膜显示。增强扫描时,早期病灶边缘呈明显的不连续的结节状强化,强化区域进行性向中心扩展,延迟扫描病灶呈高密度充填。

（5）诊断

胰腺血管瘤由于缺乏特异性的临床表现、实验室及特殊检查,术前诊断有时极为困难,确诊需依靠取活组织进行病理学检查。临床工作中应注意与胰腺癌鉴别:胰腺癌患者病程长,多有疼痛、乏力、黄染、消瘦、贫血等症状,辅助检查示 CA19 - 9、CEA 及碱性磷酸酶、γ-谷氨酰转肽酶等增高,腹部 B 超、CT 可见典型占位性病变及胰管扩张等表现。

（6）治疗

对于诊断明确且无明显症状者,可定期通过 B 超或 CT 检查随访;对于有肿瘤压迫症状或出现消化道出血等并发症的患者,不能排除恶变或肿瘤增长速度较快时,应及时行外科手术治疗。手术方式以单纯肿瘤切除为主。当血管瘤位于胰腺浅表部位,患者全身情况差,不能耐受胰腺部分切除术者,可行血管瘤捆扎术,其他治疗方法有动脉栓塞、微波固化治疗、冷冻治疗等。

（王正实　金凯舟　罗国培　刘　辰）

主要参考文献

[1] 中华医学会外科学会胰腺外科学组. 慢性胰腺炎诊治指南(讨论稿)[J]. 中国实用外科杂志,2009,29:1 - 4.

[2] 汤钊猷. 现代肿瘤学[M]. 3 版. 上海:复旦大学出版社,2014:935 - 953.

[3] 陈杰. 外分泌胰腺肿瘤组织学分型(1996). WHO 肿瘤国际组织学新分类(中)[J]. 诊断病理学杂志,2001,6:29 - 36.

[4] 赵玉沛. 胰腺病学[M]. 北京:人民卫生出版社,2007:490 - 491.

[5] Albores-Saavedra J, Schwartz AM, Batich K, et al. Cancers of the ampulla of vater: demographics, morphology, and survival based on 5,625 cases from the SEER program[J]. J Surg Oncol, 2009,100(7):598 - 605.

[6] Balci S, Basturk O, Saka B, et al. Substaging nodal status in ampullary carcinomas has significant prognostic value: proposed revised staging based on an analysis of 313 well-characterized cases[J]. Ann Surg Oncol, 2015,22(13):4392 - 4401.

[7] Battula N, Srinivasan P, Prachalias A, et al. Primary pancreatic lymphoma: diagnostic and therapeutic dilemma[J]. Pancreas, 2006,33:192 - 194.

[8] Brugge WR, Lewandrowski K, Lee-Lewandrowski E, et al. Diagnosis of pancreatic cystic neoplasms: a report of the cooperative pancreatic cyst study[J]. Gastroenterology, 2004,126(5):1330 - 1336.

[9] Bulent Salman, Gabriel Brat, Yoo-Seok Yoon, et al. The diagnosis and surgical treatment of pancreatoblastoma in adults: a case series and review of the literature[J]. J Gastrointest Surg, 2013,17:2153 - 2161.

[10] Fong ZV, Ferrone CR, Lillemoe KD, et al. Intraductal papillary mucinous neoplasm of the pancreas: current state of the art and ongoing controversies[J]. Ann Surg, 2016,263(5):908 - 917.

[11] Frantz VK. Tumors of the pancreas. In: Atlas of Tumor Pathology [M]. Washington, DC: Armed Forces Institute of Pathology, 1959:32 - 33.

[12] Garrido-Laguna I, Hidalgo M. Pancreatic cancer: from state-of-the-art treatments to promising novel therapies [J]. Nat Rev Clin Oncol, 2015,12(6):319 - 334.

[13] Geier A, Nguyen HN, Gartung C, et al. MRCP and ERCP to detect small ampullary carcinoma[J]. Lancet, 2000,356(9241):1607 - 1608.

[14] Hackert T, Fritz S, Klauss M, et al. Main-duct intraductal papillary mucinous neoplasm: high cancer risk in duct diameter of 5 to 9 mm[J]. Ann Surg, 2015, 262(5):875 - 881.

[15] Hisada Y, Nagata N, Imbe K, et al. Natural history of intraductal papillary mucinous neoplasm and non-neoplastic cyst: long-term imaging follow-up study[J]. J Hepatobil Pancreat Sci, 2017,24(7):401 - 408.

[16] Jang KM, Kim SH, Lee SJ, et al. Added value of diffusion-weighted MR imaging in the diagnosis of ampullary carcinoma[J]. Radiology, 2013,266(2):491 - 501.

[17] Jeurnink SM, Polinder S, Steyerberg EW, et al. Cost comparison of gastrojejunostomy versus duodenal stent placement for malignant gastric outlet obstruction[J]. Gastroenterology, 2010,136(5):537 - 543.

[18] Kalady MF, Clary BM, Clark LA, et al. Clinical utility of positron emission tomography in the diagnosis and management of periampullary neoplasms[J]. Ann Surg

Oncol, 2002,9(8):799-806.

[19] Kurihara C, Yoshimi F, Sasaki K, et al. Clinical value of serum CA19-9 as a prognostic factor for the ampulla of vater carcinoma[J]. Hepatogastroenterology, 2013, 60(127):1588-1591.

[20] Lee T, Kim HJ, Park SK, et al. Natural courses of branch duct intraductal papillary mucinous neoplasm [J]. Langenbecks Arch Surg, 2017,402(3):429-437.

[21] Maggino L, Vollmer CM. Intraductal papillary mucinous neoplasm around the world: are we seeing things the same way [J]. JAMA Surg, 2017, 152 (3): e165055.

[22] Manji GA, Olive KP, Saenger YM, et al. Current and emerging therapies in metastatic pancreatic cancer[J]. Clin Cancer Res, 2017,23(7):1670-1678.

[23] Napoleon B, Gincul R, Ponchon T, et al. Endoscopic papillectomy for early ampullary tumors: long-term results from a large multicenter prospective study[J]. Endoscopy, 2014,46(2):127-134.

[24] Napoleon B, Gincul R, Ponchon T, et al. Endoscopic papillectomy for early ampullary tumors: long-term results from a large multicenter prospective study[J]. Endoscopy, 2014,46(2):127-134.

[25] Nayer H, Weir EG, Sheth S, et al. Primary pancreatic lymphomas: a cytopathologic analysis of a rare malignancy[J]. Cancer, 2004,102:315-321.

[26] NCCN. NCCN Guidelines Pancreatic Adenocarcinoma (version 1. 2017)[M]. USA: NCCN, 2017.

[27] O'Connell JB, Maggard MA, Manunga J Jr, et al. Survival after resection of ampullary carcinoma: a national population-based study[J]. Ann Surg Oncol, 2008,15(7):1820-1827.

[28] Paulson AS, Tran CHS, Tempero MA, et al. Therapeutic advances in pancreatic cancer[J]. Gastroenterology, 2013,144(6):1316-1326.

[29] Rahemtullah A, Misdraji J, Pitman MB. Adenoquamous carcinoma of the pancreas: cytologic features in 14 cases[J]. Cancer, 2003,99(6):372-378.

[30] Schirmacher P, Büchler MW. Ampullary adenocarcinoma-differentiation matters[J]. BMC Cancer, 2008, 8:251.

[31] Săftoiu A, Popescu C, Cazacu S, et al. Power doppler endoscopic ultrasonography for the differential diagnosis between pancreatic cancer and pseudotumoral chronic pancreatitis[J]. J Ultrasound Med, 2006,25:363-372.

[32] Siegel RL, Miller KD, Jemal A. Cancer statistics, 2017 [J]. CA Cancer J Clin, 2017,67(1):7-30.

[33] Sohal DP, Mangu PB, Khorana AA, et al. Metastatic pancreatic cancer: American Society of Clinical Oncology Clinical Practice Guideline[J]. J Clin Oncol, 2016,34(23):2784-2796.

[34] Tseng JF, Warshaw AL, Sahani DV, et al. Serous cystadenoma of the pancreas: tumor growth rates and recommendations for treatment[J]. Ann Surg, 2005, 242(3):413-421.

[35] Uesaka K, BoKu N, Fukutomi A, et al. Adjuvant chemotherapy of S-1 versus gemcitabine for resected pancreatic cancer: a phase 3, open-label, randomised, non-inferiority trial (JASPAC 01)[J]. Lancet, 2016, 388(10041):248-257.

[36] Werner J, Combs SE, Springfeld C, et al. Advanced-stage pancreatic cancer: therapy options[J]. Nat Rev Clin Oncol, 2013,10(6):323-333.

[37] Whitcomb DC, Gorry MC, Preston RA, et al. Hereditary pancreatitis is caused by a mutation in the cationic trypsinogen gene[J]. Nat Genet, 1996,14(2): 141-145.

[38] Wolpin BM, Chan AT, Hartge P, et al. ABO blood group and the risk of pancreatic cancer[J]. J Natl Cancer Inst, 2009,101(6):424-431.

[39] Xiao AY, Tan ML, Wu LM, et al. Global incidence and mortality of pancreatic diseases: a systematic review, meta-analysis, and meta-regression of population-based cohort studies [J]. Lancet Gastroenterol Hepatol, 2016,1(1):45-55.

[40] Yu R, Jih L, Zhai J, et al. Mixed acinar-endocrine carcinoma of the pancreas: new clinical and pathological features in a contemporary series[J]. Pancreas, 2013, 42(3):429-435.

[41] Zakharov V, Ren B, Ryan C, et al. Diagnostic value of HMGAs, p53 and β-catenin in discriminating adenocarcinoma from adenoma or reactive atypia in ampulla and common bile duct biopsies[J]. Histopathology, 2013,62(5):778-787.

[42] Zhen DB, Rabe KG, Gallinger S, et al. BRCA1, BRCA2, PALB2, and CDKN2A mutations in familial pancreatic cancer: a PACGENE study[J]. Genet Med, 2015,17(7):569-577.

57 肝脏肿瘤

57.1 肝脏良性肿瘤

57.1.1 概述

（1）发病情况及流行病学特征

肝脏良性肿瘤比较常见，但通常没有临床表现。大多数病例都是通过超声或其他扫描检查偶然发现的，还有些病例则因为肝大、右上腹不适或腹腔内出血而被发现。

（2）良性肝肿瘤的分类

良性肝肿瘤包括血管瘤、肝囊肿、肝局灶性结节性增生、肝细胞腺瘤、错构瘤，其他如中胚层组织的良性肿瘤（脂肪瘤、纤维瘤、混合瘤等）。

（3）良性肝肿瘤的临床表现

肝良性肿瘤种类很多，如血管瘤、错构瘤等。肿瘤多较小且有包膜，不引起临床症状，常因其他原因做肝检查时偶然发现。肿瘤较大或出血可造成肝区胀痛。平片可能发现肝轮廓的改变，如膈隆凸和升高等。

（4）诊断及检查

肝良性肿瘤的诊断主要依靠影像学诊断，肝功能和肿瘤标记物多数为正常水平。

1）超声检查：采用分辨率高的 B 型超声显像仪检查可显示肿瘤的大小、形态及所在部位，目前有较好定位价值的非侵入性检查方法并可用作高发人群中的普查工具及与肝癌、转移性肝癌等的鉴别。

2）CT 检查：CT 具有较高的分辨率，对于鉴别实性和囊性肿瘤具有重要价值，对于鉴别＜3 cm 的小肝癌，其阳性率可达 90％。

3）MRI：诊断价值与 CT 相仿，但可获得长期横断面、冠状面和矢状面图像，对良恶性肝内占位性病变，特别是与血管瘤的鉴别优于 CT。

57.1.2 肝良性实性肿瘤

57.1.2.1 肝局灶性结节性增生

肝局灶性结节性增生（focal nodular hyperplasia，FNH）是一种较少见的良性肿瘤样病变。临床诊断极其困难，易与原发性肝癌、腺瘤混淆，甚至有部分患者被当作肝细胞癌而行经皮肝动脉栓塞化疗治疗，给患者带来不必要的痛苦。肝脏局灶性结节性增生的主要病理特征为病灶中央有星形瘢痕伴放射状纤维分隔，是一边界清晰、坚硬、无包膜、黄褐色的实质性肿块（图 57-1）。多见于青年女性，单发者居多，男女之比为 2.3∶1，因缺乏典型临床表现、影像学特征及特异血清学检查，临床诊断十分困难。本病无恶变的可能，一般不需要治疗，只有当诊断不明确或有症状时才需手术切除。

（1）病因

本病的病因尚不十分清楚，一般认为本病是因肝动脉畸形造成局部肝组织血流过度灌注，继发引起局部肝细胞的反应性增生所致。此外，内外源雌激素对病灶生长有一定的促进作用。

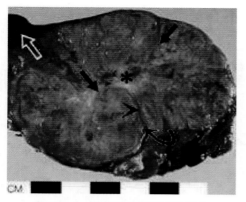

图 57 - 1　肝脏局灶性结节性增生

（2）临床表现

大多数患者无任何自觉症状，常在超声检查或腹部手术时意外发现。有症状的患者可表现为右上腹疼痛、不适、肝大或右上腹包块。

（3）检查

1）体格检查：可发现肝脏位于右肋缘下或右上腹有一质硬包块，有压痛、表面光滑，随呼吸上下移动。

2）CT 检查：表现为平扫呈等或略低密度，强化扫描动脉期为均质强化，静脉和延迟期仍略高于肝实质（图 57 - 2）。

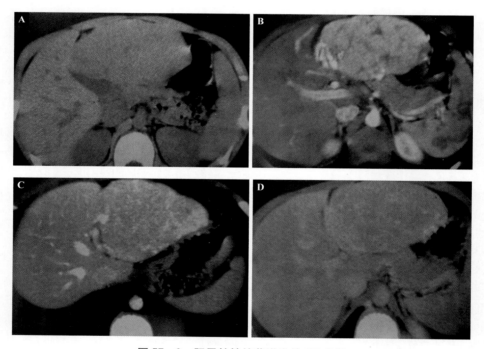

图 57 - 2　肝局灶性结节增生的 CT 成像

3）MRI 检查：显示病灶中心存在瘢痕；增强扫描可见中央"星芒状"瘢痕可持续强化（图 57 - 3）。

（4）诊断

临床上，可根据患者良好的健康状况，无肝炎，有肝硬化病史，再结合影像学检查。典型的 FNH 通过 B 超、CT、MRI 可确诊。

（5）治疗

手术切除是 FNH 的有效首选治疗方法，一般认为 FNH 无坏死和破裂出血，不发生癌变，对明确诊断为 FNH 的无症状者，可以保守治疗，严密随访。对于穿刺病理组织学检查诊断不明、当结节直径＞5 cm，无法鉴别良恶性者，FNH 诊断明确而体积较大者，随诊观察过程中，肿瘤逐渐增大者需行手术治疗。手术方式包括不规则局部肝切除术或肿块剔除术。

57.1.2.2　肝细胞腺瘤

肝细胞腺瘤（HCA）亦称肝腺瘤，是较少见的肝脏良性肿瘤。20 世纪 60 年代后，有关肝腺瘤的报

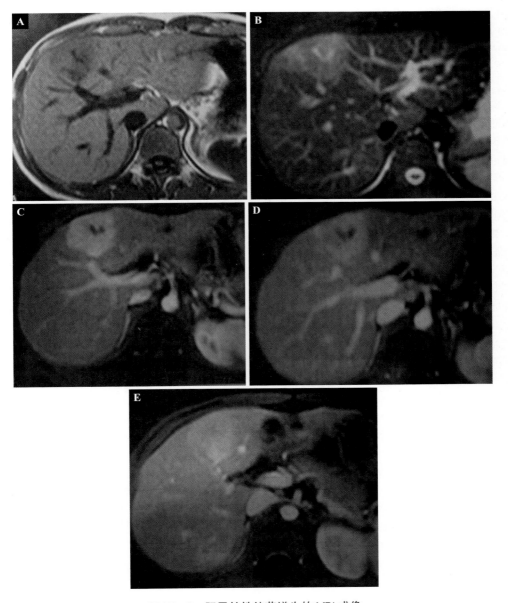

图 57-3　肝局灶性结节增生的 MRI 成像

道逐渐增多,可能与避孕药的使用增加有关。据报道,长期服用避孕药者该病的发病率为(3～4)/10 000,而在不服用避孕药及服用避孕药史短于 2 年的妇女该病的发病率仅为 1/1 000 000。在肝脏良性肿瘤中,肝腺瘤的发病率仅次于肝血管瘤。

（1）病因

本病发生的真正原因未明,现认为其发生与口服避孕药有着密切的关系:超过 90% 的肝腺瘤患者发生于年轻女性,且至少有 75% 的患者有服用避孕药史,超过 30 岁服用避孕药的妇女患病的危险性增高;肝腺瘤的发病率与服用避孕药的时间和剂量有直接关系;绝经后妇女极少有肝腺瘤发生,发生于男性的肝腺瘤可能与糖尿病、糖原贮积症及使用雄性激素等有关。

（2）临床表现

临床表现随肿瘤大小、部位及有无并发症而不同。5％～10％无任何症状，系查体或手术时偶然发现。约1/3的肝腺瘤患者有腹块及近期发生的右上腹疼痛，性质可为隐痛，并有恶心、食欲不振等不适；但当肿瘤发生破裂出血时，患者可出现突发的右上腹剧痛，查体可发现腹肌紧张，局部压痛、反跳痛，严重者可有失血性休克的表现；黄疸及发热偶见，应引起临床工作者注意的是，肝腺瘤不仅有破裂出血的倾向，而且还有恶变为肝细胞肝癌的可能。

1）腹块型：此型较多见，除发现上腹包块外，患者常无任何症状，体检时可扪及肿瘤，其表面光滑、质硬、多无压痛，肿块随呼吸上下移动。如为囊腺瘤，触诊时可有囊性感。当肿块逐渐增大而压迫邻近脏器时，可出现上腹部饱胀、不适、恶心、上腹隐痛等症状。

2）急腹症型：腺瘤由单独动脉供血，动脉一般没有结缔组织支持，瘤内出血经常出现，有时会导致包膜破裂。瘤内出血时，患者可有突发性右上腹痛，伴有恶心、呕吐、发热等，体检时可有右上腹肌紧张、压痛及反跳痛，往往误诊为急性胆囊炎而行手术，术中才发现肝腺瘤。肿瘤破裂引起腹腔内出血时，患者可出现右上腹剧痛，腹部有压痛和反跳痛等腹膜刺激症状，严重者可因出血过多造成休克。

（3）诊断

对于右上腹出现包块缓慢增大，平时无症状，或仅轻微隐痛、上腹胀痛、恶心等，体检时发现包块大小不等的结节，其表面光滑质硬、无压痛，随呼吸上下活动应考虑本病的可能，对右上腹有长期包块的患者，突然发生右上腹剧痛或有腹内出血征象时，应考虑腺瘤破裂的可能。若出现上述表现的为已婚女性患者且有长期口服避孕药史，则对本病的诊断有参考价值。

（4）治疗

凡经检查发现肝内有占位性病变拟诊为肝腺瘤者，不论其有无症状，均应争取尽早手术治疗。由于口服避孕药，所以不排除肝腺瘤有恶变的可能，一旦确诊，应行手术切除，不能手术者，则应避免妊娠。肿瘤破裂时，必须急诊手术，可先夹闭肝动脉以止

血，若肿瘤因位于肝门或邻近较大血管及胆管而不能切除时，应结扎或栓塞肝固有动脉或一侧肝动脉。手术方法可有以下几种。

1）肿瘤切除术：肿瘤侵犯部分肝脏时，可连同部分肝组织楔形切除。肿瘤近第1、2肝门，不能将其完整切除时，可行肿瘤囊内剥除术，但术后易复发。不能排除恶性者，尽量不采用此手术方式。

2）肝叶切除术：肿瘤侵犯一叶或半肝时，可行肝叶或半肝切除，但全身状况欠佳、有肝硬化者，行肝叶或半肝切除术要慎重。

3）肝动脉结扎术：肿瘤位于第1、2肝门的深位，邻近较大的血管和胆管或肿瘤与邻近器官紧密粘连不易分离而无法切除肿瘤时，可结扎肝固有动脉或一侧的肝动脉，以减少肿瘤的血供和防止破裂出血。

57.1.2.3 肝错构瘤

肝错构瘤是一种良性肿瘤，因胚胎发育不良而具有肿瘤特征。该病多发于婴幼儿，多见于4月龄至2岁，通常5岁前发病，男性多见，成人发病极为罕见。

（1）病因

肝错构瘤一般在生长发育期形成，是伴随肝门结构生长的肿瘤。一些病理学家认为，很可能是原始间叶细胞在胚胎晚期发育异常，当肝形成小叶结构与胆管连接时发生。

（2）临床表现

早期无任何症状。有些患儿在出生时就有腹部包块。随生长发育，包块可迅速增大，此时，在右上腹可扪及包块，质硬，无压痛，随呼吸上下移动。晚期可出现腹部无痛性巨大包块及所产生的压迫症状。消化道表现为恶心、呕吐、腹胀、便秘等。包块向上压迫膈肌可导致呼吸困难，严重者可引起呼吸窘迫或心功能不全，并有贫血、消瘦等表现。

（3）检查

1）实验室检查：肝功能可在正常范围，有少数患者血 AFP 升高，CA19－9 可能升高。

2）影像检查：

A. B超检查：腹部超声示边界清楚的肝无回声囊肿，可以是孤立的或多发的。可见肿瘤内呈多囊状、壁厚、无钙化的巨大块影（图 57－4）。

B. CT 检查：CT 表现为少血管团块，有包膜的

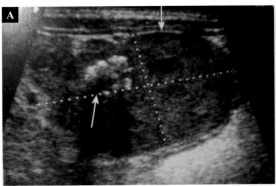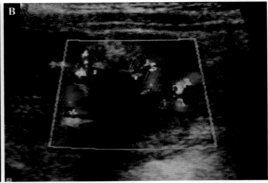

图 57‑4　腹部 B 超检查

囊和实质组织,密度低于肝脏。可见肝脏内巨大的密度不均的低密度区及多个囊性的液性暗区。

C. 腹平片:正常肠内气体影位置变低,但钙化影并不一定都能发现。

D. MRI:随着 MRI 技术的提高,如梯度回波成像、自旋回波等技术的发展,MRI 对本病诊断有较大帮助。

（4）治疗

手术治疗仍是该病的首选方法。因错构瘤常与正常肝组织分界清楚,可选择肿瘤摘除术。如肿瘤与肝组织紧密粘连,可作肝部分切除或肝叶切除。小儿肝脏多无硬化,再生能力强,为进行广泛肝切除提供了条件。

（5）预后

肝间叶性错构瘤为良性病变,属发育畸形,无恶变倾向,预后较好。该病偶有复发,应术后随访。

57.1.3　肝良性囊性肿瘤

肝囊肿的发生被归因于异位胆管。1906 年,Moschcowitz 在研究胎儿肝囊肿时,发现囊肿壁上有异位的胆管组织及长方形上皮细胞内衬。这类囊肿起源于肝内迷走胆管或肝内胆管和淋巴管的发育障碍,导致管腔内容物停滞潴留而成。近年来,有人提出后天肝组织退行性改变的说法。

（1）临床表现

肝囊肿因生长缓慢可长期或终身无症状,常在 B 超检查时偶然发现。其主要临床表现随囊肿位置、大小、数目、有无压迫邻近器官和有无并发症而

异。单纯性肝囊肿相对少见,女性发病多于男性,男女之比为 1:4。约 20% 患者有症状,最常见的首发症状为腹围增大,其初发症状可始于任何年龄,但多发生在 20～50 岁。临床上较常见的其他症状和体征如下。

1）胃肠道症状:当囊肿增大并压迫胃、十二指肠和结肠时,可引起餐后饱胀、食欲减退、恶心和呕吐等症状。

2）腹痛:大而重的囊肿可引起上腹膨胀不适、隐痛或轻度钝痛。突发剧痛或出现腹膜炎的症状体征时,提示有囊肿出血或破裂等并发症发生,并可出现畏寒、发热。

3）腹部包块:发现腹部包块是许多患者的主要初发表现。

4）黄疸:肝门邻近的囊肿压迫肝管或胆总管可引起轻度黄疸,其发生率较低,仅在约 5% 的病例中出现。

5）体检:腹部触及随呼吸移动的包块是主要体征,包块表面光滑,通常质硬,仅部分呈囊性,有波动感。其位置随囊肿发生的部位而定,但多数位于右上腹。

（2）检查

1）B 超:B 超检查诊断肝囊肿具有敏感性高、无创伤、简便易行等优点,<1 cm 的囊肿也易检出,准确率达 98%,而且能确定囊肿的性质、部位、大小、数目及累及肝脏的范围,为本病的首选检查方法。肝囊肿的声像图表现为肝内有圆形或椭圆形液性暗区,囊壁菲薄,边缘整齐光滑,与周围组织境界清楚,囊肿后壁及深部组织回声增强,壁常伴折射声影(图 57‑5)。

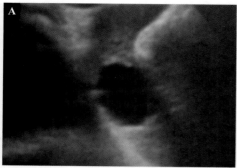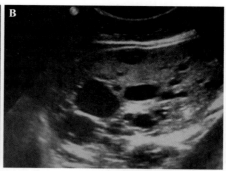

图 57-5　肝囊肿的 B 超成像

2）CT 扫描：CT 检查能准确地显示肝囊肿的部位、大小、范围及性质，确诊率达 98%。CT 片上，肝囊肿为境界清楚、密度均匀、圆形或椭圆的低密度区，静脉造影后无增强表现。

3）核素扫描：核素扫描有助于肝囊肿的定位诊断，显示肝内有边缘整齐光滑的占位性病变，但与肝脓肿、肝癌的扫描结果相似，难以鉴别，临床上已很少使用。

4）选择性血管造影：肝动脉造影见肝囊肿呈圆形、边缘清晰的无血管区，其周围血管被推移呈弓形。

5）腹腔镜检查：腹腔镜检查对表浅的单纯性囊肿的诊断有价值，并可指导穿刺抽液。

6）X 线检查：X 线表现可因囊肿的大小、位置而异，可有肝脏增大、膈肌抬高和胃肠受压移位等现象。单发囊肿有时囊壁出现钙化影。

（3）鉴别诊断

肝囊肿需与以下几类疾病进行鉴别。

1）肝内占位性病变：肝肿瘤、肝脓肿等易与本病混淆。但通过详细询问病史及体格检查，结合 B 超等特殊检查，一般不难鉴别。肝肿瘤多为实质占位性病变；肝脓肿有明显的中毒症状，部分未完全液化的肝脓肿则表现为浸润性占位性病变。对完全液化的脓肿行 B 超引导下经皮穿刺抽液既可达到治疗目的，又可明确诊断。

2）腹内肝外性囊肿：胰腺囊肿、肠系膜囊肿、胆囊积水、胆总管囊肿、巨大卵巢囊肿等均为囊性病变，但根据各自的特征通过 B 超并辅以相应的特殊检查多可做出鉴别诊断。

3）肝棘球囊肿：患者多来自牧区，有羊、牛等动物接触史，囊肿张力较大，触之硬韧，叩之有震颤，多

数患者血中嗜酸性粒细胞增高，补体结合试验阳性，以及间接免疫荧光检查和被动血凝集试验均有助于鉴别。B 超检查寄生虫性肝囊肿有厚的纤维性囊壁，有时囊壁伴有钙化，囊腔内可见虫体物质。

4）多囊肝：一般多与多囊肾并存，可通过询问家族史，检查其他脏器有无囊肿进行鉴别。

（4）治疗

肝囊肿的治疗应视其大小、性质及有无并发症而定。直径 5 cm 并出现压迫症状者可在超声引导下穿刺抽液，以缓解压迫症状。但抽液后不久囊肿又会增大，需反复抽液。此法操作简便，不需剖腹，对不能耐受手术的巨大肝囊肿患者仍不失为一种可行的治疗方法。囊肿有感染时宜行外引流术。当有并发症出现，如囊肿破裂、囊蒂扭转、囊内出血或囊肿巨大压迫邻近器官影响进食者时，需外科手术治疗，手术治疗应尽可能完全切除囊肿；如不能，则做次全切除或至少切除 1/3 囊壁，使囊液引流入腹腔。如胆汁进入囊腔，后一种手术则不适用，可采取囊肿-空肠吻合术。术中应造影确定有无交通，如囊肿为多房性，引流前应尽量去除其分隔。囊壁病理检查要仔细除外恶变。

57.1.4　肝血管瘤

肝血管瘤是一种较为常见的肝脏良性肿瘤，临床上以海绵状血管瘤最多见，患者多无明显不适症状，常在 B 超检查或腹部手术中发现。尚无证据说明其有恶变可能。

（1）病因

确切发病原因尚不清楚，主要有以下几种学说。

1）先天性发育异常：肝血管瘤的发生是先天性肝脏末梢血管畸形所致，在胚胎发育过程中，由于肝

血管发育异常,引起血管内皮细胞异常增生形成肝血管瘤。

2) 激素刺激学说:女性青春期、怀孕、口服避孕药等可使血管瘤的生长速度加快,认为女性激素可能是血管瘤的一种致病因素。

3) 其他学说:有人认为,毛细血管组织感染后变形,导致毛细血管扩张,肝组织局部坏死后血管扩张形成空泡状,其周围血管充血扩张;肝内区域性血循环停滞,致使血管形成海绵状扩张。

(2) 分类

1) 按病理学特征可分为 4 型:① 海绵状血管瘤,最为常见。② 硬化性血管瘤。③ 血管内皮细胞瘤。④ 毛细血管瘤。

2) 按照肿瘤大小分类:① 小血管瘤<5 cm。② 血管瘤 5～10 cm。③ 巨大血管瘤 10～15 cm。④ 特大血管瘤>15 cm。

(3) 临床表现

肝血管瘤多无明显不适症状,当血管瘤增至 5 cm 以上时,可出现下列症状。

1) 腹部包块:腹部包块有囊性感,无压痛,表面光滑或不光滑,在包块部位听诊时,偶可听到传导性血管杂音。

2) 胃肠道症状:右上腹隐痛和(或)不适、食欲不振、恶心、呕吐、嗳气、食后饱胀等消化不良症状。

3) 压迫症状:巨大的血管瘤可对周围组织和器官产生推挤和压迫。压迫食管下端,可出现吞咽困难;压迫肝外胆道,可出现阻塞性黄疸和胆囊积液;压迫门静脉系统,可出现脾大和腹水;压迫肺脏可出现呼吸困难和肺不张;压迫胃和十二指肠,可出现消化道症状。

4) 肝血管瘤破裂出血:肝血管瘤破裂出血可出现上腹部剧痛,以及出血和休克症状。多为生长于肋弓以下较大的肝血管瘤因外力导致破裂出血。

5) Kasabach-Merritt 综合征:血小板减少、大量凝血因子消耗引起的凝血异常。其发病机制为巨大血管瘤内血液滞留,大量消耗红细胞、血小板、凝血因子Ⅱ、Ⅴ、Ⅷ和纤维蛋白原,引起凝血机制异常,可进一步发展成 DIC。

6) 其他:游离在肝外生长的带蒂血管瘤扭转时,可发生坏死,出现腹部剧痛、发热和虚脱。个别患者因血管瘤巨大伴有动静脉瘘形成,回心血量增多,导致心力衰竭。

(4) 检查

肝血管瘤缺乏特异性临床表现,影像学检查(如 B 超、CT、MRI)是目前诊断肝血管瘤的主要方法。

1) B 超检查:肝血管瘤的 B 超表现为高回声,呈低回声者多有网状结构,密度均匀,形态规则,界限清晰。较大的血管瘤切面可呈分叶状,内部回声仍以增强为主,可呈管网状或出现不规则的结节状或条块状的低回声区,有时还可出现钙化高回声及后方声影,系血管腔内血栓形成、机化或钙化所致(图 57-6)。

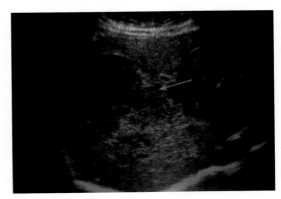

图 57-6 肝血管瘤的 B 超成像

2) 造影超声:对影像学表现不典型的肝血管瘤病例,可考虑选择性采用肝脏造影超声检查。典型的血管瘤超声造影表现为,动脉期于周边出现结节状或环状强化,随时间延长逐渐向中心扩展,此扩展过程缓慢,门脉期及延迟期病灶仍处于增强状态,回声等于或高于周围肝组织(图 57-7)。

3) 螺旋增强 CT:CT 平扫检查表现为肝实质内境界清楚的圆形或类圆形低密度病灶,少数可为不规则形(图 57-8)。

4) MRI 检查:MRI 检查 T1 加权呈低信号,T2 加权呈高信号,且强度均匀,边缘清晰,与周围肝脏反差明显,被形容为"灯泡征",这是血管瘤在 MRI 的特征性表现(图 57-9)。

5) 其他:肝活检准确率低且可导致出血,肝动脉造影为有创检查,多无必要。全身正电子发射计算机断层扫描(PET/CT)对于排除代谢活跃的恶性肿瘤有一定价值。

(5) 治疗

1) 手术治疗:目前,肝血管瘤的治疗方法主要有血管瘤切除术、血管瘤缝扎术、肝动脉结扎术、微

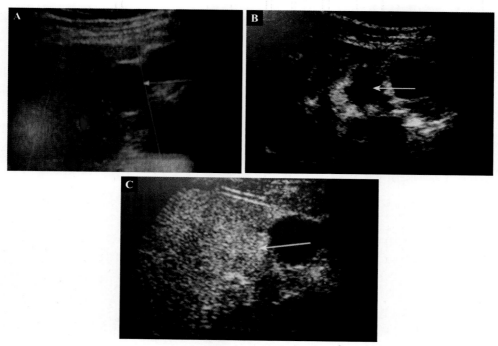

图 57-7 肝血管瘤的超声造影成像

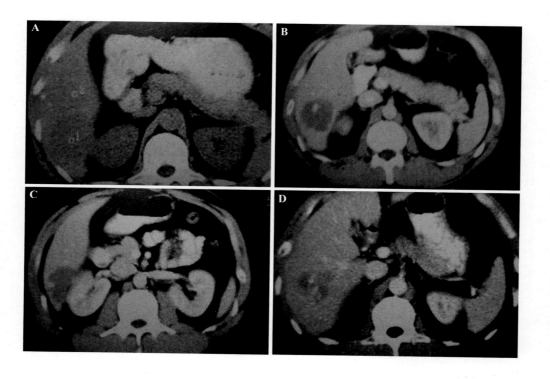

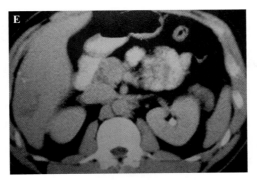

图 57-8 肝血管瘤增强 CT 影像

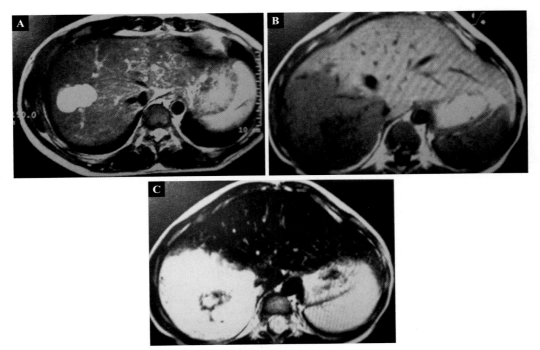

图 57-9 肝血管瘤的 MRI 影像

波固化术、射频治疗、肝动脉栓塞术等。对于弥漫性的肝血管瘤,或者无法切除的巨大血管瘤,如肝功能失代偿或合并 Kasabach-Merritt 综合征,也可行肝移植治疗。

2) 非手术治疗:

A. 肝动脉栓塞术(TAE):TAE 治疗肝血管瘤基于肝血管瘤主要由肝动脉供血,栓塞动脉后瘤体内可形成血栓,血栓机化、纤维化使瘤体形成纤维瘤样结构而达到缩小、硬化血管瘤的目的。

B. 肝血管瘤微波固化术及射频治疗:肝血管瘤微波固化术及射频治疗,微波可转化为热能而使周围组织凝结,使瘤体局部萎缩、变硬,达到固化肿瘤的目的。

57.1.5 肝脏囊腺瘤

肝脏囊腺瘤(hepatic biliary cystadenoma)是较为少见的肝脏肿瘤,其发病率约占肝脏良性肿瘤的5%。肝脏囊腺瘤多认为来源于胚胎期发育异常所形成的肝内迷走性胆管,也有人认为来源于残留的胚胎前肠或异位卵巢组织。组织学上类似于发生在胰腺和卵巢的黏液性囊腺瘤。肝脏囊腺瘤 85% 发生于肝内胆管,少数发生于肝外胆管,极少发生于胆囊。

（1）病理学

根据是否存在卵巢样间质将此类病变分为2种：有卵巢样间质者，仅见于女性患者，预后良好；无卵巢样间质者，见于部分女性及全部男性患者，预后不良。

（2）临床表现

差异很大，症状轻重程度不等，主要症状为上腹不适或疼痛，腹部包块，黄疸，肝功能异常，恶心、呕吐等消化道症状，腹水。根据肿瘤的病理学类型，可以分为浆液性囊腺瘤、黏液性囊腺瘤及混合型囊腺瘤，其中黏液性囊腺瘤占95%。

（3）辅助检查

1）超声表现：① 肝内圆形或椭圆形的囊状肿物，境界清楚，包膜完整，壁薄均匀，肿物内大部分为无回声区，其内可见分隔带，均匀性增厚，呈多房状。② 囊内透声好则为浆液，透声较差多为黏稠囊液，可有出血或积脓。③ 若有乳头状高回声内伴粗大钙化者亦提示恶性倾向。

2）CT表现：① 肝内孤立性低密度囊性肿块，边界清楚，囊内多个分隔。② 囊内可有乳头状突起或壁结节。③ 囊内密度Cr值一般<30 HU，且不同的小囊内密度可不相同，与内部液体性质有关，囊内出血时密度可升高。④ 增强后，囊壁、分隔及乳头状突起或壁结节有不同程度的强化。⑤ 囊壁及分隔可见点状或弧线状钙化。

（4）诊断与鉴别诊断

1）易误诊为肝囊肿，单纯性肝囊肿的超声及CT检查通常表现为无分隔状。

2）与肝脏囊腺癌、肝脓肿和肝包虫病鉴别：肝脏囊腺瘤从影像上难以与肝脏囊腺癌相区别。一般认为，出现分隔明显增厚、乳头状突起或壁结节、粗大钙化及囊内出血者多考虑为囊腺癌；多房性肝脓肿CT表现类似囊腺瘤，但肝脓肿壁较厚，强化明显，周围常有炎性水肿呈低密度，可出现"单环""双环"征。

（5）治疗

多进行手术治疗，可参照肝恶性肿瘤治疗部分。

（林镇海）

57.2 肝脏恶性肿瘤

57.2.1 原发性肝癌

57.2.1.1 肝细胞肝癌

（1）概述

通常，原发性肝癌主要包括肝细胞癌、肝内胆管癌、肝细胞及胆管混合癌3种细胞类型。肝细胞癌中又包含预后较好的纤维板层型（fibrolamellar）肝癌。我国原发性肝癌中85%～90%以上为肝细胞癌，而肝内胆管癌、肝细胞及胆管混合癌的比例均<5%。

（2）流行病学

2015年，全球肝癌发病超过85万例，死亡人数81万。与10年前的数据相比，增长均超过35%。男性发病率明显高于女性，比例约为2.5∶1。全球范围内，肝癌的发病率占癌症发病率的第6位，死亡率占第4位。我国肝癌发病率排名第4位，死亡率占第3位。

世界范围内，肝癌高发于非洲撒哈拉沙漠以南、东亚和东南亚等地区，而发达地区（南欧除外）、拉丁美洲、中亚及南亚发病率较低。我国肝癌高发于江苏、福建、广东、广西等东南沿海地区的江、河、海口与岛屿。如著名的高发区江苏启东、福建同安、广东顺德、广西扶绥等。

在我国，45～59岁为肝癌发病的高峰年龄，而癌症致死通常在45～74岁，对中壮年的健康威胁其大。肝癌发病（病死）率越高，中位年龄越低，说明致肝癌因素在严重流行区主要作用在幼年阶段，经过20～40年后而发病。

（3）病因

不同地区肝癌的病因因素不尽相同。我国肝癌的主要病因有病毒性肝炎（主要为乙型肝炎病毒和丙型肝炎病毒所致）、肝硬化、黄曲霉毒素及饮水污染，其他还有饮酒、吸烟、遗传因素等。

1）病毒性肝炎：病毒性肝炎与肝癌关系主要为乙型肝炎病毒（HBV）与丙型肝炎病毒（HCV）。HBV属嗜肝DNA病毒，HCV为RNA病毒。全世界约有3亿HBV携带者，我国占1.2亿。在我国，母婴传播是乙肝的重要传染途径之一，如婴儿HBsAg持续阳性，则发生肝癌的概率达4%。

HBV和HCV两者与肝癌关系密切：① 肝癌患者血中多可测出HBV或HCV标记。我国肝癌患者HBV标记阳性达90%左右，HCV抗体阳性约为10%。日本、南欧则以HCV为主要背景。② 流行病学资料提示，人群HBsAg阳性率与肝癌死亡率有关。③ HBsAg阳性者，其患肝癌的相对危险度为HBsAg阴性者的10～50倍。④ HBV疫苗干预已使接种人群肝癌发病率下降。

HCV与HBV有联合效应，合并感染者相对危险性高于两者单独感染的相对危险性。另外，HBV相关肝癌和 HCV 相关肝癌比较，后者往往年龄较大、肝硬化较重、预后不及前者，多中心发生较多。

HBV 致癌的机制尚不清楚，可能与 HBV - DNA 整合现象、HBV 的 X 基因有关。有迹象表明，持续抗病毒治疗可减少肝癌的风险。

2）肝硬化：肝硬化合并肝癌的发生率为 17%，肝癌合并肝硬化的发生率为 85%。在我国，以肝炎后肝硬化所占比例最高。欧美国家肝癌常发生在酒精性肝硬化的基础上，饮酒与肝硬化间存在剂量反应关系。意大利肝癌归因 61% 为 HCV，18% 为重度饮酒，13% 为 HBV。近年来，我国由饮酒导致肝硬化进而发展为肝癌的比例有上升趋势。

3）黄曲霉毒素 B_1：WHO 国际癌症研究所认为黄曲霉毒素 B_1（AFB_1）是人类致癌剂。黄曲霉毒素与肝癌有关：① 人群 AFB_1 的摄入量与肝癌死亡率呈正相关。② 我国 AFB_1 污染分布图与肝癌高发区地理分布几乎一致。③ 已证实，黄曲霉毒素在实验动物可诱发肝癌。④ 我国和西非暴露在 AFB_1 的地区，人群中肝癌 p53 突变（249 密码子）率高。

4）饮水污染：我国流行病学资料提示，肝癌高发与饮水污染有密切关系，饮用污染严重的池塘水或宅沟水者肝癌死亡率较高，而饮用深井水者则肝癌死亡率较低。近年发现，池塘水或宅沟水中的水藻毒素是一种强的促癌因素。最常见的藻类为蓝绿藻，其中毒性较大，且与人类关系密切的是微囊藻及其毒素（microcystins，MCYST）。尽管已证实 MCYST 的促癌作用，但饮水污染可能包括诸多其他致癌、促癌物质。

5）其他因素与综合作用：吸烟与 HBsAg 阴性肝癌有关。据估计，北美约 12% 的肝癌与吸烟有关。同时，吸烟明显增加丙型肝炎患者的肝癌危险性，吸烟伴 HCV 抗体阳性者肝癌死亡风险值为 9.6。

肥胖和糖尿病是有丙型肝炎背景或酒精性肝硬化者的危险因素，甚至对 HCV 阴性者胆固醇增高、2 型糖尿病也是肝癌危险因素。

澳大利亚发现血色病（hemochromatosis）为肝癌高危因素，铁超负荷也可能是因素之一。肝脏铁超负荷在表达丙型肝炎的转基因鼠可诱发肝癌。非洲则报道，Budd-Chiari 综合征（下腔静脉膜性梗阻）者肝癌高发。华支睾吸虫病可引起肝内胆管癌。

（4）预防

20 世纪 70 年代，我国结合国情提出"改水、防霉、防肝炎"的肝癌一级预防七字方针，至今仍然有用，并已获得初步成效。

对新生儿的乙型肝炎疫苗接种成为我国的一项政策后，乙型肝炎相关性肝癌在不久的将来可能出现断崖式下降。据报道，乙型肝炎抗病毒治疗后肝癌发病率也有所下降。丙型肝炎疫苗的问世有望进一步降低丙型肝炎相关肝癌的发病率。预防乙型肝炎和丙型肝炎的其他措施包括献血员或血液制品筛检，针头、针筒、针灸和口腔用具的消毒，防止与带病毒者合用剃须刀和指甲钳等。

肝癌高发区含 AFB_1 的主要食品是玉米、花生、花生油、豆、豆酱、酱油等。防霉主要包括对玉米、花生的防霉去毒，如由收割到保存过程中的防潮、防霉和已霉变粮食的处理。在肝癌高发区应提倡改吃大米，提倡减少食用过多的花生及其制品。

饮水污染诱发肝癌的机制虽未完全搞清楚，但水源改造后已出现肝癌死亡率下降的趋势。主要是变死水为活水，由饮池塘水、宅沟水变为饮井水、深井水、自来水，城市则改用污染少的水源生产自来水。

（5）病理学特征

1）大体分型：1901 年，Eggel 将肝癌分为巨块型、结节型和弥漫型的分类方法沿用至今。20 世纪 70 年代，由于 AFP 用于普查，发现了亚临床肝癌或小肝癌。

目前，国内对肝癌的大体分型一般分为：① 巨块型，即单块状、融合块状、多块状。② 结节型，即单结节、融合结节、多结节。③ 小肝癌。④ 弥漫型。

Okuda 则提出按肝癌生长方式可分为：① 膨胀型，肿瘤边界清楚，有纤维包膜，常伴肝硬化，并再分为单结节型与多结节型。② 浸润型，肿瘤边界不清，多不伴肝硬化。③ 混合型，也再分为单结节与多结节型。④ 弥漫型。⑤ 特殊型，如带蒂外生型，仅见肝内门静脉癌栓而未见癌块者等。Okuda 发现日本膨胀型较多，美国浸润型较多。

2）组织学分型：原发性肝癌主要包括肝细胞癌、肝内胆管癌、肝细胞及肝胆混合癌 3 种细胞类型。肝细胞癌由类似肝细胞样细胞组成，肝内胆管癌由胆管上皮样细胞组成，肝细胞及胆管混合癌具有两者共同特征。我国原发性肝癌 90% 为肝细胞癌，而肝内胆管癌、肝细胞及胆管混合癌各占不到 5%。

肝细胞癌按组织学类型分为：① 梁索型，又可进一步分为粗梁型和细梁型,粗梁型是 HCC 最常见的组织学类型,细梁型是高分化 HCC 主要组织学类型。② 假腺样型,肿瘤细胞呈腺状排列。③ 实体型,癌细胞呈片层状或团块状生长,其间无血窦或纤维组织。④ 硬化型,少见,需与胆管癌和转移癌鉴别。

纤维板层型肝癌(fibrolamellar hepatocellular carcinoma, FLC)是肝细胞癌中特殊的组织学亚型。多见于无肝硬化的青年,肿瘤常为单个结节,生长较慢,预后较好。癌细胞较大呈多角形,有强嗜酸性颗粒状的细胞质,癌细胞巢间有大量平行排列的板层状纤维基质。

肝内胆管癌的瘤体一般较坚硬,呈灰白色,坏死不如肝细胞癌明显。镜下癌细胞为分化良好的柱状或立方上皮细胞,含中等量透明或轻度颗粒状嗜碱性胞质。多分泌黏液,但不分泌胆汁,常富含纤维性基质。亦可表现为其他变异类型,如黏液腺癌、印戒细胞癌、鳞腺癌或表皮样黏液癌。

3)肝癌细胞的分化:1954 年,Edmondson 和 Steiner 根据分化好坏将肝细胞癌分为Ⅰ~Ⅳ级。在一个肝癌结节内可以看到不同分级的细胞并存。随着肝癌由早期向晚期的发展,分级也可由好变坏,如由Ⅰ~Ⅱ级变为Ⅲ~Ⅳ级,由两倍体细胞为主变为以异倍体细胞为主,由包膜完整到包膜不完整,由单个变为多个等。

4)癌前期病变:1973 年,Anthony 等即已指出,肝细胞不典型性增生为肝癌癌前期病变。肝癌的发生和发展过程一般为:腺瘤样增生→不典型腺瘤样增生→早期肝癌。也有肝癌的发生常由低度发育异常结节→高度发育异常结节→肝癌,高度发育异常结节发生肝癌的危险性是低度发育异常结节的 4 倍,它们之间已有明显分子生物学改变,故慢性病毒性肝炎、肝硬化患者的高度发育异常结节应考虑为癌前期病变。

(6)分子生物学和遗传学改变

肝细胞的癌变并发展成侵袭性肝癌,是一个多因素、多基因参与和多阶段形成的过程,包含由内、外因素导致的细胞遗传特性改变。这些变化包括染色体畸变、癌基因的激活、生长因子及其受体的异常、抑癌基因的失活等。一个正常细胞变成有侵袭性的癌细胞要经过几年到几十年的过程。

细胞的遗传特性取决于细胞核的染色体,由 DNA 构成的染色体有无数基因。基因改变(如基因突变、错位、倒转、断裂、插入、重排等),使其增殖的后代将发生改变,并可能变成肝癌细胞。

细胞通常有两类基因:一类参与细胞的生长代谢,促进并调节细胞增殖和分化,如原癌基因。原癌基因一旦被激活,即可能变成致癌的癌基因(如 *ErbB*、*RAS*、*c-MYC*、*c-Met*、*IGF* 等)。另一类抑制细胞的生长与增殖,如抑癌基因(如 p53、p16、Rb 等),通常需要多个与控制细胞生长相关的基因突变,癌才得以发生。

另一方面,细胞内信号转导通路的改变与肝癌细胞生长和转移复发相关,主要分子通路包括 Ras-MAPK、 PI3K/Akt/mTOR、 Wnt/β-catenin 和 JAK/STAT。

肝癌遗传改变程度可以从单个基因的点突变到染色体臂的增加或丢失,除了上述常见的基因突变外,还包括染色体拷贝数目畸变、等位基因失衡等。

(7)临床表现

1)症状与体征:亚临床肝癌多无任何症状,肝癌由小变大,可出现腹痛、食欲缺乏、腹胀、乏力、消瘦、腹块、发热、黄疸等,但这些大多已属中晚期症状。肝癌结节破裂出血可出现急腹症。

腹痛可由肿瘤迅速增大使肝包膜张力增加,或癌结节包膜下破裂,或肝癌结节破裂出血引起,分别表现为持续性钝痛、呼吸时加重的腹痛和急性腹痛。食欲缺乏常因肝功能损害、肿瘤压迫肠胃道等所致。腹胀可因肿瘤巨大、腹腔积液及肝功能障碍引起。乏力、消瘦可因恶性肿瘤的代谢产物与进食少等引起,严重者可出现恶病质。左叶肝癌患者常诉剑突下有肿块,右叶肝癌则患者诉在右上腹有肿块。发热可因肿瘤坏死、合并感染及肿瘤代谢产物引起。如无感染证据者,多为癌热,与感染不同,多不伴寒战。黄疸多为晚期表现,除肿瘤压迫肝胆管外,还可合并肝细胞性黄疸,亦可因胆管癌栓引起。

要特别注意一些容易忽略的非特征性症状,如腹泻、右肩痛、不明原因的低热等。肝癌患者腹泻可由于门静脉癌栓导致肠胃水肿或肝癌导致的肝功能障碍所致。若有肝病背景的中年人出现不明原因腹泻,应警惕肝癌。肝癌患者的右肩痛可因右膈下肝癌刺激膈肌所致。右肝不太大的肝癌产生包膜下破裂或小破裂,可误为胆囊炎、胆石症。肝癌结节小破裂,少量血液流至右下腹亦可误为阑尾炎。

由于有肝病背景,也可出现牙龈出血或鼻出血。由于多合并肝硬化门静脉高压,可出现上消化道出血,特别是食管-胃底静脉曲张出血。

常见体征如肝大、上腹部肿块、黄疸、腹腔积液、脾大、下肢水肿等,如肝硬化明显,可有肝掌、蜘蛛痣、脐周腹壁静脉曲张。

肝大伴结节应考虑肝癌;有时右上肝癌在肋下仅扪及肝大,而扪不到肿块,或表现为肝上界上移。上腹部肿块有多种表现,左叶肝癌在剑突下常可扪及肿块,局限于左外叶者可扪及明显切迹;右肝下方肝癌可扪及右上腹肿块;肝癌所扪及的肿块多与肝相连,如与肝不相连的中上腹部肿块应考虑胃、横结肠、胰腺等上腹部脏器肿瘤;胆囊癌颇难与胆囊区肝癌区分,但胆囊癌患者多不伴肝硬化,扪诊时肿块周边不硬。黄疸可表现为巩膜和皮肤黄染,通常一旦有黄疸,不论梗阻性抑或肝细胞性,不论肿瘤大小均列为晚期。如有门静脉主干癌栓,腹腔积液常为高张力性,患者常诉脐周腹痛,伴腹泻;肝静脉甚或下腔静脉癌栓引起的腹腔积液常伴下肢水肿。肝癌结节破裂可引起癌性腹腔积液。脾大为肝硬化门静脉高压的表现,亦可因门静脉癌栓所致。下肢水肿可因低蛋白血症、下腔静脉癌栓或腹压高引起。

2) 少见临床表现:类癌综合征为肝癌的少见症状,如红细胞增多症、低血糖症等。红细胞增多症占肝癌患者的 10% 左右,可能与肝癌细胞产生促红细胞生成素有关。低血糖症发生率亦为 10% 左右,可能与肝癌细胞异位产生胰岛素或肝癌巨大影响肝糖原的储备有关。但近年临床上肝癌合并糖尿病者并不少见。其他类癌综合征,如高钙血症、高纤维蛋白原血症、高胆固醇血症等,在临床中并不多见。

3) 转移:随着疾病的发展,肝癌的转移发生率增高。肝癌多先有肝内播散,然后转移到肝外。转移多发生在晚期,但亦有在早期出现转移者,与肝癌细胞的侵袭性和机体的免疫功能有关。

肝癌血行转移较多,肝癌细胞进入血窦,侵犯肝内门静脉可导致肝内播散;侵犯肝静脉则可播散至全身其他部位,肺、骨转移较多见,肾上腺、脑、皮下等转移亦可见到。肺转移常为肺内多个弥散小圆形病灶,亦有粟粒样变表现或肺炎和肺梗死者。如在根治性切除术后多年出现肺转移者,则常为单个结节。肺转移早期常无症状,以后可出现咳嗽、痰中带血、胸痛、气急等。骨转移常见于脊椎、髂骨、股骨、肋骨等,多表现为局部疼痛、肿块、功能障碍等,病理性骨折常见。脑转移可出现一过性神志丧失而易误为脑血管栓塞。

肝癌亦可通过淋巴管转移到淋巴结,尤其是肝内胆管癌。通常首先见于肝门淋巴结,左锁骨上淋巴结转移亦时有发现。

肝癌还可直接侵犯邻近器官组织,如膈肌、胃、结肠、大网膜等。如有癌结节破裂,则可出现腹腔种植。以上均可出现相应的症状。有广泛转移的患者可有心率加快。

4) 并发症:肝癌常见的并发症包括肝癌结节破裂、上消化道出血、肝功能异常、胸腔积液、感染等,少见者,有如因下腔静脉栓塞出现的相应症状等。肝癌患者的死亡原因通常为多脏器功能衰竭、肝昏迷、上消化道出血及肝癌结节破裂出血,偶尔因肝静脉或下腔静脉癌栓脱落导致肺梗死而死亡。肝癌结节破裂通常表现为失血和急腹症,如小破裂有时可误为胆囊炎或急性阑尾炎,腹腔穿刺有不凝血。上消化道出血多为食管胃底静脉曲张破裂出血,尤其是伴门静脉癌栓形成,可加重肝硬化引起的门静脉高压。上消化道出血还可能是肝功能异常导致凝血功能异常、化疗药物损伤消化道黏膜、门静脉高压致消化道黏膜水肿等综合因素作用的结果。肝功能障碍通常出现黄疸、腹腔积液,最终肝昏迷。胸腔积液多见于右侧,右侧血性胸腔积液可因右叶肝癌浸润膈肌所致。

(8) 肿瘤标记物

1) AFP:AFP 存在于胚胎早期血清中,出生后即迅速消失,如重现于成人血清中则提示肝细胞癌或生殖腺胚胎癌。此外,妊娠、肝病活动期、继发性肝癌和少数消化道肿瘤者也能测得 AFP。

至今,AFP 仍为肝细胞癌诊断中最好的肿瘤标记物。我国肝癌患者 60%~70% 的 AFP 水平高于正常参考值。在欧美人群比例略低。凡 AFP > 400 μg/L、持续 1 个月或 AFP > 200 μg/L、持续 2 个月而无肝病活动证据,且可排除妊娠和生殖腺胚胎癌者,应高度怀疑肝癌。对肝癌诊断而言,假阳性主要来自与胚胎肝、卵黄囊、胚胎胃肠道有关的少数良、恶性疾病,尤其是肝炎与肝硬化伴活动性病变者。

AFP 对肝细胞癌的临床价值可归纳为:① 特异性高。② 为目前最好的早期诊断标记物,可在症状出现前 6~12 个月作出诊断。③ 可反映病情变化、治疗效果和复发转移。

AFP 异质体的检测有助于良性、恶性肝病的鉴别,有助于原发性与继发性肝癌的鉴别。

2) 脱 - γ - 羧基凝血酶原(des-γ-carboxy prothrombin,DCP):是目前已获得公认的另一个有

用的肝癌标记物。1999年,Okuda等测定DCP敏感性为60%,特异性为92.3%,准确率为81.4%;<2 cm肝癌阳性率为35%,>3 cm者为78.1%。

3)岩藻糖苷酶(α-L-fucosidase,AFU):肝细胞癌的AFU活性较继发性肝癌和肝硬化为高,其阳性率可达70%~80%,对AFP阴性肝癌和小肝癌的诊断也有一定价值。

4)γ-谷氨酰转移酶同工酶Ⅱ(γ-glutamyl transferase isozyme Ⅱ,GGT-Ⅱ):诊断肝癌的阳性率为25%~55%,有助于AFP阴性肝癌的诊断。

5)其他:如M2型丙酮酸激酶同工酶(pyruvate kinase isozyme M2,M2-PyK)有助于良性与恶性肝病的鉴别诊断。谷胱甘肽S转移酶(glutathione S transferase,GST)亦可作为参考,但其特异性远不如AFP。

(9)实验室检查

1)肝功能检查:常规的肝功能检查应包括胆红素、白/球蛋白比、谷丙转氨酶(ALT)、GGT、凝血酶原时间等。胆红素高多表示有肝病活动或病期已晚;白/球蛋白比例倒置,反映肝功能失代偿,常难以耐受手术;ALT异常,表示肝功异常,或反映肿瘤及肝细胞的大量坏死;GGT的升高,或说明肝功能异常,或因肝癌巨大,或反映门静脉内有广泛癌栓;凝血酶原时间异常,手术宜谨慎。关于肝储备功能的评定,常用Child-Pugh分级、吲哚氰绿15 min滞留率(ICG-R15)等。

2)病毒性肝炎标记:我国肝细胞癌患者中,约90%有HBV感染背景,10%~30%有HCV感染背景。为此,HBV与HCV标记的检测有助于肝癌的诊断。对HBV标记而言,最好做HBsAg、HBeAg、HBsAb、HBeAb、HBcAb和HBV-DNA全面检查。如影像学检查发现实质性占位性病变,而患者HBsAg和抗HBcAb阳性,则肝细胞癌的可能性较大。同样,HCV抗体和(或)HCV-RNA阳性者亦增加肝细胞癌的概率。如有实质性占位性病变,而HBV与HCV标记均阴性,则应多考虑转移性性肝癌或其他良性、恶性占位性病变。此外还可作为预测预后的参考。

(10)影像学检查

肝癌的医学影像学检查除定位的目的外,还有一定的定性价值,并可用于指导手术。

1)超声检查:是目前肝癌最常用的定位诊断方法。

A. 超声检查的价值:① 确定肝内有无占位性病变,1 cm小肝癌已不难查出。② 提示占位性病变的性质,特别是鉴别液性或实质性,对实质性占位也有助于良性与恶性的鉴别。肝癌常呈"失结构"占位,小肝癌呈低回声占位,周围常有声晕;大肝癌或呈高回声,或呈高低回声混合,可有中心液化区。③ 明确肝癌与肝内重要管道的关系,以利指导治疗方法的选择和手术的进行。④ 有助于了解肝癌的肝内播散及邻近组织器官的侵犯。通常大肝癌周边常有卫星结节,或包膜不完整。⑤ 超声检查有助于了解门静脉、肝静脉和下腔静脉内有无癌栓。⑥ 术中超声检查有助于检出术前遗漏的小肝癌,可更清晰地反映肿瘤与重要管道的关系,指导肝或亚肝段切除。⑦ 彩色多普勒超声(color Doppler US)更有助于了解占位性病变的血供情况,对肝癌的鉴别诊断有重要帮助。⑧ 可在超声引导下做穿刺活检,或局部治疗。⑨ 还可了解是否合并肝硬化,对肝细胞癌的诊断也有辅助作用。⑩ 超声造影可提高伴肝硬化小肝癌的诊断水平(图57-10)。

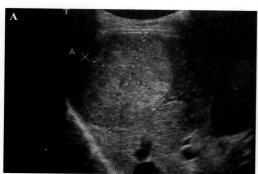
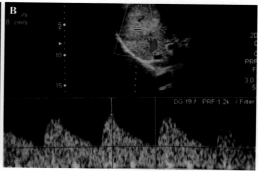

图57-10 肝癌的超声成像

B. 超声检查的优点：① 无创性。② 操作简便，易于重复。③ 费用相对较低。④ 无放射性损害。⑤ 敏感度高。⑥ 可实时动态观察。

C. 超声检查的缺点：① 存在超声难以测到的盲区。② 成像的清晰度受治疗的影响，如经导管化疗栓塞后，癌结节的轮廓常不如 CT 清晰。③ 受操作者影响大。

2）CT 检查：CT 在肝癌诊断中的价值有：① CT 有助于提供较全面的信息，如肿瘤的大小、部位、数目、血供情况等。② 有助于提示病变性质，与其他良、恶性病灶的鉴别。通常肝细胞癌动脉相时常见强化，静脉相时多呈低密度占位；而胆管细胞癌则动脉相时常呈周边略强化。③ CT 血管显像有助于了解肿瘤与血管的关系。④ CT 还有助于了解肝周围组织器官是否有局部侵犯。⑤ 目前，除应用于肝癌临床诊断及分期外，更多应用于肝癌局部治疗的疗效评价，特别对经动脉化疗栓塞后碘油沉积观察有优势。⑥ 借助 CT 的三维肝体积和肿瘤体积测量，进行肺和骨等其他脏器转移的评价（图 57 -11）。

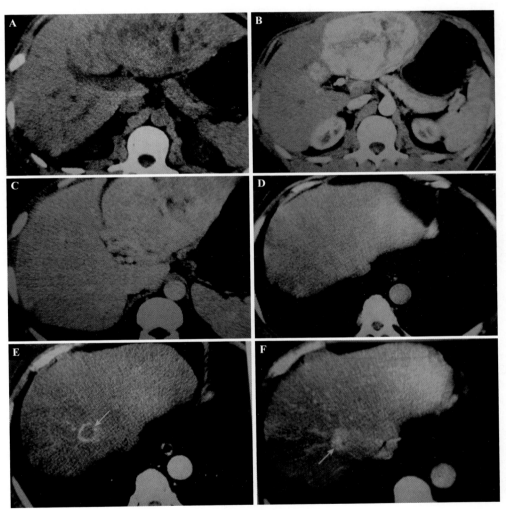

图 57 - 11　肝癌的 CT 成像

3）MRI 成像：常采用平扫＋增强扫描方式（常用对比剂 Gd - DTPA），因其无辐射影响，组织分辨率高，可以多方位、多序列参数成像，并具有形态结合功能（包括弥散加权成像、灌注加权成像和波谱分析）综合成像技术能力，成为临床肝癌检出、诊断和疗效评估的常用影像技术。若结合肝细胞特异

性对比剂（Gd - EOB - DTPA）使用，可提高
≤1.0 cm肝癌的检出率和对肝癌诊断及鉴别诊断
的准确性。

通常肝癌结节在 T1 加权图呈低信号强度，在
T2 加权图呈高信号强度。但亦有不少癌结节在

T1 为等信号强度，少数呈高信号强度。肝癌有包
膜者在 T1 加权图示肿瘤周围有一低信号强度
环，而血管瘤、继发性肝癌则无此包膜。有癌栓
时，T1 呈中等信号，而 T2 呈高信号强度（图 57 -
12）。

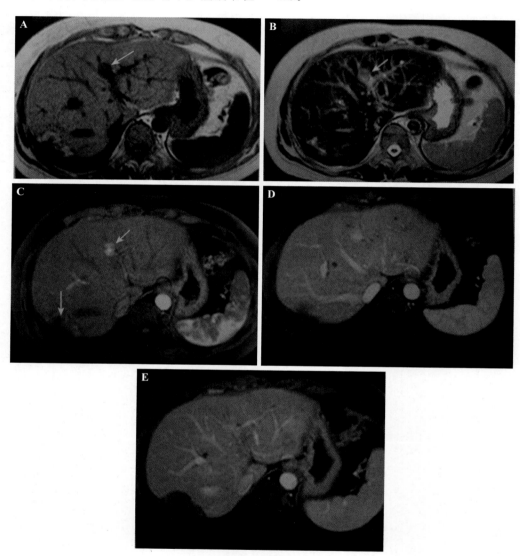

图 57 - 12 肝癌的 MRI 成像

4）正电子发射计算机断层成像

^{18}氟-脱氧葡萄糖（^{18}F - FDG）正电子发射计算
机体层照相术（positron emission tomography/CT,
PET/CT）的优势在于：① 对肿瘤进行分期，通过一
次检查能够全面评价淋巴结转移及远处器官的转
移。② 再分期，因 PET 功能显像不受解剖结构的

影响，可准确显示解剖结构发生变化后或者是解剖
结构复杂部位的复发转移灶。③ 疗效评价，对于抑
制肿瘤活性的靶向药物，疗效评价更加敏感、准确。
④ 指导放疗生物靶区勾画、穿刺活检部位。⑤ 评价
肿瘤的恶性程度和预后。^{11}碳标记的乙酸盐（^{11}C-
acetate）和胆碱（^{11}C-choline）PET 可提高对高分化

肝癌诊断的灵敏度,与^{18}F-FDG PET/CT 具有互补作用。

5)单光子发射计算机体层照相术(SPECT/CT):SPECT/CT 的分辨率不如超声与 CT,但血池扫描有助于肝血管瘤与肝癌的鉴别。通常的放射性核素扫描,肝癌多呈阴性缺损区。但用^{99m}Tc-PMT 肝胆显影剂做延迟扫描,约 60% 肝癌,尤其是分化好的肝癌有可能获得阳性成像。

6)数字减影血管造影(digital subtraction angiography,DSA):DSA 是一种侵入性创伤性检查,多主张采用经选择性或超选择性肝动脉进行 DSA 检查。其主要表现为肿瘤血管、肿瘤染色,并可显示肝肿瘤数目、大小及血供情况。DSA 还能够对肝内动脉移位、动静脉瘘等血管解剖变异和重要血管解剖关系及门静脉浸润提供正确、客观的信息,对判断手术切除的可能性、彻底性及决定合理的治疗方案有重要价值。

7)经皮细针穿刺活检:具有典型肝癌影像学特征的占位性病变,符合肝癌的临床诊断标准的患者,通常不需要以诊断为目的肝穿刺活检。对于缺乏典型肝癌影像学特征的占位性病变,肝穿刺活检可获得病理学诊断,对于确立肝癌的诊断、指导治疗、判断预后非常重要。

肝穿刺活检需要在超声或 CT 引导下进行,可采用 18G 或 16G 肝穿刺空芯针活检获得组织学诊断,也可用细针穿刺获得细胞学诊断。肝穿刺活检的主要风险是出血或针道种植。因此,术前应检查血小板和凝血功能,对于有严重出血倾向或严重心、肺、脑、肾疾患和全身衰竭的患者,应避免肝穿刺活检。为了避免肿瘤结节破裂和针道种植,选择穿刺路径需要经过正常的肝组织,避免直接穿刺肝脏表面的结节。推荐在肿瘤和肿瘤旁肝组织分别穿刺各取得 1 条组织,以便进行客观对照,从而提高诊断准确性。肝穿刺的病理学诊断存在一定的假阴性率。

(11)诊断

1)小肝癌的诊断:通常 AFP 阳性的实质性小占位性病变,如有 HBV 或 HCV 感染背景,而又无肝病活动证据者,诊断多可成立;对 AFP 持续较高浓度阳性而一时未观察到占位性病变者,应反复进行各种影像学检查,并密切随访,而不要轻易否定。对 AFP 阴性的小占位性病变者,如有肝硬化、HBV 或 HCV 感染证据,应高度怀疑肝癌,尤其是超声检

查示有声晕,螺旋 CT 动脉相有填充者。

2)有症状的大肝癌的诊断:AFP 阳性者,诊断不难。以下几点有助于大肝癌的诊断:① 来自肝癌高发区,中年男性,有家族史。② 有肝硬化、HBV 或 HCV 感染证据。③ 有腹痛、食欲减退、乏力、消瘦、上腹部包块,或肝大有结节,或右膈抬高等。④ 不伴肝病活动证据的 AFP 升高。⑤ 超声检查示有声晕的实质性占位性病变,特别是有门静脉癌栓者。⑥ CT 示实质性占位性病变动脉相有填充者,肝血管造影示肿瘤血管与肿瘤染色。⑦ 少数以肝癌结节破裂急腹症或远处转移为首发症状者。⑧ 黄疸、腹腔积液、恶病质伴有肝内占位性病变者。

3)原发性肝癌诊断标准:

A. 病理诊断:

a. 肝癌病理学诊断标准:肝脏占位病灶或者肝外转移灶活检或手术切除组织标本,经病理组织学和(或)细胞学检查诊断为肝癌。病理学诊断需要与临床证据相结合,全面了解患者的 HBV/HCV 感染史、肿瘤标志物及影像学检查等信息。

b. 肝癌病理诊断规范:肝癌病理诊断规范由标本处理、标本取材、病理检查和病理报告等部分组成。

Ⅰ. 标本处理要点:① 手术医师应在病理申请单上标注送检标本的部位、种类和数量,对手术切缘和重要病变可用染料染色或缝线加以标记。② 尽可能将肿瘤标本在离体 30 min 以内完整送达病理科切开固定。③ 10% 中性甲醛溶液固定 12~24 h。

Ⅱ. 标本取材要点:肝癌周边区域是肿瘤生物学行为的代表性区域。为此,应采用"7 点"基线取材法,在肿瘤的 12 点、3 点、6 点和 9 点位置上于癌与癌旁肝组织交界处按 1:1 取材;在肿瘤内部至少取材 1 块;对距肿瘤边缘≤1 cm(近癌旁)和>1 cm(远癌旁)范围内的肝组织分别取材 1 块。鉴于多结节性肝癌具有单中心和多中心 2 种起源方式,在不能除外由肝内转移引起的卫星结节的情况下,单个肿瘤最大直径≤3 cm 的肝癌,应全部取材检查。实际取材的部位和数量还需根据肿瘤的直径和数量等情况来决定。

Ⅲ. 病理描述要点:

i. 大体标本描述:重点描述肿瘤的大小、数量、颜色、质地、与血管和胆管的关系、包膜状况、周围肝组织病变、肝硬化类型、肿瘤至切缘的距离及切缘受累情况等。

ii. 显微镜下描述：① 肝癌的分化程度：可采用国际上常用的 Edmondson-Steiner 4 级（Ⅰ～Ⅳ）分级法。② 肝癌的组织学类型：常见有细梁型、粗梁型、假腺管型和团片型等。③ 肝癌的特殊细胞类型：如透明细胞型、富脂型、梭形细胞型和未分化型等。④ 肿瘤坏死（如肝动脉化疗栓塞治疗后）、淋巴细胞浸润及间质纤维化的范围和程度。⑤ 肝癌生长方式：包括癌周浸润、包膜侵犯或突破、微血管侵犯和卫星结节等。⑥ 慢性肝病评估：肝癌常伴随不同程度的慢性病毒性肝炎或肝硬化，推荐采用较为简便的 Scheuer 评分系统和中国慢性病毒性肝炎组织学分级和分期标准。微血管侵犯（microvascular invasion，MVI）是指在显微镜下于内皮细胞衬附的脉管腔内见到癌细胞巢团，以门静脉分支为主（含包膜内血管）。病理分级方法：M0：未发现 MVI；M1（低危组）：≤5 个 MVI，且发生于近癌旁肝组织；M2（高危组）：＞5 个 MVI，或 MVI 发生于远癌旁肝组织。MVI 是评估肝癌复发风险和选择治疗方案的重要参考依据，应作为常规病理检查指标。

iii. 免疫组化检查：常用的肝细胞性标记物有 Hep Par-1、GPC-3、CD10、Arg-1 和 GS 等；常用的胆管细胞标记物有 CK7、CK19 和 MUC-1 等。需要合理组合使用免疫组化标记物，对 HCC 与 ICC，以及原发性肝癌与转移性肝癌进行鉴别诊断。

iv. 特殊类型肝癌：① 混合型肝癌：在同一个肿瘤结节内同时存在 HCC 和 ICC 两种组织学成分。② 双表型肝癌：HCC 同时表达胆管癌蛋白标记物；纤维板层型肝癌：癌细胞富含嗜酸性颗粒状胞质，癌组织被平行排列的板层状胶原纤维组织分隔成巢状。

c. 肝癌病理诊断报告：由大体标本描述、显微镜下描述、免疫组化检查结果、典型病理照片及病理诊断名称等部分组成。此外，还可附有与肝癌克隆起源、药物靶点检测、生物学行为评估和预后判断等相关的分子病理学检查结果，提供临床参考。

B. 临床诊断：乙型或丙型肝炎及肝硬化是肝癌的高危因素，对于肝脏占位性病变的诊断和鉴别诊断有重要的价值。近年来，非酒精脂肪性肝炎（NASH）与肝癌的关系越来越引起重视。

AFP 在缺乏敏感的影像学方法的情况下曾用于肝癌的临床诊断，如果 AFP≥400 μg/L，在排除妊娠、慢性或活动性肝病及生殖腺胚胎源性肿瘤的情况下，则高度提示肝癌。

结合肝癌发生的高危因素、影像学特征及血清学分子标记物，对肝癌做出临床诊断。

有乙型肝炎或丙型肝炎，或者有任何原因引起肝硬化者，至少每隔 6 个月进行 1 次超声及 AFP 检测，发现肝内直径≤2 cm 结节，动态增强 MRI、动态增强 CT、超声造影及普美显动态增强 MRI 的 4 项检查中，至少有 2 项显示有动脉期病灶明显强化、门脉或延迟期强化下降的"快进快出"的肝癌典型特征，则可做出肝癌的临床诊断；对于发现肝内直径＞2 cm 的结节者，则上述 4 种影像学检查中只要有 1 项有典型的肝癌特征，即可临床诊断为肝癌。

有乙型肝炎或丙型肝炎，或者有任何原因引起肝硬化者，随访发现肝内直径≤2 cm 结节，若上述 4 种影像学检查中无或只有 1 项检查有典型的肝癌特征，可进行肝穿刺活检或每 2～3 个月密切的影像学随访以确立诊断；对于发现肝内直径＞2 cm 的结节，而上述 4 种影像学检查无典型的肝癌特征的患者，则需进行肝穿刺活检以确立诊断。

有乙型肝炎或丙型肝炎，或者有任何原因引起肝硬化者，如 AFP 升高，特别是持续增高，应该进行上述 4 种影像学检查以确立肝癌的诊断，如未发现肝内结节，在排除妊娠、活动性肝病、生殖胚胎源性肿瘤以上消化道肿瘤的前提下，应该密切随访 AFP 水平并每隔 2～3 个月行 1 次影像学复查。

（12）鉴别诊断

1）AFP 阳性肝癌的鉴别诊断：AFP＞500 μg/L 而最终证实不是肝癌者可能为妊娠、新生儿、生殖腺胚胎性肿瘤、急慢性肝炎、肝硬化、肝内胆管结石、胃癌、胰腺癌伴肝转移、前列腺癌等。以上情况均可从胚胎发育中找到原因，因胚胎期 AFP 多来自胚胎肝与卵黄囊，少数来自胚胎消化道，故与之有联系的器官疾病可产生 AFP。

2）AFP 阴性肝癌的鉴别诊断：如影像学检查发现肝内占位性病变，而 AFP 阴性，主要需鉴别的疾病依次为以下几种。

Ⅰ. 肝血管瘤（hepatic hemangioma）：为原发性肝癌常见的鉴别对象，女性多，多无肝病背景，病程长，发展慢，一般情况好。AFP 阴性。肝功能异常者少见，肿块虽大而 ALT 多不高。超声检查＜3 cm 者，常示高回声光团，边清而无声晕；＞3 cm 者，常为低回声占位，无声晕，有时可见血管进入；浅表者，可有压陷。CT 增强后期可见向心性增强。

Ⅱ. 继发性肝癌：常有原发癌病史，常见者为结直肠癌、胰腺癌、胃癌等,肺癌、乳腺癌也不少。常无肝病和 HBV、HCV 感染背景。体检时,癌结节多较硬,而肝较软。各种影像学检查示散在、多发的占位性病变。超声有时可见"牛眼"征,且多无肝硬化表现。AFP 大多阴性。但个别胃癌、胰腺癌,尤其伴肝转移者也可出现,AFP 阳性。肠道平滑肌肉瘤切除后常有肝转移,转移灶常呈均匀、无血管的低回声灶。

Ⅲ. 肝腺瘤(hepatocellular adenoma):女性多,常无肝病背景,常有口服避孕药史。AFP 阴性。影像学检查较难与肝癌区别,但^{99m}Tc - PMT 延迟扫描呈强阳性显像,其程度大于分化好的肝癌。

Ⅳ. 局灶性结节样增生(focal nodular hyperplasia,FNH):为增生的肝实质构成的良性病变,其中纤维瘢痕含血管和放射状间隔。多无肝病背景,AFP 阴性。但彩色超声常可见动脉血流;螺旋 CT 增强后动脉相和静脉相常见明显填充,可见中央瘢痕。

Ⅴ. 炎性假瘤(inflammatory pseudotumor):为类似肿瘤的炎症病变。多无肝病背景,AFP 阴性。超声检查有时呈分叶状,无声晕。彩色超声和 CT 多无动脉血流。

Ⅵ. 肝肉瘤(sarcoma):多无肝病背景,AFP 阴性。各种影像学检查多呈均匀的实质性占位病变,但颇难与肝癌鉴别,所幸其治疗原则相同。

Ⅶ. 肝脂肪瘤与肝血管平滑肌脂肪瘤:少见,多无肝病背景,AFP 阴性。单纯脂肪瘤 CT 检查所见酷似囊肿。而合并血管平滑肌脂肪瘤者,其 CT 所见颇难鉴别。

Ⅷ. 肝内液性占位性病变:主要包括肝囊肿、肝包虫病、囊腺癌和液化的肝脓肿。肝脓肿者的超声检查有液平,则不难鉴别,但尚未液化者颇难鉴别;通常 AFP 阴性,HBV 或 HCV 多阴性;超声检查示边界不清,无声晕;必要时可做穿刺诊断。肝包虫病患者有疫区居住史,多无肝病背景,AFP 阴性,超声检查有液平,包虫皮试阳性。肝囊肿多见,但鉴别不难,超声检查有液平,见后方增强,多无肝病背景。有时,局限性脂肪堆积也会误为占位性病变。

(13)临床分期

肝癌的分期对于预后的评估、合理治疗方案的选择至关重要。影响肝癌患者预后的因素很多,包

括肿瘤因素、患者一般情况及肝功能情况,据此国外有多种分期方案,如 BCLC、TNM、JSH、APASL 分期等。依据我国的具体国情及实践积累,推荐下述肝癌的分期方案(表 57 - 1)。

表 57 - 1　UICC/AJCC 的肝癌 TNM 分期(2017 年)

分期	定　义
T	**原发肿瘤**
Tx	原发瘤无法评估
T0	原发瘤无明显证据
T1	单发肿瘤≤2 cm,或单发肿瘤>2 cm 且没有血管侵犯
T1a	单发肿瘤≤2 cm
T2b	单发肿瘤>2 cm 且没有血管侵犯
T2	单发肿瘤>2 cm 且伴有血管侵犯,或多发肿瘤,最大不超过 5 cm
T3	多发肿瘤,肿瘤最大径>5 cm
T4	无论肿瘤数目和肿瘤大小,只要有门静脉或肝静脉主要分支的血管侵犯;或肿瘤直接侵犯胆囊或者腹膜以外的其他脏器
N	**局部淋巴结**
Nx	局部淋巴结无法评估
N0	无淋巴结转移
N1	区域淋巴结转移
M	**远处转移**
Mx	远处转移无法评估
M0	无远处转移
M1	有远处转移
分期	
Ⅰ期	T1　N0　M0
Ⅱ期	T2　N0　M0
ⅢA 期	T3a　N0　M0
ⅢB 期	T3b　N0　M0
ⅢC 期	T4　N0　M0
ⅣA 期	任何 T　N1　M0
ⅣB 期	任何 T　任何 N　M1

(14)治疗总论

1)肝癌治疗的演变:从 1891 年 Lucke 成功切除 1 例肝恶性肿瘤以来的百余年间,原发性肝癌治疗的历史大体上可分为以下几个阶段:相对缓慢发展的阶段;以大肝癌解剖性切除为特征的第 1 次提高;以小肝癌局部切除为代表的第 2 次提高;以手术切除、局部治疗和肝移植的综合治疗模式为特征的

第 3 次提高;目前,由于分子生物学和系统生物学的进步、生物治疗的兴起以及对转移的研究,很可能处于第 4 次提高的前夕。

20 世纪五六十年代奠定了肝外科解剖与肝切除的生理、生化基础。1952 年,Lortat-Jacob 用解剖肝门技术行大肝癌的解剖性切除。1963 年,Starzl 进行了第 1 例癌症的肝移植术,但其在肝癌治疗中的地位直至 20 世纪 90 年代才得到肯定。在此期间对不能切除肝癌也开展了肝动脉化疗灌注。肝癌的化疗与放疗也在此期间用于临床,但仅放疗有一些疗效。

七八十年代,AFP 用于普查及影像学技术的发展,开创了小肝癌或亚临床肝癌研究的新局面,取得了较大幅度提高疗效的结果,填补了对早期肝癌发展、诊断、治疗等方面认识的空缺。

八九十年代,影像学技术突飞猛进,发现了更小的肝癌,局部治疗重新抬头,并出现了"不能切除肝癌的降期(缩小)后切除",使不能切除的部分肝癌患者有了根治希望。

90 年代以来,被认为是肿瘤第四大疗法的生物治疗已有新的内涵,由古老的免疫治疗剂发展为各种细胞因子、免疫活性细胞治疗等。特别是分子生物学的进步,又为肝癌的分子靶向治疗等提供了重要线索。对肝癌转移复发的研究,也预示着疗效进一步提高的前景。

概言之,肝癌治疗已由外科为主变为多学科治疗综合与序贯应用,个性化治疗已呼之欲出,预后也由不治变为部分可治。

2) 治疗方法的选择:在各种治疗方法中能使生存期延长者,有肝切除、肝移植、各种局部治疗、经导管动脉内化疗栓塞(TACE)、局部放疗等。全身化疗效果较差,生物治疗为未来提供希望。

A. 治疗选择的决定因素:肿瘤情况通常 T1、T2 和部分 T3 适于手术或局部治疗;部分 T3 和 T4 适于 TACE。

肝功能 Child-Pugh 分级国际通用。通常局限性肝癌伴 Child A 肝硬化是手术的适宜对象。Child A 或 B 伴局限性小肝癌适于局部治疗。多发结节肝癌伴 Child A 和部分 Child B 肝硬化可考虑 TACE,对伴有 Child C 肝硬化的肝癌只宜保守治疗。也可使用吲哚菁绿 15 min 滞留率(ICG-R15)评估肝功能储备、指导手术指征和切除范围。

全身情况包括年龄,心、肺功能及合并的疾病。

B. 小肝癌患者的治疗选择:Child A 肝硬化者,手术切除乃首选。对有肝硬化者,可做局部切除。Child B 肝硬化或不适于做手术切除者,可选择局部治疗,如射频消融、微波、冷冻治疗或乙醇注射。Child C 肝硬化者,通常宜保守治疗。随着肝移植的开展,伴 Child B 或 Child C 肝硬化者也可考虑做肝移植。

C. 肿瘤仍局限的大肝癌的治疗选择:治疗 Child A 肝硬化,手术切除是最好的选择。对仍局限的但不能切除的肝癌可选择降期(缩小)后切除。经手术的肝动脉插管合并肝动脉结扎(但仍保持导管的通畅)是有效的缩小疗法,但目前实际应用相对少。亦可用 TACE 和(或)局部治疗使肿瘤缩小。

D. 多发性肝癌的治疗选择:合并 Child A 或 B 肝硬化,TACE 是最好的选择。个别患者即使门静脉主干有癌栓,TACE 仍可一试。对肝癌合并 Child C 肝硬化者,只宜行对症治疗。

(15) 手术切除

手术切除是获得肝癌长期生存(5 年以上)的最重要手段。

近半个世纪,肝癌手术切除的进展包括:① 20 世纪 50 年代的大肝癌切除,近年其手术死亡率已由 20% 左右降至 5% 以下,5 年生存率由 10% 左右提高到 30% 左右,大肝癌的切除率得到进一步提高。② 小肝癌切除近年的手术死亡率仍保持在 2% 以下,5 年生存率仍达 50% 以上。③ 20 世纪 80 年代,由于对根治性切除后的定期监测,对亚临床期复发的患者进行再切除,使肝癌切除后的 5 年生存率在原有基础上又提高了 10%～15%。④ 部分仍局限的不能切除肝癌,经综合治疗待肿瘤缩小后行降期后切除,其 5 年生存率可达 50% 左右。⑤ 肝移植治疗较小肝癌其 5 年生存率为 50%～70%,复发率低于手术切除者。

1) 手术切除方式:肝癌手术切除按其时机可分为一期切除、复发的再切除和降期(缩小)后切除;根据切除的彻底与否分为根治性切除和姑息性切除。

国际肝胆胰协会(IHPBA)在 2000 年提出建议:首先,以胆囊窝和下腔静脉窝为界面划分为右半肝(或右肝,right hemiliver)和左半肝(或左肝,left hemiliver)。其次,根据右前和右后肝动脉(胆管),或右门静脉分支,将右半肝分为右前区和右后区(即过去国内常用的右前叶和右后叶）；再根据肝动脉和胆管的分支将左半肝分为左外区和左内区（即过去国内常用的左外叶和左内叶）。最后，将肝分为Couinaud 1～8 段（segment）。如左外区即 2、3 段，左内区即 4 段，右前区即 5、8 段，右后区即 6、7 段，1 段即尾叶。

规则性切除的命名：1 段切除（segmentectomy 1），过去称尾叶切除；左外区切除（left lateral sectionectomy），即 2、3 段切除，过去称左外叶切除；左内区切除（left medial sectionectomy），即 4 段切除，过去称左内叶切除；右前区切除（right anterior sectionectomy），即 5、8 段切除，过去称右前叶切除；右后区切除（right posterior sectione-ctomy），即 6、7 段切除，过去称右后叶切除；左肝切除（left hepatectomy）或左半肝切除（left hemihepate-ctomy），即 2～4 段±1 段切除；右肝切除（right hepatectomy）或右半肝切除（right hemihepatec-tomy），即 5～8 段±1 段切除；左三区切除（left trisectionectomy），即 2～5 段＋8 段±1 段切除，它和扩大左半肝切除（extended left hepatec-tomy）不完全相同，后者可能部分保留 5、8 段；右三区切除（right trisectionectomy），即 4～8 段±1 段切除，它和扩大右半肝切除不完全相同，后者可能部分保留 4 段；单独 1 个肝段切除可直接指出该段，如 6 段切除（segmenectomy 6）；2 个相邻肝段切除亦可直接指出该 2 段，如 5、6 段切除。

肝癌切除的术式可分为规则性切除与非规则性切除。规则性切除又分为左外叶、左半肝、左三叶、右前叶、右后叶、右半肝、右三叶、肝中叶切除等。近年又有第 1 肝段（尾叶）、第 8 肝段段切除等。随着小肝癌的出现，不规则切除多为局部切除，包括梗形、梭形切除等，有条件者可做肝段切除。

近年来，肝脏外科治疗采取了更为积极的态度。例如，对原先不能耐受巨量切除者，先做经皮肝内门静脉结扎，等对侧肝代偿增大后做切除；在切除的同时做门脉癌栓摘除者也日见增多，如 Tanaka 等报道 62 例切除时合并门静脉主干或第 1 分支癌栓摘除，与 38 例有癌栓而做保守治疗者比较，中位生存期前者 305 d，后者仅 90 d。

2）手术探查指征与术前准备：肝癌手术探查指征如下。① 影像学检查肿瘤有切除可能，或可进行切除以外的姑息性外科治疗者。② 肝功能代偿，Child A 和少数 Child B 肝硬化者。③ 无其他禁忌证，如严重心、肺、肾和血液系统疾病，以及未控制的糖尿病、年迈体弱等。

术前准备至关重要，尤其是伴肝硬化者。首先，要彻底弄清肿瘤情况、肝功能与患者全身情况，决定手术体位与切口，估计肿瘤与重要血管、管道的解剖关系，计划切除范围等。合并糖尿病、高血压等慢性疾病者，术前应加以控制；术前应用抗凝药物者，需停药 7～10 d 后方可接受手术。原则上，术前应保肝治疗，不宜用大剂量化疗或中药攻下之品。放射、介入治疗后需待肝功能恢复，不宜急于手术。ALT 和（或）GGT 明显增高者宜短期保肝治疗。有报道，Child A 肝硬化患者的手术死亡率：ALT＜正常值 2 倍者为 3.9%，ALT 为 2～4 倍者为 13.0%，ALT＞4 倍者达 37.5%。其他还包括适当的营养和休息，术前酌补葡萄糖、维生素，进行肠道准备等。

3）手术体位、麻醉与切口：根据肿瘤的位置决定体位。正确的体位对良好的显露、顺利切除肿瘤与减少出血至关重要。通常左叶肿瘤可取平卧位，右前叶肿瘤可右侧垫高 30°，右后叶肿瘤可右侧垫高 45°。

可用全身麻醉、硬膜外麻醉，或两者合用。足够的肌肉松弛对肝切除术十分重要，术中应注意足够的氧供。

复旦大学附属肿瘤医院目前多用右肋缘下弧形切口。左侧者，如肿瘤巨大，切口可向左肋缘下延长。通常，此切口可切除肝内任何部位肿瘤。手术切口要满足显露术野的要求，过分追求小切口，有时会导致切除不满意或出血不易控制。

4）切除术式的选择：肝切除量的判断是提高切除率、降低手术死亡率的关键。如无肝硬化，对大肝癌而言，左侧者可做肝叶切除，右侧者可做右肝叶切除甚或右 3 叶切除，通常切除的极量为肝的80%～85%；对小肝癌而言，左侧者可做左外叶或左半肝切除，右叶者多采用有足够切缘的局部切除。局部切除不仅可提高切除率，降低手术死亡率，且可提高远期生存率。因为局部切除，在有足够的切缘的前提下，可保存较多有功能的肝组织，对免疫功能的损害也较轻。加上肝癌复发不少为多中心发生，即使做规则性肝叶切除，也难避免复发的发生。

5）手术要点：

A. 常规肝切除的步骤：通常先游离拟切除侧的韧带，然后对第 1 肝门做暂时控制或不控制肝门，或解剖肝门,分别结扎相关血管。用电刀在拟切肝处做1个切线,对肿瘤深藏于肝的深部者,术中超声有极大的帮助。然后以血管钳、超声刀、LegaSure或CUSA等切肝,通常边切边结扎肝内管道,止血,对合或覆盖断面。逆行肝切除与常规肝切除不同者乃先切肝然后再游离切断韧带和粘连。对粘连严重者可采用此法。

B. 术中控制出血的要点:① 正确的体位,良好的显露,充分的游离,仔细的操作。② 肝门血流的阻断:对位于周边的小肝癌切除,大多无需阻断肝门。对位于肝门区肝癌,必要时可分次阻断第1肝门。有肝硬化者,每次不超过10~15 min,复杂的肝切除可多次阻断,间隔至少5 min。③ 全肝血流阻断:对紧靠下腔静脉者,有时可在肝上和肝下的下腔静脉处放置纱带或胶管以备大出血的控制。④ 解剖肝门的规则性切除在半肝切除时可应用,有时亦可做单侧血管暂时阻断。⑤ 切肝时边切边结扎肝内管道。

肝切除断面需充分止血,检查有无胆漏。最后可以止血材料覆盖。也可对合缝闭,但可能导致肝内管道的压迫。术后需充分的引流,对了解术后出血、减少术后并发症有重要作用。在肝硬化严重、肝功能差者中,这点尤为重要。

6) 手术病死率、术后治疗与并发症:

A. 手术病死率:降低手术病死率的关键是严格掌握手术指征,重视术前、术后的处理,正确的姿势,良好显露,仔细操作,正确判断有肝硬化者的肝切除量,缩短肝门阻断时间或避免肝门阻断,对合并严重肝硬化的患者不做其他不必要的额外手术(如胆囊切除等),并减少术中出血。已有文献报道,术中输血可能促进残癌的生长。

B. 术后治疗:术后除早期给予足够的葡萄糖、维生素、氨基酸等外,应注意水、电解质平衡,尤其是蛋白质的补充。术后1~2周应注意有无出血、感染、胸腹腔积液、胆汁漏等。术后3~4周时应考虑预防癌复发。

C. 术后并发症:术后并发症主要有肝功能失代偿、术后出血、胆汁漏、膈下脓肿、胸腹腔积液、应激性溃疡等。

肝功能失代偿表现为术后胆红素明显增高,1周后仍无下降趋势;早期出现腹腔积液;重者出现肝昏迷、出血倾向等。近年来,由于掌握手术指征与术式的正确选择,其发生率已明显减少。处理方法包括足够的氧供、血与蛋白质的及时与足量的补充、给去氨剂等。

术后出血多出现在术后早期,表现为引流管有新鲜血液流出,心率加快或血压下降。主要与术中止血不周、肝功能不佳引起的出血倾向、断面覆盖或对合不佳等有关。如疑有手术止血不周,保守治疗未能控制者,应行手术探查。

胆汁漏多见于半肝切除或肝门区肝癌的切除,通常在术后1周左右出现,治疗措施主要是引流。为此,对这类手术应仔细检查有无胆汁漏后才可关腹。

膈下脓肿多见于右肝的切除,尤其是位于膈下或裸区者,主要由于止血不佳、有胆汁漏或引流不畅等所致,表现为手术1周以后仍高热不退常伴寒战,或合并胸腔积液,治疗措施主要是超声引导下穿刺引流。

胸腔积液多见于右侧肝切除后,尤其是有肝硬化者,亦可表现为术后1~2周仍有发热。如补充蛋白质后仍未能控制,可抽胸腔积液。

腹腔积液多见于肝硬化严重者,或肝切除量大者。

食管静脉曲张破裂出血和应激性溃疡表现为术后1~3周上消化道出血,可按消化道出血处理。

7) 疗效与影响因素:据报道,1958~2008年,8 843例肝癌切除患者的5年生存率为43.7%。其中,4 388例小肝癌切除者为57.5%,而4 455例大肝癌者为30.2%;根治性切除5 761例为51.6%,姑息性切除3 082例为29.2%。2006年,澳大利亚Chu等报道279例患者的5年生存率为33%;美国Liau等报道,82例>10 cm肝癌患者的5年生存率为33%。

日本肝癌研究组报道用Cox多因素分析,影响切除预后的因素依次为AFP值、肿瘤大小、肿瘤数目、合并肝硬化等;而用逐步回归分析则为门静脉受侵、肿瘤数目、AFP值、肿瘤大小等。2006年,Liu等报道,对右侧大肝癌患者采用前入路较常规手术入路的预后要好。对伴门静脉癌栓者,肿瘤切除加癌栓摘除加术后门静脉化疗的效果较好。对丙型肝炎相关性肝癌行规则性解剖切除并不优于局部切除,应优先考虑既切除肿瘤又保存较多肝组织。尾叶肝癌切除的5年生存率可达39%。

8) 肝癌的腹腔镜手术:由于微创外科技术的发展,在腹腔镜下做肝癌切除已明显增加。与开腹手术相比,两者的远期疗效相仿。也可在腹腔镜下行各种局部治疗,如 PEI 治疗、RFA 治疗、肝动脉灌注泵放置等。有报道,68 例肝癌经腹腔镜进行微波治疗,其 5 年生存率为 43%。

复旦大学附属肿瘤医院的统计数据显示,近年腹腔镜下肝癌切除的比例占总手术量的 40%。一些过去认为是腹腔镜肝切除禁区的肝癌也可以在保证安全性和根治性的基础上完成,包括半肝切除、右后叶切除、肝中叶切除、7 段切除、尾叶切除等。巨大肝癌的联合肝脏离断和门静脉结扎的分期肝切除术(ALPPS)也在临床实践中取得了良好的疗效。

9) 肝移植术:自 1963 年 Starzl 开展肝移植以来,肝移植在治疗肝癌中的地位长期未得到证实。因患者多属中晚期,加上术后免疫抑制剂的应用,患者常早期死于复发。20 世纪 90 年代,无论 Starzl 或 Bismuth 的报道均认为肝移植如用于治疗小肝癌,则疗效较好。因肝移植不仅切除了肝癌,且切除了多中心发生的土壤——肝硬化。通常肝移植后的 5 年生存率与肿瘤大小有关,曾有报道,单个肿瘤<4 cm 者为 57.1%,4~8 cm 者为 44.4%,>8 cm 者仅为 11.1%。关于肝癌行肝移植的适应证,1996 年 Mazzaferro 等提出了米兰(Milan)标准,即单个肿瘤直径≤5 cm,或多发肿瘤数目≤3 个且最大直径≤3 cm。其后有 UCSF 标准,即单个肿瘤直径≤6.5 cm,或多发肿瘤数目≤3 个且每个肿瘤直径≤4.5 cm,所有肿瘤直径总和≤8 cm。还有 Pittsburgh 改良 TNM 标准,即只将大血管侵犯、淋巴结受累或远处转移三者中出现任何 1 项作为肝移植禁忌证。近年仍强调血管侵犯,但对肿瘤大小则有放宽趋势。复旦大学肝癌研究所也曾提出"上海复旦标准",即单个肿瘤直径≤9 cm,或多发肿瘤数目≤3 个且每个肿瘤直径均≤5 cm,所有肿瘤直径总和≤9 cm,无大血管侵犯、淋巴结转移及肝外转移。总之,伴 Child B 或 Child C 肝硬化而不宜切除的较小肝癌,又无明显血管侵犯者是肝移植的指征。

有报道,肝移植前的局部治疗(TACE、RFA、PEI)通过使肿瘤降期,有助于改善肝癌肝移植的远期疗效。与未用局部治疗者比较,5 年生存率分别为 82.4% vs. 51.8%;局部治疗后,肿瘤完全坏死者疗效更好,可提高 30%。但也有人认为,移植前 TACE,无论对早期或晚期肝癌,其好处尚未能确定。活体供肝也是肝癌二线治疗的一种选择,Takada 等报道 93 例的 4 年生存率为 64%。有报道

155 例伴肝硬化肝癌者行肝移植(符合米兰标准者占 84%)后的 5 年生存率为 72%,影响预后因素为分化等级和肉眼血管侵犯。

(16) 切除以外的外科治疗

由于临床上不能切除者仍多,故切除以外的外科治疗有其地位。切除以外的外科治疗主要为术中经血管治疗和局部治疗,均为姑息性外科治疗。

前者如肝动脉结扎(HAL)、肝动脉插管药物灌注(HAI)、门静脉插管,以及联合应用。通常肝癌结节血供 90% 来自肝动脉,正常肝则仅 25% 的血供来自肝动脉,故结扎或栓塞肝动脉可导致肝癌组织大部分坏死,而正常肝组织仍能耐受。但结扎 6 周后,因侧支循环的建立使其疗效不能持久。HAL 的并发症主要为肝、肾功能障碍。原先肝功能失代偿者行 HAL 后可引起黄疸、腹腔积液、白/球蛋白比值进一步倒置、GPT 明显上升等,甚至肝功能衰竭。巨大肿瘤行 HAL 后因大量肿瘤组织坏死,可导致肾功能障碍,轻者表现为多尿,重者为少尿或无尿。故肿瘤超过全肝的 70%、肝硬化功能失代偿、有门静脉主干癌栓者不宜行 HAL。

后者包括术中液氮冷冻治疗、射频消融、微波治疗、无水乙醇注射等。

1) 经肝血管化疗栓塞:经导管动脉内栓塞(TAE)或 TACE,为不能切除肝癌非手术疗法中常用的方法。肝癌结节血供多来自肝动脉,故栓塞肝动脉可导改癌结节的坏死。

A. 适应证:TACE 的主要应用对象是不能切除(如肿瘤大、多个结节、累及左右肝等)的非晚期肝癌,且肝功能尚好者。有门静脉主干癌栓者宜慎用,但并非绝对禁忌,如肝功能好、侧支循环多时仍可应用。肝癌结节破裂内出血而估计肝癌不能或不易切除者,TAE 常可有效控制出血。不宜切除的小肝癌也可采用超选择 TACE 治疗。肝、肾功能严重不全和有明显黄疸者应属禁忌。

对可切除的肝癌患者,术前行 TACE 反而降低远期疗效,与未用 TACE 者比,5 年生存率为 28.6% vs. 50.6%。分析 84 例 TAE 后切除的肝癌标本发现,肝癌中央区坏死在小肝癌占 80%,而大肝癌仅占 35.3%;残癌在小肝癌主要见于周边区,而大肝癌则见于中央区。

TAE 或 TACE 要取得良好的疗效,以下几点值得注意:① 力争能超选择插管至患侧动脉支。② 化疗栓塞所用药物的种类与剂量要根据不同目

的、不同患者的不同情况而定。如碘油的剂量应视肿瘤大小和患者情况而增减。患者情况差或肝功能差者有时仅给予少量碘油而暂不用化疗；预期上次 TACE 已使血管闭塞者，碘油应减量。③ 2 次 TACE 的间隔时间宜适当。通常每 2～3 个月重复进行，可达4～8 次，但随着次数的增多，通常肝脏受到的损害也加重，故间隔时间还可延长。④ 使用碘油栓塞后 3 周可摄 CT 平片，通常碘油浓聚于肿瘤区越多，则疗效越好，可重复进行。如肿瘤区未见碘油浓聚，则下次不一定再用碘油，仅用化疗即可。

B. 疗效与影响因素：Takayasu 等报道日本 8 510 例不能切除肝癌 TACE 治疗的 5 年生存率为 26%，中位生存期为 34 个月；肝损害程度、TNM 分期、AFP 值为独立影响因素。Llovet 等对 7 个 TACE 的随机对照试验的联合分析，提示 TACE 能够提高不能切除肝癌的 2 年生存率。

C. 不良反应与联合应用：TACE 的不良反应为恶心、呕吐、发热、食欲减退、上腹痛或不适。尤其多次治疗后，由于血管床部分堵塞，碘油可反流至胃肠道血管，导致较持久的"胃痛"，甚至导致胆囊梗死。随着 TACE 的广泛应用，其负面影响也日益受到重视。如观察到经 TACE 治疗者，肺转移出现率达 25.6%，而未经 TACE 治疗者仅为 8.1%。亦有报道，随着 TACE 次数的增多，肝功能受损加重。更有报道 TACE 后出现急性肝衰竭者高达2.1%。大范围栓塞后发生肾功能障碍也应注意。TACE 治疗的最大问题是残癌问题，TACE 可促进残癌与血管内皮的增殖，还可激活乙型肝炎病毒的复制。

2）局部治疗：诊断手段的进步使发现的癌越来越小，加上影像学技术的进步，使局部治疗已可能通过经皮穿刺而实施。局部治疗不外乎给癌灶以热疗（射频、微波、激光、高功率聚焦超声）、冷冻治疗（液氮、氩氦）或瘤内注射（乙醇、醋酸、化疗药物和生物制剂）。从某种意义上说，精确放疗和化疗栓塞也属于局部治疗的范畴。对小肝癌而言，局部治疗的 5 年生存率已接近手术切除。Chen 等报道随机对照临床试验，4 年生存率经皮局部治疗者为 67.9%，而切除者为 64.0%。但几乎所有的局部治疗均存在残癌问题，除很小的肝癌外，均难以在三维范围内保证全部消灭肿瘤；另外，经皮穿刺还有针道肿瘤种植问题。

A. 射频消融（radiofrequency ablation，RFA）：RFA 是肝癌局部治疗中重要的方法之一。射频消融适合于不太大、数目不多的肝癌。但有些部位的肝癌宜慎用射频消融，如靠近膈顶和紧靠大管道者。射频消融可经皮穿刺使用，也可通过腹腔镜或手术时使用。Lencioni 等报道 187 例小肝癌射频消融治疗的 5 年生存率为 48%，单个小肝癌伴 Child A 肝硬化者为 61%。Cabassa 等用 RFA 治疗 59 例小肝癌的 5 年生存率为 43%。射频消融治疗后肿瘤坏死的程度与肿瘤大小有关，达到肿瘤完全坏死的比例为：<3 cm 者为 90%，3～5 cm 者为 71%，5～9 cm 者为 45%。经皮射频消融治疗的针道肿瘤种植达 12.5%。Livraghi 等报道 2 320 例（其中 1 610 例为肝癌）的射频消融治疗，手术病死率为 0.3%，并发症发生率为 2.2%，包括出血、肿瘤种植、肝脓肿、肠穿孔等。对不能切除肝癌，有报道 65 例 RFA 治疗，5 年生存率为 39.9%。射频消融的疗效与细胞分化有关，5 年生存率 Edmondson 分化 Ⅰ、Ⅱ 和Ⅲ级者分别为 71%、44%和 43%。Cho 等对 4 个随机对照研究的 652 例 Meta 分析提示，射频的 3 年生存率明显高于 PEI 者。有报道指出，射频消融可激活肿瘤特异性 T 细胞反应。

B. 经皮乙醇注射：超声引导下经皮穿刺瘤内无水乙醇注射（percutaneous ethanol injection，PEI）已成为不能切除的初发或复发、结节数目不多小肝癌（3 cm 以下）的有效疗法，其疗效仅次于切除术。关键是反复多次注射，通常每周 1～3 次，共 10 次以上，力求达到覆盖整个肿瘤结节。但无水乙醇可立即使癌组织产生蛋白质凝固性坏死，而阻止其进一步扩散，使治疗难以彻底。Livraghi 等曾报道 746 例肝癌做 PEI 治疗的结果，单个结节<5 cm 小肝癌 5 年生存率，Child A 肝硬化者为 47%，Child B 肝硬化者为 29%，Child C 肝硬化者为 0%；Child A 肝硬化多个结节者 5 年生存率为 36%，单个结节>5 cm 者为 30%，晚期者为 0%。Ebara 等总结 PEI 治疗 20 年的经验，270 例的 5 年生存率为 60.3%，无治疗相关死亡，严重并发症发生率为 2.2%。此法通常不适用于大肝癌，但也有报道通过 PEI 与 TACE 联合治疗而有效者。PEI 后复发是最大的问题，5 年局部复发率为 33%，5 年新病灶发生率达 83%。瘤内局部注射还有用 15%～50%醋酸代替无水乙醇者，Ohnishi 等报道 91 例<3 cm 小肝癌以此治疗，5 年生存率达 49%。

（17）放、化疗

1）放疗：全肝照射易诱发放射性肝炎而难以耐受较高的剂量。为此，放疗适用于肿瘤仍局限的不能切除肝癌,不宜或不愿做 TAE(TACE)者。通常如能耐受较大剂量,其疗效也较好。此外,肿瘤较小时,疗效也较好。

2) 化疗:目前,常用顺铂、多柔比星(阿霉素)或表柔比星、丝裂霉素、氟尿嘧啶,氟尿苷(FUDR)也可应用。肝动脉内给药效果较肯定,少数患者因此获得降期后切除;而全身用药效果极微。口服者可用替加氟、氟尿苷、卡培他滨等。近年一些报道认为,化疗联合干扰素 α 可增效。但最近一项Ⅲ期临床试验表明,对不能切除肝癌,联合干扰素 α 的化疗(顺铂+多柔比星+氟尿嘧啶)与单一多柔比星比较,其疗效差异并无统计学意义。

曾使用多时的他莫昔芬(tamoxifen),最终仍未能肯定其对晚期肝癌有延长生存期的作用。过去曾使用过的甲地孕酮,一个Ⅱ期临床试验表明,此药对肝癌无作用,但有助于改善症状。三氧化二砷对白血病有一定疗效,但对晚期肝癌的Ⅱ期临床试验尚未肯定其作用。

(18) 生物治疗与中医治疗

1) 生物治疗:通常随着肿瘤的发展,机体免疫功能日渐低下。为此,应用免疫治疗有其理论基础。目前,较常用者为干扰素(IFN)、白细胞介素-2(IL-2)、胸腺素、淋巴因子激活杀伤细胞(LAK)、肿瘤浸润淋巴细胞(TIL)等。用自体树突状细胞疫苗过继免疫治疗的临床Ⅱ期试验已取得初步成效。通常生物治疗适用于消灭少量的残余肿瘤,为此宜在手术、化疗或放疗消灭大部分的肿瘤后使用。近年的新型瘤苗、基因治疗等为肝癌的生物治疗展现了诱人的前景,要取得临床实效还需做很多工作。尤其是复发与转移的研究正成为肝癌研究的热点,生物治疗可能具有战略意义。

A. 分子靶向治疗:针对癌的某些分子靶点而设计的分子靶向治疗是目前的热门研究领域。索拉非尼(sorafenib,为口服的针对 RAF 激酶和酪氨酸激酶受体等多种激酶的抑制剂)可延长晚期肝癌患者中位生存期 3 个月,对亚太区的患者其疗效相仿。针对 VEGF 通道的贝伐珠单抗(bevacizumab)与化疗合用的Ⅱ期临床试验提示对晚期肝癌有中度抗肿瘤作用。另有 PD-1(PD-L1)抗体也在临床试验中初步展现对肝癌的疗效。但目前实体瘤的分子靶向治疗仍存在有效率不高、常需与化疗合用、疗效持续时间不长、停药可能复发以及费用昂贵等问题。

B. 基因治疗的研究:基因治疗仍然是新疗法探索

中备受关注者。通过向细胞导入遗传物质,如凋亡基因、自杀基因、抗血管生成相关基因、免疫调节相关分子、干扰 RNA(siRNA)或溶瘤病毒载体等而起作用。

2) 中医治疗:中医治疗对肝癌而言,其作用为:① 作为中晚期患者的主要治疗方法。② 作为手术、放疗、化疗的辅助疗法。

中医治疗癌症的主要机制大体上包括:① 提高免疫功能,尤其是补益之品,如人参、黄芪、茯苓、枸杞等单味药,以及六味地黄丸等复方制剂。② 改善微循环,如活血化瘀之品。但多数中药在癌症治疗中的确切作用还不清楚。如中药作为肝癌的主要治疗方法,通常主张辨证论治,但有不同的方略,有主张健脾理气的,有主张活血化瘀为主的,有偏于清热解毒的等。根据国内部分报道,健脾理气法治疗后的生存期似较长。成药中,逍遥丸、杞菊地黄丸、人参鳖甲煎丸等颇为常用。如配合手术、放疗、化疗,则应以扶正为主,以改善症状为主,而不宜攻下。对晚期肝癌,有时中医辨证论治的疗效比单用化疗好。

(19) 综合与序贯治疗

肝癌为多因素、多基因参与,多阶段形成的疾病,难以找到单一的疗法。为此,综合与序贯治疗在肝癌治疗中将具有长远战略意义。对可切除的肝癌,综合与序贯治疗有助于进一步延长切除后的生存期;对不能切除的中期肝癌,综合与序贯治疗有助于延长生存期,并使其中的少数转变为可切除者;对已有黄疸、腹腔积液或远处转移的晚期患者,综合治疗可减轻痛苦,或短期延长生命。

不能切除肝癌中通常又可分为 3 类:第 1 类为肝功能代偿,肿瘤仍局限于半肝,因合并肝硬化而不能耐受切除;第 2 类为肝功能代偿,但肿瘤已累及全肝;第 3 类为肝功能失代偿,肿瘤又较广泛者。对综合与序贯治疗而言,第 1 类是最可能取得实效的。所有用于肝癌的各种全身或局部治疗方法,均可作为肝癌综合与序贯治疗的选择。包括放疗与化疗的同时合用,或同一疗法中不同制剂的合用,如不同生物治疗剂的合用常可增效。还有不同疗法的序贯应用,如"降期后切除",国外有倡导放疗、化疗的交替应用。综合治疗得当,常可获得 1+1＞2 的效果。但如综合不当,则可能 1+1＜2。如＞4 cm 肝癌的射频消融和乙醇注射合用效果较好;乙醇注射间隔一段时间后再做射频效果更好。对不能切除的大肝癌,TACE 加局部外放射治疗可提高疗效。

临床上对不能切除肝癌行综合序贯治疗的结果:三

联(肝动脉插管＋肝动脉结扎＋导向或放疗或局部治疗)、二联与单一治疗比较,5年生存率分别为23.5%、13.7%和8.7%,获得降期后切除分别占28.6%、13.2%和2.1%。但综合使用的疗法中应注意其相互搭配,尽可能选用疗效互补而不良反应不重叠者。新疗法的参与对提高综合治疗的疗效至关重要。

各种疗法的序贯应用时要注意"攻"与"补"的交替。例如,在2次足够剂量的TACE之间,通常不宜再用维持量的化疗,而应用提高免疫功能的治疗或改善症状的中医治疗。避免过度治疗是另一个重要问题。如TACE通常强调多次反复应用,单用1次常难以奏效。但当前的一个趋势是TACE的过度治疗,如每月1次大剂量的TACE,结果适得其反,因TACE既可杀伤肿瘤,又可损害肝细胞。应等待患者整体情况和肝功能恢复后再进行,而且最重要的是要因人而异。有的患者碘油在肿瘤浓聚较好,第2次TACE与第1次相隔2个月,第3次则相隔3个月,第4次半年,第5次1年,仍然带瘤生存。同样,在同一时期使用太多的药物也会得到相反的效果。

近年不少报道认为,干扰素可增强全身化疗、局部治疗的疗效。例如,干扰素联合动脉内氟尿嘧啶,对晚期肝癌合并门静脉癌栓者有一定疗效。

(20)并发症治疗与对症治疗

肝癌有一些特殊的并发症,如小肝癌结节破裂早期手术切除常可治愈。合并的食管静脉曲张破裂出血如治疗及时,也可能明显延长生存期。腹腔积液、胸腔积液、癌热、癌痛等如处理得当也将改善患者的生存质量。

肝癌结节破裂对有手术切除可能且肝功能好者宜手术切除,一组33例一期切除的5年生存率为51%;不能切除者做肝动脉结扎。中期者可用急诊TACE治疗,稳定后如有手术可能,可择期手术;如保守治疗无效,亦可手术止血,包括局部缝扎填塞合并肝动脉结扎。晚期者宜保守治疗。急性期TAE的成功率为53%～100%,而30 d内死亡率手术者为28%～75%,TAE者仅0～37%;TAE后择期手术的切除率高于急诊手术者,分别为21%～56%和13%～31%;择期手术者的5年生存率亦较好,为15%～21.2%。食管静脉曲张破裂出血可做经食管镜注射硬化剂或套扎术,无条件者可用三腔管压迫。

腹腔积液可用利尿剂,可多种交替,但不宜突然停用,并注意补充电解质。胸腔积液可穿刺抽出,如为癌性胸腔积液,可注入化疗药物。癌热可用解热镇痛类药物,但常需维持一定的剂量。癌痛可用止痛药,结合中医辨证论治,如疏肝理气,常可减少阿片类药物用量。

(21)初始不可切除肝癌的降期(缩小)后切除

对于临床上初始不可切除的肝癌,尽管近年综合治疗已能延长生存期,但难以彻底消灭肿瘤,约70%有残癌,故获得根治者较少。为此,经综合治疗再行降期后切除,是不能切除肝癌可能获得根治的重要步骤。

1) 疗效与意义:综合治疗可提高二期切除率,但二期切除后的生存率则与原先的治疗方法无明显关系。影响预后的因素中,多因素分析提示,无癌栓、二期切除标本无残癌、仅伴小结节性肝硬化者预后较好。不能切除肝癌中的一部分可由不治变为部分可治。

2) 患者选择与缩小疗法:

A. 患者选择:缩小后切除的背景主要是我国肝癌患者大多伴有肝硬化,且半数以上位于右肝或肝门区,故切除率低。降期后切除的对象主要是肝功能代偿或Child A肝硬化,但因合并肝硬化而不能耐受一期切除者,或因大肿瘤紧靠大血管1期切除有困难者。单个肿瘤,包膜完整,位于右叶或肝门区,伴有Child A或小结节性肝硬化者综合治疗后获得2期切除较多;而多个肿瘤,肿瘤胞膜不完整,位于左叶,合并大结节性肝硬化者,综合治疗后获得二期切除较少。因此,并非所有手术证实不能切除的肝癌均有降期后切除的可能。但多个肿瘤仍局限在右叶,或主瘤在右侧而左叶有小的可切除的肝癌,肿瘤胞膜虽不完整但仍局限于一叶,合并大结节性肝硬化者,仍可一试而不要轻易放弃。近年由于经验的积累,肝门区肝癌(尤其是1段和8段)的切除率已明显提高,但降期后切除仍有助于进一步提高其切除率。

B. 缩小疗法:有效的肿瘤缩小法是降期后切除的关键。几种方法的综合选用得当,以及新疗法的参与,有可能获得1+1+1>3的效果。

经手术的缩小疗法:经手术的缩小疗法主要包括肝动脉结扎(HAL)、肝动脉插管(HAI)、肝动脉栓塞(HAE)、冷冻治疗、微波固化、瘤内乙醇注射和上述疗法的合并应用,以及术后与其他疗法的合并或序贯应用等。

不经手术的缩小疗法:不经手术的缩小疗法去主要为TACE。其要点是反复多次,关键是肿瘤区碘油的良好浓聚。TACE治疗后如肿瘤有效缩小,应争取做二期切除,其疗效也好。

（22）转移复发的预测与防治

转移复发是肝癌手术切除和局部治疗后的主要问题。肝癌根治性切除后其 1、3 和 5 年复发率分别为 17.1%、32.5% 和 61.5%；小肝癌切除其复发率仍高，分别为 6.5%、25.7% 和 43.5%。因此，肝癌的转移复发是进一步提高疗效的瓶颈。根治性切除后的复发有 2 种可能：一种是肝癌的多中心发生，多见于远期的复发；另一种是肝内播散（其实质为癌转移）与远处转移。前者需通过病因预防来解决，后者主要与肝癌侵袭性有关。

1）转移复发的预测与早期发现：小肝癌诊断与治疗的原理同样适用于肝癌根治性切除后复发的处理。为此强调肝癌根治性切除后每 2～3 个月随访 AFP 与超声检查，每 6 个月做肺部 X 线检查，持续 5 年甚至 10 年以上。这样的监测可查出亚临床期复发的小肝癌，至少可提早半年查出复发。对 AFP 阳性的肝癌而言，根治性切除后 1～2 个月内 AFP 应降至正常。如在随访中 AFP 又逐步上升，而无肝病活动证据者，应警惕复发。如影像学检查有占位性病变，则复发的诊断可以确立。对不明原因 AFP 上升者，PET 有助于检出复发灶。

2）转移复发的治疗：对复发小肝癌做手术切除、局部治疗可有效延长生存期。根治性切除后肝内复发采用多次局部治疗，与未用局部治疗者相比，5 年生存率分别为 58.0% 和 39.1%。射频消融治疗复发的疗效优于乙醇注射。对多个肝内转移复发灶则可采用经动脉化疗栓塞。

对肝癌肺转移可做切除或局部治疗，其效果也好，5 年生存率为 36%。伴肝门淋巴结转移者、门静脉或下腔静脉癌栓、肝癌骨转移者，局部放疗也有一定效果。

3）转移复发的预防：复发与转移的预防可分为针对癌和针对机体 2 个方面，并可从术前、术中和术后 3 个阶段进行。但要得出有价值的结果，还需进行随机分组临床试验。

越来越多的文献对可切除肝癌的术前 TACE 持否定态度，认为术前 TACE 可提高近期疗效，但降低远期疗效，应避免应用。还有报道，TACE 可能增加肺转移，因此宜慎用。但对仍局限的不能切除肝癌，则 TACE 是使肿瘤缩小的有效疗法。

关于术中的研究，除过去强调的防止医源性播散外，还可采取先冻后切或先微波凝固再切等方法。术后联合 TACE 多认为可降低复发率。根治性切除后联合 TACE 只对有残癌倾向者（如大肝癌、多个肿瘤、有癌栓等）有用。

关于复发的预防，无论术前或术后化疗均未充分证明有效。一项随机临床试验则提示，单剂碘油使术后 3 年生存率由对照组的 46.3% 提高到 86.4%。干扰素 α 有抑制术后转移作用，中位生存期干扰素组为 63.8 个月，对照组为 38.8 个月。

4）转移的实验性干预：在过去 10 年中，筛选了反义 H-ras、反义 VEGF，在细胞外基质方面筛选了 BB94、肝素，在抗黏附方面找到 β 肽等，在分化诱导剂方面，筛选了尿多酸肽和维 A 酸，在抗血管生成方面筛选了 TNP470、苏拉明、CAI、fk-1、内皮抑素、干扰素等，其他还研究了卡培他滨、酪丝亮肽等。除维 A 酸尚未被证实对转移的抑制作用外，其余均有不同程度的抑制转移作用。尤其是证明干扰素 α 通过抑制血管生成而抑制裸鼠移植瘤模型的肿瘤生长和复发，并在临床随机对照试验中得到证实。卡培他滨可抑制裸鼠模型肝癌切除后的转移复发。还发现干扰素通过上调胸苷磷酸化酶而增强卡培他滨的抗癌效果。有报道，FTY720 通过下调 Rac 信号转导通路而抑制转移性人肝癌裸鼠模型的转移率。

5）问题与展望：转移复发是所有实体瘤的共同问题，也是恶性肿瘤的根本问题。研究的难度主要是：① 涉及的环节多，需从细胞方面、细胞外基质、肿瘤血管、机体免疫等多方面入手，而且每个方面又涉及诸多因素。② 从分子水平而言，尽管已发现了不少线索，但很少有特异性或特有的因素，故难以通过单一的途径达到完全阻断的目的。如基因治疗的靶基因问题就是一个难题。③ 存在着肿瘤与机体动态的相互作用问题。

关于转移复发的具体干预措施包括：① 转移干预要从早期做起，因肝癌转移潜能起源于原发瘤，即使小肝癌也可有很高的转移潜能。② 重视全身性干预，包括神经、免疫、内分泌、代谢等。③ 重视炎症干预，因肿瘤微环境的炎症有促进肿瘤的作用。为此，抗感染治疗是干预转移的新途径。近年来，非类固醇抗炎药（NSAIDs）已受到重视。④ 重视常规疗法负面问题的干预。有报道，环磷酰胺预处理可诱导转移，称这是化疗的"反作用"；抑制血管生成可促进癌播散。⑤ 重视中西医结合。中医中药消灭肿瘤的力量可能较弱，但调变肿瘤可能有优势，可望达到带瘤生存，提高总生存率。⑥ 重视消灭肿瘤和调变肿瘤相结合。

如果说肝癌切除的研究是建立在解剖和生化的基础上,肝癌的早期发现和肝移植的研究是建立在免疫学的基础上,则肝癌转移复发的研究将主要建立在生物学的基础上,这无疑是比前者更为困难复杂的课题,但又是必须攻克的难题。展望未来,肝癌根治性切除后生物治疗可能占重要地位,尤其在提高机体免疫功能方面;另外,针对分子水平异常设计的反义核酸治疗、基因治疗等可能是重要方向;鉴于难以通过单一的措施达到目的,综合几种方法同时应用可能是一个方向;对肝细胞癌而言,肿瘤血管的控制无疑是一个极其重要的方面,应包括抑制肿瘤血管的生成、较小和较大肿瘤血管的栓塞等多个层次,但又要解决因乏氧导致的侵袭转移潜能增强的问题。

(23)预后

肝癌的预后就总体而言仍非常险恶。2005年发表的资料表明,美国肝癌的相对5年生存率在1974~1976年、1983~1985年和1995~2000年的3个时期,白种人分别为4%、6%和8%,黑种人分别为1%、4%和5%。我国肝癌高发区江苏省启东县相对5年生存率1972~1981年为2.2%,1982~1991年为2.3%(男性1.8%,女性2.6%)。

1) 影响预后的临床和病理因素:γ-谷氨酰转移酶(GGT)明显升高者,预后多较差。GGT正常者的5年生存率为54.1%,GGT异常者仅为29.8%。在病理因素中,肿瘤大小仍然是重要预后因素。同样手术切除,≤5 cm小肝癌的5年生存率为57.5%,而>5 cm者仅为30.2%;肿瘤结节数为单个或多个也有很大区别,5年生存率单个者为46.0%,多个者仅24.4%。另外,肿瘤包膜完整者5年生存率为54.5%,包膜不完整者仅为21.4%。1 000例小肝癌切除的多因素分析提示以下为重要预后因素:GGT($P<0.01$)、肝硬化($P<0.01$)、肿瘤数目($P<0.05$)和癌栓($P<0.05$)。

Makuuchi曾报道,影响小肝癌预后的因素有肿瘤大小、肿瘤数目、肝内播散、血管侵犯和包膜浸润。TNM分期与预后也有较好的相关性。此外,肝细胞癌中的一个特殊类型,纤维板层型肝癌的预后较好。有报道,41例的5年生存率为76%。

2) 肝癌生物学特性与预后:肝癌的生物学特性是影响预后最主要的因素。

病理水平:如癌栓的有无等,前已述及。

细胞水平:用流式细胞术DNA分析,二倍体肝癌的预后优于异倍体肝癌。Okada等前瞻性研究98例肝癌根治性切除后3年无瘤生存率,二倍体者为48.4%,异倍体者为0。

分子水平:① 与肝癌侵袭和转移相关分子。复旦大学肝癌研究所证实,与肝癌侵袭和转移呈正相关的分子有:p16(CDKN2)突变、p53突变、p21(ras)、mdm-2、c-erbB-2、TGF-α、EGFR、VEGF、MMP-2、ICAM-I、uPA、uPAR、PAI-1等。如有肝内播散的肝癌,其p16突变率达64.3%,而无肝内播散者仅10%;有复发转移的肝癌p21的阳性率达38.6%,而无复发转移者为0;有肝内播散的肝癌p53突变的阳性率达73.7%,而无肝内播散者仅33.5%。与侵袭性呈负相关者,如nm23-H1、KAI-1、TIMP-2、整联蛋白α5(integrin α5)和E-钙黏蛋白等。例如,nm23-H1阳性者与阴性者相比,切除后的5年生存率为81.4%对27.2%;TIMP-2阳性者与阴性者相比,切除后的5年生存率为71.9%对39.3%。2个分子合并应用其预测价值高于单一应用,如CK10+CK19、骨桥蛋白+CD44。② 肝的干细胞标记EpCAM合并AFP可分出不同预后的肝癌亚型。③ 微环境(包括癌周肝组织)与免疫炎症相关分子。这是最近发现的影响预后的新进展,如发现癌周肝巨噬细胞集落刺激因子(M-CSF)高者预后差。

Saike等认为,DNA为异倍体、免疫组织化学p53过度表达、增殖细胞核抗原(PCNA)指数≥40%的患者预后差。此外,雌激素受体阳性者肝癌切除后生存率低于阴性者。

3) 合并的肝病背景与预后:对乙型肝炎相关肝癌患者而言,血清HBeAg阳性是根治性切除后预后差的指标。

有肝硬化与无肝硬化者相比,其5年生存率分别为56.6% vs. 72.9%。法国报道,84例不合并肝硬化肝癌手术切除的5年生存率为44.4%,根治性切除者为50.0%。文献报道,100例<5 cm肝癌的中位生存期:Child A者37.1个月,Child B者16.2个月,Child C者1.6个月。近年报道认为,Child-Pugh分级是预后的重要因素。

(王龙蓉)

57.2.1.2　肝内胆管细胞癌及其他肝脏原发恶性肿瘤

(1) 肝内胆管细胞癌

1) 概述:肝内胆管细胞癌(intrahepatic

cholangiocarcinoma，ICC)是指起源于二级胆管及其以上肝内胆管分支上皮细胞的恶性肿瘤。由于 ICC 位于肝内，临床某些方面类似 HCC，一般教科书或参考文献中将其放在原发性肝癌项下一起叙述。在肝脏原发恶性肿瘤中，ICC 的发病率仅次于 HCC，且呈现出逐年增高的趋势。由于 ICC 的发病机制和肿瘤特性既不同于 HCC，又不同于肝外胆管癌，因此，2010 年，AJCC 发布的第 7 版 TNM 分期系统正式将 ICC 作为独立的肝胆系统肿瘤进行分期和研究。总体来说，ICC 有发生隐匿、恶性程度高、发展迅速、发现时大多已属晚期、手术切除率低、临床预后差等特点，因而也有必要将 ICC 视为一种独立的疾病进一步加深认识。

2) 病因学：有研究表明，过去 30 年间，全球 ICC 发病率已经由 0.32/10 万上升到 0.85/10 万，增加了 165%。虽然 ICC 的病因目前尚未完全明确，一般认为，ICC 危险因素包括肝内胆管结石、寄生虫感染、原发性硬化性胆管炎、病毒性肝炎和炎症性肠病等。

A. 肝内胆管结石：ICC 与肝内胆管结石关系密切，在肝内胆管结石多发的地区，ICC 发病率也增高。我国是肝内胆管结石的高发地区，长期肝内胆管结石并发 ICC 的发病率为 3.6%~10%。肝内胆管结石合并 ICC 形成是一个慢性的多阶段演变过程，结石引起的细菌感染、胆汁淤积和机械刺激可能导致黏膜腺上皮增生性胆管炎，增生性胆管炎则导致非典型上皮增生，并转化为 ICC。

B. 寄生虫感染：目前，已证实有 2 种肝吸虫与 ICC 发病有关，即麝猫后睾吸虫和华支睾吸虫。其中，麝猫后睾吸虫是 ICC 的确定致病因素，主要流行于东南亚国家。在我国，肝吸虫主要为华支睾吸虫感染。由于吃生鱼感染肝吸虫者，导致胆道感染、胆汁淤积、成虫在胆管内蠕动的机械性刺激、虫体代谢产物的化学刺激，周围胆管纤维化和胆管增生，是导致胆管癌发生的因素之一。

C. 原发性硬化性胆管炎：部分学者认为是胆管癌癌前期病变，其特点为肝内外胆管弥漫性炎症、阻塞和纤维化，最终导致肝硬化、门脉高压和肝衰竭。据报道，原发性硬化性胆管炎并发胆管癌的发生率为 10%~30%。

D. 病毒性肝炎：近年来，流行病学和实验研究表明，HBV 和 HCV 感染亦与胆管癌发生有关。肝细胞与胆管细胞在发生学上有共同起源，故 HBV 和 HCV 亦可感染胆管上皮细胞，在免疫作用下造成病毒性胆管细胞损害。有资料表明，600 例 HCV 相关肝硬化患者平均 7.2 年的随访，有 2.3% 患者发展为胆管瘤（包括 ICC），其发生胆管癌的概率是普通人群的 1 000 倍。但 HBV 和 HCV 导致 ICC 的确切致病机制尚未完全清楚。

E. 先天性肝内胆管扩张症（Caroli 病）：其特征为肝内胆管囊性扩张而形成胆管囊肿，可单发，较多为多发性。亚洲东方人的发病率明显高于欧美白人，女性发病高于男性，绝大部分发生在小儿，一般以腺癌为主。有报道，Caroli 病发生癌变的概率为 7%~15%。

3) 病理与分型：腺癌是最常见的 ICC 病理类型，偶可见腺鳞癌、鳞癌、黏液表皮样癌、类癌及未分化癌等类型。细胆管癌（cholangiolocellular carcinoma，CLC）较少见。细胆管癌是一类以规则性细小管腔样结构为特点的腺癌，可能来自肝内胆管树最末端最小分支 Hering 管内的肝脏前体细胞（HPC）。

根据日本肝癌研究会分类，ICC 依大体表现在影像学上主要分为以下 3 型：肿块型（mass-forming）、管周浸润型（periductal-infiltrating）和管内生长型（intraductal-growing），其他还有混合型。其中肿块型最多，在肝实质形成明确肿瘤，随着肿块长大，侵犯门静脉系统，并通过淋巴管侵犯 Glisson 鞘；管周浸润型主要沿胆管长轴生长，沿 Glisson 鞘经淋巴管扩散；管内生长型呈乳头状或瘤栓样向胆管腔内生长，外科手术切除预后亦较其他 2 个类型好。

4) 诊断：

A. 临床表现：与肝外胆管癌早中期即可出现黄疸等症状的特点不同，ICC 早期无明显症状，也可表现为上腹部不适、乏力、纳差等非特异性症状，晚期可出现腹痛、消瘦、低热、腹块、黄疸、远处转移等。有报道，104 例 ICC 的临床表现中，无症状者占 13.5%，有症状占 86.5%（其中上腹不适占 25%、乏力占 11.5%、恶心占 9.6%），黄疸占 1.0%，ICC 合并乙肝病毒阳性和肝硬化比例较少。

B. 影像学诊断：

a. 超声表现：超声检查简便、经济、实时、无放射线损伤，是首选的筛查手段。

Ⅰ. 肿块型：呈不规则分叶状，周边多无声晕，边界不清，回声高低不等。瘤周可见卫星灶及扩张胆管。门静脉常受侵，但较少形成癌栓，肝门淋巴结常见肿大。彩色多普勒超声检查见肿块内血供较少。

Ⅱ. 管周浸润型：常见管壁不规则增厚，边界不清。肿瘤趋向肝门部扩展，阻断胆管致肝内胆管扩张。

Ⅲ．管内生长型：肿瘤似囊性病变，集中于2～3级胆管。囊壁不规则增厚、隆起，壁内见结节状、乳头状突出的肿物。

超声引导下穿刺活检，可获病理学诊断，具有安全、简便、快速、准确性高等优点，但也有出血和引起癌细胞播散等缺点。超声造影技术的出现使超声能像增强CT或MRI一样，连续动态地观察病灶的血流灌注状态，提高定性诊断的准确性（图57－13）。

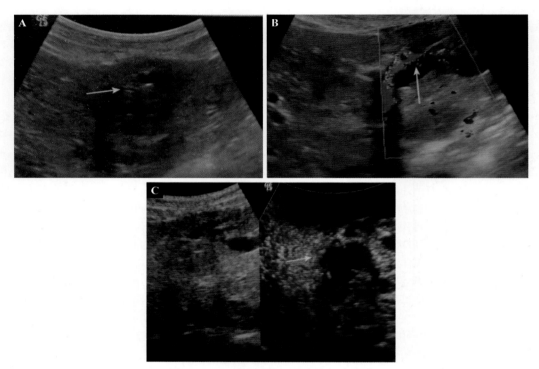

图 57－13　肝内胆管细胞癌的超声影像

b．CT表现：

Ⅰ．肿块型：平片呈分叶状，不规则低密度，包膜常不完整。肿块内或周围见胆管扩张条索状更低密度影。增强扫描早期见瘤周边缘轻度、不完全强化，浓度高于同层肝组织；中央部则低于同层肝组织。造影剂进入及流出肿瘤均较慢，表现为"慢进慢出"。

Ⅱ．管周浸润型：局部胆管壁不规则增厚，管腔狭窄，边界不清，远端胆管扩张。肝包膜可回缩内凹，因肿瘤内纤维较丰富，浸润生长牵拉局部肝包膜所致。

Ⅲ．管内生长型：可见胆管内乳头状、分叶状肿物。增强扫描有强化，比肝实质稍低，但无延迟期强化。有时胆管显著扩张呈囊状，表现为无强化。

近年来，高分辨率多排螺旋CT的应用，进一步增加了CT诊断ICC的准确率，同时显著缩短了检查所需时间，大大减少了患者检查期间的不适感并避免了呼吸尾影对成像的影响，提高了成像质量。此外，由于肝脏内部血管、胆管结构密布、复杂，所以术前明确肿瘤与血管、胆管解剖关系，对于指导手术方式和保证手术安全具有重要的意义。通过多排螺旋CT的血管成像重建功能，在进行肝脏三期扫描的同时，还可以通过三维重建有效地进行肿瘤和肝脏血管的重建，为定性、定位诊断提供全方位的帮助，从而为临床制订手术或其他治疗方案提供指导（图57－14）。

c．MRI表现：MRI是诊断胆管癌的最佳方法。MRI能显示肝和胆管的解剖和肿瘤范围，是否有肝脏转移。MRCP可较好地显示胆道分支，可反映胆管的受累范围，对判断胆道梗阻有较高的敏感性（80％～95％）。超声初步确定梗阻的部位后，应选用MRCP对胆管受累范围进行全面评估。MR血管成像可显示肝门部血管受累的情况。近年来，新的MRI功能成像技术的不断应用，更进一步提高了ICC的检出率和诊断准确率，并可协助进行肿瘤分期和可切除性的评估（图57－15）。

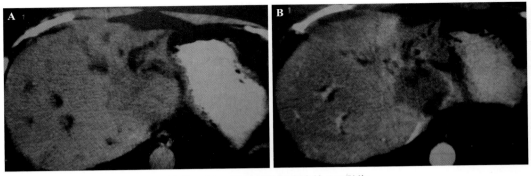

图 57-14　肝内胆管细胞癌的 CT 影像

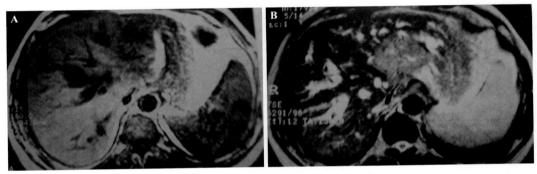

图 57-15　肝内胆管细胞癌的 MRI 影像

d. 经皮肝穿刺胆管造影（percutaneous transhepatic cholangiography，PTC）和逆行胰胆管造影（endoscopic retrograde cholangiopancreatography，ERCP）：PTC 和 ERCP 分别从胆管近端和远端显示肿瘤形态、部位及侵袭范围。主要用于管周浸润型和管内生长型的诊断，可直观地显示胆管不规则狭窄及管内充盈缺损，同时可做胆汁细胞学检查。PTC 和 ERCP 对肿块型 ICC 诊断价值不大。

e. PET/CT：PET/CT 可用于对肿块的良恶性及是否存在远处转移的评估。但胆管黏液腺癌可表现假阴性。

f. 细胞学和组织学诊断：胆管癌的病理学诊断对规划临床治疗十分重要。但对肿瘤可根治性切除的患者，因肿瘤种植的风险，一般不推荐行穿刺活检。不同组织学类型的胆管癌其发生机制和生物学行为有所不同。因此，病理诊断应做到正确组织学分型，对影响预后的病理学因素，如淋巴结转移、神经组织和微血管侵犯、肝内卫星灶或转移灶、手术切缘、组织学类型和分级及合并胆管癌癌前病变（特别是胆管上皮内瘤变的程度）等重要信息应在病理诊断报告中详细描述，以有助于临床制订个体化治疗方案和判断预后。胆管癌以腺癌为主，诊断时还应注意与假腺管型肝细胞癌和胃肠道腺癌肝转移等病变相鉴别，必要时可借助免疫组化诊断。

C. 实验室生化检查：ICC 缺乏特异性的肿瘤标记物。与 AFP 是肝细胞癌相对特异的标记物不同，消化系统肿瘤标记物包括 AFP、CEA、CA125 对 ICC 均无特异性诊断意义。AFP 在 85% 以上的肝细胞癌患者中明显升高，但是在 95% 的 ICC 患者中 AFP<200 μg/L，CEA 表达水平仅在 15% 的 ICC 患者体内>20 μg/L，5% 的患者体内>100 μg/L。CA19-9 水平升高可见于高胆红素血症、慢性病毒性肝炎、肝内胆管结石、胆 ICC 合并胆道梗阻时，肝功能检查提示胆红素、碱性磷酸酶和 γ-谷氨酰转肽酶升高。转氨酶可升高，伴有胆管炎时会显著升高。长期胆道阻塞可以导致脂溶性维生素（维生素 A、维生素 D、维生素 E 和维生素 K）吸收减少，凝血酶原时间延长。随着疾病的进展，白蛋白、血红蛋白和乳酸脱氢酶水平可随之下降。

5）肿瘤分期及分型：与其他类型消化系统肿瘤一样，ICC 基于 Tumor-Node-Metastasis 进行分期。

目前已有多个关于 ICC 的分期系统,较常使用的包括 LCSGJ 分期和 AJCC/UICC 分期。但是,上述 ICC 分期系统在具体内容及观点等方面仍尚未完全统一,主要分歧之一在于肿瘤大小是否应作为影响预后的独立危险因素列入分期系统。LCGSJ 分期系统主张肿瘤直径＞2 cm,肿瘤多发是影响 ICC 预后的独立危险因素,而第 7 版 AJCC 单独制订的 ICC 分期系统则认为,肿瘤数量、血管侵犯、淋巴结转移和肝外直接扩散是影响预后的独立危险因素,肿瘤直径并不是影响预后的独立危险因素。此外,肿瘤标记物及肝功能指标也有望为筛选影响 ICC 预后的独立危险因素提供新思路。我国沈锋团队研究发现,AFP、CA19 - 9、GGT 是影响 ICC 预后的独立危险因素,并结合肿瘤大小、数量、血管侵犯、淋巴结和肝外转移等因素建立了 EHBH(Eastern Hepatobiliary Surgery Hospital) ICC 分期系统。初步研究结果显示,EHBH 分期系统在预测 ICC 术后患者总体生存和复发方面优于 LCSGJ 和 AJCC 分期系统。综上所述,将 ICC 由肝细胞癌和肝外胆管细胞癌独立出来进行独立分期和研究已成为必然趋势,目前常用的 ICC 分期系统仍需通过大规模的前瞻性临床研究进一步修订、完善,从而为预测 ICC 治疗预后提供更大的参考价值。

6) 治疗策略:

A. 手术治疗:

a. 肝切除术:手术切除是治疗胆管癌的首选方法。绝大多数不可手术的 ICC 患者生存期仅 6～12 个月,而接受手术的患者 3 年生存率可达 40%～50%,只要胆管癌能获得根治性切除,患者全身情况能够耐受,无远处转移,均应积极行手术治疗,争取获得根治性切除。对不能切除者,新辅助化疗方案有可能使肿瘤降期,增加根治性手术切除的机会。另外,可术前行选择性门静脉栓塞,诱导健康侧肝脏增生增大,以解决扩大肝切除后残余肝体积不足的问题。

手术切除的主要目的是完整切除肿瘤(R0 切除)、保留足够的肝脏,同时解除与胆道梗阻相关的所有症状,切除范围需根据肿瘤的部位、大小、是否发生局部转移等因素而决定。对于肝细胞癌的根治性切除,多选择以肝段为基本单位行单个肝段或联合肝段切除,保证切缘距离肿瘤 1 cm。但是,由于 ICC 的侵袭性显著强于肝细胞癌,因此 ICC 的外科切除以肝叶为基本单位进行完整切除可能更为合理。常用手术方式包括肝叶切除、半肝切除、扩大半肝切除等术式,如肿瘤已侵犯肝脏内脉管分支(门静脉、胆管),必要时需同时行血管或胆管部分切除、重建。此外,对于部分合并肝硬化、肝功能不良或其他不适合行大块肝切除的患者,术中应实施肿瘤局部切除,以保留尽可能多的剩余肝脏,从而避免术后肝功能衰竭等并发症的发生。ICC 手术中是否需行淋巴结清扫及清扫范围仍存在争议。有研究报道表明,淋巴结转移与预后紧密相关,所以建议在 ICC 术中常规进行肝脏周围淋巴结清扫;但是,另有研究显示,淋巴结清扫术并不能显著改善已发生淋巴结转移 ICC 患者的预后,所以不主张常规清扫淋巴结;较中立学者的观点是,在术前影像学评估怀疑有淋巴结转移或术中冰冻病理检查证实淋巴结转移时才宜进行淋巴结清扫。近年来,更多报道倾向于对于 ICC 患者常规行肝门区淋巴结清扫,并不会增加并发症发生率,但有助于降低术后肿瘤复发率。手术效果主要取决于肿瘤的部位和肿瘤浸润胆管的程度、手术无瘤切缘及是否有淋巴结转移。手术治疗患者长期存活率仍不理想的主要原因包括约 5% 的胆管癌是多病灶,50% 的患者伴有淋巴结转移,10%～20% 的患者有腹膜和远处转移。

b. 肝移植:肝移植是否能作为 ICC 的治疗方案仍存在争议。有研究指出,ICC 患者肝移植术后的 3 年生存率低于 30%,因此认为 ICC 是肝移植的禁忌证。而近期 1 项研究发现,8 例"非常早期"的 ICC(单发病灶直径＜2 cm)行肝移植后 1、3、5 年生存率分别为 100%、73%、73%。近年来,新辅助治疗联合肝移植方案的提出为肝移植治疗 ICC 开拓了新的治疗前景。Hong 等研究发现,局部进展期 ICC 采用新辅助化疗后行肝移植且术后继续化疗患者的 5 年总体生存率可达 47%。另有研究指出,符合一定条件的不可切除 ICC 患者,采用新辅助治疗联合肝移植的方案可获得长期的无瘤生存期。总之,尽管当前肝移植尚不能推荐作为 ICC 的常规治疗方案,但是早期 ICC 行肝移植治疗是值得尝试的治疗手段。新辅助放、化疗联合肝移植治疗方案的选择、患者的准入标准应作为当前临床研究的重要方向。

B. 局部治疗:

a. 射频消融(RFA):RFA 是无法耐受手术的小肝细胞性肝癌的标准治疗方案,而在 ICC 患者中的应用研究尚少。究其原因是 ICC 常不伴有肝硬化、肝功能失代偿或其他并发症,患者常可耐受手术。且由于 ICC 肿瘤本身特性,确诊时肿瘤体积常已较大或位于肝脏中心毗邻大血管,不宜行 RFA。有研究报道,相对于其他的姑息治疗措施,RFA 对于体积小、单发的 ICC 患者的治疗效果存在较为明显的优势。对于局部复发病灶及术后残余病灶,RFA 也可提高远期生存率。

而对于肿瘤直径较大或多发、复发性的 ICC 可选择肝动脉化疗栓塞缩小肿瘤体积。最近一项研究对比了伊立替康微球 TACE 与传统 TACE、全身化疗在治疗不可切除 ICC 时中的效果,发现前者能显著延长总生存时间。

b. 肝动脉放射性栓塞:肝动脉放射性栓塞指经由肝动脉注射放射性核素(如^{131}I 和^{90}Y),通过其发射出高能低穿透的射线作用于肿瘤病灶。目前,尚未见相关随机对照试验。研究发现,以^{90}Y 微球为介质的肝动脉放射性栓塞治疗不可切除的 ICC 可获得良好的治疗效果。

C. 药物治疗:对不能手术切除或伴有转移的进展期胆管癌,主要推荐吉西他滨(gencitabine)联合铂类抗肿瘤药(顺铂、奥沙利铂等)和(或)替吉奥的化疗方案,加用埃罗替尼(erlotinib)可增强抗肿瘤效果。对不能切除的胆管癌应用基于上述方案的新辅助化疗,可能使肿瘤降期,获得手术切除的机会。目前,数种靶向阻断胆管癌发病机制主要信号通路的药物已批准用于临床试验,包括 EGFR 抑制剂(cetuximab、erlotinib 和 gefitinib)、RAF 激酶抑制剂(sorafenib)、HER - 2 抑制剂(trastuzumab 和 lapatinib),以及血管内皮生长因子抑制剂(sorafenib 和 bevacizumab)。一项 30 例小样本 II 期临床试验发现西妥昔单抗联合吉西他滨和奥沙利铂方案治疗胆道肿瘤的应答率可达 63%,其中 9 例患者获得了可能根治手术的机会。另一项 III 期临床试验则表明吉西他滨联合奥沙利铂方案加用埃罗替尼后仅能略延长胆道肿瘤患者的无进展生存期,而并不会延长总生存期。目前,胆道肿瘤的分子靶向治疗效果尚不理想,仍需进一步研究。

D. 放射治疗:对不能手术切除或伴有转移的胆管癌患者,植入胆管支架+外照射治疗的疗效非常有限,但外照射治疗对局限性转移灶及控制病灶出血有益。目前,尚无证据表明术中放疗及导管内短距放疗对进展期胆管癌的疗效优于标准化疗、放化疗联合或者仅放置胆管支架。

(2)其他类型的肝原发恶性肿瘤

1)概述:肝脏原发性恶性肿瘤以 HCC 最为常见,临床上还可有一些少见的原发性肝脏恶性肿瘤,包括来源于上皮细胞的肿瘤,如肝脏鳞状上皮细胞癌、肝脏腺鳞癌、类癌、囊腺癌,源于间叶组织的肿瘤如肝肉瘤及来源不明的肿瘤如癌肉瘤。这些少见类型的原发性肝脏恶性肿瘤临床表现无特异性,实验室无特异性指标,影像学表现亦无特征性,术前诊断十分困难。

2)分类讨论:

A. 原发性肝肉瘤:占肝脏原发性恶性肿瘤的 1%~2%,本病多见于男性,平均发病年龄 47 岁,与肝细胞肝癌平均发病年龄相仿。肝肉瘤种类繁多,包括血管肉瘤、平滑肌肉瘤、恶性纤维组织细胞瘤、横纹肌肉瘤、未分化肉瘤、上皮样血管内皮瘤、脂肪肉瘤和纤维肉瘤等,除部分肝血管肉瘤可能与长期接触二氧化钍胶体、氯乙烯或砷剂有关外,大多数原发性肝肉瘤病因不详。原发性肝肉瘤一般无肝炎及肝硬化背景,小的肝肉瘤可无明显临床表现,巨大肝肉瘤可表现为右上腹不适、腹痛、消瘦、乏力、发热,实验室检查中血清碱性磷酸酶、γ-谷氨酰转肽酶可升高,AFP、CA19 - 9 水平多正常。大部分肝肉瘤缺乏特征性影像学表现,虽然影像学检查均可发现肝内占位性病变,但与原发性肝癌有时较难鉴别。有人根据病理类型将肝肉瘤 CT 表现概括为实质性肿块型和囊性肿块型 2 种类型。肝血管肉瘤 CT 常表现为肝内完全均匀实质性占位性病变,增强扫描后可有轻度实质强化,需与小肝癌和肝血管瘤鉴别。

肝脏平滑肌肉瘤、恶性纤维组织细胞瘤和未分化肉瘤常表现为肝内巨大囊性占位性病变,需与巨块型肝癌相鉴别,后者可以有坏死,但囊性改变很少见,根据有无肝硬化病史,以及 AFP 是否持续阳性可做出鉴别。此外,还需与其他肝囊性肿块如肝囊腺瘤或肝囊腺癌鉴别。一般来说,囊腺癌边界较清晰,囊性成分所占比例较大,肿瘤边缘可见强化的结节突入腔内,而肝肉瘤的强化实质部分多较厚实。

目前,手术切除仍是肝肉瘤患者获得长期生存的主要途径。国内有人报道,1、3、5 年生存率分别为 85%、57%和 14%。复旦大学附属中山医院的一项报道指出,3 年的生存率为 25%。

B. 肝淋巴瘤:原发性肝脏恶性淋巴瘤发病率约占肝脏恶性肿瘤的 0.1%,占结外淋巴瘤的 0.4%,原发性肝脏恶性淋巴瘤诊断标准为病变在肝内,临床症状与肝内病灶有关,临床体检和影像学检查未发现肿大淋巴结,无外周血及骨髓检查异常。原发性肝脏恶性淋巴瘤具体病因不详,可能与 HCV 感染或免疫缺陷有关,与乙肝病毒感染关系尚不明确。发病年龄多在 50 岁左右,男性多见,临床表现不一。实验室检查中,LDH 常升高,AFP、CEA、CA19-9 阴性。影像学上,CT 平扫表现为肝内低密度占位性病灶,增强扫描动脉期和门脉期病灶强化不明显或轻度强化,易被误诊为肝脏慢性炎症或血管瘤。治疗包括手术切除、放疗或化疗。文献报道,生存时间最短 3 个月,最长 123.0 个月,能手术切除者预后较好。

C. 肝囊腺癌:肝内囊腺癌起源于肝内胆管上皮细胞,临床表现多为右上腹不适和腹部包块,实验室检查中,血清 AFP 值不升高,少数病例 CA19-9 可升高。腹部 CT 常提示,肝内囊壁厚薄不均的囊性肿块,囊壁上可见乳头状壁结节突向囊腔,增强后囊壁结节可有强化征象。鉴别诊断要除外单纯的肝囊肿、肝脓肿、肝包虫病及肝囊腺瘤。根据 CT 特征,肝囊腺瘤与单纯肝囊肿区别不难。但肝囊腺瘤与肝囊腺癌区别困难,因为两者影像学特征相似,且囊腺瘤也可有 CA19-9 升高,此外,肝脓肿及肝包虫病在影像学上与肝囊腺癌亦难鉴别,但因两者为感染性疾病,可借助临床与其他实验室指标予以区别。肝囊腺癌恶性程度低,很少有局部浸润和远处器官转移,手术完全切除者预后好。

D. 肝鳞状细胞癌和肝腺鳞癌:肝鳞状细胞癌绝大多数为转移癌,如鼻咽癌转移至肝脏,原发性肝鳞状细胞癌极少见,因此诊断本病时一定要注意排除继发性可能。肝鳞状细胞癌和腺鳞癌均源自肝内胆管上皮或肝脏非寄生虫囊肿,因慢性炎症导致囊肿壁或胆管衬覆上皮细胞继发性鳞状上皮化生后癌变。临床症状表现为右上腹痛、发热、黄疸等,一般不伴有肝硬化,血清 AFP 值不高,CA19-9 可升高,CT 或 MRI 影像学特征与胆管细胞癌有时极难鉴别。肝鳞状细胞癌和肝腺鳞癌预后较差,即使手术切除,术后生存时间多不超过 1 年。有研究报道,肝脏腺鳞癌患者,术后 1 年生存率仅为 22.2%。

E. 肝脏类癌:类癌多见于胃肠道,肝脏类癌多数因胃肠道类癌转移而来,原发性肝脏类癌极为少见,在排除胃肠道类癌后方可诊断为原发性肝类癌。本病临床表现无特异性,极少患者有类癌综合征。一般无肝炎、肝硬化病史,血清 AFP 值阴性,诊断多依靠术后病理及免疫组化。病理学检查一般有包膜,肿瘤与周围肝组织界限清晰,免疫组化检查,嗜银染色及嗜铬染色均呈强阳性。腹部 CT 表现平扫为低密度病灶,增强后病灶边界更清楚,需与肝细胞癌和

纤维板层癌进行鉴别。原发性肝脏类癌治疗主要是手术治疗,预后效果好于肝细胞肝癌。相关报道指出,4 例手术切除患者均在随访期内无瘤生存,2 例肝移植患者术后亦无瘤生存超过 45 个月和 90 个月。对于无法手术的多发肿瘤患者或术后复发患者,肝动脉栓塞化疗术可能提高生存率。

(张 宁)

57.2.2 转移性肝癌

57.2.2.1 结直肠癌肝转移

(1)流行病学

结直肠癌是常见的消化道恶性肿瘤之一。在世界范围内,结直肠癌位于男性恶性肿瘤发病率第 4 位、女性第 3 位。近年来,随着医学科学的进步、人们健康意识的增强及结直肠肿瘤筛查工作的广泛开展,大大提高了结直肠癌早期诊断率,而且降低了结直肠癌发病率、提高了结直肠癌患者的生存率。但是,大肠癌仍然是癌症相关死亡的重要原因。对于结直肠癌患者,当肿瘤向远处转移时,最终有 18% ～ 83% 的患者会发生肝脏转移,可见肝脏转移是结直肠癌患者晚期进展的常见表现和死亡的重要原因。

研究发现,大肠癌同时性肝转移的发生率在 15% ～ 30%,Manfredi 分析了 13 463 例大肠癌患者,在诊断及检查或治疗过程中,同时性肝转移发生率为 14.5%。西欧和澳大利亚也有类似的结果,其中约 77% 的患者为肝单发转移。相比女性(12.8%),男性患者更易发生同时性肝转移(15.9%),年龄标化的发生率分别为 3.7/10 万和 7.6/10 万,男女性别比为 2∶1。肝转移和原发肿瘤部位无明显关联,直肠癌和结肠癌肝转移发生率分别为 14.8% 及 13.9%。相比于异时性肝转移,同时性肝转移往往有更多的转移病灶。

在一项独立的研究中,作者主要分析了结肠肿瘤切除术后的复发模式,5 年总复发率为 31.5%。其中远处转移中 43.5% 为肝转移,14.6% 为腹膜转移,10.2% 为肺转移,1.7% 为脑转移,1.9% 为骨转移,4.1% 为其他部位转移。远处转移往往和肿瘤分期相关,研究发现,Ⅰ 期患者 5 年累积转移风险为 6.4%,Ⅱ 期为 21.4%,Ⅲ 期为 48%,这就意味着 T4 期肿瘤相比 T1 肿瘤,转移的风险为 6.1 倍。另一项研究分析了结肠术后异时性肝转移的累积发生率,总体累积风险为 1 年 4% ～ 4.3%,3 年 8.7% ～

12％,5年16.5％。研究发现,原发肿瘤部位并未显著影响肝转移的发生。女性及75岁以上的患者异时性肝转移发病率较低。原发肿瘤分期和肝转移明显相关,Ⅲ期肝转移5年发生率为30.4％,而Ⅰ期为3.7％。研究发现异时性肝转移也与肿瘤的大小及大体特征相关,浸润溃疡性和隆起溃疡性肿瘤病变有更高的肝转移的发生率,原发灶＞3 cm也是肝转移的高危因素。

（2）分型和分期

结直肠癌肝转移通常按肝转移灶的数目和发生时间进行分型。按肝转移灶数目可分为单发转移和多发转移。按肝转移发现的时间可分为同时性肝转移和异时性肝转移,同时性肝转移(synchronous liver metastasis)是指结直肠癌确诊时发现的或结直肠癌原发灶根治性切除术后6个月内发生的肝转移,异时性肝转移(metachronous liver metastasis)是指结直肠癌根治术6个月后发生的肝转移。

结直肠癌肝转移临床分期有助于制订治疗方案和评估预后,目前常用的分期方法包括Gennari分期法和日本分期法。

1) Gennari分期法:根据肝转移的范围分为3期,分期规则为同时性肝转移表示为H,异时性肝转移表示为rH。

Ⅰ期:单发转移灶、病变累及肝实质体积＜25％。

Ⅱ期:多发转移灶、累及肝实质体积＜25％,或单发转移灶,病变累及肝实质25％～50％。

Ⅲ期:多发转移灶,病变累及肝实质25％～50％,或单发转移灶,病变累及肝实质体积＞50％。

转移灶位置定义为S,single,单个病灶;M,multiple to one surgical lobe,在单个肝叶内多发;B,to both lobes,双侧肝均有转移;I,infiltration of important structures,浸润到重要结构。F,function,肝脏功能;C,cirrhosis,肝硬化。

2)日本分期法:《日本大肠癌规约》第7版对肝转移进行新的分类如下。

H1期:肝转移灶数目4个以下,且最大直径5 cm以下。

H2期:肝转移灶数目5个以上,且最大直径5 cm以下。

H3期:除外H1和H2者。

（3）诊断方法

1) CEA:CEA是一种上皮性肿瘤标记物,对结直肠癌肝转移的诊断有其独特的价值。患者在初次诊断为结直肠癌时,血清CEA可能并不升高,但若发现升高,则往往提示已伴有转移。若患者为术前CEA升高,术后降至正常后再升高者多为肿瘤转移或复发,是判断肿瘤转移的良好指标,提示患者较短的无瘤生存。术前CEA升高也是结直肠癌肝转移患者预后的独立危险因素。即使术前患者CEA不高,术后监测CEA也有其临床价值。血清CEA异常升高比临床发现复发或转移灶要早4～10个月,其阳性率一般可达70％以上。因此术后随访中一般均会2～3个月复查血清CEA,以便早期发现肿瘤的转移复发。但CEA对于诊断结直肠癌肝转移灵敏度较高而缺乏特异性。即使联合CA19-9和(或)CA125检测,也只是提高灵敏度,而不提高特异性。

2)超声:超声诊断是目前公认的肝内占位性病变首选影像学检查。临床上超声诊断主要依据常规灰阶超声、彩色多普勒超声及超声造影等进行综合判断,并且大多能得到明确诊断。常规灰阶超声在对肝内转移灶的诊断方面其敏感性和特异性均低于增强CT、MRI,其对肝内转移灶检出的敏感性为40％～80％。若行术中超声检查,对于＜2 cm的结节其检出率可达到80％～95％。而超声造影大约能发现97％的CT所能发现的病灶,但显著受限于操作者经验和患者肝脏脂肪浸润,同时由于超声检查的二维性,其术前评估价值也受限。

常规超声能够发现最小5 mm左右的病灶。病灶较小多呈圆形而较大则多呈椭圆或不规则形。病灶较多使可弥漫分布或融合成块,形成高回声不均质区,形似葡萄,称为"葡萄串征";较为典型的转移性肝癌的表现为"靶环征"或"牛眼症"。具体为肿块内部显示高回声,而高回声的中央部分则存在由于组织坏死液化所致的无回声区。高回声外部又由低回声或无回声区环绕。彩色多普勒超声对于转移性肝癌检出作用有限。只能以血供丰富与否将转移性与原发性肝癌及病灶的良恶性做出鉴别诊断。超声造影则表现为造影剂的"快进快出"。与原发性肝癌的鉴别诊断特点是其增强方式多为周边环状增强,而增强后的减退常以中央开始逐渐向周围减退而呈低回声改变(图57-16)。

3) CT:多探头CT(MDCT)由于其良好的肝脏和整个腹胸部的覆盖性,是结直肠癌重要的分期和随访手段。MDCT扫描能够达到高分辨率亚毫米层薄,获得通向性像素尺寸,使图像能够在多方向重

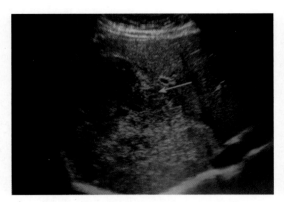

图 57-16 结直肠癌肝转移的超声影像

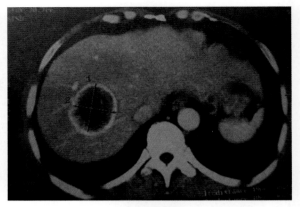

图 57-17 结直肠癌肝转移的 CT 影像

建而像素不变,从而促进小病灶的检出。最大密度技术及三维重建的高分辨率扫描使精确定位肿瘤成为可能。血管重建使肝动脉和门静脉解剖得以清楚显示而避免了传统血管造影。肿瘤和正常肝脏的体积测量也更加准确。在结直肠癌患者中,肝转移灶在初始显示中常呈现低密度,约有 11% 发生钙化,这些有钙化的病灶在未增强的扫描中比门静脉期扫描更易被发现,这些钙化点有助于诊断。在肝动脉期,小的结直肠癌肝转移灶常为高密度灶,而大的转移灶则常显示高密度边缘影,中央区则显示低密度影,表示退化的血管结构和(或)肿瘤坏死。较大病灶在门静脉期扫描时常显示为低密度灶,常表现出与超声类似的特征性的"靶环征"或"牛眼征"。静脉期是探查肝脏转移灶的最为显著的时间点。而层薄 2~4 mm 是推荐的像素成像范围。当然,即使 MDCT 是结直肠癌分期的良好选择,但其肝转移的漏诊率仍可达 25%。CT 动脉性门静脉造影(CTAP)中,对于肝脏的 CT 扫描在造影剂注射入肠系膜上动脉或脾动脉时进行。这时可以通过在门静脉期仅增强肝脏软组织从而提供最大的肿瘤-肝脏对比,在灌注缺损的区域描绘出肿瘤沉积,这种扫描方式是基于转移病灶主要由肝动脉供血的事实基础之上。CTAP 检查常在肝切除术前进行以提供精确的肿瘤与肝脏血管的位置。但由于 CTAP 的假阳性率较高,在 MDCT 和 MRI 有肝脏特异造影剂后 CTAP 检查的必要性下降(图 57-17)。

4) MRI:对于 MRI,标准步骤应该包括增强 T1W 和 T2W 及造影增强脉冲序列。在肝脏 MRI 中,一组 T1W 同相和反相梯度-回忆回声图像是为探查脂肪浸润或者灶性脂肪浸润扩散而在评估软组织中是必需的。而在 T2W 成像时,TSE 或是带脂肪抑制的快速脊髓回声是较为推荐的。另外,重 T2W 脉冲序列加大 160~180 ms 回声时间则有助于分辨固相病灶(如转移性或原发性肝癌等)和非固相病灶(如血管瘤和囊肿)。在获得非增强脉冲序列后,造影增强脉冲序列也常进行拍摄。现有 2 种不同的 MRI 肝脏造影剂,一种是非特异性的钆螯合物;另一种是肝脏特异性的专用造影剂,包括肝胆管系统造影剂和网状内皮组织造影剂。对于结直肠癌肝脏转移病灶,MRI 在 T1W 像上常呈低信号,T2W 像上则呈稍高信号,若在肿瘤内出现液相改变(如坏死液化),则 T2W 像呈高信号。同超声和 CT 类似,MRI 造影增强时可见"靶环征"或"牛眼征"。在使用 DWI、T2W 和增强扫描时,对转移灶检出率的敏感性较高(图 57-18)。

5) PET/CT:与传统影像学检查不同,PET 是基于分子代谢的影像检查方法。能通过信号强度、密度和实际解剖结构进行评价,对转移灶检出率较高,并能够对肿瘤细胞活性进行判断,良恶性病灶鉴别能力强。因此,能够早期较为精确地发现结直肠癌肝转移灶,同时显示病灶形态、大小及分布情况。常用肿瘤代谢示踪剂为[18]F-FDG,各类标记的氨基酸和核苷酸类、胆碱和[11]C-乙酸盐。有研究显示,PET 诊断肝转移的敏感性为 89%,高于 CT 平扫的 71%,而特异性分别为 98% 和 92%,两者相似。而 PET/CT 是将高解剖定位能力的 CT 与功能性检查 FDG-PET 这 2 种手段揉为一体,结合两者的优势。但由于其较高的放射暴露与费用,如指南所述,PET/CT 多用于前期传统诊断无法确诊的患者。

各种影像学检查价值各有优劣。术中超声造影被认为是金标准,虽有争议但仍应被视为最终诊断

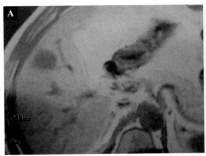
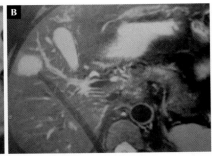
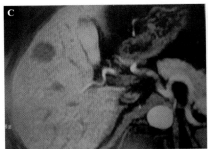
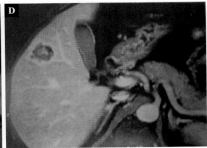
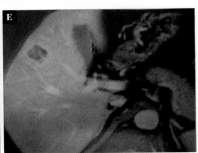

图 57 - 18 结直肠癌肝转移的 MRI 影像

步骤。已有研究显示,术中超声比一般非侵袭性检查,如螺旋 CT 和 MRI,具有更高的敏感性和特异性。但术中超声造影较少进行。CT 肝脏显像可增加检出的敏感性,同时能够评估肝外转移病灶,但稍逊于 MRI 扫描。CTAP 被很多研究认为是检出"金标准",但 CTAP 是侵袭性检查并具有高达 15% 的假阳性率,缺点明显;而 MRI 则可提供敏感的非侵袭性方法以评估肝脏病灶。直接比较 CTAP 和 MRI 的研究显示,MRI 能够更好地明确和显示肝脏转移灶。对于 PET/CT,有研究显示在特异性相同的情况下,对于来自结直肠癌肝转移灶的检出敏感性,PET/CT 要明显优于超声、CT 和 MRI。也有研究认为 PET/CT 是基于每个患者基础上的最为敏感的结直肠癌肝转移诊断方法,但并非对每个病灶均是如此。上述各种影像学手段对于结直肠癌肝转移的诊断何者最佳目前仍没有定论,一般需要结合医院具有的设备和操作者技术具体分析。

（4）治疗

1）外科治疗:结直肠癌是最常见的消化道恶性肿瘤,在西方国家癌症致死病因中居第二,其发病率在我国也有逐年增高的趋势。40%～50% 的结直肠癌患者最终死于肿瘤转移。肝脏是结直肠癌最主要的转移部位,也是影响结直肠癌预后的重要因素。

15%～20% 的患者在结直肠癌确诊时即发现存在肝转移。另有 25%～50% 的患者则在原发癌根治性切除术后发生肝转移,其中 20%～35% 的患者转移灶仅局限于肝脏。

既往认为,肝转移灶的存在标志着原发癌的进展和远处播散,故 20 世纪六七十年代对结直肠癌肝转移患者的治疗曾持悲观态度。20 世纪 80 年代以来,随着诊断手段日益先进,更多的结直肠癌肝转移获得诊断,同时期外科手术技术也取得长足进步,对部分患者施行肝切除治疗肝转移显示了良好的效果。20 世纪 90 年代以后,对手术治疗结直肠癌肝转移基本达成共识,肝切除术目前被视为唯一可能治愈肝转移癌的标准治疗方案。从理论上说,对于局灶性生长的肝转移癌病灶,存在着完整切除病灶的可能性,并可能因此获得长期生存。国内外大量研究表明,转移灶切除手术治疗的患者 5 年生存率为 16%～49%,因此,外科手术是治疗可切除结直肠癌肝转移的首选方案。一系列的回顾性研究表明,自 20 世纪 60 年代到 21 世纪,结直肠癌肝转移的生存预后得到了有效提高,Kopetz 等在对美国安德森肿瘤研究中心自 1990～2006 年诊治的 2 470 例转移性结肠癌患者进行研究分析后认为,从 1998 年以来,肝切除手术率稳步上升并维持在 20% 左右,肝切除术后 1 年的生存率为 70%,5 年生存率达到

55.2%,中位生存时间65.3个月,而同期未手术患者5年生存率仅为19.5%,中位生存时间26.7个月。由此可见,总生存率的改善得益于患者的合理选择、手术技术及更多的有效辅助治疗的开展。

A. 手术适应证:肝转移手术适应证主要取决于患者的一般状况和肿瘤的可切除性。首先,需要排除严重的基础性疾病,严重的心、肺功能障碍,以降低手术风险。术前行肝切除术患者都要进行肝功能评估,虽然绝大多数结肠癌肝转移患者没有慢性肝病史,但术前化疗可导致脂肪肝、脂肪性肝炎、肝窦阻塞综合征甚至门脉高压症,虽然脂肪肝和脂肪性肝炎也经常发生在普通人群中,但化疗很可能加剧病情,使得术后肝功能障碍的发生率增高而加大手术风险。通过全面了解患者化疗史、肝功能试验、血小板计数、Child-Pugh评分和影像学表现,再结合要切除肝的体积,患者的手术风险是能够被有效评估的。

随着时间的推移,肝转移肿瘤的可切除标准已经发生了显著的变化。1986年,Ekberg认为结直肠癌肝转移患者的肝切除必须满足3个先决条件:不超过4个肝转移灶,肿瘤切除边缘≥10 mm,无肝外转移。而且既往研究认为,肝转移癌直径>5 cm有较差的预后,亦不建议手术。然而随着肝切除术的安全性提高、先进外科技术的引进及大量循证医学证据的出现,一些传统观点逐渐被推翻。

随着术前评估、手术技术的改善,根治性结直肠癌肝转移患者的5生存率已达58%。传统的手术适应证也得到了扩展。有关可切除性的概念在过去30多年里已经发生很大变化,包括多发肝转移灶、切缘、肿瘤大小及肝外转移等问题。在多学科协同治疗的现状下,应积极创造手术条件,切除所有的转移病灶,保证切缘的阴性和残余肝的体积,以达到使患者得到最大的生存获益的目的。

B. 初始可切除同时性肝转移的治疗:原发性大肠癌有20%～30%在诊断时发现肝转移,其中15%～20%肝转移病灶是可切除的。根治性手术治疗已经是同期结直肠癌肝转移治疗的金标准,可以延长患者存活期,并在某些情况下可能达到治愈。

自1990年以来,就结肠癌伴同时性肝转移手术时机即同期切除或二期切除,学者们展开了激烈的争论。支持分期切除的学者认为原发病灶和肝转移灶同时切除手术侵袭大,手术风险增加,有较高的并发症和病死率。Nordlinger等报道,同时切除的手

术死亡率约7%,而分期切除死亡率为2%。Bolton的报道中,同期切除的手术死亡率为12%,对于那些涉及肝大部切除手术的死亡率高达24%。美国MD Anderson癌症中心也发布了类似的结果,行肝大部切除的同期手术切除患者相比分期切除术后并发症和病死率显著升高(44% vs. 27%,8% vs. 1.4%)。值得注意的是,在Berlin等的研究中发现,所有的死亡患者均为70年以上老年患者。Santibanes等得出了类似的结果,42例同期接受肝切除结直肠癌根治术的患者术后发生2例死亡(4.2%),均为65岁以上的患者。所以,对同期肝大部切除患者的选择是必要的,对于高龄患者需要慎重。随着患者选择的优化和手术技术、围手术期管理的进步,近来,越来越多的研究报道了同期切除良好的效果,同时,肝转移的外科处理已经开始改变。同期切除具有显而易见的优势:一次性切除原发灶和肝转移灶,可免除再次手术给患者带来的痛苦,缩短住院时间,较少因二期切除等待肝切除的这段时期,导致部分患者因肝转移癌恶化或发生肝脏以外其他脏器转移而失去手术机会。原发性结肠肿瘤和肝转移灶同期切除者能够迅速启动术后辅助治疗,从而可能带来生存获益。就目前情况来看,是否执行同期或分期切除应该个体化,同时,切除术可能更适合一个简单的结肠切除术(右半结肠切除术)及肝大部分切除术或复杂的结直肠癌根治术和肝局限性切除术(楔形或肝左外叶部分切除术),当需要行复杂的结直肠癌和肝大部切除术时则最好行分期切除。此外,合并原发灶穿孔、梗阻、出血等急诊手术,全身情况差,不能达到根治性切除患者,也建议采用分阶段的方法。

C. 初始不可切除肝转移的手术治疗:根治性手术是唯一可能治愈结直肠癌肝转移的治疗方法。然而,约80%的肝转移患者在诊断时即为不可切除。在这种情况下,治疗方案应该是多学科的,包括外科医师和肿瘤内科学家的协同合作。化疗对于初始不可切除肝转移患者是主要选择,通过新辅助化疗可能使肿瘤降期而达到切除的目的。此外,如果预定肝切除术后残余肝太小,则可采用两步肝切除策略,预先阻断门静脉,使剩余肝代偿性增生,减少二次手术后肝功能衰竭的风险,两步肝切除策略是多发肝叶转移患者手术治疗的有效方法。

在现代化疗药物普遍使用的情况下,不能切除的结肠癌肝转移患者中位生存时间已经超过20个

月。在相应的Ⅰ或Ⅱ期临床试验中,新的靶向生物制剂在一线化疗中的应用使得中位生存时间已超过30个月。现代化疗药物的研究进展不仅能够使患者的生存时间延长,而且可能使初始不可切除病灶转变为可切除或缩小切除范围,有利于降低手术并发症的发生率和病死率。

欧洲癌症治疗组织(EORTC)的研究认为,化疗可以降低手术复发风险25%,并同时了解肿瘤对化疗的敏感性,帮助决定术后进一步治疗。美国中北部肿瘤治疗协作组(NCCTG)研究认为,对初诊无法手术者,FOLFOX方案可使60%的患者肿瘤缩小,40%的患者能够接受手术。Nordlinger等则认为,FOLFOX和FOLFIRI可提高初诊无法手术者9%~40%的切除率。目前,NCCN推荐的一线化疗方案主要有FOLFOX、FOLFIRI、CapeOX、5-FU/LV或卡培他滨4种,专家组并没有认为其中哪一种更为优越,不同方案的选择主要依赖患者对治疗的反应及经治医师的个人意见。近期一项包括244位患者的随机对照研究显示,FOLFOXIRI组患者的反应率(66% vs. 41%,$P<0.001$)和转化性R0(15% vs. 6%,$P<0.05$),均较FOLFIRI组患者明显升高,无进展生存(9.8 vs. 6.9个月,$P<0.001$)和总体生存(22.6 vs. 16.7个月,$P<0.05$)也明显改善,但化疗毒性明显增加,一般仅适合于年轻、身体状况好的少部分患者。

近些年,随着靶向药物的使用改善了不可切除肝转移病灶患者的预后。一项包括4项随机对照研究,纳入484例K-ras基因为野生型、最初不可切除的转移性结直肠癌患者的荟萃分析显示,与单纯化疗相比,联合西妥昔单抗或帕尼单抗可显著增加总体反应率(RR=1.67,$P<0.001$),R0切除率从11%增加至18%(RR=1.59,$P<0.05$),无进展生存也显著延长(RR=0.68,$P<0.01$),而总体生存无明显改善($P>0.05$)。一项关于化疗加西妥昔单抗用于转化性治疗的荟萃分析,共纳入4项仅有肝转移的肠癌患者随机对照研究,结果发现加用西妥昔单抗组的R0切除率在其中3项研究中明显升高(CRYSTAL研究,5.6% vs. 13.2%;OPUS研究,4.3% vs. 16.0%;NCT01564810研究,7.4% vs. 25.7%)。因此,*KRAS*基因为野生型的患者推荐西妥昔单抗联合FOLFOX或FOLFIRI方案治疗。

2000年,Adam等首先报道了两步肝切除术法(TSR),该方法适用于患者肝脏两叶广泛转移,手术后残余肝功能失代偿,既不能一次性彻底切除病灶,也不能手术联合射频消融的患者。两步肝切除的第1阶段是通过手术最大限度地去除拟保留半肝内的所有肿瘤,栓塞或结扎保留肝对侧的门静脉以促进保留肝的再生,术后以辅助化疗控制对侧肝肿瘤的进展,等待肝脏再生和未来的残肝体积增大,第2次手术通常在第1次手术后的3~6周后进行,既满足残余肝充分代偿增生,也防止残余肿瘤进一步扩展,尽可能地进行完整的切除(R0)。Chua等在一项有关两步肝切除的荟萃分析研究中指出:在所有488例拟采用TSR意向治疗患者中,约77%患者完成了2个阶段的治疗。失败的原因包括肿瘤进展、全身状态差、死亡、肝再生不足等。完成TSR的患者的中位生存期为37个月,3年生存率为60%,5年生存率为48%。中位无病生存期为11个月,未能完成TSR患者,中位生存期为16个月。该研究分析了治疗失败的相关因素,其中第1阶段术前过度化疗、较多的转移肿瘤数目与治疗失败相关。此外,主要的术后并发症、年龄和CEA水平也是治疗失败的相关因素。

总之,近年来,随着肿瘤的综合治疗方法不断进步,结直肠癌肝转移手术切除的适应证不断扩大,部分传统观点认为"手术禁忌证"的患者通过综合治疗获得了长期生存,术前新辅助治疗及手术技术的发展为这些患者带来了客观的获益,综合治疗已成为初始不可切除结直肠癌肝转移治疗的主要模式。

D. 结直肠癌合并肝内外转移的手术治疗:目前,结直肠癌肝转移合并肝外转移灶在一定条件下也可以进行手术根治性切除。肿瘤多发转移曾被认为是手术的禁忌,近年来对此也有了新的认识。

最先获得注意的是合并肺转移。肺是结直肠癌最常见肝外转移部位,发生率为10%~25%。若不加以治疗,其中位生存时间不超过10个月,5年生存率仅为5%。那些同时具有肝转移灶与肺转移灶的患者,外科手术是获得长期生存的唯一治疗手段。同时伴有肝、肺转移患者行手术切除,术后中位无瘤生存时间为44个月左右,5年生存率可达60%左右,表明对肝、肺转移采取积极手术治疗预后良好。更有报道,此类患者5年生存率为40%,10年生存率仍有25%。因此,目前指南推荐的治疗策略均是以肿瘤的可切除性为导向的,而对于除肺以外的肝外转移,大量研究结果也鼓励在合适情况下对转移灶行手术切除。

Carpizo 等收集了 1992～2007 年同时行肝转移和肝外转移灶切除的患者 127 例,其中位生存时间 24 个月,3 年和 5 年总体生存率分别为 47% 和 26%,虽然低于同期进行了不伴有肝外转移的接受肝转移切除的患者(67% 和 49%),但对于适合同时根治性手术切除肝转移灶和肝外转移灶的患者,行手术治疗仍可以获得较长期生存的机会。近期也有多项荟萃分析对该方面进行了研究。对于伴有肝外转移的结直肠癌肝转移患者,其中位无瘤生存时间约 12 个月,中位总体生存时间约为 30 个月,中位 5 年生存率 19%。手术死亡率 0～4.2%。肝转移灶 R0 切除,肝外转移灶切除的患者中位 5 年生存率 25%。不同转移部位生存时间也截然不同。① 肺:中位生存时间 41 个月,5 年生存率 27%。② 门静脉腔静脉周围淋巴结:中位生存时间 25 个月,5 年生存率 17%。③ 腹膜转移:中位生存时间 25 个月,5 年生存率 8%。而多于一处的转移灶,其中位生存时间为 17 个月,5 年生存率为 7%。多数学者也认为肝外转移灶并非肝切除术的禁忌证。目前,对于合并肝肺转移的患者,推荐先使用新辅助化疗,后辅以分期或同期的肝切除术和肺转移灶切除。若肿瘤对治疗有反应或保持稳定,可在 2 次手术间辅以化疗。在对其他情况下可手术患者的选择上,目前均推荐仅合并有一处肝外转移病灶或局限性的腹膜转移的患者适合手术治疗,并在手术同时辅以化疗。

E. 结肠癌肝转移术后复发的手术策略:有超过 50% 的患者在初次肝切除术后 2 年内出现转移灶复发。在过去 10 余年中,已有报道认为再次肝转移灶切除对于复发性肝转移是一种可行的治疗方式。有研究认为,患者在二次手术切除中的临床获益要超过仅行单次手术切除。然而,也有一些报道称,再次进行肝脏切除并不有益于患者生存。因此,在这个问题上仍有争议。当然,目前化疗方式和微创治疗技术的发展也为复发性的结直肠癌肝转移提供了治疗新选择,能够使复发性肝转移的治疗效果获得提高。

一项荟萃分析发现,结直肠癌肝转移的肝切除术后转移灶复发特点为相比初次转移灶,复发灶更多为单发病灶,局限于一叶,肿瘤体积也更小,血清 CEA 水平也更低。而在围手术期方面,初次手术与二次手术的术后并发症发生率、术后住院时间等并无区别,R0 切除率也并无区别。但由于二次手术条件较初次手术复杂,手术时间要显著延长,同时术中

失血量也显著增多。复发率在初次肝切除之后为 59.5%,而在第 2 次切除后为 69.8%,两者并无显著差别。无瘤生存率方面两者间也并未见差异。同样,长期生存分析显示肝转移灶复发切除后的总体生存与仅单次切除肝转移灶相比并无差异。而国内指南也认为,在全身状况和肝脏条件允许的情况下,对于可切除的肝转移灶术后的复发病灶,可进行 2 次、3 次甚至更多次的肝转移灶切除。其手术并发症和病死率并不高于第 1 次肝转移灶的切除,而且可获得相同的术后生存率。提出达到以下 6 项标准可以得到更高的长期生存:① 初次手术后至复发间的无瘤间期>1 年。② 第 2 次手术时肝转移灶为孤立病灶。③ 第 2 次手术时肝转移灶局限于单叶。④ 第 2 次手术时肝转移灶最大直径≤5 cm。⑤ 第 2 次手术时不伴有其他肝外转移灶。⑥ 第 2 次手术时达到 R0 切除。因此,符合前 5 项标准的患者适合多次手术治疗。

2) 局部治疗:

A. 经导管肝动脉化疗栓塞(transcatheter arterial chemoembolization, TACE):TACE 因其创伤小、并发症少、疗效良好及住院时间短等优势成为结直肠癌肝转移治疗的一种选择,其作用原理在于,TACE 在肝动脉栓塞术基础上联合区域灌注化疗,使肝动脉栓塞术及化疗药物发挥协同作用。从肿瘤血供来源看,结直肠癌肝转移灶血供 90% 以上来自于肝动脉,而正常肝组织约 70% 的血供来自门静脉,30% 来自肝动脉,所以 TACE 一方面发挥局部化疗,通过定向输入使化疗药物高浓度积聚于肿瘤组织及周围肝组织。有报道指出,TACE 引起的肿瘤缓解率高于全身化疗,且局部化疗后进入外周血中的药量减少,这也降低了化疗药物导致的全身不良反应。另一方面,阻断转移灶的血供来源,通过超选择性碘油或者微球栓塞,使栓塞剂在超选择的血管内聚集,甚至完全栓塞血管并滞留在肿瘤组织内,配合高浓度化疗药物持久地作用于肿瘤细胞,降低肿瘤细胞活性,造成肿瘤组织缺血坏死,从而达到更为强大的杀伤肿瘤细胞的作用。

TACE 常用的化疗药物包括丝裂霉素-C、顺铂及多柔比星,经超选择方法相对于传统的静脉化疗更易于将上述药物输送到目标肿瘤区域。Muller 等对结直肠癌肝转移患者行 TACE 的疗效进行了评价,该研究中共有 66 名患者参与,经过总共 299 次的 TACE 之后结果显示,完全缓解率(CR)为 1.0%,

部分缓解率（PR）为 42.4%，疾病稳定（SD）为 18.2%，部分进展（PD）为 12.1%，治疗结束到出现进展的中位时间为 8 个月，术后 2 年总生存率为 66%。Tatjana 等对晚期不可切除肝转移患者行姑息性 TACE 的疗效进行回顾性分析，参与该研究的 564 例患者接受 3 384 次 TACE，化疗用药包括单药丝裂霉素 C（43.1%）、丝裂霉素 C 联合吉西他滨（27.1%）、丝裂霉素 C 联合伊立替康（15.6%），另有部分患者接受丝裂霉素 C 联合伊立替康和顺铂等三药联合治疗，栓塞剂使用碘化油及淀粉微球，结果显示，在局部肿瘤控制方面，PR 为 16.7%，SD 为 48.2%，PD 为 16.7%，术后 1、2、3 年总生存率为分别为 62%、28% 和 7%，中位总生存期为 14.3 个月。

而在关于不可切除肝转移患者 DEBIRI TACE 的 Ⅱ 期临床试验中显示，82 名受试者接受了 185 次 DEBIRI TACE 治疗（伊立替康剂量 100~200 mg），术后 CT 扫描显示治疗过的转移灶有了 75%~100% 的缩小，78% 的受试者治疗后出现疾病缓解（按照 RECIST 标准），90% 的受试者生活质量得到提高。在一项 TACE 联合化疗药物的临床试验中，55 名接受 DEBIRI TACE 的受试者（54 名之前曾行全身化疗，包括 FOLFOX 35 名，FOLFIRI 15 名，贝伐单抗 37 名，其他生物制剂 9 名），结果显示按照欧洲肝病协会（EASL）标准术后 3 个月与 12 个月的总体缓解率分别为 89% 和 54%（包括 CR、PR 及 SD），按照 RECIST 标准上述指标分别为 71% 和 40%，平均及中位无病生存期分别为 207 d 及 197 d，中位总生存期为 247 d，其中有 7% 的受试者肝转移灶降期而获得手术机会，另有 3% 的受试者得到 RFA 治疗。

总之，TACE 是相对安全且微创的治疗选择，尤其在控制结直肠癌肝转移灶进展及提高患者生存期方面发挥了一定作用，同时也有其他研究对 TACE 的作用存在不同观点，这就需要以多中心合作的方式开展前瞻性研究去进一步探讨。

B. RFA：RFA 作为一种局部治疗方式在结直肠癌肝转移治疗中的应用日益广泛，其可以在 B 超引导经皮穿刺、腹腔镜或直接开腹直视下进行，消融过程中电极针刺入肿瘤组织，通过射频在电极针周围产生极性分子震荡而发热，可使治疗区域温度达 50℃ 以上，中心发热区域温度可到 100℃ 左右，导致肿瘤细胞的凝固性坏死。与手术治疗相比，RFA 治疗有以下特点：消融后的肿瘤坏死组织可作为内源性肿瘤抗原，激活或增强机体的抗肿瘤免疫应答反应；最大限度保持正常肝脏组织，对肝功能的影响较小；操作较为简单，风险相对较小。

a. 适应证：在多学科综合治疗概念下，RFA 对于结直肠癌肝转移患者应遵循以下指征：① 可切除的肝转移灶，可作为辅助切除手段。② 化疗后完全或部分缓解的不可切除肝转移灶。③ 复发或进展的肝转移灶。

b. 禁忌证：① 凝血功能指标国际标准化比值（INR）>1.5。② 血小板计数<50×10⁹，虽然有关研究小组报道肝转移灶数目应不多于 5 个，但肝转移灶的数目并不作为绝对禁忌指标。③ 肝功能 Child-Pugh C 级或肿瘤呈弥漫性分布。④ 顽固性大量腹水。

c. RFA 术前评估：RFA 术前评估包括体力活动状态评价，肝功能检测，CEA 检测及增强胸腹部 CT，而实施 RFA 应距离末次全身化疗至少 2~4 周，全身化疗的缓解情况根据实体瘤疗效评价标准（RECIST）进行评估，并分类为 PR、SD 及 PD 等。

d. RFA 疗效：目前，已有较多关于肝转移行 RFA 术后局部进展发生率、生存指标及较大并发症发生率等方面的研究结果。在随访患者中，局部进展发生率的范围在 2.8%~37%，具体来说，在术后 1~2 年的局部进展发生率为 9%~29.6%，术后 2~3 年的局部进展发生率为 7.1%~37%。而较大并发症发生率范围在 4%~33%。1、3、5 年的中位总生存率分别为 92.6%、44.7% 和 31.1%，中位总生存期 33.2 个月。在一项针对 RFA 应用于结直肠癌肝转移的疗效及可行性的系统回顾性研究中指出，肝转移患者行 RFA 术后 5 年生存率范围在 14%~55%，局部肿瘤复发率范围在 3.6%~60%，操作导致的死亡率相对较低（0~2%），较低并发症发生率维持在 6%~9%。

而 Pathak 等通过分析数个有关合并肝外转移灶应用 RFA 治疗的研究，发现 RFA 术后中位总生存期范围在 18~37 个月，认为同时合并肝外转移的患者也可以从 RFA 治疗中获益。Berber 等报道了纳入 234 名结直肠癌肝转移患者的临床研究，经过中位数为 17 个月的随访有 34% 的患者出现局部复发及 80% 的患者出现疾病进展，同时研究者并没观察到是否合并肝外转移会导致上述指标的显著差异，由此推论，结直肠癌肝转移患者技术合并肝外转移不应该成为 RFA 治疗的禁忌。

3）全身化疗：结直肠癌肝转移明确诊断后即使

给予最佳的支持治疗,患者的中位生存期仅为 6 个月,而新型化疗药物的应用可将该数据提高到 24 个月。针对晚期或复发的结直肠癌全身化疗近年来取得很大发展,对于实施化疗的结直肠癌肝转移患者分为以下 3 类:① 明确诊断时,肝转移灶可切除者。② 明确诊断时,肝转移灶不可切除但经过转化性化疗后变为可切除,这部分患者也称之为潜在可切除的肝转移患者。③ 即使给予有效的化疗仍不可切除者。

一系列大样本的回顾性研究肯定了结直肠癌肝转移外科手术治疗的效果,肝转移灶切除后 5 年生存率范围为 30%～50%,这些令人鼓舞的结果及外科技术的改进使得采用手术治疗的肝转移患者呈上升之势。然而,即使具有良好外科手术指证的患者,术后仍有约 70% 的患者出现复发。因此,单纯的外科手术治疗对于获得长期的疾病控制是不充分的。其他治疗策略包括化疗与手术结合对肝转移患者是非常必要的。

A. 对可切除肝转移的新辅助化疗:研究发现,直肠癌肝转移的患者针对肝脏转移灶行外科切除之前进行新辅助化疗,可减小术前肿瘤体积及降低术前肝内微小转移的发生,可提高手术的根治性切除率及预后,它有以下潜在优势:① 增加可切除病例所占的比例。② 较少所需切除肝的体积。③ 可预先处理微小转移灶。④ 评估化疗方案的敏感性以决定是否术后继续该方案

B. 术后辅助化疗:辅助化疗定义为肝转移灶手术切除后采取的化疗措施,其目的在于降低复发风险及延长患者生存时间。有 2 项相关随机临床试验针对肝转移灶切除行 5 - FU 为基础的化疗效果进行了评估,均提示术后给予 5 - FU 为基础的化疗可提高无病生存期。FFCD ACHBTH AURC 9002 试验中比较了单纯手术与手术联合化疗的预后,结果提示,在 5 年无病生存率方面,手术联合以 5 - FU 为基础的化疗组(33.5%)高于单纯手术组(26.7%)。在针对术后复发预防因素的多因素分析中,术后化疗可视为降低复发风险的独立因素($P<$ 0.05),而 2 组患者在术后 5 年总生存率的差异无统计学意义(51.1% vs. 41.9%,$P>$0.05),试验中没有招募到数量充分的患者被认为是术后化疗与明确生存获益之间相关性缺失的主要原因。在 ENG 试验中(临床Ⅲ期),52 例患者术后接受化疗,55 例患者接受单纯手术,结果显示,术后化疗组患者在无进

展生存率及总生存率方面占有优势。

另外,化疗药物的选择也是预后相关重要的因素。目前,5 - FU/LV 较少单独用于结直肠癌肝转移患者的术后化疗,而多与奥沙利铂及伊立替康等药联合用药,但其疗效仍存有争议。在一个前瞻性随机试验中,Ychou 等比较了术后应用 FOLFIRI 方案与 5 - FU 为基础的化疗方案对预后的影响,结果并没有显示出 FOLFIRI 更优于 5 - FU,同时也证实术后应用 5 - FU 为基础的化疗可以延长患者的无病生存期。

C. 对潜在可切除肝转移的转化性化疗:对于潜在性可切除可定义为转移灶涉及 5～6 个肝段;需要进行难度及风险较大的肝切除术(如肝中叶切除、扩大右半肝切除术、血管重建等)。而对于根据化疗后疾病缓解程度而有可能获得手术机会的患者来说,客观反应率是其治疗的主要目标,而此类化疗也称之为转化性化疗。转化性化疗的作用已在多个回顾性分析及临床试验中得到证实,Adam 等在一项回顾性分析中指出,1 104 例初始不可切除的肝转移患者在经过 10 个周期的转化性化疗后有 138 例患者(12.5%)得到二次手术切除的机会。在中位数为 48.7 个月的随访期间,138 例手术患者中 111 例出现肿瘤复发(80%),术后 5 年及 10 年的总生存率分别为 33% 与 23%,5 年及 10 年的无病生存率分别为 22% 及 17%。研究者认为,虽然存在着较高的术后复发率,但随着复发灶的再切除等技术的推广应用,潜在性可切除患者从转化性化疗中的受益是明确的。在另一项回顾性研究中,131 例不可切除的结直肠癌肝转移接受为期 3～6 个月的辅助化疗,其中有 33 名最后获取根治性手术切除机会,在这些手术切除的患者中,中位总生存期为 39 个月,术后 1、3、4 年总生存率分别为 94%、58% 及 37%。

D. 对不可切除肝转移的姑息性化疗:对于肝转移灶不可切除的患者,在身体可耐受的情况下,主要的治疗选择是全身化疗。许多肝转移患者因为转移灶所处位置及转移灶数目或者本身疾病处于晚期阶段而无法通过转化性化疗而获得手术切除或局部治疗的机会,对于此类患者接受化疗的目的在于使肿瘤缩小、稳定,以争取延长生存时间并提高生活质量,也称之为姑息性化疗。2000 年之前,针对肝转移患者的标准化疗基本上应用 5 - FU 单药(或氟嘧啶类药物)联合亚叶酸的姑息性化疗。既往随机试验表明,基于 5 - FU/亚叶酸(LV)的化疗可使不可

切除患者的中位生存期从 8 个月延长到 12 个月。随着 5 - FU 联合奥沙利铂的 FOLFOX 方案或 XELOX 及联合伊立替康的 FOLFIRI 方案或 XELIRI 的应用,结直肠癌肝转移患者的总体缓解率(ORR)维持在 20%～30% 到 40%～50% 的范围,中位总生存期(OS)在 12～20 个月之间。治疗顺序不论 FOLFOX 为一线合并 FOLFIRI 二线还是 FOLFIRI 为一线合并 FOLFOX 为二线,2 种治疗顺序在生存期方面是相近的。为提高化疗效果及增加对各化疗药物有反应的患者所占比例,一个结合 5 - FU/LV、伊立替康和奥沙利铂的 FOLFIRINOX 方案被研发出来,2 项 Ⅲ 期随机试验对 FOLFIRINOX 作为一线方案与标准的 FOLFIRI 方案进行了评估,FOLFIRINOX 方案在 ORR,PFS 及 OS 方案更有优势,但该方案有更强的细胞毒性(中性粒细胞减少症 3/4 级＝50% *vs.* 28%)并需要特殊预防措施。

随着新型有效药物的出现及化疗方案的改进为结直肠癌肝转移患者获取更多的手术切除及延长生存期的机会,合理选择化疗药物及化疗方案,同时注意与其他治疗方法的结合是临床医师必须注意的问题,也是提高结直肠癌肝转移综合诊疗水平的前提,同时该领域中存在的问题仍需进一步研究解决。

(赵一鸣　贺西淦)

57.2.2.2　其他转移性肝癌

(1) 流行病学

肝脏是人体脏器肿瘤发生转移的常见区域。尸体解剖发现,在 10 912 处恶性肿瘤中,肝脏转移率达 41.4%,仅次于局部淋巴结转移(57%)。在欧美等发达国家,转移性肝癌的发病率远高于原发性肝癌[(13～65):1],我国转移性肝癌约为原发性肝癌发病率的 1.2 倍,呈逐年增长趋势。转移性肝癌有半数以上来源于消化系统的恶性肿瘤,除结直肠癌肝转移外,其他较多发生肝脏转移的原发癌包括乳腺癌、卵巢癌、胃癌、胆囊癌、胰腺癌等。随着肝脏外科手术技巧的提高和治疗观念的改变,转移性肝癌的预后有了明显改善。

(2) 临床表现

转移性肝癌患者常无肝病背景,临床表现常无特异性。早期主要表现为原发肿瘤的相关临床症状,未出现肝脏本身的相应症状。此类患者大多在原发肿瘤的常规肝脏检查、门诊随访过程中发现。随着病情进展,肝脏转移的临床症状及体征逐渐表现出来,如肝区闷胀不适或隐痛、乏力、消瘦、发热或

食欲缺乏等。至晚期则出现贫血、黄疸和腹水等肿瘤恶病质表现。也有部分转移性肝癌患者(来源于胃肠、胰腺等)以肝脏转移癌的症状为主要表现,而原发肿瘤的症状隐匿。

(3) 诊断方法

1) 实验室检查:肝功能检查早期大多正常,中晚期血清胆红素、碱性磷酸酶(ALP)、乳酸脱氢酶(LDH)、γ-谷氨酰转肽酶(γ-GT)常升高。肝炎病毒抗原抗体检测大多阴性。肿瘤标记物检测时,AFP 常呈阴性。少数胃肠肿瘤患者发生肝脏转移时,AFP 可出现升高,但浓度一般不超过 100 μg/L。

2) 影像学检查:影像学检查对原发肿瘤肝脏转移的发现、鉴别及定位有重要参考价值。常用的检查手段包括 B 超、CT、MRI 及 PET 等。目前,影像学检查已成为诊断转移性肝癌的最重要手段。

A. B 超:由于价廉、无损伤等优势,在临床应用广泛。2 cm 以上转移瘤的检出率可达 90% 以上,但 1 cm 以下的肿瘤容易漏诊、误诊,假阴性率超过 50%。转移性肝癌因原发癌的不同在超声图像上表现多样,常见特点为:① 较少存在肝硬化征象。② 常多发,类圆形病灶。③ 有完整包膜,分界清楚,后壁远端无明显增强回声。④ 转移瘤较小时,多表现为低回声;较大时,可出现"牛眼症"等特征性表现,肿瘤呈强回声,中心为低回声。⑤ 术中 B 超对直径 3～4 mm 的微小转移瘤病灶也有较高检出率,是目前较为敏感的检查手段。

B. CT:敏感性可达 80%～90%,高于超声检查。CT 图像因原发肿瘤的不同而表现多样。常见特点为:① 平扫:单发或多发的类圆形或分叶状低密度病灶。② 增强:注射造影剂后,肿瘤病灶边缘可强化,但不如原发性肝癌明显。肝动脉造影 CT(CTAP)能检出直径仅 5 mm 的肝脏肿瘤病灶,是目前较敏感的检查手段之一。

C. MRI:在 <1 cm 的转移性肝癌微小病灶中,敏感性可达 64%～90%,检出率明显优于 CT 和 B 超。影像学上常表现出特异性的靶征。MRI 增强后,可将检出敏感性提高到 96% 以上,并能检出直径 5 mm 病灶,且无侵入性。

D. PET:有助于观察全身各部位的异常代谢病灶,了解转移癌的来源及全身转移情况,缺点是不能明确肝脏占位的原发灶和继发病灶,费用较昂贵。

3) 诊断依据:① 有肝外其他器官肿瘤病史或依据。② 有肝脏肿瘤引起的症状和体征。③ 实验室

检查 AFP 及 HBsAg 多为阴性,血清酶学阳性,CEA、CA19-9、CA125 等标志物升高。④ 影像学检查(B 超、CT、MRI、PET 等)显示肝内散在、多发的转移性肝癌征象。

4)鉴别诊断:

A. 原发性肝癌:此类患者常有肝炎、肝硬化病史,AFP、肝炎标志物常阳性,影像学检查肝内实质占位病灶常单发,具有原发性肝癌的特征性表现。

B. 肝脏海绵状血管瘤:常见于女性患者。发展慢,病程长,无肝病背景。实验室检查 AFP 阴性;B 超为强回声光团,其内表现为网状结构;CT 增强图像有特征性表现。

C. 肝脓肿:常有寒战、高热、腹部肝区疼痛、血白细胞计数增多,超声、CT 图像可见液平面,穿刺为脓液,细菌培养呈阳性。

D. 肝腺瘤:较为少见,多见于育龄女性,与口服避孕药有关。常无肝病背景。其 CT 影像学表现为好发于右肝的单发圆形结节,分界清楚,包膜完整。MRI 增强扫描对富血供的腺瘤诊断有一定帮助。

(4)外科治疗

1)手术指征:① 原发肿瘤可切除或者已经切除。② 肝脏转移病灶孤立单发;或多发但仅限于一叶,或虽侵犯 2 叶但数目不超过 3 个。③ 术前检查无其他肝外脏器的广泛转移。④ 患者全身状态良好,无严重心、肺、肾等疾患。

2)手术方式:与原发性肝癌手术方式相似,转移性肝癌术式的选择主要取决于肝脏病灶的大小、侵犯状况及患者全身状态。单发者可行局部或肝段切除,并保持切缘>1 cm。肿瘤局限性多发者可采取次肝叶或规则性肝叶切除,若肿瘤巨大,必要时可行扩大肝叶切除。因此类患者多无肝硬化病史,可以耐受较长时间的肝门阻断,必要时术中可阻断达 30~45 min。术前详细的 B 超、CT 等影像学检查,以及术中 B 超评估对肝脏转移癌灶的彻底切除具有重要意义。

3)手术时机:若原发肿瘤及肝脏转移性癌灶均可切除,应首选外科手术治疗。此类手术是同期还是分期进行应根据肿瘤的性状及患者的耐受情况进行综合评估。一般认为,若原发肿瘤及肝脏转移灶可切除、患者手术创伤能耐受,行同期手术;反之,则考虑分期手术。待原发肿瘤病灶切除术后 1~4 个月,进行肝脏转移灶手术前应全面检查,明确肝内有无微小隐匿病灶或肝外转移灶等情况,避免盲目手术。

4)手术预后影响因素:随着外科手术技巧的不断提高,转移性肝癌的手术切除率大幅提高至 20%~25%,手术死亡率则下降到 2% 以下。转移性肝癌术后复发是影响手术后患者长期生存的重要因素。目前认为,原发肿瘤分期、转移灶位置及数目、肿瘤切缘、无瘤间期等均是影响手术预后的重要因素。

(5)非手术治疗

1)TACE:TACE 是非手术治疗转移性肝癌行之有效的方法。国外报道,TACE 治疗转移性肝癌其 1、3、5 年生存率分别为 86%、31% 和 7%。国内研究结果显示,1、2、3、4 及 5 年生存率分别为 86%、42%、25%、7% 及 3%。对于肿瘤多发不能切除,或不能耐受手术的转移性肝癌患者,可考虑行 TACE。此外,作为术后辅助治疗也可控制肿瘤进展,延缓生存期,但远期疗效不佳。因为转移性肝癌大多数依赖于肝动脉供血,经肝动脉灌注化疗可避免全身毒性反应,提高肝脏转移癌灶局部化疗药物浓度,选择性杀伤肿瘤细胞,患者耐受性较高。进行肝动脉灌注化疗时常加用栓塞剂,使肿瘤发生缺血坏死从而提高疗效。碘油是临床使用最广泛的化疗栓塞剂,其与化疗药物混合并经肝动脉灌注,在化疗药物选择性杀伤肿瘤细胞的同时,同时达到暂时性栓塞肿瘤血管的目的。

2)射频消融:射频消融术是治疗转移性肝癌的一项新技术,广泛运用于不能手术的转移性肝癌的治疗。其基本原理是在超声或 CT(MRI)引导下,将射频电极经皮穿刺插入至肝脏转移癌灶中,在频率为 460~500 kHz 的射频电流作用下,癌灶周围组织中带电粒子高速震荡摩擦产热达 50℃~110℃,致电极周围癌细胞发生凝固性坏死达到治疗目的。射频消融具有创伤小、操作简单、疗效明显等优点。

3)经皮穿刺局部治疗:瘤内无水乙醇注射、微波、冷冻、激光等局部治疗方式在转移性肝癌治疗中,有一定的疗效。具有对患者损伤小、不良反应少、患者耐受性好等优点,但仍存在较高的复发率。

4)放射治疗:能改善症状,延长患者生存期。但因肿瘤致死剂量远高于肝脏能耐受的放射剂量,所以常规外放射治疗仅起到姑息性治疗作用。目前,转移性肝癌放射治疗多采用三维适形放疗技术进行肝脏转移癌灶局部照射治疗,以减少对正常肝脏照射损伤。此放射治疗方式的优点是将放射线最大限度地集中在肿瘤区域内,避免损伤周围正常组织,影响肝功能。同时,由于该放射治疗方式不受肿瘤解剖位置的限制,对2～3个肝脏转移癌灶也可设多靶点治疗。

5）生物治疗及中药治疗:对于晚期转移性肝癌患者可考虑予以生物治疗和中医中药进行辅助治疗。干扰素(IFN)、白细胞介素-2(IL-2)、肿瘤坏死因子(TNF)等细胞因子,以及过继性细胞免疫治疗均被证实有提高机体免疫力、杀伤肿瘤细胞的作用。中医中药也有扶正祛邪、改善症状、增强机体抗病能力和延缓生命的效用。

（朱卫平　王　鲁）

主要参考文献

［1］中华人民共和国国家卫生和计划生育委员会. 原发性肝癌诊疗规范(2017年版)[EB].

［2］全国肿瘤防治研究办公室,全国肿瘤登记中心,卫生部疾病预防控制局. 中国肿瘤登记年报2004[M]. 北京:中国协和医科大学出版社,2008:31-82.

［3］陈孝平,黄志勇,陈义发,等. 肝门部胆管癌根治性肝切除范围的合理选择[J]. 中国普通外科杂志,2013,22(1):8-9.

［4］陈竺. 全国第三次死因回顾抽样调查报告[M]. 北京:中国协和医科大学出版社,2008.

［5］国际肝胆胰学会中国分会,中华医学会外科学分会肝脏外科学组. 胆管癌诊断与治疗——外科专家共识[J]. 中国实用外科杂志,2014,34(1):1-5.

［6］Asare GA, Mossanda KS, Kew MC, et al. Hepatocellular carcinoma caused byiron overload: a possible mechanism of direct hepatocarcinogenicity[J]. Toxicology, 2006,219:41-52.

［7］Besmet V. Bast-west pathology agreement on precancerous liver lesions andearly hepatocellular carcinoma[J]. Hepatology, 2009. 49:355-357.

［8］Budhu A, Jia HL, Forgues M, et al. Identification of metastasissrea. microRNAs in hepatocellular carcinoma[J]. Hepatology, 2008,47:897-907.

［9］Cheng AL, Kang YK, Chen Z, et al, Efficacy and safety of sorafenib in patients in the Asia-Pacific region with advanced hepatocellular carcinoma: aphase II randomised, double-blind, placebo-controlled trial[J]. Lancet Oncol, 2009,10:25-34.

［10］Chen WQ, Zheng RS, Baade P, et al. Cancer statistics in China, 2015[J]. CA Cancer J Clin, 2016,66:115-132.

［11］Chen XP, Lan WY, Huang ZY, et al. Extent of liver resection for hilar cholargiocarcinoma[J]. Br J Surg, 2009,96(10):1167-1175.

［12］Chiba T, Kita K, Zheng YW, et al. Side population purified from hepatocellu-lar carcinoma cells harbors cancer stem cell-like properties[J]. Hepatology, 2006, 44:240-251.

［13］Cho YK, Kim JK, Kim MY, et al. Systematic review of randomized trials forhepatocellular carcinoma treated with percutaneous ablation therapies[J]. Hepatology, 2009,49:453-459.

［14］Chung YL, Jian J, Cheng SH, et al. Sublethal irradiation induces vascular endothelial growth factor and promotes growth of hepatoma cells: implications for radiotherapy of hepatocellular carcinoma [J]. Clin Cancer Res, 2006,12:2706-2715.

［15］Cong WM, Dong H, Tan L, et al. Surgicopathological classification of hepatic space-occupying lesions: a single-center experience with literature review [J]. World J Gastroenterol, 2011,17(19):2372-2378.

［16］Dhanasekaran R, Hemming AW, Zendejas I, et al. Treatment outcomes and prognostic factors of intrahepatic cholangiocarcinoma[J]. Oncol Rep, 2013, 29(4):1259-1267.

［17］Edge SB, Byrd DR, Compton CC, et al. AJCC Cancer Staging Manual[M]. 8th ed. New York: Springer, 2016.

［18］Edge SB, Compton CC. The American Joint Committee on Cancer: the 7th edition of the AJCC cancer staging manual and the future of TNM[J]. Ann Surg Oncol, 2010,17(6):1471-1474.

［19］Farazi PA, Glickman J, Horner J, et al. Cooperative interactions of p53 muta-tion, telomere dysfunction, and chronic liver damage in hepatocellular carcinoma progression[J]. Cancer Res, 2006,66:4766-4773.

［20］Fujita Y, Shibata A, Ogimoto I, et al. The effect of interaction between hepatitis C virus and cigarette smoking on the risk of hepatocellular carcinoma[J]. Br J Cancer, 2006,94:737-7399.

［21］Furutani T, Hino K, Okuda M, et al. Hepatic iron overload induces hepatocel-ular carcinoma in transgenic mice expressing the hepatitis C virus polyprotein[J]. Gastroenterology, 2006,130:2087-2098.

［22］Hashimoto T, Tokuuye K, Fukumitsu N, et al. Repeated proton beam therapyfor hepatocellular carcinoma [J]. Int J Radiat Oncol Biol Phys, 2006: 65196-65202.

[23] Hata M, Tokuuye K, Sugahara S, et al. Proton beam therapy for hepatocellularcarcinoma with limited treatment options[J]. Cancer, 2006, 107: 591 – 598.

[24] Hawkins MA, Dawson LA. Radiation therapy for hepatocellular carcinoma: from palliation to cure[J]. Cancer, 2006, 106: 1653 – 1663.

[25] Hoyos S, Navas MC, Restrepo JC, et al. Current controversies in cholangiocarcinoma [J]. Biochim Biophys Acta, 2017, 1864: 1461 – 1467.

[26] Huang XY, Wang L, Huang ZL, et al. Herbal extract "Songyou Yin" inhibits tumor growth and prolongs survival in nude mice bearing human hepatocellular carcinoma xenograft with high metastatic potential[J]. J Cancer Res Clin Oncol, 2009, 135: 1245 – 1255.

[27] Hung CH, Lee CM, Lu SN, et al. Long-term effect of interferon alpha-2b plusribavirin therapy on incidence of hepatocellular carcinoma in patients with hepatitis C virus-related cirrhosis[J]. J Viral Hepat, 2006, 13: 409 – 414.

[28] Ito H, Funahashi S, Yamauchi N, et al. Identification of ROBO1 as a novelhepatocellular carcinoma antigen and a potential therapeutic and diagnostic aarget[J]. Clin Cancer Res, 2006, 12: 3257 – 3264.

[29] Ju MJ, Qiu SJ, Cao Q, et al. Combination of peritumoral mast cells and T-reg. alatory cells predicts prognosis of hepatocellular carcinoma[J]. Cancer Sci, 2009, 100: 1267 – 1274.

[30] Ke AW, Shi GM, Zhou J, et al. Role of overexpression of CD151 and/or esmein predicting prognosis of hepatocellular carcinoma[J]. Hepatology, 2009, 49: 491 – 503.

[31] Khan SA, Davidson BR, Goldin RD, et al. Guidelines for the diagnosis and treatment of cholangiocarcinoma: an update[J]. Gut, 2012, 61(12): 1657 – 1659.

[32] Kim JK, Han KH, Lee JT, et al. Long-term clinical outcome of phase Ⅱ bclinical trial of percutaneous injection with holmium-166/chitosan complex(milican) for the treatment of small hepatocellular carcinoma[J]. Clin Cancer Res, 2006, 12: 543 – 548.

[33] Kim J, Ki SS, Lee SD, et al. Elevated plasma osteopontin levels in patients with hepatocellular carcinoma[J]. Am J Gastroenterol, 2006, 101: 2051 – 2059.

[34] Lai BC, Lau WY. Spontaneous rupture of hepatocellular carcinoma: a system-atic review [J]. Arch Surg, 2006, 141: 191 – 198.

[35] Llovet JM, Ricci S, Mazzaferro V, et al. Sorafenib in advanced hepatocellular carcinoma[J]. N Engl J Med, 2008, 359: 378 – 390.

[36] Lopez PM, Villanueva A, Llovet JM. Systematic review: evidence-based man-agement of hepatocellular carcinoma-an updated analysis of randomized controlled trials[J]. Aliment Pharmacol Ther, 2006, 23: 1535 – 1547.

[37] Lubezky N, Facciuto M, Harimoto N, et al. Surgical treatment of intrahepatic cholangiocarcinoma in the USA[J]. J Hepatobiliary Pancreat Sci, 2015, 22(2): 124 – 130.

[38] Mavros MN, Economopoulos KP, Alexiou VG, et al. Treatment and prognosis for patients with intrahepatic cholangiocarcinoma: systematic review and meta-analysis[J]. JAMA Surg, 2014, 149(6): 565.

[39] Murata M, Matsuzaki K, Yoshida K, et al. Hepatitis B virus X protein shife human hepatic transforming growth factor (TGF)-beta signaling from tumor suppression to oncogenesis in early chronic hepatitis B [J]. Hepatology, 2009, 49: 1203 – 1217.

[40] Nishikawa T, Nakajima T, Moriguchi M, et al. A green tea polyphenol, epiga-locatechin-3-gallate, induces apoptosis of human hepatocellular carcinoma, possibly through inhibition of Bel-2 family proteins[J]. J Hepatol, 2006, 44: 1074 – 1082.

[41] ObiSS, Yoshida H, Toune R, et al. Combination therapy of intraarterial 5-flu-orouracil and systemic interferon-alpha for advanced hepatocellular carcinoma-with portal venous invasion[J]. Cancer, 2006, 106: 1990 – 1997.

[42] Pacella CM, Francica G, Lascio FM, et al. Long-term outcome of cirrhoticpatients with early hepatocellular carcinoma treated with ultrasound-guided per-cutaneous laser ablation: a retrospective analysis [J]. J Clin Oncol, 2009, 27: 2615 – 2621.

[43] Palmer DH, Midgley RS, Mirza N, et al. A phase I study of adoptive immu-notherapy using dendritic cells pulsed with tumor lysate in patients with hepato-cellular carcinoma[J]. Hepatology, 2009, 49: 124 – 132.

[44] Riener MO, Stenner F, Liewen H, et al. Golgi phosphoprotein 2(GOLPH2) expression in liver tumors and its value as a serum marker in hepatocellular carcinomas[J]. Hepatology, 2009, 49: 1602 – 1609.

[45] Sandler KA, Veruttipong D, Agopian VG, et al. Stereotactic body radiotherapy (SBRT) for locally advanced extrahepatic and intrahepatic cholangiocarcinoma [J]. Adv Radiat Oncol, 2016, 1(4): 237 – 243.

[46] Sapisochin G, Rodríguez C, Gastaca M, et al. "Very early" intrahepatic cholangiocarcinoma in cirrhotic patients: should liver transplantation be reconsidered in these patients? [J]. Am J Transplant, 2014,14(3): 660 – 667.

[47] Sarin SK, Kumar M, Garg S, et al. High dose vitamin K, infusion in advanced hepatocellular carcinoma[J]. J Gastroenterol Hepatol, 2006,21:1478 – 1482.

[48] Shim SJ, Seong J, Han KH, et al. Local radiotherapy as a complement to in-complete transcatheter arterial chemoembolization in locally advanced hepato-cellular carcinoma[J]. Liver Int, 2005,25:1189 – 1196.

[49] Siegel RL, Miller KD, Jemal A, et al. Cancer statistics [J]. CA Cancer J Clin, 2017,67:7 – 30.

[50] Sulpice L, Rayar M, Boucher E, et al. Intrahepatic cholangiocarcinoma: impact of genetic hemochromatosis on outcome and overall survival after surgical resection [J]. J Surg Res, 2013,180(1):56 – 61.

[51] Sun HC, Tang ZY, Wang L, et al. Postoperative interferon alpha treatmentpostponed recurrence and improved overall survival in patients after curative resection of HBV-related hepatocellular carcinoma: a randomized clinical trial[J]. J Cancer Res Clin Oncol, 2006,132:458 – 465.

[52] Tang ZY, Yu YQ, Zhou XD. An important approach to prolonging survival further after radical resection of AFP positive hepatocellular carcinoma [J]. J Exp ClinCancer Res, 1984,3:359 – 366.

[53] Vallone P, Catalano O, Izzo F, et al. Combined ethanol injection therapy andadiofrequency ablation therapy in percutaneous treatment of hepatocellular car cinoma larger than 4 cm[J]. Cardiovasc Interv Radiol, 2006, 29:544 – 551.

[54] Yuan JM, Gao YT, Ong CN, et al. Prediagnostic level of serum retinol in relation to reduced risk of hepatocellular carcinoma[J]. J Natl Cancer Inst, 2006, 98:482 – 490.

[55] Zeng ZC, Fan J, Tang ZY, et al. Prognostic factors for patients with hepatocellular carcinoma with macroscopic portal vein or inferior vena cava tumor thrombreceiving external-beam radiation therapy[J]. Cancer Sci, 2008, 99:2510 – 2517.

[56] Zerbini A, Pilli M, Penna A, et al. Radiofrequency thermal ablation of hepatocellular carcinoma liver nodules can activate and enhance tumor-specific T-cellresponses[J]. Cancer Res, 2006,66:1139 – 1146.

[57] Zhang XF, Bagante F, Chakedis J, et al. Perioperative and long-term outcome for intrahepatic cholangiocarcinoma: impact of major versus minor hepatectomy [J]. J Gastrointest Surg, 2017,21(3):1 – 10.

[58] Zhou XD, Tang ZY, Fan J, et al. Intrahepatic cholangiocarcinoma: report of 272 patients compared with 5 829 patients with hepatocellular carcinoma[J]. J Cancer Res Clin Oncol, 2009,135:1073 – 1080.

[59] Zhu AX, Blaszkowsky LS, Ryan DP, et al. Phase Ⅱ study of gemcitabine andoxaliplatin in combination with bevacizumab in patients with advanced hepato-cellular carcinoma[J]. J Clin Oncol, 2006,24:1898 – 1903.

58 胆道肿瘤

58.1 胆道良性肿瘤

58.1.1 胆囊良性肿瘤

(1) 发病情况及流行病学特征

胆囊良性肿瘤少见,占胆道手术的 0.004%~8.5%,多见于中年女性,占70%~80%,其中30%~40%的患者伴有胆囊炎、胆石症。肝外胆管的良性肿瘤罕见,多见于中老年,男女的发病率几乎相等。部位依次为胆总管、Vater 壶腹、胆囊管和肝总管。

胆囊良性肿瘤主要是胆囊息肉样病变或胆囊隆起性病变,影像学表现为突入胆囊腔内的局限性肿块,临床上并不少见。随着 B 超等影像学检查的普及而逐渐增多,它包括多种良性病变和早期的恶性病变,在鉴别诊断和治疗上均存在一些问题。按其病变性质可分为 5 类:① 胆固醇性息肉。② 炎症性息肉。③ 腺瘤性息肉。④ 腺肌瘤。⑤ 其他。临床上最多见的为胆固醇性息肉,可达 50%。具有意义的是腺瘤性息肉,多为单发,1/3 的患者为多发,目前认为此类病患有潜在的恶变倾向,有少数患者其实就是早期的胆囊癌。

(2) 病理学特征

胆囊良性占位性病变在病理学上大多为腺瘤和乳头状瘤,瘤体质软。胆管以源于上皮的乳头状瘤最多见;其次为腺瘤,常为单发,亦可多发,质软,广

基或带蒂。

间质来源:血管瘤、脂肪瘤、平滑肌瘤、肌母细胞瘤、纤维瘤、神经鞘瘤、神经纤维瘤、错钩瘤、黏液瘤及黄色瘤等,很少见。

(3) 临床表现

胆囊良性肿瘤多无症状,常在 B 超检查时才被发现。有症状者都与慢性胆囊炎、胆石症相似,主要表现为上腹部不适、疼痛。

胆管良性肿瘤主要表现为胆道梗阻症状,约有90%患者出现梗阻性黄疸,有腹痛或绞痛病史者占80%。由于梗阻而常伴有继发性感染,表现为寒战、发热、恶心、呕吐,患者常有胃纳减退,亦有发生胆道出血者。

(4) 诊断方法

B 超、肝功能检查为首选的初步检查,B 超和CT 检查可显示胆囊内肿块或扩张的胆管腔内占位性病变,增强后有强化。ERCP 和 PTC 对胆道梗阻部位有定位诊断价值,但仅靠影像学检查难以与胆管癌区别,甚至手术中亦难以确诊病变性质,而只能依靠冰冻切片检查。

(5) 治疗

胆囊良性肿瘤的唯一治疗方法是胆囊切除。对于胆囊息肉样病变,其病变大小与良、恶性有一定的关系,直径在 10 mm 以下者多为良性病变,11~15 mm 者为良、恶性病变均可,15 mm 以上者多为恶性病变。因此,对直径>10 mm 以上者的息肉应积

极予以手术治疗。但息肉的大小并非绝对,少数甚至 3 mm 或 5 mm 的无症状腺瘤已有癌变。其他需要考虑的因素包括有临床症状,年龄＞50 岁,合并胆囊结石,随访中息肉逐渐增大,息肉为多发,符合这些条件之一者应手术治疗。对切除的胆囊标本应剖开仔细检查,可疑者立即送病理学检查。一旦证实为癌,应立即将胆囊床纤维组织、胆囊三角区的肝十二指肠韧带内脂肪淋巴组织清除。

58.1.2 胆管良性肿瘤

58.1.2.1 先天性胆管囊状扩张

先天性胆管囊状扩张是一种伴有胆汁淤积的外科胆道良性肿瘤。1723 年,Vater 报告了首例胆总管囊肿,此后被相继报告。先天性胆管囊状扩张症可发生于除胆囊外的肝内、外胆管的任何部位。Caroli 于 1958 年详细描述了肝内胆管的囊状改变,所以先天性胆总管囊肿等名称已经不能囊括此类疾病,以统称为囊状扩张或胆管囊肿为宜。

（1）病因

1）先天性因素：

A. 胆管上皮异常增殖学说：1936 年,Yotsu-yanagi 提出的先天因素学说已为多数人接受。他认为,胚胎时期,胆管发生过程中其上皮增殖异常,导致胆管各处的上皮增生速度不均匀,下部入十二指肠段狭窄,使胆管压力增高,上部胆管发育不良处扩张。

B. 胰、胆管合流异常学说：人们已通过各种手段发现该病几乎都存在着胰胆管合流异常现象。

C. 神经发育异常学说：研究发现,先天性胆管囊肿末端狭窄段神经分布异常减少是一种原发性病变。胆总管远端的痉挛性狭窄是该病病因之一,是一种先天发育异常现象。胰胆管合流异常可能与囊肿末端神经发育异常同时存在,由于神经发育异常远段出现痉挛性狭窄,胰液分泌压力高于胆管内压,反流持续存在,破坏胆管壁,两者共同作用形成胆管囊肿。近年来,有学者认为,胆管上皮病毒感染,如乙型肝炎病毒表面抗原等也可引起管腔阻塞或者管壁薄弱而产生囊肿畸形、胆管闭锁等。

2）后天性因素：有学者认为,胆管囊肿,尤其是成人型胆管囊肿,主要是由于胆管完全或不完全性梗阻,导致胆汁淤滞、感染,使胆管壁发生纤维化而丧失弹性,当胆管内压力增高时,出现继发性近端胆管扩张,逐渐形成囊肿。梗阻原因多为胆管炎症、胆管结石、肿瘤或者继发于损伤,另外,妊娠、肝门部淋巴结肿大、胰腺肿瘤、内脏下垂及十二指肠内乳头状瘤等均可导致胆管下端梗阻而引起本病。

（2）临床表现

本病的典型临床表现为腹痛、黄疸和腹部包块,部分患者无特异性临床表现。

1）腹痛：一般多表现为反复发作的上腹、右上腹部或脐周围阵发性钝痛、胀痛或绞痛,发作时患儿非常痛苦,过后又如正常儿,有时高脂肪或多量饮食可诱发腹痛发生。幼小患儿因不会诉说,常易误诊。有的腹痛反复发作,持续数月乃至数年,疼痛发作时常伴有黄疸,并可同时有恶心、呕吐、厌食等消化道症状。如腹痛变为持续性,同时伴有发热、黄疸,提示胆管炎的表现；如突发急性腹痛并有腹膜刺激症状,常提示胆总管穿孔、继发腹膜炎。

2）腹部包块：多于右上腹部或腹部右侧有一囊性包块,上界多为肝边缘所覆盖,大小不一。有时因胆总管下端炎症水肿的消退或胆总管末端瓣状皱襞的活瓣作用,胆汁排出则囊肿变小,黄疸亦渐消退,因此造成囊肿大小变化,这在本病的诊断上有较高的参考价值。

3）黄疸：由于胆总管远端多有不同程度狭窄,胆管炎时远端黏膜水肿,使管腔更为狭窄,出现阻塞性黄疸；黄疸出现和加深说明因胆总管远端梗阻,胆汁引流不畅,可能合并囊内感染或胰液反流。如炎症好转,水肿消退,胆汁排出通畅,黄疸可缓解或消退,因此间歇性黄疸为其特点,大多数病例均存在此症状。出现黄疸间隔期长短不一,严重黄疸可伴有皮肤瘙痒,全身不适。部分患儿黄疸加重时,粪便颜色变淡,甚至呈白陶土色,同时尿色深黄。

合并囊肿内感染时可有发热,体温可高达38～39℃,亦可因炎症而引起恶心、呕吐等消化道症状。

（3）检查

1）B 超、CT 检查：可以较好地确定囊肿大小及其部位,其诊断率较高,而且可以鉴别肝脓肿及肝脏肿瘤。B 超可作为首选的检查方法,B 超如果发现可疑胆管囊肿内有囊壁增厚或结节样改变时,应警惕癌变。

2）腹部 X 线检查：囊肿大时,腹部 X 线平片即可发现与囊肿一致的阴影和充气胃肠受压移位的影像。上消化道钡剂造影或者钡灌肠能够更确切地反映增大囊肿压迫周围脏器的情况。上消化道钡剂造影时,可见十二指肠 C 型肠袢影增大,并且向前下方移位。若囊肿位于十二指肠内相当于壶腹部时,可见十二指肠变形或者充盈缺损影。钡灌肠时,可见结肠肝区向前下方移位。

3)MRI 和磁共振胆道水成像(MRCP):可以清晰地显示肝内外胆管、胆囊、胰管及胆胰管汇合部,无诱发急性胆管炎和急性胰腺炎的后顾之忧,尤其是对于不适合行 ERCP 的患者,如重度黄疸、合并胰腺炎发作者、既往曾行胆肠吻合的患者等,其诊断价值是显而易见的。

4)选择性腹腔动脉造影:可发现无血管肿块影。

5)ERCP、经皮经肝胆管造影(PTC):不仅可以显示囊肿部位和类型,而且可以了解整个胆管系统的情况。对于有无结石、肿瘤,以及对于胰胆管合流异常的检查时 ERCP 尤为有益。当严重黄疸胆管炎或者 ERCP 失败的情况下,可以实行 PTC 检查。若在超声引导下行 PTC 则更加安全可靠。

6)^{131}碘玫瑰红扫描:可用于小儿胆管疾病的检查。

7)经静脉胆管造影:由于小儿胆囊浓缩能力差,另外胆囊扩张部位的大量胆汁使之显影不充分。故对于小儿若是使用 5%葡萄糖 50 ml 加入胆影葡胺 1 g 静脉滴注,胆管造影效果较佳。

8)^{99m}Tc－HTDA 闪烁显相:可显示胆管的解剖结构和功能状态。

9)胆管术中造影:了解整个胆管走行、扩张改变情况。

(4)治疗

1)手术方法:

A. 外引流术:① 囊肿外引流术。② 胆囊外引流术。

B. 内引流术:

a. 囊状扩张部与消化道吻合:① 胆囊十二指肠吻合术。② 胆囊空肠吻合术。③ 胆囊胃吻合术。

b. 胆囊与消化道吻合:① 囊肿十二指肠吻合术。② 囊肿空肠吻合术。③ 囊肿胃吻合术。

C. 囊肿切除:胆管重建术包括:① 肝总管十二指肠吻合术。② 肝总管空肠吻合术。③ 肝内胆管空肠吻合术。

D. 肝部分切除术。

2)术式特点:

A. 外引流术:在全身状态极差的情况下,如严重胆管感染、重症黄疸、囊肿破裂并发弥漫性腹膜炎、伴中毒性休克,或者由于其他原因暂不宜行复杂手术时,可酌情以此作为急救术式。长期外引流术后可使患者丧失大量胆液,发生水、电解质及酸碱平衡失调等,所以待状态改善后还需行二期手术。二次手术前应行胆管逆行造影,了解肝内外胆管扩张情况,囊肿有无缩小及通向十二指肠的情况。

B. 内引流术:囊肿或胆囊与消化道吻合,现已基本弃用。

C. 囊肿切除、胆管重建术:是目前应用较多的一类术式。其中应用最普及的是肝总管空肠 Roux-Y 吻合术。切除囊肿的优点:① 手术死亡率明显下降。② 术后并发症降低,如前述内引流术的术后并发症为 34%,甚至 80%,而囊肿切除术仅有 8%。③ 再次手术率降低,仅分别为 1%、4%,而内引流术的术后并发症分别为 13%、40%。④ 防止囊肿癌变。⑤ 减少胆石形成。

D. 肝叶切除:单纯的左或右肝内胆管囊状扩张时以行肝部分切除为宜,对于双侧肝内囊状胆管扩张者,应行左半肝切除及右肝管空肠吻合术。对于肝内、外囊状胆管扩张者,治疗上较困难,可切除肝外囊状扩张胆管,酌情行肝门部胆管空肠吻合术。

胆总管囊肿手术方式的选择及疗效与囊肿本身的病理改变程度密切相关,关键在于囊肿内壁的胆管黏膜上皮组织是否正常、完整,以及囊肿经减压引流后可否恢复近似于正常的胆管状态。

(5)预后

先天性胆管囊状扩张经过手术治疗后,如能达到下述条件,即能获得长期治愈:胆道功能恢复正常;无胰液及胆肠反流;去除了癌变的好发部位(如囊肿壁或胆囊管)。Ⅰ型囊肿进行囊肿全切,胆道重建术后,可达到上述目的,预后良好。Ⅱ和Ⅲ型胆总管囊肿的癌变率较其他类型低,预后佳。而Ⅳ和Ⅴ型胆总管囊肿由于肝内胆管病变无法彻底切除,常会并发肝内胆管结石或癌变,因此预后相对较差。

(林镇海)

58.2 胆道恶性肿瘤

58.2.1 胆囊癌

胆囊癌是指发生于胆囊,包括胆囊底部、体部、颈部及胆囊管的恶性肿瘤。

58.2.1.1　胆囊癌的流行病学与病因学

胆囊癌是较为常见的胆道系统恶性肿瘤。2000年初,我国统计胆囊癌占同期胆道疾病的构成比为0.4%～3.8%。全国平均粗死亡率0.45/10万,位于全国恶性肿瘤的第19位,消化道肿瘤第6位。且发病率随着年龄的增长而升高。男女比例为1:1.98。2015年,胆囊癌估计新发病例数为52 800人,其中男性为24 500人,女性为28 300人。而估计肿瘤致死病例数为40 600人,其中男性18 800人,女性21 800人。

目前已经明确的胆囊癌危险因素有胆囊结石、长期的胆囊慢性炎症、胆囊息肉、胰胆管汇合异常、胆管囊肿等。其中,胆囊结石、胆囊炎与胆囊癌之间有极为密切的关系。有40%～100%的胆囊癌合并有胆囊结石。一般认为癌变过程是结石的机械性刺激和胆囊慢性炎症使黏膜上皮发生反复损伤-再生修复-上皮异型化-最终发生癌变。而可能相关的危险因素有胆囊腺肌症、胆囊癌家族史、吸烟,以及糖尿病、肥胖等代谢紊乱综合征。综合这些危险因素,以下各项均可视为胆囊癌高危情况:① 直径>3 cm的胆囊结石。② 合并有胆囊壁不均匀钙化、点状钙化或多个细小钙化的胆囊炎及瓷性胆囊。③ 胆囊息肉直径>10 mm;胆囊息肉直径<10 mm合并胆囊结石、胆囊炎;单发或无蒂的息肉且迅速增大者(增长速度>3 mm/6个月)。④ 合并胆囊结石、胆囊炎的胆囊腺肌症。⑤ 胰胆管汇合异常合并胆囊占位性病变。⑥ 胆囊结石合并糖尿病。为此,可考虑行胆囊切除术预防胆囊癌发生。

58.2.1.2　胆囊癌的分期与分型

胆囊癌的分期标准有多种,过去较为常用的是1976年推出的Nevin分期。其根据肿瘤侵犯深度和有无转移,将胆囊癌分为5期。Ⅰ期:原位癌,肿瘤仅侵犯黏膜层。Ⅱ期:肿瘤侵犯至黏膜下层及肌层。Ⅲ期:肿瘤侵犯胆囊壁全层,无淋巴结转移。Ⅳ期:胆囊壁全层受累及,合并胆囊管周围淋巴结转移。Ⅴ期:肿瘤侵犯至肝或其他脏器伴胆总管周围淋巴结或远处转移。

目前,临床较为常用的是AJCC和UICC制订的胆囊癌TNM分期标准(2017年第7版,表58-1、58-2)。

表58-1　胆囊癌TNM分期

TNM分期	原发肿瘤(T)	区域淋巴结(N)	远处转移(M)
0	Tis	N0	M0
Ⅰ	T1	N0	M0
ⅡA	T2a	N0	M0
ⅡB	T2b	N0	M0
ⅢA	T3	N0	M0
ⅢB	T1-3	N1	M0
ⅣA	T4	N0-1	M0
ⅣB	任何T	N2	M0
	任何T	任何N	M1

表58-2　TNM定义

分期	定　义
T	原发肿瘤
Tis	原位癌
T1a	侵及固有层
T1b	侵及肌层
T2a	腹腔侧肿瘤侵及肌周结缔组织,未超出浆膜
T2b	肝脏侧肿瘤侵及肌周结缔组织,未进入肝脏
T3	穿透浆膜和/或直接侵入肝脏和(或)一个邻近器官或结构
T4	侵及门静脉或肝动脉主干,或直接侵入两个或更多肝外器官或结构局部淋巴结(N)
N0	无区域淋巴结转移
N1	1～3枚区域淋巴结转移
N2	≥4枚区域淋巴结转移远处转移(M)
M0	无远处转移
M1	有远处转移

胆囊癌的组织学类型是以腺癌为主。根据WHO 2010年版胆囊癌病理学分型,其中包括胆管型、肠型、胃小凹类型、黏液腺癌、透明细胞腺癌、印戒细胞癌等。

其他组织学类型少见,包括腺鳞癌、鳞状细胞癌、未分化癌、小细胞型及大细胞型神经内分泌癌、杯状细胞类癌、间叶组织来源的平滑肌肉瘤、横纹肌肉瘤,以及恶性淋巴瘤等。

58.2.1.3　胆囊癌的诊断与评估

胆囊癌患者缺乏典型临床表现。早期胆囊癌无明显临床症状,偶有不典型的上消化道不适症状,如中上腹部或右上腹疼痛,恶心、呕吐、食欲不振等。一旦出现右上腹包块、黄疸、消瘦等肿瘤相关症状,均已属晚期。早期胆囊癌的发现以2种情况为多：① 体检时的偶然发现。② 因其他胆囊良性疾病，如胆囊结石、结石性胆囊炎行胆囊切除术后病理检查发现，称为意外胆囊癌。

实验室诊断：推荐肿瘤标记物CA19-9、CEA、CA125和CA242等多项肿瘤标记物联合应用以提高诊断特异性。合并梗阻性黄疸时，可出现肝功能异常。

胆囊癌临床诊断主要依赖影像学检查。

超声检查是体检筛查和早期诊断胆囊癌的最常用方法。超声检查检出胆囊最小病变直径为2 mm。因此，除了对结石的高检出率之外，能够较早发现胆囊壁结构的异常，如增厚、软组织占位性病灶等情况。同时，可对肿瘤是否侵犯邻近肝脏及严重程度进行评价。另外，超声对胆管病变情况，如胆管结石、胆管肿瘤侵犯、胆管囊状扩张有一定的评估价值。可显示胆道梗阻所在位置。通过胆囊充盈与否判断胆管肿瘤性质，基本鉴别肝门部胆管癌与胆囊癌等。而超声内镜检查则是较普通超声更为精确的检查方法。因为是经十二指肠球部和降部直接扫描胆囊，可更为精确地显示胆囊、肝脏、胆道病变情况。但在临床上，超声内镜的价值更多的还是引导细针穿刺进行细胞学检查，明确病灶性质。

CT与MRI对于胆囊癌具有相似的检查准确率（84%～93%）。在胆囊癌无论是T分期，还是淋巴结转移情况的术前评估中较超声检查具有更重要的价值。均可较好地显示肿瘤位置与大小，是否侵犯肝实质、转移、侵犯血管、区域淋巴结转移及远处器官转移等情况。目前，从影像学角度判定淋巴结是否转移常根据以下几个方面：淋巴结的最短径≥5 mm；强化；融合分叶或毛刺状；淋巴结内部坏死等。CT与MRI也均可在胆管侵犯时，显示梗阻水平及范围。当然，在这方面，MRCP检查肯定更具优势。需要联合大范围肝切除者，术前应量化评估肝功能储备和肝脏体积，进而确定患者必需功能性肝体积和安全肝切除量。

氟脱氧葡萄糖（FDG）PET/CT检查对胆囊癌灵敏度高，可发现早期病变，对鉴别诊断不清的胆囊腺瘤性息肉等良性疾病与胆囊癌，具有重要价值，并可检出直径≤1.0 cm的转移淋巴结和转移病灶，能够较好评价胆囊癌患者全身情况。

58.2.1.4 胆囊癌的治疗

（1）外科治疗

根治性手术是原发性胆囊癌患者获得治愈可能的唯一方法。既往根据Nevin分期进行不同术式的选择，如单纯胆囊切除术、胆囊癌根治术或扩大根治术、姑息性手术等，但就目前的研究结果来看，似乎略显粗放欠妥。不同TNM分期的肿瘤已是当前指南推荐确定治疗目标和手术范围的主要依据，也能较好地反映预后。TNM分期的正确评估十分重要。除了术前的影像学评估外，术中仍有机会行再次分期评估，如术中超声、快速冷冻切片、淋巴结活组织检查、诊断性腹腔镜探查等对是否存在远处转移进行评估。分期中，T1b期是重要的判断切除范围和淋巴结是否需要清扫的分水岭。

对于肝切除范围，T1b期之前多为隐匿性胆囊癌，单纯胆囊切除术即可达到满意预后，不需再行肝切除术。T1b期胆囊癌由于胆囊床侧胆囊没有浆膜层，肿瘤细胞可通过胆囊静脉回流入肝造成肝床距离不超过16 mm的微转移，故需行距胆囊床2 cm以上的肝部分切除术。T2期胆囊癌细胞经胆囊静脉回流入肝范围平均距胆囊床2～5 cm，且至少有一个方向范围＞4 cm，应至少行肝Ⅳb段＋Ⅴ段切除术。T3期胆囊癌侵犯肝实质的途径包括：① 直接浸润。② 经胆囊静脉途径。③ 通过肝十二指肠韧带淋巴结经肝门途径沿淋巴管道和Glisson系统转移至肝脏。治疗方法包括：① 对于T3N0期肝床受累＜2 cm的胆囊癌，其侵犯肝脏仅有前2条途径而无肝十二指肠韧带淋巴结转移，行肝Ⅳb段＋Ⅴ段切除术。② 对于肝床受累＞2 cm，肿瘤位于胆囊颈部、侵犯胆囊三角或合并肝十二指肠韧带淋巴结转移者（T3N1期），提示癌细胞沿淋巴管道或Glisson系统转移至整个右半肝，需行右半肝或右三肝切除术。而对于T4期胆囊癌，虽然有研究显示成功实施肝胰十二指肠联合切除术或是门静脉切除重建术的患者能够从手术中生存获益，切除率为65.8%，但是考虑到胆囊癌的高度恶性、辅助治疗效果不良、预后极差的临床特点，扩大切除范围意味着患者需承受更高的手术风险及术后并发症的风险。因而对该期患者是否行联合脏器切除的扩大根治术仍有争议，需视具体情况判断。需要注意的是，合并黄疸者行半肝或以上切除时，仍需按原则保留＞40%以上的肝脏体积。

对于区域淋巴结的清扫,现已明确胆囊的淋巴回流首先沿胆总管旁淋巴结(12b 组)向离肝方向回流,并与门静脉后(12p 组)和胰头后上方(13a 组)淋巴结汇合后流入腹主动脉旁(16 组)淋巴结。13a 组淋巴结是胆囊癌淋巴转移第 1 站和第 2 站的分界点,其阳性提示第 2 站淋巴结有转移;16 组淋巴结是胆囊癌淋巴结远处转移的分界点,其阳性可作为放弃根治术的依据。这也与日本 JSBS 评分中的 N1、N2、N3 的 3 站淋巴结的分类是基本对应的。同样,T1b 期之前无须清扫淋巴结。T1b 及 T2 期术中常规行 13a 组淋巴结活组织检查,若结果为阴性,行肝十二指肠韧带(12 组)和肝动脉(8 组)淋巴结清扫;若结果为阳性,行扩大清扫至胰头周围(13 组)和腹腔干周围(9 组)淋巴结。T3 与 T4 期患者常规行 16 组淋巴结活组织检查。若结果为阴性,可考虑行胆囊癌扩大根治术;而结果若为阳性,则视作远处转移,失去根治意义,不建议行手术治疗。术中为获取肿瘤的精确分期,应清扫至少 6 枚淋巴结。

对于肝外胆管的处理,也是以 T1b 期为界,该期以上患者均需在术中常规行胆囊管切缘活组织检查,阳性者需行胰头后上方至第一肝门部的肝外胆管切除,行胆管空肠吻合。

联合脏器切除及血管重建:T3 期和 T4N0 - 1M0 期合并邻近脏器转移的胆囊癌,可行联合受侵犯脏器切除的扩大根治术。肿瘤侵犯至胆囊周围肝外胆管、横结肠、大网膜等一个邻近器官或组织,可扩大切除范围并力求使各器官组织切缘均为阴性。

鉴于姑息性减瘤手术并不能改善患者生存率且会增加创伤及转移风险,故不建议开展。

(2)意外胆囊癌的处理

又称隐匿性胆囊癌。随着腹腔镜胆囊切除术(LC)的大规模推广,尽管 LC 术后意外胆囊癌发生率仍然<1%,但其发病患者呈明显增多趋势。意外胆囊癌多为胆囊癌早期,如 T1、T2 期。与胆囊癌的一般治疗原则相同,其治疗也是以 T1b 期为界。当然,T1b 期本身是否适合单纯 LC,不同指南尚有争议。若术中未发生胆囊破裂、胆汁外溢,T1b 期以内可定期复查随访;若分期≥T1b 期,则应按胆囊癌手术原则再行手术治疗。而对于意外胆囊管癌,则再次手术指征可放宽至 T1a 期,且应联合肝外胆管切除。而第一次手术为腹腔镜手术时,是否需要行经 TROCAR 窦道切除目

前也有争议。若初次手术发生胆囊破裂、胆汁外溢,不推荐中转行开腹胆囊癌根治术,而是在充分准备后行二次手术。再次手术一般在初次手术后 1～4 周内实施,可考虑联合腹腔热灌注化疗。

(3)胆囊管癌的处理

胆囊管癌是指肿瘤中心位于胆囊管的恶性肿瘤。由于其肌层较薄、周围组织疏松且距离肝门较近,对周围神经、淋巴、血管的侵犯比例明显高于胆囊底、体部癌,长期生存率也显著较低。因而,胆囊管癌遵循与其他部位胆囊癌相同的治疗原则,但范围更大。仍然以 T1b 期为界。与其他部位胆囊癌不同的几点为:① T1b 期即需肝外胆管切除。② ≥T2 期胆囊管癌即需行右半肝或右三叶切除。

(4)腹腔镜手术

仅适合 T1b 期以前的胆囊癌。完整切除胆囊后,5 年生存率与开腹手术相同。但在临床实际中,这些基本属于意外胆囊癌。而≥T1b 期的患者,由于肿瘤穿刺口或腹膜播散及手术操作难度的原因,则基本不考虑腹腔镜手术切除。无论是术前怀疑或确诊为胆囊癌的患者,均建议行开腹手术,故胆囊癌并非腹腔镜切除的适应证。但对于 T3 期以上的胆囊癌,由于其恶性程度较高,腹膜播散及远处转移可能性大,此时腹腔镜下探查术是合适的选择,可以避免不必要的开腹手术,增加患者创伤。

(5)介入治疗

合并阻塞性黄疸:肿瘤侵犯肝门部肝外胆管时,会发生梗阻性黄疸。指南建议,联合大部肝切除(≥4～5 个肝段)、术前总胆红素超过 128.3～171.0 μmol/L(7.5～10.0 mg/dl)或存在胆道感染且药物治疗无效者,建议术前胆道引流。常规建议,PTCD 多根胆道穿刺引流以缩短减黄进程。慎重采用 ERCP 胆道支架内引流。针对晚期失去根治性手术机会的胆囊癌患者,多有存在梗阻性黄疸。出于缓解患者症状,提高生存质量的目的,可通过介入治疗,如 ERCP 下的胆道金属支架内引流术、鼻胆管引流术、PTCD 术等解除胆道梗阻。介入治疗创伤小,并发症较少,但效果比较明确。同时,也有指南推荐腹腔转移灶热灌注化疗对控制肿瘤广泛转移及恶性腹水具有效果。

(6)化疗与放疗

目前,并无化疗及放疗在进展期胆囊癌中应用的统一标准。

对于 T1N0 期 R0 切除后的胆囊癌,行化放疗并不能使患者取得生存获益,故该期患者无需行术后化放疗。

对于≥T2 期,R1 切除或淋巴结阳性患者,行化放疗均显示能改善总体生存率。化疗应选择行基于氟尿嘧啶或吉西他滨的化疗方案。研究表明,氟尿嘧啶联合丝裂霉素及吉西他滨单药均有采用,可使生存获益。也有指南建议,采用吉西他滨＋铂类药物及氟尿嘧啶复合制剂替吉奥 S1 为基础的联合化疗方案,也均在临床试验中获得了支持。对于放疗,目前并无明确的循证医学证据确立其治疗地位。但大多研究结果均显示,辅助放疗可减缓局部侵犯并且提高淋巴结阳性患者的远期生存率,且无论 R0 或 R1 切除,均能从术后放疗中获益。同时,放疗技术的进展,如三维适形放疗及调强放疗,可明显减少放疗不良反应的发生、提高生活质量并降低复发风险。而放化疗的联合使用也在一些研究中展示了较好的治疗效果,被认为是提高远期生存率的独立预测因素,可明显改善淋巴结阳性患者的预后。

对于无手术指征的患者,行姑息性化疗后能延长一定的生存时间。有研究显示,吉西他滨联合顺铂能够较吉西他滨单药治疗延长 3 个月的中位生存时间。因此,吉西他滨的联合化疗方案也是推荐治疗。至于姑息性放疗,目前尚缺乏足够的研究结果证明放疗能提高无法手术患者的生存率,仅能缓解疼痛等症状。但也有国内指南推荐,将术后肿瘤复发伴肝脏局部转移、区域淋巴结转移作为放疗指征。也可采用放化疗联合方案,对发生肿瘤淋巴结转移、骨转移、腹壁转移、肝转移等进展期或晚期胆囊癌进行姑息性辅助治疗。

目前,针对胆囊癌在内的多种胆道肿瘤靶向治疗药物,包括靶向药物联合化疗的研究如西妥昔单抗、厄洛替尼联合吉西他滨和奥沙利铂化疗的临床试验正在进行之中。

58.2.1.5　预后及随访

根据 2010 年版 AJCC TNM 分期系统进行分期后,0、Ⅰ、Ⅱ、Ⅲ、Ⅳ期患者的 5 年总体生存率分别为 81%、50%、29%、7%~8% 与 2%~3%。指南推荐,手术患者半年内应每个月复查,半年后每 3 个月复查肝功能、肾功能、肿瘤标志物及腹部彩色多普勒超声检查,对于可疑者应及时行 CT、MRI 等影像学检查。

(周嘉敏)

58.2.2　肝门胆管癌

肝门部胆管癌(hilar cholangiocarinoma,HCCA),又称高位胆管癌或 Klatskin 癌,是一种原发于胆囊管开口以上的肝总管至左、右肝管部位的来源于胆管黏膜上皮的恶性肿瘤,是肝外胆管癌最常见的肿瘤,占肝外胆管癌的 50%~70%。由于肝门部解剖的特殊性,肝门部胆管癌通常很小即可引起胆道梗阻。该病起病隐匿,因其特殊的解剖位置及生物学特征,故而手术难度大,切除率低,术后复发率高,并且该病对放化疗不敏感,导致长期生存率低,预后较差。手术切除是目前唯一能够提高患者术后长期生存率的治疗手段。

58.2.2.1　流行病学

美国胆管癌的发病率为(1~2)/10 万人群,其中 40%~60% 发生在肝门部胆管,每年新发病例约 3 000 例,未进行治疗的患者通常在诊断后 6 个月至 1 年内死亡。国内尚无有关肝门部胆管癌发病情况的报道,但临床上普遍印象是近年来肝门部胆管癌的病例数明显增多。

58.2.2.2　病因

HCCA 的发病原因尚不明确。文献报道,其发病的危险因素包括高龄、胆道结石、胆管腺瘤和胆管乳头状瘤病、Caroli 病、胆总管囊肿、病毒性肝炎、肝硬化、原发性硬化性胆管炎、溃疡性结肠炎、化学毒素、吸烟、肝片吸虫或华支睾吸虫感染等。

58.2.2.3　病理

HCCA 绝大多数为腺癌,尤以硬化型癌最为常见。硬化型癌沿胆管壁生长浸润,胆管壁增厚,管腔变窄,难与原发性硬化性胆管炎相区别。HCCA 发展过程中主要沿胆管向上、下扩散,易侵犯肝内胆管和肝脏;也可向胆管壁外扩散,直接侵犯门静脉、肝动脉和肝脏。HCCA 的转移途径主要有:① 淋巴结转移最常见,发生最早。主要沿肝动脉旁淋巴结向肝总动脉淋巴结转移,再经胰腺上缘向十二指肠后淋巴结转移。有报道局限于黏膜内的早期胆管癌即有发生区域性淋巴结转移的。② 血行转移:发生血管受侵者占 58.3%~77.5%。血行转移最易发生在肺(71%)、肝(62%)、骨(31%)等。③ 沿神经周围间隙转移:胆管周围组织富含神经纤维,包绕神经纤维的为一外膜完整的连续间隙,称神经周围间隙,是一独立系统,与淋巴系统无任何关系。肿瘤侵犯神经后,可沿神经间隙向远近端扩散,与肝及肝十二指肠韧带的扩散明显相关。文献报道,HCCA 神经受侵犯的甚至达 80％,是切除后易于复发的重要原因(图 58－1)。

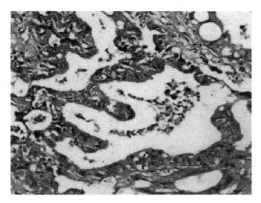

图 58－1 HCCA 的病理学特征

58.2.2.4 分型及分期

许多分期系统被推荐用于 HCCA 的分期,但到目前为止还没有一个分期系统被广泛接受。目前,临床较常用于 HCCA 的有 4 种不同的分期(分型)。

（1）Bismuth-Corlette 分型

根据胆管受侵情况的大体形态分型,经典实用,但对患者的划分只是基于胆道受侵的水平和范围,而未考虑血管侵犯、淋巴和远处转移等其他信息(表 58－3)。

表 58－3　HCCA 的 Bismuth-Corlette 分型

分型	肿瘤特征
Ⅰ 型	肿瘤源于胆管汇合部邻近的肝外胆管,未侵犯左、右肝管
Ⅱ 型	肿瘤源于胆管汇合部邻近的肝外胆管,扩散至左、右肝管
Ⅲa 型	肿瘤源于胆管汇合部,扩散至右肝管达二级胆管
Ⅲb 型	肿瘤源于胆管汇合部,扩散至左肝管达二级胆管
Ⅳ 型	肿瘤源于胆管汇合部,扩散至双侧肝管达二级胆管

（2）组织病理分期

AJCC 和 UICC 的肿瘤 TNM 分期,是基于病理组织学的标准,术后评价肿瘤局部和远处转移的情况。

1）肿瘤分期（T 分期）:基于肿瘤数目、血管侵犯及肿瘤肝外直接侵犯 3 个主要因素进行分期。

Tx:原发肿瘤无法评估。

T0:无原发肿瘤证据。

Tis:原位癌。

T1:肿瘤生长局限于胆管壁内,侵及管壁肌层及纤维组织层。

T2a:肿瘤生长超出胆管壁侵及周围脂肪组织。

T2b:肿瘤侵及邻近肝实质。

T3:肿瘤侵犯单侧门静脉或肝动脉分支。

T4:肿瘤侵犯门静脉主干或双侧门静脉分支;或侵犯肝固有动脉;或侵犯双侧二级胆管分支;或侵犯单侧二级胆管分支及对侧门静脉或肝动脉分支。

2）淋巴分期（N 分期）:基于存在或无区域淋巴结转移。区域淋巴结包括:位于肝门、沿胆囊管、沿胆总管、沿门静脉和肝动脉的淋巴结。

Nx:区域淋巴结无法评估。

N0:区域淋巴结转移阴性。

N1:区域淋巴结转移阳性(胆囊管、胆总管、肝动脉和门静脉旁淋巴结)。

N2:腹主动脉旁、下腔静脉旁、肠系膜上动脉旁、和(或)腹腔动脉淋巴结转移。

3）远隔转移（M 分期）:

M0:无远隔器官转移。

M1:存在其他器官转移。

4）结合 T、N 和 M 分期,HCCA 的 TNM 分期如表 58－4。

表 58－4　UICC/AJCC 关于 HCCA 的 TNM 分期（第 7 版）

分期	T	N	M
分期	T	N	M
0 期	Tis	N0	M0
Ⅰ 期	T1	N0	M0
Ⅱ 期	T2a～T2b	N0	M0
ⅢA 期	T3	N0	M0
ⅢB 期	T1～T3	N1	M0
ⅣA 期	T4	N0～N1	M0
ⅣB 期	任何 T	N2	M0
任何 T	任何 N	M1	

（3）根据肿瘤侵犯胆管和血管情况的分期

1）Gazzaniga 分期:增加了血管受侵犯的程度来评价肿瘤侵犯的程度,但肿瘤在胆管内扩散的评估方式具有局限性,使其在临床实践中的应用价值有限(表 58 - 5)。

表 58 - 5 HCCA 的 Gazzaniga 分期

分型	肿 瘤 特 征
Ⅰ期	胆管肿瘤仅为腔内扩散,从胆管汇合部向远端扩散的距离>2 cm
Ⅱ期	肿瘤腔内扩散的情况与Ⅰ期类似或伴有一侧的叶间胆管和(或)段间胆管分支的侵犯,且伴有单侧叶的门静脉侵犯
Ⅲ期	腔内和腔外扩散胆管肿瘤的近端扩展到右侧或左侧的血管蒂且侵犯到对侧血管蒂中的一个结构
Ⅳ期	胆管肿瘤的近端浸润到单侧或双侧的叶间胆管伴有双侧门静脉的浸润或梗阻并扩散到肝叶或段的分支

2) MSKCC 分期:根据 Bismuth-Corlette 分型评价胆道受肿瘤浸润程度,增加了对血管的侵犯和肝萎缩的评价,但分期中纳入肝萎缩的评判因素定义不清且不完全符合临床实际情况,临床应用的实用性受限(表 58 - 6)。

表 58 - 6 HCCA 的 MSKCC 分期

分型	肿 瘤 特 征
T1	肿瘤侵及胆管汇合部±单侧扩散到二级胆管
T2	肿瘤侵犯胆管汇合部±单侧扩散到二级胆管且同侧的门静脉受侵±同侧肝叶萎缩
T3	肿瘤侵犯胆管汇合部＋双侧扩散到二级胆管;单侧扩散到二级胆管伴对侧门静脉侵犯;单侧扩散到二级胆管伴对侧肝萎缩,或侵及门静脉主干或双侧分支

（4）国际胆管癌工作组分期

国际胆管癌工作组 2011 年发布了该分期(分类)系统,此分期吸收了 Bismuth 分期、TNM 分期和 MSKCC 分期系统的内容,并纳入了新的变量因素。共有以下变量因素构成此分期系统:① 肿瘤在胆管内的生长范围。② 肿瘤大小。③ 肿瘤的病理大体形态。④ 门静脉受侵犯。⑤ 肝动脉受侵犯。⑥ 残余肝体积。⑦ 是否合并肝炎等肝脏基础疾病。⑧ 淋巴结转移。⑨ 远处转移。尽管该分期(分类)系统纳入了多个可能影响 HCCA 的手术及预后的危险因素,对其进行了比较全面评估和表述,但这一分期系统尚未得到大样本临床资料的验证。对 HCCA 的可切除性、术式选择及预后的预测作用及判别标准,此分期需要更多的研究报道进一步验证

以明确。

58.2.2.5 临床表现

HCCA 典型的临床表现为进行性加重的无痛性黄疸,肝脏肿大,胆囊不肿大或萎陷,肝门部肿块。黄疸一般进展很快、很深而不波动。病程较长的患者可有胆汁性肝硬化及门静脉高压的临床表现,以及持续的胸背部疼痛、恶心、呕吐、腹水等症状和体征。

58.2.2.6 辅助检查

（1）实验室检查

1）肝功能检查:血清总胆红素、直接胆红素、碱性磷酸酶和转肽酶均显著升高,而 ALT、AST 轻度异常。胆管的梗阻导致维生素 K 吸收障碍,肝合成凝血因子受阻导致凝血酶原时间明显延长。

2）肿瘤标记物检查:CA19 - 9 的显著增高有助于 HCCA 的诊断。胆管癌相关抗原（cholangiocarcinoma-related antigen, CCRA）是近年来从人胆管癌组织中发现的一种新的抗原物质。正常人血清中 CCRA<28～95 g/L。患有 HCCA 时,血清 CCRA 浓度明显升高。CCRA 与 CA19 - 9 在 HCCA 中阳性率相似,但 CCRA 在其他消化道肿瘤中阳性率却很低。这点对于 HCCA 的诊断和鉴别诊断具有很重要的价值。

（2）影像学检查

1）超声检查:HCCA 典型的超声表现主要有,左右肝内胆管扩张并在肝门处呈截断性改变,左右截断的胆管之间有一回声不均的团块,多为等回声,也可见高或低回声,部分肿块边缘可见低回声带。彩色多普勒超声检查可见受侵的血管狭窄近段中央流速增快,狭窄远段可见湍流或喷射征;受侵的门静脉及其肝段内分支流速较正常门静脉流速显著减慢。此外,还有胆囊体积缩小、胆总管不扩张、胰头不肿大等征象。但超声观察肿瘤本身较差,对肝门淋巴结转移及腹膜转移也不敏感。由于 HCCA 的病理类型多样,声像图表现也多样,有低回声、中等偏低或中等偏高回声、高回声等。彩色多普勒超声检查可以明确肿瘤与其邻近的门静脉和肝动脉的关系,有利于术前判断 HCCA 根治切除的可能性。EUS 通过内镜将超声探头直接送入胃十二指肠检查胆道,成像更加清晰,对病灶的观察更细微,能弥补常规超声检查的不足。超声检查对 HCCA 手术可切除性判断价值局限,但作为一种价格低廉的非侵入性方法,更多地应用于 HCCA 的临床筛查及协

助引导进行 PTCD 检查。

2) CT 检查:CT 可显示左右肝管之间的连续性中断,显示肝内胆管的扩张征象及梗阻水平,肿瘤大小和部位,肿瘤及周围组织的关系,显示肝叶形态的改变,肝脏的尾状叶和肿瘤的关系。CT 平扫对 HCCA 肿块显示率较低,CT 增强有利于显示病灶的位置及其对肝内胆管、肝实质和门静脉的侵犯。CT 显示淋巴结转移和腹膜侵犯较好,但部分病例在 CT 上强化并不明显,常导致 CT 过低地评估肿块(图 58-2)。

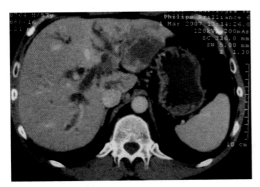

图 58-2　HCCA 的超声影像

3) MRI 及 MRCP:由于 HCCA 细胞常常分散或集群出现在以纤维结缔组织为主的背景中,而纤维结缔组织在 T2W1 表现为较低信号,癌组织在 T2W1 表现为较高信号,2 种成分共同存在导致胆管细胞癌在 T2W1 上呈等或略高信号。MRCP 利用水成像进行胆管的三维重建,其图像清晰度与胆管直接造影类似,因此 MRCP 作为非侵入性检查的优越性显而易见,不仅被用于定位,而且被作为 HCCA 定型和在术前可切除性判断的主要依据。HCCA 表现在 MRCP 征象与胆管直接造影基本一致外,还可显示肿块组织影及有无肝内转移信号。作为无创性检查,MRCP 可以准确地反映肝内外胆管解剖、胆管肿瘤累及的范围、是否有淋巴结转移和远处转移,已基本取代 ERCP 等有创性检查(图 58-3)。

58.2.2.7　诊断及鉴别诊断

HCCA 主要依靠临床表现和影像学检查以明确诊断。HCCA 起病隐匿,早期无特异性的临床表现,肿瘤的早期诊断和手术可切除性评价是选择正确治疗方案的关键。HCCA 的典型症状为无痛性进行性加重的黄疸伴皮肤瘙痒,影像学检查显示肝内

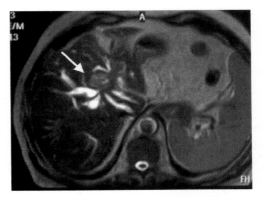

图 58-3　HCCA 的 MRI 影像

胆管扩张,肝外胆管口径正常,胆囊空虚,肝门部占位性病变,诊断的做出并不困难,但往往诊断明确时病情多已属中晚期。若能在黄疸出现之前得以明确诊断,对提高手术切除率、提高治愈率具有积极的意义。即使具备以上典型的临床表现及影像学特征者,也并不一定就是 HCCA,有诸多累及肝门区的恶性肿瘤及良性疾病均可有相似特点,应当仔细予以鉴别。

胆囊癌伴肝门胆管侵犯被误认为 Bismuth Ⅰ型、Ⅱ型或Ⅲa 型 HCCA 的情况最为常见,但前者往往有胆囊炎及胆囊结石病史多年,胆囊肿大、囊壁不规则增厚或胆囊颈存在实性肿块是其显著特点,肝床侵犯及胰周淋巴结转移肿大亦较常见。此外,对近期曾因胆囊炎、胆囊结石行胆囊切除术,然后又以肝门部胆管恶性梗阻而再次就诊者应特别注意其诊断问题。尽管前次手术的病理学诊断可能只是慢性胆囊炎,但胆囊切除术后较短时间内再发胆管癌的概率远低于原本即已存在的胆囊癌继续进展从而导致胆管浸润梗阻的可能。此类病例往往是未被发现的意外胆囊癌或胆囊管残余癌合并胆管侵犯,术中发现病灶主要位于胆囊管汇入区域,且病灶主体偏向胆管右侧缘便是有力佐证。

以胆管癌栓为主要表现的肝细胞癌是另一容易与肝门部胆管癌混淆的情况,其影像学特点是胆管梗阻近端存在明显“杯口征”,且梗阻段胆管腔明显增粗,而肝内原发病灶有时并不明显。对有肝炎病史、乙肝指标阳性、同时存在肝硬化表现的肝门部胆管恶性梗阻,需充分考虑肝癌合并胆管癌栓的可能,若 AFP 呈阳性则更易确诊。

胃癌、贲门癌及食管癌合并肝门淋巴结转移时亦可与肝门部胆管癌有相似表现,此类病情常发生

于原发病灶手术切除以后,因而既往病史及治疗经历便成为鉴别诊断的重要参考内容。

有些特殊的肝门部胆管局灶增生型炎性肿块与HCCA可有完全相同的临床表现及影像学特征,即使术中亦很难进行鉴别。此类病例往往均按HCCA处理,其诊断只能依据病理学诊断及术后过程予以确认。部分临床诊断为肝门部胆管癌、仅行简单引流但却长期存活的病例大多系此种情况。

其他需与HCCA鉴别的良性疾病还包括Mirizzi综合征及某些特殊类型的胆道损伤,全面了解病情、正确解读影像结果、术中认真仔细探查、及时取材行病理学检查等是明确诊断的主要环节。

实践中,很多外科医师经常将肝内胆管癌合并肝门侵犯与HCCA等同对待。尽管两者在组织形态学方面有很多相似之处,且同属胆管细胞癌,但肝内胆管癌起源于肝内细小胆管,除可侵犯肝门外,肝内常存在周边有明显强化的不规则实性肿块;而HCCA主要指胆管分叉部周围大胆管黏膜起源的恶性肿瘤,一般仅有病灶邻近肝实质浅表浸润,并存肝内显著实性肿块的情况非常罕见。由于肝内胆管癌较易出现肝内浸润、远处淋巴结转移或膈肌、腹壁及网膜广泛转移,恶性度及侵袭性均较高,而且预后极差,与HCCA的临床病理学特征有较大差异,故应将两者区别对待为妥。

58.2.2.8 治疗

本病自50年前报道以来,一直是对外科医师的挑战。由于其发病率相对较低,治疗困难,开展切除性治疗的时间尚短,20世纪70年代后期及80年代初期才渐渐有采用切除手术治疗HCCA的报道,此前均采用姑息性内引流手术。

（1）治疗原则

HCCA如不经治疗,很少有生存超过6个月者,引起死亡的原因主要为梗阻性黄疸导致的肝内胆道感染和肝功能衰竭。因此,对HCCA患者应根据具体情况采用不同的治疗方法。

1）对于可切除的病例,以手术切除为主,术后配合化疗等其他综合治疗。

2）对于不能切除的晚期病例,应施行胆道引流术或胆管内支架置放术,以解除胆道梗阻,控制胆道感染、改善肝功能,减少并发症,改善患者的生活质量,延长患者生命。

（2）治愈手术要求

1）肿瘤完全切除,切缘阴性;术中切缘常规送活检,术后常规病检。

2）规范化的区域性淋巴结清扫:淋巴结清扫范围从肝门部至肝总动脉,包括肝十二指肠韧带的骨骼化。

3）肝门部受侵犯血管的切除、重建:门静脉受侵并不一定是治愈性切除的禁忌证。

（3）手术治疗

手术切除是使HCCA能够得到治愈的唯一方法。20世纪80年代以后,逐步开展了切除治疗,疗效在逐步提高,目前切除率为50%~70%。

1）手术适应证:除明确有不能切除征象等手术禁忌证的患者外,均应考虑手术治疗。

2）手术禁忌证:

A. 远处转移。腹膜、肺、远处淋巴结(腹腔动脉、肠系膜上动脉、胰十二指肠淋巴结)等的远处转移。

B. 局部情况。门静脉主干完全为肿瘤包绕或有癌栓;对侧门静脉分支受侵犯并肝萎缩;对侧二级胆管受侵犯。

C. 全身情况。不能耐受手术。

3）术前准备:必要的充分的术前准备是保证手术顺利进行和成功的重要前提。

A. 按黄疸患者的准备要求进行术前准备,应特别注意肝功能(包括胆红素)、凝血功能、人血白蛋白、肾功能。

B. 积极治疗并存病。

C. 术前减黄治疗主要通过PTCD进行。

目前观点:不主张术前常规行术前减黄,下列情况可考虑术前减黄:一般情况差,不能及时施行手术治疗者,可试行减黄治疗;TBIL≥342 μmol/L;合并某些内科疾病,如肾衰竭、明显营养不良;合并急性胆道感染,特别是AOSC;行PTC诊断者术后置管引流,可减少胆漏等并发症的发生。

4）术前确定肿瘤范围:术前借助现代影像学检查方法了解肿瘤的范围、局部浸润和远处转移情况,有助于治疗方法和手术方式的选择。术前对某些选择性病例行腹腔镜探查,有望减少不必要的开腹探查。

5）手术方式:HCCA的化疗和放疗效果不肯定,主要采取手术治疗。目前,国内外HCCA手术治疗尚无标准的术式,一般认为根据Bismuth-Corlette分型采用下列术式最为合理:Ⅰ型行肿瘤局部切除。Ⅱ型可在局部切除的基础上加尾叶切除或肝叶切除。Ⅲa 型行局部切除＋右半肝切除。Ⅲb 局部切除加左半肝或肝中叶切除。Ⅳ型只能选择姑息引流术或行肝移植术。

局部手术切除主要适用于 Bismuth Ⅰ 型的 HCCA。肿瘤病灶范围一般比较局限，很少累及肝脏或血管，分离显露均较方便。临床上为了达到根治性切除的目的，有的学者对部分 Ⅰ 型的患者也采用联合肝切除，取得了较好的疗效。HCCA 主要沿着胆管壁上下浸润及向淋巴隙、神经周围播散，容易使胆管周围的重要结构如肝动脉、门静脉等受到侵犯，从而降低患者的手术切除率和手术后生存率。正是基于对 HCCA 转移特性的认识，20 世纪 80 年代后期以来，HCCA 的扩大切除术日益受到临床医生的重视，大大提高了 R0 切除（指完全切除肿瘤及转移的区域）的概率，从而延长了患者的根治性治疗。

姑息性手术包括：肝内胆管空肠吻合术、置管外引流术、胆管支架内引流术等。① 肝内胆管空肠吻合术，由于肝门部胆管癌梗阻平面高，Ⅱ、Ⅲ 级胆管口径小，管壁薄，易撕裂，胆道重建术后可能出现反流性胆管炎、胆道出血、胆漏、肠漏、腹腔感染等情况，对手术操作技术要求甚高。目前，胆管-空肠 Roux-En-Y 的重建术仍是最常用的。② 置管外引流术，一般在术中探查证实肿瘤难以切除，常在直视下梗阻近端胆管切开，放置引流管引出体外。一般认为，HCCA 单纯的外引流术后管理较内引流或导管支架内引流术容易，患者发生胆管炎的概率少，但单纯外引流术常给患者造成生活不便和增加心理负担。③ 胆管支架内引流术，该方法是微创性治疗方法之一。应用介入放射学技术，通过 PTC 或 ERCP 将导丝送入肝内胆管或胆总管，并使其通过肿瘤占据的狭窄部位，再沿导丝将胆道内支架输送器送至狭窄部位远端，然后选择合适可展性支架通过支架输送器置入胆道狭窄部位。由于是微创技术，故减轻了患者心理负担，方便了患者的日常生活和工作，缩短了住院时间，从而提高了患者的生存质量。

6）术后治疗

根据术中及病理学检查的具体情况，确定术后治疗及随访方案。对有显微镜下阳性切缘（R1）或局部病灶残留（R2）的患者，术后采用射频消融、微波固化或吉西他滨联合铂类抗癌药物等化疗方案治疗，或化疗联合放疗治疗。CT 引导下大剂量短距放疗对胆管癌术后肝内复发有一定疗效。

（4）药物治疗及放射治疗

对不能手术切除或伴有转移的进展期肝门胆管癌，主要推荐吉西他滨联合铂类抗肿瘤药和（或）替吉奥的化疗方案，加用埃罗替尼可增强抗肿瘤效果。对不能切除的胆管癌应用基于上述方案的新辅助化疗，可能使肿瘤降期，获得手术切除的机会。对不能手术切除或伴有转移的胆管癌患者，植入胆管支架＋外照射放疗的疗效非常有限，但外照射放疗对局限性转移灶及控制病灶出血有益。目前，尚无证据表明术中放疗及导管内短距放疗对进展期胆管癌的疗效优于标准化疗、放化疗联合或者仅仅放置胆管支架。

随着对 HCCA 诊断水平的不断提高，手术治疗特别是扩大范围的根治性切除，似乎是目前患者及外科医生较现实的选择。但由于 HCCA 独特的生物学特性，以及肝门部解剖结构的复杂性，仍是肝胆外科最具挑战性的问题。如何提高肿瘤 R0 切除率和术后生存率，减少手术并发症，改善患者生存质量，在现阶段是肝胆外科学界对 HCCA 治疗关注的热点所在。外科治疗理念的改进，不仅需要更多的病例积累、回顾分析，还有待于相关基础理论的突破并在实践中加以验证。

（5）预后及随访

HCCA 根治性切除术疗效明显优于姑息性切除，姑息性切除疗效优于单纯引流。因此，疑似或确诊病例，除有明确手术禁忌证外，应积极行手术探查，争取行根治性切除术。对无法手术者，积极行 PTCD、ENBD 引流或采取介入方法经 PTCD、ERCP 放置支架，以期延长患者生命，提高生存质量。扩大根治术切除范围大，手术风险大，术后并发症增多，死亡率也高。对伴有 CA19-9 升高的患者，术后可检测 CA19-9 水平；每 2～3 个月做 1 次影像学评估，持续 2 年。根治性切除（R0）者，术后无需特殊治疗，2 年内定期复查。

（6）总结

总之，随着外科手术技术的发展和对 HCCA 认识的深入，虽然术前准确判断 HCCA 的部位、可切除性的估计和提高肿瘤根治性切除率等方面已经有了长足的进步，HCCA 的预后得到一定程度改善，但不同医院对 HCCA 的诊治水平尚不一致，国内的情况更加明显，进一步提高 HCCA 的远期生存率目前仍然依赖于根治性手术切除。值得注意的是，各种复杂的 HCCA 切除手术并未明显改善患者的生存率,且伴随切除范围的扩大,肿瘤切除率提高的同时,手术并发症的发生率和病死率也相应增加。我们认为,结合我国国情,在技术上尚无保证或患者经济条件有限或医患沟通欠佳的情况下,选择各种风险相对较小的姑息性引流手术也可能是明智之举。

(王益林)

58.2.3 胆总管中下段癌

58.2.3.1 流行病学与病因学

临床上,一般是采用 Longmire 提出的分类方法,将肝外胆管分成 3 份,即上 1/3、中 1/3 和下 1/3。根据肿瘤发生在肝外胆管的不同部位,称为上、中、下段胆管癌。上段胆管癌主要指肝门部胆管癌;中段胆管癌是指胆囊管与肝总管汇合部与胆总管胰腺上段等部位的癌症;下段胆管癌是指十二指肠上缘至肝胰壶腹括约肌上缘之间的癌症。中段胆管癌与下段胆管癌由于其临床症状、体征、辅助检查与手术方式上(胰十二指肠切除术)都是大致相同的,因此一般不再加以细分,合称为中下段胆管癌。

中下段胆管癌以欧美国家发病率高,亚洲国家以我国与日本为高;中下段胆管癌约占肝外胆管癌的 1/3,男女之比为(2～3)∶1,发病年龄多为 50～70 岁。中下段胆管癌一般采取胰头十二指肠切除为基本手术方式,虽然其手术切除率高,但是其预后往往不佳,主要原因与其淋巴结转移与神经侵犯有关。

中下段胆管癌总体发病率较低,其发病原因和危险性因素至今不是很明确。目前,已有的流行病学资料显示,中下段胆管癌与胆道慢性炎症、胆道解剖学先天性畸形(如先天性胆总管囊肿、Caroli 病和胰胆管汇合异常)、肝外胆管结石、自身免疫性病变(原发性硬化性胆管炎、溃疡性结肠炎等)、肝炎病毒感染(乙肝病毒、丙肝病毒)、寄生虫感染(华支睾吸虫等)及遗传因素有关。

(1) 胆道慢性炎症

长期的慢性炎症刺激是中下段胆管癌发病的基础,胆汁中某些物质对胆道黏膜的长期刺激,导致胆道上皮不典型增生。中下胆管癌好发于肝吸虫、细菌及病毒感染的高危人群。

(2) 胆管、胆囊结石

中下段胆管癌患者约有 1/3 存在胆管、胆囊结石,胆结石除了直接机械性刺激,还可引起胆道慢性感染、胆汁瘀积、胆管周围炎症及周围组织慢性纤维

化增生,胆管细胞会出现不典型增生和癌变。

(3) 溃疡性结肠炎

溃疡性结肠炎患者继发胆管癌的发病时间大多在 10～15 年之后,长期的溃疡性结肠炎患者门静脉系统的慢性菌血症可能诱发胆管癌。

(4) 胆管囊性畸形

先天性胆管囊肿容易发生胆管癌变已成为共识,关于胆管囊性畸形导致胆管癌变的机制,有人认为胰管汇入胆管的开口异常高时,会使胰液反流入胆管引起胆管上皮恶变。

(5) 华支睾吸虫感染

虽然华支睾吸虫多寄生于肝内胆管,但也可寄生在肝外胆管,虫体本身及代谢产物对胆管黏膜上皮长期刺激,引起胆管黏膜增生,产生瘤样改变,进而发生癌变。

(6) 既往胆道手术史

胆肠手术破坏胆肠的正常解剖关系,使 Oddi 括约肌失去功能,容易引起十二指肠内容物长期刺激胆管上皮,诱发胆管系统的炎症、结石和癌变。

(7) 与钍有接触史

其平均潜伏期为接触钍 30 年,胆管癌的发病年龄较无钍接触史者早 10 年左右,且病变较多发生在肝内胆管树的末梢。

(8) 原发性硬化性胆管炎

原发性硬化性胆管炎(primary sclerosing cholangitis, PSC)是一种病因不明的肝内外胆管周围性慢性非特异性的炎症,其特征为胆管局限性或弥漫性的胆管壁增生增厚和纤维性改变,在 PSC 阻塞部的近端可出现炎性的狭窄。

(9) 乙、丙型肝炎病毒感染

国内部分胆管癌患者伴有乙、丙型肝炎病毒感染,两者之间是否有联系尚待进一步研究证实。

58.2.3.2 病理与组织学分类

肉眼可见:中下段胆管癌呈灰白色,质地较硬,可以呈息肉状或乳头状突入管腔,使管腔部分或完全阻塞。但更常见的则是结节状或硬化性,后者常弥漫性浸润管壁,使管壁增厚、僵硬、扭曲、管腔环状狭窄。

(1) 肉眼下形态学分类

根据肿瘤的大体形态可将胆管癌分为乳头状型、硬化型、结节型和弥漫浸润型 4 种类型。其中以浸润型最多见,约占全部胆管癌的 2/3,其次为结节型,而乳头型最少见(图 58－4)。

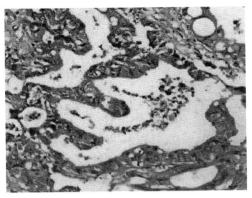

图 58-4 中下段胆管癌的形态

1）乳头状型：大体形态呈乳头状的灰白色，常为管内多发病灶，向表面生长，形成大小不等的乳头状结构，排列整齐，癌细胞间可有正常组织。好发于下段胆管，易引起胆管的不完全阻塞。此型肿瘤主要沿胆管黏膜向上浸润，一般不向胆管、血管、神经淋巴侵犯。

2）硬化型：表现为灰白色的环状硬结，常沿胆管黏膜下层浸润，使胆管壁增厚、大量纤维组织增生，并向管外浸润形成纤维性硬块；伴部分胆管完全闭塞、慢性炎症，以及不典型增生存在。

3）结节型：肿块形成一个突向胆管远方的结节，结节基底部和胆管壁相连续，其胆管内表面常不规则。瘤体一般较小，基底宽、表面不规则。此型肿瘤常沿胆管黏膜浸润，向胆管周围组织和血管浸润程度较硬化型轻，手术切除率较高，预后较好。

4）弥漫浸润型：较少见，癌组织沿胆管壁广泛浸润肝内、外胆管，管壁增厚、管腔狭窄，管周结缔组织明显炎症反应，难以确定癌原始发生的胆管部位，手术切缘还经常残留癌组织，达不到真正的根治性切除，预后较差。

（2）组织学分类

95％以上的中下段胆管癌为腺癌，少数为鳞状上皮癌、黏液癌、囊腺癌等，常用的是按癌细胞类型分化程度和生长方式分为 5 型：① 分化型腺癌。② 乳头状腺癌。③ 未分化型腺癌。④ 黏液癌。⑤ 其他：偶尔可有包括鳞状细胞癌、腺癌和鳞癌成分的腺鳞癌等。

58.2.3.3 转移方式

由于胆管周围有血管、淋巴管网和神经丛包绕，中下段胆管癌细胞可通过多通道沿胆管周围向肝内

或肝外扩散。胆管癌的转移包括淋巴转移、血行转移、神经转移、浸润转移等。

（1）淋巴转移

较常见，常转移至肝门部和胰周淋巴结，最常受累的淋巴结是肝十二指肠韧带下部周围及胰十二指肠后上和肠系膜上动脉组淋巴结。

（2）浸润转移

较为常见。胆管癌细胞沿胆管壁向上、下及周围直接浸润是胆管癌转移的主要特征之一，中部胆管癌向肝固有动脉和门静脉浸润，下部胆管癌向胰腺浸润。

（3）血行转移

侵犯血管是胆管癌细胞常见的生物学现象，可达全身，最常见的为肝、肺，占 10％～25％。

（4）沿神经蔓延

支配肝外胆道的迷走神经和交感神经在肝十二指肠韧带上组成肝前神经丛和肝后神经丛。包绕神经纤维有一外膜完整、连续的间隙，称为神经周围间隙，神经周围间隙是一个独立的系统，肿瘤细胞通过神经周围间隙可向近端或远端方向转移。神经周围间隙浸润应当是判断胆管癌预后的重要因素。胆管癌沿神经鞘蔓延是引起患者右上腹疼痛的主要原因。

58.2.3.4 分期

中下段胆管癌的临床分期与肝外胆管临床分期一致，是决定手术范围和判断预后的根据。根据胆管癌 TNM 分期［ACJJ 2010 分期（表 58-1）］，胆管癌分为 4 期（表 58-3）。

58.2.3.5 临床表现

中下段胆管癌多见于中老年男性，发病高峰年龄为 50～60 岁。大部分患者在黄疸出现之前有上腹不适、食欲减退等症状，持续时间由数天至数个月不等。由于临床症状不典型，往往未受到足够重视。中下段胆管癌的临床表现为黄疸、皮肤瘙痒、腹痛、发热及其他相关症状。

（1）黄疸

黄疸是中下段胆管癌的最主要症状。中下段胆管癌常表现为无痛性进行性黄疸，患者尿色深黄或呈茶色，大便变浅或为陶土色。黄疸的特点是进行性加重，且多属无痛性，少数患者黄疸呈波动性，这主要由肿块坏死脱落引起。

（2）腹痛

表现为剑突下隐痛不适，或背部疼痛，或右上腹绞痛。疼痛的发生可能与胆道梗阻、胆道内压力升

高和周围神经浸润有关。

（3）发热

多为梗阻性胆管炎所致,发生率较低,其程度一般较轻,但少数患者可有急性胆管炎的表现。

（4）皮肤瘙痒

在黄疸出现前后,皮肤瘙痒是因血液中胆红素浓度升高,刺激皮肤末梢神经所致。

中下段胆管癌早期症状不典型,绝大多数是在临床上出现黄疸时才被注意。除临床表现外,实验室检查、影像学检查也可为诊断提供重要依据。

58.2.3.6 诊断方法

（1）实验室诊断

主要表现为梗阻性黄疸的肝功能异常:血清中碱性磷酸酶、胆红素明显升高,而转氨酶仍为正常或仅轻度升高等。CEA、CA19-9、CA50 等可有不同程度升高。

（2）影像学检查

超声显像检查、EUS、CT、PTC、MRCP、ERCP等均有一定的阳性率,并有各自的优点和缺点。

1）B超检查:腹部 B 超检查具有无创、方便、可重复检查等优点,是诊断中下段胆管癌的首要方法。由于胆管扩张发生在黄疸之前,B 超具有诊断早期胆管癌的价值。在 B 超下可显示肝内外胆管扩张,在扩张的胆管内可见乳头状或团块状肿块,扩张的胆管内充满斑点状或线状的回声,扩张的胆管远端可见管腔狭窄、僵硬或管壁增厚,管腔内未见明确肿块。

2）CT 扫描:CT 检查对中下段胆管癌的诊断符合率要优于 B 超,它可显示胆管肿块的位置、大小、局部浸润范围、血管有无侵犯、淋巴结及邻近胰腺、十二指肠等器官是否受侵犯、有无远处转移等,对预后评价等具有重要意义。早期胆管癌 CT 表现为胆管癌之近端胆管明显扩张,接近肿瘤的胆管壁增厚,增强扫描时胆管更清晰可被强化,管腔呈不规划的缩窄变形。较晚期主要表现为增强扫描后显示边缘不规则、密度增高的占位性病变。中下段胆总管癌的 CT 表现为胆总管突然中断,可不伴有或伴有软组织肿块,胆管梗阻末端形态不规则,可呈结节状及星芒状改变(图 58-5)。

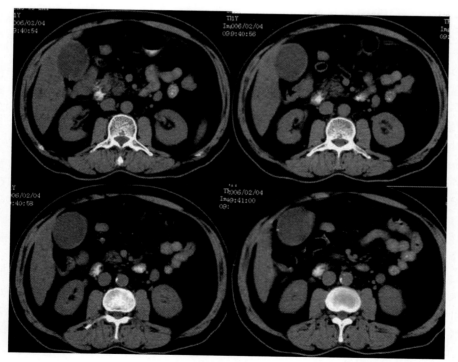

图 58-5　中下段胆管癌的 CT 影像

3）MRCP:由于胆、胰管同时受阻塞,MRCP 检查可有典型的胆管与胰管均扩张的"双管征",MRCP 为三维立体成像,可显示整个胆道系统的全貌,在判断肿瘤的位置、大小、形态和局部浸润方面较 CT 更为直观,MRCP 对胆管肿块内的血流及肿块与门静脉、肝动脉关系的判断也有很高的价值。

4) ERCP:可直接观察十二指肠乳头,造影能显示梗阻远端胆管,对可疑病变钳取行病理检查,通过十二指肠乳头部将导管插入胆管进行造影,以清晰显示胰胆管系统,鉴别肝内外胆管梗阻的部位和病变范围,还可以通过细胞刷取到标本。

5) PET:PET 在中下段胆管癌的定位和定性诊断方面具有高敏感性和特异性,有助于远处转移的诊断。在诊断恶性肿瘤引起的胆道狭窄中,PET 要比 CT 检查在敏感度和特异度方面更优越。

6) 胆管内超声内镜:可用来明确胆管恶性狭窄的诊断和胆管癌的临床分期,进一步提高胆管恶性狭窄的准确率。

58.2.3.7 外科治疗

（1）根治性手术治疗

根据病变侵犯的范围和程度,分为根治性手术和姑息性手术。目前,对中下段胆管癌生物学特征的研究,依据解剖学上的胆管局部浸润、淋巴转移特征、沿神经束转移途径特点,从而相应出现了在经典胰头十二指肠切除术基础上的规范的淋巴结清扫十廓清周围神经丛的扩大根治性切除术。

对中下段胆管癌根治术的标准术式为胰十二指肠切除术。当肿瘤侵犯肠系膜上静脉或门静脉时,可将静脉切除,再行静脉修复或静脉置换。中下段胆管癌病变可沿胆管黏膜下浸润,为防止肝侧胆管上段残留病变,至少应距肿瘤 1.0 cm 处切断胆管,且在术中常规行近端胆管冰冻切片快速病理学检查,以排除胆管肿瘤残留病变。对于胆管上端切除线的确定,胆管癌常沿胆管壁向上浸润,其范围常超越肉眼所见。研究表明,胆管癌患者胆管切缘残癌率是影响预后的重要因素。为了避免或减少胆管癌切端阳性病例,必须对其肉眼和镜下扩展的范围有所了解,胆管癌切离线的确立主要在于肝侧端。对肝十二指肠韧带的处理,应行肝十二指肠韧带"骨骼化"清扫手术。当中下段胆管癌浸润肝门部时,甚至可合并半肝切除,由于术后并发症的发生率及术后病死率均较高,此术式尚需要进一步探讨和评价。

胰十二指肠切除术后最严重的并发症是胰漏,病死率高,为预防术后胰漏的发生,胰腺残端的处理及吻合重建的手术方式较多。常采用胰管空肠黏膜吻合和胰腺空肠套入式吻合 2 种手术,但均有一定的胰瘘发生率。目前,倾向于使用胰管空肠黏膜吻合术。胰漏是胰十二指肠切除术后严重并发症,预防胰漏的发生非常重要。胰漏的治疗首先采用保守治疗,充分引流使胰液引出体外,如果引流不畅,使用双套管持续冲洗,避免胰液存留在腹腔和活化。应用生长抑素八肽(善宁)、生长抑素 14 肽(思他宁)减少胰液分泌,同时加强营养支持及抗感染治疗。

胆肠吻合口狭窄:中下段胆管癌术后并发吻合口狭窄,可先采用非手术治疗方法,主要包括 PTCD 引流,支架引流等方法。如非手术治疗无效,再行胆管和空肠重新吻合,并置 T 管或 Y 管引流支撑吻合口。

手术并发症应及时处理。中下段胆管癌根治性手术并发消化道出血时,应首先确定出血部位,一边用止血药物,一边行内镜检查,可明确出血部位,如胃镜下不能明确出血部位,考虑消化道其他部位出血,可选择用肠系膜血管造影明确。如为胰肠吻合口出血,应拆开部分胰肠吻合口,明确胰腺出血部位,予以结扎止血,观察无出血后,重新缝合拆开的胰肠吻合口。

（2）姑息性减黄手术

对于无法手术切除的中下段胆管癌患者,可用各种引流术,保持胆道通畅。引流的目的在于解除梗阻性黄疸,提高患者的生存质量和提供接受其他辅助治疗的机会,主要分为内引流术和外引流术 2 种。内引流是指将胆汁通过人为建立的通道引入患者的肠道内,包括胆肠内引流及内支架引流(ERCP)。外引流是将胆汁引出体外,如 PTCD。

58.2.3.8 辅助放、化疗

尽管手术切除是中下段胆管癌可能治愈的唯一手段,但大多数患者发现时已到晚期,无法手术治疗。据统计,在初诊时超过 60% 的患者病灶均不可切除。即使能手术切除的患者也有很高的复发率,病灶位于中下段的胆管癌患者的 5 年生存率为 20%~30%。术后的辅助化疗对中下段胆管癌无效。化疗可用于不可切除的或复发转移的中下段胆管癌患者,以控制疾病、延长生存期并提高生活质量。

关于中下段胆管癌的化疗用药,对于切缘阳性(R1)、淋巴结阳性、肉眼阳性(R2)的可采用以 5-FU 为主的联合放化疗,或基于 5-FU 方案或吉西他滨方案为基础的化疗。对于局部不能切除者,或有远处转移者,如果患者没有胆道梗阻,考虑吉西他滨联合顺铂化疗,可采用以 5-FU 为主的联合放化疗,或基于 5-FU 方案或吉西他滨方案为基础的

化疗。

具体化疗方案：① GP 方案，吉西他滨 1 000 mg/m² igvtt，第 1 天与第 8 天，顺铂 25 mg/m²，igvtt，第 1 天与第 8 天，每 3 周重复，共 8 个疗程。② GEMOX 方案，吉西他滨 1 000 mg/m² igvtt，第 1 天，奥沙利铂 100 mg/m²，igvtt，第 2 天，每 2 周重复，共 8 个疗程。③ 吉西他滨联合卡培他滨方案，吉西他滨 1 000 mg/m² igvtt，第 1 天与第 8 天，卡培他滨 650 mg/m²，bid，口服，第 1～14 天，每 3 周重复，共 8 个疗程。④ 吉西他滨单药方案，吉西他滨 1 250 mg/m² igvtt，第 1 天，第 8 天与第 15 天。

放疗对中下段胆管癌的效果并不令人满意，由于胆管癌本身需要的放射剂量偏高，而周围器官小肠、胃、胰腺等放射线的耐受量较低，常因严重的放疗并发症而不得不终止放疗。近年来，随着放疗新技术的出现，应用立体定向适形放疗（3D - CRT）技术，可提高肿瘤局部控制率，最大限度地减少病灶周围正常组织的受照剂量，在提高肿瘤局部控制率的同时，也可减少并发症的发生。

58.2.3.9 治疗展望

因中下段胆管癌的 5 年生存率偏低，因此必须对具有手术切除条件的患者采用个体化的手术方案，从肿瘤局部浸润、沿神经束的转移和淋巴结转移这 3 个方面进一步改进；同时采用多学科综合治疗模式，进一步减少局部的复发和远处的转移；进一步加强中下段胆管癌的基础研究，了解其生物学特性，进行早期诊断、早期治疗，从而推动胆管癌外科治疗的发展。

（毛岸荣　王　鲁）

主要参考文献

［1］中华医学会外科学分会胆道外科学组.胆囊癌诊断和治疗指南［J］.中华消化外科杂志,2015,14（11）:881 - 890.

［2］中国抗癌协会.胆囊癌规范化诊治专家共识［J］.中华肝胆外科杂志,2016,22（11）:721 - 728.

［3］田远虎,杨广运,刘博,等.腹腔镜胆囊切除术术中或术后发现意外胆囊癌的外科治疗［J］.中华外科杂志,2015,53（2）:135 - 139.

［4］汤钊猷.现代肿瘤学［M］.3 版.上海:复旦大学出版社,2011.

［5］杨惊,冯飞灵,周海华,等.胆囊癌术后辅助性放疗的疗效分析［J］.中华肿瘤杂志,2013,35（7）:534 - 539.

［6］吴孟超.吴再德.黄家驷外科学［M］.7 版.北京:人民卫生出版社,2011.

［7］邹声泉,张林.全国胆囊癌临床流行病学调查报告［J］.中国实用外科杂志,2000,20（1）:43 - 46.

［8］邹声泉.胆道病学［M］.北京:人民卫生出版社.2010:715 - 727.

［9］陈孝平,汪建平.外科学［M］.8 版.北京:人民卫生出版社,2013.

［10］郝希山.肿瘤学［M］.北京:人民卫生出版社,2010.

［11］黄志强.当代胆道外科学［M］.上海:上海科学文献技术出版社.1998:455 - 534.

［12］黄志强.黄志强胆道外科［M］.济南:山东科学技术出版社.1999:243 - 317.

［13］黄志强.黄志强胆道外科学［M］.济南:山东科学技术出版社,2000.

［14］董家鸿.要点与盲点:胆道外科［M］.北京:人民卫生出版社.2010:159 - 180.

［15］蒋国梁,杜祥.肿瘤学［M］.上海:复旦大学出版社,2005.

［16］Ajiki T, Fukumoto T, Ueno K, et al. Three-dimensional computed tomographic cholangiography as a novel diagnostic tool for evaluation of bile duct invasion of perihilar cholangiocarcinoma［J］. Hepatogastroenterolo-gy, 2013,60（128）:1833 - 1840.

［17］Bhuiya MR, Nimura Y, Kamiya J, et al. Clinicopathologic studies on perineural invasion of bile duct carcinoma［J］. Ann Surg, 1992,215（4）:344 - 349.

［18］Chen W, Zheng R, Baade PD, et al. Cancer statistics in China, 2015［J］. CA Cancer J Clin, 2016,66（2）:115 - 132.

［19］Ebata DT, Watanabe H, Ajioka Y, et al. Pathological appraisal of lines of resection for bile duct carcinoma［J］. Br J Surg, 2002,89（10）:1260 - 1267.

［20］Sakamoto E, Nimura Y, Hayakawa N, et al. The pattern of infiltration at the proximal border of hilar bile duct carcinoma: a histologic analysis of 62 resected cases［J］. Ann Surg, 1998,227（3）:405 - 411.

［21］Toyoda M, Ajiki T, Fujiwara Y, et al. Phase I study of adjuvant chemotherapy with gemcitabine plus cisplatin in patients with biliary tract cancer undergoing curative resection without major hepatectomy（KHBO1004）［J］. Cancer Chemother Pharmacol, 2014,73（6）:1295 - 1301.

 **大肠肿瘤与肛管肿瘤**

59.1 概述

大肠癌是常见的恶性肿瘤之一,居全世界恶性肿瘤发病率的第 2 位,恶性肿瘤死亡率的第 4 位。在欧美发达国家,由于生活方式改善和大肠癌筛查的普及,大肠癌的发病率已呈下降趋势,但在中国等经济迅速发展的发展中国家,随着生活方式改变、饮食结构变化及人口的老龄化,大肠癌的发病率急剧上升,在北京、上海等大城市,大肠癌的发病率和病死率已经超过发达国家水平。

以往,大肠癌的治疗主要依靠外科手术,但近 10 多年来,随着大肠癌有效化疗药物的应用、放疗技术的进步、靶向治疗的不断出现、对肿瘤生物学行为了解的不断深入,大肠癌的治疗已不再依靠单一的学科或者手段,取而代之的是以建立在影像诊断、病理诊断等精确诊断和分期基础之上,以外科手术、化疗、放疗等治疗手段为核心的多个学科相结合的综合治疗模式。大肠癌的治疗效果获得显著提高,尤其对于发生远处转移或者复发的晚期大肠癌患者,多学科综合治疗使得患者的生存时间、生活质量都有了极大的改善。大肠癌多学科综合治疗模式已成为大肠癌诊治的规范。

59.2 大肠癌流行病学

59.2.1 流行病学现状

根据 WHO 最新数据更新,2012 年总计 1 400 万新发癌症病例,820 万人死于癌症,在 75 岁之前患癌机会达到 18.5%,死于癌症的机会达到 10.5%。在过去的 20 年间,癌症新发病例数增加了 70%。在男性中,最常见的前 5 位癌症分别是肺癌、前列腺癌、结直肠癌、胃癌和肝癌;在女性中为乳腺癌、结直肠癌、肺癌、宫颈癌和胃癌(表 59-1)。

表 59-1 2012 年世界肿瘤发病和死亡数据

人数	世界人口数	新发病例数(万)	年龄调整发病率(万)	75 岁前癌症患病风险(%)	死亡病例(万)	年龄调整病死率(万)	75 岁前死于癌症风险(%)
男性	3 557 717	741.04	204.9	21.0	465.34	126.3	12.7
女性	3 496 728	665.75	165.2	16.4	354.82	82.9	8.4
合计	7 054 446	1 406.79	182.0	18.5	820.16	102.4	10.5

在中国的流行病学调查显示,2010 年入选的登记处共覆盖人群 1 亿 5 840 余万人,其中城市人口占 58.35%,农村人口占 41.45%。2010 年,全国估计新发恶性肿瘤病例约 309 万,死亡病例 196 万。全国恶性肿瘤发病率为 235.23/10 万(男性 268.65/10 万,女性 200.21/10 万),中国人口标化发病率(中标率)184.58/10 万。城市中标发病率 187.53/10 万,农村地区中标发病率 181.10/10 万。全国恶性肿瘤死亡率为 148.81/10 万(男性 186.37/10 万,女性 109.42/10 万),中标死亡率 113.92/10 万。城市中标死亡率 109.21/10 万。农村中标死亡率 119.00/10 万。肺癌、女性乳腺癌、胃癌、肝癌、食管癌、结直肠癌、宫颈癌是我国常见的恶性肿瘤。

上海作为沿海经济发达地区的代表,同时具有良好的肿瘤登记传统,因此在流行病学指标方面一直作为全国的一个重要标尺。根据 2012 年上海市恶性肿瘤报告,2010 年全市共诊断新发恶性肿瘤病例 56 445 人,比 2009 年增加 1 913 例;全市恶性肿瘤发病率为 399.71/10 万,比 2009 年上升了 2.23%;标化发病率为 193.18/10 万,比 2009 年上升了 0.28%;全市 75 岁以下累积率为 21.59%,高于世界平均水平。其中最常见的恶性肿瘤,男性分别为肺癌、结直肠癌、胃癌、肝癌和前列腺癌;女性为乳腺癌、结直肠癌、肺癌、甲状腺癌和胃癌。恶性肿瘤死亡前 5 位的肿瘤,男性为肺癌、胃癌、肝癌、结直肠癌和胰腺癌,女性为肺癌、结直肠癌、胃癌、乳腺癌和肝癌。全市现患恶性肿瘤患者 270 085 人,现患率 1.90%。乳腺癌占 16.13%,其次为结直肠癌(15.46%)、胃癌(9.50%)、肺癌(7.19%)和甲状腺癌(7.03%)。

59.2.2 结直肠癌流行病学变化与趋势

(1) 全球

2012 年,全球结直肠癌(colorectal cancer, CRC)新发病例 1 360 000 例,其中男性 746 000 例,占全部恶性肿瘤的 10%;女性 614 000 例,占 9.2%,

是第 3 位常见恶性肿瘤。在地区分布上,55% 的结直肠癌发生在发达国家;但是发展中国家的增长速度值得关注(图 59-1)。

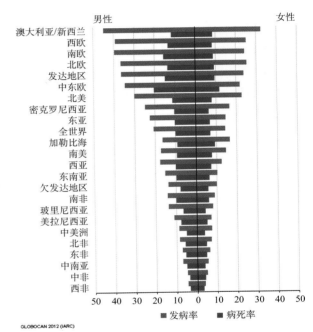

GLOBOCAN 2012 (IARC)

图 59-1 不同地区结直肠癌发病率变化(/10 万)

在病死率方面,694 000 例结直肠癌死亡病例,占全部恶性肿瘤死亡的 8.5%。近 52% 的死亡病例发生在欠发达国家和地区(图 59-1)。

(2) 中国

1988～2009 年,男性结肠癌发病率变化呈上升趋势。城市地区发病率年变化为(0.22～0.26)/10 万,农村地区发病率年变化为(−0.01～0.28)/10 万。男性结肠癌死亡率呈上升趋势。城市地区死亡率年变化为(−0.03～0.12)/10 万,农村地区死亡率年变化为(−0.07～0.17)/10 万。女性结肠癌发病率呈上升趋势。城市地区的发病率年变化为(0.08～0.27)/10 万,农村地区的发病率年变化为

(0.07～0.23)/10万。城市地区死亡率年变化为(0.00～0.09)/10万,农村地区死亡率年变化为(0.00～0.11)/10万。总体而言,城市地区结肠癌发病率、死亡率高于农村地区,男性结肠癌发病率、病死率高于女性。

1988～2009年,男性直肠癌发病率变化呈上升趋势,城市地区发病率年变化为(0.09～0.21)/10万,农村地区发病率年变化为(-0.26～0.28)/10万。男性直肠癌死亡率各地区差异较大,北京市区、上海市区、江苏启东无变化,武汉市区、哈尔滨市呈上升趋势;河北、浙江、广西、福建、河南呈下降趋势,其中浙江嘉善下降速度最快。城市地区死亡率年变化为(-0.02～0.05)/10万,农村地区死亡率年变化为(-0.37～0.00)/10万。

女性直肠癌发病率部分地区呈上升趋势,部分地区呈下降趋势。总体而言,城市地区发病率年变化为(-0.02～0.13)/10万,农村地区发病率年变化为(-0.15～0.33)/10万。女性直肠癌死亡率年变化总体呈下降趋势。城市地区死亡率年变化为(-0.05～-0.01)/10万,农村地区死亡率年变化为(-0.23～0.00)/10万。城市和农村女性直肠癌死亡率均呈下降趋势。概括而言,男性直肠癌发病率、死亡率高于女性,城乡差异不明显。直肠癌发病率呈上升趋势,城市增长速度比农村地区快。病死率总体呈下降趋势,农村低于城市,其中女性直肠癌死亡率下降尤为明显。

59.2.3 早期诊断与筛查

(1) 筛查方案

肿瘤筛查在发现早期病变和提高生存率方面具有重要作用,主要参考以下因素制订筛查具体方案。

1) 高危人群的确定:

A. 家族史:在结直肠癌的形成中,遗传易感性具有重要的作用,因此,仔细详尽的家族史收集具有明确的临床意义。美国胃肠病学会(The American College of Gastroenterology,ACG)推荐满足下列条件的人群在50岁开始每隔10年接受1次结肠镜检查:具有1个一级亲属患有结直肠癌或者高危险腺瘤(腺瘤直径≥1 cm,或者具有高级别异型增生或者具有绒毛成分),并且诊断时不<60岁(Grade 2B)。如果满足如下条件,建议40岁开始或者较家族中最年轻患者提早10年接受每5年1次的结肠镜检查:1个一级亲属在60岁以下诊断结直肠癌或者高危腺瘤;或者2个一级亲属患有结直肠

癌或者高危腺瘤(Grade 2B)。

B. 炎性肠病:长期的溃疡性结肠炎(ulcerative colitis, UC)相关结直肠癌具有多原发、广泛浸润、退行性变和均匀分布的特点。10年溃疡性结肠炎病史的患者,每增加1岁,癌变机会增加0.5%～1%。因此,对于病史超过8～10年的溃疡性结肠炎患者,推荐规律的结肠镜随访,必要时多点病理活检。

(2) 肿瘤筛查项目

1) 消化内镜检查:根据欧美国家指南推荐,消化内镜检查可以通过纤维乙状结肠镜或者电子结肠镜来完成。在中危人群中,2种方法均可以推荐采用。纤维乙状结肠镜具有容易操作、用时少和并发症少的特点。电子结肠镜检查的优势有:允许全结肠检查、一次完成诊断和治疗;缺点主要是需要肠道准备,以及可能增加的穿孔风险。

CT仿真结肠镜是抵触电子结肠镜检查患者的一个可行的选择。对于≥1 cm的息肉其敏感性达到90%。但是,目前,仿真结肠镜还没能够完全替代电子结肠镜,主要因为:对于直径<5 mm的息肉检出率很低,而这一部分息肉占据近80%的结直肠肿瘤性疾病;无法获得病理性诊断依据;缺乏大样本的循证医学证据支持。

2) 粪便隐血检查:Mandel报道gFOBT检查可以减低15%～33%结直肠癌的死亡率。而免疫组织化学方法(iFOBT)虽然价格昂贵,但是结果更加可靠。

ACG推荐,在没有结直肠肿瘤家族史的健康人群中,50岁开始每隔10年接受1次电子结肠镜检查(Grade 1B)和每年1次的iFOBT检测(Grade 1B)。针对拒绝或者因为经济原因不能接受电子结肠镜检查的人群,推荐每5～10年1次的纤维乙状结肠镜或者每5年1次的CT仿真结肠镜检查,同时接受iFOBT检查。欧美国家大肠癌的筛查方案见表59-2。

表59-2 欧美大肠癌筛查方案

风险度	欧盟指南(2010)	美国指南(2011)
一般危险度	年龄:50～74岁;项目:FOBT每两年	年龄:50岁项目:每年FOBT每5年CT虚拟肠镜或乙状结肠镜或钡灌肠每10年肠镜
	相对高危	
低危(1～2个腺瘤,<10 mm)	息肉摘除后FOBT常规筛查	息肉摘除后每5～10年肠镜

续　表

风险度	欧盟指南（2010）	美国指南（2011）
中危（3～4 个腺瘤或 1 枚 ≥10 mm）	息肉摘除后 3 年肠镜：1y（－）＞5y（－）＞常规	息肉摘除后每 3 年查肠镜
高危（5 个以上腺瘤或 1 枚 ≥20 mm）	息肉摘除后 1 年肠镜，后每 3 年复查	息肉摘除后 3 年查肠镜基因检测
肠癌史（已切除）	高危患者随访方案	术后 1 年复查肠镜
家族史（1 级亲属）	40 岁开始筛查方案	40 岁开始 5 年 1 次肠镜
炎症性肠病	肠镜筛查间隔缩短	出现不典型增生后每 1～2 年复查肠镜
遗传性肠癌		

Pawa N, et al. Nat Rev Gastroenterol Hepatol, 2001, 8: 711-722.

59.3　病理学特征

59.3.1　大肠腺瘤组织病理学

　　WHO 分类中将腺瘤（adenoma）定义为"一种显示上皮内瘤变，由管状和（或）绒毛状结构组成的境界清楚的良性病变"，属于癌前病变。2010 年，WHO 的肿瘤分类丛书《消化系统肿瘤病理学和遗传学》一书中列出大肠腺瘤分类见表 59 - 3。

表 59 - 3　结直肠肿瘤癌前病变的 WHO 组织学分类

分类	类　型
腺瘤	管状
	绒毛状
	管状绒毛状
	异型增生（上皮内瘤变），低级别
	异型增生（上皮内瘤变），高级别
锯齿状病变	增生性息肉
	广基锯齿状腺瘤（息肉）
	传统锯齿状腺瘤
错构瘤	Cowden 相关性息肉
	幼年性息肉
	Peutz-Jeghers 息肉

　　（1）腺瘤

　　大肠腺瘤大体上多为息肉状凸向肠腔，有蒂或无

蒂广基状。少部分平坦或凹陷，可依靠黏膜颜色变红、黏膜纹理的细微改变或特殊的内窥镜技术而识别。

　　1）管状腺瘤：腺瘤中腺管状结构成分超过 75% 者称为管状腺瘤。管状腺瘤是大肠最常见的腺瘤，约占大肠腺瘤的 75%。腺瘤大多带蒂，尤其是大的腺瘤，少数可以呈现广基或无蒂（约 15%）。单发多见，但仍有约 25% 为多发。

　　2）绒毛状腺瘤：腺瘤中，绒毛状结构成分超过 75% 者称为绒毛状腺瘤，约占大肠腺瘤的 10%。呈菜花状，体积一般较大，直径在 2～4 cm。大多为广基或无蒂，带蒂者少见。很少为多发，但可以和管状腺瘤并存。

　　3）管状绒毛状腺瘤：腺瘤中，绒毛状和腺管结构成分均超过 25% 但均不足 75% 者，称为管状绒毛状腺瘤，约占大肠腺瘤的 15%，兼具管状腺瘤和绒毛状腺瘤的特点（图 59 - 2）。体积一般较大，50% 的管状绒毛状腺瘤直径＞1.5 cm，可以带蒂也可以广基或无蒂。

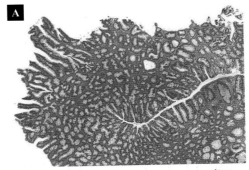

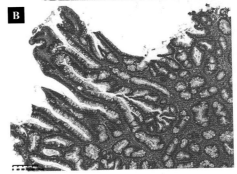

图 59 - 2　管状-绒毛状腺瘤

　　腺瘤大小≥1 cm，高级别异型增生或绒毛状特征，称为"进展性腺瘤"（advanced adenomas）（图 59 - 3）。这一类腺瘤与平坦凹陷型腺瘤具有更高的恶变风险。

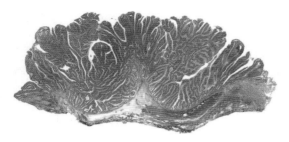

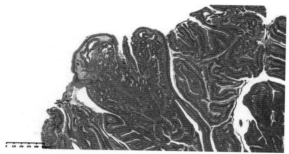

图 59‐3　绒毛状腺瘤伴高级别上皮内瘤变

（2）锯齿状病变

锯齿状病变为一组异质性病变,特征为上皮成分显示锯齿状结构,包括:① 增生性息肉(hyperplastic polyps,HP)。② 无蒂锯齿状息肉(腺瘤)(sessile serrated polyps/adenoma,SSP/A)。③ 传统型锯齿状腺瘤(traditional serrated adenomas,TSA)。

1) 增生性息肉:典型的 HP 占所有锯齿状病变的 75%。它们常在进行常规结肠镜筛查时偶然发现。可以单发或多发,常发生于直肠及乙状结肠,通常<5 mm。可分为 3 种类型,即微泡型、富于杯状细胞型及黏液减少型。这些亚型目前尚无临床意义,因此在常规诊断中不要求细分。典型的 HP 表现为局限于上部隐窝腺体的锯齿状结构,锯齿状结构向底部渐渐减少,并且有明显的神经内分泌细胞增生。有些病例出现厚的(但为规则的)胶原带。此外,另一些典型的增生性息肉可以包含不典型细胞和大细胞,这些改变为意外发现且无特殊意义。微泡状型的 HP 常有 *BRAF* 基因突变,而 *KRAS* 突变更常见于富于杯状细胞型 HP。

2) 无蒂锯齿状息肉(腺瘤):SSP/A 约占结肠息肉的 9%,占锯齿状息肉的 15%~25%。SSP/A 更常见于右半结肠,呈宽基,大小可达数厘米。内镜下,颜色类似于周围黏膜,给人以黏膜皱襞增厚的印象。组织学上,这些息肉特征性的锯齿状隐窝结构延伸到隐窝深部,乳头状内陷、隐窝底部扩张并和黏膜肌层平行。

3) 经典型锯齿状腺瘤:TSA 主要发生于远端结肠,其特征是复杂的绒毛状结构,隐窝失去与黏膜肌层的极向,称之为"异位隐窝形成"(ECF),这是 TSA 定义中的特征,这一特征有助于鉴别 SSA、HP 和 TSA。除了异位的隐窝,TSA 还有特征性的上皮细胞,即胞浆丰富致密、嗜酸性,细胞核呈雪茄形、缺乏管状腺瘤中核异型性、缺乏核大、核仁明显和凋亡这些改变。

（3）恶性息肉

"恶性息肉"是指含有浸润性癌的腺瘤,无论浸润性癌的数量多少。浸润性癌则定义为突破黏膜肌层进入黏膜下层的肿瘤。根据定义,恶性息肉不包括有上皮内癌和黏膜内癌的腺瘤,因为这些息肉生物学上不具发生转移的潜能。包含侵袭性癌成分的息肉约占所有腺瘤的 5%。腺瘤包含浸润性癌的发生率随息肉的大小而递增,>2 cm 的息肉有 35%~53%发生浸润性癌。因此,任何直径>2 cm 的息肉都应怀疑其可能包含浸润性癌成分。

59.3.2　大肠癌组织病理学

（1）大肠癌的大体类型

癌组织穿过黏膜肌层累及黏膜下层,但尚未侵犯浅肌层,称为早期大肠癌。浸润至黏膜下层的早期大肠癌中 5%~10%出现局部淋巴结转移。早期大肠癌的大体分型,国内通常分为 3 种类型:① 息肉隆起型(Ⅰ型):根据肿瘤蒂的形态,也可进一步分为有蒂型(Ip)、广茎型(Is)2 个亚型。息肉隆起型在组织学上多为黏膜内癌。② 扁平隆起型(Ⅱ型):肿瘤如硬币状隆起于黏膜表面,此型多为黏膜下层癌。③ 扁平隆起伴溃疡型(Ⅲ型):肿瘤如小盘状,边缘隆起,中心凹陷,此型均为黏膜下层癌。

进展期大肠癌可表现为多种大体外观:外生性生长(蕈样生长),主要为腔内生长;内生性生长(溃疡性生长),主要为肠壁内生长;环腔生长导致管腔缩窄;最少见的是弥漫浸润性皮革样生长方式,这些类型常相互重叠。

（2）大肠癌的组织学类型

大肠来源的恶性上皮肿瘤,当肿瘤穿透黏膜肌层至黏膜下层时,才会发生转移。肠癌局限在上皮或者仅累及固有层,未穿透黏膜肌层侵袭黏膜下层的病变几乎没有发生转移的风险,因此,大肠腺癌的明确定义就是穿过黏膜肌层侵袭黏膜下层。根据WHO分类,使用异型增生(dysplasia)概念有助于避免治疗过度。将轻度和中度异型增生归入低级别(low-grade)异型增生,而重度异型增生、原位腺癌、黏膜内癌及形态学上难以判断是否存在浸润或穿透黏膜肌层进入黏膜下层依据的癌全部归入高级别(high-grade)异型增生。需要特别强调的是,癌的诊断必须有组织学依据,镜下可表现为恶性,但只要不突破黏膜肌层,病理学诊断不宜使用"癌"。

1) 腺癌(adenocarcinoma):90%以上的结直肠癌都是腺癌。镜下可见腺样结构,肿瘤细胞由柱状细胞和杯状细胞组成,也可见少量神经内分泌细胞和潘氏细胞。通常腺癌能看到多少不等的黏液,如果含黏液的区域不超过镜下所观察到的肿瘤区域的50%,仍应归入腺癌这一类型。WHO分类中,主要是依据腺样结构形成的程度,而分为高分化、中度分化、低分化和未分化。

2) 黏液腺癌(mucinous adenocarcinoma):肿瘤中含有大量黏液(多于肿瘤的50%)的腺癌。这种类型以细胞外黏液湖为特征,细胞外黏液湖含有以巢状排列或链状排列的细胞或含有印戒细胞的单个细胞形式存在的恶性上皮。部分黏液腺癌是高频率微卫星不稳定性(high-frequency MSI, MSI - H)癌。

3) 印戒细胞癌(signet-ring cell carcinoma):常见于年轻患者。印戒细胞数目占肿瘤50%以上时诊断为印戒细胞癌。印戒细胞镜下形态是单个肿瘤细胞的胞质充满黏液,核偏于胞质一侧。典型的印戒细胞内有一个大的充满细胞质的黏液腺泡取代了细胞核。印戒细胞出现在黏液腺癌的黏液湖或者弥漫浸润过程中,伴随少量细胞外黏液共同出现。印戒细胞数目占肿瘤50%以下成分时,应诊断为腺癌伴印戒细胞成分(印戒细胞癌)。大肠原发性印戒细胞癌并不多见,在诊断时,必须除外由邻近器官(如胃)直接播散或转移的可能。

4) 髓样癌(medullary carcinoma):一种罕见类型。恶性肿瘤细胞呈片状排列,以具有泡状核、明显核仁和大量粉红色胞质为特征,并可见明显的上皮内淋巴细胞浸润,常为MSI - H癌。

5) 锯齿状腺癌(serrated adenocarcinoma):锯齿状腺癌由锯齿样腺体组成,类似广基锯齿样息肉结构,常伴有黏液、筛状、带状及小梁状区域,肿瘤细胞核质比低;这型肿瘤可为MSI - H或低频率微卫星不稳定性(MSI - L)、BRAF突变和CpG岛高甲基化。

6) 筛状粉刺型腺癌(cribriform comedo-type adenocarcinoma):筛状粉刺型腺癌特征为广泛而大的筛状腺体伴中央坏死,类似于乳腺的筛状粉刺型腺癌,常为微卫星稳定和CpG岛高甲基化。

7) 微乳头腺癌(micropapillary adenocarcinoma):微乳头腺癌是一种少见变型,特征为小片肿瘤细胞与间质分离,形成空隙样结构,类似血管样腔隙,以前报道的微乳头腺癌多见于乳腺和膀胱。结直肠癌的微乳头变型的免疫组织化学分析显示为MUC1阳性。

8) 腺鳞癌(adenosquamous carcinoma):系一种同时出现腺癌和鳞癌成分的肿瘤,两者可以独立存在也可以混合存在。在分化好的鳞癌成分中可见到典型的细胞间桥和角化现象。如果仅为小灶性鳞性化生区,则不能诊断为腺鳞癌。

9) 梭形细胞癌(spindle cell carcinoma):梭形细胞癌亚型为双相分化的癌伴有梭形细胞肉瘤样成分,肿瘤至少局灶性表达角蛋白。

10) 未分化癌(undifferentiated carcinoma):这种类型少见,是一类无腺上皮的形态学改变或其他明确分化特征的恶性上皮性肿瘤。形态学上是未分化的,这类肿瘤遗传学性状独特并且与MSI - H关系密切。癌细胞弥漫成片或呈团块状,不形成腺管状或其他组织结构,癌细胞大小形态可较一致。有时细胞较小,与恶性淋巴瘤甚难鉴别。通过黏液染色和免疫组织化学方法可以将其与低分化腺癌、小细胞癌、淋巴瘤等其他类型恶性肿瘤进行鉴别。

11) 其他类型:大肠癌其他少见的组织学类型包括透明细胞癌、绒毛膜样癌和富于潘氏细胞的乳头状腺癌等。

59.3.3 病理学分期

自Lockhart Mummery于1926年首次正式发表关于直肠癌分期的文章以来,至今已有90余年历史。1932年,Dukes提出了著名的直肠癌分期,A期肿瘤局限在肠壁内,B期肿瘤完全穿透肠壁,C期肿瘤有淋巴结转移。该分期由于与预后相关,被广泛使用并成为许多分期的基础。

而如今广泛使用的是由AJCC和UICC提出的TNM分期。2010年版(第8版)在前一版本基础上做出了较大的调整,详细地反映临床和病理情况并强调肿瘤局部浸润深度、淋巴结转移数目和部位对预后的影响。具体描述见表59 - 4。

表 59-4　UICC/AJCC 第 8 版结直肠肿瘤 TNM 分期

分期	定　义		
T	**原发肿瘤**		
Tx	原发肿瘤不能评估		
T0	无原发肿瘤证据		
Tis	原位癌；上皮内或浸润固有层		
T1	肿瘤浸润黏膜下层		
T2	肿瘤浸润肌层		
T3	肿瘤浸润浆膜下层或非腹膜覆盖的结肠周围或直肠周围组织		
T4	肿瘤穿透脏层腹膜和（或）直接侵犯其他器官或结构		
T4a	肿瘤穿透脏层腹膜		
T4b	肿瘤直接侵犯其他器官或结构		
N	**区域性淋巴结**		
Nx	区域淋巴结无法评估		
N0	无区域淋巴结转移		
N1	1~3 个区域淋巴结转移		
N1a	1 个区域淋巴结转移		
N1b	2~3 个区域淋巴结转移		
N1c	1 个或多个肿瘤结节，即：浆膜下层、非腹膜覆盖的结肠或直肠周围软组织的卫星肿瘤结节		
N2	4 个及以上区域淋巴结转移		
N2a	4~6 个区域淋巴结转移		
N2b	7 个及以上淋巴结转移		
M	**远处转移**		
M0	无远处转移		
M1	有远处转移		
M1a	远处转移限于 1 个器官（无腹膜转移）		
M1b	远处转移超过 1 个器官或腹膜（无腹膜转移）		
M1c	腹膜转移伴或不伴其他转移		
分期组			
0 期	Tis	N0	M0
Ⅰ 期	T1, T2	N0	M0
Ⅱ 期	T3, T4	N0	M0
Ⅱ A 期	T3	N0	M0
Ⅱ B 期	T4a	N0	M0
Ⅱ C 期	T4b	N0	M0
Ⅲ 期	任何 T	N1, N2	M0
Ⅲ A 期	T1, T2	N1/N1c	M0
	T1	N2a	M0
Ⅲ B 期	T3, T4a	N1/N1c	M0
	T2, T3	N2a	M0
	T1, T2	N2b	M0
Ⅲ C 期	T4a	N2a	M0
	T3, T4a	N2b	M0
	T4b	N1, N2	M0
Ⅳ 期	任何 T	任何 N	M1
Ⅳ A 期	任何 T	任何 N	M1a
Ⅳ B 期	任何 T	任何 N	M1b
Ⅳ C 期	任何 T	任何 N	M1c

59.3.4　基因突变与表观遗传学改变

（1）微卫星不稳定性

微卫星不稳定性（microsatellite instability，MSI）存在于大约 15% 的散发性结直肠癌及几乎所有的遗传性非息肉病性结直肠癌（Lynch 综合征）。其发生机制与错配修复（mismatch repair，MMR）系统有关。

MSI-H 的结直肠癌（包括散发性及 Lynch 综合征），通常发生在右半结肠，富于黏液，瘤灶周围或灶内可见淋巴细胞浸润，预后相对较好。MSI-H 肿瘤对以 5-FU 为基础的化疗方案反应较差，而对伊立替康反应较好。2017 版 NCCN 指南首次将免疫检查点抑制剂细胞程序性死亡受体（PD-1）单抗 pembrolizumab（Keytruda）和 nivolumab（Opdivo）推荐用于具有 dMMR/MSI-H 分子表型的晚期结直肠癌（mCRC）的末线治疗。

（2）染色体不稳定

75% 以上的散发性结直肠癌及大多数结直肠癌综合征（除 Lynch 综合征外）都由染色体异常发展而来。随着研究的不断深入和个体化治疗的发展，人们已经意识到某些基因的改变对结直肠癌的预后及疗效预测有着举足轻重的作用。

1）RAS 基因突变：RAS 基因家族，包括 KRAS、NRAS 和 HRAS，为 RAS/RAF 信号转导通路的一员。KRAS 突变发生在 35%~45% 的结直肠癌中，是结直肠癌抗 EGFR 治疗的重要阴性预测因素。其最常见的方式为点突变，突变位点主要为 2 号外显子的 12/13 密码子及 3 号外显子的第 61 密码子。

2）BRAF 基因突变：BRAF 基因突变通常发生在野生型 KRAS 结直肠癌中，其突变率为 5%~15%。突变位点为第 15 外显子的 1 799 位核苷酸，发生胸腺嘧啶-腺嘌呤转换，导致肽链中第 600 位的缬氨酸被谷氨酸所替代（V600E），进而激活 MAPK 信号通路。研究显示，BRAF^{V600E} 突变与不良预后有关，尤其对 MSI-L/S 结直肠癌。形态学上，BRAF^{V600E} 突变结直肠癌可显示富于黏液或差分化。

3）CpG 岛甲基化亚型（CIMP）：结直肠癌的表现遗传学改变中报道最多的是基因启动子 DNA 甲基化，而最为特征的是 CpG 岛甲基化亚型（CIMP）。CpG 岛是指基因启动子区域中富含胞嘧啶和鸟嘌呤二核苷酸的结构,其中胞嘧啶的甲基化可改变染色体的结构,抑制基因的表达。散发性结直肠癌中CIMP的发生率约为15%。

59.4 大肠癌的临床表现与诊断

59.4.1 临床表现

大肠癌在早期阶段常无特殊的临床症状,随着病灶的增大和病情的进展,可产生一系列局部和全身的症状。大便性状和习惯的改变、腹痛和腹部肿块为三大常见的临床表现,其他尚有急慢性肠梗阻、肠穿孔腹膜炎等特殊临床表现和贫血、消瘦、水肿等全身性症状。由于肿瘤的性质、部位、大小、生长方式、病程等不同,又有一些特征性的临床表现。通过一般症状可引导临床医师发现肿瘤,而通过某些特有的临床表现可能做出初步的定性或定位诊断。大肠癌的临床误诊率较高。

(1)一般临床表现

1)大便性状和习惯的改变:便血是大肠癌,尤其是左半结肠癌和直肠癌常见的症状之一。血便的颜色可为鲜红色、暗红色、柏油样或黑褐色。肿瘤的位置越靠近直肠,出血的颜色越接近于鲜血的颜色,越容易引起患者重视而就诊。直肠癌便血因颜色接近鲜红,极易误诊为痔疮出血。因此,对于反复便血的高危人群应及时建议行肠镜检查。

2)腹痛和腹部不适:腹痛和腹部不适也是大肠癌的常见症状。相对而言,结肠癌患者腹痛症状更为多见,其发生率可达60%～81%。

3)腹部肿块:不管是良性还是恶性肿瘤,当肿瘤生长到一定体积时都可出现临床上可打及的腹部肿块。腹部触及的肿块大小不一定与肿瘤实际大小相符。当肿瘤向外侵犯并与周围组织粘连时,这些粘连的周围组织常使扪及的肿块体积大于实际肿瘤的大小,并且往往表现为肿块边界不清。另外,腹部肿块不一定是原发肿瘤,也可能是网膜、肠系膜、卵巢等处的转移灶甚至是融合成团的肿大淋巴结。

4)慢性消耗性表现:随着疾病的进展,肿瘤患者可出现慢性消耗性表现,如消瘦、乏力、贫血等。晚期患者可呈恶病质状态。贫血是大肠癌较为常见的临床表现。

(2)特殊临床表现

1)肠梗阻症状:当肿瘤生长至相当体积阻塞肠腔或浸润肠壁引起肠管狭窄时,可以引起完全性或不完全性梗阻,特点是梗阻症状常呈进行性加重,非手术方法难以缓解。左半结肠中肠内容物比右半结肠中干稠,故阻塞症状往往更常见,发生肠梗阻的概率比右半结肠癌高1倍左右。

2)肠穿孔症状:文献报道,结肠癌合并结肠穿孔者占3.0%～6.9%。合并穿孔的大肠癌患者预后较差。肠穿孔可发生于大肠的各个部位,但左半结肠穿孔较右半结肠多见。

(3)肿瘤浸润、种植转移引起的临床表现

1)局部浸润引起的症状:直肠癌晚期或手术后局部复发时向后侵犯骶丛神经,可引起腰部及骶部的酸痛、胀坠感;当肿瘤浸润或压迫坐骨神经或闭孔神经根时,还可出现坐骨神经痛或闭孔神经痛。肿瘤向前侵及前列腺或膀胱时,可出现尿路刺激症状和血尿。肿瘤累及输尿管时,可出现肾盂积水。

2)淋巴道转移的临床症状:左锁骨上淋巴结转移为晚期表现。结直肠癌发生髂血管旁淋巴结转移时,淋巴可逆流至腹股沟而发生腹股沟淋巴结转移,亦属晚期表现。髂血管旁淋巴结广泛转移者可压迫髂静脉甚至下腔静脉,导致下肢、阴囊或阴唇水肿。

3)血道播散引起的症状:大肠癌发生血道转移的情况较常见,最常见的部位为肝、肺、骨。

A. 肝转移的临床表现:文献报道,大肠癌患者在初诊时15%～25%已有肝转移,手术切除后的患者在随访中又有20%～30%发生肝转移。肝转移早期常无症状,往往是通过术前常规影像学检查发现。随着病情的进展,可出现右上腹痛、肝区肿块、黄疸、腹水等。

B. 肺转移的临床表现:肺转移发生率为1.7%～7.7%,仅次于肝转移。直肠癌肺转移更常见,可能与下段直肠的静脉直接回流至下腔静脉而不经过门脉系统有关。早期多无明显症状,晚期病灶范围较大时可出现咳嗽、血痰和咯血等症状。

C. 骨转移的临床表现:大肠癌骨转移的发生率为1%～11%。直肠癌发生骨转移的机会高于结肠癌。早期骨转移的症状常不典型,可有局部的酸胀或轻度疼痛感。以后疼痛加重,患处活动明显受限甚至出现病理性骨折。

D. 卵巢转移的临床表现:临床表现为下腹部肿块或盆腔肿块,可伴有月经紊乱等妇科症状。

E. 脑转移的临床表现：随着脑转移灶的进展，可因脑组织受压、脑水肿而出现颅内压升高的表现，如头痛、恶心、呕吐和昏迷等症状。

4) 种植播散引起的临床表现：癌肿侵透浆膜层时，癌细胞可脱落进入腹膜腔并种植于腹膜面。当腹膜面广泛种植播散时，可出现腹水。种植灶浸润压迫肠管时，可致肠梗阻。

59.4.2　诊断方法

大肠癌的诊断包括肠镜肿瘤定位、病理定性和影像学评估分期。其中，纤维结肠镜在大肠癌的筛查、临床诊断和术后随访中均具有至关重要的作用。

（1）大便隐血试验

大便隐血试验是大肠癌筛查的重要手段，具有无创、经济、患者易于接受等优点，缺点为单次检查特异性较差。

（2）纤维结肠镜

结肠镜检查不仅可以直视肿瘤形态、部位，并且可以活检明确肿瘤性质，为治疗提供依据。

（3）原发灶局部分期：CT、MRI、TRUS

CT 或 MRI 均能有效显示结肠癌的位置，并对原发灶进行粗略分期。

对于直肠癌的分期，目前指南推荐行直肠MRI。它可评估肿瘤浸润深度、系膜淋巴结转移、环切缘及壁外静脉浸润（extramural venous invasion，EMVI）等，这是决定患者是否接受术前新辅助放化疗的重要依据。

TRUS 可作为无法行 MRI 检查的直肠癌患者（如高龄无法配合、宫内节育器等）的候选技术。

（4）转移灶评估：CT、MRI、PET/CT

准确评估肝脏转移情况对于制订正确的治疗策略具有重要意义。对于检测肝脏转移灶，MRI 较CT 或超声更有优势。术中超声造影、术前 EOB-MRI 和增强 CT 的敏感度（准确性）分别为 99%（97%）、82%（83%）和 82%（81%）。对于明确的结直肠癌肝转移患者建议常规行术中超声或术中超声造影。

10%～15%的结直肠癌患者可发生肺转移，直肠癌肺转移的概率更高。因此，对于直肠癌患者的术前评估，建议常规采用胸部 CT 扫描。

（5）病理学检查

病理学检查是肿瘤诊断的金标准，也是肠癌术前新辅助放化疗或姑息治疗必不可少的条件，对于低位直肠癌无法保肛患者尤其重要。肠镜原发灶病理学检查为最常用和便捷的手段。然而，仍有部分患者因术前反复多次肠镜未取得癌证据而无法决定后续治疗。此时，经肛粗针穿刺活检、经肛局部切除活检可作为补充手段。对于有明确肝转移灶的患者，亦可行肝转移灶穿刺活检。对于晚期病例伴锁骨上、腹股沟等浅表淋巴结转移者，可行淋巴结穿刺或切除活检。此外，对于高度怀疑淋巴瘤、腹腔广泛转移而肠镜病理阴性的患者，腹腔镜探查巨块活检具有一定的价值。

59.4.3　诊断与鉴别诊断

多数大肠癌经过肠镜活检、定位及 CT/MRI 评估分期，基本可明确诊断并制订后续治疗方案。然而，亦有部分病例因反复活检阴性，需要注意与其他疾病相鉴别。

（1）良性腺瘤

在活检明确之前，部分良性腺瘤的诊断存在一定困难，尤其是巨大宽基的、难以肠镜下局部切除整块活检的。然而，腺瘤多数不伴有 CEA 等肿瘤标志物的升高，便血、大便习惯改变、消瘦、贫血等症状较少。对于疑难病例，借助一些新的技术，如肠镜 NBI 系统可辅助鉴别。

（2）溃疡性结肠炎

好发于乙状结肠和直肠，亦可累及全结肠，发病年龄多较年轻，20～30 多岁多见。肠镜可见受累肠段弥漫性充血水肿。血白细胞、CRP 等炎症指标可升高。根据典型的临床表现、反复发作病史、肠镜活检、抗炎治疗有效，多数即可诊断。

（3）克罗恩病（Crohn's disease）

好发于右半结肠和末端回肠，表现为腹痛、腹泻甚至肠梗阻，可伴发热、消瘦等全身表现。肠镜检查病变多呈节段性分布、与正常肠段相隔形成"跳跃征"，典型的表现为鹅卵石样改变，根据典型的肠镜表现及治疗反应，多数即可鉴别。

（4）慢性阑尾炎

慢性阑尾炎或阑尾局部脓肿，有时可与升结肠癌相混淆。患者多有阑尾炎急性发作的病史；肠镜下回盲部黏膜光滑，肿块位于肠壁外；急性发作时，可伴发热、白细胞升高等炎症表现。根据患者的病史及钡剂灌肠结果，多数可鉴别。

（5）肠结核

好发于中青年，女性略多于男性，好发于回盲部。多表现为腹痛、腹泻及腹部包块,同时伴有消耗性全身症状。根据典型的午后低热、结核接触史,结合粪便结核杆菌或血液 T - SPOT 检查,多数可明确。

(6) 淋巴瘤

累及大肠的淋巴瘤有时因肠镜活检阴性,诊断存在一定困难。患者多伴有全身多发淋巴结肿大,同时可伴血液系统改变。根据淋巴结活检、骨髓穿刺等检查,一般可明确。

59.5 外科治疗

59.5.1 外科在预防和诊断中的价值

(1) 外科治疗与大肠癌预防

多数大肠癌的发生、发展是一个相对漫长的过程,从正常黏膜-腺瘤-恶性肿瘤一般需要 5~10 年,给大肠癌的早诊、早治提供了时机,特别是腺瘤等癌前病变的发现和治疗。

大肠癌的癌前病变主要是腺瘤,腺瘤的外科治疗大多采用局部治疗,常用的局部治疗方式包括:① 肠镜下电切或圈套结扎,适用于直径≤1 cm 的亚蒂及无蒂息肉,或蒂部直径<2 cm 的有蒂息肉。② 内镜下黏膜切除技术(endoscopic mucosal resection, EMR),适用于直径≤2 cm 的病灶。③ 内镜黏膜下剥离术(endoscopic submucosal dissection, ESD),适用于直径≥2 cm 的病灶。④ 传统扩肛切除,适用于肿瘤上缘距肛缘距离≤7 cm 的直肠病变。⑤ 经肛门内镜下微切除(transanal endoscopic microdissection, TEM),理论上可用于距肛缘距离 20 cm 以内的直肠和乙状结肠病变,但实际操作中一般只能够切除 15 cm 以内的直肠病变。

术前根据腺瘤的位置、大小、形态、是否带蒂,以及经治医师的水平等,判断局部治疗的可行性,并选择合适的治疗方式。需要强调的是,治疗前的病理活检非常重要,对于病理报告为高级别上皮内瘤变的患者,最好通过腔内超声等明确术前分期,甚至再取活检,以排除浸润性癌的可能。腺瘤切除后要将标本摊平、固定后再送病理学检查,以方便病理科医师对手术的切缘和基底做出明确的评价。如果术后病理诊断结果显示为 T1 期,考虑到 T1 期肿瘤有 11%~21% 的淋巴结转移可能,应当告知患者和家属补充行根治性手术的必要性;如果术后病

理为 T2 期以上肿瘤,需行根治性手术。

(2) 外科治疗与大肠癌诊断

肿瘤的确诊需要组织学或细胞学证据,而大肠癌组织标本通常可以通过肠镜下活检获得,但是受肠镜活检钳大小的限制,取材往往较浅表,加上肿瘤的异质性(是指肿瘤在分裂增殖过程中其子细胞发生基因改变,在同一肿瘤中出现不同亚型的细胞),经常出现临床诊断为癌而病理诊断却不支持的情况。如果不牵涉保肛问题或术前治疗(如新辅助化疗或新辅助放疗),在征得患者及家属的同意后可以直接手术;但是一旦牵涉保肛问题,或需要给予新辅助化疗或放疗,则必须有明确的病理学诊断才可以实施。

临床上,通过外科手段获得组织标本的手术被称为诊断性手术,包括腹腔镜或开腹手术切除活检、切取活检、CT 或超声引导下深部穿刺等。对于中、下段直肠癌患者,通过扩肛切除或切取活检可以获得足量的组织做病理诊断;对于病灶位置较深的患者,如会阴部复发者,则可通过 CT 或超声引导下粗针穿刺获得组织。

59.5.2 大肠癌常见术式

(1) 结肠癌的常见术式

1) 右半结肠根治性切除术:

手术适应证:盲肠癌、升结肠癌、肝曲癌、横结肠近肝曲癌。

手术步骤与注意事项:① 右侧经腹直肌切口,切口上端应达脐下 2 cm,切口下端达髂前上棘平面稍下方探查。② 自大网膜中左 1/3 处纵向切开大网膜,从胃大弯中部开始切开无血管区的胃结肠韧带。对于结肠肝曲癌、横结肠近肝曲癌、升结肠肿瘤外侵明显、大网膜与肿瘤粘连、有转移者,原则上在胃网膜血管的胃侧打开大网膜,并在根部切断胃网膜右动、静脉,清扫周围淋巴结;对于盲肠癌、升结肠癌无明显浆膜侵犯时,大网膜切断可在胃网膜血管结肠侧进行。③ 切开横结肠系膜,根据肿瘤部位切断结肠中动脉右支或结肠中动脉根部清扫、切断。④ 距回盲部 15 cm 处小肠系膜扇形切开肠系膜,分别切断肠管边缘血管弓,从根部切断回结肠血管。沿肠系膜上动脉左侧打开后腹膜,向右侧清扫血管表面淋巴脂肪组织至血管右侧,切断结肠右血管。如果结肠主干根部淋巴结明显肿大,应清扫肠系膜上根部淋巴结。⑤ 自内而外地在结肠系膜间隙内

分离右半结肠,注意保护十二指肠沿十二指肠表面分离同时剥离胰包膜(横结肠近肝曲肿瘤),完整暴露胰腺钩突、胰头、十二指肠。最后自内下或内上切开侧腹膜,游离整个右半结肠。于预定切除处切断肠管、吻合。注意保护输尿管、男性的精索血管或女性的卵巢血管。

2) 横结肠癌根治性切除术:

手术适应证:横结肠癌,肿瘤位于横结肠中份,即位于中结肠动脉左、右分支之间。

手术步骤与注意事项:① 上腹正中切口,上方至剑突,下方绕脐至其下方3~5 cm,探查。② 在胃网膜血管胃侧切断大网膜,根部清扫切断胃网膜右血管。向左切开大网膜至脾结肠韧带,向右切开大网膜至肝结肠韧带。③ 常规剥离胰背膜,在胰背横结肠系膜根部,清扫结肠中动脉根部淋巴结。在左、右两侧距肿瘤10 cm处分别切断肠管边缘血管弓,扇形切开肠系膜。于预定处切断肠管,吻合。

3) 左半结肠癌根治性切除术:

手术适应证:结肠脾曲和降结肠癌。

手术步骤与注意事项:① 取左旁正中切口,上至肋缘,下至髂前上棘,探查。② 对于横结肠近脾曲肿瘤,或肿瘤侵犯浆膜,同时网膜有粘连,在胃网膜血管胃侧切开大网膜,在横结肠右1/3处切开大网膜;对于降结肠肿瘤,在胃网膜血管的结肠侧切开大网膜,于横结肠左1/3处切开大网膜。切断脾结肠韧带。③ 于横结肠中或右1/3处打开横结肠系膜,根据肿瘤位置在中结肠血管的根部或中结肠血管的左支根部清扫切断。④ 自肿瘤下10 cm或降结肠与乙状结肠交界处,扇形切开肠管边缘血管弓,切开降结肠与乙状结肠系膜。至左结肠血管根部,清扫、切断左结肠血管。沿腹主动脉左侧向上切开系膜,与横结肠系膜切开处连接,至此完全切断左半结肠血管及系膜。⑤ 于结肠系膜间隙内自内而外地游离左半结肠,直至切开侧腹膜及膈结肠韧带。预定处切断肠管,吻合。脾曲癌肿侵犯浆膜时,应切除左肾脂肪囊前份;降结肠肿瘤侵犯浆膜时,应切除该处腹膜后脂肪。在切除过程中,注意保护左侧输尿管、男性的精索血管或女性的卵巢血管。

4) 乙状结肠癌根治性切除术:

手术适应证:乙状结肠癌。

手术步骤与注意事项:① 下腹正中切口,上至脐上5 cm,下至耻骨联合,探查。② 切开乙状结肠外侧先天性融合,自肿瘤上方10 cm处扇形切开肠系膜至肠系膜下血管根部。③ 清扫肠系膜下血管根部,肿瘤位于降结肠与乙状结肠交界处者于肠系膜下血管根部切断血管;肿瘤位于直肠与乙状结肠交界处者,于肠系膜下血管根部清扫、切断血管或清扫肠系膜下血管根部,向下清扫至左结肠血管分叉以下,切断血管(乙状结肠及直肠上血管)。④ 沿乙状结肠及直肠两侧腹膜系膜交界处切开后腹膜,自骶前间隙腹下神经浅面向下电刀直视下分离至肿瘤下方5 cm以上,切断结扎系膜血管,乙状结肠游离,于预定切断处切断肠管、吻合。注意由于直肠上血管已被切断,残端直肠血供由直肠中动脉供血,吻合口最好不要超过腹膜返折上方5 cm,以保证血供。

(2) 直肠癌的常见术式

1) 经腹、会阴直肠癌根治性切除术(Miles术):

手术适应证:中下段直肠癌无法保留肛门者、肛管腺癌。

操作步骤及注意事项:① 下腹正中切口,上达脐上5 cm,下达耻骨联合,探查。② 切开乙状结肠外侧先天性融合。提起乙状结肠,自肿瘤上方10 cm处扇形切开肠系膜至肠系膜下血管根部。此处应注意保护输尿管、精索或卵巢血管、髂血管。③ 清扫肠系膜下血管根部并于根部切断该血管,或清扫肠系膜下血管根部,向下剥离淋巴脂肪组织至左结肠血管分叉以下,切断结扎血管。④ 沿乙状结肠及直肠两侧腹膜系膜交界处切开后腹膜,自骶前间隙腹下神经浅面向下分离直至肛提肌水平,后方至尾骨尖,保持直肠系膜完整。⑤ 于预定切断点切断肠管。选择造口部位在脐、髂前上棘连线与腹直肌外缘交界处。选择此处的优点是:解剖上符合乙状结肠拉出最佳部位;生活上易于护理;不影响束腰带。根据肠管粗细,一般造口皮肤切口直径约3 cm。腹外斜肌腱膜处"十字"切开,充分扩开切口至4指,将近端结肠拉出。在拉出时注意肠系膜不要扭转,检查肠管是否受压,以免血供受影响;肠管拉出长度以超出皮肤4 cm为宜,注意若拉出太短,容易造成人工肛门内缩、狭窄,太长容易造成肠黏膜过度外翻、脱垂、摩擦出血。使用荷包缝合或间段缝合法,关闭拉出肠段与侧腹壁间形成的间隙,避免术后内疝形成。⑥ 缝闭肛门,消毒。沿肛门四周皮肤行椭圆形切口,一般距肛门3~4 cm切开。前起会阴中点处,后达尾骨尖,两侧经坐骨结节内侧,略为扁圆。切开皮肤后弧形向外切开脂肪组织,切至两侧臀大肌表面,沿臀大肌表面向内分离,清扫坐骨直肠窝处脂肪淋巴组织并切至提肛肌,两侧至尾骨尖汇合,切断肛尾韧带,前方切开会阴浅横肌。在截石位2~3点和9~10点处注意有直肠下动脉(即肛门动脉)横过,注意结扎。⑦ 至此会阴部均切至肛提肌层面。距骨盆0.5~1 cm处切开后2/3肛提肌至肛提肌上筋膜,注意不要太靠近盆壁,一旦出血不容易处理。在肛提肌上筋膜后方中点处切开进入腹腔,此时注意刀尖方向向上切开,不可向前以免损伤骶前静脉。必要时由助手自盆腔从骶前向下给予指导切开方向。打开中后部肛提肌后,可将远端直肠从后方拉出,以方便前方切开。⑧ 腹部手术组清洗腹腔后应严格止血,关闭盆底腹膜、关腹。重建人工肛门。

2) 经腹直肠癌高位、低位、超低位直肠前切术:

手术适应证:降结肠与乙状结肠交界处癌、中上段直肠癌。

操作步骤与注意事项:① 手术切口与探查,参见直肠癌经腹会阴切除术。② 乙状结肠系膜切开与肠系膜下血管处理同经腹会阴直肠癌切除术。③ 自上向下完成全系膜的向下分离。游离系膜至肿瘤下方5 cm以上,在肿瘤下方5 cm处切开系膜,向上清除系膜至预定切除肿瘤下缘距离,直角钳在预定切除处略上方钳闭肠管,冲洗。④ 检查近端乙状结肠是否有足够长度进行吻合。在吻合前要检查肠管张力、系膜方向、女性阴道后壁是否被夹,吻合器吻合后要检查上、下吻合环是否完整。⑤ 左下腹壁切口置引流管(对于低位或超低位前切除推荐腹膜外放置双套管,一旦发生吻合口漏,方便冲洗),经腹膜外放置双套管至盆底吻合口后方,重建盆底腹膜,以降低因吻合口瘘向腹腔扩散的风险。

3) 经腹直肠切除、永久性结肠造瘘术(Hartmann's术):

手术适应证:可经腹切除的中段直肠癌,但有以下2种情况者,如果重建吻合后,局部很快复发,造成新的梗阻,需要重新造瘘,增加患者不必要的痛苦:① 患者年老体弱,合并有严重的心、肺疾病不能耐受手术者。该手术简单、可靠,避免或减少了术后并发症。② 肿瘤晚期有远处转移或肿瘤系姑息性切除,特别是后者,尤其需要注意。

操作步骤及注意事项:① 手术切口、探查同经腹会阴直肠癌根治术。② 游离乙状结肠、血管处理、TME同经腹会阴直肠癌根治术。③ 于肿瘤下方3~5 cm出直角钳闭直肠,直角钳远端直肠冲洗后,在直角钳下方电刀边切边缝,间断缝合关闭远端直肠。④ 于预定切断点切断乙状结肠,选择合适造口部位,拖出乙状结肠残端。关闭盆底腹膜,经左下腹置负吸管一根于盆底,关腹。重建人工肛门。

4) 其他:直肠癌相关的术式还有很多,包括经腹直肠切除、经肛门结肠肛管吻合术(Park's术)、直肠癌拖出术、后盆腔联合脏器切除术、全盆腔联合脏器切除术等,使用相对较少,这里不再赘述。

59.5.3 低位保肛手术与前切除综合征

直肠癌是常见的消化道恶性肿瘤,肿瘤位于腹膜返折平面以下的下段直肠或距肛缘5.0~7.0 cm以内均可称为低位直肠癌。与西方相比,中国人的低位直肠癌比例较高。如何保留肛门,一直是低位直肠癌治疗中的难点和热点。Dixon提出的直肠3段淋巴引流理论、Williams关于直肠远端局部浸润范围的论述及Heald的全直肠系膜切除(TME)手术规范,奠定了低位保肛手术的理论基础。

目前,低位直肠癌保肛手术主要包含4类:低位前切除术(low anterior reseetion, LAR)、拖出式吻合术、局部切除手术(local excision, LE)及经括约肌间切除术(intersphinceric resection, ISR)。各类拖出式吻合术(Bacon和Parks术式)实为LAR的改良术式,加之吻合器可以完成直肠肛管任何位置的吻合,这里对拖出式吻合不作介绍。

(1)低位前切除术

LAR作为一种主要的保肛术式,其选用主要考虑肿瘤下切缘长度及吻合所需长度。目前,LAR的适用人群仅限于距肛缘4 cm或距齿状线2 cm以上的直肠癌。术中如遇下列情况,需及时变更术式:肿瘤体积过大而盆腔空间过于狭小。LAR绝对禁忌证是肿瘤累及肛提肌或肛管括约肌。

LAR与APR相比,术后局部复发率、5年无病生存率及总体生存率无差异,低位直肠癌患者多倾向于LAR。双吻合技术及弧形切割闭合器的发展降低了重建肠道连续性的操作难度,对小骨盆或肥胖患者完成LAR提供了更强有力的支持,有助于保肛率的提高。

(2)局部切除术

LE在T1 sm1期直肠癌中的运用已经受到普遍认可。英国结直肠癌协会指南认为,无不良预后因素的T1期直肠癌可以采用LE。2012版NCCN指南修订后的局部切除标准为:T1 期肿瘤;侵犯肠周径<30%;肿瘤直径<3 cm;切缘阴性(距离肿瘤>3 mm);活动或不固定;距离肛缘 8 cm 以内;无血管淋巴管浸润或神经浸润;高、中分化;治疗前无淋巴结肿大的影像学证据。考虑到麻醉的风险及合并症较多,不少外科医师对老年患者多采用 LE。但 LE 手术范围小、仅切除肿瘤和邻近有限的正常组织,未清扫相关引流区域的淋巴结,因而术后的局部复发率较高(12.5%~24.0%),限制了 LE 的应用范围。

(3)经括约肌间切除

ISR 作为一种极限保肛手术,目前主要的适用范围包括:肿瘤下缘距肛缘 3~5 cm 以内或距齿状线 1.5~3.0 cm,且未浸润肛门外括约肌、耻骨直肠肌及肛提肌;括约肌功能良好;T1 及 T2 期的低位直肠癌,或 T3 期低位直肠癌联合新辅助疗法;盆腔狭窄致无法经腹完成肠管吻合时。对于浸润性及低分化腺癌,或者是有精神病史的患者不宜行 ISR。该术式具有显著的特点,它不仅能保留肛门括约肌,避免永久造口,还能获得足够的下切缘并保证肠道的连续性。ISR 按照是否完全切除肛门内括约肌分为:部分 ISR、次全 ISR、完全 ISR 及 ISR 合并部分外括约肌切除。ISR 打破了肿瘤距肛缘长度在低位直肠癌保肛术中的限制,令保肛率大为提高。

(4)前切除综合征

得益于手术技能的提高及新的综合治疗手段应用,更多的直肠癌患者得以保留肛门。直肠癌保肛手术中,低位前切除术,尤其是超低位前切除术和经括约肌切除术,超过 90%的患者术后会出现不同程度的肠道功能改变,即所谓的前切除综合征(anterior resection syndrome, ARS)。ARS 是一种以便急、便频和大便失禁等为主的一系列症状组成的综合征,在少部分患者也可能表现为便秘或排便困难等症状。虽然在术后 1~2 年内大部分患者的症状会有所改善,但也有一部分患者因为无法忍受这种失常的排便状态而不得不谋求永久性的腹壁造瘘。

关于 ARS 的确切机制还没有令人信服的解释,众多的研究者提出了许多理论和相关因素,包括吻合口距肛缘的距离,外源性神经损伤,肠道重建方式的影响,术前辅助治疗的影响及其他因素的影响,如肛管直肠角、术前患者肛门功能的状态、用作新直肠的不同肠段的影响、吻合口瘘的影响、手术操作的影响、术中使用吻合器时扩张肛门对肛门括约肌的损伤、肿瘤和血运的影响等。

目前,ARS 的治疗尚不尽如人意,缺乏有效的治疗手段,主要是依靠临床经验来对症治疗。此外,一些特殊的治疗手段也开始应用于临床。

59.5.4　腹腔镜手术及循证医学证据

(1)腹腔镜结肠癌手术的肿瘤学结果

2004 年,美国的一项多中心研究非劣效临床试验(COST)远期结果显示腹腔镜手术不逊于开放手术($P>0.05$),7 年累积复发率 2 组无显著差异($P>0.05$),总生存和无疾病生存 2 组间均无显著差异($P>0.05$ 和 $P>0.05$)。2007 年,Fleshman 等发表了 5 年随访的更新数据,证实腹腔镜下手术在手术后至复发时间及累积复发率方面均无劣势。2007 年,Jayne 等报告了结直肠癌行开放和腹腔镜手术的远期疗效临床试验(CLASICC)结果,研究目标评估 3 年总生存、无疾病生存和局部复发。对结肠癌,腹腔镜手术和开放手术局部复发率分别为 7.3%和 6%($P>0.05$)。2 组患者的 3 年总生存和无疾病生存无显著差异,更新数据显示 2 组的 5 年总生存分别为 55.7%和 62.7%($P>0.05$),无疾病生存分别为 57.6%和 64%($P>0.05$)。在 2002 年初始研究的基础上,2008 年,Lacy 等更新数据报告了一项Ⅲ期随机对照临床试验(西班牙 Barcelona 研究),研究主要结果是肿瘤相关死亡率。经过 3.5 年随访,腹腔镜组和开放手术组肿瘤相关死亡率分别为 9%和 21%($P<0.05$);中位随访 8 年后,分别为 16%和 27%($P>0.05$)。复发率腹腔镜组和开放手术组分别为 18%和 28%($P>0.05$)。2007 年,Liang 等报告了在中国台湾进行的单中心随机对照临床试验结果,腹腔镜组和开放手术组的结肠癌手术后复发时间无显著差异($P>0.05$),2 组累积复发率分别为 17%和 21.6%。2009 年,Buunen 等报道了结肠癌腹腔镜和开放手术非劣效临床试验(COLOR)的长期结果。其主要指标为 3 年无疾病生存率,腹腔镜组为 74.2%,开放手术组为 76.2%。3 年总生存率腹腔镜组和开放手术组分别为 81.8%和 84.2%($P>0.05$)。

在上述 6 项临床试验中,手术范围包括切缘和淋巴结获取数目上,腹腔镜组和开放手术组无显著差异,淋巴结获取数目为 10~17。研究中所报告的切口复发率无显著差异。

(2)腹腔镜直肠癌手术的肿瘤学结果

2011 年,Liang 等报告了一项在中国进行的单中心随机临床试验,评估腹腔镜和开腹手术治疗直肠癌的 3 年总生存率,中位随访大约 44 个月,腹腔镜组和开放手术组总生存率分别为 76% 和 82.8%($P>0.05$),而且 2 组低位直肠前切除患者在淋巴结获取数和下切缘距离方面的差异无统计学意义。2010 年,Kang 等报告了一项腹腔镜和开腹手术治疗新辅助放化疗后中低位直肠癌的近期肿瘤学结果(COREAN 研究),肿瘤距离肛缘 9 cm 以内。结果显示,腹腔镜组和开放手术组在 TME 标本质量、获取的中位淋巴结数、环切缘阴性率和近、远侧切缘阴性率方面的差异无统计学意义。2010 年,Jayne 等报告了 CLASICC 临床试验的更新结果,中位随访 56.3 个月,腹腔镜组和开放手术组在总生存率、无疾病生存率及局部复发率和远处转移率方面无显著差异,远处转移率 2 组均为 21.9%。然而,腹腔镜和开放行腹会阴联合切除手术远处转移率分别为 35.7% 和 40.8%;腹腔镜和开放行直肠前切除手术,局部复发率分别为 9.4% 和 7.6%。腹腔镜组较开放手术组切缘阳性率更多见(12.4% *vs.* 6.3%,$P<0.05$);而腹会阴联合切除 2 组无差异(20% *vs.* 26%)。2009 年,Lujan 等报告了一项腹腔镜和开腹手术治疗中低位直肠癌的非劣效随机临床试验结果,腹腔镜组和开腹组 5 年无疾病生存率、总生存率和局部复发率相仿,腹腔镜组平均获取淋巴结数较开腹组多,切缘完整率 2 组相似。

(3) 手术切口种植问题

腹腔镜结直肠癌手术发展初期对腹腔镜手术切口种植问题、是否会造成肿瘤细胞播散等存在争议。早期报道肿瘤切口种植的发生率较高,其主要原因是早期不规范的手术操作引起肿瘤细胞脱落污染切口。在 Lacy 研究中,111 例中也仅有 1 例出现穿刺孔转移。越来越多的研究证实,只要术中严格按照无瘤原则操作,腹腔镜手术并不会明显造成术后切口种植率的升高。Stocchi 等报道有腹腔镜手术经验的外科医师施行的 2 858 例腹腔镜结肠癌病例的术后切口种植发生率仅为 0.7%。经规范手术操作,富有经验的国外腹腔镜治疗中心的腹腔镜结直肠癌手术术后切口肿瘤复发的发生率为 0~1.3%,与开腹结直肠癌手术术后切口肿瘤复发率差异并无统计学上的显著性意义。

(4) 手术安全性的问题

由于腹腔镜的视野是二维的,手术时对解剖结构及组织的辨别缺少空间感;再则,腹腔镜手术时由于是器械操作,没有手的自由度及手感,所以腹腔镜结直肠手术操作较普通的腹腔镜胆囊手术难度高。早期腹腔镜结直肠癌手术的并发症还是较高的,一般报道有 10%~17%。但随着"学习曲线"的不断推进,手术技术与经验的不断提高,目前,文献报道超过 30 例以后,其并发症的发生率逐渐降低。在 2010 年 SAGES 年会上,公布了对全美 183 家医院的 21 083 名患者的回顾性研究结果,表明腹腔镜结直肠手术的并发症发生率比传统的开腹结直肠手术少。特有的并发症包括气体栓塞、皮下气肿等。穿刺套管针相关的腹腔镜手术特有的并发症,一种是戳孔的感染,但是非常少见,它不延长住院天数,一般在门诊局部换药即可。另一种是戳口疝,亦是较少见的,避免的方法是仔细关闭戳孔。腹腔镜结直肠癌切除手术不会增加病死率,一般均由全身并发症所致,而非手术本身引起,只有极少数死于手术并发症。Aziz 等对 2000 年后发表的腹腔镜与开腹结直肠癌手术比较的随机前瞻性研究结果进行了系统评价,结果表明,腹腔镜下手术所需时间普遍比开腹手术长,但腹腔镜手术患者术后恢复较传统开腹患者快,此外,在术后并发症发生率上,2 种手术方式之间无显著差异,表明腹腔镜结直肠癌手术同样是一种安全的手术治疗方式。

59.5.5 围手术期处理和快速康复

(1) 围手术期处理

围手术期包括术前准备、术中和术后康复 3 个部分。

术前准备的目的是充分了解患者的全身情况,帮助患者做好生理和心理的准备。由于结直肠癌患者以老年人居多,常患有高血压、心脏病、糖尿病等多种疾病,结直肠癌术前准备时要重视:① 心、肺、肝、肾等重要脏器功能、血糖等检查,发现问题及时用药调整或做术前训练,可以大大降低术中和术后的意外情况。② 一些老人会长期服用各种药物,因此要注意了解患者既往的用药史及正在服用的药物,如高血压药、抗凝药等,应及早停药或改用合适的替代药物。③ 结直肠癌患者有长期慢性失血,部分患者有不同程度的贫血,术后易发生伤口、吻合口愈合不良、感染等并发症。若血红蛋白低于 70 g/L,术前应予以纠正。④ 由于肿瘤慢性消耗和代谢异常,结直肠癌患者常合并营养不良情况,术前采用必要的营养支持,纠正营养不良有助于降低死亡率、降低住院时间及住院费用。现有的循证医学证据不支持在肿瘤手术患者中常规应用营养支持，需要区别对待不同程度的营养不良患者。对轻度营养不足患者，术前肠外营养治疗无益处；对存在中、重度营养不良的大手术患者，术前10~14 d的营养治疗能降低手术并发症的发生率。

结直肠癌手术应当严格执行根治性切除（范围）、无瘤操作等原则，此外还应当避免以下情况：① 术中补液过多。大量研究证实，术中补液过多尤其是盐溶液过多，会延缓胃肠道功能恢复、增加肠麻痹的时间，进一步增加并发症的可能。② 术中体温过低。衣物去除和麻醉，影响患者体温调节能力，手术时间超过2 h者，体温往往有明显下降，复温过程导致肾上腺皮质激素和儿茶酚胺释放，容易引发手术应激反应，造成感染、出血、心血管事件等各种情况。

近年来，结直肠癌术后的处理方式有了很多改变，包括：① 胃肠减压管不再作为择期手术患者的常规，提倡不插胃管或术后即拔除。减少患者的不适感，并便于患者术后早期进水。② 术后早期下床活动已成为外科护理的共识，有效的早期活动有助于改善肠胀气、促进肠蠕动恢复、减少尿潴留的发生。应鼓励患者术后第1天床上翻身、活动，术后第2天下床走动。③ 除非有肠梗阻、血流动力学不稳定及肠缺血等肠内营养的禁忌证，结直肠癌术后推荐早期恢复口服饮食，肠内营养不仅比肠外营养安全，而且可有效刺激肠蠕动，防止肠道菌群失调，减少术后感染等并发症。对于营养治疗的适应证，当经由肠内途径无法满足能量需要（<60%的热量需要）时，可以考虑联合应用肠内营养和肠外营养。

（2）快速康复

加速康复外科（fasttrack surgery）是指采用一系列有循证医学证据的围手术期处理的优化措施，减少手术患者生理和心理的创伤应激，以达到患者快速康复的目的，其核心是减少患者的创伤和应激损害，要求尽可能小的手术创伤，并重视围手术期的其他处理对手术患者康复的影响。目前，加速康复外科已成功地应用于结直肠癌手术，患者可在术后2~4 d出院，并且患者的免疫功能、营养状态和器官功能等都可获得改善。

快速康复的主要的内容包括：① 手术前不再常规进行机械性灌肠，以避免导致患者脱水及电解质失衡。② 术前营养支持，改变传统理念手术前彻夜禁食的方式，给予糖负荷，以减轻患者术后胰岛素抵抗，减少患者的应激反应。术前按计划给患者补糖类液体，分2次实施（术前晚8时，术前2 h），含糖总量达150 g。③ 术后营养支持，不再等到手术后4~5 d患者肠道通气或排便后才恢复口服进食，而是早期通过给予肠内营养，补充营养，纠正水、电解质失衡和负氮平衡。步骤：术后4 h开始给患者饮水；术后第1天开始给患者补充肠内营养液，手术后的3~4 d则已完全恢复口服饮食，不再需要静脉输液。④ 以往手术时，患者身体内会被放置多种导管，如鼻胃减压管等。快速康复不常规使用引流管或导管不仅减少了患者的疼痛，而且增加了患者舒适性。⑤ 快速康复特别强调手术后的止痛处理，患者在无痛的情况下，手术后第1天就可以下床进行活动，早期的下床活动可以促进肌肉组织的代谢，有利于体力及营养的恢复。

术后快速康复符合社会和医学发展的要求，是一系列有循证医学证据的围手术期处理措施的结晶，不仅需要最大限度地降低外科手术创伤，而且有赖于麻醉、护理等多学科的合作。尽管因为与传统的围手术期处理"规范"不同而饱受争议，但越来越多的研究证实，快速康复在结直肠癌手术中具有安全性和可行性。

59.5.6 常见并发症和处理

（1）输尿管损伤

输尿管损伤多发生在腹盆腔手术当中，总体发生率在0.2%~7.6%。损伤部位多见于输尿管盆腔段及乙状结肠、盲肠后方的输尿管腰部段。3个主要容易损伤部位包括肠系膜下动脉根部，入盆段和直肠侧韧带水平。

1) 病因：手术损伤输尿管的主要原因多见于：① 输尿管与病变部位广泛粘连，术中解剖不清、盲目钳夹或缝扎止血时易损伤输尿管。② 输尿管缺血坏死形成瘘管或手术剥离时损伤输尿管的神经，使输尿管蠕动无力，管腔扩张，内压增大导致缺血而形成尿瘘。③ 术中热损伤导致术后输尿管瘘。④ 有学者认为，骨盆病理情况和术者经验是导致输尿管损伤最主要的因素。

2) 诊断：

A. 术中发现输尿管损伤主要表现为：① 术中见输尿管明显扩张。② 发现腹膜后管状物的断端，并无明显出血或仅少量出血。③ 术中有清亮液体从创面不间断流出。对于怀疑可能的损伤,可以术中静脉注射美蓝(亚甲蓝),如在 10～20 min 后术野出现蓝染则可证实。

B. 术后发现输尿管损伤的主要表现:① 患者出现发热、腰痛、腹胀、腰部包块、术后早期少尿或无尿等症状;引流管中出现大量清亮或淡血性液体,肌酐异常。② B 超检查提示患侧肾盂、输尿管积水、大量盆腔积液,或盆腹腔巨大液性囊肿。③ 静脉肾盂造影或磁共振尿路显像提示肾盂、输尿管积水,肾盂不显影或造影剂外溢出泌尿系统。④ 膀胱镜下输尿管插管逆行造影时插管受阻,造影可见输尿管梗阻或造影剂溢出输尿管外。

3) 治疗:输尿管损伤的治疗原则为恢复其连续性或完整性,避免局部狭窄或尿瘘,尽可能保留患肾功能。输尿管修补吻合口应遵循无张力、双 J 管越过吻合口、吻合口周围充分引流的原则。

30％输尿管损伤为术中发现。术中对输尿管误扎,应拆除缝线,经膀胱内置双 J 支架管。对剪刀误伤＜1/2 管径的损伤可用可吸收线间断横行缝合,可不用放置双 J 支架管,严重的电灼伤可能会出现术后的输尿管狭窄或坏死,应切除损伤部分,4-0或 5-0 可吸收缝线行端端吻合,内置双 J 支架管,这种处理特别适用于输尿管中段＜3 cm 缺损的输尿管损伤。对输尿管游离过长、怀疑有输尿管瘘的可能时,可留置双 J 支架管 2～4 周,预防吻合口狭窄。当远端输尿管损失较多,无法进行输尿管膀胱吻合时,可考虑进行与对侧输尿管端侧吻合。如果以上各种方法均无法实施或患者病情不允许时,可行输尿管造口术或回肠代输尿管与膀胱吻合进行重建。

如术后 2 周内发现的损伤,可考虑手术探查修复;如损伤已超过 2 周,但缺损不重,亦可试行输尿管镜下放置双 J 管。对于患者一般情况差、发热、局部组织炎性反应重、有脓性分泌物、腰痛等梗阻症状及尿瘘时间长、腹膜后有尿性囊肿等,宜先行穿刺肾造瘘及尿囊肿的引流,3 个月后再行输尿管修复术。

4) 预防:为了预防医源性的输尿管损伤,外科医师要熟悉输尿管的解剖位置,术前应充分了解输尿管与病变的关系。对于复发或局部晚期病变,肿瘤与输尿管关系密切的病例,术前可通过腹盆腔CT 检查以了解是否有局部结构的异常,同时术前行静脉尿路造影可以了解双肾功能和输尿管的位置、形态。部分学者主张对 CT 显示肿瘤与盆壁界限不清,B 超或 IVP 显示肾盂、上段输尿管扩张,输尿管下段移位狭窄、直肠癌术后复发及巨大盆腔肿瘤者为高危因素,有必要术前或术中行输尿管插管,确认输尿管的位置。

笔者认为,术中可通过生殖血管、腰大肌、髂血管和骶生殖襞 4 个解剖学标志帮助识别输尿管。同时术中应注意:① 输尿管不容易辨认时,不要盲目钳扎,可静脉注入美兰以确认输尿管。游离输尿管时,应尽量保护血供。② 术后常规检查双侧输尿管有无损伤。

(2) 骶前大出血

骶前大出血是指骶前静脉丛或椎体静脉破裂引起的大出血,是直肠癌根治术的严重并发症之一,处理困难,处理不当会导致严重后果。国内外报道其在直肠癌根治术中发生率为 2％～4.1％,平均出血量达 4 750 ml。

1) 病因:

A. 肿瘤因素:病灶较大,压迫筋膜下骶前静脉丛或直接侵犯 Waldeyer 筋膜,由于放疗或肿瘤因素导致直肠系膜与骶前筋膜间形成炎性水肿,并形成较牢固的粘连或束带,使手术者不能按解剖层次分离,在游离直肠后壁时造成骶前筋膜撕裂,损伤静脉丛造成难以控制的出血。

B. 手术操作因素:术者对直肠周围及盆底解剖层次认识不清,未找到盆腔脏层筋膜和壁层筋膜之间的间隙,术中采用钝性手法非直视下盲目分离骶前间隙,损伤骶前筋膜,导致骶前静脉丛破裂。在骶前渗血或小血管出血发生时,若术者盲目钳夹、结扎,会导致骶前静脉撕裂。

C. 局部解剖因素:患者肥胖、肠系膜较为肥厚及男性骨盆较狭小、肿瘤部位深等因素均会增加骶前出血的风险。有学者提出,骶前大出血的危险部位应在骶 3～骶 5 末端这个三角区域,这是因为:① 该区域的静脉是整个椎静脉的最末梢、压力最高的部位。② 位于骶 4～5 椎体的椎体静脉口径较粗,直肠固有筋膜有可能在此增厚形成肥厚的直肠骶骨筋膜,分离较困难,易损伤骶前静脉丛。③ 该区域为盆腔最低处,生理弯曲大,显露困难。

2) 治疗:一旦发生骶前大出血,要求外科医师具有扎实的解剖学基础、娴熟的手术技术和良好的心理素质。切忌盲目钳夹和强行缝扎加重损伤。术者以手指或纱布压迫出血处,快速吸尽积血,保持术野清楚,准确判断出血部位。先积极、有效地维持患者的全身血容量,待血压平稳、一般情况稳定时,在术野充分显露的情况下,根据具体情况采用以下方法。① 压迫法:吸净出血后判断出血类型。对出血量不大、压力不高的骶前出血,可用干纱布或止血海绵压迫 30 min 左右,大部分可有效止血。② 纱布填塞压迫法:对于难以控制的大出血或多处弥漫出血,应果断用止血海绵、纱布依次填塞压迫骶前间隙,填塞要求紧而可靠,纱布末端置于会阴切口,缝合盆底腹膜。术后 5~7 d 分次拔出,填塞压迫法止血效果确实可靠,但有导致骶前感染的风险。③ 图钉止血法:应用时显示出血点,迅速将图钉或特制钛钉钉在出血部位的骶骨上,适用于椎静脉来源的椎骨孔出血和骶前静脉点状出血。④ 游离肌片止血法或游离肌片电凝止血法,适用于较大面积的出血,取适当大小的腹直肌片(2~3 cm)外加止血海绵压迫出血处,将肌片与出血点处缝合,使肌片与损伤的血管黏合止血。或用高能量电凝作用于腹直肌肌片,高温加热后造成肌片与出血静脉凝固粘连而达到有效止血。⑤ 其他止血方法:骨蜡填塞止血,但对于出血量大者效果欠佳。⑥ 笔者曾尝试应用 5-0 Prolene 血管缝合线缝扎出血点,之后应用止血纱布压迫,也可取得良好效果。

3) 预防:骶前大出血重在预防。术前应通过影像学检查充分评估肿瘤与骶前空间关系,对手术难易程度有充分认识。对于肿瘤较大、与周围组织关系密切、估计手术难度较大者应制订相应措施。术中应熟悉盆腔解剖,按照直肠全系膜切除原则在直视下用电刀或超声刀锐性分离骶前间隙,仔细辨认直肠骶骨筋膜,切开该筋膜进提肛肌上间隙后应沿着直肠筋膜背侧向前上分离,避免进入骶前筋膜深面层次。手术操作动作要轻柔精细。

(3) 吻合口瘘

吻合口瘘为结肠或结肠肛管吻合处出现肠壁的不完整,导致肠内与肠外组织的相通,接近吻合口的盆腔脓肿、直肠阴道瘘也可归为吻合口瘘。肠吻合术后出现高热、腹胀、会阴部坠胀感、外周血白细胞计数升高,盆腔引流出粪液、气体或混浊脓液,阴道流出粪便和气体,可诊断为临床吻合口瘘,而隐性吻合口瘘常无临床症状,诊断则依靠对比造影 X 线检查或直肠镜检查证实造影剂渗漏到肠腔外或吻合口破损。Rahbari 提出吻合口瘘可根据临床症状、严重程度及处理方法分为 3 级(表 59-5)。

表 59-5 Rahbari NN 吻合口瘘分级法

	Grade A	Grade B	Grade C
临床状态	良好	轻中度不适	严重损害
临床症状	无	腹痛,盆腔胀痛发热,浑浊、脓性或粪汁样引流液	腹膜炎,腹腔脓肿
引流物	清亮,可有少量浑浊或渣滓样引流液	浑浊、脓性或粪汁样引流液	脓性或粪渣样引流液
实验室检查	正常	白细胞升高,C 反应蛋白升高	白细胞升高,C 反应蛋白升高,脓血症表现
影像学检查	小的瘘口	出现瘘的并发症表现,如盆腔脓肿	出现瘘的并发症表现,如腹膜炎
特殊处理	无	抗炎治疗、经肛或盆腔引流	再次开腹探查

由于吻合口瘘定义的差别导致文献报道的吻合口瘘发生率差异较大。回结肠吻合口瘘发生率在 1%~3%,结肠肛管吻合口瘘 10%~20%,低位前切除吻合口瘘 2%~26%。吻合口瘘一般发生在术后 14 d 内,以 4~8 d 常见,部分延迟吻合口瘘可在术后 30 d 后发生。

吻合口瘘可能影响远期疗效如局部复发、异时远处转移及远期生存。Mirnezami 等对 21 项随机对照和回顾性研究的 21 902 例患者进行荟萃分析,发现吻合口瘘增加直肠癌保肛术局部复发的可能,而且可能降低结直肠癌患者肿瘤特异生存率,但与远处转移无关。Branagan 分析 1 834 例 CRC 患者数据后得出吻合口瘘者局部复发率为 19.9%,非吻合口瘘者为 9.8%,两者具有显著差异,分层分析发现直肠癌术后吻合口瘘的局部复发率会更高。5 个欧洲随机对照研究(Swedish 直肠癌研究、DutchTME 研究、CAO/ARO/AIO-94 研究、EORTC22921 研究、Polish 直肠癌研究)总体反映,吻合口瘘会降低直肠癌患者的总生存率及无病生存率,总体生存率降低 8% 左右。

吻合口瘘引起的长期局部炎症反应可能通过某些炎性因子及基质金属蛋白酶等刺激了肿瘤细胞的生长转移;术后辅助放化疗的延迟或放弃导致对微小肿瘤细胞或播散灶不能有效杀灭。同时,由于吻合口瘘和 CRC 术后复发之间的高危因素存在着明显的重叠,包括高龄、肿瘤局部分期晚、接受了术前新辅助放化疗、低位保肛切缘不足等,导致两种因素之间可能存在自然相关性。

1) 原因:对于导致结直肠吻合口瘘发生的相关因素的研究很多,主要包括以下几点。

A. 全身因素:高龄患者,术前基础条件差(如体弱、肥胖、营养不良等),合并有血管硬化、低蛋白血症、糖尿病、尿毒症等疾病,以及长期应用糖皮质激素等均可对吻合口愈合造成不良影响。

B. 术前治疗因素:尽管部分学者认为新辅助放化疗未明显增加直肠吻合口瘘发生率,但目前仍然存在争议。一项包含 1 350 例直肠癌病例的前瞻性随机对照研究也发现,术前放化疗组与术后选择性放化疗组患者相比,吻合口瘘的发生率差异无统计学意义。

C. 其他:如吻合口张力过大、吻合口血运不良、局部感染、肠道内压力增高等均是吻合口瘘的常见因素。

2) 诊断:吻合口瘘结合体温升高,腹部体征和引流管引流颜色流量、影像学检查及全身情况,一般不难诊断。经引流管进行碘水造影显示盆腔造影剂流入肠腔内。并可观察到瘘管走行及与其他脏器的关系。结肠镜检查可发现吻合口有红肿、裂口,有脓血性液附着或流出。实验室检查白细胞和中性粒细胞有不同程度的增高,有人认为 C 反应蛋白术后 3 d 内持续升高(>190 mg/L)是吻合口瘘的重要预测指标。

3) 治疗:吻合口瘘治疗应强调个体化,根据吻合口瘘出现的时间、患者的临床表现、引流量的大小及瘘口的位置等制订相应的治疗方案。对于瘘口周围脓肿局限、患者全身症状较轻者可选择保守治疗,治疗原则是保持引流管通畅,早期充分引流。如血常规及体温正常,不需要使用抗生素。对于存在麻痹性肠梗阻患者,应禁食、胃肠减压,同时加强全身支持治疗,早期采用全胃肠外营养,并根据具体情况尽早恢复进食。生长抑素能够有效抑制消化液的分泌,从而减少其由瘘口向外渗漏,生长激素能够调节氮平衡,促进蛋白质合成,从而加速瘘口的愈合及肠黏膜的生长,两者可联合使用。冲洗引流液较清亮后可每 2~3 d 退管 2~3 cm,多数吻合口瘘经有效处理后 2~4 周后瘘口可愈合。出现下列情况应积极行手术治疗:① 吻合口瘘发生在术后早期(术后 3~5 d),全身中毒症状重,出现高

热、急性弥漫性腹膜炎症状者。② 瘘口较大,营养状况差,估计短期内难以愈合。③ 年龄大,心肺功能减退,难以耐受较长时间的全胃肠道外营养。④ 原置引流管已拔除,局部处理有困难。对于出现弥漫性腹膜炎、中毒性休克患者,应在抗休克的同时,做好手术准备,一旦患者生命体征平稳,应马上手术。手术应开腹彻底清除感染灶,吻合口近端横结肠或回肠造口,转流粪便。同时术中放置引流管,确保术后腹腔、盆腔残余液体的通畅引流。

4) 预防:吻合口瘘是结直肠癌术后最严重的并发症,引起吻合口瘘的因素较多,单从手术方面预防是不够的,其预防应贯穿于整个围术期。

A. 术前全身情况:要重视纠正患者围术期的贫血、低蛋白血症,控制高血压、糖尿病等基础疾病,对营养不良患者,术前应行肠外及肠内营养支持,改善营养状况。合理使用抗生素,为吻合口愈合提供良好的基础条件。

B. 术中精细操作:良好的血供和无张力缝合是保证吻合口愈合的基本条件。要使吻合口具备良好的血运,吻合口断端肠管应保留足够的血管支,吻合口处肠系膜缘游离不宜过长,对于直肠癌手术,清扫肠系膜下血管根部淋巴结并保留左结肠血管能够为直肠吻合口提供更好的血供。正确使用吻合器,必要时充气实验检查直肠吻合口有无漏气。

C. 放置引流:合理放置引流管是预防吻合口瘘的有效措施。直肠癌低位前切除术后吻合口周围及骶前淤积血液及组织细胞碎片等是导致吻合口瘘的重要因素,骶前放置双腔引流管进行骶前连续灌洗清除吻合口周围的瘀积物是防治吻合口瘘的一项有效措施。

D. 保护性的肠造口:常规预防性肠造口(回肠或结肠造口术)能否减少直肠吻合口瘘的发生率,一直存在争议。一种观点认为,未行预防性肠造瘘的患者中术后有 3%~7% 出现吻合口瘘,但大多可以通过保守或二次手术造瘘使瘘愈合。Dutch 研究中,57% 的直肠前切除患者行预防性回肠或结肠造口,19% 最终无法还纳,其中患者年龄、术后严重并发症、复发是影响还纳的主要因素。

而主张行预防性造口的观点认为,预防性造口可以减少瘘导致的术后严重并发症,并可能对减少瘘的发生具有一定价值。一项荟萃分析认为,保护性的肠造口可降低结直肠术后吻合口瘘发生率,改善吻合口瘘发生后引起的不良后果,如弥漫性腹膜

炎、中毒性休克及败血症等,预防性造口可以显著地减少因吻合口瘘而再次手术的机会。

因此,笔者认为,临床上应根据患者基础条件、病灶肿瘤学特点、术中操作及探查情况等因素,综合判断吻合口瘘的高危因素,选择性行预防性肠造口术。如结直肠癌合并梗阻,肠管明显水肿,吻合口张力较大,血运差,高龄患者,合并严重糖尿病、低蛋白血症及长期使用激素;中下段直肠癌超低位吻合者,肥胖、盆腔狭窄致吻合不满意患者、术前接受放疗的患者,术中大量输血,应采用保护性肠造口。做好术前评估,术中操作,术后处理,尽量减少瘘及严重并发症的发生。

59.6 化疗

59.6.1 辅助化疗

根治性手术切除后仍然有一定比例的患者出现复发或者远处转移,例如,在术后病理分期为ⅢA期患者5年生存率为83%、ⅢB期为64%,而ⅢC期患者仅为44%,因此术后患者肿瘤的复发或者转移可能更多的是来自手术时即潜伏在体内的微小转移灶,而术后给予辅助化疗的目的即在于清除术后残留的微小转移灶,从而最终提高手术治愈的机会。

对结肠癌辅助治疗的探索最早可以追溯到20世纪50年代,而第1项大规模临床研究的开展应该是1977年开始入组的NSABP-C01研究,该研究首次发现以司莫司汀、长春新碱和氟尿嘧啶(5-FU)联合的MOF方案能延长结肠癌术后患者的无病生存期(disease free survival,DFS)和总生存期(overall survival,OS),而卡介苗(BCG)相比单纯手术未见明显生存差异。

左旋咪唑(levamisole,Lev)作为一种抗寄生虫药物,过去认为能够增强机体的免疫功能,因此在早期就被用于结肠癌术后的辅助治疗。INT0035研究证实5-FU联合Lev能够降低33%的死亡机会和40%的复发率,确定了其在结肠癌术后淋巴结阳性的Ⅲ期患者辅助化疗中的地位。

亚叶酸(leucovorin,LV)和5-FU联合应用能够起到生化调节的作用,随之也开始了对结肠癌辅助治疗的两药联合研究。至少有2项大型研究证实了LV(5-FU)的辅助化疗能够延长生存期。

NSABP C-04发现5年DFS在5-FU(LV)组优于5-FU+Lev,5年OS也显示相似趋势,而在5-FU(LV)基础上加用Lev未显示出任何临床获益。因此,在之后的临床实践中,5-FU联合LV成为了Ⅲ期结肠癌患者术后的标准辅助化疗方案,直至出现了三药联合方案,改变了临床实践。

在5-FU(LV)联合的细节上后续又做了优化探索。首先是INT0089研究发现低或高剂量LV对5-FU的协同增效作用是等同的,同时发现5-FU(LV)辅助治疗12个月和6个月基本等效。其次是PETACC-02研究和GERCOR C96.1研究发现静脉滴注5-FU与静推在疗效上类似,但持续滴注时中性粒细胞降低、腹泻及黏膜炎等不良反应发生率较低,耐受性较好。随着口服氟尿嘧啶类药物的出现,如卡培他滨、替吉奥(S-1)和优福定(UFT),这种更为便利的剂型也得到了临床医师的认可。

随着奥沙利铂、伊立替康和靶向药物被证明对晚期转移性结直肠癌有效,联合用药的模式也被推到辅助治疗中,然而,目前只有含奥沙利铂方案辅助化疗证明能够得到临床获益,而其他药物在结肠癌辅助治疗的研究中面临着失败的困境。

联合化疗在术后辅助治疗中最为著名的就是MOSAIC研究,它是第1项多中心评价奥沙利铂联合化疗方案在结肠癌辅助治疗中的应用价值的Ⅲ期RCT研究。结果显示,加用奥沙利铂后5年DFS提高5.9%(分别为73.3%和67.4%,P<0.01),6年OS提高2.5%(78.5% vs. 76.0%,P<0.05),其中Ⅲ期患者6年的OS率提高了4.2%(72.9% vs. 68.7%,HR=0.80;P<0.05)但整个Ⅱ期患者中没有发现差异。从治疗毒性的层面来看,FOLFOX4方案组毒性整体可控,但是高于5-FU治疗组。

NSABP C-07研究是第2项评价奥沙利铂联合氟尿嘧啶辅助治疗临床研究,随机对照的两组分别为奥沙利铂联合推注的5-FU周方案(FLOX),对照组为Roswell Park方案,其中Ⅱ期患者为29%,71%为Ⅲ期患者。8年的随访结果显示,FLOX组5年DFS显著优于对照组,分别为69.4%和64.2%(HR=0.82),但是5年的OS在2组间的差别没有统计学意义(80% vs. 78%,HR=0.88)。2组治疗的相关毒性都较明显。

卡培他滨作为口服氟尿嘧啶类药物,临床应用方便,第3项临床研究(NO16968)评价了奥沙利铂联合卡培他滨比较推注5-FU(LV)在辅助治疗中的疗效差别,该研究纳入1 886例Ⅲ期术后患者,采用XELOX方案比较标准的Mayo Clinic或Roswell Park推注FU方案。74个月的随访结果显示,XELOX组的7年DFS率明显高于对照组,XELOX方案的毒性反而低于推注的5-FU(LV)方案。

以上3个研究奠定了奥沙利铂联合5-FU联合方案在结肠癌辅助治疗中的优势地位。FOLFOX、FLOX和XELOX方案在不同的时间点和5-FU(LV)方案相比,疗效类似,在一定的程度上可以互换应用,但是从毒性角度来讲,FLOX方案显示出更严重的安全性问题。XELOX方案虽有口服便利的特点,但治疗过程中出现血象降低往往需要中断治疗,从而导致用药剂量的不足。所以在临床上,需要根据患者的病情特点、体质状况综合判断给予个体化最后的辅助方案选择。

辅助化疗对于Ⅲ期淋巴结阳性的结肠癌术后患者降低复发风险的结论明确,无论是单药氟尿嘧啶类药物,还是联合奥沙利铂的方案,都能起到一致的效应,DFS获益在7%左右。而Ⅱ期肠癌中的获益各项研究中存在较大变异度,疗效不肯定,同时由于Ⅱ期患者群体存在异质性,既存在预后好的表达MSI-H的T3患者,也存在预后差的表达MSS的T4患者,而两者复发风险差别可以高达40%,如何挑选合适的高危Ⅱ期患者从辅助化疗中获益十分关键。

目前,比较一致公认的Ⅱ期结肠癌高危因素包括:原发肿瘤T4,组织学类型为分化差(包括印戒细胞癌和黏液腺癌),淋巴管和血管侵犯,周围神经侵犯,肠梗阻或穿孔,切缘过近、可疑或者阳性,淋巴结取样数目≤12个,术前血清CEA水平高,其他还包括通过分子或免疫组化的方法检测到的微转移病变。另外,Ⅱ期结肠癌中,MMR缺陷是良好的预后因素,这类患者长期生存较好,复发风险低,单药氟尿嘧啶类药物治疗缺少临床获益,甚至在某种程度上是潜在有害的。

术后辅助化疗一般应在术后6~8周内开始。最新荟萃分析纳入10项研究15 410例患者,对根治术后开始辅助化疗的时机对疗效的影响进行了研究。结果表明在手术8周之后辅助化疗每延迟4周,总生存就降低14%,提示一旦患者医学上可行,术后辅助化疗应该尽早开始。

辅助化疗究竟需要持续多久一直备受关注。最早期临床研究中往往将辅助化疗时限设置在1年,而后续INT0089和NCCTG研究中显示,12个月的辅助化疗较之6个月并未获得更长的总生存期。因而,长期以来,结肠癌术后辅助化疗的时限为6个月,采用FOLFOX方案化疗12个周期,而XELOX方案即为8个周期。由于加用奥沙利铂后带来的神经毒性是剂量累积性的,能否缩短治疗时间一直有所争议。在2018年的ASCO会议上,IDEA研究对6个月时限是否可以缩短至3个月提出了新的证据。未来如何更细化低高危分层因素筛选出短程辅助化疗即可获益的人群还需要更多循证医学的证据,但对于临床上耐受性较差的患者不能完成规范剂量和疗程时,适当缩短疗程是可能的,也是必要的。

59.6.2　转移性大肠癌的转化性化疗

根据ESMO指南,晚期转移性结直肠癌患者根据不同的治疗目的可以分为4组:① 伴有临床症状的不可切除的晚期转移患者。② 不伴有临床症状的不可切除的晚期转移患者。③ 潜在可切除的转移性患者。④ 可切除的转移性患者。

随着分子靶向药物和联合化疗的应用,转移性大肠癌的治疗取得了很大进步,化疗联合靶向治疗后有效率可以达到70%~80%,中位生存期达到近30个月,5年生存率约10%。在这种情况下,部分潜在可切除的转移患者和初始不可切除的晚期患者,可能在治疗后获得原发灶或转移灶手术切除的机会,而转化性治疗使一部分患者获得了长期生存的可能。

转化性治疗的目的是争取手术切除,治疗方案首先要有较高的有效率,对于经济条件许可的患者推荐联合化疗加用靶向治疗。

西妥昔单抗(C225)联合化疗用于转化性治疗的证据相对较多。CRYSTAL、OPUS研究均显示一线化疗C225联合FOLFIRI或FOLFOX对于K-Ras野生型患者的缓解率达57.3%,均较单用化疗提高了约20%的有效率,为C225一线应用的亮点,尤其适合于潜在可切除者。CRYSTAL研究中C225的加入使肝转移的R0切除率提高了5.3%,OPUS研究中C225使肝转移的R0切除率提高了2.3%。对于局限于肝脏转移的患者,缓解率、切除率的提高更为明显,CELIM Ⅱ期临床研究则入组了初始不可切除的肝转移患者,分为 C225＋FOLFOX 组与 C225＋FOLFIRI 组,治疗 8 个周期(4 个月)后评估,KRAS 野生型患者的有效率两组均为 70％,R0 切除率均超过 30％。国内学者也开展了一项前瞻性随机对照研究,入组了 138 例 KRAS 野生型、初始不可切除的肝转移患者,加用 C225 后的联合化疗明显提高了 RR、切除率与生存率。另外,我院牵头开展的Ⅱ期多中心 CLIME 研究中也发现 C225 联合 FOLFOX 方案一线治疗不可切除肝转移患者获得不错疗效,在 ITT 人群中有效率高达 68％,肝脏 R0 切除率达到 32.1％。这些研究结果提示 C225 可明显提高一线化疗 FOLFIRI 或 FOLFOX 的肿瘤缓解率与肝转移切除率,适于潜在可切除肝转移患者的转化性治疗。

相对而言,贝伐株单抗(Bev)联合化疗在转化性治疗中来自Ⅲ期临床试验的直接证据较少。部分Ⅱ期单臂研究中,Bev 联合化疗也报道了较高的有效率,譬如在 BOXER 研究中,Bev 联合 XELOX 方案 RR 高达 78％,33％变为可切除,20％获 R0 切除;GONO 研究中,Bev 联合 FOLFOXIRI 也获得了 77％的 RR 和 26％的 R0 切除率,仅肝转移者 R0 切除率高达 40％。OLIVIA 研究发现 Bev 联合 FOLFOXIRI 三药化疗组较 Bev 联合 mFOLFOX6 两药化疗组取得了更高的 RR(80.5％ vs. 61.5％)、R0 切除率(48.8％ vs. 23.1％)、mPFS(18.8 vs. 12.0 个月)。然而,以上研究中皆无未用 Bev 的对照组,所以无法评价 Bev 在其中的作用。目前,Bev 用于肝转移的转化性治疗是否可提高切除率与远期效果仍缺少Ⅲ期临床研究的证据。

除了靶向药物,三药化疗 FOLFOXIRI 方案[L－OHP、CPT－11 和 FU(LV)]短期有效率较高,对初始无法手术切除的肝转移患者也可能带来更高的手术切除的机会,肝转移的 R0 切除率可以达 36％。

除了转化性化疗,对于本身可切除的肝转移患者,手术前后的化疗又称围手术期治疗,区别于姑息性治疗。值得注意的是,目前并不推荐对于可切除肝转移患者在围手术期加用靶向药物。EORTC 40983 研究发现,围术期采用 FOLFOX 化疗可提高 8％的 3 年无复发生存率;尽管 3 年总生存率的提高(4.2％)没有统计学意义,但还是显示 FOLFOX 的围术期化疗有一定价值。但在 New EPOC 研究中,FOLFOX 联合靶向 C225 围手术期治疗 KRAS 野生型的可切除及边界可切除肝转移患者,结果发现

与单用 FOLFOX 化疗相比,疗效不但没有提高反而降低,这一结果也与Ⅲ期大肠癌的辅助治疗中增加靶向药物并不能提高 FOLFOX 化疗效果的结果相吻合。因而,对于可切除肝转移患者,可采用 FOLFOX 方案围手术期化疗,而不应采用分子靶向药物。

59.6.3 姑息性化疗及靶向治疗

大部分转移性结直肠癌患者都不能治愈,姑息性化疗是主要的治疗手段,通过化疗可达到提高生活质量、延长生存期的目的。对于晚期结直肠癌患者的治疗,需要根据不同的患者类型及治疗目的,选择合适的治疗方案,并进行全程治疗策略管理,才能真正实现个体化的最佳治疗。

(1) 姑息性化疗

5－FU 是晚期结直肠癌治疗的基础药物,自 2000 年奥沙利铂(L－OHP)和伊立替康(CPT－11)面世后,以 L－OHP 联合氟尿嘧啶类药物的 FOLFOX 或 XELOX 方案和以 CPT－11 联合 5－FU(LV)的 FOLFIRI 方案成为晚期肠癌姑息性化疗的标准方案。研究发现,充分应用过 3 种化疗药物(氟尿嘧啶类、L－OHP、CPT－11)的患者方可获得最长的生存期。根据 V308 研究结果,FOLFOX、FOLFIRI 互为一、二线序贯应用可获得相同的效果。

1) 一线化疗:L－OHP 是铂类复合物,阻断 DNA 的复制和转录,单药有效率低,但联合 5－FU 具有协同作用。在一线治疗中,L－OHP 联合 5－FU 的 FOLFOX 方案有效率较 5－FU 提高 1 倍,PFS 延长约 3 个月。卡培他滨与 L－OHP 联合的 XELOX 方案,客观有效率在 36％～55％,中位 OS 在 19.5 个月左右。XELOX 方案与 FOLFOX 方案疗效和耐受性基本相当,但两者的不良反应谱有所不同,口服卡培他滨不需要静脉置管相对便捷,但可引起血小板下降和手足综合征等不良反应,FOLFOX 方案中性粒细胞下降更多。S－1 联合 L－OHP 的方案(SOX)在晚期肠癌中不劣于 XELOX 方案,但数据结果主要来自日韩。

CPT－11 是拓扑异构酶Ⅰ抑制剂,破坏 DNA 的双链结构。有 4 项Ⅲ期临床研究(欧洲 Douillard 研究、EORTC 40986 研究、美国 Saltz 等学者开展的研究和 BICC－C 研究)证实伊立替康联合 5－FU(LV)相比单用 5－FU(LV)具有更好的生存优势,

奠定了 CPT-11 联合氟尿嘧啶类药物一线化疗的地位。FOLFIRI 方案一线有效率近 50%,中位 PFS 7～8 个月,中位 OS 达到 20 个月。值得注意的,CPT-11 联合静脉推注 5-FU(LV) 的 IFL 方案毒性反应大于静脉滴注 5-FU(LV),与卡培他滨联合的 CapeIRI 方案腹泻和脱水的发生率高,故这 2 种组合不作为临床优选方案。

无论 FOLFOX 还是 FOLFIRI 都是标准的一线治疗方案,方案的选择可以基于患者对两者不同不良反应的侧重考量及个人选择。

L-OHP 和 CPT-11 都是晚期肠癌有效的治疗药物,两者强强联合的 FOLFOXIRI 方案在一线治疗中也可用于体质较好、期待更高疗效的年轻患者。较之 FOLFIRI 方案,FOLFOXIRI 方案(LOHP 85 mg/m², CPT-11 165 mg/m²) 的 RR 更高(66% vs. 41%),显示出更长的 PFS(9.8 vs. 6.8 个月)和 OS(23.4 vs. 16.7 个月),5 年生存率分别为 15% 和 8%。但三药方案毒性及不良反应更大,尤其是外周神经毒性和 3/4 级中性粒细胞缺乏,因此对于老年患者三药方案需要慎用。

2) 二线化疗:FOLFOX 和 FOLFIRI 方案可以互为一二线治疗,在 GERCOR 研究中,FOLFOX 和 FOLFIRI 2 组在 PD 后交叉互换,一线 FOLFIRI 方案治疗失败后采用 FOLFOX6 二线治疗患者的有效率为 15%,PFS 为 4.2 个月,一线 FOLFOX 方案失败后采用 FOLFIRI 的有效率为 4%,PFS 为 2.5 个月。两组患者的总生存时间均超过 20 个月,无显著差别。先用 FOLFIRI 组 Ⅲ、Ⅳ 度的黏膜炎和恶性呕吐发生率高,先用 FOLFOX4 组 3/4 级的中性粒细胞减少和神经毒性发生率高。

区别于 L-OHP 单药无效,CPT-11 单药也可用于 5-FU 治疗失败的患者,相比最佳支持治疗,单药伊立替康可提高 22% 的 1 年生存率(36% vs. 14%)。

L-OHP 联合 CPT-11 强强联合(IROX 方案)也有用于 5-FU 治疗失败后的二线治疗,RR 可以达到 23%,OS 为 12.3 个月,但由于临床一线大多已采用 L-OHP 或 CPT-11 为主的方案,目前二线 IROX 方案应用有限。

3) 毒性及不良反应:L-OHP 的主要毒性包括神经毒性和急性输液反应。神经毒性可分为可逆性蓄积性感觉神经病变和急性感觉神经综合征,前者以肢体远端感觉缺失和感觉障碍为主要表现,累积剂量达到 850 mg/m² 后出现 3 级感觉神经病变的发生率为 10%～15%,并会随着剂量进一步累积症状加重;后者以突发的手足、口周区域感觉缺失和感觉障碍为主要表现,可伴有下颌关节僵硬,咽喉麻痹虽罕有发生,但一旦出现往往十分严重。在奥沙利铂输注期间应避免口服冰冷液体、触碰金属或冰冷物品。可通过延长静脉输注的时间(从 2 h 延长至 6 h)避免急性感觉神经综合征的再次发生。急性输注反应表现为皮疹、发热、视觉及呼吸系统症状,轻中度反应患者可以考虑予以苯海拉明和激素对症处理,待症状缓解后继续用药,并延长静滴时间或减少剂量。

CPT-11 的主要毒性为腹泻。SN38 是 CPT-11 的活性代谢产物,通过尿苷二磷酸葡糖醛酸转移酶(UGT1A1)代谢,UGT1A1 7/7 纯合子突变患者出现 3 或 4 级腹泻和中性粒细胞缺乏风险高,可以根据 UGT1A1 基因多态性分析结果选择 CPT-11 剂量。

4) "打打停停" 与维持治疗模式:对于病灶无法切除但也并未进展的患者,初始化疗的最佳持续时间尚存在争议。L-OHP 长期应用具有剂量累积性神经毒性。OPTIMOX-1 研究中打打停停模式 [FOLFOX4×5-FU(LV)-FOLFOX4] 对比 FOLFOX7 治疗直至进展的模式,疗效获益相似,3/4 级毒性及不良反应较低,尤其是神经毒性。但 OPTIMOX-2 研究显示,mFOLFOX7 治疗 6 周期后完全停用化疗,较之 5-FU(LV) 维持用药不利于疾病控制。类似的结果在 MRC COIN 试验中也得到证实。因此,目前针对奥沙利铂联合氟尿嘧啶类药物为主的治疗方案推荐采用 "打打停停" 的治疗模式,而不推荐彻底停用化疗。

(2) 靶向治疗

晚期结直肠癌中应用的靶向药物主要有两大类,抗血管内皮生长因子(VEGF)和抗表皮生长因子受体(EGFR)药物。抗 VEGF 的单抗有贝伐珠单抗(Bev),抗 VEGF-Trap 的 aflibercept 和抗 VEGFR-2 单抗 ramucirumab;抗 EGFR 单抗有西妥昔单抗(C225)和帕尼单抗。另外,小分子多靶点 TKI 药物 regarafenib 也新近获批并在国内上市。

1) 抗血管生成药物:贝伐珠单抗单药治疗效果有限,需要与化疗联合应用,目前尚无肯定的疗效预测因子。主要不良反应包括输液反应、高血压、蛋白尿、伤口愈合延迟、血栓性事件、出血、穿孔等,需监测血压与尿蛋白；多数不良反应可控制、可耐受，严重不良反应如大出血、穿孔等的发生率较低，对于存在高危因素者需慎用。由于其延迟伤口愈合的不良反应及约 20 d 的半衰期，如手术前后应用贝伐珠单抗，应距离手术 4～6 周，并在切口完全愈合以后。

阿柏西普（aflibercept）作为 VEGF-Trap 药物，也可与 FOLFIRI 联合用于奥沙利铂方案失败肠癌的二线治疗。VELOUR 研究结果发现，加用阿柏西普较单用 FOLFIRI 化疗可延长 mOS 1.4 个月，且疗效与一线治疗中是否应用过贝伐珠单抗无关，一线治疗中曾应用贝伐珠单抗的患者同样能带来获益。

雷莫芦单抗（ramucirumab）是针对 VEGFR2 的单抗，最早被用于胃癌的二线治疗取得成功，RAISE 研究虽然发现在一线贝伐珠单抗联合 FOLFOX 治疗进展的患者中，ramucirumab 联合 FOLFIRI 较安慰剂组能延长 1.6 个月总生存期，但该药与贝伐珠单抗作用信号通路类似，贝伐珠单抗跨线后疗效也接近，应用价值有限。

2）抗表皮生长因子受体药物：西妥昔单抗 C225 治疗转移性肠癌不仅单药有效，还可提高化疗的效果。主要不良反应有过敏反应、皮肤反应（皮肤干燥、瘙痒、痤疮样皮疹、甲沟炎）；过敏反应可采用抗过敏药物预防，安全性良好；出现重度的皮肤毒性反应时需调整剂量。皮肤毒性与疗效存在一定相关性，皮疹反应重者中位生存期更长。

A. 帕尼单抗为全人源化的 EGFR 单抗，由于无鼠源性成分，其引起过敏反应的比例低于 C225，疗效与 C225 类似。PRIME 试验结果显示，对于 RAS 野生型患者，帕尼单抗联合 FOLFOX 一线化疗能显著提高 PFS 和 OS，而突变患者不但无益反而有害。二线治疗中，帕尼单抗联合 FOLFIRI 化疗，对于 KRAS 野生型患者明显提高了 RR（35% vs. 10%），延长了 mPFS（5.9 vs. 3.9 个月，$P <$ 0.01），并有延长 mOS 的趋势（14.5 vs. 12.5 个月，$P > 0.05$）；对于 KRAS 突变患者，帕尼单抗的应用未能提高疗效。

B. 晚期患者中，选用帕尼单抗与 C225 的对比：ASPECCT 试验发现，帕尼单抗在 OS 上非劣于西妥昔单抗组（mOS 10.4 vs. 10.0 个月，$P < 0.001$）；毒性反应相近，3～4 级皮肤毒性类似（13% vs. 10%），3/4 级输液反应帕尼单抗组较低（0.5% vs.

2%），3/4 级低镁血症较高（7% vs. 3%）。

C. RAS 基因状态检测：抗 EGFR 单抗治疗需要对 RAS 基因状态进行检测，既往认为 KRAS 第 2 外显子突变率约 40%，这部分患者对 C225 治疗无效，而新近研究提示，全 RAS 检测更为全面，包括 KRAS 的第 3、4 外显子与 NRAS 的 2、3、4 外显子突变，这部分突变为 10%～15%。全 RAS 基因野生型患者方可考虑用抗 EGFR 单抗进行治疗（C225、帕尼单抗）。另外，BRAF 突变为不良预后因子，突变率约为 10%，病例数少，抗 EGFR 治疗对 BRAF 突变患者获益有限。目前，FOLFOXIRI 联合贝伐珠单抗的方案推荐用于 BRAF 突变患者。

（3）两类靶向药物的选择

贝伐珠单抗和 C225 作用机制不同，两者在毒性反应上也有所区别。曾有 2 项头对头Ⅲ期临床研究比较贝伐珠单抗与 C225 的差异，结果却很意外，也带来很大的争论与讨论。FIRE 3 研究意外地发现 FOLFIRI 联合 C225 较之联合贝伐珠单抗可使总生存显著延长（28.7 vs. 25 个月，$P < 0.05$），虽然该研究的主要研究终点 RR 并未达到。而 GALGB 80405 研究历时多年，头对头比较化疗联合 C225 对比化疗联合贝伐珠单抗，同样没有达到主要研究终点（OS），但发现 2 组 OS 均为 29 个月左右，PFS 也相似，但亚组分析却发现与 FOLFOX 组配伍时，联合 C225 的 OS 较长；与 FOLFIRI 配伍时，联合贝伐珠单抗者 OS 较长。

结合以上研究数据可以看出，Bev 的疗效特点主要在于联合化疗可延长肿瘤稳定的时间、提高肿瘤稳定的比例，而在一线治疗中并未能明显提高标准方案 FOLFOX（XELOX）化疗的 RR；C225 则在一线中联合化疗可明显提高 RR，其用于一、二、三线均有效，一线应用对于中、高危患者获益更多。C225 对 RAS 基因突变患者无效，RAS 突变患者只能选择贝伐珠单抗。而对于野生型患者，可以根据肿瘤的情况及临床治疗目标选择适合的药物，充分发挥各种药物的特长与疗效。

（4）晚期多药失败的难治性患者的治疗

瑞戈非尼（regorafenib）为口服的多靶点酪氨酸激酶抑制剂，作用靶点包括 RET、VEGFR1、VEGFR2、VEGFR3、KIT、PDGFR-α，PDGFR-β、FGFR1、FGFR2、TIE2 等。CORRECT 研究结果表明，regorafenib 治疗可延长难治性多药失败后患者 mPFS 1.6 个月、mOS 1.4 个月，是首个在肠癌

治疗研究中取得成功的 TKI 类药物。而 CONCUR 研究也在亚洲人群证实了这一个结果，OS 获益较 CORRECT 略多（延长 mOS 2.5 个月）。

另外，TAS－102 是一种新型的口服细胞毒性药物，包含 2 种活性药物成分即核苷类似物三氟尿苷和 TP 抑制剂 tipiracil，基于 RECOURSE 研究的结果，也被批准用于难治性多药失败的晚期肠癌。

这 2 年来，免疫治疗已成为肠癌晚期治疗的新手段。现有研究提示，高频率微卫星不稳定性（MSI－H/dMMR）患者对 PD－1 免疫治疗有效。在晚期肠癌中，MSI－H 患者占 3.5%～6.5%，根据 pembrolizumab 在晚期肠癌 Ⅱ 期数据和之后的 CheckMate124 研究，pembrolizumab 和 nivolumab 均被 FDA 在 2017 年批准用于 MSI－H/dMMR 患者的二线及二线以上治疗。Pembrolizumab 单药 10 mg/kg 的 2 周给药的有效率近 50%，疾病控制率达 89%；nivolumab 3 mg/kg 的 2 周用药有效率 31%，中位 PFS 达到 9.6 个月。这为一部分存在 MSI－H 的患者提供了新的契机，且与 RAS、BRAF 基因状态无关。

另有 HERACLES 研究发现在 KRAS 野生型患者中存在 5% 的 HER－2 阳性患者，对这部分患者采用曲妥珠单抗联合拉帕替尼治疗获得了 30% 的有效率；MyPathway 研究针对非乳腺癌的 HER－2 阳性肿瘤患者采用曲妥珠单抗联合帕妥珠单抗治疗，在 18 例肠癌患者中也获得 28% 的有效率。以上 2 项研究提示对于难治性患者，针对相关靶点进行联合治疗也是未来的方向。

59.7 放疗

59.7.1 直肠癌的放疗

（1）局部晚期直肠癌放疗

近年来，多学科综合治疗的理念在直肠癌的治疗中越来越受到重视。在根治性手术的基础上，放化疗已成为局部晚期直肠癌不可或缺的治疗部分。而随着多项大型临床 Ⅲ 期直肠癌术前放疗研究结果的报道，局部进展期直肠癌的规范化治疗指南已由术前新辅助放化疗取代术后辅助放化疗。

相对于术后放化疗，术前放疗有其临床和生物学上的优点。主要包括：放疗后肿瘤降期退缩，可提高切除率；对低位直肠肿瘤，肿瘤的退缩可能增加

保留肛门括约肌概率；降低术中播散的概率；肿瘤乏氧细胞少，对放疗较术后放疗敏感；小肠的蠕动度较术后大，未坠入盆腔，治疗的毒性反应较低。但术前新辅助放疗也有其不足之处。放疗后产生的肿瘤退缩可能会影响疾病的最初分期，而分期又是预测判断治疗效果的主要预后指标。另外，术前分期不准确还会造成治疗过度或治疗不足。德国 Sauer 研究显示，直接手术组中 18% 经腔内超声诊断为 T3 和（或）N+ 的病例，在术后的病理诊断为 T1～2，术前分期过高；而 Guillem 的研究则显示，22% 术前被诊断为 T3N0 的患者直接手术显示 LN 阳性。

如何选择获益人群是新辅助治疗的研究热点，而新辅助放化疗人群选择的争议主要在 T3N0 的患者。T3 肿瘤定义为侵犯超过直肠固有肌层，但其在肠壁中侵犯距离差异很大，研究表明，随着肿瘤浸润深度增加患者预后明显变差。Merkel 等研究表明，不论淋巴结有无转移，T3 肿瘤浸润深度<5 mm 的患者 5 年肿瘤相关生存率为 85%，显著高于 T3，浸润深度≥5 mm 患者的 5 年肿瘤相关生存率为 54%。Shi 等分析 291 例 T3 直肠癌患者，发现浸润深度是独立的预后因子，浸润深度<5 mm（T3a 和 T3b）的患者，其预后明显优于浸润超过 5 mm（T3c 和 T3d）的患者。MERCURY 研究显示，对于直肠系膜间隙无侵犯、脉管内无癌栓，并且浸润深度<5 mm 的患者，MRI 评价为无高危因素的患者，单纯手术后局部复发率仅为 1.7%，提示对于这部分无复发高危因素的 T3N0 患者，新辅助放化疗的作用可能有限。研究发现直肠癌环切缘阳性可增加局部复发、远处转移的风险，降低患者的生存期。目前复旦大学附属肿瘤医院使用高分辨率 MRI 筛选 T3(4)N+ 患者，T3N0 但 MRI 提示潜在肿瘤切缘浸润或者存在环状切缘阳性的高风险患者，对其进行术前放化疗。因此，新辅助治疗前通过直肠 MRI 给予精确的 T 及 N 分期尤其重要，需要有经验的影像学医师给出诊断，经多学科讨论后决定是否给予新辅助放化疗。

1）术前新辅助放疗：术前放疗的方式主要有 2 种，一为短程快速大分割放疗，多采用 5 Gy/次，25 Gy/5 次，放疗结束后 1 周内手术。另一种为常规分割，45～50.4 Gy，1.8 Gy/次，手术在放疗结束后 6～8 周进行。

A. 术前短程放疗：在 TME 成为直肠癌的手术规范的前提下，学者们对术前短程放疗的效果做了

评价。首先是荷兰的术前放疗随机研究（CKVO 95－04），旨在比较有手术质控 TME 情况下术前放疗的作用。患者被随机分成 TME 或术前快速短程放疗（25 Gy/5 次）＋TME 2 组。在 TME 组，术后如切缘阳性，则接受 50 Gy/25 次的术后放疗。所有参加试验的外科手术医师均接受有关全系膜切除术的培训，并在对进入随机试验患者进行手术前，在有经验医师指导的情况下完成 5 例全系膜切除术。2 年的局部复发率，TME 组为 8.4%，术前放疗＋TME 为 2.4%。经过 12 年的随访，2 组的 10 年局部复发率分别为 5%和 11%。在Ⅲ期切缘阴性的患者中 2 年的局部复发率，TME 为 15%，术前放疗＋TME 为 4%（$P < 0.001$）。结果显示，TME 仍有联合新辅助放疗的必要性，尤其对于Ⅲ期和直肠中下段的肿瘤，可从新辅助放疗中收到较大得益。而 MRC CR07 研究中 1 350 例可切除直肠癌被随机分配到术前短程放疗（25 Gy/5Fx）＋手术组或手术＋选择性术后放化疗组（对于环切缘阳性患者，45 Gy/5FU）。术前短程放疗组具有更低的局部复发率（4.4% vs. 10.6%），但 OS 没有显示出差异。Quirke 等按照环切缘情况将手术质量分为 3 级，即好（直肠系膜）、中（内直肠系膜）及差（固有肌层）。3 年局部复发率分别为 4%、7%和 13%。在不同的手术质量分组中，术前短程放疗组都显示出更低的局部复发率，而在手术质量较好又接受了术前放疗的亚组中，3 年局部复发率低至 1%。

B. 术前长程放化疗：在长程放疗方面，具有里程碑意义的是德国 CAO/ARO/AIO－94 研究，823 例 T3(4)或 N＋的直肠癌患者随机进入术前或术后放化疗组。2 组的放化疗都是采用 50.4 Gy 和同期 5－FU 化疗，术前组还有 5.4 Gy 的局部加量。术前放化疗提高了保肛率（39% vs. 19%），5 年局控率（6% vs. 13%）；更低的 3~4 级毒性反应（含急性和后期反应）及吻合口狭窄。手术病理显示，术前放化疗组的病理淋巴结阳性率为 25%，而术后组为 40%，另外，术前组还获得了 8%的病理完全缓解率（pCR）。在术后组，约 18%的患者手术病理显示为 pT1－2N0，这也提示术前放化疗有过度分期和治疗的可能性。在长期生存方面，2 组未能显示出生存差异，局控率的获益一直延续到 11 年的长期随访，10 年局部复发率分别为 7.1%和 10.1%，而 DFS 和 OS 无差异。

总体来看，短程放疗和长程放化疗在局部控制、长期生存方面并未显示出明显的差异，但长程放疗由于放疗与化疗联合，并且放疗与手术的间隔时间较长，肿瘤可获得足够的退缩时间，近期疗效相对更好。对低位直肠癌，初始不可切除时，推荐常规分割放化疗，可有更多的肿瘤降期，提高 R0 切除率，降低局部复发，提高保肛率。而短程大分割放疗由于其放疗费用低、治疗时间短，能够较好地节省卫生资源，因此对于患者年龄较大、期望寿命较短或初始病灶可切除时可考虑。目前，对于局部进展期直肠癌的新辅助治疗模式也进行了很多探索，包括不同化疗药物的组合，将辅助化疗前移，延长放疗-手术间隔期，目的都是为了尽可能地提高患者的 pCR 率，希望将 pCR 的获益转化为长期生存获益。近期 Lancet Oncology 上发表了一项倾向得分配对研究，结果显示，对于新辅助放化疗后达到临床完全缓解的患者，观察等待策略的生存数据方面并不劣于根治性手术方案。因此，以 Habr-Gama 教授为代表的观察等待治疗策略也越来越多地被大家所接受，大幅提高了直肠癌患者的生活质量。

2）术后辅助放疗：术后辅助放疗最初的应用开始于 20 世纪 70 年代后期和 80 年代早期，开始的目标是放疗对局控的影响，随后的研究除了放疗对局控的影响外，还着重于放疗与化疗的联合应用，包括应用方法及同期放化疗时，放疗的并发症。北美在 20 世纪 80 年代后期发表的单中心研究显示，Ⅱ(Ⅲ)期直肠癌术后单纯放疗的局控失败率在 15%~22%，无病生存率在 50%~57%。放疗的剂量为 45 Gy，1.8 Gy/次，缩野加量的剂量为 5~9 Gy（表 59－6）。

表 59－6　直肠癌术后放疗的单中心研究 5 年结果

研究者	剂量(Gy)	局部失控（%）	无病生存（%）
Tepper	45+5 boost	19	50
Vigliotti	40—50+6—10 boost	15	57
Schild	45+5 boost	22	56
Wiggenraad	45	19	57

20 世纪 80 年代起，在单中心研究的基础上，开始了多中心随机临床试验，这些试验确立了术后辅助治疗的标准治疗方式。所有的试验的病例选择均为肿瘤完全切除的 T3、4 和(或)N＋患者。

Gunderson 的 Pool Analysis：病例来源于 NCCTG、Int 0144、NSABP R－01 和 R－02 研究的 3 791 例患者。结果显示，对于 T3N0 及 T1－2N1 亚组，术后化疗增加 OS，但术后化、放疗相对于术后化疗未能进一步提高 OS。而在更高危的亚组中，术后放化疗相对于术后化疗，显示出更好的 DFS、OS 和 LR（表 59－7）。

表 59－7 791 例直肠癌患者风险分级

风险组别	～5 年 OS(%)	～5 年 DFS(%)	LR(%)	DM(%)
低风险 T1－2N0	90	90	<5	10
中风险 T1－2N1,T3N0	80(75～85) 手术＋化疗＋/－放疗	75(65～80)	5～10	15～20
中高风险 T1－2N2,T3N1,T4N0	60(40～80)	55(45～60)	10～20 术后化疗>15 术后化放疗 10～15	30～35
高风险 T3N2,T4N+	40(25～60)	30～35	15～20 术后化疗>20 术后化放疗<20	>40

因此，T1－2N0 肿瘤局部切除术后如伴有以下高危因素可考虑行术后辅助放化疗：① 低分化腺癌。② 切缘不净或近切缘。③ 伴脉管瘤拴。④ 肿瘤>4 cm，或侵犯范围>1/4 肠壁。

而对于 Miles 或 Dixon 根治术后 T3－4N0－2 及任何 T，N+ 均需行术后辅助放、化疗。

随着新辅助放化疗成为局部进展期直肠癌的标准治疗模式，术后辅助放疗逐渐被新辅助放、化疗所替代，仅适用于一些术前影像学分期较早，但术后病理评价为局部晚期的直肠癌患者。

（2）复发性直肠癌放疗

目前，直肠癌经过综合治疗后生存率提高，复发率明显降低，然而复发及远处转移仍是直肠癌死亡的主要原因。一般来说，局部复发性肠癌预后较差，中位生存时间为 1～2 年，通常伴有疼痛、出血及肠道梗阻。与原发的局部晚期直肠癌不同，复发的直肠癌中既往接受过放疗的情况各不相同，有的曾接受过放疗，有的接受低剂量放疗或未照射过，因此影响这部分患者的局控和生存因素较多，不同的研究者有着不同的研究结果。

梅奥诊所肿瘤中心对 106 例局部复发病例接受单纯切除或加上术中放疗和外照射，按照盆腔浸润程度分为 4 个亚组：F0，没有盆腔浸润；F1，肿瘤浸润到 1 个盆腔部位；F2，浸润到 2 个盆腔部位；F3，浸润超过 2 个盆腔部位。患者的生存率在不同组间有明显差异。意大利一项研究参考梅奥诊所的标准对 47 例局部复发、非转移性直肠癌接受术前放化疗及术中放疗进行分析，并增加设置了 F4 即肿瘤浸润到小肠或骨组织，结果显示分类与 R0 切除率及生存率显著相关。

麻省总医院回顾研究 49 例复发性直肠癌资料，患者的 5 年局部控制率和总生存率为 35% 和 27%，切缘阴性组具有更高的局控率和生存率（56% vs. 13%，40% vs. 12%）。复旦大学附属肿瘤医院研究显示，22 例既往接受过放疗的复发患者给予 39 Gy 照射（1.3 Gy，bid），中位随访 30 个月，9 例患者获得局部控制，12 例稳定，1 例进展。

59.7.2 放疗在转移性大肠癌中的应用

寡转移状态的概念由 Hellman 与 Weichsel Baum 于 20 世纪 90 年代中期共同提出，指存在于局部区域与广泛性转移之间的特定阶段，其转移瘤数目有限且具有特异性的转移器官，在寡转移阶段采用化疗基础上的局部治疗可以提高患者的治疗获益。

早在 90 年代，Blomgren 已报道 31 例应用 SBRT 治疗肝转移瘤的结果，放疗剂量（7.7～45）Gy/（1～4）次，随访 1.5～38 个月，无进展生存率为 80%，50% 的患者达到 CR 或 PR。随着研究开展并总结经验，认为 SBRT 适合肝功能 Child A 级，肝脏病灶≤5个,最大肿瘤直径＜6 cm的患者。

随着寡转移的概念在结直肠癌治疗中受到关注,近年已取得重大的临床研究进展,如EROTC40983研究的长期随诊结果显示,原发灶和转移灶均根治性切除的结直肠癌肝转移患者的5年生存率高达50%。结直肠癌寡转移中的非手术局部治疗(如射频、放疗等)的疗效也受到关注,随机研究EROTC 40004显示肝脏转移灶积极非手术局部治疗对肝脏转移的结直肠癌患者可延长生存期。立体定向放射治疗(stereotactic body radiotherapy, SBRT)作为非手术局部治疗在寡转移灶的研究也广泛开展,ESMO直肠癌治疗指南对于直肠癌寡转移的直肠原发灶的放疗已明确推荐。

59.7.3 结肠癌的放疗

手术是结肠癌的主要治疗手段。由于解剖结构、肿瘤的自然病程及在生物学特性上存在的不同,结肠癌的辅助放疗与直肠癌很难比较。结肠癌根治性手术后的局部失败部位常在盆腔外,多位于腹腔,如肝脏的转移。对结肠癌术后辅助放疗(放化疗)的研究报道较少,多为早期单中心回顾性分析。相比直肠癌,结肠癌的局部失控率低,局部失控的主要危险因素是分期,如T4或$T3N^+$的肿瘤局部失控率可达35%。有关肿瘤发生部位对局控的影响未有一致的看法。有学者认为,局部失控有随结肠远端而增加的趋势;但多数学者认为,位于后腹膜的升结肠,肝曲、脾曲和降结肠等相对移动度较小部位发生的肿瘤,有较高的局部复发危险。此外,多因素分析显示肿瘤的病理学特征对局部或远处失败也有影响,但辅助治疗策略主要取决于分期。

（1）局部区域性放射治疗

有关结肠癌局部放疗的报道多为回顾性分析,其中最全面的是麻省总医院的回顾性分析。3个亚组患者显示,辅助治疗后,局控和无病生存率方面有明显提高,第1类为T4N0M0或T4N1-2M0患者,无病生存率分别为80%和53%;第2类为T4N0但手术时已有肿瘤穿孔发生;第3类为肿瘤部分切除有残留的患者,接受挽救性局部放疗后5年无病生存率为37%。而对于分期为T3N0M0或T3N1-2M0的患者,未显示有局控或生存的得益。但此结果可能有治疗选择的偏差影响,因为大部分高危患者接受了放疗。10年长期随访结果,T4N0、切缘阴性的局控率为78%,切缘阳性的局控率为53%。在

42例切缘阳性的患者中,30例镜下残留的局控率为56%,12例明显残留的局控率为42%。

其他研究结果也显示在高危结肠癌中放疗可提高局控率。梅奥诊所研究中心的Schild报道103例局部晚期结肠癌的5年局部复发率,术后无残留的病例为10%,镜下残留的为54%,明显残留的为74%。Amos总结了佛罗里达大学治疗的局部晚期但手术完全切除的结肠癌接受术后放疗的结果,局控率为88%,与梅奥诊所研究中肿瘤无残留的90%局控相似。另外,此研究发现有局控-剂量效应关系,5年局控率在接受50~55 Gy的病例中为96%,而放疗剂量低于50 Gy的病例中,则为76%($P<0.01$)。

结肠癌治疗中,辅助性术后区域性放疗的常规应用虽仍值得探讨,但在下列临床情况中的应用目前认为是合理的。如按严格的定义,有镜下或明显残留的情况并不属于术后辅助放疗的适应证,但因其有高危复发的可能,故对于切缘阳性或切缘离肿瘤非常近;T4肿瘤与周围组织结构有粘连而无法完全切除时,应采用综合治疗的手段,包括6疗程以5-FU为基础的化疗结合同期肿瘤床的放疗。但需注意,此种情况时治疗需个体化,放疗仅应用于手术后明确的高危患者。

（2）全腹腔放疗

鉴于在局部晚期的结肠癌中,肝和腹膜转移发生率高,因此有尝试采用全腹腔放疗,目的是治疗腹腔内弥散病灶和肝脏病灶。然而,由于腹腔内正常组织耐受性,使放疗的剂量受到很大的限制。如欲根治镜下残留病灶,放疗的剂量需达45 Gy。较小的局限腹部放射野有可能耐受此剂量,但全腹腔放疗,常规分割的耐受量为30 Gy。在多数研究中,采用的是全腹腔20~30 Gy后±肿瘤床加量,同时应用5-FU化疗。严重的治疗毒性反应发生率在5%~38%。

结肠癌的全腹腔放疗研究,仅有一项Ⅲ期前瞻性随机研究,由美国胃肠道肿瘤研究组(gastrointestinal tumor study group, GITSG)进行。在此研究中,300例手术完全切除,肿瘤侵犯肠壁全层或淋巴结阳性的结肠癌,随机分成2组:一组为观察组,另一组同期进行5-FU化疗和放疗,21 Gy(1.5 Gy/次,共14次)。没有观察到2组在总生存、无复发生存或肝转移率上有差异。

结肠癌术后,主要的失败部位在腹腔。麻省总

医院的回顾性分析提示,选择性的 T4 病例中,区域性放疗可能提高局控和无病生存率。Ⅲ 期的 INT0130 研究未显示 5-FU(左旋咪唑)联合局部放疗有生存获益。与局部晚期直肠癌中放化疗已成为标准的辅助治疗模式不同,放疗(区域或全腹腔)在结肠癌治疗中的辅助作用未得到明确,也不作为常规进行推荐。

59.8 转移性大肠癌的介入治疗

59.8.1 大肠癌肝转移的介入治疗

(1) 经血管的介入治疗

包括肝动脉灌注化疗、经肝动脉栓塞化疗及经门静脉灌注化疗等。正常肝组织的血供 70%~75% 来自门静脉,25%~30% 来自肝动脉,而肝癌组织的血供 95%~99% 来自肝动脉。经化疗栓塞术后,肝转移瘤将因血供减少超过 90% 而缺血坏死,正常肝组织血流量只减少 35%~40%,一般不影响正常肝脏组织血供。同样基于肝脏血供的特殊性,通过肝动脉注入化疗药物时可使肝脏局部药物浓度达到全身的 100~400 倍,且瘤区药物浓度比正常肝组织高 5~20 倍,提高化疗效果的同时减轻全身不良反应,同时化疗药物通过血液循环再次进入肝转移灶二次化疗。

1) 肝动脉灌注化疗(hepatic artery infusion, HAI):肝动脉灌注化疗起始于 20 世纪 90 年代,灌注药物由最初的氟尿嘧啶、丝裂霉素发展到奥沙利铂及伊立替康等。一般与栓塞治疗联合应用,很少单独使用。Moerllin 对之前所有单独肝动脉灌注化疗和全身化疗的文献进行 Meta 分析,发现肝动脉灌注化疗的反应率明显高于全身化疗(42.9% vs. 18.4%,P<0.05),总生存时间两者没有明显差异(15.7 vs. 12.4,P>0.05),作者认为,反应率的差异是灌注药物不同(FUDR 或 5-FU)、全身化疗存在的差异等诸多因素造成的偏倚,故不推荐单用动脉灌注化疗代替全身化疗。

2) 经肝动脉栓塞化疗(trans-arterial chemoembolization,TACE):TACE 是在肝动脉灌注化疗的基础上改进发展而来,以阿霉素为代表的药物与碘化油混合制成乳剂微球注入肝转移灶的供血动脉,由于瘤内枯否细胞的缺失,碘化油载药乳剂长时间滞留并缓慢释放药物,从而可以实现持久且稳定的局部肿瘤控制。如能随后注入明胶海绵,PVA 颗粒,或者可降解微球等,不仅可以限制肿瘤血供,而且可以延迟碘化油乳剂的洗脱,进而延长局部药物维持的时间。

A. TACE 联合动脉灌注化疗:将 TACE 与动脉灌注化疗结合,可延长药物直接接触癌细胞的作用时间,增强癌细胞内的药物浓度,从而提高治疗效果。目前,TACE 联合动脉灌注化疗的药物以伊立替康、奥沙利铂为主。

B. TACE 联合放疗:放疗包括选择性内照射(^{90}钇微球体动脉栓塞术)和适形放疗等。选择性内照射(selective interarterial radiation therapy,SIRT)是将包埋了放射性同位素^{90}钇的玻璃微球或树脂微球,通过动脉超选技术,将微球沉积于肝转移病灶处,栓塞肿瘤血管的同时局部释放 β 射线,达到杀灭杀伤肿瘤组织的目的。在全身化疗失败后的患者中应用,中位肝转移灶无进展生存(LPFS)、PFS 和 OS 分别为 5.0、2.0 和 14.9 个月。若联合全身化疗,生存获益将更大,有效率可达 79%,若用于一线治疗反应率则进一步提升至 91%。

C. TACE 联合局部治疗:近年来,应用广泛的局部治疗方法包括微波、射频、氩氦刀冷冻和无水酒精注射等,其与 TACE 结合应用可提高治疗效果。射频消融技术(radiofrequency ablation,RFA)具有局部毁损肿瘤速度快、彻底消融的特点。对于不适于手术切除或不愿接受手术的肝癌患者,应首选 RFA。当肿瘤为多血供时,先行 TACE 减少血流,增加肿瘤组织纳入有效热凝覆盖范围,从而更易发生彻底热凝固坏死,增强 RFA 的效果。把 TACE 列为 RFA 主要辅助治疗手段,根据肝癌 RFA 术中及术后疗效评价结果决定是否选择辅助治疗、治疗方法、治疗次数,但其实用性有待进一步的临床研究来评价。

D. 载药微球栓塞化疗:载药微球栓塞化疗是 2006 年才开始进入临床研究的一项新技术,载药微球是在 PVA 颗粒的基础上加工而成的直径为 75~900 μm 的微球,具有生物相容性好,不可降解,软而有弹性等特点。载药微球通过离子交换的方式负载一定的药物后用于 TACE,载药微球不仅可以对肿瘤供血动脉形成永久栓塞,并且更加缓慢和持久地释放药物。载药微球栓塞化疗的效果得到很多研究者的肯定,但仍需要更大规模的临床研究来证实。

(2) 局部消融治疗

消融治疗包括物理消融治疗和化学消融治疗。

物理消融治疗是一种通过产生局部高温或低温杀灭肿瘤组织的局部治疗,它可以有效地原位破坏结肠癌肝转移病灶,同时保留周围正常肝组织。与手术相比,消融治疗创伤较小、简单经济、易于开展且可以重复。对于不能切除的结肠癌肝转移患者有较好的局部控制效果,对于肝功能较差或存在严重合并症的患者可以作为替代治疗。它可以人为地增大手术切缘,增加手术切除率。当结合肝切除时,可以清除肝多发病灶和外科手术不能切除的病灶。消融治疗的主要限制在于局部复发和治疗相关并发症,将其作为多学科治疗的一部分可以提高治疗效果。物理消融治疗主要包括射频消融、微波消融和氩氦刀冷冻消融;化学消融主要是无水乙醇消融治疗。

1) 射频消融(RFA):RFA 是运用射频电流作用于肿瘤造成肿瘤的凝固性坏死,电极针置于肿瘤组织中,高频的交流电(100~500 kHz)自电极头作用于周围组织。由此产生的温度一般控制在 50~110℃,这一温度导致细胞蛋白质变性、细胞膜破坏及细胞结构消失。高温还可以使细胞内外水分蒸发导致组织的进一步破坏,诱导分泌细胞因子、热激蛋白表达并诱导凋亡。

RFA 可用于治疗不可手术切除的结肠癌肝转移,可以控制局部肿瘤发展,延长生存。多数学者认为,RFA 的适应证为肿瘤直径<4~5 cm,数目<9 个,但更大的肿瘤或多于 15 个的病灶也可以分段或分次行 RFA 治疗。

对于可以手术切除的患者,由于手术后生存率明显高于 RFA,所以 RFA 不能替代手术。肿瘤大小是 RFA 后复发的危险因素,但手术切除不是,而且对于临近主肝静脉的病灶,RFA 不能完整消融,而手术可以连血管一并切除。RFA 的优势在于创伤小,适用于拒绝手术或有严重合并症的患者。

RFA 是一种简便有效的治疗方法,具有可重复性,而且创伤较小。常规组织学检查可发现,射频高温区域凝固性坏死,在边缘区域细胞虽然有正常的细胞膜及细胞亚结构,但这些细胞不具细胞活性。据报道,射频后完全消融的比例在 50%~98%,比例差距范围大的原因有患者的选择、病灶的数目、大小和位置,射频的技术和入路,以及随访期等。

2) 冷冻消融:冷冻消融(cryotherapy)使用液氮循环或氩气在探针局部形成低温对肿瘤进行原位的破坏。对于肝表面病灶,冷冻针可以直接置入,深部病灶可使用 Seldinger 技术置入探针。探针头部液

氮循环可以产生−196℃的低温形成"冰球"。冷冻对细胞最初的破坏在于冰晶的直接作用,随后是由于微循环破坏导致的缺血。氩气与液氮比较,其冷却速度较快但形成的冰球体积较小。

很多研究报道了冷冻治疗的效果,但由于患者选择的不同等因素影响,各家报道结果不一。2 年生存率 12%~72%,局部复发率约 44%。虽然报道的结果差别较大,但结果还是令人满意的。冷冻治疗可以保留更多的正常肝组织,适合于治疗不能手术切除的结肠癌肝转移。对于位于大血管附近的病灶,由于血流可以保护血管不受冷冻破坏,所以可以消融病灶而避免损伤血管。但血管周围复发仍然较常见。

不论患者既往是否接受过治疗,冷冻联合手术均可以改善预后,但冷冻后总的和无肝内复发生存率较低。冷冻与手术切除效果相当的前提是冷冻消融后无残余病灶。

3) 微波消融:微波消融(microwave ablation, MVA)通过 900 MHz~2.4 GHz 的高频波使组织中细胞内外液中的钾、钠、氯等带电粒子和水、蛋白质等极性分子,在微波交变电场作用下,互相碰撞摩擦产生热量,当温度达到 54℃以上时,蛋白质凝固,导致不可逆性细胞损伤。与 RFA 相比,其技术上有一定的优势,例如,产热速度较快,而且微波的传导不受组织干燥碳化的限制,能产生更大的消融带。可见微波消融除了可联合手术扩大结直肠癌肝转移切除的适应证外,在转移灶临近大血管或直径>3 cm 等射频消融应用受限的情况下也是一种可行的方法。

4) 无水乙醇消融治疗:经皮乙醇注射技术(PEI)自 1983 年首次报道以来,临床应用较为广泛。而对于结直肠癌肝转移患者,PEI 更加具有适用性。无水乙醇瘤内注射的治疗机理是由于乙醇弥散进入细胞,使细胞脱水和蛋白质变性立即产生凝固坏死,随后引起纤维化和小血管栓塞,最终导致肿瘤细胞的死亡。此类患者多数存在肝功能不全、心肾功能不全及营养不良、免疫功能低下等状况,而 PEI 作用仅限于注射区域,对病灶周围的正常肝组织和机体无损伤。因此,PEI 治疗结直肠癌肝转移优于 TACE 和肝部分切除术。

59.8.2 大肠癌肺转移的介入治疗

(1) 射频消融治疗

1995 年,Goldberg 等首先将 RFA 应用于动物

肺肿瘤治疗;2000年RFA应用于人类肺肿瘤治疗。RFA治疗肺转移瘤对患者全身条件要求不高,对血压、脉搏及周围血氧饱和度影响不大,治疗后对肝肾功能、肺功能也无明显影响。这说明即使肿瘤有复发,由于RFA治疗创伤小、恢复快,还可以进行多次治疗,从而达到消灭肿瘤的目的。

（2）冷冻消融治疗

当肺内转移灶较大,超过3 cm或病灶临近胸膜或大血管时,采用冷冻消融治疗则更安全。关于肺肿瘤冷冻消融治疗的文献报道较少。

（3）微波消融

MVA利用电磁波产生组织热效应,此点与RFA类似。两者不同之处在于,MVA的频谱范围要大得多,为300 MHz～300 GHz,临床应用一般为900～2 450 MHz。与RFA相比,由于广泛多的微波能量沉积(可达到探针周围2 cm),微波消融可产生一个大得多的热效应区。

绝大多数肺恶性肿瘤患者由于高龄、疾病晚期或严重并发症等原因,治疗手段有限,消融治疗能使其获益已取得共识。但对肺恶性肿瘤消融治疗的明确适应证和禁忌证,何种患者选择何种消融治疗方式能取得最大的获益仍未知。目前,肺恶性肿瘤消融治疗的前瞻性研究仍然较少,消融治疗后患者超过3年的长期随访数据更加匮乏。

59.8.3 大肠癌骨转移

晚期结直肠癌易发生远处转移,常见转移部位为肝和肺,骨和其他部位转移较少见。近年来,结直肠癌骨转移的发病率有上升趋势,可能与综合治疗方法的发展带来的晚期结直肠癌患者生存期的延长及影像诊断技术的进步有关。以往文献报道的结直肠癌骨转移发生率,在临床资料中为6%～10.4%,在尸检结果中为8.6%～23.7%。Kanthan等回顾5 352例结直肠癌患者中,骨转移发生率为6.6%。Sundermeyer等回顾1 020例转移性结直肠癌患者的临床资料,骨转移发生率为10.4%,且直肠癌骨转移发生率显著高于结肠癌。Katoh等报道的118例结直肠癌患者尸检结果中,骨转移发生率为23.7%,高于以往尸检报道的结果。由此可见,结直肠癌骨转移的发生率较低,但整体呈现上升趋势。目前,结直肠癌骨转移临床特点大部分结果显示,直肠癌较结肠癌骨转移发生率高。结直肠癌发生骨转移的部位最常见于椎骨(占＞60%,主要见于腰骶

椎),其次是骶髂部、骨盆和肋骨,较少见于肩胛骨、四肢长骨和颅骨。结直肠癌骨转移常合并其他脏器转移,最常见合并肺转移和肝转移。

结直肠癌骨转移的发生与肺转移有一定的相关性。对1 020例结直肠癌患者的回顾性分析显示,伴有肺转移者骨转移的发生率为16.1%,无肺转移者骨转移发生率为6.4%。118例结直肠癌患者尸检结果显示,有骨转移者肺转移发生率为75.0%,无骨转移者肺转移发生率为32.0%。此外,骨转移的发生率还可能与接受全身化疗药物的种类呈正相关,接受奥沙利铂或伊利替康治疗的结直肠癌患者骨转移发生率较高,提示近年来新药物应用于结直肠癌带来的生存获益可能使骨转移发生率趋于上升。结直肠癌骨转移时常合并其他脏器转移,病程较晚,患者一般情况较差,治疗以姑息、止痛为主,合理应用全身治疗和局部治疗方法,目的是延长生存、提高患者的生活质量。

59.9 复发转移诊治

59.9.1 直肠癌局部复发

结直肠癌的局部复发是接受根治性手术切除的结直肠癌患者治疗失败的主要因素之一。通常来说,50%～70%的结直肠癌就诊后能够接受根治性手术切除,而其中有10%～25%的患者最终将出现局部复发,主要复发部位在肿瘤床或肠壁上。文献报道,结肠癌的局部复发率较低,且通常合并有同时性远处转移,其处理更多地涉及远处转移灶的处理,因此本节将主要针对直肠癌的局部复发进行阐述。

（1）直肠癌局部复发的概念及流行病学特征

直肠癌的局部复发定义为发生在小骨盆内的任何直肠癌的复发。局部复发严重影响直肠癌患者的生活质量和生存期。随着直肠全系膜切除手术和新辅助放疗(放化疗)在直肠癌中的个体化应用,局部复发已经相对少见,但文献报道其局部复发率为2.6%～32%,尽管目前报道的局部复发率越来越低,局部复发仍然是直肠癌治疗及随访中需要考虑的主要因素之一。

（2）直肠癌局部复发的临床特征及分类

1）直肠癌局部复发的临床表现:80%的局部复发出现在初次手术后2年内,而新辅助放疗(放化疗)可能延后直肠癌的局部复发。

局部复发初临床上缺乏特异的症状,初期多数无明显不适。主要症状为会阴部不适,随着病情的进展,逐渐转为疼痛,可以为持续性或有明显的时间性。局部疼痛也可以向腿部放射。部分患者肿瘤侵犯骶神经根、坐骨神经,可发生神经性疼痛。若侵犯膀胱、尿道,可出现血尿、排尿困难。

2) 直肠癌局部复发的特征及分类:低位前切除手术复发病灶多位于吻合口附近,80%的局部复发开始于肠壁外,由外向内浸润肠壁肌层,直至黏膜层。少部分病例复发开始于吻合口处黏膜或肠壁内。约30%的复发在诊断时已经侵犯肠壁全层,40%同时伴有肠周淋巴结转移。此外,尚有相当病例复发始于盆壁。腹会阴联合切除(APR)手术后90%的局部复发病例常伴有盆腔侧壁或前后壁同时受侵,单纯会阴部局部复发较少见。男性患者最常受累的脏器为前列腺、精囊、膀胱三角区。Marsh 统计男性复发病例中,侵及前列腺、精囊者占53%,其次为膀胱,占21%;女性患者多侵犯阴道后壁、子宫,累及膀胱者较少。若复发位于盆腔后壁,骶骨容易受到侵犯。值得注意的是,由于诊断困难,复发肿瘤常同时累及多个盆腔脏器。

目前,直肠癌术后局部复发的分类尚未有准确的定义及界定,仅有荷兰的一个前瞻性临床研究的后续随访分析对局部复发进行较为明确的分类,也是目前应用最广泛的分类方法。该临床研究入组了1 417 例直肠癌患者,分别接受单纯全系膜切除手术(704 例)和术前短程(5×5 Gy)放疗+全系膜切除手术(713 例),比较术前放疗的直肠癌中的治疗效果。根据随访影像学复发位置将局部复发分为5种类型:① 骶前复发:主要位于骶骨前方中线位置,通常与骶骨相关。② 前方复发:主要位于前正中,与膀胱、子宫、阴道、精囊腺或前列腺相关。③ 吻合口复发:低位前切或 Hartmann 术后,在闭合缘或吻合缘的复发。④ 侧方复发:侧盆壁复发,坐骨棘后方水平、闭孔淋巴结区域及髂血管区域的复发。⑤ 会阴复发:会阴部、肛周至肛门括约肌水平、坐骨直肠间隙的复发。

(3)直肠癌局部复发的诊断

在直肠癌局部复发的诊断中,首先必须要强调规律的定期随访,由于大部分局部复发发生于手术后3年内,因此直肠癌术后3年内的复发相对密切,需要进行规律的随访。

1)症状:直肠癌局部复发初期可以无明显自觉症状,特别是侧方复发时症状更不明显。吻合口复发或前方复发时可能合并有里急后重或便血症状,会阴复发可能合并有持续进行性加重的会阴坠涨感或疼痛感。

2)查体:局部复发的检查包括腹部查体、肛门指诊、阴道指诊、会阴部检查。检查过程中注意是否存在肿块,以及肿块的部位、大小、质地、是否存在压痛。保肛手术者可通过肛门指诊了解盆腔局部情况及吻合口的情况,吻合口是否光滑、是否存在狭窄,若发现吻合口处有结节,尤其是质地较硬、活动差、有压痛者,不论在黏膜、肠壁或肠壁外,均应高度怀疑肿瘤复发。

3)辅助检查:

A. CEA 测定:结直肠癌术后 CEA 的检测是重要的检测指标之一。尽管有 10%～30%的局部复发患者 CEA 并未有明显升高,但患者同时合并有局部症状伴 CEA 升高时应高度怀疑存在局部复发,从而进行进一步检测。但 CEA 指标本身并非诊断局部复发的必要条件。

B. 穿刺病理检查:穿刺病理检查包括 CT 或 B 超引导下粗针穿刺活检及细针抽吸细胞涂片检查。穿刺病理检查是直肠癌局部复发明确诊断的最重要手段,有时甚至是唯一的手段。对于会阴浅表的可疑复发病灶可以通过细针抽吸细胞涂片明确诊断,对于盆腔深部的可疑病灶、可疑的盆腔淋巴结等,CT 引导下的粗针穿刺能够获取足够的组织以明确诊断并有效避免过大的损伤,在某些少见病理类型可通过免疫组化进一步鉴别诊断。

C. 纤维结肠镜检查:直肠癌术后定期纤维结肠镜检查是发现吻合口复发和肠道多原发病灶、新发腺瘤的重要手段之一,也是活检明确病理学诊断的手段之一。由于大部分复发并非单纯吻合口复发,因此,肠镜检查阴性并不能完全排除局部复发,需要结合其他影像学、病理学检查进一步明确。

D. 影像学检查:

a. CT:对于腹盆腔、肠壁外的复发病灶,应用钡灌肠、结肠镜等方法往往不能够获得足够的诊断信息。应用 CT 检查可以了解肿块的大小、受侵范围,能够显示骨盆内血管、会阴部肌肉和骨盆结构,还能够清楚地明确复发病变的位置、大小、形态,以及对骨盆和周围脏器的侵犯和远处转移的情况。CT 对于早期腔外型复发的诊断有较大的实用价值,可以发现直径>1 cm 的肿块;当肿瘤直径>2 cm 时,其阳性率可以达到 100％。近年来,在 CT 引导下做盆腔肿块细针抽吸细胞学检测,有助于获得病理水平的诊断。

b. MRI:MRI 对于盆腔复发灶的正确检出率达 93％,敏感性为 100％。由于软组织间的对比度较大,它能够比较容易地鉴别盆腔内的软组织阴影是肿瘤复发还是炎性病灶或者瘢痕组织,其准确性比 CT 高,但是对于腹腔内的复发病灶检出效果不如 CT。对于怀疑盆腔复发的患者,如果 CT 检查不能够明确诊断,可以进行 MRI 检查,如果仍然存在疑问,可以通过 CT 引导下的细针穿刺活检来协助诊断。

MRI 不仅对判断局部复发有价值,而且其对局部复发灶与周围组织结构的关系的判断具有独特的价值。由于目前对于局部复发的治疗更加积极,因此,MRI 对判断局部复发能否手术切除具有重要价值。

c. 超声或者内镜超声:具有费用低、操作方便等特点。可以帮助发现腹盆腔的复发病灶。当肿瘤复发压迫输尿管造成肾盂积水时,超声具有优良的检查效果。近年来,腔内超声技术的发展不仅有助于提高复发灶的检出率,而且对于估计疾病状态、浸润情况也有一定帮助。但是对于直径＜1 cm 的病灶,超声的敏感性较 CT 差。

而另一个重要的诊断措施就是集纤维结肠镜和超声优势于一身的内镜超声技术(EUS)。早期研究提示,单纯依赖 EUS 不能诊断肿瘤复发,因为其难以鉴别早期复发和术后改变,特别在术后 3～6 个月内。局部复发在 EUS 中表现为黏膜层内或直肠周围的局灶性低回声区,而术后纤维瘢痕则表现为高回声。EUS 的优点表现在对局部复发的早期发现,较传统的影像学诊断更早。目前,对 EUS 应用的一大进步就是 EUS 引导下的细针穿刺检查,可以更方便地对可疑病灶进行取材从而明确诊断。2 个研究发现,EUS 结合穿刺活检对结直肠黏膜下和肠壁外的复发病灶的诊断具有很高的准确性,其准确率达 90％～95％,而单纯应用 EUS 的准确率仅为 82％。汇总研究发现,对 1 027 例直肠癌术后的 110 例局部复发患者采用 EUS 结合细针穿刺,其准确率达 87％～100％。

d. PET/CT:PET 扫描是一种有价值的协助诊断直肠癌术后局部复发的工具,其 FDG 摄取差异在鉴别复发和治疗后的纤维化上具有显著的优势。而

更新的 PET/CT 不仅能够判断复发病灶局部的 FDG 摄取水平,同时利用融合图像能够更好地帮助定位复发病灶。但 PET/CT 也存在一定缺陷,其诊断依赖于肿瘤大小和 FDG 摄取,因此,对于＜1 cm 直径的肿瘤判断不准;同时,由于膀胱对 FDG 的高摄取常令前壁复发病灶判断不准确。而且,由于 PET/CT 的费用昂贵,也限制了其广泛应用。

(4) 局部复发的治疗

直肠癌局部复发的治疗是大肠癌治疗的难点,治疗效果相对较差,手术风险高,并发症及死亡率高。既往对局部复发的治疗多为姑息性的放疗或化疗的联合,但近年来,随着新辅助放化疗的应用及直肠 MRI 的普及,更多直肠癌的局部复发能够更早期地被发现,外科手术在其中扮演着越来越重要的角色;而且随着外科技术的发展,手术并发症及死亡率进一步降低。文献报道,直肠癌术后局部复发行挽救性外科手术后的 5 年生存率达到 18％～58％,其中 R0 切除的 5 年生存率达到 35％～60％,手术死亡率 0～8％,术后并发症 21％～82％。

直肠癌局部复发的治疗需要依赖多学科综合治疗,需要影像科、外科、放疗科、化疗科医师的通力合作。

1) 手术治疗:首先,应根据各种检查结果确定肿瘤的位置及周围脏器的侵犯情况,确定患者是否为手术适应证。一般说来,远处转移、腹水、双侧盆腔侵犯是再次手术的禁忌证。单纯的盆腔局部复发、影像学检查提示可以切除者是手术适应证。对于一般情况良好,发生孤立的肝或肺转移,而症状明显,盆腔局部病灶又可以切除者,可试行姑息性转移灶切除。手术方式包括局部切除、腹会阴联合切除(APR)、盆腔脏器切除等。

2) 放疗:对于未接受新辅助放化疗的患者术后的局部复发,放疗或放化疗能够进一步缩小肿瘤、清除盆腔微转移病灶,提高疗效。手术前辅助治疗,单纯手术切除后再次局部复发率高达 30％～40％,手术前辅助放疗可以降低再次手术后的局部复发率。对于既往未接受放疗者,再次手术前应进行辅助治疗。一般术前放疗的剂量为 50～60 Gy,可以同时进行联合化疗。放化疗的联合比单纯采用某一种方法可获得更好的效果。主要优点体现在以下方面:化疗可以增加肿瘤细胞对放疗的敏感性,提高放疗效果;放化疗联合可以缩小肿瘤、降低肿瘤分期,提高根治性手术切除率;术前放化疗可以抑制或杀灭血

液循环中的肿瘤细胞,降低远处转移或局部复发的机会。所以对于局部复发的病例多主张进行6~8周的手术前综合治疗,然后进行手术。

对于无法手术或者合并远处转移的局部复发病例进行放疗可以获得姑息性疗效。经过治疗后,大部分患者的出血和疼痛可以得到控制,但是对其他症状的控制作用非常有限。

3) 化疗:对于局部复发的患者,化疗效果通常不如远处转移有效,特别是在新辅助放化疗的患者中。回顾分析早些年的文献,一般认为,5-FU(CF)化疗对局部复发病例疗效有限。近年来,奥沙利铂、伊立替康为主的化疗药物也在局部复发中单独应用或联合放化疗进行应用,甚至西妥昔单抗和贝伐单抗等靶向药物也在直肠癌局部复发患者中应用,但其结果尚不完全肯定。目前,化疗主要作为一种姑息治疗手段或放疗增敏剂,与放疗结合的新辅助治疗来提高手术切除率。

59.9.2 肝、肺等常见远处转移

(1) 结直肠癌肝转移

结直肠癌是最常见的消化道恶性肿瘤,在西方国家癌症致死病因中居第二,其发病率在我国也有逐年增高的趋势。40%~50%的结直肠癌患者最终死于肿瘤转移。肝脏是结直肠癌最主要的转移部位,也是影响结直肠癌预后的重要因素。15%~20%的患者在结直肠癌确诊时即发现存在肝转移。另有25%~50%的患者则在原发癌根治性切除术后发生肝转移,其中20%~35%的患者转移灶仅局限于肝脏。未经治疗的结肠癌肝转移的中位生存时间仅为6~12个月,对于肝转移比较局限的预后会稍好。

随着医疗和手术技术的进展,肝转移患者的预后得到了极大的改善。这样的进步基本可分为2个阶段。第1阶段是肝切除手术的发展,肝切除的比例稳定在20%左右,给总体生存时间的延长提供了较大的支持。第2阶段开始于2004年,是生存的提高获益与医药的发展,在这段时期内一些药物如奥沙利铂、贝伐单抗及西妥昔单抗陆续进入临床,并应用于晚期结肠癌的治疗。这些治疗措施的发展已经显著地改善了结肠癌肝转移的预后,并提供了治愈的可能。

1) 结直肠癌肝转移的诊断:

A. 肝转移的定义:结直肠癌肝转移目前根据国际指南分为2类:同时性肝转移是指结直肠癌确诊前或确诊时发现的肝转移;而结直肠癌根治术后发生的肝转移称为异时性肝转移。

B. 肝转移的诊断常规:结直肠癌确诊发生肝转移的诊断常规:对已确诊结直肠癌的患者,除血清CEA和CA19-9检查及病理学分期评估外,应常规进行肝脏超声和(或)增强CT等影像学检查以了解有无肝转移的发生,对于怀疑肝转移的患者可加行血清AFP和肝脏MRI检查。PET/CT检查不作为常规推荐,可在病情需要时酌情应用。肝转移灶的经皮针刺活检仅限于病情需要时应用。结直肠癌手术中,必须常规探查肝脏以进一步排除肝转移的可能,对可疑的肝脏结节可考虑术中活检。

C. 常用诊断手段的特点:

a. CEA:是一种上皮性肿瘤标志物。在初次诊断为结直肠癌时,血清CEA可能并不升高,但若发现升高,则往往提示已伴有转移。若患者为术前CEA升高,术后降至正常后再升高者多为肿瘤转移或复发,是判断肿瘤转移的良好指标,提示患者较短的无瘤生存。术前CEA升高也是结直肠癌肝转移患者预后的独立危险因素。即使术前患者CEA不高,术后监测CEA也有其临床价值。血清CEA异常升高比临床发现复发或转移灶要早4~10个月,其阳性率一般可达70%以上。因此,术后随访中一般均会2~3个月复查血清CEA,以便早期发现肿瘤的转移复发。

b. 超声:超声检查是肝内占位性病变首选影像学检查。常规灰阶超声检查在对肝内转移灶的诊断方面其敏感性和特异性均低于增强CT、MRI,其对肝内转移灶检出的敏感性为40%~80%。但若行术中超声检查,对于<2 cm的结节其检出率可达80%~95%。超声造影能发现约97%的CT所能发现的病灶。常规超声检查能够发现最小5 mm左右的病灶。病灶较小多呈圆形,而较大则多呈椭圆或不规则形。病灶较多时,可弥漫分布或融合成块,形成高回声不均质区,形似葡萄,称为葡萄串征;较为典型的转移性肝癌的表现为靶环征或牛眼征。具体为肿块内部显示高回声,而高回声的中央部分则存在由于组织坏死液化所致的无回声区。高回声外部又由低回声或无回声区环绕。彩色多普勒超声检查对于转移性肝癌检出作用有限。超声造影则表现为造影剂的"快进快出"。与原发性肝癌的鉴别诊断要点是,其增强方式多为周边环状增强,而增强后的减

退常以中央开始,逐渐向周围减退而呈低回声改变。

c. CT:多探头 CT(MDCT)是结直肠癌重要的分期和随访手段。在结直肠癌患者中,肝转移灶在初始显示中常呈现低密度,约有 11% 发生钙化,这些有钙化的病灶在未增强的扫描中比门静脉期扫描更易被发现,这些钙化点有助于诊断。在肝动脉期,小的结直肠癌肝转移灶常为高密度灶,而大的转移灶则常显示高密度边缘影,中央区则显示低密度影,表示退化的血管结构和(或)肿瘤坏死。较大病灶在门静脉期扫描时常显示为低密度灶,常表现出与超声类似的特征性的靶环征或牛眼征。静脉期是探查肝脏转移灶的最为显著的时间点。层薄 2~4 mm 是推荐的像素成像范围。MDCT 虽是结直肠癌分期的良好选择,但其肝转移的漏诊率仍可达 25%。

d. MRI:对于结直肠癌肝脏转移病灶,MRI 在 T1W 像上常呈低信号,T2W 像上则呈稍高信号,若在肿瘤内出现液相改变如坏死液化,则 T2W 像呈高信号。与超声和 CT 类似,MRI 造影增强时可见靶环征或牛眼征。在使用 DWI、T2W 和增强扫描时对于转移灶检出率的敏感性较高。在临床实际应用中,MRI 常被认为是较 CT 更为可靠的影像学检查。

e. PET/CT:PET 是基于分子代谢的影像检查方法。能够早期较为精确地发现结直肠癌肝转移灶,同时显示病灶形态、大小及分布情况。其敏感性为 89%,高于 CT 平扫的 71%,而特异性分别为 98% 和 92%,两者相似。PET/CT 是高解剖定位能力的 CT 与功能性检查 FDG/PET 2 种手段的融合,兼具两者的优势。但由于其较高的放射暴露与费用,并非在术前诊断时常规使用。

D. 预后判断与基因检测:目前,最为常用的为 CRS 临床风险评分(表 59-8)。这个评分是建立在一个大样本回顾性研究基础上的,多因素分析确定了 5 个显著影响预后的因素:原发肿瘤淋巴结状态、无病生存时间、肝转移肿瘤数目>1 个、术前 CEA 水平>200 ng/ml 和转移肿瘤最大直径>5 cm。该系统提出后在临床上得到了较为广泛的应用,对判断预后,预测肿瘤扩散及手术可切除性等方面有帮助。

表 59-8　临床风险评分系统

预 测 指 标	分值评估		累积得分	总生存		
	否	是		3 年(%)	5 年(%)	中位时间(月)
原发肿瘤淋巴结阳性	0	1	0	72	60	74
无病生存时间<12 月	0	1	1	66	44	51
肝转移肿瘤数目>1	0	1	2	60	40	47
转移肿瘤最大直径>5 cm	0	1	3	42	20	33
术前 CEA 水平>200 ng/ml	0	1	4	38	25	20
			5	27	14	22

目前,精准医学发展迅速,基因检测对于预后判断及指导药物治疗具有重要的价值。在肝转移中较为常用的检测指标有以下 3 项。① RAS 与 BRAF 检测:所有结直肠癌肝转移的患者中进行 KRAS 与 NRAS 进行第 2、3、4 外显子的检测。RAS 基因是否突变有一定的预后意义,而且是抗 EGFR 治疗有效性的重要生物学标志物。结直肠癌原发灶和转移灶的 RAS 基因状态大多无差别。BRAF 建议在 KRAS 基因第 2 外显子野生型的结直肠癌肝转移患者中进行检测,也有重要的预后价值。② 错配修复基因(MMR)检测:建议初治年龄<70 岁或 70 岁以上但满足 Bethesda 标准的结直肠癌患者进行检测,以便更精准地制订治疗策略。免疫组化检测 MMR 的蛋白表达(包括 MLH1、MSH2、MSH6、PMS2),如果存在表达缺失(其中 MLH1 表达缺失患者应检测 BRAF 基因状态并确认其未发生突变)应通过基因测序来确认突变。③ 其他的是一些药物筛选相关基因,目前临床比较常用的是伊立替康的药物代谢酶 UGT1A1,其基因的多态性会显著影响该酶的活性。非野生型的 UGT1A1 患者接受伊立替康化疗,可能会增加Ⅲ度以上骨髓抑制及腹泻的风险。

2) 结直肠癌肝转移的治疗:

A. 外科治疗:20 世纪 90 年代以后,国际上对手术治疗结直肠癌肝转移基本达成共识,肝切除术目前是唯一可能治愈肝转移癌的标准治疗。从理论上说,对于局灶性生长的肝转移癌病灶,存在着完整切除病灶的可能性,并可能因此获得长期生存。国内外大量研究表明,转移灶切除手术治疗的患者5年生存率可以超过50%,因此外科手术是治疗可切除结直肠癌肝转移的首选方案。

a. 手术适应证:肝转移手术适应证主要取决于2个因素:患者的一般状况和肿瘤的可切除性。首先需要排除严重的基础性疾病包括严重的肺功能或心功能障碍,以降低手术风险。术前行肝切除术患者都要进行肝功能评估,虽然绝大多数结肠癌肝转移患者没有慢性肝病史,但术前化疗可导致脂肪肝、脂肪性肝炎、肝窦阻塞综合征等,使得术后肝功能障碍的发生率增高而加大手术风险。

既往认为肝脏转移灶的数目、肿瘤切缘需保持1 cm以上、肝转移肿瘤直径＞5 cm等均为手术绝对禁忌证。目前认为,只要肝脏转移灶能够R0切除、保留足够的肝脏体积而且无不可切除的肝外转移灶,即可行手术治疗。手术切缘保持阴性即可,不会影响患者生存。

对于肝外转移灶,有学者倾向于在治愈性肝切除同时行肝门淋巴结清扫术,使该类患者得到生存获益。此外,结肠癌同时合并肝及肝外病灶的转移亦是既往手术的禁忌。最近数据表明,如果肝外转移可切除,那么可以给该类患者带来好的生存获益。因此即便患者可能有肝外一处或者多处转移,若能切除,实行肝转移灶合并肝外转移灶的切除也是可采取的方案。

当需要开展扩大肝切除或半肝切除,预期残余肝较小患者,要保证术后肝功能代偿,关键因素仍然是未来残余肝(FLR),术前测量FLR体积可预测残肝功能。FLR体积可直接利用三维CT进行测量,同时需要测量全肝体积(TELV),FLR/TELV的比值称为sFLR。无慢性肝病患者行扩大肝切除术,sFLR≤20%,术后并发症发生率为50%;而sFLR＞20%,术后并发症发生率只有13%。一般来说,sFLR 20%被认为是最低安全量,可以满足正常肝脏患者功能需要;而对于肝硬化患者,则sFLR至少应为40%。接受全身化疗的患者,sFLR建议为30%。应用门静脉选择性的栓塞或结扎可以使肝转移灶切除术后预期剩余肝脏代偿性增大,增加手术切除的可能。

可切除性的概念在过去30多年里已经发生很大变化,包括多发肝转移瘤问题、切缘问题、肿瘤大小及肝外转移等问题。在多学科协同治疗的现状下,积极创造手术条件,切除所有的转移病灶,保证切缘的阴性和残余肝的体积,使患者得到最大的生存获益。

b. 初始可切除同时性肝转移手术治疗:根治性手术治疗已经是同期结直肠癌肝转移治疗的金标准,可以延长患者存活期,并在某些情况下,可能达到治愈。自1990年来,就结直肠癌伴同时性肝转移手术时机即同期切除或二期切除,学者们展开了激烈的争论。支持分期切除的学者认为原发病灶和肝转移灶同时切除手术侵袭大,手术风险增加,有较高的并发症和死亡率。多数研究报道为7%～12%,涉及肝大部切除时手术死亡率高达24%。美国MD安德森癌症中心也发布了类似的结果,与行肝大部切除的分期手术切除患者相比,同期切除术后并发症和病死率显著升高(44% vs. 27%,8% vs. 1.4%)。值得注意的是,在大多数研究中,所有的死亡患者均为65岁以上的老年患者。所以对同期肝大部切除患者的选择是必要的,而老龄患者需要慎重。

同期手术另一个可能的问题是,同时术中肝切除时,如阻断门静脉可导致消化道淤血、水肿,增加吻合口漏发生的可能。另外,与异时性肝转移比较,同时性肝转移往往意味着原发癌灶生物学行为恶性程度高,并且常为多发性肝转移,同时由于影像学诊断的局限性,螺旋CT和MRI难以发现直径0.5～1.0 cm以下的转移灶,而这些微小转移灶是术后残肝复发的主要原因。也有学者谨慎主张,先切除原发灶,术后观察3～6个月,同时行化疗,如肿瘤数目无明显增加、体积无明显增大,则再行二期切除。

虽然有着不同的见解,随着患者选择的优化及手术技术及围手术期管理的进展,近来越来越多的研究报道了同期切除良好的效果,同时肝转移的外科处理已经开始改变。同期切除具有显而易见的优势:一次性切除原发灶和肝转移灶,可免除再次手术给患者带来的痛苦,缩短住院时间,较少因二期切除等待肝切除的这段时间,导致部分患者因肝转移癌恶化或发生肝脏以外其他脏器转移而失去手术机会。原发性结肠肿瘤和肝转移同期切除能够迅速启动术后辅助治疗,从而可能带来生存获益。同期手术避免了分期手术带来的术后免疫抑制,降低了免疫抑制可能加速肿瘤进展的概率。同时术中超声的应用可准确诊断术前无法明确的微小转移灶，并能明确癌灶与肝脏管道系统的关系，从而使切除更加安全。

c. 初始不可切除肝转移手术治疗：约80%的肝转移患者在诊断时即为不可切除。在这种情况下，治疗方案应该是多学科的，包括外科医师和肿瘤学家的协同合作。化疗对于初始不可切除肝转移患者是主要选择，通过转化性化疗可能使肿瘤降期达到切除的目的。此外，如果预定肝切除术后残余肝太小，则可采用两步肝切除策略，预先阻断门静脉，使剩余肝代偿性增生，减少二次手术后肝衰竭的风险，两步肝切除策略是多发肝叶转移患者手术治疗的有效方法。

在现代化疗药物普遍使用的情况下，不能切除的结肠癌肝转移患者中位生存时间已经超过20个月。在相应的Ⅰ（Ⅱ）期临床试验中，新的靶向生物制剂在一线化疗中的应用使得中位生存时间已超过30个月。现代化疗药物的进展不仅能够使患者的生存时间增加，而且可能使初始不可切除病灶转变为可切除或缩小切除范围，有利于降低手术并发症的发生率和病死率。

欧洲癌症治疗组织（EORTC）的研究认为，化疗可以降低25%的手术复发风险，并同时了解肿瘤对化疗的敏感性，帮助决定术后进一步治疗。美国中北部肿瘤治疗组（NCCTG）研究认为，对初诊无法手术者，FOLFOX方案可使60%的患者肿瘤缩小，40%的患者能够接受手术。目前NCCN推荐的一线化疗方案主要有FOLFOX、FOLFIRI、CapeOX、5-FU（LV）或卡培他滨4种，不同方案的选择主要依赖患者对治疗的反应及实践医师的个人意见。三药联合的FOLFOXIRI患者的反应率和转化性R0切除率均较FOLFIRI组患者明显升高，无进展生存和总体生存也明显改善，但化疗毒性明显增加，一般仅适合于年轻、身体状况好的少部分患者。

近些年，随着靶向药物的使用改善了不可切除的肝转移病灶患者的预后。一项包括4项的随机对照研究，纳入484例KRAS基因为野生型最初不可切的转移性结直肠癌患者的荟萃分析显示，与单纯化疗相比，联合西妥昔单抗或帕尼单抗可显著增加总体反应率，R0切除率从11%增加至18%，无进展生存也显著延长，而总体生存无明显改善。一篇关于化疗加西妥昔单抗用于转化性治疗的荟萃分析，共纳入4项仅有肝转移的肠癌患者随机对照研究，

结果发现加用西妥昔单抗组的R0切除率在其中3项研究中明显升高（CRYSTAL研究，5.6% *vs.* 13.2%；OPUS研究，4.3% *vs.* 16.0%；NCT01564810研究，7.4% *vs.* 25.7%）。因此，KRAS基因为野生型的患者推荐西妥昔单抗联合FOLFOX或FOLFIRI方案治疗。

两步肝切除术法于2000年被首先提出，该种方法适宜于由于患者肝脏两叶广泛转移，手术后残余肝不能功能代偿，既不能一次性彻底切除病灶，也不能手术联合射频消融的患者。两步肝切除第1阶段是通过手术最大限度地去除保留半肝内的所有的肿瘤，栓塞或结扎保留肝对侧的门静脉以促进保留肝的再生，术后以辅助化疗控制对侧肝肿瘤的进展，等待肝脏再生和未来的残肝体积肥大，第2次手术通常在第1次手术后的3～6周后进行，既满足了残余肝充分代偿增生，也防止残余肿瘤进一步扩展，尽可能R0切除。有两步肝切除的荟萃分析研究指出，在所有拟采用两步肝切除术意向治疗患者中，有77%的患者完成了两个阶段的治疗，失败的原因包括肿瘤进展、全身状态差、死亡、肝再生不足等。完成两步肝切除术的患者中位生存期为37个月，3年生存率为60%，5年生存率为48%。中位无病生存期为11个月；未能完成患者，中位生存期仅为16个月。该研究分析了治疗失败的相关因素，其中第1阶段术前过度化疗、较多的转移肿瘤数目与治疗失败相关。此外主要的术后并发症、年龄和CEA水平也是治疗失败的相关因素。

总之，近年来，随着肿瘤的综合治疗方法的不断进步，结直肠癌肝转移手术切除的适应证不断扩大，部分传统观点认为"手术禁忌证"的患者通过综合治疗获得了长期生存，术前新辅助治疗及手术技术的发展为该类患者带来了客观的获益，综合治疗已成为初始不可切除结直肠癌肝转移治疗的主要模式。

d. 结肠癌合并肝内外转移的手术治疗：目前，结直肠癌肝转移合并肝外转移灶在一定条件下也可以进行手术根治性切除。肿瘤多发转移曾被认为是手术的禁忌，近年来对此也有了新的认识。

最先获得注意的是合并肺转移。肺是结直肠癌最常见的肝外转移部位，发生率为10%～25%。若不加以治疗，其中位生存时间不超过10个月，5年生存率仅为5%。那些同时具有肝转移与肺转移灶的患者，外科手术治疗是获得长期生存的唯一治疗手段。同时伴有肝、肺转移患者行手术切除，术后中

位无瘤生存时间为 44 个月左右,5 年生存率可达 60% 左右,提示对肝、肺转移采取积极手术治疗的良好预后。因此,目前的指南推荐治疗策略均是以肿瘤的可切除性为导向的,而对于除肺以外的肝外转移,大量研究结果也鼓励在合适情况下对转移灶行手术切除。

有研究报道,同时行肝转移和肝外转移灶切除的患者,其中位生存时间 24 个月,3 年和 5 年总体生存率分别为 47% 和 26%,虽然低于同期进行了不伴有肝外转移的接受肝转移切除的患者(67% 和 49%),但对于适合同时根治性手术切除肝转移灶和肝外转移灶的患者,行手术治疗仍可获得较长期生存的机会。近期也有多项荟萃分析对该方面进行了研究。对于伴有肝外转移的结直肠癌肝转移患者,其中位无瘤生存时间约为 12 个月,中位总体生存时间约为 30 个月,中位 5 年生存率 19%。手术病死率 0~4.2%。肝转移灶 R0 切除,肝外转移灶切除的患者中位 5 年生存率 25%。不同转移部位生存时间也截然不同。肺:中位生存时间 41 个月,5 年生存率 27%。门静脉腔静脉周围淋巴结:中位生存时间 25 个月,5 年生存率 17%。腹膜转移:中位生存时间 25 个月,5 年生存率 8%。而多于一处的转移灶,其中位生存时间为 17 个月,5 年生存率为 7%。多数学者也认为,肝外转移灶并非肝切除术的禁忌证。目前,对于合并肝、肺转移的患者,推荐先使用新辅助化疗,后辅以分期或同期的肝切除术和肺转移灶切除。若肿瘤对治疗有反应或保持稳定,可在 2 次手术间辅以化疗。在对其他情况下可手术患者的选择上,目前均推荐仅合并有一处肝外转移病灶或局限性的腹膜转移的患者适合手术治疗,并在手术同时辅以化疗。

e. 结肠癌肝转移术后复发的手术治疗:有超过 50% 的患者在初次肝切除术后 2 年内出现转移灶复发。在过去 10 余年中,已有报道认为,再次肝转移灶切除对于复发性肝转移是一种可行的治疗方式。患者在二次手术切除中的临床获益要超过仅行单次手术切除,当然在这个问题上仍有争议。目前,化疗方式和微创治疗技术的发展也为复发性的结直肠癌肝转移提供了治疗新选择,能够使复发性肝转移的治疗效果获得提高。

一项荟萃分析发现,结直肠癌肝转移的肝切除术后转移灶复发特点为,与初次转移灶相比,复发灶更多为单发病灶,局限于一叶,肿瘤体积也更小,血清

CEA 水平也更低。而在围手术期方面,初次手术与二次手术的术后并发症发生率、术后住院时间等并无区别,R0 切除率也并无区别。但由于二次手术条件较初次手术复杂,手术时间要显著延长,同时术中失血量要显著增多。复发率在初次肝切除之后为 59.5%,而在第 2 次切除后为 69.8%,两者并无显著差别。无瘤生存率方面,两者间也并未见差异。同样,长期生存分析显示,肝转移灶复发切除后的总体生存与仅单次切除肝转移灶相比并无差异。国内指南也认为,在全身状况和肝脏条件允许的情况下,对于可切除的肝转移术后的复发病灶,可进行 2 次、3 次甚至多次的肝转移灶切除。其手术并发症和病死率并不高于第 1 次肝转移灶的切除,而且可获得相同的术后生存率。提出达到以下 6 项标准可以得到更高的长期生存率:① 初次手术后至复发间的无瘤间期>1 年。② 第 2 次手术时肝转移灶为孤立病灶。③ 第 2 次手术时肝转移灶局限于单叶。④ 第 2 次手术时肝转移灶最大直径≤5 cm。⑤ 第 2 次手术时不伴有其他肝外转移灶。⑥ 第 2 次手术时达到 R0 切除。因此,符合这些标准的患者适合多次手术治疗。

f. 术后随访:根据术前肿瘤标志物的升高情况,建议术后 2 年内每 3 个月随访血清 CEA、CA19-9 等适当的肿瘤标志物,以后第 3~5 年内每 6 个月随访 1 次,5 年后每年 1 次。术后 2 年内,每 3~6 个月进行 1 次胸、腹、盆腔增强 CT 扫描和肝脏 MRI,以后每 6~12 个月进行 1 次,共 5 年。以后每年 1 次。不推荐常规 PET/CT 扫描。

B. 介入治疗:因其具有创伤小、并发症少、良好疗效及住院时间短等优势,已成为结直肠癌肝转移治疗的一种选择。

C. 全身化疗:结直肠癌肝转移明确诊断后,即使给予最佳的支持治疗,患者的中位生存期也仅为 6 个月,而新型化疗药物的应用可将其提高到 24 个月。针对晚期或复发的结直肠癌,全身化疗近年来取得很大发展,对于实施化疗的结直肠癌肝转移患者分为以下 3 类:① 明确诊断时肝转移灶可切除者,此时称为新辅助化疗。② 明确诊断时肝转移灶不可切除但经过转化性化疗后变为可切除,这部分患者也称之为潜在可切除的肝转移患者,此时称为转化性化疗。③ 即使给予有效的化疗仍不可切除者,即为姑息性化疗。

新辅助与辅助化疗:即使有良好外科手术指征的患者,术后仍有约 70% 的患者出现复发。因此,

单纯的外科手术治疗并不能获得长期的疾病控制。其他治疗策略包括化疗与手术结合对肝转移患者是非常必要的。

a. 新辅助化疗：研究发现，直肠癌肝转移的患者针对肝脏转移灶行外科切除之前进行新辅助化疗，可减小术前肿瘤体积及降低术前肝内微小转移的发生，可提高手术的根治性切除率及预后。它有以下潜在优势：① 增加可切除病例所占的比例。② 减少所需切除肝的体积。③ 可预先处理微小转移灶。④ 评估化疗方案的敏感性以决定术后是否继续该方案。

数个临床Ⅱ期及临床Ⅲ期随机试验针对新辅助化疗的可行性及受益程度进行了评估。MIROX试验（临床Ⅱ期）中，肝脏手术在接受FOLFOX化疗6个周期后进行，化疗总体反应率为77%，根治性切除率为91%，术后2年的总体生存率为89%，化疗过程中患者耐受良好。EORTC40893试验（临床Ⅲ期）中，围手术期化疗组182名患者接受术前6个周期及术后6个周期的FOLFOX4化疗，手术组182名患者仅行手术治疗。171名围手术期化疗组患者中有143名接受了完整的术前治疗，其中有43%的患者获得客观缓解。在结束3.9年的中位随访时间后，显示围手术期化疗可使接受手术患者的无进展生存率增加9.2%（33.2% vs. 42.4%），该研究认为，围手术期化疗联合手术可以改善可切除患者的无进展生存指标。有大样本研究将以下几项独立预后因素列为分期标准：肿瘤分期（T4），≥4个肝转移灶，最大肝转移灶直径≥5 cm及血清CEA≥5 ng/ml，将每项定为1分，将患者分为低风险组（0~2分）和高风险组（3~4分），发现仅高风险组患者可在术后生存方面获益。研究者认为，并非所有可切除肝转移患者均能从新辅助化疗中获益，对于特定的可从中获益的可切除患者亚群行新辅助化疗还是有必要的。

对于可切除患者行新辅助化疗的争议在于化疗期间可能出现的肿瘤进展，在EORTC40893试验中，接受化疗患者中12名（7%）发生疾病进展，这12名患者中仍有4名接受了肝转移灶的切除，其他8名患者中有4名出现了肝外新转移灶，剩余4名患者肝转移病灶出现进展。相关研究指出，化疗期间肿瘤进展是肝转移灶切除术后预后不良的重要相关因素，术前化疗期间出现疾病进展的患者，术后5年生存率低于术前化疗期间疾病出现缓解或稳定的患者（8% vs. 37%及30%），大多数肿瘤研究小组把化疗期间出现进展作为手术切除的禁忌。

b. 术后辅助化疗：辅助化疗定义为肝转移灶手术切除后采取的化疗措施，其目的在于降低复发风险及延长患者生存时间。有2项相关临床随机试验针对肝转移灶切除行5-FU为基础的化疗效果进行了评估，均提示术后给予5-FU为基础的化疗可延长无病生存期。法国推荐（French recommendation，FFCD）ACHBTH AURC 9002试验中比较了单纯手术与手术联合化疗的预后，结果提示在5年无病生存率方面，手术联合以5-FU为基础的化疗组（33.5%）高于单纯手术组（26.7%）。在针对术后复发预防因素的多因素分析中，术后化疗可视为降低复发风险的独立因素，而2组患者在术后5年总生存率无显著差异，试验中没有招募到数量充分的患者被认为是术后化疗与明确生存获益之间相关性缺失的主要原因。同样，ENG试验（临床Ⅲ期）也显示术后化疗组患者在无进展生存率及总生存率方面占有优势。

化疗药物的选择也是预后相关重要的因素。目前，5-FU（LV）较少单独用于结直肠癌肝转移患者的术后化疗，而多与奥沙利铂及伊立替康等联合用药，但其疗效仍存有争议。在一项前瞻性随机试验中比较了术后应用FOLFIRI方案与5-FU为基础的化疗方案对预后的影响，结果并没有显示出FOLFIRI更优于5-FU，也证实术后应用5-FU为基础的化疗可以提高患者的无病生存期。

（2）结直肠癌肺转移

肺是仅次于肝脏的结直肠癌第2位的远处转移部位。结直肠癌患者并发同时性肺转移的概率为2%~18%，有10%左右的结直肠癌根治术后患者会发生肺部转移。近1/3的患者发生在结直肠癌术后2年内。直肠癌肺转移率高于结肠癌。与肝转移一样，肺转移分为同时性和异时性，概念也基本与肝转移相同。若在发现结直肠癌原发灶的同时即发现肺部转移瘤为同时性肺转移，异时性即在结直肠癌原发灶治疗完成后发现的肺转移瘤。肺转移瘤可单发，也可多发，可局限于单侧肺，也可累及双肺。

1）结直肠癌肺转移的诊断：肺转移瘤的诊断主要根据病史及影像学表现，早期患者一般无明显症状，晚期肺转移患者可出现咳嗽、胸闷气促、胸痛、呼吸困难、咯血等症状，如肿瘤侵犯胸膜可出现胸腔积液。一般在结直肠癌首诊检查或术后复查时发现，肺转移灶常位于外周及胸膜下，下肺较多，组织学特征与原发灶相似，一般呈双肺多发倾向。

与肝转移相同,血清学检查与影像学检查是临床诊断的主要手段。血清学检查仍以 CEA 检测为主。影像学方面,胸部 X 线平片及 CT 则是主要筛查手段。胸片常表现为单肺或双肺单发或多发结节或空洞。但一般仅有 1.8%～12.0% 的肺转移灶是可切除的。CT 多表现为粟粒样、单发或多发、大小不等、密度均匀、轮廓清楚的结节影,以中下肺为主。胸部 CT 易发现周边、直径 3 mm 以下的小病灶,特别是多发及较低位置的结节,并且可以确定解剖部位,检出率高于胸部平片。因此,NCCN 指南等已将胸部 CT 作为结直肠癌术前分期的常规检查之一。如 X 线平片及胸部 CT 无法明确诊断,可行 CT 引导下经皮肺穿刺活检术,明确病理学诊断,其特异性及敏感性均高。近年来,PET/CT 是广泛应用于临床的分子影像学检查,可以明显提高肺转移瘤的诊断率。有研究显示其诊断特异性高达 99.1%,特别是 >9 mm 的结节,但由于费用较高,不推荐作为结直肠癌术后常规检查。

2) 结直肠癌肺转移的治疗:基本与肝转移相似,结直肠癌肺转移的治疗手段包括手术切除(传统开胸手术及胸腔镜手术)、RFA 及化疗等。其中,能够接受手术的肺转移患者比例明显低于肝转移,约为 1%。

A. 外科治疗:

a. 手术适应证:同样需要关注患者的一般情况和肿瘤情况。一般情况方面,要求患者心、肺储备及全身情况能耐受手术,且无其他有效的全身治疗方法。肿瘤方面,依然强调能够 R0 切除的重要性。肺转移灶的完整切除被认为是对患者术后生存唯一有影响的因素。目前,国际上对肺转移灶手术适应证达成的共识为:① 原发肿瘤已行或能行根治性切除(R0),无局部复发。② 所有肺转移病灶能够完整切除,且术后肺功能能维持正常生活。③ 无肺外其他脏器转移灶。④ 肺转移灶手术切除后又出现新的肺转移。如满足以上条件仍可考虑再次手术切除。

b. 手术方法:

Ⅰ. 传统手术:手术方法的选择取决于肿瘤组织类型、数量、位置和疾病分期等。传统术式包括肺楔形切除术、肺段切除术、肺叶切除术和全肺切除术,肺楔形切除术目前使用最多。肺楔形切除术既可以保留足够肺组织,预防术后肺衰竭,尤其是多发的肺转移瘤和伴有肺源性心脏病的患者,也为以后再次的肺切除术保留足够的正常肺组织。因此,肺楔形切除术优先于解剖学肺切除。肺门或纵隔淋巴结转移是肺转移灶切除术后的重要预后不良因素之一。

Ⅱ. 微创手术:20 世纪 90 年代,胸腔镜手术(VATS)能够在尽可能保留肺组织的前提下,完成肺外周病变的楔形切除术。但由于技术方面的原因,早期可能会造成病灶的遗漏,因此 VATS 一开始并未得到广泛的认可。而且 VATS 需要一段学习过程,且手术费用相对较为昂贵。但随着 CT 影像技术的发展,以及术前 CT 引导导丝定位、亚甲蓝标记、术中超声定位等技术逐步应用于临床,VATS 已广泛应用于肺转移瘤的治疗。VATS 具有与其他微创手术相似的优点,如患者创伤小、恢复快、住院时间短、术中暴露良好等。有研究证实,与胸廓切开术相比,VATS 术后 5 年复发率及生存率并无显著差异,VATS 后 5 年生存率可高达 60.4%。因此,应当首选 VAST 治疗结直肠癌肺转移。

c. 手术治疗预后:手术治疗是一种低病死率、高生存率的方法,且相比化疗明显延长生存期。手术切除术后的 5 年生存率达 24%～68%。肺转移瘤切除术后复发率高达 68%,其中大约 50% 的患者为肺部再发,而这些患者中又仅有一小部分适合再次手术。影响肺转移手术切除患者术后生存的主要因素大致包括术前的 CEA 水平,胸腔淋巴结是否有转移,转移灶大小、数目和部位,原发灶根治术后至发现肺转移的无瘤间期及肺转移瘤是否完整切除。另外,还与年龄、性别、原发结直肠癌部位、分期、是否化疗相关。

B. RFA 治疗:与肝转移的 RFA 治疗原理相同,高温可使 91% 的直径 <4.7 cm 的肺转移病灶完全坏死。但是,当肿瘤临近大血管(直径 >3 mm)时,该疗法常常失败,原因多为血管血液流动带走热量导致消融不完全。RFA 优点为创伤小并可多次反复使用。治疗后患者 3 年生存率约为 50%。

59.9.3 其他远处转移

(1) 卵巢转移

卵巢是女性结直肠癌患者腹腔内除肝脏外最常见的转移器官,卵巢转移可为同时性也可为异时性,可为单侧也可为双侧。结直肠癌卵巢转移的发生率文献报道差异较大,为 1.2%～28.0%,平均 7% 左右。结直肠癌一旦发生卵巢转移就意味着病程已属晚期,且常伴有其他脏器的转移,如肝脏、盆底腹膜、大网膜、肺等,治疗效果不理想,预后较差,文献报道总的 5 年生存率仅为 4.3%。尽管如此，积极的手术治疗仍可延长患者生存期。文献报道，同时性卵巢转移手术切除后的中位无病生存期和中位总生存期分别为 10.3 个月和 6.1～18.4 个月。结直肠癌卵巢转移发生机制尚不明确，通常认为可能有以下途径：直接侵犯、种植转移、淋巴转移和血行转移。对于发生卵巢转移的结直肠癌如何治疗 NCCN 指南并没有明确阐述，这可能和卵巢转移本身发病率低、对其研究较少有一定关系。现在对结直肠癌卵巢转移，多主张在原发瘤已经控制的前提下，对卵巢转移瘤采取积极的手术切除，术后辅以化疗等综合治疗。手术切除应尽量争取切除转移瘤以达到肉眼无残留或减少肿瘤负荷，具体的手术范围应视患者的具体情况而定。常见的手术方式有：① 全子宫＋双附件切除。② 双侧附件切除。一般不推荐进行盆腔淋巴结清扫，仅单纯切除即可。

（2）骨转移

以往文献报道，结直肠癌骨转移的发生率为 1.3%～10.4%，在尸检结果中为 8.6%～23.7%。随着结直肠癌手术技术及放化疗等综合治疗的进步，晚期结直肠癌患者生存期明显延长，结直肠癌骨转移发病率逐年上升。结直肠癌远处转移，常首先转移至肝或肺，再转移至骨，很少直接发生骨转移。文献报道，诊断结直肠癌至骨转移的中位时间为 11～32.4 个月。结直肠癌骨转移患者因绝大部分合并肝、肺等其他部位的远处转移，病程较晚，预后较差。有文献报道，结直肠癌诊断骨转移后的中位生存时间为 5～15.9 个月。结直肠癌骨转移通常为多发性，骨转移的部位最常见于椎骨（＞60%，主要见于腰骶椎），其次是骶髂部、骨盆和肋骨，较少见于肩胛骨、四肢长骨和颅骨。大部分结直肠癌骨转移瘤在 X 线片、CT 及 MRI 上都表现为溶骨性破坏。结直肠癌发生骨转移时多伴有全身其他脏器的转移，患者一般状况较差，因此治疗应以止痛、缓解症状、提高患者生活质量为主要目的。全身治疗包括核素治疗、化疗及骨吸收抑制剂治疗。局部治疗包括手术治疗、放疗、介入治疗等。

（3）腹腔种植转移

在结直肠癌远处转移的患者中，有将近 17% 合并腹膜种植转移，且 2% 的患者仅为腹膜种植转移，合并腹膜种植转移的患者预后较无腹膜种植者差。腹膜转移一旦发生可迅速在整个腹盆腔形成广泛播散，使患者丧失根治性机会，并引起肠梗阻、腹水等

并发症，其中位生存期仅 5～9 个月，并且对常规的全身性化疗不敏感。目前，针对结直肠癌腹膜转移的治疗方法主要有肿瘤细胞减灭术（cytoreductive surgery，CRS）、全身化疗、腹腔化疗、腹腔温热灌注化疗（hyperthermic intraperitoneal chemotherapy，HIPEC）等。临床上可数种方法联合应用，如肿瘤细胞减灭术后联合腹腔温热灌注化疗（CRS＋HIPEC）等，此治疗手段可明显提高治疗效果，使结直肠癌腹膜转移患者的中位生存时间延长到 12～32 个月。HIPEC 的主要适应证包括：浸润浆膜的进展期 CRC；CRC 合并腹腔游离癌细胞阳性；CRC 合并腹膜广泛转移；CRC 术后预防 PC；CRC 合并恶性腹水的治疗。禁忌证有：终末期恶病质；腹腔广泛粘连；腹腔被肿瘤充满者；完全性肠梗阻；严重凝血功能障碍患者。

（4）其他

其他少见的 CRC 转移部位包括脑、皮肤、肾上腺、脾脏、腹膜后、腹股沟、纵膈、锁骨上淋巴结等。

（刘方奇）

59.10　遗传性大肠癌

遗传性结直肠肿瘤包括遗传性非息肉病性结直肠癌（hereditary nonpolyposis colorectal cancer，HNPCC）和遗传性结肠息肉病（hereditary colorectal polyposis）两大类。前者又称为 Lynch 综合征（Lynch symdrom，LS）；后者又可分为腺瘤性息肉病综合征和错构瘤息肉病综合征两类，腺瘤性息肉病综合征包括家族性腺瘤性息肉病（familial adenoma-tous polyposis，FAP）及其亚型，错构瘤息肉病综合征包括遗传性色素沉着-消化系息肉病综合征（Peutz-Jeghers syndrome，PJS）、家族性幼年性结肠息肉病（familial juvenile polyposis coli，FJPC）、PTEN 错构瘤肿瘤综合征（PTEN hamartoma tumor syndrome，PHTS）、遗传性混合息肉病综合征（hereditary mixed polyposis syndrome，HMPS）等一系列疾病。

59.10.1　Lynch 综合征的诊断及外科处理

Lynch 综合征是一种常染色体显性遗传病，外显率约为 80%。50%～80% 的 Lynch 综合征患者会发生结直肠癌，约占所有结直肠癌的 3%。目前的研究表明，Lynch 综合征是由于 MMR 基因突变

所致。MMR 基因发生截断,导致该基因不能编码和翻译出成熟的蛋白,从而不能纠正 DNA 复制的错误。其中临床最常见的有以下 4 种基因:MSH2、MLH1、PMS2 和 MSH6。主要以 MSH2 及 MLH1 突变为主,占 80%～90%。MSH6 占 7%～10%,PMS2 则<5%。近些年的研究还发现,1%～3%的 Lynch 综合征患者携带有 EPCAM 基因突变(缺失)。绝大部分的 Lynch 综合征患者能够检测到微卫星不稳定性(microsatellite instability,MSI)现象。MSI 通常指的是人类基因组中短(少于 10 个碱基)的重复序列,通常会在微卫星中引起这些重复序列片段的丢失或增加,造成微卫星长度改变,从而出现新的微卫星等位基因。在关键基因编码区域的 MSI 是引起 DNA MMR 缺陷相关癌症的主要原因。

Lynch 综合征患者具有较明显的有别于其他结直肠癌的临床病理特征:① 发病年龄早,中位年龄约 44 岁,较散发性大肠癌提前约 20 年。② 肿瘤多位于近段结肠,约 70%位于脾曲近侧。③ 同时或异时性多原发大肠癌明显增多,结肠不全切除后 10 年内约 40%再发。④ 结直肠外恶性肿瘤发生率高,包括子宫内膜癌、卵巢癌、胃癌、小肠癌、肾盂输尿管癌等一系列相关肿瘤。⑤ 大肠癌具有特殊的病理特点:低分化腺癌和黏液腺癌常见;低分化腺癌常有一个清晰的边界,且伴有大量的淋巴细胞浸润或类似 Crohn's 反应的淋巴样细胞的聚集;肿瘤多呈膨胀性生长,而不是浸润性生长;90%的大肠癌细胞呈双倍体或近双倍体等。⑥ 呈现家族聚集和垂直遗传的常染色体显性遗传特征。⑦ 预后较好。这些临床病理特点可能与一些细胞信号通路参与其肿瘤的形成和发展过程有关。临床病理特征中,以肠外肿瘤为许多研究的热点话题。起初,当确立 Lynch 综合征这一疾病时,子宫内膜癌即为主要的肠外肿瘤。随着 1994 年 Watson 及 Lynch 的相关报道,发现胃癌、小肠癌、肝胆系统肿瘤、肾盂输尿管癌及卵巢癌的发病率也在此综合征的家族中明显增多。随后 2008 年的相关研究将胶质母细胞瘤亦纳入肠外肿瘤谱中。最新的一系列相关研究证实,胰腺癌、乳腺癌、前列腺癌、肾上腺皮质肿瘤亦是 Lynch 综合征相关的肠外肿瘤。

Lynch 综合征患者具有家族聚集性,有其较为突出的临床特征,临床初步诊断主要依靠临床诊断标准,诊断标准又以 Amsterdam 标准和 Bethesda 推荐标准应用较为广泛,其具体要求及特点见表 59-9。

表 59-9　各临床诊断标准的具体要求及特点

标准	年份	具体要求	特点
Amsterdam 标准 I	1990	(1) 家族中至少有 3 例结直肠癌患者 (2) 必须有至少两代人发生结直肠癌 (3) 家族中患者至少有 1 例的发病年龄低于 50 岁 (4) 除外家族性遗传性息肉病及其他遗传性结直肠癌 (5) 肿瘤需经组织病理学证实	特异性高;但该标准未将肠外肿瘤列入其中,由此产生较高的漏诊率;且此项标准较严格,不适合小家系的筛查
Amsterdam 标准 II	1998	(1) 家族中至少有 3 例 Lynch 综合征相关的肿瘤患者,包括结直肠癌、子宫内膜癌、小肠癌、输尿管癌及肾盂肾癌,其中至少 1 例为结直肠癌 (2) 必须有至少两代人发生结直肠癌 (3) 家族中患者至少有 1 例的发病年龄低于 50 岁 (4) 除外家族性遗传性息肉病及其他遗传性结直肠癌 (5) 肿瘤需经组织病理学证实	该标准未将胃癌、肝癌等肠外肿瘤列入其中,由此产生一定的漏诊率;且与 I 型标准一样,此项标准较严格,也不适合小家系的筛查
Bethesda 指南	2004	(1) 50 岁之前就发生结直肠癌的患者 (2) 任何年龄段的患者,发生同时和异时性多原发性的结直肠癌,或者是与 Lynch 综合征相关的肿瘤 (3) 60 岁以下,结直肠癌标本中检测到高度微卫星不稳定现象或特征性组织学表现 (4) 一级亲属中至少有 1 个发生肿瘤且与 Lynch 综合征相关 (5) 不论发病年龄,至少有 2 个一级或二级亲属发生结直肠肿瘤或 Lynch 综合征相关肿瘤	作为错配修复基因蛋白检查(微卫星不稳检查)的筛查标准,具有较好的敏感性及特异性;但也存在 28%的 Lynch 综合征患者漏诊

对于 Lynch 综合征患者结直肠癌的手术治疗，目前临床上有颇多争议，主要的争论焦点在于是应行预防性结肠次全切除或全结直肠切除(具体而言，如癌灶位于结肠，应行预防性全结肠切除＋回肠直肠吻合，术后终生对直肠行肿瘤筛检；如癌灶位于直肠，则行全结直肠切除＋回肠肛管吻合；如肛管亦有累及，则行全大肠切除＋回肠造瘘)，还是仅行患病区域的标准根治术(所谓部分大肠切除方式)。具体各手术方式的优点详见表 59-10。

表 59-10 各手术方式的优点及支持依据

手术方式	优点及支持依据
预防性结肠次全切除或全结直肠切除(扩大切除)	(1) 可以避免或减少异时多原发结直肠癌的风险，并且避免了 Lynch 患者终身对残留结肠进行结肠镜检查及随诊的风险。Lynch 综合征患者患多原发结直肠癌或肠外恶性肿瘤的概率很高。Lynch 综合征结肠癌患者行结肠区段切除术后，10 年、20 年、30 年内再发结肠癌的概率分别为 16%、41%和 62% (2) 研究表明，扩大切除术可大大降低异时性腺瘤及癌的发生；对于异时性腺瘤发生情况而言，区域切除组远远高于扩大切除组(23.4% *vs.* 9.6%)；对于异时性癌发生情况而言，区域切除组远远高于扩大切除组(23.5% *vs.* 6.8%)；异时性癌再次手术切除难度较大
区域部分大肠切除(区域切除)	(1) HNPCC 患者预后较好，即使发生异时性多原发结直肠癌，再次手术切除也能取得良好的预后，如果能够进行密切的结肠镜随访，及时对所发现早期癌或腺瘤进行处理，也是一种治疗的选择；还可改善患者因为全结肠切除后造成的生活质量下降 (2) 术后并发症尤其是吻合口漏发生率节段性切除手术较低，而扩大切除组最高可达 53% (3) 虽然区域性切除组发生异时性腺瘤及癌较多，但事实上，散发性结直肠癌患者在术后 2 年内发生异时性腺瘤及癌的比例也高达 25%和 4%；且即使发生异时性癌，再次手术切除后并不影响总生存 (4) 术后的生活质量及肠道功能状态比较中，区域切除患者明显优于扩大切除患者

59.10.2 家族性腺瘤病的诊断及外科处理

临床上，腺瘤性息肉综合征主要见于家族性腺瘤性息肉病(familial adenomatous polyposis，FAP)，FAP 的发病率为 1/7 000～22 000。依据遗传病因和临床表型的不同，FAP 又可分为经典型家族性腺瘤性息肉病(classical FAP，CFAP)、轻表型家族性腺瘤性息肉病(attenuated FAP，AFAP)、MYH 相关性息肉病(MYH-associated polyposis，MAP)、Gardner 综合征(Gardner syndrome，GS)、Turcot 综合征(Turcot syndrome，TS)等亚型。不同类型的遗传学基础不尽相同。CFAP 为 APC 基因突变引起的常染色体显性遗传病，APC 突变检出率为 80%～93%，＞90%点突变为截短突变[无义突变、缺失(插入)、可变剪接]。AFAP 与 FAP 相同，但 APC 基因突变位点有所不同，APC 突变检出率约为 25%。MAP 由 MUTYH 生殖细胞系双等位基因突变所致，该基因位于染色体 1p34.1，包含 16 个外显子 1 650 bp，编码 1 个高度保守的 DNA 转葡萄糖激酶。GS 遗传学基础亦是 APC 基因的突变(多为密码子 1403 和 1578 的截短突变)。既往研究认为 TS 与 APC 基因的突变有关，但近年来研究发现其与 MMR 基因突变有着密切关联。由于遗传基础不一，不同类型的临床表现也有所区别(表 59-11)。

表 59-11 不同分类及临床病理特征

分类	临床病理特征
CFAP	以结直肠内生长成百上千枚不同大小的息肉为特征，大多数患者息肉生长于儿童时期，后多因息肉增大和数量增多至引起结直肠出血甚至贫血、排便习惯改变、便秘、腹泻、腹痛、可触及的腹部肿块、体重减轻等症状到医院就诊而被发现。单枚息肉的恶变倾向很小，但当大量息肉密集时，恶变倾向可达 100%。以管状腺瘤、绒毛状腺瘤和管状绒毛腺瘤多见，直径一般＜1 cm，多数是宽基底，＞2 cm 的腺瘤通常有蒂。可伴发结肠外表现，如胃息肉、十二指肠息肉、硬纤维瘤、先天性视网膜色素上皮增生等

续　表

分类	临床病理特征
AFAP	息肉数目少（通常为 10～100 枚），且呈右半结肠分布趋势；息肉发生晚（平均 34 岁）、恶变晚（平均 57 岁）、恶变率稍低（60%），如不治疗，患者死于大肠癌时间晚（平均 59 岁）；常伴胃及十二指肠腺瘤（50%～66%），伴发硬纤维瘤较少（10%）
MAP	息肉主要发生在左半结肠（71%），双等位基因突变携带者中有 27% 同时多发肿瘤。伴有 MUTYH 基因突变的 MAP 一般有 >10 个遍布全结肠的息肉；2/3 的患者 <100 个息肉，约 1/3 患者息肉数 >100 个，有的甚至达到 1 000 个，但并非像 FAP 样的铺地毯式分布。MAP 也伴有一些肠外表现，如乳腺癌、胃癌、骨瘤、先天性视网膜色素上皮肥大和十二指肠息肉已有报道，但发生率较低
GS	结直肠息肉数量多（>100 个），分布广泛；胃和十二指肠息肉多见，但小肠息肉少见；息肉生长多年后常在青壮年发病，且恶变率高；骨瘤合并牙齿畸形和软组织肿瘤（皮脂腺囊肿、硬纤维瘤、脂肪瘤等）为其合并症，并可伴随其他瘤变（如甲状腺癌、肾上腺瘤及肾上腺癌等）
TS	发病率低，临床上非常罕见；发病早（平均 17 岁），预后不良，多在发病数年内死于脑肿瘤；结肠腺瘤性息肉数目多（100 个左右），体积较大，全结肠分布，癌变率高且年龄较轻（20 岁前恶变率 100%）；神经胶质瘤多发于大脑的两个半球，少数出现在小脑、脑干及脊髓。其病理组织形态多种多样，如：成胶质细胞瘤、成神经管细胞瘤、星形细胞瘤、多形性成胶质细胞瘤等；可有结肠外伴随病变，如胃十二指肠、小肠肿瘤、脂肪瘤、甲状腺癌、卵巢囊肿、皮肤咖啡牛乳色斑等

各种 FAP 临床亚型的共同特征就是结直肠腺瘤性息肉，由于其恶变率高，因此目前临床上对于 FAP 的结直肠息肉仍主要采取外科手术治疗。FAP 的手术方式大致有 3 类：全结直肠切除＋回肠储袋肛管吻合术（ileal pouch-anal anastomosis，IPAA），全结肠切除＋回肠直肠吻合术（ileorectal anastomosis，IRA），全结直肠切除＋回肠末端造口术。随着内窥镜技术的发展和内镜的广泛应用，各种内镜下治疗成为 FAP 重要的临床治疗手段。目前没有手术治疗时间的指南，通常是在腺瘤 >

5 mm，伴随重度不典型增生时，即建议行预防性结肠切除。由于全结直肠切除＋回肠末端造口这个术式对于患者功能损害大，目前仅在伴有局限性低分化直肠癌，由于硬纤维瘤等因素无法使用回肠储袋或回肠储袋功能低下，有 IPAA 禁忌证如克罗恩病（Crohn disease，CD）、肛门括约肌功能低下等时采用。主要采用的术式是 IPAA 和 IRA，手术方式选择和直肠息肉生长情况，是否考虑生育后代，硬纤维瘤的发生风险，APC 基因突变位点等多种因素相关（具体适应证见表 59-12）。

表 59 - 12　IPAA 及 IRA 推荐适应证

手术方式	推荐适应证
IPAA	（1）对于 CFAP，直肠癌风险很高，首选 IPAA 治疗 （2）对于 AFAP 患者直肠腺瘤数量达 15～20 枚或更多时，需考虑行 IPAA （3）密码子 1250 后突变的患者 IRA 术后直肠癌发生概率高达 42%，故建议选择 IPAA （4）Nieuwenhuis 等认为突变位于密码子 1250～1464 处患者直肠癌风险很高，推荐首选 IPAA （5）对于具有硬纤维瘤家族史或突变位于密码子 1444 后的 FAP 患者，IRA 后行 IPAA，将增加硬纤维瘤发生率，且手术不易进行，这类患者首选 IPAA
IRA	（1）对于大多数 AFAP 患者，发生严重直肠息肉的风险较低，IRA 为首选治疗方式 （2）突变在密码子 1250 前选择 IRA （3）行 IPAA 的女性其生育力显著下降，Olsen 等的研究显示，IPAA 术后女性患者比正常对照组生育能力降低 50%，因此考虑生育后代的女性建议选择 IRA

59.10.3　其他遗传性大肠肿瘤

黑斑息肉综合征（Peuty-Jeghers's syndrome，

PJS），是一种由 LKB1/STK11 基因突变引起的常染色体显性遗传病。临床较为少见，发病率约为 1/25 000，以皮肤黏膜色素斑、胃肠道错构瘤息肉和家族遗传性为三大临床特征。并非所有 PJS 患者都有 LKB1/STK11 基因的突变,LKB1/STK11 基因的胚系突变仅可在 60% 家族性和 50% 散发性 PJS 患者中检测出。2003 年全国遗传性大肠癌协作组制订的 PJS 的诊断标准为:消化系多发错构瘤性息肉伴皮肤、黏膜色素沉着,可有或无家族史。由息肉而引起的各种并发症是 PJS 患者反复住院治疗的主要原因。目前,手术配合内镜治疗是 PJS 息肉的主要治疗方式。但分子靶向治疗则将是 PJS 息肉治疗的方向。

家族性幼年性结肠息肉病(familial juvenile polyposis coli, FJPC)是一种由 BMPR1A 和 SMAD4 基因突变而引起的常染色体显性遗传性疾病,发病率约为 1/100 000,以结直肠多发幼年性息肉为特征。"幼年性"一词指的是息肉的形态,而不是发病年龄。多数 FJPC 息肉呈典型的错构瘤特征,但少数可合并腺瘤性息肉。根据其临床表现的不同,FJPC 可以分为 3 型:婴儿型、结肠型和胃肠道弥漫型,各型 FJPC 有其特殊的临床病理特点。① 诊断标准:目前尚无通用的 FJPC 诊断标准,临床上多采用 Jass 诊断标准:结直肠幼年性息肉数目 ≥5 枚;全胃肠道有幼年性息肉;不论幼年性息肉数目,有家庭史者。② 临床治疗:FJPC 治疗的关键是清除胃肠道息肉,防止并发症发生。和 PJS 的治疗一样,手术结合内镜治疗是 FJPC 目前主要的临床治疗手段。

PHTS 是一组由 PTEN 基因突变而引起的常染色体显性遗传病,其中具有结直肠息肉病表现的有 Cowden 综合征(Cowden syndrome, CS)又称多发性错构瘤综合征(mutiple hamartoma syndrome, MHS)和 Bannayan-Riley-Ruvalcaba 综合征(BRRS)。CS 是一种包括结直肠多发性错构瘤息肉病、面部小丘疹、肢端角化病和口腔黏膜乳头状瘤的综合征。国际 Cowden 综合征协会于 1996 年首次提出了一套 CS 诊断操作指标,并于 2000 年进行了修订,这套方案已被美国 NCCN 采纳。

BRRS 是一种由 PTEN 突变引起的、罕见的常染色体显性遗传病,以结直肠息肉病、大头畸形、脂肪瘤病、血管瘤病和生殖器着色斑病为主要的临床特征。过去认为 BRRS 与 CS 不同,但现在越来越多的证据表明 BRRS 与 CS 有等位基因,约有 60% 的 BRRS 家族和孤立性病例存在 PTEN 的胚系突变。因此,BRRS 和 CS 可能是同一种疾病的不同表现。

HMPS 是一种罕见的常染色体显性遗传病,其特征是腺瘤性息肉和幼年性息肉混合存在。有学者认为,HMPS 应属于 FJPC 的变异亚型。HMPS 也有其特殊的临床病理特点,息肉数目少(<15 枚),全结直肠分布。具有腺瘤性息肉和增生性息肉相重叠的混合性组织学特点。患者患结直肠癌的风险增加,但并不增加患结肠外肿瘤的概率。

59.10.4　遗传咨询

遗传咨询是由从事医学遗传的专业人员或咨询医师对咨询者就其提出的家庭中遗传性疾病的发病原因、遗传方式、诊断、预后、复发风险率、防治等问题予以解答,并就咨询者提出的婚育问题提出建议和具体指导供参考。遗传咨询的实质是咨询提供者,也就是咨询员和寻求信息指导的个体或家庭之间互动,专业人员帮助人们理解并接受遗传因素对疾病的作用、了解自身的情况并做出理性和自主决策的过程。美国国家癌症综合网络的相关建议,MMR 突变基因携带者 20～25 岁开始,即行结肠镜检查,每隔 1～2 年进行 1 次;对子宫内膜癌和卵巢癌,则由妇科肿瘤专家进行监测,向患者进行相关知识宣教,便于尽早诊治。而德国 Lynch 综合征联盟建议,Lynch 综合征患者家系所有成员,从 25 岁或者不迟于家族中最小发病年龄 5 年开始每年都进行全结肠肠镜检查,以及一般体格检查、腹部超声检查;35 岁开始还应进行胃镜检查,女性患者进行妇科检查包括子宫附件超声检查、子宫内膜活检等。CFAP 家族中儿童在 10 岁左右进行基因检测,有些则考虑后代在婴儿至 5 岁左右是否患有肝母细胞瘤风险,而选择在出生时进行基因检测。肠镜筛查始于 10～12 岁,携带胚系突变患者每隔 2 年行 1 次乙状结肠镜检查,发现息肉后开始每年进行结肠镜监测直至手术治疗,未行基因检测或未检测出基因突变的 FAP 家族,2 年行 1 次结肠镜检查至 40 岁,无息肉者可改为 3～5 年进行 1 次肠镜检查。建议 AFAP 患者从 12～14 岁开始进行肠镜监测。AFAP 息肉多分布在右半结肠,较少累及直肠,所以优先选择结肠镜而非乙状结肠镜用于监测,一旦检出腺瘤,需每年肠镜监测直至手术。

59.11　多原发大肠肿瘤

大肠多原发肿瘤包括大肠癌合并大肠腺瘤和多原发大肠癌。大肠癌合并大肠腺瘤为临床常见现象,发生率在 30% 左右。本节主要讨论多原发大肠癌。

59.11.1 概念、分类和发生率

（1）概念

同一患者身上同时或相继诊断 2 个或以上的大肠癌称为多原发大肠癌。诊断时一般需同时满足以下条件：① 每个大肠肿瘤均经病理学检查证实为癌。② 癌灶之间应有正常肠壁间隔。③ 经病理学检查确定一个肿瘤非另一肿瘤的转移或复发。

（2）分类

根据 2 个肿瘤发现的间隔时间的长短将多原发大肠癌分为同时性和异时性多原发大肠癌，2 种类型可发生在同一患者。在第 1 个肿瘤发现之后的一段时间间隔内发现另一个肿瘤视为同时性多原发，而第 2 个肿瘤在此时间间隔以外发现则称为异时性多原发。该时间间隔尚存争议，多数学者倾向于以 6 个月作为标准。

（3）发生率

文献报道，同时性多原发大肠癌的发生率为 1.1%～8.1%，异时性多原发大肠癌的发生率为 0.18%～5.4%。

59.11.2 多原发大肠癌的危险因素

（1）年龄

有文献报道，同时多原发大肠癌比单发大肠癌发病年龄晚；也有研究发现，同时多原发大肠癌患者发病年龄较早；但更多的研究认为，两者发病年龄没有显著差异。

年轻的大肠癌患者因潜在随访期较长，所以发现异时癌的概率更高。多篇文献报道，首发癌发病较年轻者更易发生异时癌。在一项 40 岁以下的大肠癌患者的研究中，患者发生异时癌的累积风险度比单发癌者高 16～29 倍。

（2）性别

大多数研究并未发现性别差异会影响异时多原发大肠癌的发生，但有多篇报道男性同时多原发大肠癌患者比例显著多于女性患者。

（3）吸烟

发表于 *The American Journal of Gastroenterology* 的一项研究表明，吸烟与同时多原发大肠癌风险的升高有关，且这种关系明显强于吸烟与单发大肠癌之间的关系。同时，戒烟与多原发大肠癌风险的下降有关。

（4）癌合并腺瘤

大肠癌合并腺瘤是常见现象，且多见于同时多原发大肠癌中，其发病率见表 59-13。

表 59-13 大肠癌合并大肠腺瘤的发生率

文献作者	发表年份	样本量（例）	单发大肠癌（%）	同时性多原发大肠癌（%）
Evers, et al	1987	320	18	48
黄继胜，等	1998		27.7	50
Chen, et al	2000	1 780	15	35
Ueno, et al	2003	2 812	17.6	45
Nikoloudis, et al	2004	283	11.3	33.3
Latournerie, et al	2008	15 562	19.1	34.1

St. Mark's 医院对 3 381 例大肠癌患者术后随访 20 年发现异时癌的发生率为 3%，其中首发癌合并腺瘤者术后 20 年异时癌发生率为 5%。Shitoh 等的研究也表明大肠癌合并腺瘤是异时多原发癌的一个独立危险因素。

（5）Lynch 综合征

Lynch 等报道，Lynch 综合征患者发生同时和异时多原发大肠癌的概率分别为 18.1% 和 24.2%，而散发性大肠癌患者同时和异时多原发大肠癌的发生率分别为 4.8% 和 7.7%。有研究表明，Lynch 综合征患者第 1 次结直肠癌切除术后 10 年内再发生结直肠癌的概率为 40%～50%，发生第 3 次结直肠癌的概率为 20%。因此，Lynch 综合征患者是多原发大肠癌的高危人群。

（6）微卫星不稳定

文献报道，多原发大肠癌微卫星不稳定（microsatellite instability, MSI）阳性率高于单发癌（表 59-14）。复旦大学附属肿瘤医院 1985～2000 年 124 个散发性多原发大肠癌癌灶行 MSI 检测，有 32 个（25.8%）表现为 MSI 阳性，其中同时多原发大肠癌的阳性率为 15.6%，异时多原发大肠癌的阳性率则高达 36.7%。而该院徐晓丽对 1998～2000 年随访 3 年以上的 35 例单发的散发性大肠癌的检测显示 MSI 的阳性率仅 5.7%。Shitoh 等的研究表明，MSI 阳性的大肠癌患者发生异时癌的机会是 15.3%，MSI 阴性组只有 3% 发生异时多原发大肠癌。因此，MSI 阳性的散发性大肠癌可能是多原发大肠癌的另一危险人群。

表 59－14　多原发大肠癌的 MSI 发生率

文献作者	发表年份	样本量(例)	单发癌发生率(%)	同时性多原发癌发生率(%)	异时性多原发癌发生率(%)
Norrie, et al	2002	381	10.3	21	
Masubuchi, et al	1999	312	14		89
De Silva, et al	1999	29	0		59.3
董瑞增，等	2004	2 807	5.7	15.6	36.7
Nosho, et al	2009	2 068	14	30	

59.11.3　多原发大肠癌的临床病理特点

（1）肿瘤数目

同时多原发大肠癌的癌灶数目多在 2～6 个。异时多原发大肠癌连续多次发生者少见。复旦大学附属肿瘤医院 1985～2000 年收治的 54 例同时多原发大肠癌中，2 个病灶者占 87%，5 个以上的只有 1 例，为 9 个病灶。异时癌为首次发现者占 80%，最多一例为连续 4 次发生异时癌。

（2）肿瘤位置

多数研究发现，多原发大肠癌常发生在右半结肠。然而，国内也有文献报道，发生于直肠和乙状结肠的多原发大肠癌比例更高，达 65.7%。

复旦大学附属肿瘤医院 1985～2000 年的资料显示直肠和乙状结肠的同时多原发大肠癌占 67%，首发癌位于直肠和乙状结肠的异时多原发大肠癌比例为 40%，而盲肠、升结肠和肝曲所占比例则达 43%，第二原发癌中直肠和乙状结肠占 43%，盲肠、升结肠和肝曲占 37%。

（3）组织学类型

文献报道，同时多原发大肠癌和异时多原发大肠癌的病理组织学类型和单发大肠癌没有显著差别。但王宏志等报道，同时癌和异时癌各肿瘤病理学组织学类型相同的分别达 79% 和 64%。

（4）分化程度

有文献报道，同时多原发大肠癌的不同癌灶之间分化程度显著不同。

（5）肿瘤分期

研究发现，与单发大肠癌相比，同时多原发大肠癌的组织学级别可能更高，TNM 分期也可能更晚。

59.11.4　多原发大肠癌的诊断

（1）内镜

纤维结肠镜可发现伴存的腺瘤或同时多原发癌。既可用于术前的诊断，也可行术中肠镜检查，或用于术后 3～6 月内肠镜复查。

（2）钡剂灌肠检查

钡剂灌肠检查的漏诊率较纤维结肠镜高。Chen 等报道，在 46 例术前行钡剂灌肠检查的同时多原发大肠癌患者，钡灌肠只发现 14 例。Reilly 等对一组大肠癌患者术后随访 8 年的研究显示，7.7% 发生异时多原发大肠癌，而其中钡灌肠的漏诊率高达 2/3。

（3）B 超、CT 和 MRI

对无法完成肠镜全结肠检查者，B 超、CT 和 MRI 等影像学检查也可能发现直径较大的多原发大肠肿瘤。

（4）CT 仿真内窥镜

对直径≥1 cm 的结直肠病灶，CT 仿真肠镜的灵敏度和特异度较好；而对直径 6～9 mm 的病灶，灵敏度和特异度则有所下降；对于扁平状、直径＜5 mm 的大肠肿瘤以及肠道扩张不佳者，CT 仿真肠镜的敏感性较差。CT 仿真肠镜适用于因癌性梗阻无法完成全结肠镜检查的患者。

（5）PET/CT 或 PET/CT 仿真肠镜

PET/CT 也可发现同时多原发大肠肿瘤。PET/CT 仿真肠镜可进一步提高检测的敏感性，对肠道准备的要求也较低，适用于由于癌性梗阻无法完成满意的肠道准备的大肠癌患者。

（6）术中手法探查、术中肠镜和剖视标本

术前未行肠镜检查或未完成全结肠检查者，术中需要全面仔细的手法探查，但较小的和主病灶不在同一肠段的多原发癌仍容易被遗漏。因此，应尽量在术前完成全结肠检查。

术中肠镜灵敏度高于手法探查，但因增加手术时间、容易导致污染而较少被采用。结肠癌造成肠管狭窄或梗阻而在术前无法完成全结肠检查者，术中在切除肿瘤后可对其近端肠段行内镜检查，也可于肿瘤切除前在其近端临近的肠壁切开一小孔以对其近端肠段进行内镜检查。

肠管切除后剖视标本时也可发现同时多原发癌。

59.11.5　多原发大肠癌的治疗

同时多原发大肠癌的根治性切除率与单发癌相差不大。同时多原发大肠癌的手术范围应综合考虑年龄、肿瘤（包括伴存的腺瘤）的数目、大小、部位、肿瘤间距、肿瘤病理学类型、肠段的血供及疾病分期等因素。只要能切除所有肿瘤并对每个肿瘤都达到根治性的要求,保留一定长度的结肠的根治性手术可以获得和次全大肠切除或全大肠切除同样的疗效,且术后生活质量较次全大肠切除或全大肠切除明显提高。但需要辅以术后定期的肠镜随访,及早发现和治疗新发腺瘤,可在一定程度上减少异时癌的发生。即使发生异时癌,再次手术也能取得令人满意的结果。当然,在某些情况下,次全大肠切除和全大肠切除也是必要的,如对于 Lynch 综合征同时多原发大肠肿瘤者或者同时多原发大肠癌伴多发散在的较大腺瘤者。具体的术式选择如下。

1) 多原发癌位于相邻肠段,可以主癌灶为主适当扩大切除范围,以力求使各个肿瘤都达到单发癌的根治性手术要求。

2) 若只有 2 个多原发癌且相距甚远,可根据具体情况选择按照各自单发癌的根治性手术规范切除,或选择次全大肠切除或全大肠切除。

3) 多原发癌超过 2 个且相距甚远,应考虑行次全大肠切除或全大肠切除。

4) 多原发癌伴多发散在腺瘤,视腺瘤的多少和分布,尽量使多原发癌按照根治术要求切除并且能够同时切除腺瘤,小的腺瘤可以考虑结合纤维结肠镜切除。如果腺瘤为数较多,分散于各个距离较远的肠段,且直径较大,无法经纤维结肠镜切除,可行次全大肠切除或全大肠切除。

5) 多原发大肠癌患者有大肠癌家族史,特别是 Lynch 综合征患者,倾向于行次全大肠切除或全大肠切除。

异时多原发大肠癌多数仍可以行手术治疗。国外有报道,其根治性切除率达 61%。国内报道一组 31 例异时多原发大肠癌的根治性切除率达 72.4%。

异时多原发大肠癌的手术原则和首发癌相同,均应力求行根治性切除,必要时可行次全大肠切除或全大肠切除,如对于两次发病的间隔时间较短的 Lynch 综合征异时癌患者。但再次手术由于腹腔粘连及正常解剖结构的破坏,手术难度和手术并发症风险往往较大。

59.11.6 多原发大肠癌的预防

纤维结肠镜及时发现新发大肠腺瘤并予以切除是预防多原发大肠癌发生的重要途径。近来发现,口服某些化学制剂如阿司匹林和其他非固醇类抗炎药等可以抑制大肠腺瘤的发生、进展和腺瘤癌变的过程,从而起到预防大肠癌的作用,对于具有多原发大肠癌倾向的高危人群,可以采用化学预防的干预措施。

59.11.7 多原发大肠癌的预后

如果分期相近并且都接受根治性手术,同时多原发大肠癌的预后并不比单发大肠癌差。有研究显示,同时多原发大肠癌的总体术后生存时间比单发癌短,但如果只比较两者行根治性切除的病例则发现两者的根治术后生存时间没有显著差别。复旦大学附属肿瘤医院 1958～1982 年的数据表明,同时多原发癌根治性切除术后 5 年生存率为 60%,同期总体的大肠癌根治性切除术后 5 年生存率为 70%。

异时多原发大肠癌的预后也不比单发癌差。St. Mark's 医院一组异时多原发大肠癌行根治性切除术后的 5 年生存率达 66%,其他多数报道也在 50%～60%。多数报道表明,异时癌和首发癌的预后也无明显差别。但 Fante 等的报道显示第二原发癌的预后要差于首发癌。日本 Ueno 等的研究表明异时多原发大肠癌患者首发癌的预后比单发癌好,但也发现第二原发癌的预后要差于首发癌。对于异时癌不可轻言放弃,如果能够得到根治性切除,仍有望取得较好的预后。

59.12 预后与随访

59.12.1 概述

恶性肿瘤最显著的临床特点就是复发和转移,也是其致死的主要原因,往往发生在手术等治疗后的相当长的一段时间内。Sargent 荟萃分析了 18 项前瞻性随机对照研究,包含 20 898 个病例样本,发现 82% 的 III 期和 74% 的 II 期结直肠癌患者的复发是在术后的 3 年内诊断的。在此时间之内,患者已经脱离了住院治疗阶段,需要在随访中获得及时的诊断和治疗。

随访的目的主要包括:① 了解术后患者早期恢复情况。② 掌握治疗后并发症的情况。③ 了解手术后功能恢复情况。④ 开展术后辅助治疗。⑤ 了解肿瘤治疗的疗效,评价治疗方案的有效性。⑥ 早期发现复发和转移病灶。⑦ 发现多原发肿瘤。⑧ 发现肠外来源的其他肿瘤。⑨ 对晚期患者给予对症治疗,减轻痛苦。⑩ 评价综合治疗后的生存情况和生活质量。

随访在结直肠癌综合治疗中的作用和意义已经得到了公认。2007 年,Cochrane 综合分析证实结直肠癌术后的强化随访具有显著的临床收益,其随访方案被推荐结直肠癌术后随访的标准。该研究证实,虽然如预期肿瘤复发率没有因为随访的加强而出现变化,但是研究组人群在复发后生存时间方面获得了明显的延长(OR = 0.73, 95% CI 0.59~0.91)。原因主要是,由于复发病灶的早期发现及及时的二次根治性手术治疗(28% vs. 12%;OR = 2.41;95% CI 1.63~3.54)。在最近 10 余年内总计 4 篇系统综述被发表,均证实相对于无随访和最小限度随访组,强化随访能够显著改善结直肠癌患者的生存,达到 7%~13%;死亡率降低 9%~13%。

59.12.2 协会指南

由于各地区医疗特点和经济水平不同,目前没有公认的随访指南,现将常见临床指南汇总于表 59 - 15。

表 59 - 15 主要协会的临床指南汇总

项目	ASCO	NCCN	ESMO
病史+体检	每3~6 个月 1 次,5 年	每3~6 个月 1 次,共 2 年,然后每 6 个月 1 次,总共 5 年	3~6 个月 1 次,共 3 年,然后每 6~12 个月 1 次至少至术后 4~5 年
CEA	每3~6 个月 1 次,5 年	每3~6 个月 1 次,共 2 年,然后每 6 个月 1 次,总共 5 年	每3~6 个月 1 次,共 3 年,然后每 6~12 个月 1 次至少至术后 4~5 年
胸部	CT 每年 1 次,3 年	每年 1 次,3~5 年	CT 每 6~12 个月 1 次,共 3 年
腹部和盆腔	CT 每年 1 次,3~5 年	每年 1 次,3~5 年	CT 每 6~12 个月 1 次,共 3 年
结肠镜 直肠镜	术后 1 年推荐接受 1 次全结肠镜检查;根据前一次检查的结果决定具体检查频率,如果前一次检查未见异常,推荐每 5 年 1 次;如果术前结肠镜检查未能完成全结肠检查,建议辅助化疗结束后选择合理时间检查	术后 1 年行结肠镜检查,然后根据需要进行;如果术前因为梗阻卫星全结肠检查者,应在术后 3~6 个月接受结肠镜检查;如果未发现息肉,3 年内重复结肠镜检查,以后每 5 年重复;如果结肠镜发现进展期腺瘤(绒毛状腺瘤、>1 cm,或者高级别不典型增生)应该 1 年后复查结肠镜,如果未发现息肉,3 年内重复结肠镜检查,以后每 5 年重复 1 次结肠镜检查。50 岁以下结肠癌患者应该更加频繁复查结肠镜 低位直肠前切除术的患者应考虑行直肠镜检查以发现吻合口复发,每半年 1 次,共 5 年	结肠镜在术后 1 年推荐,然后每 3~5 年 1 次

59.13 肛管肿瘤

肛管癌是一种较少见的恶性肿瘤,近年来在全球范围内均呈增高趋势。我国肛管癌与国外相比发病率较低。国外研究显示,肛管癌发病和 HIV 感染、HPV 感染、器官移植及吸烟相关。目前,原发肛管癌的标准治疗是同期放化疗,患者可获得与腹会阴联合切除术(abdomen perineal resection, APR)相当的生存率,同时可以获得肛门保留的机会,明显改善患者的生活质量,而手术目前仅作为常规综合治疗无效或疾病复发时的挽救手段。

59.13.1 流行病学

虽然肛管癌属于一种少见病种,但是其发病率在全球范围内呈现逐渐上升趋势。根据癌症监测、流行病学及最后结果(Surveillance Epidemiology and End Results, SEER)数据库的资料显示,肛管癌的发病率男性大约为 1.4/10 万例,女性约为 1.7/10 万例。在超过 50 岁的患者中,女性的发生率高于男性,而在 20～49 岁的患者中,男性占多数。肛管癌发生的危险随年龄而增加,诊断时的平均年龄为 60～65 岁。

59.13.2 危险因素

肛管癌发生的相关危险因素较为复杂,目前认为主要的危险因素有 HPV 感染、肛门性交史、性传播疾病史、宫颈癌、免疫抑制和吸烟等。

HPV 是一种嗜黏膜和皮肤上皮的 DNA 病毒,根据致癌性分为高危型和低危型两大类,导致宫颈癌和肛管癌的主要高危型有 HPV 16 型、18 型、31 型和 45 型。Frisch 的一项 388 例的分析中,高危的 HPV 亚型可在 89% 的女性和 65% 男性肛管癌患者中检出。

研究发现,男性同性恋者中患肛管癌的危险明显增加,多个性伙伴、肛交、生殖器疣等因素均可明显增加肛管癌患病的风险性。与美国白人男性的肛管癌总体发病率 0.7/10 万相比,HIV 阴性的男性同性恋者肛管癌的发病率为 35/10 万,而 HIV 阳性的更高,是其 2 倍。

艾滋病和肛管癌的发生、发展之间的关系并未得到明确证实。不论性生活的方式,在 HIV 阳性的患者中,HPV 感染的危险增加。美国进行的一项对艾滋病患者的回顾分析发现,在艾滋病患者起病的前后 5 年间,无论男性或女性,与 HPV 相关的原位和浸润性癌症的发生率都明显增加,包括肛管癌的发生率。在意大利和非洲也进行了类似的研究,但未能证实 HIV/艾滋病与肛管癌的相关性,可能是由于在他们的研究中,HIV 感染人群中的同性或双性恋人数较低有关。由于 HIV 和 HPV 感染与肛管癌发生间可能存在的相关性,建议对同性恋或双性恋者,尤其是 HIV 阳性者,每隔 2～3 年进行筛选检查。

由各种原因引起的免疫抑制的患者中,如接受器官移植的患者,其肛管癌的发生率也明显升高。研究发现,在接受移植的患者中,普遍有较高的 HPV 感染发生,肛管和外阴癌的发生危险增加 100 倍,但未观察到有宫颈癌的发生。

虽然没有直接的证据,病例对照研究显示,吸烟也是肛管癌的危险因素,发病的危险要增加 2～3 倍,但香烟中可能与肛管癌发病有关的成分尚不清楚。

肛管的良性疾病,如肛瘘、肛裂和痔,并未发现会增加肛管癌发生的风险。丹麦的健康调查资料显示,对 9 000 例克隆氏病或溃疡性结肠炎患者随访 18 年,没有发现他们的肛管癌发病率增加。

59.13.3 解剖学特点

根据美国癌症联合会给出的定义,肛门是指由肛管和肛周共同构成的解剖学区域。肛缘是肛管鳞状上皮黏膜与皮肤交界处,其特征是具有毛囊的角化鳞状上皮。肛周是指肛门周围半径 6 cm 以内的区域。

肛管的定义本身存在争议,有外科肛管和病理学肛管之分。外科肛管的上界是以内括约肌为标志,包括远侧的直肠并一直延伸到肛缘;其平均长度男性约为 4.4 cm,女性 4.0 cm。外科肛管从上部的直肠黏膜、中部肛管移行区黏膜到下部的非角化鳞状上皮。病理学的肛管是指从肛管上皮移行区至肛缘的范围。国内学者对于肛管的定义多数是以病理学肛管为标准。因为在外科肛管的范围中包括了直肠远端的腺癌,其治疗应该按照直肠癌的规范进行,这里肛管按照病理学肛管的范围定义。

肛管以齿状线为界分为肛管移行区和肛梳,齿状线上方的肛管移行区有肛柱,肛柱近齿状线处有肛乳头和肛窦。肛管移行区包括齿状线区,由移行上皮和鳞状上皮覆盖,在此区域内可以见到内分泌细胞和黑色素细胞。肛梳由非角化的鳞状上皮所覆盖。

肿瘤的淋巴引流在一定程度上也取决于原发肿瘤的部位。肛周皮肤、肛缘和肛管的远端至齿状线,主要引流到腹股沟浅淋巴结,齿状线区域的肿瘤通过直肠下和直肠中血管引流至髂血管周围淋巴结。齿状线上的肛管和远端直肠的淋巴引流,主要转移到肛管直肠、直肠周围和椎体旁淋巴结。

59.13.4 病理学特征

肛管直肠部位的组织起源于 2 种胚胎组织,在直肠发展成腺癌,在肛管为鳞状上皮癌。直肠的腺上皮和肛管区的鳞状上皮之间是移行带,移行带区域的长度为 6～20 mm,它混合了直肠、尿道和鳞状上皮的成分。因此,肛管的近端区域覆盖的黏膜有 3 种组织类型,从近端向远端分布依次为腺上皮、移行上皮和鳞状上皮。另一移行区为位于肛管的鳞状上皮与肛门皮肤间的区域。肛管的移行带往下至远端,鳞状上皮逐渐过渡,与肛周上皮(皮肤)融合。在组织学上,肛管的黏膜和皮肤交界处被称为肛缘。

由此可见,角化的鳞状细胞癌是肛管癌最常见的类型。在移行带齿状线处发生的肿瘤,介于鳞状和柱状上皮之间,多为非角化的鳞状细胞癌。

WHO肛管癌的病理分类分为鳞状细胞癌、腺癌、黏液腺癌、小细胞癌和未分化癌。在北美和欧洲,鳞癌占80%。然而,病理类型有地域的变化,如在日本仅20%的肛管癌是鳞癌。在WHO分类中,除了80%的鳞癌外,剩下的20%上皮肿瘤主要为结直肠黏膜型的腺癌,以及少见的、来自肛管腺体或肛窦的黏液腺癌、小细胞癌和未分化癌。肛周皮肤癌的分类归在皮肤癌中。

有学者研究建议,对上皮肿瘤,应按肿瘤的位置和病因而分成2组。第1组,为肛管内,以小细胞、基底细胞为特征,无角化,在几乎所有的病例中HPV阳性;第2组,包括肛周癌,通常是大细胞角化型,2/3的病例呈HPV阳性。

59.13.5 转移途径

肛管上皮性癌的播散方式主要是直接浸润和淋巴转移,血行转移较少见,早期即可有括约肌和肛周组织的直接侵犯。约有半数的患者肿瘤侵犯到直肠和(或)肛周区域,进展期的肿瘤可浸润骶骨或骨盆壁。女性常浸润至阴道,然而男性的前列腺浸润则不常见。进展期肿瘤的局部转移较盆腔外转移更常见,仅10%的患者在诊断时已发现有远处转移,发生远处转移的常见部位是肝脏和肺。

齿状线以上肿瘤的淋巴主要引流到直肠周围、髂外、闭孔、髂内淋巴结。Boman的报道显示,在经腹会阴切除术中,发现30%的肛管癌有盆腔淋巴结转移,16%有腹股沟淋巴结转移。位于远端肛管的肿瘤可引流至腹股沟区域,髂外和髂总淋巴结。15%~20%的患者在就诊时已有腹股沟淋巴结转移,通常是单侧腹股沟转移,而10%~20%是在以后的检查时发现的。约30%的淋巴结转移浅表,60%可为深部,或为分化差的肿瘤。

59.13.6 临床表现及诊断

肛管癌的症状无特异性,因此常导致就诊和诊断的延误。便血和肛门不适为最常见的症状,约有半数患者有此类症状发生。其他的主诉可有肛门区的异物感、瘙痒和排液。近端的肿瘤可发生大便习惯改变或梗阻,但远端肿瘤发生梗阻并不多见。因括约肌破坏而导致的大便失禁、阴道或其他瘘相对较少见。

询问病史时需要注意患者是否有HPV、HIV感染史,HPV相关恶性肿瘤史(如宫颈癌、外阴癌等),性传播疾病史,肛交、吸烟、多个性伴侣等情况。体格检查应包括直肠指检、肛门镜检、双侧腹股沟触诊。直肠指检简单易行,可清楚了解肿瘤的位置、大小、活动度及和肛门括约肌的关系。肛门镜检操作方便,可直接观察肿瘤,并可同时完成病理活检,可以明确诊断。腹股沟淋巴结是肛管癌的常见转移部位,因为双侧腹股沟的触诊是肛管癌不可缺少的查体项目。如果发现腹股沟淋巴结肿大,可行穿刺活检明确病理学诊断。

结肠镜和胸部、腹部、盆腔CT或MRI扫描是肛管癌必要的辅助检查。由于15%的肛管癌合并结直肠癌,结肠镜的检查可除外此类情况,而且肠镜下病理活检是确诊肛管癌的金标准。胸部、腹部和盆腔CT有助于确定有无区域淋巴结转移、腹股沟转移和远处转移。盆腔MRI和腔内超声在明确肿瘤和周围组织器官的关系,以及区域淋巴结情况等方面具有重要参考价值。研究指出,PET/CT在肛管癌诊断中具有良好的应用价值,但目前仍不是肛管癌的常规诊断方法。

59.13.7 TNM分期

最常应用的是AJCC/UICC分期(表59-16),在AJCC/UICC的临床分期中,区域淋巴结为直肠旁、髂内和腹股沟淋巴结。其他所有的盆腔淋巴结组,包括髂外、髂总和乙状结肠淋巴结均归类为转移淋巴结,见表59-17。

表 59-16 UICC/AJCC 第 8 版 TNM 分期

分期	定义
T	原发灶
Tx	原发肿瘤不能评估
T0	无原发肿瘤证据
Tis	高级别鳞状上皮内病变
T1	肿瘤最大径≤2 cm

续 表

分期	定 义
T2	肿瘤最大径>2 cm,但≤5 cm
T3	肿瘤最大径>5 cm
T4	任何大小的肿瘤,但侵犯至邻近器官,如阴道,尿道,膀胱*
N	区域淋巴结
Nx	区域淋巴结不能评估
N1	腹股沟、直肠系膜、髂内或髂外淋巴结转移
N1a	淋巴结转移至腹股直肠系膜及髂内淋巴结同侧髂内和/或腹股沟淋巴结转移
N1b	髂外淋巴结转移
N1c	髂外淋巴结转移伴有任何N1a中转移地淋巴结
M	远处转移
Mx	远处转移不能评估
M0	无远处转移
M1	有远处转移

*:直接侵犯直肠壁,肛周皮肤,皮下组织,或括约肌不归与T4

表 59 - 17   TNM 临床分期

分期	T	N	M
0 期	Tis	N0	M0
Ⅰ 期	T1	N0	M0
Ⅱ A 期	T2	N0	M0
Ⅱ B 期	T3	N0	M0
Ⅲ A 期	T1	N1	M0
	T2	N1	M0
Ⅲ B 期	T4	N0	M0
Ⅲ C 期	T3	N1	M0
	T4	N1	M0
Ⅳ 期	任何 T	任何 N	M1

59.13.8　预后因素

肛管癌的预后主要取决于肿瘤的大小、分化程度、淋巴结转移情况等。Frost 等报道了 132 例接受腹会阴切除术的患者,结果显示肿瘤大小 1～2 cm 的患者 5 年生存率为 78%,3～5 cm 为 55%,>6 cm 的患者生存率仅 40%。接受放疗或放化疗的患者中同样也发现随着肿瘤大小的增加,患者生存率明显下降。Hung 等也得出了类似的结论,回顾性分析了 92 例无远处转移的肛管鳞癌患者,局控率随 T 分期而不同,T1 为 100%,T2 为 88%,T3 为 75%,T4 为 60%。同样,无病生存率(disease-free survival,DFS)也与肿瘤分期相关,T1 为 100%,T2

为 81%,T3 为 71%,T4 为 50%。淋巴结转移状态也影响生存,RTOG 98 - 11 研究的多因素分析显示淋巴结阳性是预测肛管癌 DFS 和总生存率的独立预后因素。来自最近的 ACT - I 研究也指出淋巴结阳性预示着较低的局控率和总生存率,而较低的血红蛋白水平和较高的白细胞水平也提示较差的预后。另一方面,Goldman 的研究指出,分化差的肿瘤生存较低,分化好的患者 5 年生存率为 75%,而分化差的仅为 24%。

59.13.9　非转移性肛管癌的治疗

20 世纪 80 年代前,腹会阴联合切除术及永久性的结肠造瘘(abdominoperineal resection,APR)是肛管癌的标准治疗模式,然而,其局部复发率仍然较高,5 年生存率仅为 40%～70%。1974 年,Nigro 等的研究发现术前给予 5 - FU 联合丝裂霉素的同期放化疗可明显减低手术失败率。由于 Nigro 的放化疗方案可获得较高的病理完全缓解率(pathological complete remission,pCR),因此 Nigro 提出在初始的放化疗后,仅针对放疗后活检有肿瘤残留的患者施行 APR 手术治疗,其余患者均观察随访。随后也有多项前瞻性及回顾性的研究支持 Nigro 的结论,因此目前 5 - FU 联合丝裂霉素的同期放化疗联合挽救性的手术的治疗模式已经成为肛管癌的标准治疗,虽然仍缺乏直接比较放化疗与手术治疗的随机临床试验。

(1) 手术

20 世纪 80 年代前,根治性手术一直被认为是肛管癌的标准治疗模式,包括伴或不伴腹股沟淋巴结清扫的腹会阴联合切除术。总体 5 年生存率为 30%～70%,手术死亡率 2.5%～5%,术后局部复发率 18%～45%。自 1974 年 Nigro 的研究对于肛管鳞癌术前行放化疗的综合治疗后,手术已逐渐转变为辅助治疗措施。虽然外科手术不再是肛管癌的主要治疗手段,但目前仍发挥重要作用。① 根治性手术:根治性手术主要适用于局部复发和放化疗抵抗的肛管癌患者。复发是指治疗结束 6 个月后出现的疾病进展,而放化疗抵抗是指肿瘤对于放化疗反应差,不能缓解。复发和放化疗抵抗的肛管癌预后较差,即使接受 APR 手术后,5 年局部控制率也仅为 30%～77%,5 年总生存率仅为 24%～69%。② 局部手术:肛管癌淋巴结转移与肿瘤的大小及浸润程度有关,直径<2 cm 的肿瘤很少出现淋巴结转移,

也很少侵犯肛门外括约肌。因此，局部切除可适用于局部病灶直径＜2 cm的肿瘤患者，但仍然有8%～11%的患者会出现局部复发，术后辅助放化疗值得推荐。③腹股沟淋巴结清扫：肛管癌经联合放化疗后，10%～20%的患者会出现异时性腹股沟淋巴结转移，多发生于治疗结束后的6个月内。对于这些腹股沟淋巴结转移的患者，放化疗仍然可达到满意的疗效。而腹股沟淋巴结清扫术创伤大、并发症多，仅选择性用于放化疗抵抗的肿瘤患者。

总的来说，对于局部复发的肛管癌患者，腹会阴联合切除术是主要的治疗手段，如果腹股沟淋巴结阳性，应加做腹股沟淋巴结清扫。异时性腹股沟淋巴结转移的患者，应先行放化疗，如果疗效不佳则行腹股沟淋巴结清扫。

（2）化疗及分子靶向治疗

自Nigro的研究之后，后续开展了多项随机及非随机临床试验，逐渐确定了5-FU/丝裂霉素C同步放化疗成为肛管癌的标准治疗模式。

1）5-FU/丝裂霉素C同期放化疗 vs. 单纯放疗：英国联合肿瘤研究会（United Kingdom Coordinating Committee for Cancer Research, UKCCCR）试验，将585例患者随机分为单纯放疗及同期放化疗2组。2组放疗的总剂量均为45 Gy/20～25次，4～5周。化疗为5-FU 1 000 mg/m²/d，持续4 d，或750 mg/m²/d，持续5 d，在放疗开始的第1周和最后1周同时应用，静脉持续滴注；丝裂霉素C 12 mg/m²，静脉推注，在放疗的第1天应用。疗效评估在放疗结束后6周进行，对于疗效较好的患者（肿瘤退缩至少50%）给予局部加量15 Gy（分6次）或¹⁹²Ir组织间插植25 Gy（分2～3 d），对于疗效欠佳的患者（肿瘤退缩低于50%）给予手术切除。研究结果显示肿瘤反应率达到92%，大多数患者均接受了放疗局部加量。约65%放化疗疗效不佳的患者接受了APR手术，其余患者接受了其他治疗。在可评估的562例患者中共有265例患者局部失败，包括治疗结束后肿瘤持续存在、进行了直肠肛门手术或者治疗结束后6个月进行了永久性结肠造瘘。单纯放疗组及联合放化疗组的3年局部复发率分别为61%和39%，肛管癌相关的死亡率单纯放疗组也明显高于放化疗组（39% vs. 28%，P＜0.05）。然而，虽然放化疗组的3年总生存率高于单纯放疗组（65% vs. 58%），但两组差异并无统计学意义。最近发表的这项研究的13年长期随访更新结果显示，

联合放化疗组的长期生存获益明显优于单纯放疗组，包括总生存率，单纯放疗组的中位生存时间为5.4个月，而放化疗组可达7.6个月。

另一项来自欧洲肿瘤治疗研究组织（European Organization for Research on the Treatment of Cancer, EORTC）的研究，共收治110例局部进展期的肛管癌患者，试验设计与UKCCCR类似，同样比较同步放化疗组与单纯放疗组的效果，两组的放疗剂量均为45 Gy/25次/5周，同期化疗采用5-FU 750 mg/m²/d（第1～5天及第29～33天持续静脉滴注）及丝裂霉素C 15 mg/m²（静脉推注，5-FU化疗的第1天给予）。45 Gy的初始放疗结束后6周评估疗效，对于肿瘤完全退缩的患者放疗加量15 Gy，而对于肿瘤部分缓解的患者加量20 Gy。加量放疗后6周评估总治疗疗效，肿瘤完全退缩的患者在联合放化疗组明显高于单纯放疗组（80% vs. 54%）。随访5年的结果，联合放化疗组的局控率（P＜0.05）和无结肠造瘘率（P＜0.01）也明显高于对照组，5年总生存率虽无统计学意义，也相比于对照组有升高的趋势（P＞0.05）。

由此可见，以上这2项研究结果均显示出放疗同期联合5-FU/丝裂霉素C化疗可以明显提高肿瘤局部控制率，同时减低结肠造瘘率，具有良好的长期生存获益（表59-18）。

表59-18 肛管癌同期放化疗 vs 单纯放疗

临床特点	UKCCCR(N=585)		EORTC(N=110)	
	RT	5-FU/MMC+RT	RT	5-FU/MMC+RT
T1～2	48%	41%	15%	15%
T3～4	51%	56%	81%	84%
N+	17%	23%	48%	55%
M+	2%	3%		
治疗结果				
局部复发	13年:53.4%	13年:32%	5年:48%	5年:29%
总生存	13年:20%	13年:28%	56%	

RT:放射治疗；MMC:丝裂霉素C

2）同期化疗5-FU/丝裂霉素C vs. 5-FU：1991年的一项Meta分析比较了单纯放疗、同期5-FU化疗、同期5-FU/丝裂霉素C化疗的疗效，结果显示同期5-FU/丝裂霉素C化疗相比于其他组，明显提高了局控率和5年总生存率。随后，美国肿瘤放疗协作组（Radiation Therapy Oncology Group, RTOG）和东部肿瘤治疗协作组（Eastern Cooperative Oncology Group，ECOG)联合进行的一项Ⅲ期随机临床研究，明确了5-FU/丝裂霉素C+放疗的疗效优于5FU单药+放疗。310例肛管癌患者随机分组，对放疗+5-FU和放疗+5-FU/丝裂霉素C联合方案进行了比较。放疗为45～50.4 Gy/25～28次。在所有病例中，5-FU的剂量为1 000 mg/(m²·d)，连续4 d静脉滴注，放疗的第1和第5周应用。在联合化疗组，丝裂霉素C的剂量为10 mg/m²，5-FU化疗疗程的第1天注射。在放化疗结束后4～6周进行肿瘤活检，如果发现肿瘤残留就进行挽救性放化疗，包括9 Gy/5次的残留部位局部加量放疗，同时5-FU(1 000 mg/(m²·d)，连续4 d)及顺铂(100 mg/m²，5-FU化疗的第2天)化疗。共有291例患者疗效可评估，其中262例患者进行了活检。活检的阴性率在单药5-FU组和联合组中分别为86%和92.2%，两组差异无统计学意义。联合丝裂霉素C组的4年结肠造口率明显低于单药组(9% vs. 23%，P<0.01，表59-19)。同样，4年无病生存率在联合丝裂霉素C组明显优于单药组(73% vs. 51%，P<0.001，表59-19)。然而，这些结果并不能转化为生存率的获益，虽然联合丝裂霉素C组在随访18个月后总生存率有明显提高的趋势。结果还显示挽救性放化疗的作用非常有限，共有28例患者在初始放化疗后活检阳性，其中25例患者接受了挽救性放化疗，经过挽救性治疗后最终有12例患者再次活检阴性，其中4例患者在之后4年的随访中无病生存。

表59-19　同期化疗5-FU/丝裂霉素C vs. 5-FU (RTOG87-04/ECOG1289研究)

临床特点	5-FU+RT	5-FU/MMC+RT
T1～2	50%	56.5%
T3～4	50%	43%
N+	17%	17%
治疗结果(4年)		
结肠造瘘率	23%	9%
无造瘘生存	59%	71%
局部复发率	34%	16%
总生存	67%	76%
无病生存	51%	73%

　目前尚未知有关放疗与5-FU/丝裂霉素C化疗的最佳方案，但5-FU/丝裂霉素C的化疗组合基本保持一致。

　3) 放疗同期化疗5-FU/顺铂 vs. 5-FU/丝裂霉素C：几项Ⅱ期临床研究结果显示，放疗同期联合5-FU/顺铂化疗在肛管癌中具有较好的疗效，同时由于丝裂霉素明显的毒性反应，因此之后进行了Ⅲ期临床研究探究顺铂是否可替代丝裂霉素C化疗。RTOG 98-11研究共入组682例T2-4M0的肛管癌患者，随机分为2组。一组是丝裂霉素C组，丝裂霉素C/5-FU联合同步放化疗，其中丝裂霉素C 10 mg/m²，第1、29天，5-FU 1 000 mg/(m²·d)，第1～4天和第29～32天。另一组是顺铂组，先进行5-FU/顺铂的诱导化疗2疗程，再进行5-FU/顺铂联合同步放化疗，顺铂75 mg/m²，每次诱导化疗第1天及放疗第1、28天应用，5-FU持续静脉输注1 000 mg/(m²·d)，每次诱导化疗第1～4天及放疗第1、5周连续应用4 d。需要指出的是，顺铂组由于同步放化疗之前应用诱导化疗2疗程，因此总治疗时间延长56 d，也就意味着开始进行放疗的时间延迟57 d。放疗剂量给予至少45 Gy/25次，射野范围包括盆腔、肛管、会阴、腹股沟淋巴结，上界为L5～S1，下界距离肛管肿瘤边缘至少2.5 cm。对于T3～4、淋巴结阳性或45 Gy放疗后仍有肿瘤残留的患者给予(10～14)Gy/(5～7)次的局部加量。丝裂霉素C组和顺铂组的5年局部复发率分别为25%和33%，5年远处转移率分别为15%和19%，未见统计学差异。丝裂霉素C组3年及5年的结肠造瘘率明显低于顺铂组(3年：10% vs. 16%；5年：10% vs. 19%)。然而，丝裂霉素C组的5年无病生存率(DFS)及总生存率(OS)均明显高于顺铂组(DFS：57.8% vs. 67.8%，P<0.01；OS：70.7% vs. 78.3%，P<0.05)。5年的无结肠造瘘生存也显示丝裂霉素C组优于顺铂组，其差异接近具有统计学上的显著性意义(65% vs. 71.9%，P=0.05)。毒性反应方面，虽然顺铂组加入了诱导化疗，但丝裂霉素C组的血液学毒性反应仍然明显高于顺铂组。顺铂组由于加入了诱导化疗，因此该项研究不能对丝裂霉素C与顺铂的作用进行直接比较。新辅助化疗在肛管癌中的作用尚未明确，是否57 d的延迟放疗会影响疗效也不得而知，尤其对于新辅助化疗不敏感的患者。

　另一项是来自英国的ACT-Ⅱ研究，940例T1-4的肛管癌患者随机分为2组，分别接受5-FU/顺铂或5-FU/丝裂霉素C的同步放化疗，这2组患者又再随机分为2组，分别接受2疗程的5-FU/顺铂辅助化疗(巩固治疗)或者观察治疗。接受巩固治疗是在放化疗结束后 4 周开始。该研究放疗剂量采用 50.4 Gy/28 次。丝裂霉素 C 组同期化疗包括 5-FU 1 000 mg/(m² · d),持续静脉滴注,第 1~4 天和第 29~32 天,丝裂霉素 C 12 mg/m²,第 1 天。顺铂组同期化疗包括 5-FU 1 000 mg/(m² · d),持续静脉滴注,第 1~4 天和第 29~32 天,顺铂 60 mg/m²,第 1 天和第 29 天。丝裂霉素 C 组和顺铂组 6 个月的肿瘤完全缓解率相似(94.5% vs. 95.4%),3 年的结肠造瘘率也相近(13.7% vs. 11.3%,P>0.05,表 59-20),2 组的局部复发率差异也无统计学意义(11% vs. 13%,表 59-20)。非血液学毒性两组相近,但血液学毒性方面,丝裂霉素 C 组明显高于顺铂组。因此,ACT-Ⅱ 研究结果显示顺铂联合同步放化疗并不能明显提高肿瘤完全缓解率,降低疾病复发率,尚不能证明其由于传统的丝裂霉素的联合化疗,当然有待于更长期的随访结果。

表 59-20　放疗同期化疗 5-FU/顺铂 vs. 5-FU/丝裂霉素 C

临床特点	RTOG 98-11		ACT-Ⅱ	
	5-FU/MMC+RT	5-FU/DDP+RT	5-FU/MMC+RT	5-FU/DDP+RT
T1~2	63%	66%	52%	52%
T3~4	37%	33%	42%	42%
N+	26%	26%	29%	29%
治疗结果				
6 个月完全缓解率			94%	95.4%
	3 年　5 年	3 年　5 年	3 年	3 年
结肠造瘘率	10%　10%	16%　19%	13.7%#	11.3%
总生存	84%　75%	76%　70%		
无病生存	67%　60%	61%　54%		
局部复发率	25%	33%	18%	25%

P=0.26

4) 诱导化疗/巩固化疗的作用:以上 RTOG 98-11 研究结果指出,5-FU/顺铂同期放化疗前加入诱导化疗,其反而疗效劣于 5-FU/丝裂霉素 C 同期放化疗组,虽然由于顺铂组加入了诱导化疗,而丝裂霉素 C 组没有加入诱导化疗,很难对 2 组进行直接比较,但是由于 ACT-Ⅱ 研究直接比较 5-FU/顺铂同期放化疗及 5-FU/丝裂霉素 C 同期放化疗,而 2 组具有相似的疗效。因此认为同期放化疗前应用

诱导化疗可能对疗效并无帮助,甚至可能因为诱导化疗延误了初始放疗的时间,反而降低了疗效,尤其对于诱导化疗不敏感的患者。

这一结论在 ACCORD-03 研究中进一步得到证实,随机分为 2 组,给予 5-FU/顺铂同期放化疗,之前加或不加 2 疗程的 5-FU/顺铂诱导化疗。诱导化疗包括顺铂 80 mg/m²,第 1 天,5-FU 800 mg/(m² · d),第 1~4 天,每 4 周 1 次,同期化疗剂量相同,从放疗第 1 天开始,第 1、5 周进行化疗。放疗剂量为 45 Gy/25 次,随机再分为 2 组,分别给予 15 Gy 的加量或 20~25 Gy 的加量照射。结果显示,无论诱导化疗还是之后的放疗剂量加量均未对疗效有所提高,无结肠造瘘生存、无事件生存、局部控制率、总生存率均无统计学差异,ACCORD 研究最新的更新结果也得出相同的结论,中位随访 50 个月,仍未发现诱导化疗的任何获益。然而,最近的一项回顾性研究指出诱导化疗可能对 T4 的肛管癌患者有所获益,对于 T4 的患者,5-FU/顺铂诱导化疗组的 5 年无结肠造瘘生存率明显高于无诱导化疗组(100% vs. 38%,P<0.001)。因此,对于诱导化疗的作用还有待进一步研究。

对于放化疗之后的巩固化疗的作用在 ACT-Ⅱ 研究中也得到了初步结论。在放、化疗后,患者随机被分为加或不加 2 个疗程的 5-FU/顺铂巩固化疗,巩固化疗组的 3 年无病生存率及总生存率分别为 75% 和 85%,并未优于对照组(75% 和 84%)。因此,对于支持巩固化疗的确切效果目前还未证实。

5) 分子靶向治疗:大多数肛管鳞状细胞癌常强烈表达表皮生长因子受体(epidermal growth factor receptor,EGFR),而且 KRAS 突变现象在肛管癌中很少发生,因此,EGFR 抑制剂如西妥昔单抗在肛管癌的治疗中具有良好的应用前景。在一些小样本的研究和病例报道中,单用西妥昔单抗或联合伊立替康在治疗远处转移和放化疗抵抗的肛管癌患者中取得了良好的疗效,但是病例数太少,缺乏大规模的临床试验证据。2012 年,ASCO 会议上报道了一项 Ⅱ 期临床研究评估西妥昔单抗联合 5-FU/顺铂同期放化疗的安全性和疗效,分别针对 HIV 阳性的患者(AMC-045 研究)和免疫力正常的患者(E-3205 研究)进行分析,患者接受的放疗剂量为 45~54 Gy,同期给予 5-FU(1 000 mg/(m² · d),第 1~4 天,静脉输注,每 28 天 1 个疗程,共 2 个疗程)、顺铂(75 mg/m²,每 28 天 1 次,共 2 次)及西妥昔单抗(第 1 次

400 mg/m²，之后 250 mg/(m² · 周)，共 6～8 周)。免疫力正常的患者在进行西妥昔单抗/5 - FU/顺铂/放疗之前，先进行 5 - FU/顺铂化疗 2 个疗程。结果令人可喜，HIV 阳性患者的结肠造瘘率、2 年的无病生存率及总生存率分别为 7％、80％和 89％，而免疫力正常的患者的结肠造瘘率、无病生存率和总生存率分别为 14％、92％和 93％，同时研究中患者出现的毒性反应可以接受，Ⅳ度的皮肤反应或腹泻等消化道反应出现的比率在 HIV 阳性患者和免疫力正常患者中分别为 0％和 4％，因此认为该方案具有良好的应用价值。然而，之后进行的另一些研究却认为西妥昔单抗的加入会引起不可接受的毒性反应，而提前终止研究。Deutsch 等进行的 ACCORD - 16 研究，放疗剂量采用 45 Gy/25 次/5 周，然后给予 20 Gy 局部加量，同期给予 5 - FU/顺铂化疗，西妥昔单抗首次剂量给予 400 mg/m²，之后每周给予 250 mg/m²，结果 15(16) 例患者出现了严重的毒性反应，被迫提前终止研究。Olivatto 等在 5 - FU/顺铂同期放化疗方案中加入西妥昔单抗，也因出现了严重的毒性反应如血栓形成、皮肤反应、腹泻、感染等而终止了研究。因此，对于西妥昔单抗在肛管癌同期放化疗中的地位还有待进一步研究。

（3）放疗

放疗是肛管癌综合治疗中重要的组成部分，近年来，针对肛管癌的放疗开展了一系列的研究，也达成了一定的共识，当然还有许多方面需要进一步研究，如最佳的放疗剂量、个体化的靶区勾画、新技术的开展等。

1) 放疗剂量及照射范围：对于肛管癌最合适的放疗剂量目前还未达成共识，仍需要进一步探究。大多数的研究结果显示，肿瘤体积越大、分期越高，其肿瘤控制率越低，因此，需要给予更高的放疗剂量，但具体的可控剂量仍未明确。Nigro 等前瞻性分析了 28 例肛管鳞癌患者，给予 30 Gy 剂量照射，同时给予 5 - FU/丝裂霉素 C 化疗，12 例患者接受 APR 手术切除，其中 7 例患者术后病理未发现肿瘤残留，另外 14 例患者在放化疗后评价为临床完全缓解，活检阴性，其余 2 例也评估为临床无肿瘤，但未进行活检，研究发现治疗疗效较好的均为肿瘤负荷较小的患者，而肿瘤体积较大的患者则局部控制不佳。其他几项研究也指出，肿瘤控制率与肿瘤分期具有良好的相关性，T3～4 的患者具有较低的肿瘤控制率，为 45％～60％。Ortholan 等分析了 69 例早期肛管癌患者，包括≤1 cm 的 Tis、T1 的患者，发现大多数的 Tis 分期的患者接受总剂量 40～50 Gy 可以得到有效的控制，而大多数的 T1 分期的患者也可被总剂量 50～60 Gy 所有效控制。放疗剂量可能与肿瘤控制率具有相关性，Ferrigno 等回顾性分析了 43 例肛管癌的患者，其中大多数为 Ⅱ～Ⅲ 期的患者，发现接受放疗剂量超过 50 Gy 的患者相比于低剂量组，具有较高的肿瘤局部控制率（86.5％ vs. 34％，$P < 0.05$）。Huang 等分析了 28 例 T3～4 或淋巴结阳性的肛管癌患者，发现放疗剂量超过 54 Gy 同时治疗中断时间不长（<60 d）的患者具有较高的局部无进展率（89％ vs. 42％，$P = 0.01$）。然而，也有一些研究指出放疗剂量的提高不一定会改善放化疗的疗效。在 ACCORD - 03 研究中比较了 45 Gy/25 次后局部加量 15 Gy（总剂量 60 Gy）与更高剂量的加量（总剂量达到 65～70 Gy）治疗，但是未发现剂量的提高能改善无结肠造瘘生存率。而之前的 RTOG 92 - 08 研究也得出相似的结论，未发现剂量的增加能够提高治疗的疗效。因此，目前对于放疗的合适剂量还未能得出明确的结论，各研究结果之间的差异可能由于以下几方面的因素：不同的性别比例、不同的临床分期、中断放疗前初始的放疗剂量的差异、不同的总放疗剂量、挽救性手术实施的指征等。目前推荐的放疗剂量大致如下：原发灶部位至少应接受 45 Gy 的剂量照射；推荐的初始剂量为 30.6 Gy，照射范围包括盆腔、肛管、会阴及腹股沟淋巴结，30.6 Gy 照射之后需调整放疗照射野，需将上界下移至骶髂关节下缘；腹股沟淋巴结阴性的患者腹股沟淋巴结区域推荐照射剂量为 36 Gy，对于采用前后野照射而不是多野照射的患者，腹股沟区域需采用电子线前野照射，使得局部至少给予 36 Gy 的剂量；对于淋巴结阳性、T3～4 或 T2 患者接受 45 Gy 剂量照射后仍有肿瘤残留的患者需接受 9～14 Gy 的局部加量治疗。

根据 RTOG 靶区勾画指南，大致将临床靶区体积（clinical target volume，CTV）分为 3 个部分，即 CTV - A（包括直肠、肛管周围、骶前区、髂内淋巴结区域）、CTV - B（包括髂外淋巴结区域）、CTV - C（包括腹股沟淋巴结区域），对于肛管癌的照射范围需包括这 3 个部分。

2) 时间因素的影响：多项研究指出，放疗总时间的长短对肛管癌的疗效具有重要影响，说明放疗期间肿瘤的再增殖现象对肿瘤的控制会产生不利的影响。与头颈部肿瘤、肺癌、宫颈癌等许多肿瘤类似,放疗过程中的中断治疗现象,包括计划性中断和由于放疗毒性反应而造成的被迫中断,均会对肿瘤的局部控制产生极大的不利作用,引起肿瘤治疗失败或局部复发等。Weber 等发现在肛管癌的治疗中,放疗中断时间超过 35 d 会造成较低的局部控制率。在另一项法国研究中也得出类似结论,共入组 305 例肛管癌患者,发现治疗中断时间超过 38 d 会明显减低患者的无疾病生存率。RTOG 92-08 研究中也发现无计划性放疗中断组的患者生存时间明显高于计划性治疗中断组(中断时间 2 周),虽然计划性中断组的放疗总剂量高于无计划性中断组,但其结肠造瘘率仍明显高于无计划性中断组。这些结果均表明,治疗中断造成的总治疗时间的延长会引起治疗疗效的不理想,即使增加放疗剂量也很难弥补由于治疗中断造成的不利影响。

需要指出的是,虽然理论上应尽量避免放疗过程中的治疗中断,但是在实际临床诊疗中,由于放、化疗毒性反应造成的治疗中断现象非常常见。有报道指出,约 1/3 的肛管癌患者在接受 30 Gy/3 周的同期放化疗后就出现了急性肛管直肠炎和肛周皮肤炎,当放疗第 6~7 周剂量增加至 54~60 Gy 时,1/2~2/3 的患者会出现毒性反应。因此,通过降低放化疗毒性反应的技术如 IMRT 技术,也许可以最大限度地减少毒性反应而避免治疗中断。

3) IMRT 技术:如前所述,虽然传统的放疗技术联合 5-FU(MMC)的治疗方案可以有效地治疗肛管癌,但是所产生的毒性反应较大,如皮肤炎性反应、胃肠道毒性反应、骨髓抑制等,均会造成患者的耐受性下降及治疗的中断。UKCCCR、RTOG(ECOG)、EORTC 等多项研究结果显示有 48%~76% 的患者出现急性皮肤毒性反应,而胃肠道毒性反应、Ⅲ~Ⅳ度血液学毒性反应的发生比率为 33%~45% 和 61%。随着同期化疗加入到治疗方案中,使得减小正常组织损伤面临更大的挑战,IMRT 技术的引入可能使这一问题得到很好的改善,能够更加精确地治疗肿瘤,同时更好地保护了周围正常组织,包括膀胱、骨髓、生殖系统、肠道等。

较早期的一项多中心研究入组了 53 例肛管癌患者,采用 IMRT 放疗联合同期 5-FU/丝裂霉素 C 化疗,结果显示相比于采用传统放疗技术的 RTOG 98-11 研究,IMRT 技术明显降低了患者急性皮肤毒性反应,仅有 38% 的患者出现Ⅲ度毒性反应

(RTOG 98-11 研究的Ⅲ度毒性反应为 48%),无患者出现Ⅳ度毒性反应。该研究给予的平均盆腔剂量明显高于 RTOG 传统放疗组,但其Ⅲ度以上胃肠道毒性反应仅为 15.1%,而 RTOG 组为 34%。因此,该研究认为 IMRT 技术不仅可以提高局部肿瘤的放疗剂量,同时还能降低毒性反应,通过长期随访结果该研究可获得与 RTOG 98-11 研究相似的局部控制率和总生存率。

由于传统放疗技术联合化疗引起的毒性反应而造成的治疗中断现象非常常见,而中断时间越长,对疾病的控制越为不利。IMRT 联合化疗造成的治疗中断概率在各研究中也不尽相同:Salama 等报道有 41.5% 患者由于毒性反应需要中断治疗,平均中位时间 4 d;Pepek 等报道约 18% 患者需要中断治疗,中位时间 5 d。总体而言,采用 IMRT 放疗技术造成的治疗中断现象明显低于传统放疗。

RTOG 0529 研究是一项采用 IMRT 技术的Ⅱ期临床研究,根据疾病处于低危还是高危调整照射野的范围,探究 IMRT 技术是否可明显降低 T2 以上肛管癌患者的毒性反应。结果虽然未能达到主要研究终点,即相比于 RTOG 98-11 研究降低 15% 的Ⅱ度以上的胃肠道及泌尿生殖系统毒性反应,但是也明显降低了皮肤和Ⅲ度以上毒性(皮肤:21% *vs.* 36%;胃肠道:23% *vs.* 49%),同时也明显降低了Ⅱ度以上血液学毒性(73% *vs.* 85%),该研究中仅 49% 的患者因为毒性反应而需要中断治疗。

最新的一项 105 例患者的回顾性分析,其中包括 37 例接受三维适型放疗(3D-conformal radiation therapy,3D-CRT)的患者和 68 例接受 IMRT 放疗的患者,中位随访 41.4 个月,结果显示两组的无进展生存、局部控制率、总生存率、无结肠造瘘生存均无明显差异,毒性反应方面,两组均未发现Ⅳ度毒性反应,3D-CRT 组的Ⅱ~Ⅲ度的急性皮肤毒性反应及急性胃肠道毒性反应均明显高于 IMRT 组(皮肤:94.6% *vs.* 63.2%,$P<0.001$;胃肠道:67.6% *vs.* 47.1%,$P<0.05$),也说明了 IMRT 技术不仅可以获得相当的疗效,同时明显降低毒性反应。

59.13.10 初治患者放化疗后的观察和评估

对于非转移性肛管癌患者放化疗后的疗效评估,目前推荐在治疗后 8~12 周进行。根据疗效评估结果,可将患者分为肿瘤完全缓解、肿瘤残留及肿瘤进展。对于在放化疗后肿瘤仍然残留但并无疾病

进展的患者,目前不推荐立即进行挽救性手术治疗,而需采用密切随访的方式,因为在随访观察期间肿瘤仍然可能进一步退缩。ACT-Ⅱ研究中,有29%的放化疗后11周未达到肿瘤完全缓解的患者在放化疗后26周达到完全缓解。基于这一结果,作者认为对于放化疗后未达到完全缓解的患者应该继续观察随访至6个月,除非期间出现疾病进展,因为在这6个月肿瘤可能进一步退缩并且达到完全缓解,这样可以使得一部分患者避免接受APR手术治疗。如果放化疗治疗后6个月肿瘤仍然没有退缩,甚至出现疾病进展,则需要及时给予挽救性治疗。疗效评估内容主要包括直肠肛门指检、肛门镜、腹股沟淋巴结触诊、影像学检查(胸部、腹部和盆腔)等。

59.13.11 持续存在肿瘤残留或复发患者的治疗

在放化疗的联合治疗后,可使得许多肛管癌患者得到有效的治疗。但是,仍然有一部分患者在综合治疗后肿瘤持续残留或在治疗结束一段时间后出现局部复发,诊断临床复发需结合肛指检查、病理活检、腔内超声或CT/MRI等,确诊肿瘤复发后最有效的治疗方法是给予挽救性腹会阴联合切除术。

Schiller等报道了40例持续肿瘤残留或复发的肛管癌患者,均接受了挽救性手术切除,其中24例接受多脏器切除术,14例接受APR手术,2例局部切除。结果显示术后死亡率为5%,术后并发症发生率为72%,5年总生存率和无病生存率分别为39%和30%。Mullen等回顾性分析了31例行挽救性手术切除的患者,其中11例是放化疗后肿瘤持续残留的患者,20例是放化疗后复发的患者,中位随访29个月,实际5年总生存率为64%,其中12例患者在挽救性手术切除后出现复发。初始放疗剂量低于55 Gy的患者具有较差的预后,5年生存率分别为37.5%和75%,$P<0.05$,淋巴结阳性的患者也提示预后较差。Nilsson等报道了35例放化疗后行挽救性APR手术的患者,未发现术后死亡的患者,但是有13例患者出现了术后会阴感染,23例患者出现伤口愈合延迟超过3个月。中位随访33个月,5年生存率为52%,肿瘤残留患者的生存明显低于局部复发患者(33% vs. 82%,$P<0.05$)。Allal等分析的185例肛管癌患者中,42例出现局部复发。其中27例仅有局部复发,15例为局部和远处转移。在所有局部复发的病例中,16例(38%)接受了支持治

疗,23例接受了APR手术,3例接受局部切除。在中位随访近11月后,未接受根治性切除的患者均死于疾病进展。26例接受根治性切除的患者,11例无瘤生存,复发后的总体生存率为28%,而切除组的生存率为45%。Klas等评估了192例肛管癌的疗效,其中143例为鳞癌。经腹会阴切除术作为初次治疗的有21例,5年生存率为60%,局部复发率为23%。接受根治性放化疗的患者,5年生存率为55%,局部复发率为34%。放化疗治疗后,42例局部复发的患者中有13例接受了挽救性手术,中位随访32个月,62%患者生存。

一项近期的回顾性研究,对14例肛管癌患者在施行挽救性APR手术时同时进行术中放疗(introoperative radiotherapy,IORT),并评估其疗效,但结果显示,IORT并不能改善肿瘤的局部控制和长期生存,因此不建议在APR手术时给予术中放疗。

对于复发灶仅局限于腹股沟淋巴结的患者,可以给予腹股沟淋巴结清扫术,对于从未行腹股沟淋巴结放疗的患者也可以考虑给予局部区域放疗,同时结合全身化疗。

59.13.12 转移性肛管癌的治疗

肛管癌最常见的远处转移部位为肝脏、肺及盆腔外淋巴结。由于肛管癌是一种罕见的恶性肿瘤,而其中仅有10%~20%的患者出现盆腔外转移,因此对于转移性肛管癌的研究资料较少。现有的资料显示5-FU联合顺铂的化疗方案对于转移性肛管癌患者有一定疗效。Faivre等对19例转移性肛管癌患者给予顺铂联合5-FU的化疗,19例患者的转移部位包括10例肝转移、5例主动脉旁淋巴结转移、4例髂血管旁淋巴结转移、2例腹股沟淋巴结转移及3例肺转移。中位给予4个疗程的化疗后,治疗反应率为66%,包括1例完全缓解和11例部分缓解,而治疗后疾病稳定和进展的患者分别为4例和2例。1年和5年的生存率分别为62.2%和32.2%,中位生存时间为34.5个月。目前没有证据支持切除远处转移灶可得到明显获益。虽然目前对于转移性肛管癌的治疗通常采用5-FU/顺铂的方案,但是对于这部分患者的治疗应该更加个体化,参加临床试验可能是另一种选择。对于局部有症状的较大肿瘤患者,也可采用放疗对局部肿瘤进行控制,缓解症状,同时联合化疗可能疗效更佳。对于顺铂为基础的化疗方案失败后的患者,目前并无有效的方法进

行救治,需要今后进一步研究。

59.13.13　HIV 阳性患者的治疗

HIV 阳性或 AIDS 患者发生肛管癌的概率也会增加,因此对于这部分患者的治疗需要进行深入分析。较早期的一些小样本的研究报道指出,对于 CD4$^+$T 淋巴细胞计数 <200 个/mm^3 及未接受高效抗反转录病毒疗法(highly active antiretroviral therapy,HAART)的 HIV 阳性的肛管癌患者,显示出较差的生存预后,同时放疗的毒性反应也较为明显。报道指出这些患者接受足量的放化疗剂量(5-FU/丝裂霉素 C 或者 5-FU/顺铂同期化疗)仍然是可行的,但是期间发生Ⅲ度以上的毒性反应(血液学毒性、胃肠道毒性)也更为明显,治疗中断、剂量调整等现象也时有发生。

近年来,随着放疗技术及抗 HIV 病毒治疗的发展,认为接受 HAART 治疗后 CD4$^+$T 淋巴细胞计数达到较高水平,同时病毒拷贝数控制在一定范围内的 HIV 阳性患者可以很好地耐受足量放化疗剂量,说明早期研究中所描述的毒性反应至少部分是由于放疗技术水平较低及未予控制的 HIV 感染造成。

59.13.14　肛缘癌的治疗推荐

对于肛缘癌的治疗需要根据疾病的临床分期进行。临床分期 T1N0、分化程度好的肛缘癌患者可给予局部切除,但需要给予充分的切缘,如果切缘不足,需要再次手术以保证足够切缘。对于切缘不充分的患者也可以考虑给予局部放疗(结合或不结合同期 5-FU 为基础的化疗)以降低复发的概率。对于其他各分期的肛缘癌的治疗同肛管癌。

59.13.15　小结

近年来,肛管癌的治疗取得了显著进展,目前仍推荐 5-FU/丝裂霉素 C 联合放疗的治疗方案作为标准方案。IMRT 技术可以在不影响疗效的前提下明显降低毒性及不良反应,具有良好的应用前景。根治性放化疗后,大多数患者可获得较好的疗效,并且可保留肛门括约肌及其功能。放化疗后需要对患者的疗效进行密切观察和随访,在临床证实疾病进展后才考虑挽救性手术。对于转移性的肛管癌,目前仍采用顺铂为基础的化疗方案或参加临床试验。HIV 阳性患者在接受 HAART 治疗后采用足量的

放化疗仍然是可行的,但是需要对这部分患者的放化疗毒性反应予以密切观察,如出现相关的并发症则需要及时调整剂量。对于肛缘癌的治疗,除了 T1N0 并且分化好的患者可以采用局部切除的方法外,其余分期的患者仍然沿用肛管癌的治疗方案。

59.14　少见大肠肿瘤

59.14.1　恶性黑色素瘤

肛管直肠恶性黑色素瘤(anorectal malignant melanoma,AMM)是一种较少见且预后极差的恶性肿瘤。肛管直肠是恶性黑色素瘤的第三好发部位,仅次于皮肤、视网膜。肛管直肠恶性黑色素瘤占原发性肛管恶性肿瘤的 0.1%～4.6%,占全身黑色素瘤的 0.2%～3%。好发年龄为 60～70 岁,女性发病率高于男性。肛管直肠恶性黑色素瘤多位于肛管,其次是齿状线,只有极少数位于直肠。肛管直肠恶性黑色素瘤发病率呈上升趋势,20 世纪 90 年代美国的发病率为 1.7/100 万,近 20 年来发病率增加 1 倍。肛管直肠恶性黑色素瘤的病因不明,有研究认为 HIV 感染可能是年轻男性患者的危险因素。肛管直肠交界部,聚集着大量的黑色素细胞,这是肛管恶性黑色素瘤发生的组织学基础。现在多认为肛管恶性黑色素瘤是原发的,对于直肠的恶性黑色素瘤是原发的还是继发的,仍有分歧。有人认为,是肛管恶性黑色素瘤沿黏膜下层浸润性生长,扩散到直肠部位。从胚胎发育来看,起源于内胚层的小肠、大肠黏膜是不可能出现这种恶变的,直肠部位出现恶性黑色素瘤应视为转移灶才更合理。

检查时可以在直肠肛门交界处或附近发现小的痔块样、有色素沉着的病变到形成溃疡肿块或息肉样肿块这些不同表现。色素沉着可能很明显,也可无色素。肛管直肠恶性黑色素瘤的临床表现主要是便血、无症状的肛管直肠局部肿块、大便习惯改变、瘙痒、脱垂及其他不典型症状,其中便血最常见,11.7% 的患者无临床症状。约 20% 的患者就诊时存在腹股沟淋巴结转移,38% 的患者就诊时存在淋巴结或远处转移,肝脏和肺脏为最常见的远处转移部位。

由于肛门直肠黑色素瘤比肛门鳞状细胞癌更有可能转移到肠系膜淋巴结,因此,传统观念认为,腹会阴联合切除术(APR)是标准的治疗方法。但多数

研究发现,局部广泛切除术(WLE)与APR相比较,患者的生存率差异并无统计学上的显著性意义。推荐APR的理由为:① APR能控制肠系膜淋巴结的转移。② 做到更广泛的切除直肠、肛管,使边缘的癌肿切除更彻底。③ 获得更低的局部复发率。推荐WLE的理由为:① 与APR相比,两者对预后的影响差异无显著性意义。② 本病腹股沟淋巴结的转移发生率较高。③ 不论施行何种手术,本病预后均差。将两者综合考虑,目前推荐:当能够做到充分的局部切除时用WLE;当不能局部切除,或对于存在局部复发的患者用APR。行APR的主要益处是可以控制局部和区域的病变。对于区域淋巴结的处理原则,目前仍有争议,由于腹股沟淋巴结清扫会产生淋巴水肿、切口开裂等并发症,故目前不推荐行常规腹股沟淋巴结清扫。由于肛管直肠恶性黑色素瘤的淋巴引流方向可以为髂血管旁、直肠系膜及腹股沟,故其前哨淋巴结活检的意义不如皮肤恶性黑色素瘤大。

肛管直肠恶性黑色素瘤的化疗和免疫治疗效果尚无定论。ECOG 1684试验最初显示,干扰素α-2b可改善高危皮肤恶性黑色素瘤患者的生存,但远期结果显示对总生存率并无影响。尽管在患者的选择和肿瘤病理程度上无统一标准,且联合治疗的效果有限,大多数的研究者仍建议采用积极的联合治疗。

本病恶性程度高,且转移早,各种治疗的效果都不太满意,预后很差。5年生存率为12%～22%,总中位生存期为17～20个月,其中Ⅰ期30个月,Ⅲ期10个月。由于肛管直肠恶性黑色素瘤发病率低,预后预测因素尚不清楚。有研究认为,神经侵犯或直肠系膜淋巴结转移的患者预后较差。但大多数研究显示,淋巴结转移与否、年龄、性别、肿瘤的大小及浸润深度均与预后无关。

59.14.2　神经内分泌肿瘤

神经内分泌肿瘤(neuroendocrine tumors,NET)是一组起源于肽能神经元和神经内分泌细胞的异质性肿瘤,包含传统概念上的类癌。可发生于全身许多器官和组织,消化道NET最常见,占所有NET的55%～70%。1973年NET的发病率为1.09/10万,2004年为5.25/10万,发病率的增高固然与临床诊断手段的进步有关,但实际发病率也的确在增加。大肠NET中,直肠NET所占比例最高,男女比例接近,与大肠腺癌相比,发病年龄较早,一般在50岁左右。

50%～60%的大肠NET患者无症状,许多病例是在体检普查、手术和尸检时偶被发现。其他患者一般表现为非特异性,如腹痛、腹部不适、消化道出血、腹部肿块及其所引起的并发症,如胃肠道梗阻、急性阑尾炎等。类癌综合征可见于存在肝转移的阑尾(2.5%)和结肠(5.6%)NET,较少见于直肠NET(1.6%)。

结直肠NET的肠镜表现通常为黏膜下隆起或呈息肉样突出的黄色结节,表面黏膜可破溃,形成脐状凹陷或溃疡。由于NET位于黏膜下,活检取材应较深,应取多处、多块组织,以免出现假阴性。内镜超声(endoscopic ultrasound,EUS)检查表现通常为均匀低回声影,位于黏膜下,边界清楚。EUS对于原发灶的浸润深度的判断有较高的价值。

生长抑素受体扫描(somatostatin receptor scintigraphy,SRS)对NET的诊断较有价值,因为生长抑素类似物奥曲肽可结合于生长抑素受体,而90%的NET表达该受体。SRS对测定原发肿瘤和肝脏转移的敏感性达50%～100%,这种方法可以发现可能被CT或MRI遗漏的可切除肿瘤,还可鉴别能否手术。

NET的病理诊断,需同时免疫组化检测Syn和CgA。高分化NET(G1-2)中的瘤细胞胞质通常弥漫性强表达Syn和CgA;低分化NET(G3)中的瘤细胞胞质则常弱表达Syn和CgA。Syn和CgA在NET诊断中是用来证实瘤细胞是否具有神经内分泌性质,所以只要有定位准确的阳性反应,不需要半定量评价阳性强度和阳性细胞数。大肠NET应按组织学和增殖活性分级,增殖活性分级推荐采用核分裂象数和(或)Ki-67增殖指数两项指标(表59-21)。

表59-21　大肠NET的分级标准

分级	核分裂象数(10 HPF)[a]	Ki-67增殖指数(%)[b]
G1,低级别	1	≤2
G2,中级别	2～20	3～20
G3,高级别	>20	>20

a:10 HPF=2 mm²(视野直径0.50 mm。单个视野面积0.196 mm²),于核分裂活跃区至少计数50个高倍视野;b:用MIBl抗体,在核标记最强的区域计数500～2 000个细胞的阳性百分比

在无远处转移时,对原发灶的处理原则为根治性切除,即切除原发灶和区域转移的淋巴结,大肠

NET 的区域淋巴结转移与肿瘤直径相关,直径超过 2 cm 时区域淋巴结转移率较高,一般不建议行原发灶局部切除术。对于 G1~2 的 NETs,肝转移灶的积极处理可缓解症状并改善预后。

生长抑素可抑制 NET 的激素分泌,生长抑素受体(somatostatin receptor, SSTR)在绝大多数的 NET 细胞(G1、G2)均有表达。生长抑素拟似物(somatostatin analog, SSA)可与 SSTR 特异性结合(与 SSTR-2 结合最牢固,与 SSTR-1,4 结合较差)。目前,最有效的药物是缓释型兰瑞肽和长效奥曲肽,可控制由于原发肿瘤或转移灶过量的自分泌激素或神经分泌引起的临床症状,如脸红、水样腹泻综合征及低血糖等,但肿瘤的缓解率较低,目前认为,SSA 对于稳定 NET 的进展有一定效果。在 PROMID 研究中,入组 85 例无法手术的中肠神经内分泌肿瘤(G1)患者,与对照组相比,使用长效奥曲肽治疗的患者疾病进展时间延长(14.3 vs. 6 个月)。

放射治疗对大肠 NET 的意义不大,仅适用于脑转移或控制骨转移引起的疼痛。因大肠 NET 组织中 SSTR 高表达,近年来应用核素标记的 SSA 类药物作为转移性的 NET 靶向治疗取得了一定的进展。

NET 对化疗药物不敏感。根据其形态及生物学特性与肺小细胞癌相似这一特征,应用依托泊甙与顺铂(EP 方案)联合治疗大肠神经内分泌癌可获得最高的反应率。此方案对神经内分泌癌(G3)的治疗有一定效果,部分缓解率为 67%,完全缓解率为 17%,平均生存时间为 19 个月,而 NET(G1,G2)对其无反应。

大肠 NET 的预后主要与部位、分级和分期相关,G1 患者的中位生存时间为 124 个月,G2 患者的中位生存时间为 64 个月,G3 患者的中位生存时间为 10 个月。

59.14.3　阑尾黏液性肿瘤

阑尾黏液性肿瘤是一种罕见的肿瘤,在所有切除的阑尾标本中其发生率为 0.2%~0.7%,25%~50% 的 LAMN 是在放射检查、内镜检查或者手术中偶然发现的,常常无症状或右下腹腹痛,或腹部可及肿块。

阑尾黏液性肿瘤及其引起的腹膜假黏液瘤的病理类型可分成 5 类。① 黏液性腺瘤/囊腺瘤(mucinous adenoma, MA):非浸润性病变,病变组织仅局限于阑尾黏膜以内,阑尾内见黏液充盈,可呈囊性扩张。② 阑尾低级别黏液性肿瘤(low grade apendiceal mucinous neoplasm,LAMN):非浸润性病变,肿瘤上皮具有低级别细胞学特征,黏液突破黏膜肌层到达阑尾壁内或阑尾表面出现少量黏液,黏液内可无或有少量黏膜上皮,但未见 PMP 形成。③ 起源自阑尾的低级别腹膜假黏液瘤(low grade pseudom-yxoma peritonei,PMP-L):非浸润性病变,阑尾内外肿瘤细胞具有低级别细胞学特征。结构简单,黏液湖内上皮常稀少甚至缺乏。④ 阑尾黏液腺癌(mucinous adnocarcinoma,MAC):浸润性病变,可见促纤维反应。至少局部区域可见高级别细胞学特征,未见 PMP。⑤ 起源自阑尾的高级别腹膜假黏液瘤(hige grade pseudomyxoma peritonei,PMP-H):浸润性病变,可见促纤维反应,至少局灶区域可见高级别异型增生,可见印戒样细胞。

如果病变局限于阑尾黏膜内(即 MA),局部阑尾切除即可治愈。但一旦这种黏液性病变突破至黏膜层之外(即 LAMN),患者就存在复发风险。目前,PMP-L 的标准治疗方案为外科减瘤术加腹腔局部区域化疗,预后一般较好。而 PMP-H 则应给予全身化疗。有文献报道,对于 PMP 患者给予外科减瘤术和热化疗,可取得较好的疗效。腹膜假黏液瘤的级别、累及范围是否超出右下腹区域及黏液内是否出现肿瘤上皮细胞等均与病变预后明显相关。

59.14.4　恶性淋巴瘤

淋巴瘤是美国第 6 位致死肿瘤,近年来发病率逐渐上升。目前在美国,有超过 58 000 例淋巴瘤患者。结外非霍奇金淋巴瘤(non-Hodgkin lymphoma,NHL)累及的主要部位在胃肠道的占 40%,胃肠道淋巴瘤好发于胃和小肠,大肠淋巴瘤相对较为少见,占胃肠道恶性淋巴瘤的 10%~20%,占非霍奇金淋巴瘤的 1.4%,占大肠恶性肿瘤的 0.2%~0.6%。

大多数 NHL 起源于淋巴结或淋巴组织(脾脏、咽淋巴环、胸腺),常可累及结外器官。有些 NHL 可直接起源于结外器官,这类 NHL 被称为原发性结外 NHL。原发性结外 NHL 的定义尚有争论,尤其对于同时存在结内结外累及的患者的诊断,目前推荐 Krol 的诊断标准:肿瘤位于一个结外部位,伴或不伴区域淋巴结累及(可有远处播散,但病灶以结外为主)。

原发性大肠淋巴瘤最常见的病理类型为弥漫大

B 细胞淋巴瘤,所占比例为 47%~81%,其次为黏膜相关淋巴组织(mucosal-associated lymphoid tissue, MALT)相关淋巴瘤,与胃 MALT 相关淋巴瘤不同,大肠 MALT 相关淋巴瘤与幽门螺杆菌感染无关,处理亦不同。原发性大肠淋巴瘤还有套细胞淋巴瘤(mantle cell lymphoma)、T 细胞淋巴瘤及霍奇金淋巴瘤等少见病理类型。

临床表现多不典型,有时可长期误诊,约 10% 病例偶尔发现,其中男性多见。主要表现类似结肠其他恶性肿瘤。腹痛和体重减轻为大肠淋巴瘤主要症状。50% 以上的患者腹部有压痛性包块,说明肿瘤无症状期较长。肠梗阻发生率较低,远少于大肠癌,可能与淋巴瘤组织结缔组织增生少见,肿瘤较为柔软有关,偶见穿孔,有些患者首发症状为原因不明的持续高热或反复性发热,体温最高可达 39℃ 左右。

目前对原发性大肠淋巴瘤的治疗多主张采用以全身化疗为主并结合手术和/或放疗等局部治疗的综合治疗原则。CHOP 方案至今仍被认为是中高分级的 B 细胞淋巴瘤的一线化疗方案,但对于相对惰性的套细胞淋巴瘤和 T 细胞淋巴瘤,化疗的反应率降低,需考虑手术或放疗等局部治疗。原发大肠淋巴瘤由于存在相对较高的自发穿孔率,故认为手术切除使病患获益。研究表明,在接受手术的原发性大肠淋巴瘤患者中,ⅠE 期占 20% 左右,ⅡE 期占 70% 左右,故而手术应以原发灶切除和区域性淋巴结清扫为主。术中探察肝、淋巴结、脾等,必要时病理活检证实。由于该病以血行转移为主,病变范围较大且呈多中心发生,手术除要求整块切除病灶和彻底清除淋巴结外,应注意病变残留及医源性血行转移问题。约 1/3 患者在手术中发现局限于肠壁,不能切除时可行局部放疗,一般在手术后 3~4 周开始。

根据文献报道,大肠淋巴瘤的中位生存期为 24~36 个月。ⅠE 期患者接受手术和化疗后 10 年生存率可达 83%。ⅠE 期患者仅接受手术治疗后复发率为 74%。Ⅳ 期患者生存期短,常不到 8 个月。

59.14.5　间质瘤

胃肠道间质瘤(gastrointestinal stromal tumor, GIST)是近 10 年来逐渐被认识的一种独立的病理实体,是消化道最常见的间叶组织源性肿瘤,起源于中胚层组织的卡哈尔间质细胞(interstitial cells of Cajal)。目前,GIST 的定义为:一组来源于胃肠道结缔组织前体细胞的间叶肿瘤,富于梭形、上皮样或多形性细胞,免疫表型上表达 C-kit 基因产物 CD117,由突变的 C-kit 或血小板源生长因子受体 A (PDGFRA)基因驱动的特殊肿瘤。GIST 占胃肠道恶性肿瘤的 1%~3%,大肠间质瘤占 GIST 的 5%~10%,发病率为(1%~2%)/100 万,好发年龄为 50~70 岁,男女比例基本相同。

大肠 GIST 的临床表现与肿瘤大小、部位及有无远处转移病灶有关,多为腹块、便血等非特异性症状。影像学表现为边界相对清楚地外生性团块,密度中等,可见坏死、囊变。肠镜检查可见黏膜下肿物。

确诊依赖于病理诊断:① 胃肠道、肠系膜、腹膜及腹腔多种结构的梭形细胞或上皮样细胞为主的间叶性肿瘤。② 免疫组化 CD117 阳性,而 CD34、SMA、desmin 及 S-100 等可为阳性或阴性。③ 如 CD117 阴性,再根据神经、神经鞘及肌的标记除外特殊分化的间叶性肿瘤,如平滑肌肿瘤及神经鞘瘤等。④ CD117 阴性,除 vimentin 阳性外,其余标记均为阴性,则称其为无免疫表型的 GIST。

GIST 最具有特征的免疫组织化学标记物是 CD117(C-kit),可见于不同部位和所有组织学类型,几乎所有的 GIST(80%~100%)的免疫组化染色 CD117 为弥漫强阳性,故其可作为诊断 GIST 特异性标准。正常胃肠道肌层内 Cajal 细胞和肥大细胞亦可呈 CD117 阳性,而平滑肌细胞、血管平滑肌细胞和神经纤维不表达 CD117。CD34 是一个分子质量为 110 kDa 的跨膜糖蛋白,存在于人体造血干细胞和血管内皮细胞中,它可以在许多肿瘤细胞中表达。50%~80% 的 GIST 表达 CD34,在真正的平滑肌细胞中也表达,因此,CD34 独立使用无特异性,常常与 CD117 和 S-100 联合使用进行鉴别诊断。

所有 GIST 都有恶性倾向,故"良性"名称并不恰当,容易因此忽略对患者的合理治疗和随访。GIST 恶性程度根据肿瘤的大小及 50 高倍镜下细胞有丝分裂(50HPF)和肿瘤发生的部位分为"高度危险""中度危险"和"低度危险",并根据不同危险度预测预后(表 59-22)。然而,其病理学诊断往往与生物学行为不一致。文献报道,仅 3%~38% 的 GIST 有恶性的组织学特征,但却有 68% 的肿瘤出现临床转移。因此,在判断 GIST 的良、恶性时,不能只依靠病理组织学诊断,尚需根据临床表现(肿块生长迅速、体重下降)、有无邻近器官的侵犯或腹腔内播散等来作出综合判断。

表 59-22　NIH 危险度分级

危险度分级	肿瘤大小(cm)	核分裂象(/50HPFs)	肿瘤来源
极低危险度	<2.0	≤5	任何
低危险度	2.1~5	≤5	任何
中危险度	2.1~5	>5	胃来源
	<5	6~10	任何
	5.1~10	≤5	胃来源
高危险度	任何	任何	肿瘤破裂
	>10	任何	任何
	任何	>10	任何
	>5	>5	任何
	2.1~5	>5	非胃来源
	5.1~10	≤5	非胃来源

　　手术切除是目前治疗 GIST 最有效的方法,局部完整切除能显著提高患者生存率,扩大切除或区域淋巴清扫并不能进一步改善患者的预后。手术方式取决于肿瘤大小、部位和术中冰冻切片结果等,目标为完整切除肿瘤,防止肿瘤破裂播散。切除方法以局部切除为主,手术切缘阴性即可。由于淋巴结转移较少见,故不推荐常规行淋巴结清扫。疑有周围脏器浸润的,可考虑联合脏器切除。局部复发的 GIST 仍可积极手术,如为单个肿块,手术完整切除对于改善患者预后仍有积极作用。积极地进行减瘤手术,可改善各脏器地功能,提高生活质量。

　　GIST 对化放疗不敏感,手术是主要的治疗手段,但是对于不能手术切除或转移复发性肿瘤效果不佳。GIST 的细胞表达具有酪氨酸激酶活性的生长因子受体称为 C-kit,GIST 细胞生长和存活均需 C-kit 酪氨酸激酶活化;甲磺酸伊马替尼(STI571,Gleevec)是 C-kit 酪氨酸激酶活化的选择性抑制剂。靶向治疗药物的问世,给 GIST 治疗带来了新的希望。

　　目前的临床试验对象多数为高危险度的 GIST 患者,由于可以改善无复发生存,故推荐对高危险度的 GIST 患者进行伊马替尼辅助治疗,剂量为 400 mg/d,目前推荐辅助治疗时间为 1 年。对于肿瘤较大或局部浸润,R0 切除或保留器官功能较为困难的患者,可考虑术前使用伊马替尼进行治疗。治疗期间必须密切评估疗效,对无反应的患者应及时手术。伊马替尼新辅助治疗疗程一般不超过 1 年,手术一般在治疗后 4~6 个月后进行。

　　50% 的 GIST 患者对伊马替尼有反应,约 80% 的患者至少能达到病情稳定,但中断治疗 1 年后往往有很高的复发率。伊马替尼存在原发性耐药和继发性耐药问题,继发性耐药问题中位发生时间为用药后 18~24 个月,GIST 患者会出新疾病进展,原因是 KIT 基因的继发性突变。当出现耐药时,可考虑增加伊马替尼剂量或改用舒尼替尼(suni-tinib)多靶点酪氨酸激酶抑制剂作为二线治疗。

　　大肠 GIST 复发转移最常见的是肝转移(65%),其次为腹膜转移(50%)。目前没有大肠 GIST 的准确预后报道,一般认为,大肠 GIST 的预后类似于小肠 GIST。单纯手术的患者 5 年生存率为 40%~75%,伊马替尼使 GIST 的生存明显改善。转移复发的 GIST 患者中位生存为 15 个月,5 年生存率为 0~30%。

59.15　展望

　　大肠癌的诊治固然重要,预防大肠癌的发生,防患于未然才是降低大肠癌死亡率的必由之路,重视大肠癌的一级预防宣传,提高普通人群抗癌防癌意识,加强二级预防研究,积极推广大肠癌社区筛查,将有效地降低大肠癌发生率,并提高早期大肠癌的检出率。

　　随着流行病学研究和临床研究的积累、大肠癌筛查技术的改进,大肠癌社区筛查策略和手段将更加有效和个体化。通过纤维肠镜治疗结直肠癌前病变和早期大肠癌将越来越常见。

　　在大肠癌诊治方面,积极开展临床研究,获得可靠的临床数据,将为优化大肠癌的多学科综合治疗策略提供更多的依据;而各个学科的技术进步,更将为多学科综合治疗效果的提高提供保证。未来随着临床大数据的积累和挖掘、基因检测技术的改进、免疫治疗等新兴治疗手段的成熟,根据患者的个体特点和肿瘤特征,综合利用已有的治疗手段,为患者提供精准的个体化综合治疗将是必然的趋势。同时人工智能等技术在医疗领域的应用将进一步推动大肠癌在诊断和治疗技术上的革命。

　　　　　　　(戴卫星　蔡国响　徐　烨　蔡三军)

主要参考文献

[1] 李世拥.实用结直肠癌外科学[M].北京:人民卫生出版社,2012.

[2] 陈万青,张思维,曾红梅,等.中国 2010 年恶性肿瘤发病与死亡[J].中国肿瘤,2014,23(1):110.

［3］ 项平岑,郑松柏,等. 大肠癌 883 例分析［J］. 中华消化杂志,2000,20:140－142.

［4］ 郝希山,王殿昌. 腹部肿瘤学［M］. 北京:人民卫生出版社,2003.

［5］ 鲁智. 结肠癌并发穿孔、出血的外科治疗［J］. 中国实用外科杂志,1995,(7):396－397.

［6］ Abdelrazeq AS, Scott N, Thorn C, et al. The impact of spontaneous tumour perforation on outcome following colon cancer surgery［J］. Colorectal Dis, 2008,10(8):775－780.

［7］ Amado RG, Wolf M, Peeters M, et al. Wild type KRAS is required for panitumumab efficacy in patients with metastatic colorectal cancer［J］. J Clin Oncol, 2008,26(10):1626－1634.

［8］ Blanke CD. Perforation and Stage Ⅱ Colon Cancer:Is it Always High Risk? ［J］. Gastrointest Cancer Res, 2008,2(2):103－104.

［9］ Cals L, Rixe O, Francois E, et al. Dose finding study of weekly 24h continuous infusion of 5fluorouracil associated with alternating oxaliplatin or irinotecan in advanced colorectal cancer patients［J］. Ann Oncol, 2004,15:1018－1024.

［10］ Carraro PG, Segala M, Cesana BM, et al. Obstructing colonic cancer:failure and survival patterns over a ten year follow up after one stage curative surgery［J］. Dis Colon Rectum, 2001,44(2):243－250.

［11］ Castellarin M, Warren RL, Freeman JD, et al. Fusobacterium nucleatum infection is prevalent in human colorectal carcinoma［J］. Genome Res, 2012,22(2):299－306.

［12］ Chen W, Zheng R, Baade PD, et al. Cancer statistics in China, 2015［J］. CA Cancer J Clin, 2016,66(2):115－132.

［13］ Cosimelli M, Golfieri R, Cagol PP, et al. Multi-center phase Ⅱ clinical trial of yttrium-90 resin microspheres alone in unresectable, chemotherapy refractory colorectal liver metastases［J］. Br J Cancer, 2010,103(3):324－331.

［14］ Crowder VH, Cohn I. Perforation in cancer of the colon and rectum［J］. Dis Colon Rectum, 1967,10(6):415－420.

［15］ Esteva M, Leiva A, Ramos M, et al. Factors related with symptom duration until diagnosis and treatment of symptomatic colorectal cancer［J］. Bmc Cancer, 2013,13(1):87.

［16］ Fuchs CS, Marshall J, Mitchell E, et al. Randomized, controlled trial of irinotecan plus infusional, bolus, or oral fluoropyrimidines in first-line treatment of metastatic colorectal cancer:results from the BICC-C Study［J］. J Clin Oncol, 2007,25(30):4779－4786.

［17］ Goldberg SN, Gazelleg S, Comptonc C, et al. Radiofrequency tissue ablation in the rabbit lung:efficacy and complications［J］. Acad Radiol, 1995,2(9):776－784.

［18］ Gonen M, Schrag D, Weiser MR. Nodal staging score:a tool to assess adequate staging of node-negative colon cancer［J］. J Clin Oncol, 2009,27(36):6166－6171.

［19］ Govindarajan A, Gonen M, Weiser MR, et al. Challenging the feasibility and clinical significance of current guidelines on lymph node examination in rectal cancer in the era of neoadjuvant therapy［J］. J Clin Oncol, 2011,29(34):4568－4573.

［20］ Grady WM, Carethers JM. Genomic and epigenetic instability in colorectal cancer pathogenesis［J］. Gastroenterology, 2008,135(4):1079－1099.

［21］ Gramont A, Figer A, Seymour M, et al. Leucovorin and fluorouracil with or without oxaliplatin as first-line treatment in advanced colorectal cancer［J］. J Clin Oncol, 2000,18(16):2938－2947.

［22］ Grothey A, Sargent D, Goldberg RM, et al. Survival of patients with advanced colorectal cancer improves with the availability of fluorouracil-leucovorin, irinotecan, and oxaliplatin in the course of treatment［J］. J Clin Oncol, 2004,22(7):1209－1214.

［23］ Hsiang JC, Bai W, Lal D. Symptom presentations and other characteristics of colorectal cancer patients and the diagnostic performance of the Auckland Regional Grading Criteria for Suspected Colorectal Cancer in the South Auckland population［J］. N Z Med J, 2013,126(1382):95－107.

［24］ Hurwitz H, Fehrenbacher L, Novotny W, et al. Bevacizumab plus irinotecan, fluorouracil, and leucovorin for metastatic colorectal cancer［J］. N Engl J Med, 2004,350:2335－2342.

［25］ Jayne DG, Guillou PJ, Thorpe H, et al. Randomized trial of laparoscopic-assisted resection of colorectal carcinoma:3-year results of the UK MRC CLASICC Trial Group［J］. J Clin Oncol, 2007,25(21):3061－3068.

［26］ Jemal A, Tiwari RC, Murray T, et al. American cancer S:cancer statistics, 2004［J］. CA Cancer J Clin, 2004,54(1):829.

［27］ Kluth LA, Abdollah F, Xylinas E, et al. Clinical nodal staging scores for prostate cancer:a proposal for preoperative risk assessment［J］. Br J Cancer, 2014,111

(2):213-219.

[28] Kluth LA, Abdollah F, Xylinas E, et al. Pathologic nodal staging scores in patients treated with radical prostatectomy: a postoperative decision tool[J]. Eur Urol, 2014, 66(3):439-446.

[29] Kohne CH, Cutsem E, Wils J, et al. Phase Ⅲ study of weekly high-dose infusional fluorouracil plus folinic acid with or without irinotecan in patients with metastatic colorectal cancer: European Organisation for Research and Treatment of Cancer Gastrointestinal Group Study 40986[J]. J Clin Oncol, 2005, 23(22):4856-4865.

[30] Koo HY, Park KJ, Oh JH, et al. Investigation of clinical manifestions in korean colorectal cancer patients[J]. Ann coloproctol, 2013, 29(4):139-143.

[31] Macrae FA, St John DJ. Relationship between patterns of bleeding and Hemoccult sensitivity in patients with colorectal cancers or adenomas[J]. Gastroenterology, 1982, 82(5 Pt 1):891-898.

[32] Nelson H, Petrelli N, Carlin A, et al. Guidelines 2000 for colon and rectal cancer surgery[J]. J Natl Cancer Inst, 2001, 93(8):583-596.

[33] Petersen S, Harling H, Kirkeby L, et al. Postoperative adjuvant chemotherapy in rectal cancer operated for cure [J]. Cochrane Database Syst Rev, 2012, 3(3): CD0040708.

[34] Phipps AI, Buchanan DD, Makar KW, et al. BRAF mutation status and survival after colorectal cancer diagnosis according to patient and tumor characteristics [J]. Cancer Epidemiol Biomarkers Prev, 2012, 21(10): 1792-1798.

[35] Robinson TJ, Thomas S, Dinan MA, et al. How many lymph nodes are enough? assessing the adequacy of lymph node yield for papillary thyroid cancer[J]. J Clin Oncol, 2016, 34(28):3434-3439.

[36] Rustgi AK. The genetics of hereditary colon cancer[J]. Genes Dev, 2007, 21:2525-2538.

[37] Saito Y, Omiya H, Kohno K, et al. Pulmonary metastasectomy for 165 patients with colorectal carcinoma: a prognostic assessment[J]. J Thorac Cardiovasc Surg, 2002, 124(5):1007-1013.

[38] Shariat SF, Ehdaie B, Rink M, et al. Clinical nodal staging scores for bladder cancer: a proposal for preoperative risk assessment[J]. Eur Urol, 2012, 61 (2):237-242.

[39] Sinicrope FA, Mahoney MR, Smyrk TC, et al. Prognostic impact of deficient DNA mismatch repair in patients with stage Ⅲ colon cancer from a randomized trial of FOLFOX based adjuvant chemotherapy[J]. J Clin Oncol, 2013, 31(29):3664-3672.

[40] Sofocleous CT, Garcia AR, Pandit-Taskar N, et al. Phase Ⅰ trial of selective internal radiation therapy for chemorefractory colorectal cancer liver metastases progressing after hepatic arterial pump and systemic chemotherapy[J]. Clin Colorectal Cancer, 2014, 13(1): 2736.

[41] Stewart BW, Wild CP. World Cancer Report 2014[M]. WHO, 2014.

[42] Toader E, Tarasi I. Clinical and epidemiological aspects in patients with colorectal cancer[J]. Rev Med Chir Soc Med Nat Iasi, 2002, 106(4):730-735.

[43] Tomita M, Ayabe T, Chosa E, et al. Postoperative serum CEA level is a more significant prognostic factor than post/preoperative serum CEA ratio in non-small cell cancer patients[J]. Asian Pac J Cancer Prev, 2015, 16(17):7809-7812.

[44] Tong GX, Chai J, Cheng J, et al. Diagnostic value of rectal bleeding in predicting colorectal cancer: a systematic review[J]. Asian Pac J Cancer Prev, 2014, 15(2):1015-1021.

[45] Tsai S, Marques HP, de Jong MC, et al. Two stage strategy for patients with extensive bilateral colorectal liver metastases[J]. HPB(Oxford), 2010, 12:262-269.

[46] Umar A, Boland CR, Terdinmn JP, et al. Revised Bethesda Guidelines for hereditary nonpolyposis colorectal cancer (Lynch syndrome) and microsatellite instability[J]. J Nail Cancer Iast, 2004, 96(4):261-268.

[47] Van Cutsem E, Kohne CH, Hitre E, et al. Cetuximab and chemotherapy as initial treatment for metastatic colorectal cancer[J]. N Engl J Med, 2009, 360(14): 1408-1417.

[48] Wasvary HJ, Barkel DC, Klein SN. Is total colonic evaluation for anal cancer necessary[J]. Am Surg, 2000, 66(6):592-594.

[49] World Health Organization. GLOBOCAN 2012: Estimated cancer incidence, mortality and prevalence worldwide in 2012[M]. Lyon, France: International Agency for Research on Cancer, 2014.

[50] Yang XF, Pan K. Diagnosis and management of acute complications in patients with colon cancer: bleeding, obstruction, and perforation[J]. Chinese J Cancer Res, 2014, 26(3):331-340.

60 小肠肿瘤

60.1 概述

小肠是消化道最重要的组成部分，占整个消化道长度的75%，成人的小肠全长5～7 m。小肠的黏膜面有许多环形的皱襞，可增大吸收面积，有利于营养物质的吸收，小肠黏膜面的面积占消化道面积的90%。

60.1.1 小肠的应用解剖

小肠是食物消化和吸收的主要场所，盘曲于腹腔和盆腔内，为消化管的最长部分，上续幽门，下接盲肠，分为十二指肠、空肠和回肠三部分。

（1）十二指肠

十二指肠是小肠的起始段，介于胃与空肠之间，成人全长16～29 cm。十二指肠整体呈"C"形，包绕胰头。除始末两端外,大部分肠管原始系膜消失而位于后腹膜壁层后方的腹膜后间隙内,是小肠中长度最短、管径最大、位置最深且最为固定的肠段。十二指肠按走向分为上部、降部、水平部与升部四部分。

1) 上部:长约5 cm,起自胃幽门,行向后下方,急转向下延为降部。十二指肠上部近幽门2.5 cm的一段肠管,管壁较薄,黏膜面较光滑,缺少环形皱襞,此段称十二指肠球部,是十二指肠溃疡的好发部位。

2) 降部:长7～8 cm,在十二指肠降部的后内侧壁,有胆总管贴附其外面下行,致使该处黏膜呈略凸向肠腔的纵行隆起,称为十二指肠纵襞。纵襞内的下端有一乳头状隆起,称为十二指肠大乳头,是肝胰壶腹的开口处。在大乳头的稍上方,有时还有一个十二指肠小乳头,是副胰管的开口处。

3) 水平部:长约10 cm,有肠系膜上动脉、静脉紧贴于此部前面下行。

4) 升部:长2～3 cm,自第3腰椎左侧向上,到达第2腰椎的左侧急转向前下方,形成十二指肠空肠曲,移行为空肠。

（2）空肠和回肠

空肠和回肠盘曲于腹腔的中、下部,上段是空肠,始于十二指肠空肠曲,下段是回肠,末端接续盲肠。空肠和回肠均属腹膜内位器官,借系膜悬附于腹后壁,因此总称系膜小肠。空肠和回肠长度变异很大,平均为400～600 cm,占小肠总长度的90%以上,空肠和回肠两者之间界限并不明显。空肠约占全长的2/5,起自Treitz韧带,主要位于左上腹;回肠约占全长的3/5,终止于回盲瓣并与盲肠相连,主要位于右下腹,部分位于盆腔内。

空肠和回肠的血供来自肠系膜上动脉。后者在胰颈后方、第1腰椎椎体约中1/3平面起自腹主动脉前壁,由胰颈部下缘穿出后纵行越过十二指肠水平部,在进入小肠系膜根部前,常发出胰十二指肠下动脉和中结肠动脉。进入系膜根部后即指向右下,自其右壁发出右结肠动脉和回结肠动脉,跨过肠系膜上静脉前方并位于同名静脉头侧;其左壁则分出10～20条空肠和回肠的动脉支,并在系膜内形成吻合网或动脉弓。空肠和回肠系膜血管弓分级逐渐加密分布,空肠系膜多为一级血管弓,至空肠中段以下开始出现二级血管弓,而回肠则由二级血管弓逐渐变为三级乃至四级血管弓。

小肠血供丰富,临床上行小肠切除吻合后很少出现肠壁坏死。空肠动脉弓一般仅有一排而且较长,因

此有时行空肠切除时,可以保留较长的一段血管。而回肠动脉弓可再分为3～4排,分支较短,可以供应肠管血液,但肠壁内吻合支不丰富。在手术切除肠系膜过程中,要对小肠系膜行可靠结扎,以免分支较短的小动脉回缩至系膜内造成血肿。小肠系膜含有较丰富的淋巴管及淋巴结,在小肠系膜切除时,也要行钳夹后切断、妥善结扎,以免术后发生小肠淋巴漏。

空肠和回肠的静脉数较动脉少,最后两支回肠静脉汇聚而成肠系膜上静脉,自右髂窝向左上方,依次越过右侧输尿管、下腔静脉、十二指肠水平部和胰腺钩突的前方,在肠系膜根内向头侧偏左方走行,并在胰颈后方与来自左侧的脾静脉汇合成门静脉。肠系膜静脉可分为胰颈后段和胰下段,胰下段平均约5 cm。左侧属支为3～7支肠静脉,不与动脉伴行;右侧属支包括副右结肠静脉、胃网膜右静脉、中结肠静脉和右结肠静脉。

空肠的管腔较大,管壁较厚,血管较丰富,颜色较红,黏膜环状皱襞高而密,黏膜内仅有散在的孤立淋巴滤泡,系膜内血管弓和脂肪均较少。而回肠则管径较小,管壁较薄,血管较少,颜色较浅,环状皱襞低而稀疏,黏膜内除有孤立淋巴滤泡外,尚有集合淋巴滤泡,系膜血管弓较多,脂肪也较丰富。手术探查时可以根据肠管外形来判断肠管部位。空肠与回肠的比较见表60-1。

表60-1 空肠与回肠比较

项目	空肠	回肠
位置	左侧腹部	右侧下腹部及盆腔
肠腔	宽	窄
肠壁	厚	薄
黏膜环状皱襞	明显	不明显
肠系膜	薄,系膜血管明显可见	厚而富有脂肪,系膜血管不明显
肠系膜血管弓	长而细	短而密
淋巴结	很少,较小,成环状	多,较大,成片状
颜色	较深	较浅

60.1.2 小肠的生理功能

小肠的生理功能主要包括消化吸收、运动和分泌功能。

（1）小肠的消化吸收功能

小肠是食物消化和吸收的主要部位。膳食中复

杂的高分子化合物,如淀粉、蛋白质等,必须先经过消化作用,分解为较简单的物质,如葡萄糖、氨基酸等,才能被吸收。各种维生素和电解质也在小肠吸收。另外,小肠还要吸收胃肠道大量的分泌液等,如成年男性每天的分泌液达 8 000 ml 左右,再加上每天摄入的水分约 2 000 ml,最终仅 500 ml 左右进入结肠。因此在肠梗阻或肠瘘发生时,可引起严重的营养障碍和水、电解质平衡紊乱。小肠的吸收能力在正常时远超过需要,因而切除 50% 或更多的小肠,并无严重后果。但小肠过多切除可能会造成短肠综合征及营养不良状况,尤其是反复多次手术的患者,更易形成此情况。

(2)小肠的运动

小肠的肌肉纤维都属于平滑肌。小肠的运动有分节运动和蠕动两种,以前者为主。分节运动本身不使食物向下推进,主要使食糜与消化液充分混合,并与黏膜紧密接触,为消化和吸收创造良好的条件。蠕动是一种向前推进的运动,速度较慢,每分钟数厘米。有一种行进速度很快(每秒 2～25 cm)、传播较远的蠕动,称为蠕冲动。后者的出现往往是病理性的。

(3)小肠的分泌功能

十二指肠、空肠和回肠的肠腺每天分泌 1～3 L 肠液,绝大部分在远端小肠被重新吸收。小肠液呈弱碱性,含有少量的黏蛋白(约 0.5%),小肠液内的电解质与血浆相仿。碱性的小肠液能中和酸性的胃液,保护小肠黏膜屏障,给胰液和胆汁提供适合消化的环境。肠液内还有肠激酶,能连锁地激活其他消化蛋白质的酶原。小肠还分泌多种胃肠激素,如肠促胰泌素、肠高血糖素、生长抑素等。小肠具有丰富的淋巴组织,肠固有层浆细胞能分泌 IgA、IgM、IgE 和 IgG 等多种免疫球蛋白,具有重要的免疫功能。

60.2 流行病学

小肠原发性肿瘤的发生率仅占消化道肿瘤的不足 5%,主要包括腺癌、神经内分泌肿瘤、间质瘤及淋巴瘤等。统计资料显示,小肠恶性肿瘤的年发病率为(0.2～0.96)/10 万,上海市统计数据为 0.61/10 万。原发性小肠恶性肿瘤的发病率有逐年上升的趋势。美国的数据显示,1973 年美国小肠肿瘤的发病率为 1.18/10 万,2004 年上升为 2.27/10 万。法国报道在 1976～2001 年间小肠肿瘤发病率也呈增加趋势。发病率的增加主要与神经内分泌肿瘤的

发病率上升有关。

恶性小肠肿瘤多见,国内外资料提示 60%～80% 的原发性小肠肿瘤为恶性的。小肠常见良性肿瘤包括腺瘤、平滑肌瘤、错构瘤、神经源性肿瘤等;常见恶性肿瘤主要有腺癌、神经内分泌肿瘤、间质瘤、淋巴瘤等。以上 4 种恶性肿瘤占小肠恶性肿瘤的近 95%,其中小肠腺癌占 35%～50%,神经内分泌肿瘤占 20%～40%,淋巴瘤占 14%～20%,间质瘤占 11%～13%。

小肠肿瘤不论其为良性或恶性,其发病率多由近及远逐渐增多。如良性肿瘤分别位于十二指肠(21%)、空肠(30%)和回肠(49%);恶性肿瘤分别位于十二指肠(22%)、空肠(29%)和回肠(49%)。小肠恶性肿瘤的分布具有一定的规律性,部位越高腺癌的发病率越高,而淋巴瘤及神经内分泌肿瘤易发生于回肠及小肠远端部位,肉瘤则可分布于整个小肠的不同肠段。

小肠肿瘤的平均诊断年龄为 65 岁,其中肉瘤和淋巴瘤为 60～62 岁,比腺癌和神经内分泌肿瘤的诊断年龄(67～68 岁)年轻。男性发病率高于女性(男女比例为 1.5：1)。一些研究报道黑种人的发病率高于白种人。

小肠腺癌约占小肠肿瘤的 40%,小肠腺癌的发病率有地域差异,北美及西欧高发,亚洲低发。十二指肠是小肠腺癌的好发部位(55%～82%),其次是空肠(11%～25%)和回肠(7%～17%)。近年来,小肠腺癌的发病率呈上升趋势,主要因为十二指肠腺癌发病率的增长。

原发性十二指肠腺癌占全消化道恶性肿瘤的 0.3%,占小肠恶性肿瘤的 17.1%,居十二指肠恶性肿瘤的第 1 位,为 62.2%。多见于中年人,平均年龄为 50 岁左右,男女发病率大致相等。病灶多位于十二指肠降部,按其发生部位分为乳头上部(壶腹上部即第 1 部)癌、乳头周围区(壶腹部周围区即第 2 部)癌和乳头下部(壶腹下部即第 3 部)癌。其中乳头周围区癌最多见,占 65%,乳头上部癌占 21%,乳头下部癌占 13.6%。原发性空肠、回肠腺癌少见,分别占小肠恶性肿瘤的 6% 和 10.9%。空肠癌大部分发生于空肠上段近 Treitz 韧带处,回肠癌则大部分发生于回肠下段近回盲瓣处。好发年龄为 30～59 岁,平均 42.8 岁。

原发性小肠恶性淋巴瘤占小肠肿瘤的 15%～20%,占胃肠道淋巴瘤的 20%～30%。多发病于

50～60岁之间,男女之比为(1.5～2)∶1。分布部位以回肠最多见(40%～65%),尤其是回肠末端,可能与该处正常淋巴组织分布丰富有关;其次是空肠(20%～25%)、十二指肠(6%～8%)和其他(8%～9%)部位。组织病理学上几乎90%的原发性小肠恶性淋巴瘤是B细胞来源的非霍奇金淋巴瘤,仅少数为T细胞淋巴瘤和霍奇金淋巴瘤,其中弥漫大B细胞淋巴瘤(DLBCL)是最常见的类型,并且某些组织亚型与发病部位有一定的关联性,如套细胞淋巴瘤(MCL)多见于末端回肠、空肠和结肠,肠道相关T细胞淋巴瘤(EATL)多见于空肠,而滤泡性淋巴瘤(FL)多见于十二指肠,形成分布上的区域变化。

　　小肠神经内分泌肿瘤归属于胃肠胰腺神经内分泌肿瘤,是一组起源于肽能神经元和神经内分泌细胞的异质性肿瘤。绝大多数在组织学上分化良好,也被称为类癌。类癌约占原发性小肠肿瘤的40%,发病年龄跨度较大,20～80岁均有报道。小肠类癌最常见的部位为回肠,多位于距回盲瓣60 cm以内,且常为多个肿瘤同时存在。小肠其他类型的神经内分泌肿瘤较罕见,较常见的是十二指肠胃泌素瘤,该肿瘤因促进胃酸分泌而引发一系列临床症状,如Zollinger-Ellison综合征。85%的胃泌素瘤原发部位在胰腺,但仍有约15%的胃泌素瘤原发于十二指肠上段。

60.3　病因学

　　小肠恶性肿瘤的起源及发病具有独特的生物学特性,确切病因尚不清楚。除某些小肠黏膜内苯并芘类致癌化合物的影响以及机体免疫功能的减退与小肠恶性肿瘤的发病有关外,作为癌前期疾病的小肠腺瘤,尤其是绒毛状腺瘤与小肠恶性肿瘤的发生密切相关。克罗恩病(Crohn's disease)、某些遗传性疾病(如家族性息肉病、Lynch综合征、Gardner综合征、Pentz-Jegher综合征等)可能也与小肠肿瘤的发生有关。此外,慢性消化性溃疡病、胆囊切除术后、Meckel憩室、乳糜泻,以及经常吃红肉、吸烟、嗜酒等与小肠腺癌及类癌的发生也有密切关系。基因突变、遗传不稳定性也是重要的发病机制。文献报道,咖啡、鱼、水果和蔬菜的摄入有助于降低小肠腺癌的发生风险。

　　目前,小肠淋巴瘤的病因尚未完全明了,可能与下列因素有关:①病毒感染,如EB病毒;②免疫抑制;③遗传因素;④环境因素,如某些杀虫剂或

农药接触者恶性淋巴瘤的发病率明显增高。

　　大多数胃肠胰腺神经内分泌肿瘤(gastroenteropancreatic neuroendocrine neoplasm, GEP-NEN)的起病形式为单个、散发,但少数呈家族聚集性,为家族性内分泌肿瘤综合征众多临床表现形式的一部分,如1型和2型多发性内分泌肿瘤(multiple endocrine neoplasia type 1 and type 2,MEN-1和MEN-2)、1型多发性神经纤维瘤病(neurofibromatosis type 1, NF-1)、结节性硬化(Tuberous Sclerosis, TSC)、希佩尔-林道综合征(Von Hippel-Lindau complex)等。MEN-1为常染色体显性遗传的内分泌肿瘤易感综合征,病变主要位于甲状旁腺、胃肠胰腺内分泌系统和垂体前叶。GEP-NEN是MEN-1第2位最常见的表现形式,仅次于原发性甲状旁腺功能亢进。*MEN-1*基因定位于染色体11q13,70%～90%的MEN-1家系患者可检测到该基因突变。最近的一项研究表明,在MEN-1家系患者的胰腺内分泌肿瘤组织中几乎100%可检测到*MEN-1*杂合位点的缺失。NF-1和TSC均为常染色体显性遗传,临床可表现为胰腺或十二指肠生长抑素瘤或非功能性GEP-NEN。患者可检测到抑癌基因NF-1(17q11.2)、TSC-1(9q34)和TSC-2(16p13.3)的失活。此外,NF-1的表达产物神经纤维瘤蛋白可通过哺乳动物雷帕霉素靶蛋白(mammalian target of rapamycin, mTOR)调节TSC-1和TSC-2的表达,NF-1失活导致mTOR活化,从而促进肿瘤进展。目前对散发性*GEP-NEN*基因改变了解甚少。在对胰腺*NEN*基因研究中发现,部分患者染色体1p、1q、3p、11p、11q和22q发生等位基因缺失。而在胃肠NEN中,染色体18、9p和16q的缺失是最常见的基因改变。

　　胃肠道间质瘤(gastrointestinal stromal tumor, GIST)的确切病因尚未完全阐明,目前认为该病的发生与GIST特征性基因改变密切相关。根据已发现的相关基因改变可将GIST分为3类,即:*c-kit*基因突变型(80%～85%)、*PDGFRA*基因突变型(5%～10%)和野生型(约10%)。明确基因突变类型对于预后和预测药物疗效有重要作用。

　　原癌基因*c-kit*定位于人染色体4q11-12,编码Ⅲ型酪氨酸激酶受体,即c-kit受体(CD117)。GIST中至少存在c-kit 4个位点的突变,按照发生频率的高低依次为:11号外显子(60%～70%)、9号外显子(5%～15%)、13号外显子(1%)和17号外显

子(1%)。11号外显子主要编码CD117的近膜区,对CD117的活性起负性调节作用,其突变形式多为一个或数个密码子的缺失,少数表现为多个密码子的串联重复插入突变,突变后其负性调节功能丢失,被认为是GIST预后不良的指标之一。但11号外显子突变的GIST患者对靶向药物伊马替尼的治疗反应良好,可能是因为伊马替尼竞争性替代近膜区而使突变的CD117失活。9号外显子的突变形式几乎均是编码502位丙氨酸和503位缬氨酸的6个核苷酸重复插入,这种突变形式几乎特异性地发生在小肠GIST,与预后不良及对伊马替尼原发耐药相关,但对苹果酸舒尼替尼的敏感性较11号外显子突变患者好。13号外显子突变为642位的赖氨酸与谷氨酸发生替换;17号外显子突变为822位的天门冬酰胺与赖氨酸发生替换。总的来说,存在 c-kit 基因11号外显子点突变和插入突变的GIST患者预后较好,而存在11号外显子删除突变和9号外显子突变者预后较差。

血小板衍生生长因子受体 α(platelet-derived growth factor receptor-α, PDGFR-α)由定位于人染色体4q12的 PDGFR-α 基因编码,与CD117同属于Ⅲ型受体酪氨酸激酶家族,有着与CD117相近的信号转导途径。GIST患者中 PDGFR-α 基因总突变率在 10%左右,大多数(>80%)发生在 PDGFR-α 基因第18号外显子,导致842位天冬氨酸被缬氨酸所替代(D842V)。存在 PDGFR-α 突变的GIST大多发生于胃,生物学行为偏惰性,且多数病例对伊马替尼治疗不敏感,其中存在D842V突变者被认为对伊马替尼原发耐药,但仍有约1/3的病例可能对伊马替尼治疗有反应。

还有约10%的GIST病例不存在 c-kit 基因或 PDGFR-α 基因突变,被称为野生型GIST。约7%的野生型GIST存在 BRAF 基因突变,多位于小肠,对伊马替尼治疗不敏感,另有极少数GIST表现为 NF1 等位基因的失活。

60.4　临床表现

由于小肠的扩张性较好,内容物为液体,因此多数小肠肿瘤发病隐匿,临床早期无典型的症状和体征,没有特异性,且缺乏有效的检查手段,容易漏诊,从而导致疾病误诊及误治。文献报道小肠肿瘤术前诊断的正确率仅为 21%～56%。由于肿瘤部位及

性质不同,临床症状可无或轻微,腹痛、腹块、出血是常见的临床表现,严重者可出现肠梗阻、出血性休克等。无论是良性还是恶性肿瘤,明显的症状往往发生于肿瘤长大出现并发症之后。

60.4.1　常见症状

(1)腹痛

腹痛是最常见的症状,所有症状的 70%～86%的患者会发生腹痛。腹痛程度轻重不等、性质不一,其部位与肿瘤位置相关。十二指肠肿瘤常出现类似溃疡病的上腹部疼痛,进食及止酸药物不能缓解;而空肠和回肠肿瘤则表现为脐周或下腹部隐痛及胀痛,进食和肠蠕动增强时疼痛加重,若发生梗阻或穿孔则腹痛更甚。

(2)腹块

腹块可在 30%～65%的病例中出现。空肠肿块多位于上腹部及脐旁,回肠肿瘤多位于下腹部及右下腹。十二指肠肿块常无法扪及,但当肿块为外生型时,可扪及较固定的右上腹肿块。一般良性肿瘤表面平滑、边界清、活动度较大;恶性肿瘤多数边界不清、表面不平滑、质硬、活动度较小。有时可出现肠型。若肿块时隐时现,出现时伴腹部阵发性疼痛,在成人应首先考虑为肿瘤引起的肠套叠。

(3)消化道出血

小肠肿瘤约半数病例发生消化道出血。多表现为长期大便隐血试验阳性,严重者出现贫血。也可间歇性出血,曾有报道间歇性出血10年以上者。血便可呈现暗红色和鲜红色,量可中等及大量,严重者可致失血性休克。外生型肿瘤偶可破裂造成腹腔内出血。

(4)肠梗阻

因肿瘤引起肠腔狭窄、堵塞、肠管受压、套叠和扭转可致肠梗阻,占小肠肿瘤的 20%～40%。肠梗阻的严重程度不等。肠梗阻的发生与肿瘤生长方式有关,如内生型肿瘤多引起肠腔堵塞或套叠;沿肠壁浸润生长者常导致肠腔环形狭窄,见于腺癌或恶性淋巴瘤;腔外型生长易引起小肠套叠、扭转,见于平滑肌肿瘤、恶性淋巴瘤。高位小肠梗阻可表现为上腹不适或疼痛、嗳气、恶心、呕吐等;低位小肠梗阻可表现为脐周疼痛、痉挛性绞痛、腹胀、气过水音、呕吐等。另外,良性肿瘤多呈现缓慢性、复发性,发作时腹痛、腹部可扪及包块,包块消失后腹痛缓解;如为恶性肿瘤则表现为呕吐、腹胀、腹痛性梗阻,并呈现进行性,尤以小肠腺癌进展较快,易发生完全性梗

阻。十二指肠肿瘤也可出现梗阻性黄疸等。

（5）肠穿孔

肠穿孔约占小肠恶性肿瘤的10%。常发生于晚期病例,以平滑肌肉瘤和恶性淋巴瘤居多。穿孔至游离腹腔可引起急性腹膜炎。若穿孔前已被大网膜或周围肠管包裹,穿孔后可形成腹腔脓肿,向腹腔穿破引起腹膜炎,或向周围有腔脏器穿破形成内瘘。

（6）其他

贫血、体重下降、腹泻、发热、黄疸、腹水等多见于小肠恶性肿瘤。小肠类癌发生肝转移者可出现类癌综合征的临床表现。

60.4.2　小肠良性肿瘤症状

小肠良性肿瘤常无症状,随着肿瘤生长,也可出现各种症状。如腺瘤可长期慢性出血,少数病例可因肠套叠而发生肠梗阻。位于十二指肠部位的肿瘤可出现呕血、大便隐血试验阳性。脂肪瘤可引发肠套叠、肠梗阻,神经源性肿瘤、纤维瘤及血管瘤可出现肠出血、肠梗阻、肠套叠等。

60.4.3　小肠恶性肿瘤症状

（1）十二指肠腺癌

早期症状多不典型,仅有上腹不适、疼痛、乏力、贫血等症状,腹痛多为上腹部隐痛、烧灼样痛或钝痛,类似十二指肠溃疡;有时肿瘤侵犯胰腺和腹膜后,疼痛可放射至腰背部。黄疸与肿瘤发生部位有关,多为轻至中度,并可有间歇性缓解或波动,随着病情进展,可有皮肤瘙痒、陶土色便等。重度黄疸常预示癌块已广泛侵犯十二指肠乳头周围组织,为晚期表现。肠梗阻易发生于缩窄型癌块,表现为餐后上腹部不适、恶心、呕吐等。乳头部以上癌块患者的呕吐物不含胆汁,类似幽门梗阻症状。另外,还可出现呕血或大便隐血试验阳性,可表现乏力、体重减轻、贫血等症状。

（2）空肠和回肠腺癌

空肠和回肠腺癌除具有腹痛、乏力、贫血等全身症状外,主要临床表现有梗阻,空肠腺癌梗阻好发于Treitz韧带附近,呈现高位梗阻症状。还可出现出血(常为黑便)及大便习惯改变,严重者出现腹块、癌性穿孔等。

（3）恶性淋巴瘤

症状与其他小肠肿瘤类似,但小肠淋巴瘤出血较胃淋巴瘤少见,但腹泻及内脏穿孔则较胃淋巴瘤多见。据报道,60%左右的病例出现腹块,40%发生

不完全性肠梗阻,15%～20%发生穿孔。

（4）肉瘤

肉瘤包括恶性间质瘤及平滑肌肉瘤。肿瘤常较大,中央部位缺血可产生坏死及溃疡,也可有肠出血,并有恶心、食欲减退、肠梗阻等。发生在回肠的肉瘤常较空肠部位易触及,可能时隐时现,或在肠蠕动时出现腹痛等。

（5）神经内分泌肿瘤

神经内分泌肿瘤根据肿瘤是否分泌多肽和激素,GEP－NEN可分为非功能性肿瘤和功能性肿瘤。非功能性GEP－NEN多有非特异性临床症状,如疼痛、恶心及呕吐,疼痛可由肿瘤的局部侵犯、肠梗阻或肠系膜缺血引起;部分患者可因肿瘤慢性失血而出现贫血的症状。功能性GEP－NEN除具有上述非特异性表现外,还可由于肿瘤分泌激素和多肽而出现面色潮红、心悸、腹泻及间歇性腹痛等表现,临床上统称为类癌综合征。类癌综合征在分化良好的小肠NEN中最为多见,发生率可达20%,其发生机制多由于肿瘤转移至肝脏,释放过多的血管活性物质(如血清素和速激肽),无法在肝脏灭活而进入血液循环;在没有肝转移的情况下,如肿瘤累及后腹膜,释放的多肽和激素可绕过肝脏而直接进入全身血液循环,引起激素相关综合征。长期有类癌综合征可累及心脏,引起以瓣膜和心内膜为主的病变(多发生在右侧心腔),临床上出现以三尖瓣关闭不全及狭窄、肺动脉狭窄等为主的心脏疾病。

60.5　诊断

小肠肿瘤术前准确诊断率较低,仅21%～53%。其原因是缺少特征性症状,且常易被急腹症的症状、体征掩盖,多数病例首诊即为急腹症(如有出血、穿孔等征象),往往难以详细采集病史及进一步检查。同时缺乏小肠肿瘤的特异性诊断方法,加之部分医师对本病认识不足,因此误诊率较高。国内曾统计本病误诊率高达70%～90%。因此对于任何腹部出现的腹痛、出血、穿孔、肠套叠、肠梗阻等均应考虑小肠肿瘤的可能,尤其出现以下症状和体征时更应警惕:① 不明原因的脐周或右下腹痛,进食后加重,呕吐、排便后缓解;② 成人肠套叠;③ 间歇性便血或腹泻,但胃镜或结肠镜检查未见异常;④ 不明原因的肠梗阻。

目前小肠肿瘤尚无理想的检查方法。如能根据

小肠肿瘤的病理类型和分布部位的特点,结合临床表现采用相应的检查手段并正确判断检查结果,无疑有益于提高术前确诊率。Dabaja 等回顾性分析发现,通过上消化道内镜检查诊断小肠腺癌患者的比例为 28%,手术为 26%,钡剂造影检查为 22%,CT 扫描检查为 18%,超声检查为 3%,体检为 3%。常用的小肠肿瘤诊断方法有如下几种。

60.5.1　实验室检查

小肠肿瘤伴有慢性出血症状者可表现为大便隐血试验阳性和血红蛋白降低。十二指肠癌中的乳头周围癌堵塞 Vater 壶腹引起梗阻性黄疸时,血中胆红素及碱性磷酸酶增高,尿中胆红素增高,尿胆原缺如。小肠腺癌患者,外周血肿瘤标志物如 CEA、CA19 - 9、CA50 等可能正常或升高。

功能性 GEP - NEN 具有分泌肽类或胺类激素的功能,故临床上可通过检测血清或血浆中这些激素或激素前体来诊断 GEP - NEN。除此之外,功能性和非功能性 GEP - NEN 通常还会分泌其他物质,如嗜铬粒蛋白、神经元特异性烯醇化酶等。这些物质不会引发特定的激素综合征,但可作为生物学标志物用于 GEP - NEN 的诊断、疗效评估和预后判断。超过 70% 的小肠、近端结肠和阑尾 NEN 分泌 5 -羟色胺,但由于血浆中 5 -羟色胺的水平因患者活动量和精神压力的不同发生较大变化,因此检测 24 h 尿液中 5 -羟色胺的代谢产物 5 -羟吲哚乙酸(5- hydroxyindoleacetic acid,5 - HIAA)的水平比直接检测 5 -羟色胺更有意义。

60.5.2　小肠钡剂造影

由于小肠蠕动较快、钡剂充盈不连续、影像迂回重叠等原因,肿瘤不易显影,X 线钡餐造影检查敏感性较低,诊断小肠肿瘤的敏感性约为 50%。如采用低张钡剂造影,或经胃管向十二指肠注入钡剂及空气,能较好地显示病灶部位小肠黏膜的改变,提高诊断率。气钡双重造影可使十二指肠肿瘤诊断率提高,但水平部和升部癌块易漏诊。X 线可表现为部分黏膜增粗、紊乱、皱襞消失、肠壁僵硬,也可见充盈缺损、十二指肠狭窄等。近端空肠的双重对比造影较易检出病变,但对远端小肠癌易误诊。采用钡灌肠通过回肠末端可显示远端回肠肿瘤。

60.5.3　纤维内镜检查

应用纤维内镜可使十二指肠肿瘤及末端回肠肿瘤的诊断率提高,病变部位的黏膜破溃,表面有坏死、糜烂,必要时可取活检行病理检查。纤维结肠镜检查经回盲瓣可窥视末段回肠。上消化道内镜检查可以发现十二指肠降部以上小肠肿瘤,且可活检明确诊断。但限于技术,对于十二指肠降部以下的小肠肿瘤不易发现。近年来,双气囊小肠镜的临床应用在一定程度上弥补了这一缺陷。双气囊小肠镜可广泛用于的小肠检查,其优势在于可以对活检组织进行病理学确诊,并且能够检测到胶囊内镜漏诊的小肠肿瘤。但胶囊内镜操作简单,可以完整地探查整个小肠,便于门诊进行。检查过程中安全且患者无痛苦属于无创性检查,能在合并较严重多器官功能障碍的老年人及更大范围内应用,最佳适用脏器是小肠。但有潜在肠梗阻的患者,不建议行胶囊内镜检查。对于不明原因的消化道出血(常规胃肠镜检查未见明确出血灶),胶囊内镜检查有优势,诊断小肠肿瘤的灵敏度为 88.9%～95%,特异性为 75%～95%(图 60 - 1～60 - 8)。

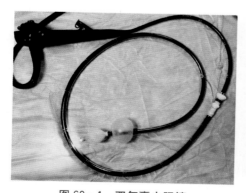

图 60 - 1　双气囊小肠镜

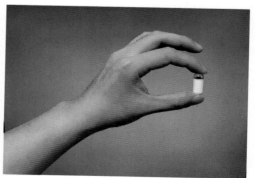

图 60 - 2　胶囊内镜

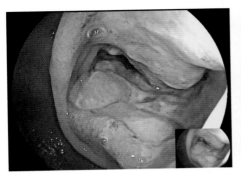

图 60‐3 双气囊小肠镜下的空肠腺癌

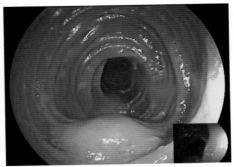

图 60‐4 双气囊小肠镜下的空肠间质瘤

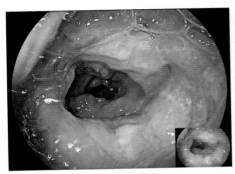

图 60‐5 双气囊小肠镜下的回肠淋巴瘤

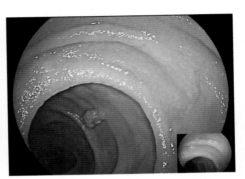

图 60‐6 双气囊小肠镜下的回肠息肉

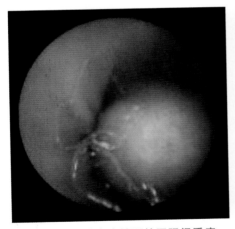

图 60‐7 胶囊内镜下的回肠间质瘤

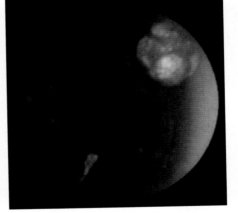

图 60‐8 胶囊内镜下的回肠腺瘤

（复旦大学附属中山医院内镜中心马丽黎教授提供图片）

60.5.4 选择性肠系膜上动脉造影

小肠肿瘤合并活动性出血时,选择性肠系膜动脉造影可发现造影剂自血管渗入肠腔,对出血部位的定位及定性诊断起重要作用,在急性出血期确诊率可达 50%～90%。选择性肠系膜上动脉造影能显示血管的分布,血管的变形、推移,以及血管狭窄、闭塞、动静脉分流等,有助于诊断。

60.5.5 B 超检查

B 超检查时较大肿瘤易发现,而较小肿瘤常难以发现,但通过 B 超检查可明确有无肝转移,能显示肿瘤的部位、大小、形态、内部结构等。必要时可在B超引导下穿刺活检。

60.5.6 腹部 CT 和 MRI 检查

CT 扫描检查已成为小肠肿瘤最主要的诊断方法,诊断小肠肿瘤的准确率约为 47%。随着灌肠螺旋 CT 及 MRI 的应用,小肠肿瘤的诊断率显著提高。有文献报道,多排螺旋 CT 小肠造影诊断小肠肿瘤的敏感性为 85%～95%,特异性为 90%～96%。

磁共振注气小肠灌肠检查诊断小肠肿瘤的灵敏度、特异性、准确性分别为 86%(19/22)、98%(126/128)和 97%(145/150)。CT 和 MRI 检查主要用于诊断原发肿瘤以及所属肠周淋巴结、肝等部位有无转移。女性可检查卵巢是否有转移灶(图 60-9 和图 60-10)。

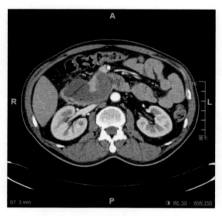

图 60-9　小肠腺癌 CT 图像

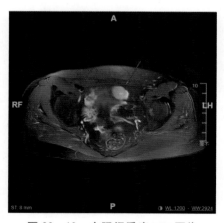

图 60-10　小肠间质瘤 MRI 图像

(复旦大学附属肿瘤医院大肠外科提供图片)

60.5.7 腹部放射性核素扫描

应用放射性核素^{99m}Tc 标记的红细胞进行显像,在出血期即可应用,观察不同时期的变化,对急、慢性出血病例均有诊断意义。通过观察放射性核素在肠道内的聚积,可推断胃肠道出血部位。

60.5.8 PET/CT 检查

近年报道 PET/CT 检查可用于小肠肿瘤的定位和诊断,或有助于发现相对较小或较早期的病灶,以及发现其他更多、更小的远处转移灶。

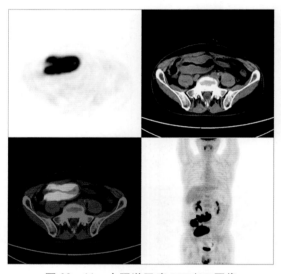

图 60-11　小肠淋巴瘤 PET/CT 图像

(复旦大学附属肿瘤医院核医学科提供图片)

60.5.9 生长抑素受体闪烁成像

神经内分泌肿瘤表面高表达生长抑素受体(somatostatin receptor,SSTR)。生长抑素受体闪烁成像(somatostatin receptor scintigraphy,SSRS)是将放射性核素标记的生长抑素类似物引入体内,与肿瘤表面的生长抑素受体特异性结合而使肿瘤成像。人体内的生长抑素受体可分为 5 种亚型(SSTR1～5),常用的生长抑素类似物 DOTA octreotide(DOTATOC)、DOTA octretate(DOTATATE)和 DOTA-NaI-octreotide(DOTANOC)分别与 SSTR2、SSTR5 和 SSTR2、3、5 结合。目前 SSRS 检出原发肿瘤的灵敏度为 61%～96%,且灵敏度和特异性随着结合单光子发射计算机断层成像术（single-photon emission computed tomography，SPECT）和 SPECT/CT 融合显像技术而得到进一步提高。此外，SSRS 还可显示肿瘤表面 SSTR 的表达情况，从而预测生长抑素类似物的治疗效果。SSRS 的局限性在于：① 对直径<1 cm 和低表达 SSTR 的病灶检出率明显降低；② 检查时间较长；③ 服用生长抑素类似物可能会影响成像结果。

近年来，以 PET 为成像基础的 SSRS 用于诊断 GEP-NEN 显示出较高的灵敏度和特异性。在一项前瞻性研究中，研究者应用^{68}Ga-DOTATOC 对 84 例疑似或确诊为 NEN 的患者进行 PET 显像。结果显示，^{68}Ga-DOTATOC PET 诊断 NEN 的敏感性和特异性分别为 96% 和 92%，且在肿瘤分期、判断治疗效果等方面均显著优于 CT 和单纯的 SSRS，并可明显增加全身转移灶的检出率。另一项研究采用^{68}Ga-DOTATOC PET/CT 显像来评估 90 例组织学证实的 NEN，依据 PET 所见，50 例患者（56%）更改了分期和治疗方案，避免了行不必要的手术和放射性核素治疗。

神经内分泌细胞具有摄取胺前体并脱羧的能力，因此将胺前体 DOPA 类似物进行放射性核素标记后可进入 NEN 细胞内而使其显像。^{18}F-DOPA PET 对转移性 NEN 的诊断有较高的灵敏度，其检出肝脏、骨骼和纵隔转移瘤的灵敏度分别为81.3%、90.9% 和 100%。此外，5-羟色胺酸（5-hydroxytry-ptophan，5-HTP）作为 5-羟色胺的前体，在放射性核素标记后也可被 NEN 细胞摄取并使其显像。有报道称，其对胃肠 NEN 和胰岛细胞瘤的检出率可高达 100%，显示出良好的应用前景。

60.5.10　腹腔镜检查

经腹腔镜观察各段小肠，取肠系膜淋巴结和部分肠壁行病理学检查，尤其在恶性淋巴瘤与克罗恩病鉴别困难时有一定价值。

60.5.11　剖腹探查

对有些原因不明的消化道出血，反复经各种特殊检查阴性，在排除出血来自胃、十二指肠和结肠、直肠部位，而高度怀疑为空肠、回肠肿瘤出血时，应考虑有剖腹探查的指征。手术探查时需慎防遗漏较小的肿瘤或血管瘤，同时也宜尽量争取在出血间歇期进行。

60.5.12　病理学诊断

小肠肿瘤的确诊依赖于病理学诊断。凡构成小肠肠管组织的任何细胞都可以发生良、恶性肿瘤，因此小肠肿瘤有多种病理类型。目前已知的病理类型达 40 余种。小肠良性肿瘤中，最常见的为腺瘤，其他依次为平滑肌瘤、脂肪瘤、血管瘤、淋巴血管瘤、纤维瘤、神经纤维瘤和神经鞘瘤等。恶性肿瘤中以腺癌最常见，其他依次为神经内分泌肿瘤、恶性淋巴瘤、恶性间质瘤、脂肪肉瘤、纤维肉瘤、血管肉瘤和恶性神经鞘瘤等。

GIST 依据组织学主要分为 3 型：梭形细胞为主型、上皮样细胞为主型和混合细胞型（梭形细胞和上皮样细胞型混合存在），极少数表现为多种形态的细胞。发生于小肠的 GIST 大多数为梭形细胞型，发生于胃的 GIST 梭形细胞型和上皮样细胞型均常见，发生于肠系膜的 GIST 则与小肠 GIST 的特征相似。

GEP-NEN 的病理诊断应包括以下几项：① 肿瘤的分类；② 肿瘤的分级；③ 肿瘤的 TNM 分期相关资料（肿瘤部位、大小、浸润深度、淋巴结转移和切缘等）；④ 临床诊断中的特殊要求（细胞类型和功能活性）。目前国际上一致推荐使用 2010 年 WHO 分类标准，将 GEP-NEN 分为神经内分泌瘤（neuroendocrine tumor，NET）和神经内分泌癌（neuroendocrine carcinoma，NEC），并且依据肿瘤细胞的核分裂数和 Ki-67 增殖指数将 GEP-NEN 分为如下 3 级。① G1：核分裂数<2 个/10 HPF 和（或）Ki-67≤2%；② G2：核分裂数 2~20 个/10 HPF 和（或）Ki-67 为 3%~20%；③ G3：核分裂数>20 个/10 HPF 和（或）Ki-67>20%（图 60-12~60-13）。

NET 在组织形态学上分化良好，肿瘤细胞与正常神经内分泌细胞相似，弥漫强表达嗜铬粒蛋白 A（CgA）和突触素（Syn），细胞核呈轻至中度异型，按核分裂数和 Ki-67 增殖指数可分为 G1 和 G2 两级。NEC 则在组织形态学上分化差，肿瘤细胞排列成巢状或弥漫片状，常伴有坏死，通常弥漫表达 Syn，但弱表达或局灶性表达 CgA，细胞核有显著异型性，核分裂数>20 个/10 HPF。因此 NEC 的分级均为 G3（图 60-14~60-16）。

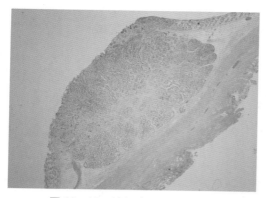

图 60 - 12　神经内分泌瘤 G1 级

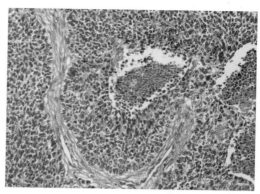

图 60 - 13　神经内分泌癌 G3 级

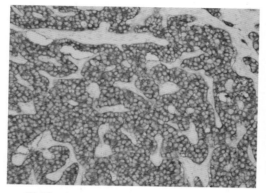

图 60 - 14　GEP - NEN 免疫组化检测 Syn

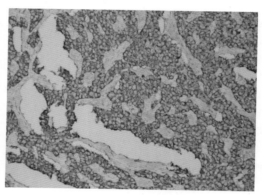

图 60 - 15　GEP - NEN 免疫组化检测 CgA

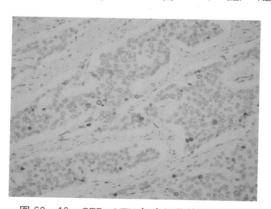

图 60 - 16　GEP - NEN 免疫组化检测 Ki - 67

（复旦大学附属肿瘤医院病理科黄丹提供图片）

在光学显微镜下通常可以明确区分不同类型的小肠肿瘤，免疫组化和细胞学分析通常用于证实光学显微镜的诊断结果。GIST 中 *c-kit* 基因突变导致其编码的酪氨酸激酶受体 CD117 高表达。90% 以上的 GIST 细胞均表达 CD117，是 GIST 敏感且特异的标志物。CD117 的表达模式与其状态有关，野生型 CD117 主要在细胞膜表达；突变后 CD117 的亚细胞定位发生改变，主要表达在内质网和高尔基复合体。

GIST 功能未知蛋白 1（discovered on GIST 1，DOG1）是新近发现的 GIST 特异性标志物，与

CD117 的总体灵敏度几乎相同。*DOG1* 基因位于人染色体 11q13，其产物为 8 次跨膜的氯离子通道蛋白，在 GIST 中选择性高表达，阳性率为 80%～97%。在 CD117 阴性的 GIST 患者中，DOG1 阳性率为 36%。目前尚未发现 GIST 中 *DOG1* 基因的外显子存在任何突变。

GIST 中存在 *PDGFR-α* 基因激活突变，使得该基因的表达产物 PDGFR-α 成为一种诊断 GIST 的新标志物。CD117 表达阴性的 GIST 患者，约 35%PDGFR-α 表达阳性，阳性病例主要见于胃部的 GIST 而且大多为上皮样细胞型。

另外，细胞间黏附糖蛋白 CD34、平滑肌肌动蛋白（SMA）、结蛋白（desmin）和 S100 蛋白等分子标志物，可作为 GIST 辅助诊断及鉴别诊断的参考。CD34 在 60%～80% 的 GIST 中阳性表达，小肠 GIST 和恶性 GIST 中 CD34 的阳性率稍低；SMA 和 desmin 分别在 20%～40% 和 <2% 的 GIST 中局灶表达，与两者在平滑肌瘤中的弥漫表达有别；S100 在 GIST 中的阳性率不足 5%，且呈散在局灶阳性，与其在神经鞘瘤中的弥漫阳性有别。

在诊断 GEP-NEN 时，Syn、CgA 和 Ki-67 为必需检测的免疫组化指标。此外，检测肿瘤组织中某些多肽激素和生物活性胺（如胃泌素、生长抑素、高血糖素、血管活性肠肽、5-羟色胺和组胺等）的表达对诊断有一定帮助，并可帮助判断肿瘤有无功能。SSTR 的表达检测可帮助预测生长抑素的治疗效果。

60.6　鉴别诊断

小肠肿瘤由于症状不特异，有效诊断方法少，常难以与胆道系统肿瘤、肠结核、克罗恩病、肠系膜肿瘤、阑尾脓肿等鉴别。① 胆道系统肿瘤也可早期出现黄疸，难以与十二指肠壶腹部癌鉴别。但胆道系统肿瘤可有发热、黄疸症状出现早，梗阻症状不易缓解，不易出现呕吐等，胰胆管造影、CT 及 MRI 等检查有助于鉴别区分。② 肠结核患者可有结核病史，或饮用未经消毒的含有结核杆菌的牛乳或乳制品史。好发部位也以回盲部为多，但病变范围较广泛，往往在较长一段肠管出现病变，腹痛多为胀痛，且易伴腹泻。粪便多为糊状，罕见脓血便。增生型结核则以便秘为主要表现。实验室检查结核菌素试验强阳性，粪便浓缩可找到结核杆菌。X 线片显示回盲部激惹征象。另外，患者多为年轻人，并有消瘦等全身结核病征象。③ 克罗恩病为贯穿肠壁各层的增殖性病变，可侵犯肠系膜和局部淋巴结，病变局限于小肠（主要为末端回肠）和结肠，两者可同时累及，常为回肠和右半结肠病变。本病的病变呈节段性分布，与正常肠段相互间隔，界限清晰，呈跳跃区（skip area）的特征。临床症状有明显发作与缓解交替观象。患者较消瘦，体检腹壁常较薄，X 线检查在回盲部末端有边缘不齐的线条状阴影，肠曲病变呈现节段分布，间以扩张的肠曲。肠梗阻与肠瘘等并发症也较小肠肿瘤多见。④ 肠系膜肿瘤常无出血、肠梗阻等症状。肿块增大但症状不明显，甚至无明显腹痛，行钡剂造影检查肠管可无异常，B 超及 CT 检查常发现肿物呈实质性，较小肠肿瘤的全身症状少，如贫血、体弱等少见。⑤ 阑尾脓肿有时难与位于回肠的肿瘤鉴别，但阑尾脓肿常有发热史，腹痛较固定，白细胞计数增高，病程在 1 个月内逐渐加重。用抗生素治疗后，肿块可以缩小，发热可减轻。B 超及 CT 检查常可见此区域有液体，并有脓肿外壳包绕。查体肿块活动度小，触痛明显，无贫血及肠梗阻等征象。

60.7　分期

60.7.1　小肠腺癌

小肠腺癌的 TNM 分类及肿瘤分期见表 60-2。

表 60-2　小肠腺癌的 TNM 分类及肿瘤分期

分期	标　准
原发肿瘤（T）	
Tx	原发肿瘤无法评估
T0	无原发肿瘤证据
Tis	原位癌
T1a	肿瘤侵犯黏膜固有层
T1b	肿瘤侵犯黏膜下层
T2	肿瘤侵犯固有肌层
T3	肿瘤穿过固有肌层侵犯至浆膜下层，或侵犯至无腹膜覆盖的肌层周围组织（肠系膜或腹膜后）且深度≤2 cm
T4	肿瘤穿透脏脏腹膜或直接侵犯其他器官或结构（包括侵犯深度>2 cm 的其他小肠袢、肠系膜或腹膜后；通过腹膜侵入腹壁；对于十二指肠腺癌，肿瘤侵入胰腺或胆管也为 T4）
区域淋巴结（N）	
Nx	区域淋巴结转移无法评估
N0	无区域淋巴结转移

续　表

分期	标　准
N1	1～3 枚区域淋巴结转移
N2	≥4 枚区域淋巴结转移
远处转移（M）	
M0	无远处转移
M1	有远处转移

解剖分期/预后分组

分期	T	N	M
0	Tis	N0	M0
I	T1	N0	M0
	T2	N0	M0
ⅡA	T3	N0	M0
ⅡB	T4	N0	M0
ⅢA	任何 T	N1	M0
ⅢB	任何 T	N2	M0
Ⅳ	任何 T	任何 N	M1

60.7.2　小肠淋巴瘤

　　小肠淋巴瘤通常分为原发性和继发性两种。原发性小肠淋巴瘤的病变只局限于小肠黏膜下淋巴组织,无全身其他淋巴结或淋巴组织浸润,且满足 Dawson 标准:① 无浅表淋巴结肿大;② 无纵隔淋巴结肿大;③ 白细胞计数及分类正常;④ 肝、脾无异常发现;⑤ 病变以消化道为主,只转移至区域淋巴结。如果不符合上述条件则认为是继发性淋巴瘤,即全身恶性淋巴瘤的一部分,按照淋巴瘤的分期标准进行分期。

　　小肠原发性恶性淋巴瘤可按照 Ann Arbor 分期分为 4 期(表 60‐3)。

表 60‐3　原发性小肠淋巴瘤的分期(Ann Arbor 分期)

分期	病变范围
ⅠE	肿瘤局限于肠管
ⅡE	小肠淋巴瘤伴有膈下淋巴结转移
ⅢE	小肠淋巴瘤伴有膈上病变
ⅣE	小肠淋巴瘤伴有远处转移(肝、骨髓等)

60.7.3　胃肠道间质瘤

　　胃肠道间质瘤(GIST)应用统一的 TNM 系统进行分期,但小肠间质瘤有单独的预后分期(表 60‐4)。

表 60‐4　小肠间质瘤分期

分期	标　准
原发肿瘤（T）	
Tx	原发肿瘤无法评估
T0	无原发肿瘤证据
T1	肿瘤最大径≤2 cm
T2	肿瘤最大径>2 cm 但≤5 cm
T3	肿瘤最大径>5 cm 但≤10 cm
T4	肿瘤最大径>10 cm
区域淋巴结（N）	
N0	无区域淋巴结转移
N1	有区域淋巴结转移
远处转移（M）	
M0	无远处转移
M1	有远处转移
病理学分级（G）	
GX	无法分级
G1	低级别;有丝分裂率≤5/50 HPF
G2	高级别;有丝分裂率>5/50 HPF

解剖分期/预后分组

分期	T	N	M	有丝分裂率
I	T1 或 T2	N0	M0	低
II	T3	N0	M0	低
ⅢA	T1	N0	M0	高
	T4	N0	M0	低
ⅢB	T2	N0	M0	高
	T3	N0	M0	高
	T4	N0	M0	高
Ⅳ	任何 T	N1	M0	任何程度
	任何 T	任何 N	M1	任何程度

60.7.4　特殊类型

　　2017 年更新的第 8 版 TNM 分期系统将原发于十二指肠/壶腹部的神经内分泌肿瘤和原发于空肠/回肠的神经内分泌肿瘤分别独立分期(表 60‐5 和表 60‐6)。

表 60‐5　十二指肠/壶腹部神经内分泌肿瘤 TNM 分期

分期	标　准
原发肿瘤（T）	
T0	无原发肿瘤证据
T1	肿瘤侵犯黏膜或黏膜下层,或直径≤1 cm (十二指肠肿瘤)
	肿瘤直径≤1 cm 并局限于 Oddi 括约肌内 (壶腹部肿瘤)
T2	肿瘤侵犯固有肌层,或直径>1 cm(十二指肠肿瘤)
	肿瘤穿透约肌侵入十二指肠黏膜下层或固有肌层,或直径>1 cm(壶腹部肿瘤)
T3	肿瘤侵犯胰腺或胰周脂肪组织

续 表

分期	标　准		
T4	肿瘤侵犯脏腹膜(浆膜)或其他器官		
区域淋巴结(N)			
Nx	区域淋巴结无法评估		
N0	无区域淋巴结转移		
N1	有区域淋巴结转移		
远处转移(M)			
M0	无远处转移		
M1	有远处转移		
M1a	远处转移局限于肝脏		
M1b	至少1个肝外器官远处转移(例如,肺、卵巢、非区域淋巴结、腹膜和骨)		
M1c	同时有肝和肝外器官转移		
预后分组			
T1	N0	M0	I
T2	N0	M0	II
T3	N0	M0	II
T4	N0	M0	III
任何 T	N1	M0	III
任何 T	任何 N	M1	IV

注:多个原发肿瘤应标记如下(并用最大的原发肿瘤进行 T 分期):
- 如果肿瘤数量明确,用 T(♯);例如,pT3(4)N0 M0
- 如果肿瘤数量不明确或肿瘤太多,用 m 作为后缀, T(m);例如,pT3(m)N0 M0

表 60 - 6　空肠和回肠神经内分泌肿瘤 TNM 分期 (AJCC UICC 2017)

分期	标　准
原发肿瘤(T)	
Tx	原发肿瘤无法评估
T0	无原发肿瘤证据
T1*	肿瘤侵犯黏膜固有层或黏膜下层,且直径≤1 cm
T2*	肿瘤侵犯固有肌层,或直径>1 cm
T3*	肿瘤穿透固有肌层侵犯至浆膜下组织,但未穿透浆膜
T4*	肿瘤侵犯脏腹膜(浆膜)或其他器官或邻近结构
区域淋巴结(N)	
Nx	区域淋巴结无法评估
N0	无区域淋巴结转移
N1	转移淋巴结<12 枚
N2	大的肠系膜肿块(直径>2 cm)和(或)广泛的淋巴结转移(12 枚或以上),特别是肠系膜上动/静脉淋巴结转移
远处转移(M)	
M0	无远处转移
M1	有远处转移
M1a	远处转移局限于肝脏
M1b	至少 1 个肝外器官远处转移(例如肺、卵巢、非区域淋巴结、腹膜、骨)
M1c	同时有肝和肝外器官转移

续 表

分期	标　准		
预后分组			
T1	N0	M0	I
T1	N1, N2	M0	III
T1	N0, N1, N2	M1	IV
T2	N0	M0	II
T2	N1, N2	M0	III
T2	N0, N1, N2	M1	IV
T3	N0	M0	II
T3	N1, N2	M0	III
T3	N0, N1, N2	M1	IV
T4	N0	M0	III
T4	N1, N2	M0	III
T4	N0, N1, N2	M1	IV

＊注:对于多个原发肿瘤,在 T 分期后加(m)[如 TX(♯)或 TX(m),X=1～4,♯＝明确的原发肿瘤数量;如多个原发肿瘤具有不同的 T 分期,则采用最大肿瘤的 T 分期

60.8　治疗

60.8.1　治疗原则

　　根治性手术是所有良性小肠肿瘤和可切除的恶性小肠肿瘤首选的治疗方法。术前应尽可能明确临床分期,并根据肿瘤的大小、数量、部位、良恶性、有无症状及患者体力状况选择合适的手术方式。对于小肠肿瘤也应考虑综合治疗,局部晚期的小肠腺癌和小肠间质瘤可考虑新辅助化疗,可切除的肿瘤术后应根据病理分期接受辅助化疗。肠管一般不耐受放射线,放射剂量很难达到治疗量,因此小肠肿瘤不提倡放疗。伊马替尼可用于大部分的小肠恶性间质瘤的治疗(详见胃肠道间质瘤章节),也可在间质瘤术后应用伊马替尼防止复发。淋巴瘤对化疗敏感,应首选化疗。神经内分泌肿瘤的治疗应根据全身及局部情况决定。总之,小肠肿瘤的综合治疗需要因病而异、因病种而异。

60.8.2　手术治疗

　　早期手术切除是大多数小肠肿瘤的主要治疗方法。诊断一旦确立,应早期手术切除。术中根据肿瘤部位、大小、形态及与周围的关系,可初步判定肿瘤性质,最终的诊断仍需依据病理学检查。因小肠肿瘤良恶性有时难以区别,常难以决定手术范围。一般来讲,如能术中活检证实为良性,采取局部切除或楔形切除即可;如不能确定良恶性,则应按恶性肿

瘤处理,宁可多切除一段肠管,也要保证避免术后病理提示恶性而难以再手术的发生。

因小肠肿瘤影像学及内镜检查均不能获得满意的诊断结果,患者往往因出现出血、穿孔、肠梗阻等,此时应将局部切除范围与全身情况统一考虑。如全身情况不好,则不宜进行过长的手术时间或过多的操作,以免全身情况恶化,甚至发生休克。小肠不同肿瘤要有不同的处理原则,应注重清扫范围,间质瘤要考虑良恶性,淋巴瘤要顾及全身状况,神经内分泌肿瘤要根据大小及浸润范围决定。

(1) 良性肿瘤的治疗

小肠良性肿瘤的治疗方式有所不同,例如血管瘤可采用栓塞治疗而避免外科手术。淋巴血管瘤应该切除,因不切除而长至一定体积时可引起肠梗阻。近年来由于微创手术的开展,某些小肠良性肿瘤已可通过内镜治疗或腹腔镜治疗。微创外科治疗将成为今后治疗小肠肿瘤的主要手段。

小肠良性肿瘤也可以引起肠套叠、出血、穿孔等严重情况,而且某些绒毛状腺瘤、平滑肌瘤有恶变倾向,故一旦明确诊断则应予以切除。但有时 CT 及消化道钡剂造影,甚至内镜检查也会出现假象,手术探查时也未发现任何肿块,所以一般直径≤2 cm 的肿瘤,剖腹探查要慎重。手术切除肿物要根据部位、大小、形态、病理类型决定。较小的浆膜下脂肪瘤、平滑肌瘤、神经鞘瘤,行浆膜下局部切除即可,但要保证一定的切缘。带蒂的管状腺瘤,做基底肌层切除即可。绒毛状腺瘤连同基底部肠壁部分切除或楔形切除,缝合肠壁全层。对于某些难以排除癌的病灶,如条件许可,应行距肿瘤 10 cm 的肠段切除,同时行系膜淋巴结清除,这样可避免日后病理证实为癌而再行二次手术的情况。十二指肠腺瘤的处理要根据不同情况决定,对于单发、较小、长蒂、无恶变的腺瘤可采用内镜切除;如果肿瘤较大,则不宜采用。也可用电灼或圈套切除,但较易发生出血及穿孔。对于基底较宽,远离十二指肠乳头的腺瘤,可采用经十二指肠切除肿物。在游离十二指肠后,选定切开部位,沿肿瘤基底缝合后,切开十二指肠黏膜,在肌层表面切除肿瘤。十二指肠乳头附近的腺瘤,应先自乳头插入导管,将肿瘤和乳头一并切除,并行 Oddi 括约肌和胆、胰管成形术,可减少术后胆、胰管开口狭窄,避免术后胰腺炎和十二指肠瘘的发生。壶腹部腺瘤也可行胃大部切除。十二指肠较大腺瘤切除后,由于缺损常难以缝合,可以制做一段带有系

膜的肠瓣加以缝合修复。十二指肠良性肿瘤尽量行局部切除,避免行胰十二指肠切除,除非肿瘤巨大或疑有恶变时才实施。位于空肠及回肠的良性肿瘤,如开腹手术,需根据肿瘤大小和在肠壁的位置确定切除范围,如不增加手术风险,局部切除、楔形切除、肠段切除均可。原则上不增加手术并发症即可。一般位于肠系膜对侧带蒂的小肿瘤可行肠壁楔形切除,位于肠系膜缘或较大肿瘤宜行肠段切除。距回盲瓣 5 cm 以上的回肠良性肿瘤,可保留回盲瓣,不足 5 cm 的则行回盲部切除。如发生肠套叠的肠段粘连严重,不宜勉强复位,应将套叠肠段连同肿瘤一并切除。肿瘤较大、有坏死或合并溃疡、区域肠系膜淋巴结肿大、难与恶性肿瘤鉴别者,按恶性肿瘤处理。

(2) 恶性肿瘤的治疗

1) 十二指肠恶性肿瘤:十二指肠恶性肿瘤以腺癌多发,沿肠壁浸润,且 65% 的十二指肠恶性肿瘤发生在乳头周围,20% 发生在乳头上部。因此一般情况下均需行胰十二指肠切除术。手术应尽量争取 R0 切除,R1 或 R2 切除者预后差。扩大的腹膜后淋巴结清扫并未增加生存率。十二指肠第 4 段肿瘤行肠段切除即可。较小的外生型十二指肠恶性肿瘤也可行十二指肠部分切除术。十二指肠腺瘤顶部癌变,且限于黏膜和黏膜下层时,可经内镜行恶变的腺瘤切除,术后每隔 3～6 个月内镜复查 1 次。病灶小且靠近幽门的病变可行胃大部切除术,但切缘必须距肿瘤 2 cm 以上。近年来研究表明,保留幽门的胰十二指肠切除术对维持患者胃肠道生理功能有帮助。另外在此基础上,国外近年来采用保留胰腺的十二指肠切除术已引起重视,但是否适合恶性肿瘤的治疗仍有争议,对于有梗阻且难以切除的肿块,合并有腹膜后淋巴转移时,行短路手术也可以起到姑息作用,有梗阻性黄疸时行内引流或放置记忆合金支架也可缓解黄疸症状。

2) 空肠、回肠恶性肿瘤:空肠、回肠恶性肿瘤仍以手术切除为主,切除范围包括肿瘤两侧各 10 cm 的肠管,清除区域淋巴结。空肠恶性肿瘤如紧邻 Treitz 韧带,则切除方法为充分游离十二指肠外侧缘,切除 Treitz 韧带,游离十二指肠水平部,切除包括肿瘤在内的十二指肠段及其淋巴引流区组织,将空肠远端在肠系膜血管后方拉至右侧,与十二指肠降部行端端吻合。空肠恶性肿瘤则应在距肿瘤10～15 cm处切除肠管及其所属淋巴结,这样才能达到根

治恶性肿瘤的目的。回肠恶性肿瘤的切除也需行系膜的扇形切除,同时结扎肠系膜血管,并将小肠系膜一同结扎,以免术后小肠淋巴液漏出。注意在切断血管后,应行双重结扎,避免结扎点脱离、腹腔内大出血。同时在切除系膜时,要保护好肠系膜上动脉,避免损伤。肠管及标本切除后,选择两侧肠管行端端吻合,要注意血供良好,无张力。距回盲瓣 20 cm 以内的回肠恶性肿瘤,因血供主要来源于回结肠动脉,其淋巴引流也伴随动脉达其根部,所以回肠末端恶性肿瘤必须行根治性右半结肠切除术及回肠与横结肠吻合,以利于清除该区的引流淋巴结。腹腔内转移不应视为手术禁忌,如情况允许仍应清除原发灶。空肠、回肠恶性肿瘤一般情况下均能切除,所以应该尽量避免姑息性捷径手术,应努力切除肿瘤,尤其是出现小肠出血及肠梗阻时,更应以切除肿瘤达到治疗目的。如已有梗阻而肿瘤不能切除时,可行短路手术,以达到对症治疗的效果。

3）小肠间质瘤:小肠间质瘤的恶性程度较胃间质瘤高,术后极易复发,尤其是首次治疗时更应慎重,防止肿瘤破溃最为关键。一旦肿瘤破溃,基本上均会散落在手术区及术野,成为日后复发的根源,所以对于小肠间质瘤来讲,无论术前准备、手术探查,还是手术操作及术后处理均有其特殊性。手术探查时,要避免过多触摸肿瘤,尤其空肠及回肠游离度较大,有时开腹后即可发现肿瘤,直径＞5 cm 的肿瘤往往血供丰富,颜色可为樱桃色、李子色,有一层完整包膜,光滑,呈圆或椭圆形,可附于肠壁,也可带状游离于肠壁外。由肠壁肌层生长出的间质瘤可以压迫肠管形成肠梗阻,也可凸入肠腔形成腔内出血性病灶。＞10 cm 的肿瘤,张力已很高,包膜近似破溃,此时应避免再触及肿瘤,否则稍一触摸即可发生破溃,污染腹腔。所以对于小肠间质瘤要尽量避免过多的探查或不探查,以目视为主。一旦发现肿瘤应将其外围 10 cm 的两侧肠管提起,拉至手术区再决定行何种手术,避免直接触摸肿瘤。

小肠间质瘤的切除范围要根据肿瘤大小、有无坏死决定,肿瘤直径＞5 cm 的一定要按恶性处理。由于小肠间质瘤恶性程度高,对直径＞3 cm 的肿瘤即可按恶性处理。肿瘤在直径≤3 cm 时才考虑局部或楔形切除。由于近年来病理科医生认为胃肠间质瘤均有潜在恶性可能,所以在不排除恶性情况下,应尽量多切除,但对于 1 cm 左右,偶然发现的小肠间质瘤,局部切除或楔形切除,仍按以往良性平滑肌瘤切除即可。

小肠间质瘤肠切除的范围与小肠恶性肿瘤一样,基本在肿瘤两侧各 10 cm,这样也包括了所属的区域淋巴结,小肠间质瘤以血行转移为主,但也有淋巴结转移的病例,所以应在距肿瘤两侧 10 cm 切除,包括所属小肠系膜呈扇形切除后,将两切端对拢,在无张力情况下行端端吻合,吻合术后再将系膜对拢缝闭。重建小肠系膜,手术难度不大,但要在结扎两侧血管时注意结扎稳妥可靠,缝闭小肠系膜时,缝针不要过深,以免形成小肠系膜血肿。

复发性小肠间质瘤治疗常较困难,由于常为多发性,难以根治,小肠壁可散在大小不等、密集分布的肿瘤,颜色也不尽相同,较大者色暗红、易出血,小者则如黄豆大小、黄色,最多时可达上百枚,对于此类病例治疗除切除较大肿瘤或肠切除外,还应尽可能将肉眼所能看到的肿瘤摘除干净。术后可用药物预防复发。

小肠间质瘤从广义来讲归为胃肠间质瘤。小肠间质瘤可发生于十二指肠、空肠上段及回肠。由于发生部位不同,治疗也有所区别,发生于十二指肠的间质瘤根据肿瘤大小决定治疗方案,可以局部切除、楔形切除或胰十二指肠切除,空肠上段或十二指肠水平部也是肿瘤常见发生部位,此部位的肿瘤常较小,有时甚至在其他手术时发现。该部位的肿瘤手术一般以肠段切除为主,但有时十二指肠水平部比较固定,切除术后肠端端吻合时发生困难,吻合后有张力,或吻合后壁时缝合困难,有时会发生十二指肠悬韧带重建部位卡压吻合口的现象,应防止类似情况发生。空肠及回肠处的间质瘤活动度较大,便于手术切除肿瘤及肠吻合。除较大肿瘤以外,一般情况下手术并不困难,无论肿瘤大小,防止肿瘤破溃仍是重要环节。

4）淋巴瘤:小肠淋巴瘤的治疗尚存在争议,关键是如何应用手术、化疗、放疗的综合措施。理论上讲,外科手术应作为治疗的主要措施,但外科治疗应根据无瘤生存率及总生存率判断,同时也要考虑局部控制率、手术死亡率等因素。对于进展期淋巴瘤来说,外科可能不是主要治疗手段,化疗较多应用于进展期病例,但问题是有些小肠淋巴瘤的出血或穿孔往往由化疗引起,所以有学者认为预防性切除可能更能保证化疗的安全性。需要考虑外科手术也会引起的肠瘘、吻合口漏、出血、脓肿等并发症。如发生并发症则必然延误日后的化疗。外科手术的死亡率约为 5%，化疗期间肠穿孔的手术死亡率更高。因为 20% 的小肠淋巴瘤系多发，引发的弥漫性腹膜炎及多发穿孔所造成的严重中毒症状常难以治愈。D'Amore 及其同事报道 109 例小肠非霍奇金淋巴瘤的疗效，结论为外科手术加化疗可明显提高小肠淋巴瘤患者的生存率，并主张小肠淋巴瘤应首选外科手术，这样可减少 90% 的局部复发危险性 10 倍。List 的报道也得出类似结论，因为高分级的小肠淋巴瘤采用化疗和放疗的并发症（出血、穿孔）明显高于手术切除者，因此目前认为小肠淋巴瘤手术切除后，化疗可减少复发，而放疗可补充外科手术的不足。虽然有少数学者认为进展期病例外科手术并无太大意义，但对于低分级小肠淋巴瘤，外科手术仍是主要治疗手段。

临床上小肠淋巴瘤常与小肠癌及间质瘤难以区分，除影像学诊断原发灶表现类似外，最大区别可出现多发病灶或淋巴结转移灶，尤其小肠系膜增厚或融合成团的淋巴结手术中可见肿块位于空、回肠间，尤以回肠多见，色泽可呈红色，组织有水肿样改变，肿块边界清，系膜淋巴结可扪及肿大。小肠淋巴瘤切除范围可小于小肠癌，将原发灶切除即可，将系膜两侧切开，呈扇样切除，并将保留端两侧系膜血管予以可靠的结扎。因系膜多增厚，需结扎 2 次，以防止线结滑脱。因小肠系膜淋巴结有时为炎症性增生，所以不主张过多切除小肠系膜，如有淋巴结转移，也是小肠淋巴瘤自身病变所致，日后给予化疗即可。原则上外科手术是在小肠出血或穿孔时才考虑。

小肠淋巴瘤出血及穿孔是较严重的并发症，尤其发生在化疗期间，如出现出血，除观察生命体征外，还要注意出血量。如出血量较大则应即刻手术，过多的检查可能会延误抢救治疗的时间。出血量少时可行保守治疗并应用止血药物。如出现小肠穿孔，一旦腹部 X 线平片、B 超、CT 及腹腔穿刺检查证实，则应立即行剖腹探查术，术中要仔细寻找穿孔部位。有时往往为多发性肠管穿孔，所以不要仅找到一个穿孔部位即行治疗，应全面从十二指肠处探寻共有几个部位穿孔。复旦大学附属肿瘤医院曾遇一小肠淋巴瘤穿孔病例，其共有 4 个部位穿孔，其中包括十二指肠水平段，如不认真探查，很容易遗漏。肠穿孔修补较为困难，因肠管水肿严重，端端吻合时要注意在吻合处基本保证吻合组织健康，否则很难生长愈合。急诊手术时要避免手术时间过长，人为延长手术时间会增加毒素吸收，造成术后休克难以纠

正，所以应明确出血、穿孔部位，尽快完成手术，清洗腹腔，尽早关腹。穿孔病例需多放置引流管引流，有时甚至放置上、下、左、右共 4 根引流管，这样可以保证膈下、盆腔等处无积液及脓肿出现，便于术后早期恢复。小肠淋巴瘤无论是出血还是穿孔，均为凶险病征，需在手术前与患者家属认真沟通，这尤为重要。

约 20% 的小肠淋巴瘤为多发性，在手术时要仔细探查自 Treitz 韧带以下至回肠末端，避免有肿瘤遗漏。如决定多个肿瘤切除，要考虑切除肠管的长度及范围，避免过多切除后造成短肠现象。因淋巴瘤是全身性疾病，所以不主张过度的外科治疗。

5）神经内分泌肿瘤：小肠神经内分泌肿瘤在小肠肿瘤中并不少见，约占所有小肠恶性肿瘤的 20%，小肠神经内分泌肿瘤多发生于回肠，并可伴有类癌综合征表现。神经内分泌肿瘤可多发，并常发现远处转移，肝转移多见。小肠神经内分泌肿瘤也可出现肠梗阻，影像学诊断提示有部分梗阻现象，也有患者以阑尾炎收入院手术。手术过程中应仔细探查肝及盆腔，了解肠系膜有无转移病灶、是否为多发。神经内分泌肿瘤肿块常为质硬、棕褐色黏膜下肿块，多位于末端回肠。肿块有时界线不甚清晰，局限性增厚，有时与炎症病变较难区别。但神经内分泌肿瘤更加质硬，肿块大小不等，直径 <1 cm 者少见，直径 >3 cm 时转移发生率可达 75%～90%。许多病例在手术时即存在转移灶，需考虑原发灶与转移灶的处理问题。

手术切除包括所有肠管病灶及相应系膜，手术相对不复杂，按小肠恶性肿瘤切除范围即可，由于有报道直径 <1 cm 的神经内分泌肿瘤也可发生远处转移，所以对于神经内分泌肿瘤的手术范围来讲，不必拘泥于其大小，应当按恶性肿瘤处理。

近阑尾的神经内分泌肿瘤往往以阑尾肿块切除，但要明确位于阑尾的根部、中部及尖端，神经内分泌肿瘤大小、侵犯组织深度等，有时末端回肠及阑尾类型往往需行右半结肠切除术，这是临床医生要考虑的问题。

对于有远处转移肿瘤的手术治疗仍有争议，无症状患者可采取观察。肝转移时也可尝试积极手术或切除其他部位肿瘤，争取延长生存期。也可以用介入化疗或全身化疗，但效果并不理想。30%～60% 的病例用干扰素治疗有效，并能减少类癌综合征症状。但只有 15% 的患者治疗后肿瘤缩小，并有

相应生存期延长。类癌虽消退少见，但50％的病例可以在相当长一段时间内趋于稳定。

（3）并发症及处理

1）吻合口瘘：小肠肿瘤术后吻合口瘘并不多见，但某些营养不良及低蛋白血症患者可以发生。另外，某些小肠特异性炎症或肠结核如被误认为小肠肿瘤而行切除术时可发生吻合口瘘。吻合口瘘的原因还有肠粘连，不全梗阻造成局部肠管扩张如吻合口压力增大，可致瘘的发生。胰十二指肠肿瘤切除术后，由于吻合周围炎症及胆胰液的刺激也可发生吻合口瘘，所以，为防止吻合口瘘，术中应放置双套管，观察引流液的颜色及量，了解是否有含胆汁的液体流出，量有多少，口服造影剂及亚甲蓝也可观察到瘘口的情况。如有瘘的发生，要了解瘘口大小，小的破损口经保守治疗可以恢复，较大的瘘口则需综合措施治疗。原则上，发生小肠瘘后，要观察全身情况，如是否有高热、局部压痛如何、血化验是否正常等。除观察全身情况外，还应加强营养，可用静脉肠外高营养。根据配方，调整每日的用量，一般可给10～15 d后观察疗效。在静脉营养的同时保证电解质平衡。抗生素主要针对革兰阴性杆菌及某些阳性菌。

近年来小肠瘘通过保守治疗日渐增多，在充分引流的基础上，临床还可以用善宁、思他宁等药物治疗，以充分减少肠道引流量，为进一步应用生长激素等药物创造条件。

小肠瘘的发生是较复杂的临床问题，虽近年来患者生存率有所提高，但临床仍有许多复杂的瘘形成，有些可持续1年以上，临床上需认真对待此并发症。

2）吻合口出血：小肠肿瘤术后可发生吻合口出血，出血可以是肠管吻合处小动脉出血及肠黏膜渗血，发生出血时可表现为便血，严重者可出现血压下降，甚至休克。一般发现小肠出血需给予全身静脉输液，并可给血浆代用品等。静脉和肌肉同时应用止血药，还可考虑应用凝血酶原复合物等。如出血不止，在有条件的情况下可以行动脉造影或栓塞止血；如果出血仍不止，保守治疗无效、血压无法维持，则应尽早再次手术止血。

吻合口出血需与胃应激性溃疡出血鉴别，如认为是应激性溃疡出血，可按抑酸止血处理，避免不必要的手术造成患者痛苦。

3）肠梗阻：术前小肠肿瘤引起的梗阻较多见，但术后肠梗阻并不常见，主要是小肠游离度较大，蠕动范围也广，很少形成真正的肠梗阻状态。如手术后7～10 d出现梗阻，多系麻痹性肠梗阻，经胃肠减压、静脉输液、抗生素应用等综合措施，常可在1周内缓解。肠扭转引起肠坏死性完全性梗阻少见，如出现此种情况往往腹痛等症状加剧，患者局部及全身症状明显，需要及时手术以免导致不可逆休克。术后1个月以后有时可出现粘连性肠梗阻，对此原则上以保守治疗为主，极少经腹手术治疗，因为即使手术在分解粘连带后，仍可出现粘连。复杂粘连松解术中，可应用Miller-Abbott管（M－A管）行肠排列，经回盲部造瘘放至空肠上段或经鼻放至回盲部，术后3周逐渐拔除。

60.8.3 围手术期治疗

（1）小肠腺癌

对于局部晚期小肠腺癌患者，可考虑术前进行新辅助化疗，以缩小肿块、杀灭看不见的转移细胞，利于后续的手术治疗。然而新辅助化疗的地位尚缺乏足够证据支持。通常认为，对于原发肿瘤不可切除或者后腹膜淋巴结受侵，应考虑先行2～3个月新辅助化疗后再评估根治手术的可能性。新辅助化疗方案参照姑息化疗方案。

小肠腺癌根治术后是否需行辅助化疗尚有争议。一些回顾性研究显示小肠腺癌根治术后行辅助化疗并无生存获益。然而Overman等分析1990～2008年行根治性手术的54例小肠腺癌患者，30例（56％）患者接受了辅助化疗，发现辅助化疗可提高无病生存率（DFS）（HR 0.27；95％CI：0.07～0.98；$P=0.05$），但并不能提高总生存率（OS）（HR 0.47；95％CI：0.13～1.62；$P>0.05$）；在复发高危组（淋巴结转移率≥10％者）中，辅助化疗可提高OS（$P<0.05$），但并不能提高DFS（$P>0.05$）。Ecker等回顾分析美国国家癌症数据库（National Cancer Data Base，NCDB）4 746例小肠腺癌术后的患者，发现辅助化疗能够延长Ⅲ期患者的中位生存时间（42.4个月 vs. 26.1个月，$P<0.001$）。作者发现20年间（1985～2005年）小肠腺癌术后辅助化疗比例上升了16％（从8％升至24％）。法国的治疗指南也推荐对于ⅡB期和Ⅲ期小肠腺癌患者应用12个周期FOLFOX方案辅助化疗，对于低分化和清扫淋巴结＜10枚的ⅡA期小肠腺癌患者可酌情给予术后辅助化疗，对于Ⅰ期和其他ⅡA期的小肠腺癌不推荐

辅助化疗。

目前,仅有极少数研究报道了新辅助放疗和化疗在小肠腺癌中的作用,纳入病例最多的研究报道了32例局部晚期小肠腺癌患者中有11例接受了术前放疗联合5-FU为基础的化疗,最终2例患者获得完全病理缓解,且11例患者术后均未发现淋巴结转移。但目前该方法并没有被常规使用,主要试用于局部晚期患者,可见新辅助放疗和化疗在小肠腺癌治疗中的作用值得进一步探讨。

（2）小肠淋巴瘤

ⅠE期或ⅡE期的小肠淋巴瘤可能通过手术的方式达到根治性切除,但单纯手术的5年生存率较低,ⅠE期为45%,ⅡE期仅为19%。对于这部分患者建议接受术后辅助化疗,方案多参照起源于淋巴结的淋巴瘤标准治疗方案。原发性小肠淋巴瘤的放疗一直存在争议,因为腹部放疗的相关并发症较严重,包括放射性肠炎、肠穿孔等。多数文献认为放疗在肠道淋巴瘤治疗中也占有一定的地位,单纯行手术治疗的原发性小肠淋巴瘤患者术后行辅助放疗可降低局部复发率。随着影像学技术的发展,肠道病灶的定位更加精确,三维适形放疗的应用及合理的剂量控制,放射性肠炎、肠穿孔等并发症的发病率也在逐渐降低。

（3）小肠间质瘤

小分子酪氨酸激酶抑制剂伊马替尼在治疗转移性小肠间质瘤中的成功使得其被应用于根治术后的辅助治疗和局部晚期患者的新辅助治疗。在一项随机对照临床试验中,GIST根治术后,肿瘤最长径至少为3 cm的患者随机接受为期1年的伊马替尼辅助治疗或服用安慰剂。中期分析结果显示,接受伊马替尼治疗的患者复发率较安慰剂组显著降低(3% vs. 17%,HR=0.325)。尽管两组患者的总生存期未见明显差异,但对于肿瘤最长径＞3 cm的患者,口服伊马替尼仍被视为标准的辅助治疗方案。此外,伊马替尼也被尝试用于局部晚期患者的新辅助治疗,以期使患者获得根治性切除的机会。

（4）小肠神经内分泌肿瘤

小肠神经内分泌肿瘤目前无确切的围手术期治疗方案。生长抑素类似物通过与GEP-NEN细胞膜上SSTR结合,一方面抑制激素及神经递质释放,改善激素过度分泌所致的症状,另一方面调控肿瘤增殖和凋亡信号通路,直接发挥抗肿瘤作用。目前临床主要使用长效生长抑素类似物如长效奥曲肽

（奥曲肽 LAR）、兰瑞肽等治疗GEP-NEN。PROMID研究是一项前瞻性、随机、安慰剂对照的奥曲肽LAR治疗转移性神经内分泌肿瘤的研究,共入组85例患者,主要研究终点为疾病进展时间(TTP)。结果显示,奥曲肽LAR组患者的TTP明显长于安慰剂组(15.6个月 vs. 5.9个月,P<0.001),同时经过6个月的治疗,奥曲肽LAR组的疾病稳定率也明显优于安慰剂组(66.7% vs. 37.2%,P<0.01)。此外该研究还证明,功能性肿瘤和非功能性肿瘤对于药物治疗的反应性是相同的,低增殖的非功能性GEP-NEN给予奥曲肽LAR治疗同样有效,肿瘤原发灶已切除及肝脏转移瘤负荷低的患者能够从奥曲肽LAR治疗中最大获益。该研究为高分化的GEP-NEN在原发灶切除后接受奥曲肽LAR作为辅助治疗提供了依据。

60.9 小肠肿瘤复发转移的治疗

60.9.1 小肠腺癌的治疗

绝大多数关于晚期小肠腺癌化疗的报道都是小样本、回顾性的,而且化疗药物比较陈旧,但总的来说姑息性化疗的中位生存期为8~18个月,客观有效率为5%~37%。姑息性化疗相比最佳支持治疗(中位生存期仅4~7个月),能够延长晚期小肠腺癌患者的OS(11~15个月)。常用的化疗药物包括5-氟尿嘧啶(5-FU)、卡培他滨、奥沙利铂、顺铂、吉西他滨和伊立替康等。5-FU药物联合铂类是目前最有效的化疗方案。法国的AGEO研究,表明一线FOLFOX方案是最有效的含铂化疗方案,一线采用FOLFOX方案化疗的晚期小肠腺癌患者的中位无进展生存期(PFS)为6.9个月,中位OS为17.8个月。日本Nakanoko等回顾性研究也发现,Ⅳ期小肠腺癌患者接受姑息化疗的中位OS为11个月,而未接受化疗的Ⅳ期小肠腺癌患者仅3.3个月。有两项前瞻性Ⅱ期临床研究,分别采用一线改良FOLFOX和CapeOX方案治疗晚期小肠腺癌患者,客观有效率(objective response rate, ORR)分别为48.5%和52.0%,PFS分别为7.8个月和11.3个月,OS分别为15.2个月和20.4个月。因此,目前推荐FOLFOX方案或CapeOX方案用于晚期小肠腺癌的一线化疗方案。发生于十二指肠乳头的进展期壶腹部腺癌,也可选择吉西他滨为基础的化疗

方案。

晚期小肠腺癌患者二线化疗的研究较少。法国AGEO研究回顾28例一线采用含铂化疗方案失败后的小肠腺癌患者,发现二线采用FOLFIRI方案化疗的疾病控制率为52%,中位PFS和中位OS分别为3.2个月和10.5个月,提示晚期小肠腺癌一线含铂类方案失败后二线可选择FOLFIRI方案。

尽管已有靶向药物应用于晚期小肠腺癌的个案报道,但目前仍缺乏抗血管生成药物和抗EGFR药物用于晚期小肠腺癌的确切疗效数据。

局部晚期不可切除或转移性小肠腺癌的患者可能需要接受原发肿瘤的姑息性切除术,以预防肠梗阻或出血。对于肿瘤位于十二指肠的患者,接受放疗或内镜下放置十二指肠支架可缓解梗阻。

结直肠癌肝转移患者能够从肝转移灶切除术中获益已被广泛认可,小肠腺癌肝转移患者因病例数较少,故是否应接受肝转移灶切除术目前尚无共识。Adam等报道了28例空肠/回肠腺癌及12例十二指肠腺癌肝转移患者接受原发灶及转移灶切除术后的生存数据,其中空肠/回肠组5年生存率为49%,十二指肠组为21%。在另一个病例对照研究中,2例十二指肠腺癌患者接受肝转移灶切除术,其中1例生存期达39.5个月。上述观察性研究提示肝转移灶切除术可能带来生存获益。

在少数高度选择的小肠腺癌腹膜转移患者中,有报道称积极的肿瘤细胞减灭术联合腹腔热灌注化疗可使患者获得长期存活。

60.9.2 淋巴瘤的治疗

小肠原发性淋巴瘤的治疗方法通常与原发于淋巴结的淋巴瘤标准的治疗方案相同。

60.9.3 间质瘤的治疗

转移性小肠间质瘤患者最主要的治疗方式是口服针对Kit和PDGFR的小分子酪氨酸激酶抑制剂,如伊马替尼。伊马替尼是转移复发或不可切除的GIST患者的标准一线治疗药物,对于这部分患者,如果伊马替尼治疗有效,应持续用药,直至疾病进展或因毒性反应不能耐受。80%的转移性GIST患者可达客观缓解或稳定,中位PFS为20～26个月,中位OS为51～57个月。伊马替尼最常见的不良反应包括水潴留、腹泻、恶心、乏力、肌肉痉挛、腹痛和皮疹,治疗时间越长,不良反应越大。通过适当的支持

治疗一般可以缓解,如果出现危及生命的不良反应,且不能通过支持治疗缓解,可考虑改用舒尼替尼治疗。

舒尼替尼也是小分子酪氨酸激酶抑制剂,可以选择性抑制VEGFR-2、PDGFR-β、c-Kit和Flt-3的活性,2006年被美国食品药品管理局(FDA)批准用于治疗对甲磺酸伊马替尼耐药或不能耐受的GIST患者。这部分患者在接受苹果酸舒尼替尼治疗后可达到临床获益及生存获益。舒尼替尼最常见的剂量限制性毒性为乏力、恶心和呕吐,其他常见的毒性包括血液学毒性(贫血及中性粒细胞减少)、腹泻、腹痛、厌食和皮肤脱色,以及明显增加手足综合征的风险。治疗的关键是早期发现和妥善治疗,如反应明显,应减量或中断治疗。

60.9.4 神经内分泌肿瘤的治疗

手术在转移性神经内分泌肿瘤中的作用尚未明确。当患者存在肿瘤转移灶(通常位于肝脏)时,需要根据患者的临床症状(如有无类癌综合征),以及是否能够根治性切除综合判断手术获益。如患者无类癌综合征,转移灶能够根治性切除,且无其他手术禁忌,可考虑行原发灶及转移灶根治性切除术。肝转移灶的切除可延长DFS,也可延长OS。

类癌综合征是指由神经内分泌肿瘤分泌的各种体液因子引起的全身症状,最常见的临床表现为偶发性面部潮红和腹泻。当神经内分泌肿瘤患者出现类癌综合征时,其中90%的患者已出现远处转移,最常见的转移部位为肝脏。对于这部分患者,减瘤手术可以使临床症状得到暂时缓解,但缓解的时间较短,通常<12个月。

对于已无手术机会或无法耐受手术的GEP-NEN患者,通过射频消融、肝动脉栓塞或化疗栓塞等局部治疗手段可有效减轻肿瘤负荷,减少激素分泌,从而改善患者的生活质量。肝转移灶射频消融后的症状改善率可达80%～95%,作用时间可持续6～24个月。与正常肝脏组织不同,肝转移瘤主要通过肝动脉供血,因此肝动脉栓塞常用于控制GEP-NEN的肝转移病灶。经导管肝动脉化疗栓塞是在肝动脉栓塞的同时注入化疗药物,常用的化疗药物有阿霉素、链脲霉素和顺铂。肝动脉栓塞/化疗栓塞后患者的症状改善率可达70%～90%,栓塞后患者的5年生存率为18%～44%。局部治疗的不良反应主要有恶心、呕吐、发热、腹痛及肝功能异常,

部分患者可能并发肝坏死、肝脓肿。

生长抑素类似物可使 60%以上的患者临床症状减轻,肿瘤标志物下降,但是仅有 5%的患者肿瘤体积缩小,大部分患者维持稳定。除了奥曲肽之外,帕瑞肽(pasireotide)是一种新型的生长抑素类似物,对 SSTR1、2、3 和 5 均有较高的亲和力,尤其是对 SSTR1 和 5 的亲和力是奥曲肽的 30~40 倍。德国一项 II 期临床研究证实,高分化的 GEP-NEN 在奥曲肽治疗失败后,帕瑞肽仍可继续有效地控制症状。经过 6 个月的治疗,57%的患者疾病维持稳定。帕瑞肽治疗的耐受性较好,不良反应主要有腹痛、体重减轻及高血糖。近年来,新生长抑素类似物的开发利用受到人们的普遍关注,受体亚型选择性类似物或者拮抗物、与阿霉素等化疗药物结合的共轭物、双特异性和杂合性生长抑素/多巴胺复合物等均显示出良好的发展前景。

干扰素 α(interferon α, IFN-α)能够诱导细胞停滞于 G1 期和 G0 期,抑制生长因子合成,并且具有抗血管生成作用,可单独或与长效生长抑素类似物联合用于 GEP-NEN 的治疗。根据临床、生化和影像学的疗效评价标准,IFN-α 的临床症状缓解率、生化反应率和肿瘤退缩率分别为 40%~70%、40%~60%和 10%~15%。有证据表明,有丝分裂比例低的肿瘤可能对 IFN-α 更为敏感。新型的长效干扰素——聚乙二醇干扰素——用于治疗 GEP-NEN 也表现出与 IFN-α 相当的抗肿瘤效果和更好的耐受性。因此有学者认为聚乙二醇干扰素可作为 GEP-NEN 患者无法耐受 IFN-α 时的选择。

目前,小肠神经内分泌肿瘤尚无明确有效的全身治疗方案,化疗对其疗效极为有限,因此一般不推荐使用。靶向药物的研究多着眼于胰腺神经内分泌肿瘤,其在小肠神经内分泌肿瘤中的效果仍不明确。贝伐珠单抗是人源化的抗 VEGF 单克隆抗体,与 VEGF 家族的 A 亚型结合并使之失效。一项研究入组了 44 例晚期、高分化的胃肠 NEN 患者,随机接受贝伐珠单抗或聚乙二醇 IFN-α-2b(0.5 mg/kg,1 次/周)治疗 18 周或直到肿瘤进展。在治疗 18 周或肿瘤进展后,患者进入两药联合的第 2 个阶段。结果显示,贝伐珠单抗组的 22 例患者中,部分缓解(PR)4 例,稳定(SD)17 例;而在聚乙二醇 IFN-α-2b 组中,无一例 PR。贝伐珠单抗组 18 周的 PFS 率高于对照组(95% vs. 68%, $P<0.05$)。

60.10 随访及预后

小肠良性肿瘤患者除个别死于肿瘤或手术并发症外,绝大多数手术疗效好。小肠恶性肿瘤切除率虽不低,但因诊断困难,漏诊、误诊较多,发现时往往病情较晚,因此疗效并不满意。一般认为腺癌预后最差,肉瘤其次,恶性淋巴瘤、恶性间质瘤再次之,类癌预后最好。部位越高,预后越差,可能与高位腺癌发生率高、十二指肠肿瘤手术难度较大等因素有关。小肠腺癌的部位、大小和 TNM 分期是独立预后因素,其中 TNM 分期是最重要的预后因素。文献报道小肠腺癌的 5 年生存率 14%~33%;I 期 5 年生存率 50%~60%,II 期 39%~55%,III 期 10%~40%,IV 期 3%~5%。总的来说,晚期小肠腺癌的预后比结直肠癌差,但是优于胃癌和胰腺癌,中位 OS 一般>12 个月。

有报道,小肠肿瘤切除术后 5 年生存率腺癌约为 20%、淋巴瘤约 35%、平滑肌肉瘤约 40%、类癌约 60%。近几年经靶向药物治疗后,生存率较前改善。据复旦大学附属肿瘤医院统计,1998 年 1 月至 2004 年 12 月 109 例胃肠间质瘤 1、3、5 年 OS 分别为 87.6%、56.1%和 45.7%;小肠间质瘤稍差,1、3、5 年 OS 分别为 81.8%、33.5%和 26.8%。

60.11 展望

总的来说,小肠肿瘤起病隐匿,早期缺乏特异性临床症状,多数患者在确诊时已处于晚期。因此,小肠肿瘤的早期、准确的诊断是提高治愈率的关键。为达到简单、合理、经济、无创地诊断小肠肿瘤,有必要将最新的 CT、MRI 和内镜检查技术结合起来,互相补充,即采用综合影像学方法,尽可能全面反映小肠肿瘤的部位、范围和性质,实现早期诊断和鉴别诊断,为正确合理的临床分期和治疗随访提供依据。

由于小肠肿瘤发病率较低,除了根治性手术之外,大部分小肠肿瘤的综合治疗缺乏大规模临床试验证据。小肠腺癌多借鉴结直肠癌的治疗模式,小肠神经内分泌肿瘤借鉴胃肠胰腺神经内分泌肿瘤的综合治疗模式,小肠间质瘤借鉴晚期恶性间质瘤的治疗,而小肠淋巴瘤的治疗多依据起源于淋巴结的淋巴瘤全身治疗方案。通过精准医学把握小肠肿瘤特异性的生物学行为,并以基因状态为依据,筛选出治疗获益的人群,合理选用化疗及靶向药物,实现个体化治疗,应是未来的努力方向。同时,应充分利用放疗、肝动脉栓塞、腹腔热灌注等综合治疗手段,以期最大限度地延长患者生存期,提高生活质量。

(郑洪途 郭天安 徐 烨 蔡三军)

主要参考文献

[1] 万德森,朱建华,周志伟,等. 造口康复治疗理论与实践[M]. 北京:中国医药科技出版社,2006.

[2] 沈镇宙,师英强. 肿瘤外科手术学[M]. 第2版. 南京:江苏科学技术出版社,2008.

[3] Agrawal S, Mccarron EC, Gibbs JF, et al. Surgical management and outcome in primary adenocarcinoma of the small bowel[J]. Ann Surg Oncol, 2007,14(8):2263 - 2269.

[4] Ambrosini V, Campana D, Bodei L, et al. ^{68}Ga-DOTANOC PET/CT clinical impact in patients with neuroendocrine tumors[J]. J Nucl Med, 2010,51:669 - 673.

[5] Aparicio T, Zaanan A, Svrcek M, et al. Small bowel adenocarcinoma: epidemiology, risk factors, diagnosis and treatment[J]. Dig Liver Dis, 2014,46(2):97 - 104.

[6] Bakaeen FG, Murr MM, Sarr MG, et al. What prognostic factors are important in duodenal adenocarcinoma[J]? Arch Surg, 2000,135(6):635 - 641,641 - 642.

[7] Baragli A, Alturaihi H, Watt HL, et al, Heterooligomerization of human dopamine receptor2 and somatostatin receptor 2-Coimmunoprecipitation and fluorescence resonance energy transfer analysis[J]. Cell Signal, 2007,19:2304 - 2316.

[8] Becherer A, Szabo M, Karanikas G, et al. Imaging of advanced neuroendocrine tumors with ^{18}F-FDOPA PET[J]. J Nucl Med 2004,45:1161 - 1167.

[9] Berber E, Flesher N, Siperstein AE. Laparoscopic radiofrequency ablation of neuroendocrine liver metastases[J]. World J Surgm, 2002,26:985 - 990.

[10] Bernstein C N, Blanchard J F, Kliewer E, et al. Cancer risk in patients with inflammatory bowel disease: a population-based study[J]. Cancer, 2001,91(4):854 - 862.

[11] Bilimoria KY, Bentrem DJ, Wayne JD, et al. Small bowel cancer in the United States: changes in epidemiology, treatment, and survival over the last 20 years[J]. Ann Surg, 2009,249(1):63 - 71.

[12] Blanchard DK, Budde JM, Hatch GR, et al. Tumors of the small intestine[J]. World J Surg, 2000,24(4):421 - 429.

[13] Boudiaf M, Jaff A, Soyer P, et al. Small-bowel diseases: prospective evaluation of multi-detector row helical CT enteroclysis in 107 consecutive patients[J]. Radiology, 2004,233(2):338 - 344.

[14] Buckley JA, Siegelman SS, Jones B, et al. The accuracy of CT staging of small bowel adenocarcinoma: CT/pathologic correlation[J]. J Comput Assist Tomogr, 1997,21(6):986 - 991.

[15] Caplin ME, Buscombe JR, Hilson AJ, et al. Carcinoid tumour[J]. Lancet 1998,352:799 - 805.

[16] Chiti A, Briganti V, Fanti S, et al. Results and potential of somatostatin receptor imaging in gastroenteropancreatic tract tumours[J]. Q J Nucl Med 2000, 44:42 - 49.

[17] Chiti A, Fanti S, Savelli G, et al. Comparison of somatostatin receptor imaging, computed tomography and ultrasound in the clinical management of neuroendocrine gastro-entero-pancreatic tumours[J]. Eur J Nucl Med 1998,25:1396 - 1403.

[18] Chow JS, Chen CC, Ahsan H, et al. A population-based study of the incidence of malignant small bowel tumours: SEER, 1973 - 1990[J]. Int J Epidemiol, 1996,25(4):722 - 728.

[19] Chow WH, Linet MS, Mclaughlin JK, et al. Risk factors for small intestine cancer[J]. Cancer Causes Control, 1993,4(2):163 - 169.

[20] Christante D, Pommier S, Givi B, et al. Hepatic artery chemoinfusion with chemoembolization for neuroendocrine cancer with progressive hepatic metastases despite octreotide therapy[J]. Surgery, 2008,144:885 - 893; discussion 893 - 894.

[21] Crawley C, Ross P, Norman A, et al. The Royal Marsden experience of a small bowel adenocarcinoma treated with protracted venous infusion 5-fluorouracil[J]. Br J Cancer, 1998,78(4):508 - 510.

[22] Czaykowski P, Hui D. Chemotherapy in small bowel adenocarcinoma: 10-year experience of the British Columbia Cancer Agency[J]. Clin Oncol (R Coll Radiol), 2007,19(2):143 - 149.

[23] Dabaja BS, Suki D, Pro B, et al. Adenocarcinoma of the small bowel: presentation, prognostic factors, and outcome of 217 patients[J]. Cancer, 2004,101(3):518 - 526.

[24] Dawson IM, Cornes JS, Morson BC. Primary malignant lymphoid tumours of the intestinal tract, report of

37 cases with a study of factors influencing prognosis [J]. Br J Surg, 1961,49:80 - 89.

[25] De Dosso S, Molinari F, Martin V, et al. Molecular characterisation and cetuximab-based treatment in a patient with refractory small bowel adenocarcinoma[J]. Gut, 2010,59(11):1587 - 1588.

[26] DiSario JA, Burt RW, Vargas H, et al. Small bowel cancer: epidemiological and clinical characteristics from a population-based registry[J]. Am J Gastroenterol, 1994,89:699.

[27] Ecker BL, Mcmillan MT, Datta J, et al. Efficacy of adjuvant chemotherapy for small bowel adenocarcinoma: A propensity score-matched analysis[J]. Cancer, 2016, 122(5):693 - 701.

[28] Ferone D, Saveanu A, Culler MD, et al. Novel chimeric somatostatin analogs: facts and perspectives [J]. Eur l Endecrinol, 2007,156:23 - 28.

[29] Fishman PN, Pond GR, Moore MJ, et al. Natural history and chemotherapy effectiveness for advanced adenocarcinoma of the small bowel: a retrospective review of 113 cases[J]. Am J Clin Oncol, 2006,29(3): 225 - 231.

[30] Frank M, Klose KJ, Wied M, et al. Combination therapy with octreotide and alpha-interferon: effect on tumor growth in metastatic endocrine gastroenteropancreatic tumors[J]. Am J Gastroenterol, 1999,94: 1381 - 1387.

[31] Frilling A, Malago M, Martin H, et al. Use of somatostatin receptor scintigraphy to image extrahepatic metastases of neuroendocrine tumors [J]. Surgery, 1998,124:1000 - 1004.

[32] Gabriel M, Decristoforo C, Kendler D, et al. ^{68}Ga-DOTA-Tyr3-octreotide PET in neuroendocrine tumors: comparison with somatostatin receptor scintigraphy and CT[J]. J Nucl Med, 2007,48:508 - 518.

[33] Giardiello FM, Brensinger JD, Tersmette AC, et al. Very high risk of cancer in familial Peutz-Jeghers syndrome[J]. Gastroenterology, 2000,119(6):1447 - 1453.

[34] Gibson MK, Holcroft CA, Kvols LK, et al. Phase II study of 5-fluorouracil, doxorubicin, and mitomycin C for metastatic small bowel adenocarcinoma [J]. Oncologist, 2005,10(2):132 - 137.

[35] Gupta S, Johnson MM, Murthy R, et al. Hepatic arterial embolization and chemoembolization for the treatment of patients with metastatic neuroendocrine tumors: variables affecting response rates and survival [J]. Cancer, 2005,104:1590 - 1602.

[36] Halfdanarson TR, Mcwilliams RR, Donohue JH, et al. A single-institution experience with 491 cases of small bowel adenocarcinoma[J]. Am J Surg, 2010,199(6): 797 - 803.

[37] Hartmann D, Schmidt H, Bolz G, et al. A prospective two-center study comparing wireless capsule endoscopy with intraoperative enteroscopy in patients with obscure GI bleeding[J]. Gastrointest Endosc, 2005, 61 (7): 826 - 832.

[38] Hatzaras I, Palesty JA, Abir F, et al. Small-bowel tumors: epidemiologic and clinical characteristics of 1260 cases from the connecticut tumor registry [J]. Arch Surg, 2007,142:229.

[39] Ho AS, Picus J, Darcy MD, et al. Long-term outcome after chemoembolization and embolization of hepatic metastatic lesions from neuroendocrine tumors[J]. AJR Am J Roentgenol, 2007,188:1201 - 1207.

[40] Hoefnagel CA. Metaiodobenzylguanidine and somatostatin in oncology: role in the management of neural crest tumours[J]. Eur J Nucl Med, 1994,21:561 - 581.

[41] Horton KM, Fishman EK. The current status of multidetector row CT and three-dimensional imaging of the small bowel[J]. Radiol Clin North Am, 2003, 41 (2):199 - 212.

[42] Howdle PD, Jalal PK, Holmes GK, et al. Primary small-bowel malignancy in the UK and its association with coeliac disease[J]. QJM, 2003,96(5):345 - 353.

[43] Howe JR, Karnell LH, Menck HR, et al. The American college of surgeons commission on cancer and the American cancer society, adenocarcinoma of the small bowel: review of the national cancer data base, 1985 - 1995[J]. Cancer, 1999,86(12):2693 - 2706.

[44] Jemal A, Siegel R, Ward E, et al. Cancer statistics, 2008[J]. CA Cancer J Clin, 2008,58(2):71 - 96.

[45] Jess T, Loftus EJ, Velayos FS, et al. Risk of intestinal cancer in inflammatory bowel disease: a population-based study from olmsted county, Minnesota [J]. Gastroenterology, 2006,130(4):1039 - 1046.

[46] Kaltsas G, Korbonits M, Heintz E, et al. Comparison of somatostatin analog and meta-iodobenzylguanidine radionuclides in the diagnosis and localization of advanced neuroendocrine tumors[J]. J Clin Endocrinol Metab, 2001,86:895 - 902.

[47] Kim SJ, Kang HJ, Kim JS, et al. Comparison of treatment strategies for patients with intestinal diffuse large B-cell lymphoma: surgical resection followed by

chemotherapy versus chemotherapy alone[J]. Blood, 2011,117(6):1958 – 1965.

[48] Koo DH, Yun SC, Hong YS, et al. Systemic chemotherapy for treatment of advanced small bowel adenocarcinoma with prognostic factor analysis: retrospective study[J]. BMC Cancer, 2011,11: 205.

[49] Koopmans KP, Neels OC, Kema IP, et al. Improved staging of patients with carcinoid and islet cell tumors with ^{18}F-dihydroxy-phenyl-alanine and ^{11}C-5-hydroxy-tryptophan positron emission tomography[J]. J Clin Oncol 2008;26:1489 – 1495.

[50] Lepage C, Bouvier AM, Manfredi S, et al. Incidence and management of primary malignant small bowel cancers: a well-defined French population study[J]. Am J Gastroenterol, 2006,101(12):2826 – 2832.

[51] Lindberg D, Akerstrom G, Westin G. Mutational analyses of WNT7A and HDAC11 as candidate tumour suppressor genes in sporadic malignant pancreatic endocrine tumours[J]. Clin Endocrinol (Oxf), 2007, 66:110 – 114.

[52] Lin S, Branch MS, Shetzline M. The importance of indication in the diagnostic value of push enteroscopy [J]. Endoscopy, 2003,35(4):315 – 321.

[53] Lister TA, Crowther D, Sutcliffe SB, et al. Report of a committee convened to discuss the evaluation and staging of patients with Hodgkin's disease: Cotswolds meeting[J]. J Clin Oncol, 1989,7(11):1630 – 1636.

[54] Locher C, Malka D, Boige V, et al. Combination chemotherapy in advanced small bowel adenocarcinoma [J]. Oncology, 2005,69(4):290 – 294.

[55] Loftus EJ, Tremaine WJ, Habermann TM, et al. Risk of lymphoma in inflammatory bowel disease[J]. Am J Gastroenterol, 2000,95(9):2308 – 2312.

[56] Masselli G, Polettini E, Casciani E, et al. Small-bowel neoplasms: prospective evaluation of MR enteroclysis [J]. Radiology, 2009,251(3):743 – 750.

[57] Mendelson RM, Fermoyle S. Primary gastrointestinal lymphomas: a radiological-pathological review, Part 2: Small intestine[J]. Australas Radiol, 2006, 50 (2): 102 – 113.

[58] Modlin IM, Latich I, Kidd M, et al. Therapeutic options for gastrointestinal carcinoids [J]. Clin Gastroen-terol Hepatol, 2006,4:526 – 547.

[59] Moertel CG, Sauer WG, Dockerty MB, et al. Life history of the carcinoid tumor of the small intestine[J]. Cancer, 1961,14:901.

[60] Moon YW, Rha SY, Shin SJ, et al. Adenocarcinoma of

the small bowel at a single Korean institute: management and prognosticators[J]. J Cancer Res Clin Oncol, 2010,136(3):387 – 394.

[61] Negri E, Bosetti C, La Vecchia C, et al. Risk factors for adenocarcinoma of the small intestine[J]. Int J Cancer, 1999,82(2):171 – 174.

[62] Neugut AI, Jacobson JS, Suh S, et al. The epidemiology of cancer of the small bowel[J]. Cancer Epidemiol Biomarkers Prev, 1998,7(3):243 – 251.

[63] Nicholl MB, Ahuja V, Conway WC, et al. Small bowel adenocarcinoma: understaged and undertreated[J]? Ann Surg Oncol, 2010,17(10):2728 – 2732.

[64] North JH, Pack MS. Malignant tumors of the small intestine: a review of 144 cases[J]. Am Surg, 2000,66 (1):46 – 51.

[65] Oberg K, Funa K, Alm G. Effects of leukocyte interferon on clinical symptoms and hormone levels in patients with mid-gut carcinoid tumors and carcinoid syndrome[J]. N Engl J Med, 1983,309:129 – 133.

[66] Offerhaus GJ, Giardiello FM, Krush AJ, et al. The risk of upper gastrointestinal cancer in familial adenomatous polyposis[J]. Gastroenterology, 1992,102(6): 1980 – 1982.

[67] Osborne DA, Zervos EE, Strosberg J, et al. Improved outcome with cytoreduction versus embolization for symptomatic hepatic metastases of carcinoid and neuroendocrine tumors[J]. Ann Surg Oncol, 2006,13: 572 – 581.

[68] Overman MJ, Hu CY, Kopetz S, et al. A population-based comparison of adenocarcinoma of the large and small intestine: insights into a rare disease[J]. Ann Surg Oncol, 2012,19(5):1439 – 1445.

[69] Overman MJ, Kopetz S, Lin E, et al. Is there a role for adjuvant therapy in resected adenocarcinoma of the small intestine[J]. Acta Oncol, 2010,49(4):474 – 479.

[70] Overman MJ, Varadhachary GR, Kopetz S, et al. Phase Ⅱ study of capecitabine and oxaliplatin for advanced adenocarcinoma of the small bowel and ampulla of Vater[J]. J Clin Oncol, 2009, 27 (16): 2598 – 2603.

[71] Palascak-Juif V, Bouvier AM, Cosnes J, et al. Small bowel adenocarcinoma in patients with Crohn's disease compared with small bowel adenocarcinoma de novo[J]. Inflamm Bowel Dis, 2005,11(9):828 – 832.

[72] Pavel ME, Baum U, Hahn EG, et al. Efficacy and tolerability of pegylated IFN-alpha in patients with neuroendocrine gastroenteropancreatic carcinomas[J]. J

Interferon Cytokine Res, 2006,26:8 - 13.

[73] Pennazio M, Santucci R, Rondonotti E, et al. Outcome of patients with obscure gastrointestinal bleeding after capsule endoscopy: report of 100 consecutive cases[J]. Gastroenterology, 2004,126(3):643 - 653.

[74] Pilleul F, Penigaud M, Milot L, et al. Possible small-bowel neoplasms: contrast-enhanced and water-enhanced multidetector CT enteroclysis[J]. Radiology, 2006,241(3):796 - 801.

[75] Planck M, Ericson K, Piotrowska Z, et al. Microsatellite instability and expression of MLH1 and MSH2 in carcinomas of the small intestine[J]. Cancer, 2003,97(6):1551 - 1557.

[76] Rachdi L, Balcazar N, Osorio-Duque F, et al. Disruption of Tsc2 in pancreatic beta cells induces beta cell mass expansion and improved glucose tolerance in a TORC1-dependent manner[J]. Proc Natl Acad Sci USA, 2008,105:9250 - 9255.

[77] Rinke A, Muller H, Schhade-Brittinger C, et al. Placebo-controlled, doubleblind, prospective, randomized study on the effect of octreotide-LAR in the control of tumor growth in patients with metastatic neuroendocrine midgut tumors: a report from the PROMID study group [J]. J Clin Oncol 2009,27:4656 - 4663.

[78] Ross A, Mehdizadeh S, Tokar J, et al. Double balloon enteroscopy detects small bowel mass lesions missed by capsule endoscopy[J]. Dig Dis Sci, 2008,53(8):2140 - 2143.

[79] Ruutiainen AT, Soulen MC, Tuite CM, et al. Chemoembolization and bland embolization of neuroendocrine tumor metastases to the liver[J]. J Vasc Interv Radiol, 2007,18:847 - 855.

[80] Samel S, Wagner J, Hofheinz R, et al. Malignant intestinal non-Hodgkin's lymphoma from the surgical point of view[J]. Onkologie, 2002,25(3):268 - 271.

[81] Schillaci O, Spanu A, Scopinaro F, et al. Somatostatin receptor scintigraphy in liver metastasis detection from gastroenteropancreatic neuroendocrine tumors [J]. J Nucl Med, 2003,44:359 - 368.

[82] Schottenfeld D, Beebe-Dimmer JL, Vigneau FD. The epidemiology and pathogenesis of neoplasia in the small intestine[J]. Ann Epidemiol, 2009,19(1):58 - 69.

[83] Schulmann K, Brasch FE, Kunstmann E, et al. HNPCC-associated small bowel cancer: clinical and molecular characteristics[J]. Gastroenterology, 2005, 128(3):590 - 599.

[84] Starker L, Carling T. Molecular genetics of gastroen-teropancreatic neuroendocrine tumors [J]. Curr Opin Oncol, 2008,21:29 - 33.

[85] Strosberg JR, Choi J, Cantor AB, et al. Selective hepatic artery embolization for treatment of patients with metastatic carcinoid and pancreatic endocrine tumors[J]. Cancer Control, 2006,13:72 - 78.

[86] Sward C, Johanson V, Nieveen van Dijkum E, et al. Prolonged survival after hepatic artery embolization in patients with midgut carcinoid syndrome[J]. Br J Surg, 2009,96:517 - 521.

[87] Talamonti MS, Goetz LH, Rao S, et al. Primary cancers of the small bowel: analysis of prognostic factors and results of surgical management[J]. Arch Surg, 2002,137(5):564 - 570,570 - 571.

[88] Tsang H, Yau T, Khong P L, et al. Bevacizumab-based therapy for advanced small bowel adenocar-cinoma [J]. Gut, 2008,57(11):1631 - 1632.

[89] Wang EH, Ebrahimi SA, Wu AY, et al. Mutation of the MENIN gene in sporadic pancreatic endocrine tumors[J]. Cancer Res, 1998,58:4417 - 4420.

[90] Wheeler JM, Warren BF, Mortensen NJ, et al. An insight into the genetic pathway of adenocarcinoma of the small intestine[J]. Gut, 2002,50(2):218 - 223.

[91] Wilhelm A, Muller SA, Steffen T, et al. Patients with adenocarcinoma of the small intestine with 9 or more regional lymph nodes retrieved have a higher rate of positive lymph nodes and improved survival [J]. J Gastrointest Surg, 2016,20(2):401 - 410.

[92] Wu TJ, Yeh CN, Chao TC, et al. Prognostic factors of primary small bowel adenocarcinoma: univariate and multivariate analysis[J]. World J Surg, 2006,30(3): 391 - 398,399.

[93] Xiang XJ, Liu YW, Zhang L, et al. A phase II study of modified FOLFOX as first-line chemotherapy in advanced small bowel adenocarcinoma[J]. Anticancer Drugs, 2012,23(5):561 - 566.

[94] Yao JC, Phan A, Hoff PM, et al. Targeting vascular endothelial growth factor in advanced carcinoid tumor: a random assignment phase II study of depot octreotide with bevacizumab and pegylated interferon alpha-2b[J]. J Clin Oncol, 2008,26:1316 - 1323.

[95] Zaanan A, Costes L, Gauthier M, et al. Chemotherapy of advanced small-bowel adenocarcinoma: a multicenter AGEO study [J]. Ann Oncol, 2010, 21(9): 1786 - 1793.

[96] Zaanan A, Gauthier M, Malka D, et al. Second-line chemotherapy with fluorouracil, leucovorin, and

irinotecan (FOLFIRI regimen) in patients with advanced small bowel adenocarcinoma after failure of first-line platinum-based chemotherapy: a multicenter AGEO study[J]. Cancer, 2011,117(7):1422 – 1428.

[97] Zhuang Z, Vortmeyer AO, Pack S, et al. Somatic mutations of the MEN1 tumor suppressor gene in sporadic gastrinomas and insulinomas[J]. Cancer Res 1997,57:4682 – 4686.

61 肾细胞癌

61.1 概述

肾细胞癌又称肾癌（renal cell carcinoma, RCC），是发生在肾脏的最常见的恶性肿瘤，占原发性肾恶性肿瘤的 85％ 左右。肾癌最常见的组织病理类型是透明细胞癌，其次是乳头状肾细胞癌及嫌色细胞癌。在我国，肾癌的发病率仅次于膀胱癌，居泌尿系统肿瘤的第 2 位。

随着医学影像学的发展，早期肾癌的发现率逐渐增加，局限性肾癌经过根治性肾切除术或者保留肾单位的肾脏肿瘤切除术可获得满意的疗效。据统计，肾癌确诊时即属晚期的患者已由数年前的 30％ 下降至目前的 17％。随着靶向治疗的持续发展及新型免疫治疗药物研发的兴起，晚期肾癌的疗效也逐步得到改善。

61.1.1 流行病学

肾癌的发病率约占所有恶性肿瘤的 3％，发达国家的发病率普遍高于发展中国家,男女发病比为 2:1,发病年龄高峰在 60～70 岁。世界上,肾癌的发病率目前居男性恶性肿瘤的第 9 位(21.4 万例新患者)及女性恶性肿瘤的第 14 位(12.4 万例新患者)。约 70% 的新发病例居住在经济高度发达的地区,其中 34% 居住在欧洲,19% 居住在北美。而非洲、印度、日本和中国,肾癌的发病率相对较低。在过去的 10 年间,世界上肾癌的发病率正以每年 2% 的速度逐步上升。

2014 年美国全年有 63 920 新发病例,同时有 13 860 人死于肾癌。虽然如此,在欧洲的某些国家,例如法国、德国、意大利等,肾癌的死亡率已经开始处于逐步下降趋势。同时,美国的肾癌 5 年生存率已经由 1975 年的 50% 上升到了 2009 年的 73%。可见,近年来早期发现及治疗手段的更新对肾癌的诊疗有积极意义。中国癌症数据统计显示,我国 2000～2011 年肾癌总体发病率已经达到 6.68/10 万,死亡率为 2.34/10 万。年龄标化的发病率,中国城市居民 2011 年接近 5/10 万,中国农村居民接近 2/10 万。

61.1.2　危险因素

(1) 人口学因素

亚洲国家及华裔美国人中,肾癌的发病率普遍较低,似乎白种人比黄种人更容易罹患肾癌。肾癌发病率最低的是非洲国家,而非洲裔美国人的发病率却是全世界最高的。这种人种间的发病率差异可能是多种因素引起的,例如影像学诊断技术高低、医疗卫生条件、遗传因素、生活习惯、生存环境等。

在美国和欧洲某些国家,肾癌的发病率随着年龄增加而升高,其发病高峰在 70～75 岁。在高于 75 岁的人群中,肾癌发病率下降的原因可能是由于体检频率下降所致。在一些发达国家,还能看到一个有趣的现象,即男性的发病率上升速度比女性快,可能是因为吸烟或者职业暴露的原因。

(2) 遗传因素

大部分肾癌是散发性的,但有 5%～8% 的肾癌具有家族遗传性。这些遗传性肾癌的患者大部分具

有典型的遗传性综合征的临床表现,少部分患者的临床表现不典型或者不明确,甚至无法解释。所有常见的肾癌类型,均有其对应的家族性综合征,患者可能因某些特定的基因突变而发病。然而这些遗传性综合征均比较少见,例如,VHL(Von Hippel-Lindau)综合征是肾癌中最常见的遗传性病变,其发生率约 1/36 000。目前人们对遗传性肾癌的认识有限,因此遗传性肾癌在所有肾癌中的比例可能被低估。

一般认为,遗传性肾癌表现为 1 级/2 级亲属中共同发生 1 种或者多种肾脏肿瘤或其他相关综合征,这些疾病的发生往往涉及某一基因的突变。因此遗传性肾癌的共同特征为发病较早,肿瘤为双侧或者多灶性,除了肾癌外同时具有该综合征的其他表现。对于有肾癌遗传史的家族及高危人群积极随访能有效避免可能带来的不良后果。对这部分人群的检测能更早地发现肿瘤,以便在疾病早期进行干预。一般认为以下人群可能是遗传性肾癌的潜在患者:① 年龄≤46 岁;② 双侧/多发肾脏肿瘤;③ 有肾癌家族史(至少 1 个一级亲属或 2 个二级亲属);④ 肾癌合并其他肿瘤病史,如嗜铬细胞瘤、胃肠道间质瘤、神经系统血管母细胞瘤、胰腺神经内分泌肿瘤等,以及肺囊肿、气胸;⑤ 不寻常的皮肤病变,如平滑肌肉瘤、血管纤维瘤等;⑥ 个人或家族有肾癌相关综合征病史。对于这部分患者,不但本人应进行基因突变检测,其家属也应进行此类检测。

目前研究较透彻的遗传性肾癌综合征包括 VHL 综合征、遗传性乳头状肾细胞癌、遗传性平滑肌瘤病和肾癌(HLRCC)、BHD(Birt-Hogg-Dube')综合征及结节性硬化。少见的综合征包括 SDH(succinate dehydrogenase)功能缺失相关的遗传性肾癌、遗传性镰状细胞血红蛋白病和肾髓质癌、Cowden 综合征、甲状旁腺功能亢进-颌骨肿瘤综合征、BAP1 相关遗传性肾癌、MITF 相关肾癌等(表 61－1)。

表 61－1　常见遗传性肾癌及其临床表现

综合征缩写	突变位点	病理类型	临 床 表 现
VHL	VHL	ccRCC	ccc,嗜铬细胞瘤,胰腺肾脏囊肿,神经系统视网膜血管母细胞瘤,副神经节瘤,胰腺内分泌肿瘤,淋巴囊肿瘤,附睾腺瘤

续　表

综合征缩写	突变位点	病理类型	临　床　表　现
HPRC	MET	pcc Ⅰ	pcc Ⅰ
BHD	FLCN	多种 RCC	嫌色细胞癌,混合嗜酸性细胞瘤,纤维毛囊瘤,皮赘,肺囊肿,气胸
HLRCC	FH	pcc Ⅱ	pcc,皮肤子宫平滑肌瘤,子宫平滑肌肉瘤
SDH RCC	SDHB, SDHD, SDHC	ccRCC, chromophobe RCC	ccc,嫌色细胞癌,嗜酸性细胞癌,嗜铬细胞瘤,副神经节瘤
TSC	TSC1, TSC2	ccRCC	多发肾 AML,ccc,心脏横纹肌瘤,神经系统病变,皮肤红斑,视网膜胶质瘤,骨囊肿,甲床下纤维瘤,又称 Koenen 肿瘤
Cowden syndrome	PTEN	ccRCC	ccc,乳腺癌,滤泡性甲状腺癌,子宫内膜癌
MITF	MITF	RCC	黑色素瘤,PECOMA
HPT-JT hy-perparathyroidi-sm-jaw tumor	HRPT2	Wilms 瘤	多种 RCC,Wilms 瘤(肾母),甲状旁腺功能亢进,甲状腺癌
BAP1 相关	BAP1	ccRCC	ccc,葡萄膜黑色素瘤,黑色素瘤,间皮瘤
Translocation [t(3;8), t(2;6)]	FHIT/FRA3B on chr3, RNF139 on chr8	ccRCC	甲状腺乳头状癌

1) VHL 综合征:肾透明细胞癌患者同时可能有神经系统视网膜血管母细胞瘤、肾上腺嗜铬细胞瘤、胰腺神经内分泌肿瘤等。但不是所有 VHL 综合征患者均会出现所有症状,例如只有 40%～50% VHL 突变携带者会发生肾癌。VHL 突变可以导致 HIF-α 聚集,从而升高 VEGF 水平,促进肿瘤血管生成和肿瘤生长。因此 VHL 综合征患者的肿瘤组织中往往富含血管,这就是这类患者的主要死因之一。

2) 遗传性乳头状肾细胞癌(HPRC):源于原癌基因 c-met 激活。这种突变导致一种生长因子受体活化,从而促进肿瘤生长。此类患者容易患Ⅰ型乳头状肾细胞癌。

3) 家族性平滑肌瘤病肾癌(HLRCC):家族性平滑肌瘤病肾癌患者往往合并皮肤平滑肌瘤,女性患者常会有因子宫肌瘤行肌瘤切除的病史。这类患者易并发Ⅱ型乳头状肾细胞癌,可能与相关的基因突变发生在 FH 基因(fumarate hydratase)有关。

4) BHD 综合征:包括纤维毛囊瘤、皮赘、肺囊肿、气胸,以及多种类型的肾肿瘤,例如嫌色细胞癌、嗜酸性细胞瘤。20%～40%的 BHD 综合征患者合并肾肿瘤。这些肾肿瘤恶性程度往往较低,不易发生转移。BHD 综合征源于 FLCN 基因突变。

5) TSC 综合征:又称为结节性硬化症,是 TSC 基因突变的常染色体显性遗传病。其特点是面部多发皮脂腺瘤、癫痫发作、智力减退、肾多发血管平滑肌脂肪瘤及肾癌。

无肾外综合征表现的遗传性肾癌所占比例小于 20%,但是常有相关基因突变。近期有文献提示,CDKN2B 突变存在于 5%的无肾外综合征表现的遗传性肾癌患者中。由此提示,可能有更多的遗传性肾癌由于不存在肾外典型表现而被忽视,具有遗传倾向的肾癌可能不限于现在已知的 12 种疾病。在新一代测序技术蓬勃发展的今天,或许我们可以发现更多新的遗传相关性突变基因。

(3) 生活习惯

1) 吸烟:吸烟是肾癌的发病因素之一。一项纳入 19 个病例的对照研究及 5 个队列研究的荟萃分析显示,曾吸烟者相对从未吸烟者肾癌的发病率上升。虽然吸烟和肾癌发病的联系比较弱,但是随着吸烟量的增加肾癌的发病风险也会提升。停止吸烟是否能降低肾癌发病率还缺乏明确证据。

2) 肥胖:一些病例对照研究及队列研究均提示体重增加与肾癌的发病相关。一项荟萃分析显示,体质指数(BMI)每上升 5 kg/m² 则肾癌发病风险在男性和女性中分别上升 1.24 和 1.34 倍。从数据上看肥胖更易使女性患肾癌,但是这个结论尚未得到科学的验证。还有一些研究显示,体脂分布例如腰臀比与肾癌发病率相关,但这些指标并不能完全取代 BMI。肥胖增加肾癌风险的具体机制不明,可能与肥胖增加雄性激素及雌性激素释放,或者脂肪细胞释放的一些细胞因子相关。

（4）基础疾病相关因素

1）高血压和抗高血压药物：一些大型研究显示,高血压及其相关药物的应用可能是肾癌的发病因素之一。有研究显示,血压越高的人群,患肾癌的风险越高。但有时很难区分到底是高血压本身,还是抗高血压药物引起的肾癌,因为在所有研究中这两者往往都是同时存在的。但是若能更好地控制血压,那么肾癌的发病风险自然下降,因此抗高血压药物可能不是发病风险之一。

2）获得性肾囊性疾病（ARCD）：终末期肾病患者及长期血液透析患者会患该病。有研究提示,ARCD 患者相对于正常人群有 3～6 倍罹患肾癌的风险。透析的次数多少可能也与肾癌的发病相关。目前尚不明确这种肾癌起源于肾囊肿恶化还是原发的。但是这类患者的肾癌与传统肾癌有一定区别,发病年龄更年轻,而且男女比例更高。有研究者提出肾移植后 ARCD 的部分囊肿能消退,但是移植后肾癌的发病风险并未降低。

3）糖尿病：2 型糖尿病与多种肿瘤的发病相关,但与肾癌的关联较弱,目前没有很强的证据表明糖尿病与肾癌的发病相关。

4）泌尿道感染：泌尿道感染与肾癌的风险是否相关仍不明朗。一项来自瑞典的研究观察了 6 万多名肾结石患者并随访了 25 年,发现肾癌风险并不会因有泌尿道感染史而升高。然而一项来自美国的研究却显示两者具有相关性。

（5）环境因素

1）营养及饮食：不同地区肾癌发病率不同以及亚洲地区肾癌发病率上升均提示肾癌可能与饮食结构、生活习惯相关。有流行病学研究显示,每日摄取的脂肪、蛋白量与肾癌发病风险呈正相关。虽然很多回顾性研究显示,动物蛋白的摄取量与肾癌相关,但是一些前瞻性研究在排除选择偏移及信息回忆偏移后发现两者的关联并不十分明确。同样,脂肪摄入与肾癌的关联可重复性较差。当然,这些研究往往纳入＞50 岁的患者,而年轻患者的数据相对较少。一项回顾了 13 项研究的荟萃分析显示,增加水

果和蔬菜的摄入能降低罹患肾癌的风险,而其他维生素、矿物质的摄入对肾癌风险似无影响。红肉或者加工肉与肾癌的风险尚不明确,但是一项瑞典的研究显示,鱼类脂肪的摄入可能降低肾癌风险。有研究显示适度饮酒可能降低罹患肾癌风险,但是与饮酒量无关。

2）职业暴露：肾癌不是一种典型的职业病,但是一些特定物质的暴露可能增加肾癌风险。三氯乙烯是世界卫生组织（WHO）下属国际癌症研究所确定的致癌物质之一,其可能与肾癌的发病相关。一项来自欧洲的研究显示,有三氯乙烯接触史的工人患肾癌的风险比未接触者增加 1.6 倍。全氯乙烯是一种常用于干洗的化合物,其可能也与肿瘤发病相关,但其与肾癌的关系并不明确。另有研究观察致癌金属（如砷、镉、铬、铅和镍）与肾癌的关系,发现它们能增加罹患肾癌的风险 1.6 倍。据称玻璃纤维、岩棉纤维、砖灰分别能增加罹患肾癌的风险 2.1、2.5 和 1.5 倍。多环芳香烃常存在于焦化产业和钢铁金属厂,这些工厂内的高温、脱水及多环芳香烃可能增加罹患肾癌风险。总的来说,目前无法找到一种与肾癌具有明确关系的致癌物质,很多证据来自回顾性研究,证据等级较低。当然,对致癌物质的防护仍十分重要,这些措施可能在有限的范围内降低罹患肾癌的风险。

61.1.3 病因学

（1）表观遗传学改变

表观遗传学（epigenetics）是指在不改变基因序列的前提下,通过基因修饰及蛋白质与蛋白质、DNA 与其他分子的相互作用来调节基因表达和功能的一种遗传学机制,主要包括 DNA 甲基化、组蛋白修饰、基因沉默等调控机制。本章节简要介绍 DNA 甲基化、组蛋白修饰、基因沉默与肾癌的相关性。

1）DNA 甲基化与肾癌：DNA 甲基化是研究最广泛的表观遗传学机制,其可使基因失活,也可导致 DNA 某些区域的构象发生变化,从而影响蛋白质与 DNA 的相互作用。DNA 甲基化是在 DNA 甲基转移酶（DNA methyltransferase, DNMT）的催化下,以 S-腺苷甲硫氨酸（SAM）等为甲基供体,将甲基转移到胞嘧啶核苷酸第 5 位碳原子上生成 5-甲基胞嘧啶（mC）的过程,该过程主要发生在基因组的 CpG 二核苷酸序列中。所谓 CpG 二核苷酸是指 5′

端胞嘧啶环(C)的第5位碳原子发生甲基化,并与其3′端的鸟苷酸(G)通过磷酸二酯键(p)形成的二核苷酸。CpG二核苷酸在人类基因组中并非均匀分布,重复出现CpG二核苷酸序列的区域被称为CpG岛。CpG岛一般位于基因的启动子区域,含有很多转录因子的结合位点,此区域的甲基化参与基因的表达调控并影响染色体的结构。

DNA甲基化既可导致原癌基因激活,又能使抑癌基因失活,从而与肾癌的发生密切相关,而且基因的甲基化程度可以作为肾癌患者预后的生物学标志物之一。研究显示,通过检测体液如尿液(VHL、p16、p14、APC、RASSF1A等)或血清(DKK3、WIF1、SFRP1、SFRP2等)中的肿瘤特异性甲基化标志物有助于肾癌的早期诊断。此外,肾癌组织中某些特定区域的增强子发生了异常的高度甲基化,而且增强子的甲基化状态与肾癌患者的预后显著相关。RASSF1A编码含340个氨基酸残基的蛋白多肽,参与细胞周期调控、微管稳定、细胞黏附以及细胞凋亡。研究显示,与邻近正常组织相比,肾癌组织中RASSF1A基因的启动子区呈高甲基化状态,肾癌组织中RASSF1A的表达量显著降低,提示RASSF1A的甲基化改变参与了肾癌的形成,可作为肾癌诊断的分子标志物。

2) 组蛋白修饰与肾癌:组蛋白是染色质的基本结构蛋白,其与DNA、非组蛋白及少量RNA高度凝集成核蛋白结构,构成染色质。组蛋白修饰是一种典型的表观遗传学修饰,其通过对组蛋白及其酶系进行各种修饰,调控基因的表达,从而影响肿瘤的发生发展及预后。组蛋白的N-末端可通过共价修饰作用发生乙酰化、甲基化、泛素化、磷酸化、苏素化、脱氨基或ADP核糖基化等修饰,这些修饰信息构成了丰富的组蛋白密码,其中乙酰化修饰是最常见的组蛋白修饰。有学者利用肾癌的小鼠模型进行抗肿瘤药物研究,发现联合应用MS-275(一种组蛋白去乙酰化酶)与白介素-2(IL-2)治疗的肿瘤生长抑制率达80%,而单用IL-2的肿瘤生长未见明显抑制,单用MS-275组约40%肿瘤生长受到抑制;与单用MS-275或IL-2组相比,联合应用MS-275和IL-2很大程度上抑制了肿瘤的转移,并提高荷肾癌小鼠的存活率。以上研究结果提示,在肾癌小鼠模型的治疗中,MS-275与IL-2具有协同抗肿瘤的作用,其中MS-275起着十分重要的作用。Ellinger及其同事对193例肾癌标本中组蛋白H3-

lys4进行分析,发现组蛋白H3-lys4是肾癌患者预后的独立生物标志物。

3) 基因沉默与肾癌:启动子区域甲基化导致抑癌基因的转录沉默在很多肿瘤包括肾癌的发生发展中起重要作用。抑癌基因VHL主要参与基因转录水平的调控以及蛋白质的合成,其编码的VHL蛋白参与体内多种蛋白质的降解,VHL基因的失活是肾癌发生、发展的重要遗传学事件。VHL与家族性肾癌或散发性肾癌的发生均有密切关系,有报道显示在61%的散发性肾癌中发现VHL基因突变。

(2) 基因突变或表达异常

肾癌的发病大部分都与3号染色体短臂的基因功能异常相关。约80%的散发性肾透明细胞癌中可发现抑癌基因VHL基因的突变或者表观遗传学改变。VHL基因的异常表达和突变将直接影响VHL蛋白发生合成障碍,进而引起一系列基因通路变化。首先,VHL可通过介导缺氧诱导因子(HIF-α)的降解来调控细胞功能。在常氧状态下VHL蛋白可组成E-3泛素连接酶复合体并与HIF-α结合,将HIF-α泛素化并将其降解。而在缺氧状态下,HIF-α不会被降解且将被转移至细胞核内,与组成性表达的b亚单位结合,诱导一些缺氧相关基因表达,例如血管内皮生长因子(VEGF)、葡萄糖转运蛋白-1(GLUT-1)、转化生长因子-α(TGF-α)等。在VHL基因失活的情况下,VHL蛋白无法正常表达,进而不能形成有效的E-3泛素连接酶复合体降解HIF-α,导致HIF-α的含量增加,进而使细胞能量代谢改变、血管生长增强,最终起到了促进肿瘤生长的作用。此外VHL基因还可影响Wnt/β-catenin信号转导通路。VHL蛋白可对转录因子Jade-1的稳定性起促进作用,进而降解β-catenin,使Wnt/β-catenin信号转导通路受到抑制。若VHL表达量发生改变,将会使β-catenin表达水平升高,进而促进肾癌分化增值、转移。目前已经发现了一定数量的不同VHL基因突变位点,其对VHL蛋白的功能改变也各不相同。总的来说,VHL基因的功能变化会直接导致肿瘤发生、进展和转移。

MET受体酪氨酸激酶(RTK)异常激活与1型乳头状肾癌的发生相关。目前认为MET通过两种机制影响乳头状肾癌发生。第一种为1条核苷酸中MET基因1个外显子突变导致表达蛋白异常活跃。约10%的1型乳头状肾癌中MET基因突变导致功能异常活跃。第二种为MET基因DNA拷贝数增加,绝大多数1型乳头状肾癌包含 MET 基因的7号染色体拷贝数>3条。研究发现12号染色体上的 leucin-rich repeat kinase-2(LRRK-2)与1型乳头状肾癌 MET 基因过度活化相关。MET 和 LRRK-2 在1型乳头状肾癌中都异常活化。LRRK-2 与"脂筏"相关,脂筏被认为在信号转导、膜转运和细胞骨架生成方面扮演着重要角色,这些脂筏参加信号转导网络激活 RTK。因此,LRRK-2 异常扩增可以促进 MET 活化。不同于 VHL 基因通过 HIF 基因信号通路参与肾癌生成,MET 下游信号传导通路了解并不清楚。但是针对 MET 突变和过度活化的抑制剂可更好地治疗1型乳头状肾癌。

小部分(2%)肾透明细胞癌患者与22号染色体的神经纤维瘤蛋白-2(NF-2)外显子突变有关。NF-2 无义突变是导致 NF-2 蛋白半衰期减少、NF-2 失活的重要原因。NF2 基因编码的蛋白产物为 Moesin-ezrin-radixin-like(Merlin)。NF2/Merlin 蛋白调控细胞黏附、细胞骨架构建,参与组成细胞膜。在 NF-2 突变的散发性肾癌中发现 NF-2 介导的肾癌发生机制与 VHL 并不相同,NF-2 突变的肾癌细胞系和肿瘤组织中 HIF 基因并没有高表达。此外 NF-2 基因敲除小鼠异常激活表皮生长因子受体(EGFR)信号转导通路。由于 NF-2 突变所导致的异常信号转导通路激活与 VHL 介导的 HIF 信号转导通路并不相同,针对 VEGF 受体家族的小分子酪氨酸激酶抑制剂(如舒尼替尼、索拉菲尼等)对这类患者的疗效有限。有文献表明 mTOR 受体抑制剂如依维莫斯却有着良好的疗效。

近年来,大型基因测序研究在肾透明细胞癌中还发现了数个新突变位点,分别发生在 BAP1、PBRM1 和 SETD2 等基因上。

大约35%的肾透明细胞癌中存在 PBRM1 突变,绝大多数为插入缺失和无义突变。PBRM1 突变常导致 PBRM1 基因失活。PBRM1 编码一个180 kD SWI/SNF 染色质重塑复合体的亚基。SWI/SNF 复合物由中央的 ATP 依赖的 DNA 解旋酶、核心亚基和一组辅助蛋白组成。PBRM1 是这个复合体的辅助蛋白,辅助蛋白决定 SWI/SNF 核小体重塑的特异性,以及调节细胞的生长和分化的特异性。越来越多的证据表明,SWI/SNF 复合物在肿瘤中的形成与其参与细胞周期调节和 DNA 修复有关。放疗后,PBRM1 被发现可以激活 p21 细胞周期蛋白依赖性激酶抑制剂,从而激活 G1 期细胞。RAS 基因

活化的情况下,PBRM1 可调节 p53 的活性并促进细胞衰老。PBRM1 突变与肾透明细胞癌发生发展的具体机制仍需要进一步研究。

BRCA1 相关蛋白-1(BAP1)基因突变也可能引起染色质结构发生改变。BAP1 在3号染色体短臂的位置与 PBRM1 基因非常近,由于 BAP1 常随染色体 3p 缺失,因此,大多数肾透明细胞肿瘤细胞的这个基因位点常为单倍体。BAP1 作为去泛素化酶去除核蛋白的泛素化标记;此基因在生殖细胞和体细胞中的突变都与肿瘤的发展相关。研究比较成熟的是 BAP1 对 chromatin-associated human factor (HCF1)的调控并参与细胞周期调控的多个方面,包括进入 G1 期和细胞分裂期。HCF1 可以调节染色质结构和招募甲基转移酶 Set1 和 MLL1 至组蛋白参与转录调控。包含 BAP1 突变的肿瘤往往级别比较高,预后较差。

肾透明细胞癌的发生也与组蛋白甲基化酶(SETD2、MLL、MLL2 和 MLL4)和组蛋白去甲基化酶(JARID1C、JARID1D 和 UTX)相关,其中以 SETD2 突变发生率最高。SETD2 编码组蛋白 H3 赖氨酸甲基转移酶,但 SETD2 在肾癌发生机制中的作用并不明确。其余这类突变的发生率(1%~4%)相比 PBRM1 和 VHL 要低得多。MLL、MLL2 和 MLL4 基因比较大,因此这些基因突变可能为"乘客突变",即与癌症发生相关,但不起主导作用,同时这些基因突变也常见于其他类型肿瘤。

散发性乳头状肾癌往往存在7号染色体三倍体或四倍体、17号染色体三倍体和 Y 染色体丢失。有研究显示,8号染色体长臂扩增和 MYC 基因高表达也与乳头状肾癌发生有关。

目前对肾嫌色细胞癌的基因突变情况研究较少,但发现部分肿瘤具有染色体1、2、6、10、13的扩增。有报道,TP53、PTEN、TERT 等基因突变和嫌色细胞癌的发生相关。BHD 和 FLCN 基因的突变往往可以造成并发嫌色细胞癌的家族遗传性综合征。

（3）其他分子改变

基因易位/融合相关性肾癌约占散发性肾癌的1%~5%。其中最常见的易位基因为 MiT 家族的 TFE3 和 TFEB。p11.2 易位/TFE3 基因融合相关性肾癌由于肿瘤中均含有 TFE3 基因(染色体定位:Xp11.2)与其他分子形成的融合基因而得名。t(6;11)肾癌是由于 TFEB 基因(染色体定位:6p21)

与位于 11q12 位点的 α 基因融合,形成 t(6;11)(p21;q12)转位,导致 TFEB 核蛋白高表达而致。

与传统的散发性肾癌不同,基因易位相关性肾癌常见于青少年,占该年龄段肾癌的 20%~50%。在<45 岁的患者中,约占肾癌的 15%。Xp11.2 易位肾癌最具特征性的组织病理学表现为由透明细胞组成的乳头状结构,常伴有由嗜酸性颗粒胞质的瘤细胞组成的巢状结构。有时间质内可见砂粒体,免疫组化染色检查 TFE3 阳性表达。Xp11.2 易位肾癌的组织学形态也可以类似于透明细胞肾癌、乳头状肾癌、低度恶性潜能多房性囊性肾肿瘤、嗜酸性细胞腺瘤和上皮样血管平滑肌脂肪瘤等。t(6;11)肾癌形态学为双向性,癌组织呈巢状排列,由大小两种上皮细胞构成,其中形态较小的上皮细胞巢状排列并围绕着玻璃样变的基底膜样物质形成菊形团样结构,肿瘤周边常见内陷的肾小管。t(6;11)肾癌与 Xp11.2 易位肾癌形态学有重叠,其形态也可类似其他肾脏肿瘤,包括透明细胞肾癌、嫌色细胞肾癌和上皮样血管平滑肌脂肪瘤等。t(6;11)肾癌免疫组化表达 TFEB 及色素性标记 HMB45、MelanA 和 cathepsink。FISH 方法检测到 TFE3 或 TFEB 重排即可以确诊这两种肾癌类型。

一般情况下,TFE3 易位相关性肾癌预后较差且容易发生淋巴结转移,而 TFEB 相关性肾癌预后较好。目前的观点认为,TFE-易位融合基因主要通过上调 TFE 基因功能发挥促癌作用。与 TFE 相融合的基因可通过过度活化的启动子使 TFE 蛋白相较野生型高表达。TFE3 和 TFEB 可通过不同的信号转导通路发挥促癌功能。研究显示,TFE3 可与 TFGb 通路下游的 SMAD 协同发挥促癌作用,同时可以活化 PAI-1 从而激活纤维蛋白溶解帮助肿瘤转移,抑或与 ETS 转录因子家族 ETS-1 结合促进肿瘤进展。TFE3 和 TFEB 还可参与 mTORC1 信号转导通路,促进肿瘤生长。此外,TFE3 还可能影响细胞的糖代谢及脂质代谢、阻止细胞周期停滞,甚至调节 Met 酪氨酸激酶活性。

(叶定伟　张海梁　王弘恺)

61.2 诊断

61.2.1 肾癌的症状

由于肾脏位于隐蔽的腹膜后腔隙,很多肾癌在早期阶段无临床症状而且肿块不能被触及,直到病情进展才被发现。50%~60%的肾癌患者是在健康体检时发现的,无明显的临床症状。肾癌相关的临床症状可以由局部肿瘤生长增大、副瘤综合征或者肿瘤发生转移引起。

有症状的肾癌患者中最常见的临床症状是腰痛和肉眼血尿,少数患者因腹部包块就诊。腰痛、肉眼血尿和腹部肿块被称为肾癌典型三联征。随着健康体检的普及和人们健康意识的提高,目前典型的三联征已很少见,一旦出现这些症状说明疾病已属晚期,因此部分学者也称之为肾癌晚期三联征。少数肾癌患者还可表现为自发性肾周出血,此时肿瘤常被血肿掩盖而易被漏诊,数月后复查 CT 一般可以诊断肾癌。

约 20%的肾癌患者病程中会出现副瘤综合征表现。副瘤综合征是指由肿瘤产生的生物活性物质进入血液循环,作用于靶器官产生病理生理效应,是与原发肿瘤或转移病灶无直接关系的一系列症状和体征,表现为高血压、贫血、体重减轻、恶病质、发热、红细胞增多、肝功能异常、高钙血症、高血糖、红细胞沉降率增快、神经肌肉病变、淀粉样变性、溢乳症、凝血机制异常等。

20%~30%的患者可出现因肿瘤转移所致的骨痛、病理性骨折、咳嗽、咯血等症状。体格检查发现包括颈部淋巴结肿大、颈部肿块、继发性精索静脉曲张及双下肢水肿,后者提示肿瘤侵犯静脉可能。在转移性肾癌患者中,常见的转移脏器及转移发生率依次为肺转移(48.4%)、骨转移(23.2%)、肝转移(12.9%)、肾上腺转移(5.2%)、皮肤转移(1.9%)、脑转移(1.3%)及其他部位转移(7.1%),其中约 11.9%的转移性肾癌患者有多脏器转移。

61.2.2 影像学检查

(1) 超声检查

1) 正常肾脏声像图:正常肾脏二维声像图从外向内包括外周的肾轮廓线、肾实质和中央的肾窦回声。外周的肾包膜光滑、清晰,呈高回声。中央的肾窦包括肾盂、肾盏、脂肪和血管等组织,呈高回声甚至强回声。当大量饮水或膀胱过度充盈时,肾窦回声可略增宽,中间可出现无回声暗区,但前后径一般<1.0 cm,排尿后此现象可消失。肾包膜和肾窦之间为肾实质回声,包括肾皮质和肾锥体,呈低回声,肾锥体回声较肾皮质回声低。

彩色多普勒超声诊断仪能清晰地显示主动脉、叶间动脉、弓状动脉、小叶间动脉及各段伴行静脉。正常肾脏可随呼吸运动移动,肾脏活动度>3 cm 是诊断肾下垂的依据。

2) 肾癌声像图:超声检查在肾癌普查中有较大价值。肾癌的典型声像图表现为:① 肾内出现占位性病变;② 与肾窦回声相比,肿瘤多呈低回声,内部可呈结节状;③ 直径 2～3 cm 的肿块也可呈高回声;④ 如果肿块内部有出血坏死,则会形成无回声的液性暗区;⑤ 肿块钙化则表现为强回声。肿块如呈膨胀性生长可见其向肾脏表面凸起;肿块如向内生长可压迫肾窦。肿块较小时边界较清晰;肿块较大时可呈分叶状。肾癌的彩色血流信号可呈多种类型,一般可分为抱球型、星点型、少血流型和血流丰富型。

肾癌向外生长突破肾包膜可表现为肾包膜连续性中断,肾轮廓不完整,甚至肾脏形态失常,肾活动度受限。肾癌向内侵犯肾盂肾盏可造成肾盂积水。肾癌侵犯肾静脉、下腔静脉时超声表现为管腔增粗,内有低回声癌栓。肾癌转移至肾门、腹主动脉旁淋巴结时,肿大淋巴结内部回声多不均匀。

(2) CT 及 MRI

1) 平扫和增强 CT 扫描检查:可以利用肾实质肿瘤血供高度丰富和对比度增强的特征进行评估。肾癌平扫 CT 表现为:① 通常呈等密度;② 可引起肾脏局部轮廓膨隆;③ 因出血或坏死肿瘤内局部密度可增高或降低;④ 少见钙化。小肾癌平扫多表现为等密度或略低密度,高密度少见,癌灶内可出现点状钙化,部分病例可伴有出血、坏死及囊变。对于局限于肾实质内的等密度小肾癌,单纯 CT 扫描极易漏诊。因此,若无禁忌证而怀疑肾癌的患者均应行增强 CT 扫描。典型的肾癌肿块血供丰富,多数于皮质期明显强化,均匀或不均匀,增强 CT 值较平扫增强 70～110 Hu,平均增加 90 Hu,接近或高于肾皮质;实质期癌灶强化程度明显减低;排泄期癌灶密度明显低于肾皮质,呈现"快进快出",此征象具有重要诊断价值(图 61-1)。假包膜是早期肾癌的特异性征象之一,其病理基础是癌灶边缘受压的肾组织及纤维组织增生。

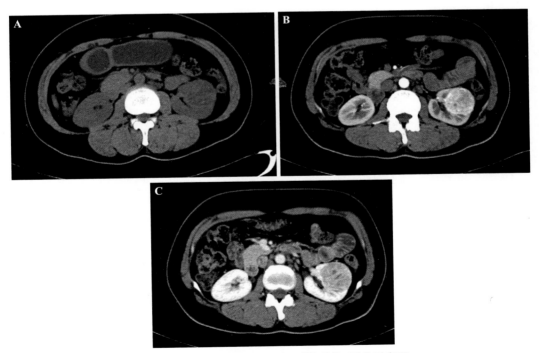

图 61-1 肾癌增强 CT 扫描呈"快进快出"典型表现

A. 平扫;B. 增强皮质期;C. 增强髓质期

2) MRI 检查:是诊断和鉴别诊断肾癌的手段之一(图 61-2),在肾肿瘤的鉴别上其价值不如增强 CT 检查,但 MRI 对于静脉瘤栓的诊断具有明显优势(图 61-3)。MRI 检查被认为是下腔静脉瘤栓诊断和分期的首选方法,可以提供血栓头端和尾端的可靠信息,而且常可区分瘤栓和普通血栓。另外,用于 MRI 增强检查的造影剂不含碘,对肾无不良影响,因此,对于碘过敏或肾功能不全患者,MRI 检查是较好的选择。肾癌的 MRI 表现差异较大,与肿瘤大小、血管密度、有无肿瘤坏死或液化等有关。血管丰富的肿瘤常表现为高信号;如有坏死钙化灶,T1WI 表现为低信号,而 T2WI 则表现为高信号。MRI 的优势之一是有利于判断肿瘤浸润范围,易于发现肿瘤对肾周脂肪、周围器官的侵犯。不同组织类型的肾癌,信号强度表现不一,通常呈等至低信号,信号不均匀,有假包膜。静脉注射对比剂后 T1WI 呈显著不均匀强化,而嫌色细胞肾癌强化不明显。

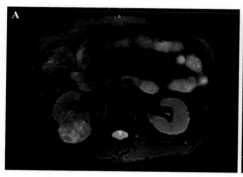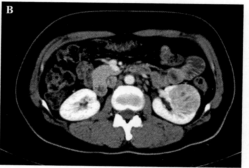

图 61-2　肾癌的 MRI 表现

A. T2WI；B. 增强

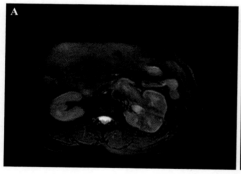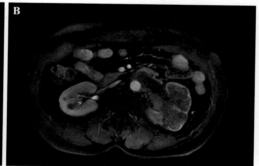

图 61-3　肾癌伴静脉癌栓的 MRI 表现

A. T2WI；B. 增强

(3) 三维重建技术的应用

三维重建技术在肾癌诊断中的应用主要特点体现在其可用于血管成像。影像重建技术是指经计算机程序处理将 CT 或 MRI 连续断层扫描所收集到的信息重建为直观的立体图像。三维重建是图像后处理技术的一大飞跃,其给人以三维立体印象,能显示复杂结构的完整形态,有利于对图像有更全面、整体化的观察。CT 血管造影(CT angiography,CTA)是螺旋 CT 扫描技术和计算机三维重建技术

的结合。CTA 对显示肾脏的血管畸形、血管狭窄等具有重要价值,在肾脏肿瘤诊断中也有很大价值。三维 CT 的应用有利于整体观察肿瘤的大小、形态及其与大血管的解剖关系,为手术方案的制订提供肿瘤的直观信息。

磁共振血管造影(MR angiography,MRA)是一种无创性血管成像技术。依成像原理 MRA 成像技术可分为两种基础方法:时间飞跃法(time of flight,TOF)和相位对比法(phase contrast,PC),两

者均可行三维采集。MRA对腹主动脉、肾动脉及肾上腺动脉的显示及肿瘤的诊断已得到很好结果。对于无症状、无出血而怀疑动脉瘤特别是有多囊肾家族史的患者或观察夹层动脉瘤对肾动脉的累积情况,MRA可作为首选筛选工具;采用多角度重建透射技术,有利于发现瘤颈及更小的病灶;MRA顺磁性对比剂有助于证实肾及肾上腺肿块区域的血供丰富程度和血供来源。MRA可对泌尿外科医师术前制定手术方案提供重要参考信息。

（4）核素显像技术

1）肾静态显像:静脉注射^{99m}Tc-DMSA等显像剂后其缓慢通过肾脏,尿中排泄极慢。注射后,显像剂在体内达到平衡并聚集于肾小管上皮细胞内,通过显像可获得肾内各部分的分布影像,以了解肾脏形态、位置、大小、占位性病变和功能。正常肾的静态显像表现为:肾脏位于腰椎两侧,双肾纵轴呈"八"字形,肾上极距正中线约3.8 cm,下极距正中线约7.2 cm,肾脏位于第12胸椎与第3腰椎之间,中心平第1～2腰椎。一般右肾位置低于左肾,右肾多比左肾宽。肾脏大小约为11 cm×6 cm,双肾纵径相差<1.5 cm,横径相差<1 cm。肾皮质区的放射性分布较高,中心和肾门处稍低,双肾基本对称。肾内髓质区的放射性分布低于皮质区,该部位的较小占位性病变易漏诊,应仔细观察分析。

一般位于或靠近肾盏中心的病变容易用X线肾盂造影检出;病变直径>1 cm的靠近肾外侧肾实质的占位性病变不易被X线肾盂造影发现,但较容易用放射性核素显像检出。肾静态显像检查中,肾癌的典型表现为大而圆的放射性缺损区,相邻肾皮质常萎缩。

2）肾动态显像:静脉注射^{99m}Tc-EC显像剂后,其迅速被肾实质细胞浓聚,之后经肾盏、肾盂随尿液排入膀胱。通过连续采集图像可获得显像剂从肾实质浓聚以及从肾盏、肾盂、输尿管排入膀胱的动态过程。经感兴趣区(ROI)技术处理可获得显像剂通过肾脏的时间-放射性活度曲线及有关功能定量参数。正常情况下,静脉注射放射性弹丸9～15 s后腹主动脉开始显影,再经过2～3 s后双肾显影。2～4 min时双肾放射性活度达高峰,双肾影清晰,肾脏大小对称,形态完整。此后双肾影继续存在,可见肾盏、肾盂放射性浓聚。随着肾盂放射性浓聚,肾影开始淡化。15～20 min时双肾影放射性基本消失,而膀胱影像逐渐浓聚。输尿管一般不显影。肾动态显像可用于了解肾脏大小、形态、位置、功能及尿路梗阻情况等。

3）放射性肾图:静脉注射由肾小球滤过或肾小管上皮细胞分泌而不被再吸收的放射性药物,用探头探测双肾血流灌注、摄取及排泄变化的信息,绘制放射性药物的时间-活度曲线称为肾图。放射性肾图可用于了解肾脏功能状态,病肾残留肾功能的判断,观察尿路通畅情况等。

61.2.3 病理学诊断

（1）肾癌细胞的核分级

基于肾癌的结构、细胞质和(或)细胞核特征,已提出多个分级系统,其中应用最广泛的肾癌分级系统是Fuhrman分级系统。Fuhrman分级是通过同时评价细胞核的大小、形态及核仁突出情况来分级的系统。在实际应用中,该分级系统存在判断困难及可重复性较差等问题。在评价结果有争议的情况下,Fuhrman分级系统对分级的指标未提供客观的标准,而且Fuhrman分级与总生存率和无病生存率的相关性研究结果也不一致。另外,核的大小、多形性及核仁突出情况这3个特征如何权重也是这一系统的局限性。

近年来的研究表明,对于肾透明细胞癌和乳头状肾癌,单独评价核仁的大小从而把肿瘤分为1～4级,是更有力的预后因素。基于此,国际泌尿病理协会(International Society of Urological Pathology, ISUP)在加拿大温哥华召开的第4次共识会议提出了一套新的基于核仁突出情况的分级系统称为肾癌ISUP分级系统,以取代Fuhrman分级系统。肾癌ISUP分级系统的4个分级及与Fuhrman分级的对比见表61-2。ISUP分级系统适用于肾透明细胞癌和乳头状肾癌。由于目前尚无证据表明该系统对嫌色细胞肾癌分级具有预后意义,共识指出无须对嫌色细胞肾癌进行ISUP分级。

表61-2　肾癌Fuhrman分级和ISUP分级的对比

分级	Fuhrman分级	ISUP分级
G1	直径<10 μm,圆形,规则,核仁不明显或没有	400倍光镜下瘤细胞无核仁或核仁不明显
G2	直径10～15 μm,不规则,有核仁	400倍光镜下瘤细胞可见清晰的核仁,但在100倍光镜下核仁不明显或不清晰

续 表

分级	Fuhrman 分级	ISUP 分级
G3	直径 16～20 μm,明显不规则,大核仁	100 倍光镜下可见清晰的核仁
G4	>20 μm,核不规则或分叶,大核仁。染色质凝块,梭形细胞	瘤细胞显示明显多形性、瘤巨细胞、肉瘤样或横纹肌样分化

（2）病理学类型

随着对肾脏肿瘤组织发生学和分子遗传学研究的不断深入,人们对肾脏肿瘤有了新的认识,许多新的肾肿瘤实体及其独特的临床病理特征也被广泛认知。基于此,2015 年 3 月在瑞士苏黎世举行的 WHO 共识会议上讨论了 2016 版 WHO 泌尿与男性生殖系统肿瘤分类,该分类方法于 2016 年春季正式公布。

2016 版 WHO 最新肾脏肿瘤组织学分类的命名基于细胞质特征及免疫表型(如肾透明细胞癌和嫌色细胞肾癌)、病理结构特征(如乳头状肾癌)、细胞类型(如肾嗜酸性细胞瘤)、细胞质形态及病理结构特征(透明细胞乳头状肾癌)、与胚胎结构的相似性(后肾腺瘤)、肿瘤解剖部位(集合管癌和肾髓质癌)、与原发肾脏疾病相关(获得性囊性肾病相关性肾癌)、特殊的分子改变(如 MiT 家族易位肾癌和琥珀酸脱氢酶缺陷相关的肾癌)、家族遗传性(遗传性平滑肌瘤病肾细胞癌综合征相关性肾癌)等。2012 年在加拿大温哥华召开的 ISUP 共识会议,对肾脏肿瘤的组织学分类、标本处理和肿瘤分期、预后因素、免疫组织化学和分子标志物等领域的最新进展进行讨论并达成共识,即现在许多病理学家已采用的温哥华分类,亦为 2016 版 WHO 分类的基础。2016 版 WHO 肾细胞肿瘤分类见表 61 - 3。

表 61 - 3 2016 版 WHO 肾细胞肿瘤分类

分 类	英 文 名 称	国际肿瘤学分类编号(ICD－O)
透明细胞肾癌	clear cell renal cell carcinoma	8310/3
低度恶性潜能多房囊性肾细胞瘤	multilocular cystic renal neoplasm of low malignant potential	8316/1
乳头状肾癌	papillary renal cell carcinoma	8255/1
遗传性平滑肌瘤病肾癌综合征相关性肾癌	hereditary leiomyomatosis and renal cell carcinoma (HLRCC)-associated renal cell carcinoma	8311/3
嫌色细胞肾癌	chromophobe renal cell carcinoma	8317/3
集合管癌	collecting duct carcinoma	8319/3
肾髓质癌	renal medullary carcinoma	8510/3
MiT 家族易位性肾癌	mit family translocation carcinomas	8311/3
琥珀酸脱氢酶缺陷相关的肾癌	succinate dehydrogenase (SDH)-deficient renal carcinoma	8312/3
黏液性管状和梭形细胞癌	mucinous tubular and spindle cell carcinoma	8480/3
管状囊性肾细胞癌	tubulocystic renal cell carcinoma	8316/3
获得性囊性肾病相关性肾癌	acquired cystic disease associated renal cell carcinoma	8316/3
透明细胞乳头状肾癌	clear cell papillary renal cell carcinoma	8323/1
未分类的肾癌	renal cell carcinoma, unclassified	8312/3
乳头状腺瘤	papillary adenoma	8260/0
嗜酸性细胞瘤	oncocytoma	8290/0

与旧版肾脏肿瘤分类相比,2016 版 WHO 肾脏肿瘤分类对某些原有类型肾脏肿瘤的认识进行了更新,纳入了 6 种新的肾细胞癌亚型,并将 4 种尚未充分认识的肾脏肿瘤列为暂定的肾细胞癌亚型(表 61 - 4)。

表 61-4　2016 版 WHO 肾脏肿瘤分类中新增肾细胞癌亚型和暂定肾细胞癌亚型

分　　类		英 文 名 称
新增亚型	遗传性平滑肌瘤病肾癌综合征相关性肾癌	hereditary leiomyomatosis renal cell carcinoma syndrome-associated renal cell carcinoma
	MiT 家族易位肾癌	mit family translocation renal cell carcinoma
	琥珀酸脱氢酶缺陷相关的肾癌	succinate dehydrogenase deficient associated renal cell carcinoma
	管状囊性肾癌	tubulocystic renal cell carcinoma
	获得性囊性肾病相关性肾癌	acquired cystic disease-associated renal cell carcinoma
	透明细胞乳头状肾癌	clear cell papillary renal cell carcinoma
暂定亚型	神经母细胞瘤相关性嗜酸性细胞肾癌	oncocytic renal cell carcinoma occurring after neuroblastoma
	甲状腺滤泡样肾癌	thyroid-like follicular renal cell carcinoma
	间变性淋巴瘤激酶易位的肾癌	ALK translocation renal cell carcinoma
	伴有平滑肌瘤样间质的肾癌	renal cell carcinoma with leiomyomatous stroma

（3）分子病理学诊断

尽管肾癌的组织学分型通常在 HE 染色后就可以判断，但对于一些难以诊断的病例还是需要通过标志物检测以确诊。肾癌的主要类型（透明细胞、乳头状、嫌色细胞和集合管肾癌）均具有典型的免疫表型，因此对这些肿瘤进行免疫组化染色具有诊断价值。此外免疫组化标记还可用于鉴别良、恶性肿瘤以及一些瘤样病变，或者转移性肾肿瘤。

ISUP 第 4 次共识会议上，87% 的与会者表示偶尔或有时会结合免疫组织化学检测结果对肾肿瘤做出准确分型。大多数与会者一般联合应用 2～3 种标志物。免疫组织化学在鉴别诊断方面的用途体现在：① 肾嗜酸性细胞腺瘤和嫌色细胞肾癌；② 透明细胞肾癌和嫌色细胞肾癌；③ 上皮样血管平滑肌脂肪瘤和肾癌；④ Ⅰ 型乳头状肾癌和后肾腺瘤；⑤ TFE3 和 TFEB 易位性肾癌和透明细胞肾癌；⑥ 集合管癌和高级别尿路上皮癌。针对调查问卷中的问题，共识会议上与会者们提供了在各种诊断情况下所应用的免疫组化标志物，并由此产生了推荐应用的指南（表 61-5）。

表 61-5　诊断肾肿瘤的免疫组织化学标志物

肿瘤类型	阳　　性	阴　　性
透明细胞肾癌（图 61-4）	vimentin、keratin、EMA、CA9、CD10、RCCm、Pax2、Pax8、CAIX	CK7、Ksp-cadherin、parvalbumin
乳头状肾癌（图 61-5）	keratin、CK7、AMACR、RCCm、p504s	CD117、Ksp-cadherin、parvalbumin、WT1 vimentin、CAIX、AMACR
嫌色细胞肾癌（图 61-6）	E-cadherin、Ksp-cadherin、CD117、EMA、CK、CK7	
集合管癌	EMA、CK7、HMWCK、Pax2、Pax8	CD10、RCCm、CK20、p63
透明细胞（管状）乳头状肾癌	CK7、Pax2、Pax8、CAIX	AMACR、RCCm、CD10
易位性肾癌	TFE3、TFEB、CD10、RCCm	CK（常弱表达或阴性）
嗜酸性细胞腺瘤	Ksp-cadherin、CD117、Parvalbumin、S100A1	CK7、MOC31、EpCam、EA-BA、CD82
后肾腺瘤	S-100、WT1、CD57	AMACR、RCCm
具有肉瘤样特征的肾癌	CK7、Pax2、Pax8、CD10、vimentin、AMACR	
血管平滑肌脂肪瘤	HMB45、Melan-A、SMA	CK、CD10、RCCm、Pax2、Pax8
尿路上皮癌	CK、CK7、CK20、p63、GATA3、thrombomodulin、uroplakin Ⅲ	RCCm、CD10、Pax2、Pax8

早在 2010 年 Zhong 等报道了荧光原位杂交（fluorescence *in situ* hybridization，FISH）技术检测 *TFE3* 基因的断裂在诊断 Xp11.2 易位/*TFE3* 基因融合相关性肾癌（简称 Xp11.2 易位肾癌）中的应用。Xp11.2 易位肾癌是一种罕见肿瘤，是 2004 版 WHO 肾癌病理组织学分类中新增加的一种肾癌亚型（图

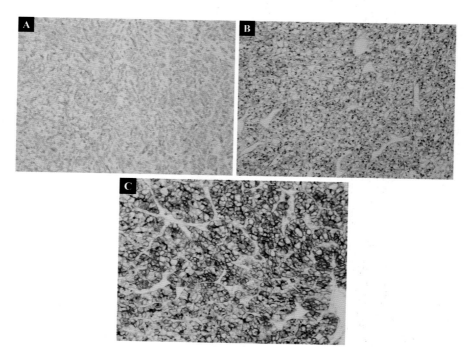

图 61-4 透明细胞肾癌典型免疫组织化学染色

A. Vimentin；B. CA9；C. CD10

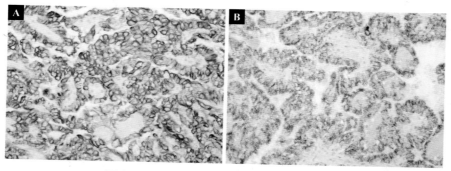

图 61-5 乳头状肾癌典型免疫组织化学染色

A. CK7；B. p504s

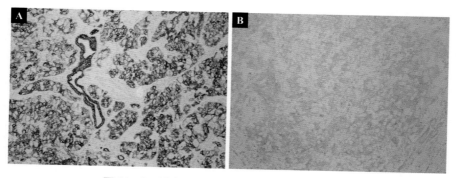

图 61-6 嫌色细胞肾癌典型免疫组织化学染色

A. CK7；B. CD117

61-4～图 61-6)。Xp11.2 易位肾癌的命名来源于肿瘤中均含有 TFE3(染色体定位:Xp11.2)与其他分子形成的融合基因。目前已有 8 种融合基因类型被确定,其中明确基因融合位点的有 5 种,分别是 t(X;17)(p11.2;q25)导致的 ASPL - TFE3 融合基因、t(X;1)(P11.2;q21)导致的 PRCC - TFE3 融合基因、t(X;17)(p11.2;q23)导致的 CLTC - TFE3 融合基因、t(X;1)(p11.2;p34)导致的 PSF - TFE3,以及 inv(X)(p11;q12)导致的 NoNo - TFE3 融合基因。这些融合基因均导致 TFE3 蛋白的高表达。因此,利用免疫组化技术检测 TFE3 蛋白水平是临床诊断 Xp11.2 易位肾癌的重要辅助手段。然而,近年来的研究显示,免疫组化检测 TFE3 的表达诊断 Xp11.2 易位肾癌存在一定的假阳性率和假阴性率。

采用遗传学方法(如染色体核型分析、RT - PCR、FISH 等)检测到 Xp11.2 易位即可以确诊 Xp11.2 易位肾癌。核型分析和 RT - PCR 需要新鲜标本耗时费力,很难在临床工作中常规开展。根据 Xp11.2 易位肾癌特有的基因易位,使用商业化的 TFE3 break apart 探针,在石蜡标本中检测是否存在 TFE3 基因易位,为 Xp11.2 易位肾癌的诊断提供了一种准确、快捷简便、易行的方法。TFE3 break apart 探针检测的原理是:利用红绿双色分离探针分别标记 TFE3 基因上下两端的基因,如果 TFE3 基因发生断裂易位,则红绿双色探针就会随着基因的易位而分离,在荧光显微镜下即可观察到红、绿信号分离的现象,由此来诊断 Xp11.2 易位肾癌。复旦大学附属肿瘤医院泌尿外科叶定伟教授团队使用 TFE3 break apart 探针 FISH 技术检测了 76 例可疑的 Xp11.2 易位肾癌标本中 TFE3 基因的易位情况,并将 FISH 结果与 TFE3 免疫组织化学染色诊断结果对比。结果显示,30 例 FISH 确诊的 Xp11.2 患者中,28 例患者 TFE3 免疫组织化学染色诊断呈阳性表达,而另 2 例患者 TFE3 免疫组化阴性表达。也就是说,TFE3 免疫组化检测诊断 Xp11.2 易位肾癌的假阳性率和假阴性率分别为 6.7%(2/30)和 4.3%(2/46)。因此,利用 TFE3 break apart 探针对可疑 Xp11.2 易位肾癌进行 FISH 检测,是一种准确有效的辅助诊断方法。

(4)肾脏肿瘤穿刺活检的应用

肾脏肿瘤穿刺活检是指在 X 线、B 超或 CT 的引导下,经皮穿刺到肾脏病变部位,以取得细胞学或组织学标本,获得病理学诊断结果。传统的细针抽吸活检或穿刺活检在肾脏肿瘤诊断方面的应用有一定的局限性。一方面是由于活检取样存在误差,穿刺活检取得的有限组织较难区分肾癌嗜酸性亚型和肾嗜酸性细胞瘤等容易混淆的肿瘤;另一方面,CT 或 MRI 等断层扫描技术的广泛应用使得肾癌的影像学诊断更加准确,83%～90%在影像学检查中被考虑为肾癌的肾实质肿瘤在最终的病理检查结果中得以证实。研究显示,细针抽吸活检对于肾癌诊断的灵敏性和特异性一般为 80%～95%,因此,通过细针抽吸活检这项有创操作,有 5%～15%的肾癌被误诊。肾脏肿瘤细针穿刺活检主要用于鉴别肾脓肿和存在感染的囊肿,以及用来鉴别肿瘤是原发性肾癌还是肾转移性癌或肾淋巴瘤。一般而言,肾脓肿、肾转移性癌或肾淋巴瘤患者都应首选药物治疗。对于表现为腰部疼痛、伴有发热及尿路感染症状,以及有肾肿块的患者,可考虑行经皮抽吸活检或穿刺活检来明确肾脓肿的诊断,排除恶性肿瘤的可能。肾的转移性癌常为多病灶,在肺癌、乳腺癌、胃肠道恶性肿瘤和恶性黑色素瘤患者中尤为常见。对于具有任何非肾源性恶性肿瘤病史的肾肿瘤患者,都应考虑进行细针抽吸或穿刺活检以明确肾脏肿瘤为肾脏原发肿瘤或转移性肿瘤;除非在某些临床情况下,如原发癌与肾肿瘤发现时间相隔很久,肾肿瘤血供丰富,影像学检查提示为肾癌而非转移性癌时可不进行肾肿瘤穿刺活检。对于有多发腹膜后淋巴结肿大,尤其是伴有远处淋巴结肿大或脾大的患者应怀疑为淋巴瘤,经皮肾穿刺活检常可明确诊断,避免外科治疗。肾脏肿瘤穿刺活检的其他适应证为伴有播散性转移病灶或原发肿瘤无法切除的肾癌,伴有严重合并症或其他手术禁忌证而需要得到病理诊断的患者,经皮细针抽吸活检或穿刺活检可以明确诊断,指导临床治疗。

近年来,细针抽吸活检或穿刺活检在肾脏肿瘤诊断方面的应用又被重新评价。研究显示,当细针抽吸活检联合 CA - 9 基因表达或其他肾癌分子标志物时,其诊断肾癌的灵敏性和特异性均显著提高。

经皮肾癌细针抽吸活检或穿刺活检的潜在并发症包括肾周血肿、感染、动静脉瘘、针道种植及气胸。随着细针的使用,上述并发症的发生率已显著降低。另外,肿瘤定位、术者的经验及活检取材的数量也会影响并发症的发生率。约 90%的肾周血肿可以通过 CT 扫描检出,且肾周血肿多为自限性,临床上由严重出血导致的肉眼血尿少见(5%～7%)。持续性出血提示可能为动静脉瘘或者动静脉主干分支撕裂,此时需要进行血管造影或血管栓塞治疗。肾癌针道种植病例仅有 5 例报道。总体来说,泌尿系统恶性肿瘤针道种植的发生率估计<0.01%,而且多发生于低分化的移行细胞癌。经皮肾脏细针抽吸活检的其他并发症十分罕见,有临床意义的并发症发生率<5%。

61.2.4 临床分期

（1）TNM 分期

肾癌 TNM 分期首先由国际抗癌联盟提出,是根据原发肿瘤局部进展情况、区域淋巴结受累情况、有无远处转移并结合手术及病理学检测来确定的。之后美国抗癌联合委员会（AJCC）对 TNM 分期系统进行了多次修订,目前临床上使用的肾癌最新版 TNM 分期系统是 2010 年 AJCC 第 7 版 TNM 分期系统（表 61-6）。

表 61-6　肾癌 TNM 分期系统（2010 年 AJCC 第 7 版）

分期	标　准		
原发肿瘤（T）			
Tx	原发肿瘤无法评估		
T0	无原发肿瘤的证据		
T1	肿瘤局限于肾脏,最大直径≤7 cm		
T1a	肿瘤最大直径≤4 cm 且局限于肾脏		
T1a	4 cm<肿瘤最大直径≤7 cm 且局限于肾脏		
T2	肿瘤局限于肾脏,最大直径>7 cm		
T2a	7 cm<肿瘤最大直径≤10 cm 且局限于肾脏		
T2b	肿瘤局限于肾脏,最大直径>10 cm		
T3	肿瘤侵及大静脉或肾周围组织,但未累及同侧肾上腺,也未超过肾周围筋膜		
T3a	肿瘤侵及肾静脉内或肾静脉分支的肾段静脉（含肌层的静脉）或侵犯肾周围脂肪和（或）肾窦脂肪（肾盂旁脂肪）,但是未超过肾周围筋膜		
T3b	肿瘤侵及横膈膜下的下腔静脉		
T3c	肿瘤侵及横膈膜上的下腔静脉或侵及下腔静脉壁		
T4	肿瘤侵犯超出 Gerota 筋膜,包括侵及邻近肿瘤的同侧肾上腺		
区域淋巴结（N）			
Nx	区域淋巴结无法评估		
N0	无区域淋巴结转移		
N1	区域淋巴结转移		
远处转移（M）			
Mx	远处转移无法评估		
M0	无远处转移		
M1	有远处转移		
临床分期			
Ⅰ期	T1	N0	M0
Ⅱ期	T2	N0	M0
Ⅲ期	T1	N1	M0
	T2	N1	M0
	T3	N0	M0
	T3	N1	M0
Ⅳ期	T4	Any N	M0
	Any T	Any N	M1

（2）肾癌的危险分级和预后因素

1）肾癌危险分级:目前临床常用的肾癌危险分级模型有 MSKCC 危险评分模型和 Heng's 危险评分模型。MSKCC 危险评分模型来源于美国 Sloan-

Kettering 纪念癌症中心（MSKCC）一项针对 463 例接受干扰素免疫治疗的转移性肾癌临床研究。该研究中多因素分析纳入以下 5 项危险因素：① 从确诊至接受干扰素治疗的时间间隔＜1 年；② 体能状况评分（KPS）＜80％；③ 血清乳酸脱氢酶（LDH）＞1.5 倍正常值上限；④ 血钙＞正常值上限；⑤ 血红蛋白＜正常范围下限。低危组是指无上述危险因素；中危组是指有 1～2 项危险因素；高危组是指有 3 项及以上危险因素。MSKCC 肾癌危险评分模型已被美国另一研究中心克利夫兰诊所的研究证实。

Heng's 危险评分模型来源于一项入组了 645 例接受血管内皮生长因子（VEGF）靶向治疗（包括索拉菲尼、舒尼替尼、贝伐单抗联合干扰）的转移性肾癌患者的研究。该研究根据以下 5 个临床指标将患者分为低危、中危和高危组：① 血红蛋白＜正常范围下限；② 血钙＞正常值上限；③ KPS＜80％；④ 从确诊至接受靶向治疗的时间间隔＜1 年；⑤ 中性粒细胞和血小板绝对值均＞正常范围上限。没有上述危险因素的患者属于低危组，中位生存时间尚未达到，2 年总生存率（OS）为 75％（95％ CI：65％～82％）；有 1～2 项危险因素的患者属于中危组，中位生存时间为 27 个月，2 年 OS 为 53％（95％ CI：46％～59％）；有 3～6 项危险因素的患者属于中危组，中位生存时间为 8.8 个月，2 年 OS 为 7％（95％ CI：2％～16％）。Heng's 危险评分模型也经其他中心研究结果验证。

2）肾癌预后因素：影响肾癌预后的因素包括肿瘤相关的因素、患者相关因素及实验室指标等。肿瘤相关因素包括病理学分期、组织学亚型、细胞核分级、肿瘤大小、肉瘤样组织类型、肿瘤坏死、转移灶的位置、转移灶负荷；患者相关因素包括患者体能状态、临床症状、副瘤综合征、肿瘤转移间隔；实验室指标包括红细胞和血红蛋白减少、血小板增多症、高钙血症、蛋白尿、红细胞沉降率增快、血清碱性磷酸酶（ALP）升高。

病理学分期已被证实为最重要的独立预后因素。肿瘤侵及肾窦、肾周脂肪、静脉系统，肿瘤侵犯超过 Gerota 筋膜，侵犯肾上腺，淋巴结转移或全身转移均被认为是预后不良的直接征象。组织学亚型对肾癌预后具有显著意义，一般 I 型乳头状肾癌和嫌色肾癌的预后好于透明细胞癌；I 型乳头状肾癌的预后好于 II 型乳头状肾癌；集合管癌的预后较透明细胞癌差。有肉瘤样分化、集合管或髓细胞组织

学亚型存在时常提示预后不良。有肉眼血尿和腰部酸痛等临床症状、体重减轻＞10％、体能状态差等提示预后不良。贫血、血小板增多症、高钙血症、蛋白尿、红细胞沉降率增快、血清 ALP 升高及其他副瘤综合征也与肾癌不良预后相关。

（叶定伟　张海梁　瞿元元）

61.3　局限性肾癌的治疗

由于影像学检测技术的日益进步和普及，局限性肾癌（localized renal cell carcinoma）的检出率越来越高。这种偶发的肿瘤体积较小，病变较局限，恶性程度也较低。所谓局限性肾癌，根据 2010 版 AJCC 的 TNM 分期是指 T1～2N0M0 期的肾癌，临床分期为 I、II 期，即病变局限于肾脏的肾包膜内。I 期与 II 期的区别仅在于肿瘤的大小。I 期肾癌又分为 Ia 期（肿瘤最大直径≤4 cm）和 Ib 期（肿瘤最大直径 4～7 cm）；II 期肾癌又分为 IIa 期（肿瘤最大直径 7～10 cm）和 IIb 期（肿瘤最大直径＞10 cm），这部分患者约占 50％。局部进展性肾癌（locally advanced renal cell carcinoma）是指（T1N1M0，T2N1M0，T3N0～1M0 期）伴有区域淋巴结转移；累及肾周脂肪或肾窦脂肪；累及肾静脉、下腔静脉；无远处转移的肾癌，临床分期 III 期。转移性肾癌（metastatic advanced renal cell carcinoma）是指肿瘤出现肾外转移，临床 IV 期，常见转移部位有肺、骨、肝和脑；少见转移部位有胰腺、甲状腺、脾和皮肤。

肾癌早期无明显症状，约 30％患者就诊时已是转移性肾癌。对于局限性肾癌，根治性肾切除术或肾部分切除术是最佳的治疗选择，但是 20％～40％的局限性肾癌患者会在术后复发或转移。复发率主要取决于肿瘤的分期，pT1、pT2 和 pT3 肿瘤复发率分别为 7％、26％和 39％。局部进展性肾癌首选根治性肾切除术，而转移的淋巴结和血管癌栓根据病变程度及患者的身体情况等因素选择是否切除。转移性肾癌的预后很差，其 5 年生存率仅为 10％～20％。而且转移性肾癌对放疗、化疗均不敏感。由于肾癌是一种具有免疫原性的肿瘤，所以临床上对于转移性肾癌往往采用免疫治疗，即注射细胞因子以增强机体的抗肿瘤免疫反应。到目前为止，应用包括白介素-2（interleukin-2，IL-2）和干扰素-α（interferon-α，IFN-α）在内的免疫治疗是转移性肾癌的标准治疗手段。这两种药物应用已逾 20 年，但

其疗效仍然存在很大争议。

局限性肾癌的治疗标准是手术,包括开放性手术、腹腔镜手术和机器人辅助的根治性肾切除术及肾部分切除术(保留肾单位的手术)。术式和入路的选择取决于诸多因素,包括患者年龄、全身状况、麻醉风险、肿瘤的大小、位置及浸润深度等。鉴于肾癌治疗领域的新技术、新理念不断涌现,有必要对局限性肾癌的治疗策略进行重新评估。

61.3.1 主动监测与观察等待

约20%的小肾肿瘤活检或术后病理学诊断是良性,20%～25%小肾肿瘤具有潜在的侵袭性。两项前瞻性研究显示,82例(在84例中)和178例(在209例中)小肾肿瘤生长缓慢、转移潜能低;研究表明,年轻患者(≤60岁)肿瘤生长速度更快(0.77 cm/年和0.26 cm/年),因此目前不建议主动监测(active surveillance, AC)用于年轻患者;穿刺活检的术前诊断更精确,可以帮助筛选及动态观察患者,但缺乏足够的文献支持。动态观察缺乏可靠的预后监测指标,需要患者有良好的依从性,发现快速增长或进展转移风险时应及时干预。

(1)适应证

一般情况下,动态观察不适合患有较大(3～4 cm)、边缘不良或不均匀的实体肾脏病变的患者,或活组织病理检查显示潜在侵袭性肾癌患者,除非患者预期寿命有限。在具有与肾癌一致的放射学特征的小实体肿瘤的年轻患者中,动态观察是不可取的,即使这些病变<3 cm。目前的数据表明,大多数病变会进展,最终可能转移。不幸的是,肿瘤的增长也无法协助临床医师进行良性和恶性组织学的可靠判断。因此,在这种情况下,通过手术切除或消融治疗较小、明确的局限性肿瘤时,还需要考虑是否适用于保留肾单位的方法。总的来说,动态观察只适合有严重合并症或者患者预期寿命较短的高龄小肾癌患者。

(2)随访

根据先前的管理模式,几乎所有的肾肿瘤在检测后不久就被切除,所以有关肾癌增长速度与随访的研究相对较少。无症状的老年患者或手术风险高的许多小肾癌的偶发性为我们提供了观察不能或不愿意接受手术患者肿瘤生长速度的机会。波斯尼亚克在1995年报道了第一个也是最大的观察系列研究,这些患者的肿瘤直径均<3.5 cm,连续影像学研

究观察2～10年(平均3.3年)。在CT片上,这些肿瘤都是边缘清楚,实质均匀,呈实体状,增强后与肾癌表现一致的肿瘤。在观察期间,这些肿瘤以每年1.1 cm的速率生长,中位数增长率为0.36 cm/年。在32例肿瘤直径>3 cm的患者中,进行手术切除;所有切除的肿瘤均证实为pT1a期肾癌,大多数为Ⅰ期肿瘤。重要的是,在监测期间,没有一例患者发生转移。随后的几个机构的研究证实,许多小的肾脏肿瘤相对缓慢地增长(中位数增长率为0.12～0.34 cm/年),转移率相对较低(在随访2～4个月内为1.2%～2.0%)。这可能是采用了精心选择的患者,这些患者不是常规手术或热消融方法的候选者。然而,对这些文献的批判性回顾可以让我们认识到这些研究的局限性。首先,大多数AS系列只包括相对较小、有良好边缘和均质的肾脏肿瘤,因而反映出强烈的选择偏倚。这些肿瘤在很大比例(>20%)上可能是良性的,活检仅在少数患者中进行。此外,大多数研究的后续随访限于2～3年。最后,在大多数这些研究中,都发现有一个亚群肿瘤具有快速增长的特性,这个亚群的肿瘤似乎具有更强侵袭性。例如,在一项研究中,25%的患者肿瘤在12个月内增长了1倍,22%的患者肿瘤达到直径4 cm,最终依靠外科手术解决。同样,有学者报道了9例肿瘤,平均每年增长1.43 cm,占患者的比例很大。

(3)终止观察等待的时机

目前动态观察缺乏可靠的预后监测指标,需要患者有良好的依从性,定期复查,一旦发现肿瘤快速增长或有进展转移风险时应及时干预。

61.3.2 保留肾单位的手术

(1)手术时机

保留肾单位手术(nephron sparing surgery, NSS)是指切除肿瘤及其周围部分正常的肾组织,而保留大部分正常的肾脏。NSS可以在切除肿瘤的基础上最大限度地保留肾功能,同时可以降低慢性肾功能不全的风险。

肾癌患者行肾部分切除术前的评估应该包括:术前检查以除外局部进展性肿瘤或者已有转移性疾病患者。此外,还必须行特异性肾影像学检查以明确肿瘤与肾内血管及集合系统的关系。对于中央型肿瘤,可通过在术前常规行CT扫描、肾动脉造影,有时还需要行肾静脉造影等联合检查获得上述信息。对泌尿外科医师来说,三维立体CT(或MRI)

已成为熟知的能够精确描述肾实质和血管解剖的非侵袭性影像学检查,相关研究综合了来自动脉造影、静脉造影、排泄性尿路造影和传统的二维 CT 扫描单层显像的重要信息,并且避免了过多的侵袭性肾影像学检查。

（2）手术适应证

NSS 适应证为:如果行根治性肾切除术则患者成为无肾或有透析高风险者,这其中包括双侧肾癌或单侧有功能肾脏肾癌患者。孤立肾可能由于一侧肾缺如、先前已切除对侧肾或由于良性病变致对侧肾功能不可逆损伤而造成。保留肾单位手术的另一个适应证是,一侧肾癌而对侧肾存在有可能影响将来肾功能的病变,如肾动脉狭窄、肾积水、慢性肾盂肾炎、输尿管反流、尿石症,以及糖尿病和肾小球硬化。

对于双侧肾癌患者,目前的观点倾向于尽可能多地保留有功能的肾单位。这就要求术者在行双侧肾手术时制定可行的或分阶段的手术步骤,特别是当肿瘤相对较大时。当一侧肾癌较大不能行 NSS 时,此侧肾可行根治性肾切除术而对侧肾行肾部分切除术。只要保证最终的切缘阴性,切缘的厚度不太重要。当肿瘤位于肾中心而保留肾功能需要付出一定代价时,这一点显得尤为重要。功能上或解剖上的孤立肾癌患者一定要考虑到手术后可能需一过性或者永久性透析,根据以往的经验其发生率分别为 8% 和 4%。同样,保留一侧正常肾有至少 20% 的肾单位才可能避免终末期肾衰竭的发生。

总的来说,NSS 手术有绝对适应证、相对适应证和可选择适应证。绝对适应证:发生于解剖性或者功能性的孤立肾,根治性肾切除术后会导致患者罹患肾功能不全或尿毒症,因此必须选择 NSS,否则 RN 后需要血液透析或肾移植替代治疗,如先天性孤立肾、对侧肾功能不全或无功能肾、遗传性肾癌患者及双肾癌。相对适应证:对侧肾脏存在某些可能影响肾功能的良性疾病,包括肾结石、糖尿病、高血压、慢性肾盂肾炎、肾动脉狭窄等。这些患者肾癌根治术后可能会出现肾功能减退,甚至需要间歇性透析治疗。可选择适应证:对侧肾功能正常,临床分期 T1a,肿瘤位于肾脏周边,单发的无症状肾癌。此外,临床分期 T1b 的患者也可选择性实行 NSS。

（3）手术禁忌证

肿瘤大小、位置、患者情况及手术医师的经验判断决定患者是否适合行 NSS 手术。研究表明,NSS 手术只要能完整切除肿瘤,边缘厚度不影响肿瘤复发率。对手术中肉眼观察切缘有完整正常肾组织包绕的病例,术中不必常规进行切缘冰冻病理检查。手术方式:开放手术仍然是 NSS 首选,腹腔镜和机器人辅助手术是可选方案。指导 NSS 手术的 R. E. N. A. L 评分系统,根据 R(肿瘤最大径),E(外生/内生性),N(肿瘤与集合系统距离),A(腹侧/背侧),L(肿瘤是否位于肾脏两极)进行评分。4～6 分为低度复杂病灶,选择腹腔镜 NSS;7～9 分为中度复杂病灶,选择开放性 NSS;10～12 分为高度复杂病灶,不适合 NSS。C-index 系统:肿瘤中心点与肾中心点的直线距离/肿瘤的最大半径＝C-index。C-index 值越大,说明肿瘤边缘距肾脏中央越远,能够更好地保留肾单位。

36 项研究肾癌根治术 vs NSS 荟萃分析:有 21 项研究表明,NSS 使总体死亡风险下降 19%,21 项研究表明 NSS 使癌症相关死亡风险下降 29%。NSS 术后局部复发率为 0～10%,T1a 期局部复发率 0～3%,死亡率仅为 1%～2%。EORTC 30904(RN 与 NSS 随机试验)结果表明:NSS 显著降低中度肾功能不全的发生率(eGFR＜60 ml/min)和严重肾脏疾病的发病率(eGFR＜30 ml/min),eGFR 中位随访 6.7 年;中位随访 9.3 年,肾癌人群中肾癌根治术对比 NSS 生存优势不具有统计学意义。手术切缘阳性相对罕见,开放性肾癌根治术切除阳性率为 0～7%,腹腔镜手术为 0.7%～4%,机器人手术为 3.9%～5.7%。绝大多数手术切缘阴性患者不会有局部或远处复发,随访比手术干预更合适。一项综合 23 项研究的 Meta 分析数据显示,机器人 NSS 手术比腹腔镜 NSS 手术有更低比例的中转开放($P＜0.05$)或根治可能性($P＜0.001$)、更短的热缺血时间($P＜0.01$)、更少影响 eGFR($P＜0.05$)和更短的住院时间($P＜0.01$)。

（4）具体手术方法

对恶性肿瘤施行原位肾部分切除术时,应在 Gerota 筋膜内游离肾,同时应保留肿瘤周围的肾周脂肪。体积较小的外周型肾癌,不需阻断肾动脉。但在其他大多数情况下,暂时性阻断肾动脉后行肾部分切除术的效果较好。这种方法不仅可减少术中出血,还可减轻肾组织肿胀。这还可能有助于手术过程中肾静脉的开放。该方法允许静脉血液回流,减轻术中肾缺血,并有助于识别肾小静脉的断面,有利于止血。中央局限性肾癌患者,术中必须暂时阻断肾静脉,以减少横断的大静脉分支出血。

暂时性阻断肾循环后,可采用肾表面降温法,防止缺血对肾功能的损伤。使用冰屑对肾表面降温,可使肾的安全缺血时间达到3 h,而不会带来永久性损伤。要保证在肾动脉阻断后,立即将整个肾放入冰屑中10~15 min,再开始行肾部分切除术。必须保证一定时间的降温,使肾中心冷却到适宜温度,以达最佳肾保护状态。肿瘤切除过程中,大部分肾通常无法用冰屑覆盖,肾如在术前缺乏足够降温,就会发生快速复温以及缺血性损伤。不推荐将冰冷的液体经肾动脉灌注来冷却肾,因为这在理论上会增加肿瘤播散的风险。在暂时性阻断肾动脉前5~10 min静脉输入甘露醇。不必应用全身或局部抗凝法预防肾内血栓。

恶性肾肿瘤患者施行肾部分切除术时,可采用多种外科术式,包括单纯摘除术、节段切除术、楔形切除术、横断切除术和体外肾部分切除联合自体肾移植术。所有这些手术方式均须遵循以下基本原则:早期控制血管,避免缺血性肾损伤,完整切除肿瘤并保证切缘阴性,精确缝合肾集合管系统,精细止血,利用肾周脂肪、筋膜、腹膜或氧化纤维素覆盖并关闭肾切除断端。无论采取何种方式,应将肿瘤及其边缘部分正常肾实质一同切除。有数据显示,只要组织病理学证实手术切缘无癌细胞存在,那么手术切缘的宽度对肿瘤生物学行为或临床预后无显著影响。术中超声波检查对肿瘤的精确定位很有帮助,尤其对于那些在肾表面看不到或无法触及的肾内病灶。

实施肾上极横断切除术时,必须谨慎操作,避免损伤后侧肾段的肾动脉分支,这些动脉分支偶尔也可供应基底部肾段。术前三维CT扫描血管成像有助于术中对后侧肾段动脉的辨认及保护,可避免残余正常肾的主要部分出现血运受损。中部肾切除术比较复杂,因为其血供来源于前侧及后侧肾动脉分支,另外引流肾上极及肾下极的肾盏通常汇入同一个肾漏斗。

无论采取何种NSS,均应联合使用锐性及钝性游离法分离肿瘤周围的肾实质。大多数病例可见肿瘤深入肾内部,累及集合系统。通常切开肾实质后可找到供应肿瘤的肾动脉及静脉分支,发现后应及时将其结扎。同样,大多数病例在切开肾实质后,通过分离和结扎肿瘤所在肾段的肾漏斗可避免直接进入肾集合系统。

（5）并发症及处理

此手术主要的并发症是术后出血,偶尔需接受肾切除或栓塞治疗,但是随着经验的积累和在肾重建过程中常规使用止血材料,其并发症的发生率可大大降低。这项技术目前正处于快速发展阶段,甚至位于肾中心的肿瘤都能够在腹腔镜下予以切除。

（6）术后随访

肾部分切除的肾癌患者建议术后4~6周进行首次随访。检测血肌酐和行静脉肾盂造影以了解肾功能和形态。肾功能受损的患者可用B超检查代替静脉肾盂造影。

肾部分切除后肾癌患者的肿瘤复发率可以根据患者的首次肿瘤病理分期结果粗略估计。所有患者应当记录病史及每年体格检查和血液中相关指标的检测情况。血液中检测指标包括血清钙、碱性磷酸酶、尿素氮、肌酐和电解质及肝功能指标。

术后是否需要影像学检查进行监测需根据患者的首次肿瘤病理分期结果确定。行肾部分切除的pT1期肿瘤患者,因复发率很低无需影像学监测。pT2期和pT3期肿瘤由于最易发生肺转移,因此每年应常规行胸片检查。pT2期肿瘤术后早期不易出现腹腔和后腹膜复发,这些患者只行腹部CT平扫,建议可每2年检查一次。pT3期肿瘤患者容易出现局部复发,特别在术后前2年,因此应多次行腹部CT检查,推荐术后前3年每6个月行一次腹部CT平扫,以后改为每2年一次。如果发现局部复发且无远处转移,可再次行肾部分切除或行全肾切除术。

不足一个肾的患者术后由于肾小球高滤过,发生蛋白尿、肾小球损害和肾功能损害的风险较高。一项研究对14例局部肾癌行肾部分切除术的孤立肾患者的肾进行了长期评估。患者术前均无原发性肾脏疾病的临床及病理学证据,术后12例患者肾功能保持正常;2例患者发展为终末期肾衰竭;9例患者出现蛋白尿:其中4例为轻度蛋白尿(<750 mg/d),5例为中至重度蛋白尿(930~6 740 mg/d)。长期随访研究发现,正常肾组织的保留越少,随访时间越长,蛋白尿的发生就越多。蛋白尿的发生与前两者具有显著的相关性。对4例中至重度蛋白尿患者行肾组织活检显示,4例标本均表现为局灶性、节段性或弥漫性肾小球硬化。

以上数据表明,切除的肾体积超过总体积50%以上的患者,发生蛋白尿、肾小球性疾病和肾衰竭的风险很高。这些病例中蛋白尿的出现往往发生在肾结构和功能改变之前。因此对于行肾部分切除术的孤立肾患者,除常规行肾功能及肿瘤监测之外,还应行 24 h 尿蛋白含量监测。对于有蛋白尿(>150 mg/d)的患者行低蛋白饮食和血管紧张素转化酶抑制剂(ACEI)治疗,对防止由于肾体积减小而出现的肾小球病变有一定效果。

61.3.3 肾癌根治术

（1）手术时机

根治性肾切除术(RN)主要适用于局限性肾癌患者。4%~10%的肾癌患者可累及下腔静脉,这无疑增加了手术切除的难度。但手术治疗是治愈的唯一希望,在未发生转移的情况下,仍应采取手术治疗。据报道,术后 5 年生存率为 40%~68%。肿瘤未侵及肾周脂肪和区域淋巴结时,手术切除效果最好。腔静脉累及范围的大小对预后无重要影响,甚至在心房内瘤栓存在的情况下,只要无淋巴结或远处转移,术后也可获得较长的无瘤生存期。术前采用影像学检查确定腔静脉内瘤栓远端的范围,对选择恰当的手术入路是很有必要的。

（2）手术适应证

RN 是对侧肾正常的局限性肾癌患者传统的治疗方式。对于临床分期Ⅰ期不适合行肾部分切除术(PN)的肾癌患者、临床分期Ⅱ期的肾癌患者,RN 是首选治疗方案。

（3）手术禁忌证

过去 10 年间 RN 地位受到质疑,因为研究表明肿瘤<4 cm,4~7 cm疗效和 PN 相等;肿瘤<4 cm良性率>20%;肿瘤在对侧肾复发;术后慢性肾病(CKD)及其相关心血管事件的发生率增加。以下局限性肾癌患者应该选择 RN:局部进展的晚期肿瘤患者;肾肿瘤处于特殊位置,PN 在技术上不可行;一般健康状况较差的患者,无法耐受 PN。

（4）具体手术方法

传统手术范围:肾周筋膜、肾周脂肪、患肾、同侧肾上腺、区域淋巴结及髂血管分叉以上的输尿管。现今观点:不推荐术中常规行肾上腺切除和区域淋巴结清扫。手术入路包括经腰和经腹两种。手术方式包括:开放性手术、腹腔镜手术、机器人腹腔镜手术、单孔腹腔镜手术及小切口腹腔镜辅助手术等。研究表明,开放性和腹腔镜 RN 治疗效果并无显著差异。

肾上腺切除术(adrenalectomy)适用于术前 CT 检查和术中判断同侧肾上腺受累者。已经有研究很好地证明,在无影像学肾上腺侵犯证据的情况下,切除同侧肾上腺不是常规和必需的,除非恶性病变广泛累及肾脏和(或)已局部进展。紧邻肾上腺的肾脏上部肿瘤位置是肾上腺切除术的另一个相关指征。淋巴结清扫术(lymph node dissection, LND):不到20%临床阳性淋巴结(cN+)被证实病理为转移性病变(pN+)。EORTC 试验:772 例局限性肾癌随机对照研究(RN vs RN+LND)的研究表明,4%的 cN0期病理为阳性,提示大多数情况下 LND 是过度治疗;两者并发症发生率、总生存时间(overall survival, OS)、无进展生存时间(progress-free survival, PFS)、无复发生存时间(recurrence-free survival, RFS)方面均无明显差别,因此,不推荐局限性肾癌常规行 LND,术前 CT 或术中发现异常者推荐行 LND 可获得正确分期。

肾瘤根治术同时行肾周脂肪切除术,可以有效预防术后局部复发,因为约 25%的临床 T1b/T2 肾癌显示肾周脂肪的累及。

在接受 RN 的所有患者中是否需要进行广泛的LND 仍然是有争议的,并且在肾脏手术进行 LND与对照组进行的随机对照研究未能显示出明显的优势。可能与以下几个因素有关:肾癌在许多患者中独立于淋巴系统通过血流转移,肾脏的淋巴引流是高度可变的。即使是广泛的腹膜后解剖术也不能消除所有可能的转移部位。许多研究认为,只有相对较少的患者(2%~3%)可能受益于常规 LND,即微转移性疾病患者的亚组。很可能许多该类患者的淋巴结被常规的 RN 除去,包括肾门和紧邻的旁囊或主动脉旁淋巴结。目前,在 RN 的所有病例中需要进行扩展 LND 的常规指征尚不清楚。

手术通常通过腹膜内切口进行,以便腹部手术探查转移性疾病和处理肾脏血管。作者更倾向于对大多数接受开放性 RN 的患者进行延伸性肋下切口,尽管中线切口是合理的替代方案,胸腹部方法可用于累及肾脏上部的非常大的肿瘤和潜在的浸润性肿瘤。腹膜后切口可能适用于老年患者或手术风险高的患者,但暴露可能是局限性的,特别是对于大型肿瘤或有争议的肾门解剖异常的患者。实际上,在这个时代,大多数此类患者都用腹腔镜手术进行治疗。腹腔镜 RN 现在被建议作为开放手术治疗低至中等体积(10~12 cm 或更小)的局部肾癌,没有局部侵袭,有限或无静脉受累以及可控淋巴结病的替代方案。

（5）并发症及处理

RN 后，约 10% 的患者会出现术后并发症，手术死亡率约 10‰。全身性并发症可发生于任何手术后，包括心肌梗死、脑血管损伤、充血性心力衰竭、肺栓塞、肺不张、肺炎和血栓性静脉炎。充分的术前准备、避免术中低血压、适当补充血液和液体、术后呼吸训练、早期活动、术中及术后双腿的弹性支撑均可减少这些并发症的发生。

在手术过程中应经常检查有无胃肠道损伤，如有撕裂伤必须修补并引流。肝撕裂伤可用褥式缝合法修补，脾脏损伤通常应行脾切除，小的撕裂伤可用牛皮胶原或氧化纤维素处理。行根治性左肾切除术时可能会损伤胰腺尾部，最好的处理方法是行胰腺部分切除术。

术中未能发现的胰腺损伤可导致术后胰瘘的发生，这是一种极为严重的术后并发症。通常术后早期即可出现，表现为急性胰腺炎的症状和体征，可从切口引流出碱性液体。腹部 CT 显示腹膜后间隙有液体积聚。应测定从切口引流出液体的 pH 和淀粉酶含量，并经皮或外科引流积聚液体以免形成胰腺假性囊肿或脓肿。经充分引流后多数瘘管可自行闭合，由于胰腺瘘管的愈合是一个缓慢的过程，故需给予患者高营养支持治疗。某些需要长期引流的患者应行外科治疗以闭合瘘管，方法为切除瘘管后行胰腺和空肠的 Roux-en-Y 吻合术。

其他可能发生的胃肠道并发症包括广泛性肠梗阻或功能性阻塞，后者是由位于肾窝内的结肠局部梗阻引起的。患者出现肠鸣音，且需肛门排气后方可进食，梗阻严重的患者需行胃肠减压。如果预计患者的梗阻时间会比较长或者患者的营养状况较差，则需考虑行胃肠外营养。

RN 后可能会出现继发性出血，表现为疼痛、休克、腹部或腰部肿胀，以及切口或引流处有血液流出。出血可能源自肾或肾蒂，但偶尔也可能是由于术中对邻近组织如脾、肝或肠系膜血管的无意损伤造成的。患者应根据需要进行输血和补液。大多数情况下，最好的方法是重新打开切口，清除血肿，修补出血部位。因凝血障碍而出现弥漫性出血时，可用纱布暂时填充伤口，并于 24～48 h 后将其逐渐去除。

（6）术后随访

随诊方案应根据术后时间、手术方法（保留肾脏或根治手术）和远处转移的风险而制定。

一般情况下所有患者，包括内镜及开放性手术治疗，术后第 1 年内应每 3 个月复查一次，随诊应包括病史和体格检查、尿液分析、腹部 B 超、胸部 CT、腹部增强 CT 等。

61.3.4 消融治疗

消融治疗方式包括：射频消融（radio-frequency ablation，RFA）、冷冻消融（cryoablation，CA）、高强度聚焦超声（high-intensity focused ultrasound，HIFU）等，已经发展成为局限性肾癌 NSS 的替代治疗，可以经皮或者腹腔镜途径实施手术，降低潜在并发症的发生率，缩短住院时间，保存肾功能，降低成本，能治疗手术风险高的患者。

（1）适应证

消融治疗的适应证包括：高龄或者有明显并发症，不适于传统外科手术治疗的患者，需尽可能保留肾单位功能者，有全身麻醉禁忌者，肾功能不全者，遗传性肾癌、双肾肾癌，肿瘤最大径 <4 cm（特别适合 ≤3 cm）且位于肾周边的肾癌患者。在能量消融治疗前应常规肿瘤穿刺活检明确病理学诊断。

（2）治疗方法

1）RFA：射频波加热产生热组织损伤导致肿瘤凝固。一项研究比较 RFA 和 NSS 治疗 T1a 患者的 5 年随访结果。OS：97.2% 和 100%（$P>0.05$）；肿瘤特异性生存率（CSS）：97.2% 和 100%（$P>0.05$）；DFS：89.2% 和 89.2%（$P>0.05$）；RFS：91.7% 和 94.6%（$P>0.05$）；MFS：97.2% 和 91.8%（$P>0.05$）。

2）CA：周期性快速冷冻，缓慢解冻，冻融循环重复致肿瘤破坏。有研究回顾性评价了 267 例 CA 和 233 例接受 RPN（机器人）结果。围手术期并发症：CA 8.6% 和 RPN 9.4%（$P>0.05$）。eGFR：CA 6% 和 RPN 13%（$P<0.01$）。DFS：CA 83.1% 和 RPN 100%（$P<0.01$）。CSS：CA 96.4% 和 RPN 100%（$P>0.05$）。OS：CA 77.1% 和 RPN 91.7%（$P<0.01$）。有研究回顾分析了梅奥诊所 1 803 例 cT1N0M0 肾癌患者分别接受 NSS、RFA、CA 的结果，MFS：PN 和 CA 优于 RFA；OS：PN 优于 CA 和 RFA。

3）HIFU：高频率超声通过反射镜聚焦病变部位致组织热损毁，最初用于良性前列腺增生、前列腺癌治疗。腹腔镜下 HIFU 的可行性研究发现，平均时间 19 min 与平均靶体积为 10.2 cm³。7 个肿瘤的

HIFU 治疗后切除：术后分析 4 例完全消融。2 例 1~3 mm 边缘活组织紧邻在 HIFU 探头，1 例中央约 20% 的活组织。无 HIFU 术后相关并发症。另一项腹腔镜下 HIFU 的可行性研究报告显示，5 例患者肿瘤未消融；7 例患者有明确消融组织学证据；3 例未完全消融患者中 2 例镜下见存活肿瘤细胞；4 例完全消融患者中 1 例未接受手术切除活检，提示无存活细胞肿瘤，无 HIFU 相关并发症，中位随访 15 个月均无转移证据。

（3）并发症及处理

消融治疗的并发症不多，常见并发症包括：术后发热、肉眼或镜下血尿，肾周血肿，局部疼痛、感染、皮肤麻木感。绝大部分症状经对症治疗后可缓解。也有患者出现包括肾盂输尿管连接部狭窄、肾积水、肾功能不全，放置支架后好转。周围脏器损伤亦有少量报道：包括肠道损伤、坏死性胰腺炎和腰部神经根病等，均按照相应疾病治疗原则处理。关于消融治疗的多数研究认为，经过严格筛选的患者均显示其治疗的高安全性，并发症出现概率少，处理难度不高。

（4）随访

消融治疗术后随访与常规手术随访类似，主要依赖影像学手段。消融治疗后因为瘤床纤维化，较难鉴别是否存在肿瘤残余，因此诊断局部复发存在困难，通常影像学检查提示瘤床部位有增强应考虑局部复发，需要进一步进行穿刺活检明确诊断。

（叶定伟　张海梁　朱　煜）

61.4　局部晚期肾癌的治疗

局部晚期肾癌包括临床分期为 T3~4N0M0、T1~4N1M0，以及根治性治疗后局部复发的肾癌。由于肿瘤侵犯局部组织脏器或大血管，根治性手术具有一定的难度及风险，并且根治性切除后相当一部分患者会出现肿瘤复发及转移。术后进行辅助靶向药物治疗有望提高治疗效果和延长患者生存时间。部分肿瘤体积较大或严重累及周围脏器或大血管的局部晚期肾癌，无法进行手术切除，可通过术前靶向药物治疗缩小肿瘤或降低肿瘤分期，以达到能够手术切除的目的。对于无法手术切除的局部晚期肾癌，可通过介入栓塞及靶向药物治疗，达到控制局部症状及控制肿瘤的治疗目的。因此，局部晚期肾癌需要进行多学科综合治疗，才能获得最佳的治疗

效果。

61.4.1　伴有静脉癌栓的局部晚期肾癌

约 10% 肾癌患者伴有肾静脉或下腔静脉癌栓，约 1% 的患者静脉癌栓到达右心房。由于静脉癌栓的外科手术治疗有较大的风险及较多并发症，因此术前需要进行全面准确的评估，制定详细的治疗方案，并且需要有经验的团队进行手术。

（1）评估

术前进行增强 MRI 或 CT 扫描及血管成像检查，了解静脉癌栓的范围及程度、有无静脉管壁侵犯等，以制定进一步手术治疗方案。

（2）手术

伴有静脉癌栓的局部晚期肾癌的手术方式根据静脉癌栓的程度不同，手术细节有所区别。手术第一步为分离血管。在主动脉根部结扎肿瘤侧肾动脉，然后控制静脉及取出癌栓。为了更好地控制出血及肿瘤暴露，可以将下腔静脉的分支血管（腰静脉、小分支肝静脉等）进行结扎。为了保证静脉回流的通畅，切忌将所有的分支血管全部结扎。术中尽量少触碰肾脏及肿瘤，以减少癌栓脱落的风险。静脉癌栓取出后，再切除肾脏及肿瘤。

局限于肾静脉的癌栓或癌栓刚进入下腔静脉的肾癌手术与常规的根治性肾切除手术类似。采用腹腔镜或机器人辅助腹腔镜手术的治疗效果与常规开放手术的治疗效果相似。

当癌栓处于肾静脉开口与肝静脉之间时，手术时在癌栓上方和下方分别阻断下腔静脉，同时需要阻断对侧肾静脉。通常情况下，不需要采用血液分流技术。在下腔静脉前方切开血管，将肾脏及肿瘤、同侧肾静脉和静脉癌栓一并切除。仔细检查及冲洗下腔静脉内壁，以避免肿瘤残留。

当癌栓处于肝静脉与膈肌之间时，需要采用血液分流技术，多数情况下可以采用简单的闭塞措施。术中经食管超声的使用有助于监测血流动力学和评估血栓。阻断进入肝脏的血流，在静脉癌栓的下方和肝脏的上方阻断下腔静脉，同时阻断对侧肾静脉。在肝下的下腔静脉前方切开血管，一并切除肾脏及肿瘤和静脉癌栓。然后在肝下方阻断下腔静脉，开放肝上方的血管，以恢复肝脏血流。

当癌栓达到膈肌上方时，需要同时切开右心房及肝下的下腔静脉，以从上下联合切除癌栓。手术时需要采用血液分流技术，根据术中所需要阻断下

腔静脉的程度及引起的血流动力学改变的状况,决定采用何种分流技术。

（3）预后

静脉癌栓的严重程度与生存预后的关系目前尚无定论。一项纳入 422 例患者的回顾性研究结果显示,伴有下腔静脉癌栓患者的生存预后差于癌栓局限于肾静脉的患者。另一项研究显示,癌栓侵犯肾静脉管壁的预后差于无管壁侵犯的患者。Blute 等报道,无远处及淋巴结转移的静脉癌栓肾癌患者未进行术后辅助治疗的情况下,中位生存时间为 3.1 年,5 年生存率为 59%。

61.4.2 伴有淋巴结转移的局部晚期肾癌

根治性肾切除的同时进行淋巴结清扫具有两方面意义:① 当肿瘤转移局限于腹膜后淋巴结时,淋巴结清扫可以切除转移病灶从而达到治愈肿瘤的效果,同时有助于选择高危的患者进行术后辅助靶向药物治疗,以提高治疗效果;② 当肿瘤存在全身性转移时,区域淋巴结清扫可以降低肿瘤负荷,以提高综合治疗效果。

（1）淋巴结转移性局部晚期肾癌行区域淋巴结清扫的意义

一些研究表明,区域淋巴结清扫可以提高肿瘤特异性生存率。Pantunk 等报道,43 例伴有可疑淋巴结转移的肾癌患者接受淋巴结清扫后的中位生存时间较有临床转移淋巴结但未行淋巴结清扫患者的生存时间延长 5 个月。MDACC 研究报道,40 例区域淋巴结转移但无远处转移的肾癌患者接受扩大淋巴结清扫,中位 CSS 为 20.3 个月,中位随访时间 18 个月时,30% 的患者仍处于无病生存状态。Whitson 等报道,对于临床淋巴结转移的患者行淋巴结清扫可以提高生存率,并且与清扫的淋巴结数目相关。

（2）淋巴结转移高危患者的选择

由于影像学技术的限制,对于微小的淋巴结转移病灶,目前尚无法在术前检查中被识别。但对于存在微小淋巴结转移病灶的局部晚期肾癌患者,有望通过淋巴结清扫获得治愈。因此术前识别出淋巴结转移的高危患者,并在根治性肾切除的同时进行区域淋巴结清扫,具有十分重要的意义。梅奥诊所的一项研究认为,肾透明细胞癌淋巴结转移的高危因素包括分期、核分级、肿瘤大小、是否合并肉瘤成分及是否存在肿瘤坏死。根据评分的高低,判断淋

巴结转移的风险,决定是否行淋巴结清扫。另一项研究认为,利用列线图预测淋巴结转移风险,根据年龄、性别、体能状况、并发症、症状、影像学淋巴结状况、肿瘤大小及部位、肿瘤坏死情况、术前血红蛋白水平、血尿病史,评价病理淋巴结转移的风险,预测准确性为 76.1%。

（3）淋巴结清扫范围

根治性肾切除的同时行区域淋巴结清扫的范围,目前尚无公认标准。一些研究表明,清扫范围越大,越有利于提高分期的准确性。根据肾脏淋巴引流范围的研究,可以得出肾癌淋巴结清扫范围。对于左侧肾癌,淋巴结清扫范围为主动脉旁淋巴结,上方自膈脚,下方达主动脉分叉处。对于右侧肾癌,淋巴结清扫范围为下腔静脉旁淋巴结及主动脉与下腔静脉之间淋巴结,上方自膈脚,下方达大血管分叉处。梅奥诊所的一项研究认为,在术中根据肿瘤相关因素评分决定是否行淋巴结清扫。Fuhrman 分级 3 或 4 分、存在肉瘤成分、肿瘤直径≥10 cm、肿瘤分期 pT3 或 pT4、存在肿瘤凝固性坏死,上述因素中存在 2 项或以上时,建议进行淋巴结清扫。推荐清扫范围为同侧大血管旁及主动脉与下腔静脉之间的淋巴结,上方自膈脚,下方达髂总动脉。

61.4.3 侵犯邻近器官的局部晚期肾癌

肾癌侵犯至 Gerota 筋膜外并累及周围脏器时,为 T4 期肿瘤。可累及升结肠、十二指肠、降结肠、胰腺、膈肌、肝脏、脾脏、肾上腺、输尿管等。早年研究表明,T4 期肿瘤手术效果差,不建议行手术治疗。但后续一些研究表明,T4 肾癌手术可以使患者获益。MDACC 研究报道,30 例术前临床分期为T4NxM0 患者接受手术治疗,术中切除肿瘤及受侵犯的邻近脏器,切缘均为阴性。60% 患者的分期出现降期现象,其中 2 例患者病理分期为 T2 期。多因素回归分析结果显示,pT4 及淋巴结转移为生存预后的独立预测因素。淋巴结阴性患者的 3 年 OS 为66%,而淋巴结转移患者的 3 年 OS 为 12%。此项研究表明术前及术中的分期并不完全准确,相当一部分患者会存在分期高估现象。因此,对于临床局部分期为 T4 且没有远处转移的患者,如果身体状况允许,在围手术期风险可控的情况下,可考虑进行手术治疗。MSKCC 的研究报道,在病理分期为T3 或 T4 期联合邻近脏器切除的肾癌患者中,约

1/4 患者存在淋巴结转移，绝大多数患者切缘阴性（36％切缘阳性）。切缘阳性患者的生存时间明显缩短。全组患者的中位生存时间为 11.7 个月。Capitanio 回顾性分析 SEER 数据库中临床分期为 T4N0～2M0 的肾癌，其中 246 例接受手术，64 例未接受手术。手术组的患者中位生存时间为 48 个月，而未手术组患者的中位生存时间为 6 个月。手术组中 125 例病理分期 T4N0 的患者，10 年肿瘤特异性死亡率为 40％。然而在淋巴结转移的患者中，并未见到明显获益。在处理临床 T4 期肾癌患者时，由于涉及邻近脏器的切除与重建，因此多学科协作治疗十分重要。综上所述，对于临床 T4N0M0 的肾癌患者，如果条件允许，积极手术可使患者明显获益。

61.4.4 局部复发肾癌

肾癌术后的局部复发部位包括肾上腺、腹膜后淋巴结及肾窝，其中肾上腺及腹膜后淋巴结复发更倾向为转移性病变。不伴有远处转移的孤立性局部复发通常发生率较低，在根治性肾癌术后出现此种情况的概率为 1％～2％。局部复发肾癌的治疗以手术为主。有研究指出，不伴有远处转移的局部复发肾癌，推荐采用积极手术治疗。Esrig 等报道了 10 例局部复发肾癌的手术治疗病例，4 例患者术后获得长期无病生存，其中 1 例患者术后 18 年依然无病生存。Itano 等报道，30 例局部复发的患者，其中 9 例采取观察，11 例接受非手术治疗，10 例接受手术或手术联合其他治疗。在中位随访 3.3 年时，手术组患者的 5 年疾病特异性生存率为 51％，非手术组患者的 5 年疾病特异性生存率为 18％，而观察组患者的 5 年疾病特异性生存率仅为 13％。Margulist 等报道了 54 例局部复发肾癌采用手术治疗的结果，其中 69％的患者接受了围手术期辅助治疗，研究发现影响手术预后的 5 个相关因素，包括肿瘤＞5 cm、存在肉瘤样分化、切缘阳性、碱性磷酸酶升高及乳酸脱氢酶升高。当患者没有任何上述 5 个危险因素时，疾病特异性生存时间为 111 个月，当存在大于 1 个危险因素时，疾病特异性生存时间仅为 8 个月。综上所述，对于不伴有远处转移的局部复发肾癌，手术或者手术联合围手术期辅助系统治疗，可能是最佳的治疗方案。

61.4.5 局部晚期肾癌的术前及术后辅助治疗

（1）术前辅助治疗

1）术前辅助治疗对于局部晚期肾癌的效果：靶向药物及免疫治疗已成为转移性肾透明细胞癌的标准治疗，可以有效控制肿瘤并延长患者生存时间。对于局部晚期肾癌而言，术前应用靶向药物治疗，有望缩小肿瘤、降低分期、缩小静脉癌栓，从而降低手术风险、增加手术切除肿瘤的机会、提高保肾手术成功率，并且可以提前获知肿瘤对药物治疗的反应性。

Van der Veldr 等首先报道了 17 例转移性肾癌患者在术前使用酪氨酸激酶抑制剂（TKI）的治疗情况。使用 4 周苏尼替尼后，4 例患者部分缓解（PR）、12 例稳定（SD）、1 例疾病进展（PD），原发肿瘤总体反应率为 23％，在 PR 和 SD 的患者中，肿瘤体积缩小中位值为 31％，3 例患者由不可手术变成可手术切除。

A. 缩小肿瘤体积：Jonasch 等报道了 50 例转移性肾癌术前使用贝伐单抗的治疗效果，总体反应率为 12％，23 例（52％）出现肿瘤缩小。Cowey 等报道一项术前使用索拉非尼治疗肾癌的 II 期临床试验结果，30 例患者中有 17 例（44％）为转移性肾癌，2 例患者 PR，28 例为 SD，肿瘤缩小的中位值为 9.6％，结果显示治疗前后的肿瘤体积具有显著性差异。Silberstein 等报道了 14 例患者术前接受 2 个周期苏尼替尼的效果，肿瘤直径缩小的中位值为 21.1％。Hellenthal 等报道了 20 例透明细胞癌患者术前应用苏尼替尼治疗 3 个月的效果，85％患者肿瘤缩小，肿瘤缩小平均值为 11.8％，1 例患者 PR，其余患者均为 SD。Powel 等报道 66 例术前使用 2～3 周期苏尼替尼，肿瘤直径缩小中位值为 13％。Rini 等报道了 28 例术前使用苏尼替尼，肿瘤直径缩小的中位值为 22％，37％患者 PR。Powls 等报道了一项术前使用帕唑帕尼的 II 期临床试验，81％患者 SD，14％患者 PR，肿瘤直径缩小的中位值为 14％，在治疗中断后有 26％患者 PD。Karam 等报道 24 例局部晚期肾癌术前使用 12 周阿昔替尼，所有患者肿瘤直径均有缩小，缩小的中位值为 28.3％，45.5％患者 PR，其余患者 SD。综合上述研究，术前使用新辅助靶向药物治疗，可以在一定程度上缩小肿瘤体积，但总体而言，绝大多数患者的疗效为 SD。目前尚没有大规模 III 期随机对照临床研究结果证实新辅助靶向药物治疗的效果,因此在临床实践中,不应常规推荐使用,需要根据患者的个体情况综合考虑应用。

B. 将不可切除肿瘤转为可手术切除:原发肿瘤能否手术切除,除了肿瘤本身的因素外,还取决于手术者的技术及手术团体的多学科协作。目前有关术前靶向药物治疗将原来不可切除肿瘤转变为可切除肿瘤的临床研究都为回顾性研究,因此临床证据水平较低。Thomas 等报道了 19 例不可切除肾癌患者在应用苏尼替尼治疗后,4 例(21%)患者转变为可手术切除。Bex 等报道了 10 例不可切除转移性肾癌患者应用苏尼替尼治疗后,3 例患者的原发部位肿瘤转变为可手术切除。Rini 等报道了一项前瞻性临床研究,28 例不可手术切除肾癌患者接受苏尼替尼治疗,最终 13 例患者转变可手术切除,其中 10 例为局部晚期肾癌,另外 3 例为转移性肾癌。

C. 将根治性肾切除转变为保留肾单位手术:对于孤立肾肾癌或者双侧肾癌的局部晚期肾癌,保留肾单位手术可以有效保存患者肾功能,避免根治性肾切除后长期血液透析。新辅助靶向药物治疗可以使原来需要根治性肾切除的局部晚期肾癌转为保留肾单位手术的可能性增加。Silberstein 等报道了 12 例患者术前靶向药物治疗后均成功实施保留肾单位手术。Rini 等报道了 25 例术前应用靶向药物治疗(其中 13 例患者治疗前评估无法行保留肾单位手术),最终 17 例成功实施保留肾单位手术,13 例患者中 6 例成功接受保留肾单位手术。

D. 降低下腔静脉癌栓分级:伴有下腔静脉癌栓的局部晚期肾癌,手术有望达到根治效果,然而手术风险相当高,Ⅲ~Ⅳ级癌栓围手术期具有一定的死亡风险。通过术前治疗有效降低癌栓分级可降低手术风险。目前有关下腔静脉癌栓肾癌的新辅助靶向治疗临床研究都为回顾性研究报道,临床证据水平较低。Cost 等报道 25 例伴有下腔静脉癌栓的肾癌患者接受术前新辅助靶向药物治疗,其中 18 例为Ⅱ级癌栓、5 例为Ⅲ级、2 例为Ⅳ级,12 例接受苏尼替尼治疗、9 例接受贝伐单抗治疗、3 例接受替西罗莫斯治疗、1 例接受索拉非尼治疗,最终 21 例(84%)患者癌栓无明显变化,3 例患者癌栓降级(1 例由Ⅳ级降为Ⅲ级,1 例由Ⅲ级降为Ⅱ级,1 例由Ⅱ级降为 0 级),1 例患者反而出现了癌栓升级(由Ⅱ级升为Ⅲ级),仅 1 例患者因癌栓降级而改变了手术策略。Bigot 等回顾性分析了 14 例下腔静脉癌栓肾癌新辅助靶向药物治疗的效果,仅 1 例患者癌栓降级(由Ⅱ

级降为Ⅰ级),但也没能改变手术策略,并且有 1 例患者癌栓升级(由Ⅲ级升为Ⅳ级)。综上所述,目前的临床报道显示术前靶向药物治疗并不能有效降低下腔静脉癌栓分级,并且不能有效改变手术策略。

2)术前辅助治疗的安全性:针对血管内皮生长因子(VEGF)受体的 TKI 类药物及 VEGF 单抗均会影响血管生成,因此可能会增加术后并发症(如伤口延迟愈合、伤口感染、伤口裂开等)。Jonasch 等报道,术前贝伐单抗治疗后有 20.9% 患者出现伤口裂开或延迟愈合。Cowey 等报道,在术前 3 d 停止索拉非尼,并未出现明显手术并发症。Powles 等报道,术前苏尼替尼治疗后 13% 患者出现术后伤口并发症。Karam 等报道,术前 36 h 停止使用阿西替尼,仅 4.2% 患者出现伤口轻度并发症。Rini 等报道,术前帕唑帕尼治疗并未增加伤口并发症发生率。Chapin 等回顾比较分析了术前应用(70 例)与未应用靶向药物治疗(103 例)的两组患者,结果显示两组总体并发症发生率无明显差异。术前应用靶向药物治疗组的严重并发症发生率并没有显著增加,但伤口并发症发生率较未使用靶向药物组有明显增加。多因素分析显示,术前使用靶向药物治疗是伤口并发症的独立预测因素。

（2）术后辅助治疗

局部晚期肾癌根治性手术切除后,有相当一部分患者后续会出现肿瘤复发及转移,因此通过有效的术后辅助治疗有望降低肿瘤复发转移率及提高总生存时间。有关靶向药物术后辅助治疗的多项随机对照Ⅲ期临床研究正在进行(苏尼替尼、索拉非尼、帕唑帕尼、阿西替尼及依维莫司等),靶向药物辅助治疗能否提高患者的生存时间需要等待研究结果公布才能判断。已有的研究显示,术后辅助靶向药物治疗并未改善患者的生存预后。术后辅助 IFN-α 和 IL-2 治疗并未改善患者的生存预后。ASSURE 研究结果显示,术后辅助苏尼替尼、索拉非尼及安慰剂组 3 组患者之间的生存时间无显著差异。S-TRAC 研究结果显示,术后辅助苏尼替尼治疗可延长 DFS,但能否延长 OS 尚不明确,同时治疗引起了明显的生活质量评分下降。

61.4.6 无法根治性切除的局部晚期肾癌的综合治疗

对于无法根治性切除的局部晚期肾癌,可选择姑息性肾切除,再行靶向药物治疗。对于无法切除的局部晚期肾癌,先行经皮肾肿瘤穿刺活检,明确病理诊断后再行靶向药物治疗。当出现原发部位肿瘤相关症状时,如血尿、腰痛等,可采用动脉栓塞治疗,以缓解症状。

61.4.7 局部晚期肾癌的随访

(1) 根治性切除后的随访

局部晚期肾癌根治性切除术后具有较高的复发转移率,因此术后严密定期随访可以早期发现肿瘤复发或转移,进而及时治疗而获得良好的效果。此外,肾脏切除术后可能会伴随肾功能不全,定期复查尽早发现异常并及时干预,可以降低及延缓相关并发症的发生率。随访项目包括病史询问、体格检查、生化检查及影像学检查。

病史询问及体格检查:术后前 3 年内每 3～6 个月一次,然后每年一次至术后 5 年,5 年后根据需要进行。

生化检查:术后前 2 年内每 6 个月一次,然后每年一次至术后 5 年,5 年后根据需要进行。

腹部影像学检查:术后 3～6 个月进行基线评估(CT 或 MRI),术后 3 年内每 3～6 个月一次,之后每年一次至术后 5 年,5 年后根据需要进行。

胸部影像学检查:术后 3～6 个月进行基线评估(CT 或 X 线),术后 3 年内每 3～6 个月一次,之后每年一次至术后 5 年,5 年后根据需要进行。

盆腔影像学检查:根据需要进行,属于非常规检查项目。

头部及脊柱影像学检查:根据需要进行,非常规检查项目。

骨扫描:根据需要进行,非常规检查项目。

(2) 姑息性切除或未行手术切除接受靶向药物治疗的随访

无法根治性手术切除接受靶向药物治疗的局部晚期肾癌患者,定期随访以了解药物治疗的不良反应并予及时干预处理,从而提高药物治疗依从性。同时定期随访评估肿瘤的情况,当肿瘤进展时及时更换药物治疗方案,以使患者最大程度获益。靶向药物治疗患者的随访项目包括病史询问及体格检查、生化检查及影像学检查。

病史询问及体格检查:每 6～16 周一次,根据使用的药物不同及患者身体状况的变化,随访时间频率可以调整。

生化检查:根据使用的药物不同,随访时间频率不同。

胸、腹、盆腔影像学检查:治疗前进行基线评估(CT 或 MRI 检查),治疗开始后每 6～16 周一次,根据肿瘤的变化状况随访时间频率可以调整。

头部及脊柱影像学检查:治疗前可考虑进行基线评估(CT 或 MRI 检查),治疗后根据需要进行。

骨扫描检查:根据需要进行,非常规检查项目。

(叶定伟　张海梁　马春光)

61.5 转移性肾癌的治疗

61.5.1 用于转移性肾癌全身系统性治疗的主要药物

转移性肾癌对现有的几乎所有细胞毒药物天然抵抗,使细胞因子治疗(主要代表药物:IL-2、IFN-α)在相当长的一段时间内成为转移性肾癌唯一可选的系统性治疗药物,然而其疗效并不显著,仅10%～20%的患者可能从中获益。自 2005 年索拉非尼批准用于转移性肾癌的治疗以来,转移性肾癌的治疗进入靶向治疗时代。美国食品药品管理局(FDA)已批准了 9 种药物用于转移性肾癌的一线或二线治疗,这些药物从作用机制方面主要分为抗 VEGF/VEGFR 途径(代表药物:索拉非尼、舒尼替尼、培唑帕尼、阿昔替尼、贝伐珠单抗、卡博替尼、乐伐替尼)、抑制 mTOR 途径(代表药物:依维莫司和替西罗莫司)。目前,中国国家药品监督管理局(CNDA)已经批准索拉非尼、舒尼替尼、培唑帕尼、依维莫司和阿昔替尼用于转移性肾癌的治疗。与细胞因子治疗相比,靶向药物明显提高了疗效,客观反应率 10%～47%,并显著延长患者生存期,一线治疗的中位 OS 可达 28 个月,而二线治疗的中位 OS 也可达 24 个月。此外,2015 年底,美国 FDA 还批准了一种新型免疫检查点抑制剂 Nivolizumab 用于转移性肾癌的二线治疗,同样具有显著延长患者生存时间的作用。

(1) 靶向治疗

研究发现,肿瘤血管新生是肾癌发生发展的重要作用机制,因此从 2005 年开始,陆续出现多个抗血管新生的 TKI 类药物应用于转移性肾癌的治疗。此外,mTOR 通路过度活化也是促进肾癌发展的重要机制,因此 mTOR 抑制剂也对部分转移性肾癌有效。

1) 酪氨酸激酶抑制剂

A. 舒尼替尼：舒尼替尼（sunitinib）是多靶点受体酪氨酸激酶抑制剂，主要作用靶点为血管内皮生长因子受体 1 和 2（VEGFR1 和 2）、血小板衍生生长因子受体（PDGFR-α，PDGFR-β）、干细胞生长因子受体（c-KIT）以及 FMS 样酪氨酸激酶 3（FLT-3），具有抗肿瘤血管生成、抑制肿瘤细胞增殖的作用。国际多中心随机对照 III 期临床试验比较舒尼替尼与干扰素 a 一线治疗转移性肾癌的疗效与安全性研究，结果显示舒尼替尼客观缓解率为 31%，中位 PFS 为 11 个月，中位 OS 为 26.4 个月，显著优于对照组 IFN-α 治疗（ORR 6%，中位 PFS 5 个月，中位 OS 21.8 个月）。舒尼替尼一线治疗中国转移性肾细胞癌患者的多中心 IV 期临床研究结果显示，客观有效率为 31.1%，其中位 PFS 14.2 个月，中位 OS 30.7 个月，结果与国际研究接近。

B. 索拉非尼：索拉非尼（sorafenib）也是多靶点受体酪氨酸激酶抑制剂，具有双重抗肿瘤作用。一方面通过抑制 RAF/MEK/ERK 信号转导通路；另一方面作用于 VEGFR、PDGFR，以及 c-KIT、FLT-3、MET 等靶点，抑制肿瘤生长。一项将索拉非尼作为对照用于转移性肾癌一线治疗的国际多中心 III 期临床试验（TIVO-1 研究）显示，索拉非尼的 ORR 为 24%，中位 PFS 为 9.1 个月，中位 OS 为 29.3 个月。对于以往细胞因子治疗失败的转移性肾癌，索拉非尼中位 PFS 为 5.9 个月，较安慰剂显著延长 PFS，中位 OS 为 19.3 个月。国内索拉非尼的注册临床研究结果显示，ORR 19.4%，肿瘤控制率为 77.4%，中位 PFS 9.6 个月。国内最新的一项多中心研究对 845 例晚期肾癌患者一线索拉非尼或舒尼替尼治疗后的生存和预后因素进行了回顾性分析。结果显示，索拉非尼组的中位 PFS 时间略优于舒尼替尼组（11.1 个月 vs. 10.0 个月，$P < 0.05$），两组的中位 OS 无差异，均为 24 个月。但在年龄 ≥65 岁（$P < 0.05$）、ECOG 0 分（$P < 0.001$）及 MSKCC 评分为中危（$P < 0.01$）的患者中，索拉非尼治疗后的中位 OS 更长。

C. 培唑帕尼：培唑帕尼（pazopanib）同样是多靶点受体酪氨酸激酶抑制剂，其主要作用靶点为 VEGFR1-3、PDGFR-α、PDGFR-β 和 c-KIT。国际多中心 III 期临床研究结果显示，培唑帕尼的中位 PFS 11.1 个月，ORR 30%，显著优于安慰剂对照组，最终生存分析显示中位 OS 22.6 个月。另外一项培唑帕尼与舒尼替尼对照用于非劣性设计比较一线治疗转移性肾癌的国际多中心 III 期临床研究（COMPARZ 研究）显示，培唑帕尼与舒尼替尼的中位 PFS 分别为 10.5 和 10.2 个月，ORR 分别为 31% 和 25%，中位 OS 分别为 28.4 和 29.3 个月。培唑帕尼的疗效不亚于舒尼替尼，而生活质量评分方面则优于舒尼替尼。

D. 阿昔替尼：阿昔替尼也是小分子多靶点受体酪氨酸激酶抑制剂，具有更高的选择性抑制 VEGFR1、VEGFR2、VEGFR3 的作用；而对于其他靶点抑制作用较弱，并且具有较短的半衰期。III 期临床研究结果显示，阿昔替尼对比索拉非尼二线治疗晚期肾癌的中位 PFS 分别为 6.7 个月和 4.7 个月；但两者的 OS 并无显著差异。

E. 卡博替尼：卡博替尼（cabozantinib）是 Met 及 VEGFR 双通道多靶点酪氨酸激酶抑制剂。一项 II 期多中心随机研究（CABOSUN）比较了卡博替尼和舒尼替尼一线治疗中危或高危（Heng 氏评分）肾透明细胞癌患者的疗效。157 例患者按照 1:1 的比例随机接受一线卡博替尼（60 mg，qd）或者舒尼替尼（50 mg，4/2 方案）治疗，两组的中位 PFS 分别为 8.2 和 5.6 个月，ORR 分别为 46% 和 18%。卡博替尼组的疾病进展或者死亡风险下降 34%（HR = 0.66；95%CI：0.46～0.95；$P < 0.05$）。在二线治疗中，卡博替尼比依维莫司能更显著改善 TKI 治疗失败后晚期肾癌的生存，中位 OS 分别为 21.4 个月和 16.5 个月，ORR 分别为 17% 和 3%，差异均具有统计学上的显著性意义。

F. 乐伐替尼：乐伐替尼（lenvatinib）是一种新型酪氨酸激酶抑制剂，主要靶点为 VEGFR1～3、成纤维细胞生长因子受体 1～4（FGFR1～4）、PDGFR-α、RET 以及 KIT。一项乐伐替尼联合依维莫司治疗与单药乐伐替尼、单药依维莫司对照治疗既往抗 VEGF 治疗进展后转移性肾癌的 II 期临床研究结果显示，联合治疗组中位 PFS 时间达到 14.6 个月，中位 OS 25.5 个月，显著优于对照依维莫司单药组。

2) mTOR 抑制剂

A. 替西罗莫司：替西罗莫司（temsirolimus）是静脉给药的 mTOR 抑制剂，在晚期肾癌一线治疗 III 期 ARCC 研究中，入组患者均为预后评分为高危的转移性肾癌患者，结果显示替西罗莫司治疗的中位 OS 为 10.9 个月，中位 PFS 为 5.5 个月，优于 IFN-α。

B. 依维莫司:依维莫司(everolimus)为口服给药的 mTOR 抑制剂。RECORD-1 研究结果显示依维莫司治疗的中位 PFS 达 4.9 个月,临床获益率为 64%,中位 OS 为 14.8 个月,较安慰剂对照组显著延长。

3) 其他靶向药物

贝伐珠单抗 + IFN-α:贝伐珠单抗(bevacizumab)为抗血管生成的抗 VEGF 单克隆抗体,其与 IFN-α 联合用于转移性肾癌的一线治疗的 AVOREN 研究和 CALGB90206 研究均证实了其临床疗效。AVOREN 研究结果显示,贝伐珠单抗联合 IFN-α 一线治疗获得的中位 PFS 为 10.2 个月、ORR 为 30.6%,中位 OS 达到 23.3 个月,均优于单纯 IFN-α 对照组。CALGB 90206 研究也获得了类似的结果。

(2) 免疫治疗

1) 细胞因子治疗

A. IFN-α:大剂量 IFN-α 的客观反应率约为 15%,IFN-α 联合 IL-2 可提高转移性肾癌治疗的有效率,但 IFN-α 联合 IL-2 与单独应用 IFN-α 的 PFS 无明显差别。

B. IL-2:大剂量 IL-2 是美国 FDA 批准用于转移性肾癌的治疗的唯一细胞因子,其客观有效率达 15%~25%,完全缓解率为 3%~5%,且有较长的有效持续时间,但大剂量 IL-2 的严重不良反应发生率高,治疗耐受性差。

2) 免疫检查点抑制剂

纳武单抗(nivolumab)是抗 PD-1 单抗。CheckMate025 研究比较纳武单抗与依维莫司治疗抗血管治疗失败的晚期肾癌,两组的中位 OS 分别为 25.0 个月与 19.6 个月。纳武单抗治疗显著增加 OS,而次要研究终点方面,ORR 分别为 25% 和 5%,中位 PFS 分别为 4.6 个月和 4.4 个月。

(3) 化疗及其他

1980~2000 年,曾有多项临床研究证实肾癌是一种对细胞毒药物原发耐药的恶性肿瘤。系统分析 6 869 例接受不同化疗药物治疗患者的数据发现,1983~1993 年总体治疗反应率为 6.0%(4 542 例纯细胞毒药物治疗),1993~1998 年为 18.5%(2 327 例细胞毒药物联合细胞因子治疗)。因此,转移性肾癌通常不采用化疗,但在一些少见情况下化疗仍有一定作用。比如,对于转移性集合管癌或者肉瘤样癌,包括多柔比星和吉西他滨在内的部分细胞毒药

物可能有效。激素疗法(甲羟孕酮等)曾被用于转移性肾癌的治疗,但最终证实这是一种完全无效的治疗方式。

61.5.2 全身系统性药物治疗的主要原则

系统性药物治疗的主要原则是能够延长转移性肾癌患者 OS 和改善患者生活质量。

(1) 全身系统性药物治疗的疗程及规范

全身系统性药物治疗的疗程应根据不同药物的有效性和不良反应强度来决定。通常情况下分子靶向药物治疗的疗程取决于患者能够耐受某种特定靶向药物治疗的基础上,尽可能使用该药物直至疾病进展,疗效评价仍然依据实体瘤疗效评价标准(RECIST)。药物的使用方式和规范应根据不同药物的作用半衰期、临床研究数据、不良反应特征、患者的实际耐受情况等因素综合考虑。

(2) 药物治疗并发症及处理

由于转移性肾癌以靶向药物治疗为主,因此治疗相关不良反应不同于细胞毒性药物。肾癌靶向药物虽然大多属于抗血管生成抑制剂,但具体作用靶点各有侧重,相应不良反应可能有较大差异。其中常见的不良反应包括手足皮肤反应、心血管反应、消化道反应、甲状腺功能改变、乏力、水肿等;少见但严重的不良反应有肝脏毒性、间质性肺炎、心脏毒性等。目前不良反应评价标准推荐使用通用毒性常见不良事件评价标准(CTCAE)。

1) 手足皮肤反应:是靶向药物最常见的不良反应,多见于酪氨酸激酶抑制剂,如索拉非尼、舒尼替尼、培唑帕尼及阿昔替尼等,表现为影响手足的一系列症状,如皮肤触痛与感觉异常,以及红斑、水疱、过度角化、皮肤干裂等。如果出现 3 级及以上手足皮肤反应,需要减量或停药,待症状好转后减一个剂量水平进行治疗。1~2 级手足皮肤反应不影响靶向治疗,可继续用药,同时采取一些对症支持治疗,如外用尿素软膏,尽可能保持手足干燥,加强皮肤护理等。

2) 口腔症状:包括感觉异常、味觉改变、口干、口腔溃疡和口腔炎等。口腔症状的处理:一般不需要调整剂量或停药;如发生溃疡,则暂停 2~3 d 治疗;针对口腔溃疡和口角炎进行缓解治疗(给予不含乙醇漱口水、止痛药和支持疗法)。

3) 甲状腺功能减退:是酪氨酸激酶抑制剂常见不良反应,最多见于舒尼替尼治疗 2~3 个月后,表

现为颜面水肿和乏力。建议患者在治疗前及治疗后每2～3个月检查血促甲状腺素值,明确甲状腺的功能。必要时补充左甲状腺素片至患者症状改善再行正规靶向药物治疗。目前尚无临床证据表明需要药物减量或停药以干预酪氨酸激酶抑制剂所引起的甲状腺功能减退及其他内分泌代谢系统的不良反应。

4) 骨髓抑制:骨髓抑制最显著的靶向药物是舒尼替尼,其中以3/4级血小板降低最危险,因此接受舒尼替尼治疗期间需要密切监测血常规。一旦出现3/4级血小板减少,应暂停舒尼替尼治疗,待骨髓功能恢复后考虑减量治疗。

5) 心血管不良反应:肾癌靶向治疗药物可能导致的心血管不良反应主要包括高血压、左心室射血分数下降、心肌缺血或心肌梗死、QT间期延长。高血压多发生于用药后1～2周,一般伴随用药持续存在,常规抗高血压药物大多可以控制,而发生难以控制的高血压也可以通过药物减量或停药而得到缓解。所以靶向治疗期间,需要监测血压,一旦出现血压升高,应调整抗高血压药物治疗。心肌缺血及QT间期延长的发生率虽然不高,但危险性较高,因此对于既往有心血管病史的患者,接受治疗前应充分进行安全性评估并严密监测。

6) 间质性肺炎:间质性肺炎表现为肺的非感染性、非恶性浸润性弥漫炎症,主要发生于mTOR抑制剂(依维莫司)治疗中,通常发生在起始治疗后2～6个月,可能是无症状或非特异性呼吸道症状(咳嗽或呼吸困难),一般轻至中度且可逆,少数情况下病情严重可致命。一旦发生间质性肺炎,应暂停依维莫司治疗,给予糖皮质激素治疗,待间质性肺炎好转后,再从最低剂量恢复依维莫司治疗,如再次复发间质性肺炎,应永久停用依维莫司。因此应该避免给严重慢性阻塞性肺疾病或严重肺纤维化患者使用依维莫司治疗。

7) 腹泻:接受靶向治疗的患者应该被告知有发生腹泻的可能性。应对患者的基线排便情况进行评估,从而判断腹泻的发生程度。发生腹泻时可咨询营养科医师进行饮食调整,避免食入含有乳糖和咖啡因等成分的食物,1～2级的腹泻可以口服补液,可使用蒙脱石散剂、洛哌丁胺等止泻药物来控制症状。3～4级的腹泻需要尽早给予止泻药物干预,并需要考虑暂停治疗直至毒性恢复至1级或症状消失。如果需要住院输液等处理,则需要在恢复靶向药物治疗时考虑减少剂量。

8) 外周水肿:培唑帕尼和舒尼替尼等药物可能引起外周水肿表现,根据COMPARZ研究结果,培唑帕尼和舒尼替尼所致外周水肿的发生率分别为11%和17%,其中3～4级反应的发生率不足1%。多数患者在发生外周水肿后不影响日常生活,可予以观察,必要时可给予利尿剂脱水治疗,一般不需要进行靶向药物的减量。

9) 肝脏毒性:靶向药物可能导致肝脏毒性,包括丙氨酸氨基转移酶(ALT)、天冬氨酸氨基转移酶(AST)、碱性磷酸酶(ALP)和胆红素等肝功能指标的升高。COMPARZ研究显示,培唑帕尼和舒尼替尼治疗后的ALT升高比例达到60%和43%,总胆红素升高比例为36%和27%。其中绝大多数为1～2级肝功能损害,但培唑帕尼组的3～4级ALT升高达17%。因此,要求在靶向药物治疗前评估基线肝功能水平,治疗过程中还应定期监测肝功能。出现1～2级肝功能损害时可口服或静脉应用护肝药物治疗;出现3～4级肝功能损害时,应考虑暂停靶向药物治疗,同时给予护肝药物治疗,可考虑不同作用机制的护肝药物联合治疗,必要时请肝病专科会诊,指导护肝治疗。待肝功能恢复至1级或正常后,恢复靶向药物治疗,并予以减量。明确有乙型肝炎病毒(HBV)感染率的患者,在使用培唑帕尼治疗前建议进行HBV检测和评估肝炎的严重程度,并在治疗期间密切监测病毒数量;靶向治疗前可预防性口服拉米夫定、恩替卡韦等抗HBV药物,降低HBV再激活和急性肝炎的发生率。

10) 免疫介导的不良反应:以纳武单抗为代表的免疫检查点抑制剂可在多个靶器官包括皮肤、甲状腺、肺部、肝脏、肠道、肾脏等产生自身免疫性反应,从而发生皮肤瘙痒和严重皮疹、自身免疫性甲状腺炎、肺炎、肝炎、肠炎和肾炎等。

61.5.3 转移性肾癌的局部治疗

在接受全身系统性治疗的同时,针对某些特定的转移部位,可采取适当的局部治疗方法控制局部肿瘤生长可能产生的不良影响,如承重骨转移病灶可能引起骨折或脊髓压迫症状,肝转移灶可能引起肝功能异常,淋巴结转移灶可能产生局部压迫回流障碍和肢体水肿,脑转移灶可产生颅内高压、头痛、头晕、呕吐,甚至昏迷等严重后果。

（1）骨转移病灶的局部治疗

肾癌骨转移部位多见于脊柱、骨盆和四肢近端骨骼，主要症状为病变部位进行性疼痛加重；在X线片中主要表现为溶骨性骨质破坏，因此转移部位容易发生病理性骨折，甚至压迫脊髓引起截瘫。对孤立或承重骨转移灶可考虑手术方法切除转移灶；承重骨骨转移伴有骨折风险的患者可采用预防性内固定术等方法以避免骨相关事件的发生。对于已出现病理性骨折或脊髓的压迫症状并符合下列3个条件的患者推荐首选手术治疗：① 预计患者存活期＞3个月；② 体能状态良好；③ 术后能改善患者的生活质量，有助于接受进一步靶向药物治疗、放疗和护理。经皮椎体成形术可用于治疗脊柱溶骨性破坏和椎体病理性塌陷，提高转移部位硬度和受力压强，缓解局部疼痛。局部姑息性低剂量放疗对减轻骨转移疼痛有一定作用。另外，同时使用骨保护性药物，包括双膦酸盐和地诺单抗、[223]镭，可减少骨相关事件的发生。

（2）淋巴结转移灶的局部治疗

对于仅存在区域淋巴结转移而无其他远处转移的患者，可考虑行区域淋巴结清扫或切除，无法手术切除的可考虑局部冷冻治疗、γ刀、X刀、海扶刀或外放射治疗。如果合并其他部位远处转移，一般不推荐仅针对淋巴结转移灶进行局部治疗。

（3）肝脏转移病灶的局部治疗

肾癌肝转移患者通常预后较差，应首先考虑全身靶向药物治疗，如全身治疗无效，可考虑联合肝脏转移灶的局部治疗，如消融治疗、局部肝动脉灌注化疗、介入栓塞治疗、立体定向放疗及高强度超声治疗等。这些治疗可作为综合治疗的一部分，可提高肝转移灶的局部控制，单独使用治疗意义不大。

（4）脑转移病灶的局部治疗

对脑转移灶，放疗的效果优于外科手术治疗，且放疗可以兼顾多发性脑转移，配合地塞米松和脱水剂可以明显缩小肿瘤及水肿带，缓解颅内高压症状和其他神经症状。对体能状态良好、单纯脑转移的患者(脑转移灶≤3个，脑转移瘤最大直径≤3 cm)首选立体定向放疗(γ刀、X刀、三维立体适形放疗、调强适形放疗)或脑外科手术联合放疗。

61.5.4 术后局部复发的诊治

对接受根治性手术治疗的局限性肾癌患者应在术后定期复查随访，针对主要的复发转移发生部位，需要进行胸部平扫CT和腹部增强CT或MRI检查，以排除肺部远处转移和肾脏手术区域的局部复发、淋巴结转移和肝脏转移。其他部位包括骨、脑等需在出现相应器官症状时立即进行相应部位的骨扫描或头颅MRI检查。少数患者可能出现局部手术切口周围肿块或局部疼痛就诊，大多数患者无明显不适症状。术后局部复发的诊断最主要依赖肾区的增强CT或MRI，可明确复发的性质、范围、数量、有无累及重要器官等。

61.5.5 局部复发后的治疗

要区分是单纯的局部复发还是伴有其他远处转移，是单发的还是多发的，距离手术的时间有多久，原发肾脏肿瘤的病理类型和恶性程度如何，还有患者的年龄和身体状况，这些因素都将决定后续治疗的选择。如果是单一局部复发病灶未累及重要脏器或组织，患者身体状况良好可耐受手术治疗，可考虑再次手术切除局部复发病灶，如手术无法完整切除，可在术后辅助放疗。如果复发病灶广泛无法手术，可选择全身系统性治疗控制肿瘤进展。

（张海梁　王弘恺）

61.6 其他肾恶性肿瘤

61.6.1 肾肉瘤

原发性肾肉瘤（renal sarcoma）来源于肾脏实质、被膜及肾盂内的间叶组织和神经组织，是一种非常少见的肾脏恶性肿瘤，占肾脏恶性肿瘤的2%～3%，且难与肾肉瘤样癌相鉴别。包括肾透明细胞肉瘤、平滑肌肉瘤、脂肪肉瘤、成骨肉瘤、肾血管肉瘤、恶性纤维组织细胞瘤、成淋巴细胞瘤等。其中以平滑肌肉瘤、脂肪肉瘤较为常见，易转移至肺和肝脏，即使行肾切除术，也很少有生存5年者。

肾肉瘤的临床表现与肾癌极为相近，常为巨大肿瘤，以局部疼痛、肿块、血尿等为主要症状，腹部肿块直径2～30 cm，大小不等，边界清楚、硬度不一，一般无压痛。晚期常伴有发热、消瘦、贫血等全身症状。

（1）肾透明细胞肉瘤

肾透明细胞肉瘤（clear cell sarcoma of kidney, CCSK）是一种罕见的肾恶性软组织肉瘤，最初被认为是单项分化的肾母细胞瘤，1970年由Kidd首次报道。成人病例报道较少,其组织形态学复杂,一般多发于儿童,约占儿童肾母细胞瘤的4%,易发生骨转移,CCSK骨转移的发生率为40%～60%,呈成骨性或溶骨性骨破坏,骨转移好发部位依次是颅骨、脊柱、骨盆和肋骨,脏器转移见于肺、肝、软组织和淋巴结,一直被认为是肾母细胞瘤的一种特殊类型。CCSK大多体积较大,平均直径11 cm,位于髓质,有黏液透明样感,可有囊性变。细胞上皮样或梭形,成条索样分布,周围间质内有树枝状血管分隔。核圆形,染色质细腻,核仁不明显,核沟很常见,核分裂象少见。因其组织形态学复杂,与多种肾恶性肿瘤相似,误诊率极高。

CCSK的特征性表现如下:① 基本结构,肿瘤细胞被分枝状纤维小血管分隔成巢状或梁索状。巢状和梁索的宽度在4～10个细胞之间。② 细胞特点,肿瘤细胞体积小,界限不清,大小比较一致,核多呈圆形、卵圆形,大小较一致,染色质均匀细腻、粉尘状,核仁不清楚,偶见核沟,核分裂象不定。胞质淡染或呈透明状。③ 肿瘤与间质的关系,肿瘤的间质由含丰富小血管的少量纤维组织构成,与肿瘤组织常分界不清。④ 血管特点,丰富的细而规则的分支状毛细血管,呈"鸡爪样",血管周围围绕多少不等的纤维母细胞,以富含胶原基质为特征(图61-7)。

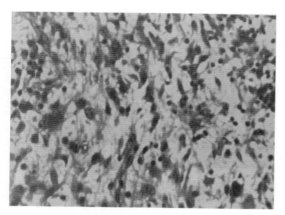

图61-7 肾透明细胞肉瘤HE染色(×200)

CCSK有多种组织学类型:① 黏液型,以透明质酸聚集形成的无细胞区为主;② 硬化型,以骨样的透明变性的胶原为主;③ 细胞型,小圆细胞为主;④ 上皮型,与肾母细胞为主,栅栏状排列。值得注意的是特殊的腺泡样结构和血管间质支架比透明细胞或硬化的存在更有价值。CCSK组织的起源仍有

争议,根据免疫组织化学和电镜检查特点,肾原始间质细胞起源可能性较大。CCSK病理形态特殊,临床上具有侵袭性、广泛转移和已发生骨转移的特点,病死率高,预后差,临床病症以腹部肿块、腹痛、血尿为主。

一直以来,CCSK的诊断都缺乏特异性的免疫标志物,常用于鉴别诊断的有WT-1、Bcl-2及CD99,但这些标志物在肾脏的其他一些肿瘤中也有不同程度的表达,特异性不强。因此目前临床上诊断该肿瘤主要依赖于病理组织学表现。但其组织学表现和其他几种儿童肾脏肿瘤有较大重叠,在临床上易造成误诊。因此,CCSK是肾脏肿瘤尤其是儿童肾脏肿瘤诊断中的难点之一。近年来,有研究发现CCSK中存在YWHAE-FAM22基因重排,而这一遗传学异常可导致Cyclin D1的过表达。因此Cyclin D1在CCSK中的诊断价值受到关注。

(2)肾平滑肌肉瘤

原发性肾平滑肌肉瘤(leiomyosarcoma)是比较罕见的肾脏恶性肿瘤,占肾脏恶性肿瘤的0.6%～1.8%,肾平滑肌肉瘤起源于肾脏包膜、肾盂、肾乳头或肾静脉内的平滑肌细胞,是肾肉瘤中最常见的一种类型,占肾肉瘤的60%,原发性肾平滑肌肉瘤任何年龄均可发病,以40～60岁的女性较为多见,肿瘤常好发右侧,也可以双侧发病。肾平滑肌肉瘤组织来源不固定,可来自肾包膜,也可来自于肾盂、肾盏、肾乳头的平滑肌组织,还可来自于肾脏血管的平滑肌组织。肿瘤体积大,常有包膜,灰白色,质偏韧,多有结节,有灶状坏死。镜下梭形细胞呈丛状、栅栏状排列,坏死、细胞核多形,核分裂象多见(图61-8)。早期易转移,常常提示恶性程度高,细胞免疫组化可以证实来源于平滑肌,可能与平滑肌组织的成

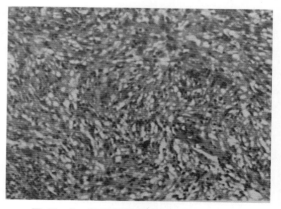

图61-8 肾平滑肌肉瘤HE染色(×200)

长、增生与妊娠期的激素分泌有关。原发性肾平滑肌肉瘤 B 超多表现为肾区实质性低回声及不均质回声占位,内部可伴光斑或不均质光点。原发性肾平滑肌肉瘤在静脉尿路造影(IVU)上表现与其他肾肿瘤相似,常表现为肾盏变形、充盈缺损、肾积水、患侧肾功能减退等。CT 平扫检查示原发性肾平滑肌肉瘤呈与肾脏等密度或稍高密度,肿瘤多为外向性生长,较大者多伴有出血、坏死、囊性变。CT 增强扫描检查示肿瘤呈延迟或持续性强化。

肾平滑肌肉瘤临床表现无特异性,临床表现与常见肾癌相似,局部症状主要表现为腰腹部疼痛、腰腹部包块及肉眼或镜下血尿;全身症状有发热、贫血、消瘦、肝功能异常、内分泌紊乱等。从临床表现上与其他肾细胞癌难以鉴别,易误诊。肾平滑肌肉瘤恶性程度高,生长速度快,少数有自发性破裂的可能。手术治疗是治愈原发性肾平滑肌肉瘤的唯一途径,也是首选方法。标准的手术治疗是肾癌根治性切除术,具有较宽的肿瘤细胞阴性切缘,但由于原发性肾平滑肌肉瘤大多体积较大,局部解剖结构比较复杂,加上肿瘤往往侵袭邻近的重要器官,手术切除即使非常完整,也很难做到真正的切缘阴性。另一方面,保留肾单位手术的应用最近增加,其适应证主要有:肾功能不全,双侧肿瘤或孤立肾肿瘤,或肿瘤直径≤4 cm。原发性肾平滑肌肉瘤恶性程度高,预后差。原发性肾平滑肌肉瘤为较少见的侵袭性恶性肿瘤,易复发和转移,常见的转移部位发生在肺部、肝脏。此外,也有骨、骨骼肌、心包、胸壁、皮肤、结肠等转移部位的报道。

(3)肾脂肪肉瘤

肾脂肪肉瘤(liposarcoma)约占肾肉瘤的 19%,易与肾血管平滑肌脂肪瘤(angiomyolipoma)或与体积较大的良性原发性脂肪瘤(lipoma)混淆。脂肪肉瘤是恶性软组织肉瘤中较常见的一种,以 50 岁左右人群多见,男性多于女性;好发于四肢,12%~43%发生于腹膜后;肿瘤直径多为 3~10 cm,肿瘤常为结节状或分叶状,质软或稍硬。发生于肾实质的脂肪肉瘤很少见,常为腹膜后的脂肪肉瘤侵犯肾脏所致。根据细胞形态和内部结构可分为:分化良好型、黏液型、圆形细胞型、纤维母细胞型和多形型。其中黏液型比例高的脂肪肉瘤对放疗较为敏感。根据细胞成分的不同,脂肪肉瘤可分为:① 高分化脂肪肉瘤,也称脂肪瘤样脂肪肉瘤;② 黏液型脂肪肉瘤;③ 圆形细胞型脂肪肉瘤;④ 多形型脂肪肉瘤;⑤ 未分化型

脂肪肉瘤。

肾脂肪肉瘤常缺乏特异性临床表现,随瘤体增大可出现压迫肾脏及邻近器官所致的临床症状,最常见的有腰背或腹部疼痛、食欲缺乏等,体格检查可触及腹部包块。若肿瘤侵犯腰丛、骶神经根可引起腰背部和下肢痛。CT 检查对本病有一定诊断价值,影像显示密度较低,有类似脂肪样组织密度为其特征,有时可见肿块内部有液化、坏死、囊变、钙化等改变。

肾脂肪肉瘤在诊断上主要与肾癌和不典型血管平滑肌脂肪瘤相鉴别。肾癌中瘤体主体来源于肾实质,通常可见肾实质的挤压和破坏。辅助检查方式如下:① CT:脂肪密度肿瘤内有软组织密度肿块,肾周筋膜不规则增厚。② X 线片:如有肺部转移,胸部 X 线平片可有肺部肿块阴影;如有骨转移,骨 X 线片检查可发现骨质破坏。③ 放射性核素骨扫描(ECT):有骨转移时可见骨质破坏。追踪瘤体血管的走行对区别肾血管平滑肌脂肪瘤和肾周脂肪肉瘤有重要意义。肾血管平滑肌脂肪瘤被认为是肾血管畸形,瘤体可与肾实质共享血管系统,因此血管成像显示有大的瘤体血管扩展到肾实质或肾窦高度提示血管平滑肌脂肪瘤;而肾脂肪肉瘤来自周围脂肪组织而非肾脏本身,其血液供应通常与肾实质关系不密切。临床表现为无痛性、进行性生长的腹部肿块,质地较柔软,有时呈囊性感,边界清楚,生长缓慢。晚期可能出现体重下降、发热、乏力、贫血和红细胞沉降率增快等。少数患者镜下有血尿。

治疗为根治性肾切除术,术前应明确肿瘤与周围脏器和血管的关系,是否浸润及其程度,必要时行下腔静脉、腹腔动脉和腹主动脉造影,估计手术切除肿瘤的可能性。因术后易出现局部复发,特别是手术切缘残留有肿瘤组织时更易发生,应尽可能再次手术切除肿瘤组织。术后可辅以化疗等,预后差。

(4)成骨肉瘤

非常罕见,原因不明,少血管肿瘤出现广泛钙化,可提示本病。肿瘤易转移至骨,因此,有人怀疑肾脏病变为肿瘤转移而非原发肿瘤,首选肾根治术,预后差。

(5)肾血管肉瘤

血管肉瘤又称恶性血管内皮细胞瘤,是一种起源于血管内皮细胞的恶性软组织肿瘤,为一种极为罕见的具有侵袭性的来自血管内皮的恶性肿瘤,以头皮和面部皮肤多见。

典型肾血管肉瘤的病理学特点:肉眼观为暗红

色、边界不清的出血性肿块,边缘呈浸润性。高倍电镜下可见肿瘤由大小不等、形态不一的血管构成,血管壁内衬多形性内皮细胞且互相吻合呈网状结构,腔内可见红细胞,管腔内皮细胞肿胀伴异型性,能见到少量核分裂象,管腔内有瘤细胞脱落,管腔之间可见纤维间质,网织纤维染色可见瘤细胞位于网织纤维内。免疫组织化学染色检测血管内皮细胞标志物对于血管肉瘤的诊断和鉴别有重要作用,血管内皮相关因子(CD31、CD34)是存在于内皮细胞、单核细胞和血小板表面的黏附分子,对来自血管内皮细胞的肿瘤具有良好的标记作用,其中 CD31 在血管形成区域的阳性率为 78%～80%。第 8 因子相关抗原(Factor Ⅷ related antigen,FⅧ-RA)广泛分布于多种组织的血管内皮细胞。文献报道,血管肉瘤细胞中 FⅧ-RA 阳性率高达 40%～100%,尤其在血管形成区的阳性率明显高于无或乏血管形成区。

肾血管肉瘤最常见的转移部位为肺、肝及骨等。原发性肾血管肉瘤多数起自肾实质间叶组织,其次是被膜及肾盂内的间叶组织及神经组织。既往研究报道,血管肉瘤多发生在肝、乳腺、脾脏、脑等部位,但发生于肾脏的报道极少。肾血管肉瘤需与以下肾肿瘤鉴别。① 肾透明细胞癌:肾透明细胞癌呈典型的"快进快出"强化,常侵犯肾周,易发生淋巴结转移并侵及静脉形成瘤栓。② 肾周脂肪肉瘤:多起源于肾周组织,其内见脂肪性结节为主要特征,CT 增强扫描多呈显著不均匀强化。③ 肾周型淋巴瘤:强化程度均低于正常肾实质,较少发生坏死,故增强扫描强化表现常不明显。④ 肾脏血管平滑肌脂肪瘤(乏脂性):CT 平扫为均匀稍高于肾皮质密度良性肿块,而肾血管肉瘤呈等密度或略低密度,多呈浸润性生长。

目前其病因及发病机制尚不明确,可能与免疫抑制、遗传因素、环境中的致癌因子,包括杀虫剂中所含的氧化砷、橡胶工业中的氯乙烯、吸烟及雄性激素有关。

由于此种恶性肿瘤罕见,目前尚没有标准的治疗方案,手术切除患肾是最有效的治疗手段,无瘤生存 1 年以上的患者均接受了肾切除手术。放疗和化疗的效果至今还未得到肯定。有研究显示,术后辅助性放疗有助于肿瘤的局部防治,但放疗不能延长生存期。对于晚期失去手术机会或治疗后复发及远处转移者,化疗仍为一种必要的姑息治疗手段。上皮样血管肉瘤通常预后较差,当老年患者肿块位于腹膜后、肿瘤体积≥5 cm 伴有出血、Ki-67 增殖指数≥10% 时预后更不佳。因此,鉴于本病发展迅猛,早期易出现转移,当术前检查肾脏肿瘤内无脂肪成分,增强扫描后肿瘤类动脉期病灶边缘斑片、结节样边缘强化,静脉期及排泄期强化灶逐渐扩散至中心区,不伴有肾静脉和下腔静脉侵犯等影像特点时,应高度怀疑本病,尽早采取手术切除患肾是最有效的治疗手段。

(6)恶性纤维组织细胞瘤

恶性纤维组织细胞瘤(malignant fibrohistiocytoma,MFH)是由成纤维细胞样细胞和组织细胞样细胞为主要成分,伴数量不等的单核、多核巨细胞构成,无明确分化特征的多形性肉瘤。肾脏原发较为少见,一般位于腹膜后,有些靠近肾被膜而被误认为来自肾脏。肾脏的 MFH 与其他部位的相同,细胞多行,混杂排列。

肾 MFH 的发病无年龄区别,50～70 岁是发病的高峰年龄,约占全部患者的 2/3。最常见的症状依次为消瘦(68%),肿块(62%),腰、腹痛(41%)。部分病例出现血小板计数和碱性磷酸酶的异常升高,肉眼血尿发生率仅 16%。影像学表现与肾癌无明显区别。

多数病理专家认为,肾 MFH 来自肾被膜的结缔组织,并压迫肾实质,这与多数患者无血尿症状相符合。临床所见肾 MFH 直径多介于 5～20 cm,肿瘤呈浸润性生长,无明显包膜,大多侵及肾周筋膜和周围组织粘连,肿瘤质软,实性或囊实性,切面灰白、灰黄色为主,多数伴有出血、坏死。MFH 典型结构由多形的梭形纤维母细胞、组织细胞、巨细胞、黄色瘤细胞和炎症细胞混杂构成,细胞无定向排列,细胞核呈多形性和异型性,核分裂和病理性核分裂多见(图 61-9)。依据肿瘤组织学结构分为 4 种亚型:席

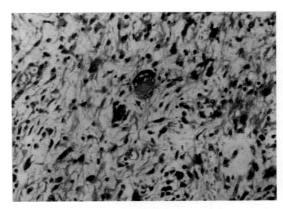

图 61-9　恶性纤维组织细胞瘤 HE 染色(×200)

纹状多形性MFH,黏液型MFH,巨细胞型MFH,黄色瘤(炎症型)MFH。多数肾 MFH 具有典型的席纹状结构。MFH 病理诊断常与纤维肉瘤、多形性横纹肌肉瘤、滑膜肉瘤等软组织肿瘤相混淆。电镜和免疫组化检查鉴别软组织肿瘤的来源,弥补了病理形态学的不足。但电镜不能特异性地区分上皮细胞和组织细胞的形态特征,因此,联合免疫组化成为鉴别 MFH 的最佳方法。波形蛋白(vimentin)(+)结合角蛋白 CK 和(或)上皮膜抗原 EMA(-),可以区分间质肉瘤和上皮来源的肿瘤。有文献指出,肾 MFH vimentin 阳性率为 100%,而 CK 和 EMA 全部为阴性。溶菌酶(Lysozyme)和 α_1 抗胰蛋白酶是组织细胞特异标志物,其阳性反应有助于 MFH 与纤维肉瘤的鉴别。

早期诊断、早期治疗是获得理想治疗效果的关键,由于肾 MFH 早期和局部临床症状不明显,给诊断和治疗带来极大的困难。根治性肾切除术是治疗肾原发性恶性肿瘤的经典术式,也是肾 MFH 普遍采用的手术方式。肾 MFH 恶性度高,预后差。

(7)成淋巴细胞瘤

成淋巴细胞瘤包括网状细胞肉瘤,淋巴肉瘤和白血病。少见,以肾脏、肠、胃等部位作为唯一表现,如血尿、肾脏增大等。CT 为诊断淋巴瘤的首选方法,一般表现为:① 多发性肾实质内结节;② 邻近淋巴结肿大;③ 孤立肾脏病变;④ 弥漫性浸润。同时,CT 可评价肾脏肿瘤对全身治疗后的反应,治疗常需全身治疗,除非有难以控制的出血,一般不采取肾切除术。

61.6.2 恶性淋巴瘤

原发性肾恶性淋巴瘤罕见,约占结外淋巴瘤的 0.7%,恶性淋巴瘤的 0.1%。恶性淋巴瘤好发于中老年,肾脏可以原发淋巴瘤,各种非霍奇金淋巴瘤均可发生在肾脏,多为双侧。形态与其他部位淋巴瘤相似,主要以 B 型为主,特别是大 B 细胞型。瘤细胞弥漫性浸润可导致肾衰竭。系统性多发性骨髓瘤或髓外性浆细胞瘤也可见于肾。其发病机制不明,因肾脏内无淋巴组织。原发性肾淋巴瘤的诊断需满足以下条件:① 肾脏肿物;② 无淋巴结和内脏器官等部位淋巴肾外侵犯的证据;③ 无白血病性血象和骨髓抑制的表现。临床上肾淋巴瘤多为继发性,是全身系统性淋巴瘤的一部分,多伴有淋巴结肿大和脾大等多脏器受累的表现,较容易诊断。而原发性肾淋巴瘤由于缺乏肾外浸润病灶,以肾占位性病变为突出表现,容易与肾癌、肾炎性肉芽肿等病变相混淆,诊断比较困难。

61.6.3 肾恶性黑色素瘤

发生于泌尿生殖系统的恶性黑色素瘤罕见,在黑色素瘤中仅占 0.2%。镜下特点与其他部位的恶性黑色素瘤相似,免疫组化可以证实其来源于黑色素细胞。在美国,恶性黑色素瘤的发病率和死亡率在地域上从南到北逐渐增加,与紫外线照射密切相关。恶性黑色素瘤主要累及阴茎和尿道,而发生于肾脏的极为罕见。在皮肤恶性黑色素瘤患者的尸检中,24%~50%可见有肾实质的累及,很难确定肾恶性黑色素细胞瘤是原发性还是继发性的。临床上,单独作为一种疾病极为罕见,多诊断为肾癌。

肾恶性黑色素瘤以手术治疗为首选,并按肾癌手术的原则,行根治性肾切除术。一般来说,恶性黑色素瘤对放疗不敏感。经免疫荧光技术证实,约 40%恶性黑色素瘤患者血中有作用于瘤细胞的循环抗体。在局限性肿瘤患者中,抗体滴度较高,以此为免疫治疗打下了基础。

(叶定伟 张海梁 董懿为)

主要参考文献

[1] Ballo MT, Zagars GK, Pollock RE, et al. Retroperitoneal soft tissue sarcoma: an analysis of radiation and surgical treatment [J]. Int J Radiat Oncol Biol Phys, 2007,67:158-163.

[2] Battagli C, Uzzo RG, Dulaimi E, et al. Promoter hypermethylation of tumor suppressor genes in urine from kidney cancer patients[J]. Cancer Res, 2003,63: 8695-8699.

[3] Brahmer JR, Tykodi SS, Chow LQ, et al. Safety and activity of anti-PD-L1 antibody in patients with advanced cancer[J]. N Engl J Med, 2012,366,2455-2465.

[4] Cancer Genome Atlas Research Network. Comprehensive molecular characterization of clear cell renal cell carcinoma[J]. Nature, 2013,499:43-49.

[5] Chapin BF, Delacroix SE Jr, Culp SH, et al. Safety of presurgical targeted therapy in the setting of metastatic renal cell carcinoma[J]. Eur Urol, 2011,60:964-971.

[6] Chen W, Zheng R, Baade PD, et al. Cancer statistics in China, 2015[J]. CA Cancer J Clin, 2016,66:115-132.

［7］ Choueiri TK, Halabi S, Sanford BL, et al. Cabozantinib versus sunitinib as initial targeted therapy for patients with metastatic renal cell carcinoma of poor or intermediate risk: the alliance A031203 CABOSUN Trial[J]. J Clin Oncol, 2017,35(6):591-597.

［8］ Chow WH, Gridley G, Fraumeni JF, et al. Obesity, hypertension, and the risk of kidney cancer in men[J]. N Engl J Med, 2000,343:1305-1311.

［9］ Crispen PL, Breau RH, Allmer C, et al. Lymph node dissection at thetime of radical nephrectomy for high-risk clear cell renal cellcarcinoma: indications and recommendations for surgical templates[J]. Eur Urol, 2011,59:18-23.

［10］ Escudier B, Eisen T, Stadler WM, et al. Sorafenib in advanced clear-cell renal-cell carcinoma[J]. N Engl J Med, 2007,356:125-134.

［11］ Escudier B, Pluzanska A, Koralewski P, et al. Bevacizumab plus interferon alfa-2a for treatment of metastatic renal cell carcinoma: a randomised, double-blind phase III trial[J]. Lancet, 2007, 370 (9605): 2103-2111.

［12］ Eun SK, Seok HJ, Hyung CP, et al. Dedifferentiated Liposarcoma of the retroperitoneum[J]. Cancer Res Treat, 2010,42(1):57-60.

［13］ Ferlay J, Shin HR, Bray F, et al. Estimates of worldwide burden of cancer in 2008: GLOBOCAN 2008 [J]. Int J Cancer, 2010,127:2893-2917.

［14］ Haas NB, et al. Initial results from ASSURE (E2805): Adjuvant sorafenib or sunitinib for unfavorable renal carcinoma, an ECOG-ACRIN-led, NCTN phase III trial [J]. ASCO Meeting Abstracts, 2015. 33:403.

［15］ Heng DY, Xie W, Regan MM, et al. Prognostic factors for overall survival in patients with metastatic renal cell carcinoma treated with vascular endothelial growth factor-targeted agents: results from a large, multicenter study[J]. J Clin Oncol, 2009,27:5794-5799.

［16］ Herts BR, Baker ME. The current role of percutaneous biopsy in the evaluation of renal masses[J]. Semin Urol Oncol, 1995,13:254-261.

［17］ Huang WC, Levey AS, Serio AM, et al. Chronic kidney disease after nephrectomy in patients with renal cortical tumours: a retrospective cohort study[J]. Lancet Oncol, 2006,7(9):735-740.

［18］ Hudes G, Carducci M, Tomczak P, et al. Temsirolimus, interferon alfa, or both for advanced renal-cell carcinoma[J]. N Engl J Med, 2007, 356(22): 2271-2281.

［19］ Hung AJ, Cai J, Simmons MN, et al. "Trifecta" in Partial Nephrectomy[J]. J Urol, 2013,189(1):36-42

［20］ Hutson TE, Escudier B, Esteban E, et al. Randomized phase III trial of temsirolimus versus sorafenib as second-line therapy after sunitinib in patients with metastatic renal cell carcinoma[J]. J Clin Oncol, 2014, 32(8):760-767.

［21］ Jeremy S, Miller, Md, Ming Zhou, et al. Primary leiomyosarcoma of the kidney: aclinicopathologic study of 27 cases [J]. American Journal of Surgical Pathology, 2010,34(2):238-242.

［22］ Jewett MA, Mattar K, Basiuk J, et al. Active surveillance of small renal masses: progression patterns of early stage kidney cancer[J]. Eur Urol, 2011, 60 (1):39-44.

［23］ Kaelin WG Jr. The von Hippel-Lindau tumor suppressor protein and clear cell renal carcinoma[J]. Clin Cancer Res, 2007,13(2 Pt 2):680s-4s.

［24］ Kutikov A1, Uzzo RG. The R. E. N. A. L. nephrometry score: a comprehensive standardized system for quantitating renal tumor size, location and depth[J]. J Urol, 2009,182(3):844-853.

［25］ Leibovich BC, Cheville JC, Lohse CM, et al. Cancer specific survival for patients with pT3 renal cell carcinoma-can the 2002 primarytumor classification be improved[J]? J Urol, 2005,173:716-719.

［26］ Mekhail TM, Abou-Jawde RM, Boumerhi G, et al. Validation and extension of the Memorial Sloan-Kettering prognostic factors model for survival in patients with previously untreated metastatic renal cell carcinoma[J]. J Clin Oncol, 2005,23:832-841.

［27］ Motzer RJ, Bacik J, Murphy BA, et al. Interferon-alfa as a comparative treatment for clinical trials of new therapies against advanced renal cell carcinoma[J]. J Clin Oncol, 2002,20:289-296.

［28］ Motzer RJ, Escudier B, Oudard S, et al. Efficacy of everolimus in advanced renal cell carcinoma: a double-blind, randomized, placebo-controlled phase Ⅲ trial [J]. Lancet, 2008,372:449-456.

［29］ Motzer RJ, Hutson TE, Cella D, et al. Pazopanib versus sunitinib in metastatic renal-cell carcinoma[J]. N Engl J Med, 2013,369(8):722-731.

［30］ Motzer RJ, Hutson TE, Glen H, et al. Randomized phase II, three-arm trial of lenvatinib (LEN), everolimus (EVE), and LEN+EVE in patients (pts) with metastatic renal cell carcinoma (mRCC)[J]. J Clin Oncol, 33,2015 (suppl: abstr 4506).

[31] Motzer RJ, Hutson TE, Tomczak P, et al. Sunitinib versus interferon alfa in metastatic renal-cell carcinoma [J]. N Engl J Med, 2007, 356(2): 115 – 124.

[32] Motzer RJ, Nosov D, Eisen T, et al. Tivozanib versus sorafenib as initial targeted therapy for patients with metastatic renal cell carcinoma: results from a phase Ⅲ trial[J]. J Clin Oncol, 2013, 31(30): 3791 – 3799.

[33] Motzer RJ, Rini BI, Bukowski RM, et al. Sunitinib in patients with metastatic renal cell carcinoma [J]. JAMA, 2006, 295(21): 2516 – 2524.

[34] Motzer RJ, Rini BI, McDermott DF, et al. Nivolumab for metastatic renal cell carcinoma: results of a randomized phase Ⅱ trial[J]. J Clin Oncol, 2015, 33 (13): 1430 – 1437.

[35] Olweny EO, Park SK, Tan YK, et al. Radiofrequency ablation versus partial nephrectomy in patients with solitary clinical T1a renal cell carcinoma: comparable oncologic outcomes at a minimum of 5 years of follow-up [J]. Eur Urol, 2012, 61(6): 1156 – 1161.

[36] Pauli JL, Strutton G. Primary renal angiosarcoma [J]. Pathology, 2005, 37(2): 187 – 189.

[37] Qu Y, Gu C, Wang H, et al. Diagnosis of adults Xp11.2 translocation renal cell carcinoma by immunohistochemistry and FISH assays: clinicopathological data from ethnic Chinese population[J]. Sci Rep, 2016, 6: 21677.

[38] Ravaud A, et al. Phase III trial of sunitinib (SU) vs placebo (PBO) as adjuvant treatment for high-risk renal cell carcinoma (RCC) after nephrectomy (S-TRAC) [J]. Ann Oncol, 2016, 27: LBA1.

[39] Reaume MN, Graham GE, Tomiak E, et al. Canadian guideline on genetic screening for hereditary renal cell cancers[J]. Can Urol Assoc J, 2013, 7: 319 – 323.

[40] Renehan AG, Tyson M, Egger M, et al. Body-mass index and incidence of cancer: a systematic review and meta-analysis of prospective observational studies[J]. Lancet, 2008, 371: 569 – 578.

[41] Rini BI, Escudier B, Tomczak P, et al. Comparative effectiveness of axitinib versus sorafenib in advanced renal cell carcinoma (AXIS): a randomized phase 3 trial [J]. Lancet, 2011, 378: 1931 – 1939.

[42] Sato Y, Yoshizato T, Shiraishi Y, et al. Integrated molecular analysis of clear-cell renal cell carcinoma[J]. Nat Genet, 2013, 45: 860 – 867.

[43] Schmidt L, Junker K, Nakaigawa N, et al. Novel mutations of the MET proto-oncogene in papillary renal carcinomas[J]. Oncogene, 1999, 18: 2343 – 2350.

[44] Simmons MN, Ching CB, Samplaski MK, et al. Kidney tumor location measurement using the C index method [J]. J Urol, 2010, 183(5): 1708 – 1713.

[45] Srigley JR, Delahunt B, Eble JN, et al. The International Society of Urological Pathology (ISUP) Vancouver Classification of Renal Neoplasia[J]. Am J Surg Pathol, 2013, 37: 1469 – 1489.

[46] Sun M, Lughezzani G, Perrotte P, et al. Treatment of metastatic renal cell carcinoma [J]. Nat Rev Urol, 2010, 7(6): 327 – 738.

[47] Tanagho YS, Bhayani SB, Kim EH, et al. Renal cryoablation versus robot-assisted partial nephrectomy: Washington University long-term experience[J]. J Endourol, 2013, 27(12): 1477 – 1486.

[48] Trpkov K, Grignon DJ, Bonsib SM, et al. Handling and staging of renal cell carcinoma: the International Society of Urological Pathology Consensus (ISUP) conference recommendations[J]. Am J Surg Pathol, 2013, 37: 1505 – 1517.

[49] van der Veldt AA, Meijerink MR, van den Eertwegh AJ, et al. Sunitinib for treatment of advanced renal cell cancer: primary tumor response[J]. Clin Cancer Res, 2008, 14: 2431 – 2436.

[50] Wang HK, Zhang HL, Zhu Y, et al. A Phase II trial of dosage escalation of sorafenib in Asian patients with metastatic renal cell carcinoma [J]. Future Oncol, 2014, 10(12): 1941 – 1951.

[51] Zhang HL, Sheng XN, Li XS, et al. Sorafenib versus sunitinib as first-line treatment agents in Chinese patients with metastatic renal cell carcinoma: the largest multicenter retrospective analysis of survival and prognostic factors[J]. BMC Cancer, 2017, 17(1): 16.

62 肾上腺肿瘤

62.1 肾上腺皮质醇增多症

肾上腺皮质醇增多症(hypercortisolism)即皮质醇症,为机体组织长期暴露于异常增高的糖皮质激素引起的一系列临床症状和体征,也称库欣综合征(Cushing's syndrome, CS)。

62.1.1 流行病学

CS 的年发病率为(2~5)/10 万。在高血压人群中 CS 占 0.5%~1%;在 2 型糖尿病的肥胖患者、血糖控制不佳且合并高血压患者中 CS 发病率可达 2%~5%。高发年龄为 20~40 岁,约占 70%,男女比例为 1:(2~8)。

62.1.2 病因学

CS 主要分两种类型:促肾上腺皮质激素(corticotropin, ACTH)依赖型和非依赖型。ACTH依赖型 CS 占 80%~85%,其中 70% 是垂体分泌过多的 ACTH 所致,即库欣病,10%~15% 是异位ACTH 综合征。ACTH 非依赖型 CS 一般是单侧肾上腺肿瘤造成的,60% 为肾上腺皮脂腺瘤,40% 是肾上腺皮质癌。

62.1.3 诊断

(1) 临床症状

1) 经典表现:不同患者的临床表现各异,但满月脸、水牛背、皮肤紫纹、体重增加和向心性肥胖是最常见的体征。

2）高血压和低血钾：皮质醇具有明显的潴钠排钾作用，所以 CS 患者机体中总钠量增加、血容量增大，血压上升可有轻度水肿，尿钾排出量增加，可有低血钾和高尿钾，甚至发生轻度碱中毒。

3）糖尿病或者糖耐量减低：CS 患者约半数有糖耐量受损，约 20% 有显性糖尿病。

4）性腺功能紊乱：性欲减退、勃起功能障碍、睾酮水平下降等性腺功能减退在男性患者较常见。女性患者多数有月经紊乱和继发性闭经。

5）生长发育障碍：儿童 CS 患者以全身性肥胖和生长发育迟缓为特征，其中 65% 的患者有肾上腺疾病，其中多数是恶性的。

6）精神症状：部分患者可能以精神心理异常为首诊主诉，少数甚至可出现类似躁狂症、忧郁症或精神分裂症表现。

7）其他：CS 患者的免疫功能低下，易合并细菌或真菌感染，常进展迅速，可致命。

（2）实验室检查

1）血、尿皮质醇及其代谢产物检测：一般推荐检查深夜血浆或唾液皮质醇至少 2 次，或者 24 h 尿游离皮质醇（UFC）2 次。如果结合临床症状，24 h -UFC 大于正常上限 5 倍即可确诊。如果结果可疑，还需结合小剂量地塞米松抑制实验。

2）小剂量地塞米松抑制实验：经典方法是服用地塞米松，0.5 mg/次，每 6 h 1 次，连服 8 次。测定服药前 1 d 及服药第 2 天的 24 h - UFC，正常反应为服药第 2 天 UFC＜20 μg/24 h。多用于定性诊断。

3）大剂量地塞米松抑制实验：方法同小剂量地塞米松刺激实验，只是剂量由每次 0.5 mg 改为 2 mg。用于病因分型诊断。垂体性皮质醇增多症，80%～90% 患者可以被反馈性抑制，而肾上腺皮质肿瘤患者，几乎不被抑制。

4）促肾上腺皮质激素释放激素（CRH）刺激试验：对于库欣病诊断的敏感度较高，如果同时大剂量地塞米松实验被抑制，则诊断库欣病的特异性为 98%。

（3）影像学检查

肾上腺 CT/MRI 检查推荐应用于 ACTH 非依赖型 CS 患者。CT 对肾上腺的分辨率最高，肾上腺 MRI 主要用于肾上腺疾病的分型。ACTH 依赖型 CS 患者也可有肾上腺结节，双侧可不对称，故生化检查功能定位是影像解剖定位的基础（图 62 - 1）。

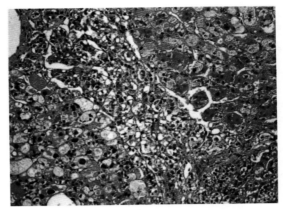

图 62 - 1　结节性肾上腺皮质增生镜下表现

可见含有大量棕色色素的嗜酸性结节及其他显示透明胞质及核异常细胞

62.1.4　治疗

（1）手术治疗

1）治疗方案：肾上腺皮质醇增多症治疗的基本内容和目标是切除原发肿瘤；高皮质醇血症及其并发症的及早有效控制；减少永久性内分泌缺陷或长期药物代谢。国外推荐双侧肾上腺全切术，术后终身皮质激素替代治疗。但有 8.3%～47% 的库欣病患者术后会出现尼尔森综合征。国内推荐一侧肾上腺全切、对侧次全切，目的在于控制高皮质醇血症的同时避免或减少皮质激素替代，但肾上腺组织保留多少尚有争议。

2）手术时机：① 库欣病垂体瘤术后复发或放疗及药物治疗失败时；② 异位 ACTH 综合征原发肿瘤寻找或切除困难，病情较重（如严重感染、心衰、精神异常）时；③ 药物治疗控制不满意或者要求妊娠者。

3）术中处理技巧：推荐腹腔镜下肾上腺切除术，根据病情行双侧 I 期或分期手术。手术需要全麻，术中麻醉管理非常重要，必须置入动脉导管以更好地检测血压，调整补液和血容量。

4）术前及术后辅助治疗：① 充分术前评估，除常规检查外，尚需骨骼系统 X 线和骨密度评价骨质疏松和可能的骨折。② 尽可能将血压控制在正常范围，血糖控制在 10 mmol/L 以下，纠正电解质和酸碱平衡紊乱，改善心脏功能。③ 术前应用广谱抗生素预防感染。

5）糖皮质激素替代治疗：术中、手术当日静脉给予氢化可的松。术前酌情给予地塞米松或醋酸可的松肌内注射。术后禁食期间可选择静脉或肌内注射氢化可的松、地塞米松或醋酸可的松，进食后改为泼尼松口服，皮质激素剂量逐渐递减至停药。因疾病和生理应激因素或出现肾上腺皮质功能减退症状时应及时增加剂量1/2～1倍，症状明显者静脉注射氢化可的松。

6）肾上腺危象的处理：术后患者可能出现肾上腺危象，表现为厌食、腹胀、恶心、呕吐、精神萎靡、疲乏、嗜睡、肌肉僵痛、血压下降和体温上升。最初1～2 h内迅速静脉滴注氢化可的松100～200 mg，5～6 h内达500～600 mg，第2至第3天可予氢化可的松300 mg，然后每日减少100 mg；患者可能有血压下降和体内电解质紊乱，应予以补液、应用血管活性药物并纠正电解质紊乱。

7）术后随访：① 推荐术后10～14 d复查血、尿生化及激素（激素替代治疗者停药24 h），CRH刺激试验可判断垂体肿瘤是否残留等。术后2周内血浆皮质醇＜50 nmol/L（1.8 μg/dl）可能是库欣病缓解的最佳指标。② 每3个月检查激素水平，并结合临床症状判断丘脑-垂体-肾上腺轴分泌功能恢复情况，决定糖皮质激素剂量及停用与否，激素替代治疗一般＞6个月；此后每6～12个月复查1次。③ 随访期限：库欣病患者10年以上；肾上腺腺瘤患者5年以上；异位ACTH综合征、AIMAH、PPNAD、皮质癌等患者终身随访。

（2）药物治疗

药物分为两类，肾上腺阻断药物-作用于肾上腺水平和神经调节药物-作用于垂体水平抑制ACTH的合成。药物起辅助治疗作用。

62.2 肾上腺性征异常症

肾上腺性征异常症又称肾上腺生殖综合征，系肾上腺皮质增生或肿瘤分泌过量性激素，引起性征及代谢异常的综合征。临床上通常分为先天性和后天性两大类。前者由先天性肾上腺皮质增生（congenital adrenal hyperplasia，CAH）引起。后天性肾上腺性征异常症绝大多数由肾上腺皮质腺瘤或癌引起，皮质增生引起者极为少见。本章重点阐述后天性即肾上腺肿瘤引起的肾上腺性征异常，主要分为男性化肾上腺肿瘤和女性化肾上腺肿瘤。

62.2.1 流行病学及病因学

男性化肾上腺肿瘤是指能够产生过量雄性激素，使患者男性化的肾上腺皮质肿瘤，其女性发生率为男性的2倍，可能与女性患者男性化症状易于识别有关。此病在任何年龄均可发生，但未见胎儿和新生儿发病的报道。女性化肾上腺肿瘤可分泌过量雌激素，是使患者女性化的功能性肾上腺皮质肿瘤，多发生于成年男性，较少发生于儿童。

62.2.2 诊断

（1）临床症状

1）男性化肾上腺肿瘤：男、女患儿均可表现为生长迅速、肌肉发达、骨龄加速和骨骺融合提前，男孩可见阴毛和腋毛浓密，阴茎发育并呈半勃起状，前列腺增大，睾丸体积小，有少数患儿睾丸大于同龄儿童。女性患儿表现出腋毛和阴毛丛生、阴蒂肥大、色素沉着、皮肤痤疮。成年女性发病者多见停经，颜面及躯干四肢多毛，阴毛呈男性分布，阴蒂肥大，皮肤痤疮，声音低沉，乳房、卵巢和子宫萎缩等。少数患者多毛是肿瘤唯一表现。

2）女性化肾上腺肿瘤：男性患者出现女性化改变，乳房发育是早期症状，有的伴有一侧或双侧乳房触痛，乳晕色素沉着，甚至有溢乳现象。半数患者有睾丸萎缩，精液量减少。1/2患者性欲减退或性功能下降，阴茎勃起不坚，到后期可呈现完全性阳痿，1/4患者有肥胖、骨骼肌萎缩、阴毛减少。有的患者肿瘤部位有疼痛，部分肾上腺皮质癌患者有CS的体征，约60%的患者在腹部可打及包块。

（2）影像学检查

高质量B超检查对肾上腺肿瘤有很高的诊断价值。高分辨率快速薄层CT扫描可分辨肾上腺直径0.5 cm大小的肿瘤，对肾上腺肿瘤的检出率可达95%。MRI的敏感性与CT类似。静脉肾盂造影（IVP）可见患侧肾脏下移，肾上盏受压变形。

62.2.3 治疗

（1）手术治疗

1）治疗方案：确立诊断后应尽早手术切除肿瘤，手术切除范围包括肿瘤、肾上腺及周围组织，如有孤立转移灶也应一并切除。

2）手术时机：确立诊断后应尽早手术。

3）术前及术后辅助治疗：男性化肾上腺肿瘤的

对侧肾上腺多无萎缩,肿瘤切除后无需激素补充或仅需短期补充皮质激素。女性化肾上腺肿瘤多数报道患者对侧肾上腺可能存在萎缩,主张手术前后给予皮质激素治疗。

4)术后随访:肾上腺肿瘤切除后患者可获治愈,各种症状会逐渐消失,一般数月至数年后可完全恢复正常。肾上腺皮质癌的预后取决于手术治疗的早晚以及肿瘤切除是否彻底。术后应定期随访,若症状重新出现,尿 17-KS 或 DHEA 增加,提示肿瘤复发。

(2)药物治疗及放疗

对肿瘤不能切除或切除后复发者行放疗或用邻氯苯对二氯乙烷治疗,可减轻症状。

62.3 原发性醛固酮增多症

原发性醛固酮增多症(primary hyperaldosteronism,PHA)是指肾上腺皮质分泌过量的醛固酮激素,引起以高血压、低血钾、低血浆肾素活性(plasma renin activity,PRA)和碱中毒为主要表现的临床综合征,又称 Conn 综合征。

62.3.1 流行病学

高血压患者中 PHA 占 5%~12%,平均 10% 左右,是继发性高血压最常见的病因。PHA 患病率与高血压严重程度呈正比,高血压 1 级(145~159/90~

99 mmHg)者 PHA 约 1.99%;高血压 2 级(160~179/100~109 mmHg)者 PHA 约 8.02%;高血压 3 级(大于 180/110 mmHg)者 PHA 约 13.2%。顽固性高血压者 PHA 的发生率可达到 17%~20%。高血压伴睡眠呼吸暂停患者甚至可高达 33.9%。发病年龄高峰为 30~50 岁,女性多于男性。

62.3.2 病因学

病因不明,可能与遗传有关。

62.3.3 诊断

(1)临床表现

PHA 的主要临床表现是高血压和低血钾。钠潴留往往会伴随烦渴症状。低血钾会引起肌无力及肌麻痹,患者自觉四肢无力、头重脚轻、懒于活动和言语,从无力可发展到周期性瘫痪,往往先累及下肢,严重者可发生呼吸及吞咽困难。

(2)影像学诊断

肾上腺 CT 平扫加增强:上腹部 CT 薄层扫描(2~3 mm)可检出直径>5 mm 的肾上腺肿物。APA 多<2 cm,低密度或等密度,强化不明显,CT 值低于分泌皮质醇的腺瘤和嗜铬细胞瘤。>3 cm 者可能为分泌醛固酮肾上腺皮质癌。

(3)镜下表现

见图 62-2。

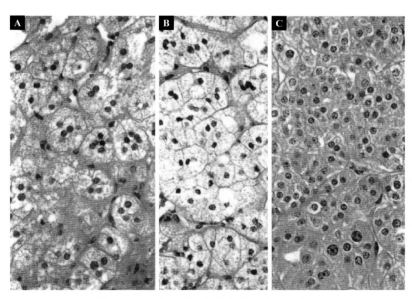

图 62-2 醛固酮肾上腺皮质腺瘤镜下表现

62.3.4 治疗

（1）手术治疗

1）手术指征：分泌醛固酮肾上腺皮质腺瘤（APA）；单侧肾上腺增生（UNAH）；分泌醛固酮肾上腺皮质癌或异位肿瘤；由于药物不良反应不能耐受长期药物治疗的 IHA 者。

2）手术方案：APA 推荐首选腹腔镜肾上腺肿瘤切除术，尽可能保留肾上腺组织。UNAH 推荐醛固酮优势分泌侧腹腔镜肾上腺全切。肿瘤已经严重侵犯周围组织、肿瘤血管较难控制、分离困难、出血严重的肾上腺皮质癌（ACC）患者可选择开放手术，其余应首选腹腔镜手术。

3）术前及术后辅助治疗

A. 术前准备：注意心、肾、脑和血管系统的评估。纠正高血压、低血钾。肾功能正常者，推荐螺旋内酯术前准备，每次剂量 100～400 mg，每天 2～4 次。如果低血钾严重，应口服或静脉补钾。一般准备 1～2 周，在此期间，注意监控患者血压等的变化。肾功能不全者，螺旋内酯酌减，以防发生高血钾。血压控制不理想者，加用其他降压药物。

B. 术后处理：术后需监测血醛固酮、血钾，术前肾功能不全者术后需监测肾功能。

4）术后随访：术后短期内即可复查肾素活性和醛固酮，了解早期生化改变。第 1 次随访术后 4～6 周，主要评估血压、血电解质及有无术后并发症。术后 3 个月待对侧肾上腺正常功能恢复后，可根据情况行氟氢可的松抑制实验等生化方法了解 PHA 是否治愈。每 6 个月 1 次，连续 2 年以上，药物治疗者长期随访。

（2）药物治疗

1）治疗指征：肾上腺增生（IHA）；醛固酮增多症（GRA）；不能耐受手术或不愿手术的 APA 患者。

2）药物选择：主要是盐皮质激素受体拮抗剂，钙离子通道阻断剂和血管紧张素转换酶抑制剂（ACEI）等也有一定疗效。醛固酮合成抑制剂虽处于研发阶段，但可能是将来的方向。

62.3.5 预后随访

APA 和单侧肾上腺增生者术后 100％的患者血钾正常、血压改善，35％～60％高血压治愈（BP＜140/90 mmHg，不需服用降压药物）。80％的患者于 1 个月内血压趋于正常或最大幅度下降并稳定，其余的也多不超过 6 个月，但也有在 1 年内可继续下

降者。服用螺旋内酯等药物的 IHA 患者中 19％～71％的血压能够控制，87％的血压有所改善。

（叶定伟　施国海　盛昊悦）

62.4　肾上腺嗜铬细胞瘤

嗜铬细胞瘤（pheochromocytoma，PHEO）包括起源于肾上腺髓质的肾上腺嗜铬细胞瘤（adrenal pheochromocytoma）和来源于肾上腺外的交感神经、副交感神经的副神经节瘤（paraganglioma，PGL）。嗜铬细胞瘤中约有 10％会发生恶变。

62.4.1 流行病学

嗜铬细胞瘤（PHEO）/副神经节瘤（PGL）发病率为（2～8）/100 万，美国每年有 500～1 600 人诊断为 PHEO/PGL，在影像学发现的肾上腺肿块中，约有 5％是嗜铬细胞瘤。发病以 30～50 岁多见，无明显性别差异。

62.4.2 病因学

PHEO/PGL 病因至今尚未明确，但大致可分为两类：家族性和散发性。目前已经证实与 PHEO/PGL 相关的致病基因有：多发性神经内分泌瘤-2 型（MEN-2）（RET 基因突变）、希佩尔·林道病（von Hippel-Lindau disease，VHL 病）（VHL 基因突变）、神经纤维瘤病-1 型（neurofibromatosis type 1）（NF 1 基因突变）和家族性嗜铬细胞瘤-副神经节瘤综合征（SDH 基因突变）。TMEM127、MAX、SDHAF2 等相关基因有待证实。

62.4.3 诊断

（1）症状

肾上腺嗜铬细胞瘤的症状和体征主要与嗜铬细胞大量释放儿茶酚胺入血相关。

1）典型的临床表现：头痛、心悸、大量出汗、脸红或苍白等，实际上只有 40％的患者会出现典型的临床表现。

2）高血压。① 持续性高血压伴阵发性发作：是最常见的临床表现，发作时血压极高，严重患者可因心肺功能衰竭、脑出血导致死亡。② 持续性高血压。③ 阵发性高血压。在诊断原发性高血压时，应注意排除 PHEO。

3）代谢紊乱：因儿茶酚胺大量入血可引起代谢紊

乱,部分患者以糖尿病、高血脂、高钙血症等原因就诊。

4）其他症状：有些患者会表现为心肌病、心律失常、腹部肿块、急腹症等。

（2）影像学检查

1）超声检查：多用于初筛检查，但敏感度不高，而且肿瘤较大时才有阳性结果。

2）CT 及 MRI 检查：

A. 首选 CT 检查（平扫＋增强）：对肾上腺嗜铬细胞瘤检出率高，能发现肾上腺直径 0.5 cm 大小的肿块，肿瘤边界清楚，肿瘤内部密度不均匀，CT 增强后强化明显，能够充分了解肿瘤与周围组织、血管的关系。

B. MRI 检查对肾上腺嗜铬细胞瘤敏感性同 CT，但无辐射，无需造影剂，肾上腺嗜铬细胞瘤在 T1WI 中为低信号或等信号，在 T2WI 中表现为高信号，使用钆对比剂时明显强化。

3）核素显像技术：功能性定位，^{131}I 或^{123}I 标记的间碘苄胍（metaiodobenzylguanidine，MIBG）可以被嗜铬细胞摄取，能够检测 CT 或 MRI 漏诊的原发性肿瘤、PGL 或转移瘤。^{18}F -氟脱氧葡萄糖（FDG）和儿茶酚胺前体^{18}F -氟多巴（^{18}F-fluorodopa）等新型示踪剂也已应用于临床。

（3）病理诊断

2017 年 WHO 的内分泌肿瘤分类中已将良性嗜铬细胞瘤和恶性嗜铬细胞瘤都合并为嗜铬细胞瘤。肾上腺嗜铬细胞瘤常单发，肿瘤直径 2～6 cm，有完整包膜，可有出血、囊性变、出血等表现，经重铬酸盐染色后呈棕黄色或棕黑色，肿瘤细胞为大的多角细胞，有一定程度的多形性，有些肿瘤出现瘤巨细胞，胞质可见大量染色嗜铬颗粒，肿瘤细胞呈索团状排列，间质是血窦（图 62 - 3）。

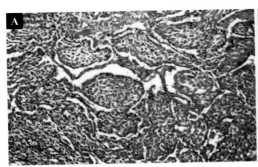
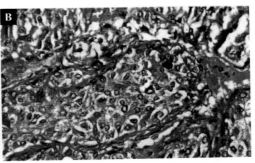

图 62 - 3　嗜铬细胞瘤镜下表现

A. 显示典型的"细胞球结构"；B. 清晰显示肿瘤细胞丰富的颗粒状嗜双色性胞质

62.4.4　治疗

（1）手术治疗

1）治疗方案：手术切除是最有效的治疗方法，术前充分评估，选择手术方式。腹腔镜手术是肾上腺肿瘤手术的标准术式，也同样适用于嗜铬细胞瘤，多数学者推荐肿瘤直径＜6 cm 者首选腹腔镜手术，对肿块较大、有恶性倾向、多发病灶、远处转移需要完整切除者要行开放手术治疗。

2）手术时机：术前准备完成后达到以下标准：血压控制在 120/80 mmHg，无阵发性高血压，心率＜90 次/分，红细胞压积＜45％，可以考虑手术。

3）术中处理技巧：手术需要全麻，术中麻醉管理非常重要，必须置入动脉导管以更好地检测血压，调整补液和血容量。术中术者需要跟麻醉医师

很好地配合，当碰触肿瘤而导致血流动力学不稳定时，暂停对腺体的接触。硝普钠作为控制血压的首选术中用药，可抑制儿茶酚胺释放，阻止心律失常的发生。尽早结扎肾上腺血管，以减少儿茶酚胺的激增，并避免肿瘤破裂引起肿瘤的未来局部复发和转移。

4）术前及术后辅助治疗：

A. 术前准备：控制高血压。常用的 α 肾上腺素能受体阻滞剂为酚苄明，近几年多使用选择性 α_1 受体阻滞剂哌唑嗪、沙唑嗪，单用 α_1 受体阻滞剂而血压控制不佳者，可加用钙离子通道阻滞剂；对于心率快（＞100 次/分）或室上性心动过速患者，术前还需要使用 β 肾上腺素能受体阻滞剂控制心率。

B. 术前评价心功能，积极补充血容量。

C. 术后治疗：术后严密检测心功能、血压、心

率、血糖等变化,适当补液,维持血容量平衡,积极处理术后并发症。

（2）药物治疗

对于无手术指征、未能根治的恶性肿瘤、术后肿瘤复发或转移的患者,可使用 α 受体阻滞剂或 β 受体阻滞剂等药物控制症状,^{131}I - MIBG 进行内放射治疗,治疗效果不佳者可以采取放疗和化疗。

62.4.5 术后随访

术后 2～6 周复查生化指标（24 h 尿儿茶酚胺,血浆游离甲氧基肾上腺素类似物等）,观察肿瘤有无转移或残留。散发的病例,需要连续随访至少 10 年,对高危人群（肿瘤体积巨大、SDHB 基因突变）以及遗传性 PHEO 患者要终身随访。

62.5 其他肾上腺占位性病变

62.5.1 肾上腺囊肿

肾上腺囊肿是一种少见的肾上腺疾病,发病率为 0.064%～0.18%,男女发病比率为（2～3）:1,多见于 30～50 岁的中年人群。肾上腺囊肿多位于一侧肾上腺,但是也存在 8%～15% 双侧病例,大多数肾上腺囊肿是无症状的,多为体检发现,仅部分可因囊肿体积增大压迫周围器官出现腰腹部不适,或因具备内分泌功能,导致相应的临床表现。

对于体积小、无症状的肾上腺囊肿,因恶性的可能很小,诊断较明确,多数不需要手术治疗,而对于直径＞5 cm 的囊肿,因破裂出血的可能性大以及可能继发其他并发症,建议手术。Bellantone 和 Lal 提出对于所有功能性囊肿以及影像学检查发现恶性迹象的囊肿都建议手术治疗。可能的手术方式包括经皮肾上腺囊肿针穿刺结合硬化剂注射、囊肿切除（含肾上腺部分切除）、肾上腺切除、囊肿去顶减压术。

62.5.2 肾上腺髓质增生

肾上腺髓质增生（adrenal medullary hyperplasia, AMH）是一种少见病,由吴阶平首次提出,其病因与发病机制至今尚不明确。AMH 分为单纯性 AMH 和 MEN2 Ⅱ a 型（MEN2 Ⅱ a）。MEN2 Ⅱ a 是 RET 基因突变引起的常染色体显性遗传病,可以引起 2 个以上的内分泌腺体产生肿瘤。AMH 和

PHEO 均起源于肾上腺髓质,都能分泌过量的儿茶酚胺,两者临床表现相似,实验室检查结果也基本相同,不易鉴别。B 超、CT 及 MRI 检查主要表现为肾上腺体积增大、变厚,肾上腺内无肿瘤影像表现。^{131}I - MIBG 对于诊断 AMH 可能相对敏感,也有学者使用 PCE - CT 对疾病进行诊断。增生的髓质细胞与嗜铬细胞瘤细胞相同,与正常的嗜铬细胞也相似,没有特异性变化。AMH 的病理诊断也缺乏统一的标准,Dobblie 研究指出肾上腺髓质与皮质的正常比例,肾上腺头部为 1:5;体部为 1:（8～18）;平均为 1.0:11.5;尾部没有髓质,如果超过以上比例则认为是 AMH。Qupty 等认为髓质重量增加 2 倍以上,肾上腺皮质/髓质比值少于 10:1,肾上腺尾部及两翼见到髓质也可诊断 AMH。国内的研究认为正常肾上腺的髓质约占 12.5%,超过 20% 即属髓质增生。

手术切除增生的肾上腺是有效的治疗方法,术前准备基本同 PHEO。80% 的 AMH 是双侧病变,肾上腺切除范围没有统一意见,一般认为对于双侧增生,一侧更严重或单侧增生的,先切除一侧肾上腺,观察患者恢复情况,为避免肾上腺功能低下,如果症状未见明显缓解的,必要时再考虑行对侧病变的切除。术后需要长期随访观察。

62.5.3 肾上腺髓性脂肪瘤

肾上腺髓性脂肪瘤（adrenal myelolipoma, AML）是一种较少见的肾上腺良性肿瘤,根据 Olsson 统计尸检检出率为 0.08%～0.4%,发病年龄以 40～60 岁多见,男女发病无差异,多发右侧,双侧少见。病因和发病机制尚不明确,可能与感染、外伤、坏死、应激等有关。患者一般没有特异性临床症状,多在体检时偶然发现。如果肿瘤较大,压迫周围组织可以表现为腹部肿块、高血压。如果肿瘤出血会引起腰痛、血尿等非特异性症状,还可以表现为急腹症或休克。AML 诊断主要依靠影像学检查,CT 对 AML 的敏感性和特异性都很高,能对肿瘤进行定位和定性诊断,平扫表现为边界清晰的类圆形肿块,以脂肪密度为主,其内均可混杂条索状、片状、团块状混杂密度影,增强后不强化或轻度强化是本病特征。MRI 表现为 T1WI 脂肪样高信号强度,T2WI 中高信号强度,增强后无明显强化。AML 的治疗主要是随访观察或手术治疗。目前认为,肿瘤＜4 cm 且无临床症状,可以定期复查;如

果有临床症状,或者肿瘤较大(≥6 cm)有破裂出血的可能,应积极进行手术干预;肿块大小在 4～6 cm 的可以结合患者情况、影像学表现等决定是否手术治疗。

62.5.4　神经母细胞瘤

神经母细胞瘤(neuroblastoma, NB)是一种多见于儿童的颅外实体恶性肿瘤,北美每年超过 650 人被确诊为 NB,平均发病年龄 19 个月。肿瘤来源于未分化的交感神经节细胞,最常见于肾上腺,但也可出现于腹部、骨盆、纵隔、胸椎等交感神经节。NB 的发病可能与 *MYCN* 基因扩增、*ALK* 基因突变和 *PHOX2B* 基因突变等相关。该病最常见临床表现是腹部包块,以及腹胀、腹泻、发热、高血压、乏力、骨痛等,以上症状可单独出现或伴随出现。其诊断标准:① 特征性的组织病理学,活检组织中发现神经细胞、神经节细胞;② 骨髓穿刺获得确定的肿瘤细胞(瘤体或免疫细胞学阳性的细胞簇),外加 1 种或 1 种以上血或尿中儿茶酚胺及其代谢产物增高。检查方法:① 生化指标;② 影像学如 B 超、CT 及 MRI 检查,CT 及 MRI 能对肿瘤进行定位及确定与周围组织血管的关系,对术前分期、制定手术方案、判断预后很重要。③ 核素扫描:放射性 MIBG 和锝 99(^{99m}Tc)二磷酸二膦酸酯骨扫描检测肿瘤转移。根据年龄、INPC 组织学、INSS 分期和生物学影响因素(主要是 $N-myc$ 基因、DNA 倍数、染色体异常)的基础上综合分析,进行风险分级确定治疗方案如手术切除、化疗、放疗、骨髓移植、免疫治疗等,更有利于治疗,提高患者存活率。

(施国海　黄永墙)

62.6　无症状肾上腺肿瘤的外科治疗

62.6.1　手术治疗

(1) 治疗方案

大多数肾上腺肿瘤的治疗均依赖于完整的手术治疗,腔镜下的肿瘤切除已经成为绝大部分肾上腺肿瘤治疗的标准术式。根据手术医师及麻醉医师的能力、经验,患者存活率为 98%～100%。药物治疗则适合于进行术前准备及特发性或双侧肾上腺肿瘤、不能切除的分泌激素的肾上腺恶性肿瘤、拒绝手术或有全身疾病无法接受手术或糖皮质激素可控制的原发性醛固酮增多症。

(2) 手术时机

术前药物的使用是否充分是手术成功至关重要的决定要素,既往未使用术前药物者可有 24%～50% 的死亡率。术前药物准备的目标包括:① 阻断过量激素的作用,维持正常血压、心率/心律,改善心脏和其他脏器的功能;② 纠正有效血容量不足;③ 防止手术、麻醉诱发儿茶酚胺(CA)的大量释放所致的血压剧烈波动,减少急性心衰、肺水肿等严重并发症的发生。对于无明显血压升高或者缺乏典型症状的肾上腺肿瘤患者仍然推荐术前进行激素的阻断处理。

目前 EAU 推荐使用 7～10 d,临床症状严重者需延长至 4～6 周,用药充分的要点为:① 血压稳定在 120/80 mmHg 左右,心率<90 次/分;② 心悸、多汗及阵发性血压升高等临床症状及体征消失;③ 体重呈增加趋势,红细胞压积<45%;④ 血液生化指标正常,尤其是原发性醛固酮增多症纠正低血钾及碱中毒;⑤ 微循环灌注良好,表现为四肢末端发凉感消失或有温暖感,甲床红润。

(3) 术中处理技巧

本节着重讲述腹腔镜下的肿瘤切除术。

1) 腹腔镜肾上腺肿瘤切除术:与开放手术相比,腹腔镜肾上腺肿瘤切除术具有术中激素释放少、血压波动幅度小、创伤小、术后恢复快、住院时间短等优点,其选择主要取决于肿瘤的大小和术者的经验。但肿瘤大小并非绝对限制,多数学者推荐直径<6 cm 的肿瘤适合行腹腔镜手术。

A. 腹腔镜的放置和术区准备:目前多数使用后腹腔镜下的肿瘤切除的手术方式,患者常取 90°健侧卧位。多使用三孔法防止 trocar,A 点位于肋脊角处,此处用于后腹腔扩张,放置操作器械,取出标本及防止引流管。B 点位于腋中线髂嵴上 1 cm 处,用于防止腹腔镜。C 点位于腋前线第 11 肋下,为器械操作孔。

B. 清理腹膜后脂肪:分离脂肪的顺序一般为从上而下、从内到外。腹膜外脂肪内含有小血管,为保持术野清晰宜用钝性分离。要点是辨认后腹膜及腹膜后返折点,在后腹膜与 Gerota 筋膜交界处有一较为明显的折痕;后腹膜为青白色;表面血管纹理清晰;厚度也远大于 Gerota 筋膜。

C. 进入第一分离层面:第一分离层面位于肾脏内上方的肾周脂肪囊与前层 Gerota 筋膜之间的相

对无血管间隙。白色网状组织和一些垂直排列的白色条带间隔组织位于该解剖层面内,它们是判断进入该层面的重要标志。进入该层面可在手术初期快速找到肾上腺,从而为后续的分离提供明确的解剖定位,这对于后腹腔脂肪较多者尤为重要。

D. 进入第二分离层面:第二分离层面位于肾脏外上方的肾周脂肪囊与后层 Gcrota 筋膜之间的相对无血管间隙。分离时,外侧的腰肌清晰可见,偶尔会有数支小动脉发自于腰肌走向肾周脂肪。向上分离且至第一分离层面会合,向内分离至肾上级内侧。注意保留肾上腺动脉以发挥其牵引定位的作用。

E. 进入第三分离层面:第三分离层面位于肾上腺底部脂肪囊与肾上极实质表面之间。钳持肾上极脂肪,紧贴肾上极表面向内上方进行分离,而后转至肾上极的内下方,以锐性分离为主。进入该层面主要是为了分离肾上腺的底部。

F. 分离中央静脉:钳持肾上腺周围脂肪组织向上提起肾上腺,钝、锐性分离肾上腺内下方的动脉后分别给予凝固切断,必要时用钛夹钳闭离断。采用钝性分离暴露中央静脉,双重钳夹后离断,右侧注意保护下腔静脉,左侧注意勿损伤肾静脉。在肾上腺次全切除术时应保留肾上腺中央静脉。切断肾上腺动脉及其周围的少许脂肪结缔组织,以及肾上腺内侧的血管结缔组织,至此,整个肾上腺被游离。

G. 标本及创面的处理:用标本袋把肾上腺肿瘤经腋后线的 Trocai 穿孔处取出。降低气腹压到 5~6 mmHg 以明确是否有活动性出血,彻底止血后,在肾上腺窝处留置侧孔引流管一根。

2) 开放手术:推荐用于肿瘤巨大、疑为恶性、肾上腺外肿瘤、多发需探查者。尤其对于嗜铬细胞瘤来说,腹主动脉主干及肠系膜上动脉区有丰富的副神经节嗜铬体,为肿瘤的好发部位,是探查的主要区域;对来自胸腔、纵隔或膀胱的肾上腺外肾上腺肿瘤,应根据肿瘤位置,选择相应手术径路。肿瘤分离有困难者可行包膜内剔除。必要时可行膀胱部分切除术或者全膀胱切除术。

3) 肾上腺保留与否:推荐尽可能保留肾上腺,特别是双侧、家族性或具有遗传背景者。推荐保留正常肾上腺组织,基于如下原因:避免皮质激素终身替代治疗、家族性肾上腺肿瘤恶性罕见(2%)、残留肾上腺复发率低(10%~17%)。

62.6.2 术后随访

(1) 随访原因

包括:① 肿瘤组织有无残留;② 病理难于鉴别良恶性,主要依据其临床出现转移;③ 易复发、多发,特别是家族遗传性发病者。

(2) 随访内容

包括临床症状(如高血压)、生化指标、肾上腺相关激素指标、CT 扫描检查等。

(3) 随访方案

包括:① 推荐术后 10~14 d 复查血、尿生化指标,判断肿瘤组织是否残留、有无转移;② 散发病例单侧肾上腺切除者每年随访 1 次,至少连续 10 年;③ 高危群体(SDHB 突变、肾上腺外肿瘤、肿瘤体积巨大)和遗传性肾上腺肿瘤,每 6~12 个月复查 1 次临床和生化指标,终身随访。

(叶定伟 施国海 马 坚)

主要参考文献

[1] 孙传玉,夏国伟,徐可,等. 腹腔镜肾上腺切除术[M]. 临床泌尿外科杂志,2009,24:812-816.

[2] 杨庆,李汉忠,杜林栋. 后腹腔镜下保留肾上腺手术治疗腺瘤型原发性醛固酮增多症[J]. 中华泌尿外科杂志,2008,11:736—739.

[3] 陈杰,刘彤华. 皮质酶增多症——216 例手术切除肾上腺的病理分析[J]. 中华病理学杂志,2000,6:15—19.

[4] Barwick TD, Malhotra A, Webb JA, et al. Embryology of the adrenal glands and its relevance to diagnostic imaging[J]. Clin Radiol, 2005,60(9):953-959.

[5] Bausch B, Schiavi F, Ni Y, et al. Clinical characterization of the pheochromocytoma and paraganglioma susceptibility genes SDHA, TMEM127, MAX, and SDHAF2 for gene-informed prevention[J]. JAMA Oncol, 2017,3(9):1204-1212.

[6] Faguli RM, Taglioni C. Changes in the perceived epidemiology of primary hyperaldosteronism[J]. Int J Hypertens, 2011:162804.

[7] Franks LM, Bollen A, Seeger RC, et al. Neuroblastoma in adults and adolescents: an indolent course with poor survival[J]. Cancer, 1997,79(10):2028-35.

[8] Juan R. ROSAI AND ACKERMAN'S Surgical Pathology[M]. 9th ed. Singapore: Elsevier, 2004. 1115~1162.

[9] Jung SI, Kim SO, Kang TW, et al. Bilateral adrenal

myelolipoma associated with hyperaldosteronism: report of a case and review of the literature[J]. Urology，2007，70(6)：1223.

[10] Lal TG，Kaulback KR，Bombonati A，et al. Surgical management of adrenal cysts[J]. Am Surg，2003，69 (9)：812－814.

[11] Mosse YP，Laudenslager M，Longo L，et al. Identification of ALK as a major familial neuroblastoma predisposition gene[J]. Nature，2008，455(7215)：930－935.

[12] Neri LM，Nance FC. Management of adrenal cysts[J]. Am Surg，1999，65(2)：151－63.

[13] Newell-Price J，Bertagna X，Grossman AB，et al. Cushing's syndrome[J]. Lancet，2006，367(9522)：1605－1617.

[14] Olsson CA，Krane RJ，Klugo RC，et al. Adrenal myelolipoma[J]. Surgery，1973，73(5)：665－670.

[15] Porterfield JR，Thompson GB，Young WF Jr，et al. Surgery for Cushing's syndrome：an historical review and recent ten-year experience[J]. World J Surg，2008，32(5)：659－677.

[16] Raabe EH，Laudenslager M，Winter C，et al. Prevalence and functional consequence of PHOX2B mutations in neuroblastoma[J]. Oncogene，2008，27 (4)：469－476.

[17] Rossi GP，Bernini G，Caliumi C，et al. A prospective study of the prevalence of primary aldosteronism in 1，125 hypertensive patients[J]. J Am Coll Cardiol，2006，48(11)：2293－2300.

[18] Rutherford JC，Taylor WL，Stowasser M，et al. Success of surgery for primary aldosteronism judged by residual autonomous aldosterone production[J]. World J Surg，1998，22(12)：1243－1245.

[19] Sywak M，Pasieka JL. Long-term follow-up αnd cost benefit of adrenalectomy in patients with primary hyperaldosteronism[J]. Br J Surg，2002，89(12)：1587－1593.

[20] Wedmid A，Palese M. Diagnosis and treatment of the adrenal cyst. Curr Urol Rep，2010，11(1)：44－50.

[21] Young WF Jr. Minireview：primary aldosteronismchanging concepts in diagnosis and treatment[J]. Endocrinology，2003，144(6)：2208－2213.

63 上尿路肿瘤

63.1 概述

上尿路上皮癌(upper tract urothelial cancer，UTUC)较少见，国外报道肾盂肿瘤约占全部肾肿瘤的10%，占全部尿路上皮肿瘤的5%。双侧肿瘤少见，同时或先后发生上尿路上皮癌占2%～5%。输尿管肿瘤只及肾盂肿瘤的1/4。国内报道肾盂肿瘤占肾肿瘤的24%～26%。男女发病比例为3：1，发病年龄17～80岁，平均56.4岁。

上尿路上皮癌的病因与膀胱癌相类似。吸烟及职业性致癌剂是重要诱因。遗传基因缺陷在外因的影响下促发癌变已越来越受重视。地区性、种族性发病如"巴尔干肾病"可能与遗传及环境因素有关。

上尿路移行上皮癌可沿上皮扩展浸润肾实质及周围结构并沿淋巴或血行播散。"瘤级"越高者扩散倾向越大。国内外资料均表明肿瘤沿上皮扩展多自上而下，肿瘤周围及远侧的输尿管常存在癌前期病变，如原位癌或发育不良。自下而上扩展者多有膀胱输尿管反流。淋巴转移依原发癌的部位而定，转移至同侧大血管旁、髂总血管和盆腔淋巴结。肾盂癌可播散入肾静脉和腔静脉。血行播散常见部位为肝、肺及骨。

63.2 流行病学及病因

63.2.1 流行病学

上尿路肿瘤主要是指来源于尿路上皮的尿路上皮癌，也包括少见的非尿路上皮来源的肿瘤，UTUC在泌尿系肿瘤中较为罕见，年发病率约为2/10万，占尿路上皮肿瘤的5%～10%，高发年龄70～80岁，欧美人群中男性发病率较高，约为女性的3倍，发生在肾盂的概率是输尿管的1～2倍，肿瘤多发生于单侧，约有1.6%的患者于双侧上尿路同时发生。中国上尿路上皮癌患者具有独特的流行病学特征，女性多见，可占患者人数的50%以上，输尿管肿瘤与肾盂肿瘤基本持平，且患者就诊时常伴有慢性肾脏病。上尿路肿瘤的危险因素包括遗传因素和环境因素。

（1）遗传因素

遗传性上尿路上皮癌与 Lynch 综合征(也称遗传性非息肉性结直肠癌；hereditary non-polyposis colorectal cancer，HNPCC)有关。Lynch 综合征患者由于 DNA 错配修复基因突变，导致 DNA 修复功能受损，更容易罹患癌症，其中肠癌的发病率最高，可达 52%～82%，尿路上皮癌的概率为 1%～4%。这类尿路上皮癌患者的发病年龄通常较小，平均在 55 岁，且女性多见。曾患过 Lynch 综合征相关肿瘤或有 Lynch 综合征家族史(两名及以上一级亲属患过 Lynch 综合征相关肿瘤，尤其是肠癌和子宫内膜癌)的患者建议行基因检测。

（2）环境因素

上尿路肿瘤与马兜铃酸肾病、吸烟、止痛药滥用、职业暴露等因素有关。地域分析显示，中国的上尿路肿瘤发病率较高，与含马兜铃酸中药的应用有关。马兜铃酸可以与 DNA 片段结合，引起 P53 基因突变，从而导致上尿路肿瘤的发生；吸烟是上尿路肿瘤最重要的可控危险因素，戒烟可以使发病风险降低 2 成；长期接触砷剂会诱发上尿路上皮癌，在中国台湾西南地区，UTUC 发病率占上尿路上皮癌的 20%～25%，且女性患病率是男性的 2 倍，这可能与女性烹饪烧水时吸入砷含量超标的水蒸气有关；职业性的芳香胺类(如联苯胺和 β-萘等)接触史与发病密切相关，发病时间平均在接触 7 年后，最长的潜伏期可达 20 年。另有研究表明，环磷酰胺等烷化剂的使用、尿路梗阻引起的尿路感染也会增加上尿路肿瘤的发病率。

63.2.2　病因学

（1）表观遗传学改变

上尿路肿瘤普遍存在基因增强子的甲基化(88.9%～94%)，这一比例要高于膀胱癌。其中 RARB、DAPK、E-cadherin、MINT31、RASSF1A、CDH1、HSPA2 基因增强子的高甲基化水平与更高的肿瘤分期相关。GDF15、TMEFF2 和 VIM 增强子甲基化同时存在于上尿路肿瘤和膀胱癌中，对上尿路上皮癌有较强的诊断效力。多数被甲基化的基因有抑癌功能，如 GDF15 编码转化生长因子家族蛋白，其过表达有促肿瘤凋亡作用。然而多数基因增强子甲基化在肿瘤发生和肿瘤进展中扮演的角色仍不明确，如 BRCA1 是被熟知的抑癌基因，

但有研究表明 UTUC 中 BRCA1 启动子甲基化提示预后良好。

（2）基因突变

上尿路上皮癌与膀胱癌有相似的基因突变谱，如 FGFR3、HRAS、TP53、RB1、KMT2D、PIK3CA 等，但突变的频率有所区别，上尿路肿瘤中的 FGFR3 和 HRAS 突变频率较高，而 TP53 和 RB1 突变发生率较低。FGFR3 是上尿路肿瘤中突变频率最高的基因，在低级别尿路上皮癌中的突变频率可达 90%，高级别尿路上皮癌中频率为 35.4%～60%。p53 突变和基因组不稳定性是高级别尿路上皮癌的主要特点。马兜铃酸肾病患者除了上述基因突变外，一些负责染色体修饰的基因也经常发生突变(如 MLL2、CREBBP、KDM6A 等)，遗传性尿路上皮癌患者有 DNA 修复基因的突变，如 MLH1、MSH2、MSH6 和 PMS2。

近期研究根据 UTUC 的 mRNA 表达谱，将 UTUC 分为 4 种分子分型，1 型患者无 PIK3CA 突变，少有吸烟史，多为高级别，且复发率较高；2 型患者全部有 FGFR3 突变，多低级别非浸润性，且无膀胱复发；3 型全部有 FGFR3 突变，多数有 PIK3CA 突变，但无 TP53 突变，多有吸烟史，膀胱复发率较高；4 型患者约一半有 KMT2D、PIK3CA 和 TP53 突变，但不含有 PIK3CA 突变，与高级别的病理类型和不良预后关系密切。

（3）其他分子改变

除了上述基因编码的分子改变，一些其他分子的改变也被发现与上尿路肿瘤的发生发展相关，如 Ki-67 增殖指数升高、凋亡标志物 Bcl-2 和 survivin 高表达提示较高的病理分期和肿瘤级别，分化标志物 Uroplakin Ⅲ 和 Snail 的表达缺失与肿瘤进展相关。此外一些细胞黏附分子(E-cadherin、β-catenin)的异常表达也与肿瘤分期和患者预后有关，提示肿瘤微环境在上尿路肿瘤发生发展中可能扮演重要角色。

(秦晓健　张峻瑜)

63.3　诊断

63.3.1　症状

（1）血尿

血尿是上尿路肿瘤最常见的临床症状，可表现

为肉眼血尿或镜下血尿,出现于 56%～98% 的患者。

(2) 侧腹疼痛

20%～40% 的患者会出现侧腹疼痛,多为钝痛,疼痛的原因多为肿瘤引起的不完全尿路梗阻和肾积水。少数患者会出现急性肾绞痛,绞痛的原因为血凝块引起的完全性尿路梗阻。

(3) 腰部肿块

10%～20% 的患者会出现腰部肿块。

(4) 系统性症状

乏力、厌食、体重减轻、疲劳、发热等症状多提示肿瘤晚期。

63.3.2　影像学检查

(1) 超声检查

超声检查对上尿路肿瘤诊断的敏感度仅为 50% 左右,通常不作为诊断 UTUC 的手段。既往有研究报道,对于有无痛性肉眼血尿的 UTUC 患者,超声检查与逆行性尿路造影检查的灵敏性相当。

(2) CT 及 MRI 检查

泌尿系 CT(CTU)诊断尿路肿瘤最有优势。CTU 是对双肾、输尿管和膀胱的增强扫描,灵敏度可达 67%～100%,特异性为 93%～99%。但 CTU 无法识别膀胱壁不增厚及没有明显肿块的扁平病变,因此对原位癌的诊断效力较差。薄层 CTU 图像的快速捕获可以提供多平面的高分辨率影像。

泌尿系 MRI(MRU)通常用于无法行 CTU 的患者(不能承受放射线或对碘对比剂过敏),其对直径 2 cm 肿瘤病变诊断的敏感度可达 75%。增强 MRI 使用的钆对比剂有导致肾纤维化的可能,因此有重度肾功能损伤(肌酐清除率 < 30 ml/min)患者应限制使用。

(3) 三维重建技术的应用

目前常用的三维重建技术主要有:容积再现(VR)、最大密度投影(MIP)、表面遮盖显示(SSD)。其中 SSD 的立体感最强,但只能显示大体改变,三维重建技术有助于探测 < 5 mm 的病灶,其检测功效与静脉肾盂造影相当。但是仅依靠三维重建对上尿路肿瘤的诊断率不如二维重建和 CTU。

(4) 放射性核素显像技术

对于怀疑转移的 UTUC 患者,可以应用放射性核素显像技术来协助发现转移病灶,放射性核素显像能够更全面地评估患者的转移情况,有助于减少

不必要的手术。近期有研究表明[18]F-FDG PET/CT 对淋巴结和骨转移的诊断效力高于 CT 检查,但是对于肺转移灶的诊断能力较弱,这也在一定程度上限制了放射性核素显像技术的应用。

63.3.3　病理学诊断

(1) 核分级

病理学分级对非浸润性尿路上皮癌的诊治意义较大。浸润性尿路上皮癌绝大多数是高级别肿瘤,且常伴有组织学变异,低级别肿瘤仅占 5%,且通常局限于固有层。Broder 最原始的分级系统将移行上皮癌分为 4 级,1 级是早期乳头状瘤,4 级是高度恶性程度的低分化癌。目前被广泛采用的是 WHO 的分级系统(表 63-1),2004 年第 3 版 WHO 病理分类将乳头状尿路上皮癌分为高级别和低级别,并增加了一个新的分类:低度恶性潜能的乳头状尿路上皮瘤(papillary urothelial neoplasms of low malignant potential,PUNLMP),属于交界性肿瘤。2016 年第 4 版 WHO 分类增加了不明恶性潜能的尿路上皮增殖和尿路上皮不典型增生。前者表现为尿路上皮的增厚,被认为是乳头状瘤的扩展;后者是一种扁平病变,被认为是发展到原位癌前的一个阶段。

表 63-1　WHO 非浸润性尿路上皮癌分类

第 3 版(2004)	第 4 版(2016)
非浸润性尿路上皮癌	
尿路上皮原位癌	尿路上皮原位癌
低级别乳头状尿路上皮癌	低级别乳头状尿路上皮癌
高级别乳头状尿路上皮癌	高级别乳头状尿路上皮癌
低度恶性潜能的乳头状尿路上皮瘤	低度恶性潜能的乳头状尿路上皮瘤
尿路上皮乳头状瘤	尿路上皮乳头状瘤
内翻性尿路上皮乳头状瘤	内翻性尿路上皮乳头状瘤
	不明恶性潜能的尿路上皮增殖(增生)
	尿路上皮不典型增生

(2) 病理学类型

1) 良性病变:乳头状瘤和内翻性乳头状瘤通常被认为是良性病变,但由于它们与恶性病变的相关性,因此需要紧密随访。早期的一项研究表明,18% 的输尿管恶性肿瘤与内翻性乳头状瘤相关。内翻性乳头状瘤可以被分为两类:一类表现为良性,而另一类具有恶性潜能,但由于较难区分,因此建议所有诊

断为内翻性乳头状瘤的患者要进行至少2年的密切随访。

2) 尿路上皮癌：上尿路肿瘤中90%的组织学类型都是尿路上皮癌，可以表现为扁平状（原位癌）、乳头状或者无蒂病变。组织学上这些种类的病损与膀胱中的尿路上皮癌相近。但由于肾盂和输尿管的肌层较薄，使得尿路上皮癌可以更早地穿透肌层。原位癌可以表现为白色斑块、上皮增生，或是由于黏膜下血管增生引起的柔软红色斑块。浸润性尿路上皮癌有多种病理类型的变异：鳞状细胞样、腺样、肉瘤样、微乳头癌、神经内分泌样及淋巴上皮样。这些变异可见于25%的上尿路尿路上皮癌中。病理类型变异常预示着肿瘤的恶性程度较高，微乳头癌是很罕见的病理变异，微乳头癌患者通常有更高的病理分期和很差的临床预后，5年生存率仅为26.9%，肿瘤特异性死亡率达77%。

3) 非尿路上皮癌：非尿路上皮癌有多种病损类型，最常见的是鳞癌和腺癌。鳞癌在上尿路肿瘤中占0.7%～7.0%。鳞癌的发生通常与慢性炎症和止痛剂滥用有关，发生于肾盂的概率要比发生在输尿管的概率高6倍。鳞癌通常呈现中低分化，发现时已呈现浸润性生长。腺癌在上尿路肿瘤中占比不足1%，通常与长期的尿路梗阻、炎症及尿路结石有关。纤维上皮瘤和神经纤维瘤是不常见的良性病变，且可以通过单纯切除来治疗。神经内分泌肿瘤、造血系统肿瘤和肉瘤也被报道出现在上尿路中。对于这些不常见类型的尿路上皮癌，通常采用手术切除联合辅助治疗的手段，而辅助治疗方案常参照其他部位发生的相似组织学类型的肿瘤治疗方案。

（3）分子病理诊断

1) 免疫组化：尿路上皮可表达高分子量的CK（HMWCK）、CK5/6和P63等标志物，这些标志物常见于鳞状上皮，同时也表达部分腺上皮，如CK7和CK20等。但由于这些标志物并不特异性表达于尿路上皮，主要作为辅助诊断依据。目前发现的可协助诊断尿路上皮癌的免疫标志物主要有以下几种：① GATA3。基因表达谱筛选GATA3是尿路上皮的分化标志物，表达于67.0%～91.6%的尿路上皮癌；对转移性肿瘤来源的判断，GATA3阳性提示可能为尿路上皮癌，但其他肿瘤也可表达GATA3，如在乳腺癌中，浸润性导管癌的阳性率为67%～91%，小叶癌阳性率可达100%，皮肤基底细胞癌、鳞状细胞癌、胰腺导管腺癌、子宫内膜腺癌等

也可表达GATA3，需注意联合其他标志物进行鉴别。② Uroplakin Ⅱ 和Ⅲ。Uroplakin家族是尿路上皮终末分化的标志物，主要在伞盖细胞中表达，Uroplakin Ⅲ是最早用于尿路上皮癌诊断的分子，特异性很高，尚未见其他肿瘤表达的报道，但其灵敏度随肿瘤分化程度增高明显降低，Uroplakin Ⅱ灵敏度相比于Uroplakin Ⅲ较高。③ S-100P。S-100P在普通尿路上皮癌和各种尿路上皮癌变异型中阳性率均较高，总体阳性率甚至高于GATA3，但在胎盘、胰腺导管腺癌、胆管癌、乳腺癌等多种肿瘤中均有表达。

2) 荧光原位杂交：尿液细胞样本进行荧光原位杂交可辅助诊断尿路上皮癌。目前美国FDA批准的UroVysion探针试剂盒，包括4种荧光标记DNA探针混合物，分别是位于9号染色体的9p21特异性探针和3号、7号、17号染色体着丝粒探针。其与常规尿脱落细胞学相结合，灵敏度和特异性分别可达69%～87%和89%～96%。

3) 微小RNA（miRNA）：尿路上皮癌患者尿液中发现有多种异常表达的miRNA。如下调的miR-125b、miR-145、miR-192、miR-200a等和上调的miR-96、miR-126、miR-182等。对多组miRNA诊断研究的Meta分析显示，miRNA的总体灵敏度和特异性分别为74.8%和74.2%。

4) 启动子改变：尿路上皮癌中，端粒反转录酶（telomerase reverse transcriptase，TERT）基因启动子区域的突变率为47%～85%，诊断特异性为73%～90%，在诊断中具有一定的意义。如前所述，GDF15、TMEFF2和VIM的启动子甲基化在尿路上皮癌中经常发生。有研究报道，以这3种基因的增强子甲基化来诊断尿路上皮癌，灵敏度达91%，特异性达100%。

（4）微创诊断技术的应用

输尿管软镜和硬镜均可用于诊断上尿路肿瘤，结合逆行尿路造影，诊断准确率可达85%～90%。有研究显示，CTU和输尿管肾镜对于上尿路肿瘤诊断的灵敏度相当，输尿管肾镜的诊断特异性要高于CTU。通过输尿管镜取病理活检有助于判断肿瘤的病理分级，准确度可以达到90%，但由于输尿管镜活检样本较小，其分期的准确性较低，活检为Ta的尿路上皮癌在切除后被评为T1～T3级。尽管没有明确的证据显示，输尿管镜检查会导致患者的不良预后，但考虑到输尿管肾镜的创伤性，及导致肿瘤播

散的风险,因此输尿管肾镜不作为上尿路肿瘤的常规诊断方法,仅在CTU等影像学手段无法检出,或者通过输尿管镜检有可能改变手术方式时,才考虑行输尿管镜检。

63.3.4 分期

（1）TNM分期

患者的TNM分期及AJCC分期如表63-2所示。

表63-2 上尿路肿瘤的TNM分期及ATCC分期

分期	标准
原发肿瘤（T）	
TX	原发肿瘤无法被评估
T0	无原发肿瘤的证据
Ta	乳头状非浸润性癌
Tis	原位癌
T1	肿瘤侵犯上皮下结缔组织
T2	肿瘤侵犯肌层
T3	肿瘤侵犯输尿管周围脂肪(仅在肾盂)肿瘤穿过肌层侵犯肾窦脂肪或肾实质
T4	肿瘤侵犯周围器官或穿过肾脏侵犯肾周脂肪
淋巴结（N）	
NX	局部淋巴结无法被评估
N0	无局部淋巴结转移
N1	转移到一个淋巴结,最大径≤2 cm
N2	转移到一个淋巴结,最大径＞2 cm,但＜5 cm;或转移到多个淋巴结,最大径均≤5 cm
N3	转移到一个淋巴结,最大径＞5 cm
远处转移（M）	
MX	远处转移无法被评估
M0	无远处转移
M1	远处转移
AJCC分期	对应TNM分期
0	T0
Ⅰ	Ta, Tis, T1, N0, M0
Ⅱ	T2, N0, M0
Ⅲ	T3, N0, M0
Ⅳ	T4 或任何 T, N+, M+

（2）危险分级和预后因素

1）危险分级:上尿路肿瘤的分期很难在未得到病理检查结果前评估,因此手术前进行危险分层的评估可以帮助决定哪些低危患者适宜进行保留肾脏的治疗,哪些高危患者适合进行根治性手术。

UTUC的危险因素如表63-3所示,低危UTUC要满足所有的低危险因素,而只要具备一项高危险因素即属于高危UTUC。

表63-3 UTUC的危险分层

低危UTUC	高危UTUC
单个病灶	肾积水
肿瘤直径＜1 cm	肿瘤直径＞1 cm
尿细胞学示低级别	尿细胞学示高级别
输尿管镜活检示低级别	输尿管镜活检示高级别
CTU未显示侵袭特征	多灶
	曾因膀胱癌行膀胱全切术
	组织学变异

2）预后因素:影响上尿路肿瘤患者的预后因素主要有以下几个:① 分期:分期是目前所知的影响上尿路肿瘤患者生存的最重要因素,分期越高,患者预后越差,当肿瘤分期由T2升至T3时,患者生存率的下降幅度最为明显。② 分级:肿瘤的病理级别与分期相关,病理级别越高,发现时的分期也越高。③ 位置:上尿路肿瘤发生的位置是否与预后有关存在争议,一些研究显示肿瘤发生在肾盂或输尿管对预后没有明显影响。另外有研究显示在均衡分期后,输尿管癌的预后要比肾盂癌差。值得注意的是,T3期肾盂癌5年生存率为54%,而输尿管癌的5年生存率仅为24%,这与肾实质作为肾盂癌播散的屏障有关。此外,多灶预示着不良预后。④ 肾积水:多项研究发现肾积水预示着更高的病理分期,并且是生存期的不良预后因素。⑤ 肿瘤生长方式:无蒂肿瘤的预后要比乳头状瘤差,原位癌更容易进展为浸润性肿瘤。⑥ 肿瘤大小:尽管肿瘤大小分级仍没有明确标准,但近期有研究表明直径超过3～4 cm的肿瘤与不良预后和膀胱复发有关。⑦ 年龄:年龄与无复发生存、疾病特异性生存、总生存都呈负相关,年龄通常不作为选择手术方式的依据。⑧ 淋巴结侵犯:UTUC患者区域淋巴结阳性提示不良预后,根据肿瘤分级和分期,最多40%患者拥有淋巴结转移。⑨ 淋巴血管侵犯(LVI):大样本回顾性研究显示,23.7%～37.8%患者的病理样本中存在LVI。LVI的出现与淋巴结阳性、肿瘤坏死及肿瘤高分期相关。LVI是疾病复发和患者生存的独立不良预后因素,但在已经有淋巴结转移的患者中,LVI并不能指示不良预后。⑩ 分子标志物:多项研究表

明细胞黏附（E-cadherin 和 CD24）、细胞分化（Snail 和 EGFR）、血管生成（HIF-1α 和基质金属蛋白酶）、细胞增殖指数（Ki-67）、上皮-间质转化（EMT）、有丝分裂（Aurora-A）、细胞凋亡（Bcl-2 和 survivin）、血管侵犯（RON）、c-met 蛋白（Met）、mTOR 信号转导通路等相关分子的表达与预后相关。微卫星不稳定性被证实是独立的预后因素，且可以帮助检测胚系突变和遗传性癌。

63.4　治疗

上尿路肿瘤的治疗现已有了很大进展。但由于其发病率低且缺少前瞻性随机对照临床研究，目前对各种治疗方法的优劣无法定论。在过去，治疗方案的选择主要依据或至少部分依赖于随访和发现局部复发而积累的有限临床资料。随着影像学技术的提高，尤其是内窥镜技术的发展，现在可直接观察到整个尿路的各级管腔，从而得以早期准确诊断。选择治疗方案时应首先考虑肿瘤的生物学特性和治疗方法的效果。各种治疗方法（开放性和腹腔镜根治性肾输尿管切除术，开放性或输尿管镜或经皮肾镜的保留肾单位的肿瘤切除术）的适应证和手术方法在本章另述。然而，在讨论各种治疗方法时，必须牢记以下一些原则：即使治疗方法的创伤很小、损伤很少，但首先要确保肿瘤治疗的可靠性。大多数上尿路上皮性肿瘤体积并不大，因此腹腔镜手术比较理想，至少可在根治性肾输尿管切除术时用腹腔镜切除肾。可采用开放手术和腹腔镜等多种方法切除下段输尿管。高分化非浸润的上尿路肿瘤可行保留肾脏的肿瘤切除手术。当肿瘤大小、数目、位置等条件允许时可行输尿管镜治疗。当肿瘤的具体情况和解剖因素使输尿管肾盂镜不能处理时，可以考虑采用经皮肾镜处理肿瘤。

63.4.1　微创治疗

低危 UTUC 的保肾手术可以避免根治性手术相关的并发症，而不会影响肿瘤结局和肾功能。在低风险肿瘤中，保肾手术是主要的治疗方法，患者生存与根治性肾输尿管切除术之后相似。因此，应该在所有低风险的病例中讨论这一选择，不管对侧肾的状况如何。在高风险肿瘤中，在必要的情况下（即肾功能不全或孤立功能肾）也可以考虑。当进行肾脏保留手术时，同侧上尿路需要仔细随访，因为疾病复发的风险很高。尽管腔内泌尿外科取得了极大的进步，但在肾脏保留手术后的随访依然困难，频繁和反复的内镜复查是非常必要的。

（1）手术适应证

1）输尿管镜适应证：乳头状瘤或低分级低分期的 UTUC；孤立肾、肾功能不全需保留肾脏或双侧上尿路肿瘤；高龄或体质差、不能耐受根治性手术者。

2）经皮肾镜适应证：孤立肾；对侧肾功能不全，估计肾切除后无法代偿者；低分级的尿路上皮癌，且肿瘤局限，未浸润周围组织；双侧 UTUC；肾盏、肾盂肿瘤；各种原因导致的无法经输尿管途径切除的近端输尿管肿瘤。

（2）手术禁忌证

高度恶性的 UTUC，或肿瘤浸润周围组织；输尿管下段癌；凝血功能障碍者；患侧肾的功能严重受损或无功能；已有远处转移者；同时合并有膀胱癌或原位癌等多病灶患者；肿瘤直径＞2 cm 患者；不能接受反复内镜复查患者。

（3）具体手术方法

1）输尿管镜和输尿管肾盂镜：Goodman 在 1981 年首先应用输尿管镜治疗肿瘤，输尿管镜通常适用于较小的输尿管和肾盂肿瘤。随着小口径输尿管硬镜和可弯曲性输尿管镜的应用，肿瘤的位置已经不像过去那样限制输尿管镜的应用了。输尿管镜的优点是比经皮肾镜和开放手术的并发症少。输尿管镜在一个封闭的系统内进行，因此肿瘤细胞不会接触到非肾路上皮而引起种植。输尿管镜的最大缺点是操作视野和操作通道小，因此使用的操作器械也小，这限制了切除较大的肿瘤，也限制了深部组织活检，从而影响准确判断病理分期，某些部位（例如肾下盏）的肿瘤很难经输尿管镜进行可靠的处理，已行尿流改道的患者行输尿管镜也比较困难。

A. 手术方法和设备：现有多种输尿管镜设备，各有利弊。通常输尿管硬镜应用于中下段输尿管，而用于上段输尿管和肾盂时可靠性差，尤其是男性患者。大口径输尿管硬镜因为观察范围较大和液体灌注更为充分，从而可获得较好的视野。小口径输尿管硬镜（8F）通常无需扩张输尿管开口。

新型的可弯曲输尿管镜的口径小于 8F，可以方便可靠地通过大部分尿路系统。可弯曲输尿管镜通常用于上段输尿管和肾盂，而这些部位是输尿管硬镜较难到达的。然而，可弯曲输尿管镜操作通道细，限制了液体灌注和操作器械的进入。再者，可弯曲输尿管镜也不易达到肾脏的某些部位,如肾下盏,肾下盏与肾盂的交角而限制了输尿管镜的通过。另外,尿流改道术后患者行可弯曲输尿管镜下手术也较困难。

B. 手术步骤

a. 输尿管镜检查和收集尿细胞学标本,先行膀胱镜检查膀胱内情况。找到输尿管口,观察有无喷血。小口径的输尿管镜(F6.9 或 F7.5)可直接进入输尿管口。检查下段输尿管有无术前插入导丝或扩张输尿管时引起的损伤。经输尿管镜置入导丝,然后在透视引导下向上检查输尿管至肾盂水平。可弯曲性输尿管镜可观察其他部位的尿路上皮。当发现可疑病变时,在活检和治疗前应先用 0.9%氯化钠溶液冲刷病灶。如果输尿管镜不能插入时则需要先行扩张输尿管。

特殊的情况包括既往尿流改道和肿瘤位于壁段输尿管。已行尿流改道的病例,很难找到输尿管和肠道的吻合口,可由经皮肾镜顺行插入导丝通过吻合口,然后输尿管镜即可沿导丝逆行插入输尿管,此时肾穿刺造口的通道无需完全扩张。当肿瘤位于膀胱壁段输尿管,肿瘤突出于输尿管口时,可经输尿管镜切除或经尿道电切切除大部分末段输尿管,并且手术效果尚可。

b. 活检和切除肿瘤。有 3 种常用的切除肿瘤的方法:从基底整块切除肿瘤,从浅表向基底切除肿瘤,活检后电烧或激光治疗。无论哪种方法都应该活检取病理组织。活检的组织通常较小,应该立即放入固定液中,并贴上标签进行组织学或细胞学检查。

输尿管镜手术方法:用活检钳抓取肿瘤或金属网篮套取肿瘤。然后用电切或激光烧灼肿瘤基底部,肿瘤组织送病理学检查,这种方法尤其适用于有蒂的高分化乳头状肿瘤。经输尿管镜电切镜切除肿瘤,电切时只切除输尿管腔内的肿瘤,不要切除深部组织(超过固有层),否则很容易造成穿孔,中上段输尿管管壁很薄,这一点尤其要注意。输尿管电切镜为 12F,需要充分扩张输尿管口才能进入。Jarrett 等曾报道,充分扩张输尿管后用加长的标准电切镜可切除下段输尿管较大的肿瘤。用活检钳取病理学检查所需组织标本后用激光或电灼消融肿瘤至基底部。当使用可弯曲的 3F 小活检钳时,常需要行多点活检。可用 2F 或 3F 的电极电切肿瘤,但因不易控制电切穿透的深度而使输尿管穿孔的危险较高,应

避免进行环状烧灼,因为这样很可能造成输尿管狭窄。近年来,Nd:YAG 激光和钬激光得到广泛应用。这两种激光各有特点,激光光纤可弯曲而且很细(200 μm 或 365 μm),可通过小口径可弯曲输尿管镜的操作通道,而不影响视野和液体灌注。钬激光非常适用于输尿管。组织穿透深度<0.5 mm,不易穿透输尿管壁,消融肿瘤时止血效果好且不易造成输尿管壁全层损伤,但穿透性差的特点使其在切除较大肿瘤时,尤其是肾盂较大的肿瘤,使用较为麻烦,常用能量设置为 0.6~1.0 J/10 Hz。Nd:YAG 激光的穿透深度依能量设置和治疗时间而变化,穿通深度通常为 5~6 mm。钬激光的工作原理是消融肿瘤,而 Nd:YAG 激光是使肿瘤凝固坏死脱落,因而损伤范围大,在壁薄的输尿管中使用受限。Nd:YAG 激光功率通常设定为 15 W 持续 2 s 消融肿瘤,5~10 W 持续 2 s 止血。术后可留置输尿管支架,大的肿瘤通常需要在几个月内多次切除。

2)经皮肾镜:经皮肾镜适用于肾盂和上段输尿管较大的肿瘤,Tomera 及其同事首先报道了经皮肾镜手术。经皮肾镜的主要优点是操作通道宽,可进入较大的器械,切除肾集合系统内任何位置的较大肿瘤。因可以进行组织深部活检,所以有可能得到较准确的肿瘤分级、分期。再者,经皮肾镜可以处理可弯曲输尿管镜难以处理的肿瘤,如复杂性肾盏、肾下盏肿瘤或尿流改道术后的上尿路肿瘤。术后可经肾造瘘管再次行肾镜检查和局部灌注药物。

经皮肾镜的主要缺点是并发症比输尿管镜高,并有造成肿瘤种植在尿路上皮以外部位的风险。肾造瘘本身即有一定风险,需要患者住院治疗。由于肾造瘘术破坏了尿路上皮的完整性,因而有可能出现肿瘤种植在肾造瘘通道。

设备和手术方法:① 肾造瘘的建立:经膀胱镜插入前端开口的输尿管导管至肾盂,然后行逆行造影明确肾盂的解剖形态,选择适合的肾盏,建立肾造瘘通道。肿瘤位于肾盏时,可以直接穿刺该肾盏到达肿瘤远端。肾盂和上段输尿管的肿瘤可经上组或中组肾盏穿刺,可较容易地进入肾盂并通过肾盂输尿管连接部。应用金属扩张器或气囊扩张通道至 F30。肾造口穿刺位置是手术成功与否的关键环节,需要泌尿科医师或影像学医师与手术医师协商后进行操作。经肾造瘘置入肾镜,通过造瘘通道将输尿管导管拔出,换成硬导丝,这样有利于进行顺行和逆行的操作。用硬性或可弯曲性内镜进行肾镜操

作。可疑上段输尿管病变时应顺行插入输尿管镜进行检查。② 活检和切除肿瘤：找到肿瘤后，可以采取下列 3 种方式切除肿瘤。第一，用活检钳经标准肾镜操作通道分次抓取肿瘤直至肿瘤基底部，基底部组织另送病理学检查以便明确肿瘤分期，然后使用电极烧灼肿瘤基底部。这种方法处理细蒂的高分化乳头状肿瘤时较为简便，而且出血量不多。第二，用标准电切镜的电切环切除肿瘤至基底部。同样基底部也要另送病理学检查以进行肿瘤分期评估。此法适用于体积较大的广基肿瘤。第三，经过硬性或可弯曲内镜，在取活检后，应用钬激光或 Nd∶YAG 激光切除肿瘤功率（25～30 W）。可用切除胃肠道息肉的勒除器取病理标本。不管何种方法，均应留置肾造瘘管以便再次肾镜随访观察肿瘤是否切除彻底。如果病理学上为低分化或浸润性肿瘤，则应行肾输尿管根治性切除术。③ 二次肾镜：术后 4～14 d手术创面完全愈合后再次行肾镜检查，观察肿瘤切除部位，并切除残余肿瘤。如果没有残余肿瘤，则肿瘤基底部取病理学检查用标本后再用电烧或 Nd∶YAG 激光烧灼基底部功率（15～20 W，持续3 s）。如果已经彻底切除肿瘤，数日后可拔除肾造瘘管。如果需要辅助的局部治疗，则保留 F8 肾造瘘管以行灌注治疗。有些学者推荐在拔除肾造瘘管之前应行第 3 次肾镜检查。

（4）并发症及处理

1）输尿管镜并发症：① 术中严重并发症包括输尿管套叠和撕脱，前者应行开放性或腹腔镜下套叠节段输尿管的切除，同时行输尿管膀胱吻合术、输尿管-输尿管或输尿管-肾盂吻合术；对于后者，及时行手术修补是治疗的主要手段。修补术的选择取决于撕脱的部位、失去活性的输尿管长度、患者年龄、合并症以及肾功能等。术中轻微并发症包括输尿管穿孔、假道形成、尿液外渗等。这类损伤较轻，处理主要包括输尿管支架置入。术中出血可能出现在处理肿瘤时的组织损伤，绝大多数情况下出血都很少，对整个过程没有影响，偶尔会因出血过多导致视野模糊，从而终止操作并放置输尿管支架。② 术后严重并发症为感染和发热，一般表现较轻，表现为低热，也偶有感染性休克发生，术前确认尿培养阴性非常重要，任何阳性的尿培养都应使用相应的抗生素处理，术中注意低压冲洗避免升高肾内压力。

2）经皮肾镜手术并发症：包括肾造瘘相关并发症如出血、脏器损伤和感染，均需终止操作和积极对

症治疗，其他与上尿路肿瘤治疗后的并发症包括：① 肾盂输尿管连接部狭窄，一般出现在肾盂及输尿管上段肿瘤患者术后，如狭窄严重，可行内镜扩张或狭窄切开术，必要时行肾盂成形术。② 肾盏出口狭窄，肾盏内肿瘤术后可能发生出口狭窄，如狭窄严重，可行内镜下扩张或狭窄切开术。③ 肿瘤播散，包括肿瘤血行转移、输尿管膀胱种植性转移、肾床及手术穿刺口的种植。肾盂灌注压力过高可能造成肿瘤血行转移，因此，术中需尽量避免肾盂压力过高的情况。术后肾盂灌注治疗可以减少输尿管及膀胱种植的可能。

（5）术后随访

1）术后 1～3 个月，行 IVP 和尿细胞学检查，半年后复查；之后每年复查 1 次，连续 5 年。

2）术后 3 个月及 1 年行膀胱镜检、输尿管镜检、尿细胞学及上尿路细胞学检查；之后每年复查 1 次，连续 5 年（可选择性使用 IVP）。

3）对于原位癌，术后每 3 个月行 1 次膀胱镜检、输尿管镜检、尿细胞学及上尿路细胞学检查；2 年后，每 6 个月行 1 次上述检查，连续 5 年。

4）对有症状患者行胸部 X 线、CT 及骨扫描检查。

63.4.2 半尿路切除术

（1）手术适应证

限于肾盂、输尿管内的尿路上皮肿瘤，肿瘤体积大、分化差、浸润性肾盂或输尿管上段肿瘤需行根治性肾输尿管切除加膀胱袖状切除输尿管肿瘤，如果其肿瘤分化中等，没有出现浸润时，也可行根治性手术。

（2）手术禁忌证

绝对禁忌证为凝血功能障碍或其他原因不能耐受手术者。腹腔镜相对禁忌证为既往有腹膜后手术史，或慢性感染（如同时合并有黄色肉芽肿性肾盂肾炎、肾结核等）等致患肾与周围组织粘连严重者。

（3）具体手术方法

1）开放性根治性肾输尿管切除术：适应证考虑肿瘤体积大、分化差、浸润性肾盂或输尿管上段肿瘤，需行根治性肾输尿管切除加膀胱袖状切除。对于体积大、多发或保留治疗后很快复发的肾盂和上段输尿管肿瘤，如果其肿瘤分化中等，没有出现浸润时，也可行根治性手术。

切口的选择：根治性肾输尿管切除可有多种入路。选择切口在很大程度上是根据医师的偏好，根

据医师的经验、患者的体型、内科并发症和肾的大小等决定,可采用扭矩体位一个切口完成。男性患者,手术野中应包括外生殖器以方便术中导尿。可选用经第 11 肋、第 12 肋或切除第 12 肋尖的切口,经胸膜外、腹膜外或胸腹联合入路。与肾部分切除手术重点暴露肾不同,肾输尿管全长切除时要注意充分暴露输尿管下段和膀胱,切口的下端不是沿肋骨下走行而是要向内向前拐向盆腔,必要时可打开腹膜以方便显露。胸腹联合切口可充分显露肾脏,但与肋缘下切口相比,易引起术后肺不张,对慢性肺部疾病的患者尤其要慎重。

也可选用单独的长腹正中切口经腹腔行根治性肾输尿管切除术,但是显露肾脏较困难,尤其是左肾。

平卧位时可垫高患侧背部以方便显露肾。肾输尿管切除术也可经上腹肋缘下切口加下腹部用于肾移植的 Gibson 切口、下腹正中切口或耻骨上弧形横切口。下腹正中切口不必切断肌肉,可以快速直接显露膀胱周围间隙,但 Gibson 切口更方便显露下段输尿管。肥胖患者选用肋缘下切口切除肾脏较困难。

根治性肾切除:在肾周脂肪和 Gerota 筋膜外分离肾脏,分别分离肾动静脉。可用 0 号丝线结扎加用 4～0 聚丙烯血管线缝扎肾动静脉。如结扎结合使用大号的血管夹夹闭肾动静脉,则可替代缝扎。尿路上皮肿瘤很少转移到肾上腺。传统的手术方式需要同时切除同侧肾上腺,但同肾细胞癌一样,切除肾上腺几乎不增加上尿路肿瘤的治愈率。所以当肿瘤局限于肾盂而且术前影像学检查及术中均未发现肾上腺异常时,无需切除肾上腺。但肾盂肿瘤为局部进展时,切除肾上腺可以最大限度地清除肿瘤。

远端输尿管切除术:无论是开放或腹腔镜肾输尿管切除术,都必须完整切除下段输尿管及膀胱袖状切除。完整的下段输尿管切除范围应包括膀胱壁段输尿管和输尿管开口。如未能完整切除,会有较高的肿瘤复发率。手术时应注意保持输尿管与肾连接的连续性和完整性,以防止肿瘤溢出管腔而污染手术野。但如果连接的肾脏使得操作不便,也可以在肉眼观察无明显异常的输尿管部位结扎后切断输尿管以方便操作下段输尿管。

下面介绍几种切除下段输尿管的方法。如果采用腹腔镜切除肾脏,选择切口既要考虑方便切除下段输尿管又要兼顾方便取出标本。应记住尿路上皮

癌也可在非尿路上皮处种植,在"封闭状态"下手术非常重要,尤其是低分化肿瘤,以免发生肿瘤种植。

传统开放性输尿管下段切除术:根据近端输尿管的切除范围和患者体型可选取 Gibson 切口、下腹正中切口或耻骨上弧形横切口。可经膀胱内、膀胱外或联合两个途径切除输尿管下段。经膀胱切除的方法是确保输尿管完全切除最可靠的方法。同输尿管再植术一样切开膀胱前壁,经膀胱和膀胱外联合完整切除输尿管。要切除输尿管开口周围 1 cm 的膀胱黏膜。从膀胱内用 2～0 或 3～0 可吸收线间断缝合切除输尿管处的膀胱肌层,4～0 可吸收线缝合膀胱黏膜。膀胱前壁切口用 3～0 可吸收线连续缝合。保留导尿 5～7 d。耻骨后留置引流管,无需常规放置膀胱造瘘管。

也可以不切开膀胱而完整切除末段输尿管直至输尿管开口。提起输尿管,分离膀胱壁段输尿管及输尿管开口,钳夹后切断膀胱黏膜,同前述缝合膀胱切口。必须确认已完整切除壁段输尿管和输尿管开口。注意避免由于过度牵拉输尿管而损伤到对侧输尿管开口。

经尿道内镜下切除输尿管开口:此方法又称为拉扯术,适用于上段输尿管的高分化肿瘤。患者取截石位,经尿道切开输尿管开口及壁段输尿管周围的膀胱直至膀胱外腔隙。然后改变体位切除肾及输尿管,此时需要向下分离输尿管直至膀胱外腔隙。这样做的益处在于可以避免肾输尿管切除术时行第 2 个切口切除下段输尿管。但腹腔镜手术时需要在切口取出标本,可同时切除下段输尿管,所以腹腔镜手术采用此方法的益处就减少了。这种方法有可能使肿瘤污染尿路上皮以外的组织,造成肿瘤种植,尤其是低分化肿瘤更易发生肿瘤种植。

输尿管剥脱术:有文献报道了几种输尿管剥脱术。基本操作要点是,留置输尿管导管后行肾输尿管切除术,切除输尿管的位置要尽可能向下,将输尿管导管和输尿管残端结扎,使其与下段输尿管的近端牢固固定。肾输尿管切除术完成后改截石位,牵拉输尿管导管,使输尿管下段套入膀胱,用经尿道的电切镜进行输尿管开口周围的袖状切除并使其从膀胱壁上游离出来。Giovansili 及其同事对此方法提出质疑,指出这种技术有 18.7% 的失败率,可导致输尿管断裂,需再用一个手术切口进行手术。

经膀胱腹腔镜切除末段输尿管:这种方法最接近于开放性手术。在肾切除之前,患者先采取低截

石位,留置输尿管导管。耻骨上插入两个 3 mm 的 Trocar 至膀胱。牵拉输尿管开口,用套扎器结扎输尿管口和输尿管导管以形成一个"封闭"的系统。切开输尿管口周围一圈,牵拉输尿管口以方便切除壁段输尿管,直至膀胱外腔隙。Gill 及其同事认为此方法临床效果好,但操作技术难度大。

全腹腔镜切除:先在纤维膀胱镜下电灼输尿管口及壁段输尿管周围的膀胱壁,输尿管开口处电凝的痕迹有助于在腹腔镜操作时辨别切除的远端界限。在腹腔镜操作前留置 F20 或 F22 尿管。腹腔镜下切除肾和输尿管直至膀胱逼尿肌,向头侧牵拉,将输尿管开口拉出膀胱壁外,用血管切割缝合器,尽可能远地结扎切断输尿管开口。此时可用纤维膀胱镜确认是否完整切除输尿管口和是否损伤对侧输尿管口。血管切割缝合器可在切割的同时封闭膀胱和输尿管,在"封闭"状态下切除输尿管。

淋巴结清扫:根治性肾输尿管切除术应包括区域淋巴结清扫。肾盂和中上段输尿管肿瘤,可清扫同侧肾门淋巴结、邻近的主动脉旁或下腔静脉旁淋巴结。切除淋巴结几乎不增加手术时间和手术并发症,少数情况下患者主动脉硬化严重或明显肿大的淋巴结固定不动时,淋巴结清扫的风险较大。这些患者可以减少或省略淋巴结清扫。

2) 腹腔镜根治性肾输尿管切除术:腹腔镜肾输尿管切除术的适应证与开放手术相同。有经腹腔、腹膜后和手助腹腔镜 3 种方式。对适合腹腔镜手术的患者而言,与开放手术相比,腹腔镜手术可显著降低手术并发症。所有腹腔镜手术都主要包括两个步骤:切除肾脏和切除下段输尿管并完整取出标本以获得正确临床分期。必须牢记腹腔镜手术要注意完整取出标本,避免肿瘤种植。腹腔镜辅助的手术切口选择要兼顾方便切除下段输尿管和方便标本取出。无论哪种方法都必须由切口取出标本,另行切口切除远端输尿管的方法意义不大。

经腹腹腔镜肾输尿管切除术:腹腔镜切除肾和中上段输尿管。患者取平卧位,垫高患侧臀和肩部约 20°。将患者妥善固定在手术床上,以方便通过旋转手术床将患者由侧位(腹腔镜肾切除体位)改为平卧位(开放手术切除下段输尿管体位)。消毒肋部和会阴并铺巾,腹腔充气前行保留导尿。

开放操作通道和连接设备:建立气腹,需要放置 3～4 个穿刺套管,通常第一个套管放置在侧方,其余的穿刺套管在直视下放置。腹腔镜通常在整个操作过程中都放置在脐部通道。上腹正中通道和外侧通道用于手术医师切除肾和近端输尿管,下腹正中通道和外侧通道用于切除远端输尿管。可在剑突下放置 3 mm 通道,牵开肝或脾有助于显露。对于肥胖患者,对 trocar 位置进行必要的调整有助于获得良好的视野。

游离结肠:转动手术床,患者改为侧卧位,沿 Tolt 白线切开腹膜,上至肝曲(或脾曲)下至髂血管水平。松解肾结肠韧带,向内侧牵开结肠,保留外侧 Gerota 筋膜以防止肾脏向内侧移位。

切除肾及近端输尿管:在肾下极内侧找到近端输尿管并向肾盂方向游离。如果怀疑为浸润性输尿管肿瘤,应切除较大范围的肿瘤周围组织。钝性和锐性分离相结合应仔细显露肾蒂血管。分别用切割缝合器或多枚血管夹结扎并切断肾动脉和肾静脉。处理肾蒂后,根据肿瘤的位置和分期决定在 Gerota 筋膜内或外分离切除肾脏。如果肾上极肿瘤侵及肾实质,则需要切除同侧肾上腺。

继续向远端分离输尿管,一般近端 1/3 的输尿管的血供在输尿管的前内侧,中段输尿管的血供在内侧,远端 1/3 在外侧,分离时应予以注意。切除下半段的输尿管常需要放置第 4 个 trocar。要切除足够的肿瘤周围组织,以保证彻底清除肿瘤。尽可能向下分离输尿管,如果分离水平低于髂血管,剩余的远端输尿管就较容易由下腹部切口切除,将肾脏标本置于盆腔,肾窝仔细检查止血,缝合 10 mm 通道的穿刺孔,然后进行开放手术。

开放性远端输尿管切除加膀胱袖状切除:改平卧位,取耻骨上横切口或 Gibson 切口。切口的选择要根据肿瘤的位置,患者的体型,腹腔镜已分离的输尿管的最低位置。腹腔镜分离输尿管的位置高于髂血管水平时,适合选用 Gibson 切口。

腹腔镜切除远端输尿管:如果全部手术都要在腹腔镜下完成或尽量减少开放手术部分的操作,则需要经腹腔镜分离输尿管远端至膀胱。患者取垂头仰卧位使肠管离开盆腔。切开髂血管水平的腹膜向下至侧盆壁膀胱的外侧,并向内到达脐正中韧带。钳夹切断输精管(男性)或圆韧带(女性)。在膀胱和脐正中韧带之间找到输尿管并向下分离至输尿管膀胱开口处,游离输尿管周围的逼尿肌,经膀胱外行膀胱袖状切除。

(4) 并发症及处理

1) 血管损伤和出血:主动脉损伤罕见,一旦发生应尽快中转开放手术抢救患者。下腔静脉较少发生损伤。在游离右肾静脉时过度牵拉可损伤下腔静脉,若发生损伤,因气腹压力(12～15 mmHg)远高于下腔静脉内压(5～10 cmH$_2$O),出血不凶猛甚至不明显。吸引器清理积血,用无损伤血管缝线修补下腔静脉破口。腔内缝合技术不足者,可中转开放手术处理。肾静脉或其属支损伤出血,用吸引器清理积血后找不到血管破口,可用钛夹或 Hem-o-lok 血管夹等夹闭。必要时中转开放手术。

2) 邻近脏器损伤:主要是肝脏、脾脏、胰腺、十二指肠等的损伤,常发生在粘连严重的病例。若损伤发生,必要时中转开放手术并相应处理。另外,还有腹膜撕裂或小并发症发生。

3) 术后膀胱切口漏尿:特别是采用经尿道电切输尿管开口者,由于膀胱壁未予缝合,部分患者术后出现漏尿。术后要严密观察尿液量,若发现减少,或有血尿,怀疑导尿管堵塞者,可用少量 0.9%氯化钠溶液冲洗导尿管,吸尽膀胱内积血块,保持导尿管引流通畅,适当延长腹膜后引流管引流时间。

4) 术后并发症:包括腹膜后血肿或脓肿、伤口感染、气胸和切口疝等,要求及时发现并做对症处理。腹膜后血肿或脓肿、伤口感染时主要加强抗感染治疗,必要时切开引流。发生气胸时须行胸腔闭式引流,切口疝做修补手术。

（5）术后随访

1) Ta～T1 期肿瘤术后 3 个月行膀胱镜检查,之后每年 1 次。当出现症状时行胸部 X 线、CT 及骨扫描检查。

2) T2 及以上肿瘤术后 3 个月行膀胱镜检,之后每年 1 次,共 5 年;每 6 个月行胸部 X 线及 CT 检查,共 2 年;2 年后每年行 1 次上述检查。

63.4.3 综合治疗

（1）放疗

局部放疗的目的是减少局部晚期非器官局限性的肿瘤(T3～T4 期,N$^+$)行根治性手术后的局部复发。大多数证明术后放疗有益的研究是小样本甚至个案报道,无对照和回顾性研究。在一组 41 例患者的研究中,术后放疗可以减少局部复发,但不能减少远处转移,也不能改善生存率。Mau-lard-Durdux 及其同事回顾性研究了 26 例行根治性手术治疗的上尿路肿瘤患者,术后局部放疗 46 Gy。病理为 G2 的患者占 40%,G3 占 60%,T2 肿瘤占 42%,T3 占

58%,35%有淋巴结转移。5 年生存率为 49%,无瘤生存率为 30%。所有局部复发的患者都已经发生远处转移,因此作者认为辅助放疗无意义。关于此问题最大的一项研究当属 Hau 及其同事的工作。该研究回顾性分析 252 例上尿路肿瘤患者,随访中位时间 64 个月,77%的病例行根治性肾输尿管切除术。肿瘤分期 T3 占 19%,T4 占 10%。50%的 T3 期患者和 52%的 T4 期患者术后接受 40 Gy 局部放疗。T3 期患者肿瘤特异性 5 年生存率为 41%,5 年总生存率为 28%。T3 期肿瘤加辅助放疗的 5 年肿瘤特异性生存率为 45%,不加辅助放疗的 5 年肿瘤特异性生存率为 40%。T4 期患者中位生存期为 6个月,无长期存活者。该研究中总的局部复发率为 9%,均为 T3 或 T4 期患者。在接受辅助性放疗的患者中,局部复发而无远处转移的比例在 T3 期为 10%,在 T4 期为 4%。因此,根治性切除已经达到较高局部肿瘤控制。分期高的肿瘤行局部放疗不能减少局部复发和远处转移。

总之,辅助放疗的疗效尚不明确,既不单独也不与化疗联合使用。在选定的患者中,局部区域和膀胱控制可能是有益的,但病例太少,无法提供肯定的建议。

（2）化疗

根治性膀胱切除术前的 NC 给 T2 - 4N0M0 UCB 患者带来生存获益,这具有高水平的证据。迄今为止,没有 1 级证据证明围手术期化疗在 UTUC 的作用。最近的一项综述和荟萃分析包含 10 项辅助化疗作用的研究。除了 1 项外其他都是回顾性研究。这些研究包含很多潜在偏倚,大多数接受 AC 的患者具有较差预后因素和更可能出现淋巴结转移。与此相反,接受 AC 的患者可能具有更好的肾功能和体力状况。荟萃分析仅在 3 项基于顺铂的 AC 研究中显示对总生存率和无病生存率有统计学意义的获益(HR, 0.43；95%CI, 0.21～0.89；$P <$ 0.05)。此外,最近的研究表明 AC 带来的生存获益仅限于 pT3 - 4 UTUC 和淋巴结阳性的高风危患者。潜在的获益局限于局部晚期疾病,AC 的作用在 UTUC 中十分有限,因为大多数患者将在 RNU 术后出现肾功能损失,从而不适合开展顺铂化疗。即使在 RNU 术前,只有 49%患者的肾小球滤过率允许实施顺铂化疗,而这个比例在 RNU 术后降到 19%。

术前化疗的潜在用途和疗效,已成为关键问题。

目前,两项前瞻性研究评估了 NC 在尿路上皮癌患者中的作用,但仅招募了 21 例 UTUC 患者。这些研究表明,NC 可能与病理分期的下降显著相关。受限于研究样本过小和术前分期手段不准确,目前尚未得出任何肯定结论,但 4 项大型回顾性的比较研究结果目前已经发表。Matin 等认为,43 例接受 NC 的高危 UTUC 患者与一个历史队列相比较的生存结局,在 NC 组中观察到明显病理降期以及约有 14% 的化疗完全反应率。在最近的一项研究中,31 例使用 NC 患者与仅接受 RNU 的 81 例患者队列相比,总生存率和 CSS 明显改善。UTUC 协作组报告在 313 例患者的大型队列中,其中包括 18 例接受活检证实淋巴结阳性的患者,NC 组获得良好的效果,5 年无病生存率和 CSS 分别为 49% 和 44%。综合这两个最新研究,最近的荟萃分析报道,NC 带来 CSS 获益为 59%(HR, 0.41; 95%CI: 0.22~0.76; $P<0.01$)。这些回顾性研究表明,所有符合条件的 UTUC 患者均应接受顺铂联合化疗。哪些患者最有可能从 NC 中受益仍有待研究。临床怀疑淋巴结侵犯的患者应明确接受化疗和随后 RNU 的根据化疗反应决定。然而,这些研究证据的水平不足以得出肯定的结论。需要进一步前瞻性试验来评估 UTUC 围手术期化疗的作用。一个随机对照 3 期试验,上尿路上皮癌围手术期化疗与随访观察(POUT)试验,正在进行当中。这个试验将随机分配 345 名接受 RNU 治疗的 UTUC 患者进行基于顺铂的辅助化疗或随访观察。在 RNU 术前,对高危或 T2~T4 N0/X M0 UTUC 患者行吉西他滨新辅助化疗的 2 期临床试验的结果,可能有助于进一步确定围手术期化疗在 UTUC 治疗中的地位。

63.5 预后与随访

63.5.1 预后

同膀胱肿瘤类似,UTUC 患者预后需同时关注肿瘤特异性生存及膀胱肿瘤复发两方面。依据西方人群研究,肿瘤是否浸润肌层在很大程度上决定了 UTUC 患者的术后生存,5 年肿瘤特异性生存率对于 pT2 和 pT3 期肿瘤患者均<50%,而对于 pT4 期则<10%。此外,高龄、长期吸烟、淋巴结转移、切缘阳性及原发肿瘤位于输尿管均为生存较差的预后影响因素。

中国 UTUC 人群在预后方面同样具有自身特点,虽发病率较男性患者高,中国女性 UTUC 患者具有相对较好的肿瘤分化及预后,而在膀胱肿瘤复发方面更是具有显著的特征。本中心 438 例 UTUC 患者的回顾性研究中,UTUC 根治术后,中位随访期 45 个月,共有 135 例(30.8%)出现了膀胱肿瘤的复发,中位复发时间为 15 个月,且在复发时间上具有明显的两个高峰,分别位于术后 4~6 个月(早期复发)及 17~19 个月(晚期复发)。低肿瘤分级、肿瘤多中心发生、合并原位癌以及原发肿瘤位于输尿管下段为 UTUC 术后膀胱肿瘤复发的独立危险因素。肿瘤播散学说及多中心癌野理论为目前公认的 UTUC 术后引起膀胱肿瘤复发的学说,前者指游离的肿瘤细胞可定植在尿路上皮的任何位置而发展成为新发肿瘤;后者指整个尿路上皮受到致癌因素的影响,在基因层面失去对正常生长的调控,可在不同部位出现新发肿瘤。在我们的研究中,合并原位癌同膀胱肿瘤晚期复发相关,推测 UTUC 术后早期复发多由游离肿瘤细胞播散所致,而晚期复发则多与各种致癌因素导致的尿路上皮基因突变相关。

63.5.2 随访

在手术后的随访期间,疾病复发和死亡的风险会随着时间延长而逐渐下降。严格的随访是发现异时性膀胱肿瘤、局部复发和远处转移的必要条件。当进行 RNU 时,局部复发很少,远处转移的风险与之前列出的风险因素直接相关。监测方案基于膀胱镜和尿细胞学检查超过 5 年。膀胱复发不是远处复发。当进行保肾手术时,由于疾病复发的高风险,同侧 UUT 需要仔细随访。尽管内镜器械及技术不断进步,但保肾手术后的随访依然很困难,而必要和重复的内镜检查是必需的。

EAU 建议关于上尿路肿瘤的诊治指南的随访推荐方案如下。根治性术后:① Ta~T1 期肿瘤术后 3 个月行膀胱镜检,之后每年 1 次,当出现症状时行胸部 X 线、CT 及骨扫描检查。② T2 及以上肿瘤术后 3 个月行膀胱镜检,之后每年 1 次,连续 5 年;每 6 个月行胸部 X 线及 CT 检查,连续 2 年;2 年后每年行 1 次上述检查。

保肾术后:① 术后 1~3 个月,行 IVP 和尿细胞学检查,半年后复查;之后每年 1 次,连续 5 年。② 术后 3 个月及 1 年行膀胱镜检、输尿管镜检、尿细胞学及上尿路细胞学检查,之后每年 1 次,连续 5

年(可选择性使用 IVP)。③ 对于原位癌,术后每 3 个月行 1 次膀胱镜检、输尿管镜检、尿细胞学及上尿路细胞学检查;2 年后,每 6 个月行 1 次上述检查,连续 5 年。④ 对有症状患者行胸部 X 线、CT 及骨扫描检查。

(叶定伟　秦晓健　谢湖阳)

主要参考文献

[1] 孔维芳,刘荣波,王娜. 多排螺旋 CT 泌尿系统造影三维重建技术诊断上尿路疾病的 ROC 分析[J]. 中国循证医学杂志,2013,13(2):143-148.

[2] 李炎唐. 泌尿外科手术并发症预防和处理[M]. 北京:人民卫生出版社,2004.

[3] 辛亚军,丁红娟,张平. 超声在输尿管肿瘤诊断中的应用价值[J]. 现代医用影像学,2013,22(5):385-387.

[4] 张旭主编. 泌尿外科腹腔镜手术学[M]. 北京:人民卫生出版社,2008.

[5] 周利群,熊耕砚,李学松. 中国人群上尿路上皮癌新进展[J]. 北京大学学报(医学版),2014,46(4):504-506.

[6] 洛克林. 泌尿外科手术并发症:诊断、预防与处理[M]. 北京:科学出版社,2011.

[7] 梅骅. 泌尿外科手术学[M]. 第 3 版. 北京:人民卫生出版社,2008.

[8] 龚静,陈铌,周桥. 膀胱尿路上皮癌的病理诊断进展[J]. 现代泌尿外科杂志,2016,21(9):661-666.

[9] 滕建波,史森,李善军,等. 超声检查在输尿管肿瘤诊断中的应用价值[J]. 中华泌尿外科杂志,2006,27(6):407.

[10] Birtle AJ, Lewis R, Johnson M, et al. Time to define an international standard of postoperative care for resected upper urinary tract transitional cell carcinoma (TCC)-opening of the peri-operative chemotherapy versus surveillance in upper tract urothelial cancer (POUT) trial[J]. BJU Int, 2012,110:919-921.

[11] Campbell MF, Walsh PC, Wein AJ, et al. Campbell-Walsh Urology [M]. 11th ed. Philadelphia, PA: Elsevier, 2016.

[12] Catto JW, Azzouzi AR, Rehman I, et al. Promoter hypermethylation is associated with tumor location, stage, and subsequent progression in transitional cell carcinoma[J]. J Clin Oncol, 2005,23(13):2903-2910.

[13] Grahn A, Melle-Hannah M, Malm C, et al. Diagnostic accuracy of computed tomography urography and visual assessment during ureterorenoscopy in upper tract urothelial carcinoma[J]. BJU Int, 2017,119(2):289-297.

[14] Griffiths G, Hall R, Sylvester R, et al. International phase Ⅲ trial assessing neoadjuvant cisplatin, methotrexate, and vinblastine chemotherapy for muscle-invasive bladder cancer: long-term results of the BA06 30894 trial[J]. J Clin Oncol, 2011,29:2171-2177.

[15] Humphrey PA, Moch H, Cubilla AL, et al. The 2016 WHO classification of tumours of the urinary system and male genital organs-part B: prostate and bladder tumours[J]. Eur Urol, 2016,70(1):106-119.

[16] Kaag MG, O'Malley RL, O'Malley P, et al. Changes in renal function following nephroureterectomy may affect the use of perioperative chemotherapy[J]. Eur Urol, 2010,58:581-587.

[17] Leow JJ, Martin-Doyle W, Fay AP, et al. A systematic review and meta-analysis of adjuvant and neoadjuvant chemotherapy for upper tract urothelial carcinoma[J]. Eur Urol, 2014,66:529-541.

[18] Lucca I, Kassouf W, Kapoor A, et al. The role of adjuvant chemotherapy for lymph node-positive upper tract urothelial carcinoma following radical nephroureterectomy: a retrospective study[J]. BJU, 2015,116(1):72-78.

[19] Margulis V, Shariat SF, Matin SF, et al. Outcomes of radical nephroureterectomy: a series from the upper tract urothelial carcinoma collaboration [J]. Cancer, 2009,115:1224-1233.

[20] Mathieu R, Bensalah K, Lucca I, et al. Upper urinary tract disease: what we know today and unmet needs[J]. Transl Androl Urol, 2015,4:261-272.

[21] Matin SF, Margulis V, Kamat A, et al. Incidence of downstaging and complete remission after neoadjuvant chemotherapy for high-risk upper tract transitional cell carcinoma[J]. Cancer, 2010,116:3127-3134.

[22] Monteiro-Reis S, Leca L, Almeida M, et al. Accurate detection of upper tract urothelial carcinoma in tissue and urine by means of quantitative GDF15, TMEFF2 and VIM promoter methylation [J]. Eur J Cancer, 2014,50(1):226-233.

[23] Petrelli F, Yasser Hussein MI, et al. Prognostic factors of overall survival in upper urinary tract carcinoma: a systematic review and meta-analysis [J]. Urology, 2017,100:9-15.

[24] Porten S, Siefker-Radtke AO, Xiao L, et al. Neoadjuvant chemotherapy improves survival of patients with upper tract urothelial carcinoma [J]. Cancer, 2014,120:1794-1799.

［25］ Roupret M，Babjuk M，Burger M，et al. The European association of urology（EAU）clinical guidelines on urothelial carcinoma of the upper urinary tract［J］. Arnhem，The Netherlands：EAU Guidelines Office，2017.

［26］ Sfakianos JP，Cha EK，Iyer G，et al. Genomic characterization of upper tract urothelial carcinoma［J］. Eur Urol，2015，68（6）：970 - 977.

［27］ Shirotake S，Kikuchi E，Tanaka N，et al. Impact of an adjuvant chemotherapeutic regimen on the clinical outcome in high risk patients with upper tract urothelial carcinoma：a Japanese multi-institution experience［J］. J Urol，2015，193：1122 - 1128.

［28］ Tanaka H，Yoshida S，Komai Y，et al. Clinical value of 18F-Fluorodeoxyglucose positron emission tomography/ computed tomography in upper tract urothelial carcinoma：impact on detection of metastases and patient management［J］. Urol Int，2016，96（1）：65 - 72.

［29］ Xiong G，Liu J，Tang Q，et al. Prognostic and predictive value of epigenetic biomarkers and clinical factors in upper tract urothelial carcinoma［J］. Epigenomics，2015，7（5）：733 - 744.

［30］ Youssef RF，Shariat SF，Lotan Y，et al. Upper urinary tract urothelial carcinoma with loco-regional nodal metastases：insights from the upper tract urothelial carcinoma collaboration［J］. BJU Int，2011，108：1286 - 1291.

64.1　流行病学

　　膀胱癌是泌尿系统常见肿瘤之一,就全球而言,其发病率居所有肿瘤发病率的第 9 位,死亡率居所有肿瘤死亡率的第 13 位。据统计,2012 年膀胱癌全球新发病例 429 793 例,死亡 165 084 例。在美国,2016 年新发病例 76 960 例,死亡 16 390 例。在中国,2015 年预计新发病例 80 500 例,死亡 32 900 例。根据美国 SEER 数据库统计,膀胱癌的 5 年总生存率为 77.3%。

64.1.1　年龄

　　各年龄段人群均可发生膀胱癌,但通常以中老年人群为主,且随着年龄增加,发病率也逐渐增加。根据 2010～2014 年美国 SEER 数据库统计,膀胱确诊时的中位年龄为 73 岁,其中 45~54 岁占患者总数的 6.3%,55~64 岁占 18.5%,65~74 岁占 29.2%,75~84 岁占 29.3%,超过 84 岁占 14.9%。死亡率也随着年龄增加而增加,总体而言,患者中位死亡年龄为 79 岁,其中 45~54 岁死亡患者占总数 3.6%,55~64 岁占 11.7%,65~74 岁占 21.5%,75~84 岁占 32.6%,超过 84 岁占 29.9%。

64.1.2 性别与种族

男性膀胱癌的发病率约为女性的 3 倍。据统计,年龄矫正后,在美国所有种族中男性的发病率为 34.9/10 万,女性为 8.4/10 万。1985 年与 2005 年相比,美国膀胱癌病例数增加 50%,其中男性患者比女性患者增加 25%。男性膀胱癌患病人数明显多于女性患病人数这一现象令人诧异,因为现代社会女性外出工作的机会与男性相当,暴露于致癌环境(如吸烟)的机会与男性相比基本相似。目前认为遗传因素、激素和解剖因素(如男性前列腺增生易发生尿潴留)也许可以解释这一现象。

在死亡率上,在美国 2010~2014 年间,男性膀胱癌平均死亡人数为 7.6/10 万,女性为 2.2/10 万。但在 5 年生存率上,男性却高于女性。在中国,同样的男性发病与死亡人数要高于女性。2015 年新发病例中,男性有 62 100 例,女性有 18 400 例;死亡病例中,男性有 25 100 例,女性有 7 800 例。

种族方面,美国白种人男性膀胱癌发病率大致是黑种人的 2 倍,白种人女性发病率是黑种人女性的 1.5 倍。2010~2014 年美国白种人男性平均发病率大约为 38.1/10 万,白种人女性为 9.1/10 万,黑种人男性为 21/10 万,黑种人女性为 6.8/10 万;亚裔男性为 15.2/10 万,亚裔女性为 3.9/10 万;西班牙裔男性为 19.3/10 万,西班牙裔女性为 4.9/10 万。可见白种人患本病比例最高。但有证据表明白种人患者主要患非浸润性癌,而黑种人患浸润性癌的比例更高。

2010~2014 年美国白种人膀胱癌死亡率大约是 8.2/10 万,白种人女性为 2.2/10 万,黑种人男性为 5.4/10 万,黑种人女性为 2.5/10 万;亚裔男性为 2.9/10 万,亚裔女性为 0.9/10 万;西班牙裔男性为 3.9/10 万,西班牙裔女性为 1.2/10 万。可见黑种人患病率低于白种人,但两者死亡率却没有很大差别,说明黑种人膀胱癌患者生存率要低于白种人。其中的原因可能是黑种人诊断为膀胱癌局限于膀胱内的

比例(男 65.6%,女 56.4%)要低于白种人(男 75.7%,女74.3%),同时黑种人常无法获得理想的治疗。另外,在黑种人人群中非尿路上皮癌(如鳞癌、腺癌)的比例也更高,这些病理类型预后较差,这也可以部分解释这一生存差别的现象。而另一方面,西班牙裔的美国人生存率要好于白种人,这可能与他们吸烟率较低有关。

64.1.3 国家和地区差异

(1) 欧洲

就全球而言,欧洲膀胱癌的发病率是最高的,男性患者最多的地区是欧洲南部地区如西班牙(36.7/10 万)、意大利(33.2/10 万)。北欧和西欧男性患者人数也不少,如丹麦 27.4/10 万,瑞士 26.2/10 万。欧洲中部、东部国家男性患者相对较少,如波兰 20.2/10 万。自从 20 世纪 50 年代以来,西欧、北欧地区男性患者逐渐减少,欧洲南部、中部、东部地区的男性患者则在增加。

相应地,欧洲男性患者死亡率也是最高的,尤其是东部(波兰 8.4/10 万)、南部(西班牙 8.2/10 万)和波罗的海(拉脱维亚 7.5/10 万)地区。但随着发病率的增高,患者死亡率却在下降。

对于女性患者,丹麦(8.4/10 万)、挪威(6.4/10 万)和瑞士(6.3/10 万)的发病率最高。自从 20 世纪 50 年代以来,欧洲南部、中部、东部和波罗的海地区的患者在逐年增加。相比而言,北欧的女性患者人数有轻度下降。

丹麦女性患者死亡率最高(2.3/10 万),但 1998~2012 年间以每年 2.3% 的速度下降。整体而言,欧洲其他国家女性患者死亡率都呈下降趋势。

(2) 北美

美国数据已在上文中提及。该病在加拿大的发病率与死亡率均低于美国。

(3) 亚洲

亚洲地区膀胱癌的分布呈现两种模式:中亚、东亚地区发病率和死亡率相对较低,而西亚地区发病率和死亡率相对较高。中亚和东亚地区,日本男性发病率(9.6/10 万)最高,其次是韩国(9.4/10 万)。在西亚国家中土耳其(26.4/10 万)和以色列(25.1/10 万)男性发病率最高。西亚国家中,以色列女性患病率最高,为 4.5/10 万,几乎是中亚和东亚国家女性患病人数的 2 倍。同时膀胱癌死亡率也在以色列最高。从发病和死亡趋势来看,本病在亚洲所有国家均在缓慢

下降。

（4）美洲中部、南部和加勒比海地区

这一地区发病率较低，除了个别地区如乌拉圭（15.8/10 万）智利（17.6/10 万）。总体而言，这一地区国家发病率从 1993 年以来保持稳定，除了厄瓜多尔女性患病以每年 4.5% 的速度在增长。但相对全球其他地区而言，该地区的死亡率尚属较低。古巴和巴西近年来膀胱癌发病率呈稍有增长趋势。

（5）非洲

就全球而言，非洲的膀胱癌发病率是最低的，除了埃及男性（19/10 万）和马拉维女性（9.2/10 万）。在埃及，男性膀胱癌患者死亡率也相对较高（5.6/10 万），但近年来逐渐下降。

（6）大洋洲

澳大利亚和新西兰的患病率与亚洲发达国家相当，但低于欧洲和北美地区。死亡率与美国相当，尤其是男性。从 1990 年以来，发病率和死亡率每年下降 2% 左右。其中新西兰下降速度最快，男性每年下降 7.2%，女性每年下降 6.2%。

（沈益君　陆骁霖）

64.2　病因及危险因素

64.2.1　膀胱癌相关的癌基因和抑癌基因

从小鼠模型和患者病理标本来源的病理及临床信息显示，膀胱癌的发生借助于两条通路，分别发展为乳头状非肌层浸润性膀胱癌（NMIBC）和非乳头状肌层浸润性膀胱癌（muscle invasive bladder cancer，MIBC）。在小鼠模型中发现，低表达的 H-ras 突变会导致扁平状或乳头状尿路上皮增生性病变，而高表达的 H-ras 突变则会导致非肌层浸润性膀胱癌的发生。与此相似，在人体扁平状或乳头状尿路上皮增生性病变正是非肌层浸润性尿路上皮癌的癌前病变，因此 H-ras 突变在 NMIBC 发生中起到重要作用。另外，9 号染色体缺失，$FGFR$ 点突变也是 NMIBC 和癌前病变中常见的基因改变。同一患者 NMIBC 肿瘤组织和癌前病变组织往往会存在相同的改变，说明癌前病变和肿瘤组织存在克隆关系，两者是个渐变过程。

相比之下，MIBC 的发生需要一种或多种抑癌基因失活，包括 $Tp53$、$Rb1$ 和 $PTEN$。小鼠模型中这类肿瘤是由扁平尿路上皮不典型增生和原位癌发展而来。在人体，大宗报道显示尿路上皮不典型增生和原位癌有更高的风险发生 MIBC，并且这两种病灶与高级别和侵袭性膀胱肿瘤特性相似。$TP53$ 突变及稳定的 TP53 表达可以促进细胞增殖。另外 CK20 和 HER-2（或者也称为 ErbB2）上调，PTEN 下调伴随 PI3K 通路的上调也表现出了相同的特性。

64.2.2　吸烟

吸烟是膀胱癌最主要的致病因素。吸烟人群罹患膀胱癌的概率是非吸烟人群的 2～5 倍。戒烟后膀胱癌的患病率会下降，但是相对于从来不吸烟的人群，其概率还是有所升高。美国国立卫生研究院在 1996～2006 年随访了 281 394 位男性和 186 134 位女性，研究吸烟状况对健康的影响。在历时 10 年的随访期间，3 896 位男性（1.38%）和 627 位女性（0.34%）被诊断为膀胱癌。男性中，吸烟人群患病率是非吸烟人群的 3.89 倍，是既往吸烟但戒烟人群的 2.14 倍。女性中，吸烟人群患病率是非吸烟人群的 4.65 倍，是既往吸烟但戒烟人群的 2.52 倍。同时吸烟量及烟龄也与膀胱癌风险呈正相关。然而，对于每天抽烟支数少于 10 支的烟民，在戒烟超过 10 年后，其膀胱癌患病率仍高于从来不吸烟的人群。

烟草的各种化学成分中，多环芳香烃、4-氨基联苯和不饱和醛被证实是膀胱癌的致癌因素。一些特定的代谢酶，如 N-乙酰转移酶 2（NAT2）、谷胱甘肽 S-转移酶 M1（GSTM1），它们结构和功能的个体差异会影响致癌因素对机体的作用，从而影响膀胱癌的患病概率。而基于 7 项研究的 Meta 分析显示，二手烟不增加膀胱癌患病风险。

64.2.3　职业暴露

职业环境中致癌物质的暴露也会增加膀胱癌患病风险。工业生产中使用的 β-萘胺、联苯胺和 4-ABF 被证实是化学致癌物。根据研究显示，染料加工、石油产品和橡胶生产的工厂工人患膀胱癌的概率最高。电加工和化学处理厂工人患膀胱癌的死亡率最高。

随着城市化的进程，许多工厂已经由发达地区转移到欠发达地区，潜在地增加了欠发达地区工人的患病率。尽管如此，只有 <8% 的膀胱癌患者是因暴露于工业致癌因素所致。

64.2.4　其他危险因素

除了吸烟和职业暴露外，一些环境因素与膀胱癌的关系也有所研究。据报道,城市人口中,蔬菜、水果摄入少的人群,罹患膀胱癌的危险性亦高。另外,一些证据表明,乙醇摄入会轻微地增加膀胱癌的风险,但流行病学调查却显示,这一因素与其他因素有混杂。男性患代谢综合征可能会增加膀胱癌风险,但是两者之间,包括其对膀胱癌预后并没有建立直接联系。摄入被砷污染的水和食物可以解释一些地区膀胱癌高发的原因,如砷污染与阿根廷、智利和孟加拉国膀胱癌发生相关。空气污染也会诱发膀胱癌,柴油、汽油废气、室内空气污染等,都是膀胱癌的危险因素。另外,盆腔接受治疗性照射和感染(如中东地区血吸虫感染、长期留置导尿所致导管源性感染)引起的慢性炎症也会诱发膀胱癌,但病理类型往往并不是尿路上皮癌,鳞癌比例更大,并且往往确诊时分期更晚,预后也更差。

另外有研究表明,失业、躯体生病的天数、暴露于臭氧污染的天数、使用井水、受雇于小型工业企业等因素都会增加膀胱癌死亡率。

64.2.5 遗传易感性和遗传性膀胱癌

家族性膀胱癌是很少见的。据报道,膀胱癌患者其下一代一级亲属患膀胱癌的概率约为 5.1%。鉴别膀胱癌的家族亚型有助于发现膀胱癌发生的分子基础。但事实是,鉴别膀胱癌的家族亚型并不可行,因为并没有充分的数据支持。

Hemminkki 等在 2002 年瑞典的一项包括 754 165位父母辈和 112 216 位子女辈的癌症患者的研究中发现了 2 987 例膀胱癌患者在子女辈中发生。根据膀胱癌在家族中发生的情况,他们得出的结论是有家族史的人膀胱癌发病率会上升,其标化发生比为 1.75,而同胞间有膀胱癌发生的,该比例上升到 2.02。

有关家族性尿路上皮癌最详尽的一项研究来自荷兰。这是一项病例对照研究,研究者汇集了1 193例新近诊断为膀胱癌的患者,并将其中 853 例患者的配偶作为对照组。研究者们进一步收集研究组和对照组家族中膀胱癌患病情况,最终显示研究组中 8% 的患者存在家族史,而对照组中这个比例只有 4%。作者得出结论,膀胱癌具有家族聚集性,一级亲属患有膀胱癌会使患病率比正常人群增加 1.8 倍。

美国一项基于人群的研究纳入了 2 982 例膀胱癌患者和 5 782 例对照组,该研究主要是针对环境因素,但也对家族史进行了调查。研究显示,有尿路

上皮癌家族史的人群患膀胱癌可能性明显提高,相对危险度为 1.45,而且 45 岁以下人群患病率更高。暴露于可疑的环境因素、吸烟的人群及有膀胱癌家族史者,其膀胱癌发病率会大幅提高。其中每天抽 2~3 包烟的人群,患病相对危险度可达 10.7。

有作者分析了 9 项病例对照研究,4 项队列研究。虽然这些研究在样本量、研究分析方法、入排标准和诊断标准方面都不尽相同,但结论却很相似。有家族史的人群患膀胱癌的危险度为1.2~6.1。

膀胱癌的家族聚集性还存有争议,但大多数证据都提示其有遗传易感性。这些遗传因素所致的膀胱癌发生率并不高,但有很高的外显率(仍低于其他肿瘤)。目前还需要一些高通量的全基因组研究来揭示其遗传特性。

(叶定伟　沈益君　陆骁霖)

64.3　病理学和生物学特点

64.3.1　正常膀胱上皮

正常的尿路上皮由 2~3 层排列疏松的细胞及 6~7 层排列紧密的细胞构成,包括伞状细胞(构成浅表层)、中间层细胞(构成中间层)和基底细胞(与基底膜相连接)(图 64-1)。

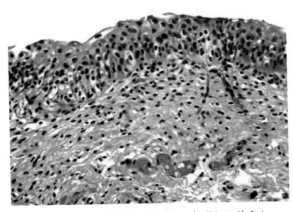

图 64-1　正常尿路上皮镜下表现(HE 染色)

伞状细胞为胞质嗜酸性的椭圆形细胞,它们相连并排列为一单排,构成正常尿路上皮最表浅的一层。它们之所以被称为伞状细胞,是因为当膀胱膨胀时,伞状细胞可以伸展覆盖下面一层的数个细胞。由于在高级别尿路上皮癌中这部分细胞经常缺如,因此它们的存在往往意味着为非癌病变或低级别病

变。中间层细胞多为立方形或圆柱形,它们细胞边界清晰,核膜光滑并含有颗粒状染色质。基底细胞为单层立方形细胞,其与基底膜相连,构成尿路上皮的基底层。

64.3.2 上皮增生和化生

正常尿路上皮的良性增生与化生相当常见,为诊断带来挑战(图 64 - 2A)。尿路上皮增生是指细胞层数、细胞数目的增多而无核或结构的异常。尿路上皮化生是指膀胱内面出现非移行上皮表现。

尿路上皮内陷入固有层或是 Von Brunn 巢在成人中比较常见,这些巢状结构可能会发生增生(Von Brunn 巢增生)或扩张为囊肿(囊性膀胱炎、腺性膀胱炎)。鳞状化生常见于女性膀胱三角处上皮,在不伴有角化时,这种化生常被认为是一种良性病变(图 64 - 2B)。在某些情况下,鳞状化生常伴有修复性改变,会导致鳞状结构侵入固有层,这种良性病变被称

为假癌性增生(图 64 - 2C)。腺状化生外观表现为块状的红色隆起性区域,常伴有炎性改变,易与肿瘤混淆。

在炎症与外部刺激存在的情况下,尿路上皮也会发生细胞学改变。这些改变常表现为细胞核增大、核膜光滑及染色质少,偶尔会表现为细胞核缩小(图 64 - 2D)。发生改变的细胞排列往往保持原有极性,并且在基底层可见核分裂象。放疗是这些反应性不典型改变最常见的诱因,并且是膀胱肿瘤的危险因素之一,常会为鉴别诊断造成困难。退变的细胞核、核分裂象的缺失以及固有层炎性反应与血管改变常能为正确诊断放疗引起的不典型改变提供帮助。化疗与卡介苗灌注治疗也被证实与尿路上皮不典型改变有关。其中卡介苗灌注引起的不典型改变以固有层肉芽肿性炎为特征。插管及其他慢性损伤也会引起尿路上皮的鳞状化生或腺状化生,这些都需要与肿瘤谨慎鉴别。

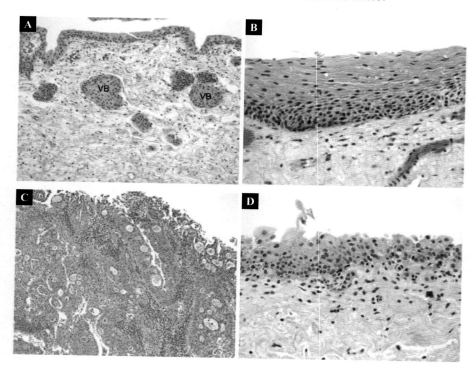

图 64 - 2 尿路上皮的增生和化生

64.3.3 尿路上皮发育异常

尿路上皮不典型增生包括一系列形态学异常,常为鉴别诊断带来挑战。不典型增生是介于正常

尿路上皮和原位癌之间的一种病变,其常伴有细胞核的异常,表现为细胞核大而凹陷、核拥挤及染色质着色过深,有丝分裂象少见且局限于基底层。

内翻性乳头状瘤是一种与慢性炎症或梗阻相

关的良性增生性病变,主要表现为在正常尿路上皮覆盖下,病变呈叶状分支突向膀胱的纤维肌性间质。此外,内翻性乳头状瘤常伴有囊性膀胱炎及鳞状化生。有研究报道,内翻性乳头状瘤常与上尿路上皮癌或是相同组织来源的肿瘤同时发生。

肾源性假瘤是一种少见的尿路上皮良性病变,它是由损伤、感染或放疗引起的一种尿路上皮的化生,主要表现为组织的水肿及炎症细胞的浸润,但异型细胞核及有丝分裂的激活并不常见。

膀胱黏膜白斑是癌前病变的一种,约 20％ 的患者可能发展为鳞状上皮癌。其特征为出现角化的鳞状化生。

假性肉瘤是一种由下尿路操作或感染引起的反复的梭形细胞增生性病变,常与膀胱平滑肌肉瘤相混淆而导致患者采取不恰当的根治性手术治疗。

64.3.4 尿路上皮癌和肿瘤分级

尿路上皮癌是最常见的膀胱癌病理类型,约占全部膀胱癌的 90％ 以上。肿瘤直径多为 1～2 cm,生长方式多种多样,包括乳头状、无蒂、侵袭性、结节状、混合性和扁平状原位癌。镜下主要表现为细胞极性缺失、细胞从基底层向表层成熟异常、核质比例增大、细胞核大、染色质块及有丝分裂增加。在超过 1/3 的病例中,尿路上皮癌可出现其他肿瘤类型的形态学改变。同时,超过 1/3 的尿路上皮癌可出现不同分化,其中 2/3 表现为鳞状分化。

膀胱癌的分级与膀胱癌的复发和侵袭行为密切相关。对于绝大多数高分化或中分化肿瘤来说都是浅表性的,而低分化肿瘤多为侵袭性。关于膀胱癌分级,目前普遍采用世界卫生组织(WHO)分级法(WHO 1973,WHO 2004)。

WHO 1973 分级法:1973 年的膀胱癌组织学分级法根据癌细胞的分化程度分高分化、中分化和低分化,分别用 1、2、3 级来表示(表 64-1)。

表 64-1　WHO 1973 膀胱尿路上皮癌
恶性程度分级系统

乳头状瘤
尿路上皮癌 1 级,分化良好
尿路上皮癌 2 级,中度分化
尿路上皮癌 3 级,分化不良

WHO 2004 分级法:此分级法将尿路上皮肿瘤分为低度恶性潜能尿路上皮乳头状瘤(papillary urothelial neoplasms of low malignant potential, PUNLMP)、低级别和高级别尿路上皮癌(表 64-2)。其中 PUNLMP 为局限于黏膜内的分化良好的肿瘤,虽然进展的风险很小,但不完全属于良性病变,仍有复发可能,而且复发后会有更高的分级和分期。

表 64-2　WHO 2004 膀胱尿路上皮癌
恶性程度分级系统

乳头状瘤
低度恶性潜能尿路上皮乳头状瘤(PUNLMP)
乳头状尿路上皮癌,低级别
乳头状尿路上皮癌,高级别

64.3.5 鳞状细胞癌

鳞状细胞癌主要表现为病变成分为完全鳞状分化(图 64-3)。病变的分级主要依据病变分化的程度。分化良好以及中度分化的病变有明确的角化珠形成,其由向心性分布的鳞状细胞珠构成。分化较差的病变可能缺少明确的角化珠,需要根据细胞桥粒及粉红色细胞质进行诊断。近来有研究指出,鳞状细胞癌与尿路上皮癌很大一部分有相同的基因表达失调,这说明两种病理类型可能具有相同的起源。

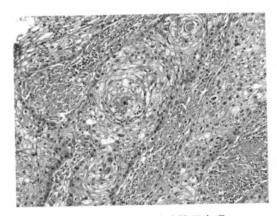

图 64-3　鳞状细胞癌镜下表现

64.3.6 腺癌和脐尿管癌

在美国,膀胱腺癌占所有原发性膀胱癌的 2％。在大多数情况下,膀胱腺癌在发现时肿瘤一般较大,并且不易明确肿瘤来源。腺癌的腺样分化多种多样,包括印戒细胞样、黏液样、透明细胞样等(图64-4)。

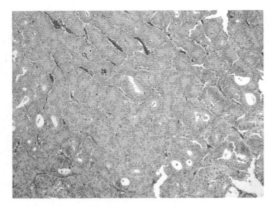

图64-4　膀胱腺癌(肠腺型化生)镜下表现

脐尿管癌是一种非常罕见的膀胱肿瘤,多为腺癌,但有时也可起源于膀胱外的肿瘤。脐尿管癌多位于正常尿路上皮覆盖下的膀胱壁,一般与相邻的膀胱上皮细胞间有明显的界线。

64.3.7　膀胱癌的扩散和转移

膀胱癌的扩散及转移途径主要包括淋巴转移、血行转移、种植转移等。约5%分化良好至中分化的浅表性乳头状癌及20%的高级别浅表性癌的患者最终会发生淋巴结及血行转移。淋巴结转移是膀胱癌最早、最常见的转移途径。闭孔淋巴结是最常见的转移部位,约占盆腔淋巴结转移的74%,其次为髂外、骶前髂总和膀胱周围淋巴结。晚期患者常发生血行转移,最常见转移部位为肝脏,占38%,其次为肺、骨、肾上腺与小肠。膀胱癌的种植转移常发生在术中,是术后发生切口和尿道残端复发的主要原因之一。

(叶定伟　沈益君　王备合)

64.4　诊断和鉴别诊断

64.4.1　临床表现和症状

血尿是膀胱癌最常见的临床症状,尤其是无痛性全程间歇性肉眼血尿。血尿出现的时间及量与肿瘤的大小、分期、数目、形态等并不完全一致。血尿主要分为肉眼血尿(占膀胱癌的17%~18.9%)和镜下血尿(占4.8%~6%)。另一常见的症状是膀胱刺激征,即尿频、尿急、尿痛,这类情况常与浸润性膀胱癌或者弥漫性原位癌相关。其他症状包括肿瘤阻塞输尿管所致的腰部不适、下肢水肿等。部分患者在就诊时已出现体重减轻、肾功能不全、腹痛或骨痛等晚期表现。

体格检查扪及盆腔包块是局部进展性膀胱癌的证据,其他体检内容还包括经直肠、经阴道指检等。需要注意的是,体格检查在Ta-1期膀胱癌中的诊断价值有限。

64.4.2　细胞学检查

尿细胞学检查是膀胱癌诊断和术后随访的主要手段之一。尿细胞学筛选膀胱癌的灵敏性和特异性分别为13%~75%和85%~100%。该检查的灵敏性与细胞恶性分级密切相关,分级低的膀胱癌其诊断的灵敏性较低,一方面由于肿瘤细胞分化较好,其特征与正常细胞相似,很难鉴别;另一方面由于癌细胞之间粘连相对紧密,没有足够多的癌细胞脱落至尿中而被检测到,所以尿细胞学阴性并不能排除膀胱癌的存在。而对于分级高的膀胱癌或者原位癌,尿脱落细胞学检查的灵敏性和特异性均较高。尿细胞学检查结果还受尿标本中癌细胞数量少、细胞的不典型或退行性变、泌尿系统感染、结石、膀胱灌注治疗和检查者的技术差异等因素的影响。对于尿标本的采集,一般是通过自然排尿,也可以通过膀胱冲洗,这样能得到更多的癌细胞,有利于提高诊断率。尿标本应尽量采用新鲜尿液,但晨起第一次尿液由于细胞溶解率高而不适合进行尿细胞学检查。

流式细胞分析技术也可应用于尿细胞学检查,其原理是应用DNA特异性的荧光剂将细胞染色质染色,然后应用计算机自动计算染色体数量。由于肿瘤细胞的增殖分裂旺盛,呈现多倍体的情况。一般来说,二倍体代表低度恶性肿瘤,三至四倍体为高度恶性肿瘤,而四倍体及以上则代表恶性程度更高,预后更差。与尿脱落细胞学检查一样,该技术诊断膀胱癌的灵敏性和特异性也与肿瘤分化程度和分期相关。尿液中白细胞会被染色而干扰结果,利用角蛋白或6-氨基乙酰乙酸等标记肿瘤细胞的特异性荧光染色剂有助于减少干扰,但是流式细胞术分析仍不能在临床上替代细胞病理学检查。

64.4.3　肿瘤标志物检查

美国FDA已经批准用于膀胱癌检测的标志物

包括 BTAstat、BTAtrak、NMP22、FDP、ImmunoCyt 等。国内学者还发现尿液纤连蛋白(fibronectin)有助于鉴别肌层浸润性膀胱癌,联合尿液纤连蛋白与尿肌酐比值可用于预测术后肿瘤的残留。其他与膀胱癌相关的标志物还包括端粒酶、存活素(survivin)、微卫星不稳定性分析、CYFRA21-1 和 LewisX 等,在检测膀胱癌的临床研究中也表现出了较高的灵敏性和特异性。虽然大部分尿液中膀胱癌标记物显示出了较高的灵敏性,但是其特异性却普遍低于尿细胞学检查。

近年来也有检测尿液 RNA 和 DNA 标志物的报道,例如 RNA 标志物 μRNA 和 Cxbladder 检出膀胱癌的灵敏性高于细胞病理学和 NMP22,尤其对于高级别或者 T1 期及以上的膀胱癌的灵敏性和特异性更高。到目前为止,仍然没有一种理想的标志物在膀胱癌的诊断、治疗、术后随诊和预后等方面能取代膀胱镜和尿细胞学检查。

64.4.4 影像学检查

(1) 超声检查

超声检查发现膀胱肿瘤的准确性取决于膀胱充盈程度和肿瘤特征(如大小、形态和位置)以及操作者本身的技术。新的对比增强技术有助于提高超声对因有血尿而怀疑膀胱肿瘤的诊断率。膀胱肿瘤在超声上表现为突向膀胱腔的低回声、斑片状或水草样病变。多普勒超声检查能够显示肿块的血流情况,尤其是乳头状肿瘤。在一些无明确病变的病例中,膀胱壁亦可能呈增厚的表现。Datta 等发现在 1 000 例以上血尿患者中超声诊断膀胱癌的灵敏性为 63% 和特异性为 99%。小的病变很难被发现,Malone 等研究显示超声不能发现 38% 的<5 mm 的病变而只能发现 82% 的>5 mm 的病变。一系列研究均显示肿瘤位置与超声诊断灵敏性的关系。超声发现膀胱颈、顶壁和前壁肿瘤的能力有限,并有可能漏诊(图 64-5)。

对比增强超声(CEUS)是超声的一种新方法,在某研究中,在 CEUS 中膀胱肿瘤和膀胱壁之间出现低回声层表示为非浸润性肿瘤。近期,Nicolau 发现 CEUS 诊断膀胱癌的准确性高于超声(分别为88.3%和 72.09%),CEUS 诊断大于和小于 5 mm 肿瘤的准确灵敏性分别为 94.7% 和 20%。最近也有三维超声联合 CEUS 以期能改善膀胱肿瘤的发现率和预测其浸润程度。对 60 例拟行经尿道膀胱肿瘤切除术

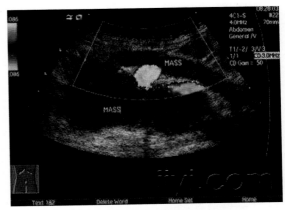

图 64-5 膀胱癌 B 超表现

(TURBT)的患者行三维超声联合 CEUS 检查,其中 16 例肌层浸润性膀胱癌均被准确诊断。

(2) 静脉尿路造影检查

泌尿系统 X 线平片及静脉尿路造影检查一直被视为膀胱癌患者的常规检查,以期发现并存的上尿路肿瘤。但初步诊断时此项检查的必要性目前受到质疑,因为其获得的重要信息较少。一组 793 例膀胱肿瘤患者上尿路肿瘤发生率仅有 1.1% (9 例),而 IVU 只对 6 例做出了诊断。但如果怀疑有 T1 高级别肿瘤(该类肿瘤可致上尿路肿瘤发生率增加 7%)、浸润性膀胱肿瘤或膀胱肿瘤并发肾盂、输尿管肿瘤以及有肾积水征象时仍有其应用价值(图 64-6)。

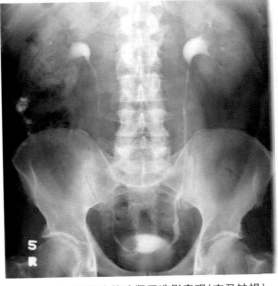

图 64-6 膀胱癌静脉肾盂造影表现(充盈缺损)

（3）CT 检查

　　膀胱乳头状肿瘤在 CT 片上表现为突向膀胱的充盈缺损或者膀胱壁的不均匀增厚。较大的肿瘤表现为突向膀胱腔的增强的软组织密度影，或者在延迟相上表现为充盈缺损。高危非肌层浸润性膀胱癌（NMIBC）包括 CIS、T1 和高级别 Ta。形态学上 T1 和高级别 Ta 与低危 NMIBC 在 CT 片上很难鉴别，而 CIS 很难在 CT 片上被发现。近期，在 Baltaci 等的研究中，57 例在 CT 片上表现为膀胱外侵犯的病例中只有 22 例最终被病理学检查证实存

在膀胱外侵犯。由于膀胱镜检查和 TURBT 术可能引起膀胱周围炎症而误认为膀胱外侵犯，故此时评估是否存在膀胱外侵犯更困难。为了避免这种情况，最好在 TURBT 术前进行影像学检查。

　　淋巴结阳性是 MIBC 重要的预后因子。CT 评估淋巴结侵犯主要基于淋巴结的解剖大小而非功能评估。最短径＞1 cm 则表示淋巴结侵犯，转移的淋巴结形态上更圆。但是，CT 发现淋巴结侵犯的准确率仅为 5％～50％，如此低的发现率说明 CT 无法发现微转移灶（图 64 - 7）。

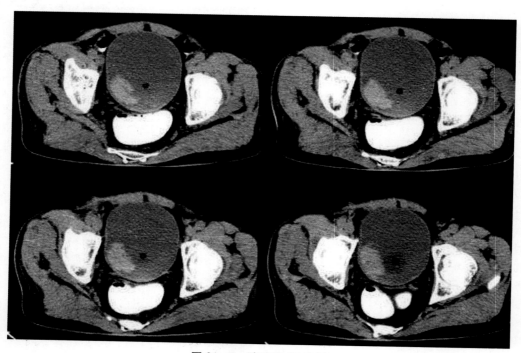

图 64 - 7　膀胱癌 CT 表现

（4）MRI 检查

　　MRI 检查无疑能够提供更好的软组织图像。MRI 成像的分辨力取决于组织暴露于磁场中时组织内部质子的队列运动。与 CT 对比，MRI 可以获得多维的横断面、矢状面和冠状面图像。T1 加权像尿液呈极低信号，膀胱壁为低至中度信号，而膀胱周围脂肪为高信号。T2 加权像尿液呈高信号，正常逼尿肌呈低信号，而大多数膀胱肿瘤为中等信号。低信号的逼尿肌出现中断现象提示肌层浸润。因此，MRI 检查有助于肿瘤分期。动态增强 MRI 在显示是否有尿路上皮癌存在以及肌层浸润深度方面准确性高于 CT 或非增强 MRI。

　　增强 MRI 对膀胱癌分期的准确率为 62％，分期过高的概率为 32％，但在鉴别肿瘤是否浸润肌层和是否局限于膀胱方面准确率分别可达 85％和 82％。应用增强剂行 MRI 检查也可发现正常大小的淋巴结有无转移征象。例如，应用超顺磁性的氧化铁纳米颗粒作为增强剂可鉴别淋巴有无转移：良性增大的淋巴结可吞噬铁剂，在 T2 加权像上信号强度降低，而淋巴结转移则无此征象。有报道，此检查对正常大小淋巴结是否存在转移进行术前判定，灵敏性为 58.3％，特异性为 83.0％，准确率为 76.4％。而且假阴性的淋巴结多为直径＜5 mm 者。对造影剂过敏的或肾功能不全的患者可行磁

共振水成像(MRU),有助于了解上尿路情况。在检测有无骨转移时 MRI 灵敏性远高于 CT,甚至高于核素骨扫描。

(5)PET/CT 检查

PET/CT 是一种功能成像,因示踪剂氟脱氧葡萄糖(FDG)经肾脏代谢进入膀胱显影会影响对已经摄取示踪剂肿瘤的判断。目前已有使用新型示踪剂(如胆碱、蛋氨酸、乙酸)的报道,^{11}C -胆碱和^{11}C -乙酸均不经泌尿系统排泄,因此可有效地避免对膀胱肿瘤显像的干扰。有限的数据显示,^{11}C -胆碱和^{11}C -乙酸可能是检测淋巴结转移的一种很有前途的示踪剂,但还需进一步证实。

PET/CT 的准确率较 PET 或 CT 均高,它诊断淋巴结转移的准确率优于 CT 和 MRI。因此 PET/CT 在术前淋巴结转移以及软组织肿块的鉴别尤其是术后随访方面有一定优势,可选择性使用。Kibel等比较了 CT 与 PET/CT 发现转移灶的差别,结果发现在 42 例传统 CT 表现正常的患者中 PET/CT 发现了 7 例隐匿的转移灶。该研究中,PET/CT 的阳性预测率、阴性预测率、灵敏性和特异性分别为 78%、91%、70%和 94%,与之前的研究所报道的 60%的灵敏性和 88%的特异性相似。另外,一些研究者还发现 PET 能提供预后信息。Drieskens 等发现 PET/CT 阴性和阳性的膀胱癌患者的中位生存期分别为 32 个月和 13.5 个月。在新辅助化疗后,PET 还可用于评估复发和进展。在全膀胱切除术后,若出现可疑病灶也可使用 PET 评估是否存在局部或远处转移。

64.4.5 膀胱镜检查

膀胱镜检查和活检仍然是诊断膀胱癌的"金标准"。通过膀胱镜检查可以明确膀胱肿瘤的数目、大小、形态、部位以及周围膀胱黏膜的异常情况,同时可以对肿瘤和可疑病变进行活检以明确病理学诊断。膀胱肿瘤在镜下主要表现为窄或宽基底的珊瑚状、乳头状肿块,膀胱原位癌表现为类似炎症的淡红色绒毛样的黏膜改变,也可以表现为完全正常膀胱黏膜(图 64-8)。当尿脱落细胞学检查阳性或膀胱黏膜表现异常时,建议行选择性活检,以明确诊断和了解肿瘤范围。在尿细胞学检查阳性而膀胱黏膜表现为正常、怀疑有原位癌存在时,应考虑行随机活检。如果膀胱肿瘤为原位癌、多发性癌或者肿瘤位于膀胱三角区或颈部时,并发前列腺部尿道癌的危险性增加,建议行前列腺部尿道活检。此外,尿细胞

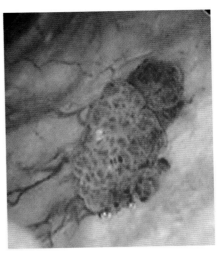

图 64-8 膀胱癌膀胱镜下表现

学阳性或前列腺部尿道黏膜表现异常时,也应行该部位的活检。

荧光膀胱镜检查是向膀胱内灌注光敏剂,如 5 -氨基酮戊酸(5 - ALA)、Hexaminolaevulinate 或 Hypericin,产生的荧光物质能高选择地储积在新生的膀胱黏膜组织中,在激光激发下病灶部位显示为红色荧光,与正常膀胱黏膜的蓝色荧光形成鲜明对比,从而发现普通膀胱镜难以发现的小肿瘤或原位癌,检出率可以提高 14%~25%。吡柔比星也可以作为一种荧光染色剂,在荧光下可提高对膀胱内微小病变和扁平病变尤其是原位癌的检出率。在怀疑有膀胱原位癌或尿细胞学检查阳性而普通膀胱镜检查正常时,应该考虑使用荧光膀胱镜做进一步检查。荧光膀胱镜的缺点是诊断膀胱癌的特异性相对不高,炎症、近期膀胱肿瘤电切术和膀胱灌注治疗会导致假阳性结果。但在荧光膀胱镜引导下行膀胱肿瘤电切术,能否降低肿瘤的术后复发率仍未有定论。

窄谱光成像(narrow band imaging, NBI)的原理是通过滤光器过滤掉普通内镜氙灯光源所发出红、蓝、绿中的宽带光谱,选择 415 nm、540 nm 的窄带光。其显示黏膜表面微细结构和黏膜下血管较传统的白光模式内镜清楚,立体感更强,有助于微小病灶的早期发现与诊断。文献报道白光对膀胱肿瘤诊断的灵敏性、特异性和准确率分别为 77.7%、82.7%和 79.3%,而 NBI 诊断的灵敏性、特异性和准确率分别为 92.9%、73.5%和 86.7%。两者对膀胱原位癌诊断的灵敏性、特异性和准确率分别为 68.30%和 87.8%、82.9%和 77.1%、75%和

82.9％。当同时使用两者进行检查时，仅能通过 NBI 发现而不能通过白光发现的肿瘤占 17.1％，反之，仅占 1.9％。在治疗效果上，与白光下电切术相比，NBI 指示下进行膀胱肿瘤电切手术能够降低至少 10％的术后 1 年复发率。

64.4.6　其他有前景的检查：液体活检

液体活检是指在肿瘤患者的血液或尿液中分析细胞游离 DNA（cfDNA）、循环肿瘤细胞（CTC）、RNA（miRNA、lncRNA、mRNA）、细胞游离蛋白质、肽和外泌体等。与仅从一个肿瘤区域获得的组织检查不同，液体活检可以更好地反映患者所有肿瘤亚克隆的遗传特征。

在膀胱癌中，血液和尿液中的 CTC 不仅是具有潜在价值的早期诊断方法，而且 CTC 与膀胱癌的不良预后相关。有研究显示，在 20％高危的 NMIBC 中可检测到 CTC，可有效预测肿瘤复发和进展。对非转移性晚期膀胱癌患者，可在 23％的患者外周血中检测到 CTC。另一项研究提示转移性膀胱癌中测出 CTC 也与较差预后相关，但 CTC 在局部早期的膀胱癌中并无这种预后关系。这些研究都存在样本量较小的缺憾。

外泌体通过在细胞间转送蛋白、mRNA 和 miRNA 等物质，在免疫调节、免疫细胞抗原呈递以及细胞间信息沟通等生理生化过程中发挥着重要作用。已有研究发现 MIBC 患者尿液中的外泌体可以诱导尿路上皮的上皮-间质转化（EMT）过程，这是外泌体在膀胱癌发生发展作用机制中的新发现，可望成为预测膀胱癌进展和探索新的治疗途径的切入点。

细胞外循环 miRNA 可以作为肿瘤患者的预后标志物。膀胱癌患者血浆中的循环 miR - 497 和 miR - 663b 有明显的表达差异，可以作为诊断指标。除此之外，尿液中 miR - 214 和 miR - 155 也可作为膀胱癌的诊断标志物。因而，这些血液或尿液的循环 miRNA 在诊断、预测肌层浸润和不良预后中具有潜在的应用价值。

可以预见的是，液体活检具有广泛的诊断、预后和辅助选择合适治疗方案的潜在价值。液体活检目前存在的标本收集方法不统一，缺乏理想的灵敏性和特异性以及高昂的检测成本等缺陷是今后需要克服的主要问题。

64.4.7　鉴别诊断

血尿是膀胱癌的主要症状，膀胱肿瘤的鉴别诊断主要是血尿的鉴别诊断。血尿可同时伴有膀胱刺激症状或者影响排尿。一般经过膀胱镜、CT 等影像学检查不难鉴别。

1）非特异性膀胱炎：多发生于已婚女性，血尿突然发生，可伴有尿频、尿急、尿痛等膀胱刺激征。血尿往往在膀胱刺激征后或者同时出现。非特异性膀胱炎偶尔可见无痛性全程血尿，尿中可有细菌。

2）肾结核：血尿在长期尿频后出现，终末加重，也称终末血尿。一般尿量少，可伴有低热、盗汗、消瘦、C 反应蛋白增加，尿中有结核杆菌。膀胱结核性肉芽肿有时可被误认为是膀胱肿瘤，经活检可以鉴别。

3）尿石症：一般血尿比较轻，劳动后加重。除膀胱结石外，一般没有膀胱刺激征。尿石症血尿出现可能伴有疼痛，如上尿路结石可有恶心、呕吐。

4）腺性膀胱炎：临床表现与膀胱肿瘤十分相似，一般需经膀胱镜检查和活检鉴别，尿细胞学和肿瘤标志物检查也有助于鉴别。

5）放射性膀胱炎：盆腔脏器如子宫、卵巢、直肠、前列腺、精囊等肿瘤放疗后可引起放射性膀胱炎，一般在放疗同时或 2 年以内出现，可以有血尿、膀胱刺激征，偶尔可以见到治疗后 10～30 年出现无痛血尿。膀胱镜检查可见黏膜放射性毛细血管扩张，有时出现溃疡和肉芽肿。

6）良性前列腺增生：前列腺增生时常引起排尿梗阻、黏膜充血，如合并膀胱结石和感染，其血尿症状酷似膀胱癌，且有时两者可同时存在。尿潴留和结石都是膀胱癌的诱因。细胞学检查、尿液肿瘤标志物检测都有助于鉴别，膀胱镜检查可以明确诊断。多数良性前列腺增生引起的血尿为一过性，间歇期尿内无红细胞，间歇期可以长达数月或者数年。

7）前列腺癌：系老年病。侵入膀胱可发生血尿和排尿困难，一般经直肠指检可以发现前列腺结节样改变，血清 PSA 升高，MRI、超声、CT 检查可以发现前列腺内病变。

8）子宫颈癌：容易侵犯膀胱，引起血尿、无痛全程血尿，但在血尿前先有阴道出血。膀胱镜检查与浸润性癌十分相似，经活检和妇科阴道检查可以鉴别。

9）其他疾病：肾炎血尿常伴有尿蛋白，且有红细胞形态改变。出血性疾病、服用磺胺类药物也可以引起血尿，结合病史可以鉴别。

（叶定伟　沈益君　曹达龙）

64.5　分期系统和分子分型

64.5.1　分期系统

目前 NCCN 2017 年版膀胱癌分期采用的是 2010 年的第 7 版 TNM 分期系统(表 64-3)。

表 64-3　第 7 版 TNM 分期系统

分期	标　准		
原发灶(T)			
TX	原发灶肿瘤无法评估		
T0	原发灶无肿瘤证据		
Ta	非浸润性乳头状癌		
Tis	原位癌		
T1	肿瘤浸润至尿路上皮下结缔组织		
T2	肿瘤浸润至固有肌层		
pT2a	肿瘤浸润至浅肌层(内半圈)		
pT2b	肿瘤浸润至深肌层(外半圈)		
T3 期	肿瘤浸润至膀胱周围组织		
pT3a	显微镜下可见		
pT3b	肉眼可见(膀胱外肿块)		
T4	肿瘤累犯以下器官:前列腺、精囊腺、子宫、阴道、盆壁、腹壁		
T4a	肿瘤累犯前列腺、子宫、阴道		
T4b	肿瘤累犯盆壁、腹壁		
区域淋巴结(N)			
Nx	淋巴结无法评价		
N0	无淋巴结转移		
N1	单个区域淋巴结转移(真骨盆范围内:闭孔区、髂外、髂内、骶前淋巴结)		
N2	多发区域淋巴结转移(真骨盆范围内:闭孔区、髂外、髂内、骶前淋巴结)		
N3	髂总淋巴结转移		
远处转移(M)			
M0	无远处转移		
M1	远处转移		
AJCC 分期			
0a 期	Ta	N0	M0
0is 期	Tis	N0	M0
Ⅰ期	T1	N0	M0
Ⅱ期	T2a	N0	M0
	T2b	N0	M0
Ⅲ期	T3a	N0	M0
	T3b	N0	M0
	T4a	N0	M0

续　表

分期	标　准		
Ⅳ期	T4b	N0	M0
	任何 T	N1-3	M0
	任何 T	任何 N	M1

64.5.2　分子分型

(1) 肌层浸润性膀胱癌的分子分型

近 10 年来膀胱癌相关的基因模型研究发展迅速。基因模型经历了从单基因到基因组合再到整合基因网络的进化。肌层浸润性膀胱癌中比较有影响力的有 5 种膀胱癌分子分型。

2012 年,瑞典隆德大学(LUND)研究组在 308 例肌层浸润性膀胱癌肿瘤组织中通过转录组筛选、热点突变检测和组织芯片的 IHC 检测将膀胱癌分成 5 种亚型:尿路基底细胞 A 型(urobasal A)、基因不稳定型、尿路基底细胞 B 型(urobasal B)、鳞状细胞癌样和浸润型。该 5 种类型的膀胱癌在细胞周期基因、酪氨酸激酶受体(尤其是 *FGFR3*、*ERBB2*、*EGFR*)、细胞角蛋白和细胞黏附基因的表达方面均有明显差异。*FGFR3*、*PIK3CA* 和 *TP53* 突变谱也明显不同。2015 年,Patschan 等通过相同的 IHC 检测将 167 例 T1 期膀胱癌成功分为 3 种亚型,即尿路基底细胞型(urobasal, Uro;32%)、基因组不稳定型(GU,58%)和鳞状细胞癌样(SCCL,10%),并验证了 3 种亚型具有明显不同的表达谱和生物学行为。

2014 年美国 TCGA 研究组主导的研究发表在 *Nature* 杂志上。该研究共纳入了 131 例未经化疗的 MIBC。运用全外显子测序、SNP 芯片等手段,依据腔细胞标志物、鳞状上皮分化特征、FGFR3 表达等情况分为 Ⅰ、Ⅱ、Ⅲ、Ⅳ 四种亚型。4 种亚型 p53/RB 通路、PI3K/Akt/mTOR 信号通路、RTK/RAS 信号通路、染色体重构通路等具有明显差异。

美国北卡罗来纳大学(UNC)主导的研究将膀胱癌分为基底细胞样(Basal-like)和腔面样(Luminal)两个亚型。该研究发现膀胱癌与乳腺癌在分子分型上存在一定对应关系。Basal-like 型表达泌尿上皮基底细胞相关蛋白,如 KRT14、KRT5 等。Luminal 型表达泌尿上皮伞细胞特征的蛋白,如 UPK2、UPK3A。该研究组将 2 393 个差异表达的基因中挑选出的 47 个基因,构成 BASE47 基因组合,能够准确区分 Basal-like 与 Luminal 亚型。

2014 年美国德克萨斯州 MD 安德森癌症中心（MDACC）研究组通过全基因组 mRNA 表达谱测定对 73 例新鲜冰冻 MIBC 标本进行的研究将膀胱癌分为 Basal、Luminal 和 P53 - like 亚型。并用 57 例甲醛固定 MIBC 标本进行了验证。Basal 亚型高表达基底细胞标志物，Luminal 亚型高表达腔细胞标记物。Basal 亚型比 Luminal 亚型具侵袭性，预后更差。p53 - like 亚型膀胱癌对新辅助化疗不敏感。该分子分型已在部分中心进行了与治疗反应相关的检测，如 Basal 亚型患者进行新辅助化疗后预后明显改善。

癌症基因组图谱（the Cancer Genomic Atlas，TCGA）完成后，整合不同分子层面的模型开始陆续出现。2014 年，Hoadley 等通过对 12 种不同组织来源的 TCGA 肿瘤进行分析，发现膀胱癌可以分为 C1 - LUAD-enriched、C2 - Squamous-like 和 C8 - BLCA subtypes 三种类型。前两种类型分别与肺癌、鳞癌具有相似分子基础，这两种类型与膀胱癌固有类型相比具有更差的预后。C2 - Squamous-like 的 TP53 突变极少且活性较其他两种类型明显升高（图 64 - 9）。

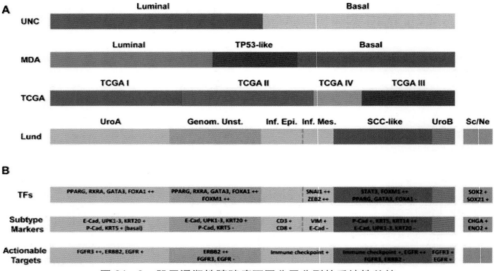

图 64 - 9　肌层浸润性膀胱癌不同分子分型的系统性总结

A. 在不同的分类体系中，每种分类的比例和分型间的重叠部分被匹配后绘出。亚型的颜色依据发表时原文所绘。B. 亚型的制订和转录因子（TF）、肿瘤标志物（Marker）以及可治疗靶点相关。Genom. Unst.（genomically unstable，基因组学不稳定）；Inf. Epi.（infiltrated epithelial，上皮浸润）；Inf. Mes.（infiltrated mesenchymal，间充质浸润）；MDA（MD Anderson Cancer Center，MD；安德森肿瘤中心）；SCC（squamous cell carcinoma，鳞状细胞癌）；Sc/Ne（small cell/neuroendocrine，小细胞/神经内分泌）；TCGA（the cancer genome atlas，癌症基因图谱）；TFs（transcription factors，转录因子）；UNC（University of NorthCarolina，北卡罗来纳大学）；UroA（urobasal A，尿路基底细胞 A 型）；UroB ＝（urobasal B，尿路基底细胞 B 型）

（引自 Mattias A，Pontus E，Fredrik L，et al. On molecular classification of bladder cancer：out of one，many. Eur Urol，2015，68：921 - 923.）

（2）非肌层浸润性膀胱癌的分子分型

非肌层浸润性膀胱癌（NMIBC）同样具有不同的分子分型。2016 年欧洲多国多中心前瞻性研究（FP7：UROMOL）通过对 460 例非肌层浸润性尿路上皮癌（345 例 Ta，112 例 T1，3 例 CIS）进行系统的转录组学测序，发现 NMIBC 可以分为 3 种亚型：Ⅰ型、Ⅱ型和Ⅲ型。Ⅰ型预后最好，常见为低级别尿路上皮癌。Ⅱ型预后最差，与Ⅲ型同样常见于高级别膀胱癌。与 Lund 研究进行表达谱横向比较，Ⅰ型常为 UroA（71％），Ⅲ型中 65％可归于 UroA，Ⅱ型 57％归为基因组不稳定型，37％归为浸润型。与 BASE47 分型相比，Ⅲ型中 67％与 Basal like 具有重叠的基因改变。

该文最后给出一副示意图来表示这 3 种类型的关联（图 64 - 10）。

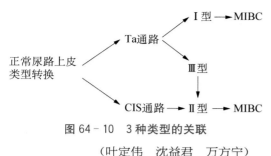

图 64-10 3种类型的关联

(叶定伟 沈益君 万方宁)

64.6 治疗

64.6.1 非肌层浸润性膀胱癌的治疗(Ta、T1 和 CIS)

64.6.1.1 内镜外科治疗

(1) 经尿道膀胱肿瘤电切术(TURBT)

内镜治疗是非肌层浸润性膀胱癌的主要治疗手段,包括膀胱镜检查与经尿道膀胱肿瘤电切术,辅以膀胱灌注治疗。一般而言,门诊膀胱镜检查发现的膀胱肿瘤,需要记录肿瘤的位置、数目、大小、性质和膀胱以外可能侵犯的部位,为后续的内镜治疗或其他治疗做准备。经尿道膀胱肿瘤电切术在区域阻滞麻醉或全麻下进行,在肿瘤切除术前推荐采用 70°视角硬镜在直视下对膀胱内部进行全面观察;而在肿瘤切除时置入 30°视角硬镜以确保切除时有切除组织周围广泛而清晰的视野。通过 TURBT 术,可以清除可见肿瘤,还可以取组织进行病理学检查以明确肿瘤的分期和分级。因此,TURBT 是目前治疗非肌层浸润性膀胱肿瘤的首选方法。

值得注意的是,在操作过程中,对较大的肿瘤要一点点地逐步切除,在未切除大部分肿瘤瘤体时先暂不切断肿瘤根部。对于质地较脆的低度恶性肿瘤可以不用电刀切除,较小的肿瘤也可以用活检钳直接钳取。在所有可见肿瘤被切除完毕后,应用电切环多切一片组织,用活检钳钳取小块组织送病理学检查,明确肿瘤基底部是否侵犯肌层。若术中明确肿瘤已侵犯肌层,则应在切除膀胱肿瘤后再取肿瘤周围和基底部的组织进行病理学检查来明确肿瘤浸润的范围,进而确定是否需要进一步进行膀胱切除术。

(2) TURBT 术后并发症

TURBT 术后早期最常见的并发症是少量出血和膀胱刺激症状,往往可以自行缓解。TURBT 术后值得关注的主要并发症包括膀胱穿孔、持续性出血和尿道狭窄。

1) 膀胱穿孔:应分辨穿孔属于腹膜内还是腹膜外。对于腹膜外穿孔,可延长留置导尿管时间,往往可以自愈。对于腹膜内穿孔,采用留置导尿管的方式是无效的,需要进行开放性手术治疗。在 TURBT 手术过程中,应注意避免过度充盈膀胱、切除侧壁肿瘤时应配合应用肌肉松弛剂避免闭孔反射等来防止膀胱穿孔。

2) 持续性出血:针对 TURBT 术后持续性出血,往往需要进行内镜下电凝处理,除了处理原先切除的创面外,还需彻底检查其余的膀胱黏膜和膀胱颈,彻底取出血块。内镜止血后应嘱患者暂停抗凝药物并避免增加腹压的动作。

3) 尿道狭窄:早期的轻度尿道狭窄首选尿道扩张术,操作时应手法轻柔,避免出血。若损伤较重或扩张次数过多可能会造成新的狭窄。

(3) 再次 TURBT

对于体积大的肿瘤和有肌层浸润的肿瘤,推荐采用分期切除术。即使没有前述危险因素,也建议行再次 TURBT。

研究显示非肌层浸润性膀胱癌首次 TURBT 术后肿瘤残留率高达 20%～78%,且无论肿瘤数目多少、是否浸润肌层,二次电切时均可能有肿瘤残余。目前认为 pT1 期和高度恶性的 Ta 期肿瘤应再次切除,但再次 TURBT 的时间尚未达成共识。多数学者认为首次术后 2～6 周内进行再次 TURBT 较为合适。

(4) 膀胱黏膜组织活检

除肿瘤组织外,膀胱黏膜的情况也能反映疾病信息,对治疗反应和远期治疗效果有一定的预测作用。但是,最新研究表明,在切除肿瘤同时盲目对相对正常的组织取活检的诊疗价值不大,而且有可能导致肿瘤种植;但对可疑区域做选择性活检是评价患者情况的必要手段。现在的共识是,随机活检不适用于低度恶性乳头状瘤和细胞学检查阴性的患者。

(5) 围术期膀胱灌注治疗

有研究发现,大多数膀胱肿瘤发生于膀胱底部或侧壁,而继发肿瘤多发生于膀胱顶部。这一现象可能与 TURBT 后肿瘤细胞接种于切口上导致肿瘤复发相关。因此,术后早期开始膀胱灌注化疗可有效地防止肿瘤细胞的种植。

丝裂霉素 C(MMC)是目前最有效的围术期膀胱灌注化疗药物,推荐在手术后 6 h 内使用单次剂量进行灌注化疗,在手术结束 24 h 以后化疗则不再具有效果。此外,表柔比星和吡柔比星均可用于 TURBT 围术期膀胱灌注化疗。值得注意的是,严禁术后早期应用卡介苗进行膀胱灌注,因为可能增加细菌性脓毒症甚至死亡风险。

64.6.1.2 免疫治疗

膀胱内免疫治疗可产生局部免疫反应,诱导细胞因子在尿液和膀胱壁表达,引发粒细胞和单核细胞的聚集,从而激活免疫细胞介导的免疫反应,预防肿瘤复发和进展。膀胱内免疫治疗主要是卡介苗的灌注疗法,其他还有干扰素等。

（1）卡介苗（BCG）

目前而言,BCG 是治疗非肌层浸润性膀胱癌及预防进展的最有效的膀胱灌注治疗药物,对治疗原位癌和残留的乳头状肿瘤同样有效,也可以预防复发。目前,BCG 的作用机制不完全明了,但研究表明,Th1 介导的免疫应答是 BCG 主要的治疗原理。此外,有研究也指出迟发型超敏反应、局部高浓度一氧化氮抑制肿瘤生长等也是 BCG 的作用机制。

BCG 治疗膀胱原位癌已得到美国 FDA 批准,且已经取代膀胱切除术成为膀胱原位癌的首选治疗方法。针对残余黏膜乳头状突起或前列腺尿道癌等也适用 BCG 治疗。另外,多项研究证实 TURBT 术后加用 BCG 可显著降低肿瘤复发和进展概率。目前,BCG 的最佳治疗时间尚未确定,但多数学者认为在 6 周的诱导期之后,维持治疗期应至少在 1 年以上。在 BCG 灌注治疗时,应尽量避免使用喹诺酮类抗菌药物,以免影响 BCG 的活力。

BCG 灌注治疗对高度恶性的 Ta 期和 T1 期肿瘤是首选治疗。但因有尿频及其他潜在不良反应,对于低度恶性的肿瘤患者不推荐 BCG 疗法。

（2）干扰素

干扰素治疗膀胱乳头状瘤术后残留、预防复发和治疗原位癌,费用高于 BCG 或灌注化疗,但疗效低于 BCG 或灌注化疗。因此,目前不推荐单独用干扰素进行非肌层浸润性膀胱癌的治疗。但是干扰素与 BCG 联用时可减少 BCG 的剂量,从而减少 BCG 治疗的不良反应。

64.6.1.3 膀胱内化疗

（1）丝裂霉素 C(MMC)

MMC 是一种抑制 DNA 合成的相对分子质量

334 kD 烷化剂,通常每周灌注一次,共灌注 6～8 周。虽然 MMC 的疗效较 BCG 稍低,但由于不良反应很小、无发生败血症的风险,MMC 也是膀胱内灌注治疗的常用选择之一。

（2）阿霉素及其衍生物

阿霉素(多柔比星)是一种相对分子质量 580 kD 的蒽环类抗生素,通过结合 DNA 的碱基对来抑制蛋白质的合成。研究显示,阿霉素可降低 TURBT 后肿瘤复发率,但在预防肿瘤进展方面没有作用。阿霉素的衍生物包括表柔比星、戊柔比星等,均可用于膀胱内灌注治疗。

（3）噻替派

噻替派是一种细胞周期非特异性烷基化物,可显著降低 TURBT 后肿瘤复发率,对延缓肿瘤进展没有作用。噻替派的相对分子质量很小(188 000),存在全身性不良反应,常见的包括白细胞减少、血小板减少、膀胱刺激症状等,但绝大多数患者均可耐受。

（4）联合治疗

理论上,将不同作用机制的药物进行联合可增加全身治疗的有效率。然而,目前的研究并未发现膀胱内联合用药能显著提高疗效,因此认为连续交替治疗、联合化疗和 BCG 联合化疗等方法相对于单药治疗并无显著优势。

64.6.1.4 监测随访

尿路上皮癌复发患者的监测主要依赖膀胱镜和尿细胞学检查,基本按照以下方案进行:初次确诊后 18～24 个月内每 3 个月做一次膀胱镜和尿脱落细胞学检查,接下来的 2 年内每 6 个月做一次,以后每年一次。每出现一次复发则重新开始该方案。

目前认为,单发低度恶性 Ta 期肿瘤患者,如果前 3 个月的膀胱镜和细胞学检查均为阴性,则可选用间隔时间较长的监测方案(如每年一次),5 年后若一直无阳性发现则可考虑停止监测。针对高度恶性肿瘤患者(包括 CIS),前 2 年应保证每季度行一次膀胱镜检查,之后的 2 年是每半年一次,再以后可以终身每年一次。许多肿瘤标志物检查可用于辅助监测,如膀胱肿瘤抗原(BTA)stat 试验、核基质蛋白 22(NMP22)膀胱检测试验等,虽然这些肿瘤标志物可增强细胞学检查的灵敏性,但特异性仍然偏低。

最后,针对膀胱肿瘤患者的家庭防治,推荐其多饮水、禁烟以及低脂饮食。

64.6.2　肌层浸润性膀胱癌的治疗

64.6.2.1　外科治疗

（1）手术指征

对于肌层侵犯且无远处转移的浸润性膀胱癌患者，标准术式是男性患者行根治性全膀胱切除术、女性患者行前盆腔脏器切除术，无论男女均应行全盆腔淋巴结清扫术。若患者有严重的合并症或远处转移，则应该采用其他替代疗法。若患者的局部症状严重，如顽固性出血等，即使已发现局部淋巴结或远处转移，也可采取姑息性手术治疗。

（2）外科技术

标准的根治性全膀胱切除术包括双侧盆腔淋巴结切除术，男性患者应切除全部的膀胱和前列腺，女性患者则需要切除子宫、输卵管、卵巢、膀胱、尿道及阴道前壁的一部分。针对年轻男性患者，在确保无瘤原则的前提下，可选择改良保留神经的标准膀胱切除术，使得患者术后可以保留勃起功能。但应当注意的是，在保留神经的手术中，需要小心结扎前列腺血管蒂，从而保留血管神经束。

盆腔淋巴结切除术是手术治疗浸润性膀胱癌的必不可少的部分，除了可以了解局部浸润情况外，对于局限性淋巴结转移的患者，盆腔淋巴结清扫可使其获益。一般而言，盆腔淋巴结转移的风险随着肿瘤分期而升高，因此有些学者提议对可能高危盆腔淋巴结转移的患者行扩大淋巴结清扫术，包括远端主动脉旁与腔静脉旁淋巴结和骶前淋巴结。目前的研究显示，手术时切除的淋巴结数目以及淋巴结密度（阳性淋巴结数/切除淋巴结总数）均为有价值的预后因子。

（3）围术期并发症

膀胱癌根治术的并发症主要分为三大类：先前存在的并发症；切除膀胱和邻近器官后的并发症；膀胱癌根治术重建时采用节段胃肠道行尿路重建所导致的并发症。心肺并发症、肠梗阻、无反流术式中的输尿管-肠段吻合口狭窄、代谢紊乱、术后抑郁等是膀胱癌根治术的常见围术期并发症。术后肺动脉栓塞、大血管损伤、难以控制的致命性出血等虽不常见，但后果严重，需要加强关注。

（4）随访

对于行膀胱癌根治术的患者，需要长期随访监测肿瘤复发与否以及是否发生肠段相关并发症。目前建议 pT1 期患者每年体格检查、血液检查和 X 线检查；pT2 期患者每半年检查一次；pT3 期患者每 3 个月检查一次，还需每半年进行 CT 检查一次。

（5）辅助治疗

许多接受膀胱癌根治术的患者最终死于远处转移。因此，为了增强疗效，可选择采用联合放、化疗的方式来增强膀胱癌根治术的效果，主要包括新辅助治疗和术后辅助治疗。目前经常采用的方式包括术前放疗、新辅助化疗、围术期化疗和辅助化疗等。

64.6.2.2　膀胱根治性切除术的替代治疗

对于某些浸润性膀胱癌患者，膀胱癌根治术并不合适或患者不接受，因此，浸润性膀胱癌的替代治疗方法也是业内研究的热点，主要方法包括放疗、TURBT、全身化疗等。

（1）放疗

目前尚无随机性研究对比单纯放疗和膀胱癌根治术的疗效。常规外放疗可控制 $1/3 \sim 1/2$ 的局部浸润性肿瘤。为提高疗效有研究团队采用超分割方案进行放疗，但这一方案尚未得到大样本随机对照试验的验证。

（2）经尿道切除术和膀胱部分切除术

严格选择体积小、分期低（T2）的肿瘤，通过 TURBT 或膀胱部分切除术也可较好地控制局部肿瘤以及预防远处转移。有研究团队报道了针对局部浸润膀胱癌患者的"根治性"TURBT，但并非随机对照研究。

（3）TURBT 与膀胱部分切除术联合化疗

许多学者认为单纯 TURBT 或膀胱部分切除术不可能彻底根除中等体积以上的 T2 期膀胱肿瘤，采用这种方式，患者很可能存在未被发现的残余癌，导致复发和转移。因此，有研究团队应用保留膀胱手术联合系统化疗，但这一治疗方案也需随机对照试验来验证疗效。

（4）其他治疗方案

其他一些保留膀胱的替代性治疗方法也在研究中，包括间质内放疗、动脉灌注化疗、热疗联合化疗等。这些新的辅助治疗方法在许多文献中都提示有一定疗效，但都缺乏设计良好的随机对照试验结果。

（5）保留膀胱方案

针对浸润性膀胱癌患者的治疗，有观点认为可联合多种治疗方法进行保留膀胱的治疗，认为这种方案可作为根治性膀胱切除术的替代方式。原因有如下几点：① 许多浸润性膀胱癌患者在确诊时已存在微转移，应当在局部手术的同时加用系统性治疗以提高疗效。② 无症状但有远处转移的患者不必进行膀胱切除,因为这既不能提高患者生存质量还延误了最佳全身治疗时机。

但也有很多研究团队反对保留膀胱治疗方案,原因有:① 保留膀胱治疗依赖临床分期而非病理分期,容易造成不当治疗。② 局部病灶控制不佳,导致肿瘤复发、转移的概率上升,进而导致严重并发症发生率和死亡率提高。③ 原位膀胱重建术可广泛应用于接受膀胱癌根治术的患者,提高患者生活质量。

64.6.3 转移性膀胱癌的治疗

(1)化疗

转移性膀胱癌患者通常应行全身化疗,尤其是广泛转移、无法切除的病变。研究表明联合化疗比单药化疗更有效。目前,基于顺铂的联合化疗是转移性膀胱癌的标准治疗方案,一线化疗方案主要有MVAC、HD-MVAC 和 GC 方案。虽然绝大多数转移性膀胱癌患者最初对化疗反应良好,但几乎所有患者都会进展,中位生存时间约为 14 个月,5 年生存率为 5%～20%。

针对一线化疗无效或失败的转移性膀胱癌患者,可采用二线化疗。目前尚无标准的二线化疗方案,主要有单药二线化疗和多药二线化疗方案。单药二线化疗常用长春氟宁、紫杉醇、培美曲塞、埃博霉素等;多药二线化疗可用培美曲塞加紫杉醇。对于一线 GC 方案失败的患者,可二线应用 MVAC方案。

(2)靶向治疗

1) 免疫检查点抑制剂:2016 年 5 月,美国 FDA批准了首个转移性膀胱癌靶向治疗药物——阿特珠单抗。阿特珠单抗属于免疫检查点调节剂,特异性抑制 PD-L1。阿特珠单抗在高表达 PD-L1 的膀胱癌患者中效果良好,对于低表达 PD-L1 的患者也有一定的作用。另外,阿特珠单抗治疗的毒性也相对较小。目前,对比阿特珠单抗和二线化疗的Ⅲ期临床试验(NCT02302807)正在进行中。

2) 其他靶向治疗药物:许多研究也聚焦于其他靶向治疗药物对于转移性膀胱癌患者的疗效,主要包括 VEGF 抑制剂贝伐单抗、舒尼替尼、索拉非尼、针对 EGFR 的西妥昔单抗、吉非替尼、曲妥珠单抗、厄洛替尼等。最近,还有针对 Met(HGF 受体)和VEGFR2 的卡博替尼、针对 CTLA-4 的易普利姆玛(伊匹单抗)等靶向治疗药物正在临床试验之中。

(叶定伟　沈益君　吴俊龙)

64.7　膀胱非尿路上皮肿瘤和非上皮性膀胱肿瘤

64.7.1　膀胱非尿路上皮肿瘤

(1)鳞状细胞癌

膀胱鳞状细胞癌(squamous cell carcinoma of bladder)是指肿瘤不包含任何尿路上皮癌成分,完全由鳞状细胞癌构成。原发的鳞状细胞癌占膀胱癌的比例小于 5%,可能的致病因素包括埃及血吸虫病、吸烟、反复膀胱感染、膀胱结石等。膀胱鳞状细胞癌肿瘤分期对预后的判断作用大于分级,全膀胱根治性切除术加淋巴结清扫可改善一些患者的预后,根据 SEER 数据库中对 5 018 位膀胱鳞状细胞癌的回顾性分析发现,全膀胱根治手术患者的肿瘤特异性生存率和总生存率较放疗和未经治疗者好。

(2)腺癌

罕见的膀胱恶性肿瘤,占膀胱癌的 0.5%～2%,好发于男性。膀胱原发性腺癌起源于尿路上皮腺样化生后癌变,或起源于胚胎残留的脐尿管柱状上皮和中肾管残余腺体。脐尿管性腺癌(urachal cancer)常位于膀胱顶部和前壁,非脐尿管性腺癌可见于膀胱任何部位。该病恶性程度高,易转移,早期诊断治疗才能改善患者预后,应尽可能行根治性膀胱全切术。脐尿管腺癌可以行包括脐、脐韧带和膀胱顶的大块切除术,R0 切除对肿瘤患者的无疾病生存至关重要,中位总生存时间可达 5 年以上。新辅助或姑息性化疗可以延长无手术机会患者的生存时间,但中位总生存时间只有 2 年左右。

(3)透明细胞腺癌

膀胱透明细胞腺癌(clear cell urothelial carcinoma,CCUC)起源尚不清楚,可能起源于缪勒管(mesonephric duct),因罕见,缺乏预后相关研究,外科手术切除是首选治疗。透明细胞总数>30%的尿路上皮癌应诊断为 CCUC。该疾病进展很快,初诊时常有肌层浸润和远处转移,CK5/CD44 常为阳性表达,表达 PAX8 提示缪勒氏管分化。

(4)小细胞癌

膀胱小细胞癌(small cell carcinoma of the urinary bladder)是恶性神经内分泌肿瘤,不到膀胱

癌总数的 1%，常与尿路上皮癌或 CIS 共存。小细胞癌呈现高度侵袭性，超过 50% 病例在发现时已有转移，预后差。其 1 年、3 年、5 年的肿瘤特异生存率分别为 56%、23% 和 16%，中位总生存时间约 12.9 个月。混有其他肿瘤成分对小细胞癌患者的预后无明显差异。在一项回顾性研究中，107 例小细胞癌患者全膀胱根治术后加用或不加辅助化疗对总生存无显著影响。

（5）类癌

膀胱类癌（carcinoid tumor of urinary bladder）是分化好的神经内分泌肿瘤，血尿是常见症状。好发于膀胱三角区，老年人多见，男性多于女性。治疗方法主要是手术切除，部分患者可有局部淋巴结或远处转移，需要长期随访。

（6）大细胞未分化癌

膀胱的大细胞未分化癌极为罕见，无论治疗与否，预后极差。

64.7.2 非上皮性膀胱肿瘤

64.7.2.1 恶性非上皮性肿瘤

（1）平滑肌肉瘤

平滑肌肉瘤（leiomyosarcoma）是膀胱最常见肉瘤，好发于老年男性。患者常有血尿，可因尿路梗阻症状就诊。平滑肌肉瘤好发于膀胱顶部和侧壁，表现为息肉样肿块，肿块大，浸润性生长。显微镜下梭形细胞丰富，细胞的异型性是分级的标准。免疫组织化学分析 Actin、Desmin 阳性，而上皮性标志物 CK 阴性。

（2）横纹肌肉瘤

膀胱横纹肌肉瘤（bladder rhabdomyosarcoma）主要见于未成年人，绝大多数为胚胎性横纹肌肉瘤（embryonal rhabdomyosarcoma）。膀胱横纹肌肉瘤在成年人多为多形性横纹肌肉瘤（pleomorphic rhabdomyosarcoma）。大体上，肿瘤表现为广基地的息肉状或葡萄状肿块，也可浸润性生长。免疫组织化学染色显示 Desmin、MSA、肌红蛋白、MyoD1 及 Myogenin 阳性，LCA、CK 阴性。

（3）淋巴瘤

膀胱淋巴瘤（lymphoma）多数为系统性淋巴瘤累及膀胱（>90%），原发于膀胱者少见，男女发病比为 1∶5。临床表现主要为血尿、尿路刺激症状和排尿困难。显微镜下的形态与其他部位的淋巴瘤相同，免疫组化表型也一样，弥漫大 B 细胞淋巴瘤最多

见。膀胱原发性淋巴瘤预后较好，中位生存期是 9 年，而继发性者为 6 个月。

（4）其他

膀胱还可发生其他的非上皮肿瘤，如具有上皮样血管周细胞分化肿瘤（perivascular epithelioid cell tumor，PECT）、孤立性纤维性肿瘤（solitary fibrous tumour，SFT）、颗粒细胞瘤（granular cell tumor）、恶性黑色素瘤（melanoma）和恶性纤维组织细胞瘤（malignant fibrous histiocytoma，MFH）。

64.7.2.2 良性非上皮性肿瘤

（1）平滑肌瘤

平滑肌瘤（leiomyoma）是膀胱最常见的良性肿瘤，中老年人多见，男女发病比为 1∶2。临床表现常为刺激性排空症状或尿路梗阻症状。一般为息肉样或有蒂的黏膜下肿块，显微镜下的组织学与其他部位的平滑肌瘤相同。

（2）血管瘤

膀胱血管瘤（urinary bladder hemangioma）男性多见，平均发病年龄 58 岁，临床表现为血尿和尿路梗阻症状。肿瘤好发部位是后壁和侧壁，病变小，境界清楚。显微镜下肿瘤由扩张的血管组成。

（3）神经纤维瘤

膀胱神经纤维瘤（bladder neurofibroma）少见，常发生于有 I 型神经纤维瘤病的患者，平均年龄 17 岁。临床表现为血尿、刺激性尿路症状和盆腔肿块。肿瘤在膀胱壁全层呈弥漫性或丛状生长。显微镜下梭形细胞多见，免疫组织化学分析 S-100 蛋白阳性。

（4）炎性肌纤维母细胞肿瘤

炎性肌纤维母细胞肿瘤（inflammatory myofibroblastic tumor，IMT）是膀胱较为常见的良性梭形细胞肿瘤，在身体其他很多部位均可发生，男性多于女性。常见临床表现为血尿、尿路梗阻。大体上 IMT 平均直径约 4 cm，质地柔软。超过 50% 病例存在肌层浸润，区分良恶性的标记为肿瘤和肌层交界处的坏死。IMT 中可以检测到 ALK 重排，免疫组化 ALK1 阳性。

（5）副神经节瘤（嗜铬细胞瘤）

副神经节瘤（paraganglioma）是起源于膀胱壁副神经节细胞的肿瘤，少见。发病多为中老年女性。80% 为功能性肿瘤，具有典型的临床表现：持续性或突发性高血压、间歇性血尿和排尿性发作。病变好发在膀胱三角区和顶部，肿瘤表面覆盖正常膀胱黏膜。嗜铬细胞瘤病理组织学上难以确定良恶性，常

因肿瘤转移或复发诊断。免疫组织化学染色 CgA、Syn 阳性,瘤细胞巢周的支持细胞 S‐100 阳性。

(叶定伟　沈益君　万方宁)

64.8　预防及展望

64.8.1　预防

目前有两种假说试图解释膀胱癌的较高发病率与复发率。"区域癌变(field cancerization)假说"是指随着暴露于有害物质时间的延长,正常尿路上皮发生肿瘤的风险也随之增加。"种植(Seeding)假说"是指癌细胞团种植于邻近正常尿路上皮导致膀胱癌的复发。不管是哪一种假说都表明可以采用合适的预防策略来降低膀胱肿瘤的发生率。

在采用任何预防措施前,首先应该避免接触致癌物质,如工业化学物质和吸烟。吸烟是目前最为肯定的膀胱癌致病危险因素,可使膀胱癌发生的风险增加 2~5 倍。另一重要的致病因素为长期接触工业化学产品,约 8% 的膀胱癌是由职业因素引起的,包括从事纺织、染料制造、橡胶化学等职业。

对于膀胱癌的预防,目前的研究主要集中于:特殊维生素(单独使用或联合使用),如维生素 A、维生素 B_6 等;多胺合成抑制物,如 α ‐ 二氟基鸟氨酸(DFMO);环氧合酶抑制剂,如 COX‐1 和 COX‐2 抑制剂;其他的抗感染药物及自然疗法,包括改变可能影响尿液成分的饮食等。

64.8.2　展望

目前,有关膀胱癌的研究在各方面均有进展。相信未来在转化医学的推动下,各种先进的内镜技术及肿瘤免疫炎症指标将会更好地为膀胱癌的诊断和预后评价服务。此外,随着 PD‐L1 抑制剂等新型免疫靶向治疗药物的不断涌现,肿瘤免疫治疗将在膀胱癌治疗中扮演更加重要的角色。但鉴于目前绝大多数标志物均是在白种人中进行筛选及验证所得,这些标志物在我国人群中的临床意义尚有待进一步的前瞻性随机队列研究进行验证。综上所述,如何有效地将分子标志物与临床分级、分期以及影像、病理学等资料整合起来,建立膀胱癌诊治的多学科体系,从而进一步为患者提供个体化的膀胱癌精准治疗方案,是膀胱癌诊治领域未来的研究与发展方向。

(叶定伟　沈益君　王备合)

主要参考文献

[1] 李鸣、那彦群.泌尿生殖系肿瘤外科学[M].北京:人民卫生出版社,2011.

[2] 张元芳,孙颖浩,王忠.实用泌尿外科和男科学[M].北京:科学出版社,2013.

[3] Abdel-Rahman O. Squamous cell carcinoma of the bladder: a SEER database analysis[J]. Clin Genitourin Cancer, 2017,15(3):e463‐e468.

[4] Aben KK, Witjes JA, Schoenberg MP, et al. Familial aggregation of urothelial cell carcinoma [J]. Int J Cancer, 2002,98(2):274‐278.

[5] Aine M, Eriksson P, Liedberg F, et al. On molecular classification of bladder cancer: out of one, many[J]. Eur Urol, 2015,68(6):921‐923.

[6] Albers P, Park SI, Niegisch G, et al. Randomized phase iii trial of 2nd line gemcitabine and paclitaxel chemotherapy in patients with advanced bladder cancer: short-term versus prolonged treatment [german association of urological oncology (auo) trial ab 20/99] [J]. Ann Oncol, 2011,22(2):288‐294.

[7] Amin MB, McKenney JK, Paner GP, et al. ICUD-EAUInternational consultation of bladder cancer 2012: pathology[J]. Eur Urol, 2013,63:16‐35.

[8] Antoni S, Ferlay J, Soerjomataram I, et al. Bladder cancer incidence and mortality: a global overview and recent trends[J]. Eur Urol, 2017,71(1):96‐108.

[9] Asano K, Miki J, Maeda S, et al. Clinical studies oninverted papilloma of the urinary tract: report of 48 cases and review of theliterature[J]. J Urol, 2003,170 (4 Pt 1):1209‐1212.

[10] Behrendt MA, DE Jong J, VAN Rhijn BW. Urachal cancer: contemporary review of the pathological, surgical, and prognostic aspects of this rare disease[J]. Minerva UrolNefrol, 2016,68(2):172‐184.

[11] Bellmunt J, Fougeray R, Rosenberg JE, et al. Long-term survival results of a randomized phase iii trial of vinflunine plus best supportive care versus best supportive care alone in advanced urothelial carcinoma patients after failure of platinum-based chemotherapy [J]. Ann Oncol, 2013,24(6):1466‐1472.

[12] Bellmunt J, Gonzalez-Larriba JL, Prior C, et al. Phase ii study of sunitinib as first-line treatment of urothelial cancer patients ineligible to receive cisplatin-based chemotherapy: baseline interleukin-8 and tumor contrast enhancement as potential predictive factors of activity[J]. Ann Oncol, 2011,22(12):2646‐2653.

[13] Bellmunt J, von der Maase H, Mead GM, et al. Randomized phase iii study comparing paclitaxel/cisplatin/gemcitabine and gemcitabine/cisplatin in patients with locally advanced or metastatic urothelial cancer without prior systemic therapy: eortc intergroup study 30987[J]. J Clini Oncol, 2012, 30(10): 1107 - 1113.

[14] Bianchi GD, Cerhan JR, Parker AS, et al. Tea consumption and risk of bladder and kidney cancers in a population-based case-control study [J]. Am J Epidemiol, 2000, 151(4): 377 - 383.

[15] Brennan P. cigarette smoking and bladder cancer in men: a pooled analysis of 11 case control studies[J]. Int J Cancer, 2002, 86(2): 289 - 294.

[16] Bryan GT, Brown RR, Price JM. Mouse bladder carcinogenicity of certain tryptophan metabolites and other aromatic nitrogen compounds suspended in cholesterol[J]. Cancer Res, 1964, 24: 596 - 602.

[17] Burger M, Zaak D, Stief CG, et al. Photodynamic diagnostics and noninvasive bladder cancer: is it cost-effective in long-term application? A Germany-based cost analysis[J]. Eur Urol, 2007, 52(1): 142 - 147.

[18] Caruso G, Salvaggio G, Campisi A, et al. Bladder tumor staging: comparison of contrast-enhanced and gray-scale ultrasound[J]. AJR Am J Roentgenol, 2010, 194(1): 151 - 156.

[19] Chamie K, Litwin MS, Bassett JC, et al. Recurrence of high-risk bladder cancer: a population-based analysis [J]. Cancer, 2013, 119(17): 3219 - 3227.

[20] Chang SS, Cookson MS. Radical cystectomy for bladder cancer: the case for early intervention[J]. Urol North Am, 2005, 32(2): 147 - 155.

[21] Chen W, Zheng R, Baade PD, et al. Cancer statistics in China, 2015[J]. CA Cancer J Clin, 2016, 66(2): 115 - 132.

[22] Choi W, Porten S, Kim S, et al. Identification of distinct basal and luminal subtypes of muscle-invasive bladder cancer with different sensitivities to frontline chemotherapy[J]. Cancer Cell, 2014, 25(2): 152 - 165.

[23] Cognetti F, Ruggeri EM, Felici A, et al. Adjuvant chemotherapy with cisplatin and gemcitabine versus chemotherapy at relapse in patients with muscle-invasive bladder cancer submitted to radical cystectomy: an italian, multicenter, randomized phase iii trial[J]. Ann Oncol, 2012, 23(3): 695 - 700.

[24] Cumberbatch MG, Windsor-Shellard B, Catto JW. The contemporary landscape of occupational bladder cancer within the United Kingdom: a meta-analysis of risks over the last 80 years[J]. BJU Int, 2017, 119(1): 100 - 109.

[25] Damrauer JS, Hoadley KA, Chism DD, et al. Intrinsic subtypes of high-grade bladder cancer reflect the hallmarks of breast cancer biology[J]. Proc Natl Acad Sci USA, 2014, 111(8): 3110 - 3115.

[26] Eble JN, Sauter G, Epstein JI, et al. WorldHealth Organization classifi cation of tumours: pathologyand genetics of tumours of the urinary system andmale genital organs[M]. Lyon: IARC Press, 2004.

[27] Eble JN, Sauter G, Epstein JI, et al. WorldHealth Organization classifi cation of tumours: pathologyand genetics of tumours of the urinary system andmale genital organs[M]. Lyon: IARC Press, 2004.

[28] Edwards T J, Dickinson A J, Natale S, et al. A prospective analysis of the diagnostic yield resulting from the attendance of 4020 patients at a protocol-driven haematuria clinic[J]. BJU Int, 2006, 97(2): 301 - 305, 305.

[29] Ehdaie B, Sylvester R, Herr HW. Maintenance bacillus calmette-guerin treatment of non-muscle-invasive bladder cancer: a critical evaluation of the evidence[J]. European urology, 2013, 64(4): 579 - 585.

[30] Franzen CA, Blackwell RH, Todorovic V, et al. Urothelial cells undergo epithelial-to-mesenchymal transition after exposure to muscle invasive bladder cancer exosomes[J]. Oncogenesis, 2015, 4: e163.

[31] Freedman ND, Silverman DT, Hollenbeck AR, et al. Association between smoking and risk of bladder cancer among men and women[J]. JAMA, 2011, 306(7): 737 - 745.

[32] Gao J, Huang HY, Pak J, et al. p53 deficiency provokes urothelial proliferation and synergizes with activated Ha-ras in promoting urothelial tumorigenesis [J]. Oncogene, 2004, 23(3): 687 - 696.

[33] Garcia-Closas M, Malats N, Silverman D, et al. NAT2 slow acetylation, GSTM1 null genotype, and risk of bladder cancer: results from the Spanish Bladder Cancer Study and meta-analyses[J]. Lancet, 2005, 366(9486): 649 - 659.

[34] Gazzaniga P, de Berardinis E, Raimondi C, et al. Circulating tumor cells detection has independent prognostic impact in high-risk non-muscle invasive bladder cancer [J]. Int J Cancer, 2014, 135(8): 1978 - 1982.

[35] Gray PJ, Shipley WU, Efstathiou JA, et al. Recent advances and the emerging role for chemoradiation in

nonmuscle invasive bladder cancer[J]. Current opinion in urology, 2013,23(5):429 – 434.

[36] Grossman HB, Natale RB, Tangen CM, et al. Neoadjuvant chemotherapy plus cystectomy compared with cystectomy alone for locally advanced bladder cancer[J]. N Engl J Med, 2003,349(9):859 – 866.

[37] Hahn NM, Stadler WM, Zon RT, et al. Phase ii trial of cisplatin, gemcitabine, and bevacizumab as first-line therapy for metastatic urothelial carcinoma: Hoosier oncology group gu 04 – 75[J]. J Clin Oncol, 2011,29 (12):1525 – 1530.

[38] Hansel DE, Zhang Z, Petillo D, et al. Gene profi lingsuggests a common evolution of bladder cancersubtypes[J]. BMC Med Genomics, 2013,6:42.

[39] Harik LR, O'Toole KM. Nonneoplastic lesions of theprostate and bladder[J]. Arch Pathol Lab Med, 2012,136(7):721 – 34.

[40] Hedegaard J, Lamy P, Nordentoft I, et al. Comprehensive Transcriptional Analysis of Early-Stage Urothelial Carcinoma[J]. Cancer Cell, 2016,30(1): 27 – 42.

[41] Hemminki K, Li X, Czene K. Familial risk of urological cancers: data for clinical counseling[J]. World J Urol, 2004,21(6):377 – 381.

[42] Herranz-Amo F, Diez-Cordero JM, Verdu-Tartajo F, et al. Need for intravenous urography in patients with primary transitional carcinoma of the bladder[J]? Eur Urol, 1999,36(3):221 – 224.

[43] Herr HW, Dalbagni G, Donat SM. Bacillus calmette-guerin without maintenance therapy for high-risk non-muscle-invasive bladder cancer[J]. Europ urology, 2011,60(1):32 – 36.

[44] Hoadley KA, Yau C, Wolf DM, et al. Multiplatform analysis of 12 cancer types reveals molecular classification within and across tissues of origin[J]. Cell, 2014,158(4):929 – 944.

[45] Holmang S, Strock V. Should follow-up cystoscopy in bacillus calmette-guerin-treated patients continue after five tumour-free years[J]? Europ urology, 2012,61(3): 503 – 507.

[46] James ND, Hussain SA, Hall E, et al. Radiotherapy with or without chemotherapy in muscle-invasive bladder cancer[J]. N Engl J Medi, 2012,366(16): 1477 – 1488.

[47] Kantor AF, Hartge P, Hoover RN, et al. Familial and environmental interactions in bladder cancer risk[J]. Int J Cancer, 1985,35(6):703 – 706.

[48] Kirkali Z, Chan T, Manoharan M, et al. Bladder cancer: epidemiology, staging and grading, and diagnosis[J]. Urology, 2005,66(6 Suppl 1):4 – 34.

[49] Koontz WW Jr, Prout GR Jr, Smith W, et al. The use ofintravesicalthio-tepa in the management of non-invasive carcinoma of thebladder[J]. J Urol, 1981,125 (3):307 – 312.

[50] Kundra V, Silverman PM. Imaging in oncology from the University of Texas M. D. Anderson Cancer Center. Imaging in the diagnosis, staging, and follow-up of cancer of the urinary bladder[J]. AJR Am J Roentgenol, 2003,180(4):1045 – 1054.

[51] Lagwinski N, Thomas A, Stephenson AJ, et al. Squamous cell carcinoma of the bladder: a clinicopathologicanalysis of 45 cases [J]. Am J SurgPathol, 2007,31:1777 – 1787.

[52] Lamm DL, Blumenstein BA, Crissman JD, et al. Maintenance bacillus calmette-guerin immunotherapy for recurrent ta, t1 and carcinoma in situ transitional cell carcinoma of the bladder: a randomized southwest oncology group study[J]. J Urology, 2000,163(4): 1124 – 1129.

[53] Lara HR, Merino C, Coindre JM, et al. Pseudosarcomatousmyofibroblastic proliferationsof the bladder: a clinicopathologic study of 42 cases[J]. Am J SurgPathol, 2006,30:787 – 794.

[54] Leppert JT, Shvarts O, Kawaoka K, et al. Prevention of bladder cancer: a review[J]. Eur Urol, 2006,49(2): 226 – 234.

[55] Li QY, Tang J, He EH, et al. Clinical utility of three-dimensional contrast-enhanced ultrasound in the differentiation between noninvasive and invasive neoplasms of urinary bladder[J]. Eur J Radiol, 2012,81 (11):2936 – 2942.

[56] Lopez-Beltran A, Luque RJ, Mazzucchelli R, et al. Changes produced in the urotheliumby traditional and newer therapeutic procedures forbladder cancer[J]. J ClinPathol, 2002,55:641 – 647.

[57] Loprinzi CL, Messing EM. A prospective clinical trial of difluoromethylornithine (DFMO) in patients with resected superficial bladder cancer[J]. J Cell Biochem Suppl, 1992,16I:153 – 155.

[58] Lu YY, Chen JH, Liang JA, et al. Clinical value of FDG PET or PET/CT in urinary bladder cancer: a systemic review and meta-analysis[J]. Eur J Radiol, 2012,81(9):2411 – 2416.

[59] Mai KT, Bateman J, Djordjevic B, et al. Clear Cell

Urothelial Carcinoma[J]. Int J SurgPathol, 2017, 25 (1):18 – 25.

[60] Markowitz SB, Levin K. Continued epidemic of bladder cancer in workers exposedto ortho-toluidine in a chemical factory[J]. J Occup Environ Med, 2004, 46 (2):154 – 160.

[61] Mo L, Zheng X, Huang HY, et al. Hyperactivation of Ha-ras oncogene, but not Ink4a/Arf deficiency, triggers bladder tumorigenesis[J]. J Clin Invest, 2007, 117(2):314 – 325.

[62] Moon RC, Kelloff GJ, Detrisac CJ, et al. Chemoprevention of OH-BBN-induced bladder cancer in mice by piroxicam[J]. Carcinogenesis, 1993, 14(7): 1487 – 1489.

[63] Mueller CM, Caporaso N, Greene MH. Familial and genetic risk of transitional cell carcinoma of the urinary tract[J]. Urol Oncol, 2008, 26(5):451 – 464.

[64] Mungan MU, Canda AE, Tuzel E, et al. Risk factors for mucosal prostatic urethral involvement in superficial transitional cell carcinoma of the bladder[J]. Eur Urol, 2005, 48(5):760 – 763.

[65] Naselli A, Introini C, Timossi L, et al. A randomized prospective trial to assess the impact of transurethral resection in narrow band imaging modality on non-muscle-invasive bladder cancer recurrence[J]. Eur Urol, 2012, 61(5):908 – 913.

[66] Navarre RJ Jr, Loening SA, Platz C, et al. Nephrogenic adenoma: a report of 9 cases and review of the literature[J]. J Urol, 1982, 127(4):775 – 779.

[67] Nayak B, Dogra PN, Naswa N, et al. Diuretic 18F-FDG PET/CT imaging for detection and locoregional staging of urinary bladder cancer: prospective evaluation of a novel technique[J]. Eur J Nucl Med Mol Imaging, 2013, 40(3):386 – 393.

[68] Nicolau C, Bunesch L, Peri L, et al. Accuracy of contrast-enhanced ultrasound in the detection of bladder cancer[J]. Br J Radiol, 2011, 84(1008):1091 – 1099.

[69] O'Sullivan P, Sharples K, Dalphin M, et al. A multigene urine test for the detection and stratification of bladder cancer in patients presenting with hematuria [J]. J Urol, 2012, 188(3):741 – 747.

[70] Pasquier D, Barney B, Sundar S, et al. Small cell carcinoma of the urinary bladder: a retrospective, multicenter rare cancer network study of 107 patients [J]. Int J Radiat Oncol Biol Phys, 2015, 15, 92(4): 904 – 910.

[71] Patschan O, Sjodahl G, Chebil G, et al. A molecular

pathologic framework for risk stratification of stage T1 urothelial carcinoma[J]. Eur Urol, 2015, 68(5):824 – 832; discussion 835 – 826.

[72] Purdue MP, Hutchings SJ, Rushton L, et al. The proportion of cancer attributable to occupational exposures[J]. Ann Epidemiol, 2015, 25(3):188 – 192.

[73] Puzio-Kuter AM, Castillo-Martin M, Kinkade CW, et al. Inactivation of p53 and Pten promotes invasive bladder cancer[J]. Genes Dev, 2009, 23(6):675 – 680.

[74] Raitanen MP, Aine R, Rintala E, et al. Differences between local and review urinary cytology in diagnosis of bladder cancer. An interobserver multicenter analysis [J]. Eur Urol, 2002, 41(3):284 – 289.

[75] Rao KV, Detrisac CJ, Steele VE, et al. Differential activity of aspirin, ketoprofen and sulindac as cancer chemopreventive agents in the mouse urinary bladder [M]. Carcinogenesis, 1996, 17(7):1435 – 1438.

[76] Rosai J. Rosai and Ackerman's surgical pathology[M]. 10th ed. Philadelphia: Elsevier, 2011.

[77] Sanli O, Dobruch J, Knowles MA, et al. Bladder cancer[J]. Nat Rev Dis Primers, 2017, 3:17022.

[78] Setty BN, Holalkere NS, Sahani DV, et al. State-of-the-art cross-sectional imaging in bladder cancer[J]. Curr Probl Diagn Radiol, 2007, 36(2):83 – 96.

[79] Sjodahl G, Lauss M, Lovgren K, et al. A molecular taxonomy for urothelial carcinoma[J]. Clin Cancer Res, 2012, 18(12):3377 – 3386.

[80] Smith AK, Hansel DE, Jones JS. Role of cystitis cysticaet glandularis and intestinal metaplasia in developmentof bladder carcinoma[J]. Urology, 2008, 71(5):915 – 918.

[81] Tokuda Y, Arakura F, Uhara H. Combination chemotherapy of low-dose 5-fluorouracil and cisplatin for advanced extramammary Paget's disease[J]. Int J Clin Oncol, 2015, 20(1):194 – 197.

[82] Triantafyllou M, Studer UE, Birkhauser FD, et al. Ultrasmall superparamagnetic particles of iron oxide allow for the detection of metastases in normal sized pelvic lymph nodes of patients with bladder and/or prostate cancer[J]. Eur J Cancer, 2013, 49(3):616 – 624.

[83] Van Hemelrijck MJ, Michaud DS, Connolly GN, et al. Secondhand smoking, 4-aminobiphenyl, and bladder cancer: two meta-analyses [J]. Cancer Epidemiol Biomarkers Prev, 2009, 18(4):1312 – 1320.

[84] van Oers JM, Adam C, Denzinger S, et al. Chromosome 9 deletions are more frequent than FGFR3

mutations in flat urothelial hyperplasias of the bladder [J]. Int J Cancer, 2006, 119(5):1212 - 1215.

[85] van Rhijn BW, Montironi R, Zwarthoff EC, et al. Frequent FGFR3 mutations in urothelial papilloma[J]. J Pathol, 2002, 198(2):245 - 251.

[86] van Rhijn BW, van der Poel HG, van der Kwast TH. Urine markers for bladder cancer surveillance: a systematic review[J]. Eur Urol, 2005, 47(6):736 - 748.

[87] Vrooman OP, Witjes JA. Urinary markers in bladder cancer[J]. Eur Urol, 2008, 53(5):909 - 916.

[88] Wang J, Zhang X, Wang L, et al. Downregulation of urinary cell-free microRNA-214 as a diagnostic and prognostic biomarker in bladder cancer[J]. J Surg Oncol, 2015, 111(8):992 - 999.

[89] Wijkstrom H, Tribukait B. Deoxyribonucleic acid flow cytometry in predicting response to radical radiotherapy of bladder cancer[J]. J Urol, 1990, 144(3):646 - 650, 650 - 651.

[90] Wong YN, Litwin S, Vaughn D, et al. Phase ii trial of cetuximab with or without paclitaxel in patients with advanced urothelial tract carcinoma[J]. J Clin Oncol, 2012, 30(28):3545 - 3551.

[91] Zhang X, Zhang Y, Liu X, et al. Direct quantitative detection for cell-free miR-155 in urine: a potential role in diagnosis and prognosis for non-muscle invasive bladder cancer[J]. Oncotarget, 2016, 7(3):3255 - 3266.

[92] Zhang ZT, Pak J, Shapiro E, et al. Urothelium-specific expression of an oncogene in transgenic mice induced the formation of carcinoma in situ and invasive transitional cell carcinoma[J]. Cancer Res, 1999, 59(14):3512 - 3517.

[93] Zhong M, Gersbach E, Rohan SM, et al. Primaryadenocarcinoma of the urinary bladder: differentialdiagnosis and clinical relevance[J]. Arch Pathol LabMed, 2013, 137(3):371 - 381.

65 前列腺癌

前列腺癌是威胁男性健康的常见恶性肿瘤。相对而言,前列腺癌进展较为缓慢,早期患者症状并不明显,大多数都是到了晚期才出现严重的症状。早期诊断与治疗,可能会使患者有较好的预后。直肠指检(digital rectal examination,DRE)、前列腺特异性抗原(prostate specific antigen,PSA)以及经直肠超声是检查前列腺癌的简易方法。进一步检查包括计算机断层扫描(CT)、磁共振(MRI)、骨扫描等。局限型前列腺癌可以接受根治性治疗,预期寿命超过10年者最好接受根治性前列腺切除手术(radical prostatectomy,RP)或是根治性放疗。RP的并发症包括尿失禁和性功能障碍等,但对经过挑选的部分患者而言,保留神经的前列腺切除术也许更为合适。前列腺的生长和发育依赖雄激素,因此临床上去除雄激素的内分泌治疗方法在前列腺癌治疗中扮演重要角色。治疗方法包括采用外科方式将睾丸切除,或是以促黄体激素释放激素(luteinizing hormone releasing hormone,LHRH)类似物来达到去势的目的,以及采用抗雄性激素等药物来治疗。内分泌治疗可以用于新辅助治疗、辅助治疗或是治疗晚期疾病。阿比特龙等新型内分泌治疗药物及多西他赛等细胞毒化疗药物在前列腺癌的治疗中扮演越来越重要的作用。

65.1 流行病学

65.1.1 发病情况

前列腺癌是目前全世界最常见的恶性肿瘤之一。欧美国家尤为高发,居男性新发癌症第1位。根据美国癌症协会数据,2017年美国前列腺癌新发病例预计为161 360例,并估计26 730人死于这类疾病。根据我国肿瘤登记中心2014年发布的数据,前列腺癌在我国城市恶性肿瘤的发病率和死亡率分别位列第8位和第10位。伴随经济社会发展、饮食西方化以及人口老龄化的出现,我国前列腺癌的发病率呈现持续增长趋势。2013年全国前列腺癌病例数为59 843例,发病率为8.58/10万,70岁以上中国男性的前列腺癌发病率居男性泌尿生殖系统肿瘤发病率第1位。

回顾发病率变化,我国城市地区从2004年的5.8/10万上升到2009年的8/10万,而发病率绝对值上升最大的中国香港地区,从1999年的16.5/10万上升到2010年的28.1/10万。目前在中国台湾地区和上海,前列腺癌已位列男性常见肿瘤第5位和泌尿系统肿瘤第1位。从发病年龄来看,我国城市地区从60岁开始出现前列腺癌的发病高峰,而在美国高峰年龄段从50岁开始。上海市男性前列腺癌发病率在65岁以后显著高于中国香港和台湾地区。由于人均寿命的延长,目前上海市65岁以上人口已经占总人口的10%以上,可以预见前列腺癌的绝对发病数将出现井喷性增长。

此外,我国前列腺癌患者的分期构成与西方发达国家存在着巨大差别。以美国的情况为例,在其确诊的新发前列腺癌病例中,接近91%的患者为临床局限型前列腺癌,这些患者的一线治疗为根治性手术或根治性放疗,在接受标准治疗后预后较好,5年生存率接近100%。而我国的新发病例中在确诊时仅30%为临床局限型患者,余者均为局部晚期或广泛转移的患者,这些患者无法接受局部的根治性治疗,预后较差。

65.1.2 危险因素

(1)年龄

年龄是前列腺癌主要的危险因素。前列腺癌在小于45岁的男性中非常少见,但随着年龄的增大,前列腺癌的发病率急剧升高。前列腺癌的高发年龄在70岁以上,其中85%的患者确诊时年龄超过了65岁。基本上,在40岁以后年龄每增加10岁,前列腺癌的发病率就几乎翻倍,50~59岁男性患前列腺癌的危险性为10%,而80~89岁男性患前列腺癌的危险性陡增至70%。

(2)种族

前列腺癌在世界各地区不同人种之间的发病率有显著差异,其在美国黑种人中的发病率远高于白种人,其中最高可达460/10万男性人口;而发病率最低的地区是北非和亚洲。近年来随着PSA筛查的广泛开展,各地区前列腺癌的检出率均有不同程度的增加,但人种间的差异仍很明显。这可能与各人种间雄激素水平及雄激素受体的差异及前列腺癌发生过程中各种酶的活性有关。

(3)遗传因素

当家族中有直系男性亲属患前列腺癌时,该家族中其余男性前列腺癌发病率明显增高。这一观点也得到了病例对照和队列研究的证实。直系男性亲属一般指父亲和兄弟。前列腺癌的发病率随着家庭成员中的患病人数、发病年龄等的不同而不同。如果有 1 个直系亲属患前列腺癌,那么患前列腺癌的概率就会比普通人群高 1 倍;如果有 2 个,那么将会高 3 倍。前列腺癌家族史现象的存在说明遗传因素在前列腺癌的发病过程中也起着重要作用。此外,同卵双生的兄弟同患前列腺癌的比例明显高于异卵双生兄弟,也从另一个方面提示前列腺癌有遗传倾向。

（4）前列腺慢性炎症和感染

有研究发现,前列腺癌患者的血清中有较高浓度的炎症反应细胞因子和炎症急性期反应物。此外,在前列腺癌的标本中也经常可以观察到炎性细胞的浸润和一种被称为增殖性炎性萎缩的病变。后者表现为正常细胞的过度增殖状态,以取代遭到破坏的组织,进而引起前列腺上皮内瘤变和前列腺癌的发生。

（5）饮食

前列腺癌在世界不同人种间的发病率有显著差异,但是有关移民的流行病学研究同时显示亚裔美国人的发病率除了低于当地白种人之外,也要高于本国男性。这一结果提示环境因素（如饮食等,主要是高脂高糖饮食及其导致的肥胖）,在前列腺癌的发生过程中也起到了一定的作用。有研究显示,经常食用含有高动物脂肪食物的男性是前列腺癌的易发人群,因为这些食物中含有较多的饱和脂肪酸。而平时饮食中富含蔬菜和水果的人患该病的概率较低。

（6）吸烟

现在的很多研究均表明吸烟是肺癌等多种恶性肿瘤发生的危险因素,虽然在前列腺癌领域尚没有统一的结论,但是由于其所导致的循环中雄激素水平的增加及细胞的氧化损伤,因此,吸烟与前列腺癌之间的关系仍需引起足够的重视。

（7）维生素 D

这是人体必需的一种维生素,其来源主要是饮食和日照,后者能够使体内无活性的维生素 D 转变为有活性的形式。维生素 D 之所以被认为与前列腺癌的发生相关,与以下流行病学研究中观察到的一些现象有关:美国黑种人是世界上前列腺癌发病率最高的人群;黑种人皮肤中的黑色素可以抵挡紫外线的辐射从而减少有活性的维生素 D 的合成;摄入更多富含钙的奶制品与前列腺癌的发病风险升高相关,因奶制品会降低血清中维生素 D 的水平;日本本

土的男性前列腺癌的发病率很低,日本的主要食物来源包括富含维生素 D 的鱼类;在缺少紫外线照射的高纬度地区的男性,前列腺癌的死亡率更高。有研究显示,维生素 D 可以通过前列腺癌细胞表达的维生素 D 受体诱导前列腺癌细胞增殖周期停滞,从而产生抗肿瘤的效应。

此外,其他的一些因素,如酒精的摄入、性生活等,均会对前列腺癌的发生产生一定的影响。

65.1.3　前列腺癌的分子基础

雄激素通过影响前列腺上皮细胞的增殖和分化来对前列腺的发育和成熟产生影响,目前已经公认,其对前列腺癌的发生起着非常重要的作用,其中起主要作用的是由睾丸间质细胞产生的睾酮。如前文所述,非洲裔美国人前列腺癌的发病率远高于美国白种人,有研究发现,这可能与非洲裔美国人血液循环中有更高的雄激素及其代谢产物有关。但是目前还没有明确雄激素浓度和前列腺癌发病风险之间的具体量效关系,特别是在雄激素浓度处于正常范围之内时与前列腺癌发病风险有无相关性目前尚无定论。一项前瞻性研究的 Meta 分析也没有发现对照病例之间的血液中雄激素浓度的差异。人体每天产生的雄激素,95% 来源于睾丸间质细胞,剩余的 5% 主要是由肾上腺产生。人体内的睾酮有 98% 是以性激素结合蛋白的形式存在,只有少量的游离睾酮进入前列腺细胞内部后在 5α -还原酶的作用下形成活性更好且与雄激素受体亲和力更高的双氢睾酮。正常情况下双氢睾酮与雄激素受体结合后能够促进前列腺的发育及生长。但有研究证实,双氢睾酮在前列腺癌的发生过程中也发挥着重要的作用,如通过外科手术切除双侧睾丸后,前列腺发生明显萎缩,进而可以防止前列腺癌的形成。此外,还有研究发现,双氢睾酮与睾酮的比值在不同种族中的情况与前列腺癌的发生率和死亡率均相一致。

在雄激素的生物合成与代谢过程中发挥关键作用的酶及相关基因也与前列腺癌的发生密切相关。由 CYP17 基因编码的细胞色素 P450c17 在包括睾丸和肾上腺的睾酮合成过程中均发挥关键作用;有研究发现,其非编码区单核苷酸多态性与某些人种或者类型的前列腺癌的发病风险存在相关性。而由 SRD5A2 基因编码的 5α -还原酶能够催化睾酮转变为在体内发挥主要作用的双氢睾酮,其多态性能够对酶的活性产生巨大的影响。已有研究发现在其

49 位编码子上发生的使丙氨酸变为苏氨酸的突变，能够使 5α-还原酶的活性增加 5 倍，而这与前列腺癌的不良预后相关。

雌激素与 α 受体的结合能促进前列腺上皮细胞的生长，与 β 受体的结合则抑制其生长，因此雌激素的 β 受体可能在前列腺癌的发生中起重要作用。已有动物试验表明，在敲除了 β 受体基因的小鼠中，其体内的前列腺上皮细胞出现了过度增生，而且以停止分化为特征，这与上皮细胞的癌变密切相关。但是血清中雌激素的水平与前列腺癌的发病风险还没有统一的结论，这限制了其在临床上的应用。

表观遗传学是指在基因的 DNA 序列没有发生改变的情况下，基因的功能发生了改变，并最终能导致表型的变化，而且这种改变是可遗传的。目前已知的机制主要包括 DNA 的甲基化、染色质改变、组蛋白修饰以及非编码 RNA 的调控等。其中 DNA 的甲基化是主要的表观遗传学改变，其主要位点是 CpG 二核苷酸，又可以分为过甲基化和低甲基化。研究表明 GSTP1 及 TIG 等基因的过甲基化和 PLAU 等基因的低甲基化和前列腺癌的发生发展有关。而组蛋白的修饰（包括 CAR、CPA3 等基因的乙酰化和 GSTP1 等基因的甲基化）不仅本身属于表观遗传学的改变，其还可以改变染色质的结构，进而影响基因的表达。

相关酶的改变与前列腺癌的发生有一定关系。环氧合酶（COX）是前列腺素合成过程中的关键限速酶，包括两种同工酶：COX-1 和 COX-2。在前列腺上皮细胞受到炎症等刺激，导致细菌脂多糖、促炎性细胞因子等分泌增加时，能诱导 COX-2 的迅速表达，从而促进前列腺素的合成，再通过促进细胞增殖、抑制细胞凋亡以及促进肿瘤血管形成等介导炎症和肿瘤的发生和发展。已有研究表明，前列腺癌相较于良性增生上皮会表达更多的 COX-2，同时通过非固醇类抗炎药（NSAID）抑制 COX-2 的表达可对前列腺癌产生保护作用。谷胱甘肽转氨酶（GST）在细胞的抗氧化过程中起重要作用。其中很重要的一种 GSTP1，在约 70% 的前列腺癌病例中因发生了过甲基化而处于表达缺失状态，导致细胞抗氧化能力下降，突变率增加。端粒及端粒酶是位于真核生物染色体末端由 6 个碱基对重复组成的独特结构，与细胞的复制及衰老有关。当端粒过短时会影响染色体的稳定性，并由此导致癌症发生率增高。而端粒酶作为一种反转录酶能够保持或增加端粒的长度。已有研究发现，在前列腺癌发展的早期即会出现端粒缩短和端粒酶表达和活性的增加。

前列腺癌相关的基因改变主要包括以下几种。① 雄激素受体基因：有 50% 左右的前列腺癌患者存在雄激素受体基因突变，并进而导致雄激素受体活性的改变、表达的下调甚至缺失以及影响受体-配体的结合等，从而促进前列腺癌细胞的生长及发展。② PTEN：PTEN 基因位于染色体 10q23，是一种肿瘤抑制基因，它的基因产物磷脂磷酸酶通过一系列负性调控作用能够抑制细胞凋亡和促进细胞增殖。而前列腺癌患者中有 30%～40% 发生 PTEN 缺失，并且与前列腺癌的高 Gleason 评分和高分期有关。③ p27：p27 是细胞周期蛋白依赖性激酶（CdK）抑制剂家族中的一员，也是一种肿瘤抑制基因，其编码的蛋白在细胞周期停滞和细胞凋亡中起重要作用。p27 的缺失使细胞周期失去调节，从而能够加速肿瘤的发生。动物试验表明 p27 和 PTEN 均缺陷的小鼠前列腺癌发生率明显升高。此外还有 HPC1、DNA 损伤修复相关的基因 BRCA2 和 CHEK2、TP53、BCL2 等基因，血管内皮生长因子、表皮生长因子及其受体等的表达变化也在前列腺癌的发生发展过程中起到一定的作用。

（叶定伟　戴　波　杨云杰）

65.2　筛查

筛查可分为群体性筛查和机会性筛查。群体性筛查是指针对无症状人群的系统检查，通常是由卫生部门发起；机会性筛查也称个体性筛查，是指针对个体的早期诊断，通常由个体本身和（或）其主治医师发起。前列腺癌的筛查是指运用快速、简便、廉价的检查方法（通常是 PSA 检测和 DRE），将健康人群中那些前列腺癌高危人群与低危人群鉴别开来。它是从健康人群中早期发现可疑前列腺癌患者的一种措施，并不是对疾病作出诊断。尽管，理论上讲，前列腺癌的筛查有助于实现前列腺癌的早期发现、早期诊断、早期治疗，可以提高前列腺癌的治疗效果，改善患者的预后，但实际上全球学者针对前列腺癌筛查的意义一直存在争议。争议主要起源于两项由欧美学者完成的基于 PSA 检测的前列腺癌筛查研究。这两项研究分别是 PLCO（Prostate, Lung, Colorectal, and Ovarian Cancer Screening Trial）和 ERSPC（European Randomized Study of Screening for Prostate Cancer)研究，均是大规模、高水平的随机对照研究。

PLCO 研究共入组了 76 685 名年龄在 55～74 岁的健康男性，筛查组每年开展基于 PSA 检测的前列腺癌筛查，连续筛查 6 年，对照组则采用常规的随访和治疗方案(实际上有部分患者在常规的随访和治疗中也进行了 PSA 检测)。研究中发现 PSA＞4 ng/ml 的人群需要进行进一步诊治。在随访 7 年后，两组的总生存率和前列腺癌特异性生存率之间无差异。在随访 13 年后，作者报道了相似的结果。需要特别指出的是，因为 PSA 检测的理念已被美国家庭医师广泛接受，所以在 PLCO 研究的对照组中实际上有 77％的患者接受了 PSA 检测，这样就极大地干扰了研究的结果，大大降低了筛查组的生存优势。基于这样的研究，也许永远都无法得出公正和反映实际状况的结果。

ERSPC 研究共入组了 182 160 例年龄 50～74 岁的健康男性，筛查组每 4 年开展一次基于 PSA 检测的前列腺癌筛查。对照组则不开展筛查。研究中发现 PSA＞3 ng/ml 的人群需要进一步诊治。该研究的 PSA 阈值较低，造成了更多的阳性筛出率和更多的假阳性筛出率。在随访 9 年后，亚组(年龄位于55～69 岁的 162 388 例健康人群)分析显示，筛查组的前列腺癌特异性死亡率下降了 20％，但是总死亡率在两组之间没有差异。后续又随访了一段时间后，该研究报道了 11 年和 13 年的随访结果与之前的报道结果仍然一致。我们对更新的 ERSPC 研究结果可以做出如下解读：经校正后发现相比对照组，筛查组前列腺癌死亡率降低 27％。筛查组的前列腺癌特异性死亡率为每年 0.43‰，而未筛查组为每年 0.54‰，所以筛查组人群死于前列腺癌的相对风险下降了 21％(RR 0.79；95％ CI：0.69～0.91；P＝0.001)。也就是说，需要对 781 个健康个体开展基于 PSA 检测的前列腺癌筛查，经过长期随访在检出 27 例前列腺癌患者后，才能最终使 1 人避免死于前列腺癌。

由上述两项研究的结果可见，对西方人群而言，基于 PSA 检测的前列腺癌筛查可以获得生存获益。而开展筛查的同时，在 PLCO 研究中出现了 12.9％的假阳性患者，在 ERSPC 研究中出现了 12.5％的假阳性患者。这些患者都接受了进一步前列腺穿刺活检术被排除前列腺癌，但是他们却承担了一系列前列腺穿刺活检的相关并发症的风险，包括感染、血尿、血精、排尿困难等。

国内有关前列腺癌筛查的研究还比较少，目前还没有针对社区大规模人群开展的基于血清 PSA 检测的前列腺癌筛查研究报道，仅有一些单个医疗中心开展的筛查研究报道。牛玉春等报道了解放军第 307 医院保健医学科的 5 341 例年龄 32～87 岁(平均 58.4)健康男性体检者的 PSA 检测结果，发现有123 例(2.30％)PSA＞4 ng/ml，通过进一步的前列腺穿刺活检共发现 8 例(0.15％，即 150/10 万)前列腺癌。另一组国内的报道来自郑州大学第一附属医院，沈雁冰等报道了 5 632 例≥50 岁的健康男性的血清 PSA 检测结果，发现 473 例(8.40％)患者的PSA＞4 ng/ml，其中 194 例患者接受了前列腺穿刺活检，最终 38 例(0.67％，即 670/10 万)被确诊为前列腺癌。由此可见，我国健康男性通过体检检测PSA(将 PSA＞4 ng/ml 定义为异常阈值)，可以有非常高的阳性预测值，且最终的前列腺癌检出率大大高于西方健康男性的前列腺癌筛查结果。因此，在我国通过简单的血清 PSA 检测可以筛选出大量前列腺癌高危人群。

前列腺癌筛查的高危人群主要包括：年龄＞50岁的男性，年龄＞45 岁且有前列腺癌家族史的男性，以及 40 岁时的基线 PSA＞1 ng/ml 的男性。筛查的主要方法是定期的 PSA 检测。美国泌尿外科学会(AUA)和美国临床肿瘤学会(ASCO)建议 50岁以上男性每年应接受 DRE 和 PSA 检测，对于有前列腺癌家族史的人群，年度 PSA 检查应从 45 岁开始。70 岁以下的男性能从 PSA 检查中获益，但＞70 岁或预期寿命＜10 年的男性不纳入 PSA 筛查人群。不常规推荐将 PCA3 检测、P2PSA 检测、4K score、前列腺健康指数(PHI)、MRI 检查等作为前列腺癌筛查的常规手段。一般男性筛查期间建议每2 年随访一次 PSA 检测。高危男性筛查期间建议每1 年随访一次 PSA 检测。需要对患者详细阐明前列腺癌筛查的风险和获益之后才能开展 PSA 检测，检测前避免射精和尿道、膀胱及直肠内医源性操作。DRE 是目前大部分健康体检的常规项目，也是直肠癌的筛查项目之一，操作时注意兼顾前列腺。如果PSA 检测或 DRE 已列入工作单位或社区的集体体检，建议不要主动放弃，并密切关注体检结果，有异常时及时寻求泌尿外科专业医师的意见。无论筛查结果是阳性还是阴性，均应告知筛查对象。检出的可疑对象建议去泌尿外科就诊，要详细、完整地询问病史,特别注意相关的遗传背景资料,全面准确地做相应的体格检查和进一步检查,以决定是否进行前列腺穿刺活检。

前列腺作为男性的特有器官,在青春期后可能出现前列腺炎、前列腺增生、前列腺癌等疾病。可以毫不夸张地说,绝大部分男性一生中总会遇到前列腺相关的症状或疾病。因此有必要从青春期开始即进行有关前列腺的健康教育。随着我国经济的发展,生活水平不断改善,饮食结构的改变,人均期望寿命不断提高,前列腺癌发病率迅速上升,成为我国恶性肿瘤中发病率上升最快的恶性肿瘤之一。前列腺癌从癌前病变发展到癌一般需经历较长的时间,发病以后也有较长的生存期。目前,早期前列腺癌是可以完全治愈的,早期发现可大大降低患者的死亡率,提高患者的生活质量。即使是晚期发病,也会有相对较长的一段生存期。男性朋友应该树立必要的自信,重视可能的疾病,但也无须捕风捉影,过分焦虑。

(戴 波 肖文军)

65.3 临床表现与检查方法

65.3.1 症状

由于大部分的前列腺癌产生于腺体的外周带,远离尿道,所以早期的局限性前列腺癌通常没有任何症状。肿瘤广泛浸润前列腺,侵犯尿道或膀胱颈部后,患者会出现下尿路梗阻的症状,有逐渐加重的尿流缓慢、尿频、尿急、尿流中断、排尿不尽、排尿困难等,严重者可能会出现尿潴留、尿失禁、血尿等。晚期前列腺癌会广泛浸润周围组织器官,并易发生盆腔淋巴结转移和骨转移。转移灶早期也没有任何症状,待到广泛浸润破坏周围组织后会出现如下症状:下肢水肿(盆腔淋巴结转移致下肢淋巴、静脉回流受阻)、骨痛、病理性骨折(骨转移)、脊髓受压、截瘫(脊椎骨转移并发骨折)、贫血(广泛骨转移)、腰痛、腿痛(神经受压)、排便困难(直肠受压)、少尿、无尿及尿毒症症状(双侧输尿管受压)。

65.3.2 体格检查

直肠指检(digital rectal examination,DRE)是诊断前列腺疾病的首要体格检查方法,是前列腺癌早期诊断的重要检查手段。大多数前列腺癌起源于前列腺的外周带,肿瘤体积超过 0.2 ml 时容易被 DRE 检出。约 18% 的前列腺癌患者是单独经由 DRE 发现的,而且 DRE 异常的患者往往具有更高评分的前列腺癌。

检查时要注意前列腺的大小、形态、质地、有无不规则结节,结节的大小、硬度、扩展范围及精囊情况,可以绘图表示检查结果。早期前列腺癌 DRE 时常可扪及边缘不规则的质硬的结节,浸润广泛的前列腺癌常整个前列腺质硬如石。肿瘤侵犯直肠后,DRE 时还可发现破溃的直肠黏膜和指套血染。考虑到 DRE 可能影响血清 PSA 值,故应在 PSA 抽血检查后进行 DRE。DRE 发现前列腺硬结,其鉴别诊断有结节性前列腺增生、肉芽肿性前列腺炎、前列腺结石、前列腺结核、非特异性前列腺炎等。需通过进一步的 PSA 和影像学检查等来鉴别。DRE 的阳性预测值受到被检者的年龄、种族和 PSA 水平的影响。国外的筛查资料显示:PSA 介于 4～10 ng/ml 的灰区时,1/3 DRE 异常的男性被证实患有前列腺癌。当 PSA>10 ng/ml 时,DRE 的阳性预测值可达 83%。DRE 即使是在 PSA<4 ng/ml 的情况下仍具有一定价值,PSA 介于 0～1.0、1.1～2.5、2.6～4.0 ng/ml时 DRE 的阳性预测值分别是 5%、14% 和 30%。同时,DRE 发现的前列腺癌往往具有较晚的病理分期。因此无论 PSA 的水平,DRE 异常的男性均建议施行前列腺穿刺活检。在用于临床 T 分期时,DRE 往往会低估肿瘤的范围,一半以上的前列腺癌会出现 DRE 与肿瘤病理分期的不吻合。

65.3.3 前列腺特异性抗原

前列腺特异性抗原(prostate specific antigen,PSA)是人类激肽释放酶基因家族的一种丝氨酸蛋白酶,由位于 19 号染色体的基因编码。PSA 由前列腺的柱状分泌细胞所产生并在精液中排泄,其表达为雄激素所调节,在青春期可测得并随着黄体生成素和睾酮水平升高而表达增加。如果没有前列腺癌,血清 PSA 水平随着年龄和前列腺体积的增加而不断升高,并且在非洲裔美国人中有较高的表达水平。研究发现前列腺体积每增加 1 ml,血清 PSA 水平增加 4%。正常人的 PSA 变化 30% 归于前列腺体积,5% 归结于年龄。

PSA 水平的升高往往是由于正常前列腺结构被破坏,腺腔内的 PSA 进入前列腺实质并最终进入血液循环。这种情况既能发生在良性前列腺疾病,也有可能发生在恶性前列腺疾病,前列腺检查也会导致 PSA 升高。PSA 检测时应无急性前列腺炎、尿潴留等疾病,才能反映患者的真实情况。5α 还原酶抑制剂(如非那雄胺)治疗 12 个月后能够将 PSA 值降低 50%,因此估算此类人群的真实 PSA 值需要加倍。影响血清 PSA 水平的因素还包括前列腺机械性挤压(如 DRE、膀胱镜检查等)以及尿路感染、血尿等因素,故检查应在射精 24 h 后,膀胱镜检查、导尿等操作 48 h 后,DRE 检查 1 周后,前列腺穿刺 1 个月后进行,建议 PSA 检测时同期行尿常规检查以排除血尿和(或)炎症的影响。临床医师应该综合考虑。

前列腺癌的发生率与血清 PSA 水平密切相关。PSA 作为诊断工具能够检出大部分没有临床表现的前列腺癌。PSA 作为单一检测指标,与 DRE 和经直肠前列腺超声(transrectal ultrasound, TRUS)比较,具有更高的前列腺癌阳性诊断预测率。然而,在健康男性人群中进行的 PSA 筛查可能会带来前列腺癌的过度诊断、过度治疗,这种筛查制度的利弊已在欧美国家引起了广大临床医师的激烈争论。欧洲的 ERSPC 筛查研究明确了 PSA 筛查可降低前列腺癌病死率,提高远期生存率。然而其中 23% ~ 42% 的确诊病例为偶发癌(incidental cancer),反映了 PSA 筛查带来的过度诊断现象。另一项前列腺癌、肺癌和结肠癌筛查的随机对照试验 PLCO 也同样显示 PSA 筛查导致前列腺癌过度诊疗的情况。

在泌尿外科就诊的患者行 PSA 检查的指征包括:① 50 岁以上伴有下尿路症状的男性;② 有前列腺癌家族史的男性,PSA 检测时间宜提前到 45 岁;③ DRE 或前列腺影像学检查异常的男性也应进行 PSA 检查。检测频率:① 45~49 岁、DRE 正常、PSA>1 ng/ml 者,每 1~2 年复查一次 PSA;② DRE 正常且 PSA≤1 ng/ml 者,50 岁时复查;③ 50 岁以上如 DRE 正常、PSA<3 ng/ml 且没有其他穿刺适应证,每 1~2 年复查一次 PSA。

血清总 PSA(tPSA)>4.0 ng/ml 为异常,对初次 PSA 异常者建议数周后复查。血清 PSA 受年龄和前列腺大小等因素的影响,有数据显示我国男性不同年龄段 PSA 水平分别为 40~49 岁≤2.15 ng/ml,50~59 岁≤3.20 ng/ml,60~69 岁≤4.10 ng/ml,70~79 岁≤5.37 ng/ml,均低于西方国家男性。结果的判定:目前国内外比较一致的观点:血清总 PSA>4.0 ng/ml 为异常。对初次 PSA 异常者建议

复查。当血清总 PSA 介于 4~10 ng/ml 时,发生前列腺癌的可能性在 25% 左右;PSA>10 ng/ml 时,发生前列腺癌的可能性高达 50%~60%。因为 PSA 介于 4~10 ng/ml 时,前列腺癌的检出率不是非常高,故被称为 PSA 的灰区,在这一灰区内可以参考 PSA 相关指标。

65.3.4 前列腺特异性抗原相关指标

游离 PSA(free PSA,fPSA):fPSA 和总 PSA(tPSA)作为常规同时检测。fPSA 被多数学者认为是提高 PSA 水平处于灰区的前列腺癌检出率的有效方法。当血清 tPSA 4~10 ng/ml 时,fPSA 水平与前列腺癌的发生率可能呈负相关。国内多中心研究结果显示:① fPSA 能将前列腺癌的诊断率提高 15%~20%;② >60 岁人群中,fPSA 的诊断效能优于 PSA 单独使用;③ 国人 fPSA 适用范围可扩展至 PSA 4~20 μg/L 的人群。国内推荐以 0.16 作为 fPSA 参考值,fPSA>0.16 时穿刺阳性率为 11.6%,<0.16 时穿刺阳性率为 17.4%,<0.10 时穿刺阳性率高达 56%。

PSAD 即血清 PSA 值与前列腺体积的比值,正常值应<0.15。通过 PSAD 的计算有助于鉴别由于良性前列腺增生(BPH)还是前列腺癌而升高的 PSA。研究发现:对于 PSA4~10 ng/ml,DRE 和经直肠超声没有阳性发现的男性,如果 PSA 密度>0.15,则建议行前列腺穿刺活检。由于没有前列腺癌的男性其 PSA 来源主要是移行区上皮而非外周带上皮,并且 BPH 主要是移行区的增大,所以 BPH 的 PSA 的升高往往与移行区体积成正比。因此根据移行区的大小调整 PSA 可能有助于更好的区分前列腺癌和前列腺增生,指导医师决定是否进行穿刺活检或随访。

PSAV 即 PSA 速度,表示 PSA 在单位时间内的变化量,通过在 2 年内至少检测 3 次 PSA 计算得出,计算公式为(PSA2 - PSA1)/T1 +(PSA3 - PSA2)/T2。PSA1~3 依次为先后 3 次 PSA 值,T1~2 分别为两次 PSA 值的间期,其正常值为每年<0.75 ng/ml。前列腺癌患者往往 PSA 升高较快。一项研究发现:对于 4~10 ng/ml 的人群而言,72% 的前列腺癌患者的 PSAV>0.75 ng/(ml·year),而仅有 5% 的无前列腺癌人群具有如此的速度。前列腺癌的 PSAV 显著高于 BPH 及正常人群,如果每年 PSAV>0.75 ng/ml,应怀疑前列腺癌的可能。

65.3.5 其他分子标志物

（1）前列腺酸性磷酸酶（prostatic acid phosphatase，PAP）

PAP是最先发现的前列腺癌血清标志物。PAP由前列腺导管和腺泡的上皮细胞所分泌并直接释放入前列腺导管系统。前列腺增生、前列腺炎、前列腺癌患者均可能出现PAP的升高。在前列腺癌患者中，升高的PAP值很有可能（>80%）预示包膜外侵犯的肿瘤，但正常的PAP并不能够说明为局限早期病变。在PSA时代，PAP的临床价值很有限。

（2）前列腺特异性膜抗原（prostrate specific membrane antigen，PSMA）

PSMA是一种膜结合糖蛋白，对前列腺良性和恶性上皮细胞均有很高的特异性。正常男性的血清可以检测到PSMA，而前列腺癌患者的PSMA值较高。PSMA值与高分期病变或雄激素非依赖状态有一定的相关性。

（3）长链非编码RNA前列腺癌抗原3（prostate cancer antigen 3，PCA3）

PCA3是一种在前列腺癌中表达的非编码RNA，已被美国FDA批准作为诊断前列腺癌的标志物。在PSA升高的患者中，使用PCA3作为诊断标志物比使用tPSA、fPSA等更能提高前列腺癌的确诊率。EAU指南推荐在初始前列腺穿刺阴性，但仍怀疑前列腺癌的患者中进行PCA3检测。

（4）前列腺癌健康指数（prostate health index，PHI）

PHI是一个结合了tPSA、fPSA和［—2］proPSA的数学公式。研究发现在PSA介于2～10 μg/L的患者中诊断前列腺癌的曲线下面积为0.72，远高于PSA的0.56，诊断高危前列腺癌的灵敏度达0.9。在我国人群中引用PHI后发现，在PSA<10 ng/ml时PHI诊断高级别前列腺癌的曲线下面积为0.71，同样远高于PSA的0.55，具有更准确的诊断效力。

（叶定伟　宿恒川）

65.4　影像学诊断

前列腺癌的影像学诊断主要依靠MRI。MRI检查可以实现多序列、多角度扫描，信息丰富，图像清晰，解剖结构显示清楚，可配合各种新技术提高诊断水平，不仅可以早期诊断前列腺癌原发病灶，评估恶性程度和周边组织的侵犯，还可检测肋骨以外的骨转移、淋巴结及内脏转移。

65.4.1 前列腺的影像解剖结构主要依据T2WI图像

前列腺结构T2WI上能辨识的主要结构为外周带和中央腺体（图65-1）。外周带两侧对称，呈双凸镜形（年轻人）或新月形（老年人）。由于大量腺泡的存在，在T2WI上呈明显均匀高信号（T2WI上水呈高信号），中央带及移行带在T2WI上分界不清故合称中央腺体，腺泡结构相对少而间质成分多，故呈高低混杂信号。

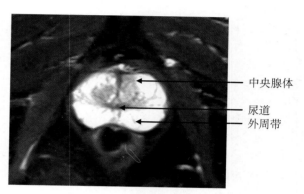

中央腺体

尿道
外周带

图65-1　正常前列腺MRI表现

65.4.2 前列腺癌的局部病变

前列腺癌常规MRI表现如图65-2～图65-9，包括：① 前列腺癌由于腺体结构破坏，以致密的细胞和间质成分为主，含水量低于正常组织，故在T2WI上呈均低信号，同时由于肿瘤组织血供丰富，增强后在动脉期即可见早期强化，故T2WI和增强T1是前列腺癌MRI检查的基本序列，也是主要诊断依据。② 局限性中央腺体内有大量增生组织，信号混杂，增强后有明显的背景强化，部分增生结节T2WI也呈低信号，增强亦可见明显强化，鉴别诊断比较困难，而且内分泌治疗、放疗等处理也可能形成前列腺内低信号灶，干扰诊断。另外，有部分前列腺癌细胞或组织呈散在分布，没有形成结节或肿块，在MRI上很难发现。

65.4.3 前列腺癌转移灶的影像学表现

前列腺癌"嗜骨性"骨转移常见，初诊时，约有

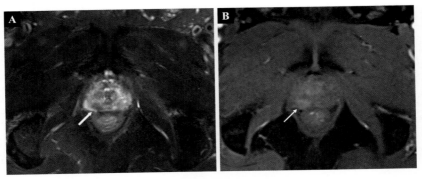

图 65 - 2　右侧外周带前列腺癌 MRI 表现

前列腺癌组织由于腺体结构的破坏,储存液体减少,T2WI 呈低信号,边缘模糊(A),增强可见明显强化(B)

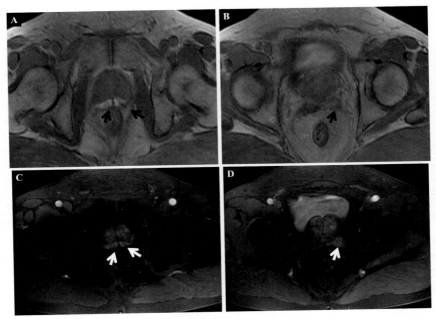

图 65 - 3　穿刺相关出血 MRI 表现

穿刺后出血在 T1 上常为高信号,T2 上为低信号,出血灶包括前列腺后部(A)及精囊腺(B),而以上部位在增强均呈高信号(C, D),如无平扫 T1WI 作为对照,易认为是强化病灶而误诊。为避免穿刺出血对增强 MRI 造成的干扰,如要观察前列腺,MRI 检查应在穿刺前或在穿刺后 4~6 周进行

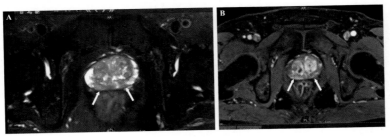

图 65 - 4　多发性前列腺癌 MRI 表现

两侧外周带多发 T2WI 低信号灶,边缘模糊(A),增强可见明显强化(B)

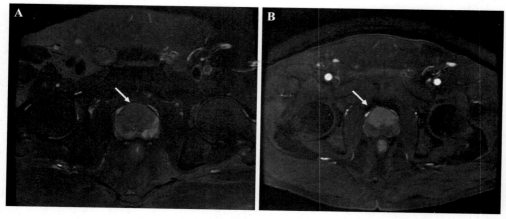

图 65 - 5　中央腺体前列腺癌(箭头)MRI 表现

中央腺体前部 T2WI 低信号病灶,边缘模糊(A),增强可见明显强化(B)。由于中央腺体本身强化程度较高,故依靠增强来判断肿瘤边界并不准确,最好能借助 DWI 等序列

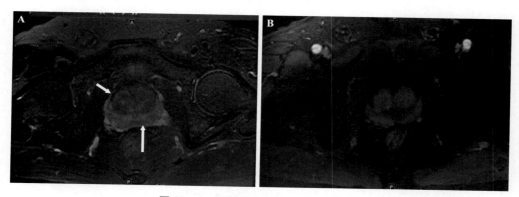

图 65 - 6　前列腺炎症及增生 MRI 表现

T2WI 前列腺外周带信号不均匀减低(A,长箭头),增强后可见明显强化(B),但外周带结构保持完整,穿刺证实为前列腺炎症。中央腺体可见多发类圆形混杂信号结节(A,短箭头),边界清晰,为增生结节

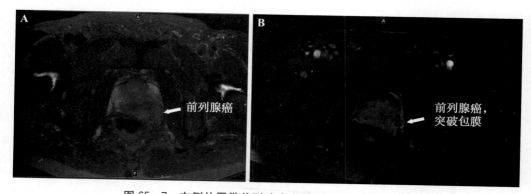

图 65 - 7　左侧外周带前列腺癌突破左后包膜 MRI 表现

T2WI 左侧外周带可见一边缘模糊的低信号灶(A 箭头),增强后可见前列腺癌突破左后包膜,累及同侧神经血管束(T3a),PI - RADS 5

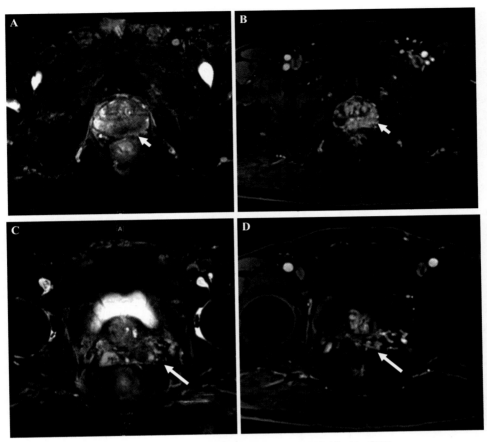

图 65‐8 左侧外周带前列腺癌突破左后包膜 MRI 表现

左侧外周带前列腺癌突破左后包膜（A、B 短箭头）累及同侧精囊腺（C，D 长箭头），T3b, PI‐RADS 5

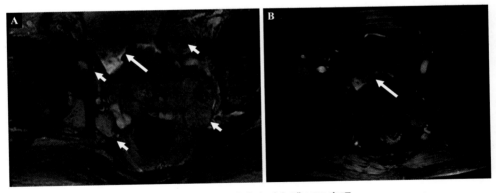

图 65‐9 前列腺癌突破包膜 MRI 表现

前列腺癌突破包膜，累及膀胱后壁（长箭头），T4, PI‐RADS 5,伴盆腔多发淋巴结肿大（短箭头），N1

20％合并骨转移病程中，至少有 65％～75％发生骨转移。因前列腺癌死亡者中约 85％存在骨转移，好发部位在中轴骨，前列腺血管与椎静脉丛（Batson丛）广泛交通,脊椎、骨盆、肋骨和长骨近端等部位,往往表现为多灶性转移,绝大部分为成骨性转移,故 ECT 灵敏性较高,CT 和 MRI 均可作为主要诊断工

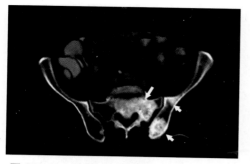

图65-10 髂骨、骶骨成骨性转移MRI表现

具(图65-10)。

前列腺癌骨转移MRI检查精确显示骨髓、皮质及周围软组织,可较早发现转移,T1、T2WI、DWI等多种方法和方向,T1WI上呈低信号,T2WI上呈高信号(如为不抑脂T2WI则为低信号),增强可见强化(图65-11~图65-12)。敏感性高于CT,对脊柱骨转移的准确性高于ECT。文献报道,MRI可检出86/88(97.7%)的转移病灶,骨SPECT为81/88(92.0%),ECT为62/88(70.4%)。

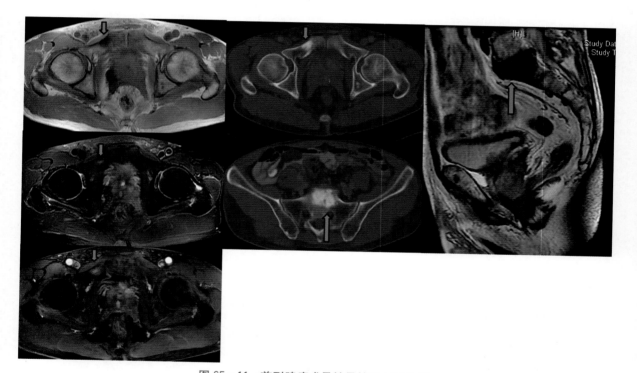

图65-11 前列腺癌成骨性骨转移MRI表现

成骨性转移,MRI上可见右侧耻骨及骶骨转移,在CT上对应位置可见高密度病灶。CT与MRI对照,T1信号极低

前列腺癌淋巴结转移灶通常用CT或MRI检测,目前常依据大小判断:短径>1 cm则怀疑转移。肿瘤特异性膜抗原(PSMA)联合SPECT/CT可特异性地为前列腺癌转移淋巴结摄取,从而发现前列腺癌淋巴结转移(图65-13)。

前列腺癌内脏转移比较少见,一般在肺、肝、胸膜和肾上腺,如有,应考虑低分化前列腺癌或其他病理类型肿瘤,影像学表现与其他肿瘤类似,无特异性。

65.4.4 MRI新技术

65.4.4.1 磁共振波谱成像

(1)原理

前列腺磁共振波谱成像(magnetic resonance spectroscopy,MRS)是利用MRI设备获得活体组织内波谱枸橼酸盐(citrate,Cit)、胆碱(choline,Cho)和肌酸(creatine,Cre)含量信息,反映分子水平的病理生理过程的新技术,能发现早期病变、检查治疗后的早期变化及评估复发等。Cit是精液的主

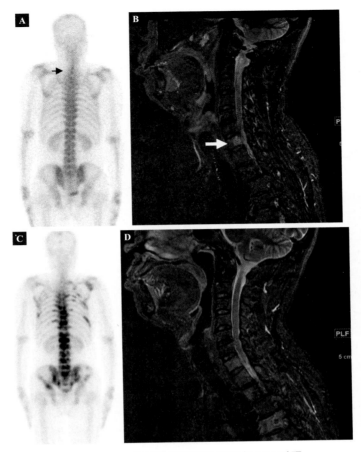

图 65 - 12　前列腺癌骨转移 ECT 与 MRI 对照

ECT 未见明显高摄取病灶(A),MRI T2WI 图像显示 C7 椎体部高信号
(B,箭头);1 年后复查 ECT 全身骨骼多发转移(C);MRI 可见椎体转移较
前增大、增多(D)

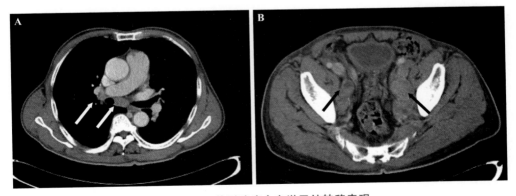

图 65 - 13　前列腺癌全身淋巴结转移表现

可见纵隔及右肺门淋巴结肿大(A),盆腔多发肿大淋巴结(B)

要成分,Cho 与细胞膜的合成与降解有关,前列腺癌
组织内腺管破坏,精液成分减少,Cit 下降,细胞膜合

成与降解活跃,Cho 上升,在 MRS 上的测量结果显示
(Cho+Cre)/Cit 上升(Cre 本身无意义,只是当前技

术条件下无法与 Cho 区分开)(图 65-14,图 65-15)。

（2）应用及其局限性

文献报道,MRS 鉴别前列腺癌与正常组织以
(Cho+Cre)/Cit>0.8～1,或 Cho+Cre 峰高大于
Cit 为诊断标准,灵敏性和特异性分别为 64%～
68%,84%～89%。由于波谱成像时间长,易受各种
伪影影响,近年在临床应用中已相对少见。

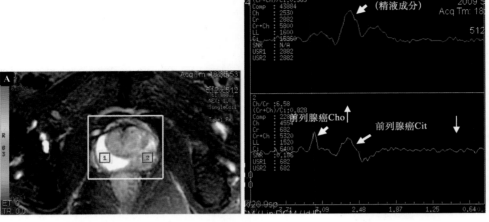

图 65-14　左侧外周带前列腺癌(绿框)Cho+Cre 峰(长箭头)高尖

高于 Cit 峰(短箭头),正常组织(右侧外周带,红框)则相反

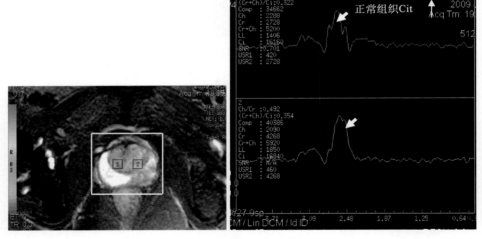

图 65-15　前列腺增生或正常组织的谱线

Cit 峰(短箭头)比较高

65.4.4.2　前列腺动态增强 MRI

由于肿瘤血管壁发育不完善,通透性高,造影剂
进入时较快,流出也比较快(快进快出或廓清型),可
应用时间信号曲线(图 65-16～图 65-19)来评价。
动态增强 MRI 无标准方法,主要依据快进快出的征
象进行判断,灵敏性及特异性均比较高,应用也比较
广泛。定量算法(药代动力学,灌注参数 Ktrans 及
Ve)因为方法比较复杂,应用较少。

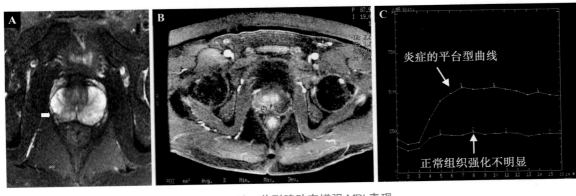

图 65 - 16 前列腺动态增强 MRI 表现

穿刺证实右侧外周带慢性炎症,T2WI 图像上可见前列腺体部右侧 PZ 局灶性低信号(箭头);增强后病灶(ROI 1)相对左侧正常外周带(ROI 2)明显强化,增强曲线呈平台型即持续强化,PI-RADS 2

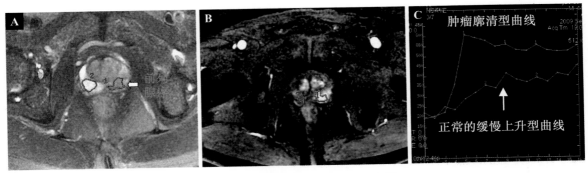

图 65 - 17 前列腺动态增强 MRI 表现

穿刺证实左侧外周带前列腺癌,Gleason 评分 3+4,T2WI 图像上可见前列腺体部左侧外周带呈局灶性低信号灶,增强后病灶(ROI 1)相对正常外周带(ROI 2)明显强化,增强曲线呈快进快出/廓清型,且为局部病变,PI-RADS 4

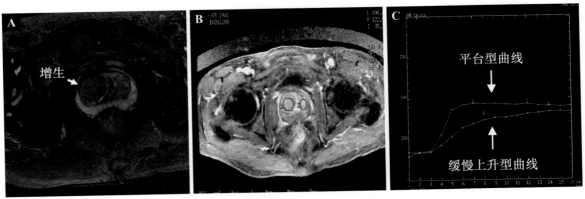

图 65 - 18 前列腺动态增强 MRI 表现

穿刺证实两侧中央腺体对应解剖上的移行带和中央带(CG)增生,T2WI 图像上可见前列腺体部右侧 CG 局灶性低信号区;增强后两侧 CG 均见强化,右侧 CG 结节(ROI 1)S-T 曲线呈上升型,PI-RADS 2,左侧无明确结节,曲线(ROI 2)呈平台型,PI-RADS 2

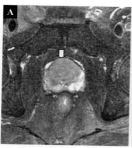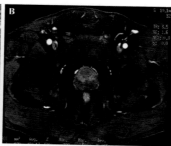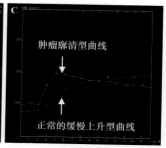

图 65 - 19　前列腺动态增强 MRI 表现

穿刺及手术证实 CG 前列腺癌,Gleason 评分 5+4,T2WI 图像上可见前列腺体部 CG 前部局低信号区(箭),边缘模糊;B、C 病灶(ROI 1)强化明显,S-T 曲线呈廓清型,PI-RADS 2,ROI 2 为正常外周带,强化曲线为 I 型,PI-RADS 1

65.4.4.3　弥散加权成像(diffusion-weighted imaging,DWI)

前列腺癌灶区域正常含水的腺泡结构被致密肿瘤组织替代,水分子受限。DWI 通过检测组织的水弥散特性的改变,比较图像特征鉴别肿瘤和良性组织,或根据信号变化计算量化的弥散系数,对应的结果为表观弥散系数(ADC)值。肿瘤 ADC 显著低于正常良性组织,是 ADC 应用于肿瘤诊断的基础。DWI 广泛应用于前列腺检查,在各种功能成像技术中,准确性及性价比最高,推荐常规使用。应用方法是以 T2WI 作为解剖结构对照,主要评价肿瘤 DWI 信号及 ADC 值。

DWI 对良恶性肿瘤的鉴别灵敏性为 80%~94%,特异性为 80%~91%,而常规 T2WI 灵敏性 60%~75%,特异性 56%~71%。前列腺癌定位灵敏性为 80%,PPV80%~91%,而 T2WI 灵敏性 60%~75%,PPV56%~71%。DWI 与 Gleason 分级存在一定相关性,监测放疗复发灵敏性 85%~93.8%,特异性 75%~81%(图 65-20~图 65-25)。

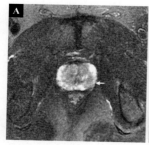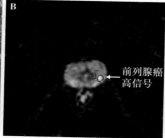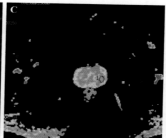

图 65 - 20　前列腺癌 DWI、GS3+4、T2WI 图像

A. 可见左侧外周带呈局灶性低信号(箭头);B. DWI 图像上呈高信号(箭头);C. ADC 值为 0.879×10^{-3} mm^2/s(复旦大学肿瘤医院 ADC 界值为 1×10^{-3} mm^2/s,低于此线则考虑肿瘤)

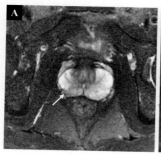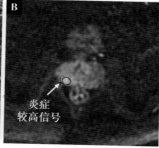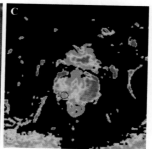

图 65 - 21　前列腺炎患者 DWI、T2WI 表现

可见右侧外周带呈局灶性低信号,DWI 图像上呈高信号(C);ADC 值为 1.2×10^{-3} mm^2/s,PI-RADS 3

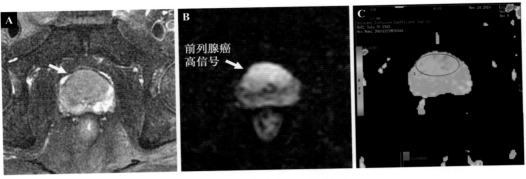

图 65 - 22　前列腺癌 DWI 表现

　　A. T2WI 可见 CG 前部低信号灶,伴肿块形成;B. DWI 呈高信号;C. ADC 明显低于正常范围(0.72×10^{-3} mm^2/s)(C),PI - RADS 5,最终病理证实前列腺癌 $4+5=9$

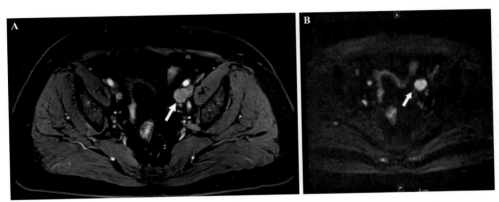

图 65 - 23　转移淋巴结 DWI 表现

转移淋巴结呈明显高信号,易于识别(箭头)

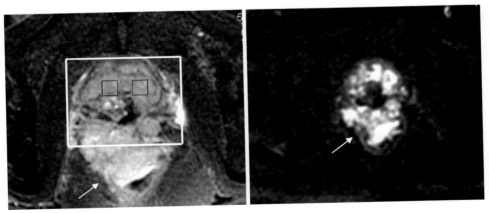

图 65 - 24　DWI 确定邻近器官受累情况

前列腺癌累及直肠,可见 DWI 高信号区侵犯直肠

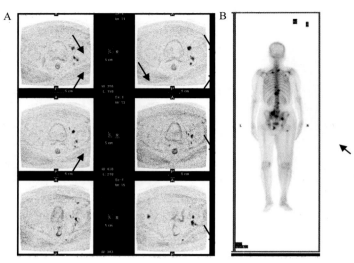

图 65‑25　断层 DWI 对前列腺癌骨转移的显示

处理后图像,黑色为骨转移病变,两侧髂骨局部转移(低信号结节,DWI 显示更多病灶,位置更精确)

（刘晓航　周良平）

65.5　前列腺穿刺活检

前列腺穿刺活检是确诊前列腺癌的手段,准确、有效的前列腺穿刺活检对于早期前列腺癌的诊断有重要意义。经直肠前列腺超声（transrectal ultrasound，TRUS）在前列腺癌诊断中的灵敏性很高,但特异性较低,发现一个前列腺低回声病灶要与正常前列腺、前列腺增生、前列腺上皮内瘤变、急性或慢性前列腺炎和前列腺萎缩等鉴别。但TRUS 可以帮助医师测定前列腺的体积,并进行前列腺系统穿刺活检的定位。TRUS 引导下前列腺系统性穿刺活检是目前诊断前列腺癌最可靠的检查。经直肠穿刺临床使用更为广泛,经会阴穿刺与经直肠穿刺具有相似的前列腺癌检出率。穿刺针数:体积30～40 ml 的前列腺需接受不少于 8 针的穿刺活检,10～12 针系统穿刺是临床使用最为广泛的基线(初次)前列腺穿刺策略。前列腺穿刺的主要并发症包括血尿、血精、感染等。穿刺应该同时考虑患者的年龄、并发症和治疗结果。国外一些常用的风险计算工具,如 Sunnybrook、ERSPC 等,可以用来预测个体的穿刺阳性风险,是减少不必要穿刺的重要工具。

前列腺穿刺活检指征包括：① DRE 发现前列腺结节,任何 PSA 值；② MRI、TRUS 等检查发现异常,任何 PSA 值；③ PSA ＞ 10 ng/ml；④ PSA 4～10 ng/ml，f/t PSA 异常或 PSAD 值异常。因前列腺穿刺导致的腺体内出血会影响进一步影像学（CT、MRI）的临床分期,因此,活检需在 CT、MRI 检查之后进行。初次穿刺阴性后重复穿刺活检的指征包括：① 首次穿刺病理发现非典型性增生或高级别前列腺上皮内瘤变（PIN）,尤其是多针病理结果如上；② 复查 PSA＞10 ng/ml；③ 复查 PSA 4～10 ng/ml，fPSA、PSAD 值、DRE 或影像学表现异常,如 TRUS 或 MRI 检查提示可疑癌灶,可在影像融合技术下行可疑点的靶向穿刺；④ PSA 4～10 ng/ml，fPSA、PSAD、DRE、影像学表现均正常的情况下,每 3 个月复查 PSA。如 PSA 连续 2 次＞10 ng/ml 或 PSAV 每年＞0.75 ng/ml。

目前多数学者建议初次穿刺活检时应采取10～18 点的前列腺系统穿刺方案,但对于前列腺体积≥50 cm^3 的患者宜行 14～18 点穿刺,以提高前列腺癌的检出率。初次穿刺时不需要常规行移行区活检。对于初次穿刺活检阴性但怀疑为癌的患者,再次穿刺活检时需要包括移行区。此外,不应单纯将初次穿刺活检检出高级别 PIN 作为再次穿刺的指征,只有当患者在初次穿刺时发现≥4 针的组织存在高级别 PIN,才应进行再次穿刺活检。

根据穿刺途径的不同,TRUS 引导的前列腺穿刺活检可分为经直肠穿刺和经会阴穿刺。经直肠穿刺途径在端射式或双平面直肠探头引导下进行并需配有专用穿刺架。活检时患者取侧卧位,穿刺针通过直肠壁对前列腺穿刺。经会阴途径穿刺在线阵式或双平面直肠探头引导下进行无需配穿刺架,采集时患者取截石位,穿刺针通过会阴对前列腺穿刺。经直肠途径穿刺操作便捷,不需麻醉,但术前需肠道准备,术后并发症较多,多数学者主张预防性使用抗生素。经会阴途径穿刺由于针道较长常因发生偏离而需反复调整,因此费时相对较长而且需要进行皮肤局部麻醉。但是经会阴穿刺由于穿刺途径不经过直肠,因此不需要肠道准备和预防性使用抗生素,术后不发生直肠出血,也不易引起感染性并发症。目前,全球范围内经直肠的前列腺穿刺活检术已被广大泌尿外科医师接受和掌握,并在临床上广泛开展,占据主流地位。

1989 年 Hodge 等首先提出了 TRUS 引导下的经直肠 6 点系统穿刺法(sextant biopsy),即在前列腺两侧旁正中线矢状切面尖部、中部和底部各穿刺一针。此方法简便易行,并发症少,成为 20 世纪 80~90 年代诊断前列腺癌的"金标准",此后提出的各种系统穿刺技术均是在此标准的 6 点系统穿刺法的基础上改进而来。传统 6 点穿刺的前列腺癌漏诊率为 20%~25%,可漏掉体积 6 ml 的肿瘤。此后 Kawata 等利用前列腺癌根治术标本先后进行了传统 6 点系统穿刺和外周带 6 点系统穿刺(即在前列腺两侧旁正中线外侧矢状切面尖部、中部和底部各穿刺一针),结果发现后者对前列腺癌的检出率提高了 25%,这是由于外侧的穿刺点能获得更多的外周带组织,而前列腺癌更好发于此部位。

在 Hodge 提出传统 6 点系统穿刺法后的 10 多年的时间里,Hodge 6 针法在前列腺穿刺活检技术领域一直占据统治地位。由于传统 6 点系统穿刺法穿刺点少、穿刺的区域占外周带的比例相对较少,使其假阴性率超过 20%。因此目前大多数的学者主张增加穿刺点数。各家学者就穿刺点数目和穿刺点位置的选择提出了多种方案,包括 8 点、10 点、11 点、12 点、13 点、14 点、18 点、21 点等系统穿刺活检。8 点穿刺法多为传统 6 点加两侧叶外侧中部 2 点。也有研究认为,前列腺穿刺位点至少包括以下 8 点在内,即左、右叶外侧底部及中部 4 点加左、右叶旁正中线的中部及尖部 4 点,阳性率 40%,可检出 88%~95% 的前列腺癌。相比于 10 点穿刺检出率 96%~98%,低 1%~10%。10 点穿刺法穿刺位点组合有多种,多数是在传统 6 点和外周带外侧 6 点中去掉外侧底部、中部、尖部或旁正中线底部 2 点。阳性率 40%,可检出 96%~98% 的前列腺癌,相比传统 6 点穿刺检出率为 71%~82%。12 点穿刺法在 6 点基础上增加左、右叶外侧底部、中部及尖部各 1 点。12 点穿刺的文献报道较多,阳性率 44%,且随年龄增加而增加。外周带是前列腺癌的高发带,增加外侧点穿刺可增加外周带组织,从而提高穿刺阳性率,除>80 岁年龄组,旁正中线底部穿刺阳性率最低,旁正中线尖部及左、右叶外侧尖部的阳性率最高,但对于>80 岁年龄组,旁正中线底部穿刺阳性率高于左、右叶外侧,这可能因为底部穿刺中包含有中央带组织,而高龄患者中央带前列腺癌较多发。13 点穿刺法在 6 点基础上增加左、右叶外周带外侧各 2 点及中线 3 点。此法使前列腺癌的检出率比传统的 6 点系统穿刺法增加了 35%,其中 88% 发现于两侧外周带外侧区域。有学者研究显示,此方法的中线区检出前列腺癌占 0.3%,说明中线穿刺不能明显增加穿刺阳性率,中线位点一般可不作为常规穿刺点。18 点穿刺法在 12 点基础上增加中线两侧 6 点。一组前瞻性随机研究表明,120 例 DRE 及 B 超正常、PSA 升高的患者,6、12、18 点穿刺阳性率分别为 15%、17%、32%。作者认为对于前列腺>80 ml、癌灶为 1.5 ml 者需行 18 点穿刺。21 点穿刺法:在 12 点基础上增加中线 3 点及双侧叶移行区各 3 点。Taille 等对 303 例患者行 21 点穿刺,6、12、18 及 21 点穿刺阳性率分别为 22%、28%、30% 和 31%。

尽管增加前列腺穿刺点数目可以提高活检的癌块阳性率,但并发症也相应增多。Zeng 等比较了 6 点、10 点、12 点、14 点系统穿刺法的阳性率和并发症的发生率,认为 10 点穿刺是最理想的选择。Eichler 等研究发现增加穿刺针数至 12 针,可以比传统 6 针法增加约 30% 的前列腺癌检出率,而且不增加患者的并发症发生率;但是继续增加穿刺针数至 18~24 针,前列腺癌的检出率不再继续增高,却会导致并发症发生率明显增高。目前多数学者认为,系统性的 10~12 针穿刺法相比传统 6 针法可以使前列腺癌的检出率明显提高 25%～30%，且并不明显增加并发症发生率。所以，目前全球多数医疗中心常规采取 10～12 针的系统性前列腺穿刺活检方案。

前列腺穿刺活检的并发症有：① 出血，包括直肠出血、血尿、血便、血精等；② 感染：包括发热、泌尿系统感染、组织感染（前列腺炎或脓肿）、菌尿症及菌血症等；③ 疼痛：主要与直肠超声探头及穿刺针进入时括约肌痉挛有关；④ 排尿症状：尿频、尿急、尿痛及尿潴留需留置导尿管等；⑤ 血管迷走神经反射：由于穿刺时患者紧张引起血管迷走神经兴奋及直肠扩张导致胃肠道血管扩张和大脑供血不足引起。轻度出现出汗伴心动过缓，收缩压 ≥ 95 mmHg；中度示收缩压 < 95 mmHg，需输液治疗；重度时出现惊厥、意识丧失等神经系统症状。在文献报道的首次活检并发症中，血尿发生率为 0.7%～15.0%，血精为 3.0%～45.0%，直肠出血持续 2 d 者为 2.0%～37.0%，发热为 0.8%～5.0%，尿潴留为 0.2%～7.0%。菌尿症与菌血症的发生率分别为 44% 和 16%，但患者多无症状。穿刺前灌肠、局部麻醉和抗生素的应用可在一定程度上降低部分并发症的发生率。

第一次前列腺活检结果若不是恶性，如是高级别前列腺上皮内瘤变（high grade prostatic intraepithelial neoplasm，HGPIN）或存在非典型腺体（atypical foci suspicious for carcinoma，APAS），则建议 1～3 个月再做穿刺活检。如是其他良性病变，建议 3 个月后再复查 PSA，如 PSA 仍然 > 4 ng/ml，建议再做穿刺活检；如存在前列腺增生导致的排尿症状，可行经尿道前列腺切除术，将标本送病理切片检查。第 2 次前列腺活检结果仍不是恶性，如果 PSA > 10 ng/ml，建议 1～3 个月后再做穿刺活检。如果 PSA < 10 ng/ml，建议随访并定期每 3 个月复查 PSA，如 PSAV 超过 0.75 ng/(ml·year)，则再做穿刺活检。

（戴　波　肖文军）

65.6　病理学检查及分期

65.6.1　组织学分类

根据最新的世界卫生组织（WHO）组织学分类，前列腺原发性恶性肿瘤可分为上皮性肿瘤、神经内分泌肿瘤、前列腺间质肿瘤、间叶性肿瘤、血管淋巴系肿瘤和其他类型。大于 95% 的前列腺恶性肿瘤是来源于腺泡和近端导管上皮的腺癌。大体标本上，腺癌可表现为黄白色或灰色斑片样组织，触之质硬、边界不清、难与周围组织分辨。前列腺腺癌通常为多灶的异质性病变，呈乳头样、筛孔样、粉刺样或腺泡样结构（图 65-26）。

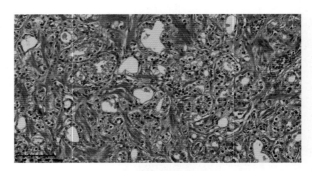

图 65-26　前列腺腺泡腺癌镜下表现

前列腺原发性恶性肿瘤中非常见类型包括上皮来源的导管腺癌、尿路上皮癌、鳞状细胞癌和基底细胞癌，神经内分泌分化的腺癌、小细胞癌，间叶组织来源的平滑肌肉瘤、横纹肌肉瘤以及淋巴瘤。这些类型的前列腺恶性肿瘤多以尿路症状起病，除了导管腺癌和神经内分泌分化的腺癌外往往不伴有 PSA 升高。横纹肌肉瘤好发于年轻人群。前列腺导管腺癌表现见图 65-27。

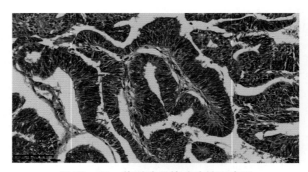

图 65-27　前列腺导管腺癌镜下表现

前列腺上皮内瘤变（prostatic intraepithelial neoplasm，PIN）是前列腺的癌前病变，镜下表现为前列腺导管和腺泡上皮细胞的恶变，但病变局限于上皮内并未突破基底膜。PIN 分为高级别（high grade PIN，HGPIN）和低级别（low grade PIN，LGPIN），其中 HGPIN 具有重要的临床意义（图

65-28)。25%的 HGPIN 再次活检后可以发现前列腺癌,如果 PSA 升高和 HGPIN 同时存在,那么第2次活检发现前列腺癌的概率高达 50%。PIN 在人群中有着与前列腺癌相似的年龄分布,9%的 20 岁男性、22%的 30 岁男性、40%的 40 岁男性、70%的 80 岁男性可发现 PIN,年轻男性的 PIN 病变大部分是 LGPIN,HGPIN 出现的概率随着年龄而不断增加。不同于前列腺癌,PIN 往往不会破坏前列腺的结构而升高血清 PSA,当然如果伴发前列腺癌则 PSA 会升高。HGPIN 不等同于前列腺癌,仍是可逆转的病变,因此根治性治疗是不合适的。但是由于发生前列腺癌的危险增加了数十倍,因此建议严密随访,必要时需要再次穿刺检查(同时增加穿刺针数)。

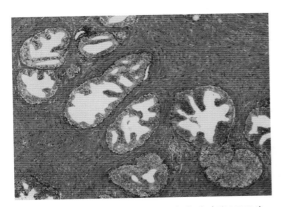

图 65-28　前列腺高级别上皮内瘤变(HGPIN)镜下表现

前列腺导管内癌(intraductal carcinoma prostate, IDC-P)是一种具有独特临床病理学特征的前列腺癌实体病变,即浸润性癌在前列腺正常腺体结构内的扩散从而导致恶性肿瘤细胞在导管和腺泡内的腔内增殖,是一种侵袭性的前列腺癌亚型(图 65-29)。大多数 IDC-P 同 Gleason 分级高、肿瘤体积大的侵袭性前列腺癌存在明显的相关性,不管是在前列腺根治术的手术标本,还是活检标本,IDC-P 的存在均是预后不良的病理参数。但最新研究表明,来自根治术的标本中将近 10% 的 IDC-P 可独立存在,将近 20% 的 IDC-P 有时仅伴有 Gleason 评分3+3=6 的腺癌,在这些情况下 IDC-P 对预后的影响还不明确。因此,ISUP2014 Gleason 分级系统不推荐对 IDC-P 进行 Gleason 分级,只是在报告中单独列出并在备注中指出其常伴发于高级别前列腺癌。

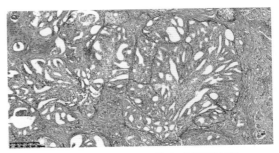

图 65-29　前列腺导管内癌镜下表现

65.6.2　分级系统

对于前列腺腺癌而言,分化程度具有重要的预后价值,Gleason 评分即通过低中倍显微镜下评估肿瘤腺体的组织结构来量化肿瘤的分化程度,细胞核改变等高倍镜下表现不列入 Gleason 评分系统。前列腺癌组织被分为主要分级区和次要分级区,每区的 Gleason 分值在 1~5。Gleason 评分是把主要分级区和次要分级区的 Gleason 分值相加,形成癌组织分级常数(图 65-30)。

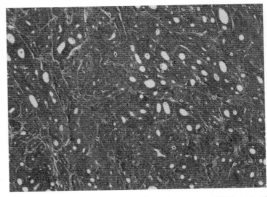

图 65-30　前列腺癌镜下表现(Gleason 评分 4+4)

2005 年国际泌尿病理协会(International Society of Urological Pathology, ISUP)共识会议对 Gleason 分级系统的修订,分级标准如下。Gleason 1 级:非常少见,肿瘤由均一圆形至卵圆形、中等大小的圆整腺体组成,构成边界清楚的腺瘤样结节,腺体排列紧密,腺体之间的间质成分少,癌细胞界限清楚且可见核仁,但肿瘤不浸润周围正常前列腺组织。Gleason 2 级:肿瘤边界比较清楚,但边缘有微小浸润,腺体排列比较松散,腺体之间的间质成分开始增多,腺体大小形态也较不一致。1 级和 2 级癌大多发生于移行带,很少位于周围带。Gleason 3 级:是前列腺癌最常见的生长方式,完全分散的异型腺体在良性腺体之间的间质内浸润,无边界,腺体大小形态各异,但单个腺体的轮廓清楚,周围有间质围绕;3 级癌以小腺泡为主,少数小于正常腺泡的筛状和乳头状大腺泡癌也属于 3 级,但腺泡不融合。Gleason 4 级:特征是融合性的小腺泡群,在融合的腺体群中单个腺体轮廓已不清楚,也没有间质分隔,但仍有筛孔状腺腔;腺腔分化不明显,弥漫性浸润,有边缘不清楚的低分化腺癌;拥有肾小球样结构的腺体成分,无论形态如何,均应判为 4 级。Gleason 5 级:基本没有腺样结构和腺腔存在,肿瘤成实性片状、条索状和单个细胞结构;中央有粉刺状坏死,周围为乳头状、筛状结构的大腺泡癌以及特殊类型的印戒细胞癌也属于 5 级。

前列腺穿刺活检中,可参照根治标本的 Gleason 分级,但需注意以下内容:Gleason 评分 2~5 分不适用于活检标本诊断中,且在其他方式切除标本中也应慎用,主要是由于 Gleason 2~5 分经常误导临床医师和患者认为肿瘤活性低,对预后判断产生偏差。活检中,若肿瘤有 3 种生长方式,评分应该反映主要及最高级别的生长方式。活检中,若肿瘤主要生长方式评级高于次要生长方式评级,次要生长方式可不计入评分,反之无论次要生长方式含量多少,均要在病理报告中体现出来。

2005 年共识的 Gleason 评分系统仍存在一些问题。实际工作中,尽管 Gleason 评分为 2~10 分,但 2005 年评估体系最低评分为 3+3＝6 分,这样导致了一部分该评分的患者恐惧癌症的诊断,并相信癌症是严重的,从而进行过度治疗。虽然 Gleason 评分 3+4＝7 分和 4+3＝7 分,总分一致,但患者有不同的预后,而在积分系统上无法将其区分开来。

为了解决上述两个 Gleason 评分系统存在的缺陷,2014 年欧洲泌尿外科协会提出了一种基于 Gleason 评分系统的新分级系统。新的分级系统是 5 个国际学术机构联合收集了 2005~2014 年 20 845 例行根治性前列腺切除术的前列腺癌病例,分析其术后复发的生化指标以血清前列腺特异性抗原(PSA)水平为依据,进行 Meta 分析评估复发生化指标在手术人群中 Gleason 评分的差异,发现 Gleason 3+4、4+3、8 与 9 分人群中复发的生化指标与

Gleason 评分 6 分的相对风险比为 1.9、5.1、8.0 和 11.7。随着 Gleason 评分的增高,前列腺癌根治术后复发的年限在缩短,最后通过统计学分析方法得出的研究成果进而发展形成了一种新的 5 个组别的分级系统。

2014 版新的分级系统具体如下。级别组 1:Gleason 评分≤6 分,仅由单个分离的、形态完好的腺体组成;级别组 2:Gleason 评分 3+4＝7 分,主要由形态完好的腺体组成,伴有较少的腺体形态发育不良或融合腺体或筛状腺体组成;级别组 3:Gleason 评分 4+3＝7 分,主要由发育不良的腺体或融合腺体或筛状腺体组成,伴少量形态完好的腺体;级别组 4:Gleason 评分 4+4、3+5、5+3＝8 分,仅由发育不良的腺体或融合腺体或筛状腺体组成,或者以形态完好的腺体为主伴少量缺乏腺体分化的成分组成,或者以缺少腺体分化的成分为主伴少量形态完好的腺体;级别组 5:Gleason 评分 9~10 分,缺乏腺体形成结构(或伴坏死),伴或不伴腺体形态发育不良或融合腺体或筛状腺体。

新的分级系统较 2005 版 Gleason 分级更加简洁精确,其特点是:①级别更简化,不同于以往采用不同结构组合形成的积分进行分级,而是将 12 个级别简化为 5 组;②认知更趋同,新分级分组的最低级别为 1 而不是 6,可避免对惰性病例的过度治疗,减少了患者对癌症的恐惧;③分级更准确,例如新的分组分级将 Gleason3+4 与 Gleason4+3 区分为级别 2 和级别 3,能够更好地指导临床工作,改善患者的预后。

65.6.3　分期

前列腺癌分期的目的是指导选择治疗方法和评价预后。通过 DRE、PSA 检测、穿刺活检阳性针数和部位、骨扫描、CT 和 MRI 检查,以及淋巴结切除来明确分期。前列腺癌的分期系统包括 Jewett-Whitmore 系统和 TNM 系统。Jewett-Whitmore 分期可以简单概括为:A 期,偶然发现的前列腺癌;B 期,可以触及但局限于前列腺内的肿瘤;C 期,包膜或邻近结构侵犯的前列腺癌;D 期,淋巴结转移或远处播散的前列腺癌。目前临床上最常采用的是 2002 年 AJCC 的 TNM 分期系统(表 65-1)。

表 65-1　前列腺癌 TNM 分期(AJCC，2002 年)

TNM 分期	病理表现
原发肿瘤(T)	病理(pT)*
临床	pT2*　局限于前列腺
Tx　原发肿瘤不能评价	pT2a　肿瘤限于单叶的 1/2
T0　无原发肿瘤证据	pT2b　肿瘤超过单叶的 1/2 但限于该单叶
T1　不能被扪及和影像发现的临床隐匿肿瘤	pT2c　肿瘤侵犯两叶
T1a　偶发肿瘤体积≤所切除组织体积的 5%	pT3　突破前列腺
T1b　偶发肿瘤体积>所切除组织体积的 5%	pT3a　突破前列腺包膜
T1c　穿刺活检发现的肿瘤(如由于 PSA 升高)	pT3b　侵犯精囊
T2　局限于前列腺内的肿瘤	pT4　侵犯膀胱或直肠
T2a　肿瘤限于单叶的 1/2(≤1/2)	
T2b　肿瘤超过单叶的 1/2 但限于该单叶	
T2c　肿瘤侵犯两叶	
T3　肿瘤突破前列腺包膜**	
T3a　肿瘤侵犯包膜(单侧或双侧)	
T3b　肿瘤侵犯精囊	
T4　肿瘤固定或侵犯除精囊外的其他邻近组织结构,如膀胱颈、尿道外括约肌、直肠、提肛肌和(或)盆壁	
区域淋巴结(N)*	病理
临床	PNx　无区域淋巴结取材标本
Nx　区域淋巴结不能评价	pN0　无区域淋巴结转移
N0　无区域淋巴结转移	pN1　区域淋巴结转移
N1　区域淋巴结转移	
远处转移(M)**	
Mx	
M0	
M1	
M1a　有区域淋巴结以外的淋巴结转移	
M1b　骨转移	
M1c　其他器官组织转移	

*:穿刺活检发现的单叶或 2 叶肿瘤,但临床无法扪及或影像不能发现的定为 T1c
**:侵犯前列腺尖部或前列腺包膜但未突破包膜的定为 T2,非 T3
***:淋巴结直径不超过 0.2 cm 的转移定为 pN1M1
****:当转移多于 1 处,为最晚的分期

（1）T 分期

T 分期表示原发肿瘤的局部情况,临床实践中,首先要对患者进行肿瘤原发灶 T 分期的评判。前列腺癌的 T 分期非常重要,准确地区分局限于包膜内的前列腺癌(T1～T2)和侵犯至包膜外的前列腺癌(T3～T4),对于指导患者的治疗选择非常重要。直肠指诊(DRE)经常会造成对 T 分期的低估。有一项研究显示,DRE 获得的临床 T 分期和患者术后最终的病理诊断 T 分期的符合率小于 50%。对于可能获得治愈的前列腺癌患者,一定要接受更进一步的检查以获得准确的 T 分期用于指导下一步的治疗方案。一般而言,血清 PSA 的水平总是随着肿瘤 T 分期的上升而逐步上升。但是,PSA 检测在患者个体之间的差异较大,且 PSA 既可以由癌组织产生,也可以由良性的前列腺组织产生,因此患者 PSA 水平和肿瘤的临床和病理 T 分期之间没有直接的相关性。有些研究发现,fPSA/tPSA 的比值对判断前列腺癌的 T 分期有一定价值,但是另一些研究却得到了相反的结果,有待进一步的大规模、多中心研究来得出更为可靠的结论。所以,目前认为 PSA 不能够作为单独的指标用于判断前列腺癌的 T 分期。

TRUS 是最常使用的观察前列腺的方法。但是,事实上仅有 60% 的前列腺癌可以通过 TRUS 观察到。当前列腺癌明显突破前列腺包膜时是可以通过 TRUS 观察到的,但是对于一些更为早期的病变,TRUS 用于判断肿瘤的 T 分期就不那么准确了。

有报道,约60%的pT3期前列腺癌在术前无法通过TRUS发现。前列腺癌突破前列腺包膜后,在TRUS下的典型表现是前列腺包膜回声带的中断、有突起或变为不规则形。前列腺癌侵犯精囊时,TRUS下的表现为前列腺底部精囊区域的低回声区域消失。上述这些表现的发现往往非常依赖于检查者的经验。所以,通常情况下,不能单独依据TRUS的表现来鉴别前列腺癌的T2期和T3期。最近,有多项多中心的临床研究指出,TRUS用于前列腺癌的临床分期,其准确性并不高于DRE。

前列腺癌是否侵犯精囊,是预测患者术后是否发生局部复发还是远处转移的重要指标之一。针对精囊的穿刺活检可以提高术前分期的准确性,但并不推荐作为常规的一线检查方法,对于精囊侵犯可能性较高,且准确分期对指导患者治疗决策制定非常重要的情况下可以选择使用精囊穿刺活检。对于精囊穿刺活检阴性的患者,并不能完全除外存在镜下的肿瘤微转移。一般而言,对于前列腺癌患者中临床分期T2a期以上,PSA≥10 ng/ml者,可以考虑行精囊穿刺活检以明确有无精囊侵犯。穿刺活检发现前列腺底部存在癌组织的患者更易出现精囊肿瘤侵犯。有学者研究了穿刺组织肿瘤分级和患者术后病理分期的关系,发现>70%穿刺组织Gleason评分≤6的患者为局限性前列腺癌。

目前,CT和MRI的诊断技术在不断提高,但是用于评估肿瘤的T分期,均达不到100%的准确率。MRI是目前评估前列腺癌T分期的无创性检查方法中最准确的。最近有许多研究比较了MRI的前列腺癌包膜外侵犯以及精囊侵犯的诊断结果和术后病理诊断的结果。其中有一项研究包括了573名接受了根治术的前列腺癌患者。患者术前均接受了MRI检查,结果病理诊断显示有28名患者有精囊侵犯。研究者发现,联合使用Kattan图表和MRI检查可以获得准确的精囊侵犯和包膜外侵犯的评估结果。是否应对所有的前列腺癌患者在治疗开始前行MRI检查目前还有争议,而CT检查对指导制定前列腺癌的外放疗照射计划更有用。

(2)N分期

N分期表示淋巴结情况,只有通过淋巴结切除才能准确了解淋巴结转移情况。N分期对准备采用根治性疗法的患者是重要的,分期低于T2、PSA<20 ng/ml和Gleason评分<6的患者淋巴结转移的机会<10%。前列腺癌患者中,高PSA水平、T2b~

T3期、肿瘤分化差和神经周围有肿瘤侵犯均提示有较高的危险发生了淋巴结转移。对于患者个体而言,单独存在PSA水平较高并不意味着一定发生了淋巴结转移。Partin表是很好的预测N分期的方法,前列腺癌患者如PSA<20 ng/ml且T分期≤T2a和Gleason评分≤6分,则发生盆腔淋巴结转移的可能性<10%。故这些患者在根治性治疗前没有必要常规进行N分期。盆腔淋巴结清扫术(开放手术或腹腔镜手术)是确诊前列腺癌患者N分期的"金标准"。最近有学者对广泛的盆腔淋巴结清扫术的标本进行了研究,结果发现闭孔淋巴结并不总是前列腺癌盆腔淋巴结转移的第1站。CT和MRI检查对盆腔淋巴结的诊断灵敏性均较低,文献报道在0~70%之间。在新诊断的无症状前列腺癌中,如患者PSA<20 ng/ml,则仅有1%的患者在盆腔CT上会发现肿大淋巴结。所以,盆腔CT检查仅对那些有高度可能发生盆腔淋巴结转移的患者有意义。盆腔CT检出有盆腔淋巴结转移的前列腺癌患者可以避免行诊断性淋巴结清扫术。最近,放射免疫造影和PET检查均被用于评估N分期。目前这两种方法还处于起步阶段,有待进一步积累病例和经验,尚不能被推荐作为临床常规检查。尤其是对PET检查阴性的患者,其结果解释时尤其要谨慎。

(3)M分期

M分期主要针对骨骼转移,ECT骨扫描是最适合的检查。尤其对病理分化较差(Gleason评分>7)或PSA>20 ng/ml的患者,应常规行骨扫描检查。

65.6.4 危险分级和预后因素

对于局限性前列腺癌患者而言,根治性治疗后血清PSA值应该降至检测不出,如果PSA仍可测出则往往提示存在远处播散的肿瘤或残留的前列腺组织。如果降至检测不出,随后发现PSA持续升高则提示前列腺癌复发,但PSA复发(又称生化复发)要比临床进展早6年或更多。确诊时PSA水平、术前Gleason评分、术后病理分期和是否伴有盆腔淋巴结转移是影响患者生化复发的独立预后因素。对于转移性前列腺癌患者而言,患者生存预后与许多因素相关,患者的年龄、体力状况、血红蛋白水平、血清碱性磷酸酶水平、血清乳酸脱氢酶水平、血清PSA水平、肿瘤的分化程度(Gleason评分)、远处转移的部位、骨转移病灶的数目等都是转移性前列腺癌的生存预后因素,有多个生存预后模型预测转移性前列腺癌的生存预后,可为临床医师提供指导。

　　Amico 等提出的风险评估标准是目前临床上最常用的前列腺癌危险因素分类方法。它根据患者血清 PSA、Gleason 评分和临床分期将前列腺癌分为低、中、高危 3 类,可以用于指导治疗和判断预后(表 65-2)。临床上有多种风险评估方案被用于评价前列腺癌的危险因素,主要基于肿瘤临床分期、Gleason 评分和血清 PSA 这 3 个指标。D'Amico 等提出的风险评估标准目前应用较为广泛,他们将 Gleason 评分 8~10、PSA>20 ng/ml 或临床分期≥T2c 的患者定义为高危前列腺癌患者。这个定义从临床分期上涵盖了所有非转移的患者,包括那些 T3、T4 期且 PSA>20 ng/ml 者。临床实践中更有意义的是那些临床局限型的高危前列腺癌患者。目前多数学者认为,仅临床分期 T1、T2 和 T3a 期同时伴有高危因素者才能称为临床局限型高危前列腺癌,而将 T4 和 T3b 期的患者排除在外。因为无论从治疗方法或是预后来看,T4 期的患者都更接近晚期前列腺癌而被认为是全身性疾病,但 T1~T3N0M0 患者通过有效的综合治疗可能达到长期生存或是治愈的目的。改良 Partin 表是目前临床上应用最广泛的一种列线图,它将患者的上述 3 种临床指标整合起来以预测患者的病理分期和治疗后复发的风险比例。根据此模型分析,临床局限型前列腺癌患者的 10 年生化复发危险在低危患者中(cT1~T2a 且 PSA≤10 ng/ml 且 Gleason 评分 2~6 分)为 17%,中危患者中(cT2b 或 PSA>10、≤20 ng/ml 或 Gleason 评分 7 分)为 54%,高危患者中(cT2c~T3a,PSA>20 ng/ml 且 Gleason 评分 8~10 分)为 71%。

表 65-2　前列腺癌的危险因素

	低危	中危	高危
PSA(ng/ml)	4~10	10~20	>20
Gleason 评分	≤6	7	>8
临床分期	≤T2a	T2b	≥T2c

(甘华磊　肖文军)

65.7　局限性前列腺癌的治疗

65.7.1　主动监测与观察等待

　　对于前列腺癌而言,发病率与死亡率之间有着极大的差异。美国 2011 年前列腺癌新发病例 240 000 例以上,但是只有约 33 000 例患者因前列腺癌死亡。由于 PSA 筛查及前列腺穿刺技术的提高,部分体积小或分化好的局限性前列腺癌被临床发现的概率大大提高。为了防止过度治疗,针对前列腺癌提出了主动监测和观察等待的概念。

　　主动监测是指对已明确前列腺癌诊断、有接受积极治疗适应证的患者,因担心生活质量、手术风险等因素,不即刻进行主动治疗而选择严密随访,通过积极监测疾病发展进程,在出现肿瘤进展并达到预先设定的疾病进展阈值时再给予治疗。主要适用于临床低度风险、有根治性治疗机会的前列腺癌患者。但是选择主动监测的前提是必须让患者充分知情,了解并接受肿瘤局部进展和转移的危险性。主动监测目前主要适用于极低危患者。对于选择主动监测的患者应当在前 2 年每 3 个月复查 PSA 和 DRE,2 年后每 6 个月复查一次。在主动监测过程中,第一次前列腺穿刺应在诊断性穿刺后的 12 个月以内完成,如果穿刺阴性或者较诊断时的穿刺病理学检查没有变化,则可根据 PSA 倍增时间、PSA 速率、患者焦虑状况、年龄以及影像学(MRI)检查的具体情况,每3~5 年重复穿刺检查。在主动监测的过程中当出现以下情况时应该立刻停止,并开始积极治疗:Gleason 评分超过 4+3,或者穿刺组织中发现的肿瘤组织明显增多。患者 PSA 持续升高,倍增时间<3 年或 PSA 速率>每年 2.0 ng/ml。另外 Gleason 评分<6 但是 PSA 上升很快时,可借助多参数 MRI 检查协助判断是否需要穿刺检查。当然患者的意愿也是转入积极治疗的一个重要因素。目前主动监测主要适用于晚期(M1)前列腺癌患者,个人强烈要求避免因积极治疗所引起的不良反应,同时对于治疗伴随的危险和并发症的顾虑大于延长生存和改善生活质量的预期。预期寿命<5 年的患者,充分告知后拒绝接受积极治疗。临床 T1b~T2b,分化良好的前列腺癌,患者预期寿命>10 年,经充分告知但拒绝接受积极治疗的患者。

　　观察等待是指对于已经明确前列腺癌诊断的患者,通过密切观察、随诊,直到出现局部或系统症状(下尿路梗阻、疼痛、骨相关事件等),才对其采取一些姑息性治疗如缓解下尿路梗阻的微创手术、内分泌治疗或放疗等来缓解症状,适用于不愿意或体弱不适合接受主动治疗的前列腺癌患者。

65.7.2 原发灶的根治性手术

根治性前列腺切除术（radical prostatectomy, RP）是当前治愈局限性前列腺癌最有效的方法。目前 RP 手术可以通过开放手术、腹腔镜下手术或机器人辅助手术来完成。

RP 的开展要综合考虑前列腺癌患者肿瘤的临床分期、患者的预期寿命和总体健康状况。推荐对于 T1～T2c 行 RP，对于 T3a 期患者，如果术后证实为 pT3 期可根据情况进行辅助内分泌治疗或辅助放疗，对于 T3b～T4 期或任意 T 分期 N1 期患者，在经过严格筛选后（如肿瘤未侵犯尿道括约肌或未与盆壁固定，肿瘤体积相对较小）可行 RP 并辅以综合治疗。另外 RP 应选择预期寿命＞10 年同时身体状况良好、没有严重心肺疾病的患者。

RP 的禁忌证主要包括：① 患有显著增加手术危险性的疾病，如严重的心血管疾病、肺功能不良等。② 患有严重出血倾向或血液凝固性疾病。③ 预期寿命不足 10 年的患者。④ 骨转移或出现其他远处转移。值得注意的是，近几年的研究表明，对于转移负荷少（骨转移≤5 个，碱性磷酸酶正常，无骨痛，无实质脏器转移）的患者，配合以积极的辅助治疗后，患者也可以从 RP 治疗中获益。

目前国内推荐开放式耻骨后 RP 和腹腔镜 RP，有条件的中心可开展机器人辅助腹腔镜前列腺癌根治手术（robot-assisted laparoscopic prostatectomy, RALP）。开放式耻骨后 RP 具有术野开阔、操作简便易行、可在同一入路下完成盆腔淋巴结清扫和 RP 的优势。盆腔淋巴结清扫术：目前推荐对中高危前列腺癌行扩大盆腔淋巴结清扫术，包括髂外、髂内、闭孔淋巴结，还有学者提出向上清扫至髂总与输尿管交叉处以及包括骶前淋巴结的超扩大淋巴结清扫。这样既可获得更为精确的分期信息，又可去除微小的转移灶，有益于前列腺癌的治疗。但该术式对术者要求较高，且并发症相对较多。对于低危局限性前列腺癌目前可不考虑行盆腔淋巴结清扫术。根治性前列腺切除手术范围包括完整的前列腺、双侧精囊及双侧输精管壶腹段、膀胱颈部。前列腺保留神经的适应证：术前有勃起功能的低危早期前列腺癌患者可尝试行保留性神经手术。对于 T2a～T3a 期部分患者术中可选择保留单侧性神经。但是对于术中发现肿瘤可能侵犯神经血管束的患者不会保留神经。腹腔镜前列腺癌根治术目前已经广泛应用于根治性前列腺切除术中，其疗效与开放性手术类似。其优点在于损伤小、术野及解剖结构清晰、术中和术后并发症少。腹腔镜手术切除步骤和范围同开放性手术。RALP 目前正在逐步成为治疗临床局限性前列腺癌新的手术方式选择，同传统 RP 手术相比，RALP 能够减少术中失血及降低输血率；在术后并发症总体发生率及手术切缘阳性率方面，两者并无显著差异；但是由于缺乏长期随访的预后研究证据，目前尚不能就 RALP 与 RP 在术后生化复发率及生存率等方面的差异得出结论。

手术主要并发症有：术中严重出血、直肠损伤、膀胱尿道吻合口狭窄、术后阴茎勃起功能障碍、尿失禁、深部静脉血栓、淋巴囊肿、尿漏、肺栓塞。腹腔镜 RP 除以上并发症外还可能出现沿切口种植转移、转行开腹手术、气体栓塞、高碳酸血症、继发出血等并发症。

RP 术后随访包括血清 PSA 的监测、DRE、经直肠超声和活检以及骨扫描与腹部 CT/MRI 及 PET/CT 检查等。对于血清 PSA 的监测，目前认为达到治愈效果的 RP 术后 6 周应该监测不到 PSA。如果 PSA 仍然较高，则考虑体内仍然有产生 PSA 的组织。建议 RP 术后 6 周至 3 个月进行 PSA 检查，若 PSA 升高应该再次检查以排除检测误差。目前认为 PSA 水平＞0.2 ng/ml 提示前列腺癌生化复发。如果术后 PSA 升高较快（PSA 速率快，PSA 倍增时间短）提示可能存在远处转移，而较慢升高很可能提示局部复发。特殊情况如低分化的肿瘤或神经内分泌肿瘤会出现血清 PSA 不高的情况，需要结合影像学及 DRE 等检查，但是这两种情况在前列腺癌中极少见。DRE 可以被用来判断是否存在前列腺癌局部复发，在治愈性治疗后前列腺区域有新出现的结节时应该怀疑局部复发。在 RP 及根治性放疗后，DRE 不作为常规检查，只需规律检测 PSA。对于恶性程度较高不分泌 PSA 的肿瘤应进行 DRE 检查。经直肠超声和活检可发现局部复发的组织学证据，但是不作为常规的随访手段。RP 术后如果 PSA＞0.5 ng/ml、DRE 发现局部结节或经直肠超声检查发现局部低回声病变时应建议行前列腺窝活检。骨扫描与腹部 CT/MRI 及 PET/CT 主要用来发现前列腺癌的转移灶，对于无症状和仅有生化复发证据的患者不推荐作为常规随访手段。动态增强 MRI 检查能够在 PSA＜2 ng/ml 的患者中早期发现局部复发病灶，有助于选择前列腺活检的患者并提高灵敏度、缩小放疗的范围,提高治疗的耐受性。PET/CT 扫描能够发现局部和远隔转移,研究发现 ^{11}C-胆碱 PET/CT 扫描灵敏度最好。有骨转移症状的患者应进行骨扫描检查,不必考虑血清 PSA 水平。术后第一次随访主要检查与治疗相关的并发症,如尿失禁、肠道症状及性功能状态等。对于无症状的患者监测包括血清 PSA、DRE,在治疗后前 2 年之内随访应该每 3 个月一次,2 年后每 6 个月一次,5 年后每年随访一次,必要时缩短随访间隔。

65.7.3 原发灶的根治性放疗

外放射治疗(external beam radiotherapy,EBRT)与手术治疗一样,是前列腺癌的根治性治疗手段。目前认为对于低危前列腺癌患者,现代放疗技术能达到与手术治疗相似的效果。对于中低危的患者,EBRT 和手术均可以作为首选,可以采用 IMRT/3D-CRT 的方案,同时对于中危患者可以考虑加或不加短程新辅助/同期/辅助 ADT(4~6 个月)治疗。对于高危、局部进展的前列腺癌患者,可以作为首选,同时辅以长程新辅助/同期/辅助 ADT(2~3 年)。此外,对于淋巴结转移的患者也可以选用此方案。对于 RP 术后的患者,术后 pT3~4,或切缘阳性,或 Gleason 评分 8~10 分的患者可以考虑行辅助放疗,但是原则上不超过 1 年,同时在尿失禁有所缓解后开始进行。对于术后 PSA 未能降至测不出的水平或生化复发的患者,应该考虑尽早开始挽救性放疗,PSA<1 ng/ml 且 PSA 倍增时间短的时候开始。

EBRT 具有安全、有效、不良反应较少的特点,其急性期常见毒性及不良反应包括尿频、尿急、夜尿增多、血尿、腹泻、下坠感、里急后重、便血、肛周皮肤糜烂等,一般放疗结束数周后上述症状基本消失,是可逆的病理变化。晚期毒性及不良反应最明显的是直肠出血,其中严重影响生活、需外科治疗的便血的发病率不足 1%。其他可能出现的并发症(如出血性膀胱炎等)一般经过保守治疗均可以得到改善,另外,放射线有二次致癌的风险,主要是膀胱癌和直肠癌。但是随着调强适行放疗技术及图像引导放疗技术的逐步开展,放疗引起的毒性及不良反应明显降低。

近距离照射治疗(brachytherapy)是继 RP 及 EBRT 以外的又一种有望根治局限性前列腺癌的方法,尤其适合于不能耐受前列腺癌根治术的高龄前列腺癌患者。一般应用经直肠双平面双实时三维治疗计划系统定位,通过冠状和矢状位交叉定位将放射性粒子植入前列腺内,提高前列腺的局部剂量,而减少直肠和膀胱的放射剂量。目前适应证主要参考美国近距离照射治疗协会(American Brachytherapy Society,ABS)标准。首先前列腺癌近距离照射治疗患者需同时符合以下 3 个条件:① 临床分期为 T1~T2a 期;② Gleason 分级为 2~6;③ PSA<10 ng/ml。或者符合以下任一条件:① 临床分期为 T2b、T2c;② Gleason 分级 8~10;③ PSA>20 ng/ml;④ 周围神经受侵犯;⑤ 多点活检病理结果阳性,双侧活检病理结果阳性;⑥ MRI 检查明确有前列腺包膜外侵犯。目前多数学者建议先行 EBRT 再行近距离照射治疗以减少放疗并发症。其次,对于 Gleason 评分为 7 分或 PSA10~20 ng/ml 者则要根据具体情况决定是否联合 EBRT。当前列腺体积>60 ml 时,可行新辅助内分泌治疗首先使前列腺缩小再行近距离照射治疗。

前列腺癌近距离照射治疗的绝对禁忌证:① 预计生存期<5 年;② TURP 后缺损较大或预后不佳;③ 一般情况差;④ 有远处转移。而相对禁忌证包括:① 腺体>60 ml;② 既往有 TURP 史;③ 中叶突出;④ 严重糖尿病;⑤ 多次盆腔放疗及手术史。

前列腺癌近距离照射治疗的并发症包括短期并发症和长期并发症,通常按照 1 年为界限加以区分。短期并发症包括尿频、尿急及尿痛等尿路刺激症状,排尿困难和夜尿增多,大便次数增多及里急后重等直肠刺激症状、直肠炎等。长期并发症以慢性尿潴留、尿道狭窄、尿失禁为常见。

放疗后随访项目基本与 RP 术后相同,包括 PSA、DRE 及影像学检查。但是放疗后 PSA 会缓慢下降,一般在放疗后超过 3 年后达到最低值。放疗后 PSA 最低值是生化治愈的标志,也是判断患者预后的重要指标。放疗后生化复发的标准:放疗后至 PSA 水平升高超过 PSA 最低值 2 ng/ml 或以上时被认为是生化复发。但生化复发并不意味着要开始补救性治疗,辅助或补救性治疗的应用应该根据患者的总体风险因素个体化制定,需要根据治疗的益处和风险综合判断。DRE、经直肠超声和活检以及骨扫描与腹部 CT/MRI 及 PET/CT 扫描的随访方法基本同 RP 术后,但是放疗后,如果不考虑补救性前列腺切除术和其他治疗方法时不推荐进行前列腺活检。如需活检,应该在放疗 18 个月以后进行。

65.7.4 配合根治性治疗的辅助内分泌治疗

内分泌治疗在前列腺癌治疗中也占据着重要地位。传统的内分泌治疗途径主要包括去势及阻断雄激素与受体结合。去势指去除产生睾酮的器官或抑制产生睾酮器官的功能，包括手术或药物去势（促黄体生成素释放激素类似物，LHRH－A）；阻断雄激素与受体结合是指应用抗雄激素药物竞争性阻断雄激素与前列腺细胞上雄激素受体的结合（比卡鲁胺、氟他胺）。其他内分泌治疗途径包括抑制肾上腺来源雄激素的合成以及抑制睾酮转化为双氢睾酮等。

内分泌治疗的方法主要包括去势治疗、单一抗雄激素治疗、最大限度的雄激素阻断（maximal androgen blockade，MAB）以及间歇内分泌治疗（intermittent hormonal therapy，IHT）。在去势治疗中，手术去势可以使睾酮迅速且持续下降至极低水平，主要不良反应包括对患者的心理影响和治疗中无法灵活调节方案。目前首选为药物去势，包括亮丙瑞林、戈舍瑞林、曲普瑞林。应该引起注意的是在药物去势刚开始使用时，血睾酮会出现一过性升高，在注射1周时达到最高点，然后逐渐下降，在3～4周时可以达到去势水平，因此应该在药物去势2周或当日开始给予抗雄激素药物至注射后2周，以对抗睾酮一过性升高所导致的病情加重（Flare现象）。对于已经有骨转移脊髓压迫的患者，应慎用药物去势。

单一抗雄激素治疗中通过单一应用较高剂量的雄激素受体拮抗剂，抑制雄激素对前列腺癌的刺激作用及雄激素依赖前列腺癌的生长，而且几乎不影响患者血清睾酮和黄体生成素的水平。主要适用于局部晚期，T3～4NxM0。推荐应用非类固醇类抗雄激素类药物，如比卡鲁胺150 mg，qd。药物治疗与手术去势治疗相比，总生存期无显著差异。

MAB为采用抗雄激素药物加去势治疗。结果显示MAB与单纯去势相比可延长总生存期3～6个月，总生存率也有所提高。对于局限性前列腺癌，应用MAB治疗时间越长，PSA复发率越低。

IHT治疗优势在于提高患者生存质量，降低治疗成本，多采用MAB方法。IHT的停止治疗标准目前尚不统一，国内推荐停药标准为PSA≤0.2 ng/ml，持续应用3～6个月。关于重新开始治疗，目前国内推荐PSA＞4 ng/ml后开始新一轮治疗。该方案主要适用于：① 局限前列腺癌，无法行根治性手术或放疗；② 局部晚期患者；③ 转移性前列腺癌；④ 根

治术后病理切缘阳性；⑤ 根治术或局部放疗后复发以及对内分泌治疗敏感的，治疗一定时间后PSA降低能达停药标准者。

新辅助内分泌治疗主要适用于T2或T3期患者，推荐行MAB治疗，治疗时间一般为3～9个月。在RP术前，对前列腺癌患者进行一定时间的内分泌治疗，可以缩小肿瘤体积、降低临床分期、降低前列腺切缘肿瘤阳性率，但是对于总生存时间并无明显改善。

辅助内分泌治疗是指前列腺癌根治性切除术后或根治性放疗后，辅以内分泌治疗。目的在于治疗切缘残余病灶、残余的阳性淋巴结、微小转移病灶，提高长期存活率。主要适用于：① 根治术后病理学检查切缘阳性；② 术后病理学检查淋巴结阳性（pN+）；③ 术后病理学检查证实为T3期（pT3）或≤T2期但伴高危因素（Gleason＞7，PSA＞20 ng/ml）；④ 局限性前列腺癌若伴有高危因素（Gleason＞7，PSA＞20 ng/ml），在根治性放疗后可进行IHT；⑤ 局部晚期的前列腺癌放疗后。采用的方式包括MAB、药物或手术去势、抗雄激素治疗。目前主张在术后或放疗后即刻开始，辅助治疗时间最少为18个月。

内分泌治疗的并发症包括潮热、性欲减退、勃起功能障碍、男性乳房发育和骨质疏松。除此之外，血睾酮水平降低还可以引起胰岛素抵抗、糖尿病和代谢综合征等。因此，对既往有心血管病史、年龄＞65岁的患者接受抗雄激素治疗前应请心血管内科医师给予评估；所有患者都应该在接受去雄激素治疗开始、治疗后每3个月进行糖尿病筛查和糖化血红蛋白（HbA1c）检测，可疑患者应进行糖耐量试验，必要时请内分泌科医师会诊；对接受抗雄激素治疗的患者都应该进行生活及行为方式的指导。另外骨钙检测也很重要。推荐在内分泌治疗开始后每疗程第3个月和第6个月进行初步随访评估。对于各项指标较好的患者可以每6个月随访一次。

65.7.5 原发灶的其他试验性治疗措施

前列腺癌的冷冻治疗目前可以作为治疗临床局限性前列腺癌的一种治疗选择。与放疗相比较，其优点在于无放射性危险、直肠损伤率较低。但是之前有文献报道认为，治疗后排尿功能障碍和阳痿的发生率较高，随着技术和经验的精进，目前冷冻治疗并发症发生率明显降低。目前主要适用于不适合外科手术治疗的患者，同时患者不属于局部高危且前

列腺体积≤40 ml。

前列腺癌的高能聚焦超声治疗利用超声发生器发射高能超声波,将能量聚焦在病变的组织区域,使局部温度高于 65℃以达到使肿瘤组织发生凝固性坏死的目的。该治疗术后发生尿潴留为最常见并发症。另外,压力性尿失禁的发生率也相对较高。

前列腺癌的射频消融治疗是将针状电极直接刺入肿瘤所在部位,通过射频消融仪测控单元和计算机控制,将大功率射频能量通过消融电极传送到肿瘤组织内,利用肿瘤组织中的导电离子和极化分子按射频交变电流的方向作快速变化,使肿瘤组织本身产生摩擦热。当温度达到 60℃以上时,肿瘤组织可产生不可逆的凝固性坏死,以达到治疗目的。

(叶定伟　戴波　常坤)

65.8　局部晚期前列腺癌的治疗

通过对高危人群的 DRE 和血清 PSA 的检查,西方国家发现了许多尚无临床症状的早期局限性前列腺癌,而我国新发病例中 50%～60%为局部晚期或远处转移的患者。针对局部晚期前列腺癌的最佳治疗手段既往存在争议,其实,内分泌治疗、放疗和手术治疗都具有重要作用和价值。近几年伴随研究的深入和新技术、新药物的运用,目前主张多种治疗手段的综合运用,以期达到最佳的治疗效果和延长患者的生存时间。

65.8.1　定义和诊断

局部晚期前列腺癌的定义既往认为肿瘤实体已突破前列腺包膜,但没有发生淋巴结和远处转移,这一定义较为模糊,临床可执行性有限。之后,包括欧洲泌尿外科协会(EAU)、美国国家综合癌症网络(NCCN)等指南指出,局部晚期前列腺癌应包含 cT3～4N 或者 cN+ 的患者,具体可包括前列腺癌侵犯精囊、膀胱颈、尿道尿路上皮、尿道外括约肌以致于直肠和骨盆壁或者任何 cT 分期的盆腔局限性淋巴结转移患者。

前列腺切除术后病理学评估是局部晚期前列腺癌诊断的“金标准”。但并非所有这类患者适用外科手术,因此,临床诊断为局部晚期更具有临床指导意义。既往直肠超声和 DRE 仅能作为最初步的评估手段,其特异性和灵敏性差,较难区分局部晚期或局限早期前列腺癌,也存在局部晚期前列腺癌诊断的

假阳性,部分高危 T2 期患者会被诊断为 T3～4 等期别。多排螺旋 CT 或者 MRI 检查对于局部晚期前列腺癌的诊断有一定帮助,特别是近几年伴随MRI 技术进步(场强提高、MR 射频系统进展、多参数技术进展),它能够较为精确地判断前列腺癌与周围临近组织和脏器的关系。多参数 MRI 技术包括弥散加权成像、前列腺波谱分析以及动态增强扫描。EAU 指南指出,多参数 MRI 技术有助于高危局部晚期前列腺癌的诊断,证据等级为 2b(A)级。

诊断或高度怀疑局部晚期前列腺癌的患者应行全身骨扫描检查,必要时行胸部或肝区 CT 检查,以明确是否存在远处转移。如患者随访资料全面,还可计算 PSA 动力学参数,例如 PSA 倍增时间或PSA 速率,从而辅助判断患者目前疾病的发展情况,为后继治疗的选择提供依据。

65.8.2　外科治疗

局部晚期前列腺癌的主要治疗方法包括 RP、内分泌治疗、放疗、观察等待、化疗等。目前多主张多种治疗手段联合使用。

65.8.2.1　RP 作为单一治疗手段

局部晚期前列腺癌手术治疗数据目前尚未进行深入调查或系统评估,也无大规模随机对照试验显示其优越性。因此,比较 RP 与局部晚期前列腺癌的其他治疗方式的优劣性较为困难。患者的异质性和选择偏倚影响手术效果的比较。一些研究显示RP 有助于≥cT3 患者疾病的控制。一项多中心、非随机Ⅱ期研究(EORTC 30001)中,在临床 T3 期患者中进行 RP,具有良好的预后因素(年龄<70 岁,PSA≤20 ng/ml,活检 Gleason 评分≤7,体力状况评分良好)的患者行 RP 可使 T3aN0M0 患者受益。van poppel 等在研究中首先肯定了 RP 单一治疗临床 T3 期患者的疗效,还提出 PSA<10 ng/ml 的患者且不累及精囊或淋巴结,则 5 年无生化复发率>60%。其他研究还提出手术治疗后的预后因子,包括疾病分期、切缘、淋巴结转移状态、Gleason 评分、术前 PSA 等参数。

Gontero 等认为 RP 对于任何无远处转移临床T1～4 分期患者在技术上都是可行的。在他们的研究中,51 例患者为局部晚期,通过比较 152 例局限性早期患者预后发现,除了输血、手术时间和淋巴结转移与否外,其他手术并发症的发生率均无显著差异。7 年总体和癌症特异性生存率分别为 77%和

90%,他们认为 RP 除具有减瘤的效果外,还能改善前列腺肿瘤的局部控制以及减少因肿瘤局部进展引起的并发症,一定程度上提高了患者的生活质量。

另外,研究表明采用开放手术和腹腔镜技术用于局部晚期前列腺癌患者时的预后没有显著差异。一项关于机器人辅助根治性前列腺切除术(RALP)用于高危前列腺癌治疗的荟萃分析,显示机器人辅助腹腔镜技术在安全性和结果上与开放性前列腺切除术类似。

65.8.2.2　RP 作为联合治疗手段

近几年对于局部晚期前列腺癌治疗效果的研究表明,前列腺切除手术只是综合治疗的一部分。为了达到理想的预后,这类患者建议采用多种治疗方法。其中,新辅助和辅助外放疗或内分泌治疗是局部晚期前列腺癌患者的有效治疗方法。

（1）新辅助内分泌治疗

新辅助内分泌治疗的目的是缩小肿瘤,减少中危和高危患者的局部复发和远处转移的机会。然而,新辅助激素治疗不是常规推荐的,它的作用在cT3 期前列腺癌的治疗选择中存在争议。一些专家认为,采用新辅助内分泌治疗将导致局部粘连、分离困难,从而增加手术风险。另外,许多研究已经显示在 RP 之前短期(6 周至 4 个月)新辅助激素治疗能减少手术切缘阳性率和生化复发率,但对总体或癌症特异性生存率没有影响。

（2）辅助内分泌治疗

对于辅助内分泌治疗,梅奥诊所 Siddiqui 等的一项 RP 术后淋巴结阴性患者的回顾性研究,比较 580 例接受辅助内分泌治疗患者与仅采用观察随访的 1 160 例患者的预后。尽管 10 年生化无进展生存率(95% vs. 90%)和癌症特异性生存率(98% vs. 95%)具有一定差异,但没有观察到总体生存期的差异。Messing 等随机分配 98 例淋巴结阳性疾病患者,术后即刻行内分泌治疗($n=47$)与观察相关($n=51$)。中位随访时间为 11.9 年。总体生存率显著增加(64% vs. 45%),PSA 无复发生存率(53% vs. 14%)、无病生存率(60% vs. 25%)和前列腺癌特异性生存率(85% vs. 51%)均有提高。

（3）辅助放疗

辅助放疗在手术后怀疑残留肿瘤的患者或具有局部复发风险的患者中适用,如手术边缘阳性、精囊侵犯。在编号为 EORTC 22911 随机研究中,针对局部晚期前列腺癌患者比较 RP 单一治疗方案与RP+辅助 EBRT 60 Gy 放疗 6 周方案,患者均为手术切缘阳性或 pT3 期。经过 5 年的中位随访,接受EBRT 联合治疗组的无生化复发生存率较 RP 单一治疗组有提高(74% vs 52.6%,$P<0.001$),但对于无转移灶生存期、总体和疾病特异生存率无显著差别。接受 EBRT 联合治疗组总体耐受性良好,可耐受的低毒性。他们建议针对手术切缘阳性和Gleason 评分≥7 的患者可采取术后辅助外放疗;而且提出术后辅助放疗可以延缓对内分泌治疗的需求,因此可以推迟后者长期治疗的不利影响。另一项编号 SWOG 8794 试验针对病理诊断为局部晚期pT3 期前列腺癌患者,将 RP 单一治疗方案($n=211$)与接受 RP+EBRT($n=214$)治疗方案的患者比较。经过 11.5 年的中位随访,该试验显示,术后辅助放疗显著降低 PSA 复发的风险(联合治疗组的中位 PSA 无复发生存期为 10.3 年,单独 RP 治疗组为3.1 年,$P<0.001$),疾病复发风险(中位疾病无复发生存期,联合治疗组 13.8 年,单独使用 RP 组 9.9年,$P=0.001$),但总生存期未见差异。

65.8.2.3　姑息性手术

姑息性手术旨在缓解症状,改善患者生活质量。针对放疗后复发患者,挽救性前列腺切除术是行之有效的治疗措施。由于电离辐射对组织的影响(纤维化、管腔闭合和放射性膀胱炎和直肠炎),挽救性RP 能够减少放疗所致局部不良反应。需要注意的是,这类挽救性 RP 可能因局部粘连使得手术并发症发生风险显著升高。

部分局部晚期前列腺癌患者可因疾病本身发生输尿管或膀胱颈梗阻,可采用手术治疗方案包括耻骨上穿刺造瘘或经尿道前列腺切除术或经皮肾穿刺造瘘术。

65.8.3　放射治疗

放射治疗(简称放疗)也是一种有可能治愈前列腺癌的有效方法,通常需联合内分泌治疗。联合治疗的目的首先是通过消灭微转移灶而降低远处转移的风险,其次可能是通过增强放疗诱导的细胞程序性死亡而减少局部复发。Horwitz 等报道,1 521 例局部晚期前列腺癌患者分别接受短期内分泌联合放疗及长期内分泌联合放疗,两组患者在放疗前和放疗期间均接受 4 个月的内分泌治疗,后组患者放疗后继续 ADT 治疗 24 个月,结果显示除总生存期(OS)外,后组患者在远处转移、无病生存期(DFS)、疾病特异性存活(DSS)等方面均较前组显著改善。

Granfors 等报道，单纯淋巴结阴性 EBRT 与淋巴结阳性采用 EBRT 联合睾丸切除的局部晚期前列腺癌患者，其病死率分别为 57% 和 36%，提示内分泌治疗联合放疗能显著提高临床疗效。

目前，临床放疗时前列腺局部放射剂量已增至 78 Gy。Pollack 等比较了接受 78 Gy 与 70 Gy 放射剂量的患者生化控制率的情况，发现前者能提高 30% 的生化控制率。Fang 等与常规剂量（70.2 Gy）治疗的局部晚期前列腺癌患者相比，近距离高剂量（HDR - BT：12.6 Gy）联合低剂量（EBRT：50.4 Gy）放疗的患者，尽管其 5 年疾病无复发生存率（BFS）及泌尿生殖道并发症的发生无明显差别，但胃肠道并发症的发生率明显降低。

65.8.4　其他治疗

相关文献报道，在一小部分高危患者中使用多西紫杉醇作为 RP 术前的新辅助化疗药物，化疗不良反应为轻度至中度，但完全的组织病理缓解却未观察到。因此，除了对罕见的高级别神经内分泌前列腺癌的治疗外，新辅助化疗在作为对照试验以外并未得到支持，而且目前亦无资料表明化疗优于内分泌治疗。

目前，随着冷冻治疗技术的改进，T1、T2 期肿瘤的治疗已取得了一定的疗效，但关于局部晚期前列腺癌患者治疗的报道却较少。有学者通过比较 33 例局部晚期前列腺癌患者行冷冻治疗，31 例局部晚期前列腺癌患者行 EBRT，治疗前后联合内分泌共 6 个月，随访发现冷冻组和 EBRT 组 4 年 DFS 分别为 13% 和 47%，DSS 与 OS 接近，均未见严重并发症发生，但 EBRT 组在胃肠道方面的不良反应较多。试验中冷冻治疗效果似乎并无 EBRT 理想，但这也可能与试验病例数较少有关。

总之，尽管目前对局部晚期前列腺癌的治疗仍有争议，但根据确定的风险因素和预期寿命，制定适合的治疗方案，应该对疾病能有较好的控制。临床上治疗局部晚期前列腺癌的主要治疗手段包括内分泌治疗、放疗以及手术三方面，可以单独或者联合应用。

65.9　确定性治疗后肿瘤复发的处理

65.9.1　定义

根治性前列腺切除术（RP）后连续至少 2 次 PSA 升高≥0.2 ng/ml，可定义为生化复发。生化复发多数表现为单纯的 PSA 升高，部分患者在疾病发展过程中可出现临床实质复发或转移。研究表明，在术后 10 年内有约 27% 的患者最终出现局部复发、淋巴结转移或远处转移。

根治性前列腺放疗后，无论是否联合短期的内分泌治疗，一般认为当 PSA 与前期 PSA 最低值相比升高 2 ng/ml（不论这个 PSA 最低值具体是多少数值），可认为放疗后生化复发。这些患者中，PSA 倍增时间＜3 个月，到达生化复发时间短于 3 个月，活检 Gleason 评分 8～10 分以及临床分期为 cT3b～T4 预示着转移风险加大。

65.9.2　评估

已经出现生化复发的患者并不一定都会出现局部复发、淋巴结转移或远处转移。因此，合理有效并且全面的评估非常必要。

一般而言，从生化复发进展到出现临床转移征象大概需要 8 年的时间。有研究提示只有 PSA 复发升高的根治术后患者，如果 PSA＜7 ng/ml，骨扫描阳性的可能性不超过 5%。一项针对 132 例生化复发患者的研究发现，这些患者能够通过 CT 检查发现病灶时的 PSA 为 27.4 ng/ml，PSA 速率为每月 1.8 ng/ml。因此，生化复发后的 CT 检查建议在满足以下条件下进行，包括：基线 PSA＞10 ng/ml 或者 PSA 倍增时间＜6 个月或者 PSA 速率每月＞0.5 ng/ml 或者患者出现骨痛等症状。

胆碱 PET/CT 有助于局部复发病灶的检测，对于转移病灶检测的灵敏性和特异性分别达到86%～89%及 89%～93%，甚至还能发现骨扫描尚未发现的转移病灶。但该技术对于转移的淋巴结检测敏感性较差。需要注意的是胆碱 PET - CT 的检测效能与 PSA 及 PSA 速率关系密切，当 PSA＜1 ng/ml 时，胆碱 PET/CT 的检出率仅为 5%～24%，但如果 PSA＞5 ng/ml，则检出率提高到 67%～100%。PSA 速率每年＞1 ng/ml 和每年＞1 ng/ml，胆碱 PET/CT 检出率分别为 71%（95%CI：66～76%）和 77%（95%CI：71%～82%）。基于上述研究，目前认为前列腺癌根治术后 PSA＞1 ng/ml、PSA 倍增时间＜6 个月以及 PSA 速率每年＞1 ng/ml 的患者推荐施行胆碱 PET/CT 检查。在前列腺根治性放疗后施行胆碱 PET/CT 检查的最佳 PSA 数值目前并没有足够的证据支撑和广泛共识。一项回顾性研究纳入 46 位前列腺根治性放疗患者的随访记录，提示当 PSA 数值为 1～2 ng/ml、2～4 ng/ml、4～6 ng/ml、>6 ng/ml 时，胆碱 PET/CT 检出率分别为 54.5%、81%、89%和 100%。也有观点认为，胆碱 PET/CT 检出率与 PSA 倍增时间或速率有关，而与 PSA 数值大小无关。

^{18}F-FDG 标记的 PET/CT 和 PET 检查在检测骨转移方面灵敏性高于骨扫描。但这项技术的特异性不佳而且无法评估软组织转移情况，因此其临床应用价值需要权衡。^{68}Ga-PSMA 标记的 PET/CT 是未来生化复发评估检测的新技术。当 PSA 在 0.2～1 ng/ml 及 1～2 ng/ml 时，其检出率达到 58%和 76%，相比于胆碱 PET/CT 技术，^{68}Ga-PSMA 在低 PSA 数值时的灵敏性高得多。目前观点认为，对生化复发患者制定挽救性治疗措施时，^{68}Ga-PSMA 标记的 PET/CT 是理想可靠的评估工具。

目前 MRI 用于生化复发患者的评估研究报道很少，尚无法判断该项技术在骨和淋巴结转移评估中的价值。但在局部复发的检测方面，MRI 比胆碱 PET/CT 技术更加灵敏。而且由于示踪剂通过膀胱排泄而造成局部显影增强，针对前列腺区复发的评估上 MRI 甚至比 ^{68}Ga-PSMA 标记的 PET/CT 更加可靠。利用动态增强 MRI 技术，能使检出的灵敏性和特异性分别提高到 76%～90%和 82%～100%，但值得注意的是，在这些研究中，PSA 的数值在 0.7～1.9 ng/mL，超过了需要考虑挽救治疗时 PSA 的阈值(0.5 ng/ml)。一旦 PSA<0.5 ng/ml，其检出敏感性尚有争议，有报道认为 PSA<0.3 ng/ml 的患者，检出灵敏性仅为 13%。

一般对于根治性前列腺癌放疗后生化复发的患者，前列腺区的穿刺活检及其病理结果是判断预后的主要参考因素。研究表明，多数穿刺在放疗后 18～24 个月进行。考虑到局部挽救性治疗的风险，在挽救性治疗之前获得局部复发的组织学证明非常重要，特别是考虑挽救性前列腺切除术。而对于 RP 后的膀胱尿道吻合口部位进行穿刺活检目前无适应证。

65.9.3　处理

生化复发后的治疗时机和方式目前仍存在争议。RP 后生化复发患者可选择前列腺床放疗、全雄激素阻断内分泌治疗、间歇内分泌治疗或者观察随访。根治性前列腺放疗后生化复发可选择挽救性前列腺切除、挽救性高能超声聚焦、挽救性冷冻治疗、内分泌治疗和观察随访。

(1) RP 后疾病复发的治疗

1) 挽救性放疗：早期挽救性放疗有机会使生化复发患者都得到治愈。PSA 升高>0.5 ng/ml 的患者中，通过挽救性放疗有超过 60%的人最终达到 PSA 极低值或检测不出，使患者的 5 年无复发生存率达到 80%。有研究表明当 PSA 倍增时间很短时，挽救性放疗效果明显，如倍增时间超过 12 个月，则观察等待是应考虑的处理措施之一。挽救性放疗联合内分泌治疗有助于改善预后。

一项比较辅助放疗和挽救性放疗在根治术后生化复发患者中的疗效研究，结果提示两组患者的 2 年和 5 年生存率分别为 91%和 78%，以及 93%和 82%，两者之间的差异无统计学意义。由此提示，挽救性放疗可以减少辅助放疗所带来的过度治疗。

2) 内分泌治疗：针对挽救性内分泌治疗的有效性尚没有大规模 RCT 试验证明，回顾性研究结论尚有争议。部分学者认为早期施行内分泌治疗有助于延长患者生存期，挽救性放疗同时配合内分泌治疗（比卡鲁胺 150 mg/d），连续服用 24 个月后，使得根治术后复发患者的 10 年生存率达到 82%，减少疾病转移和进展。但其他研究并没有得出类似结论，有研究甚至得出内分泌治疗不利于预后的结论，这些争议可能与肿瘤生物学行为的异质性有关。

目前也没有足够证据支持多种内分泌治疗方案的有效性。非甾体类抗雄激素药物曾报道优于单纯去势，但在 M0 期患者中并没有显示出优势。间歇性内分泌治疗与持续内分泌治疗在延长 OS 和 DFS 上也没有显著优势。即使患者对内分泌治疗有反应，PSA 有所下降，但临床获益可能不大。一些高龄患者更需要考虑内分泌治疗所带来的不良反应，特别是心脑血管疾病。内分泌治疗对于存在高危因素的患者可能有效，这些高危因素包括较短的 PSA 倍增时间(<6 个月)、较高的 Gleason 评分、较高的 PSA 水平等。

3) 观察等待：对于 Gleason 评分≤7 分、PSA 倍增时间>12 个月、分期≤T3a 期、术后到生化复发时长>3 年的低危患者，以及预期寿命>10 年或不愿意施行挽救性治疗的患者可以考虑观察等待，即使出现明显转移灶也是可行的治疗选择。

(2) 根治性放疗后疾病复发的治疗

1) 挽救性前列腺切除术：挽救性前列腺切除术与其他挽救性措施相比，运用时间较长，疗效相当。

研究表明,挽救性前列腺切除术的 5 年和 10 年 DFS 分别为 47%～82%和 28%～53%,10 年疾病特异性生存率和 OS 分别为 70%～83%和 54%～89%,术前的 PSA 水平和活检时的 Gleason 评分与预后相关,但该手术需要仔细权衡可能的不良事件和风险。因为与初发肿瘤的前列腺癌根治术相比,放疗后所造成的纤维化和因辐射所致的切口愈合时间延长将明显增加手术难度。术后并发症,如尿失禁和勃起功能障碍的发生风险增大。

总之,挽救性前列腺切除术只适用于术前的 PSA<10 ng/ml、活检时的 Gleason 评分≤7 分、无淋巴结转移和远处转移、最初临床分期为 T1～2 的患者。挽救性淋巴结清扫患者中,大多数接受治疗的患者表现为生化复发,但无临床复发和肿瘤特异性术后 10 年存活率超过 70%已有报道。

2) 挽救性冷冻治疗:前列腺挽救性冷冻治疗的效果欠佳。相比于挽救性前列腺切除术,冷冻治疗的 5 年无复发生存为 21%～54%(vs. 61%),5 年 OS 为 85%(vs. 95%)均较低,而且挽救性冷冻治疗后常伴有严重的并发症,例如尿失禁(发生率 28%)、勃起功能障碍(发生率 90%)和会阴部肛门区疼痛(发生率 8%～40%)。总之,目前挽救性冷冻治疗只适用于部分低危患者,包括原发肿瘤为 cT1～2、活检时的 Gleason 评分≤7 分、治疗前 PSA 倍增时间≥16 个月,治疗前 PSA<10 ng/ml。冷冻治疗只能作为一个备选方案,而不能成为常规推荐。

3) 挽救性近距离放疗:放疗后局部复发挽救性近距离放疗的研究不多,病例数少。10 年无复发生存率和肿瘤特异生存率分别为 54%和 96%,其不良反应可以接受,发生率的 10%,特别是尿失禁的发生。年龄越大,不良反应越多。

4) 挽救性高强度聚焦超声治疗(HIFU):挽救性 HIFU 是这类患者的另一类消融治疗手段。目前公开报道较少,因中位随访时间很短,公认结果尚未得出。有研究表明该技术治疗 2 年后的疾病控制率为 30%～40%,5 年生存率为 84%,不良反应主要是尿失禁,有接近 30%患者治疗后都会出现尿失禁。因此挽救性 HIFU 的运用价值还有待于更多的公开研究和报道的支持。

5) 内分泌治疗:放疗后局部复发患者不愿意或不适合采取挽救性手术等治疗的患者可以考虑。研究提示早期内分泌治疗的效果优于延迟治疗的效果。去势治疗、非甾体类抗雄激素药物、全雄激素阻断内分泌治疗以及间歇性内分泌治疗都是可选择的治疗方案。

6) 观察等待:有研究提示,对于 PSA 倍增时间>12 个月的患者,采取内分泌治疗和观察等待治疗的效果没有差异。总之,对于只有局部复发患者且不愿接受二线根治性治疗的患者可以采用观察等待。

(叶定伟　林国文)

65.10 转移性前列腺癌的治疗

转移性前列腺癌患者的预后相对较差,但也有较长时间的生存期,常见转移部位为淋巴结、骨等。确诊后即应开始相应的治疗及随访,包括每月一次的 PSA 检查、血清睾酮及肝肾功能、血常规的检测,每 3～6 个月一次的盆腔 MRI 或 CT 及其他脏器影像学检查,每年一次做骨扫描检查。当患者出现疼痛及明显临床进展症状时,也应当进行相应的检查。

65.10.1 内分泌治疗

针对初诊转移性前列腺癌患者,目前的一线治疗是以雄激素剥夺及阻断治疗为主的内分泌治疗。内分泌治疗在前列腺癌治疗中占据着重要地位,也是其他治疗的基础。传统的内分泌治疗途径包括:去除产生睾酮的器官或抑制产生睾酮器官的功能,包括手术或药物去势(促黄体生成素释放激素类似物,LHRH-A);阻断雄激素与受体结合,应用抗雄激素药物竞争性阻断雄激素与前列腺细胞上雄激素受体(AR)的结合(比卡鲁胺、氟他胺)。

目前临床内分泌治疗使用的治疗方案,从药物搭配上分为:单纯去势(手术或药物去势)、单一抗雄激素治疗和最大限度雄激素阻断(maximal androgen-blockade, MAB)。从治疗时间持续性上分为持续性内分泌治疗或间歇性内分泌治疗。

持续性治疗被大多数的学者认同,然而,间歇性治疗是否比持续性治疗更有优势这一问题一直存在不小的争议。一些研究显示间歇性内分泌治疗能够使患者获得更好的疗效,可延缓转移性前列腺癌患者,使患者对于内分泌治疗敏感的时间延长。此外,内分泌治疗相比化疗不良反应轻微,但是仍然存在乏力、盗汗、男子女性型乳房、心血管疾病、骨密度降低、骨折、肌肉萎缩、高血压、糖尿病、情绪波动等不良反应。间歇内分泌治疗的方案为患者提供了睾酮恢复的时间,能够使患者的不良反应得到一定程度的恢复,并且可以减轻治疗的经济负担。对于身体基础状况较差的患者,间歇性内分泌治疗也可以使患者更加良好地耐受。然而,另外一些研究显示,间歇性治疗会使得患者的疾病进展更加迅速,并且对于间歇性内分泌治疗,何时开始治疗、何时暂停治疗一直没有统一的标准,各个研究采用的方案不尽相同,国内外学者这一问题也未达成共识。

多数学者主张在确诊后立即开始治疗,对于延迟治疗的讨论主要集中于临床局限性前列腺癌患者中。但一项1997年美国的研究发现,将938例局部浸润和转移的前列腺癌患者随机分为立即治疗组及延迟治疗组,随访显示在M1和Mx的患者中,两组的治疗效果并没有明显的差别,OS也没有延长。但是立即治疗组能够减少前列腺癌发展造成的病理性骨折、尿路梗阻、血尿等症状。然而,该研究也存在着不少问题,一是入组患者的均一性差,患者在入组前接受的治疗并不相同;二是治疗的确切时间并不明确,也没有良好的统一标准。

内分泌治疗对于前列腺癌的地位已经被广泛认可,相比于化疗,内分泌治疗的不良反应较轻,耐受性良好。但阻碍雄激素的生成和进一步的作用,也同时阻断了其在人体内本身的生理功能。长期的内分泌治疗仍然存在诸多的并发症,包括性欲减退、贫血、骨质疏松、胰岛素抵抗、肥胖和代谢综合征、乏力、盗汗、男子女性型乳房、情绪异常等。

内分泌治疗的主要并发症之一为贫血,睾酮可通过下丘脑-垂体反馈系统促进促红细胞生成素的分泌,并激活造血干细胞。内分泌治疗造成的低雄激素血症会诱发贫血。前列腺癌患者内分泌治疗后血红蛋白水平的降低,最早可在治疗开始后40 d出现,长时间内分泌治疗后,4年的贫血发病率可超过50%。对于重度贫血患者、老年或合并心肺功能不全的贫血患者,可输注红细胞,纠正贫血,改善体内缺氧状态。对于引起严重症状的患者,采用间歇治疗也可起到一定的作用。

对于转移性前列腺癌患者,预防骨不良事件是延长生存和改善生活质量的关键,但长期内分泌治疗可造成骨质疏松甚至骨折。生理状态下,睾酮通过结合成骨细胞表面的雄激素受体,影响成骨细胞增殖、分化,促进细胞因子、生长因子的分泌及基质蛋白,包括胶原蛋白的合成。长期内分泌治疗可导致雄激素刺激成骨和维持骨量的作用下降。处理方式除暂停内分泌治疗外,还可加用二磷酸盐药物。

其他症状如胰岛素抵抗、肥胖和代谢综合征、乏力、盗汗、男子女性型乳房、情绪异常等,均为低雄激素血症造成,可通过对症治疗获得一定的缓解,对于难以耐受不良反应的患者,可考虑暂停或间歇性内分泌治疗。

65.10.2 细胞毒药物化疗

早期,对于转移性前列腺癌,单纯的内分泌治疗一直是一线标准方案。这一方案直到2014年才开始受到挑战。STAMPEDE和Chaarted两项研究对内分泌治疗联合多西他赛化疗的地位产生了深远的影响。多西他赛是在对前列腺癌治疗中占据着重要地位的化疗药物,对于转移性前列腺癌患者,最初多西他赛仅用于去势抵抗性的患者。上述两项研究通过单一内分泌治疗对于多西他赛联合内分泌治疗的前瞻性对照研究发现,对于一部分患者,联合治疗组能够使患者获得更长的DFS和OS。

Chaarted试验是一项纳入了790例转移性前列腺癌患者的研究,大部分为高肿瘤负荷的患者,随机分配到多西他赛联合内分泌治疗组或单一内分泌治疗组。结果发现,早期化疗联合激素治疗可改善患者的生存,与仅接受激素治疗的患者相比,联合治疗组的OS从42.3个月延长到52.7个月。在高肿瘤负荷的转移性患者中,生存时间延长了17个月。

STAMPEDE是一项采用分阶段多组设计的随机临床对照试验,相对于Chaarted试验,该研究纳入的患者更多,随访时间更长。研究共纳入2 962例高危局限性以及转移性前列腺癌患者,中位随访时间长达42个月。结果显示,多西他赛联合内分泌治疗能够改善24%的OS(77个月 *vs.* 67个月)和38%的FFS(37个月 *vs.* 21个月)。进一步的亚组分析显示,在初诊转移性前列腺癌患者中,接受早期多西他赛联合内分泌治疗能够使患者有显著生存获益,中位生存时间从43个月提高到65个月($P<0.01$)。

这两项研究的瞩目成果使得多西他赛联合内分泌治疗的方案成为了高肿瘤负荷转移性前列腺癌患者的一线治疗。造成这一结果的具体机制还不明,一些假说认为是早期多西他赛的使用使得激素不敏感的细胞被抑制和杀灭,从而改善了疾病的预后和内分泌治疗的效果。然而,联合治疗并非适用于所有的患者,因为化疗的不良反应比内分泌治疗更严重,对于单一适用内分泌治疗就能获得相当长时间

DFS 的患者，联合治疗带来的坏处可能比好处更加显著。并且，两项试验的结果也存在着一定的争议。因此，对于多西他赛联合内分泌治疗，患者的选择极为重要。但目前并无准确预测患者是否该接受联合治疗的手段，进一步的研究仍然亟待开展。

65.10.3 局部治疗

（1）原发病灶的局部治疗

既往对于转移性前列腺癌的治疗，内分泌治疗始终占据着一线治疗的地位。对于原发灶的治疗主要是经尿道前列腺电切除（TURP），施行这一手术的目的并非是根治肿瘤，而是解决转移性前列腺癌患者在疾病晚期出现的尿路梗阻或者血尿等症状。但后来有一项研究发现，施行过 TURP 手术的患者有更长的 DFS 和 OS，随后开展了诸多针对转移性前列腺癌的转发病灶治疗的研究。

针对原发病灶的治疗取得了一定进展后，近些年来研究者们提出了"寡转移"性前列腺癌的概念。寡转移状态是一段肿瘤生物侵袭性温和时期，是存在于局限性疾病与广泛性转移之间的过渡阶段，转移瘤数目有限并且转移器官具有特异性。

寡转移患者即只拥有少数转移病灶的患者，对于"寡转移"性前列腺癌，不同学者对于转移灶数目的定义有所差异，而最多的观点为不超过 5 个。一些学者开展了针对"寡转移"性前列腺癌施行前列腺癌根治术的研究，认为对于这类患者，根治手术可能会使部分人获益。这一观点的假设包括如下几个方面：① 新发转移灶的来源很大一部分是患者的原发病灶，当患者的局部原发病灶得到良好控制时，转移灶也会得到控制；② 对于寡转移的患者，其转移灶数目较少，由转移灶引发的新的转移是少见的。目前，针对寡转移性前列腺癌的根治手术已在诸多研究中开展并取得了良好的效果。既往诸多研究结果证实，原发灶的完整切除、放疗等在转移性前列腺癌包括寡转移性前列腺癌的治疗中的作用，多数结果显示针对原发灶的局部治疗可以提高局部控制率和总生存受益。

CULP 等人回顾 2004～2010 年 SEER 数据库发现，对于寡转移性前列腺癌患者，原发灶未治疗组的疾病特异性存活（disease-specific survival，DSS）和 OS 明显短于根治手术和内放疗的患者。复旦大学附属肿瘤医院收集 2015 年 7 月至 2016 年 1 月 247 例前列腺癌根治术患者数据，其中寡转移性前列腺癌患者 25 例，局限性前列腺癌患者 222 例。研究发现，寡转移组术后 3 个月时 21 例（84.0%）出现 PSA 下降，下降比例低于局限组 212 例（95.5%），差异有统计学意义（$P<0.05$）。而寡转移组共 6 例（24.0%）患者发生术后并发症，其中严重并发症（Ⅲ度及以上）1 例（4.0%），局限组共 49 例（22.1%）患者发生术后并发症，其中严重并发症（Ⅲ度及以上）7 例（3.2%），差异无统计学意义（$P>0.05$）。这一研究结果与国外研究结果相符，说明寡转移性前列腺癌患者行前列腺癌根治术治疗是安全、有效和可行的，并发症风险并非寡转移性前列腺癌患者行前列腺癌根治术的限制因素。对于有条件的寡转移性患者，可以尝试施行前列腺癌根治术。

（2）骨转移病灶的局部治疗

目前，转移性前列腺癌患者骨转移病灶治疗的主要目的为缓解出现的骨痛症状，而非使肿瘤获得治愈。骨转移灶的治疗目前多采用局部放疗的方法，可以使超过 80% 的患者获得疼痛缓解。放疗也是转移性前列腺癌患者骨痛的首选治疗措施。其治疗原理是抑制放射区域内的肿瘤细胞，进而使得胶原蛋白合成增加，产生大量血管纤维基质，成骨细胞活性增加产生新的骨质。近年来，利用放射性核素 ^{89}S 治疗局部骨转移病灶也取得了良好的效果。

（3）局限性淋巴结转移病灶的局部治疗

对于局限淋巴结转移病灶的局部治疗，一些中心也开展了研究。Gratzke 等在 2014 年报道，手术可以使相当一部分的有淋巴结转移（N1）的前列腺癌患者获益。其中一项利用 MCR 数据的回顾性研究发现，在 938 例淋巴结转移患者中，688 例接受了根治手术加盆腔淋巴结扩大清扫术，另有 250 例患者未接受局部治疗。研究结果显示，接受局部治疗的患者生存期明显较长，手术作为局部治疗的手段可以为转移性前列腺癌在不同阶段带来短期和长期的生存受益。而由于淋巴结转移病灶造成压迫等症状时，局部治疗手段如挽救性淋巴结清扫术、放疗等也可起到一定的作用。

（4）内脏转移病灶的局部治疗

对于转移性前列腺癌患者，最常见的转移部位为骨，内脏转移较为少见，多为血行转移至肺、肝、肾上腺。出现内脏转移的患者，其预后明显较差。对于局限或者孤立内脏转移灶的患者，可采用外科切除、射频消融、冷冻消融、介入栓塞治疗等局部治疗手段，可以使一部分患者的疾病得到缓解，但目前尚缺乏内脏转移局部治疗是否延长生存期的高质量循证医学证据。

65.10.4 去势抵抗性前列腺癌的治疗原则

虽然超过90%的新发前列腺癌患者属于雄激素依赖性前列腺癌,对雄激素阻断治疗敏感,但在维持性内分泌治疗2～3年后几乎所有患者都将发展为去势抵抗性前列腺癌(castration resistant prostate cancer,CRPC)。患者一旦进入CRPC阶段预后将非常差,中位生存时间仅18个月。长期以来如何提高转移性前列腺癌的疗效一直是全球范围内前列腺癌研究领域的关键性难题。近年来的新型针对CRPC的药物包括阿比特龙、恩杂鲁胺等,虽然能对刚刚转变为CRPC的患者起到良好的作用,但经历约10个月的中位有效期后,这些药物也会失效。近些年以及未来的一段时间内,转移性前列腺癌及CRPC将一直是全球范围内前列腺癌治疗领域的关键性难题。由于我国存在大量的初诊转移性前列腺癌患者,故急需设法提高转移性前列腺癌患者的疗效,因而针对CRPC的研究意义更加重大。去势抵抗性前列腺癌的必须符合以下标准:① 血清睾酮达到去势水平(＜50 ng/dl);② 至少间隔1周检查PSA连续3次序贯性升高,连续2次较最低值升高50%以上,且PSA＞2 ng/ml;③ 影像学进展:骨扫描发现2个或以上的新病灶,或符合实体瘤反应评价标准的软组织病灶增大。近些年针对转移性CRPC患者的治疗已经取得了重大的进展。

(1) 不伴转移的CRPC(M0期)

PSA倍增时间较快(＜8个月)的患者容易发生远处转移,因此,应每3～6个月行影像学检查。对于PSA倍增时间较慢的患者(＞12个月),应每6～12个月行影像学检查。推荐在定期评估的基础上调整内分泌治疗。可根据患者情况选用第一代抗雄激素药物(氟他胺、比卡鲁胺)、雌莫司汀、类固醇激素治疗或抗雄激素撤退治疗。对于部分患者,在其充分知情的前提下可考虑实施局部治疗手段,如减瘤性前列腺切除术或针对前列腺的放疗。

(2) 无疼痛或轻微疼痛症状的转移性CRPC(M1期)

轻微疼痛定义为可被对乙酰氨基酚或非固醇类抗炎药缓解的疼痛。单纯去势的患者加用或换用第一代抗雄激素药物或皮质类固醇类药物,可使30%的患者出现一过性PSA下降(证据级别3)。已行联合雄激素阻断治疗的患者暂停服用抗雄激素药物,

观察抗雄激素治疗撤药反应。阿比特龙的Ⅲ期临床试验结果显示,对于不伴有腹部器官转移的无症状或症状轻微的M1-CPRC患者,阿比特龙1 000 mg(qd)联合泼尼松5 mg(bid)可明显延长影像学无进展生存时间(16.5个月 vs. 8.3个月)。此外,阿比特龙能减缓疼痛的进展,推迟化疗和阿片类镇痛药物的应用,同时也能推迟体能状况的恶化。研究结果最终提示,阿比特龙能够将总体生存时间延长4.4个月。恩杂鲁胺Ⅲ期临床试验结果显示,与对照组相比,恩杂鲁胺能降低81%的影像学进展风险和29%的死亡风险。此外,恩杂鲁胺能改善各次要研究终点,包括推迟化疗的应用、推迟骨相关事件的出现、延长PSA进展时间、提高软组织病灶反应率(59% vs. 5%)、提高PSA下降≥50%的患者比例(78% vs. 4%)。恩杂鲁胺还能减缓疼痛的进展、推迟阿片类药物的首次应用及体能状况的恶化。与米托蒽醌相比,每3周给药的多西他赛方案可延长中位生存期(18.9个月 vs. 16.5个月)、改善疼痛症状(35% vs. 22%)、提高生活质量(22% vs. 13%)。应用时机应在与患者讨论后决定,用药方案应根据患者的临床状态及偏好个体化制定。每周给药的米托蒽醌＋泼尼松方案虽然不能使总体生存获益,但可控制、缓解疾病,提高患者生活质量(证据级别2)。

(3) 伴有显著疼痛症状的转移性CRPC(M1期)

首选多西他赛75 mg/m²(每3周1次)联合泼尼松5 mg(2次/天)(证据级别1),证据也来源于多西他赛和米托蒽醌的随机对照研究。国内学者的研究结果显示,多西他赛组的PSA反应率为70%、维持时间为5.6个月,患者的中位生存时间为27.8个月。可选阿比特龙1 000 mg(qd)联合泼尼松5 mg(2次/d)或恩杂鲁胺160 mg(qd)。由于阿比特龙及恩杂鲁胺的随机对照临床试验中未入组显著疼痛症状的患者,故作为可选治疗方案(证据级别4)。

(4) 化疗后进展的转移性CRPC(M1期)

1) 卡巴他赛25 mg/m²(每3周1次)联合泼尼松5 mg(bid)(证据级别1):针对先前接受过多西他赛化疗的M1-CRPC,卡巴他赛治疗的中位生存期优于米托蒽醌(15.1个月 vs. 12.7个月)。

2) 阿比特龙1 000 mg(1次/d)联合泼尼松5 mg(bid)(证据级别1):与安慰剂联合泼尼松的治疗方案相比,阿比特龙联合泼尼松可以延长中位生存时间4.6个月(15.8个月 vs. 11.2个月)。次要研究

终点也体现出阿比特龙的优势：中位 PSA 进展时间延长(8.5 个月 *vs.* 6.6 个月)，影像学进展时间延长(5.6 个月 *vs.* 3.6 个月)，PSA 下降程度≥50% 的比例更高(29% *vs.* 5.5%)。

3) 恩杂鲁胺 160 mg(qd)(证据级别 1)：与对照组相比，恩杂鲁胺可延长 OS 4.8 个月(18.4 个月 *vs.* 13.6 个月)。同时，PSA 反应率更高(54% *vs.* 2%)，软组织病灶反应率更高(29% *vs.* 4%)，中位 PSA 进展时间延长(8.3 个月 *vs.* 3.0 个月)，影像学进展时间延长(8.3 个月 *vs.* 2.9 个月)，骨相关事件发生延迟(16.7 个月 *vs.* 13.3 个月)。

4) 其他治疗方案(生存获益不明)：如果中断多西他赛化疗前评估化疗有效，可以再次尝试化疗(证据级别 4)。米托蒽醌联合泼尼松可缓解前列腺癌引起的疼痛症状(证据级别 2)。

(5) 特定病理类型的 CRPC

一线雄激素剥夺治疗无反应，临床或影像学检查恶化，但 PSA 不升高的患者要考虑患有前列腺癌伴神经内分泌分化或前列腺小细胞癌。可以考虑行病灶穿刺活检明确诊断。对这些患者可以采取联合化疗方案，如顺铂联合依托泊苷、卡铂联合依托泊苷。

(6) 体能状态差的 M1-CRPC

美国东部肿瘤协作组制定的体能状态评分常被用于肿瘤患者的分类。通常体能状态评分≤1 的肿瘤患者能够耐受上述治疗，而体能状态评分≥2 的患者则很难从上述治疗中获益。因此，针对体能状态差的 M1-CRPC 患者，推荐以下治疗方案。

未接受过多西他赛化疗可选用阿比特龙 1 000 mg(qd)联合泼尼松 5 mg(bid)或恩杂鲁胺 160 mg(qd)(证据级别 3)。虽然阿比特龙或恩杂鲁胺的临床研究中仅纳入体能状况好的患者，但阿比特龙或恩杂鲁胺在体能状况差患者中的耐受性优于化疗，是较合理的选择。既往体健，但由于肿瘤在骨骼或实质器官迅速进展，导致严重疼痛、虚弱、体重下降的患者，可尝试多西他赛或米托蒽醌化疗，但必须关注治疗剂量和毒性不良反应(证据级别 4)。由骨痛导致体能状态差的 M1-CRPC 患者，在体能状态评分低、单纯骨转移伴骨痛时，^{223}Ra 治疗可延长患者的生存期。如果体能状态评分差是由骨痛引起，应用 ^{223}Ra 治疗或可使此类患者受益(证据级别 4)。

曾接受过多西他赛化疗者，可采用最佳支持治疗、阿比特龙、恩杂鲁胺或放射性核素治疗(证据级别 4)。

(7) 骨相关治疗

1) 延长生存期的治疗：对于仅有骨转移的 CRPC 患者，推荐每 4 周 1 次 ^{223}Ra 治疗，共 6 个疗程。一项 III 期临床试验结果证实，相对于安慰剂组，接受 6 个疗程的每 4 周一次的 ^{223}Ra 治疗能将 OS 延长 3.6 个月(证据级别 1)。

2) 支持治疗：每 4 周应用地诺单抗 120 mg 或唑来膦酸 4 mg 可预防骨相关事件发生(证据级别 1)。

相对于安慰剂，接受唑来膦酸治疗的 CRPC 患者更少发生骨相关事件(38% *vs.* 49%)。唑来膦酸也能延长进展至骨相关事件的中位时间(488 d *vs.* 321 d)。需要注意的是，对于基础肌酐清除率＜30 ml/min 的患者，不能用唑来膦酸进行治疗。

相比于唑来膦酸疗法，地诺单抗可明显延长骨相关事件的发生时间(20.7 个月 *vs.* 17.1 个月)，但 OS 和 DFS 差异无统计学意义。另外，应用地诺单抗时无需根据患者肾功能进行剂量调整，但迄今未见在基础肌酐清除率＜30 ml/min 的患者中应用地诺单抗的研究报道。

3) 姑息性放疗：前列腺癌骨转移灶大多对放疗敏感。针对特定病变部位的外照射放疗可使绝大多数患者的疼痛出现部分或完全缓解。

对于有多处骨转移灶的 CRPC 患者，采用全身 ^{89}Sr 放射性核素治疗对于缓解症状可能有效，但有严重骨髓抑制和输血依赖性的风险。

怀疑有脊髓压迫，需要立即诊断和治疗。治疗方案有外科瘤体减灭术＋放疗、内固定术＋放疗或放疗＋类固醇激素治疗(证据级别 1)。

(8) 可选治疗

1) 雌莫司丁和雌激素：一项前瞻性临床研究结果表明，应用雌莫司丁的客观反应率约为 18%，与安慰剂组相比第 1 个月 PSA 反应率更高(47.5% *vs.* 4.4%)，但中位生存时间两者无明显差异。雌激素的 PSA 反应率约为 29%，临床研究结果表明可以缓解部分骨痛症状，但会增加血栓风险。

2) 临床试验：由于 CRPC 患者的长期预后不佳，推荐患者积极参加新药临床试验。

65.11 治疗药物

65.11.1 去势治疗药物

目前，针对初诊的转移性前列腺癌患者，无论是一线的内分泌治疗,还是发生 CRPC 后使用的阿比特龙、恩杂鲁胺等药物,其核心机制均为阻断雄激素受体(androgen receptor,AR)。正常情况下的前列腺细胞及激素敏感的前列腺癌细胞均需在雄激素存在的情况下才能生存,雄激素在前列腺癌的发生和进展过程中发挥着至关重要的作用。生理情况下,雄激素进入细胞后需要与胞质中的 AR 结合,使 AR 激活并进入胞核才能发挥其生物学作用。因此,阻断高水平的雄激素与 AR 的结合是前列腺癌内分泌治疗的理论基础。AR 是人体内一种小分子的蛋白质,睾酮代谢为双氢睾酮后,与 AR 接近碳氧端位置结合,激活受体复合物并使其能够与细胞核的 DNA 受体位点的激素反应元件(hormone response element,HRE)结合,从而指导下游特异蛋白质的合成及细胞的生长和分化,而阻断这一通路最为重要的手段则是去势治疗。去势治疗在转移性前列腺癌中占据着核心地位,维持性去势治疗贯穿转移性前列腺癌治疗的始终。目前,最常用的去势治疗方式包括药物去势及手术去势。药物去势中最为常见的药物是促黄体激素释放激素(luteinizing hormone releasing hormone,LHRH)类似物,此类药物可以抑制脑垂体促性腺激素的分泌,从而引起男性血清睾丸酮的下降,阻碍睾酮与 AR 的结合。目前,普遍认同并被指南广泛接受的去势目标为血清睾酮＜50 ng/dl,规律性地使用 LHRH 类似物可以使 90% 的患者在 3 个月内达到去势水平。而 LHRH 抑制剂可以被视作除 LHRH 类似物外药物去势的另一种选择。LHRH 抑制剂能够起到与 LHRH 类似物相似的作用,即通过抑制血清睾酮水平而抑制前列腺癌细胞的生长并且降低 PSA。然而,与 LHRH 类似物不同的是,LHRH 拮抗剂能够更加迅速并完全地与脑垂体中的 LHRH 受体结合。但是目前在临床上未被广泛使用。而手术去势在目前已经施行越来越少,但是其仍然具有一定的地位,手术去势的优点在于能够极迅速地降低血清睾酮水平,主要用于需要前列腺癌病灶得到迅速控制的患者,例如脊柱转移灶造成脊髓压迫随时有截瘫风险的患者等情况。并且手术去势可以使一些药物治疗达不到去势水平患者的睾酮水平进一步降低。目前诸多研究已证实,患者的血清睾酮水平越低,获益越大。来自复旦大学附属肿瘤医院的研究发现,血清睾酮达到 25 g/dl 或更低患者的内分泌治疗有效时间比那些无法达到这一水平的患者更长,这一研究也进一步

验证了上述结论。

65.11.2　抗雄激素药物

抗雄激素药物是前列腺癌治疗中不可缺少的部分,抗雄激素药物主要通过拮抗或者竞争性结合 AR 从而起到治疗前列腺癌的作用。第 1 代抗雄激素药物联合去势治疗是转移性前列腺癌的一线治疗方案。目前,用于治疗激素敏感的转移性前列腺癌的抗雄激素药物主要包括氟他胺和比卡鲁胺。

比卡鲁胺是一种非甾体类抗雄激素药物,它与 AR 竞争性结合,阻碍双氢睾酮进入细胞核,从而抑制下游信号转导,导致前列腺癌细胞的萎缩和凋亡。研究显示,比卡鲁胺与 AR 的亲和力比氟他胺强 4 倍。比卡鲁胺的常规剂量为 50 mg(qd)。当患者出现抗雄激素药物耐药时,加量至 150 mg(qd)仍然能取得一定的疗效,是目前临床上治疗激素敏感阶段转移性前列腺癌最常用的抗雄激素药物。而氟他胺的作用与比卡鲁胺类似,也是一种非甾体类抗雄激素药物,通过竞争性地与 AR 结合从而起到抗肿瘤的目的,目前常规用法为 250 mg(tid)。

新型抗雄激素药物在近些年取得了令人瞩目的进展,效果最为突出的当属阿比特龙和恩杂鲁胺。阿比特龙是一种雄激素生物合成抑制剂,通过抑制 CYP17 发挥作用,其主要作用位点在 17α-羟化酶。既往研究表明,转移性 CRPC 患者体内仍然可以通过性腺外途径产生雄性激素,而这种性腺外途径是通过上调 CYP17 的表达水平实现的。阿比特龙对转移性 CRPC 患者的成果依据来自两项大规模的随机、对照、多中心 III 期临床试验(COU - AA - 301/302)。两项研究分别纳入了 1 195 例及 1 088 例既往接受过多西他赛化疗的转移性 CRPC 患者,分别以 2:1 和 1:1 随机分配为阿比特龙治疗组和安慰剂组。研究结果显示,在 COU - AA - 301 研究中,阿比特龙治疗组平均 OS 显著长于安慰剂组(14.8 个月 *vs.* 10.9 个月),在 COU - AA - 302 研究阿比特龙治疗组平均 OS 为 35.3 个月,显著长于安慰剂组的 30.1 个月。据此,2011 年 4 月 FDA 批准阿比特龙用于治疗既往接受过含多西他赛治疗的转移性 CRPC 患者。2013 年,进一步的研究显示,在未经多西他赛化疗的转移性 CRPC 患者中,阿比特龙比安慰剂组的 PFS 显著延长了 8.2 个月,并且能显著延后化疗开始时间。目前,阿比特龙已被 EAU、NCCN 等各大指南推荐为转移性 CRPC 患者的一线

治疗药物。

恩杂鲁胺是一种新型的雄激素受体拮抗剂,能够竞争性地抑制雄激素与 AR 的结合,并且能抑制 AR 的核转运以及该受体与 DNA 的相互作用。与第 1 代抗雄激素药物比,恩杂鲁胺与 AR 的亲和力是比卡鲁胺的 10 倍。在全球性大规模多中心的Ⅲ期临床试验中,1 199 例 CRPC 患者按照 2∶1 随机分为恩杂鲁胺治疗组和安慰剂治疗组,结果显示恩杂鲁胺治疗组的患者中位生存期由 13.6 个月延长至 18.4 个月($P<0.001$)。2012 年 8 月,FDA 批准恩杂鲁胺用于治疗既往接受过含多西他赛治疗的转移性 CRPC 患者。恩杂鲁胺进一步的进展是一项 2014 年发表的包含 1 717 例未接受多西他赛化疗的患者多中心 RCT 研究,其中恩杂鲁胺治疗组 626 例,安慰剂组 532 例。结果显示,恩杂鲁胺可以显著性降低转移性 CRPC 患者的死亡率(恩杂鲁胺组 28% vs. 安慰剂组 37%),并延缓化疗开始时间(开始多西他赛化疗时间:恩杂鲁胺组 28.0 个月 vs. 安慰剂组 10.8 个月)及 PSA 进展时间(恩杂鲁胺组 11.2 个月 vs. 安慰剂组 2.8 个月)。这一研究的瞩目成果是恩杂鲁胺可以用于治疗未经多西他赛化疗的转移性 CRPC 患者。

65.11.3 二磷酸盐类药物

前列腺癌最常见的转移部位为骨。既往研究证实,脊柱、肋骨和骨盆等躯干骨是前列腺癌骨转移最常见的部位,定植于骨转移灶的前列腺癌细胞可以增加骨代谢,引起骨破坏,进而引起局部疼痛甚至病理性骨折,减少和预防骨不良事件的发生对于转移性前列腺癌患者的生存及生活质量都是极为重要的。二磷酸盐是一类用于治疗肿瘤骨转移的药物,其能够抑制破骨细胞活动,诱导破骨细胞凋亡,抑制破骨细胞的成熟,减少骨质的破坏。并且还可以吸附于骨小梁表面,干扰破骨细胞与骨质接触,阻断破骨细胞对矿化骨和软骨的吸收,进而大大降低骨转移。目前用于治疗骨转移灶的二磷酸盐有 3 代:第 1 代为不含氮的双磷酸盐,包括依替膦酸、氯屈膦酸、替鲁膦酸等;第 2 代为含氮的双磷酸盐,包括帕米膦酸、阿仑膦酸等;第 3 代为具有杂环结构的含氮双磷酸盐,如唑来膦酸等。其中,第 3 代二磷酸盐的活性最强且不良反应最小,目前应用最广泛。

65.11.4 细胞毒化疗药物

多西他赛是一种紫杉类抗肿瘤药,具有加强微管蛋白聚合作用和抑制微管解聚作用,导致形成稳定的非功能性微管束,进而破坏肿瘤细胞的有丝分裂。其在细胞内的浓度比紫杉醇高 3 倍,并在细胞内滞留时间长。多西他赛被美国 FDA 批准用于治疗内分泌治疗耐药的前列腺癌,能够显著延长患者的 PFS 和 OS,在阿比特龙及 MDV3100 问世前是 CRPC 患者的一线治疗药物。而近期研究更证实在内分泌治疗早期同时应用多西他赛可以显著改善前列腺癌患者的预后。多西他赛在 CRPC 治疗中的地位源自于 2004 年 TAX327 和 S9916 两项Ⅲ期临床试验,其结果显示多西他赛联合泼尼松较米托蒽醌能够显著延长患者的生存时间,分别为 2.4 个月和 1.9 个月,而复旦大学附属肿瘤医院的研究发现,多西他赛化疗在中国骨转移性 CRPC 患者的效果更佳,能够比米托蒽醌延长 OS 达 322 d。这两项研究在前列腺癌的治疗中具有划时代的意义,其将多西他赛提升为治疗 CRPC 的一线治疗方案。目前,多西他赛用于治疗 CRPC 患者的标准方案为 75 mg/m²,每 21 天为一个周期。随着近来阿比特龙和恩杂鲁胺的问世,多西他赛化疗的地位被 NCCN 和 EAU 指南置于新型雄激素受体抑制剂之后,而 2015 年 STAMPEDE 和 Chaarted 两项研究的结果更使得在高肿瘤负荷的转移性前列腺癌患者中,多西他赛联合内分泌治疗的方案被提前到了一线。

目前,对于阿比特龙、恩杂鲁胺、多西他赛治疗均失败的转移性 CRPC 患者,仍然缺乏十分有效的药物。2010 年 6 月,FDA 批准了卡巴他赛用于治疗多西他赛治疗后进展的转移性前列腺癌患者,这一决定来源于一项包含了 755 例既往使用过多西他赛化疗后出现进展的 CRPC 患者的Ⅲ期 RCT 研究。研究结果显示,卡巴他赛组比米托蒽醌治疗组的治疗后死亡风险降低了 30%。在延长患者 OS 方面,卡巴他赛组为 15.1 个月,而米托蒽醌组为 12.7 个月。与多西他赛类似,卡巴他赛是一种紫杉烷类药物,具有抑制微管解聚作用,细胞实验证实其对多西他赛耐药的细胞株仍然具有一定的活性,是近年来前列腺癌治疗领域具有良好前景的新药。

米托蒽醌是一种蒽醌类药物,其结构及抗癌作用与阿霉素(多柔比星)相近,为细胞周期非特异性药物,对于任何细胞周期的癌细胞均有抑制作用,在

2004 年之前,米托蒽醌是治疗转移性 CRPC 患者的一线药物,是第一个被批准用于治疗转移性 CRPC 患者的化疗药物,其能够缓解患者的骨痛症状,对疼痛和生活质量的改善可以达到 40% 以上。然而,米托蒽醌的化疗并未发现能够延长患者的 OS。随着近年来新药物的不断出现,目前米托蒽醌的治疗地位不断在指南中被后移,目前其地位被置于卡巴他赛之后。

65.11.5 核素治疗药物

核素治疗在转移性前列腺癌中主要用于对骨转移灶的治疗,而最被广泛应用的为^{89}Sr。^{89}Sr 能够显著降低患者的碱性磷脂酶和前列腺素,杀灭骨转移肿瘤细胞,进而改善骨转移灶造成的骨痛,减少骨相关不良事件的发生。^{89}Sr 在正常骨组织的半衰期为 14 d,而在骨转移灶中的半衰期为 50.6 d,发挥作用主要依靠其衰变所释放的 β 射线产生的内辐射,药物效果非常持久,在骨转移灶内的滞留量在经过 90 d 后仍有 55%～88%。临床上的治疗性^{89}Sr 多经静脉注射,对肿瘤骨转移灶具有良好的选择性,约 50% 的^{89}Sr 能够在给药后迅速被骨吸收,而在骨转移灶中的浓度约为正常骨组织的 2.5 倍。^{89}Sr 不仅能够有效治疗骨病灶,同时其高选择性能够良好地保护内脏及正常骨组织。^{89}Sr 的不良反应主要为骨髓抑制,表现为白细胞及血小板减少,多可自行恢复。

65.11.6 免疫治疗药物

目前,转移性前列腺癌的免疫治疗仍处于摸索阶段,现有的对前列腺癌的免疫治疗尚未能挑战传统的治疗方式,但近些年来已取得了一定的进展。目前,针对前列腺癌的免疫治疗药物主要分为:树突状细胞(dendritic cell,DC)疫苗、溶细胞性 T 淋巴细胞相关抗原 4 免疫检查点抑制剂以及肿瘤疫苗。而其中研究最为广泛的当属 DC 疫苗。Sipuleucel-T 是被 FDA 批准用于治疗无症状或者轻微症状的转移性去势抵抗性前列腺癌的首个前列腺癌免疫治疗药物。它是一种 DC 疫苗,通过将前列腺癌酸性磷酸酶抗原转染树突状细胞,从而激发机体产生特异性的抗肿瘤反应。Ⅰ期及Ⅱ期临床试验显示该药具有良好的耐受性,可使 10% 的患者的 PSA 下降超过 50%,并且 PFS 也得到显著的延长(34 个月 vs. 13 个月,$P<0.05$)。在随后的Ⅲ期临床研究中,最初入组的 98 例患者的研究结果显示 Sipuleucel-T 组(65 例)与对照组(33 例)的中位生存期差异并无统计学上的显著意义($P>0.05$)。而另一项关于 Sipuleucel-T 的Ⅲ期研究纳入了 512 例接受过内分泌治疗的患者,Sipuleucel-T 组(341 例)比对照组(171 例)的中位生存时间延长了 4.1 个月(25.8 个月 vs. 21.7 个月),并且对照组中接受后续 Sipuleucel-T 患者的 OS 延长了 12.2 个月(23.8 个月 vs. 11.6 个月)。DCvax 是另一种广受瞩目的 DC 疫苗,是一种前列腺特异性膜抗原多肽疫苗,在 DCvax 的Ⅰ期临床研究中,入组的 51 例去势抵抗性前列腺癌患者中,有 5 例达到了部分缓解,而且 PSA 下降>50%。DCvax 的Ⅱ期临床研究,共入组了 66 例去势抵抗性前列腺癌患者,其中有 15 例达到了 PR,有 2 例达到了完全缓解,药物总反应率为 28.8%。免疫治疗在肿瘤治疗中已经取得了突破性的进展,PD-1 和 PD-L1 单克隆抗体的问世更是给肿瘤治疗领域带来了不小的惊喜,然而,免疫治疗目前在治疗转移性前列腺癌中仍然难以成为主流治疗手段,更多的研究亟待开展。

(叶定伟　戴　波　王　跃)

主要参考文献

[1] 中国抗癌协会泌尿男生殖系统肿瘤专业委员会前列腺癌学组. 前列腺癌筛查专家共识[J]. 中华外科杂志,2017,340-342.

[2] 韩苏军、张思维、陈万青,等. 中国前列腺癌发病现状和流行趋势分析[J]. 临床肿瘤学杂志,2013,4:330-334.

[3] Afshar-Oromieh A, Zechmann CM, Malcher A, et al. Comparison of PET imaging with a (68) Ga-labelled PSMA ligand and (18)F-choline-based PET/CT for the diagnosis of recurrent prostate cancer[J]. Eur J Nucl Med Mol Imaging,2014,1:11-20.

[4] Beer TM, Tombal B. Enzalutamide in Metastatic Prostate Cancer Before Chemotherapy[J]. N Engl J Med,2014,1755-1756.

[5] Buyyounouski MK, Choyke PL, McKenney JK, et al. Prostate cancer-major changes in the American Joint committee on cancer eighth edition cancer staging manual[J]. CA Cancer J Clin,2017,3:245-253.

[6] Ceci F, Castellucci P, Graziani T, et al. 11C-choline PET/CT detects the site of relapse in the majority of prostate cancer patients showing biochemical recurrence after EBRT[J]. Eur J Nucl Med Mol Imaging,2014,5:

878 – 886.

[7] Cha D, Kim CK, Park SY, et al. Evaluation of suspected soft tissue lesion in the prostate bed after radical prostatectomy using 3T multiparametric magnetic resonance imaging[J]. Magn Reson Imaging, 2015,4:407 – 412.

[8] Chen CP, Weinberg V, Shinohara K, et al. Salvage HDR brachytherapy for recurrent prostate cancer after previous definitive radiation therapy: 5-year outcomes [J]. Int J Radiat Oncol Biol Phys, 2013,2:324 – 329.

[9] Chen R, Zhou LQ, Cai XB, et al. Percent free prostate-specific antigen is effective to predict prostate biopsy outcome in chinese men with prostate-specific antigen between 10. 1 and 20. 0 Ng Ml（－1）[J]. Asian J Androl, 2015,1017 – 1021.

[10] Chondrogiannis S, Marzola MC, Ferretti A, et al. Role of（1）（8）F-choline PET/CT in suspicion of relapse following definitive radiotherapy for prostate cancer[J]. Eur J Nucl Med Mol Imaging, 2013,9:1356 – 1364.

[11] Cornford P, Bellmunt J, Bolla M, et al. EAU-ESTRO-SIOG guidelines on prostate cancer. Part II: treatment of relapsing, metastatic, and castration-resistant prostate cancer[J]. Eur Urol, 2017,630 – 642.

[12] Culp SH, Schellhammer PF, Williams MB. Might men diagnosed with metastatic prostate cancer benefit from definitive treatment of the primary tumor? A SEER-based study[J]. Eur Urol, 2014,1058 – 1066.

[13] Duchesne GM, Woo HH, Bassett JK, et al. Timing of androgen-deprivation therapy in patients with prostate cancer with a rising PSA (TROG 03. 06 and VCOG PR 01 – 03 [TOAD]): a randomised, multicentre, non-blinded, phase 3 trial[J]. Lancet Oncol, 2016,6:727 – 737.

[14] Epstein JI, Amin MB, Reuter VE, et al. Contemporary gleason grading of prostatic carcinoma: an update with discussion on practical issues to implement the 2014 international society of urological pathology（ISUP）consensus conference on gleason grading of prostatic carcinoma[J]. Am J Surg Pathol, 2017, e1 – 7.

[15] Epstein JI, Zelefsky MJ, Sjoberg DD, et al. A contemporary prostate cancer grading system: a validated alternative to the gleason score[J]. Eur Urol, 2016: 428 – 435.

[16] Evangelista L, Zattoni F, Guttilla A, et al. Choline PET Or PET/CT and biochemical relapse of prostate cancer: a systematic review and meta-analysis[J]. Clin Nucl Med, 2013,5:305 – 314.

[17] Fanti S, Minozzi S, Castellucci P, et al. PET/CT with (11)C-choline for evaluation of prostate cancer patients with biochemical recurrence: meta-analysis and critical review of available data[J]. Eur J Nucl Med Mol Imaging, 2016,1:55 – 69.

[18] Gratzke C, Engel J, Stief CG. Role of radical prostatectomy in clinically non-organ-confined prostate cancer [J]. Curr Urol Rep, 2014,455.

[19] Gratzke C, Engel J, Stief CG. Role of radical prostatectomy in metastatic prostate cancer: data from the munich cancer registry [J]. Eur Urol, 2014, 602 – 603.

[20] Gravis G, Boher JM, Fizazi K, et al. Prognostic factors for survival in noncastrate metastatic prostate cancer: validation of the glass model and development of a novel simplified prognostic model[J]. Eur Urol, 2015, 196 – 204.

[21] Heidenreich A, Bastian PJ, Bellmunt J, et al. EAU guidelines on prostate cancer. part 1: screening, diagnosis, and local treatment with curative intent-update 2013[J]. Eur Urol, 2014,124 – 137.

[22] Heidenreich A, Bastian PJ, Bellmunt J, et al. EAU guidelines on prostate cancer. Part II: treatment of advanced, relapsing, and castration-resistant prostate cancer[J]. Eur Urol, 2014,467 – 479.

[23] Jia ZW, Chang K, Dai B, et al. Factors influencing biochemical recurrence in patients who have received salvage radiotherapy after radical prostatectomy: a systematic review and meta-analysis [J]. Asian J Androl, 2017,493 – 499.

[24] Kitajima K, Murphy RC, Nathan MA, et al. Detection of recurrent prostate cancer after radical prostatectomy: comparison of 11C-choline PET/CT with pelvic multiparametric MR imaging with endorectal coil [J]. J Nucl Med, 2014,2:223 – 232.

[25] Klein EA. Seeing and not believing: oligometastases and the future of metastatic prostate cancer[J]. Eur Urol, 2015,864 – 865.

[26] Liauw SL, Pitroda SP, Eggener SE, et al. Evaluation of the prostate bed for local recurrence after radical prostatectomy using endorectal magnetic resonance imaging[J]. Int J Radiat Oncol Biol Phys, 2013,2: 378 – 384.

[27] Loeb S, Cooperberg MR. Early detection of prostate cancer[J]. Urol Clin North Am, 2014, xiii.

[28] Lou DY, Fong L. Neoadjuvant therapy for localized prostate cancer: examining mechanism of action and

efficacy within the tumor[J]. Urol Oncol, 2016, 4: 182 – 192.

[29] Lowrance WT, Roth BJ, Kirkby E, et al. Castration-resistant prostate cancer: AUA guideline amendment 2015[J]. J Urol, 2016, 5: 1444 – 1452.

[30] Morigi JJ, Stricker PD, van Leeuwen PJ, et al. Prospective comparison of 18F-Fluoromethylcholine versus 68Ga-PSMA PET/CT in prostate cancer patients who have rising PSA after curative treatment and are being considered for targeted therapy[J]. J Nucl Med, 2015, 8: 1185 – 1190.

[31] Mottet N, Bellmunt J, Bolla M, et al. EAU-ESTRO-SIOG guidelines on prostate cancer. Part 1: screening, diagnosis, and local treatment with curative intent[J]. Eur Urol, 2017, 618 – 629.

[32] Perera M, Papa N, Christidis D, et al. Sensitivity, specificity, and predictors of positive 68Ga-prostate-specific membrane antigen positron emission tomography in advanced prostate cancer: a systematic review and meta-analysis[J]. Eur Urol, 2016, 6: 926 – 937.

[33] Pompe RS, Karakiewicz PI, Tian Z, et al. Oncologic and functional outcomes after radical prostatectomy for high or very high risk prostate cancer: european validation of the current NCCN(R) guideline[J]. J Urol, 2017 198(2): 354 – 361.

[34] Scher HI. Observed advantages of the STAMPEDE study design[J]. Eur Urol, 2015, 1039 – 1041.

[35] Schroder FH, Hugosson J, Roobol MJ, et al. Screening and prostate cancer mortality: results of the European Randomised Study of Screening for Prostate Cancer (ERSPC) at 13 years of follow-up[J]. Lancet, 2014, 2027 – 2035.

[36] Shipley WU, Seiferheld W, Lukka HR, et al. Radiation with or without antiandrogen therapy in recurrent prostate cancer[J]. N Engl J Med, 2017, 5: 417 – 428.

[37] Siegel RL, Miller KD, Jemal A. Cancer statistics, 2017 [J]. CA Cancer J Clin, 2017, 1: 7 – 30.

[38] Stephenson SK, Chang EK, Marks LS. Screening and detection advances in magnetic resonance image-guided prostate biopsy[J]. Urol Clin North Am, 2014, 315 – 326.

[39] Suardi N, Gandaglia G, Gallina A, et al. Long-term outcomes of salvage lymph node dissection for clinically recurrent prostate cancer: results of a single-institution series with a minimum follow-up of 5 years[J]. Eur Urol, 2015, 2: 299 – 309.

[40] Sweeney CJ, Chen YH, Carducci M, et al. Chemohormonal therapy in metastatic hormone-sensitive prostate cancer[J]. N Engl J Med, 2015, 737 – 746.

[41] Treglia G, Ceriani L, Sadeghi R, et al. Relationship between prostate-specific antigen kinetics and detection rate of radiolabelled choline PET/CT in restaging prostate cancer patients: a meta-analysis[J]. Clin Chem Lab Med, 2014, 5: 725 – 733.

[42] Zhu Y, Han CT, Zhang GM, et al. Effect of body mass index on the performance characteristics of PSA-related markers to detect prostate cancer[J]. Sci Rep, 2016, 19034.

66 睾丸肿瘤

睾丸肿瘤在男性中发病率相对较低,是 18～35 岁男性中最常见、最可能治愈的实体肿瘤。睾丸肿瘤的治疗注重手术、化疗及放疗的综合治疗,且因治疗手段的突破性进展,自 20 世纪 70 年代以来,其死亡率显著下降。

66.1 流行病学与病因学

66.1.1 流行病学

睾丸肿瘤并不常见,仅占男性的恶性肿瘤的 1%～1.5%,约占男性泌尿系统恶性肿瘤的 5%,但是却是 15～35 岁男性人群中最常见的恶性肿瘤。90%～95%睾丸肿瘤为生殖细胞肿瘤,其余为非生殖细胞肿瘤。精原细胞瘤是生殖细胞肿瘤中最常见的,在 20～30 岁年轻男性中发病率最高,非精原细胞瘤则在 30～40 岁男性中发病率最高。近年来睾丸肿瘤在欧美白种人中的发病率有增高趋势,但在不同国家和地区发病率不相同。北欧睾丸肿瘤发病率最高,为 3.2/10 万;美国、英国次之,为(2.1～2.3)/10 万;中国为 1/10 万。上海市肿瘤登记资料(2007 年)的该项发病率为 0.71/10 万。睾丸肿瘤右侧多于左侧,这与右侧隐睾的发病率较高有关,双侧

同时发病者少见,双侧睾丸肿瘤占 1%～2%。睾丸肿瘤转移较早,多经淋巴结和血行扩散,其中精原细胞瘤以淋巴转移为主。由于治疗上的进步,睾丸肿瘤的死亡率由 1970 年前的 50%降至 1997 年的不足 5%,是少数可被治愈的恶性实体肿瘤之一。

66.1.2 病因学

(1) 先天性因素

睾丸肿瘤的病因目前不十分清楚,与其发病有关的先天性因素有隐睾、一级亲属的家族史、不育症、多乳症、睾丸女性化综合征。隐睾和异位睾丸是睾丸肿瘤发病的重要因素,隐睾患者睾丸肿瘤的发生率较正常人群高 20～40 倍,约 30%的睾丸肿瘤患者患有隐睾。隐睾或异位睾丸未降,所处的环境温度比阴囊内要高 2～4℃,可促使睾丸萎缩,精子生成障碍,容易恶性变。隐睾还可能伴先天性发育不良,或有先天性缺陷,而容易恶性变。隐睾与精原细胞瘤的关系比较密切,发生于隐睾的肿瘤 80%以上是精原细胞瘤。

(2) 获得性因素

与睾丸肿瘤相关的获得性因素有物理及化学性损伤、内分泌代谢紊乱、非特异性或腮腺炎相关的睾丸萎缩等。创伤被认为是睾丸肿瘤的另一相关因素,但尚难肯定,或可能已患肿瘤的患者很可能因创

伤而使病情加重或引起播散。睾丸是产生激素的器官，因而也认为，内分泌功能障碍可能与睾丸肿瘤的发生有一定关系。

（朱一平　许　华）

66.2　诊断与鉴别诊断

66.2.1　临床表现

（1）睾丸肿大

单发睾丸肿瘤常见的症状为单个结节或者单侧无痛肿胀的睾丸，患者常在洗澡时偶然发现阴囊内肿块，约占88%的睾丸肿瘤患者睾丸呈不同程度肿大。睾丸感觉消失，无痛感，部分患者因睾丸肿大引起下坠感而就诊。有时睾丸完全被肿瘤取代，质地坚硬，正常的弹性消失。早期表面光滑，晚期表面可呈结节状，与阴囊粘连，甚至破溃，阴囊皮肤呈暗红色，表面常有血管迂曲。透光试验检查时，不透光。隐睾发生肿瘤时多于下腹部、腹股沟等处扪及肿块，而同侧阴囊是空虚的。部分睾丸肿瘤患者可同时伴有鞘膜积液。睾丸肿瘤较小时，患者很少自己发觉，往往在体检或治疗其他疾病时被发现。

（2）疼痛

一般认为睾丸肿瘤是无痛性阴囊肿块，疼痛不常见，约20%的患者以阴囊疼痛为首发症状。值得注意的是，在临床上还可以见到约10%以急性疼痛为表现的睾丸肿瘤，发生疼痛的原因是肿瘤内出血、梗死、中心坏死、合并附睾炎或因睾丸肿瘤侵犯睾丸外的组织而发生疼痛。

（3）转移症状

约10%的睾丸肿瘤以转移癌症状就诊。睾丸肿瘤以淋巴结转移为主，常见于髂内、髂总、腹主动脉旁及纵隔淋巴结。转移灶可以很大，腹部可以触及，侵犯腰肌和神经根引起腰背痛，十二指肠后转移引起食欲缺乏、恶心、呕吐、消化道出血。肺转移引起呼吸困难，颈部肿块为锁骨上淋巴结转移，髂静脉、腔静脉梗阻或栓塞引起下肢水肿。

（4）男性乳腺发育

约5%的睾丸生殖细胞肿瘤可以出现男性乳腺发育，而这一比例在睾丸间质细胞瘤、支持细胞瘤中更高，可达1/3。这些患者可出现乳房肥大、乳头乳晕色素沉着。

（5）体检

检查从健侧睾丸开始，对比两侧的大小、硬度和轮廓，同时检查附睾、精索和阴囊皮肤，大多数睾丸肿瘤的生长被致密的白膜所限，但有10%～15%睾丸肿瘤累及附睾或精索。精原细胞瘤常在睾丸内发展成大而沉重的肿块，但仍保持睾丸的形态。胚胎癌、畸胎瘤常表现为睾丸内的不规则肿块。鞘膜积液如果出现，会增加睾丸体检的难度。体检应包括检查锁骨上、胸部、腹部、腹股沟和乳腺有无异常。

66.2.2　检查方法

（1）超声检查

阴囊超声检查基本是体格检查的一种延伸，可较准确地测定睾丸的大小、形态及有无肿瘤发生。白膜内任何发现的低回声区都应高度怀疑为睾丸肿瘤，其灵敏度接近100%。特别是隐睾患者，可了解睾丸发育情况及是否肿大、恶变等。精原细胞瘤的典型B超声像图为边界清晰、均匀一致的低回声团块。胚胎癌B超检查往往示边界不清、回声不均的团块。畸胎瘤B超检查示混合回声、质地不均、边界亦不清，常有钙化，表明骨和软骨成分。绒毛膜上皮癌B超检查示坏死、出血和钙化灶同时存在。B超检查可了解有无肾积水，如发现腹膜后淋巴结肿大、腹腔脏器转移灶，对诊断及分期都很有帮助。

（2）血清肿瘤标志物

睾丸生殖细胞肿瘤是能够合成肿瘤标志物的肿瘤之一，其中甲胎蛋白（AFP）、β-人绒毛膜促性腺激素（β-HCG）、乳酸脱氢酶（LDH）是睾丸肿瘤的3种主要肿瘤标志物，有助于睾丸肿瘤早期诊断、判断疗效和术后随访。AFP（正常值＜25μg/L）对判断胚胎性肿瘤有帮助。AFP在全部卵黄囊肿瘤、50%～70%胚胎癌和20%～25%畸胎瘤中升高，而在绒毛膜上皮癌和精原细胞瘤中不升高。β-HCG升高（正常值＜5μg/L），对判断睾丸肿瘤有无滋养层成分具有参考价值，精原细胞瘤5%～10%阳性，胚胎癌40%～60%阳性，绒毛膜上皮癌100%阳性。同时检测AFP和β-HCG，约90%睾丸肿瘤有一种或两种肿瘤标志物升高。LDH普遍存在于不同组织的细胞中，其特异性较差，在80%的进展性睾丸癌患者中LDH水平可升高，故在决定治疗方案时应考虑其他临床检测结果。

（3）X线检查

包括后前位和侧位胸部X线检查，可初步了解有无肺、骨转移。绒毛膜上皮癌容易转移到肺,胸部平片可发现肺及纵隔淋巴结有无转移。

(4) CT检查

CT能更详细地、准确地反映睾丸及全身各处的转移情况,对睾丸肿瘤的临床分期、综合治疗以及预后的指导都有重要价值(图66-1)。胸部CT较胸片灵敏性更高,可检测出直径<2 mm的病灶,但需注意的是其特异性不高,约70%的小病灶为良性病变,与睾丸肿瘤无关。腹部CT被认为是评判腹膜后淋巴结有无侵犯的最有效方法,灵敏度为70%~80%,对尚未行隐睾摘除、可能已恶变的患者尤为有益(图66-2)。腹部CT已能检出直径<2 cm的转移淋巴结,从而可替代有创的淋巴管造影。另外,对于具有神经症状、β-HCG明显升高或是伴有多处肺转移灶的患者,脑部CT检查也具有重要参考价值。

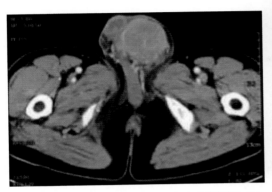

图66-1 左侧睾丸精原细胞瘤动脉期增强CT表现

图66-2 睾丸癌腹部淋巴结转移CT表现

(5) MRI检查

MRI在诊断睾丸肿瘤时的灵敏度近100%,特异度为95~100%,睾丸肿瘤在T2WI通常为低信号,造影后呈快速、早期强化(图66-3)。在评估腹膜后疾病分期方面,MRI并不比CT更具优势。另外,脑部MRI也可替代CT检查。

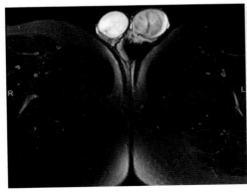
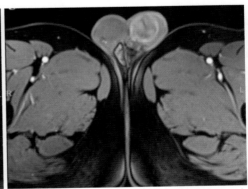

图66-3 左侧睾丸精原细胞瘤MRI表现

(6) PET/CT检查

可较早发现淋巴结等转移灶,是目前最为灵敏和可靠的检查。但也有报道认为PET与CT比较,在检测微小淋巴结病变上作用相似。

66.2.3 病理学诊断

(1) 原发性睾丸肿瘤

1) 睾丸生殖细胞肿瘤:睾丸生殖细胞肿瘤主要

有精原细胞瘤(图66-4)、胚胎细胞癌、畸胎瘤、绒毛膜上皮癌、卵黄囊瘤(图66-5)5种细胞类型。精原细胞瘤是最常见的睾丸肿瘤,占全部睾丸肿瘤的30%～60%;胚胎细胞癌占3%～4%;畸胎瘤占5%～10%;绒毛膜上皮癌占1%;50%以上的生殖细胞肿瘤包含了不止一种细胞类型,又称为混合生殖细胞肿瘤。

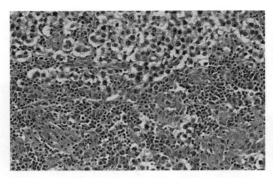

图66-4　睾丸精原细胞瘤镜下表现(HE染色)

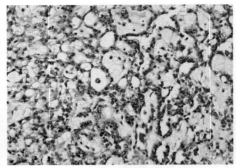

图66-5　睾丸卵黄囊瘤镜下表现(HE染色)

2)睾丸非生殖细胞肿瘤:睾丸非生殖细胞肿瘤中来自生殖基质肿瘤的为间质(Leydig)细胞瘤,占1%～5%,其次是支持(Sertoli)细胞瘤。

(2)继发性睾丸肿瘤

继发性睾丸肿瘤主要来自网状内皮组织肿瘤及白血病等转移性肿瘤,如白血病睾丸肿瘤,显微镜下可见白血病细胞在睾丸间质内浸润。

66.2.4　分期

(1)TNM分期

睾丸肿瘤的临床分期基于病理学诊断、胸部和腹膜后的影像学检查,分为不同的组织学类型,恶性淋巴瘤不包括在内。病理检查作为确定TNM分期(表66-1)的最低要求,其中区域淋巴结即主动脉旁及腔静脉旁淋巴结,在阴囊手术后同侧腹股沟淋巴结也包括在内。邻区淋巴结是指盆腔内淋巴结、纵隔和锁骨上淋巴结。

表66-1　TNM分期方法(UICC,2017年)

分　期	标　　准
原发肿瘤(T)	
Tx:	原发性肿瘤未能被评估(如未行睾丸切除术,则用此表示)
T0:	未见原发性肿瘤
Tis:	导管内生殖细胞肿瘤(原位癌)
T1:	肿瘤局限于睾丸体部和附睾(无血管及淋巴侵犯),肿瘤可侵犯白膜,但无睾丸鞘膜侵犯
T2:	肿瘤局限于睾丸体部和附睾,但伴有血管及淋巴侵犯,或肿瘤侵犯睾丸鞘膜
T3:	肿瘤侵及精索,伴或不伴血管/淋巴管侵犯
T4:	肿瘤侵及阴囊,伴或不伴血管/淋巴管侵犯
区域淋巴结或邻区淋巴结(N)	
Nx:	不能评估区域淋巴结受侵的范围
N0:	无区域淋巴结受侵的征象
N1:	单个淋巴结肿块,最大直径不超过2 cm;或者不超过5个淋巴结阳性,最大直径均不超过2 cm
N2:	单个淋巴结肿块,最大直径在2～5 cm;或者超过5个淋巴结阳性,最大直径均不超过5 cm;或者存在肿瘤节外侵犯
N3:	任何淋巴结转移直径超过5 cm
远处转移(M)	
Mx:	未能确定远处转移的范围
M0:	无远处转移征象
M1:	有远处转移征象

续　表

分　期	标　准
M1a:	非区域淋巴结转移或肺转移
M1b:	非肺部的其他远处转移
血清肿瘤标志物(S)	
Sx:	血清肿瘤标志物未检测
S0:	血清肿瘤标志物正常
S1:	LDH$<1.5*$N；β-HCG$<5\,000$ mIU/ml；AFP$<1\,000$ ng/ml
S2:	LDH $1.5\sim10*$N；β-HCG $5\,000\sim50\,000$ mIU/ml 或 AFP $1\,000\sim10\,000$ ng/ml
S3:	LDH$>10*$N；β-HCG$>50\,000$ mIU/ml 或 AFP$>10\,000$ ng/ml

注:N 表示 LDH 检测的正常值上限

（2）分期归类

Ⅰ期:肿瘤限于睾丸,无腹膜后淋巴结转移。

Ⅱ期:有腹膜后淋巴结转移。

　　Ⅱa期:转移性淋巴结,直径<2 cm。

　　Ⅱb期:转移性淋巴结,直径 $2\sim5$ cm。

　　Ⅱc期:转移性淋巴结,直径>5 cm。

Ⅲ期:淋巴结转移越过横膈以上,或者有实质性

脏器的癌转移。

66.2.5　危险分级和预后因素

　　根据患者实验室检查、临床分期和病理学类型,国际生殖细胞肿瘤协作组将睾丸肿瘤患者的危险分级分为了 3 级,具体如表 66-2 所列。

表 66-2　睾丸肿瘤患者危险分级

分　期	标　准
预后良好组	
非精原细胞瘤(占 56%) 5 年无疾病进展生存率(PFS)为 89% 5 年总生存率(OS)为 92%	包含以下所有项目: ● 睾丸或腹膜后原发肿瘤 ● 无肺脏以外实质脏器转移 ● AFP$<1\,000$ ng/ml ● LDH$<1.5*$N ● β-HCG$<5\,000$ mIU/ml
精原细胞瘤(占 90%) 5 年 PFS 为 82% 5 年 OS 为 86%	包含以下所有项目: ● 任何部位原发肿瘤 ● 无肺脏以外实质脏器转移 ● AFP 正常 ● LDH 任意值 ● β-HCG 任意值
预后中等组	
非精原细胞瘤(占 28%) 5 年 PFS 为 75% 5 年 OS 为 80%	包含任意以下项目: ● 睾丸或腹膜后原发肿瘤 ● 无肺脏以外实质脏器转移 ● AFP $1\,000\sim10\,000$ ng/ml ● LDH $1.5\sim10*$N ● β-HCG $5\,000\sim50\,000$ mIU/ml
精原细胞瘤(占 10%) 5 年 PFS 为 67% 5 年 OS 为 72%	包含以下所有项目: ● 任何部位原发肿瘤 ● 有肺脏以外实质脏器转移 ● AFP 正常 ● LDH 任意值 ● β-HCG 任意值
预后较差组	
非精原细胞瘤(占 16%) 5 年 PFS 为 41% 5 年 OS 为 48%	包含任意以下项目: ● 纵隔原发肿瘤 ● 有肺脏以外实质脏器转移 ● AFP$>10\,000$ ng/ml ● LDH$>10*$N ● β-HCG$>50\,000$ mIU/ml
精原细胞瘤	无患者属于预后较差组

注:N 表示 LDH 检测的正常值上限

66.2.6 鉴别诊断

（1）睾丸附睾炎

睾丸附睾炎患者有炎症症状，急性发作时有红、肿、热、痛。偶有难以鉴别诊断时，应在积极抗感染治疗后复查。

（2）阴囊血肿

阴囊血肿患者有外伤史，阴囊肿块在外伤初期较大，随时间延长逐渐缩小。对阴囊血肿机化者应注意与肿瘤区别。

（3）睾丸扭转

睾丸扭转常发生于青少年，病史中有突发的睾丸疼痛及肿胀。多普勒超声示患侧睾丸无血流或明显减少。

（4）鞘膜积液

睾丸鞘膜积液呈囊性、软而透光，抽出液体后可触到正常睾丸，B超检查易于鉴别。丝虫病引起的睾丸鞘膜积液使阴囊皮肤与皮下组织水肿，往往同时有象皮肿存在。

（5）附睾结核

附睾结核患者体检时附睾为无痛性硬结，开始局限于附睾尾部，进一步发展可累及整个附睾及睾丸，输精管可呈串珠样改变。

（叶定伟　顾成元）

66.3　治疗

66.3.1　手术治疗

由于睾丸肿瘤的组织类型较多，有起源于生殖细胞的肿瘤，也有起源于非生殖细胞的肿瘤，还有转移性睾丸肿瘤，因此，睾丸肿瘤无论哪一种类型都要先行根治性睾丸切除，确认肿瘤的组织类型，再根据临床分期决定进一步的治疗方案。对标本应进行多处连续切片，以了解可能存在的多种成分。如为混合性肿瘤则按恶性程度最高的那一种治疗。单纯手术切除的疗效远不如综合治疗的结果，即使早期的睾丸肿瘤，仍有 10％～15％腹膜后淋巴结转移，因此多模式疗法在睾丸肿瘤中具有举足轻重的作用。

（1）根治性睾丸切除术

适用于任何类型的睾丸肿瘤，是获得睾丸肿瘤病理学诊断的常用手段。临床上不推荐采用睾丸肿瘤穿刺活检，因其易导致肿瘤的种植播散，而是强调采用经腹股沟途径行根治性睾丸切除术。手术采用腹股沟斜向切口，达阴囊上方，分离精索，在腹股沟内环处先将精索、血管结扎切断，然后再切除睾丸及其肿瘤。应注意手术时尽可能先结扎精索血管及输精管，尽可能地高位切除精索，术中防止挤压肿瘤以免促使扩散。单纯根治性睾丸切除往往达不到彻底的手术切除效果，根据睾丸肿瘤的病理学特征，需配合施行腹膜后淋巴结清除术、化疗或放疗以达到根治的目的。如精原细胞瘤要加放疗或化疗；胚胎癌或恶性畸胎瘤要加腹膜后淋巴结清扫术及化疗或放疗；绒毛膜上皮癌要加化疗。

（2）腹膜后淋巴结清扫术

腹膜后转移经常是最早发生的睾丸外转移，腹膜后淋巴结清扫术主要适用于非精原性生殖细胞瘤，如胚胎癌、恶性畸胎瘤。腹膜后淋巴结清扫术能够使Ⅰ期的高危患者（存在睾丸血管网侵犯）和Ⅱ期的病例得到治愈的机会；另外，此手术也是疾病分期中的"金标准"。传统开放手术采用从剑突至耻骨联合的腹部正中切口，其优点是：能充分暴露腹膜后间隙，在直视下进行手术操作；肾蒂和大血管周围均能完善地暴露和彻底清除。其范围包括同侧下 2/3 肾筋膜内所有的淋巴结、脂肪和结缔组织。近年来腹腔镜手术日趋成熟，腹腔镜下腹膜后淋巴结清扫术与传统开放手术相比，具有住院时间短、术后恢复快、并发症少等优点。

1）根治性腹膜后淋巴结清扫术：由肾蒂平面以上 2 cm 起，两侧输尿管内侧为界，结扎两侧腰动、静脉，使腹主动脉和下腔静脉完全游离，可提起腹主动脉和下腔静脉，将腹膜后区域内的淋巴结、脂肪组织全部清除，以达到完全清除的目的。睾丸肿瘤腹膜后转移主要位于肠系膜上动脉根部水平以下的肾周围到大血管分叉水平之间的范围内，对该区域行彻底清除是提高手术疗效的关键。至于大血管后方是否需要清除，意见尚不一致。该术式手术范围广，创伤大，并发症多，交感神经丛容易受损，易发生射精功能障碍和不育、淋巴漏、血肿等。

2）改良的腹膜后淋巴结清扫术：① 右侧，应由肾蒂平面以上 2 cm 起，沿下腔静脉到腹主动脉分叉处，切除所有的脂肪、结缔组织与淋巴组织，同时也切除腹主动脉与下腔静脉之间的淋巴结及腹主动脉前的淋巴结，以达到脊柱前韧带；再由腹主动脉分叉处向右、向下切除髂淋巴结，与内环精索结扎处会合，将其残端一并切除，保留两侧交感神经链和肠系膜下动脉。② 左侧，沿腹主动脉自肾蒂上 2 cm 向下解剖直至腹主动脉分叉处,切除所有的脂肪,结缔组织与淋巴组织,同时也切除腹主动脉与下腔静脉之间的淋巴结,保留肠系膜下动脉;再由腹主动脉分叉处向左、向下沿髂血管解剖,保护骶腹神经丛,切除髂淋巴结达左侧内环处,将精索结扎残端一并切除。由于术中对肿瘤累及可能性小的区域进行了改良,患者术后射精功能可得到较好的保留。

3) 保留神经的腹膜后淋巴结清扫术:为了避免和减少勃起功能障碍、射精功能障碍、不育和排尿功能障碍的并发症,在腹膜后淋巴结清除时,应尽量保护神经,包括下腔静脉后方或腹主动脉左侧的腰交感干、交感神经链、腹主动脉周围的网状交感神经支干、交感神经丛。手术较费时,大血管旁剥离淋巴结更需要谨慎轻巧。

4) 腹腔镜腹膜后淋巴结清扫术:具有创伤小、痛苦少、恢复快的优点,并且可行腹腔镜下保留神经的腹膜后淋巴结清扫术,但手术难度大,技术要求高,文献报道和病例数尚不多,需要进一步随访以确定其疗效。

(3) 孤立转移灶的切除

对于有肺、肝和孤立转移灶的患者,经过观察一段时间及化疗或放疗后,病灶未消退,并且无新病灶出现时,可考虑手术切除,以争取治愈。

66.3.2 放射治疗

精原细胞瘤对放射线高度敏感,根治性睾丸切除后对于Ⅱ期患者应采用放疗。对于Ⅰ期患者,尤其是低危者,由于研究提示放疗会增加继发恶性肿瘤的风险,所以目前推荐对于随访依从性好的患者进行密切随访。

(1) 术前放疗

适用于腹部隐睾并发精原细胞瘤,而且睾丸肿瘤或腹部转移灶巨大,估计手术困难时采用。一般照射量以 10 Gy 左右为宜。

(2) 术后放疗

适用于Ⅱ期或Ⅲ期精原细胞瘤患者,睾丸切除术后行淋巴引流区照射;或局部肿瘤处于较晚期,腹部未触及包块,但经影像学检查证实或估计有转移者;或腹膜后淋巴结清扫术后,病理学检查为阳性或未能清除彻底者;或晚期肿瘤已有腹腔内转移,行姑息性切除术后加以补充放疗。方法:目前多采用"五野照射治疗",即耻骨上、脐部、腰椎、上腹部、胸部下方。照射量如下:预防照射量为 25～30 Gy/2 周,治疗量为 30～35 Gy/3～4 周。

66.3.3 化学治疗

睾丸肿瘤单药化疗的效果不如联合化疗,但单药化疗对睾丸肿瘤仍有一定的疗效。单药卡铂化疗用于Ⅰ期高危精原细胞瘤患者(肿瘤＞4 cm 或肿瘤侵犯睾丸血管网),其疾病控制率与辅助放疗相似。但总的来说,全身联合化疗是睾丸肿瘤比较有效的治疗方法,完全缓解率和长期生存率较高。化疗适应证包括:① 腹膜后淋巴结清扫术后组织中有癌浸润者;② 手术、放疗后,或化疗完全或部分缓解后的维持、挽救治疗;③ 不宜手术或不愿手术的Ⅱ、Ⅲ期患者。化疗禁忌证包括:① 心、肝、肾等重要脏器功能障碍者;② 有感染及发热等严重并发症者;③ 年老体弱或恶病质者;④ 有严重骨髓抑制者。目前较常用的联合化疗方案如下。

(1) PEB 方案

顺铂(DDP, P),20 mg/m²,静脉滴注,第 1～5 天(配合水化利尿等);依托泊苷(VP-16, E),100 mg/m²,静脉滴注,第 1～5 天;博来霉素(BLM, B),30 mg/周,静脉滴注,第 1、8、15 天。对于不愿进行密切随访的Ⅰ期低危患者或者进行了后腹膜淋巴结清扫发现肿瘤浸润的Ⅰ期患者,推荐以上药物每 3 周重复,共 2 个周期。对于Ⅱ期患者,以上药物每 3 周重复,共 3～4 个周期。

(2) PEI 方案

顺铂(DDP, P),20 mg/m²,静脉滴注,第 1～5 天(配合水化利尿等);依托泊苷(VP-16, E),75～100 mg/m²,静脉滴注,第 1～5 天;异环磷酰胺(IFO, I),1.2 g/m²,静脉滴注,第 1～5 天。以上药物每 3 周重复,共 4 个周期。可用于首次治疗失败或复发的解救方案。

(3) TIP 方案

紫杉醇(TAX, T),250 mg/m²,第 1 天 24 h 泵入;异环磷酰胺(IFO, I),1.5 g/m²,静脉滴注,第 2～5 天;顺铂(DDP, P),25 mg/m²,静脉滴注,第 2～5 天(配合水化利尿等)。以上药物每 4 周重复。用于首次治疗失败或复发的解救方案。

大剂量顺铂(DDP)治疗主要不良反应是胃肠道反应(恶心、呕吐)和肾毒性,应用时要积极应用镇吐药物,并进行水化。20 世纪 80 年代初,临床上有开始使用卡铂(JM-8)的报道,卡铂适应证与顺铂相同,该药对睾丸肿瘤具有高度亲和性,而毒性低于

DDP，但治疗睾丸生殖细胞肿瘤卡铂的效果不如顺铂好。博来霉素(BLM)主要不良反应为发热、肺纤维化和皮肤色素沉着等。治疗非精原细胞瘤的方案亦可以用于精原细胞瘤患者。近几年来，以 DDP 为主的联合化疗治疗播散性睾丸生殖细胞肿瘤，90％的完全缓解者能无瘤长期生存。

(叶定伟　许　华)

主要参考文献

［1］吴阶平. 吴阶平泌尿外科学(2013 版)[M]. 济南：山东科学技术出版社，2012.

［2］Bray F, Richiardi L, Ekbom A, et al. Trends in testicular cancer incidence and mortality in 22 European countries: continuing increases in incidence and declines in mortality[J]. Int J Cancer, 2006,118:3099.

［3］EAU Guidelines on Testicular Cancer [EB/OL]. http://www. uroweb. org/guideline/testicular-cancer/.

［4］Ehrlich Y, Brames MJ, Beck SD, et al. Long-term follow-up of Cisplatin combination chemotherapy in patients with disseminated nonseminomatous germ cell tumors: is a postchemotherapy retroperitoneal lymph node dissection needed after complete remission[J]? J Clin Oncol, 2010,28:531.

［5］Fosså SD, Paluchowska B, Horwich A, et al. Intensive induction chemotherapy with C-BOP/BEP for intermediate-and poor-risk metastatic germ cell tumours (EORTC trial 30948)[J]. Br J Cancer, 2005,93:1209.

［6］Gilligan TD, Seidenfeld J, Basch EM, et al. American Society of Clinical Oncology Clinical Practice Guideline on uses of serum tumor markers in adult males with germ cell tumors[J]. J Clin Oncol, 2010,28:3388.

［7］Ilic D, Misso ML. Screening for testicular cancer[J]. Cochrane Database Syst Rev, 2011,CD007853.

［8］Kier MG, Lauritsen J, Mortensen MS, et al. Prognostic factors and treatment results after bleomycin, etoposide, and cisplatin in germ cell cancer: a population-based study[J]. Eur Urol, 2017,71:290.

［9］McGlynn KA, Devesa SS, Sigurdson AJ, et al. Trends in the incidence of testicular germ cell tumors in the United States[J]. Cancer, 2003,97:63.

［10］Oliver RT, Mason MD, Mead GM, et al. Radiotherapy versus single-dose carboplatin in adjuvant treatment of stage I seminoma: a randomised trial[J]. Lancet, 2005, 366:293.

［11］Rassweiler JJ, Frede T, Lenz E, et al. Long-term experience with laparoscopic retroperitoneal lymph node dissection in the management of low-stage testis cancer [J]. Eur Urol, 2000,37:251.

［12］Stephenson AJ, Tal R, Sheinfeld J. Adjunctive nephrectomy at post-chemotherapy retroperitoneal lymph node dissection for nonseminomatous germ cell testicular cancer[J]. J Urol, 2006,176:1996.

［13］Tandstad T, Ståhl O, Dahl O, et al. Treatment of stage I seminoma, with one course of adjuvant carboplatin or surveillance, risk-adapted recommendations implementing patient autonomy: a report from the Swedish and Norwegian Testicular Cancer Group (SWENOTECA)[J]. Ann Oncol, 2016,27:1299.

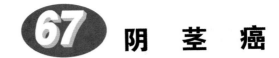

67 阴 茎 癌

67.1 流行病学

阴茎癌是一种罕见的恶性肿瘤,主要发生于老年男性,患者平均年龄为 60 岁,70 岁时发病率达到最高峰。近年来发现在美国等发达地区患病率有所下降,然而部分发展中国家的发病率很高。在非洲、亚洲和南美的部分国家,阴茎癌可占男性恶性肿瘤的 10%。不同地区的患病率可能与各地的社会经济和宗教习俗有关。在一些阴茎癌高发的国家中,如尼日利亚和印度,部分地区男性几乎没有阴茎癌发生,这与宗教信仰在新生儿出生后即行包皮割礼有关。公认的阴茎癌危险因素有卫生习惯不良、包茎和包皮过长。许多阴茎病变可能与阴茎癌发病相关,如阴茎白斑、阴茎裂伤、尿道狭窄。彻底的包皮环切术可预防以上大多数病理状态。阴茎癌患者中伴有包皮过长的比例较高,为 44%～85%。病例对照研究发现包皮过长是阴茎癌发病重要诱因之一。

阴茎癌的其他危险因素包括多个性伴侣、生殖器疣或其他性传播性疾病。研究表明,感染黏膜高危人乳头瘤病毒(HPV)是一部分阴茎癌的重要病因。阴茎癌患者携带 HPV DNA 的比例为 30%～90%。HPV16 为主要亚型。根据阴茎癌的年发病率情况每年约有 26 000 例患者,其中约有 7 000 名

可通过根治 HPV16/18 感染而得以预防。少数阴茎癌与感染低危险性 HPV 之间的关联也有报道,但是低危险性 HPV 是否也是阴茎癌的致病原因还不确定。根据 HPV 潜在致癌性不同,一般可将 HPV 分成 3 型(表 67 - 1)。

表 67 - 1 HPV 的分型

分型	HPV 亚型
高危型	16, 18, 31, 33, 35, 39, 45, 51, 52, 56, 58, 59
低危型	6, 11, 40, 42, 43, 44, 54, 61, 70, 72, 81
可能致癌	26, 53, 66, 68, 73, 82

(叶定伟　傅航成)

67.2 诊断

67.2.1 评估

阴茎癌通常表现为阴茎龟头处一个难以愈合的病灶。肿瘤起初可以表现为龟头处充血的斑块或者包皮处久不愈合的溃疡。当肿瘤进展时,可以看到溃疡性生长方式并侵蚀破坏周围的正常组织。这些病灶常常会发生感染,产生大量的恶臭脓液。即使

是破溃广泛的病灶,患者也往往不觉疼痛。

约50%的肿瘤位于龟头,20%在包皮上,20%同时发生在龟头和包皮,其余的发生在阴茎体。有时会出现多个病灶。从首次发现病灶到治疗开始常有8个月至1年不等。原因可能与阴茎病灶被误诊为感染而接受不适当的治疗有关。而且因为阴茎癌常发生于包皮过长的男性,这些患者很少进行龟头检查,有时直到原发病灶侵犯阴茎包皮或因相伴感染闻到恶臭才被发现。

阴茎癌的鉴别诊断应该考虑许多良性病变。这些病变包括尖锐湿疣、黏膜白斑病、干燥性闭塞性龟头炎(BXO)等。黏膜白斑病和干燥性闭塞性龟头炎会出现白色斑点和斑块。尖锐湿疣是一种性传播疾病,如生殖器疣等,多为菜花样,经常出现在阴茎的多个地方而非仅在龟头处。BXO与尿道异常有关,这些患者通常需要长期随访以防发生尿道狭窄。

最常用的检查阴茎癌病灶的影像学方法是超声和磁共振成像(MRI)。阴茎超声检查使用7.5赫兹线性探头。超声的灵敏性和特异性分别为57%和91%,其缺点是低估了肿瘤特别是Ta和T1期病变的深度。判断肿瘤对阴茎海绵体白膜是否有侵犯适宜选择超声检查。阴茎增强MRI检查被认为有100%的灵敏性和91%的特异性。然而MRI对Ta期及T1期病变的诊断及鉴别诊断表现欠佳,MRI适合评估海绵体是否被侵犯。注射前列腺素形成人造勃起后行MRI检查可提高成像质量。

活检仍然是阴茎鳞状细胞癌的标准诊断手段。对于较小、局限的病灶可以考虑切除活检。在这些患者中需要做到切除后深部组织手术切缘为阴性。活检对疾病的分级和组织学分类提供了有用的信息。对于小病灶,侵犯深度也可经活检得到确认。较大的病灶可能更容易地通过体格检查和影像学检查来判断浸润程度。这些零散的信息组合在一起有助于正确地进行疾病分期,以及在没有明显的临床肿瘤转移症状(即触及转移淋巴结)下判断微观转移的可能性。

67.2.2 分型

(1)癌前病变

阴茎癌由阴茎癌前病变进展而来,并可分为HPV相关性和慢性炎症相关性两类。HPV相关的病变包括巨大尖锐湿疣、鲍恩样丘疹、鲍恩病和红斑增生病,而慢性炎症相关的病变则包括生殖器硬化

性苔藓、BXO、阴茎角、黏膜白斑病和假上皮瘤性角化病碎屑状龟头炎。

鲍恩病、红斑增生病和鲍恩样丘疹是临床常见的癌前病变。其中,红斑增生病进展为阴茎癌较为常见,约为30%最终发展成阴茎癌。长期患鲍恩样丘疹病可能转化为鲍恩病或红斑增生病,但鲍恩样丘疹最终进展为阴茎癌的概率不到1%。硬化性苔藓也可能是男性阴茎癌的危险因素之一。高达20%的阴茎癌患者曾患有硬化性苔藓,尤其是非HPV相关性阴茎癌。一项长达10年的有86名硬化性苔藓男性患者的追踪性研究显示,近6%的患者最终进展为阴茎癌。

(2)病理分型

1)鳞状细胞癌:经典型鳞状细胞癌(简称鳞癌)占所有阴茎癌的50%～60%。大体上,肿瘤呈不规则的灰白色外生型或是平坦而带有淡红色溃疡的内生型肿块。切面为灰白的肿瘤组织,侵及阴茎的不同解剖层面。显微镜下肿瘤细胞可有不同的分化特点,包括分化良好的角化型癌和角化不足的未分化癌。

2)疣状癌:疣状癌是少见的阴茎恶性肿瘤,仅占阴茎鳞癌的7%,多发生于60～70岁的患者。疣状癌是生长缓慢、分化程度很高的肿瘤,呈乳头状,肿瘤与间质的接触面较广。疣状癌有局部侵袭性,但几乎不发生转移。因此,治疗时需充分考虑此特征,给予合适的原发灶治疗,而无需进行区域淋巴结的治疗。疣状癌偶尔与肉瘤样癌伴发或是在放疗后发生。目前认为,HPV感染与疣状癌相关性不大。疣状癌的大体呈外生型乳头状,可以表现为多发结节"鹅卵石样"外观或"长条状钉样"突起。切面呈现白色锯齿状,肿瘤基底宽阔。疣状癌生长表浅,极少穿透固有膜、浅层肉膜或尿道海绵体。除在基底细胞层和旁基底细胞层偶见不典型的细胞核外,显微镜下细胞多呈现过度鳞化。肿瘤与间质之间存在广泛的接触界面,而这正是疣状癌的标志性特点。疣状癌不含挖空细胞(HPV感染细胞)。典型的疣状癌需要与具有灶性疣状特征的混合瘤相鉴别,这些混合瘤的远处转移率约为25%。

3)湿疣样癌:湿疣样癌是一种生长缓慢、低-中度恶性的HPV相关性疣样肿瘤,形态类似巨大湿疣,但具有组织学恶性和潜在的淋巴结转移风险。湿疣样癌占所有阴茎鳞癌的7%。肿瘤通常表现为菜花样病变,切面肉眼观呈灰白色,呈乳头状生长,

选的方案。巩固性放疗代替外科手术治疗高危阴茎鳞状细胞癌（SCC）尚未得到充分研究。因此，在没有严格设计的临床试验结果问世前，不推荐这种治疗方案。

2）新辅助放疗：新辅助放疗作为一种局部晚期阴茎癌的治疗选择，在最新的各种指南和建议中，均未积极推荐对晚期阴茎癌患者手术前给予新辅助放疗。近年来的资料显示，治疗性淋巴结清扫术的发症发生率为 30%～70%。对此，专家的普遍共识是，新辅助放疗可能会增加本来已经很高的术后并发症发生率，因此不予推荐。

（2）辅助化疗与放疗

辅助治疗对于淋巴清扫术后复发高危的患者（N2 - N3，+/－ENE）是可选择的手段，但目前证据水平较低（C 级）。但仍然建议进行辅助治疗（化疗或放疗）。辅助治疗方案的选择应该基于治疗者的经验和患者的意愿。

有研究报道了阴茎癌患者接受 12 周 VBM 每周方案辅助化疗的情况。接受辅助化疗患者的（25例）长期（＞5 年）无瘤生存率是 84%，而那些未接受化疗的患者是 38%（38 例）。该研究提示，对淋巴结清扫术后有较差预后因素（N2 - N3，ENE）的患者可选择辅助化疗。

在腹股沟淋巴结清扫术后进行腹股沟区和髂外区放疗可以减少高危患者治疗失败的风险。尽管会增加局部并发症且临床随访困难，对于那些腹股沟淋巴结广泛转移或术后发现淋巴结外侵犯的患者可以考虑辅助放疗。

（3）巩固治疗

在新辅助化疗逐步引起关注之前，根治性手术切除一直是治疗腹股沟或盆腔淋巴结转移患者治疗的基石。目前，对腹股沟淋巴结转移负荷小的患者首选治疗是单纯手术，而放疗并不推荐用于腹股沟淋巴结转移的巩固性治疗，虽然放疗作为巩固治疗的报道见于肛管、外阴和头颈部位的鳞癌。

67.3.4 晚期阴茎癌的治疗

在初次表现或疾病复发时表现为不可切除的区域性疾病或内脏转移的原发性阴茎癌患者的死亡率非常高，因为在大多数情况下，单独进行手术或放疗都是不可治愈的。在这种情况下，单一药物或多种药物化疗的经验有限，因为几乎没有Ⅱ期临床试验和随机临床试验报道。下列几种方法据报道可带来

患者生存状态的获益。有研究者对 26 例接受先前的放疗患者进行研究，其中 12 例服用了低剂量（50 mg/m²）顺铂，中位总生存期为 4.7 个月。来自日本的研究表明，博来霉素似乎对阴茎和阴囊癌的治疗有效。

有研究者报道，使用改良方案的Ⅱ期临床研究，其减少了顺铂、博来霉素和甲氨蝶呤的总剂量。他们对来自 31 个不同机构的 45 例局部晚期或转移性阴茎癌患者采用联合顺铂、甲氨蝶呤和博来霉素。中位反应持续时间为 16 周，总生存期为 28 周。虽然反应率似乎令人鼓舞，但仍然在单剂顺铂的 95%可信区间（CI）内，研究中有 5 例与治疗相关的死亡（1 例感染，4 例肺并发症）。因此，本研究未能证实单剂甲氨蝶呤的初始高反应率；响应率没有显著高于单剂顺铂，而博来霉素肺毒性显著。另外一项研究则报道了 28 例局部晚期或转移性疾病（T3，T4，N1～N3 或 M1）患者接受顺铂联合伊立替康。患者在手术前的新辅助设置（T3，N1 或 N2）或最多 8 个周期（T4，N3，M1 疾病）进行治疗。毒性是可以接受的，没有治疗相关的死亡，客观反应率为 30.8%。

（朱　耀　顾伟杰）

主要参考文献

［1］Algaba F, Horenblas S, Pizzocaro-Luigi Piva G, et al. EAU guidelines on penile cancer[J]. Eur Urol, 2002, 42:199 - 203.

［2］Amin, Mahul B. Urological pathology[J]. Lippincott Williams & Wilkins, 2013.

［3］Barnholtz- Sloan JS, Maldonado JL, Pow-sang J. Giuliano AR incidence trends in primary malignant penile cancer[J]. Urol Oncol, 2007,25(5):361 - 367.

［4］Bevan-Thomas R, Slaton JW, Pettaway CA. Contemporary morbidity from lymphadenectomy for penile squamous cell carcinoma: the M. D. Anderson Cancer Center Experience[J]. J Urol, 2002,167:1638 - 1642.

［5］Britton JE, Goulden V, Stables G, et al. Investigation of the use of the pulsed dye laser in the treatment of Bowen's disease using 5-aminolaevulinic acid phototherapy[J]. Br J Dermatol, 2005,153:780 - 784.

［6］Brown CT, Minhas S, Ralph DJ. Conservative surgery for penile cancer: subtotal glans excision without grafting[J]. BJU Int, 2005,96:911 - 912.

［7］Crook J, Ma C, Grimard L. Radiation therapy in the

management of the primary penile tumor: an update [J]. World J Urol, 2009,27:189 - 196.

[8] Crosby JH, Bryan AB, Gallup DG, et al. Fine-needle aspiration of inguinal lymph nodes in gynecologic practice[J]. Obstet Gynecol, 1989,73:281 - 284.

[9] Dai B, Ye DW, Kong YY, et al. Predicting regional lymph node metastasis in Chinese patients with penile squamous cell carcinoma: the role of histopathological classification, tumor stage and depth of invasion[J]. J Urol, 2006,176(4 Pt 1):1431 - 1435.

[10] Guimaraes GC, Lopes A, Campos RS, et al. Front pattern of invasion in squamous cell carcinoma of the penis: new prognostic factor for predicting risk of lymph node metastases[J]. Urology, 2006,68(1):148 - 153.

[11] Haas GP, Blumenstein BA, Gagliano RG, et al. Cisplatin, methotrexate and bleomycin for the treatment of carcinoma of the penis: a Southwest Oncology Group study[J]. J Urol, 1999,161:1823 - 1825.

[12] Hadway P, Corbishley CM, Watkin NA. Total glans resurfacing for premalignant lesions of the penis: initial outcome data[J]. BJU Int, 2006,98:532 - 536.

[13] Heideman DA, Waterboer T, Pawlita M, et al. Human papillomavirus-16. Is the predominant type etiologically involved in penile squamous cell carcinoma[J]. J Clin Oncol, 2007,25(29):4550 - 4556.

[14] Heyns CF, Fleshner N, Sangar V, et al. Management of the lymph nodes in penile cancer[J]. Urology, 2010, 76:S43 - 57.

[15] Horenblas S. Lymphadenectomy for squamous cell carcinoma of the penis. Part 1: diagnosis of lymph node metastasis[J]. BJU Int, 2001,88:467 - 472.

[16] Lont AP, Kroon BK, Gallee MP, et al. Pelvic lymph node dissection for penile carcinoma: extent of inguinal lymph node involvement as an indicator for pelvic lymph node involvement and survival[J]. J Urol, 2007, 177 (3):947 - 952.

[17] Minhas S, Kayes O, Hegarty P, et al. What surgical resection margins are required to achieve oncological control in men with primary penile cancer[J]? BJU Int, 2005,96:1040 - 1043.

[18] Misra S, Chaturvedi A, Misra N. Penile carcinoma: a challenge for the developing world[J]. Lancet Oncol, 2004,5(4):240 - 247.

[19] Pettaway CA, Pagliaro L, Theodore C, et al. Treatment of visceral, unresectable, or bulky/unresectable regional metastases of penile cancer [J]. Urology, 2010,76:S58 - 65.

[20] Pizzocaro G, Algaba F, Horenblas S, et al. EAU penile cancer guidelines 2009[J]. Eur Urol, 2010,57:1002 - 1012.

[21] Rubin M, Kleter B, Zhou M, et al. Detection and typing of human papillomavirus DNA in penile carcinoma: evidence for multiple independent pathways of penile carcinogenesis[J]. Am J Pathol, 2001,159(4): 1211 - 1218.

[22] Stables GI, Stringer MR, Robinson DJ, et al. Large patches of Bowen's disease treated by topical aminolaevulinic acid photodynamic therapy [J]. Br J Dermatol, 1997,136:957 - 960.

[23] Theodore C, Skoneczna I, Bodrogi I, et al. A phase II multicentre study of irinotecan (CPT 11) in combination with cisplatin (CDDP) in metastatic or locally advanced penile carcinoma (EORTC PROTOCOL 30992)[J]. Ann Oncol, 2008,19:1304 - 1307.

[24] van der Velden K, Ansink A. Primary groin irradiation vs primary groin surgery for early vulvar cancer[J]. Cochrane Database Syst Rev, 2001, CD002224.

[25] Velazquez EF, Ayala G, Liu H, et al. Histologic grade and perineural invasion are more important than tumor thickness as predictor of nodal metastasis in penile squamous cell carcinoma invading 5 to 10 mm[J]. Am J Surg Pathol, 2008,32(7):974 - 979.

[26] von Krogh G, Horenblas S. Diagnosis and clinical presentation of premalignant lesions of the penis[J]. Scand J UrolNephrol Suppl, 2000,205:201 - 214.

[27] Wieland U, Jurk S, Weissenborn S, et al. Erythroplasia of Queyrat: coinfection with cutaneous carcinogenic human papillomavirus type 8 and genital papillomaviruses in a carcinoma in situ[J]. J Invest Dermatol, 2000,115(3):396 - 401.

[28] Zhu Y, Zhang SL, Ye DW, et al. Prospectively packaged ilioinguinal lymphadenectomy for penile cancer: the disseminative pattern of lymph node metastasis[J]. J Urol, 2009,181:2103 - 2108.

68 乳腺肿瘤

68.1 概述

乳腺癌是女性发病率最高的恶性肿瘤,2012 年全球女性新发乳腺癌病例为 167 万例,52 万女性死于乳腺癌。我国虽为乳腺癌低发国家,但近年来其发病率不断上升,每年有近 20 万女性不幸患上乳腺癌,并有近 5 万女性死于乳腺癌,因此乳腺癌严重威胁着我国乃至全世界女性的健康。本章结合国内外相关领域最新的研究数据和理念,从乳腺癌的流行病学特征、诊断策略和规范、早期及晚期乳腺癌治疗策略和原则等方面,详细介绍乳腺癌的诊疗理念和临床实践经验,力求较全面、真实地反映该领域当前现状和研究进展,阐述相关诊治规范和策略,以提高我国乳腺癌的诊治水平。

68.2 流行病学和诊断

68.2.1 流行病学和筛查

68.2.1.1 描述性研究

(1) 全球乳腺癌发病的地域分布状况及流行趋势

乳腺癌是女性发病率最高的恶性肿瘤,最新癌症统计数据显示,乳腺癌的发病率在世界范围内急剧上升,自 2008 年起全球乳腺癌的发病率增加了 20%,死亡率增加 14%。2012 年全球女性新发乳腺癌病例 167 万例,接近每 4 例女性肿瘤患者中就有 1 例患乳腺癌,更有 52 万女性死于乳腺癌;其中

52.9%（88.3 万例）的新发病例和 62.21%（32.4 万例）的死亡病例发生在发展中国家。乳腺癌是发展中国家死亡率居前列的女性恶性肿瘤。

乳腺癌的发病率在世界各地间存在显著差异：北美、西欧、北欧、大洋洲和以色列犹太人定居区为高发地区，其次是东欧、南欧及拉丁美洲，亚洲最低。GLOBOCAN 2012，全球乳腺癌年龄标化发病率及死亡率见图 68-1。

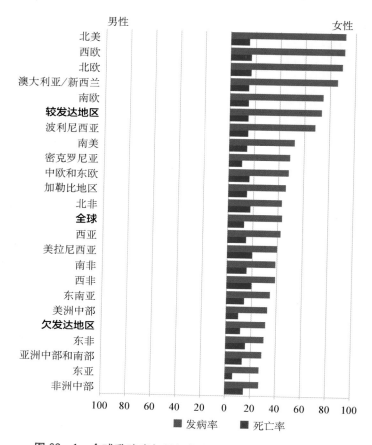

图 68-1　全球乳腺癌年龄标化发病率及死亡率（1/10 万）

从世界范围来看，乳腺癌的发病率基本上呈逐年上升的趋势。亚洲等低发地区近 20 年来的发病率有明显上升，中国内地城市地区、日本、新加坡的发病率都增长了 1 倍左右。而另一方面，随着高发地区乳腺癌普查和早期诊断措施的推广，许多亚临床早期乳腺癌的检出率明显上升。美国卫生统计部门资料显示，由于 20 世纪 80 年代初乳腺 X 线普查的兴起，年检出率一度上升了 20%，主要增长的是局部和早期（肿块<2 cm，区域淋巴结阴性）的病例，而晚期乳腺癌发生率有所下降。推测现阶段乳腺癌发病率的明显增加至少部分与广泛开展的乳腺 X 线普查有关，死亡率的下降则来源于筛查的成效以及

综合治疗手段的优化。GLOBOCAN 2012，乳腺癌发病率和死亡率在不同国家和地区的变化趋势见图 68-2。

（2）我国乳腺癌的发病情况

我国为乳腺癌低发国家，每年有近 20 万女性不幸患上乳腺癌，并有近 5 万女性死于乳腺癌。我国女性的乳腺癌死亡率/发病率比值为 0.257，显著高于美国的 0.189。中国大陆广大农村地区妇女乳腺癌在女性常见恶性肿瘤中仅位居第 5 位；而在城市地区乳腺癌仅次于肺癌为妇女第二大常见恶性肿瘤。中国大陆乳腺癌发病率存在明显的城乡差异，高发地区主要集中在经济发达的大城市，尤其是北

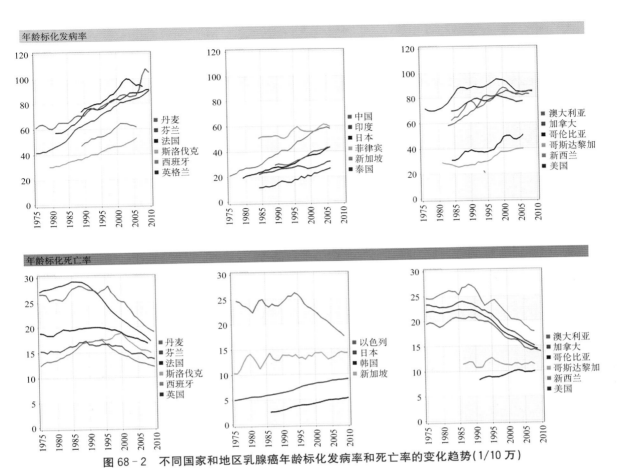

图 68 - 2　不同国家和地区乳腺癌年龄标化发病率和死亡率的变化趋势(1/10 万)

京、天津、上海。近 20 年来,城市妇女乳腺癌的发病率呈逐年上升趋势(城市标化发病率 34.3/10 万,农村标化发病率 17/10 万)(图 68 - 3)。我国香港、澳门、台湾地区的乳腺癌发病率也较内地相对高。

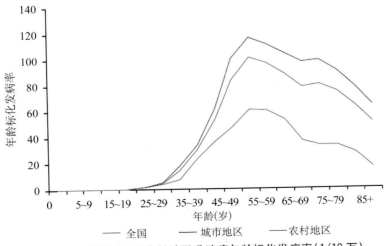

图 68 - 3　我国城市及农村地区乳腺癌年龄标化发病率(1/10 万)

从年龄-发病率曲线来看,30岁以下的病例很少见,20岁以下发病的极其罕见。从30岁左右开始乳腺癌的发病率开始上升,然而高发和低发地区乳腺癌发病率随年龄分布的曲线也存在着差异。以美国白种人妇女为例,乳腺癌的发病率基本上是随年龄增加而上升的,直到85岁达到高峰。而亚洲地区的妇女(以上海市区妇女为例)乳腺癌发病率在每个年龄段都显著上升,但当前高峰年龄大多在45~55岁,绝经后发病率有所回落,但在70~85岁年龄段又有一个小高峰(图68-4)。

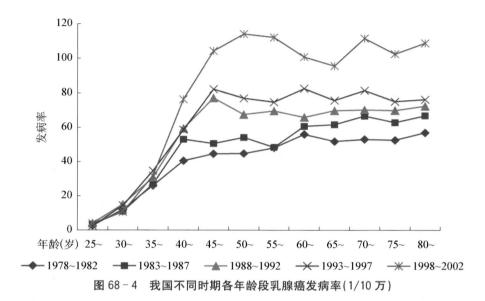

图68-4 我国不同时期各年龄段乳腺癌发病率(1/10万)

68.2.1.2 病因学研究

(1) 家族史与乳腺癌相关基因

1974年,Anderson等就注意到有一级亲属患乳腺癌的美国妇女其发生乳腺癌的概率较无家族史者高2~3倍,若一级亲属在绝经前患双侧乳腺癌的则相对危险度更高达9倍。上海1988~1989年的一项调查显示,有乳腺癌家族史的妇女患乳腺癌的相对危险度为4.50(95% CI:2.09~9.68)。研究认为,仅5%~10%的乳腺癌是由某种遗传基因突变引起的。例如,患Li-Fraumeni综合征(一种罕见的在儿童期易患颅内及肾上腺皮质肿瘤的遗传综合征)的年轻女性乳腺癌的发生率很高,已发现该类患者的抑癌基因P53发生了突变。其他乳癌相关基因还有BRCA-1和BRCA-2等。

(2) 生殖因素

妇女乳腺在青春期受卵巢激素的作用发育成熟,而乳腺细胞因每月体内激素水平周期性变化以及妊娠期体内激素水平升高而发生生理性的增生改变,这种细胞增殖分裂的形式于妇女绝经时终止。乳腺癌的发生与多种生殖因素有着密切的关系,如初潮年龄小、停经年龄晚、月经周期短、未生育或第1胎足月妊娠年龄大、产次少及缺乏母乳喂养等。

(3) 激素

1) 内源性激素:内源性雌激素、催乳素及胰岛素样生长因子(IGF-1)与绝经后乳腺癌有关。

2) 外源性激素:妇女补充外源性雌激素的主要目的之一是改善停经后的更年期综合征,又称雌激素替代疗法。研究发现,如果近期或正在应用雌激素替代疗法且应用时间较长(>5年)的妇女发生乳腺癌的机会显著增加。口服避孕药也是一种外源性的性激素,含有炔雌醇(或其衍生物)和(或)孕酮。一项荟萃分析发现近期(10年之内停药)或正在用口服避孕药者患乳腺癌的风险有所增加。

(4) 营养饮食

1) 脂肪:饱和脂肪酸可能增加患乳腺癌的风险,反之,单链不饱和脂肪酸可降低患乳腺癌的风险。成年后体重增加也是绝经后发生乳腺癌的高危因素,这种相关性在乳腺癌低发国家和地区更为突出。

2) 酒精:日摄入酒精量每增加10 g,发生乳腺癌的风险增加9%。

3) 纤维素:纤维素对乳腺癌和大肠癌的发生都

有抑制作用,吃蔬菜少的妇女患乳腺癌的危险性轻度增加。

（5）其他环境因素

1）大剂量电离辐射:在长崎及广岛原子弹爆炸幸存者中乳腺癌发病率有增高趋势;接受放射治疗产后乳腺炎的妇女以及因胸腺增大而行放射治疗的女婴,以后乳腺癌的发病率也增高。暴露于放射线的年龄越小,则危险性越高。

2）药物:治疗肿瘤的化疗药物本身也有致癌作用,其中烷化剂可诱导多种实体瘤,包括乳腺癌的发生。

3）体育锻炼:40岁以前适当运动可以减少乳腺癌的危险性。1994年Bernstern等估计育龄妇女每周平均4 h的体育锻炼较不锻炼的妇女危险性降低60%。

4）职业:1971～1994年共有115项妇女职业与乳腺癌关系的研究,显示从事美容业、制药等职业的妇女乳腺癌的危险性升高。

68.2.1.3　乳腺癌的筛查

当前我国推荐的乳腺癌筛查模式如下。

（1）一般人群妇女乳腺癌筛查指南

20～39岁:不推荐对一般人群进行乳腺筛查。

40～45岁:适合机会性筛查;每年1次乳腺X线检查;对致密型乳腺(腺体为c型或d型)者,推荐与B超检查联合。

45～69岁:适合机会性筛查和人群普查;每1～2年1次乳腺X线检查;对致密型乳腺者推荐与B超检查联合。

70岁或以上:适合机会性筛查;每2年1次乳腺X线检查。

（2）乳腺癌高危人群筛查

建议对乳腺癌高危人群提前进行筛查(＜40周岁),筛查间期推荐每年1次,筛查手段除了应用一般人群乳腺X线检查之外,还可以应用MRI等影像学手段。

68.2.2　检查和诊断

68.2.2.1　临床表现和体检

在过去原发性乳腺癌的首发症状是乳房肿块,而钼靶的普及使很多乳腺癌在其有临床表现之前即被发现。乳腺疾病的临床表现多种多样,比如乳头、乳晕、乳房的皮肤、乳腺导管和实质、区域淋巴结的改变和相应的全身症状。

（1）乳腺肿块

患者自己摸到了乳房肿块或出现乳房的其他症状时都需要仔细的检查。病史中应对肿块发生的时间、生长速度、生长部位、肿块大小、质地、活动度、单发或多发、与周围组织的关系,以及是否同时伴有区域淋巴结肿大等情况和变化特征作出全面的描述。纤维囊性肿块可以变大或缩小,但是对于癌症来说只会不断地变大。需要与乳腺癌无痛性肿块相鉴别的疾病包括乳腺炎症性肿块、管内乳头状瘤和乳腺良性疾病的肿块。良性肿块最常见的是乳腺纤维腺瘤和乳腺病,其他乳腺良性肿瘤引起的肿块如乳腺腺瘤、脂肪瘤、错构瘤、腺肌上皮瘤和良性间叶组织肿瘤等比较罕见。

（2）乳头溢液

乳头溢液可以是浆液性、水样或乳汁样的,可以是澄清的、黄色或绿色的,也可以是血性、液性混合或单纯血水样的。尽管后者常表示存在新生物,但通常是良性的管内乳头状瘤,也可能是管内乳头状癌的表现,所以乳头溢液患者都需要做进一步检查。

澄清或浆液性溢液可能是良性病变造成的,尤其当1个乳头上有多个导管开口累及。肿瘤或瘤样病变引起的乳头排液,常因溢液污染内衣而为患者发现,最常见的是管内乳头状瘤、乳腺囊性增长症和乳腺癌。非肿瘤性乳腺疾病引起的乳头溢液最常见的是乳腺导管扩张症。另外浆细胞性乳腺炎(常伴有导管扩张)、结核性乳腺炎(常为脓性乳头溢液)、乳汁潴留等疾病也可有乳头溢液的症状。乳头溢液还包括生理性乳头溢液和全身性疾病引起的乳头溢液。

（3）乳腺肿瘤的皮肤改变

最常见的是皮肤粘连,典型的表现是“酒窝征”,皮肤浅表静脉怒张、皮肤发红、局部温度升高、皮肤水肿和“橘皮样变”,晚期乳腺癌浸润皮肤可致皮肤溃疡。

皮肤粘连:由于乳腺位于浅筋膜的浅、深两层之间,借助于在乳腺间垂直行走的乳腺悬韧带(又称Cooper韧带)和纤维组织的包裹,形成一个半球形的器官。一旦肿瘤侵犯Cooper韧带,使之缩短,就会牵拉皮肤,使皮肤下陷,故称“酒窝征”。

局部发红、温度升高:常见于急性或亚急性乳腺炎,但也可见于乳腺癌,典型的是炎性乳腺癌。其恶性程度高,发展快,皮下淋巴管充满了癌栓,皮肤呈炎性改变,同时伴有皮肤水肿。

皮肤水肿:系乳腺皮下的淋巴管为癌细胞阻塞或位于乳腺中央区的肿瘤浸润使乳腺浅淋巴液回流受阻所致。皮下淋巴管中淋巴液的积聚,使皮肤变厚,毛囊开口扩大、深陷,显示出典型的"橘皮样变",此为晚期乳腺癌的临床表现。

浅表静脉曲张:恶性肿瘤的生长和代谢较快,其皮下浅表血管,特别是静脉常可怒张,如乳腺巨纤维腺瘤、叶状囊肉瘤和乳腺癌等都可见乳腺皮肤浅表静脉怒张。

（4）乳头和乳晕异常

乳头回缩凹陷:当乳腺癌病灶侵犯乳头或乳晕下区时,乳腺的纤维组织和导管系统可因肿瘤侵犯而缩短,牵拉乳头,使乳头偏向(指向肿瘤方向),乳头扁平、回缩、凹陷,甚至完全缩入乳晕下,看不见乳头。有时因乳房内纤维组织的牵缩,使整个乳房抬高,两侧乳头不在同一水平面上。乳腺良性疾病的乳头回缩凹陷常可以拉出回复原状,而乳腺癌所引起的乳头凹陷很少能拉出回复原状。

乳头糜烂:是乳腺湿疹样癌的典型症状,但早期仅见乳头上皮增厚、变红。随着病程的进展,乳头表面变得十分粗糙,逐渐出现糜烂,有时有浆液性或血性渗出,有时渗出减少,结有干痂或脱屑,貌似愈合,但干痂脱落后仍可见糜烂面。当整个乳头受累后,可以逐渐侵犯乳晕,甚至超出乳晕范围,形成大片糜烂,整个乳头可被肿瘤侵蚀而消失。

（5）乳房疼痛

乳腺癌尤其在早期阶段并没有疼痛的表现,大多数的乳房疼痛是由于激素的刺激及乳腺组织的膨胀(尽管这些症状会使人觉得有肿块并认为是肿瘤)。这种疼痛通常是周期性的,发生在排卵至月经来潮期间的任何时间,通常在月经来潮前的几天疼痛特别显著。良性乳腺肿瘤和乳腺癌通常是无痛的,一般只在伴有炎症时才会出现疼痛和压痛。至于晚期乳腺癌的疼痛常是肿瘤直接侵犯神经之故。

1）临床体检:患者首先应采取坐位检查。当患者举起手臂上伸的时候,乳房皮肤的外形会被拉紧,此时上半乳房的外形异常较易被察觉,也能使下半部乳房的凹陷更加明显。当患者取仰卧位,并把手上举至头后,肘部平放在枕头上时,乳腺组织展开于胸壁上有利于触诊,患者可以轻微地转向对侧更利于检查。除了巨大的乳腺,对于大多数乳腺组织能在这个体位时很好展开在肋骨上,在检查者的手指和肋骨间只有很少部分的乳腺组织,这样一旦在某

个区域有肿块存在则不易被漏诊。而淋巴结的检查应该让患者将手臂放松并内收,最后在坐位时进行。皮肤的改变,如皮肤凹陷、"橘皮样变"(水肿)、红斑、皮肤粘连及溃疡通常提示进展性病变已累及皮肤和皮下组织。在患者坐位上举手臂或者向前探身时较易观察到皮肤回缩。由于成纤维细胞的作用及癌块趋于侵袭或牵拉 Cooper 韧带,使其变短并在皮肤上表现为凹陷,除非患者既往就有乳头凹陷或不对称,否则这些也是恶性病变的信号。乳头呈淡红色的增厚则提示可能是佩吉特病(Paget 病)。此外,体格检查还需包括对腋窝、锁骨上和锁骨下淋巴结及肝脏的触诊。

进展性肿瘤一般是固定的,但是相对于皮肤、筋膜和胸壁肌肉来说早期可触及的病变也是可以活动的。活动性好的良性病变是有包膜的,而癌块是没有包膜的,它被周围浸润的结缔组织包裹,移动时倾向于与周围组织一起移动而不是在其中移动。

月经来潮以后的第 9～11 天是乳腺疾病检查的最佳时间。此时内分泌激素(主要是雌激素)对乳腺的影响最小,最易发现病变或异常。对于在哺乳期出现的肿块,如疑为肿瘤,应于断乳后再进一步检查。小的乳腺纤维腺瘤等肿瘤在妊娠哺乳期可以迅速增大,有时与乳汁潴留所引起的肿块不易鉴别。断乳后有利于对乳汁潴留、良性肿瘤或恶性肿瘤的鉴别,也有利于治疗。

2）乳腺肿瘤患者的随访频度:在门诊工作中对乳腺肿瘤患者的随访频度基于肿瘤的性质,一般患者的随访取决于患者的年龄。25～40 岁患者如属高危人群者至少每 6～12 个月检查 1 次;40 岁以上患者随访时间应为每 3～6 个月 1 次。乳腺癌手术治疗后的患者第 1 年应每 3 个月随访 1 次,第 2 年每 3～6 个月随访 1 次,3～5 年内每半年至 1 年随访 1 次,以后每年随访 1 次。

68.2.2.2 乳腺癌影像学检查

（1）乳腺 X 线检查

正确摆位是获得高质量乳腺 X 线照片的基础,乳腺 X 线摄片的常规投照体位为双侧内外侧斜(MLO)位及头足轴(CC)位。一张好的 MLO 位片显示如下:乳房被推向前上,乳腺实质充分展开。胸大肌可见,较松弛,下缘达乳头水平。乳头在切线位。部分腹壁包括在片中,但与下部乳腺分开,绝大部分乳腺实质显示在片中。一张好的 CC 位片显示如下:乳房在片子的中央,乳头切线位,小部分胸大

肌可见,内侧乳腺组织充分显示,外侧乳腺组织可能不包括在片中。为进一步显示异常改变,也可采用一些特殊摄影技术,包括局部加压摄影、放大摄影或局部加压放大摄影。采用乳腺影像报告和数据系统(breast imaging reporting and data system, BI-RADS),对规范乳腺 X 线报告、减少影像描写的混乱,以及对普查的监测均大有裨益。

常见征象如下:

1)肿块:在两个相互垂直(或近似垂直)的投照位置上均能见到有一定轮廓的占位性病变,仅在 1 个投照位置上见到,在其被确定具有三维占位性病变特征之前,应称为"不对称"。X 线所见肿块并不一定与临床所触诊的肿块完全一致。X 线图像上所发现的肿块,临床上不一定能够触及(因病灶太小、质软或腺体重叠形成伪影);临床所触及的肿块,X 线图像上也可能因为患者乳腺实质丰富而未能显示。部分患者肿块周边伴有浸润和水肿,触诊常比 X 线图像所显示的肿块范围要大。肿块的描述包括边缘、形态和密度 3 个方面,其中肿块的边缘征象对判断肿块的性质最为重要。

A. 肿块边缘描述

a. 清楚:>75%的肿块边界与周围正常组织分界清晰、锐利。

b. 遮蔽:>25%的肿块边界被邻近的正常组织遮盖而无法对其做进一步判断。

c. 小分叶:肿块边缘呈小波浪状改变。

d. 模糊:边缘与周边组织分界不清,但并非被周边正常组织遮盖所致。

e. 星芒状:从肿块边缘发出放射状线影。

B. 肿块形态描述:包括圆形、卵圆形和不规则形。

C. 肿块密度的描述:以肿块与其周围相同体积的乳腺组织相比分为高、等、低(不含脂肪)和含脂肪密度 4 种。大多数乳腺癌呈高密度或等密度,极少数可呈低密度。

2)钙化:对钙化的描述从类型和分布两方面进行。

A. 类型:分为典型的良性钙化和可疑钙化。

良性钙化可不描述,但当这些钙化可能会引起临床医师误解时,需要描述。典型的良性钙化有以下多种表现:① 皮肤钙化,粗大、典型者呈中心透亮改变。② 血管钙化,管状或轨道状。③ 粗糙或"爆米花样"钙化,直径>2.0 mm,多为退变的纤维腺瘤。

④ 粗棒状钙化,连续呈棒杆状,偶可呈分支状,直径通常>0.5 mm,沿导管分布,聚向乳头,常为双侧乳腺分布,多见于分泌性病变,常见于>60 岁的妇女。⑤ 圆形(直径≥0.5 mm)和点状钙化(直径<0.5 mm)。⑥ 环形钙化,壁厚<1 mm,常见于脂肪坏死或囊肿;壁厚>1.0 mm,可见于油脂性囊肿或单纯性囊肿;⑦ 钙乳样钙化,为囊肿内钙化,在 CC 位表现不明显,为绒毛状或不定形状,在 90°侧位上边界明确。根据囊肿形态的不同而表现为半月形、新月形、曲线形或线形,形态随体位而发生变化是这类钙化的特点。⑧ 缝线钙化,由于钙质沉积在缝线材料上所致,尤其在放疗后常见,典型者为线形或管形,绳结样改变常可见到。⑨ 营养不良性钙化,常出现于放疗后、外伤后乳腺、自体脂肪移植整形术后,钙化形态不规则,大多直径>0.5 mm,呈中空状改变。

可疑钙化包括:① 不定型钙化,小而模糊,双侧、弥漫分布多为良性表现,段样、线样及成簇分布时提示需进一步活检。其恶性的阳性预测值(PPV)为 20%,BI-RADS 分类应为 4B。② 粗糙不均质钙化:钙化多介于 0.5~1.0 mm,比营养不良性钙化小些,多有融合,如形态不规则可能为恶性表现,也可能出现在纤维腺瘤、外伤后及纤维化的乳腺内。大量、双侧成簇的粗糙不均质钙化,也有可能是良性的。单处集群分布有恶性的可能,其恶性的 PPV 约为 15%,BI-RADS 分类应为 4B。③ 细小多形性钙化:比无定形钙化更可疑,缺乏细的线样颗粒,大小形态不一,直径<0.5 mm,其恶性的 PPV 约为 29%,BI-RADS 分类应为 4B。④ 细线样或细线样分支状钙化:表现为细而不规则线样钙化,直径<0.5 mm,常不连续,有时也可见分支状,提示钙化是由于被乳腺癌侵犯在导管腔内形成,其恶性的 PPV 约为 70%,BI-RADS 分类应为 4C。

B. 钙化分布

散在分布:钙化随意分散在整个乳腺。双侧、散在分布的点样钙化和不定型钙化多为良性钙化。

区域状分布:指较大范围内(>2 cm³)分布的钙化,与导管走行不一致,常超过 1 个象限的范围,这种钙化分布的性质需结合钙化类型综合考虑。

集群分布:指至少有 5 枚钙化占据在 1 个较小的空间内(<2 cm³),良性、可疑钙化都可以有这样的表现。

线样分布:钙化排列成线形,可见分支点,提示来源于 1 个导管,多为可疑钙化。

段样分布:常提示病变来源于 1 个导管及其分支,也可能发生在 1 叶或 1 个段叶上的多灶性癌。段样分布的钙化,恶性的可能性会增加,比如点状和无定形钙化。尽管良性分泌性病变也会有段样分布的钙化,但如果钙化的形态不是特征性良性时,首先考虑其为可疑钙化。

3) 结构扭曲:是指正常结构被扭曲但无明确的肿块可见,包括从一点发出的放射状影和局灶

性收缩,或者在实质的边缘扭曲。结构扭曲也可以是一种伴随征象,可为肿块、不对称致密或钙化的伴随征象。如果没有局部的手术和外伤史,结构扭曲可能是恶性或放射状瘢痕的征象,应考虑活检。

4) 其他征象:包括对称性征象、乳腺内淋巴结、皮肤病变、单侧导管扩张等,合并征象包括皮肤凹陷、乳头凹陷回缩、皮肤增厚、小梁结构增粗、腋窝淋巴结肿大、结构扭曲和钙化等(图 68 - 5)。

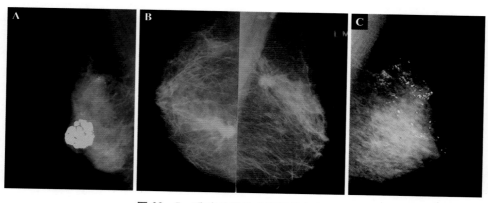

图 68 - 5 乳腺 X 线片中不同的钙化形态

A. 直径 2~3 mm 的粗糙或"爆米花样"钙化,为纤维腺瘤钙化的特征表现;B. 星芒状边缘的高密度肿块为恶性征象,病理为浸润性导管癌;C. 段样分布的线样和分支状钙化为恶性征象,病理检查为导管原位癌

评估分类:应给每个病变做完整的分类和评估,常用的是 BI-RADS 分类法。

1) 评估是不完全的

BI-RADS 0:需要召回(recall)补充其他影像学检查,进一步评估或与前片比较。常在普查情况下应用,作为最终诊断仅用于需要对比前片的情况。推荐的其他影像学检查方法包括局部加压摄影、放大摄影、特殊投照体位和超声等。在我国,一些妇女乳腺脂肪较少,实质丰富,乳腺组织缺乏自然对比,可采用其他影像学方法(如超声、乳腺 X 线断层摄影,对比增强乳腺 X 线摄影、MRI)进一步检查,也可将其归为 0 类。

2) 评估是完全的——最后分类

BI-RADS 1:阴性,无异常发现。乳腺是对称的,无肿块、结构扭曲和可疑钙化可见。恶性的可能性为 0%。

BI-RADS 2:也是"正常"的评价结果,但有良性发现,如钙化的纤维腺瘤、皮肤钙化、金属异物(活检或术后的金属夹);含脂肪的病变(积乳囊肿、积油囊

肿、脂肪瘤及混合密度的错构瘤)等。乳腺内淋巴结、血管钙化、植入体以及符合手术部位的结构扭曲等也归为此类。总体而言,并无恶性的 X 线征象。恶性的可能性为 0%。

BI-RADS 3:只用于几乎可能确定的良性病变。有很高的良性可能性,放射科医师期望此病变在短期(<1 年,一般为 6 个月)随访中稳定或缩小来证实其判断。这一类的恶性可能性介于 0~2%。包括不可触及的边缘清楚的无钙化肿块、局灶性不对称、孤立集群分布的点状钙化。对 3 类的常规处理为首先 X 线摄片短期随访(一般为 6 个月),6 个月后再常规随访 12 个月至 2 年以上,经过连续 2~3 年的稳定可将原先的 3 类判读(可能良性)定为 2 类判读(良性)。如果短期随访后病灶缩小或消失,可以直接改判为 2 类或 1 类,随后常规随访。

BI-RADS 4:广泛用于评估临床留意其恶变倾向的乳腺病。4A:对活检或细胞学检查为良性的结果一般可以信赖,可以常规随访或半年后随访。此

类病变包括一些可触及的、部分边缘清楚的实性肿块,如超声提示的纤维腺瘤、可扪及的复杂囊肿或可疑脓肿。4B:其恶性的可能性介于10%～50%。需要对病理结果和影像学表现严格对照,良性的判断取决于影像学和病理学所见的一致性。如果病理学检查结果和影像学表现符合,且病理学检查结果为具有排他性的典型良性病变,如纤维腺瘤、脂肪坏死、肉芽肿性炎等,则可进行观察;如穿刺病理学诊断结果为乳头状瘤、不典型增生等,进一步切除活检是必需的。4C:更进一步怀疑为恶性,但还未达到5类那样典型的一组病变。其恶性的可能性介于50%～95%。此类中包括边界不清、形态不规则的实性肿块或新出现的微细线样钙化,此类病理学检查结果往往是恶性的。对于病理结果为良性的病例,需要与病理科协商,做进一步的分析。

BI-RADS 5:高度怀疑恶性(几乎肯定的恶性),临床应采取适当措施。这一类病变的恶性可能性≥95%。常为形态不规则的星芒状边缘的高密度肿块、段样和线样分布的细小线样和分支状钙化、不规则星芒状肿块伴多形性钙化。

BI-RADS 6:已活检证实为恶性,应采取积极的治疗措施,用来描述活检已证实为恶性的影像学评估,主要是评价先前活检后的影像学改变,或监测手术前新辅助化疗的影像学改变。根据BI-RADS的描述,BI-RADS 6不适合于恶性病灶完全切除(肿块切除术)后的随访。手术后没有肿瘤残留不需要再切除的病例,其最终的评估应该是BI-RADS 3(可能良性)或BI-RADS 2(良性)。与活检不在一个区域的可疑恶性病变应单独评估。其最终的评估应该是BI-RADS 4(可疑恶性)或BI-RADS 5(高度提示恶性),可建议活检或手术干预。介入性诊断的影像学发现,其恶性的可能性介于2%～95%。可再继续分成BI-RADS 4A、4B和4C。

(2)超声检查

检查时应先对乳腺及周围组织进行全面的常规二维超声检查,然后对发现病灶的区域进行重点的二维超声检查,检查的内容包括病灶的位置、大小或范围的测定,边界、边缘、形状、内部及后方回声、钙化及周围组织包括皮肤、胸肌及韧带等结构的变化等。病灶的大小或范围的测量应该选取其最大平面,测量两条互相垂直的最长径线,然后在与此切面垂直的最大平面上测量第3条径线。相对于乳腺X线检查,超声显像的优点如下:① 无放射损害;

② 对年轻女性,尤其是妊娠期、哺乳期妇女更为适宜,且能多次重复检查,便于筛查及随访;③ 对囊性及实性肿块鉴别意义大;④ 超声对乳腺的层次显示清楚,病灶的定位较准确;⑤ 对致密型乳腺,X线检查不满意,超声可以帮助排除肿瘤。超声检查的缺点包括:① 直径<10 mm的肿瘤常显示不清或无法鉴别良恶性;② 超声的分辨率不及X线,X线显示的特征性表现——微小钙化及毛刺样改变,有时超声显示不佳;③ 超声检查需要一定的经验及操作技巧,且费时较长。目前随着乳腺弹性成像、乳腺三维成像、乳腺超声造影及超声定位乳腺微创术等新技术的开展及应用,超声显像对乳腺癌的诊断水平也在不断提高。

正常的乳腺组织声像图表现由浅入深依次为:① 皮肤,呈带状高回声,厚2～3 mm,边缘光滑整齐。② 浅筋膜和皮下脂肪,浅筋膜呈线状高回声,脂肪组织呈低回声,由条索状高回声分隔,边界欠清。③ 乳腺腺体,因人而异,厚薄不一,老年人可萎缩至3 mm,腺体呈等回声带夹杂有低回声,排列较整齐。腺体与皮肤间有三角形的中强回声韧带,称为Copper韧带,其后方回声可衰减。④ 深筋膜,筋膜呈线状高回声,光滑整齐,筋膜间脂肪呈低回声。⑤ 胸肌及肋骨,胸肌为梭形的均质低回声区,肋骨为弧形强回声,其后方衰减为声影。整体的乳腺超声表现可均匀或不均匀:均匀的乳腺在声像图上表现为连续一致的脂肪、韧带、纤维及腺体组织回声,从乳头、乳晕至周边组织腺体逐渐变薄;不均匀的乳腺可以表现为局部性或者弥漫性,声像图表现为腺体不规律的增厚、回声增强或减弱等。

异常的乳腺组织声像图表现:乳腺的异常应从不同的切面上全面观察以排除正常的组织及结构,如脂肪组织和肋骨等,局灶性的病变声像图表现需按照以下征象描述。

1)肿块

A. 形状声像图上病灶的外形:分为规则和不规则。① 规则:包括圆形、椭圆形或分叶状等有规律可循的外形。② 不规则:所有无规律可循的外形。

B. 纵横比:是指病灶最长轴和与之垂直的最长短轴的比值。① 饱满:病灶外形饱满或长短轴比例小于2:1,甚至接近于1。② 不饱满:病灶外形不饱满或长短轴比例大于2:1。

C. 边界病灶与周围组织交界的部分在声像图上的表现:① 清晰:病灶与周围组织间有明确的界

限,包括包膜、声晕,定义为边界清晰。② 不清晰:病灶与周围组织间没有明确的界限,定义为不清晰。同一病灶可部分边界清晰,部分边界不清晰。

D. 边缘病灶与周围组织交界线的走向和形态的描述,在声像图上的表现:① 光整,病灶的边缘光滑整齐,可以有 2~3 条大的光滑波浪。② 不光整,病灶的边缘不整齐,可简单地分为 3 种模式。小叶:病灶的边缘有较多短小的弧形波纹,呈"扇贝状"。成角:病灶的边缘部分有尖锐的转角,通常形成锐角,类似蟹足,故也可称"蟹足状"。毛刺:病灶的边缘有锐利的放射状线条样表现。同一病灶的边缘可并存上述多种表现。

E. 回声模式病灶的内部回声:按照前述乳腺超声回声模式定义,内部回声可以是单一的,也可以是多种回声复合的,其分布的表现可以分为 2 种:① 均匀,病灶内部回声为分布均匀的单一回声,分为无回声、弱回声、低回声、中等回声、高回声及强回声。② 不均匀,病灶内部回声为分布不均匀单一回声或几种混合的回声。

F. 后方回声病灶:后方回声是对比周围同等深度的正常组织出现的声像图特征,其代表了病灶在声学传导方面的特性。① 增强:病灶后方回声高于周围同等深度的正常组织,表现为病灶后方回声增强。② 不变:病灶后方回声与周围同等深度的正常组织相同,表现为病灶后方回声无增强或无衰减。③ 衰减:病灶后方的回声弱于周围同等深度的正常组织,表现为病灶后方为低回声或无回声,后者即声影。④ 混合:部分病灶后方回声有不止一种的表现,说明肿块内部成分的不均匀性。

2) 周围组织:部分病灶对周围组织的影响在声像图上的表现。

A. 皮肤及皮下脂肪组织层水肿增厚:局部或者弥漫的皮肤及皮下脂肪组织的增厚,回声增强,皮下脂肪组织层内可见条带状的扩张淋巴管回声。

B. 皮肤凹陷、高低不平:皮肤表面高低不平,出现局限性的或多处皮肤表面凹陷。

C. 病灶周围组织水肿:病灶周围组织增厚,回声增强。

D. 结构扭曲:病灶引起周围正常解剖层次结构的扭曲或连续性中断,包括病灶处皮肤、浅筋膜层、腺体层、深筋膜层及胸肌层的改变。

E. Cooper 韧带的改变:韧带牵拉或者增厚。

F. 导管:腺体内导管内径的异常扩张或导管走向的扭曲。

3) 钙化:乳腺腺体或病灶内显示的强回声称为钙化,一般认为≥0.5 mm 的钙化属于粗大钙化,大钙化可能会伴有声影;<0.5 mm 的钙化属于小钙化。乳腺组织中的孤立或散在的钙化因为腺体内纤维结缔组织的关系有时难以鉴别。钙化的形态可呈泥沙状、颗粒状、短段状或弧形等,钙化的分布可为单一、成堆、成簇、散在或弥漫等。

4) 血管评估:① 病变区域没有明显的血流信号;② 病变区域与周围腺体内血流信号相似;③ 病变区域有明显增加的血流信号。

(3) 乳腺 MRI 检查

乳腺 MRI 是一种无 X 线损伤的检查,软组织分辨率较高。MRI 鉴别乳腺良、恶性病变,不仅可根据病灶的形态、轮廓加以识别,而且还可结合病灶与正常乳腺的信号差异及其动态增强方式来区分。当乳腺 X 线摄影或超声影像检查不能确定病变性质时,可以考虑采用 MRI 进一步检查。参照 BI-RADS 标准,描述病灶形态特征和动态增强曲线特征。对强化病灶性质的分析以形态分析为首要的判断依据,对于形态特征判断困难者,需要结合时间-信号强度增强曲线进行判断。形态特征包括增强前 T1WI 和 T2WI 上的信号表现以及增强后的表现。所有图像征象的描述和分析更多地依赖对增强图像的分析,根据增强后形态不同将病灶定义为点状强化、肿块和非肿块强化 3 类。乳腺 MRI 可用于以下情况。

1) 乳腺癌的分期:由于 MRI 对浸润性乳腺癌的高敏感性,有助于发现其他影像学检查所不能发现的多灶病变和多中心病变,有助于显示和评价癌块对胸肌筋膜、胸大肌、胸壁的浸润等。在制订治疗计划之前,考虑保乳治疗时可进行乳腺增强 MRI 检查。

2) 新辅助化疗效果的评估:对于确诊乳腺癌进行新辅助化疗的患者,在治疗前、治疗中和治疗结束时 MRI 检查有助于对病变治疗反应进行评估,对治疗后残余病变范围的判断。

3) 腋窝淋巴结转移,原发灶不明者:对于腋窝转移性淋巴结,而临床检查、X 线摄影及超声都未能明确原发灶时,乳腺 MRI 有助于发现乳房内隐匿的癌灶,确定位置和范围,以便进一步治疗。MRI 检查结果阴性可以帮助排除乳房内原发灶,避免不必要的全乳切除。

4）保乳术后复发的监测：对于乳腺癌保乳手术（包括成形术）后，临床检查、乳腺 X 线摄影或超声检查不能确定是否有复发的患者，MRI 检查有助于鉴别肿瘤复发和术后瘢痕。

5）乳房成形术术后随访：对于乳房假体植入术后者，MRI 检查有助于乳腺癌的诊断和植入假体完整性的评价。

6）高危人群筛查：MRI 检查在易发生乳腺癌的高危人群中可发现临床、乳腺 X 线摄影、超声检查阴性的乳腺癌。

7）MRI 引导下的穿刺活检。

68.2.2.3　乳腺癌病理学诊断

（1）乳腺癌的组织病理学

1）乳腺病变的标本获取方法：乳腺病变可以通过各种手段获取，包括针吸细胞学检查、粗针穿刺活检、真空辅助微创旋切系统活检、开放手术切除活检等。这些标本获取方式各有优缺点，适用范围有所差异。临床医师可根据患者病情、病灶性质及大小、经济能力等多方面综合考虑，选择合适的方法。

2）组织学分型和组织学分级：浸润性乳腺癌的组织学分型主要依据 2003 版和 2012 版《世界卫生组织（WHO）乳腺肿瘤分类》，某些组织学类型的准确区分需行免疫组化后确定。多项研究显示在浸润性乳腺癌中，组织学分级是重要的预后因素。目前浸润性乳腺癌中应用最广泛的病理分级系统是改良 Scarff-Bloom-Richardson 分级系统。该系统对腺管形成比例、细胞异型性和核分裂象计数 3 项重要指标进行评估，将浸润性乳腺癌分为高、中、低 3 个组织学级别。

3）有关保留乳房手术切缘状态的病理学评估：2014 年美国外科肿瘤学会和美国放射肿瘤学会发布了关于保乳手术切缘的指南。该指南推荐将染色切缘处无浸润性癌和导管原位癌作为切缘阴性的定义。且不推荐根据肿瘤的分子分型、患者年龄大小、是否存在小叶癌、是否存在广泛性导管内癌成分（EIC）等而提高对切缘的要求。目前主要有垂直切缘放射状取材和切缘离断取材两种方法进行保乳切缘的状态评估。对保乳标本的评价宜包括大体检查及显微镜观察肿瘤距切缘最近处的距离、若切缘阳性，应注明切缘处肿瘤的类型（原位癌或浸润性癌）。

4）病理报告内容及规范：浸润性乳腺癌的病理报告应包括与患者治疗和预后相关的所有内容，如肿瘤大小、组织学类型、组织学分级、有无导管原位癌、有无脉管侵犯、切缘和淋巴结情况等。对于浸润性癌还应包括 ER、PR、HER-2、Ki-67 的检测情况。若为治疗后乳腺癌标本，则应对治疗后反应进行病理评估。导管原位癌的病理诊断报告应报告核级别（低、中或高级别）和有无坏死（粉刺或点状坏死）、手术切缘情况，以及雌激素受体（ER）和孕激素受体（PR）表达情况。

（2）关于乳腺癌的分子分型

根据基因表达谱的不同可将乳腺癌分为腔面 A 型、腔面 B 型、HER-2 亚型、基底样型 4 种分子亚型。由于分子检测技术对标本要求高，且检测价格昂贵，很难在临床广泛应用，所以目前在日常工作中多采用免疫组化的方法与各分子分型大致对应，即所谓的临床病理替代分型，其中 ER、PR、HER-2、Ki-67 的免疫组化检测结果是分子分型的重要参考。

激素受体阳性的腔面型（HER-2 阴性）病例表现为一个谱系，其中腔面 A 样型是激素受体高表达、增殖低、肿瘤负荷低，这部分患者多基因分析往往显示预后较好，对内分泌治疗敏感。腔面 B 样型激素受体低表达、增殖指数高以及肿瘤负荷高，这部分患者多基因分析表现为预后较差，对内分泌治疗欠敏感。而介于上述两组之间还有一个中间组，其多基因分析显示为预后中等、疾病风险及对化疗和内分泌治疗的反应都较难确定。

1）ER/PR 检测：乳腺癌中评估 ER、PR 状态的意义在于确认内分泌治疗获益的患者群体以及预测预后。应对所有乳腺浸润性癌病例进行 ER、PR 检测。美国临床肿瘤学会（ASCO）/美国病理医师学院（CAP）ER/PR 检测指南（2010 年版）规定，$\geq 1\%$ 的肿瘤细胞出现细胞核阳性可判断为阳性

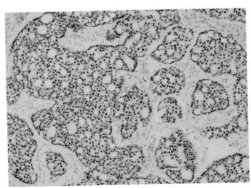

图 68-6　浸润性乳腺癌 ER 阳性（放大 200 倍）

（图 68-6，图 68-7），并推荐在报告中注明阳性细胞所占的百分比和阳性染色的强度。

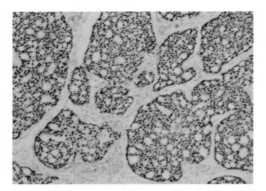

图 68-7　浸润性乳腺癌 PR 阳性（放大 200 倍）

ER⁻/PR⁺ 的乳腺癌少见，占总体的 0%～4%。与 ER⁻/PR⁻ 的乳腺癌相比，两者的总生存期差异无统计学意义，提示在 ER 阴性的病例中，PR 是否表达并无预后意义。在乳腺癌中，ER⁻/PR⁺ 的结果可重复性差。有研究表明，至少 94% 的 ER 阴性、PR 阳性的乳腺癌在接受第 2 种检测方法后，其结果发生改变。因此，ASCO/CAP 指南推荐，对 ER⁻/PR⁺ 的乳腺癌患者需进行重复检测。

Deyarmin 等对免疫组化 ER 低表达（1%～10%）的研究显示，ER 阳性<10% 的病例中，62% 分子分型为基底样型，27% 为 HER-2 高表达型，而腔面型的病例仅占 11%。提示 ER 表达介于 1%～10% 的患者从分子水平更接近于 ER 阴性。这部分 ER 低表达的患者并不能从内分泌治疗中获益。2014 年一项包括 9 639 例乳腺癌的研究也显示 ER 介于 1%～9% 的患者多为年轻、组织学分级高，或 PR 阴性，其临床病理特征均与 ER 阴性的患者更为相似。因此，2015 年 St Gallen 共识中特别指出 ER 介于 1%～9% 属于激素受体不确定状态。对于这部分患者是否给予内分泌治疗不能仅仅依赖 ER/PR 的免疫组化结果，需结合其他情况。

PR 的表达也可以预测患者对内分泌治疗的反应。相关研究表明，与 ER⁺/PR⁺ 的乳腺癌相比，ER⁺/PR⁻ 乳腺癌侵袭性较强，患者的总生存期及无病生存期均较短，且患者对内分泌治疗反应较差，PR 阴性可作为 ER 阳性乳腺癌的独立预后因素。Prat 等报道，在免疫组化检测界定为腔面 A 样型（ER 和 PR 阳性，HER-2 阴性，Ki-67 增殖指数

低）的乳腺癌中，PR 高表达（>20%）患者的无病生存期显著优于 PR 低表达（≤20%）的乳腺癌患者。我们的研究也显示 PR 阴性与 PR 介于 1%～19% 的乳腺癌临床病理特征没有明显差别。

2）HER-2：15%～20% 的原发性乳腺癌中存在 HER-2 基因扩增或 HER-2 蛋白高水平。HER-2 表达状态对判断乳腺癌患者预后、化疗效果预测、内分泌治疗及靶向治疗的选择均十分关键。2013 年，ASCO/CAP 发布了更新版本的乳腺癌 HER-2 检测指南。2014 年，中国病理学家也在结合我国实际的情况下，颁布了《乳腺癌 HER-2 检测指南（2014 版）》。

目前浸润性乳腺癌中 HER-2 免疫组化检测结果的判读标准如下。0：无染色或≤10% 的浸润癌细胞呈现不完整的、微弱的细胞膜染色；1+：>10% 的浸润癌细胞呈现不完整的、微弱的细胞膜染色；2+：存在两种情况，第 1 种为>10% 的浸润癌细胞呈现不完整和（或）弱至中等强度的细胞膜染色，第 2 种为≤10% 的浸润癌细胞呈现强而完整的细胞膜染色；3+：>10% 的浸润癌细胞呈现强而完整的细胞膜染色（图 68-8）。对于 IHC 2+ 的病例，应该用原位杂交（in situ hybridization, ISH）法做进一步基因检测，也可以选取不同的组织块重新检测或送往中心实验室进行检测。HER-2 基因扩增的阳性判断标准为单探针 HER-2 基因>6 或双探针 HER-2/CEP17 比值>2.0（图 68-9）。乳腺癌 HER-2 异质性多见于免疫组织化学或 ISH 结果不确定的病例，有可能导致免疫组化与原位杂交检测、原发灶与转移灶、穿刺标本与手术切除标本的检测结果不一致。

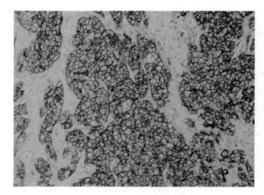

图 68-8　浸润性乳腺癌
HER-2 免疫组化阳性（3+）

图68-9　浸润性乳腺癌

HER-2的FISH检测阳性,红色信号代表HER-2基因拷贝,绿色信号代表17号染色体拷贝(CEP17)

3) Ki-67:在日常工作中,最常用的检测细胞增殖的方法即是评估Ki-67增殖指数(Ki-67标记指数)(图68-10,图68-11)。在乳腺癌中,Ki-67阳性率与肿瘤恶性程度、患者预后以及治疗反应均有相关性,Ki-67高阳性率与高复发风险有关,患者生存率较差,且对预测患者的化疗反应性有一定价值。因此,准确评估Ki-67增殖指数十分重要。但Ki-67增殖指数的评价至今仍缺乏统一标准,各实验室采用的免疫组化检测平台不同,界值设定各不相同,判断缺乏统一标准。本中心对不同观察者间对Ki-67评估的一致性进行研究,结果显示对整张切片进行平均评估时不同观察者之间的可重复性较计数热点区域(hot spot)更好。当Ki-67阳性率介于10%~30%这一区段时,观察者间的一致性较低,而这一区段恰恰是临床较为感兴趣的区域。由此可见,规范的检测以及一致的结果判读标准是Ki-67增殖指数被广泛运用的前提。计算机图像分析系统有望为Ki-67染色结果判读的一致性提供有效帮助。

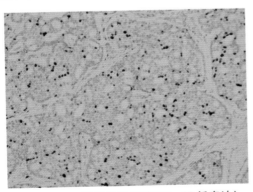

图68-10　浸润性乳腺癌(Ki-67低表达)

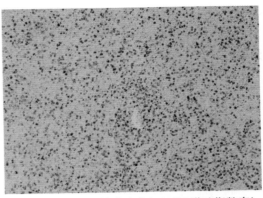

图68-11　浸润性乳腺癌(Ki-67增殖指数高)

(3)乳腺癌中的分子检测

1)多基因预测模型:与传统的TNM分期和临床病理指标相比,多基因检测系统能提供更为准确的预后和预测信息,目前常用的多基因检测平台包括Oncotype DX、PAM-50、MammaPrint、EndoPredict、Breast Cancer Index等,主要在激素受体阳性,HER-2阴性,淋巴结阴性乳腺癌患者中预测复发风险和对化疗的反应。专家们一致认为,对于临床来说,最重要的问题并不是寻求最本质的分子分型,而是辨别患者能否从某种治疗中获益。

2)肿瘤浸润性淋巴细胞(tumor infiltra-ting lymphocyte, TIL):肿瘤细胞和免疫细胞之间的相互作用在乳腺癌的发生发展过程中起着重要作用。TIL常见于具有高度增殖活性的乳腺癌,如三阴性乳腺癌、HER-2阳性乳腺癌。TIL包括肿瘤内部浸润性淋巴细胞(intratumoral TIL)和肿瘤间质浸润性淋巴细胞(stromal TIL)。前者指癌巢内部与癌细胞直接接触的淋巴细胞,而后者指癌巢周围间质中浸润的淋巴细胞。TIL可分为不同的类型,其在抗肿瘤免疫中作用不同,对预后的预测价值也不同。尽管2014年曾经发布了乳腺癌中TIL评估的相关指南,但目前仍存在部分问题有待解决,如不同切片之间的异质性、不同观察者之间评估的可重复性等。

3)BRCA1/BRCA2基因突变

目前,二代测序(NGS)技术是检测BRCA基因突变的主要方法。在大数据时代,如何对庞大的数据进行准确分析,建立中国乳腺癌患者的BRCA1/BRCA2数据库,是每个实验室面临的共同问题。2016年4月,中国临床肿瘤学会(CSCO)、中国肿瘤驱动基因分析联盟(CAGC)联合发布《二代测序技术应用于临床肿瘤精准诊治的共识》。该共识强调检测需在通过审核验收的临床基因扩增检验实验室进行,试剂的管理和质控需符合特定标准。每个特定的 NGS 测试项目都要经过严格的技术验证合格后才可以用于临床肿瘤检测。共识强烈建议各检测实验室参加"NGS 相关的室间质量评估项目"来提高和保证检测的能力和质量。

4)液体活检:肿瘤的液体活检(liquid biopsy)是一种检测血液中的循环肿瘤 DNA(circulating tumor DNA,ctDNA)和循环肿瘤细胞(circulating tumor cell,CTC)的技术。CTC 是指存在于外周循环血中的肿瘤细胞,与乳腺癌的复发转移相关,可以通过监测外周血中 CTC 数目的改变进行疗效评估。同时应用肿瘤病理形态学结合分子水平的检测,可以使 CTC 的检测和应用最大优化。通过 ctDNA 检测乳腺癌的转移和肿瘤负荷状态较 CTC 和传统的肿瘤标志物更灵敏,低水平的 ctDNA 与较好的预后相关。目前检测 ctDNA 的常用技术很多,包括 BEAMing 技术、二代测序、数字 PCR 等。相较于传统的病理组织活检,液体活检简便、无创,可以实时监测肿瘤的发展,为调整治疗策略提供依据。随着二代测序技术及单细胞测序技术的发展,液体活检技术将不断完善。

68.2.3 AJCC 分期

对恶性肿瘤进行正确、合理的分期具有十分重要的意义。它有助于详细记录病变范围、播散程度,准确估计病情,判断预后,并制订有针对性的治疗方案,客观评价疗效,便于不同的医疗中心交流信息及比较疗效,也促进癌症研究的深入开展。目前临床工作中广泛应用的乳腺癌分期方法是美国肿瘤联合会(AJCC)和国际抗癌联盟(UICC)制订的 TNM 分期系统,由 3 个要素组成。

T:原发肿瘤的范围。

N:有无区域淋巴结转移及其程度。

M:有无远处转移。

随着循证医学的发展,临床资料积累和治疗观念的更新,AJCC 和 UICC 第 8 版的乳腺癌 TNM 分期于 2017 年出版(表 68 - 1)。

表 68 - 1 第 8 版 AJCC 乳腺癌 TNM 分期

分期	标准
T(原发肿瘤)	
T_X	原发肿瘤无法确定(例如已切除)
T_0	原发肿瘤未查出
T_{is}	原位癌
T_{is}(DCIS)	导管原位癌
T_{is}(Paget)	不伴肿块的乳头 Paget 病[注:伴有肿块的派杰氏病根据肿块大小进行分期,小叶原位癌(LCIS)归类为乳腺良性疾病]
T_1	肿瘤最大直径≤2 cm
T_{1mic}	微小浸润性癌,最大直径≤0.1 cm
T_{1a}	肿瘤最大直径>0.1 cm,≤0.5 cm(最大直径>1 mm,≤2 mm 浸润性癌记录为 2.0 mm,避免归类为微小浸润癌)
T_{1b}	肿瘤最大直径>0.5 cm,≤1.0 cm
T_{1c}	肿瘤最大直径>1.0 cm,≤2.0 cm
T_2	肿瘤最大直径>2.0 cm,≤5.0 cm
T_3	肿瘤最大直径>5.0 cm
T_4	不论肿瘤大小,直接侵犯胸壁或皮肤(胸壁包括肋骨、肋间肌、前锯肌,但不包括胸肌)
T_{4a}	侵犯胸壁
T_{4b}	患侧乳房皮肤水肿(包括橘皮样变),溃破或卫星状结节(肉眼可见的与肿瘤不相连的皮肤卫星结节)
T_{4c}	T_{4a} 和 T_{4b} 并存
T_{4d}	炎性乳腺癌
N(区域淋巴结)	
N_x	区域淋巴结无法分析(专家组不建议采用该分期,仅用于区域淋巴结已被切除且无法通过影像和临床检查检测的情况)

分期	标　准
N_0	区域淋巴结无转移
N_1	同侧腋淋巴结转移,可活动
N_2	同侧转移性腋淋巴结相互融合,或与其他组织固定;或临床无证据显示腋淋巴结转移的情况下,存在临床明显的内乳淋巴结转移
N_{2a}	同侧转移性腋淋巴结相互融合,或与其他组织固定
N_{2b}	临床无证据显示腋淋巴结转移的情况下,存在临床明显的内乳淋巴结转移
N_3	同侧锁骨下淋巴结转移;或有临床证据显示腋淋巴结转移的情况下,存在临床明显的内乳淋巴结转移;或同侧锁骨上淋巴结转移,伴或不伴腋淋巴结或内乳淋巴结转移
N_{3a}	同侧锁骨下淋巴结转移及腋淋巴结转移
N_{3b}	同侧内乳淋巴结及腋淋巴结转移
N_{3c}	同侧锁骨上淋巴结转移
pN	区域淋巴结
pN_x	区域淋巴结无法分析(手术未包括该部位或过去已切除)
pN_0	组织学无区域淋巴结转移,未对孤立肿瘤细胞另行检查
$pN_0(i+)$	组织学无区域淋巴结转移,免疫组化阳性,肿瘤直径≤0.2 mm
$pN_0(mol+)$	组织学无区域淋巴结转移,分子检测(RT-PCR)阳性
pN_{1mi}	存在微转移,最大直径>0.2 mm,≤2.0 mm
pN_1	同侧1~3个腋淋巴结转移,或内乳前哨淋巴结镜下转移,而临床不明显
pN_{1a}	同侧1~3个腋淋巴结转移
pN_{1b}	内乳前哨淋巴结镜下转移,而临床不明显
pN_{1c}	同侧1~3个腋淋巴结转移,同时内乳前哨淋巴结镜下转移,而临床不明显
pN_2	4~9个腋淋巴结转移,或临床明显的内乳淋巴结转移而腋淋巴结无转移
pN_{2a}	4~9个腋淋巴结转移,至少1个肿瘤灶>2.0 mm
pN_{2b}	临床明显的内乳淋巴结转移而腋淋巴结无转移
pN_3	10个或以上腋淋巴结转移,或锁骨下淋巴结转移,或腋淋巴结转移的情况下伴临床明显的同侧内乳淋巴结转移;或3个以上腋淋巴结转移伴有临床阴性而镜下内乳淋巴结转移;同侧锁骨上淋巴结转移
pN_{3a}	10个或以上腋淋巴结转移(至少1个肿瘤灶>2.0 mm),或锁骨下淋巴结转移
pN_{3b}	3个以上腋淋巴结转移伴有临床阴性而前哨淋巴结活检镜下内乳淋巴结转移
pN_{3c}	同侧锁骨上淋巴结转移
M(远处转移)	
M_x	有无远处转移无法评估
M_0	无远处转移
M_1	有远处转移

临床分期

0 期	T_{is}	N_0	M_0
Ⅰ 期	T_1	N_0	M_0
Ⅱ A 期	T_0	N_1	M_0
	T_1	N_1	M_0
	T_2	N_0	M_0
Ⅱ B 期	T_2	N_1	M_0
	T_3	N_0	M_0
Ⅲ A 期	T_0	N_2	M_0
	T_1	N_2	M_0
	T_2	N_2	M_0
	T_3	$N_{1\sim2}$	M_0
Ⅲ B 期	T_4	N_0	M_0
	T_4	N_1	M_0
	T_4	N_2	M_0

续 表

分期		标 准	
Ⅲc 期	任何 T	N_3	M_0
Ⅳ期	任何 T	任何 N	M_1

注:增加多基因检测乳腺癌预后分期。激素受体阳性、HER-2阴性、淋巴结阴性,若多基因检测评为低危,无论原发肿瘤大小,预后同 $T_{1a}-T_{1b}N_0M_0$,AJCC 预后分期为 Ⅰ 期。

(李俊杰 李 明 杨文涛)

68.3 外科治疗

随着新的理念和技术的推陈出新,乳腺癌的外科治疗模式已发生了巨大的改变。乳腺癌曾被作为一种单一的疾病,采用单一的手术方式治疗,现在随着分子生物学的发展,我们对乳腺癌有了更全面的认识,对于早期乳腺癌,目前推行的是以"最小、最有效"外科治疗为首辅以合理有序综合治疗策略的实施,有的放矢、量体裁衣地根据每一个乳腺癌患者不同的类型和分期制订最佳、最有效的治疗方案,在显著改善乳腺癌患者预后的同时也提高生活质量。

68.3.1 外科治疗发展史

根据医史记载,乳腺癌的局部治疗起始于公元前3000~前2500年的古埃及,残酷的烧烙用于治疗许多乳腺疾病。直至文艺复兴时期,以 Andreas Vesalius 为代表,引领解剖学的创立,使乳腺切除从野蛮的烧烙走向以血管结扎为基础的解剖外科时代。

1757 年法国的 Henri Francois Le Dran 提出乳腺癌的淋巴转移是该病预后差的主要原因;法国手术学的奠基人 Jean Louis Petit 提出将乳腺、可触及的淋巴结、与肿瘤粘连的胸大肌做整块切除;英格兰的 Samuel Sharpe 和苏格兰的 Benjamin Bell 也提出了全乳切除和可触及的淋巴结清扫的手术原则。1867 年,英格兰的 Charles Moore 详细阐述了乳腺癌手术的基本原则,提倡肿瘤的广泛切除,并在 20 世纪被广泛接受。1846 年的全身麻醉和 1867 年 Lister 创建的无菌术,确立了乳腺癌全乳切除手术在乳腺癌治疗中的地位。德国的 Ernst Kuster 与英格兰的 W. Mitchell Banks 在 1871 年起将腋窝清扫常规纳入乳腺癌全乳切除手术;Richard von Volkmann 和 Lothar Heidenheim 分别于 1875 年和 1889 年建议全乳切除、腋窝清扫术同时整块切除胸大肌筋膜。

William Stewart Halsted 在 von Volkmann 提出的术式上加以发展,于 1894 年报道了根治性手术治疗 50 名乳腺癌患者的经验。该手术切除全部乳腺、胸大肌和腋淋巴结。1898 年,Halsted 报道了同时切除胸小肌的术式。Wily Meyer 于 1894 年提出了根治性全乳切除术的一个变通的方法,即先行腋窝淋巴结清扫,再行乳腺、胸肌切除。Halsted 在 1894 年、1898 年和 1907 年发表的论文使乳腺癌根治性全乳切除被广泛接受,该手术治疗观念占据了 20 世纪的前 3/4。Halsted 时期,大多数乳腺癌患者属局部晚期,3/4 患者存在腋淋巴结转移;以往的手术治疗局部复发率达 60%～82%,3 年生存率为 9%～39%,Halsted 报道局部复发率为 6%,3 年生存率为 38%～42%,10 年生存率为 12%。

1948 年,Patey 提出切除胸大肌并不提高根治性全乳切除的手术疗效,他描述了一种改良的根治性全乳切除术,即切除乳腺、胸小肌和腋窝内容物,保留胸大肌;Auchincloss 和 Madden 进一步改良了该术式,同时保留胸大肌和胸小肌。接着,许多大样本回顾性分析和两项前瞻性临床试验证实,无论局部控制还是生存率,改良根治术和 Halsted 根治术效果相当。因此改良的根治性全乳切除术比例自 70 年代初的 27.7% 不断上升。至 1982 年,改良根治术占全乳切除根治术的 72.3%。20 世纪 70 年代,Fisher 对此提供了理论依据。他认为乳腺癌从发病开始就是全身性的疾病,乳腺癌手术治疗的失败往往是因为癌细胞早期的全身播散。基于这一新的理论所进行的 NSABPB-04 试验证实,腋淋巴结临床阴性的乳腺癌病例随机接受根治术、单纯乳房切除加腋窝放疗、单纯乳房切除及腋窝随访(腋淋巴结转移时再行手术),3 种治疗方式的长期生存完全相似。这一结果有力地证实了 Fisher 理论,同时成为乳腺癌局部治疗发展史上的另一个里程碑,为当今乳腺外科的发展奠定了基础。

68.3.2 手术原则和术前评估

(1) 手术治疗原则

按照临床病期、肿瘤部位、乳腺癌治疗方法的选择大致有如下原则。

1) Ⅰ、ⅡA期：以手术治疗为主，可以采用根治性手术或保乳手术。术后根据淋巴结情况及预后指标决定是否需要辅助治疗。

2) ⅡB、ⅢA期：以根治性手术为主，术前根据病情常应用辅助化疗、内分泌治疗或放疗，术后常需应用辅助治疗。如患者肿块较大并有意愿接受保乳手术，可行新辅助治疗后再手术。

3) ⅢB、ⅢC期：局部病灶较大或同侧锁骨上、下淋巴结有转移或内乳淋巴结有明显转移者，可用放疗、化疗、内分泌及放疗，手术可作为综合治疗的一个组成部分。特别是部分不可手术的局部晚期患者，通过新辅助治疗降期后可获得手术治疗的机会。

4) 第Ⅳ期：以化疗、内分泌治疗为主，手术及放疗是局部辅助治疗的方法。

（2）治疗前评估

早期乳腺癌的治疗是以手术为主的综合治疗。然而乳腺癌的手术治疗模式在近30年来发生了巨大的变革，保乳手术、前哨淋巴结活检替代传统腋窝淋巴结清扫的术式、各种方式的一期乳房重建手术越来越为患者所接受，治疗前对病情的评估显得尤为重要。

病史和体格检查：乳房肿块出现的时间、疼痛程度，记录肿块大小、部位、形态、质地，与皮肤、胸肌有无粘连；乳头凹陷及位置改变，乳头皮肤改变、是否溃破、糜烂，乳头溢液是否自发，溢液时间、颜色，单管或多管，是否伴发乳房肿块；乳房皮肤改变，是否存在增厚、水肿、红斑、溃破；腋窝淋巴结是否肿大、大小、与周围组织粘连情况。既往乳房手术史；婚育史；月经史；家族史，特别是乳腺癌、卵巢癌家族史。

术前常规的理化检查：血、尿、粪常规，肝、肾功能，心电图，胸部正、侧位X线片或CT，腹部超声检查。

双侧乳房钼靶及MRI检查：术前（通常指术前3个月内）的乳腺钼靶X线片是决定患者是否适合保乳治疗的必备条件。该项检查要求在高质量的钼靶机下进行，并按照规范进行分级报告。钼靶摄片有利于了解病变的程度，是否存在多中心病灶，以及其他可能影响治疗决策的因素；同时也可了解对侧乳房的情况。在钼靶片报告中需记录肿块大小，若肿块同时伴有微小钙化灶，则需报告钙化范围及其与肿块的位置关系；对于微小钙化灶，必要时可进行放大的钼靶摄片。乳房MRI在良、恶性病变的鉴别诊断，乳房恶性病变范围评价，多中心病灶的评估中均显示出独特的优势。

对乳房原发灶的病理诊断已不再依赖于术中快速冰冻切片检查，肿块的空芯针活检、钙化灶的真空辅助活检（mammotone）已广泛应用于临床，术前明确的病理学诊断有利于医师与患者就手术方案进行充分沟通。如果患者已行手术活检，则应与病理科医师充分沟通，了解原发肿块组织类型、切缘情况、是否存在广泛导管内癌成分，导管内癌患者应报告核分级、有无粉刺样坏死，手术切缘距离。

其他一些特殊的评估包括：采用曲妥珠单抗时需评价心功能；接受芳香化酶抑制剂治疗需进行骨密度测定；明确患者是否处于绝经状态，需检测血清雌二醇、黄体生成素释放激素、卵泡刺激素等；对Ⅲ期患者进行放射性核素骨扫描。

患者自身的要求和愿望是影响治疗决策的一个极为重要的因素。患者与医师应就保乳治疗与根治术的优缺点、前哨淋巴结活检、乳房一期重建手术进行详细的讨论。患者在对治疗作出选择时应考虑自身对疾病控制的认识、术后机体的功能、性生活及其他方面的生活质量。

（3）手术适应证及禁忌证

对于病变局限于乳房局部及区域淋巴结的乳腺癌，手术治疗是主要的治疗手段。手术的目的是获得最大限度的局部控制以防止局部复发，同时能得到必要的病理学信息供判断预后及选择术后辅助治疗方案。

乳腺癌全乳切除的手术适应证为符合TNM分期0、Ⅰ、Ⅱ期以及部分Ⅲ期而无手术禁忌证的患者。乳腺癌的手术禁忌证如下。

1) 全身性手术禁忌证：① 肿瘤已有远处转移；② 一般情况差，有恶病质者；③ 重要脏器有严重疾病，不能耐受手术者；④ 年老体弱，不适合手术者。

2) 局部病灶的手术禁忌证：有以下情况之一者。① 皮肤"橘皮样"水肿，超出乳房面积50%以上；② 皮肤有卫星结节；③ 肿瘤直接侵犯胸壁；④ 胸骨旁淋巴结肿大证实为转移者；⑤ 锁骨上淋巴结肿大证实为转移者；⑥ 患侧上肢水肿；⑦ 炎性乳腺癌。有以下5种情况中任何2项以上者：① 肿瘤溃破；② 皮肤"橘皮样"水肿占全乳面积1/3以上；③ 肿瘤与胸大肌固定；④ 腋淋巴结最大直径超过2.5 cm；⑤ 淋巴结彼此粘连，或与皮肤或深部组织粘连。

68.3.3　乳腺全乳切除术

68.3.3.1　乳腺及区域淋巴的解剖

（1）乳房的解剖

乳房位于前胸壁，含有丰富的腺体、血管、神经和淋巴管，同时还与邻近的肌肉、筋膜等组织关系密切。乳腺位于皮下组织内，通过结缔组织束固定于该位置。位于真皮层深面的浅筋膜浅层和深层之间的结缔组织束贯穿乳腺组织并相互连成网状，称为乳房悬韧带（Cooper 韧带）。成人乳房位于前胸壁第 2～6 肋间，内缘为胸骨旁线，外缘达腋前线。内侧 2/3 位于胸大肌之前，外侧 1/3 位于前锯肌表面。大部分乳房在外上方存在狭长的乳腺组织突向腋窝，称为腋窝部乳腺。少部分乳腺组织还可以超过以上范围，向上可达锁骨下缘，向下可达腹直肌前缘，向内可达胸骨正中线，向外可达背阔肌前缘，故全乳切除时手术范围需达到以上部位。乳房腺体是乳腺最重要的结构，由实质和间质两部分组成。实质包括导管、小叶、腺泡，间质由结缔组织、脂肪组织、血管、神经、淋巴结组成。乳腺腺体组织被结缔组织分隔为 15～20 个乳腺腺叶，每个腺叶以乳头为中性呈轮辐样放射状排列，各有一条导管向乳头引流，称为输乳管。输乳管直径 2～4.5 mm，随导管分支逐渐变细，末端与腺泡相通，在乳晕下扩大形成输乳管窦，最后开口于乳头顶端。每个腺叶有 20～40 个乳腺小叶，每个小叶有 10～100 个腺泡，腺泡为乳腺分泌部，乳腺小叶是构成乳腺的基本单位。而乳腺癌的发生常见于终末乳腺导管小叶系统。乳腺的血液循环十分丰富，供血动脉主要来于腋动脉、肋间动脉和胸廓内动脉分支，形成皮肤下、真皮下的血管网、腺体前血管网和腺体后血管网。乳房的静脉分为浅静脉和深静脉，浅静脉即乳房皮下静脉，位于前筋膜浅层的深面，大部分回流到胸廓内静脉。深静脉一般伴随同名动脉和分支，分别汇入胸廓内静脉、胸外侧静脉和肋间静脉。其中最大的为胸廓内静脉，汇入同侧无名静脉后，经右心房、右心室进入肺毛细血管网，是乳腺癌转移最主要途径。支配乳房的交感神经中枢位于第 2～6 胸段脊髓的灰质侧角内，支配乳房的躯体神经主要是颈丛 3～4 支和第 2～6 肋间神经的皮肤支。

（2）乳腺淋巴回流

乳房的淋巴管：乳房上皮组织下的淋巴管与全身表面上皮组织下的淋巴管相互贯通，这些淋巴管内壁没有瓣膜，与皮下淋巴管、乳晕下淋巴管丛相交通。通过连接皮下、上皮下组织的垂直的淋巴管，乳晕下淋巴管丛收集乳头、乳晕的淋巴液。淋巴由浅入深，从乳晕下淋巴管丛，经过输乳管旁淋巴管，至小叶旁与皮下深组淋巴管丛。输乳管旁淋巴管紧贴乳腺导管的肌上皮细胞。然后，皮下深组淋巴管丛与乳腺内淋巴管中的淋巴汇聚至腋淋巴结和内乳淋巴结。据估计，乳房 3% 的淋巴汇入内乳淋巴结，97% 的淋巴汇入腋窝淋巴结。乳房皮肤和乳腺实质的淋巴汇入相同的腋窝淋巴结，这些淋巴结代表了乳房淋巴引流的主要方向。淋巴造影研究发现，乳腺深部实质或乳房后间隙淋巴倾向于引流至内乳淋巴结；而乳晕下淋巴液将经过乳晕外侧或上方的淋巴管，最终汇集至腋窝的前哨淋巴结。

腋淋巴结：解剖学研究证实，乳腺癌区域播散的主要途径是腋淋巴结转移。Packren 依据肿瘤转移的病理解剖学研究，将腋淋巴结分为：锁骨下（尖群）淋巴结，指位于胸小肌内侧的淋巴结；腋静脉淋巴结，指胸小肌至腋窝外侧界、沿腋静脉分布的淋巴结；胸肌间（Rotter）淋巴结，指胸大、小肌之间，沿胸外侧神经分布的淋巴结；肩胛组淋巴结，指沿着肩胛下血管分布的淋巴结；中央组淋巴结位于胸大肌外缘和胸小肌的下方；其他组尚包括：乳腺外侧淋巴结（位于腋尾部的淋巴结），28% 的患者存在乳腺内淋巴结，在乳腺外上象限皮下存在乳腺旁淋巴结。临床上为了便于区分淋巴结转移的扩散范围，人为地将腋淋巴结进行分组：Ⅰ 组淋巴结位于胸小肌外缘的外侧，Ⅱ 组淋巴结位于胸小肌的后方，Ⅲ 组淋巴结位于胸小肌内缘的内侧；外科医师在术中对相应部位予以标记，有助于术后病理分组。

内乳淋巴结：内乳淋巴结的位置在胸骨旁、肋间隙的胸膜外脂肪组织中，紧贴内乳血管。自第 2 肋间向下，内乳淋巴结与胸膜之间由一层菲薄的胸横筋膜分隔，并逐渐过渡至由胸横肌分隔。内乳淋巴结链的淋巴结数目因人而异，在第 1 和第 2 肋间，约 88% 和 76% 的内乳淋巴结位于内乳血管的内侧。在第 3 肋间，79% 的内乳淋巴结位于内乳血管的外侧。各个肋间隙存在内乳淋巴结的可能性：第 1 肋间 97%，第 2 肋间 98%，第 3 肋间 82%，第 4 肋间 9%，第 5 肋间 12%，第 6 肋间 62%。

当淋巴结发生癌转移时，生理性淋巴引流途径受阻，则会出现替代性旁路，包括：通过深部、胸骨下方至对侧内乳淋巴链；通过浅层、胸骨前向肋间、纵隔引流；通过腹直肌鞘膜向横膈下和腹膜下淋巴丛引流（又称 Gerota 通路）。

乳腺癌的手术方式很多，手术范围可自保留乳房同时应用放射治疗直到扩大根治手术，但是没有一种固定的手术方式适合各种不同情况的乳腺癌。对手术方式的选择应结合患者病情及医疗条件来全面考虑，如手术医师的习惯，放射治疗和放疗的条件，患者的年龄、病期、肿瘤的部位等具体情况，以及患者对乳房外形的要求。

68.3.3.2　乳腺癌的各种全乳根治手术方式

（1）乳腺癌根治术

乳腺癌根治术切除整个患侧乳房、胸大肌、胸小肌及全部腋淋巴结，适用于临床Ⅱ、Ⅲ期乳腺癌、肿瘤与胸大肌或其筋膜有粘连、腋淋巴结有明显肿大或胸肌间淋巴结受累。实施改良根治术过程中，若发现肿瘤与胸肌粘连或腋淋巴结肿大并证实为转移者，可改变术式为根治术；对于接受了新辅助化疗的局部晚期乳腺癌患者，曾常规建议实施根治术。

手术切口：切口方式主要根据肿瘤位置及已完成的活检手术切口决定，目前常用的切口包括 Halsted-Meyer 切口、Stewart 切口及 Greenouph 切口等。切口设计的原则是以肿瘤为中心，皮肤切除的范围应尽量在肿瘤外 3～5 cm，包括乳头、乳晕。Stewart 横切口的创面美观度较好，切口长度较竖切口短，有利于重建手术的开展，患者穿低领衣服时不会显露手术瘢痕，是最早期主要应用的手术方式，一般可在全身麻醉或高位硬膜外麻醉下进行。切口上缘相当于缘突部位，下缘达肋弓，但目前采用横切口。皮肤切除范围应在肿瘤外 4～5 cm。手术中应细致剥离皮片，尽量剥除皮下脂肪组织，剥离范围内侧至胸骨缘，外侧达腋中线。先切断胸大肌、胸小肌的附着点，保留胸大肌的锁骨部分，可用以保护腋血管及神经，仔细解剖腋窝及锁骨下区，清除所有脂肪及淋巴组织，尽可能保留胸长、胸背神经，使术后上肢高举及向后动作不受影响。最后将乳房连同其周围的脂肪组织、胸大肌、胸小肌、腋下和锁骨下淋巴结及脂肪组织一并切除，皮肤不能缝合或缝合时张力较大，予以植皮。在切口下方另做小切口，置负压吸引 48～72 h，以减少积液，使皮片紧贴于创面。

（2）乳腺癌改良根治术

改良根治术的术式有两种：① 保留胸大肌、切除胸小肌的改良根治术（Patey 术式），该术式腋淋巴结清扫范围可达腋上群；② 保留胸大肌、胸小肌的改良根治术（Auchincloss 术式），可清扫至腋中群淋巴结，但难以清扫腋上群淋巴结，术中若发现明显的腋下群淋巴结肿大，可改行根治术或 Patey 手术。改良根治术适用于临床Ⅰ、Ⅱ及Ⅲ_A 期浸润性乳腺癌，对临床Ⅰ期及部分Ⅱ_A 期病例，可以考虑做保乳手术，或改良根治术。本手术的特点是保留胸肌，术后可保存较好的功能及外形，术时尽量剥离腋窝及胸肌淋巴结。大多采用横切口，皮瓣分离时保留薄层脂肪，也便于需要时做乳房重建手术。

（3）乳腺癌扩大根治术

扩大根治术需同时切除胸大肌、胸小肌并清扫腋窝和内乳淋巴结。复旦大学附属肿瘤医院在 2000 余例乳腺癌扩大根治术后，病理分析发现内乳淋巴结转移率达 15％，病灶位于乳房内侧或中央时，尤其是临床Ⅱ_B 或Ⅲ期的病例，内乳转移率较高。在腋淋巴结病理学检查证实转移的Ⅲ期乳腺癌患者中，内乳淋巴结转移率达 25％；回顾性生存分析显示，应用扩大根治术可提高该组患者的生存率。乳腺癌扩大根治术目前虽非常规术式，但我们仍选择性地用于部分Ⅱ、Ⅲ期病例。此手术有助于了解内乳淋巴结有无转移，同时清除了内乳淋巴结，对内乳淋巴结可能有转移者术后避免内乳区放疗，从而大大降低因放疗导致的心脏毒性。

乳腺癌扩大根治术分为胸膜内法（Urban 法）和胸膜外法（Margottini 法）。① 胸膜内法手术：是将胸膜连同内乳血管及淋巴结一并切除。胸膜缺损需用阔筋膜修补，术后并发症多，现已较少采用；② 胸膜外手术：手术时保留胸膜。切除第 2～4 肋软骨，将内乳血管及其周围淋巴脂肪组织连同乳房、肌肉及腋淋巴脂肪组织整块切除。对病灶位于内侧及中央者该手术方式还是值得应用的。但目前该种手术方式在临床应用由于发现的病期较早，同时为术后放疗所替代，该两种术式已很少应用，但在适当的病例中仍有其一定的应用价值。

（4）单纯乳房切除术

仅切除乳腺组织、乳头、部分皮肤和胸大肌筋膜。术后用放射线照射锁骨上、腋窝及内乳区淋巴结，此方法适用于非浸润性癌、微小癌、湿疹样癌限于乳头者，也可用于年老体弱不适合根治手术或因肿瘤较大或有溃破、出血时配合放疗者。当前缩小手术范围的主要原因为以往在根治性手术时需将腋淋巴结做常规的清除，术后常有上肢水肿、功能障碍等后遗症。然而目前发现的早期病例增多，各期乳腺癌的淋巴结转移率不过 0～50%，如常规行淋巴结清除，将可能使 50%～60% 的患者接受不必要的手术。因而，近年来在全乳切除的基础上提出了腋窝"前哨淋巴结活检"，该手术技术在下文详细叙述。

68.3.4 保留乳房手术

68.3.4.1 保乳治疗是标准的治疗策略

保乳手术是乳腺癌多学科综合治疗模式的体现和结晶，包含了肿瘤外科的手术治疗、放疗科的放疗、肿瘤内科的全身治疗，以及病理科和放射诊断科病灶评估等。因此平常所谈到的保乳手术，需要完整的多学科团队组织实施。保乳手术问世已逾 30 年，其目标是通过保乳手术及放疗使乳腺癌患者达到与根治性手术相同的生存率，同时要求患侧乳房复发率低，并且有良好的美容效果。几项大样本的临床随机试验(表 68-2)均把乳腺癌保乳治疗与根治性手术进行比较，结果显示两种治疗方法生存率相似，说明局部治疗方法的差异并不影响大多数乳腺癌患者的生存率。保乳治疗可以取得很高的局部控制率及令人鼓舞的美容效果，长期随访明确了保乳治疗后局部复发的方式、病程，局部复发相关的因素及影响乳房外形的因素。这些结果为明确保乳手术、放疗的方式及保乳治疗指征提供了有效的依据。随着人们癌症防范意识的不断增强、钼靶筛查的普及以及影像技术的提高，越来越多的乳腺癌得以早期诊断，因此保乳治疗的实施率越来越高。在欧美发达国家 60%～70% 的早期乳腺癌患者接受保留乳房的手术，不仅具有相似的生存预后，还可进一步改善患者的生存质量。同样辅助治疗策略的进展，包括放疗技术的革新以及基于分子分型的个体化精准治疗模式的普及，也进一步提高了保乳治疗的安全性。

表 68-2 早期乳腺癌中比较保乳手术＋放疗与全乳切除术的前瞻性随机试验

试验	年份	病例数	分期	原发灶手术方式	放疗
Institute Gustave-Roussy	1972～1984	179	1	切缘距肿瘤 2 cm	15 Gy
Milan I	1973～1980	701	1	象限切除	10 Gy
NSABP B-06	1976～1984	1 219	1+2	肿块广泛切除	无
NCI	1979～1987	237	1+2	广泛切除	15～20 Gy
EORTC	1980～1986	874	1+2	切缘距肿瘤 1 cm	25 Gy
Danish	1983～1989	904	1+2+3	广泛切除	10～25 Gy

＊EORTC:欧洲癌症研究和治疗组织;NCI:国立癌症研究所;NSABP:全国乳腺癌与肠癌外科辅助治疗计划

68.3.4.2 保乳治疗的指征

在我国开展保留乳房手术，通常可以参考由中国抗癌协会乳腺癌专业委员会编写的《中国抗癌协会乳腺癌诊治指南与规范》(简称《指南与规范》)。2017 版《指南与规范》对"浸润性乳腺癌保乳治疗临床指南"进行了详尽的讨论和规范，一方面保留了谨慎的态度，对保乳乳房手术的实施做出了详细的适应证和禁忌证的规定;同时也鼓励所有符合保乳适应证的患者更多地接受该治疗模式。《指南与规范》指出，对有保乳意愿且无保乳禁忌证的患者均可推荐保乳手术，主要针对临床Ⅰ期、Ⅱ期的早期乳腺癌，以及部分Ⅲ期患者(炎性乳腺癌除外)，在经术前化疗或术前内分泌治疗充分降期后也可以慎重考虑保乳手术。

在我国开展保乳治疗的必要条件包括:① 开展保乳治疗的医疗单位应该具备相关的技术和设备条件以及外科、病理科、影像诊断科、放疗科和内科的密切协作(上述各科也可以分布在不同的医疗单位)。② 患者在充分了解乳腺切除治疗与保乳治疗的特点和区别之后，了解保乳后可能的局部复发风险，本人具有明确的保乳意愿。③ 患者客观上有条件接受保乳手术后的放疗以及相关的影像学随访，如乳腺 X 线、B 超或 MRI 检查等(必须充分考虑患者的经济条件、居住地的就医条件及全身健康状况等)。在保乳治疗实施前，必须充分完善乳腺相关影像学检查，包括乳腺和区域淋巴结的超声以及双侧乳房钼靶摄片，乳腺 MRI 检查的必要性还没有获得肯定。虽然 MRI 对乳腺疾病的检出率有较高的敏感性，但其特异性相对较低，可能会发现较多疑似的良性病灶从而使患者丧失了保乳的机会。同时近期的荟萃分析文献对 9 个临床中心共 3 112 例保乳患者是否接受术前 MRI 检查与预后进行了分析,发现术前是否接受 MRI 的患者与再次手术率、转为全乳切除率、术后局部复发率无显著相关性,因此目前暂不强调对每一位患者在接受保乳治疗前必须实施乳腺 MRI 检查。

《指南与规范》中保乳治疗的适应证和禁忌证,主要针对具有保乳意愿且无保乳禁忌证的患者。保乳治疗的绝对禁忌证包括:① 妊娠期间放疗者;② 病变广泛或确认为多中心病灶,广泛或弥漫分布的可疑恶性微钙化灶,且难以达到切缘阴性或理想外形;③ 肿瘤经局部广泛切除后切缘阳性,再次切除后仍不能保证病理切缘阴性者;④ 患者拒绝行保留乳房手术;⑤ 炎性乳腺癌。

保乳治疗的相对禁忌证如下:① 活动性结缔组织病,尤其是硬皮病和系统性红斑狼疮或胶原血管疾病者,对放疗耐受性差;② 同侧乳房既往接受过乳腺或胸壁放疗者,需获知放疗剂量及放疗野;③ 侵犯乳头(如乳头 Paget 病);④ 影像学检查提示多中心病灶;⑤ 已知乳腺癌遗传易感性强(如 *BRCA1* 突变),保乳后同侧乳房复发风险增加的患者。

68.3.4.3　保乳治疗的几个关键问题

(1) 手术技巧和切口设计

保乳手术的目标之一是通过完整地切除肿瘤,从而减少肿瘤局部复发的机会;其二是使患侧乳房保持良好的外形。保乳手术原发灶的术式最常用的是肿瘤广泛切除(lumpectomy),该术式在美国被广泛采用;另一种术式称为象限切除(quadrantectomy),需要切除肿瘤所在部位的区段乳腺组织、表面覆盖的皮肤、下方的胸肌筋膜。根据笔者的经验以及当前保乳的要求,在进行保乳手术时并不需要切除肿瘤及其周围至少 1 cm 正常乳腺组织,只要病理学检查证实切缘阴性即可。象限切除手术由于切除大量的乳腺组织导致保乳治疗后乳房外形不佳,而且我国多数女性乳房不太丰满,象限切除术更易影响乳房的美观。因此在临床实际操作中,可以灵活选择上述两种手术方式,最为重要的是保证切缘的阴性。

保乳手术步骤及细节如下。

1) 手术切口的设计:通常情况下,乳房切口可以采用放射性切口或弧形切口。一般肿瘤位于乳房上方时,通常采用弧形切口切除肿块,腋窝淋巴结活检或清扫可在腋窝另做切口,较为隐蔽,也可以使外形较好和美观。当然有时肿块位于乳房腋窝尾部或者外上时也可以采用放射状切口,并向腋窝延伸,以便腋窝淋巴结可以整块切除。而位于乳房下方的病灶,则可采用放射状切口(图 68 - 12)。伴随着肿瘤整复技术的运用,当前乳腺癌保乳手术的切口选择已不限于放射性或弧形切口,如图 68 - 13 所示,位于不同象限的肿瘤可以采用双环切口、菱形切口、蝙蝠翼切口、类似于缩乳成形术的切口以及各种个体化的手术切口,通过肿瘤整复技术可以更方便地切除较多肿瘤周围的乳腺组织,通过转移邻近的脂肪及乳腺组织予以填充,并适当调整乳头的位置,从而在保证外观的情况下提高切缘阴性率,降低因切缘阳性而再次手术的风险。通常认为在切除乳腺组织超过单侧乳腺 20% 时可以采取肿瘤整复技术的方法进行切口的设计和实施保乳治疗,术后的患者乳房将相对比较饱满和挺拔,必要时还可以同时进行健侧乳腺的整复。

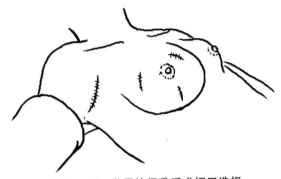

图 68 - 12　常用的保乳手术切口选择

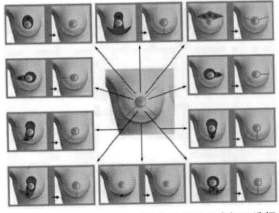

图 68 - 13　结合整复外科技术的保乳手术切口选择

2）皮肤切除：为使局部有较好的外形，目前并不建议做广泛的皮肤切除。如果肿瘤与皮肤无粘连，一般可保留肿瘤表面的皮肤，或仅做肿瘤表面一小片皮肤的切除，皮下可保留部分脂肪。但为了美观，有时可以切除与所需切除腺体量对应的皮肤，保证缝合后，外形比较饱满，没有明显的残腔。

3）分离乳腺组织：先将皮肤及皮下组织分离，再向纵深分离乳腺组织，注意保证一定的切缘和正常组织，手术时尽量暴露充分，可从一个方向先切开乳腺组织，进入乳腺后间隙，然后用一手指伸入乳腺后间隙，将整个肿块掌握于手中，从而比较简单地把握切缘。

4）术中标记切缘：病理科对切缘的判断通常采用两种方法，垂直切缘放射状取材和切缘离断取材。因此不同临床中心医师需要与病理科进行良好的沟通，采用适合的病理评估手段。在手术操作中，切除的乳腺标本必须及时进行切缘标记，及时送病理学检查，明确边缘、表面、基底是否有癌累及，通常外科医师可以用缝线明确不同切缘，送检。当术中冰冻切片病理学检查或术后石蜡包埋组织切片病理学检查提示切缘阳性时，通常建议再次手术广泛切除，如切缘屡为阳性，则必要时放弃保乳手术而改为全乳切除手术。

5）创面处理：创面应仔细止血，在切缘处放置钛夹标记，指引后续放疗。如果切除乳腺组织较少，建议可缝合残腔，保证乳腺外观的饱满，也起到一定的止血作用，减少术后积液引起感染的风险。如果切除乳腺组织较多，在不进行乳腺整复的情况下，并不要求对缝，因为对缝可引起术后乳腺外形皱起而影响美观，同时也可能因为过多考虑对缝而使切缘不够。切除乳腺组织较多时，也可以采用邻近的皮瓣转移填充。创面仔细止血后，不强求必须放置引流条，少许渗液也可以填充局部缺损，使外观饱满。不常规使用抗生素。非常重要的是术后的加压包扎和一定的制动。由于创面内残腔的存在、术后如不予以短期包扎和制动，伴随患者躯体运动的乳腺组织晃动会增加保乳手术后残腔内出血的风险。

（2）保乳手术切缘的判断

保乳手术的开展，一个重要的问题在于同时保证切缘阴性及外形的美观，这是一个相对矛盾的命题。为了保证足够的切缘，理论上来说切除肿瘤及周边正常乳腺组织越多，越容易得到一个阴性的切缘，从而可以降低再次手术率和术后局部复发的风险，但切除越多的组织也必然对术后乳腺外形的美观带来更大的挑战。因此最完美的方式是，在保证切缘阴性的情况下尽可能地减少正常乳腺组织的切除，这就需要外科医师术前进行仔细的临床体检、认真参阅影像学检查结果后设计手术路径和方案，并与病理科医师密切合作以判断是否完整切除了病灶。在手术中，对切除标本上、下、内、外与基底各切缘进行定向标记，不仅有利于病理学检查，而且在某一侧切缘阳性时，可以避免再次切除原手术残腔周围大量正常组织。除了肉眼观察标本以外，必须获得手术切缘的组织学诊断。

切缘阴性的定义：肿瘤的切缘指肿瘤边界距离切除组织表面的距离，多少肿瘤切缘宽度才被认定为安全的阴性切缘呢？早期研究报道，在保乳病例中如果切除肿瘤周围 0.5～1.0 cm 的正常组织，那么 95％ 的病例手术切缘组织学检查为阴性。因此为了获得阴性切缘，通常建议切除肿瘤周围至少 1 cm 的正常乳腺组织。随后有研究不断尝试将安全切缘的宽度从 1 cm 降到 1 mm，甚至更小的可行性和安全性。近期越来越多的数据推荐采用墨汁染色评估切缘，并规定切缘无肿瘤（no ink on any cancer cell）即可确认为切缘阴性。

有关切缘的评估方法，首先介绍两种最为常见的评估保乳切缘的病理方法，即肿物边缘法和残腔边缘法（图 68-14），两者各有优缺点。肿物边缘法

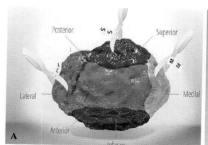
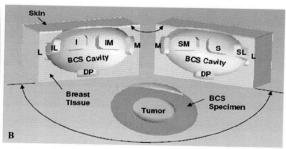

图 68-14 保乳切缘病理评估方法

A. 肿物边缘法；B. 残腔边缘法

首先在 NSABP B06 试验中提出和采用,将广泛切取的肿瘤标本不同切面采用不同颜色的墨汁进行染色,随后再进行石蜡固定,并在最终的石蜡病理中通过判断肿瘤和墨汁染色切缘的位置确定保乳手术具体的切缘。国际上广泛采用该方法进行病理切缘的评估,更为准确但相对耗时费力,前述墨汁染色无肿瘤作为切缘阴性的定义也来自于这种病理学评估的方法。第二种评估方法是残腔边缘法,即广泛切取标本后,在残腔周围的不同方位再补充切除一定的腺体进行切缘的评估,该方法切除组织较少,工作量也降低,在我国应用更多一些。

由于在我国保乳手术的指征相对比较严格,切缘阳性率通常低于 5%,再次手术的比例相对于国外文献报道的要低很多。不管采用何种病理学评估方法,2017 版《指南与规范》均建议在取材前将标本切缘涂上染料,以便在固定后的石蜡包埋组织标本中,镜下观察时能对切缘做出准确定位,并正确测量肿瘤和切缘的距离。

(3) 保乳术后局部复发相关因素

早期的随机临床试验结果表明,保乳治疗后7~18 年局部复发率为 7%~19%,并且局部复发的危险性是伴随终身的。相同的患者如接受根治手术,虽然不能确保不出现局部复发,但其局部复发率相对较低,为 4%~14%。伴随着全身综合治疗和放疗技术的进展,对保乳治疗适应证的认识以及乳腺癌早期诊断率的提高,当前乳腺癌保乳术后 5 年局部复发率为 2%~4%,10 年局部复发率为 5%。

通常保乳术后同侧乳房的局部复发(local recurrence)包含 3 种情况:① 真正的局部复发(true recurrence);② 第二原发(second primary);③ 类似于全乳切除后的弥漫性复发。虽然有时在临床上很难清晰鉴别不同的局部复发模式,特别是前 2 种局部复发模式。我们将无病间期短、复发部位靠近原手术残腔和(或)原发病灶在同一象限的复发灶(放疗瘤床加量照射区域内)、病理学类型和原发灶相似的复发

灶更多考虑为真正的局部复发;而将无病间期长、复发部位和原手术残腔无关和(或)原发病灶在不同象限的复发灶(放疗瘤床加量照射区域外)、病理学类型和原发灶不同的复发灶更多考虑为第二原发。显然临床上两者的鉴别存在模糊的边界,无论是单个的真正局部复发抑或第二原发,都可以通过补充手术治疗进行完整的切除,以及第二次辅助治疗(secondary adjuvant),特别是对于复发病灶为激素受体阴性的患者。第 3 种复发模式,类似于全乳切除术后弥漫性的皮肤、皮下抑或乳腺组织内的复发,则非常有可能是全身远处转移的先兆,往往提示预后不佳,临床上需要按照Ⅳ期乳腺癌给予正规的一线解救治疗。

非常多的文献和临床研究了与保乳治疗局部复发的相关因素,其中最重要的因素是切缘阳性以及后续辅助治疗的给予,包含辅助放疗和全身治疗。当然肿瘤本身的特性也与保乳后的局部复发风险相关。

除了淋巴结状态外,最为重要的是肿瘤的分子分型。一项波士顿的研究针对 1 434 例保乳的乳腺癌患者(其中91%接受了辅助治疗)中位随访 85 个月,5 年的局部复发率为 1.6%,总的局部复发率为 3.6%(预计中位随访 10 年局部复发率将翻番)。在该研究中,与局部复发相关的最重要的预后因素是患者的病理分型(定义为 Luminal A:HR 阳性,HER-2 阴性,G1-2;Luminal B:HR 阳性,HER-2 阴性,Gr 3;Luminal HER-2 阳性:HR 阳性,HER-2 阳性;HER-2:HR$^-$,HER-2$^+$;三阴性:HR$^-$,HER-2$^-$)。其中 Luminal A 患者局部复发率为 1.5%,Luminal B 为 4.0%,Luminal-HER-2 阳性为 1.0%,HER-2 阳性为 10.9%,三阴性为 8.8%。其他多项研究也再次验证了肿瘤的分子分型与局部复发的关系,表 68-3 罗列了部分试验中不同亚型患者的局部复发风险,可以清晰地发现相对于 Luminal 型乳腺癌、三阴性和HER-2阳性乳腺癌存在较高的局部复发风险。

表 68-3 保乳治疗后不同亚型乳腺癌患者局部复发率

作者	病例数	随访时间(年)	局部复发率(%)			
			Luminal A	Luminal B	HER-2 阳性	三阴性
Millar et al	498	5	1.0	4.3	7.7	9.6
Arvold et al	1 434	5	0.8	2.3	10.9	8.8
Voduc et al	1 461	10	8.0	10.0	21.0	14.0

其他还包括年龄和 *BRCA* 基因突变等因素。年龄与保乳治疗后的局部复发同样密切相关。随着年龄的递减,保乳治疗后的局部复发风险则呈现递增趋势。类似于分子亚型与保乳术后局部复发风险的关联,我们也需要辩证地看待临床研究中年轻患者存在较高局部复发风险的数据。年龄越小,受体阳性率越低,三阴性患者的比例也越高。这些流行病学的证据也部分解释了年轻患者保乳治疗后局部复发风险较高的原因。事实上,年轻患者对乳腺外形的需求更为强烈,因此近些年来无论是 NCCN 指南还是国内的《指南与规范》,均未将年龄作为保乳治疗的相对禁忌证,对于适合保乳的年轻患者,保留乳房手术仍然是可行的标准治疗策略。另一个与保乳治疗后局部复发密切相关的因素是 *BRCA-1* 或 *BRCA-2* 的胚系突变(germline mutation)。一项研究对<42 岁接受保乳手术和放疗的 127 例患者进行基因检测,发现了 22 例 BRCA 基因突变。通过 12 年的随访发现,同侧乳腺复发率在突变患者中为 49%,野生型患者为 21%($P<0.01$),有显著差异;同样 BRCA 突变患者还存在更高的对侧乳腺癌罹患率(42% *vs.* 9%;$P=0.001$)。目前在欧美,对于 BRCA 基因检测有致病突变的患者,谨慎接受保乳手术,甚至对高危患者推荐对侧乳腺预防性切除手术(还有学者提出预防性双侧卵巢切除可降低乳腺癌的局部复发率)。其他和保乳治疗局部复发相关的因素包括是否为多灶/多中心疾病、肿瘤的组织学分级、肿瘤的病理学类型、脉管侵犯情况、疾病分期等预后因素。

68.3.4.4　新辅助治疗后的保乳手术

目前新辅助治疗的主要目的之一是通过术前治疗使肿瘤降期后手术,适用人群包括 ⅢA 和(或)ⅢB 期,甚至部分 ⅢC 期的局部晚期乳腺癌(locally advanced breast cancer,LABC)患者;另一目的是欲拓宽保留乳房治疗指征。如患者有保留乳房的愿望,但因为原发肿瘤体积较大,可通过新辅助治疗使肿瘤缩小,以提高保留乳房治疗的安全性。早期的临床试验即发现,对不能保留乳房的患者,通过新辅助治疗,可提高保留乳房治疗的概率。例如 1988 年开始的 NSABP B18 试验,将 1 523 例可手术的乳腺癌患者随机分组,一组为患者术前接受多柔比星和环磷酰胺(AC)化疗 4 周期,另一组为术后接受 AC 方案化疗 4 周期。新辅助化疗组的患者总体有效率为 80%,其中将近 1/2 的患者获得临床完全缓解

(cCR),使保留乳房治疗提高至 68%,差异有统计学意义。特别是那些肿瘤直径>5 cm 的患者,行新辅助化疗者有 22% 可行保留乳房治疗,而先行手术的患者保留乳房治疗仅占 8%。这些数据极大地增强了临床医师对新辅助治疗的信心,随后一系列的前瞻性临床试验相继开展,期望获得更高的肿瘤退缩率,进一步增加新辅助治疗后保乳治疗的可行性。基于分子分型个体化的新辅助治疗对局部晚期乳腺癌有了越来越高的缓解率,病理缓解率的增加也必然促使更多临床医师对于肿块较大而不可直接实施保乳手术的乳腺癌患者推行新辅助治疗。如果患者在新辅助治疗后拟实施保留乳房手术,在新辅助治疗前建议进行完整的影像学评估,包括乳腺超声、钼靶、乳腺 MRI 检查基线评估乳腺和腋窝病灶的大小、范围等,以及 CT、骨扫描等对肝、肺、骨等全身脏器的评估。新辅助治疗中,建议每 2 个周期进行乳腺超声和(或)MRI 检查,判定乳腺、腋窝病灶的缓解情况。

在具体手术操作前,需要注意的是新辅助治疗后肿瘤细胞的退缩有两种模式:一种为向心性退缩,肿瘤向心性缩小,形成较原来肿块体积小的瘤灶,此时肿瘤大小据实测量;另一种为非向心性退缩,即肿瘤退缩呈散在多灶,大体上肿块的大小可能与新辅助治疗前没有明显差别或较前缩小,但其中肿瘤细胞的密度发生了明显变化。因此向心性退缩的患者更容易在随后的保乳手术中取得成功,而非向心性退缩的患者则有必要根据新辅助治疗前标记的原发肿瘤范围进行完整的切除,以评估切缘是否阴性。

新辅助治疗可以为患者带来客观缓解和70%~95%的肿瘤降期,提供了更多保留乳房治疗的希望,仅 3% 新辅助治疗中肿瘤变大,其中仅 0.5% 需要扩大手术范围或不能手术。通过新辅助治疗后,如果患侧乳房皮肤水肿完全消解,肿瘤体积显著缩小,无广泛的内乳淋巴结转移,无广泛的可疑微钙化灶,无多中心肿瘤的证据等,选择保留乳房治疗是恰当的。符合这些标准的患者行保乳手术后的局部复发率和 10 年总生存率与早期乳腺癌患者相同。表 68-4 为新辅助治疗后接受保乳的适应证。当然保乳患者仍需确保切缘阴性,即使患者达到了乳房的 pCR,仍需要行乳房的放疗。

新辅助治疗后保留乳房治疗适应证:① 患者意愿;② 可术后放疗;③ 亲友支持;④ 皮肤水肿消退;⑤ 皮肤溃疡愈合;⑥ 残留肿瘤<5 cm;⑦ 无胶

表 68-4　SLNB 的适应证和禁忌证

适应证	有争议的适应证	禁忌证
早期浸润性乳腺癌	预防性乳腺切除	炎性乳腺癌
临床腋窝淋巴结阴性[a]	导管内癌接受保乳手术	穿刺证实腋淋巴结阳性
单灶或多中心性病变	腋淋巴结阳性新辅助治疗后腋窝淋巴结临床转阴	腋淋巴结阳性新辅助治疗后仍为阳性
性别不限 年龄不限 临床腋淋巴结阴性新辅助治疗后 导管内癌接受乳房切除术	妊娠患者	

注：ALND，腋窝淋巴结清扫术；DCIS，导管内癌；SLNB，前哨淋巴结活检术。临床查体和影像学检查可疑的腋窝淋巴结可以通过超声引导下的细针穿刺或空芯针活检进行评估，细胞学或病理组织学阴性患者仍可进入 SLNB 流程

原血管疾病；⑧ 无弥漫脉管侵袭；⑨ 无弥漫可疑钙化；⑩ 非多中心；⑪ 切缘干净。

68.3.4.5　保乳治疗后的随访

乳腺癌术后随访策略的制定有赖于该患者术后不同时间段的复发死亡风险。保乳患者术后复发的模式还不同于全乳切除的患者。我们通过回顾性研究发现，全乳切除患者术后存在比较明显的 2 个复发高峰，而保乳手术患者的复发风险是长期存在的。因此推荐接受保乳的患者在术后长期进行至少每半年一次的临床随访。随访的内容主要包括临床体检和相应的乳腺影像学评估。乳腺超声检查最为经济方便，但诊断效能较低；更多的医师推荐采用每年一次的钼靶摄片予以双侧乳腺的复查，以早期诊断同侧乳腺的复发及对侧乳腺癌，有较高的特异性和敏感性，也有部分医师建议在保乳治疗结束后，即完成放疗 4~6 个月后首先进行一次钼靶摄片作为随访时的基线；对于乳腺 MRI 作为保乳术后常规随访的价值目前还没有定论，虽然 MRI 检查有较好的敏感性和特异性，但检测手段本身并不影响群体患者的愈合，因此目前暂不推荐对非高危人群采用乳腺 MRI 进行常规随访。

68.3.5　前哨淋巴结活检术

68.3.5.1　乳腺癌的前哨淋巴结活检术

（1）前哨淋巴结的定义及活检技术特点

前哨淋巴结（sentinel lymph node，SLN）的概念

基于一种假说，即原发肿瘤可通过淋巴管到达特定淋巴引流区域的第一个淋巴结，称为 SLN。乳腺癌患者的 SLN 通常仅为一个腋淋巴结，有时也可位于腋窝以外的其他部位。有 4 种方法可判定乳腺癌患者 SLN 的部位：① 染料法；② 术中放射性核素法；③ 术前淋巴显像＋术中放射性核素法；④ 染料与放射性核素联合法。从技术层面而言，SLN 包括蓝染的淋巴结及蓝染淋巴管直接指向的淋巴结、具有放射性热点的淋巴结和 SLN 活检中发现的任何病理可疑淋巴结。热点指注射点以外的腋窝放射性计数最高的点，以及最高计数 10% 以上的淋巴结。术中未发现蓝染的淋巴结或蓝染淋巴管指向的淋巴结，腋窝淋巴结清扫标本中仍未发现放射性热点者定义为活检失败。SLN 的概念已经被世界各地的研究者广泛认可，并将 SLN 活检术（SLNB）应用于乳腺癌的临床分期。SLNB 的准确率高和假阴性率低，大多数研究的 SLN 数目为 1~2 枚。SLN 阴性时，其他淋巴结受侵的机会很小；SLN 有肿瘤累及，腋窝其他淋巴结受累的机会是 40%。SLNB 能否应用于临床取决于其高成功率、低假阴性率、手术和病理学检查的准确性。

（2）SLNB 适应证

SLNB 研究已成为国际上乳腺癌研究的热点之一。表 68-4 罗列了我国 2017 版《指南与规范》中，SLNB 的适应证和禁忌证。

（3）SLNB 并发症

ALND 的并发症有腋窝积液、感染、疼痛、肋间臂神经支配区的麻木、肩部活动受限、乳房和上肢水肿、腋静脉血栓形成及胸长、胸背和臂丛神经损伤等。SLNB 术后并发症较 ALND 明显减少。SLNB 避免了术后放置腋窝引流管，减少了患者不适，也降低了淋巴水肿和神经血管损伤的发生率。SLNB 较 ALND 术后疼痛明显减轻。SLNB 淋巴水肿（3%）的发生率显著低于 ALND（17.1%）（$P < 0.001$）。多项试验比较了患者 SLNB 和 ALND 术后上肢淋巴水肿情况，60% 以上的患者 ALND 手术前后前臂有 2 cm 的差别，而 SLND 只有 7%。>2 cm 的差别在 ALND 超过 10%，而 SLNB 为 0%。淋巴水肿发生的危险因素包括肿瘤位于外上象限、术后积液和（或）感染、腋窝手术史。由于切口小、组织损伤小，SLNB 术后疼痛、上肢活动受限及神经障碍发生率较低。SLNB 术后淋巴水肿和腋窝积液发生率也较 ALND 术后要低。术后腋窝偶尔有积液形成，用空

针抽吸即可。

（4）SLNB技术

1）示踪剂：采用染料和放射性核素联合作为示踪剂可以发挥互补的作用，能够最为精确地识别并找到全部的SLN，因为SLN常常不止1枚。联合示踪在联合组可提高检出率，并降低假阴性率，起到对染料的补充作用。

2）示踪剂注射部位：乳腺实质内的注射能检出内乳和胸肌间SLN，而肿瘤表面皮内、皮下和乳晕下注射只能识别腋窝的SLN。

3）示踪剂注射时间：染料的注射时间已经标准化，一般在做皮肤切口前5 min。^{99m}Tc标记的硫胶体半衰期为6 h，在手术前2～6 h注射放射性核素示踪剂可作为操作标准。

4）术前淋巴核素显像：乳腺癌的SLN位置相对局限，94%的SLN位于腋窝5 cm直径的范围内，术中使用Gamma放射性核素探头可明确定位摄取了示踪剂的淋巴结。

5）SLN的数量：乳腺癌SLN的平均数量是2～3枚，15%的患者可有4枚或4枚以上。为避免活检假阴性结果，应尽量将全部符合标准的SLN取出。

6）内乳SLNB：乳房各个象限向内乳淋巴结引流的机会是均等的，腋淋巴结阴性的情况下，内乳淋巴结转移的机会是6%～14%；2005年ASCO会议上Goyal等报道在内乳SLN单独显像的患者中，前哨内乳淋巴结转移的机会是30%，而腋窝、内乳同时显像的患者内乳淋巴结转移的概率是12.5%。内乳SLN活检令少部分患者获得了局部治疗的可能，同时，在大部分患者中避免了术后内乳区的放疗，从而减少了许多相关的并发症。

（5）前哨淋巴结病理学评估

1）术中病理学评估：快速冰冻切片与印片细胞学检查各有千秋。SLN有转移的患者占25%～30%，术中快速、可靠的SLN病理学评估可使这部分患者当即行腋淋巴结清扫术（ALND）。快速冰冻切片和印片细胞学是目前较常用的SLN术中病理评估方法。快速冰冻切片的优势在于可识别淋巴结结构；缺点是制片质量缺陷、耗费组织材料以及多切片取材的时间耗费；印片细胞学可对多切面进行快速检查，保留较多组织有助于石蜡切片检查，缺点是可供评价的细胞数量可能较少，并可出现无法评价的不典型、可疑细胞。

2）术后病理评估：SLN术后病理组织学诊断的

"金标准"是逐层切片进行病理学检查。推荐将SLN沿长轴切分成2 mm厚的组织块，对每个组织块进行逐层或连续切片。HE染色后病理学检查，6层切片间距为150 μm。建议所有单位对SLN进行规范取材。不推荐常规应用免疫组织化学染色技术以提高SLN微小转移灶的检出率。

3）前哨淋巴结阳性的区分：宏转移指淋巴结内存在1个以上＞2 mm肿瘤病灶。微转移指肿瘤病灶最大径＞0.2 mm，但≤2.0 mm，或单张组织切片不连续，或接近连续的细胞簇＞200个细胞。孤立肿瘤细胞（ITC）是指单个细胞或最大径≤0.2 mm的小细胞簇；单张组织切片不连续或接近连续的细胞簇≤200个细胞，淋巴结不同纵/横切片或不同组织块不能累计计数；通常没有或很少组织学间质反应；可通过常规组织学或免疫组织化学技术检出。

（6）体位和术前准备

因为在行SLNB时，一旦找不到SLN或SLN阳性就要改行腋窝清扫术，所以SLN活检术前要做好转腋窝清扫术的准备。因此手术的体位与腋窝清扫术相同。乳腺癌SLNB的示踪剂主要包括蓝染料和核素标记物，推荐联合使用。示踪剂的最佳注射位点也是争论的焦点之一。肿瘤实质内注射、皮下注射、乳晕周围注射都有取得成功的报道。尽管争议很多，但目前大家一致认为外科医师应找到最适合患者个体的寻找SLN的方法，并坚持练习。有一学习曲线来记录一个医师学习SLNB的学习过程。一个医师在可以用SLNB替代腋窝清扫术前，用学习曲线来表明他学习过程中的熟练程度。

实践过程如下所述。术前准备1 mCi ^{99m}Tc标记的硫胶体，分成2份。在术前约90 min注射于肿瘤表面皮肤的皮下。SLNB一般采用全麻，因为需要切除的范围很难预料。术前准备完成后，在肿瘤周围注射2 ml的1%蓝染料（isosulfan，异硫蓝）。如果患者曾行肿物活检，注意不要将染料注入残腔。因为注入残腔后，染料不会通过淋巴管到达腋窝。在多中心肿瘤或导管内癌合并浸润性癌时，采用乳晕周围注射染料法。压迫乳房2 min使淋巴管扩张，促使染料向腋窝移动，也有文献报道不赞成这种方法。当肿瘤位于乳房内下象限时，可以加大染料剂量和（或）延长压迫乳房时间。在切开皮肤之前，所有参加手术的人员都要将手套上的蓝染料擦干净，因为这些染料一旦污染术野也会通过淋巴管引流到腋窝。用无菌标记笔画上全腋窝清扫切口，如果需要转全腋窝清扫时只需延长切口即可。SLNB切口一般在全腋窝清扫切口的中间部分稍微偏前，长度几厘米即可。放射性核素探测仪测得的高计数区多为可发现 SLN 的区域。切口可以此点为中点，并且如果需要还可延长切口改行全腋窝清扫。依次切开皮肤、皮下组织，打开腋窝浅筋膜。遇到血管时，应及时处理。如果血液污染了手术野，将很难找到蓝染的淋巴管。用小 Richardson 拉钩充分暴露，先用手指探查有无明显肿大的阳性淋巴结，因为这些淋巴结染料或放射性示踪剂可能无法到达。然后，开始解剖组织，仔细寻找蓝染淋巴结或蓝染淋巴管(图 68 - 15)。解剖应该从腋窝下部开始，因为 SLN 多在此处。发现蓝染淋巴管，沿其走行仔细解剖分离。当蓝染淋巴管进入一未蓝染淋巴结时，该

淋巴结也被视为 SLN。在淋巴结被肿瘤细胞侵犯时，淋巴结就有可能不摄取蓝染料。术中需要用到γ 射线探测仪，探测仪探头要注意避免朝向放射性核素注射点，否则计数太高，无法准确计数。找到 SLN 后，需要将其与周围组织分开。不要用力牵拉淋巴结，否则，如破坏淋巴结包膜会引起淋巴结出血。注入淋巴结的血管和淋巴管需要用止血嵌夹住。放射性核素计数时需要将 SLN 拿到手术野以外进行，并且与腋窝残余值作比较。腋窝残余值是多少时就可以确保没有 SLN 残留，目前还没有统一的标准，这就需要手术者作出判断。SLN"最热"(或最蓝)并不意味着其最可能有肿瘤转移，认识到这一点也很重要。所有的放射性核素浓集或蓝染的淋巴结都被认为是 SLN。

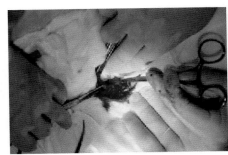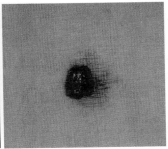

图 68 - 15　寻找蓝染的 SLN

SLN 在送病理学检查之前需要仔细触诊和肉眼观察。如淋巴结为可疑转移，可行术中印片细胞学检查或快速冰冻切片检查。在临床查体腋淋巴结阴性的患者中，这些检查的假阴性率为 20% 左右。因此，只有在高度怀疑有淋巴结转移时，才行这些术中检查。SLN 取出后，仔细止血。用 3 - 0 Vicryl 线间断缝合皮下，4 - 0 Vicryl 线皮内缝合，放置无菌贴条于切口上，无需放置引流管。

68.3.5.2　SLNB 的临床应用和发展

(1) SLNB 取代腋淋巴结清扫

NSABP B32 等一系列乳腺癌 SLNB 的大型前瞻性随机临床试验通过长期随访均提示，SLN 阴性的患者局控率和生存率等同于腋窝清扫患者，SLNB 可以在早期患者中取代腋淋巴结清扫。许多外科医师和肿瘤中心已经在 T1 - 2N0、SLN 阴性患者中放弃常规的腋淋巴结清扫。2017 版《指南与规范》中指出，循证医学 Ⅰ 级证据证实乳腺癌 SLNB 是一项腋窝准确分期的微创活检技术，对于腋窝淋巴结阴性的早期乳腺癌

患者，建议开展 SLNB 手术，并指出对于前哨淋巴结阴性的患者，可安全有效地替代腋窝淋巴结清扫术，从而显著降低手术的并发症，改善患者的生活质量。然而，开展该技术的医疗单位应该尽量具备相关的技术和设备条件，并且需要外科、影像科、核医学科、病理科等多学科的团队协作。更重要的是，外科医师应完成一定数量(如 40 例以上)的研究病例(SLNB 后进行腋窝清扫手术)，只有在个人 SLNB 成功率达到 90%，假阴性率 <10% 后才可常规开展 SLNB。

(2) SLN 阳性的腋窝处理

一项随机Ⅲ期研究，在 931 例临床淋巴结阴性并接受 SLN 活检提示微转移的患者中，随机分为补充腋窝清扫手术或观察，通过 5 年随访发现 2 组乳腺癌相关事件的发生、局部复发率以及生存率均无差异，但补充腋窝清扫组患者手术并发症更多，提示对于前哨微转移的患者无需进一步手术治疗。随后的 Z0011 以及 AMAROS 试验，则在 SLN 宏转移的患者中探索避免补充 ALND 的预后。Z0011 试验对

891 例接受保乳联合放疗并且 SLN 1~2 枚宏转移的患者随机进行腋窝清扫手术或观察,中位 6.3 年随访发现两组复发事件和生存差异无统计学意义。AMAROS 试验将 1 425 例 1 枚 SLN 阳性患者随机 ALND 或腋窝放疗,中位随访 6.1 年发现两组腋窝淋巴结复发率无显著差异(表 68-5)。基于以上数据,对于未接受过新辅助治疗的临床 T1~2 期、临床腋窝淋巴结为阴性,但病理 1~2 枚 SLN 宏转移且会接受后续进一步辅助全乳放疗及全身系统治疗的保乳患者,可免除 ALND。而对于前哨微转移并接受保乳治疗(联合放疗)的患者,可不施行后续的补充 ALND。

表 68-5 Z0011 和 AMAROS 试验预后数据

试验名称	结局	SLNB	ALND	P 值
Z0011 中位随访 9.3 年	10 年局部复发	12(3.8%)	19(5.6%)	0.13
	10 年区域复发	5(1.5%)	2(0.5%)	0.28
	总体局部区域复发	17(5.3%)	21(6.2%)	0.36
	10 年无病生存	0.802	0.782	0.44
	10 年总体生存	0.863	0.836	0.72
AMAROS 中位随访 6.1 年	5 年腋窝复发	0.011 9	0.004 3	低统计效能
	5 年无病生存	0.827	0.869	0.18
	5 年总体生存	0.925	0.933	0.34

(3) 新辅助治疗后 SLNB

目前也有越来越多的试验探索新辅助治疗后 SLNB 的可行性。类似于原发灶的退缩,新辅助治疗前淋巴结阳性的患者有 30%~40% 在新辅助治疗后将转为阴性,HER-2 阳性患者接受曲妥珠单抗联合化疗后,淋巴结转阴率更高达 70%。对于这些淋巴结降期的患者,开展新辅助治疗后 SLNB,将有效减少 ALND 上臂的并发症。如何准确地找到有转移的淋巴结并评估其治疗后的状态,最大限度地降低前哨假阴性率才是关键所在。来自于德国和奥地利的 SENTINA 是一个 4 组比较的研究。新辅助治疗前腋窝淋巴结阴性的患者,新辅助治疗前接受 SLNB(组 A),如果前哨阳性则在新辅助治疗后再次行 SLNB(组 B)。新辅助治疗前腋窝淋巴结阳性患者,如新辅助治疗后降期为阴性,则接受 SLNB(组 C),如果没有降期则予以 ALND(组 D)。新辅助治疗前给予 SLNB 的组 A 和组 B 检出率为 99.1%,主要研究终点组 C 患者的前哨淋巴结检出率为 80.1%,假阴性率为 14.2%。组 C 取出 1 枚 SLN 和 2 枚 SLN 患者的假阴性率分别为 24.3% 和 18.5%。SN FNAC 试验进一步入组了 153 例 cT0-3,N1-2 接受新辅助治疗后淋巴结转阴的患者,采用免疫组化方案提示新辅助治疗后前哨检出率为 87.6%,假阴性率为 8.4%。ACOSOG Z1071(Alliance)试验,有效入组了 689 例 T0-4、N1-2 接受新辅助治疗淋巴结转阴的患者,639 例患者成功找到 SLN(92.7%),并提示单用亚甲蓝(美兰)的不足,检出率为 78.6%,单核素为 91.4%,双示踪检出率为93.8%。临床 N1 患者新辅助治疗后行 SLN 活检,整体假阴性率高达 12.6%,而对于那些新辅助治疗前阳性淋巴结放置金属标记物并且手术时取出超过 2 枚 SLN 的患者,SLNB 假阴性率可显著降低至 6.8%。因此目前如果要在新辅助治疗后在腋窝淋巴结临床转阴的患者中开展 SLNB,建议采用双示踪的方法,并且在新辅助治疗前采用探针标记阳性淋巴结,从而提高检出率,降低假阴性率。而当 SLN 出现任何病理阳性时(宏转移或微转移),ALND 便不可避免。

68.3.6 乳腺癌重建手术

乳房重建手术旨在帮助乳腺癌患者重塑身体外形,使两侧乳房外形基本对称,能够使患者在穿上衣着后,自信地恢复正常的社会和生活角色。根据重建的时间,乳房重建可以分为即刻重建、延期重建及分期即刻乳房重建 3 类。乳房重建可以在全乳切除的同时,在一次麻醉过程中完成,称为即刻重建。即刻重建的优点主要有:可以保留重要的解剖结构,如乳房下皱襞、乳房皮肤,甚至乳头、乳晕;节省手术费用;减少患者痛苦;患者没有失去乳房的痛苦。乳房重建也可以在全乳切除术后的数月或数年后进行,称为延期重建。延期重建中受区的组织条件相对较差,患者由于经受了失去乳房的痛苦,对乳房重建的要求更为迫切。如果乳房全切术中无法确定是否术后需要放疗,可先植入扩张器,根据术后病理学检查情况,择期更换永久乳房假体或选择自体组织乳房重建。这种通过两个阶段完成的乳房重建,称为分期即刻乳房重建。乳房重建的时机选择取决于很多因素,只有充分考虑了各种重建手术的优缺点,以及患者自身的诸多因素,才能确定最佳的时间。目前常用的重建技术,包括自体组织重建(带蒂肌皮瓣、游离肌皮瓣乳房重建)、假体重建(扩张器置换假体)以及乳头重建技术等。①任何乳房重建手术不应该干扰乳腺癌的标准手术治疗及其他综合治疗,建议将有长期吸烟习惯、体重超重、炎性乳腺癌等视为乳房重建手术的相对禁忌;②对早期、生物学行为较好的患者(包括肿瘤组织学分化较好、无脉管浸润、淋巴结阴性、肿瘤距乳头>2 cm,术中乳晕下病理学评估无肿瘤累及等),可开展保留乳头乳晕复合体联合即刻乳房重建术;③保乳手术中,可运用容积移位或容积置换技术等肿瘤整形手术技术,以改善因广泛切除乳腺组织后导致的乳房局部凹陷、乳头移位、轮廓畸形等乳房外观的不满意;④需放疗的患者在进行组织扩张和植入物即刻重建时,建议先放置组织扩张器,在放疗开始前或结束后更换为永久性假体,假体置换手术在放疗前完成,能够降低切口相关的并发症;⑤如果组织扩张器置换为永久假体在放疗结束后进行,建议在放疗后半年左右,待放疗导致的皮肤反应缓解后为妥。

(邵志敏　李俊杰)

68.4　早期乳腺癌(新)辅助治疗

68.4.1　乳腺癌的分子分型

通过多基因表达谱技术可以将乳腺癌划分为不同的亚型,包括 Luminal A、Luminal B、HER-2、Basal-like 和 Normal-like 等。这些亚型有着不同的疾病特征,对治疗的敏感性也不相同。亚型的划分是当前乳腺癌诊断和治疗策略制定的基础,然而多基因检测在全球很多地方是难以实行的。由此在临床工作中,通常试图采用免疫组化的方法,通过确定 ER、PR、HER-2、Ki-67 等病理指标的状态进行乳腺癌亚型的划分,即临床亚型的确认。通过近些年不断地完善和发展,临床替代亚型的划分越来越精确,表 68-6 列举了 St. Gallen 共识所制定的采用 ER、PR、Ki-67 及 HER-2 作为临床替代亚型区分的方法。根据以上定义,临床病理特征对三阴性(ER、PR、HER-2 均为阴性)、HER-2 阳性型都能很好地区分,而最大的争论则在于对 Luminal 亚型的区分。根据现有的数据,如同表 68-6 所示,将肿瘤负荷、ER/PR 表达以及 Ki-67 增殖指数均纳入 Luminal 型的划分可能更为准确。最终,专家团认为受体阳性率高、低增殖活性和低肿瘤负荷更倾向于 Luminal A,相反,受体阳性率低、高增殖活性、高肿瘤负荷更倾向于 luminal B。而 Ki-67 的分界,暂时需依赖各单位病理科的实际状况,譬如某实验室受体阳性患者中位 Ki-67 为 20%,那么 30% 可认为高,10% 则认为低。需要指出的是,ER 1%~

表 68-6　更新的乳腺癌亚型临床病理特征

临床分型	备　注
三阴性	ER、PR 和 HER-2 阴性
激素受体阴性和 HER-2 阳性	ASCO/CAP 指南
激素受体阳性和 HER-2 阳性	ASCO/CAP 指南
激素受体阳性和 HER-2 阴性	ER 和(或)PR≥1%[1]
● 受体阳性率高、低增殖活性、低肿瘤负荷(更倾向"luminal A")	多基因检测结果提示预后"好"。高 ER/PR 以及低 Ki-67[2],少或无淋巴转移(N 0-3),小肿瘤(T1 T2)
● 中度	多基因检测中,仅 21 基因 RS 存在中等级别。复发风险、肿瘤对内分泌治疗及化疗的反应性均不明确
● 受体阳性率低、高增殖活性、高肿瘤负荷(更倾向"luminal B")	多基因检测结果提示预后"差"。低 ER/PR 以及高 Ki-67[2],多淋巴转移(N 1-3),组织学Ⅲ级,大肿瘤(T3)

[1] ER 阳性率 1%~9%,还存在争议。对这部分患者单用内分泌治疗可能还不足够
[2] Ki-67 根据各实验室界定 Ki-67 值:如某实验室受体阳性患者中位 Ki-67 为 20%,那么 30% 可认为高,10% 则认为低

9%阳性多见于年轻、高组织性分级、HER－2阳性患者中,这部分患者的预后更靠近 ER 阴性的患者,需认识到内分泌治疗对这部分患者可能不太有效的事实,也侧面提示该亚群患者可能从辅助化疗中获益。笔者认为,在临床实际工作中,并没有绝对的需求要找寻出等同于基因分型般精确的临床分型手段,更重要的是评估不同个体对不同治疗的反应性,也就是说乳腺癌辅助治疗策略的选择应同时参考个体患者的复发风险评估以及肿瘤病理分子分型对不同治疗方案的反应性。

68.4.2　化疗

68.4.2.1　辅助化疗发展和标准方案

（1）辅助化疗临床试验的进展（图 68－16）

早在 1958 年 NSABP 即开展了第一项关于乳腺癌的辅助化疗临床试验。随后由于 CMF(环磷酰

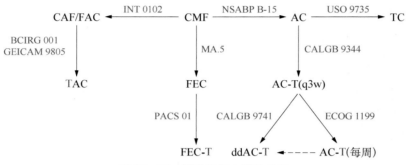

图 68－16　辅助化疗方案的发展

胺、甲氨蝶呤、5－FU)方案在晚期乳腺癌中疗效显著,1975 年由 Bonadonna 等首次将其用于乳腺癌的辅助化疗。该研究发现与无化疗组相比 CMF 方案可显著提高 5 年无病生存率(DFS)达 19%,提高总生存(OS)14%。自 1980 年代开始蒽环类药物逐步进入乳腺癌的临床,美国开展的 INT－0102 试验在 3 900 例高危患者中发现与经典的 CMF 方案相比,CAF 方案(环磷酰胺、阿霉素、5－FU)6 个疗程可进一步改善 OS(85% vs. 83%,$P<0.05$)。欧洲进行的 MA5 试验在 700 例淋巴结阳性患者中比较 CEF 方案(环磷酰胺、表柔比星、5－FU)和经典 CMF 方案,发现 CEF 也可显著改善无复发生存(52% vs. 45%)和 OS(62% vs. 58%)。由此蒽环类药物被广泛地使用,CE(A)F 方案也成为乳腺癌辅助化疗的基石。随后紫杉类化疗药物也逐步进入临床,进一步丰富了临床化疗方案的选择。CALGB 9344 试验在 3 100 例淋巴结阳性患者中比较 AC 和 AC 序贯紫杉醇方案,随访 5 年发现联合紫杉醇可显著降低复发风险 17%,降低死亡率 18%。BCIRG001 则探索了蒽环联合多西紫杉醇(D)的价值,淋巴结阳性的患者分别给予 6 个疗程 DAC 或 CAF,10 年随访数据显示蒽环联合多西紫杉醇的 DAC 方案有更高的 DFS(62% vs. 55%)和 OS(76% vs. 69%)。随

后的 PACS01 试验则验证了蒽环类序贯多西紫杉醇(多西他赛)的疗效,与 FEC 6 疗程相比,FEC 3 疗程序贯多西紫杉醇 3 疗程同样能显著改善 DFS(70.2% vs. 65.8%)和 OS(82.2% vs. 78%)。这些研究也进一步确定了蒽环类基础上,辅助化疗中联合紫杉醇或多西紫杉醇的方案,特别在高危人群中,成为标准的辅助化疗方案。

相关的荟萃分析为临床提供了更多的循证医学依据。一项 EBCTCG 荟萃分析提示相对于不采用辅助化疗,单药的辅助化疗方案即能改善预后,而多药联合方案则显著优于单药化疗方案。6 个疗程含蒽环类的辅助化疗可降低 50 岁以下人群年死亡率 38%,降低 50～69 岁人群年死亡率 20%,特别是对于激素受体阴性的患者,联合化疗方案可显著改善 DFS、乳腺癌特异生存以及 OS。新的 EBCTCG 荟萃分析则纳入了含紫杉类辅助化疗方案的数据,发现在蒽环类基础上序贯 4 个疗程紫杉类化疗可显著降低复发率(30.2% vs. 34.8%)和乳腺癌特异死亡率(21.1% vs. 23.9%),并提高 OS。结合以上这些前瞻性随机试验及荟萃分析的结果,可以确认乳腺癌辅助化疗中含蒽环类和紫杉类化疗方案是当前治疗的基石和标准。当然新的化疗策略也在不断尝试,主要关注于以下几个方面:① 探索最为优化的

蒽环类药物和紫杉类药物治疗剂量和密度；②将新辅助治疗中获得病理完全缓解率更高的化疗方案在辅助治疗中进行验证；③尝试长期低剂量维持化疗的疗效和安全性；④根据不同亚型探索优化方案；⑤探索新辅助治疗后未 pCR 患者辅助阶段化疗的价值；⑥尝试在蒽环类和紫杉类基础上增加其他细胞毒药物，如 NSABP B38 试验联合吉西他滨、FINXX 和 USO 试验联合卡陪他滨，以及一系列正在进行的联合铂类的方案。目前还无法提出最优辅助化疗方案，如果不加以区分不同亚型而给予相适应的治疗方案，那么治疗将无法取得质的突破。人们将越来越少地开展针对所有人群的大型辅助化疗临床试验，而将更为细化地针对不同亚型探索出最佳的化疗策略。

（2）标准的辅助化疗方案

《中国抗癌协会乳腺癌诊治指南与规范》中详细描述了当前可使用的辅助化疗方案及其相关的注意事项。

1）选择联合化疗方案，常用的有：①以蒽环类为主的方案，如 CAF、A(E)C、FE$_{100}$C 方案(C：环磷酰胺，A：多柔比星，E：表柔比星，F：氟尿嘧啶)。虽然吡柔比星(THP)在欧美少有大组的循证医学资料，但在我国日常临床实践中，用吡柔比星代替多柔比星也是可行的。THP 推荐剂量为 40～50 mg/m^2。②蒽环类与紫杉类联合方案，例如 TAC(T：多西他赛)。③蒽环类与紫杉类序贯方案，例如 AC→T/P(P：紫杉醇)或 FEC→T。④不含蒽环类的联合化疗方案，适用于老年、低风险、蒽环类禁忌或不能耐受的患者，常用的有 TC 方案及 CMF 方案(C：环磷酰胺，M：甲氨蝶呤，F：氟尿嘧啶)。

2）若无特殊情况，一般不建议减少化疗的周期数。

3）在门诊病历和住院病史中应当记录患者当时的身高、体重及体表面积，并给出药物的每平方米体表面积的剂量强度。一般推荐首次给药剂量应按推荐剂量使用，若有特殊情况需调整时不得低于推荐剂量的 85%，后续给药剂量应根据患者的具体情况和初始治疗后的不良反应，可以每次下调 20%～25%。每个辅助化疗方案仅允许剂量下调 2 次。

4）辅助化疗一般不与内分泌治疗或放疗同时进行，化疗结束后再开始内分泌治疗，放疗与内分泌治疗可先后或同时进行。

5）化疗时应注意化疗药物的给药顺序、输注时间和剂量强度，严格按照药品说明和配伍禁忌使用。

6）激素受体阴性的绝经前患者，在辅助化疗期间可考虑使用卵巢功能抑制药物保护患者的卵巢功能。推荐化疗前 1～2 周给药，化疗结束后 2 周给予最后一剂药物。

7）蒽环类药物有心脏毒性，使用时需要评估 LVEF，至少每 3 个月 1 次。如果患者使用蒽环类药物期间发生有临床症状的心脏毒性，或无症状但 LVEF<45%抑或较基线下降幅度>15%，可考虑检测心肌肌钙蛋白 T(cTnT)，必要时应先停药并充分评估患者的心脏功能，后续治疗应慎重。

8）中国专家团认为三阴性乳腺癌的优选化疗方案是含紫杉类药物和蒽环类药物的剂量密度方案。大多是 Luminal-B(HER-2 阴性)乳腺癌患者需要接受术后辅助化疗，方案应包含蒽环类和(或)紫杉类。

乳腺癌常用的辅助/新辅助化疗方案

A. 不含曲妥珠单抗的方案

TAC 方案
多西他赛 75 mg/m^2，iv，第 1 天
多柔比星 50 mg/m^2，iv，第 1 天
环磷酰胺 500 mg/m^2，iv，第 1 天
21 d 为 1 个周期，共 6 个周期
(所有周期均用 G-CSF 支持)

剂量密集 AC→P 方案
多柔比星 60 mg/m^2，iv，第 1 天
环磷酰胺 600 mg/m^2，iv，第 1 天
14 d 为 1 个周期，共 4 个周期
序贯以紫杉醇 175 mg/m^2，iv，3 h，第 1 天，
14 d 为 1 个周期，共 4 个周期
(所有周期均用 G-CSF 支持)

AC→P/T 方案
多柔比星 60 mg/m^2，iv，第 1 天
环磷酰胺 600 mg/m^2，iv，第 1 天
21 d 为 1 个周期，共 4 个周期
序贯以紫杉醇 80 mg/m^2，iv，1 h，第 1 天，每周 1 次，共 12 周

或紫杉醇 175 mg/m²，iv，1 h，第 1 天，每 3 周 1 次，共 12 周

或多西他赛 100 mg/m²，iv，第 1 天，21 d 为 1 个周期，共 4 个周期

TC 方案

多西他赛 75 mg/m²，iv，第 1 天

环磷酰胺 600 mg/m²，iv，第 1 天

21 d 为 1 个周期，共 4 个周期

AC 方案

多柔比星 60 mg/m²，iv，第 1 天

环磷酰胺 600 mg/m²，iv，第 1 天

21 d 为 1 个周期，共 4 个周期

FAC 方案

氟尿嘧啶 500 mg/m²，iv，第 1、8 天

多柔比星 50 mg/m²，iv，第 1 天

环磷酰胺 500 mg/m²，iv，第 1 天

21 d 为 1 个周期，共 6 个周期

CMF 方案

环磷酰胺 100 mg/m²，po，第 1～14 天

甲氨蝶呤 40 mg/m²，iv，第 1、8 天

氟尿嘧啶 600 mg/m²，iv，第 1、8 天

28 d 为 1 个周期，共 6 个周期

EC 方案

表柔比星 100 mg/m²，iv，第 1 天

环磷酰胺 830 mg/m²，iv，第 1 天

21 d 为 1 个周期，共 8 个周期

剂量密集 A→T→C 方案

多柔比星 60 mg/m²，iv，第 1 天，14 d 为 1 个周期，共 4 个周期

序贯以紫杉醇 175 mg/m²，iv，3 h，第 1 天，14 d 为 1 个周期，共 4 个周期

序贯以环磷酰胺 600 mg/m²，iv，第 1 天，14 d 为 1 个周期，共 4 个周期

（所有周期均用 G－CSF 支持）

FEC→T 方案

氟尿嘧啶 500 mg/m²，iv，第 1 天

表柔比星 100 mg/m²，iv，第 1 天

环磷酰胺 500 mg/m²，iv，第 1 天

21 d 为 1 个周期，共 3 个周期

序贯以多西他赛 100 mg/m²，iv，第 1 天，21 d 为 1 个周期，共 3 个周期

FEC→P 方案

氟尿嘧啶 600 mg/m²，iv，第 1 天

表柔比星 90 mg/m²，iv，第 1 天

环磷酰胺 600 mg/m²，iv，第 1 天

21 d 为 1 个周期，共 4 个周期

序贯以紫杉醇 100 mg/m²，iv，第 1 天，每周 1 次，共 8 周

B. 含曲妥珠单抗的方案

AC→TH 方案

多柔比星 60 mg/m²，iv，第 1 天

环磷酰胺 600 mg/m²，iv，第 1 天

21 d 为 1 个周期，共 4 个周期

序贯以紫杉醇 80 mg/m²，iv，1 h，第 1 天，每周 1 次，共 12 周

同时曲妥珠单抗首次剂量 4 mg/kg，之后 2 mg/kg，每周 1 次，共 1 年

也可在紫杉醇结束后曲妥珠单抗首次剂量 8 mg/kg，之后 6 mg/kg，每 3 周 1 次，共 1 年

在基线、3、6 和 9 个月时监测心功能

剂量密集 AC→PH 方案

多柔比星 60 mg/m²，iv，第 1 天

环磷酰胺 600 mg/m²，iv，第 1 天

14 d 为 1 个周期，共 4 个周期

序贯以紫杉醇 175 mg/m²，iv，3 h，第 1 天，14 d 为 1 个周期，共 4 个周期

（所有周期均用 G－CSF 支持）

同时采用曲妥珠单抗，首次剂量 4 mg/kg，之后为 2 mg/kg，每周 1 次，共 1 年

也可在紫杉醇结束后用曲妥珠单抗，首次剂量 8 mg/kg，之后 6 mg/kg，每 3 周 1 次，共 1 年

在基线、3、6 和 9 个月时监测心功能

TCH 方案

多西他赛 75 mg/m²，iv，第 1 天

卡铂 AUC 6，iv，第 1 天

21 d 为 1 个周期，共 6 个周期

同时用曲妥珠单抗，首次剂量 4 mg/kg，之后为 2 mg/kg，每周 1 次，共 17 次

化疗结束后曲妥珠单抗 6 mg/kg，每 3 周 1 次，共 1 年

在基线、3、6 和 9 个月时监测心功能

DH→FEC 方案

多西他赛 100 mg/m²，iv，第 1 天，21 d 为 1 个周期，共 3 个周期

同时用曲妥珠单抗，首次剂量 4 mg/kg，之后为 2 mg/kg，每周 1 次，共 9 次

序贯以氟尿嘧啶 600 mg/m², iv,第 1 天

表柔比星 60 mg/m², iv,第 1 天

环磷酰胺 600 mg/m², iv,第 1 天

21 d 为 1 个周期,共 3 个周期

在基线、末次 FEC、化疗后 12 和 36 个月监测心功能

AC→TH 方案

多柔比星 60 mg/m², iv,第 1 天

环磷酰胺 600 mg/m², iv,第 1 天

21 d 为 1 个周期,共 4 个周期

序贯以多西他赛 100 mg/m², iv,第 1 天,21 d 为 1 个周期,共 4 个周期

同时用曲妥珠单抗,首次剂量 4 mg/kg,后 2 mg/kg,每周 1 次,共 11 周

化疗结束后用曲妥珠单抗,6 mg/kg,每 3 周 1 次,完成 1 年

在基线、3、6 和 9 个月时监测心功能

TH→FECH 新辅助方案

曲妥珠单抗,首次剂量为 4 mg/kg,之后为 2 mg/kg,每周 1 次,共 23 次

紫杉醇 225 mg/m², iv,24 h,第 1 天,21 d 为 1 个周期,共 4 个周期

（或紫杉醇 80 mg/m², iv,1 h,第 1 天,每周 1 次,共 12 周）

序贯以氟尿嘧啶 500 mg/m², iv,第 1、4 天

表柔比星 75 mg/m², iv,第 1 天

环磷酰胺 500 mg/m², iv,第 1 天

21d 为 1 个周期,共 4 个周期

68.4.2.2 辅助化疗策略的优化:基于分型亚型辅助化疗策略的制定

如前文所述,分子分型时代早期乳腺癌辅助化疗策略的制定也必然"因型而异",对于激素受体阳性患者更多的是探讨化疗的必要性;HER-2 阳性患者需要探讨与靶向药物联合的最佳化疗方案是什么;TNBC 在缺乏足够证据明确治疗靶点前,最为优化的化疗组合是什么等。表 68-7 总结了 2015 年 St. Gallen 共识中,对不同亚型患者粗略的术后辅助治疗推荐。首先,Luminal A 型患者对化疗不甚敏感,首选内分泌治疗,肿块大小、脉管受侵、1～3 个淋巴结受累并非是 Luminal A 型患者化疗的绝对适应证,然而对于淋巴结 4 个及以上转移的 Luminal A 患者,鉴于其较高的复发风险,目前舍弃化疗的数据还不足够;其次,并非所有 Luminal B 型的患者都需要接受辅助化疗,特别在 Oncotype DX、MammaPrint、PAM-50 和 EndoPredict 等多基因芯片检测提示低危时或许可以不用化疗,然而一旦决定使用辅助化疗时,蒽环类和紫杉类的联合仍然是标准的方案,但同一种方案无需超过 4 个疗程;再者,对于三阴性乳腺癌蒽环类联合紫杉类是当前的标准方案,是否有必要增加新的细胞毒药物,如对部分 BRCA 突变的患者联合含铂类的方案有待进一步研究;Ⅱ期及以上分期的 HER-2 阳性患者,需要采用蒽环类序贯紫杉类联合抗 HER-2 的靶向治疗,不含蒽环类的 TCH 方案可作为补充,而 HER-2 阳性的 Ⅰ 期患者(特别是 T1b、T1 c 患者)可采用紫杉醇联合曲妥珠单抗的简易方案。以下就此进行一一分析和讨论。

表 68-7 术后系统治疗推荐

临床分型	治疗方案	备注
三阴性	含蒽环类和紫杉类的化疗	BRCA 突变需考虑铂类
ER 阴性和 HER-2 阳性		
T1a 淋巴结阴性	无辅助治疗	
T1 b、c 淋巴结阴性	化疗＋曲妥珠单抗治疗	考虑不含蒽环的紫杉醇联合 12 个月曲妥珠单抗治疗
T2 及以上或淋巴结阳性	蒽环→紫杉醇同时联合共 12 个月的曲妥珠单抗治疗	不能耐受蒽环者可选择 TCH 方案
ER 阳性和 HER-2 阳性	同上,根据月经状态联合内分泌治疗	
ER 阳性和 HER-2 阴性("Luminal 型")		
未提示内分泌反应性低(更倾向"Luminal A")	根据月经状态给予内分泌治疗	

临床分型	治疗方案	备注
绝经前低危	应用三苯氧胺 5 年	
绝经前其他	应用三苯氧胺 5～10 年，或 OFS 联合三苯氧胺，或 OFS 联合依西美坦	
绝经后低危	应用三苯氧胺 5 年	
绝经后其他	初始 AI 延长内分泌治疗	5 年以上 AI 的疗效和安全性缺乏数据
提示内分泌反应性低（更倾向"Luminal B"）	大多患者需在以上内分泌治疗基础上联合化疗	
更倾向"Luminal B"患者中，不应用化疗的因素		多基因检测结果提示预后"好"

（1）Luminal 型乳腺癌化疗策略

对于激素受体阳性患者，化疗的必要性受到了越来越多的质疑，很多研究都致力于验证化疗对部分患者可能存在的过度治疗。由于激素受体阳性的患者对化疗的敏感性较低，许多试验正在探索对于低危的受体阳性患者舍弃化疗的可行性，并尝试采用各种方式筛选到这些不能从化疗中获益的患者。其中最有前景的便是 TAILORx 试验。该试验入组了 10 273 例激素受体阳性、HER－2 阴性、淋巴结阴性的乳腺癌患者，根据 Oncotype DX 检测其复发风险值（recurrence score，RS）。如果 RS＜11 则仅接受辅助内分泌治疗，RS＞25 则接受辅助化疗及内分泌治疗，RS 位于两者之间的随机分为用或不用化疗。虽然该研究还没有公布其最终的研究结果，但在美国许多临床医师已经根据 Oncotype DX 的检测结果决策是否需要辅助化疗，特别是对于绝经后的激素受体阳性、HER－2 阴性、淋巴结阴性乳腺癌患者。通过 5 年的随访，所有患者中仅观察到 88 个事件数，包括 18 例复发（10 例的首次事件为远处复发），15 例第二原发乳腺癌，43 例其他第二原发癌症以及 12 例因其他事件死亡，5 年 RFS 为 98.7%，5 年 DRFI 为 99.3%，5 年 DFS 为 93.8%。乳腺癌复发事件在全组中仅占 1% 左右，在 3 个复发风险不同的组别中（RS＜11，11～25，＞25），5 年无复发生存均高达 99%，由此提示激素受体阳性、HER－2 阴性、淋巴结阴性患者，其最终因乳腺癌治疗失败而产生的事件数非常低，更多发生的事件反而是第二原发肿瘤或其他等。来自德国的 PlanB 研究，与 TAILORx 试验稍不同的是对于 RS 为 11～25 人群均常规推荐使用辅助化疗，而最终仅有 80% 中危患者接受了化疗。研究结果提示，根据 Oncotype DX 的检测结果，中危人群在接受辅助化疗后其预后将等同于低危患者群。换言之，目前对于 RS＜11 的这部分预后非常好的 Luminal 型患者，辅助化疗难以真正获益。基于 MammaPrint 的 MINDACT 试验，也公布了研究结果。该试验随机分为 4 组，临床指标和 70 基因检测都提示低危患者仅接受内分泌治疗，都高危者再推荐辅助化疗联合内分泌治疗，如临床指标和 70 基因检测结果不同时（即一种指标提示高危而另一指标提示低危），随机是否接受辅助化疗。随访发现，只要是临床指标或 70 基因检测中的一项提示低危时，辅助化疗将难以显著改善患者的预后，也提示这部分患者可仅接受辅助内分泌治疗（图 68－17，图 68－18）。

这些研究的结果，对于 Luminal A 型患者进行化疗提出了新的质疑和思考。相信今后在这部分特定人群中化疗的使用率会越来越低，而长期内分泌治疗的价值会进一步提升，后续的研究将进一步探索如何更精确地界定出不能从化疗中获益的 Luminal 型乳腺癌患者，期待多基因芯片技术的成熟及更高的可获得性。

（2）三阴性乳腺癌化疗策略

对于 TNBC 患者，虽然有很多研究关注于 BRCA 突变、VEGF 通路、DNA 修复通路、PARP－I、AR 等潜在治疗靶点，然而相信在很长一段时间内，仍将不断探讨最为优化的化疗组合。根据 NCCN 的推荐，目前临床上 TNBC 主要采用的还是蒽环类序贯紫杉类的标准治疗策略。鉴于三阴性乳腺癌患者相对较高的侵袭性以及化疗敏感性，新的研究主要从以下 2 个层面，希望进一步改善 TNBC 的预后：① 优化蒽环类和紫杉类药物的剂量和疗程；② 尝试在蒽环类和紫杉类基础上增加其他细胞毒药物。

Oncotype DX：PlanB试验

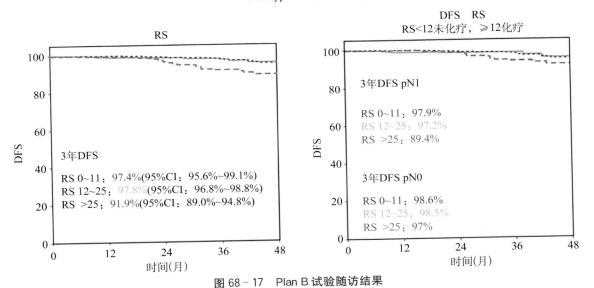

图 68-17　Plan B 试验随访结果

MammaPrint：MINDACT试验

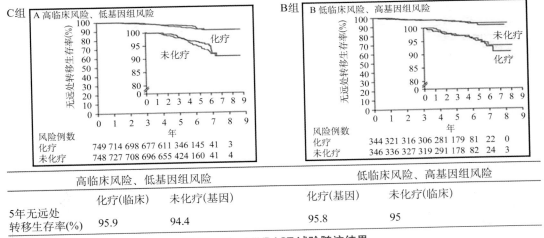

高临床风险、低基因组风险		低临床风险、高基因组风险	
化疗(临床)	未化疗(基因)	化疗(基因)	未化疗(临床)
5年无远处转移生存率(%)　95.9	94.4	95.8	95

图 68-18　MINDACT 试验随访结果

DFS:无病生存期;RS复发评分

1) 蒽环类和紫杉类药物剂量的优化：ECOG1199 试验入组了 4 950 例淋巴结阳性或淋巴结阴性高危的术后患者,术后接受 4 个疗程的 AC 后随机分为 3 周紫杉醇（175 mg/m²）、单周紫杉醇（80 mg/m²）、单周多西紫杉醇（35 mg/m²）和 3 周多西紫杉醇（100 mg/m²）,主要的研究终点是 DFS。虽然该试验并不是针对 TNBC 而设立的,然而通过中位 12.1 年的随访发现,在 TNBC 患者中 AC 序贯单周紫杉醇方案显著改善 DFS（$P < 0.05$）,并有总生存获益的趋势（$P > 0.05$）（图 68-19）。是否所有的 TNBC 患者都有必要接受剂量密集方案,还未定论,但以上临床试验长期随访的结果提示临床上对于中高危的 TNBC 患者,为了争取更好的治疗效果,可以有据可依地选择相适应的 AC 序贯单周紫杉醇或 AC 序贯剂量密集 2 周紫杉醇方案。

2) 蒽环类和紫杉类基础上增加其他细胞毒药物:目前针对 TNBC 辅助化疗所正在进行的辅助化疗临床试验,主要围绕着卡铂和卡培他滨展开,因此

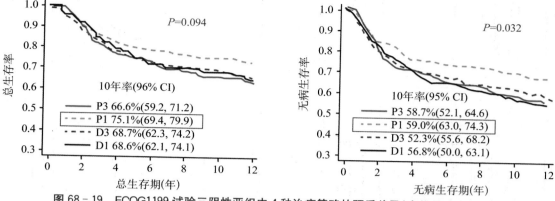

图 68-19 ECOG1199 试验三阴性亚组中 4 种治疗策略的预后差异(中位随访 12.1 年)

P3:紫杉醇每 3 周方案;P1:紫杉醇每周方案;D3:多西他赛每 3 周方案;D1:多西他赛每周方案

我们有理由期待这些试验的研究结果将进一步丰富临床化疗策略的选择。首先来分析一下已发布结果的临床试验。

IBCSG22-00 是一项设计非常独特的临床试验,在 1 081 例激素受体阴性(ER/PR<10%阳性)的早期乳腺癌术后标准辅助化疗后,随机接受低剂量口服环磷酰胺和甲氨蝶呤(cyclophosphamide-methotrexate)1 年或对照组。通过 6.9 年的随访发现,在 TNBC 患者中,5 年 DFS 从 74.6%增加至 78.7%(HR=0.80;95%CI:0.60～1.06),在淋巴结阳性的 TNBC 患者中差异具有统计学意义。该试验亚组的阳性结果也对临床提出新的设想,是否针对高危的 TNBC 患者,长期的低剂量维持化疗可以使患者进一步获益。相类似的研究来自 2015 年 SABCS 中公布的一项日韩联合研究 CREATE-X/JBCRG-04 试验:对 HER-2 阴性接受新辅助化疗手术后未达 pCR 的患者,随机分为卡培他滨 8 个疗程或安慰剂对照,共入组 885 例患者。发现术后增加卡培他滨治疗将显著改善 5 年 DFS(67.7% vs. 74.1%)以及 OS(83.9% vs. 89.2%),并且在 TNBC 亚组中,HR 值为 0.58(95%CI:0.39～0.87),获益更为明显。该试验结果对于临床未达 pCR 的患者,术后是否需要补充辅助治疗,补充何种治疗,提出了新的理念。虽然目前这些研究的结果还不足以改变临床化疗策略,但提示联合卡培他滨的方案在 TNBC 中有着很好的治疗前景。这两项临床试验在 TNBC 亚组分析中的阳性结果,提示在蒽环类和紫杉类标准化疗的基础上,今后或许可以筛选到部分高危的

或对蒽环类和紫杉类敏感性不高的患者,予以长期耐受性较好的口服化疗补充,可进一步改善这部分患者的预后。卡铂运用于 TNBC 辅助化疗的临床试验也正在进行中。

(3) HER-2 阳性乳腺癌化疗策略

需要明确的是,对于 HER-2 阳性乳腺癌首先要考虑的是患者能否接受抗 HER-2 的靶向治疗,能否接受完整的 1 年抗 HER-2 靶向治疗。随后再讨论与抗 HER-2 靶向药物最佳的化疗配伍策略。在中国辅助治疗阶段目前可以获得的抗 HER-2 靶向药物为曲妥珠单抗(H),而在全球已经进行的 4 项大型辅助临床试验 - HERA、N9831/B31、BCIRG006 和 FinHER 试验中,这些研究结果正逐步规范并因此优化辅助抗 HER-2 的治疗策略。

越来越多的数据显示,辅助抗 HER-2 靶向治疗,越早使用效果可能越好(图 68-20)。HERA 研究入组了 5 000 多名 HER-2 阳性早期乳腺癌患者,随机分为化疗后对照组、1 年 H 组和 2 年 H 组。数据显示,化疗后接受 1 年 H 治疗明显降低复发率 24%和死亡率 24%。更有意思的是,对照组中后续交叉入组采用 H 的患者,其疗效虽不及初始使用患者,但也显著优于未用 H 的患者。随后的 N9831 试验进一步证实了该观点。较对照组 AC 序贯紫杉醇(P)方案,AC 序贯 PH 方案显著降低复发率 40%和死亡率 37%,同样 AC 序贯 PH 联合使用的方案预后也优于 AC 序贯 P 再序贯 H 方案。因此目前大多数指南推荐针对 HER-2 阳性的乳腺癌,需尽可能早地应用含 H 的联合治疗方案。

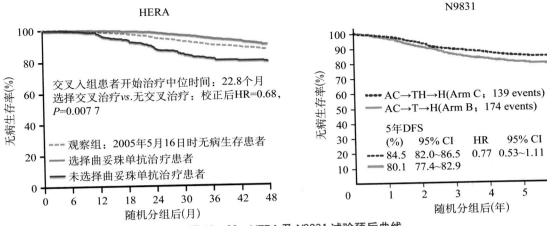

图 68－20　HERA 及 N9831 试验预后曲线

　　根据 2017 版 NCCN 指南,针对 HER－2 阳性患者首推的两个治疗策略为 N9831/B31 中提出的 AC 序贯 PH 方案,而另外一个即是 BCIRG006 提出的不含蒽环类的 TCH 方案。BCIRG006 研究纳入 3 000 余名腋窝淋巴结阳性或淋巴结阴性的高危 HER－2 阳性乳癌患者,随机分配进入 AC－T 方案、AC－TH 方案、TCH 方案。其中 TCH 方案是指多西紫杉醇/卡铂/曲妥珠单抗(3 周 1 次,共 6 次),曲妥珠单抗治疗 1 年。与不含曲妥珠单抗的方案相比,无论 AC－TH 还是 TCH 都显著改善了无病生存和总生存。即便在淋巴结阳性或者淋巴结>3 枚阳性的高危患者群中,也显著改善了预后。然而在 AC－TH 和 TCH 之间却没有显著的差异,AC－TH、TCH 两组 10 年 DFS 分别为 74. 6%、73. 0%,OS 分别为 85. 9%、83. 3%。虽然从严格意义上讲,BCIRG006 研究本身没有统计学效力来判断 AC－TH 和 TCH 方案是否有存在差异,然而就临床而言,医师难免会将这两种含曲妥珠单抗方案进行比较,特别关注于是否有必要对 HER－2 阳性患者继续采用含蒽环类的方案,其中非常重要的一点即为心脏毒性的安全性事件。图 68－21 显示了 BCIRG006 的长期心脏毒性事件的随访结果,其中蓝色曲线是 AC－TH 组,由于蒽环和曲妥珠单抗都存在一定的心脏毒性,该组患者 LVEF 下降最为明显。分析该曲线可以发现,AC－T 和 AC－TH 曲线最终的交汇以及 TCH 曲线相对平稳,提示蒽环类的心脏毒性是不可逆的,而曲妥珠单抗心脏毒性却是可逆的。由此 TCH 治疗组慢性心衰事件及 LVEF 下降>10% 事件数才会相对较少(慢性心衰 CHF,AC－TH *vs.* TCH 为 21 *vs.* 4)。AC－PH 方案是目前接受度最高、循证医学证据最强的 HER－2 阳性乳腺癌患者标准辅助方案,而 TCH 则给了我们充分的信心,特别是针对有心脏基础疾病的患者,可以避免蒽环类药物的使用,对 AC－TH 方案是一个强力的补充。

	AC-T	AC-TH	TCH
3~4度CHF	8	21	4
LVEF下降>10%	120	200	97

图 68－21　BCIRG006 心脏毒性事件

68.4.3　内分泌治疗

68.4.3.1　激素受体测定和内分泌治疗作用机制

ER 的功能区被划分为 A－F 区,有 595 个氨基酸残基,其编码基因包括 8 个外显子和超过 140 000 个碱基对。功能区中 C－末端为激素结合区,雌激素依赖性 ER 末段,包括外显子 1－2 编码的激活区称 AF－1,包括外显子 4－8 编码的激活区域称为 AF－2。ER 与雌激素结合形成同源二聚体。继之与 DNA 的结合区(DBD)相结合可调节许多雌激素相关基因如 PR 的表达。近年来发现,另一种激素受体 ERβ 的相对分子量较小,含 530 个氨基酸残基,与 ER－α 的顺式作用元件 DNA 结合区高度同源而 A/B 区连接区和 F 区不完全对应。鉴于 DNA 结合区高度同源,两者可能为异二聚体,但二者有不同的生物学特性。ER－β 缺 C－末端 F 区,雌激素受体拮抗剂的作用可能因此而降低。

ER 和 PR 是乳腺癌的预后因子,同时又是预测因子,可预测对内分泌治疗的反应,同时可作为判定预后的指标。Luminal 型乳腺癌的内分泌治疗是肿瘤内分泌治疗中研究历史最久、最成熟,也是最有成效的。最主要的包括雌激素受体拮抗剂(如他莫昔芬、托瑞米芬等)、芳香化酶抑制剂(如来曲唑、阿那曲唑和依西美坦)及卵巢功能抑制药物等。他莫昔芬(三苯氧胺)既可用于绝经前女性,也可用于绝经后女性,但对于绝经后的女性,芳香化酶抑制剂的优势更为显著。此外,还有可以代替手术和放疗的卵巢去势药物(如戈舍瑞林、亮丙瑞林等),在绝经前(包括围绝经期)患者应用或与他莫昔芬、芳香化酶抑制剂联合使用。

68.4.3.2　绝经前患者内分泌治疗

绝经前乳腺癌患者中约 60% 是激素受体阳性乳腺癌。针对这部分激素治疗敏感的患者,目前的内分泌治疗方式主要有他莫昔芬、卵巢去势、卵巢去势联合他莫昔芬。卵巢抑制联合他莫昔芬或芳香化酶抑制剂的效果也得到了 SOFT 及 TEXT 联合分析的进一步证实。

(1)雌激素受体拮抗剂的应用

他莫昔芬(tamoxifen,TAM)是辅助内分泌治疗应用最广泛的非固醇类抗雌激素剂(antiestrogen),可与 ER 竞争性结合而阻断雌激素的作用。2011 年 EBCTCG 荟萃分析,研究纳入了 10 645 例雌激素受体阳性的乳腺癌患者,分为 5 年他莫昔芬内分泌治疗组与无他莫昔芬治疗组,中位随访 15 年,比较了两组间复发率和乳腺癌相关死亡率的差异。结果表明,5 年他莫昔芬治疗可降低第一个 10 年的复发率[0～4 年相对危险度(relative risk,RR),RR＝0.53;5～9 年 RR＝0.68。P＜0.001],而对 10 年后复发风险并无影响。随访 15 年发现,以复发率为研究终点时,5 年他莫昔芬组与对照组的复发率分别为 33.0% 和 46.2%;以乳腺癌相关死亡率为研究终点时,5 年他莫昔芬组治疗与对照组的死亡率分别为 23.9% 和 33.1%。在第一个 15 年里乳腺癌死亡率约下降 1/3(0～4 年 RR＝0.71,5～9 年 RR＝0.66,10～14 年 RR＝0.68;P＜0.001)。即使 5 年后停止他莫昔芬治疗仍可获益,该研究有力地支持了 5 年他莫昔芬治疗的标准。

ATLAS 试验与 aTTom 试验的结果支持临床实践使用 10 年他莫昔芬治疗。ATLAS 研究结果的公布进一步证实了延长内分泌治疗时间是有效的。研究中,共有 12 894 例完成了 5 年他莫昔芬治疗的早期乳腺癌患者随机分配到 10 年他莫昔芬治疗组以及终止治疗组(开放对照)。结果显示,在 ER 阳性乳腺癌患者中,持续他莫昔芬治疗能够进一步降低乳腺癌复发(10 年与 5 年他莫昔芬组复发例数分别为 $n＝617/3\ 428$ vs. $711/3\ 418,P＜0.01$)、乳腺癌死亡($n＝331$ vs. $397,P＝0.01$)和总死亡($n＝639$ vs. $772,P＝0.01$)风险,特别是 10 年以后这种差别更加明显。aTTom 试验是另一项比较 6 953 例患者 10 年他莫昔芬治疗与 5 年他莫昔芬治疗对复发率影响的研究。与 ATLAS 试验一样,减少复发风险具有时间依赖性,10 年治疗减少死亡率也有时间依赖性,非乳腺癌死亡率几乎不受影响。综合分析由于绝经前患者口服他莫昔芬导致子宫内膜癌和血管不良反应的风险极低,因此作者认为延长他莫昔芬治疗特别适合绝经前受体阳性乳腺癌患者,可能改变辅助他莫昔芬治疗 5 年的"金标准"。

托瑞米芬(toremifene)是他莫昔芬的含氯衍生物,与他莫昔芬的疗效和不良反应均相似,因此在乳腺癌辅助内分泌治疗中托瑞米芬可以安全替代他莫昔芬。

目前尚无可靠的评估体系筛选可能从延长疗程的内分泌治疗中获益的患者。对于存在术后复发危险因素(年龄＜40 岁、淋巴结阳性、组织学分级 3 级)而需要化疗的患者,5 年他莫昔芬治疗后未绝经的患者,可以考虑将他莫昔芬治疗的疗程延长至10年。

(2)**药物卵巢去势的应用**

药物卵巢去势是 LHRH 类似物在垂体水平抑制卵巢雌激素的合成,疗效等同于手术、放疗去势,但具有耐受性好、创伤小、可逆性等优点,成为乳腺癌卵巢去势的首选。

多项临床试验证明药物去势在绝经前 ER 阳性乳腺癌治疗中获益。早在 20 世纪 90 年代,ZEBRA 研究已经证实,戈舍瑞林药物去势疗效等同于 CMF 方案化疗且与他莫昔芬疗效相似。ABCSG05 试验入组了 1 034 例绝经前 ER 阳性早期乳腺癌患者随机分成内分泌治疗组和化疗组,分别接受戈舍瑞林 3 年联合他莫昔芬 5 年治疗及接受 CMF 方案化疗 6 个疗程。中位随访 60 个月结果显示,17.2% 的内分泌治疗组患者和 20.8% 的化疗组患者出现复发转移或者第二原发癌,局部复发率分别是 4.7% 和 8.0%。内分泌治疗组的无瘤生存率($P<0.05$)和无局部复发生存率($P<0.05$)都显著高于化疗组,且 OS 也显示出改善趋势($P>0.05$)。由此可见,药物卵巢去势联合他莫昔芬可改善预后且疗效优于 CMF 方案化疗。

2014 年,ABCSG12 试验入组患者随机接受卵巢抑制联合他莫昔芬或联合阿那曲唑(联合或不联合唑来膦酸)治疗,主要研究终点指标为 DFS,次要研究终点指标为 OS。该患者群体的特点为平均年龄更大,肿瘤多为 T1、T2 或 T3 且无淋巴结转移,大多数病理分级为中至低级,仅 5% 接受过新辅助化疗,即基本上为无化疗患者。中位随访 62 个月的结果提示,他莫昔芬组与阿那曲唑组的 DFS 差异并不显著($P>0.05$;HR=1.08;95%CI:0.81~1.44),而他莫昔芬组的 OS 优于阿那曲唑组(死亡例数为 27 例 *vs.* 46 例;HR=1.75;95%CI:1.08~2.83;$P<0.05$),该结果更支持他莫昔芬联合卵巢去势治疗。

SOFT 试验是比较卵巢去势(手术或曲普瑞林 5 年)联合依西美坦治疗 5 年、卵巢去势联合他莫昔芬治疗 5 年及他莫昔芬治疗 5 年的临床试验。TEXT 试验是比较药物卵巢去势(曲普瑞林)联合依西美坦与卵巢去势(曲普瑞林)联合他莫昔芬的临床试验。2014 年 7 月报道了上述两项 SOFT 和 TEXT 国际合作组试验共 4 690 例患者数据分析结果,中位随访 68 个月后,卵巢去势联合依西美坦治疗 5 年的

DFS 明显优于联合他莫昔芬(91.1% *vs.* 87.3%,HR=0.72;95%CI:0.60~0.85;$P<0.001$),而 OS 相似(95.9% *vs.* 96.9%;HR=1.14;95%CI:0.86~1.51;$P>0.05$)。SOFT 和 TEXT 的联合数据分析显示卵巢去势联合依西美坦治疗的 5 年 DFS 优于卵巢去势联合他莫昔芬治疗,为绝经前激素受体阳性早期乳腺癌患者的内分泌治疗提供了新的治疗选择。但同年公布的 SOFT 研究结果,在他莫昔芬基础上加用卵巢去势,总人群 5 年 DFS 无显著差异($P>0.05$)。在 SOFT 研究的亚组分析中,未接受化疗的低危患者联合卵巢去势治疗获益并不显著,既往接受化疗亚组患者卵巢去势获益则较为明显:卵巢去势联合他莫昔芬组较他莫昔芬组的 5 年无乳腺癌复发时间(BCFI)绝对获益 4.5%,卵巢抑制联合依西美坦组较他莫昔芬组绝对获益 7.7%。更引人瞩目的是卵巢去势获益在年龄<35 岁亚组中非常显著,卵巢抑制联合他莫昔芬组较他莫昔芬组 5 年 BCFI 绝对获益 11.2%,卵巢去势联合依西美坦组较他莫昔芬组 5 年 BCFI 绝对获益 15.7%。

基于这些结果,支持小于 35 岁的、累及 4 枚淋巴结的患者选择加用卵巢去势;对于化疗后仍处于绝经前、组织学分级 Ⅲ 级的患者,也可选择卵巢去势。至于选择卵巢去势后,联合芳香化酶抑制剂还是他莫昔芬,考虑到临床受益与不良反应等问题,更倾向于在 4 枚及以上淋巴结转移和其他因素的高危患者中采用卵巢去势联合芳香化酶抑制剂。因此,可以说卵巢去势联合他莫昔芬或芳香化酶抑制剂已经成为绝经前早期乳腺癌内分泌治疗的标准治疗手段之一,尤其对于非常年轻的高危患者或化疗后未闭经者采用卵巢去势联合芳香化酶抑制剂是目前最优化的辅助内分泌治疗方案。

综上所述,当前,对绝经前辅助内分泌治疗临床证据支持的方案很多,包括 5~10 年他莫昔芬、5 年他莫昔芬序贯 5 年芳香化酶抑制剂、卵巢功能抑制联合他莫昔芬或芳香化酶抑制剂,这些方案都可以成为目前不同绝经前乳腺癌患者的标准治疗。

68.4.3.3 绝经后患者内分泌治疗

(1)**绝经的定义**

绝经的定义:① 双侧卵巢切除术后。② 年龄≥60 岁。③ 年龄<60 岁,且在没有化疗和服用他莫昔芬或托瑞米芬和卵巢功能抑制治疗的情况下停经 1 年以上,同时血中卵泡刺激激素(FSH)及雌二醇(E_2)水平符合绝经后的范围;正在服用他莫昔芬或

托瑞米芬,年龄＜60岁的停经患者,必须连续监测血 FSH 及 E_2 水平符合绝经后范围。另外还需要注意:① 正在接受 LHRH 激动剂或拮抗剂治疗的妇女无法判定是否绝经;② 辅助化疗前没有绝经的妇女,停经不能作为判断绝经的依据,因为患者在化疗后虽然会停止排卵或无月经,但卵巢功能仍可能正常或有恢复的可能;③ 对于化疗引起停经的妇女,如果考虑采用芳香化酶抑制剂作为内分泌治疗,则需要考虑有效的卵巢抑制(双侧卵巢完整切除或药物卵巢去势),或者连续多次检测 FSH 和(或)E_2 水平以确认患者处于绝经状态。

(2) 绝经后辅助内分泌治疗药物选择

他莫昔芬一直是乳腺癌术后辅助内分泌治疗的主要药物,然而长期使用他莫昔芬可能存在发生子宫内膜癌以及血栓栓塞的风险。第 3 代芳香化酶抑制剂(aromatase inhibitor,AI)问世后,因其更优的疗效而逐步替代他莫昔芬成为绝经后激素受体阳性乳腺癌患者的标准治疗。

1) 初始 AI 治疗:ATAC 研究比较了阿那曲唑与他莫昔芬治疗 5 年的疗效。经过 10 年的随访,5 年治疗完全分析结果显示,阿那曲唑组显著延长 DFS(HR=0.86;95%CI:0.78～0.95;P<0.01)和 TTR(HR=0.79;95%CI:0.70～0.89;P<0.001),显著减少至远处复发时间和减少对侧乳腺癌的发生,两组间 OS 未显示差异(HR=0.95;95%CI:0.84～1.06;P>0.05)。激素受体阳性者阿那曲唑组获益更明显,但无统计学意义(HR=0.85;95%CI:0.73～0.98)。ATAC 研究结果显示,随访 10 年后,5 年 AI 治疗较 5 年他莫昔芬治疗可明显改善患者的无病生存,降低复发风险,确立了 AI 作为绝经后早期乳腺癌患者辅助治疗标准方案的地位。

BIG1-98 研究比较了 5 年来曲唑与他莫昔芬治疗的效果。中位随访 25.8 个月显示,来曲唑组显著延长 DFS,尤其是降低远处复发风险(HR=0.73,P=0.001)。2011 年发表的 8.1 年随访结果,在 8 010 例患者中,有 2 463 例为单药来曲唑,2 459 例为单药他莫昔芬,单药来曲唑较单药他莫昔芬显著改善 DFS(HR=0.82;95%CI:0.74～0.92)及 OS(HR=0.79;95%CI:0.69～0.90),进一步证实 AI 在绝经后激素受体阳性乳腺癌内分泌治疗中优于他莫昔芬的疗效。

2015 年 EBCTCG 对既往研究中的 30 000 例接受 5 年他莫昔芬或 AI 治疗的患者进行荟萃分析,更进一步证实含 AI 的 5 年治疗方案优于单独 5 年他莫昔芬治疗方案。至此,含 AI 的内分泌治疗正式替代了 5 年他莫昔芬,成为绝经后激素受体阳性乳腺癌的首选辅助内分泌治疗策略。

2) 初始他莫昔芬治疗:对于初始使用他莫昔芬治疗的患者,序贯使用他莫昔芬还是芳香化酶抑制剂有数个临床试验提供了依据。意大利的 ITA 研究将 448 例完成 2～3 年他莫昔芬治疗的绝经后乳腺癌患者随机分为序贯阿那曲唑或继续他莫昔芬完成共 5 年的内分泌治疗。结果显示,阿那曲唑组患者复发风险明显下降(HR=0.35;95%CI:0.35～0.89;P=0.001),死亡率也呈下降趋势(HR=0.56;95%CI:0.28～1.15;P>0.05)。IES 研究中 4 742 例患者用他莫昔芬治疗 2～3 年后随机分为序贯依西美坦和继续他莫昔芬,共完成 5 年内分泌治疗。中位随访 55.7 个月的结果显示,序贯依西美坦组 DFS 更优(HR=0.76;95%CI:0.66～0.88;P<0.001),OS 在激素受体阳性患者中存在显著差异(HR=0.83;95%CI:0.69～1.00;P=0.05)。IES 研究认为,他莫昔芬治疗 2～3 年后改为依西美坦 2～3 年可改善 DFS 及 OS。对 ABCSG8 和 ARNO95 研究进行的联合分析显示,他莫昔芬治疗 2～3 年后绝经的患者更改为 AI 治疗至 5 年在 DFS 和 OS 上均可获益。然而,TEAM 研究将绝经后激素受体阳性早期乳腺癌患者随机分为依西美坦组 5 年和他莫昔芬序贯依西美坦治疗(他莫昔芬治疗 2～3 年后改依西美坦至 5 年),结果两组 DFS(HR=0.97;95%CI:0.88～1.08;P>0.05)及 OS(HR=1.00;95%CI:0.89～1.14;P>0.05)间差异均无统计学上的显著性意义。

鉴于 5 年 AI 治疗疗效优于 5 年他莫昔芬治疗,换药方案并未改善 5 年 AI 治疗的整体疗效,因此,对于可耐受的绝经后、激素受体阳性乳腺癌患者,5 年 AI 治疗宜作为初始选择,而换药方案更适宜那些无法耐受原方案的患者。对于那些在他莫昔芬治疗过程中绝经的患者,2013 年发表的 MA-17 试验对是否继续用药和用什么药这两个关键问题提供了强有力的证据支持。研究纳入 5 187 位已接受过 5 年他莫昔芬治疗的绝经后乳腺癌患者,随机分为两组,分别接受来曲唑治疗 5 年(n=2 575)和安慰剂治疗(n=2 582),以无病生存率为主要研究终点指标。结果显示与安慰剂组相比,长程内分泌治疗(序贯 5 年来曲唑)组患者的复发率有显著性下降,中位随访

64 个月时,66% 安慰剂组患者转入来曲唑组治疗,最初进入来曲唑组患者的 DFS 获益 32%,意向性治疗分析最初进入来曲唑组患者的 DFS、无远处转移生存率、总生存率的风险比(hazard ratio,HR)分别为 0.68(95% CI:0.56～0.83;$P<0.001$)、0.81(95% CI:0.63～1.03;$P>0.05$)和 0.98(95% CI:0.78～1.22;$P>0.05$)。亚组分析结果显示来曲唑在>70 岁和<60 岁患者中获益一致,不良反应并无增加,因此对于绝经后初始使用他莫昔芬治疗的患者在治疗期内也可以换用 5 年 AI 治疗。

综上所述,对于绝经后激素受体阳性乳腺癌患者的辅助内分泌治疗,可给予 AI 治疗 5 年;已给予他莫昔芬治疗 2～3 年的患者可改为 AI 治疗至 5 年;已给予他莫昔芬治疗 4～6 年的患者,可改为 AI 继续治疗 5 年。对 AI 有禁忌或不愿接受 AI 的患者,可给予他莫昔芬治疗 5～10 年。

68.4.3.4 长期内分泌治疗

大量研究表明,5 年辅助内分泌治疗结束后会带来延滞受益(carryover benefit),但是这种延滞效应并不足以消除晚期乳腺癌复发的可能性。如前所述,为了进一步加强 5 年他莫昔芬治疗后的效果,MA-17 研究了延长内分泌治疗对激素受体阳性绝经后乳腺癌治疗结果的影响。延长芳香化酶抑制剂治疗的引入,不仅显著降低乳腺癌复发风险,还可以降低乳腺癌死亡率(24%～35%)。此外,他莫昔芬延长内分泌治疗可以降低 ER 阳性乳腺癌患者在确诊后 5～14 年间的死亡率。联合 ATLAS 试验和 aTTom 试验,以及一系列延长芳香化酶抑制剂的辅助治疗大型试验的结果表明延长内分泌治疗具有更多的优势,尤其是对于晚期复发风险而言(表 68-8)。

表 68-8 延长内分泌治疗主要试验结果

5 年他莫昔芬治疗后	5 年 AI 治疗后
继续直至维持他莫昔芬 10 年 ● ATLAS(Lancet,2013):DFS HR 0.75 ● ATTOM(JCO,2013):DFS HR 0.75 换用 AI 继续治疗直至 10 年 ● MA.17(NEJM,2003):DFS HR 0.57 ● NSABP B33(JCO,2008):DFS HR 0.68 ● ABCSG-6a(JNCI,2007):DFS HR 0.62	SABCS 2016 ● DATA:5 *vs.* 8 年,HR 0.79 ● NSABP B42:5 *vs.* 10 年,HR 0.85 ● IDEAL:5 年后,2.5 *vs.* 5 年,HR 0.96

分析美国 SEER 数据库 1990～2003 年乳腺癌患者的数据可以得到类似的结论,即 ER 阳性患者在术后 5 年后依旧保持着稳定且高于 ER 阴性患者的乳腺癌年特异死亡率。进一步的证据来源于 2005 年 EBCTCG 对 1985～2000 年间针对早期乳腺癌多项临床试验的荟萃分析;结果表明,ER 阳性患者术后 5 年后复发和死亡率并未大幅下降,其中约有 1/2 的复发事件和 2/3 的死亡事件发生于辅助治疗开始后的 5～15 年;2011 年 EBCTCG 再次整合分析了 20 项针对早期乳腺癌内分泌治疗疗效的临床研究,结果提示相较于对照组患者,使用他莫昔芬内分泌治疗后 5～9 年仍可使患者获得 32% 的无复发生存获益,而大于 10 年以上则基本不再有明显获益。因此,腔面型乳腺癌尤其是早期 ER 阳性乳腺癌患者,其术后 5 年后依旧存有较高的复发和死亡风险;同时随着时间的推移,5 年后内分泌治疗的效果逐渐减弱,术后 9 年后便不再有新的获益增加,这些都进一步提示对于该类患者,延长内分泌治疗至术后 10 年或许是切实有效的治疗措施。有鉴于此,乳腺癌患者的治疗方案已被修改,ASCO 指南现在建议乳腺癌女性考虑 10 年辅助内分泌治疗。然而,是否每位乳腺癌女性都需要进行延长内分泌治疗值得商榷。

就激素受体阳性患者延长内分泌治疗而言,其必要性在于患者具有较高的远期(5～10 年)复发风险,具有进一步医疗干预的需求;其有效性源于患者对内分泌治疗具有较高的敏感性。并非所有激素受体阳性患者都需要延长内分泌治疗,评价治疗的必要性和有效性至关重要。

(1)远期复发风险评估

1)经典临床病理学指标:在评估激素受体阳性患者远期复发风险中有一定的作用。2013 年,Ivana

等分析了 ATAC 临床试验中 940 例 ER 阳性患者的资料,寻找与远期复发转移相关的临床病理学指标;多因素分析中,只有淋巴结状态(阳性 vs 阴性)和肿瘤大小(≤2 cm vs. >2 cm)与 5～10 年的远处复发事件相关;淋巴结阳性并且肿瘤>2 cm 的患者在术后 5 年后年复发风险进一步升高,直至在约 7 年时达到平台后开始下降。其他一些研究也都进一步验证或提出了一些可预测 ER 阳性患者远期复发的临床病理指标,如肿瘤大小、淋巴结状态、PR 状态、肿瘤分级等。这些研究均证实,使用单个临床病例指标可以对 ER 阳性患者远期复发风险进行简单的预判。

但是,单个临床病理指标不够准确,需要整合多个指标形成多元评价体系。Adjuvant Online 是其中应用较广的评价体系之一。它基于全美 SEER 数据库 1988～1992 年间 34 252 例乳腺癌患者数据,通过整合患者年龄、月经状态、合并症、肿瘤大小、阳性淋巴结个数以及 ER 状态 6 个指标建立基础预后预测模型,可以准确地预测患者的预后、他莫昔芬治疗及化疗效果等。之后 Adjuvant Online 在加拿大、美国、亚洲以及欧洲等其他人群中进一步验证了其预测效用。临床医师或患者通过 Adjuvant Online 网站(https://www.adjuvantonline.com/)提交上述 6 个基本信息后,可以获得相应的预后预测信息。

另一个可用的预测工具是 PREDICT,它同时可以对患者的预后及特定治疗(内分泌治疗、化疗、曲妥珠单抗靶向治疗)的获益进行预测。该模型最初是基于英国 ECRIC(Eastern Cancer Registration and Information Centre)数据库中 1999～2003 年间 5 694 例患者临床随访数据而获得,并在 WMCIU(West Midlands Cancer Intelligence Unit)数据库中 5 468 例乳腺癌患者中得到了验证。之后研究者在 3 140 例英国与加拿大乳腺癌人群中进一步对比了 PREDICT 模型与 Adjuvant Online 在预测乳腺癌患者预后的效用,结果显示,对于乳腺癌总生存率及特异性生存率的预测准确性并不低于 Adjuvant Online;这进一步巩固了 PREDICT 对于早期乳腺癌患者术后生存转归的预测价值。随后的研究中,研究者在原有模型因子的基础上,加入了 HER-2 状态和 Ki-67 指数,使模型的适用性及准确性进一步提高。通过 PREDICT 官方网站(www.predict.nhs.uk),临床医师将乳腺癌患者的年龄、肿瘤大小、肿瘤分级、阳性淋巴结个数、ER 状态、HER-2 状

态、Ki-67 增殖指数及肿块发现方式输入提交后,可以获得该患者术后 5、10 年的生存率(无辅助治疗)及辅助治疗的获益程度。就 ER 阳性患者而言,通过该网站可对比患者 5 年及 10 年的生存率差异,从而判断其 5～10 年间是否存有较高的复发风险。

2) 多基因模型预测工具:在当今高通量检测技术日趋完善,成本效益不断提升的背景下,新的多基因预测工具的应用已成为可能。

BCI(breast cancer index, BCI)预测模型包含 MGI(molecular grade index, MGI)和 H/I(HoxB13/IL17BR, H/I)指数,共纳入 7 个基因;其既可预测早期乳腺癌 5～10 年远期复发风险,也可预判 ER 阳性乳腺癌患者从延长内分泌治疗中获益。2004 年 Sgroi 团队通过对 60 例 ER 阳性早期乳腺癌基因表达谱分析发现,H/I 比值与他莫昔芬治疗耐药相关;进而在 852 例早期乳腺癌组织中,研究者确认了 H/I 为 ER 阳性患者无复发生存的独立预测因素,尤其在淋巴结阴性患者中,其预测价值更大;2013 年 Goss 团队基于 MA.17 临床试验人群,设计了巢式病例对照研究,将 83 例复发患者与 166 例无复发患者 1∶2 匹配后,发现高 H/I 比值患者接受 5 年他莫昔芬治疗后具有较高的远期复发风险;同时高 H/I 比值也可用于预测患者对于延长来曲唑治疗的获益,即延长 5 年来曲唑治疗能够显著降低该人群的远期复发风险,由此确立了 H/I 指数在预测内分泌治疗获益中的作用。2008 年,Sgroi 团队在前期研究纳入的肿瘤分级及肿瘤分期相关的基因集中进一步筛选出 5 个与细胞周期相关的基因(BUB1B、CENPA、NEK2、RACGAP1、RRM2),构建了 MGI 模型;并与 H/I 结合形成 BCI 多基因预后预测模型;结果显示,BCI 模型可以很好地预测 ER 阳性早期乳腺癌患者复发风险,且效能优于 MGI 和 H/I 指数。随后的研究中,BCI 在早期 ER 阳性乳腺癌中的预后预测价值不断得到验证;尤其在 ER 阳性患者远期复发风险的评估上,BCI 有着更好的预测价值。2013 年 Erlander 团队在包含 317 名早期绝经后乳腺癌患者的 Stockholm TAM 试验队列和 358 例乳腺癌多中心队列中,验证 BCI 模型可以将患者划分为危险度不同的 3 类人群;且其可以对患者 10 年的远期复发风险进行很好的预测。Sgroi 团队于 2013 年对比了 BCI、Oncotype DX、IHC4 在预测 ER 阳性乳腺癌患者远期复发的效用;在 665 例来自 ATAC 临床试验早期 ER 阳性、淋巴

结阴性乳腺癌人群中,BCI 可以更好地预测 0～10 年的远处复发事件;而 Oncotype DX 和 IHC4 的预测效用相对较弱;同时在预测晚期复发事件的多因素分析中,只有 BCI 的差异具有统计学意义。

另一个可用于预测激素受体阳性乳腺癌患者远期复发风险的分子工具是 PAM-50。PAM-50 是基于乳腺癌固有分子分型系统进一步简化而得到的 50 个基因集合。利用 PAM-50 中的 50 个基因信息对乳腺癌进行分子分型可以取得和原有全基因分型基本一致的结果;同时,通过 PAM-50 所建立的特定公式可以计算得出 ROR 值,并根据该值将患者划分为高、中、低分组,可以更好地预测患者的预后转归。基于 ATAC 临床试验 940 名早期 ER 阳性乳腺癌人群数据,Cuzick 团队对比了 PAM-50、Oncotype DX、IHC4 在预测内分泌治疗后远处转移事件的差异,结果显示在 ER 阳性淋巴结阴性患者接受内分泌治疗后,ROR 值可以提供更多的预测信息并更好地区分中高危患者;在预测 ER 阳性患者接受内分泌治疗晚期复发事件中(5～10 年),PAM-50 ROR 值预测的准确性优于 Oncotype DX RS 值和 IHC4,提示其可用于筛选可能从延长内分泌治疗受益的患者。

（2）内分泌治疗的敏感性

激素受体状态对于内分泌治疗的选择十分重要,然而目前对于受体阳性状态的界定依旧存有争议。2010 年美国临床肿瘤协会(ASCO)和美国病理医师协会联合推荐以免疫组化(immunohistochemistry,IHC)分析 1% 细胞核阳性细胞作为 ER 阳性的判断标准;而在这之前,公认 ER 阳性的判定标准为 IHC≥10% 以上的细胞核阳性。对于 ER 细胞核阳性率在 1%～9% 的肿瘤而言,研究显示,有些所谓激素受体阳性的乳腺癌可能更接近于激素受体阴性的肿瘤特征,不值得延长内分泌治疗。

另外,ER 基因表达量的高低也可能与患者的预后相关。2015 年 Cuzick 团队研究了 ATAC 临床试验中 1 125 例早期绝经后 ER 阳性乳腺癌患者术后早期(0～5 年)与晚期(5～10 年)复发率的差别;结果显示以 ER 中位表达量为界将 ER 表达情况分为高低表达后,ER 高表达人群早期复发率维持在较低水平(1.5%),而晚期复发率明显升高(>3%);而在 ER 低表达人群中,年复发率基本保持稳定状态。这些均提示在选择内分泌治疗,尤其是延长内分泌治疗时,需要对激素受体状态有更多的考量。

综上所述,对于激素受体阳性/HER-2 阴性患者人群的辅助内分泌治疗的策略选择如下: ① 对于低复发风险患者,无论其初始状态为绝经前或绝经后,均可以使用 5 年的他莫昔芬治疗; ② 对于初始为绝经前但非低危患者,可使用 5～10 年他莫昔芬治疗或他莫昔芬联合卵巢功能抑制或芳香化酶抑制剂联合卵巢功能抑制,且考虑延长他莫昔芬或芳香化酶抑制剂(内分泌治疗 5 年后绝经患者)内分泌治疗至术后 10 年; ③ 对于初始状态为绝经后且非低危患者,首选治疗为 5 年芳香化酶抑制剂; ④ 高危绝经后患者可使用延长的芳香化酶抑制剂治疗。而具体的延长内分泌治疗人群选择,临床医师需要预估患者延长内分泌治疗的获益和风险。评估患者从延长内分泌治疗中获益及其程度,一方面需要确保患者确实存在继续内分泌治疗的必要性,即其远期(5～10 年)复发转移风险较高;同时需预计患者对内分泌治疗的敏感性。只有在患者预期疗效获益远高于毒性及不良反应的风险时,延长内分泌治疗才是合适的治疗策略。

68.4.4 抗 HER-2 靶向治疗

68.4.4.1 HER-2 的意义和检测

人类表皮生长因子家族共有 4 个成员,HER-1 (也称为表皮生长因子受体,EGFR)、HER-2、HER-3 和 HER-4,均属于 I 型酪氨酸激酶受体(type-1 receptor tyrosine kinase, TITK)。HER 受体激活后主要是经过 PI3K/Akt 和 Ras/Raf/MEK/MAPK 两条信号转导通路引起细胞增殖、迁移、浸润、抗凋亡和促进血管生成等反应。HER-2 是人类 EGFR 家族的第 2 个成员,也被称之为 *neu* 基因或 *c-erbB-2* 基因,1981 年首次被克隆出来,可为乳腺癌患者提供重要的预后信息并有助于制订个体化治疗方案。

HER-2 蛋白在 20%～30% 的乳腺癌中可过度表达,HER-2 阳性乳腺癌具有恶性程度高、易复发、易转移等特点。*HER-2* 基因扩增是乳腺癌患者总体生存率及复发的负性预测因子,其预测价值高于多数其他因子,是独立的风险因素,只要 HER-2 阳性,乳腺癌的复发转移风险即升高为中危或高危。HER-2 高表达对于针对 HER-2 的靶向治疗具有重要的预测价值和直接的指导意义,存在 HER-2 基因扩增或过度表达的患者是抗 HER-2 靶向治疗的适应人群。同时,HER-2 又是能够预测某些治疗反应的生物学指标，HER-2 基因扩增或过度表达提示肿瘤对内分泌治疗和 CMF 方案化疗反应差，而对蒽环类药物敏感性高。

标准 HER-2 检测和结果判定：2013 年的美国临床肿瘤学会/美国病理医师学院（ASCO/CAP）联合发布的乳腺癌 HER-2 检测指南共识以及 2014 年中国乳腺癌 HER-2 检测指南均推荐，对术前活检或手术切除的经病理学检查证实的浸润性乳腺癌，应进行 HER-2 蛋白和基因状态的检测。

（1）HER-2 是乳腺癌重要的预后指标，同时也是抗 HER-2 药物疗效的预测指标。

（2）靶向抗 HER-2 药物治疗的适应证是 HER-2 阳性浸润性乳腺癌。

（3）HER-2 阳性的定义，是标准免疫组织（IHC）化学 3+，或原位杂交法 ISH 阳性。

（4）如果患者免疫组织化学检测显示 HER-2 为 3+，可以直接判断为 HER-2 阳性；如果免疫组织化学检测 HER-2 为（2+），应该再进行 ISH 检测阳性以明确。如果标准实验室免疫组织化学检测结果 HER-2 为（1+）或 HER-2 为（0），则判断为 HER-2 阴性。

（5）HER-2 阳性判断也可以通过 ISH 检测。在合格实验室进行的 ISH 检测，按照 ASCO/CAP 标准，比值≥2.0 或 HER-2 基因拷贝数≥6 则可判断为 HER-2 阳性；HER-2 基因拷贝数为 4～6 为结果不确定。病理专家宜增加计数细胞数量重新进行 FISH 或其他 ISH 检测，或结合免疫组织化学结果判断。

（6）对于 HER-2/CEP17 比值≥2.0，但平均 HER-2 拷贝数/细胞＜4.0 的病例是否应该视为 ISH 阳性目前尚存争议；建议对这部分病例在报告中加以备注，提示目前的争议，建议临床医师参考免疫组织化学检测结果并与患者进行必要的沟通。

（7）如果患者病情发展不符合 HER-2 阴性患者特点，临床认为有可能是 HER-2 阳性，或者复发转移患者治疗过程中为了争取治疗机会，建议重新检测 HER-2，可以用原发肿瘤标本，但提倡复发病灶再行活检，方法可以用免疫组织化学或 ISH。

68.4.4.2 曲妥珠单抗

曲妥珠单抗是第一个用于临床的靶向治疗药物，其单用治疗 HER-2 阳性转移性乳腺癌的有效率为 11%～36%。该药与铂类、多西他赛、长春瑞滨有协同作用，与多柔比星、紫杉醇、环磷酰胺有相加作用，而与氟尿嘧啶有拮抗作用。

（1）曲妥珠单抗辅助治疗临床试验

多项临床试验研究了曲妥珠单抗对 HER-2 阳性乳腺癌的辅助治疗，特别是 NSABP B-3、NCCTG N9831、HERA、BCIRG00、FinHER 五项前瞻性临床试验，证实曲妥珠单抗辅助治疗 1 年能使 HER-2 阳性乳腺癌患者复发风险下降 39%～52%。

1）NSABP B-31 和 NCCTG N9831 临床研究：美国国立癌症研究所（NCI）于 2000 年分别资助了这两项临床研究，均探讨了含 AC（多柔比星和环磷酰胺）4 个疗程和单药紫杉醇 4 个疗程基础上联合抗 HER-2 靶向治疗的效果。其中，NSABP B-31 比较联合与不联合曲妥珠单抗，NCCTG N9831 比较联合、序贯与不联合曲妥珠单抗。由于两项研究的相似性，所以 2005 年发表的是这两项研究的联合分析结果。中期分析显示，对于 HER-2 阳性乳腺癌患者，在 AC 化疗后加入曲妥珠单抗较单用紫杉醇的复发率降低一半，3 年远处转移风险降低 8.8%，4 年远处复发率降低 15.9%。在激素受体阴性和阳性的患者中，上述复发率的下降结果也是类似的。加用曲妥珠单抗使患者的死亡率降低 1/3（$P<0.05$）。在 AC 化疗后使用曲妥珠单抗使死亡率的相对危险度下降 39%（$P=0.01$）。

2012 年公布的最终结果显示，中位随访 8.4 年，主要研究终点 DFS 的风险比（HR）＝0.60，$P<0.001$，其 10 年 DFS 绝对差值达 11.5%。OS 的 HR＝0.63，$P<0.001$，其 10 年 OS 绝对差值达 8.8%。亚组分析显示，曲妥珠单抗治疗获益无论在哪个年龄组别，激素受体状况如何，淋巴结转移状况、肿瘤大小或组织学分级如何皆有获益。进一步证实在 AC 方案后使用曲妥珠单抗可带来显著的临床获益，降低 40% 的复发风险和 37% 的死亡风险，提示对于 HER-2 阳性的早期乳腺癌使用曲妥珠单抗治疗能明确提高生存率。

2）HERA 临床研究：HERA 研究比较了 HER-2 阳性早期乳腺癌辅助化放疗结束后序贯曲妥珠单抗辅助治疗 1 年、2 年或不联合曲妥珠单抗的疗效以及安全性。此研究包括了淋巴结阳性和阴性患者；且化疗方案不完全相同，有含蒽环类和不含蒽环类者；曲妥珠单抗的使用都在化疗结束以后。研究随机分为观察组、1 年曲妥珠单抗治疗组、2 年曲妥珠单抗治疗组。综合 HERA 研究的随访结果，曲妥珠单抗 1 年组与对照组的 DFS 获益的 HR 在中位随访1、2、4、8年时分别是0.54、0.64、0.76、0.76，P均<0.001。曲妥珠单抗1年组与对照组的OS获益的HR在中位随访1、2、4、8年时分别是0.76、0.66、0.85、0.76。尽管存在观察组交叉使用曲妥珠单抗，HERA中位随访8年的结果显示，1年曲妥珠单抗治疗组比观察组持续显著的DFS和OS获益；1年组与2年组的治疗效果相当；2年组的心脏事件和其他不良有所增加；2年治疗组中激素受体阴性亚组的DFS在短期内是有提高的。根据目前的研究结果，1年曲妥珠单抗辅助治疗仍是HER-2阳性早期乳腺癌患者最佳的治疗时限。延迟使用曲妥珠单抗治疗的患者仍具有显著的DFS获益。

3）BCIRG006临床研究：BCIRG006旨在比较AC序贯多西他赛（T）联合或不联合曲妥珠单抗（1年）与多西他赛、卡铂、曲妥珠单抗（TCH）辅助治疗HER-2阳性早期乳腺癌患者的疗效及安全性。该研究与既往研究最大的不同是研究组中有一组不含蒽环类药物。中位随访65个月的结果显示，AC-TH组和TCH组患者无论是5年DFS和OS均较AC-T组有显著改善；而AC-TH组和TCH组的DFS和OS差异均无统计学意义。不良反应方面，TCH组有更低的不良事件和白血病的发生。在心脏毒性方面，充血性心力衰竭的发生率AC-TH组为2.0%，TCH组0.4%，AC-T组0.7%，LVEF下降$>10\%$的比例为AC-TH组18.6%，TCH组9.4%，AC-T组11.2%，AC-TH组均显著高于TCH组（$P<0.001$），但3组患者均未发生因心脏毒性导致的死亡。BCIRG006研究提示AC-TH与TCH方案疗效相似，TCH方案心脏事件和不良反应发生率更低。

4）FinHER研究：FinHER研究主要目的是在淋巴结阳性或高危淋巴结阴性患者中比较多西他赛序贯氟尿嘧啶/表柔比星/环磷酰胺（T-FEC）方案与长春瑞滨序贯FEC（V-FEC）方案的疗效，并在HER-2阳性患者中比较了联合或不联合曲妥珠单抗的疗效。与HERA等研究方案不同，FinHER研究中曲妥珠单抗用药时程为每周1次，连用9周，而非1年或2年。在HER-2阳性患者中，仅接受化疗与联合曲妥珠单抗治疗患者的5年DDFS分别为83.3%和73.0%（HR=0.65，$P>0.05$）。进一步分析结果表明，与T-FEC方案以及V-FEC联合曲妥珠单抗治疗相比，T-FEC联合曲妥珠单抗治疗的DDFS显著改善，但OS差异无统计学意义。在

心脏毒性方面，接受曲妥珠单抗患者的中位LVEF在随访期间并无变化（65%），对照组则略有下降（从66%降至62%，$P<0.01$）。研究结论显示，采用多西他赛进行辅助治疗较长春瑞滨可显著改善乳腺癌患者的DDFS，而且9周曲妥珠单抗联合多西他赛治疗对HER-2阳性乳腺癌患者是安全有效的。但由于该研究入组患者例数较少，仅有200余例，因此对短期曲妥珠单抗方案的价值仍无定论。法国PHARE研究的初步结果显示，尽管6个月和12个月曲妥珠单抗治疗DFS和OS差异均无统计学意义，但HR与预先设定的非劣效界值相交叉，尚无法得出曲妥珠单抗治疗6个月不差于1年的结论。这方面的研究还在继续，如比较1年与9周曲妥珠单抗疗效的Short-HER研究和SOLD研究；比较1年与6个月曲妥珠单抗疗效的Hellenic研究和PERSEP-HONE研究。这些研究结果将有助于医师判断曲妥珠单抗治疗的最佳时长。

根据上述几项临床研究的结果，目前专家共识认为曲妥珠单抗联合化疗可以提高HER-2高表达早期乳腺癌患者的疗效，现有证据支持曲妥珠单抗辅助治疗的最佳时间为1年。

（2）对于肿瘤较小的早期乳腺癌是否给予抗HER-2治疗

这一直是个有争议的问题，各项指南和专家共识一直没有给出明确的结论，原因在于曲妥珠单抗辅助治疗的几项大型临床试验入组均为肿瘤$\geqslant$1 cm和（或）淋巴结阳性患者，靶向治疗对肿瘤$<$1 cm及微浸润且淋巴结阴性的乳腺癌是否有效没有直接足够的循证医学证据。

一项针对1245例T1aN0早期乳腺癌患者的回顾性研究显示，HER-2阳性、ER阳性乳腺癌患者的10年乳腺癌特异性生存率与10年RFS分别是85%与75%，而HER-2阳性、ER阴性患者分别是70%与61%。另有两项回顾性分析显示，HER-2阳性和HER-2阴性T1abN0M0乳腺癌患者的5年RFS分别是77.1%和93.7%（$P<0.001$）。这些分析提示，对于小肿瘤，如果HER-2阳性，也是预后不佳的因素。

APT研究是一项Ⅱ期前瞻性非随机单臂临床研究，共入组406例HER-2阳性、淋巴结阴性、肿瘤直径$<$3 cm的乳腺癌患者。患者均接受紫杉醇80 mg/m^2，每周给药，联合曲妥珠单抗2 mg/kg每周给药，共12周。化疗结束后继续曲妥珠单抗

6 mg/kg 单药治疗满 1 年。中位随访期 3.6 年,406 例患者中仅有 4 例患者发生复发(0.9%)。3 年 DFS 为 98.7%;肿瘤直径>1 cm 的亚组为 98%,肿瘤直径≤1 cm 的患者亚组为 98.5%。激素受体状态阳性患者 DFS 为 98.5%,受体阴性患者 DFS 为 99.2%。除了有 2 例充血性心衰事件,无其他不良事件。尽管 APT 存在非随机、样本量较小、随访时间较短等诸多不足,但仍为肿瘤较小、化疗不能耐受的患者提供了降低复发的同时减少化疗毒性的治疗机会。基于该研究,2016 版 NCCN 指南推荐将 PH×12 周方案纳入抗 HER-2 辅助治疗的可选方案之一。

(3) 曲妥珠单抗的给药方式和安全性

曲妥珠单抗的两种给药方式均可以采用,6 mg/kg (首次负荷剂量 8 mg/kg),每 3 周方案;或 2 mg/kg (首次负荷剂量 4 mg/kg),每周方案。但 3 周方案药物的半衰期明显延长。首次治疗后观察 4~8 h。如果在用药过程中计划给药被忘记或推迟超过 1 周以上时,建议下一次给药应给予负荷剂量。曲妥珠单抗使用的相对禁忌证为治疗前 LVEF<50% 和同期正在进行多柔比星药物化疗。

心脏毒性是曲妥珠单抗自应用以来最受关注的不良反应。曲妥珠单抗引起心脏毒性的机制与蒽环类引起的心脏毒性机制不同,可能缘于心肌细胞也有 HER-2 的表达。其心脏毒性是可逆的,程度较轻,无终身累积剂量的报道。临床实践中建议应用曲妥珠单抗前应对既往史、体格检查、心电图、超声心动图 LVEF 基线评估,正常时才开始应用曲妥珠单抗,使用期间应该每 3 个月监测心功能。曲妥珠单抗联合化疗药物,特别是蒽环类药物可能增加心肌损害,严重者会发生心力衰竭。尽管 HERA、NSABP B-31 及 N9831 三项试验中心脏毒性事件数不高并且可以恢复,但临床研究入选的病例是化疗后经过心脏功能安全筛选的。与蒽环类化疗同期应用仍需慎重,但可以前后阶段序贯应用;可以联用脂质体多柔比星或其他心脏毒性小的蒽环类药物。曲妥珠单抗与非蒽环类化疗、放疗及内分泌治疗都可以联合使用。建议首次使用曲妥珠单抗应全程心电监护,之后每 3 个月监测一次 LVEF。治疗中若出现 LVEF<50%,应暂停治疗,并跟踪监测 LVEF 结果,直至恢复 50% 以上方可继续用药。若不恢复,或继续恶化或出现心力衰竭症状,则应当终止曲妥珠单抗治疗。一般曲妥珠单抗治疗结束后至少 2

年内每 6 个月进行一次 LVEF 测量;而因使用曲妥珠单抗导致严重左心室功能不全的患者在停药后,应该每 4 周进行 1 次 LVEF 测量。若患者有无症状性心功能不全,监测频率应更高(如每 6~8 周 1 次),出现下列情况时,应停止曲妥珠单抗治疗至少 4 周,并每 4 周检测 1 次 LVEF: ① LVEF 较治疗前绝对数值下降≥16%。② LVEF 低于该检测中心正常范围并且 LVEF 较治疗前绝对数值下降≥10%。③ 4~8 周内 LVEF 回升至正常范围或 LVEF 较治疗前绝对数值下降≤15%,可恢复使用曲妥珠单抗。④ LVEF 持续下降超过 8 周,或者 3 次以上因心肌病而停止曲妥珠单抗治疗,应永久停止应用曲妥珠单抗。

在治疗前就有心功能不全的患者需特别小心。早期发现心功能不全的有效方法包括仔细询问病史、体检、定期测量体重和定期 LVEF 检查。一旦患者出现曲妥珠单抗相关的心脏毒性反应,可根据美国心脏病联合会的心功能分级指导原则及时处理: ① 对于轻度舒张性心功能不全,可用血管紧张素转换酶抑制剂、利尿剂和 β 受体阻滞剂治疗,对中、重度心力衰竭可用地高辛治疗;② 对于收缩性心功能不全,利尿剂和硝酸酯类是有症状患者的首选药物,也可选用钙通道阻滞剂、β 受体阻滞剂、血管紧张素转换酶抑制剂治疗。多数患者可通过标准治疗或停止应用而症状减轻和 LVEF 恢复正常。

68.4.4.3 其他抗 HER-2 靶向药物

随着曲妥珠在临床中的广泛应用,拉帕替尼 (lapatinib)、T-DM1(ado-trastuzumab emtan-sine) 及帕妥珠单抗(pertuzumab)三种抗 HER-2 的靶向治疗药物也相继被 FDA 批准用于 HER-2 阳性乳腺癌的治疗。在这几种药物中,曲妥珠单抗已具有用于早期乳腺癌辅助治疗的适应证,拉帕替尼、帕妥珠单抗和 T-DM1 在乳腺癌辅助治疗中的临床研究正在进行。另外,目前还有多个抗 HER-2 靶向治疗药物正处于临床前和临床研究阶段。

(1) 拉帕替尼

拉帕替尼是继曲妥珠单抗之后的第 2 种乳腺癌分子靶向药物。拉帕替尼与 HER-1 和 HER-2 的胞内区 ATP 位点结合,形成轻微可逆的无活性结构,抑制两种受体同型二聚体或异二聚体的酪氨酸激酶磷酸化,阻断 EGFR 信号转导,进而影响基因转录、增殖和促进细胞凋亡。

目前正在进行一系列关于拉帕替尼在乳腺癌新

辅助治疗及辅助治疗领域的临床研究。CALGB-40601是一项Ⅲ期临床研究,共入组296例患者,被随机分为3组:紫杉醇联合曲妥珠单抗(TH)组,紫杉醇联合曲妥珠单抗及拉帕替尼(THL)组,紫杉醇联合拉帕替尼(TL)组。推荐所有患者采用密集AC(多柔比星+环磷酰胺)方案化疗,并完成曲妥珠单抗辅助治疗至1年。结果显示,在TH基础上增加拉帕替尼治疗,虽然在数值上获得了较高的pCR率,但两组差异并未达到预期的统计学意义,并且接受拉帕替尼治疗的患者3度毒性反应发生率明显较未接受拉帕替尼治疗者高。该研究还发现,激素受体阴性患者的pCR率比激素受体阳性患者高。

Ⅲ期临床研究NeoALTTO旨在比较拉帕替尼与曲妥珠单抗联合紫杉醇新辅助治疗HER-2阳性乳腺癌的疗效。HER-2阳性初治患者,随机分为3组即拉帕替尼联合紫杉醇组、曲妥珠单抗联合紫杉醇组和拉帕替尼+曲妥珠单抗+紫杉醇组,进行新辅助治疗。最新结果显示,应用拉帕替尼联合曲妥珠单抗双重抗HER-2治疗较拉帕替尼或曲妥珠单抗单药治疗,能够显著提高pCR率(分别为51.3%、24.7%和29.5%,$P<0.01$),同时能够显著提高3年无事件生存率,生存率的改善与pCR有关联。该研究提示,在化疗基础上联合使用靶向药物的疗效可能优于单一靶向药物,使得双重抑制HER-2可能成为HER-2阳性乳腺癌新辅助治疗的更有效方式。

拉帕替尼用于早期乳腺癌辅助治疗的临床研究有两项:一项是TEACH研究,评价了HER-2阳性早期乳腺癌患者完成新辅助或辅助化疗后给予拉帕替尼或安慰剂辅助治疗的疗效和安全性。患者既往未接受曲妥珠治疗且无疾病复发证据,随机分为拉帕替尼和安慰剂组,共治疗12个月。中位随访4年后,拉帕替尼组DFS事件为210例(13%),安慰剂组为264例(17%),两组DFS差异并无统计学意义($HR=0.83$,$P>0.05$)。亚组分析显示,激素受体阴性患者中拉帕替尼治疗($HR=0.68$;95%CI:0.52~0.89)可以作为DFS的独立的预后因子。而在诊断后1年内开始拉帕替尼治疗亦是DFS的独立预后因子($HR=0.70$;95%CI:0.50~0.99)。拉帕替尼组中有症状的中枢神经转移与安慰剂组相比不但发生率低(13例 vs. 21例;$HR=0.65$;95%CI:0.33~1.28),而且发生时间延迟。两组的OS差异无统计学上的显著性意义。拉帕替尼组中腹泻、皮疹和肝脏不良事件(主要是转氨酶升高)的发生率高于安慰剂组。虽然早期乳腺癌辅助拉帕替尼治疗可降低HER-2阳性患者17%的疾病复发风险,但差异并无统计学意义。对某些亚组,如激素受体阴性患者及1年内确诊为乳腺癌的患者,拉帕替尼可显著改善DFS。拉帕替尼可降低中枢神经系统转移风险35%。因此,拉帕替尼可作为没有接受或无法接受曲妥单抗辅助治疗的HER-2阳性早期乳腺癌患者辅助治疗的选择。

另一项拉帕替尼用于辅助治疗的研究是ALTTO试验,共纳入超过8381例受试者。该研究比较了HER-2高表达的术后患者在标准方案化疗后被随机分为4个组接受治疗:A组为单用曲妥珠单抗(T)、B组为单用拉帕替尼组(L)、C组为曲妥珠单抗序贯拉帕替尼(T-L)、D组为曲妥珠单抗联合拉帕替尼组(T+L)的疗效。中位随访时间4.5年,在L+T组与单药T组的对比中,只有555例发生DFS事件,低于预计的850例。相比于单药曲妥珠单抗L+T组的DFS的$HR=0.84$,而$P=0.048$,未达到该研究预设的达到统计学上显著性意义的$P\leqslant0.025$的界限;续贯组T-L的DFS事件的$HR=0.96$,$P=0.610$,也未达到预设的$P\leqslant0.025$的界限。不良反应上,联合组腹泻、皮疹及肝功能损害不良事件发生率较高。所有研究组中患者均很少发生原发性心脏事件。ALTTO试验结果表明,与单药曲妥珠治疗相比,联合组DFS事件发生率较低,序贯组达到了单用曲妥珠的非劣效性主要终点,但均无统计学意义。与单用曲妥珠单抗相比,拉帕替尼联合曲妥珠单抗双靶向治疗未能提高患者4年DFS。

(2)帕妥珠单抗

帕妥珠单抗也是针对HER-2的重组单克隆抗体,可抑制HER-2与HER-2之间以及与其他HER家族受体之间的二聚化作用,尤其是抑制HER-2/HER-3异源二聚体的形成,抑制受体介导的信号转导通路。曲妥珠单抗与帕妥珠单抗的协同抑制肿瘤作用已得到证实。帕妥珠单抗在2012年6月8日通过了美国FDA的认证,用于治疗HER-2阳性的转移性乳腺癌。2013年09月FDA授予帕妥珠单抗优先审查资格,将其用于HER-2阳性早期乳腺癌患者的新辅助治疗。基于帕妥珠单抗在HER-2阳性晚期乳癌治疗中的卓越疗效,探索帕妥珠单抗在HER-2阳性早期乳腺癌治疗中价值的Ⅲ期临床研究APHINITY试验已展开。

APHINITY 研究是在切除原发肿瘤的 HER-2 阳性原发性乳腺癌患者中进行的前瞻性随机化多中心双盲安慰剂对照研究。入选的 4 800 例患者均由中心实验室病理学检查确诊为 HER-2 阳性,并接受标准的辅助化疗方案的治疗。在化疗方案确认后,患者将随机接受 1 年曲妥珠单抗＋安慰剂或接受 1 年曲妥珠单抗＋帕妥珠单抗治疗。研究的主要终点是比较两个治疗组的无侵袭性疾病生存期(IDFS),次要研究终点是比较两个治疗组的无侵袭性疾病(包括第二原发非乳腺癌)的生存期、DFS、OS、无复发间隔时间(RFI)、远端无复发间隔时间(DRFI)、心脏安全性、总体安全性和生活质量。该研究的结果提示帕妥珠单抗在辅助治疗中的应用将进一步提高治疗效果。

(3) T-DM1

T-DM1 是一种抗体加药物共轭物,它将特异性靶向 HER-2 的抗肿瘤药物曲妥珠单抗与具有细胞毒性的微管抑制剂 DM1 相偶联。其中曲妥珠单抗充当制导装置,将具有细胞毒性的 DM1 传递到 HER-2 阳性癌细胞上,通过受体介导的内化作用进入肿瘤细胞,释放出 DM1,特异性杀灭 HER-2 阳性的肿瘤细胞,而对 HER-2 阴性的正常细胞无毒性。2013 年 FDA 批准将 T-DM1 用于治疗 HER-2 阳性转移性乳腺癌,目前,针对 T-DM1 在 HER-2 阳性乳腺癌辅助治疗中的临床研究也已经展开。

1) Katherine(BO27938/NSABP B-50-I/GBG77)研究:该研究入组了 1 484 例 HER-2 乳腺癌患者,术前接受曲妥珠单抗/±蒽环类化疗,对于接受手术后有肿瘤残留的患者,随机接受曲妥珠单抗或 T-DM1 治疗。该研究允许患者根据标准指南接受放疗和内分泌治疗。主要研究终点包括:无侵袭性疾病生存期(IDFS);次要研究终点包括 IDFS 及第二原发非乳腺癌、DFS、OS、远期无复发间期(DRFI)。

2) KAITLIN(BO28407)研究:该研究入组 2 500 例中心实验室检测为 HER-2 阳性的高危乳腺癌患者,包括淋巴结阳性或淋巴结阴性但伴有 ER^-/PR^- 肿瘤直径＞2 cm。随机进入两个治疗组,一组为 AC/FEC 序贯曲妥珠单抗＋帕妥珠单抗治疗,另一组为 AC/FEC 续贯 T-DM1＋帕妥珠单抗治疗。主要疗效终点为 IDFS;次要疗效终点为 IDFS,第二原发非乳腺癌的 DFS、DRFI 和 OS。T-DM1 在早期乳腺癌辅助治疗中的效果仍有待大规模的临床研究确认。

HER-2 阳性乳腺癌曲妥珠单抗辅助治疗用药推荐

AC-qwPH 方案

多柔比星 60 mg/m², iv,第 1 天。环磷酰胺 600 mg/m², iv,第 1 天。每 21 天为 1 个周期,共 4 个周期。序贯紫杉醇 80 mg/m², iv(1h),第 1 天,每周 1 次,共 12 周。

同时用曲妥珠单抗,首次剂量 4 mg/kg,之后 2 mg/kg,每周 1 次,共 1 年。

也可在紫杉醇结束后用曲妥珠单抗,6 mg/kg,每 3 周 1 次,共 1 年。

在基线及 3、6、9 个月时监测心功能。

剂量密集 q2wAC-q2wPH 方案

多柔比星 60 mg/m², iv,第 1 天。环磷酰胺 600 mg/m², iv,第 1 天。每 14 天为 1 个周期,共 4 个周期。序贯紫杉醇 175 mg/m², iv(3h),第 1 天,每 14 天为 1 个周期,共 4 个周期(所有周期均使用 G-CSF 骨髓支持)。

同时用曲妥珠单抗,首次剂量 4 mg/kg,之后 2 mg/kg,每周 1 次,共 1 年。

也可在紫杉醇结束后用曲妥珠单抗,之后 6 mg/kg,每 3 周 1 次,共 1 年。

在基线及 3、6、9 个月时监测心功能。

TCH 方案

多西他赛 75 mg/m², iv,第 1 天。

卡铂 AUC6,iv,第 1 天,每 21 天为 1 个周期,共 6 个周期。

同时用曲妥珠单抗,首次剂量 4 mg/kg,之后 2 mg/kg,每周 1 次,共 17 次。

或化疗结束后用曲妥珠单抗 6 mg/kg,每 3 周 1 次,共 1 年。

在基线及 3、6、9 个月时监测心功能。

DH-FEC 方案

多西他赛 100 mg/m², iv,第 1 天,每 21 天为 1 个周期,共 3 个周期。

同时用曲妥珠单抗,首次剂量 4 mg/kg,之后 2 mg/kg,每周 1 次,共 9 次。

序贯氟尿嘧啶 600 mg/m², iv,第 1 天。表柔比星 60 mg/m², iv,第 1 天环磷酰胺 600 mg/m², iv,第 1 天每 21 天为 1 个周期,共 3 个周期。

在基线、末次 FEC、化疗后 12 个月和 36 个月监测心功能。

AC－DH 方案

多柔比星 60 mg/m²，iv，第 1 天。环磷酰胺 600 mg/m²，iv，第 1 天。每 21 天为 1 个周期，共 4 个周期。

序贯多西他赛 100 mg/m²，iv，第 1 天，每 21 天为 1 个周期，共 4 个周期。

同时用曲妥珠单抗，首次剂量 4 mg/kg，之后 2 mg/kg，每周 1 次，共 11 周。

或化疗结束后用曲妥珠单抗，6 mg/kg，每 3 周 1 次，共 1 年。

在基线及 3、6、9 个月时监测心功能。

PH 方案

紫杉醇 80 mg/m²，第 1 天，每周 1 次，共 12 周。

同时用曲妥珠单抗，首次剂量 4 mg/kg，之后 2 mg/kg，每周 1 次，共 1 年。

也可在紫杉醇结束后用曲妥珠单抗，6 mg/kg，每 3 周 1 次，共 1 年。

在基线及 3、6、9 个月时监测心功能。

68.4.5　放射治疗

（1）导管原位癌保乳术后放疗的共识

导管原位癌（ductal carcinoma in situ，DCIS）被普遍认为是浸润性导管癌的前驱病变，虽被冠以细胞学形态上恶性之名，但实属非浸润性癌，是局限于乳腺导管内的原位癌。

DCIS 初诊的治疗以局部治疗为主，包括全乳切除术及局部肿块扩大切除术联合放疗。全乳切除术对绝大多数的 DCIS 患者是一种治愈性的处理方法。Cutuli 等报道了一组法国的调查数据显示，在病灶直径<10 mm 的患者中，行全乳切除术的约占 10%，而>20 mm 的患者中约占 72%；并且在低级别和高级别 DCIS 中，分别有约 11% 和约 54% 的患者行全乳切除术。对于在影像学诊断包括钼靶、MRI 等以及体检、活检显示的多中心病灶、多象限病灶，全乳切除是合适的推荐治疗手段（NCCN 指南 2A 类推荐）。

自 20 世纪 80 年代起，全球共有 4 项大型多中心随机临床研究评估在 DCIS 患者中肿块切除联合放疗的效果。这 4 项研究分别为 NSABP B－17、EORTC 10853、Swe DCIS 和 UK/ANZ DCIS。表 68－9 总结了 DCIS 肿块切除对比联合放疗后的局部控制率和长期生存率。总体而言，上述 4 项研究的长期随访结果（>12 年）是一致的，均表明 DCIS 患者接受保乳手术后联合全乳放疗的治疗策略，可显著降低同侧乳腺癌的复发风险，包括同侧浸润性癌的复发和 DCIS 的复发，但并不改善患者的总生存率和无远处转移生存率。

表 68－9　DCIS 保乳术后全乳放疗/观察的前瞻性随机研究

研究名称	研究时间	入组患者数	随访时间（年）	局部复发率（%）		总生存率（%）	
				放疗	观察	放疗	观察
NSABP B－17	1985~1990	813	17	19.8	35	79.1	80.6
EORTC 10853	1986~1996	1 010	15.8	18	31	88	90
SweDCIS	1987~1999	1 046	20	20	32	77.2	73
UK/ANZ DCIS	1990~1998	1 694	12.7	7.1	19.4	90	90

基于以上的研究和证据，对于初发的 DCIS 的治疗目前推荐肿块切除的保乳手术联合全乳放疗，推荐放疗剂量 50 Gy/25 Fx。全乳切除术可作为保乳手术联合放疗的替代治疗，但需要提供患者切除术后乳房重建的条件和可能。DCIS 保乳手术后经多学科治疗团队谨慎评估后认为局部复发风险极低危的情况下或可免除术后全乳放疗。

（2）早期乳腺癌保乳术后放疗的共识

20 世纪 70~80 年代，浸润性乳腺癌的主要治疗策略是乳腺癌根治术或改良根治术。保乳治疗是否有效可行需与根治术的疗效相对比，在此基础上，70 年代开展了 6 项大规模的保乳治疗对比根治术的临床前瞻性随机研究，时至今日，都有长达 10 年甚至 20 年的随访结果，如表 68－10 所示。最早开展研究的法国 Gustave-Roussy 研究所（IGR）癌症中心（1972 年）和 WHO 米兰研究（1973 年）的患者入组标准相对比较谨慎，为直径≤2 cm。1976 年开展的美国 NSABP B－06 研究的入组标准为肿瘤最大径≤4 cm,伴或不伴临床腋下淋巴结肿大,TNM 分期Ⅰ期或Ⅱ期。后期开展的研究入组标准更为宽松。1979 年开展的美国 NCI 研究和 1980 年开展的 EORTC 10801 研究的患者入组标准均为临床分期Ⅰ期或Ⅱ期,最大径≤5 cm,N0 或 N1,M0。1983 年开始的 DBCG - 82TM 研究更是将入组标准放宽至排除 TNM 分期Ⅲb 期及Ⅳ期,<70 岁无放疗禁忌

证者均可参加。

6 项研究的长期随访结果十分一致,乳房保留治疗与根治术/改良根治术相比,局部复发率、远处转移率和长期总生存基本无差异,证实了保乳治疗的安全性,从而使早期浸润性乳腺癌的治疗策略从乳腺癌根治性手术向乳房保留治疗转变,并形成主流和共识。

表 68 - 10 乳腺癌保乳治疗与根治术/改良根治术对比的前瞻性随机研究

研究名称	研究时间	受试患者(n)	随访时间(年)	局部复发率(%)		总生存率(%)	
				保乳	根治	保乳	根治
IGR	1972~1979	179	15	9	14	73	65
WHO Milan	1973~1980	701	20	8.8	2.3	58.3	58.8
NSABP B06	1976~1984	1 217	20	8.1	14.8	58.3	58.8
NCI	1979~1987	237	10	5	10	46	47
EORTC 10801	1980~1986	902	20	20*	12*	77	75
DBCG - 82TM	1983~1989	793	20	13	21	39.1	44.5

* 10 年随访结果

常规保乳术后放疗最常用的放疗剂量分割方式为患侧全乳放疗,1.8~2 Gy/次,总剂量为 45~50 Gy,总疗程为 5 周左右,并给予后期瘤床加量至 60 Gy 左右。然而目前乳腺癌大剂量分割放疗发展势头迅猛,优点是提高分次剂量并用较短疗程完成放疗。

乳腺癌治疗中的大分割放疗的研究主要集中于以加拿大和欧洲为主的全乳大分割放疗(WBI)和以美国 RTOG 为主开展的部分乳腺加速放疗(APBI)两方面。大分割放疗缩短了放疗时间,降低了放疗费用,使欧美患者对保乳手术后放疗的依从性大大提高。

关于全乳大分割放疗和常规放疗的比较有 3 项临床前瞻性随机研究,第 1 项研究是由加拿大安大略临床肿瘤组(Ontario Clinical Oncology Group,OCOG)发起,共入组 1 234 例切缘阴性、腋下淋巴结清扫阴性的保乳术后患者,大分割放疗组的治疗方案为 42.5 Gy/16 次/22 d,常规放疗组为 50 Gy/25 次/35 d。2010 年研究组发表在《新英格兰医学杂志》的随访 12 年的研究结果显示,常规放疗组 10 年局部复发率为6.7%,大分割组为 6.2%,且两组 10 年的美容效果无异。

另外两项研究都是由英国 Royal Marsden Hospital 牵头发起的多中心临床研究,分别被命名

为 START A 研究和 START B 研究。START A 研究共入组了 2 236 例保乳术后及改良根治术患者,其中改良根治术患者约占 10%,腋下淋巴结清扫阴性或阳性,比较大分割治疗方案 41.6 Gy/13 次/5 周(3.2 Gy/次)、39 Gy/13 次/5 周(3 Gy/次)与常规放疗 50 Gy/25 次/5 周的疗效,中位随访时间 10 年后结果显示,常规放疗组 10 年局部复发率为7.4%,41.6 Gy/13 次/5 周组局部复发率为 6.3%,而 39 Gy/13 次/5 周组疗效略差,局部复发率为8.8%。START B 研究共入组 2 215 例患者,患者构成基本同 START A 研究,90%为保乳术后患者,20%患者腋下淋巴结阳性,与 START A 方案所不同的是采用了加速放疗的大分割,40 Gy/15 次/3 周与常规放疗进行比较,中位随访期 10 年后的局部控制显示,常规放疗的局部复发率为 5.5%,而大分割组为4.3%,且乳腺外形改变大分割组略好于常规放疗组。

鉴于以上 3 个大型多中心前瞻性临床研究的结果和其他较小样本的随机研究,美国放射治疗学会(ASTRO)于 2011 年发表了关于全乳大分割放疗的指导性意见,全文综合了 1990~2009 间发表的 11 个随机临床研究和 34 个非随机临床研究,推荐可接受大分割放疗的患者人群为诊断乳腺癌时年龄>50 岁,病理学分期为 pT1 - 2N0,接受保乳手术治疗,不

接受全身化疗,放疗的剂量学要求为二维计划中心轴平面,最小剂量≥处方剂量93%,最大剂量≤处方剂量107%。对于保乳术后的后续瘤床加量,目前存在争议,推荐如有瘤床加量指征仍需加量,但和全乳大分割放疗的结合方式尚不统一,可同期,也可序贯,无明确推荐。目前全乳大分割放疗方案推荐随访时间最长的加拿大研究模式,即42.5 Gy/16次/22 d。

（3）复发高危乳腺癌患者根治术后辅助放疗共识

20世纪70年代后期,全身化疗成为绝经前高危患者术后的标准治疗方案,但放疗在高危患者中的意义尚不明确。虽然更早期的术后辅助放疗研究显示放疗明显降低局部复发率,但并没有改善总生存率。

1978年加拿大British Clumbia乳腺癌研究组开始尝试在高危患者中进行术后化疗联合放疗是否可行。临床分期为Ⅰ～Ⅱ期的绝经前患者接受改良根治术后淋巴结阳性者随机分为化疗联合局部放疗和单独化疗两组。化疗方案为CMF,放疗在第4～5疗程化疗之间进行,放疗范围为胸壁＋锁骨上＋腋下＋内乳区淋巴结引流区,剂量37.5 Gy/16 Fx。20年的随访结果显示辅助放疗不仅显著降低了局部复发率,总生存率也有明显获益,术后化疗联合放疗组的乳腺癌专病死亡率和总生存率分别为53%和47%,而单独化疗组的乳腺癌专病死亡率和总生存率分别为38%和37%。无独有偶,丹麦乳腺癌研究组(DBCG)于1982年起进行术后高危患者的辅助放疗研究,82b研究入组了绝经前的高危患者,包括腋下淋巴结阳性、肿瘤直径＞5 cm及肿瘤侵犯皮肤及胸肌间隙的患者。放疗范围为胸壁＋锁骨上/下＋腋下＋内乳区淋巴结引流区,剂量50 Gy/25 Fx。化疗方案为CMF,放疗在第1疗程化疗后进行。放疗组和对照组10年DFS分别为48%和38%,OS分别为54%和45%,差异均有统计学意义。82 c研究入组了绝经后的高危患者,包括腋下淋巴结阳性、肿瘤直径＞5 cm及肿瘤侵犯皮肤及胸肌间隙的患者。随机分为放疗＋三苯氧胺、三苯氧胺＋CMF和单纯三苯氧胺治疗3组。放疗＋三苯氧胺组对比三苯氧胺单独治疗组,OS分别为45%和36%,与82b一样,10年后放疗组生存获益达到9%,差异有统计学意义。自1997年British Clumbia和DBCG82b研究结果在《新英格兰医学杂志》发表后,术后辅助放疗在淋巴结阳性及T3的复发高危患者中的意义便更

为明确,即在应用化疗和内分泌治疗等全身辅助治疗的前提下,局部辅助放疗可明显降低局部和区域淋巴结病灶的复发,进而提高乳腺癌患者的生存率。

EBCTCG 2014年发表了乳腺癌患者根治术后辅助放疗后10年局部复发率和20年长期生存率Meta分析结果,共选取了1964～1986年间共22个针对根治术后辅助放疗的临床研究。研究显示,在≥4枚淋巴结阳性的患者中,10年的局部复发率在放疗组和未放疗组分别为13%和32.1%,术后放疗使局部复发率降低近2/3;20年的乳腺癌专病死亡率在放疗组和未放疗组分别为70.7%和80%($P<0.05$)。

以上的荟萃分析及前瞻性临床研究表明,放疗作为局部治疗,对高危患者的局部及区域淋巴结复发有显著的控制作用,能降低近2/3的局部复发率,这种局部控制作用并不能被其他全身治疗如化疗和内分泌治疗所替代,并且良好的局部控制会给乳腺癌患者带来长期的生存获益。基于以上及其他的研究和荟萃分析,ASCO/ASTRO均推荐术后辅助放疗的明确指征为病理分期为Ⅲ期以上,或腋下转移淋巴结≥4枚,或术后切缘阳性的复发高危乳腺癌患者。

68.4.6 新辅助治疗

68.4.6.1 新辅助治疗目的和意义

新辅助治疗起源于20世纪70年代,此前主要采用化疗的治疗方式,历史上曾采用过的名称包括术前化疗、初始化疗、诱导化疗等。新辅助治疗的适应证包括:① 局部进展或者不能手术的Ⅲ期乳腺癌患者;② Ⅰ期或Ⅱ期但由于肿瘤与整个乳房的比例无法施行保乳手术的患者。可以简单地理解为,希望通过新辅助治疗将不可手术变为可手术、将不可保乳变为可保乳的患者。

68.4.6.2 新辅助治疗预后判断

早期多项研究均验证了与传统的手术及辅助治疗模式相比,更早进行全身系统性治疗模式可否带来生存获益。NSABP B-18试验,1 523例经细针抽吸细胞学检查或空芯针活检证实为T1-2N0-1M0乳腺癌患者,随访9年结果显示,与术后辅助化疗相比新辅助治疗并不延长DFS和OS,两组DFS分别为55%和53%($P>0.05$),OS分别为69%和70%($P>0.05$)。随后的NSABP B-27试验,将可手术的乳腺癌患者随机分为3组:A组接受4个周期AC(ADM/CTX)化疗后手术;B组接受4个周期

AC 化疗再序贯 4 个周期多西紫杉醇化疗后手术；C 组接受 4 个周期 AC 化疗后手术，术后再行 4 个周期多西紫杉醇（T）化疗。AC－手术组 5 年和 8 年 DFS 分别为 68％和 59％，AC－T－手术组为 71％和 62％，AC－手术－T 为 70％和 62％。AC－手术组 5 年和 8 年 OS 分别为 82％和 74％，AC－T－手术组为 83％和 75％，AC－手术－T 为 82％和 75％，3 个治疗组的预后差异无统计学意义。后续的多项前瞻性研究也均未提示新辅助治疗方式能改善预后。因此我们需要牢记，选择新辅助治疗的目的是将不可手术变为可手术、将不可保乳变为可保乳，并非期望该治疗策略获得更好的预后。与辅助治疗比较而言，新辅助治疗也是一种可被选择的治疗模式。当然这些临床研究的结果也从另一侧面证实，较之传统的辅助治疗，新辅助治疗至少预后不会更差，提示应更多地尝试新辅助治疗的可行性。

越来越多的新辅助试验，为获得一个量化评价治疗患者的敏感性或抵抗力，采用 pCR（病理完全缓解）作为预后替代的研究终点。初始研究者假设，一个能够增加 pCR 率的方案也将自然地有更好的预后。然而，neoALLTO 临床试验却发现，HER－2 阳性患者新辅助治疗在曲妥珠单抗联合化疗的基础上，增加拉帕替尼可以提高 pCR 率，但 3.77 年随访后，二者的无事件生存和 OS 却没有差异；同样，在辅助的 ALLTO 临床试验中，总体人群中联合拉帕替尼也没有发现生存获益。由此美国 FDA 建议对一系列新辅助试验进行荟萃分析，以明确改善的 pCR 是否可进一步改善无事件生存和 OS，但结果却为阴性。同期，另一项针对 29 个新辅助试验的荟萃分析，也不支持将 pCR 作为预后的替代研究终点。目前可明确的是，与新辅助治疗后还有残留肿瘤的患者相比，获得 pCR 的患者预后更好，因此 FDA 推荐可以根据改善的 pCR 来加快新药的批准上市，但要最终获批，还需要考虑无事件生存的获益。

在新辅助治疗中验证获得 pCR 改善且有无病生存的获益，基于 pCR 改善的程度以及该人群患者 pCR 与非 pCR 预后的差异。首先应有非常明显的 pCR 率提高，才能预见后续无病生存的改善，如前期数据提示 20％的 pCR 率的提高，才可能转化为 5％生存的获益；其次，该人群 pCR 患者生存需显著优于非 pCR 患者，这也正是我们在三阴性和 HER－2 阳性患者中更容易观察到 pCR 改善能预测生存获益的原因。

68.4.6.3　新辅助治疗策略和规范

（1）新辅助治疗的影像学和病理学评估标准

通常建议在新辅助治疗前进行完整的影像学评估，包括乳腺超声、钼靶、乳腺 MRI 基线评估乳腺和腋窝病灶的大小、范围等，以及 CT、骨扫描等对肝、肺、骨等脏器的评估，排除Ⅳ期患者。新辅助治疗中，建议每 2 个疗程进行乳腺超声和（或）MRI 的检查，判定乳腺、腋窝病灶的缓解情况。目前更多地采用 WHO 或 RECIST 标准，主要基于肿块大小的变化予以划分，包括完全缓解（complete response，CR）、部分缓解（partial response，PR）、疾病稳定（stable disease，SD）和疾病进展（progress disease，PD）。例如在 RECIST 标准中，CR 指靶病灶的完全消失，PR 指靶病灶长径缩小≥30％，PD 指病灶长径增加＞20％，而 SD 指病灶改变在 PR 和 PD 之间。

病理学评估，包括新辅助治疗前的空芯针穿刺病理学诊断以及手术后大标本的病理学诊断等。新辅助治疗前，推荐采用空芯针穿刺活检予以定性诊断，并确认其 ER、PR、HER－2、Ki－67 的状态予以分型及后续新辅助治疗策略的制定。建议空芯针穿刺时放置标志物，如金属夹、金属圈等，以免化疗后肿瘤退缩难以辨认瘤床。目前越来越多的研究建议在新辅助治疗 1～2 个疗程后，再次行空芯针穿刺活检，进一步了解肿瘤细胞的缓解情况，并为转化性科研提供更多的组织学标本。在 AJCC 乳腺癌分期系统中，新辅助治疗后的乳腺癌分期被称为 ypT。需要注意的是，新辅助治疗后肿瘤细胞的退缩有两种模式。一种为向心性退缩，即肿瘤向心性缩小，形成较原来肿块体积小的瘤灶，此时肿瘤大小据实测量。另一种为非向心性退缩，即肿瘤退缩呈散在多灶，大体上肿块的大小可能与新辅助前没有明显差别或较前缩小，但其中肿瘤细胞的密度发生了明显变化。肿瘤细胞常呈小簇或单个散布在纤维化间质中，存在多个病灶时需注明，并以其中浸润性癌的最大连续病灶作为分期依据，建议在备注中写明存在多个病灶。当难以确定明确的单个浸润病灶时，可说明肿瘤细胞的分布情况，并报告浸润性肿瘤细胞的总体范围。

目前常用的新辅助治疗病理学评估系统包括 Miller-Payne（MP）系统、残余肿瘤负荷（residual cancer burden，RCB）评估系统、Chevallier 系统、Sataloff 系统等。这些评估系统大多将治疗后反应分为病理学完全缓解（pathologic response，pCR）和非pCR两大类，并对非pCR的患者按缓解程度进一步分类。目前将乳腺原发灶无浸润性癌且区域淋巴结阴性定义为pCR，即ypT0/is ypN0。国内病理学界常用MP系统，该系统将治疗前的空芯针穿刺标本与治疗后的手术标本进行比较，主要针对新辅助后残余肿瘤的细胞丰富程度进行评估，共分为5级。其中1级浸润癌细胞无改变或仅个别癌细胞发生改变，癌细胞数量总体未减少；2级浸润癌细胞轻度减少，但总数量仍高，癌细胞减少不超过30%；3级浸润癌细胞减少介于30%～90%；4级浸润癌细胞显著减少超过90%，仅残存散在的小簇状癌细胞或单个癌细胞；5级原肿瘤瘤床部位已无浸润癌细胞，但可存在DCIS。

（2）新辅助治疗策略优化

新辅助治疗越来越多地被临床所接受，其优点包括：① 肿瘤机制角度，使肿瘤远处微小转移病灶获得更早和更有效的治疗；防止因血管生成抑制因子减少和耐药细胞数目增加所导致的术后肿瘤迅速发展和转移。② 临床角度，使乳腺癌的原发病灶及区域淋巴结降期，使原先不能手术的肿瘤通过新辅助化疗后可以接受根治术；使原先不能保乳的患者，可以接受保留乳房手术；使原先需要腋窝清扫的患者腋窝降期后避免腋窝淋巴结清扫术；监测肿瘤对治疗方案的敏感性，为术后辅助治疗的选择提供依据。③ 科研角度，提供一个研究平台，加速生物标志物的发现，确立预测疗效的指标、药代动力学的预测指标（肿瘤早期变化预测治疗反应），以及残留肿瘤或耐药肿瘤的相关生物标志物；检测新的联合治疗的效果，可快速地评估新药疗效，加快抗肿瘤新药的开发。新辅助治疗的将来必将逐步形成基于分子分型并凌驾于分子分型之上的个体化精准治疗模式（图68-22）。目前越来越多的试验采用多基因芯片技术等寻找优化的生物学指标，从而进行疗效的预测和预后价值判断。根据肿瘤对不同治疗药物的敏感性选择不同的治疗方案，根据肿瘤不同激活的靶点给予针对性的靶向治疗，必将是未来发展的趋势。

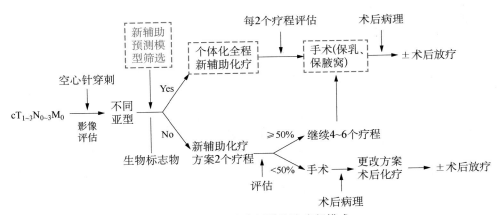

图68-22　乳腺癌新辅助治疗新模式

与辅助治疗相似，新辅助治疗策略的选择也有必要基于患者ER、PR、HER-2以及Ki-67的状态，化疗已经不再是新辅助治疗的唯一手段。更多的针对不同靶点的靶向药物也正逐步进入临床试验。例如针对细胞周期、PI3K/AKT/mTOR通路等的新药，将进一步增加临床新辅助治疗的可选择性及精确性。目前建议将完整的系统性辅助治疗全程用于新辅助治疗，即化疗需6～8个疗程，而内分泌治疗起效慢，通常需要4～8个月。对于HER-2阳性、受体阳性患者，建议手术后继续完成既定的1年靶向治疗和常规的全程内分泌治疗。由于三阴性乳腺癌和HER-2阳性乳腺癌对新辅助治疗非常敏感，目前在全球很多中心即便非常早期的可手术三阴性乳腺癌或HER-2阳性乳腺癌患者，也会选取新辅助治疗以观察疗效，而非直接手术。多项新的研究探索了三阴性乳腺癌患者蒽环类药物、紫杉类药物基础上增加新的化疗药物的疗效以及HER-2阳性乳腺癌双靶向治疗的价值。

1）三阴性乳腺癌新辅助治疗策略的优化：两项针对TNBC新辅助化疗试验，均尝试了在蒽环类药物、紫杉类药物新辅助化疗基础上联合卡铂的疗效。GeparSixto 试验入组了 315 例中心实验室确认的 TNBC 患者，比较 6 个疗程的单周紫杉醇（80 mg/m²）联合脂质体阿霉素（20 mg/m²）基础上 +/± 卡铂（每周 1 次，AUC=2），入组患者中 42% 为新辅助前淋巴结阳性、75% 组织学 3 级，93% Ki-67 阳性率 >20%。研究发现，联合卡铂治疗组将乳腺和腋窝病理完全缓解率从 36.9% 提高至 53.2%，并转化成无病生存的优势，3 年 DFS 从 76.1% 提高至 85.8%，P<0.05（HR=0.56；95% CI：0.36～0.96）。与之对应的 CALGB40603 试验，入组了 443 例 Ⅱ～Ⅲ 期可手术 TNBC 患者，随机分为单周紫杉醇（80 mg/m²，12 周）序贯剂量密集 AC 方案 4 个疗程或单周紫杉醇联合卡铂（AUC=6，3 周一次，共 4 次）序贯剂量密集 AC 方案 4 个疗程。该研究也发现，增加卡铂可将乳腺 pCR 从 46% 显著提高至 60%，但两组 3 年无事件生存率差异无统计学意义，分别为 76% 和 71%。或许蒽环类紫杉类的剂量方案及增加卡铂的方案、入组人群等的不同，造成了 GeparSixto 及 CALGB-40603 试验相异的结果，但不可否认的是增加卡铂的新辅助治疗方案确实可以带来 pCR 率的提高，虽然其是否一定能转化成生存的获益还不得而知。一项来自日韩的联合研究 CREATE-X/JBCRG-04 试验，将 HER-2 阴性接受新辅助化疗手术后未达 pCR 的患者，随机分为卡培他滨 8 个疗程或安慰剂对照，共入组 885 例患者。发现术后增加卡培他滨治疗将显著改善 5 年 DFS（67.7% vs. 74.1%）以及 OS（83.9% vs. 89.2%），并且在 TNBC 亚组中，HR 值为 0.58（95% CI：0.39～0.87），获益更为明显。该试验结果对于临床未达 pCR 的患者，术后是否需要补充辅助治疗、补充何种治疗，提出了新的理念。虽然目前这些研究的结果还不足以改变临床化疗策略，但提示联合卡培他滨或铂类的方案在 TNBC 中有着很好的治疗前景。这些试验在 TNBC 亚组分析中的阳性结果，提示在蒽环类和紫杉类标准化疗的基础上，今后或许可以筛选到部分高危的或对蒽环类和紫杉类敏感性不高的患者，联合卡培他滨/铂类治疗可进一步改善这部分患者的预后。

2）HER-2 阳性乳腺癌新辅助治疗策略的优化：现有的治疗标准是在联合化疗的基础上加入抗 HER-2 的靶向药物——曲妥珠单抗，然而有越来越多的数据提示对于 HER-2 阳性早期乳腺癌患

者，给予新辅助化疗联合 2 种靶向药物（双靶向治疗）可以获得更好的治疗效果。NeoSphere 研究发现，化疗联合曲妥珠单抗＋帕妥珠单抗显著提高了 16.8% 的 bpCR（45.8% vs. 29%）；KRISTINE 研究发现 TCH+P（帕妥珠单抗）较 T-DM1+P 的 pCR 率更高（56% vs. 44%）；NSABP B41 曲妥珠单抗联合拉帕替尼组的 pCR 也高于曲妥珠单抗单靶治疗组（62% vs. 52%）。由于在我国帕妥珠单抗和 TDM-1 还未上市，可以采用的双靶治疗策略的只有曲妥珠单抗联合拉帕替尼。然而由于经济的原因，我们更有必要探索真正适合双靶治疗的患者群体。分析以上这些研究，可以发现 HER-2 阳性/HR 阴性患者通过双靶向治疗获得了非常高的 pCR，有些可以高达 65%，甚至部分研究达到 75%。在新辅助治疗阶段一共有 7 项研究探索了曲妥珠单抗联合拉帕替尼及化疗的效果，已有文献对此进行了荟萃分析。如果仅仅使用化疗强度不足的单一紫杉类药物时，在曲妥珠单抗基础上联合拉帕替尼可使 pCR 的提高更为显著，但是不管是哪项研究均发现激素受体阴性患者可以从双靶向治疗中获得更高的 pCR，提高 8%～25%。因此在 HER-2 阳性乳腺癌的新辅助治疗中，真正适合双靶向治疗、开展精准医疗的人群，可能就是这部分 HR 阴性/HER-2 阳性患者，这也是今后的研究重点。

（余科达　俞晓立　李俊杰）

68.5　晚期乳腺癌的治疗

68.5.1　治疗原则及预后

68.5.1.1　治疗原则

晚期乳腺癌的治疗主要以缓解症状、提高生活质量和延长患者生存期为目的，而非治愈。晚期乳腺癌包括早期乳腺癌根治性手术及辅助治疗后复发转移和初诊即 Ⅳ 期的乳腺癌患者。

（1）明确乳腺癌类型

在决定治疗方案前必须明确 ER、PR 和 HER-2 的状态，必要时加做 FISH 检测。目前各指南都建议对复发转移部位进行再活检，再次组织学病理学检查，特别是首次诊断复发转移的患者，包括孤立性病灶，建议在复发转移阶段，至少再次病理学评估激素受体（HR）和 HER-2 状态。若再次检测结果与原发乳腺病灶不符，或者转移灶多部位之间

穿刺病理结果不符,或者晚期发展不同阶段病灶病理 HR 结果不符,需要结合患者疾病本身特点治疗。总体 HR 状态不符的概率较高,为 20%～30%;HER-2 状态不一致概率<10%。病理科质控是前提。随着检测技术的发展,外周血 ctDNA 检测相关耐药性或敏感性突变,进而采取针对性治疗是未来的发展方向。

(2)遵循分子分型治疗

HR 阳性(ER/PR 阳性)晚期乳腺癌患者是内分泌治疗的适宜人群。HER-2 阳性晚期乳腺癌联合抗 HER-2 靶向治疗可明显提高疗效,延长总生存期,改善预后。化疗适用于各型晚期乳腺癌,尤其对于晚期三阴性乳腺癌患者化疗是目前唯一有效的治疗方法(图 68-23)。

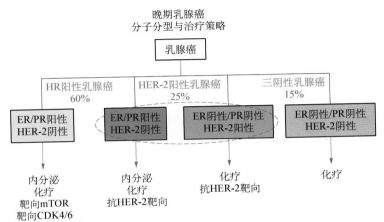

图 68-23　晚期乳腺癌治疗策略

(3)定期病情疗效评估

首次诊断晚期乳腺癌时,基线检查需要评估病变侵犯的范围和程度,需要熟悉乳腺癌常见的复发转移部位,包括骨、肺、肝、胸膜、脑、胸壁、对侧乳腺、区域及远处淋巴结等,了解整体肿瘤负荷及范围,结合器官功能检查判断是否合并内脏危象存在。晚期乳腺癌姑息治疗过程中,需要按照国际公认的疗效评价标准定期进行疗效评价,及时了解病情变化以决定继续或更改治疗策略。

68.5.1.2　预后

晚期乳腺癌患者的生存预后影响因素主要包括无病间期、分子分型及累及部位三方面。早期乳腺癌术后至复发转移间期即无病间期(disease free interval,DFI)<2 年的患者预后较≥2 年的患者差。乳腺癌分子分型与肿瘤的发展特征、治疗方法及预后均明显相关,是影响晚期乳腺癌患者预后最重要的因素。HR 阳性晚期乳腺癌患者往往无病间期长、骨软组织肺转移较多、病情发展慢及有内分泌治疗机会、带瘤生存期较长;而 HER-2 阳性乳腺癌虽然侵袭性较强,但随着抗 HER-2 靶向药物的不断研发及应用,患者预后大大改善;由于治疗手段有限及肿瘤异质性明显等原因,晚期三阴性乳腺癌是预后最差的分子亚型。晚期乳腺癌累及部位及肿瘤负荷与预后关系密切,累及肝、脑及骨髓时预后较差,而局部复发、淋巴结、骨、软组织及肺等部位转移者预后相对较好;肿瘤负荷大及累及部位≥3 者相对预后较差。

68.5.2　不同亚型的治疗策略

68.5.2.1　内分泌治疗

(1)治疗原则

要兼顾综合疗效和毒性两方面,HR 阳性/HER-2 阴性晚期乳腺癌患者应该优先推荐内分泌治疗,即使存在内脏转移,除非存在危及生命的内脏危象疾病需要化疗快速缓解或者存在内分泌治疗耐药的顾虑。

(2)内分泌治疗药物选择

晚期绝经后患者内分泌治疗药物包括非甾体类芳香化酶抑制剂(阿那曲唑和来曲唑)、甾体类芳香化酶抑制剂(依西美坦)、依维莫司＋依西美坦、CDK4/6 抑制剂＋来曲唑(Ⅰ类)、CDK4/6 抑制剂＋氟维司群(Ⅰ类)、雌激素受体下调剂(氟维司群)、雌激素受体调节剂(他莫昔芬和托瑞米芬)、孕激素(醋酸甲地孕酮)、雄激素(氟甲睾酮)、高剂量雌激素(炔雌醇)。具体药物选择需要根据是否进行辅助内分泌治疗及用药类型、辅助内分泌治疗用药时间及末次辅助内分泌治疗停药距离复发转移的间隔决定。对于既往未用过任何内分泌治疗或完成辅助内分泌治疗且停药 1 年以上复发转移的 HR 阳性/HER-2 阴性晚期乳腺癌患者,氟维司群 500 mg 单药或 CDK4/6 抑制剂联合 AI 或 AI 单药均为一线的合理选择,Ⅲ期临床试验数据显示,未用过任何内分泌治疗的绝经后 HR 阳性/HER-2 阴性晚期乳腺癌氟维司群 500 mg 单药一线 PFS 优于 AI,尤其无内脏累及的患者达 22 个月;AI 的基础上 CDK4/6 抑制剂一线治疗绝经后 HR 阳性/HER-2 阴性晚期乳腺癌 PFS 达 24 个月左右;AI 单药疗效 14 个月左右。辅助 AI 或 TAM 内分泌治疗期间及完成辅助治疗 1 年内复发的患者,可选择 CDK4/6 抑制剂联合氟维司群 500 mg、依维莫司＋依西美坦、氟维司群 500 mg、AI 或 TAM,其 PFS 4～16 个月。用药后需要评估内分泌治疗的敏感性,对于内分泌治疗敏感(指前期内分泌治疗 PFS 超过半年)的晚期乳腺癌患者在疾病进展时受益于序贯的内分泌治疗,因此推荐给予激素敏感的患者 3 次内分泌治疗为基础的治疗机会。但二线内分泌治疗后,没有高水平的证据来帮助选择内分泌治疗的最佳顺序。对于合并内脏危象或者连续 3 次内分泌治疗失败的 HR 阳性/HER-2 阴性晚期乳腺癌患者,建议化疗。

绝经前晚期乳腺癌患者的内分泌药物治疗建议在卵巢功能抑制基础上,参照绝经后内分泌治疗的策略进行。根据患者年龄、是否连续停经 1 年及以上、是否正在用他莫昔芬或 LH-RHa 药物病史,结合血清雌二醇、卵泡刺激激素水平,按照绝经定义判断患者处于绝经前/围绝经期或者绝经后状态,以指导内分泌治疗具体用药。

（3）其他

由于 ER/PR 检测存在假阴性可能,原发灶和转移灶 ER/PR 有可能存在不一致,因此非内脏转移或无症状内脏转移的患者即使激素受体阴性仍可考虑采用内分泌治疗,特别是临床特征提示激素受体阳性可能的患者(如长无病生存期、局限的复发灶、进展缓慢的病灶、高龄等)。

68.5.2.2 靶向抗 HER-2 治疗

（1）一线治疗

HER-2 阳性晚期乳腺癌首选抗 HER-2 靶向药物为基础的治疗。首先有赖于病理科 HER-2 规范化检测和阳性的判定(应参照 ASCO/CAP 指南或中国相关的指南)。目前国外抗 HER-2 靶向药物有 4 种,分别为曲妥珠单抗、拉帕替尼、帕妥珠单抗和 T-DM1,而国内只有前面 2 种。NCCN 指南推荐一线优选帕妥珠单抗、曲妥珠单抗双靶向联合紫杉类药物,其疗效 PFS 可达 18.6 个月,OS 达 56 个月。其他一线可以选择的方案包括:T-DM1、曲妥珠单抗联合紫杉醇或多西他赛、曲妥珠单抗联合紫杉醇和卡铂、曲妥珠单抗联合长春瑞滨或卡培他滨。

（2）二线及以上治疗

NCCN 指南推荐经曲妥珠单抗治疗进展后用 T-DM1 进行解救治疗。其他治疗策略包括:拉帕替尼联合卡培他滨、曲妥珠单抗联合化疗(上述未用过的化疗药物)和曲妥珠单抗联合拉帕替尼(不含化疗药物)。需要根据患者既往治疗的效果判断,如果既往治疗有效,因为毒性或经济原因停药,则优先考虑继续使用曲妥珠单抗,换用其他化疗药;如果在治疗中进展,则优先考虑更换抗 HER-2 药物。临床研究显示,持续应用曲妥珠单抗抑制 HER-2 表达有助于控制乳腺癌细胞生长,而停止曲妥珠单抗,肿瘤生长加快。多项研究显示,使用曲妥珠单抗疾病进展后,继续使用曲妥珠单抗比停止使用曲妥珠单抗治疗效果更好。因此,HER-2 阳性晚期乳腺癌曲妥珠单抗为基础治疗出现疾病进展后,可保留曲妥珠单抗继续使用,而换用其他化疗药物。三线及以上治疗:对于体力状态评分较好的患者,可以选择既往未使用过的方案;对于无法耐受进一步治疗的患者,考虑姑息性治疗。

（3）HR 阳性/HER-2 阳性晚期乳腺癌的治疗

首先,HER-2 阳性/激素受体阳性晚期乳腺癌优先采用上述 HER-2 靶向联合化疗。其次,部分不适合化疗或进展缓慢的患者可以考虑 HER-2 靶向治疗的基础上联合 AI 治疗。绝经后 HR 阳性/HER-2 阳性患者拉帕替尼联合 AI 疗效 PFS 8 个月左右,曲妥珠单抗联合 AI 4.8～5.7 个月。最新临床研究结果显示,曲妥珠单抗和拉帕替尼双靶向联合 AI 其 PFS 达 11 个月。再次,HER-2 靶向联合化疗达到疾病稳定的患者,化疗停止后,可考虑使用 HER-2 靶向治疗联合 AI 维持治疗。

（4）辅助阶段曲妥珠单抗治疗后

对于辅助阶段曲妥珠单抗治疗后复发转移的患者,需要根据疾病复发的时间决定,如果患者在辅助曲妥珠单抗期间或完成辅助靶向曲妥珠单抗治疗但距停曲妥珠单抗 12 个月内出现复发转移的患者,临床医师应该遵循晚期二线抗 HER-2 的治疗;如果患者距停辅助曲妥珠单抗 12 个月以上才出现复发转移的患者，临床医师应该遵循晚期一线抗 HER-2 的治疗原则，并以曲妥珠单抗为基础的治疗。

（5）**注意事项**

应用曲妥珠单抗相对禁忌证：① 治疗前 LVEF ＜50％；② 同时进行蒽环类化疗；③ 治疗过程中，LVEF 较基线下降≥15％。帕妥珠单抗或拉帕替尼不增加心脏毒性。

68.5.2.3 化疗

（1）**化疗适应证**

化疗适用于各型晚期乳腺癌。HR 阳性/HER-2 阴性晚期乳腺癌初治病情评估存在内脏危象、肿瘤负荷大、发展快或临床症状明显时应首选起效更快的化疗而非内分泌治疗，起始经过内分泌治疗的患者，后续评估出现原发内分泌耐药或继发内分泌耐药时考虑化疗。HER-2 阳性晚期乳腺癌治疗原则首选化疗联合抗 HER-2 靶向治疗。对于晚期三阴性乳腺癌患者，化疗仍然是迄今唯一有效的治疗策略。

（2）**联合抑或单药**

与单药化疗相比，联合化疗通常有更好的客观缓解率和疾病进展时间，然而联合化疗的毒性较大且生存获益有限。此外，序贯使用单药能降低患者需要减小剂量的可能性。需要使肿瘤迅速缩小或症状迅速缓解的患者优先联合化疗，耐受性和生活质量作为优先考虑因素的患者应选择单药序贯化疗。

（3）**具体化疗药物**

常用单药：① 蒽环类，如多柔比星、表柔比星、吡柔比星、聚乙二醇化脂质体多柔比星；② 紫杉类，如紫杉醇、多西他赛、白蛋白结合紫杉醇；③ 抗代谢药，如卡培他滨和吉西他滨；④ 非紫杉类微管形成抑制剂，如长春瑞滨、艾日布林。常用的联合化疗方案包括：环磷酰胺、多柔比星和氟尿嘧啶（FAC/CAF）；氟尿嘧啶、表柔比星和环磷酰胺（FEC）；多柔比星、环磷酰胺（AC）；表柔比星、环磷酰胺（EC）；环磷酰胺、甲氨蝶呤和氟尿嘧啶（CMF）；多西他赛联合卡培他滨；吉西他滨联合紫杉醇。其他有效的单药还包括环磷酰胺、顺铂、卡铂、口服依托泊苷、长春碱和氟尿嘧啶持续静脉给药方案。

（4）**化疗用药时长**

标准的药物治疗为应用一个治疗方案直至疾病进展再换药，但由于对总生存期的影响不清楚，应该采用长期化疗还是短期化疗后停药或维持治疗需权衡疗效、药物不良反应和患者生活质量。HR 阳性晚期乳腺癌在化疗病情控制基础上可以选择内分泌维持治疗。

（5）**晚期三阴性乳腺癌治疗的现状**

晚期三阴性乳腺癌的化疗遵循上述化疗总的治疗原则，但可有灵活性。分层分析显示，常用的单药化疗包括每周紫杉醇、多西他赛、白蛋白紫杉醇、卡培他滨或蒽环一线治疗晚期三阴性乳腺癌 PFS 为 5 个月左右，二线 2～3 个月。Ⅱ期前瞻性 TBCRC009 和 BALI-1 临床试验结果顺铂或卡铂单药一线、二线治疗晚期三阴性乳腺癌的有效率为 30％左右，中位 PFS 3 个月左右。目前病例数最多的头对头比较单药多西他赛和卡铂的随机Ⅲ期 TNT 临床试验，多西他赛或卡铂单药一线治疗晚期三阴性乳腺癌疗效无差异，有效率分别为 36％和 31％，中位 PFS 分别为 4.5 个月和 3.1 个月，中位 OS 分别为 12.3 个月和 12.4 个月；但携带 BRCA 基因突变患者（占全组 11.4％）卡铂单药疗效有效率及 PFS 达 68％和 6.8 个月，优于多西他赛单药。两个随机Ⅲ期临床试验证实含铂联合化疗，吉西他滨联合卡铂（GC）或联合顺铂（GP）治疗晚期三阴性乳腺癌疗效确切，有效率 60％，一线 PFS 7 个月左右。虽然有些研究进展，但总体而言晚期三阴性乳腺癌仍然预后最差，中位生存期最短。至今没有针对三阴性乳腺癌的靶向药物被批准。

68.5.3　特殊转移部位的治疗

68.5.3.1 骨转移

（1）**概述**

骨是乳腺癌最常见的转移部位，晚期乳腺癌骨转移的发生率为 65％～75％，首发症状为骨转移者占 27％～50％。骨痛、骨损伤、骨相关事件（SRE）及生活质量降低是乳腺癌骨转移常见的并发症。SRE 包括骨痛加剧或出现新的骨痛、病理性骨折、脊髓压迫、骨放疗后症状（因骨痛或防治病理性骨折或脊髓压迫而行放疗）及高钙血症。

（2）**骨转移的诊断**

骨放射性核素显像（ECT）是骨转移初筛诊断方法。具有灵敏度高、早期发现、全身成像不易漏诊的优点。但也存在特异度较低、不易区分成骨性还是溶骨性病变、不能显示骨破坏程度的缺点。骨 ECT 检查推荐用于乳腺癌出现骨疼痛、骨折、碱性磷酸酶升高、高钙血症等可疑骨转移的常规初筛诊断。磁共振成像（MRI）、CT 扫描及 X 线摄片是骨转移的影像学确诊的常用检查方法。对于骨 ECT 扫描异常的患者,应该针对可疑骨转移灶部位进行 MRI、CT(骨窗)、X线拍片检查,以确认骨转移情况,并了解骨破坏的严重程度。正电子发射计算机断层摄影(PET/CT),可以直接反映肿瘤细胞对葡萄糖的摄入。研究提示,FDG-PET 具有与骨 ECT 相似的灵敏度,更高的特异度,对乳腺癌骨转移治疗后病情变化的追踪优于 ECT,但是目前 PET/CT 在骨转移诊断中的价值有待进一步研究,临床并不作为常规推荐。所以骨转移的临床诊断,ECT 可以作为初筛检查,X线、CT或 MRI 检查可以明确有无骨转移,PET/CT 的价值有待进一步研究,临床上各种诊断方法应该合理应用,必要时需要通过骨活检明确病理学诊断。

(3)骨转移的治疗

全身治疗为主,其中化疗、内分泌及靶向治疗作为晚期乳腺癌的基本药物治疗,双膦酸盐类可以预防和治疗 SRE。合理的局部治疗可以更好地控制骨转移症状,其中手术是治疗单发骨转移病灶的积极手段,放疗是有效的局部治疗手段。乳腺癌骨转移全身治疗基础上加用唑来膦酸,或伊班膦酸,或帕米膦酸二钠,或地诺单抗每月 1 次给药,对于病情稳定者,连用 12 次后可每 3 个月 1 次给药。

68.5.3.2 脑转移

(1)概述

相比骨、肺、肝及软组织等常见转移部位,晚期乳腺癌患者发生脑转移的相对较少。脑转移瘤患者中,乳腺癌居于第 2 位,仅次于肺癌。随着全身系统治疗的规范和优化,晚期乳腺癌的总体预后不断改善,但脑转移的出现往往预示预后差,生存期短,并影响患者的生活质量。据统计 10%～16% 的晚期乳腺癌继发脑转移,尸检脑转移发生率 30%,绝大多数为脑实质转移,50%～75% 为多发脑转移,14% 为单发转移,极少数为脑膜转移。脑转移临床表现包括感觉神经或运动神经功能受损、头痛(70%)、癫痫(30%～60%)、认知障碍(30%)及视神经乳头水肿(8%)。晚期乳腺癌诊断脑转移后 1 年和 2 年生存率低仅分别为 25% 和 10%。脑 MRI 是首选的诊断脑转移的影像学检查方法。

(2)分子分型与脑转移

不同分子亚型的乳腺癌出现脑转移其临床特征及预后存在差异(表 68-11)。相对于 HR 阳性/HER-2 阴性乳腺癌,HER-2 阳性和三阴性乳腺癌脑转移率升高 2～4 倍。2017 年文献报道一项迄今样本量最大的以人群为基础 2010～2013 年间确诊 238 726 例浸润性乳腺癌患者,研究目的确诊乳腺癌之后脑转移的发生率及中位生存期,排除通过尸检确诊和随访情况未知的患者之外,最终该样本队列数量为 231 684 例。结果显示,研究者确定了 968 例乳腺癌脑转移患者,占整个队列的 0.41%,7.56% 为其他部位的转移性疾病。HR⁻/HER-2⁺ 和三阴性乳腺癌患者脑转移的发生率最高。HR⁻/HER-2⁺ 乳腺癌患者在整个队列中占 1.1%,在任意远处转移性疾病的患者中占 11.5%;三阴性乳腺癌在整个队列中占 0.7%,在任意远处转移性疾病的患者中占 11.4%。中位生存期方面,总体队列中脑转移患者中位生存期为 10.0 个月;HR 阳性/HER-2 阳性乳腺癌患者脑转移(n=136 例)后显示出最长中位生存期(21.0 个月);HR 阳性/HER-2 阴性(n=361 例)次之,为 14.0 个月,HR⁻/HER-2⁺(n=106 例)为 10.0 个月,三阴性乳腺癌脑转移患者(n=173 例)中位生存期最短(6.0 个月)。

表 68-11　乳腺癌不同分子分型与脑转移的临床特征

项目	HER-2 阳性	TNBC	ER 阳性
早期乳腺癌最大样本随访 (SEER n=238 726)	8.0%(HR 阳性) 11.5%(HR 阴性)	11.4%	5.5%(HR 阳性/HER-2 阴性)
早期乳腺癌 15y 随访脑转移率 (n=9 524)	14.3%(ER 阴性) 7.9%(ER 阳性)	10.9%(Basal)	2.2%(Lum A) 4.7%(Lum B)
晚期乳腺癌脑转移率	30%～57%	30%～46%	—
相比 Luminal 脑转移率	高 2～4 倍	高 2～4 倍	ref
首发脑转移	8%	14%	—
从 MBC 至脑转移中位时间	18 m 15 m(ER 阴性) 26 m(ER 阳性)	12 m	36 m
诊断脑转移时颅外病变控制	50%	<20%	
诊断脑转移后的生存期	11～23 m	3～5 m	9～14 m

续　表

	HER-2阳性	TNBC	ER阳性
全脑放疗及全身治疗后生存	13 m	4 m	9～12 m
死亡原因	约50%颅内进展	极少仅颅内进展	—

（3）脑转移的治疗

乳腺癌脑转移总体治疗原则是合理的局部和全身性治疗。由于血脑屏障的存在,大部分药物对脑转移灶很难单独起作用,局部治疗仍然起非常重要的作用。可选择的局部治疗包括外科手术、全脑放射治疗(whole brain radiotherapy,WBRT)、分次立体定向放疗(fractionated stereotactic radiotherapy,FSRT)和立体定向放射外科(stereotactic radiosurgery,SRS)治疗。治疗方案的选择取决于诸如预后因素、有无症状、手术切除的可行性、脑转移灶的数量和大小、前期治疗,以及是否转移播散等。其他可选方案包括系统治疗、最佳支持、参与临床试验和(或)姑息治疗。单个脑转移灶可选择局部手术,局限性脑转移数目较少(≤3个)可选择局部FSRT或SRS,弥漫性颅内转移(≥5个)、不适合手术或SRS或颅外病变进展预后差的患者可选择WBRT。WBRT局控率约50%,可使脑转移患者改善脑相关症状并延长生存期,但WBRT近期、远期不良反应,如头痛、脑水肿、脱发、恶心、呕吐、乏力、听力丧失、皮肤和头皮改变、记忆和语言障碍、癫痫发作等会降低患者的生活质量。顺铂、VP-16、替莫唑胺、卡培他滨、环磷酰胺或拓扑替康等化疗药物对于乳腺癌脑转移灶部分有效。2014年ASCO公布了针对HER-2阳性晚期乳腺癌脑转移患者的首个管理建议,目前抗HER-2靶向药物的应用改善了脑转移患者的预后。研究结果显示,曲妥珠单抗和拉帕替尼双靶向治疗的HER-2阳性脑转移患者其预后优于单靶向治疗的患者,KPS≥70分和全身系统性治疗有效是预测HER-2阳性晚期乳腺癌脑转移预后较好的两个因素。

（王中华）

68.6　其他乳腺肿瘤

68.6.1　乳腺腺瘤

乳腺腺瘤包括腺管腺瘤、泌乳腺瘤、大汗腺腺瘤、多形性腺瘤及导管腺瘤等。

68.6.2　乳腺纤维-上皮性肿瘤

（1）纤维腺瘤

好发于年轻女性,为单发或多发的无痛性肿块,生长缓慢,边界清,可活动,是一种间质和上皮双相分化的肿瘤。病理学上可分为管内型和管周型两大类。灶性区域间质细胞可较丰富,在20岁以下患者中,有时间质可弥漫增生。核分裂象罕见,上皮成分也可增生,并出现化生。

（2）分叶状肿瘤

分叶状肿瘤是一种呈叶状结构,由乳腺纤维结缔组织和上皮组织构成的少见的纤维上皮性肿瘤,占乳腺肿瘤的0.3%～0.9%,占乳腺纤维上皮性肿瘤的2.5%。镜下可见丰富的间质细胞呈叶片状突入上皮裂隙。分为良性、交界性和恶性三大类(表68-12)。病理学上较重要的是鉴别良性与交界性

表68-12　良性、交界性和恶性分叶状肿瘤的组织学特征

组织学特征	良性	交界性	恶性
间质细胞丰富程度	中度	中度	显著
核分裂象	少	中等	多(>10/10 HPF)
肿瘤边界	界线清楚,膨胀性生长	中	浸润性生长
间质结构	分布均匀	疏密不均	明显过度生长
间质细胞多形性	轻度	中度	显著
间质异源性分化	罕见	罕见	可见
分布情况	60%	20%	20%

分叶状肿瘤,因为前者不转移,局部复发的危险性低且出现晚,而交界性分叶状肿瘤局部复发的危险性高且出现早,复发时病变可升级。

68.6.3 导管内乳头状瘤

导管内乳头状瘤是一种具有纤维血管轴心的乳头状病变,乳头衬覆上皮和肌上皮细胞,在导管腔内形成分支状结构。可分为中央型乳头状瘤(通常位于乳晕附近)及周围型乳头状瘤(起源于终末导管小叶单位)。中央型乳头状瘤多发生于40~50岁年龄段人群,以乳头溢液最常见。界限清楚,呈菜花样,可有或无蒂,肿瘤大小不等。除了乳头状结构外,还可同时出现导管结构。周围型乳头状瘤临床症状常不明显,较少出现乳头溢液。起源于终末导管小叶单位者,往往累及多个导管,常同时合并普通型导管上皮增生、导管上皮不典型增生、导管内癌或浸润性癌。

68.6.4 乳腺间叶源性肿瘤

(1)乳腺间叶源性良性肿瘤

如血管瘤、脂肪瘤、肌纤维母细胞瘤、颗粒细胞瘤等都较少见。

(2)乳腺间叶源性恶性肿瘤

1)血管肉瘤:好发于20~40岁妇女,高度恶性,占乳腺原发性恶性肿瘤的0.05%,乳腺肉瘤的9%。可原发于乳腺间质,也可发生于乳腺癌根治术及局部放疗后,表现为生长迅速的无痛性肿块。肿瘤直径1~20 cm,平均5 cm。质脆或硬,海绵状,呈暗红色、灰红色。高度恶性者可见出血、坏死形成的囊腔。肿瘤可浸润至皮肤,但累及胸筋膜十分罕见。肿瘤可向小叶内浸润,破坏小叶结构,也可向周围脂肪组织浸润。

2)脂肪肉瘤:罕见,多为恶性分叶状肿瘤伴有脂肪肉瘤样分化,乳腺癌放疗后也可发生,可为去分化脂肪肉瘤、分化良好的脂肪肉瘤、黏液性脂肪肉瘤、多形性脂肪肉瘤等。

3)横纹肌肉瘤:罕见,主要为腺泡状横纹肌肉瘤,40岁以上患者可发生多形性横纹肌肉瘤,其他部位横纹肌肉瘤也可以转移至乳腺,也可见于恶性分叶状肿瘤或化生性癌。

4)骨肉瘤:罕见,多见于老年妇女,骨肉瘤成分常见于化生性癌和恶性分叶状肿瘤。高度恶性,5年生存率约为38%。一般没有腋窝淋巴结转移,但可出现肺转移。

68.6.5 其他乳腺恶性肿瘤

(1)乳头Paget病

发生于乳头鳞状上皮内,绝大部分病例在其深部乳腺组织内能找到导管内癌,或者是浸润性癌。该病变的本质是腺癌。其发病原因可能有如下几种:深部导管癌的细胞具有亲表皮性,细胞可迁移至表皮;深部导管内癌直接蔓延至表皮和乳头;输乳管和表皮基底层中具有多向分化潜能细胞的原位肿瘤转化。形态上表现为表皮内细胞非典型增生,此种细胞核大,具有丰富的胞质,呈巢状、腺样或散在分布于表皮内。

(2)恶性淋巴瘤

相对罕见。诊断标准为:有足够的诊断性组织;在淋巴瘤内或周围可见乳腺组织;除了同侧腋窝淋巴结外,不存在其他淋巴结病变;无其他脏器淋巴瘤的病史。多见于绝经后妇女,大部分病例患弥漫性大B细胞淋巴瘤。

(邵志敏)

主要参考文献

[1] 中国肿瘤科相关专家小组(统称),《乳腺癌HER-2检测指南(2014版)》编写组. 乳腺癌HER-2检测指南(2014版)[J]. 中华病理学杂志,2014,43(4):262-266.

[2] 中国病理科相关专家组(统称),《乳腺癌雌、孕激素受体免疫组织化学检测指南》编写组. 乳腺癌雌、孕激素受体免疫组织化学检测指南[J]. 中华病理学杂志,2015,44(4):237-239.

[3] 杨文涛,步宏,《乳腺癌新辅助化疗后的病理诊断专家共识》编写组. 乳腺癌新辅助化疗后的病理诊断专家共识[J]. 中华病理学杂志,2015,44(4):232-236.

[4] Aebi S, Gelber S, Anderson SJ, et al. Chemotherapy for isolated locoregional recurrence of breast cancer (CALOR): a randomised trial[J]. Lancet Oncol, 2014, 15(2):156-463.

[5] Alba E, Calvo L, Albanell J, et al. Chemotherapy (CT) and hormonotherapy (HT) as neoadjuvant treatment in luminal breast cancer patients: results from the GEICAM/2006-03, a multicenter, randomized, phase-II study[J]. Ann Oncol, 2012, 23:3069-3074.

[6] Baselga J, Campone M, Piccart M, et al. Everolimus in postmenopausal hormone-receptor-positive advanced breast cancer[J]. N Engl J Med, 2012, 366:520-529.

［7］ Bastien RR，Rodriguez-Lescure A，Ebbert MT，et al. PAM50 breast cancer subtyping by RT-qPCR and concordance with standard clinical molecular markers ［J］. BMC Med Genomics，2012，5：44.

［8］ Bernhard J，Luo W，Ribi K，et al. Patient-reported outcomes with adjuvant exemestane versus tamoxifen in premenopausal women with early breast cancer undergoing ovarian suppression（TEXT and SOFT）：a combined analysis of two phase 3 randomised trials［J］. Lancet Oncol，2015，16：848－858.

［9］ Bidard F，Proudhon C，Pierga J. Circulating tumor cells in breast cancer［J］. Molecular Oncology，2016，10（3）：418－430.

［10］ Boileau JF，Poirier B，Basik M，et al. Sentinel Node Biopsy after neoadjuvant chemotherapy in biopsy-proven node-positive breast cancer：the SN FNAC study［J］. J Clin Oncol，2015，33：258－264.

［11］ Boughey JC，Suman VJ，Mittendorf EA，et al. Factors affecting sentinel lymph node identification rate after neoadjuvant chemotherapy for breast cancer patients enrolled in ACOSOG Z1071（Alliance）［J］. Ann Surg，2015，261.

［12］ Burstein HJ，Lacchetti C，Anderson H，et al. Adjuvant endocrine therapy for women with hormone receptor-positive breast cancer：American society of clinical oncology clinical practice guideline update on ovarian suppression［J］. J Clin Oncol，2016，34：1689－1701.

［13］ Cancello G，Maisonneuve P，Rotmensz N，et al. Progesterone receptor loss identifies Luminal B breast cancer subgroups at higher risk of relapse［J］. Ann Oncol，2013，24（3）：661－668.

［14］ Coates AS，Winer EP，Goldhirsch A，et al. Tailoring therapies-improving the management of early breast cancer：St Gallen International Expert Consensus on the Primary Therapy of Early Breast Cancer 2015［J］. Ann Oncol，2015，26：1533－1546.

［15］ Cossetti RJ，Tyldesley SK，Speers CH，et al. Comparison of breast cancer recurrence and outcome patterns between patients treated from 1986 to 1992 and from 2004 to 2008［J］. J Clin Oncol，2015，33：65－73.

［16］ Criscitiello C，Disalvatore D，De Laurentiis M，et al. High Ki-67 score is indicative of a greater benefit from adjuvant chemotherapy when added to endocrine therapy in Luminal B HER-2 negative and node-positive breast cancer［J］. Breast，2014，23（1）：69－75.

［17］ Cuzick J，Sestak I，Baum M，et al. Effect of anastrozole and tamoxifen as adjuvant treatment for early-stage breast cancer：10-year analysis of the ATAC trial［J］. Lancet Oncol，2010，11：1135－1141.

［18］ Davies C，Pan H，Godwin J，et al. Long-term effects of continuing adjuvant tamoxifen to 10 years versus stopping at 5 years after diagnosis of oestrogen receptor-positive breast cancer：ATLAS，a randomised trial［J］. Lancet，2013，381：805－816.

［19］ Deyarmin B，Kane JL，Valente AL，et al. Effect of ASCO/CAP guidelines for determining ER status on molecular subtype［J］. Ann Surg Oncol，2013，20（1）：87－93.

［20］ Dowsett M，Sestak I，Lopez-Knowles E，et al. Comparison of PAM50 risk of recurrence score with oncotype DX and IHC4 for predicting risk of distant recurrence after endocrine therapy［J］. J Clin Oncol，2013，31（22）：2783－2790.

［21］ Early Breast Cancer Trialists' Collaborative G：Adjuvant bisphosphonate treatment in early breast cancer：meta-analyses of individual patient data from randomised trials［J］. Lancet，2015，386（10001）：1353－1361.

［22］ Early Breast Cancer Ttialists，Coll Darby S，et al. Effect of radiotherapy after breast-conserving surgery on 10-year recurrence and 15-year breast cancer death：meta-analysis of individual patient data for 10，801 women in 17 randomised trials［J］. Lancet，2011，378（9804）：1707－1716.

［23］ Early Breast Cancer Trialists' Collaborative Group（EBCTCG），Davies C，Godwin J，et al. Relevance of breast cancer hormone receptors and other factors to the efficacy of adjuvant tamoxifen：patient-level meta-analysis of randomised trials［J］. Lancet，2011，378：771－784.

［24］ Early Breast Cancer Trialists' Collaborative Group（EBCTCG），Dowsett M，Forbes JF，et al. Aromatase inhibitors versus tamoxifen in early breast cancer：patient-level meta-analysis of the randomised trials［J］. Lancet，2015，386：1341－1352.

［25］ Ebctcg，Mcgale P，Taylor C，et al：Effect of radiotherapy after mastectomy and axillary surgery on 10-year recurrence and 20-year breast cancer mortality：meta-analysis of individual patient data for 8135 women in 22 randomised trials［J］. Lancet，2014，383（9935）：2127－2135.

［26］ Eiermann W，Rezai M，Kummel S，et al. The 21-gene recurrence score assay impacts adjuvant therapy recommendations for ER-positive，node-negative and node-positive early breast cancer resulting in a risk-adapted change in chemotherapy use[J]. Annals of Oncology, 2013,24(3):618－624.

[27] Ellis MJ, Suman VJ, Hoog J, et al. Randomized phase Ⅱ neoadjuvant comparison between letrozole, anastrozole, and exemestane for postmenopausal women with estrogen receptor-rich stage 2 to 3 breast cancer: clinical and biomarker outcomes and predictive value of the baseline PAM50-based intrinsic subtype — ACOSOG Z1031[J]. J Clin Oncol, 2011,29:2342－2349.

[28] Finn RS, Crown JP, Lang I, et al. The cyclin-dependent kinase 4/6 inhibitor palbociclib in combination with letrozole versus letrozole alone as first-line treatment of oestrogen receptor-positive, HER-2-negative, advanced breast cancer (PALOMA-1/TRIO-18): a randomised phase 2 study[J]. Lancet Oncol, 2015,16:25－35.

[29] Finn RS, Martin M, Rugo HS, et al. Palbociclib and letrozole in advanced breast cancer[J]. N Engl J Med, 2016,375(20):1925－1936.

[30] Fisher B, Brown A, Mamounas E, et al. Effect of preoperative chemotherapy on local-regional disease in women with operable breast cancer: findings from National Surgical Adjuvant Breast and Bowel Project B-18[J]. J Clin Oncol, 1997,15:2483－2493.

[31] Francis PA, Regan MM, Fleming GF, et al. Adjuvant ovarian suppression in premenopausal breast cancer[J]. N Engl J Med, 2015,372(5):436－446.

[32] Giuliano AE, Hunt KK, Ballman KV, et al. Axillary dissection vs no axillary dissection in women with invasive breast cancer and sentinel node metastasis: a randomized clinical trial[J]. JAMA, 2011, 305(6): 569－575.

[33] Gnant M, Pfeiler G, Dubsky PC, et al. Adjuvant denosumab in breast cancer (ABCSG-18): a multi-centre, randomised, double-blind, placebo-controlled trial[J]. Lancet, 2015,386:433－443.

[34] Goss PE, Ingle JN, Martino S, et al. Randomized trial of letrozole following tamoxifen as extended adjuvant therapy in receptor-positive breast cancer: updated findings from NCIC CTG MA[J]. 17. J Natl Cancer Inst, 2005,97:1262－1271.

[35] Goss PE, Ingle JN, Pritchard KI, et al. Exemestane versus anastrozole in postmenopausal women with early breast cancer: NCIC CTG MA. 27 — a randomized controlled phase Ⅲ trial[J]. J Clin Oncol, 2013, 31: 1398－1404.

[36] Goss PE, Ingle JN, Pritchard KI, et al. Extending Aromatase-Inhibitor Adjuvant Therapy to 10 Years[J]. N Engl J Med, 2016,375(3):209－219.

[37] Gray RG, Rea D, Handley K, et al. aTTom: Long-term effects of continuing adjuvant tamoxifen to 10 years versus stopping at 5 years in 6,953 women with early breast cancer[J]. J Clin Oncol, 2013,31:abstr 5.

[38] JunJie Li, ZhiMin Shao. Endocrine therapy as adjuvant or neoadjuvant therapy for breast cancer: selecting the best agents, the timing and duration of treatment[J]. Chinese Clin Oncol, 2016,5(3):40.

[39] Kuehn T, Bauerfeind I, Fehm T, et al. Sentinel-lymph-node biopsy in patients with breast cancer before and after neoadjuvant chemotherapy (SENTINA): a prospective, multicentre cohort study [J]. Lancet Oncol, 2013,14:609－618.

[40] Land SR, Kopec JA, Julian TB, et al. Patient-reported outcomes in sentinel node-negative adjuvant breast cancer patients receiving sentinel-node biopsy or axillary dissection: National Surgical Adjuvant Breast and Bowel Project phase Ⅲ protocol B-32[J]. J Clin Oncol, 2010, 28(25):3929－3936.

[41] Li A, Zhou S, Li M, et al. Clinicopathologic characteristics of oestrogen receptor positive/ progesterone receptor negative/HER-2 negative breast cancer according to a novel definition of negative progesterone receptor status: a large population-based study from China[J]. Plos One, 2015,10(5):e125067.

[42] Litière S, Werutsky G, Fentiman IS, et al. Breast conserving therapy versus mastectomy for stage Ⅰ－Ⅱ breast cancer: 20 year follow-up of the EORTC 10801 phase 3 randomised trial[J]. Lancet Oncol, 2012, 13 (4):412－419.

[43] Moore HC, Unger JM, Phillips KA, et al. Goserelin for ovarian protection during breast-cancer adjuvant chemotherapy[J]. N Engl J Med, 2015,372:923－932.

[44] Moran MS, Schnitt SJ, Giuliano AE, et al. Society of surgical oncology-american society for radiation Oncology consensus guideline on margins for breast-conserving surgery with whole-breast irradiation in stages Ⅰ and Ⅱ invasive breast cancer[J]. J Clin Oncol, 2014,32(14):1507－1515.

[45] NCCN Clinical Practice Guidelines in Oncology: Breast Cancer[EB/OL]. Version 1. 2017. Available online: , accessed on 21 May, 2017. http://www. nccn. org/ professionals/physician_gls/pdf/breast. pdf

[46] Pagani O, Regan MM, Walley BA, et al. Adjuvant exemestane with ovarian suppression in premenopausal

breast cancer[J]. N Engl J Med, 2014,371(2):107 – 118.

[47] Prat A, Cheang MCU, Martin M, et al. Prognostic significance of progesterone receptor-positive tumor cells within immunohistochemically defined Luminal A breast cancer[J]. J Clin Oncol, 2013,31(2):203 – 209.

[48] Rakha EA, El-Sayed ME, Green AR, et al. Biologic and clinical characteristics of breast cancer with single hormone receptor positive phenotype[J]. J Clin Oncol, 2007,25(30):4772 – 4778.

[49] Regan MM, Neven P, Giobbie-Hurder A, et al. Assessment of letrozole and tamoxifen alone and in sequence for postmenopausal women with steroid hormone receptor-positive breast cancer: the BIG 1 – 98 randomised clinical trial at 8. 1 years median follow-up [J]. Lancet Oncol, 2011,12:1101 – 1118.

[50] Robertson JFR, Bondarenko IM, Trishkina E et al. Fulvestrant 500 mg versus anastrozole 1 mg for hormone receptor-positive advanced breast cancer (FALCON): an international, randomised, double-blind, phase 3 trial[J]. Lancet, 2016,388(10063):2997 – 3005.

[51] Salgado R, Denkert C, Demaria S, et al. The evaluation of tumor-infiltrating lymphocytes (TILs) in breast cancer: recommendations by an International TILs Working Group 2014[J]. Annals of Oncology, 2015,26 (2):259 – 271.

[52] Shui R, Yu B, Bi R, et al. An interobserver reproducibility analysis of Ki-67 visual assessment in breast cancer[J]. Plos One, 2015,10(5):e125131.

[53] Sørlie T, Perou CM, Tibshirani R, et al. Gene expression patterns of breast carcinomas distinguish tumor subclasses with clinical implications [J]. Proc Natl Acad Sci U S A, 2001,98:10869 – 10874.

[54] Swain SM, Baselga J, Kim SB, et al: Pertuzumab, trastuzumab, and docetaxel in HER-2-positive metastatic breast cancer[J]. N Engl J Med, 2015,372 (8):724 – 734.

[55] Thakkar JP, Mehta DG. A review of an unfavorable subset of breast cancer: estrogen receptor positive progesterone receptor negative[J]. Oncologist, 2011,16 (3):276 – 285.

[56] Tolaney SM, Barry WT, Dang CT et al. Adjuvant paclitaxel and trastuzumab for node-negative, HER-2-positive breast cancer[J]. N Engl J Med, 2015,372(2): 134 – 141.

[57] Wolff AC. American society of clinical oncology/college of American pathologists' guideline recommendations for immunohistochemical testing of estrogen and progesterone receptors in breast cancer[J]. J Oncol Pract, 2010,6(4):195 – 197.

[58] Wolff AC, Hammond ME, Hicks DG, et al. Recommendations for human epidermal growth factor receptor 2 testing in breast cancer: American Society of Clinical Oncology/College of American Pathologists clinical practice guideline update[J]. J Clin Oncol, 2013, 31 (31):3997 – 4013.

[59] Zhang Y, Schnabel CA, Schroeder BE, et al. Breast cancer index identifies early-stage estrogen receptor-positive breast cancer patients at risk for early- and late-distant recurrence [J]. Clin Cancer Res, 2013, 19: 4196 – 4205.

[60] Zhang Y, Schnabel CA, Schroeder BE, et al. Breast cancer index identifies early-stage estrogen receptor-positive breast cancer patients at risk for early- and late-distant recurrence[J]. Clinical Cancer Research, 2013, 19(15):4196 – 4205.

69 子宫肿瘤

69.1 子宫内膜癌

69.1.1 概述

子宫内膜癌是发生于子宫内膜的上皮来源的恶性肿瘤,临床上也常将其称之为子宫体癌,是发达国家女性最常见的生殖系统恶性肿瘤,好发于绝经期女性。近年来,其发病率呈逐年上升的趋势,同时,年轻患者比例也逐年增加。随着对子宫内膜癌不同病理学类型的深入认识、手术病理分期的实行、分子生物学研究的进展等,有关子宫内膜癌的许多观念正在发生改变,包括手术方式的个体化、早期子宫内膜癌保留生育生理的治疗、早期子宫内膜癌前哨淋巴结活检的应用、术后辅助放疗和化疗的合理应用等。

69.1.2 流行病学

子宫内膜癌是常见的女性生殖系统恶性肿瘤之一,发病率居女性常见恶性肿瘤第4位,列乳腺癌、肺癌和结直肠癌之后。2012年,全球新发病例为32万例,占女性新发恶性肿瘤病例总数的4.8%;死亡病例为7.6万例,占女性恶性肿瘤死亡病例的2.1%。子宫内膜癌的发病率约为8.3/10万,死亡率约为1.8/10万。据国外资料显示,子宫内膜癌的发病率呈逐年上升趋势,2010~2014年间子宫内膜癌的死亡率以每年1%~2%增加。其中,发病率最高的地区为北美、北欧及西欧,发病数最低的地区为绝大多数非洲国家。在美国,2017年有61 380例新发病例及10 920例死亡病例。美国癌症学会(American Cancer Society, ACS)数据显示,2016年新发子宫内膜癌病例60 050例,死亡10 470例,分别比2015年增加5 180例和300例。我国虽然对子宫内膜癌还缺乏大规模调查及登记,缺乏确切发病率数据,但通过住院患者宫颈癌和子宫内膜癌的比值可间接推算,在经济较为发达的城市,子宫内膜癌的发病率已逐年升高。上海市疾病预防控制中心统计数据显示,上海市区子宫内膜癌发病率1988年为4.45/10万,2006年为10.44/10万,2010年上升为14.07/10万,2013年为9.56/10万,也呈现逐渐上升趋势。此外,据上海市肿瘤研究所张薇、项永兵等发表的《1973~1999年上海市区老年人恶性肿瘤发病趋势分析》一文可知,上海市女性子宫内膜癌发病率出现大幅增长,期间总增加比例为166.30％,年增长率为4.41％。根据复旦大学附属肿瘤医院2000～2016年收治的子宫内膜癌病例数,可见其发病率的大幅增长(图69-1)。这可能与我国经济发展、生活方式改变、就医条件改善和诊断技术提高等有关。

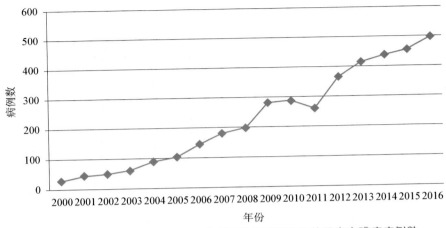

图69-1　2000～2016年复旦大学附属肿瘤医院收治的子宫内膜癌病例数

子宫内膜癌好发于老年女性,主要是绝经后妇女或围绝经期妇女,约占全部子宫内膜癌病例的75％以上。既往研究表明子宫内膜癌中位发病年龄为60～65岁。绝经前妇女患子宫内膜癌的比例<25％,而年龄<40岁的患者则比例更低。但是近年来,子宫内膜癌发病率呈现年轻化的趋势,绝经前女性的发病率逐渐增加。Zivanovic等2009年的研究表明,25％的子宫内膜癌为绝经前女性,其中<40岁的年轻女性占3％～5％。Gallup等研究发现,高达14.4％的子宫内膜癌患者为40岁以下的年轻女性。

69.1.3　病因及发病机制

(1)发病相关因素

子宫内膜癌的发病相关因素大致可以分为4类,分别为:① 正常的解剖和生理发生变化,如肥胖、不孕、晚绝经;② 相关疾病所致,如糖尿病、高血压等;③ 外部致癌因素的暴露,如长期的无孕激素拮抗的雌激素刺激;④ 生活方式及遗传因素。

1)正常的解剖和生理发生变化

A. 肥胖:早在半个世纪前人们已认识到肥胖是子宫内膜癌发病的危险因素,并试图阐明肥胖致病的生物学原因。在美国,大约有57％的子宫内膜癌的发生被认为与超重和肥胖密切相关(Renehan,2008)。虽然体重明显增加是子宫内膜癌发病的高危因素,但由于每位患者体型和身高各异,单用体重来衡量肥胖不够客观,故目前均以体质指数(body mass index,BMI)来表示肥胖程度。在瑞典的一项大型研究中,Winepress等发现BMI与子宫内膜癌的发生有剂量-效应关系,即BMI每增加1个单位(kg/m^2),子宫内膜癌的相对危险性增加9％。Shaw等报道,与BMI<25的女性相比,BMI在30～35之间的女性发生子宫内膜癌的风险大约增加1.6倍,而BMI>35的女性增加3.7倍。与晚年肥胖相比,青春期肥胖更容易诱发子宫内膜癌的发生。Secord等的系统综述指出,子宫内膜癌患者死亡率随BMI增加而增加,与BMI<25的患者相比,BMI 25～29、30～34、35～39和>40的患者的死亡风险分别增加1.01、1.17、1.26和1.66倍。进一步统计分析发现,BMI每增加10％,子宫内膜癌患者死亡率增加9.2％。同时,研究表明,向心性肥胖女性的子宫内膜癌死亡风险明显增加。肥胖引起子宫内膜癌的机制也已从内分泌学研究得到证实,即脂肪中的芳香化酶能将雄烯二酮转化为雌酮所致。此外有研究发现,用MRI检测体脂的厚度也显示其与子宫内膜癌的发病相关。

B. 月经和生殖因素:无排卵、不育、晚绝经、服用避孕药也与子宫内膜癌的发生相关,尤其是已婚妇女中不育和晚绝经者都伴有体内雌激素水平的明显增加,因此都符合无拮抗雌激素理论的假设,即长期暴露于无排卵周期而无孕激素"营救"使内膜周期性脱漏故而增加了子宫内膜癌发生的风险。如不孕症患者一般都存在无排卵周期而导致子宫内膜长期暴露于雌激素的刺激之下。一篇关于生殖门诊就诊女性癌症危险因素的分析发现，因不排卵导致不育的女性中患子宫内膜癌的人数明显增加。从复旦大学附属肿瘤医院收治的患者中也观察到类似的结果，10%的患者有不孕史。晚绝经的女性常有较长的绝经过渡期，而绝经过渡期常伴有无排卵月经周期，也增加雌激素对内膜的刺激。此外，多囊卵巢综合征（polycystic ovary syndrome，PCOS）是一种内分泌代谢紊乱性疾病，有4%～21%的育龄女性受其影响，其特点为月经稀发、雄激素过多及多囊卵巢，常表现为不孕。由于月经稀发、长期无排卵及缺乏孕激素拮抗的雌激素长期刺激而导致子宫内膜发生病变。研究表明，PCOS与子宫内膜癌的发病有密切关系。复旦大学附属肿瘤医院妇科单波儿医师的研究发现，合并PCOS的早期子宫内膜癌患者保留生育功能药物治疗完全缓解后的复发率较无PCOS患者明显增加。不孕不育会增加发生子宫内膜癌的风险，而与之相反，每次妊娠均可在一定程度上降低子宫内膜癌的发病风险。此外，末次妊娠年龄越高患子宫内膜癌的概率也越低。据研究者推测，伴随胎盘娩出的子宫内膜"剥落"有利于清除异常前体细胞。除妊娠的影响外，哺乳期体内较低的雌激素水平也可降低子宫内膜癌的发病风险，因此母乳喂养孩子的时间延长似乎也有保护子宫内膜的作用。

现已有明确证据表明口服避孕药可降低子宫内膜癌的发病风险，且呈剂量依赖性，即服用期限越长，患子宫内膜癌的风险性越低。研究表明，口服含孕激素的复合制剂避孕药对子宫内膜有长期保护作用。另外，有研究表明，含有孕激素的宫内节育器（intrauterine device，IUD）可降低子宫内膜癌的发病风险，对子宫内膜可能也有一定的保护作用。至于其他相关避孕措施，如输卵管结扎术是否也有同样的作用，目前尚未见相关的研究报道。

2）相关疾病所致：与子宫内膜癌发病相关的疾病包括糖尿病、高血压、骨折、功能性卵巢肿瘤等。关于子宫内膜癌和糖尿病之间的关系以及是否还与糖尿病类型有关，相关文献报道的结论并不完全一致。Winepress及其同事发现子宫内膜癌与Ⅰ型和Ⅱ型两种糖尿病都有关，而Parazzini及其同事发现糖尿病与子宫内膜癌无任何相关性。关于体重和糖尿病之间的相互作用，两项研究均未发现患糖尿病

而体重正常的妇女会增加患子宫内膜癌的风险，但同时有糖尿病和肥胖症的患者则明显增加患病的风险。Tsilidis及其同事认为，Ⅱ型糖尿病与子宫内膜癌可能有一定的相关性，但仍然存在很大的不确定性，需要更多的前瞻性研究来进一步证实。目前对肥胖症和糖尿病之间"协同"效应的解释是除了雌激素可导致子宫内膜癌的发生外，胰岛素或胰岛素样生长因子也可能在子宫内膜癌的发生发展过程中发挥重要的辅助作用。

与上述两种增加子宫内膜癌发病率的疾病相反，有骨折患者的子宫内膜癌发病风险较无骨折患者明显降低，这可能是骨折患者易患骨质疏松症，且与体内的低雌激素水平相关。

此外，还有一些其他疾病也可能与子宫内膜癌的发生有关，但只是个案报道，而且这些个例报道也为子宫内膜癌发病的"无拮抗雌激素"理论提供了更多的支持。首先是子宫内膜癌与肝硬化有关的病例报告，其原因在于肝硬化患者的雌激素清除能力降低；其次常见功能性卵巢肿瘤（如卵巢颗粒细胞瘤和卵泡膜瘤）与子宫内膜癌发病有关的病例报道，这是由于功能性卵巢肿瘤可分泌过量的雌激素。

3）外部致癌因素的暴露

A. 激素替代疗法（hormonal replacement therapy，HRT）：有记载显示19世纪70年代美国曾经"流行"子宫内膜癌，这可能与当时绝经期妇女较广泛应用无拮抗雌激素替代疗法有关，从病例对照研究和队列研究得出的众多数据都支持这一点。根据Grady等的Meta分析，在1970～1994年间发表的37项关于HRT与子宫内膜癌的流行病学研究，认为"曾经使用"雌激素HRT的大致相对危险度（RR）和95%可信区间（CI）为2.3（2.1～2.5）。RR与剂量-效应明显相关，使用未满1年的RR和95%CI为1.4（1.0～1.8），使用9～10年的RR和95%CI为9.5（7.4～12.3）。Rebbeck等曾报道，长期使用雌激素HRT或联合HRT的女性中，子宫内膜癌的风险增加，其可能与调节类固醇激素硫酸化相关基因有一定关系。毫无疑问，无拮抗雌激素替代疗法与子宫内膜癌的发生之间肯定存在因果关系。

此外，服用抗雌激素疗法中的"弱"雌激素，如雌三醇和低剂量绝经期激素也可能存在风险。目前另有一些观察也已引起人们关注，如以中草药形式服用的无拮抗植物雌激素的妇女也可能面临子宫内膜癌风险的增加。故临床医师在询问病史时也应询问

患者在绝经前后是否服用过这类药物，从而及时确定是否需要进行子宫内膜活检。

B. 三苯氧胺又名他莫昔芬（tamoxifen）：这是一种选择性雌激素受体调节剂（selective estrogen receptor modulator，SERM），它在乳腺中有雌激素受体拮抗剂效应，但在子宫中却有雌激素受体激动剂效应。自从 1988 年 Killackey 首次报道了 3 例接受三苯氧胺抗雌激素治疗的乳腺癌患者伴第二原发子宫内膜癌以来，已有许多关于三苯氧胺相关子宫内膜癌的报道，并充分阐明了三苯氧胺治疗乳腺癌与诱发子宫内膜癌的关系。最有说服力的是 1989 年 Fornander 等的研究结果，该研究回顾性分析了 1846 例早期乳腺癌患者应用三苯氧胺治疗的随机临床研究结果，三苯氧胺治疗组 931 例，对照组 915 例，三苯氧胺治疗组患子宫内膜癌的 RR 增加了 6.4 倍，并且与服用三苯氧胺的剂量和时间相关，继子宫内膜癌风险最大的是使用三苯氧胺 40 mg/d，且 >5 年的亚组。1994 年 Fish 等报道了 2 483 例淋巴结阴性和雌激素受体（ER）阳性浸润性乳腺癌患者被随机分成三苯氧胺治疗组（20 mg/d）和对照组，结果发现治疗组中 15 例发生子宫内膜癌，其中 76% 的患者年龄 >60 岁，平均用药时间为 35 个月，约 36% 的患者于应用三苯氧胺 2 年内发生，而 6 例患者用药 9 个月之内即发现了子宫内膜癌，表明部分子宫内膜癌的发生可能与三苯氧胺并无直接关系，但是三苯氧胺的应用明显减少了乳腺癌的复发率和对侧乳腺癌的发生。在 Fish 等的报道中，应用三苯氧胺组的乳腺癌复发率从 227.8% 下降至 123.5%，对侧乳腺癌的发生率从 40.5% 下降至 23.5%，故认为三苯氧胺治疗乳腺癌的益处明显大于诱发子宫内膜癌的可能。至今已有更多病例对照研究和队列研究的综述分析了三苯氧胺和子宫内膜癌的关联性，国际癌症研究机构也认为使用三苯氧胺可增加患子宫内膜癌的危险性，特别是使用三苯氧胺 5 年的患者，是对照组的 2~3 倍。因此，目前指南建议服用三苯氧胺的乳腺癌患者定期（6 个月）行 B 超监测子宫内膜厚度，必要时及早行子宫内膜活检。另外，托瑞米芬也是一种 SERM，在乳腺中主要表现为抗雌激素作用，而在子宫内膜中也可表现为类雌激素作用，因此与三苯氧胺类似，可增加子宫内膜癌的发病风险。雷洛昔芬是另一种 SERM，在乳腺和子宫均作为雌激素受体拮抗剂，故认为其不会增加子宫内膜癌的发病风险。

4）生活方式和遗传因素

A. 生活方式：目前已知有些生活方式与子宫内膜癌的发病相关，包括饮食习惯、少运动、饮酒、吸烟等。鉴于肥胖与子宫内膜癌的强相关性，曾推测并且已有证据表明单纯热量过剩是子宫内膜癌的一个危险因素。另有两项研究显示食用蔬菜，尤其是含较高胡萝卜素的饮食，可降低子宫内膜癌发病的风险。另有学者发现增加体力活动可降低子宫内膜癌的发病风险。这个研究结果再次与"雌激素假说"相符合，因为体力活动可以降低内源性雌激素水平。

与子宫内膜癌的发病相关的其他生活方式主要包括酗酒和吸烟。从酒精可能增加雌激素水平以及酒精与乳腺癌之间的关系可以推测，酗酒会增加子宫内膜癌的发病风险。然而，也有多项研究调查发现饮酒与子宫内膜癌的发病无关。有证据表明吸烟可能会降低雌激素水平，这可能与阻断了芳香化酶的作用相关，因而可能降低子宫内膜癌的发病风险。

B. 遗传因素：部分子宫内膜癌的发生与遗传相关。遗传性子宫内膜癌最常见的原因为林奇综合征（Lynch syndrome），又称为遗传性非息肉性结直肠癌（hereditary non-polyposis colorectal cancer，HNPCC）。林奇综合征是一种常染色体显性家族遗传性肿瘤综合征，其分子机制为错配修复（mismatch repair，MMR）基因缺陷所致基因组不稳定性增加，从而导致肿瘤的发生。既往文献报道，林奇综合征相关子宫内膜癌占全部子宫内膜癌的 2%~5%，携带 MMR 基因突变的女性终身发生子宫内膜癌的风险可高达 70%。有子宫内膜癌家族史的其他家庭成员子宫内膜癌的发生危险也相应增加，一级亲属患子宫内膜癌的女性发生子宫内膜癌的风险约为对照组的 1.5 倍。对于家族中有人在 20~54 岁发生子宫内膜癌的女性，其患子宫内膜癌危险度会更高，大约增加 2 倍。复旦大学附属肿瘤医院正在开展的一项遗传性子宫内膜癌研究前期数据显示，在年轻、有肿瘤家族史或免疫组化检测 MMR 蛋白缺失的子宫内膜癌患者中进行遗传突变筛查，其阳性率可高达 30%（数据未发表）。关于 BRCA 基因突变和子宫内膜浆液性癌之间的关系目前尚有争议。有研究表明，子宫内膜浆液性癌的发生可能与 BRCA1 突变有一定关系，但是尚需要进一步研究证实，这将涉及 BRCA1 基因突变女性切除双子宫附件时预防性切除子宫的必要性。

综上所述，大多数子宫内膜癌的危险因素似乎都与雌激素过剩相关,如无排卵月经周期、不育、肥胖、晚绝经、PCOS、卵巢颗粒细胞肿瘤和卵泡膜肿瘤、HRT、遗传等。上述所有因素在子宫内膜癌的流行病学上似乎最终都被解释为无拮抗的雌激素刺激子宫内膜所致。此外还包括糖尿病、子宫内膜增生过长、子宫内膜癌家族史和外源性雌激素的应用等。鉴于长期的无孕激素拮抗的雌激素刺激在子宫内膜癌发生发展过程中的作用,美国的癌症预防策略中已明确建议女性应维持健康饮食和理想体重,在应用HRT时应同时使用雌激素和孕激素,并且建议HRT及口服三苯氧胺者应定期进行子宫内膜监测。

由于子宫内膜癌的病理类型较多,如较常见的有子宫内膜样腺癌、黏液腺癌、浆液性乳头状腺癌、透明细胞癌、未分化癌等,但其中以子宫内膜样腺癌最多,约占85%,故本文讨论的上述流行病学特征主要与这种最常见病理类型(子宫内膜样腺癌)相关。此外,子宫内膜样腺癌的发生常与子宫内膜增生过长有关,尤其是子宫内膜的不典型增生,故子宫

内膜癌的高危因素同样也是子宫内膜增生的高危因素。至于这些流行病学特征是否也与非子宫内膜样癌(如黏液腺癌、浆液性乳头状腺癌、透明细胞癌、未分化癌等)相关,目前尚不清楚。

（2）发病机制

无拮抗雌激素的应用与子宫内膜样腺癌关系密切,但并不是全部的子宫内膜癌都能用雌激素理论来解释,因此可能还有其他的致癌机制存在。目前认为子宫内膜癌的发生至少与两种发病机制有关,作者根据目前国际主流研究结果绘制如下示意图(图69-2)。其中Ⅰ型子宫内膜癌的发生和无拮抗雌激素的持续刺激相关,常合并$k\text{-}ras$突变,PTEN蛋白失表达,部分患者MMR基因缺陷导致微卫星不稳定(microsatellite instability, MSI)(图69-2A),占全部子宫内膜癌患者的70%～80%。Ⅱ型子宫内膜癌患者相对BMI较小,但是其BMI近年来也呈现上升趋势。Ⅱ型子宫内膜癌常为异倍体,$p53$基因突变,HER-2/neu高表达(图69-2B)。

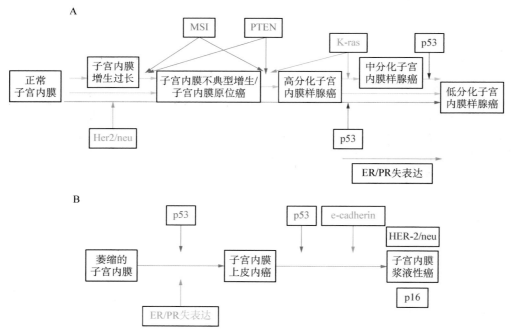

图69-2　Ⅰ型(A)和Ⅱ型(B)子宫内膜癌发病机制

69.1.4　癌前病变:内膜增生过长及不典型增生

女性激素周期性变化导致子宫内膜周期性再

生、分泌和剥脱。而对于无排卵或排卵不规则的妇女,因持续的雌激素刺激可引起子宫内膜持续增生,病理学检查时可诊断为子宫内膜增生过长。多见于内源性、外源性雌激素水平持续较高的患者,如无排

卵引起不孕、更年期卵巢功能衰退导致的无排卵功能及长期服用无拮抗雌激素和过度肥胖的妇女。

国际妇科病理协会于 1981 年建议依据 Norris 提出的标准,按子宫内膜腺上皮细胞有无细胞异型即不典型性进行分类。无细胞不典型子宫内膜增生包括单纯增生和复杂增生,有细胞不典型子宫内膜增生称为不典型子宫内膜增生过长;按不典型程度又分为轻度、中度、重度不典型增生。其诊断标准如表 69 - 1 所示。

表 69 - 1　常用的子宫内膜增生的分类和定义

分类	定义
单纯增生	腺体增多,管腔扩张,基质减少,无腺体拥挤现象
复杂增生	腺体增多,轮廓不规则,结构复杂,有腺体拥挤现象但无异型性
单纯不典型增生	上述的单纯增生伴细胞异型性
复杂性不典型增生	上述的复杂性增生伴细胞异型性

Kurman 等对 170 例不同程度子宫内膜增生过长病例随访并定期做诊断性刮宫和组织学检查,平均随访时间 13.4 年,结果显示无细胞不典型子宫内膜增生者仅 2%(2/122)发展为子宫内膜癌,而子宫内膜不典型增生组癌变发生率达 23%(11/48),两组间差异有统计学意义(P<0.001)。故认为细胞不典型增生是判断有无恶变倾向的最重要的病理学诊断依据。Kurman 还发现不典型增生组发展为子宫内膜癌的平均时间为 4 年,而单纯增生组发展为子宫内膜癌的平均时间为 10 年左右。Xie 等回顾性研究了 150 例通过诊断性刮宫诊断为子宫内膜增生的患者,这些患者随后都接受了全子宫切除手术,术后病理学检查发现内膜诊刮和手术后病理学检查的符合率为 77%～92%。发现部分增生病例中有隐匿性癌存在,以复杂性不典型增生组中最常见,也即表明复杂性不典型增生与子宫内膜癌的关系最密切。虽然并不是全部的子宫内膜增生病例都会进展为癌,但确有相当比例的患者最终发展为内膜癌,且随着细胞异型性的增加而增加。但即便如此,明确究竟哪些内膜增生患者有癌变的风险仍是一个亟待解决的问题。此外,值得注意的是复杂性不典型子宫内膜增生经常与高分化子宫内膜癌共存。如 Kurman 和 Norris 的回顾性研究中,29% 术前诊断为复杂性不典型子宫内膜增生的患者最终子宫切除

标本病理学检查证实是分化 I 级的子宫内膜样腺癌。因此,临床医师在用孕激素治疗任何年轻女性的复杂性不典型子宫内膜增生时,极有可能实际上是在治疗未诊断出的分化 I 级的子宫内膜样腺癌。也正因为如此,只要患者没有强烈的保留生育功能的愿望,医师应建议并告知复杂性不典型子宫内膜增生患者行子宫切除手术作为标准治疗。对绝经后患者,由于其潜在恶变率较高,且重度不典型增生和高分化腺癌较难区别,故治疗更需积极,多考虑行全子宫双附件切除术。

69.1.5　病理及生物学特征

69.1.5.1 病理

根据 2014 版《女性生殖器官肿瘤分类》划分,子宫内膜癌的病理类型如下。

(1) 癌前病变

既往将子宫内膜的增生分为单纯增生和复杂增生,伴或不伴有不典型增生,但这种四分类的方法被证明病理学诊断重复性较差,仅有细胞不典型增生是发生子宫内膜癌的相关因素,而与组织结构是单纯增生还是复杂增生并无明显的相关性。因此,在 2014 版《女性生殖器官肿瘤分类》中分为两类,即不典型增生、无不典型增生两类,不再考虑组织结构是单纯增生还是复杂增生。

无不典型增生的子宫内膜是指腺体和内膜间质的比例失调,内膜腺体增多,腺体形状不规则,但没有细胞学的不典型性。无不典型子宫内膜增生是子宫内膜癌的发病率的数倍,其危险因素包括肥胖、PCOS 及糖尿病,这是一种高雌激素暴露的表现。有 1%～3% 无不典型子宫内膜增生可以进展为分化良好的子宫内膜样腺癌。

不典型增生子宫内膜是指腺体上皮细胞具有细胞学上的不典型性增生(atypical hyperplasia, AH)及子宫内膜上皮内瘤变(endometrioid intraepithelial neoplasia, EIN)。此类病变的发病年龄平均 53 岁,内源性或外源性的高雌激素刺激是危险因素。活检标本中 AH/EIN 中 1/4～1/3 的患者在即刻实施的子宫切除标本病理学诊断为子宫内膜癌。长期危险因素评估中显示从 AH 的 14 倍到 EIN 的 45 倍不等。

(2) 子宫内膜样腺癌(endometrioid carcinoma)

这是子宫内膜发生的最常见的一类恶性上皮源性肿瘤,占子宫肿瘤的 70%～80%。平均发病年龄为 63 岁。镜下形态呈不同程度拥挤的腺管、复杂的

乳头分枝状结构。肿瘤细胞呈柱状排列,胞质红染。普通的内膜样腺癌分为3级:Ⅰ级指实性区域小于肿瘤的5%;Ⅱ级指实性区域在5%~50%;Ⅲ级指实性区域超过50%。当细胞核核级达到3级并且累及50%以上肿瘤细胞时,总体分级要升高一级。

此外还有少见的病理亚型,包括鳞状细胞分化、分泌型内膜样腺癌、绒毛腺管型内膜样腺癌、微腺体型内膜样腺癌等。这些类型对病理科医师的诊断具有很大的挑战性,要注意避免误诊,但这些病理形态学亚型预后与普通的内膜样腺癌无明显差异(图69-3)。

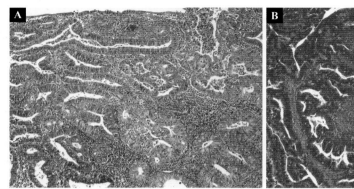
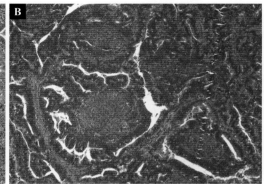

图69-3 子宫内膜样腺癌镜下表现

A. Ⅰ级;B. 部分病例可见腺体内的鳞状化生(桑葚体)

(3)黏液癌(mucinous carcinoma)

仅占子宫内膜癌的1%~9%。镜下呈腺管状、绒毛状结构,细胞内包含黏液。也常伴有鳞状化生。细胞核呈轻至中度异型性。约50%的病例有局灶区域类似宫颈腺体,可能会造成诊断困惑。临床表现与普通内膜样腺癌相同,但该病理学类型的患者几乎都是临床Ⅰ期,预后相对较好(图69-4)。

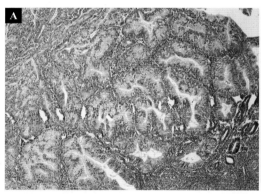
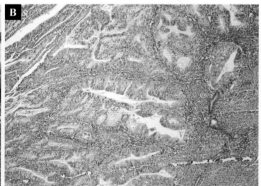

图69-4 子宫内膜黏液癌(A)和中倍镜下可见肿瘤细胞内含黏液(B)

(4)浆液性癌(serous carcinoma)

浆液性子宫内膜上皮内癌(serous endometrial intraepithelial carcinoma,SEIC)是非浸润性的,可发展为浸润性浆液性癌。浆液性癌占子宫内膜癌的5%~10%,平均发病年龄比内膜样腺癌患者大10岁。SEIC取代了正常的内膜腺上皮但无浸润。

SEIC与浆液性癌具有相同的细胞学特点,异型性明显,核浆比增高,核分裂象明显并常见异常的核分裂象。SEIC尽管不浸润子宫肌壁,但是子宫外播散比子宫内膜癌的其他病理学类型更常见。局限于子宫内膜的浆液性癌的总体预后好,但任何子宫外播散的病变都会引起复发和死亡(图69-5)。

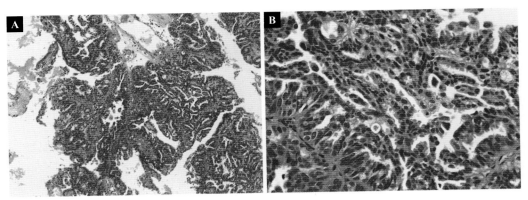

图 69-5 子宫内膜刮宫标本中的浆液性癌镜下表现

A. 低倍镜下肿瘤呈乳头状结构;B. 中倍镜下见细长的乳头状结构,乳头直接形成裂隙样结构

（5）透明细胞癌（clear cell carcinoma）

约占子宫内膜癌的 2%。镜下呈现特征性的透明细胞、鞋钉样细胞或者嗜酸性粒细胞,形成腺管、腺囊、实性或乳头状结构。不同于普通的内膜样腺癌,透明细胞癌的 ER、PR 往往是阴性的,罕见 $p53$ 的高表达。由于该病理类型容易误诊,其生存率的报道差异较大,为 21%～75%。绝大多数的研究显示不管分期如何,子宫透明细胞癌的 5 年生存率<50%（图 69-6）。

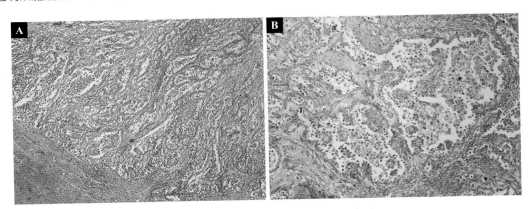

图 69-6 子宫内膜透明细胞癌镜下表现

A. 低倍镜下呈腺囊腺管结构;B. 中倍镜下囊腔内乳头结构,被覆上皮细胞呈鞋钉状

（6）神经内分泌肿瘤（neuroendocrine tumor）

包括两种亚型,一是低级别神经内分泌肿瘤（类癌）;另一种是高级别神经内分泌肿瘤,包括小细胞神经内分泌癌（small cell neuroendocrine carcinoma, SCNEC）、大细胞神经内分泌癌（large cell neuroendocrine carcinoma, LCNEC）。这是一类罕见肿瘤,占内膜肿瘤的不到 1%。

低级别神经内分泌肿瘤（类癌）,罕见,仅有个案报道。

SCNEC 平均发病年龄 60 岁,LCNEC 平均发病年龄 55 岁。绝大多数患者诊断时已经是临床晚期,有盆腔和（或）阴道包块。SCNEC 病理学形态与小细胞肺癌形态相似,卵圆形细胞,胞质稀少,核深染,核分裂象多见。巢状、弥漫性、管状、小梁状生长。LCNEC 通常呈巢团状、梁索状,癌巢周边常有栅栏样排列的细胞。细胞大、多角形,核仁明显,可围绕血管生长,常见地图状坏死。多表达一种或多种的神经内分泌标志物,如 ChrA、Syn、CD56 等,上皮标志物也可以核旁点状阳性表达（图 69-7）。

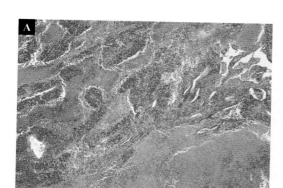

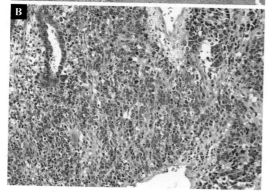

图 69 - 7　子宫神经内分泌癌镜下表现

A. 低倍镜下肿瘤细胞片状分布伴有广泛的坏死；B. 中倍镜下肿瘤细胞异型明显，胞质稀少，核分裂象多见

胞浸润肿瘤内（图 69 - 8，图 69 - 9）。

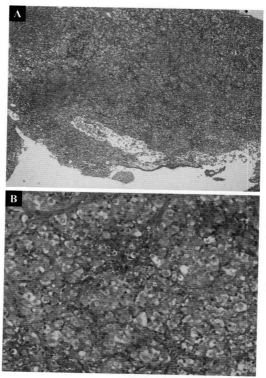

图 69 - 8　子宫内膜未分化癌镜下表现

A. 肿瘤细胞呈巢片状分布；B. 高倍镜下肿瘤细胞异型明显，胞质丰富，胞核空泡状

（7）混合性腺癌（mixed carcinoma）

混合性腺癌是指混合有两种或两种以上病理学类型的内膜癌，至少有一种是Ⅱ型子宫内膜癌，并且第 2 种成分至少要达到 5%。此类型的内膜癌的预后取决于混合成分中的高级别癌成分，即使只有 5% 的浆液性癌混合在普通内膜样腺癌中，预后仍然较差。

（8）未分化癌（undifferentiated carcinoma）

未分化癌是指内膜癌的分化方向完全不能明确，罕见，可能与林奇综合征相关。绝大多数未分化癌肉眼观察为大的息肉样、子宫黏膜内肿块，直径 2～15 cm，常见坏死。大部分累及宫体，也有少部分累及宫体下段。单一形态的未分化癌，镜下呈小至中等大小的细胞，弥漫排列，罕见成巢，不形成腺管结构。核染色粗，核分裂象常常 > 25 个/10 HPF，偶尔可见含有多形性的细胞核。大多数间质成分不明显，有时有黏液化的间质成分。通常有很多淋巴细

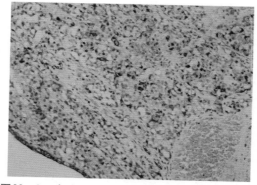

图69 - 9　未分化癌上皮标志物 CK8 散在阳性表达

（9）去分化癌（dedifferentiated carcinoma）

去分化癌包含未分化癌和内膜样腺癌（Ⅰ级和Ⅱ级）。40% 的细胞镜下形态单一，分化的成分就是Ⅰ级或Ⅱ级的子宫内膜样腺癌，而所谓的去分化就是形态与未分化癌一致。通常去分化的癌和未分化

的免疫组化都不表达 ER、PR 或 E-cadherin，但表达 vimentin。广谱 CK 不表达，可以表达 EMA 和 CK18。

未分化癌和去分化癌呈高度侵袭性临床表现，复发率或死亡率为 55%～95%。

69.1.5.2 子宫内膜癌的播散与转移

子宫内膜癌发展缓慢，扩散和转移较晚，但这主要指的是Ⅰ型子宫内膜癌（绝大部分子宫内膜样腺癌）；对Ⅱ型子宫内膜癌而言，扩散和转移概率较高，尤其是浆液性乳头状癌（uterine papillary serous carcinoma，UPSC），临床早期即可出现子宫外播散和淋巴结转移，其转移途径主要有直接蔓延扩散、淋巴转移和血行播散，如图 69-10 所示。

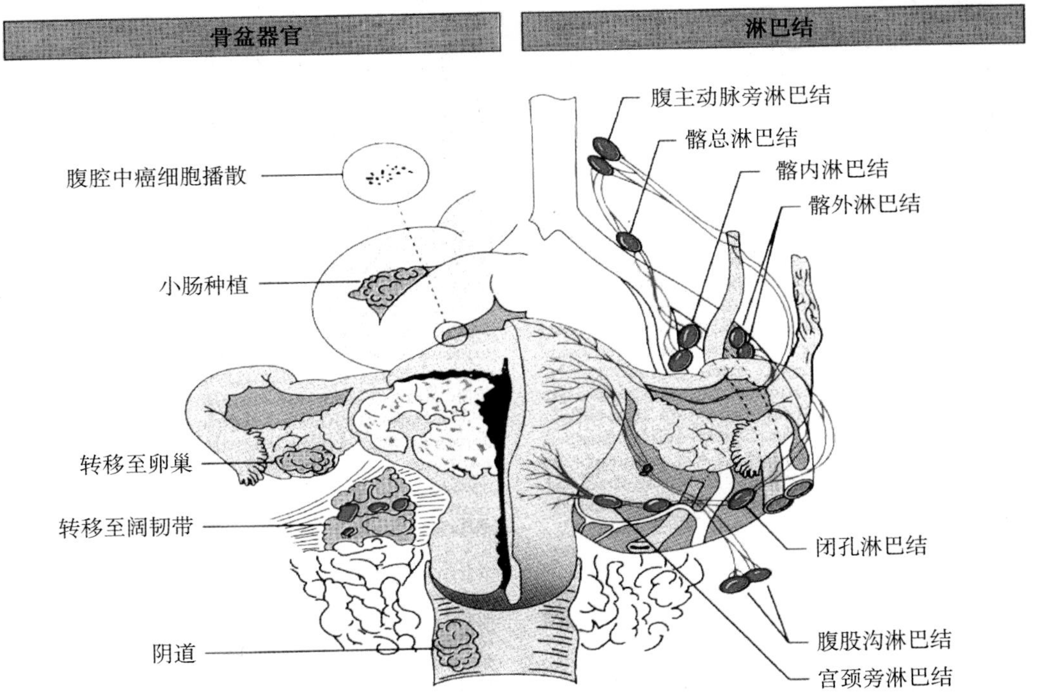

骨盆器官	淋巴结

腹腔中癌细胞播散

小肠种植

转移至卵巢

转移至阔韧带

阴道

腹主动脉旁淋巴结
髂总淋巴结
髂内淋巴结
髂外淋巴结
闭孔淋巴结
腹股沟淋巴结
宫颈旁淋巴结

图 69-10　子宫内膜癌的转移途径

左侧为直接蔓延扩散（包括阴道、附件和宫旁转移等），右侧为淋巴结转移（包括宫旁、髂内、闭孔、髂总、腹股沟和腹主动脉旁淋巴结转移）（图片引自英文版《妇科肿瘤学》）

(1) 直接蔓延扩散

多见于下列 3 种情况，向子宫肌层浸润、向子宫下段或子宫颈蔓延及附件转移。

A. 肌层浸润深度：是手术后病理学分期的依据。以肿瘤浸润深度为子宫肌层厚度的 50% 为界，≤50% 为浅肌层浸润（Ⅰa 期），＞50% 为深肌层浸润（Ⅰb 期）。肌层浸润深度与子宫内膜癌的分化程度密切相关，高分化癌（G1）大多无肌层浸润或仅浅肌层浸润，而低分化癌（G3）易出现深肌层浸润。

B. 子宫颈受累：可累及宫颈腺体或宫颈间质，2009 年更新的国际妇产科联盟（FIGO）分期不再将子宫颈腺体受累作为分期依据，取消了原来的 FIGO Ⅱa 和 FIGO Ⅱb 期，而将宫颈间质受累的患者归为Ⅱ期。

C. 附件转移：约 10% 子宫内膜癌有子宫附件转移，部分病例即使双侧卵巢外观正常，也可能存在镜下转移，需要引起注意。

(2) 淋巴结转移

子宫的淋巴回流有 3 条主要途径：① 子宫底部和输卵管的淋巴经卵巢门到腰淋巴结；② 子宫前壁与输卵管角部的淋巴经圆韧带到达腹股沟浅淋巴结；③ 子宫体和子宫颈的淋巴向两侧至子宫旁淋巴

结,再流至髂内、髂外、髂总淋巴结,到腹主动脉旁淋巴结。Creasman 等报道 621 例Ⅰ期子宫内膜腺癌中 34 例有腹主动脉旁淋巴结转移,故认为淋巴结转移是一个值得重视的问题。若肿瘤累及宫颈则其淋巴结转移与子宫颈癌相似,故Ⅱ期内膜癌患者手术时需同时行盆腔淋巴结和腹主动脉旁淋巴结清扫术。子宫内膜癌的淋巴结转移率与肿瘤的病理学类型、病理学分级、肌层浸润深度、脉管癌栓等密切相关。对Ⅰ期子宫内膜样腺癌,既往的处理是根据术中病理学类型、病理学分级、肌层浸润深度、脉管癌栓再决定是否行淋巴结清扫术。若病理学类型为子宫内膜样腺癌、病理学分级为Ⅰ和Ⅱ级、无肌层浸润或浅肌层浸润且无淋巴血管侵犯者,可不行淋巴结清扫术。有资料表明,由于术前子宫内膜活检、影像学检查、术中剖视及冰冻病理学检查的局限性,高达40%的患者术后出现升级升期现象,故 2007 年NCCN 推荐Ⅰ期子宫内膜癌均行系统的腹膜后淋巴结清扫术。但是,近期的随机临床研究表明,系统的淋巴结清扫并不能提高早期子宫内膜癌患者的生存率,反而手术治疗的并发症相应增加。因此,近年来NCCN 诊疗指南再次建议对于早期子宫内膜癌患者由术者根据具体情况决定是否行系统的腹膜后淋巴结清扫术。值得一提的是,近年来 NCCN 诊疗指南推荐对于部分早期子宫内膜样腺癌患者,有前哨淋巴结活检经验的单位(连续行 10 例成功的前哨淋巴结示踪病例)可采用前哨淋巴结活检代替系统的腹膜后淋巴结清扫,降低手术并发症,同时提供正确的分期信息,指导术后辅助治疗方案的选择。但是目前尚无大规模Ⅲ期临床研究证明该技术在早期子宫内膜癌的安全性,其示踪剂注射部位的选择也仍存在争议。为此,目前有较多相关临床研究正在进行中。复旦大学附属肿瘤医院是较早开展此项研究的单位之一,初步研究显示子宫内膜癌的前哨淋巴结显影率可达 96% 以上,但是否可用前哨淋巴结切除代替后腹膜淋巴清扫还在进一步随访观察中。

(3) 血行播散

晚期子宫内膜癌可通过血行转移至肺、肝、骨及脑部。

69.1.6 临床病理学特征及其分子分型进展

(1)Ⅰ型子宫内膜癌分子生物学特征

Ⅰ型子宫内膜癌的发病与雌激素密切相关,该类患者常有子宫内膜增生过长然后进展癌变的病史。其作用机制为"二步机制",即雌激素与相应的雌激素受体结合后引起细胞核内染色质改变和DNA 转录变化,相关的癌基因为 k-ras、c-$erbB$-2、c-myc 和 bcl-2 的激活,抑癌基因 $p53$ 失活,DNA 错配修复基因突变,微卫星不稳定性。据报道Ⅰ型子宫内膜癌中 k-ras 突变率为 13% ~ 26%,DNA MMR 基因突变发生率为 1/3,二者在癌的发展过程中发生较早;$p53$ 基因突变率较低,为 5%~10%,且发生较晚;而 ER 和 PR 阳性率高,为 70%~80%。另外Ⅰ型子宫内膜癌也常伴有经典的 Wnt/β-catenin 信号转导通路的激活,$CTNNB1$(β-$catenin$)突变率为 25%。

(2)Ⅱ型子宫内膜癌分子生物学特征

Ⅱ型子宫内膜癌的发病与雌激素无关,部分甚至发生于萎缩的子宫内膜基础上。其分子生物学基础主要与抑癌基因 $p53$ 突变失活相关,发生率为 80%~90%,且发生较早,c-$erbB$-2 扩增与过度表达率也比Ⅰ型高,但 ER、PR 阳性率明显低于Ⅰ型患者(表 69-2)。$PPP2R1A$ 基因突变也经常发生在Ⅱ型子宫内膜癌中,发生率约为 40%。由此可见,两种不同类型子宫内膜癌临床病理学特征的差异是由其本身的分子生物学特性所决定的,两种类型可能存在着不同的致癌途径。

表 69-2 子宫内膜癌的临床分期(FIGO,1970 年修订)

期别	定　义
0 期	原位癌
Ⅰ期	癌灶局限于宫体
Ⅰa 期	宫腔深度≤8 cm
Ⅰb 期	宫腔深度>8 cm
Ⅱ期	病灶累及宫颈但未超出宫体
Ⅲ期	病灶侵犯至子宫体外,但未超出骨盆
Ⅳ期	病灶超出骨盆,有盆腔外转移,或累及膀胱和直肠黏膜

(3)子宫内膜癌的分子生物学特征及研究进展

近年来,癌症基因组图谱(The Cancer Genome Atlas,TCGA)的研究网络陆续进行了数十种基于大样本数据的恶性肿瘤生物信息学研究,其中包括子宫内膜癌。2013 年,TCGA 在 Nature 上发表了子宫内膜癌的相关研究结果。TCGA 对 373 例子宫内膜癌标本进行了检测,包括外显子测序、拷贝数变异、mRNA 表达和 DNA 甲基化情况。结果显示,子宫内膜浆液性癌及 25% 子宫内膜样腺癌有较高的拷贝数变异、较少的 DNA 甲基化表现、较低的 ER/PR 值、较高的 *p53* 突变,而在大多数子宫内膜样腺癌中具有较多的 *PTEN*、*CINNB1*、*PIK3CA*、*ARIDIA* 和 *k-ras* 基因突变和较少的拷贝数变异,同时发现一个热点突变基因 *pole*。由此发现,TCGA 将子宫内膜癌分为 4 种亚型,分别为 POLE 超变异型、MSI 型、高拷贝数变异型和低拷贝数变异型(图 69－11A)。同时,该研究也分析了这 4 类子宫内膜癌的预后,POLE 超变异型的生存率最高,高拷贝数变异型的生存率最低(图 69－11B)。2016 年,有研究者在此分子分型基础上进行了了大样本量的验证,其结果显示分类基本符合之前的分型标准,并发现结合临床病理学特征及分子生物学特征,可以有效地改善其预后风险评估。

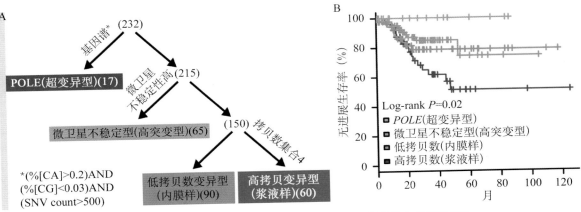

图 69－11　子宫内膜癌分子分型(A)和 4 种分子分型的生存情况(B)

69.1.7　分期

　　子宫内膜癌的分期随着人们对该疾病认识的深入而改变。1988 年以前 FIGO 采用的是临床分期法(1970 年修订,见表 69－2)。临床分期法认为子宫大小与预后相关,故将宫腔深度作为 Ⅰa 与 Ⅰb 期的分期标准,但其后的研究表明子宫内膜癌的病理组织类型、分化程度和肌层浸润深度比子宫大小更有意义。虽然子宫内膜癌的病理组织类型和分化程度可通过术前分段诊刮明确,但与术后病理检查结果相比较,发现其分级不符率高达 31%,G3 的不符率则更高,可达 50%。此外,美国妇科肿瘤协作组(Gynecologic Oncology Group,GOG)分别于 1984 年和 1987 年完成了两项大规模前瞻性研究,发现除年龄、种族和雌激素外,子宫内膜癌的预后还与下列因素相关(表 69－3)。但由于表中所列的许多预后因素,如肌层浸润深度、淋巴结转移、有无子宫外转移病灶等均需手术后病理学检查才能明确,故 FIGO 于 1988 年推荐使用子宫内膜癌手术-病理分期法,并于 2009 年进行更新。目前被广泛接受并应用的为 2009 年 FIGO 修订的子宫内膜癌手术-病理分期(表 69－4)。2009 修订的新手术分期至今已被广泛接受并应用,只有部分有手术禁忌证或保守治疗的患者才采用 1970 年的临床分期法。

表 69－3　子宫内膜癌的预后相关因素

子宫内的预后相关因素	子宫外的预后相关因素
组织类型	附件转移
分化程度	腹膜播散
肌层浸润深度	盆腔淋巴结转移
子宫颈部和宫颈间质受累	腹主动脉旁淋巴结转移
淋巴血管癌栓	阴道壁转移

表 69－4　子宫内膜癌手术-病理分期(FIGO,2009 年修订)

期别	肿瘤范围
Ⅰ 期	肿瘤局限于子宫体
Ⅰa	癌瘤浸润深度≤1/2 肌层
Ⅰb	癌瘤浸润深度>1/2 肌层

续　表

期别	肿瘤范围
Ⅱ期	肿瘤侵犯宫颈间质,但无宫体外蔓延
Ⅲ期	肿瘤局部和(或)区域扩散
Ⅲa	肿瘤累及子宫浆膜层和(或)附件
Ⅲb	阴道和(或)宫旁受累
Ⅲc	盆腔淋巴结和(或)腹主动脉旁淋巴结转移
Ⅲc1	盆腔淋巴结转移
Ⅲc2	腹主动脉淋巴结转移伴或不伴盆腔淋巴结转移
Ⅳ期	肿瘤侵及膀胱和(或)直肠黏膜和(或)远处转移
Ⅳa	肿瘤侵及膀胱和(或)直肠黏膜
Ⅳb	远处转移,包括腹腔内和(或)腹股沟淋巴结转移

手术-病理分期法能较准确地反映子宫内膜癌的转移浸润状况,并由此制定术后治疗方案。统一的病理分期法便于不同的肿瘤治疗中心进行疗效比较。然而,子宫内膜癌的分期有其特殊性,并非全部的子宫内膜癌患者都适合行目前推荐的手术-病理分期法,如:① 部分希望保留生育功能且是高分化子宫内膜样腺癌、病灶局限于内膜的年轻患者;② 阴式子宫和附件切除术也无法提供盆腔淋巴结评价的机会;③ 有严重的内科疾患且有手术禁忌证的患者;④ 单纯放疗或因宫颈肿瘤累及而需要术前放疗的患者。因此,目前临床上手术分期仅用于首选手术治疗的患者,对有手术禁忌证或采用非手术治疗的患者,仍然采用临床分期法。

69.1.8　诊断方法

（1）临床诊断

1）症状和体征:子宫内膜癌最常见的症状是异常子宫出血,其发生率约为88.96%。由于防癌知识的不断普及,大多数患者都已认识到异常子宫出血可能是癌症的预兆,因而及时就医。

子宫出血在不同的年龄段表现有所不同,最多见于围绝经期或绝经后出血,表现为血性分泌物或不规则阴道出血。围绝经期子宫出血在尚未取得病理检查结果前,常将其归咎于所谓的功能性子宫出血(简称功血),所以对围绝经期出血的患者,不能简单地诊断为功血,而应常规行诊断性刮宫以排除子宫内膜癌。绝经后患者多表现为持续或间断性阴道出血。绝经前妇女出现异常子宫出血常表现为月经

过多或在月经间期出现子宫出血,对这类患者都应及时行子宫内膜活检。

少数患者以阴道排液为首发症状,初期可能仅有少量血性白带,后期发生感染、坏死,则有大量恶臭的脓血样液体排出。有时排液可夹杂癌组织的小碎片。倘若宫腔积脓,可引起发热、腹痛,同时一般情况也出现恶化。

虽然盆腔肿块及腹腔积液是卵巢癌的典型症状,而子宫内膜癌患者较少见腹块、腹腔积液症状,但对病理类型为子宫浆液性乳头状腺癌(UPSC)的患者,盆、腹腔肿块、腹腔积液却是常见症状。UPSC是子宫内膜癌中的一种较特殊的亚型,它既可出现子宫内膜癌的症状(如阴道流血),也可有卵巢癌的腹块、腹腔积液症状。少数UPSC的患者甚至根本没有阴道流血,仅以盆、腹腔肿块伴腹腔积液就诊,极易误诊为卵巢癌。如马萨诸塞州总医院妇瘤科报道的1 100余例子宫内膜癌患者中,47例Ⅳ期和86例Ⅲ期(51例为Ⅲa/Ⅲb期,35例为Ⅲc期)UPSC患者的主要症状即为盆腔肿块和腹腔积液。一般说来,盆腔肿块和腹腔积液常预示着病理学类型为非内膜样腺癌,而且多数为晚期病例;术前CT对腹部播散病灶及肺、肝、骨有诊断价值。晚期患者可出现下腹痛、腰痛、贫血及恶病质。我们统计分析了复旦大学附属肿瘤医院妇科于1996～2004年收治的子宫内膜癌病例,发现首发症状为阴道不规则出血者占90.3%、阴道排液增多者为5%。另外,大约2.9%的患者有腹痛、盆(腹)腔肿块和腹腔积液的症状,1.5%的患者在就诊时就已有压迫症状,如腰骶部疼痛和咳嗽等。

盆腔检查发现早期子宫内膜癌常无明显异常,约占40%的患者子宫体大小和形状往往正常,而子宫体增大与肿瘤扩散和伴有肌瘤或宫腔积脓有关。

2）辅助检查:子宫内膜癌的辅助诊断技术包括经腹或经阴道超声、CT、MRI及PET/CT检查等。血清肿瘤标志物检查也有助于鉴别良恶性病变,但最终确诊需要依赖病理学检查。

A.超声检查:目前比较强调绝经后出血患者进行超声检查作为初步检查,已有许多超声研究显示子宫内膜厚度<5 mm者,患子宫内膜癌的危险性<1%。子宫内膜厚度≥5 mm或有子宫出血的患者究竟应用超声检查还是分段诊刮术(dilation and curettage,D&C)更有价值,Epstein和Valentin为此开展了一项研究。他们将97例绝经后出血并且

的情况下，尽量降低膨宫压力，缩短手术时间，以减少癌细胞的播散率。

C. 子宫内膜活检：子宫内膜活检可采用 Novak 刮匙，也可用一次性仪器如 Pipelle 抽吸器等。已有研究显示，Pipelle 抽吸器对检测内膜癌及其前驱病变缺乏灵敏性，发现 3 例病灶面积＜5％的患者 Pipelle 抽吸器全部漏检，12 例病变面积占 5％～25％者漏检 4 例。研究发现只有当病变面积＞50％时，这种一次性仪器才能达到 100％准确（30 例全部检出）。Ferry 和同事对 37 例 Pipelle 抽吸器内膜活检结果为"阴性"的病例与子宫切除术后病理学检查结果进行比较，发现有 67％的患者术前和术后病理符合（37 例中 25 例），即确实未发现子宫内膜病变，但发现 12 例术前 Pipelle 抽吸器内膜活检结果与术后不同，术后病理学检查分别发现 4 例不典型内膜增生、2 例内膜增生、3 例为坏死透明样组织、3 例描述为"非特异性"。此外，另有一项研究发现 Pipelle 抽吸器活检对内膜癌的检出率为 100％（56/56）；但用于病理分型和分级较差，56 例中有 6 例患者的病理学类型与术后病理学检查不一致（10.7％），在病理学分级上 41 例中 3 例不一致。所以得出的结论是：Pipelle 抽吸器活检的阳性结果有助于诊断，但对于局限性内膜病变并不可靠。

2）子宫内膜脱落细胞学检查：子宫内膜脱落细胞学检查常用于子宫内膜癌的筛查。美国癌症学会（ACS）推荐对绝经后有高危因素者或有阴道流血症状者进行子宫内膜肿瘤的筛查。子宫内膜脱落细胞有两种途径可以获取。一种方法是经阴道获取，也就是临床上常用的宫颈刮片或液基细胞法，这种方法获取效率较低。Eddy 及其同事报道 112 例子宫内膜癌或癌肉瘤患者在确诊前行宫颈脱落细胞检查，其中仅 17 例患者找到恶性细胞，33 例找到了意义不明确的不典型腺细胞（atypical glandular cells of uncertain significance，AGUS）。

另一种方法是经宫腔获取内膜脱落细胞，常用子宫内膜细胞采集器结合液基细胞学（liquid-based cytology）制片技术，准确性较高。Yanaki 等（2017）收集了 1 118 例液基子宫内膜细胞学标本和 674 例抽吸子宫内膜组织活检标本，与最终组织学病理学金标准相比，液基细胞学检查发现了 84.5％的阳性病例，高于抽吸内膜组织活检的阳性率（69.8％）。但也有学者认为获取子宫内膜细胞标本制备成细胞涂片，镜下观察细胞形态学特点进行分级评价，存在

细胞涂片阅片困难，缺乏细胞学家一致认可的子宫内膜细胞学诊断标准等，制约子宫内膜细胞学检查的临床广泛应用。故有研究者应用细胞块技术改进脱落细胞学检查。其方法是收集液基细胞学标本，充分离心，聚集标本，固定后常规脱水、透明、浸蜡、包埋后切片行 HE 染色后观察。Zhang 等（2016）将 198 例子宫内膜癌高风险妇女通过子宫内膜取样器获得的细胞学标本先行液基细胞学检查（LBC），残留的细胞学标本加工成石蜡包埋的细胞块（cell block，CB）。以 D&C 组织病理学作为诊断标准，CB 的诊断准确率为 95.1％，LBC 为 93.8％。当 LBC 与 CB 组合时，诊断准确率提高到 95.8％，灵敏性为 89.7％，特异性为 97.4％。因此，子宫内膜脱落细胞 LBC 和细胞块法均是筛选子宫内膜病变的可行和可重复方法，二者的结合可能提高子宫内膜病变的诊断准确率。

69.1.9 鉴别诊断

（1）子宫内膜增生性病变

子宫内膜增生性病变常见于育龄期妇女，临床表现多为不规则阴道出血，血性分泌物或阴道排液较少见，与子宫内膜癌的鉴别诊断主要依靠组织病理学检查。内膜增生性病变按照组织结构特点可分为单纯性增生和复杂性增生；按细胞特征可分为典型增生和不典型增生。单纯性增生的定义是内膜腺体数目增加，表现为腺体扩张、腺体外形不规则或腺体拥挤。复杂性增生的特征是腺体外形不规则，结构显著复杂或出现背靠背性拥挤。不典型增生是指出现不典型腺细胞并伴有腺体增殖，细胞可出现核体积增大、核仁明显、细胞核由长条形变为卵圆形或圆形、染色质粗大或呈不规则散在分布。

子宫内膜重度不典型增生在组织形态上有时难以与分化良好的腺癌相鉴别，且不典型增生病变和内膜样腺癌可能并存。研究显示，术前诊断为内膜不典型增生的患者有 17％～48％术后转化为子宫内膜癌。主要原因可能是术前刮宫或内膜活检仅能够取得一部分的内膜病变组织，因此术前病理学诊断应注意充分取材。

（2）功能失调性子宫出血

简称功血，是一种常见的妇科疾病，是指异常的子宫出血，经检查后未发现有全身或生殖器官器质性病变，而是由于神经内分泌系统功能失调所致。表现为月经周期不规律、经量过多、经期延长或不规

则出血。女性围绝经期因卵巢功能衰退,性激素对下丘脑及垂体的负反馈作用消失,垂体分泌卵泡刺激素(FSH)及黄体生成素(LH)增高,缺乏 LH 中期高峰,不能排卵,子宫内膜发生增生过长而引起无排卵型功血。该年龄段妇女易将不规则子宫出血归咎于内分泌紊乱,而忽视存在内膜器质性病变的可能性,从而延迟诊断。故更年期妇女常发生月经紊乱,尤其子宫出血频发者,即使妇科检查无阳性发现,亦应行 D&C 病理学检查排除内膜癌变方可对症治疗。对于存在阴道不规则出血的年轻女性,特别是合并不孕、月经稀发或多囊卵巢综合征的患者亦应谨慎,如 B 超检查子宫内膜增厚或回声不均,也应行分段诊刮排除子宫内膜癌或癌前病变。

(3) 宫颈管癌

宫颈管癌同样可表现为不规则阴道流血及排液,可有宫颈管增粗、变硬呈桶状。一旦子宫内膜癌灶累及宫颈,则与原发性宫颈管腺癌极难区别,活检组织学检查仅具参考价值。可通过分段诊刮、病理学检查及免疫组化确诊。一般如病检为鳞癌,则原发性宫颈的可能性大;如为腺癌则有时难以鉴定来源。但如能找到黏液腺体,则原发于颈管的可能性较大。日本的 Okudaira 等指出,在浸润性宫颈腺癌组织中,癌胚抗原(CEA)的阳性表达率很高,因此,做 CEA 免疫组织染色,有助于宫颈腺癌与子宫内膜癌的鉴别。

(4) 原发性输卵管癌

原发性输卵管癌以阵发性阴道排液、阴道出血、腹痛为主要症状,阴道组织涂片可能找到恶性细胞,临床易与子宫内膜癌混淆。但输卵管癌内膜检查多为阴性,有时可查到宫旁包块,均有别于子宫内膜癌。如包块较小,盆腔检查不易触及,B 超、MRI 等影像学检查可能有助于鉴别,手术或腹腔镜下活检可确诊。

(5) 原发性卵巢癌

特殊病理类型子宫内膜癌如子宫浆液性乳头状癌(UPSC)的临床表现可类似于卵巢癌,发病初期即可出现盆(腹)腔肿块、腹腔积液及恶病质。但子宫内膜浆液性癌常伴有不规则阴道出血或排液,而原发性卵巢癌则少见。B 超、MRI 等影像学检查发现子宫内膜病灶有助于鉴别,但确诊有赖于病理学检查。

(6) 子宫肌瘤

子宫肌瘤一般有子宫增大、出血等症状。肌层内或浆膜下肌瘤的子宫大而硬,且常不对称,多发肌瘤可摸到多个突起,均有别于内膜癌。单纯黏膜下肌瘤,子宫可正常大小或稍大而不硬,出血同时可伴有阴道排液或血性分泌物,临床表现与子宫内膜癌非常相似。可行 B 超、MRI、宫腔镜检查及肌瘤切除等鉴别诊断。

(7) 老年性子宫内膜炎合并宫腔积脓

常表现为阴道排出脓液、血性或脓血性分泌物,患者多伴有发热,子宫多增大变软,有压痛。扩张宫口后有脓液流出,D&C 仅见炎性浸润组织。对于老年女性,宫腔积脓常与子宫颈管癌或子宫内膜癌并存,鉴别时必须注意。

69.1.10　治疗

(1) 综合治疗原则

子宫内膜癌的治疗是以手术为主联合放疗或化疗及内分泌治疗等的综合治疗。治疗方案应根据术前的病理诊断和组织学类型,以及患者的年龄、全身状况、有无生育要求、有无手术禁忌证等制定。手术治疗为首选的治疗手段,对于伴有严重内科并发症、高龄等不宜手术的各期子宫内膜癌,可采用放射治疗和药物治疗(包括化疗和内分泌治疗)。

1) 早期子宫内膜癌的手术及术后辅助治疗原则:早期子宫内膜癌患者如无生育要求和手术禁忌,首选手术治疗。如病灶局限于子宫,则行全面分期手术,范围包括全子宫/次广泛子宫切除＋双附件切除＋腹腔细胞学检查±盆腔和腹主动脉旁淋巴结清扫术。如子宫内膜癌灶已累及宫颈,则行广泛子宫切除＋双附件切除＋腹腔细胞学检查＋盆腔和腹主动脉旁淋巴结清扫术。术后根据有无复发高危因素决定是否行辅助治疗,一般可将患者分为低危组、中危组和高危组,低危组术后无需治疗,中高危组则需术后辅助放/化疗。

2) 有远处转移子宫内膜癌的治疗原则:有盆、腹腔扩散或远处转移的病例可先行肿瘤细胞减灭术,切除肿瘤原发灶、减轻肿瘤负荷,尽量达到满意的肿瘤细胞减灭术目的,做到无肉眼残留病灶,之后再行辅助治疗或挽救性治疗。手术困难或身体情况无法耐受手术者可先行新辅助化疗使局部肿瘤退缩,待情况允许后再行肿瘤细胞减灭术,之后再行综合治疗。

3) 早期子宫内膜癌保留生育功能治疗:保留生育功能只适用于子宫内膜样腺癌,其他病理学类型如子宫内膜浆液性癌、透明细胞癌、癌肉瘤和子宫肉瘤均不能保留生育功能。即使是子宫内膜样腺癌也必须符合下列所有条件才有可能保留生育功能：① 内膜活检组织经病理专家核实，病理学类型为子宫内膜样腺癌，G1 级。② MRI 检查（首选）或经阴道超声检查发现病灶局限于子宫内膜。③ 影像学检查未发现可疑的转移病灶。④ 无药物治疗或妊娠的禁忌证。⑤ 经充分咨询了解保留生育功能并非子宫内膜癌的标准治疗方式，患者在治疗前需咨询生育专家。⑥ 对合适的患者进行遗传咨询或基因检测。⑦ 可选择甲地孕酮、醋酸甲羟孕酮和左炔诺孕酮宫内缓释系统。⑧ 治疗期间每 3～6 个月 D&C 或取子宫内膜活检，若子宫内膜癌持续存在 6～9 个月，则行全子宫＋双附件切除＋手术分期；若 6 个月后病变完全缓解，鼓励患者受孕，孕前持续每 3～6 个月进行内膜取样检查，若患者暂无生育计划，予孕激素维持治疗及定期监测。⑨ 完成生育后或内膜取样发现疾病进展，即行全子宫＋双附件切除＋手术分期。

早期子宫内膜癌的保育治疗临床研究较多，且有较多的成功报道，然而由于大多数研究报道为小样本回顾性研究，所以有关保育治疗尚有较多待解决的问题。复旦大学附属肿瘤医院王华英教授致力于早期子宫内膜癌保留生育功能治疗研究 10 余年，其早期研究发现，中位治疗 24 周后 85.0%（17/20）的患者完全缓解；4 例患者治愈后 9～24 个月后复发，复发率为 20.0%；6 例治愈后计划妊娠的患者中，2 例自然受孕，其中 1 例患者已经顺产一个健康女婴。与国内外其他学者的研究结果类似，治疗最主要的不良反应包括体重增加、肝功能受损、凝血功能改变等。在随后的研究中将二甲双胍应用于这些患者，初步研究表明二甲双胍联合孕激素治疗可有效控制患者体重，但是未能提高治疗 3 个月后初次疗效评估的完全缓解率（59/80）。目前，该院共计治疗子宫内膜不典型增生/早期子宫内膜样腺癌患者 106 例，治疗 6 个月后的完全缓解率为 81%，共计 10 例患者妊娠 12 人次。虽然诊疗指南中建议患者产后切除子宫，但是该院成功妊娠的患者中无一例患者愿意在完成生育后行子宫切除手术，其中的 2 例患者产后随访中发现子宫内膜不典型增生，再次行孕激素治疗获得缓解。

4）特殊类型子宫内膜癌的治疗原则：病理类型为浆液性乳头状腺癌（UPSC）、透明细胞癌、癌肉瘤等特殊类型的患者，初始治疗前可行 CA125 检查，

有临床指征时行影像学检查。早期患者行全子宫双附件切除和全面手术分期，晚期患者行最大限度减瘤术。指南推荐术后如为Ⅰa 期可观察（仅适用于全子宫切除标本没有肿瘤残留的患者）或全身治疗±阴道近距离放疗或外照射放疗±阴道近距离放疗；如为Ⅰb 期、Ⅱ期和Ⅲ、Ⅳ期，行全身治疗±外照射放疗±阴道近距离放疗。目前临床上多采用化疗作为术后辅助治疗。

（2）手术治疗

子宫内膜癌的手术方式与病理学类型和病灶浸润的范围相关，首先我们知道病理类型为子宫内膜样腺癌及非子宫内膜样腺癌，手术方式并不相同；其次根据病灶浸润范围，如病灶局限于宫体、病灶累及宫颈及已有子宫外转移 3 种不同范围的患者采用 3 种不同的手术方式。

1）子宫内膜样腺癌的 3 种不同的手术范围

A. 病灶局限于宫体：临床分期Ⅰ期（病灶局限于宫体）的基本术式为经腹或腹腔镜全子宫/次广泛子宫切除＋双附件切除＋腹腔细胞学检查±盆腔和腹主动脉旁淋巴结清扫术，即子宫内膜癌的分期手术。规范的子宫内膜癌手术分期程序是：腹部正中直切口，打开腹腔后立即取盆、腹腔冲洗液（0.9%氯化钠溶液 200 ml 冲洗，以子宫直肠陷凹为主）；然后仔细探查整个盆、腹腔内脏器官，网膜、肝脏、腹腔陷凹、附件表面均需检查和触摸，以寻找任何可能存在的转移病灶，仔细触摸主动脉旁和盆腔内可疑或增大的淋巴结。开始手术前先结扎输卵管远端以防止在处理子宫及附件时有肿瘤组织溢出。值得注意的是，需完整取出子宫，避免腹腔内用粉碎器或经阴道分块取出子宫。

对于早期子宫内膜癌患者是否行腹膜后淋巴结清扫，包括盆腔淋巴结清扫（pelvic lymph node dissection，PLND）及腹主动脉旁淋巴结清扫（para-aortic lymph node dissection，PALND），目前尚存在争议。单波儿等总结了 2005 年 1 月～2008 年 7 月在复旦大学附属肿瘤医院接受系统的腹膜后淋巴结清扫手术的 128 例子宫内膜癌患者，其中 19 例（14.8%）出现淋巴结转移，包括盆腔淋巴结转移 15（11.7%）、腹主动脉旁淋巴结转移 11 例（8.6%）。所有病理类型为子宫内膜样腺癌、分化 2 级（G2）、肌层浸润深度<1/2、LVSI 阴性的患者中，仅有 2 例因淋巴结转移分期而升级，而分化 1 级（G1）的患者中，无 1 例因淋巴结转移分期而升级。GOG 报道临床

Ⅰ期子宫内膜癌淋巴结转移率不到 10%,其中 G3 分化者淋巴结转移率为 18%,而 G1 分化者淋巴结转移率极低。因此,对于病灶局限于子宫体、无或仅有浅肌层浸润、分化 1 级的低危组患者可不行腹膜后淋巴结清扫,其他患者则均应行包括腹膜后淋巴结清扫在内的全面的分期手术。

B. 病灶累及宫颈:如子宫内膜癌病灶累及宫颈,手术范围应包括:经腹或腹腔镜广泛子宫切除+双附件切除+腹腔细胞学检查+盆腔和腹主动脉旁淋巴结清扫术。从临床分期的角度出发,所有已有宫颈累及的患者均为Ⅱ期内膜癌,但是Ⅱ期内膜癌也可根据宫颈局部病灶形状分为:① 临床检查发现宫颈病灶很明显,妇检时可见宫颈肿瘤形态,手术方式中的子宫处理需采用子宫根治术(即广泛性子宫切除术)。若宫颈肿瘤大,手术有困难者也可先行腔内放疗待肿瘤缩小后再行根治性手术。② 隐匿性浸润是指妇检时宫颈外观正常,但诊刮标本组织学发现有颈管累及。目前临床上将这部分患者称为"临床隐匿性Ⅱ期子宫内膜癌"。对这类患者的回顾性研究显示,子宫根治术与筋膜外子宫切除术+术后盆腔放疗效果相同。既往资料显示临床有明显宫颈病灶的患者经过根治性子宫切除后已提高了生存率,并且发现约有 10%的Ⅱ期患者有宫旁浸润,因此,有宫颈侵犯的Ⅱ期子宫内膜癌建议行根治性子宫切除术和双附件切除术+腹腔积液细胞学检查和腹膜后淋巴结切除等。Ⅱ期内膜癌者除了子宫根治术和双附件切除术外,规范的手术程序还包括腹腔积液细胞学检查和系统的腹膜后淋巴结清扫术。

C. 疑有子宫外转移:子宫外转移可通过术前评估明确,一般认为,术前妇科检查、病理切片检查和 B 超、CT、MRI 检查及 CA125 检测有助于发现子宫外转移灶。常见的与子宫外转移相关的因素包括 CA125 升高、宫颈涂片找到癌细胞或宫颈见肿瘤形态、术前内膜活检的病理类型为非内膜样腺癌、有附件肿块等。

a. CA125:研究提示 CA125 升高可预示有隐匿性子宫外转移。复旦大学附属肿瘤医院的研究发现,淋巴结转移与术前血清 CA125 水平相关($P<0.01$),当术前血清 CA125 临界值取 20 u/ml 时,其灵敏度和特异度分别为 83.33%和 48.21%,阳性预测值和阴性预测值分别为 14.71%和 96.43%。Sood 等报道 20 u/ml 以下为低危组,可适合阴式子宫切除术,同时发现 CA125>35 u/ml 者与肌层浸润、腹腔细胞学阳性和淋巴结转移明显相关。CA125≥65 u/ml 组的转移率是 CA125<65 u/ml 组的 6.5 倍。而 Dotters 确定的 CA125 临界值为 20 u/ml,认为组织分化为Ⅲ级,同时 CA125>20 u/ml 者,其预测子宫外转移的正确率可达 87%(与手术分期比较)。而在分化 1 级或 2 级的患者中,CA125 同样可预示子宫外转移,发现 12 例 CA125>20 u/ml 的患者中有 9 例出现淋巴结转移;但如果将临界值定义为>35 u/ml,则 12 例中仅发现 6 例转移,阳性预测值明显下降。这个观察正好与 Koper 观察相似,Koper 等发现选择临界值>15 u/ml 时,60 例中有 32 例发现淋巴结转移;而当临界值为>35 u/ml 时,60 例仅发现 10 例淋巴结转移;此外,若再同时考虑组织分化程度,即分化 3 级而将 CA125 临界值定为>20 u/ml,60 例患者检出 39 例淋巴结转移;临界值为>35 u/ml 时,则阳性率下降,60 例中仅检出 22 例。

b. 宫颈涂片:虽然子宫内膜癌患者不典型细胞或可疑癌细胞或恶性细胞的发现率并不高,但一旦发现,则常与宫颈蔓延和子宫外转移相关。一般认为,异常宫颈细胞学常预示子宫内膜癌的病理学类型为非内膜样癌,如浆液性癌或透明细胞癌等,或者虽然病理类型为内膜样腺癌,但分化差。这种现象与这两类病理类型的肿瘤黏附力低而导致脱落细胞增加相关。Eddy 等报道了 112 例子宫内膜癌或癌肉瘤患者确诊前的宫颈细胞学检查结果,其中 17 例找到了恶性细胞,33 例找到意义不明确的非典型腺细胞(AGUS)。结果发现内膜癌组织分化 1 级的患者,其涂片常与 AGUS 相关,而分级高也即分化差的内膜癌其细胞学则常具有明显的恶性特征;如病理类型为浆液性乳头状癌或恶性混合性中胚叶瘤时,宫颈涂片中找到恶性细胞的概率会更高。同样的理由,这类恶性程度高的患者,通过输卵管腔转移至腹腔的概率也明显升高。

c. B 超或 CT/MRI 等影像学检查:可发现盆腔肿块或腹腔积液等。这常见于下列情形:① 子宫内膜癌有卵巢转移;② 有浆液性乳头状癌(UPSC)腹腔内播散;③ 也可能是子宫内膜癌伴发良性或第二原发的卵巢恶性肿瘤。虽然术前的病理和 CT 检查有助于子宫外转移的诊断,尤其是有多处转移灶者诊断并不困难,但对于那些仅有卵巢累及的病例,需区别是子宫内膜癌卵巢转移还是子宫和卵巢皆为原发性肿瘤,诊断往往比较困难,需要病理学检查才能明确。双原发肿瘤的患者往往预后较好,如复旦大学附属肿瘤医院报道的52例有附件肿块的患者,术后手术分期48例为Ⅲ期子宫内膜癌,而另外4例卵巢和子宫内膜肿瘤均为原发性肿瘤,结果发现这4例患者均存活超过10年。此外,浆液性乳头状癌容易引起腹腔内播散,而子宫内原发病灶很小且比较隐匿,故很容易将其误诊为原发性腹膜癌。对这类患者,刮宫或术后的病理学检查将有助于诊断。

所以,对于子宫内膜癌患者疑有子宫外转移,尤其是伴有附件肿块的患者在实施手术治疗时必须注意下列几点:① 术前需行适当肠道准备以备必要时行肠切除术,同时也有利于进行完整的全部肿瘤切除手术。② 剖腹探查时,先完成细胞学检查,同时仔细探查盆、腹腔,如果仅发现卵巢肿块,必须先行卵巢肿块冰冻切片检查,若冰冻切片检查发现为良性肿瘤,则手术方式与Ⅰ期内膜癌相同;若冰冻切片检查怀疑为卵巢第二原发肿瘤,同时伴CA125升高,则行经腹次广泛子宫双附件切除+大网膜切除+盆腔和腹主动脉旁淋巴结切除术;若探查时已发现盆、腹腔内广泛转移,只要技术条件允许并且患者能够耐受,则需行彻底的肿瘤细胞减灭术,尽量做到无肉眼残留肿瘤,有助于提高生存率。

若病变已超出了子宫但局限于腹腔内(包括腹腔积液细胞学阳性、大网膜、淋巴结、卵巢、腹膜转移)时,行全子宫+双附件切除+手术分期+减瘤术,手术的目标是尽可能达到没有可测量的病灶,也可考虑行新辅助化疗。若病变超出子宫但局限在盆腔内(转移至阴道、膀胱、直肠、宫旁)无法切除时,可行放疗+阴道近距离放疗±化疗,也可单纯化疗后再次评估是否可以手术治疗,或者根据化疗效果选择放疗。若病变超出腹腔或转移到肝脏时,可行化疗和(或)放疗和(或)内分泌治疗,也可考虑行姑息性全子宫+双附件切除。若手术困难或患者情况无法耐受手术时,可先行新辅助化疗使局部肿瘤退缩,待患者情况允许后再行肿瘤细胞减灭术,之后再补充化疗。

2) 非子宫内膜样腺癌及特殊类型癌的手术治疗:病理类型为浆液性乳头状腺癌(UPSC)、透明细胞癌、癌肉瘤等特殊类型的患者,手术仍然是首选治疗手段,但其手术方式与子宫内膜样腺癌有所不同。早期患者的手术范围包括:腹腔积液细胞学检查+全子宫/次广泛/广泛子宫切除+双附件切除+盆腔及腹主动脉旁淋巴结清扫+大网膜切除+腹膜多处活检。晚期患者则应行肿瘤细胞减灭术。任玉兰等分析了1996年1月~2005年12月在复旦大学附属肿瘤医院手术治疗的33例子宫内膜浆液性乳头状癌患者的临床病理学资料,多因素分析发现,仅术后病理学分期和病理学分级与预后相关($P<0.05$)。因此,对于早期患者,要进行全面的手术分期;对于晚期患者,则需尽量取得满意的肿瘤细胞减灭术效果,以改善患者的生存。

3) 微创手术在子宫内膜癌中的应用:近年来,越来越多的微创手术方式被应用于早期子宫内膜癌,如腹腔镜手术、机器人手术等。

A. 腹腔镜手术:法国医师 Querleu 等在腹腔镜下进行了第1例盆腔淋巴结清扫手术,之后又将腹腔镜手术应用于早期子宫内膜癌患者的手术治疗。迄今国内外已有许多研究探索腹腔镜手术在子宫内膜癌中的应用,发现腹腔镜手术的子宫内膜癌患者生存率与开腹手术相同,且具有术中出血量少、恢复时间快、术后并发症少、住院时间短及切口美观等优点,因此可以作为治疗早期子宫内膜癌的常规手术方式之一。Lu 等(2013)对324例分别接受开腹手术和腹腔镜手术的子宫内膜癌患者进行了为期11年的随访,研究发现腹腔镜组的并发症发生率明显低于开腹手术组,腹腔镜组和开腹手术组的5年生存率分别为96%和91%,总体生存率分别为90.1%和94.0%,差异均无统计学意义。Scalici 等对2 076例接受手术的子宫内膜癌患者进行统计分析,其中开腹手术组1 269例,腹腔镜组807例,研究发现腹腔镜组的手术时间长于开腹手术组(192 min *vs.* 148 min),但是腹腔镜手术组的术后住院时间短于开腹手术组(1.6 d *vs.* 3.8 d)。一项 Cochrane 数据分析了8项随机对照试验,比较开腹手术和腹腔镜手术治疗早期子宫内膜癌的疗效,结果显示腹腔镜组与开腹手术组在术后并发症的发生、患者总体结局及无瘤生存期等方面的差异无统计学意义,但是腹腔镜组明显减少了术中并发症的发生并缩短了住院时间。

虽然腹腔镜手术可作为早期子宫内膜癌的手术方式之一,但并非适用于所有早期患者。如病态肥胖患者,心肺疾病和通气困难的患者,由于这些患者多伴有腹内压力增高,其会阻止头低脚高位,限制手术时间,提高中转开腹率。另外,腹腔镜手术要求术者要有丰富的手术经验、熟练操作腹腔镜的技术及对二维图像的辨识能力,因此需要较长的学习曲线。

B. 机器人手术:2005 年 4 月,美国食品和药物管理局(FDA)批准了达芬奇机器人系统用于妇科腹腔镜手术,之后机器人手术开始逐渐用于子宫内膜癌患者。与传统腹腔镜手术相比,机器人手术通过软件过滤去除了人手震颤,减少粗糙操作造成的损伤;机器人手术系统能够模仿人类的手和手腕的运动,完全改善人体工程学,具有很好的灵活性,使得手术更加精细;并且术者坐在控制平台上进行操作,能比较好地节省体力,进行远程遥控,学习曲线比腹腔镜手术短。

Ran 等对 22 项对照研究共 4 420 例子宫内膜癌患者进行系统分析,发现机器人组在术后并发症、术中出血量以及术中输血率方面低于开腹手术组,但手术时间长于开腹手术组。此外机器人组术中出血量、中转开腹率低于常规腹腔镜组,机器人组的术中并发症发生率、术后住院时间以及术中输血率和传统腹腔镜组相似。Lavoue 等(2014)研究表明,与传统开腹手术相比,其有更低的轻微并发症发生率、术中出血量少和住院时间短等明显优势。患者的 2 年无病生存率与传统开腹手术相似。因此,机器人手术治疗早期子宫内膜癌是安全可行的。

机器人手术的不足之处是其价格十分昂贵,目前一台达芬奇手术系统需上百万美元,并且每年还需 10 万~25 万美元的维护费用。1 例子宫内膜癌根治术的手术费用为 800~1000 美元,大大增加了患者的手术成本;而且机器人手术系统缺乏触觉反馈系统,术者无法感觉钳夹的力量,在进行缝合或打结时,不能感知打结力量,如果打结过紧,容易导致组织缺血坏死。

因此,包括腹腔镜手术和机器人手术在内的微创手术可作为早期子宫内膜癌的手术方式之一,但选择开腹还是微创手术需要根据患者的疾病情况、身体状况、经济水平以及医师的经验等各方面因素综合判断决定。

4)腹膜后淋巴结清扫的范围、价值及前哨淋巴结活检的应用:虽然自 1988 年 FIGO 子宫内膜癌分期已采用手术后病理学分期,但是腹膜后淋巴结清扫的范围和价值,特别是腹主动脉旁淋巴结清扫术的价值尚有争议。北美仅 54.2% 的医院对子宫内膜癌患者行系统的淋巴结清扫术(盆腔淋巴结清扫+腹主动脉旁淋巴结清扫,西欧仅 24.4% 的医院对子宫内膜癌患者行系统淋巴结清扫。既往随机临床

试验的结果表明,盆腔淋巴结清扫未能提高早期子宫内膜癌患者的生存率,但是未将盆腔淋巴结以及腹主动脉旁淋巴结转移分开进行统计。文献报道子宫内膜癌至少存在 3 条淋巴引流途径,其中 1 条为经过卵巢血管伴行的淋巴管直接转移至腹主动脉旁淋巴结。GOG 的一项在 621 例临床Ⅰ期、Ⅱ期子宫内膜癌患者中进行的前瞻性研究发现淋巴结转移率为 11%,其中盆腔淋巴结转移率为 9%,腹主动脉旁淋巴结转移率为 6%,1/3 的腹主动脉旁淋巴结转移患者未发现盆腔淋巴结转移。复旦大学附属肿瘤医院的单波儿等回顾性分析了 2005 年 1 月~2008 年 7 月收治的初治子宫内膜癌患者 326 例,其中的 128 例患者进行了系统的腹膜后淋巴结清扫手术,占 39.3%。128 例患者中,19 例(14.8%)出现淋巴结转移,其中盆腔淋巴结转移 15 例(11.7%),腹主动脉旁淋巴结转移 11 例(8.6%),7 例患者同时出现盆腔及腹主动脉旁淋巴结转移,36.4%(4/11)的腹主动脉旁淋巴结转移者无盆腔淋巴结转移。因此仅对子宫内膜癌患者进行盆腔淋巴结清扫显然是不够的,腹主动脉旁淋巴结清扫是子宫内膜癌手术分期的必要组成部分。

为了避免对于部分无淋巴结转移的早期子宫内膜癌患者行不必要的大面积后腹膜淋巴结清扫术,有研究建议采用前哨淋巴结(sentinel lymph node,SLN)活检来代替系统的腹膜后淋巴结清扫,以降低手术并发症。近年来,SLN 活检(SLNB)已在乳腺癌、黑色素瘤及外阴癌的治疗中广泛开展,并且逐渐应用于子宫内膜癌。复旦大学附属肿瘤医院王华英等自 2010 年开始摸索 SLNB 在早期子宫内膜癌中的应用价值。前期比较了不同途径注射示踪剂后盆、腹腔 SLN 的检出率以及其分布情况。160 例早期子宫内膜癌患者中 57 例行宫颈注射,53 例行浆膜下肌层注射,50 例行瘤周注射。结果显示宫颈注射亚甲蓝(美兰)后 SLN 检出率为 88.5%(101/114)。宫颈注射亚甲蓝后 5~15 min 即可见淋巴管显影,10~30 min 后可见淋巴结显影;宫颈注射组联合示踪剂注射后,SLN 检出率为 100%,中位 SLN 4 枚(1~29 枚)。子宫浆膜下肌层注射组术中注射亚甲蓝后 5~15 min 即可见盆腔淋巴管显影,注射后 1~5 min 可见卵巢血管伴行淋巴管显影;SLN 检出率为 96.2%,与宫颈注射组检出率差异无统计学意义($P > 0.05$)。瘤周注射组注射亚甲蓝后 10~50 min 可见盆、腹腔淋巴结蓝染。50 例患者中,共计

37 例患者发现盆腔蓝染淋巴结,27 例患者发现腹主动脉旁蓝染淋巴结,10 例患者盆、腹腔均未发现蓝染淋巴结,SLN 检出率为 80%,显著低于宫颈注射组($P<0.001$)和浆膜下肌层注射组($P=0.01$)。

此外,既往研究也表明,采取宫体注射时腹主动脉旁 SLN 的检出率可达 39%,而采取宫颈注射仅能达 2%。Maccauro 等对 26 例病理学类型不同的 I a~Ⅲc 期子宫内膜癌患者进行研究,术前通过宫腔镜进行子宫内膜下[99]Tc 及亚甲蓝联合注射标记,术中行全面盆腔淋巴结清扫术,对病理学类型为浆液型和乳头型的病例同时行腹主动脉旁淋巴结清扫术,结果表明,SLN 检测的敏感性达 100%。Delaloye 等对 60 例 I a~Ⅲc 期子宫内膜癌患者进行研究,术前通过宫腔镜确定病灶部位后,经[99]Tc 和亚甲蓝双标记,术中行全面的盆腔及腹主动脉旁淋巴结清扫术,SLN 的检出率达到 82%。Darai 等开展了一项前瞻性、多中心的研究,中位随访时间达 50 个月时,SLN 检测成功组和失败组患者的无复发生存时间无差异;SLN 阳性组和阴性组的无复发生存时间无差异。因此,在早期患者中,可考虑采用 SLNB 来代替系统的腹膜后淋巴结清扫,但需要进一步的大样本临床试验证实。就现阶段情况而言,子宫内膜癌术中行后腹膜淋巴结清扫还是必要的。

(3)术后辅助治疗

1)子宫内膜癌复发及转移相关因素:手术完成后,完整的术后病理学分期十分重要,包括以下诸多因素如病理学类型、分级、肌层浸润深度、脉管癌栓、宫颈或峡部有否受累、淋巴转移、网膜转移、卵巢肿块是转移或原发等。GOG 的一项早期研究(Morrow CP,1991)发现如表 69-5 所示,有助于我们认识并鉴别子宫内膜癌的术后高危因素。

从表中可以看出,腹主动脉淋巴结转移、盆腔淋巴结转移、淋巴管浸润、阳性腹腔细胞学、峡部/宫颈浸润和附件转移都是子宫内膜癌复发的高危因素,其中以腹主动脉淋巴结转移组的复发率最高,为 40%。多因素分析还发现,高危因素越多,则复发率越高,如一个患者同时具有 3 个或 4 个上述的高危因素时,复发率可达 63.3%。与此相似的是,子宫内膜癌患者的 5 年生存率也与上述因素相关。GOG 的一项研究发现 5 年无瘤生存率与淋巴结转移密切相关,如盆腔淋巴结阴性的患者,其 5 年无瘤生存率为 85%,而盆腔淋巴结阳性伴腹主动脉旁淋巴结阴性的患者为 70%,腹主动脉淋巴结阳性的患者 5 年

表 69-5　子宫内膜癌复发率与高危因素的关系分析(Morrow,1991)

复发高危因素	复发率(%)
单因素分析	
腹主动脉淋巴结转移	40.0
盆腔淋巴结转移	27.7
淋巴管浸润	26.5
阳性腹腔细胞学	18.8
峡部/宫颈浸润	16.0
附件转移	14.3
多因素分析	
单个高危因素	20.1
两个高危因素并存	43.1
3 或 4 个高危因素	63.3

无瘤生存率仅 36%。是否有淋巴管血管侵袭(lymph-vascular invasion,LVI)与生存率明显相关,子宫内膜癌 LVI 的阳性率为 16%~20%。Creasman 报道,当有 LVI 时盆腔和腹主动脉淋巴结转移的发生率分别为 27% 和 19%,无 LVI 时分别为 7% 和 3%。GOG 报道,临床 I/II 期患者的 5 年生存期,有 LVI 组为 61%,而无 LVI 组为 86%。另外,子宫下段累及的患者更易出现淋巴结转移,并且预后较差。此外,肿瘤体积的大小与淋巴结转移有关。Schinck 及其同事报道,I 期患者肿瘤<2 cm,淋巴结转移率仅 6%,肿瘤≥2 cm 时为 21%,当肿瘤累及整个宫腔时则高达 35%。值得注意的还有腹膜细胞学检查,约 15% 的子宫内膜癌患者可出现腹腔细胞学阳性。一般来说,腹腔细胞学阳性常与其他高危因素同时出现,如腹腔细胞学阳性者伴淋巴结转移或附件转移等。腹腔细胞学阳性者很少(仅<5%)无子宫外转移的证据。如 Creasman 报道 13 例中 6 例(46%)仅有腹腔细胞学阳性的患者死于腹腔播散,分析发现这些患者多为子宫浆液性癌。而仅有腹腔细胞学阳性(不伴有子宫外转移病灶者)现已不作为独立的预后因素,因此腹腔细胞学阳性也已从手术病理分期中去除,但仍需要单独报告。当然,与其他实体瘤一样,子宫内膜癌的分期与病理类型及生存率相关,病理类型中以子宫内膜样腺癌预后最好,子宫浆液性癌预后最差。任玉兰等回顾性分了 1996 年 1 月~2005 年 12 月这 10 年间复旦大学附属肿瘤医院收治的晚期子宫内膜癌(Ⅲ~Ⅳ期)患者 103 例。根据 FIGO 在 1988 年提出的子宫内膜癌手术-病理分期标准,其中Ⅲa 期 30 例,Ⅲb 期 4

例,Ⅲc期31例,Ⅳ期38例(均为Ⅳb期),单因素分析显示手术病理分期、病理类型、淋巴结受累、肌层浸润深度、病理学分级与预后相关(P<0.01);多因素分析显示,手术病理分期和肌层浸润深度与预后相关(P<0.05)。基于上述特征可将子宫内膜癌分为低、中、高危3组(表69-6),分组的主要依据是手术分期、病理类型、分化程度、淋巴结转移、腹腔细胞学检查、肌层浸润深度等,虽然病理学类型和分化程度术前即可明确,但肌层浸润深度和子宫外转移等只有在术后病理学检查时才能明确。此外,还需强调的是术中必须行腹腔细胞学检查。并且,也只有经过全面手术探查及明确肿瘤浸润范围后,才能制订出合理的术后放射治疗计划,真正实现个体化治疗。一般来说,对早期中危组患者辅助治疗的目标是巩固疗效并同时尽量减少并发症;对于病期较晚的患者,辅助性放疗可降低局部复发率,但由于这类患者同时有全身性转移的可能,故可采用放、化疗联合以延长患者的生存。

2) 子宫内膜癌术后辅助治疗指征及价值:子宫内膜癌根据复发高危因素可分为低危组、中危组和高危组,如表69-6所示。

表69-6　子宫内膜癌低危、中危、高危分组(复旦大学附属肿瘤医院标准)

危险分组	定　义
低危组	Ⅰa期:分化Ⅰ或Ⅱ级(G1～2)
中危组	Ⅰa期,分化Ⅲ级(G3) Ⅰb期,分化Ⅰ或Ⅱ级(G1～2)
高危组	Ⅰb期,分化Ⅲ级(G3) Ⅱ或Ⅲ、Ⅳ期

A. 低危组(Ⅰa期,G1～2):如上表所示,Ⅰa期且为分化1级或2级的子宫内膜样腺癌患者经手术治疗即可治愈,其复发风险很低,一般不超过10%,故不常规进行辅助放疗。现已有许多回顾性研究资料表明对这组患者放疗并未提高生存率,反而出现许多与放疗相关的毒性反应导致其总生存率(OS)低于对照组。所以,对低危组患者术后可以不需要进一步治疗,定期随访即可。

B. 中危组:(Ⅰa期,G3,或Ⅰb期,G1～2):中危组患者如有危险因素应选择术后辅助盆腔外照射和(或)后装近距离放疗,危险因素包括脉管癌栓、肿瘤大小、子宫下段或宫颈腺体受累、年龄>60岁。

手术分期为Ⅰa期、G3和Ⅰb期、G1～2的患者为中危组,对这组患者术后是否给予辅助放射治疗目前还有争论,但已有越来越多的资料表明中危组患者伴不良预后因素,如深肌层浸润、组织分化差者给予术后盆腔外照射可减少复发,并提高生存率。GOG-99研究针对这组患者是否需要辅助治疗进行了前瞻性随机对照研究,患者随机分组,研究组患者接受手术治疗+术后盆腔外照射,对照组仅接受手术治疗,手术方式相同,均为经腹子宫全切术+双侧输卵管卵巢切除术(TAH/BSO)+盆腔和腹主动脉旁淋巴结切除和腹腔细胞学检查。结果发现术后行辅助放疗组的无复发存活率为96%,显著高于单独手术组患者的88%(P=0.001)。手术+放疗组的总生存率为94%,单独手术组89%(P>0.05)。但接受术后放疗的患者并发症发生率较高,为15%,单独手术组仅6%(P<0.01),其中严重(3、4级)并发症的发生率也随之增加。但进一步分层分析发现,对于>70岁伴1个危险因素,>50岁伴2个危险因素或者任何年龄组伴3个危险因素的患者,给予术后辅助放疗其无瘤生存率明显提高,为87%,与对照组相比具有统计学意义(P<0.01)。复旦大学附属肿瘤医院与日本KCOG协作组总结了1996～2013年期间双方收治的中危和高危组子宫内膜癌患者,比较了352例中危子宫内膜癌患者的术后辅助治疗,其中304例(86.4%)接受了术后辅助化疗、27例(7.7%)接受了术后放疗、21例(6.0%)接受了同期放、化疗。结果发现,3组患者的5年无进展生存率(PFS)分别为91.0%、87.0%和86.0%;5年OS分别为97.0%、96.0%和100%,3组间差异无统计学意义,但放射性膀胱炎和放射性直肠炎多见于放疗患者,而3～4级骨髓抑制更多见于化疗患者。因此,对于中危组中有高危因素者可给予术后辅助放疗或化疗,两种治疗效果类似,但具有不同的毒性及不良反应。

C. 高危组:高危组患者包括手术分期为Ⅰb期、G3及以上的患者,这类患者仅靠手术治疗无法治愈,手术后复发风险极高,故术后应给予放、化疗的联合治疗。放疗给予全盆腔外照射,40～50 Gy/4～6周,对有腹主动脉旁淋巴结转移或可疑转移者,术后加照主动脉淋巴区,剂量30～40 Gy/3～4周。现已有些相关的前瞻性研究结果报道,如意大利肿瘤协作组报道了340例Ⅰc、Ⅱa、Ⅱb(G3)、Ⅲa、Ⅲb和Ⅲc(G1、2、3)期患者,随机分成2组,分别为手术＋放疗组和手术＋化疗组。放疗组给予盆腔外照射45 Gy；化疗组给予化疗5个疗程，每4周给予顺铂（50 mg/m²）、阿霉素（45 mg/m²）和环磷酰胺（600 mg/m²）。结果发现盆腔或远处复发率：放疗组为27％，化疗组为29％，两组间差异无统计学意义；单独盆腔复发率为放疗组5％和化疗组10％（P＞0.05）。对于已有远处转移的晚期患者，则给予化疗为主的全身治疗。复旦大学附属肿瘤医院与日本KCOG协作组总结了1996～2013年期间双方收治的中危和高危组子宫内膜癌患者，比较了912例高危子宫内膜癌患者的术后辅助治疗，其中662例（72.6％）接受了术后辅助化疗、65例（7.1％）接受了术后放疗、185例（20.3％）接受了同期放、化疗。结果发现，3组患者的5年PFS分别为65.0％、74％和66.0％；5年OS分别为80.0％、83％和75.0％，3组间差异均无统计学意义。以上研究均表明对于高危组的术后辅助治疗，不管是术后放疗还是术后化疗均有效果，5年生存率均较单纯手术治疗有所提高。放疗可降低患者的局部复发率，但术后放、化疗联合能否更进一步提高生存率尚在进一步研究中，已发表的II期临床试验结果表明，同期放、化疗联合全身静脉化疗在子宫内膜癌中是安全可行的。此外，浆液性乳头状癌和透明细胞癌患者复发风险极高，预后不良，应给予全身静脉化疗为主的辅助治疗以尽可能延长患者的生存期。

3）子宫内膜癌术后辅助治疗方式：子宫内膜癌辅助治疗的手段包括术后辅助放疗、辅助化疗、内分泌治疗等。术后治疗应针对有复发高危因素的患者，如有腹膜后淋巴结转移、附件转移等子宫外转移病灶者，目的是为了降低复发率，同时提高生存率。

A. 术后辅助放疗：放疗用于子宫内膜癌术后有高危因素的患者，包括体外放疗和后装近距离放疗。

a. 体外放疗

I. 盆腔外照射：采用60 Co远距离照射或6～8 MV直线加速器，每周照射5次，每次平衡量2～2.5 Gy，总量为45～50 Gy/4～6周。照射野范围：照射野面积一般为（16～18）cm×（13～15）cm，上界相当于第4～5腰椎水平，下界为耻骨联合上缘下3～4 cm，外界在真骨盆最宽径外1 cm，照射野包括髂总淋巴下组、髂内、髂外、闭孔及骶前淋巴结。

II. 腹主动脉旁延伸野放疗：适应证包括病理学检查证实腹主动脉旁淋巴结转移和（或）髂总淋巴结阳性者。

照射野范围：上界相当于胸12椎体的下缘水平，下界距盆腔照射野上界1 cm，外界在正中线左右旁开4 cm，宽度为8 cm。剂量35～45 Gy/4～6周，每日照射1.5～2 Gy。照射范围包括腹主动脉旁淋巴区及髂总淋巴区。

III. 全腹照射：① 子宫内膜癌有大网膜、附件和腹腔转移，转移灶已完全切除；② 浆液性乳头状癌或透明细胞癌，而且腹腔积液冲洗液阳性。由于并发症严重，目前已较少采用。

IV. 适形调强放疗：适形调强放疗是新的放疗手段，是一种高精度的放疗。它利用CT图像重建三维结构，使得高剂量区的分布形状在三维方向（前后、左右、上下方向）上与靶区形状一致，并且照射野内的剂量强度可以按治疗肿瘤的需要调节，使得病灶周围正常组织的受量降低，从而可在降低放疗不良反应的同时，提高放疗的疗效。适形调强放疗是目前放疗的主流技术，已开始用于包括子宫内膜癌在内的绝大部分肿瘤的放射治疗。

b. 后装近距离放疗：II期和IIIb期及以上的患者如果阴道有转移病灶需加用阴道腔内放疗，局部剂量不应低于30 Gy，以减少肿瘤复发。

B. 术后辅助化疗：既往认为子宫内膜癌是一种对化疗不甚敏感的肿瘤，化疗只被推荐用于晚期或复发性子宫内膜癌，或用于晚期患者激素治疗失败后的补救治疗。但现在越来越多的研究认为化疗或联合化疗的综合治疗对子宫内膜癌有较好的疗效，对改善患者预后及生存率有重要价值。2006年发表了GOG-122的研究结果，该研究中III/IV期的子宫内膜癌患者被随机分为化疗组（DDP＋ADM）和全腹照射组。患者包括病理学类型为浆液性乳头状癌、盆腔外有转移和手术无法切除者。两组的2年PFS分别为58％（化疗组）和46％（放疗组），P＜0.01。而且日本和意大利学者也分别在子宫内膜癌的辅助治疗方面得到了同样的研究结果，证实子宫内膜癌的术后化疗可取得与术后放疗相同的疗效。此后，化疗在子宫内膜癌治疗中地位明显提高，在术后辅助治疗中也占有重要的地位。

根据NCCN指南，Ib期、G3以上有高危因素和晚期子宫内膜癌患者都可采用化疗为主的单独或联合治疗方案。

在子宫内膜癌的化疗方案中，既往常用的方案为 CAP[顺铂(cisplatin)＋阿霉素(adriamycin)＋环磷酰胺(cyclophophamide)]方案。1990 年 Stringer 等研究发现,对高危的子宫内膜癌采用 CAP 方案化疗 4～6 个疗程后,患者 2 年 PFS 和 OS 分别为 79%和 83%,治疗效果较其他方案为佳。因此,CAP 方案被广泛用于晚期和复发子宫内膜癌的化疗。近年来,TP[紫杉醇(paclitaxol)＋卡铂(carboplatin)]方案也广泛用于子宫内膜癌的治疗。研究表明,TP 方案用于治疗子宫内膜癌,与 CAP 方案相比,虽然 PFS 和 OS 无明显差异,但 TP 方案引起的 3 级和 3 级以上的毒副反应较 CAP 方案少。可见 TP 方案在治疗效果上与 CAP 方案相当,但毒性及不良反应少,安全性更高。

C. 术后辅助放、化疗联合应用进展:如前所述,子宫内膜癌术后有高危因素者选用放疗作为辅助治疗手段可减少局部复发率,提高局控率。研究发现,术后未行放疗的高危子宫内膜癌患者复发率为 15%～20%,盆腔外照射可使病灶局限于盆腔的患者局部复发率降至 0～6.5%。几项随机试验都已证实术后辅助盆腔外照射可降低病灶局限于子宫的内膜癌患者的盆腔复发率,但对 OS 无影响。在 GOG - 99 研究中,子宫内膜癌患者术后被随机分为盆腔外照射和无辅助治疗两组。Key 等对这些患者进行了分层分析,发现那些年龄大、有深肌层浸润、脉管浸润和细胞分化差的患者预后较差。这部分高危患者的 4 年复发或死亡率,辅助放疗组为 17%,而未接受辅助治疗组高达 36%。因此,这部分高危患者接受术后辅助放疗是很有必要的,但远处转移仍为患者治疗失败的主要原因。因此认为,对于这部分高危患者,除放疗外,可考虑进行化疗或两者的联合治疗。现有全身化疗联合放疗治疗术后高危子宫内膜癌的可行性和治疗效果的前瞻性研究显示,放、化疗联合治疗子宫内膜癌是安全可行的。最近复旦大学附属肿瘤医院任玉兰等发表了一项针对高危子宫内膜癌患者同期放、化疗联合 4 个疗程的全身静脉化疗的Ⅱ期临床试验结果,共入组患者 122 例,其中 112 例作为研究对象。研究结果显示,96(85.7%)的患者完成了治疗,无致死性不良反应。其中 25 例(22.3%)患者复发,13 例(11.6%)患者在随访中死亡。5 年 PFS 和 OS 分别为 73%和 84%。研究表明,同期放、化疗联合全身静脉化疗这个治疗方案在子宫内膜癌中是安全可行的。Frigerio 等的Ⅰ期临床试验发现,盆腔外照射加同期紫杉醇治疗,

之后给予紫杉醇的全身静脉化疗,患者的耐受良好。Duska 等报道了盆腔外照射后给予紫杉醇＋阿霉素＋卡铂 3 个疗程的化疗,共治疗 20 名患者,该方案的可行性较好。晚期的放疗仅有 2 名患者出现肠梗阻,1 名出现 3 度便秘。Bruzzone 等报道采用盆腔外照射加 CAP 方案(DDP＋E - ADM＋CTX)治疗 45 例Ⅲ/Ⅳ子宫内膜癌,9 年 PFS 为 30%,OS 为 53%,毒性反应在可接受范围内。RTOG - 9708 Ⅱ期临床试验的研究结果也显示,该研究采用对术后存在高危因素的子宫内膜癌患者,术后给予盆腔外照射＋同期 DDP×2 个疗程,之后加紫杉醇＋顺铂,4 个疗程。入组患者 46 例,结果显示,4 的盆腔、局部和远处复发率分别为 2%、2%和 19%。OS 和 DFS 分别为 85%和 81%,Ⅲ期患者的 4 年 OS 和 DFS 分别为 77%和 72%。Ⅰc、Ⅱa 和Ⅱb 期患者的复发率为 0,这表明对病灶局限于子宫的患者,该治疗方案对盆腔和远处转移的控制率均较好。而对病灶局限于盆腔的Ⅲ期患者,虽然局部控制率较好,但远处转移仍为治疗失败的原因。急性毒性反应以血液毒性为主,慢性毒性反应(3 个月以上)3 级毒性反应 16%,4 级仅 5%。患者的耐受良好。以上这些研究结果表明,采用放、化疗联合治疗术后有高危因素的子宫内膜癌是安全可行的,并且可以延长患者的生存,但尚需进一步扩大样本开展前瞻性研究。

D. 非子宫内膜样腺癌的术后辅助治疗:非子宫内膜样腺癌包括浆液性乳头状癌、透明细胞癌、癌肉瘤等特殊病理学类型,其发生与雌激素无关,属Ⅱ型子宫内膜癌。好发于老年妇女,病程进展快,常有子宫外转移,预后差。临床症状除了可有内膜癌的症状如绝经后阴道出血,也会出现类似卵巢癌的症状,如腹胀、腹腔积液,这是因为子宫外转移所致。腹腔积液量多为中等,常有 CA125 升高。这类患者比较棘手,目前国内外报道较多的治疗方法是手术、放疗、化疗并用的多种治疗手段,认为只有较为积极的治疗才能取得较好的疗效。既往 NCCN 指南推荐术后治疗方案为:如术中发现病灶局限于盆腔,术后即予盆腔外照射 40～50 Gy,如术中发现病灶已超出盆腔,则术后需行全腹照射,如有腹主动脉旁淋巴结转移,可加照辅助动脉淋巴区。但是随着化疗在子宫内膜癌治疗中的地位明显提高,加上Ⅱ型子宫内膜癌极易有子宫癌播散和腹腔内转移及远处转移,故现阶段临床上针对这些患者更多推荐的术后治疗

方案为化疗,而化疗方案以紫杉醇+卡铂常用。据报道,紫杉醇+卡铂治疗24例转移或复发的浆液性乳头状癌(UPSC),有效率达68%。显然,紫杉醇+卡铂联合化疗方案是快速进展型子宫内膜癌的有效治疗手段。

任玉兰等总结了复旦大学附属肿瘤医院1996～2005年收治的浆液性乳头状癌33例,其平均发病年龄为63岁(45～81岁)。其中早期病例(Ⅰ期和Ⅱ期)13例,占39%;晚期病例(Ⅲ期和Ⅳ期)20例,占61%。治疗采用手术联合术后辅助治疗,手术方式为:9例行次广泛子宫切除+双侧附件切除术,8例行次广泛或广泛性子宫切除+双侧附件切除+盆腔淋巴结切除术,16例行全子宫切除+双侧附件切除+大网膜切除+肿瘤细胞减灭术。术后治疗包括:3例行术后辅助性放、化疗,4例行术后辅助性放疗,13例行术后辅助性化疗,方案包括CAP、AP及DDP+5-FU+EADM或丝裂霉素C(MMC)等。随访中,14例患者死亡,2例患者带瘤生存,14例无瘤生存,3例失访。单因素分析发现,手术病理分期、肌层浸润深度与预后相关($P<0.05$);多因素分析显示,手术病理分期、细胞分化与预后相关($P<0.05$)。进一步分析发现,术后辅助化疗可明显改善患者的生存。无论是早期病例(Ⅰ期和Ⅱ期)还是晚期病例(Ⅲ期和Ⅳ期)术后辅助化疗组的生存期均较未行化疗组明显延长,差异有统计学意义($P<0.05$)。其中Ⅲ期和Ⅳ期患者使用术后化疗者平均生存期为30个月,而未行化疗者仅为6个月,其差异具有统计学意义。因此,UPSC应采用以化疗为主的综合治疗,以延长患者的OS。

4)晚期复发子宫内膜癌的手术治疗选择:虽然大多数子宫内膜癌患者由于不规则阴道流血及排液增多等症状而得到早期诊断,但仍有15%～25%的患者就诊时已为晚期,临床治疗十分棘手。晚期(Ⅲ～Ⅳ期)子宫内膜癌患者的5年生存率,Ⅲ期为30%～89%,Ⅳ期仅为0～24%。晚期子宫内膜癌患者应采用手术+化疗±放疗的综合治疗手段。

A. 晚期子宫内膜癌的手术治疗:晚期子宫内膜癌的手术治疗范围包括肿瘤细胞减灭术和后腹膜转移淋巴结切除术。

子宫内膜癌肿瘤细胞减灭术范围包括:次广泛性子宫切除(如宫颈受累则行广泛性子宫切除)、双侧附件切除、盆腔及腹主动脉旁淋巴结切除、盆腹腔转移性肿瘤、大网膜、受浸润的肠管切除等。肿瘤细胞减灭术后残留灶的大小对于患者的预后和生存期有很大的影响。任玉兰等回顾性分析了1996年1月～2006年12月间在复旦大学附属肿瘤医院收治的晚期子宫内膜癌(Ⅲ～Ⅳ期)患者118例,其中81例患者术后无肿瘤残留,21例残留灶直径≤1 cm,16例残留灶直径>1 cm。研究发现,术后残留肿瘤大小与预后明显相关,残留肿瘤≤1 cm的患者预后明显优于残留肿瘤直径>1 cm者,差异有统计学意义($P<0.05$)(图69-17)。Bristow等分析了65例Ⅳ期子宫内膜癌患者后发现,残留灶直径≤1 cm和>1 cm患者的中位生存期分别为34.3和11.0个月,两者比较,差异有统计学意义($P<0.01$)。Jambrou等研究也发现,42例Ⅲc～Ⅳ期行满意的肿瘤细胞减灭术患者的中位生存期为17.8个月,而16例行肿瘤细胞减瘤术疗效不满意患者的中位生存期仅为6.7个月,两者比较,差异有统计学意义($P=0.001$)。因此,晚期子宫内膜癌患者术后残留灶的大小与预后明显相关,手术治疗应尽量达到满意的肿瘤细胞减灭术,通过大块肿瘤的切除,减轻肿瘤负荷,改善患者的症状和身体状况,提高肿瘤对放、化疗的敏感度,降低与耐药有关的基因突变率,以延长患者的生存期。

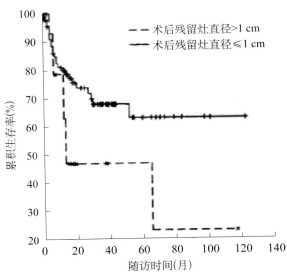

图69-17　术后残留肿瘤直径≤1 cm和>1 cm的患者生存曲线

行后腹膜淋巴结切除术有两个目的：① 切除转移或可疑转移的淋巴结；② 进行手术分期，指导术后治疗，判断预后。在任玉兰等的研究中，77 例行盆腔淋巴结切除术的患者中，37 例发生盆腔淋巴结转移，转移率为 48%；其中 20 例加行腹主动脉旁淋巴结切除术的患者中，7 例发生腹主动脉旁淋巴结转移，转移率高达 35%（7/20）。分析发现，行后腹膜淋巴结切除术患者的预后明显优于未行该手术者（$P < 0.001$）。由此可见，晚期子宫内膜癌患者有较高的盆腔和腹主动脉旁淋巴结转移率，行盆腔淋巴结切除和腹主动脉旁淋巴结切除术是十分必要的。尤其值得一提的是，在 7 例腹主动脉旁淋巴结转移患者中，有 3 例盆腔淋巴结为阴性，仅腹主动脉旁淋巴结阳性。因此，晚期子宫内膜癌患者不仅应行盆腔淋巴结切除术，行腹主动脉旁淋巴结切除术也是十分必要的，以便进行准确的手术病理分期，同时切除可能转移的淋巴结，减少肿瘤负荷，提高术后辅助治疗的效果。

B. 复发子宫内膜癌的手术治疗：大部分子宫内膜癌发现时为早期，预后较好，但仍有部分患者会出现疾病进展和复发。子宫内膜癌的复发率约 13%，这部分复发患者的预后很差，死亡率约为 25%。

复发性子宫内膜癌的治疗手段很多，方法包括手术、放疗、化疗和内分泌治疗等。具体治疗方案的选择需要依据复发癌灶的部位、初始治疗方式和患者自身状态，采用个体化的综合治疗。化疗主要用于广泛转移的患者，而放疗主要用于单发、孤立的转移并且之前没有接受过放疗的患者。根据 NCCN 指南的建议，对于盆腔局部复发的患者，可考虑行手术切除，手术方式包括肿瘤细胞减灭术和盆腔器官清除术等。既往研究表明盆腔脏器清除术对于放疗不敏感的盆腔中央型复发患者的治疗有一定的作用。最近文献也报道了肿瘤细胞减灭术在治疗复发子宫内膜癌中的作用，提示复发子宫内膜癌的患者可能从满意的肿瘤细胞减灭术中获益。

对于肿瘤细胞减灭术在复发子宫内膜癌中的价值，最近一项 Meta 分析显示，满意的肿瘤细胞减灭术可改善患者的生存。对接受过放疗的复发性子宫内膜癌进行彻底的减瘤术后患者的生存时间明显长于有较大病灶残留的患者。Scarabelli 等研究 20 例行肿瘤细胞减灭术的盆、腹腔复发性子宫内膜癌患者，发现无残留病灶组的 PFS 和 OS 明显长于有残留病灶组。因此，认为有无残留病灶是影响患者

PFS 和 OS 的重要因素。Barakat 等研究肿瘤细胞减灭术是否对患者的预后有显著影响，结果显示理想减瘤术组（$\leqslant 2$ cm）、次理想减瘤术组（> 2 cm）及不可切除肿瘤组的中位生存时间分别为 31、12 和 8 个月（$P < 0.01$）。并且其进一步研究发现，对复发或转移病灶即使不能完全切除，通过手术缩小肿瘤体积，也可以改善患者预后。任玉兰等回顾性分析了 1995 年 1 月~2012 年 5 月在复旦大学附属肿瘤医院手术的 75 例复发子宫内膜癌患者，生存分析显示，单因素分析中，病理分级（G1，G2，G3）、复发间隔（$\leqslant 18$ 个月、> 18 个月）、复发肿瘤的最大直径（$\leqslant 6$ cm、> 6 cm）、复发肿瘤的个数（单个、多发）、复发时是否合并腹腔积液和二次肿瘤细胞减灭术（secondary cytoreduction，SCR）后的残留肿瘤（R0、R1、R2），P 均 < 0.05，有统计学意义，可能与预后相关。多因素分析发现仅 SCR 后的残留肿瘤直径和病理分级的 $P < 0.05$，有统计学意义，与预后相关。特别是 SCR 后的残留肿瘤大小为最强的预后影响因素（$P = 0.001$）。这与文献报道相符，提示对于复发的子宫内膜癌患者行二次手术时，尽量达到残留肿瘤 $\leqslant 1$ cm，可显著改善患者的预后。

目前对于复发子宫内膜癌患者是否适合行肿瘤细胞减灭术尚无选择标准，需要进一步探讨。复旦大学附属肿瘤医院的任玉兰等研究显示，复发年龄、复发间隔（PFI）、复发肿瘤大小、复发肿瘤部位（盆、腹腔，腹膜后）和复发肿瘤个数（单个、多发）经单因素分析可能与 SCR 后切净率相关。将这些因素进入多因素回归分析发现，复发年龄、复发肿瘤大小和复发肿瘤个数的 $P < 0.05$，即复发年龄小、复发肿瘤最大径 $\leqslant 6$ cm、复发肿瘤为单个的患者更可能在 SCR 中达到满意的肿瘤细胞减灭术效果（R0 和 R1），从而最终获得生存获益。

（4）化疗

子宫内膜癌的化疗主要用于复发、转移或有复发高危因素的患者，一般推荐二药联合化疗方案。可选择的方案包括：卡铂/紫杉醇，顺铂/多柔比星，顺铂/多柔比星/紫杉醇（因为毒性较大未被广泛使用），卡铂/多西他赛，异环磷酰胺/紫杉醇（用于癌肉瘤，1 类证据），顺铂/异环磷酰胺（用于癌肉瘤）；单药如顺铂、卡铂、多柔比星、脂质体阿霉素、紫杉醇、拓扑替康、贝伐单抗、替西罗莫司、多西他赛（2B 级证据）、异环磷酰胺（用于癌肉瘤）等。如果有应用紫杉醇的禁忌证，可应用多西他赛。化疗后肿瘤仍进

展可考虑应用贝伐单抗。

目前常用化疗方案如下。

1) TP 方案:紫杉醇 135 mg/m²、卡铂 AUC＝5,每 3 周 1 个疗程。Price 报道应用紫杉醇和卡铂治疗晚期或复发或具有高危因素的子宫内膜癌患者,其客观有效率 63%。既往子宫内膜癌的化疗方案中,最常用的为 CAP 方案。但最近研究表明,TP 方案与 CAP 方案相比,虽然 PFS 和 OS 无明显差异,但毒性及不良反应较 CAP 方案少。因此,TP 方案是子宫内膜癌的最常用的方案。

2) CAP 方案:CTX 500 mg/m²＋ADM 60 mg/m²＋DDP 60 mg/m² 静脉滴注,每 3 周 1 个疗程。Smith、Bruke 报道,对高危子宫内膜癌,在手术前或手术后采用 CAP 方案化疗,疗效有所提高,CAP 方案作为常用的辅助化疗。

3) AP 方案:ADM 60 mg/m²＋DDP 60 mg/m² 静脉滴注,每 3 周 1 个疗程。Pawinski 报道以 AP 方案治疗晚期或复发子宫内膜癌 47 例,27 例获得缓解,其中完全缓解 10 例,部分缓解 17 例。Deppe 报道以 AP 方案治疗 19 例晚期和复发子宫内膜癌(Ⅲ期 8 例,Ⅳ期 2 例,复发 9 例),获部分缓解 7 例,有效率为 36.7%。平均生存期 17 个月。

4) CEP 方案:DDP 50 mg/m²＋VP－16 70 mg/m²＋Taxol 175 mg/m²,每 3 周 1 个疗程。Lissoni 报道应用 CEP 方案,治疗 30 例子宫内膜癌Ⅲ期或Ⅳ期患者,其客观有效率 73%。

5) IAP 方案:IFO 1 g/m²(d1～5)＋ADM 50 mg/m² d1＋DDP 50 mg/m² d1,每 3 周 1 个疗程。Nishida 报道应用 IAP 方案治疗以前接受过化疗的Ⅱ～Ⅳ期子宫内膜癌患者,客观有效率为 100%。

（5）根治性放疗

子宫内膜癌首选手术治疗,但对部分有严重内科并发症而不能耐受手术者,即有手术禁忌证或极度肥胖者,可选择根治性放疗作为主要的治疗手段。

子宫内膜癌的根治性放疗是以体外照射和腔内放疗联合应用,以腔内放疗为主。传统的腔内放疗是 Heyman 提出的子宫填充法,用含镭的不锈钢小囊容器填充子宫腔等方案。但近年来,镭管多已废弃不用,主要使用钴－60、铱－192 等放射性核素作为放射源,放置在较小的容器内,通过遥控后装技术进行腔内后装近距离放疗。体外照射的方法与子宫颈癌相似,体外照射野上界达第 5 腰椎上缘(L5),侧缘包括盆腔淋巴结,下界达阴道上 1/2 段,照射剂量为

肿瘤量达 60 Gy。根据肌层浸润深度,患者可单用腔内放疗或联合外照射。临床Ⅰ期患者,可用 MRI 或超声和肿瘤分级评估肿瘤浸润深度及盆腔淋巴结转移风险来决定是单用腔内放疗还是联合盆腔外照射。Grigsby 及其同事报道,临床Ⅰ期患者如果接受外照射联合腔内近距离放疗,其 5 年 PFS 根据组织学分级分层,1、2、3 级分别为 94%、92%和 78%。对不能耐受手术的临床Ⅱ期子宫内膜癌患者,通常给予全盆腔照射联合腔内近距离放疗,这些患者 5 年生存率为 50%～60%,低于术前放疗联合手术治疗方案。临床Ⅲ期子宫内膜癌不常见,只占所有患者的 5%～10%,并且大部分累及阴道或附件,这些患者不同于淋巴结采样活检时发现淋巴结累及的手术分期Ⅲ期的患者,因为手术分期Ⅲ期的患者绝大部分为ⅢC 期。目前文献报道外照射和腔内放疗的 5 年生存率范围是 16%～42%。Ⅳ期子宫内膜癌很少,在所有患者中的比例不到 5%,对病变局限于盆腔如果累及膀胱或直肠的患者,可单用放疗,但长期生存很少。Goff 及其同事报道,行减瘤术患者的中位生存率为 18 个月,而未行减瘤术患者为 8 个月。对于盆腔有症状的局部晚期病例有无法行手术治疗的患者,放疗是一种有效的姑息治疗手段,Spanos 及其同事报道,肿瘤放疗组(RTOG)的研究评价了一个为减轻内膜癌晚期或复发患者盆腔症状的简便加速超分割放疗方案。同时放疗也可以为有临床症状的腹膜后淋巴结、肺或骨转移者提供有效的姑息性治疗。

（6）内分泌治疗

1) 孕激素治疗:如前所述,孕激素能使异常增生的子宫内膜转变为分泌期或萎缩性子宫内膜,从而导致子宫内膜增生病灶萎缩、逆转。据报道约 1/3 晚期或复发子宫内膜癌患者对孕激素类制剂有效。目前认为孕激素治疗效果与肿瘤组织中的 ER、PR 密切相关,ER 和 PR 阳性者孕激素治疗效果好,可达 80%,而 ER 和 PR 阴性者孕激素治疗效果差,这些患者宜选用化疗。此外,孕激素治疗效果也与肿瘤组织病理学类型和分化程度相关,子宫内膜样腺癌、高分化者治疗效果好,反之疗效差;如非子宫内膜样腺癌或分化差的内膜样腺癌,其孕激素治疗效果差。故在治疗前了解患者的病理学类型、分化程度和 ER、PR 状况,将有助于治疗选择。

孕激素治疗的主要指征是晚期患者和复发病例,一般报道客观有效率为 20%～40%。最常用的

孕激素类制剂主要有 3 种：① 醋酸羟孕酮（MPA），500～1 000 mg/d，口服；② 醋酸甲地孕酮（MA），160 mg/d，口服；③ 己酸羟孕酮（HPC），250～500 mg/d。这几种孕激素类制剂通常要应用 2 个月以上才能产生疗效，如治疗有效者可持续应用，甚至终生。

关于孕激素类制剂作为早期子宫内膜癌术后的辅助治疗，目前的观点已与以往有所不同，由于孕激素治疗不良反应轻，曾经被广泛用于各期子宫内膜癌术后辅助治疗，但多个多中心随机对照研究发现，早期子宫内膜癌术后用孕激素治疗和术后安慰剂对照，两组的生存率无明显差异。如 MacDonald 等将 429 例已完成手术±放疗的患者随机分组，治疗组给予醋酸甲羟孕酮，对照组给予安慰剂，发现两组的 OS 均为 76%。随后，来自挪威的 Vergote 及其同事研究观察了 1 084 例Ⅰ、Ⅱ期子宫内膜癌患者，均完成经腹子宫全切术＋双侧输卵管卵巢切除术（TAH/BSO），然后随机分成孕激素治疗组和对照组，结果发现两组的 OS 和复发率并无差异。随后的随机研究也同样得出类似结果。如 Krafft 及其同事随机抽取 196 例（93 例术后，103 例放疗）醋酸炔诺酮（NEA）50 mg/d，6 个月一周期交替非间断辅助性治疗 5 年。结果手术组的 5 年生存率为 92%，而手术后应用孕激素组的 5 年生存率为 82%。与对照组相比，醋酸炔诺酮的不良反应增加 2 倍（47.9%）。由此可见，孕激素作为Ⅰ、Ⅱ期内膜癌术后的辅助治疗并不能提高 OS 或无瘤生存率。并且，子宫内膜癌患者多有高血压、糖尿病、肥胖等并发症，而孕激素治疗会加重此类并发症，故目前已不主张将孕激素用于早期子宫内膜癌患者手术后的辅助治疗。

此外，孕激素还可以作为单一治疗手段治疗年轻患者高分化子宫内膜样腺癌而保留患者的生育功能。最常用的药物为甲地孕酮（megace），160 mg/d 连续服用，其间密切随访，观察病情进展。综合文献报道发现孕激素治疗年轻、高分化的子宫内膜腺癌的有效率为 57%～100%，完全缓解后的复发率为 24%，而部分复发患者经再次孕激素治疗后还可获得完全缓解。Chiva 等对 1966～2007 年发表的关于子宫内膜癌孕激素治疗的 133 例患者进行总结分析，初治有效率为 77.4%（103/133），平均治疗反应时间为 12 周，平均孕激素治疗时间为 6 个月。34% 的患者（35/103）初治完全缓解后又再次复发，中位复发时间 20 个月。复发患者多数接受手术治疗，约

有 30% 的复发患者再次接受孕激素治疗，治疗缓解率仍高达 80%。30 例患者初治无效。对初治无效或治疗后复发且有完整数据的 41 例患者进行分析，约 50% 的患者存在术后病理学升级和升期，其中 6 例患者术后病理学检查证实为Ⅲc 期。53 例患者成功妊娠，其中 35 例应用了辅助生殖技术；3 例患者产后 6～22 个月接受手术治疗的标本中见肿瘤病灶残留。Gunderson 等（2012）的系统综述中纳入了 2004～2011 年发表的 45 篇关于子宫内膜不典型增生和高分化子宫内膜样腺癌保守治疗的文章，391 例患者中分别有 49% 和 25% 应用醋酸甲羟孕酮（medroxyprogesterone acetate，MPA）和醋酸甲地孕酮（megestrol acetate，MA）进行治疗。304 例患者（77.7%）完全缓解，中位缓解时间 6 个月（1～18 个月），其中 208 例患者（53.2%）完全缓解后未曾复发；96 例患者治愈后复发，中位复发时间 24 个月（4～72 个月）；87 例患者（22.2%）初治无效，病灶持续存在。其中 38 篇文献中提到妊娠情况，315 例患者中 114 例（36.2%）患者至少妊娠 1 次，成功分娩 117 例活婴，41% 的子宫内膜不典型增生患者和 34.8% 的子宫内膜癌患者最终成功妊娠，部分患者为自然受孕，部分患者应用了辅助生殖技术。目前尚无法明确辅助生殖技术对妊娠率以及疾病预后的影响。Gressel 等对 2010～2015 年间发表的关于早期子宫内膜癌药物保守治疗的文献作了分析，进一步证实了早期子宫内膜癌保留生育功能的安全性，同时发现积极控制体重以及血糖可降低复发风险。近年来研究表明宫腔内放置含左炔诺孕酮的宫内节育环（intrauterine device，IUD）对早期子宫内膜癌有一定治疗效果，韩国 Kim 等的前瞻性研究表明，大剂量口服孕激素联合含左炔诺孕酮的 IUD 可有效治疗早期子宫内膜癌，作者建议在取出 IUD 之后进行刮宫以明确疗效，因为放置 IUD 期间的子宫内膜活检可能影响病理学评估。

2）三苯氧胺（他莫昔芬，tamoxifen，TAM）：三苯氧胺是一种非甾体类抗雌激素类药物，但其本身也有极微弱的雌激素样作用。三苯氧胺与雌激素竞争性结合雌激素受体（ER），降低组织对雌激素的正常反应，从而抑制细胞增生。三苯氧胺并可诱导产生 PR，此对于 ER 阳性而 PR 阴性患者，可以先用三苯氧胺（剂量为 20 mg，每日 2 次），以后再用黄体酮（孕酮）。三苯氧胺也可与己酸孕酮联合应用或序贯应用。近年的研究以 TAM 联合抗癌药物或联合孕

激素以提高抗癌效果。GOG 报道用 TAM 加孕酮治疗晚期子宫内膜癌，TAM 20 mg 每日 2 次与 MPA 联合应用，两种药物每 2 周或 3 周交替使用，有效率（PR＋CR）27％～33％，中位生存期 13～14 个月。目前认为，TAM 用于治疗晚期子宫内膜癌是有效的，还可延长部分患者的完全缓解时间。

3）促性腺激素释放激素类似物（GnRHa）：研究发现约 80％子宫内膜癌有促性腺激素释放激素（GnRH）受体表达，子宫内膜癌自分泌作用很可能依赖于 GnRH。因此，GnRHa 可通过 ER 和 PR 非依赖途径治疗子宫内膜癌。Covens 等用 Leu-Prorelin acetate（7.5 mg/month）或 Goserelin（3.6 mg/month）治疗 25 例转移和复发子宫内膜癌，8 例病情稳定（中位时间 5 个月）。在 Lhomme 等对晚期或复发子宫内膜癌进行多中心的临床研究中，24 例患者接受了曲普瑞林肌内注射治疗，用药时间 3 个月（1～12 个月），在 23 例可评价的患者中，总有效率为 8.7％（完全有效 1 例，部分有效 1 例），并有 5 例患者病情稳定，生存时间 7.2 个月。

4）兰他隆、来曲唑：第 3 代芳香化酶抑制剂能有效抑制芳香化酶的活性，降低雌激素水平。由于子宫内膜癌组织中芳香化酶含量高于周围正常组织，因此对子宫内膜癌也有一定疗效。

（7）子宫内膜癌靶向及免疫治疗的前沿进展

近年来，随着对肿瘤分子机制和信号转导通路的理解加深，肿瘤分子靶向治疗的研究不断深入，越来越多的分子靶向药物开始在子宫内膜癌中得到应用，并且显示出一定的疗效。这些药物包括酪氨酸激酶抑制剂、单克隆抗体以及 mTOR 信号通路的抑制剂等，目前多处于 II 期临床试验阶段，且病例数较少，因此，尚需进一步研究。

1）酪氨酸激酶抑制剂

A．吉非替尼（gefitinib）：吉非替尼是一种有效的表皮生长因子受体酪氨酸激酶（EGFR－TK）的选择性抑制剂，它可与 EGFR－TK 催化区域的 ATP 结合位点竞争性结合，阻断细胞内信号的传递，抑制肿瘤细胞增殖，促进肿瘤细胞凋亡。在子宫内膜癌中，Albitar 等检测了 I 型子宫内膜癌细胞系 Ishikawa H 和 II 型子宫内膜癌细胞系 Hec50co 中 EGFR 的表达和吉非替尼的作用，结果发现吉非替尼可以抑制这 2 种细胞系细胞外信号调节激酶（extracellular signal regulated kinase，ERK）的磷酸化，表明吉非替尼可用于这两种类型子宫内膜癌的

治疗。此研究结果在动物实验中也获得证实，同时发现，吉非替尼与紫杉醇联合用于子宫内膜癌是有效的。最近美国妇科肿瘤协会（Gynecologic Oncology Group，GOG）公布了一项关于吉非替尼单药用于治疗复发性子宫内膜癌的 II 期临床试验结果，共入组 26 例患者，既往曾接受过 1～2 种方案化疗，每日给予吉非替尼单药 50 mg 口服，直至疾病进展或不能耐受。结果显示，在 26 例患者中，1 例疾病完全缓解（complete response，CR），7 例疾病稳定（stable disease，SD），16 例疾病进展（progressive disease，PD）。因此，认为吉非替尼单药在治疗复发性子宫内膜癌中，患者耐受性良好，但疗效一般，需探索与其他化疗药物联合应用，以进一步提高疗效。

B．埃洛替尼（erlotinib）：埃洛替尼是一种口服的，可逆的 HER－1/EGFR 酪氨酸激酶抑制剂。一项 II 期临床试验结果显示，埃洛替尼用于 23 例复发或转移的子宫内膜癌患者，结果 1 例（4％）患者取得部分缓解（partial response，PR），12 例（52％）为 SD，提示埃洛替尼可能作为复发或转移的子宫内膜癌患者的挽救治疗手段之一。

C．索拉非尼（sorafenib）：索拉非尼是一种小分子的多靶点口服激酶抑制剂，不仅能抑制血管内皮生长因子受体（vascular endothelial growth factor receptor，VEGFR）、血小板衍生生长因子受体（platelet-derived growth factor receptor，PDGFR）和 FMS 样酪氨酸激酶 3（FMS-like tyrosine kinase 3，FLT3）活性，还是 RAF 激酶的强效抑制剂。索拉非尼既能抑制血管的生成又能直接抑制肿瘤细胞的增殖，目前美国 FDA 已批准索拉非尼用于肾癌的治疗。最近一项 II 期临床试验中，索拉非尼单药被用于治疗晚期/复发性子宫内膜癌或子宫癌肉瘤，共入组 55 例患者，包括 39 例子宫内膜癌和 16 例癌肉瘤。2 个月后（1 个月为 1 个疗程），39 例子宫内膜癌患者中，2 例（5％）为 PR，19 例（50％）为 SD；16 例癌肉瘤患者中，4 例（27％）为 SD。该研究结果提示，索拉非尼对部分子宫内膜癌患者有一定的治疗效果。

D．伊马替尼（imatinib）：伊马替尼是选择性酪氨酸激酶抑制剂，包括 ABL 和 PDGFR 酪氨酸激酶。目前伊马替尼主要用于慢性粒细胞白血病和胃肠道间质瘤的治疗。在子宫内膜癌中，Slomovitz 等报道了伊马替尼联合紫杉醇治疗晚期或复发 UPSC 的 I 期临床试验结果，在 8 例可评价疗效的患者中，

1例具有可测量病灶者取得PR。因此,伊马替尼在子宫内膜癌中的应用尚需进一步研究。

2) 单克隆抗体

A. 曲妥珠单抗(trastuzumab):ErbB-2(HER-2)是EGFR酪氨酸激酶家族成员之一,被认为在细胞分化、肿瘤生长和转移中发挥作用。25%～30%的乳腺癌中可检测到c-erbB-2基因扩增及ErbB-2蛋白水平升高。最近研究发现,18%～80%UPSC患者中存在ErbB-2蛋白水平升高,并且与预后相关。曲妥珠单抗是针对ErbB-2(HER-2)的单克隆抗体,1998年被FDA批准用于乳腺癌的临床治疗。对于曲妥珠单抗在UPSC患者中的疗效,Santin等研究显示,体外UPSC细胞株对曲妥珠单抗介导的抗体依赖的细胞介导的细胞毒作用(antibody-dependent cell-mediated cytotoxicity, ADCC)十分敏感,可使肿瘤细胞增殖受到明显抑制。Villella等将曲妥珠单抗用于2例存在ErbB-2高表达的晚期UPSC患者中,其中1例为CR,1例为SD。因此,曲妥珠单抗可能作为一种新的治疗手段用于存在ErbB-2基因高表达的复发及转移性的UPSC患者的治疗。

B. 贝伐单抗(bevacizumab)——抗血管生成单克隆抗体:56%～100%的子宫内膜癌中可检测到血管内皮生长因子(vascular endothelial growth factor VEGF)的表达,并且与细胞分化差、深肌层浸润、淋巴脉管浸润、淋巴结转移和预后差相关。贝伐单抗是针对VEGF的重组人源化单克隆抗体,可选择性抑制VEGF的表达,阻止VEGF介导的VEGFR-1和VEGFR-2活化,通过抑制肿瘤血管生成,使其无法获得生长所需的营养物质而停止生长,从而发挥抗肿瘤作用。在子宫内膜癌中的初步研究结果显示,贝伐单抗用于治疗9例复发子宫内膜癌和2例平滑肌肉瘤,其中2例(18%)为PR,3例(27%)为SD。GOG一项单用贝伐单抗治疗复发性子宫内膜癌的II期临床试验结果显示,共入组53例患者,既往接受过1～2种方案化疗,给予贝伐单抗15 mg/kg治疗,每3周给药1次,直至疾病进展或不能耐受。结果显示,共8例(15.3%,8/53)出现疾病缓解,其中1例为CR,7例为PR;中位PFS为4.2个月,中位OS为10.5个月。因此,贝伐单抗单药在治疗复发子宫内膜癌中显示一定的疗效,但尚需进一步研究。

3) mTOR通路抑制剂:PI3K/AKT/mTOR信号通路在调节细胞周期、细胞凋亡和血管生成方面有重要作用,因此,该信号通路相关基因的改变可引起细胞增殖和肿瘤的发生。正常情况下,PTEN为一种抑癌基因,可抑制PI3K/AKT/mTOR信号通路,而PTEN基因的失活可引起AKT的激活,后者又可引起mTOR的上调。mTOR为哺乳动物雷帕霉素(rapamycin)靶蛋白,通过一系列的生化过程,mTOR可提高控制细胞生长和血管生成的靶基因mRNA的转录。因此,PTEN基因的改变可导致该通路的异常激活,从而引起细胞的增殖。40%～60%的子宫内膜癌中可检测到PTEN基因的突变。目前的II期临床试验结果表明,mTOR抑制剂在子宫内膜癌的客观反应率为4%～24%,多数不到10%,但它们能使33%～53%的转移或复发性子宫内膜癌患者的病情趋于稳定,6个月PFS达38%～43%。因此针对mTOR的抑制剂(雷帕霉素的衍生物),包括依维莫司(everolimuas)、替西罗莫司(temsirolimus)和地磷莫司(Ridaforolimus)等,有望成为治疗子宫内膜癌重要的靶向药物之一。

A. 依维莫司(everolimuas):依维莫司是一种口服的雷帕霉素的衍生物,mTOR蛋白的抑制剂。最近的一项II期临床试验报道了依维莫司在复发子宫内膜癌中的治疗作用。该研究共入组29例患者,在可评估的25例患者中,11例(44%)患者达到CR或PR。同时对PTEN蛋白的表达情况进行检测,发现PTEN蛋白表达缺失预测CR和PR的敏感度为88%,特异性为57%,阳性预测值为70%,阴性预测值为80%。结果表明,依维莫司单药可用于未经其他治疗的复发子宫内膜癌,并通过检测PTEN蛋白表达情况预测治疗效果。

B. 替西罗莫司(temsirolimus):替西罗莫司是特异性抑制mTOR的药物,美国FDA已经批准替西罗莫司用于治疗晚期肾细胞癌。Oza等报道了替西罗莫司用于治疗既往化疗过的复发/转移子宫内膜癌的II期临床试验结果,共入组27例患者,其中2例(7.4%)达到PR,12例(44%)为SD,10例(41.7%)为PD。研究表明替西罗莫司可作为既往化疗过的复发/转移子宫内膜癌的挽救治疗手段之一。

4) 细胞程序性死亡受体1(PD-1)/PD-1配体(PD-L1)抑制剂:恢复宿主抗肿瘤免疫也可能是治疗子宫内膜癌的一种新策略。免疫检查点调节剂如PD-1促进逃逸肿瘤免疫监测,80%的子宫内膜癌表达高水平的PD-1或者其配体PD-L1。另外,高突变负荷与 PD-1 表达增加有关,并且有资料提示 POLE 突变或微卫星不稳定的子宫内膜癌可能很适合进行针对 PD-1 的免疫治疗。目前 PD-1/PD-L1 抑制剂在子宫内膜癌中的临床试验正在进行中。

69.1.11　治疗后随访

（1）随访时间

治疗后第 1 次随诊为治疗后 1 个月,前 2～3 年每 3～6 个月随访 1 次,以后每 6～12 个月随访 1 次,第 5 年后每年随诊 1 次。

（2）随访内容

随访时应做详细的妇科检查,必要时行 B 超、肿瘤标志物 CA125、细胞学检查、胸部 X 线、CT 或 MRI 等检查。随访内容包括:关于可能的复发症状、生活方式、肥胖、运动、戒烟、营养咨询、性健康等健康宣教;若初治时 CA125 升高则随访时复查;有临床指征行影像学检查。因为对于Ⅰ期患者来说,无症状肿瘤复发率只有 2.6％,故目前对术后无症状患者不再推荐阴道细胞学检查。对Ⅲ～Ⅳ期患者前 3 年可每 6 个月行胸部、腹部、盆腔 CT 检查,第 4～5 年可间隔 6～12 个月行上述检查。对于可疑转移的患者,推荐全身 PET/CT 检查。

69.1.12　预后及展望

子宫内膜癌因其解剖特点(起源于内膜,被较厚的子宫肌层包裹);早期常有明显症状——阴道出血;诊断采用诊刮即可明确,故约占 75％的病例确诊时为Ⅰ期。影响预后的因素有手术病理分期、病理类型、组织分化程度、肌层浸润深度、淋巴结转移、子宫外转移、年龄等。近年来,随着对浆液性乳头状癌等亚型认识的深入,已知病理类型与预后关系密切,各病理类型之间 5 年生存率差别较大,故必须加强对特殊病理类型子宫内膜癌的治疗和开展更有效治疗方案的临床研究,同时寻找更适合临床的分子分型方法以更正确地区分复发因素,对中危组患者既不过度治疗也避免治疗不足。随着近年来新的分子靶向药物在子宫内膜癌治疗中的应用和发现新的靶点,其在晚期及复发子宫内膜癌中的作用值得期待。

（单波儿　江佳璐　毕蕊　涂小予　田文娟　蒋朝霞　徐俊彦　任玉兰　王华英）

69.2　子宫间质肿瘤

69.2.1　子宫肌瘤

（1）概述

子宫肌瘤是女性生殖器官中最常见的良性肿瘤,也是人体中常见的肿瘤之一。子宫肌瘤主要由子宫平滑肌细胞增生形成,故又称为子宫平滑肌瘤,其间有少量纤维结缔组织作为支持组织存在。子宫肌瘤可以生长在子宫的任何部位,单个或多个,多个更为常见,且个数不定。子宫肌瘤多见于 30～50 岁女性,以 40～50 岁最多见,20 岁以下相对少见,70％～80％的 50 岁女性患有子宫肌瘤。子宫肌瘤在绝经后可出现逐渐萎缩。因子宫肌瘤常常无明显临床症状,因此其发病率比较难进行真实统计。有文献报道,因各种疾病切除的子宫标本中,77％的子宫标本最后经病理学检查确诊为子宫肌瘤。

（2）病因及发病机制

迄今为止,子宫肌瘤的相关发病因素尚不明确,可能与下列因素有一定关系。

1）女性激素:临床上常见 30～50 岁的女性在生育年龄患病后肌瘤可继续生长发展,而绝经后可见肌瘤萎缩等表现,认为是雌激素起了一定的促进作用;另外,子宫肌组织内的 ER、PR 的含量随月经周期雌、孕激素的水平而变化。子宫肌瘤组织中的 ER 和雌二醇的含量较正常子宫肌组织高,而雌二醇转化为雌三醇的量较少,因此雌二醇堆积于子宫肌瘤中,从而说明子宫肌瘤的发生可能与雌激素关系密切。也有可能是子宫肌瘤部位的组织选择性地保留较高浓度的雌激素或者是肌瘤局部代谢能力不足,导致雌二醇浓度过高。此外,妊娠合并子宫肌瘤时,其发展速度快,可能是由于胎盘生乳素可促进雌二醇的作用。因此,目前普遍认为子宫肌瘤是雌激素依赖性肿瘤。

2）遗传因素:有文献报道,家族中一级亲属中有子宫肌瘤者,则其患病的危险性是普通女性的 2.315 倍。更有细胞遗传学研究显示,25％～50％的子宫肌瘤存在细胞遗传学的异常,包括 12 号和 17 号染色体长臂片段的相互换位、12 号染色体长臂重排、7 号染色体长臂部分缺失等。另有文献报道子宫肌瘤患病率与人种相关,黑种人比白种人患子宫肌瘤的可能性更大。有数据(Flake, 2003)表明,50

岁的白种人有近 70% 的患子宫肌瘤,而在 50 岁的黑种人女性中这一比例可达 80%。

3) 社会精神因素:流行病学相关研究表明,受教育程度较高的女性,患子宫肌瘤的风险较高,可能与这些女性的精神压力大相关。精神压力大可能影响女性内分泌水平的变化,从而诱发子宫肌瘤的发生。

另外,子宫肌瘤也可能发生在具有高雄激素水平的肾上腺性腺综合征患者中,这就无法用女性激素相关理论来解释,有待进一步研究。

(3) 分类

临床上根据子宫肌瘤所在部位不同,将其分为子宫体部肌瘤和子宫颈肌瘤,前者更为常见。子宫肌瘤常位于子宫壁肌层内,但随着肌瘤的增大,它可向不同方向发生,向外可突向子宫浆膜面,向内可突出于子宫腔及内膜。根据其发展过程中与子宫肌层的关系,可将子宫肌瘤分为以下 4 类。

1) 肌壁间子宫肌瘤:又称肌层内子宫肌瘤,即肌瘤位于子宫肌壁内,周围均为肌层包围,此类肌瘤最多见,占 60%~70%。体积较小的肌壁间肌瘤往往不引起子宫外形的改变,较大的肌瘤可使子宫增大,甚至出现结节状突起,或宫腔变形。肌壁间肌瘤由于其血供相对丰富,故很少发生变性及坏死。

2) 浆膜下子宫肌瘤:肌瘤向子宫浆膜层生长,使得肌瘤向子宫体表面突起,但仍与浆膜层直接接触。这类子宫肌瘤比较少见,大约占 20%。浆膜下肌瘤常常使子宫呈不规则增大,表面高低不平。浆膜下肌瘤中,也可见仅有一蒂与子宫肌壁相连,此类带蒂子宫肌瘤常因血供不足,易发生肌瘤变性坏死。

3) 黏膜下子宫肌瘤:肌瘤向黏膜层生长,突出于子宫腔,与黏膜层直接接触。此类子宫肌瘤最为少见,约占 10%。黏膜下肌瘤可使宫腔增大变形而引起月经量增多或周期改变,而子宫外则变化不大。黏膜下肌瘤较浆膜下肌瘤而言,更容易形成蒂,而带蒂黏膜下肌瘤在宫腔内可引起子宫收缩,肌瘤可经宫颈排入阴道内。

子宫肌瘤常表现为多发性,临床上经常可见子宫内有数个甚至数十个大小不等肌瘤共存(图 69-18)。因此,上述 2 种甚至 3 种类型的肌瘤可发生于同一子宫上。FIGO 根据肌瘤大小以及其与子宫肌壁的关系将其进行分类分级(表 69-7)。

4) 子宫平滑肌瘤的特殊类型

A. 腹膜播散性平滑肌瘤病(leiomyomatosis peritoneal disseminata):也称寄生性平滑肌瘤,指

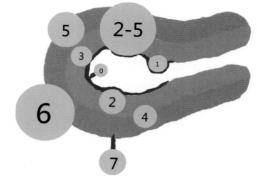

图 69-18　子宫肌瘤 FIGO 分类图示

表 69-7　子宫肌瘤 FIGO 分类

类型	分级	表现
黏膜下肌瘤	0	有蒂的黏膜下肌瘤
	1	内凸>50% 的黏膜下肌瘤
	2	内凸≤50% 的黏膜下肌瘤
非黏膜下肌瘤	3	表面覆盖子宫内膜的肌壁间肌瘤
	4	完全性肌壁间肌瘤
	5	外凸≤50% 的浆膜下肌瘤
	6	外凸>50% 的浆膜下肌瘤
	7	有蒂的浆膜下肌瘤
	8	其他(特殊类型,如宫颈肌瘤、寄生瘤)
混合瘤[a]	$x-y^b$	用两个以连字符 "-" 连接起来的数字表示,通常前一数字表示肌瘤与子宫内膜的关系,后一数字表示肌瘤与浆膜的关系

a:同时累及内膜和浆膜的子宫肌瘤
b:x,0-2 表示黏膜下肌瘤分级;y,3-8 表示非黏膜下肌瘤分级
例:2-5 表示肌瘤内凸向宫腔,外凸向浆膜,但均不超过其直径的 50%

平滑肌瘤与子宫分离,发生在卵巢、圆韧带、子宫浆膜面、大网膜、肠系膜、肠壁及胃壁等处,发生在女性低位腹膜后的具有良性生物学行为的平滑肌肿瘤可能属于该范畴,其生长方式类似于恶性肿瘤种植,但形态同平滑肌瘤,且对周围组织无浸润及破坏性。

B. 脉管内平滑肌瘤病(intravascular leiomyomatosis):子宫平滑肌瘤组织进入静脉或淋巴管内,在子宫和盆腔静脉管腔内常可找到成熟的平滑肌生长,称为脉管内平滑肌瘤病。该病虽为良性疾病,而其临床和大体特征类似于子宫内膜间质肉瘤。因为平滑肌瘤组织进入脉管,可沿脉管生长至阔韧带、子宫血管、髂血管,甚至沿着下腔静脉至左心房,从而危及患者生命。

C. 良性转移性平滑肌瘤病（benign metastatic leiomyoma）：这是一种非常罕见的子宫肌瘤，文献报道少。该类型的平滑肌瘤具有典型的平滑肌瘤特征，可出现类似于恶性肿瘤的远处转移，例如肺、局部淋巴结或其他部位出现类似改变的结节。子宫体外的结节可能与原发子宫肌瘤一样具有良性表现，也有可能显示为平滑肌肉瘤或恶性潜能未定的平滑肌瘤。子宫体外结节可出现在子宫切除术后多年，常为多发性，多数情况下，子宫外病灶的镜下表现非常温和，在切除"转移灶"后患者的中位生存期可达94个月，这种生物学特点与子宫平滑肌肉瘤存在明显差异。目前，其发生机制尚未完全阐明。

D. 弥漫性平滑肌瘤病（diffuse leiomyomatosis）：指几乎整个子宫肌层均布满无数境界不清的平滑肌瘤，多数仅为镜下所见。有研究通过对1例弥漫性平滑肌瘤病的病变进行克隆性分析，发现这些微小平滑肌瘤均为独立的肿瘤，与原发性子宫肌层肥大或子宫肌层增生不同。

E. 恶性潜能未定的平滑肌瘤（smooth muscle tumour of uncertain malignant potential）：该病理类型的子宫肌瘤在组织学上为分化良好的平滑肌瘤，但其核不典型、有丝分裂指数和区域性坏死提示其存在恶性可能。该类子宫肌瘤具有恶性肿瘤的一些特征，但又不符合恶性肿瘤即子宫肉瘤的诊断标准，因此无法被清楚地定义为良性或者恶性，诊断依据为核分裂数及核异型程度。对于年轻希望保留生育功能的患者，需慎重选择及密切随访。目前，WHO将这类子宫肌瘤命名为"恶性潜能未定的平滑肌瘤"。

（4）病理学特征

1）平滑肌瘤（leiomyoma）：是子宫体最常见的间叶源性肿瘤，常见于40～50岁患者，具有遗传性平滑肌瘤病和肾癌的患者发病年龄更年轻。细胞形态与正常的子宫平滑肌细胞相似，但具有非正常肌层的排列方式（图69-19）。平滑肌瘤有多种形态学变异，但仍然属于良性肿瘤的范畴，包括富于细胞的平滑肌瘤、水肿型平滑肌瘤、梗死型平滑肌瘤、脂肪平滑肌瘤、上皮样平滑肌瘤、黏液性平滑肌瘤。

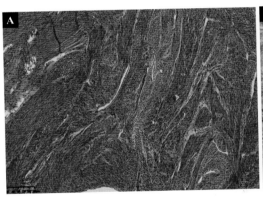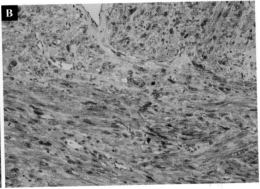

图 69 - 19　平滑肌瘤镜下表现

A. 平滑肌束纵横交错排列；B. 少见病例的平滑肌瘤中可见异型性细胞核

2）伴有独特生长方式和行为的良性平滑肌肿瘤

A. 绒毛分隔状平滑肌瘤（cotyledonoid dissectiong leiomyoma）：也称为胎盘样亚型平滑肌瘤，肉眼呈红色或粉色的外生胎盘样肿块，可以从子宫肌层延伸至子宫体外，如阔韧带和盆腔，甚至少数病例有两侧附件受累。

B. 静脉内平滑肌瘤病（intravenous leiomyomatosis，IVL）：少见，在静脉内的均为良性的平滑肌瘤细胞，镜下形态由于是典型的平滑肌瘤，需要结合肉眼所见，尤其是在静脉内的"蠕虫样"生长方式，可延伸到卵巢静脉，罕见情况下可延伸到下腔静脉和右心。这些患者可在最初子宫切除时或切除多年后出现心脏病症状。

C. 弥漫性子宫平滑肌瘤病（diffuse leiomyomatosis）：表现为子宫对称性增大，子宫肌壁内无数融合性平滑肌瘤性结节。

D. 良性转移性平滑肌瘤：罕见，既往有子宫平滑肌瘤病史，但在子宫外出现良性的平滑肌瘤结节，通常为多发性，最常见的是肺部受累，也有少数肺外部位，如腹膜后和纵隔淋巴结、骨、软组织等。

E. 平滑肌瘤病：是指缺乏弥漫性平滑肌瘤病特征的在子宫、阔韧带和盆腔软组织的多发性平滑肌瘤。

F. 遗传性平滑肌瘤病与肾癌综合征：是常染色体显性遗传病，胚系水平发生 *FH*（fumarate hydratase）基因突变，常表现为多发性平滑肌瘤，常伴有细胞丰富、多叶核、不典型细胞核等病理形态特点。

（5）临床表现

1）症状：大多数子宫肌瘤患者无明显症状，常在体检时发现。部分患者有一些症状，其症状一般与子宫肌瘤的部位、大小及肌瘤生长方式等有关。

A. 阴道出血：阴道出血为子宫肌瘤患者的主要症状，约30%的患者主要表现为月经量过多，经期延长或周期缩短。主要发生于肌壁间肌瘤及黏膜下肌瘤患者，也可能是黏膜下肌瘤患者的主要症状。其起因与子宫腔增大，或黏膜突起使得子宫内膜面积增大有关。此外，当黏膜下肌瘤发生坏死感染时，可有不规则阴道出血或血样脓性排液。

B. 下腹部肿块：随着子宫肌瘤逐渐增大到子宫体积超过妊娠3个月时，患者可自己扪及下腹部肿块，尤其是宫底的浆膜下肌瘤，向腹腔突出。当膀胱充盈将子宫推向上方时，更容易在腹部触及肿块，表现为下腹部居中肿块，实性，可活动，无明显压痛。

C. 白带增多：肌壁间肌瘤及黏膜下肌瘤均能使宫腔面积增加，内膜分泌增多，同时伴有盆腔充血等情况，而导致白带增多。

D. 腹痛：子宫浆膜下肌瘤发生蒂扭转时，可出现明显的腹痛。同时，黏膜下肌瘤被挤压，不断向下经过宫颈管，排出阴道时，也可能会出现下腹疼痛等表现。当肌瘤脱出于宫颈外时，部分患者可因外阴脱出肿物而就医。

E. 压迫症状：子宫体下端及宫颈部肌瘤可产生压迫症状。子宫峡部前壁肌瘤增大至10 cm或更大时，可引起尿频、尿急等膀胱压迫症状，甚至可引起尿潴留。而子宫后壁肌瘤嵌顿于子宫直肠陷窝时，可出现下腹部坠胀不适、排便不适、排便困难等直肠压迫症状。阔韧带肌瘤或宫颈巨大肌瘤侧向生长时，可压迫输尿管，引起上泌尿道梗阻，形成输尿管扩张，甚至有肾盂积水等表现。

F. 不孕：有些子宫肌瘤患者可伴有不孕或者易流产，子宫肌瘤对受孕及妊娠结果的影响可能与肌瘤的生长部位、大小及数目有一定相关性。当子宫肌瘤位于子宫角，可压迫输卵管入口，导致管腔不畅；肌壁间肌瘤可使宫腔变形，影响受精卵着床；黏膜下肌瘤可能会影响受精卵着床，同时也一定程度上影响精子进入宫腔，以上都可能引起不孕。

G. 全身症状：继发性贫血，子宫肌瘤患者可能有长期的月经量增加、经期延长等表现，可导致阴道出血过多，未及时治疗者可引起继发性贫血。另外，极少数子宫肌瘤患者可能出现高血压、红细胞增多症等。

2）体征：子宫肌瘤的体征根据不同类型，可有不同的表现，需要通过腹部触诊及双合诊、三合诊来帮助判断。在体检的过程中，需要仔细扪清子宫大小、形态、肌瘤大小及坚硬程度，与子宫的关系等。

A. 浆膜下肌瘤：子宫不规则增大，检查时可在子宫表面触及单个或多个不规则质硬球形结节。带蒂的子宫肌瘤活动性好，易推动。

B. 肌壁间肌瘤：子宫为均匀性增大，当子宫肌瘤较大时，可扪及宫体高低不平，有质硬结节突起。

C. 黏膜下肌瘤：当肌瘤尚在宫腔内时，可扪及子宫均匀性增大，但无法扪及瘤体。但当黏膜下肌瘤下移可有不同的表现，当黏膜下肌瘤下降至宫颈口，可触及光滑伴充血的球形瘤体；当它悬吊于阴道内时，表面常呈暗红色，可出现坏死等表现。

（6）辅助检查

1）实验室检查：一般子宫肌瘤患者实验室检查无特殊可见。当患者长期月经过多、经期时间过长时，可出现继发性贫血、血红蛋白减少等。

2）影像学检查

A. 超声检查：超声检查为目前最常用的检查方法，可采用经腹或经阴道超声，敏感性及特异性分别为98%和100%。超声检查简单无创，可分辨2～3 mm小肌瘤结节，较为敏感。肌瘤结节一般呈圆形低回声或等回声，周围有假包膜形成的低回声晕。黏膜下肌瘤一般表现为宫腔内异常回声团。彩色多普勒超声还可以检测肌瘤结节的血流情况，协助判断有无变性，甚至恶变。通过超声，可以明确肌瘤数目、大小、部位等信息，有助于指导治疗选择。

B. MRI检查：一般情况下，子宫肌瘤无需采用MRI检查，但增强MRI有助于鉴别子宫肌瘤与子宫肉瘤，也有助于了解子宫肌瘤的位置、大小等情况。

C. 子宫输卵管造影检查：该检查不作为子宫肌

瘤的常规检查,但患者合并有不孕等情况时可行输卵管造影,从而可能发现宫腔变形,发现肌壁间肌瘤及黏膜下肌瘤。

(7) 鉴别诊断

子宫肌瘤可与下列疾病混淆,需加以鉴别。

1) 妊娠子宫:妊娠子宫与子宫肌瘤均会引起子宫增大。一般妊娠子宫质软,而肌瘤除变性外,一般质地较硬。妊娠有停经史,而肌瘤则表现为月经量增多或不规则阴道出血。妊娠试验、超声检查有助于鉴别子宫肌瘤与妊娠子宫。而子宫肌瘤可能同时合并妊娠,易漏诊。

2) 卵巢肿瘤:子宫肌瘤质硬,居于下腹正中,可随子宫移动;卵巢肿瘤多数为囊性,一般位于下腹一侧或双侧,不随子宫移动。子宫肌瘤常有月经过多或不规则阴道出血,而卵巢肿瘤一般少有月经改变。实质性的卵巢肿瘤可被误认为带蒂的浆膜下子宫肌瘤,而肌瘤囊性变时可以被认为是卵巢囊肿。妇科检查、超声等检查有助于明确诊断。

3) 子宫恶性肿瘤:当黏膜下子宫肌瘤变性、坏死时,可有不规则阴道出血或恶臭排液,需与子宫内膜癌相鉴别。位于宫腔内的黏膜下肌瘤与子宫内膜癌鉴别,可通过诊刮及内膜病理学检查明确诊断;脱出于宫颈口位于阴道内的黏膜下肌瘤需与外生型宫颈癌相鉴别,可通过妇科检查及活检明确诊断。

4) 子宫腺肌病及腺肌瘤:子宫腺肌病、腺肌瘤及子宫肌瘤均可使子宫增大。超过50%的子宫腺肌病及腺肌瘤患者可出现进行性痛经,同时其子宫大小可随经期变化,B超检查可辅助诊断。

5) 子宫内翻:子宫内翻与黏膜下肌瘤脱出宫颈口位于阴道内引起的子宫内翻临床表现相似,均可有阴道分泌物增多、月经量增多等表现。妇科检查需仔细鉴别宫腔是否存在,宫体是否能清楚扪及,可帮助诊断。

6) 子宫肥大:子宫肥大见于经产妇,一般由于子宫肌层肥厚而引起子宫增大,常表现为整体形状规则,均匀增大,表面无结节。可通过超声、宫腔镜等检查明确诊断。

7) 子宫畸形:双角子宫或残角子宫易被误诊为子宫肌瘤。一般子宫畸形患者,月经正常,输卵管碘油造影可帮助明确诊断。

8) 盆腔炎性包块:子宫附件炎性包块可与子宫相粘连,与子宫肌瘤易混淆。一般情况下,炎性包块常有急性或亚急性感染病史,有发热、下腹及腰骶部疼痛等表现。妇检可有压痛,质地较肌瘤软。

(8) 治疗

子宫肌瘤为良性肿瘤,其治疗方案需根据患者年龄、生育要求、症状、肌瘤大小、部位、肌瘤生长速度等情况综合考虑。主要可有以下几种处理方式:随访观察、手术治疗和非手术治疗。

1) 随访观察:大部分子宫肌瘤患者无临床症状,常因体检发现,同时子宫肌瘤体积较小,这种情况下,可定期随访,每3～6个月进行超声检查。另外,子宫肌瘤的生长与雌激素相关,绝经后女性激素水平下降,肌瘤可停止生长。因此,围绝经期女性,当子宫<3个月妊娠大小,且无明显症状时可暂时观察。有研究表明(Peddada,2008),3%～7%的绝经前患者虽未经治疗但子宫肌瘤大小可在6个月至3年中有一定程度缩小。

2) 手术治疗:手术是子宫肌瘤的主要治疗手段之一,一般只有当患者出现以下症状时才考虑手术治疗。手术指征:① 子宫肌瘤导致月经量过多,甚至出现继发性贫血,且药物治疗无效;② 肌瘤导致严重腹痛或性交痛,或慢性腹痛;③ 浆膜下肌瘤出现蒂扭转;④ 肌瘤导致尿频、尿急、大便困难等压迫症状;⑤ 确定肌瘤是不孕或反复流产的原因之一;⑥ 肌瘤生长速度快,或疑有恶变时。

A. 子宫切除术:子宫切除手术是根治子宫肌瘤的方法。子宫切除手术适用于无生育要求,多发子宫肌瘤的患者。子宫切除可选择经腹、经阴道、经腹腔镜或机器人手术等途径;手术方式可选择全子宫切除或次全子宫切除术。经腹子宫切除术野暴露良好,可于直视下进行手术操作,同时可处理盆腔其他病变,其缺点是切口大、创伤大、恢复慢。经阴道子宫切除术通过自然通道进行手术,具有创伤小、康复快的优点,其缺点是术野暴露有限,视野较差,不能处理其他盆腔病变。经腹腔镜子宫切除术具有较明显的优势,一方面腹腔镜手术创伤较开腹小,出血少,恢复快,住院时间短;另一方面腔镜手术具有良好的视野,同时也能一并处理盆腔其他病灶。机器人手术的优点包括机械臂的活动灵活,操作精准,甚至超过了人的手腕动作范围,能够精确完成切割、分离、缝合、打结等手术步骤,同时机器人手术的损伤小、恢复快,但机器人手术仍然存在其缺点,例如价格昂贵、手术系统庞大、手术器械仍较单一等。

就手术方式而言,子宫肌瘤可选择全子宫切除和次全子宫切除术。子宫切除已经成为治疗子宫肌瘤的主要方式,但是否需要保留宫颈,目前仍然没有明确的手术指征与临床指南可供参考。残留宫颈存在发生宫颈上皮内变瘤及宫颈癌的风险,但子宫次全切除不破坏盆底结构。全子宫切除术将一并切除宫颈,一定程度上破坏了盆底结构,可一定程度引起阴道壁短缩等表现。

因此子宫切除的手术方式及手术途径需要医师与患者之间的充分沟通,共同决定。

B. 子宫肌瘤剥除术:子宫肌瘤剥除术是子宫切除术的一种替代手术,适用于年轻有生育要求或要求保留子宫的患者,但这些患者需要排除宫颈及子宫内膜病变,子宫肌瘤类型为浆膜下或肌壁间肌瘤,肌瘤数目为单个或数量较少。当患者已无生育要求,或有多发子宫肌瘤(甚至数十个),围绝经期患者行子宫肌瘤剥除术是不合适的。据文献报道,子宫肌瘤剥除术后大约有15%患者会复发,约10%的患者在术后5~10年内行子宫切除术。其复发风险可能与年龄、子宫肌瘤数目、大小、子宫大小以及术后是否分娩有一定关系。研究表明,腹腔镜下子宫肌瘤剥除术后,完成分娩的女性复发率约42%,而未分娩的复发率约55%。同时围绝经期的患者存在功血、内膜病变等风险。但如患者强烈要求保留子宫,此时患者行子宫肌瘤剥除术则出于心理因素的考虑。肌瘤剥除术后,应仔细检查标本,注意有无肉瘤变,如有异常应行快速冰冻切片病理学检查。

子宫肌瘤剥除术也可分为经腹、经腹腔镜、经机器人及宫腔镜下子宫肌瘤切除术。① 经腹子宫肌瘤剥除术:经腹手术具有视野暴露良好,可直接操作等优点,在肌瘤剥除术中,对于较大肌瘤(直径>10 cm)或多发性肌瘤,较腹腔镜而言更有优势。② 经腹腔镜下子宫肌瘤剥除术:一般认为因系经腹手术,具有失血量少、术后疼痛减轻、恢复快、整体并发症少等优点,但也有一定局限性,例如腹腔镜下缝合有一定挑战性,对于特殊部位的子宫肌瘤操作有一定困难,例如宫体下段、宫颈交界处等。③ 经机器人子宫肌瘤剥除术:在过去10余年中,机器人手术大受欢迎。而在妇科手术中,尤其是良性疾病的手术中,机器人手术比一般腹腔镜手术失血量大、手术时间更长,同时其手术成本更高,因此并不具有明显优势。当黏膜下肌瘤位于宫腔时,也可在宫腔镜直视下行黏膜下肌瘤切除术。目前一般认为,直径4~5 cm 的黏膜下肌瘤,可行宫腔镜下切除术。有研究随访1 422 名因黏膜下肌瘤出现异常子宫出血的患者,接受宫腔镜下子宫肌瘤切除术后,随访3~4 年后发现失败率为14.5%~30%。

经腹腔镜子宫肌瘤剥除术标本取出过程中可能会出现一些并发症,例如在使用肌瘤粉碎机时,可能造成腹腔脏器或血管的损伤。在粉碎过程中,也会增加腹膜播散性平滑肌瘤及子宫平滑肌肉瘤播散转移的风险。一些研究报道了在使用肌瘤粉碎机后,子宫肉瘤的复发率升高、生存率降低,因此认为应用粉碎术是存在风险的。对于肌瘤粉碎术目前有不同的推荐意见(表 69-8)。

表 69-8 针对肌瘤粉碎机的各种推荐意见

机 构	推 荐 意 见
妇科肿瘤学会(SGO,2013 年 12 月)	● 在证实或高度疑似恶性肿瘤的情况下,禁止使用电动粉碎机,对于癌前病变患者或以降低复发风险为主的手术,慎重使用粉碎机 ● 标本取出前,目前尚无可靠的方法来区分良恶性平滑肌瘤(平滑肌肉瘤或子宫内膜间质肉瘤),如果确诊是恶性肿瘤即使标本被完整切除预后也差 ● 医师应该和患者充分沟通,向患者详细介绍所有治疗方案的利弊和替代治疗方案,以便患者在充分知情的情况下做出治疗方案的选择
美国妇科腹腔镜协会(AAGL,2014 年 4 月)	● 大多数子宫恶性肿瘤患者可以在手术前明确诊断 ● 1/1 000~1/400 的子宫肌瘤患者,在接受子宫切除术后,被诊断为子宫平滑肌肉瘤 ● 子宫平滑肌肉瘤患者的预后普遍较差,其中术中使用粉碎机的患者预后更差
美国妇产科学院(ACOG,2014 年 5 月)	● 术前诊断为子宫平滑肌瘤行子宫肌瘤切除术或子宫切除术的患者中,约 0.2%的患者最后病理证实为子宫平滑肌肉瘤 ● 对于术后病理证实为子宫平滑肌肉瘤的患者,若术中曾使用肌瘤粉碎机则会增加肉瘤腹膜播散的风险,影响预后 ● 微创手术方法确实可以降低患者的围手术期风险

机构	推荐意见
美国食品和药物管理局（FDA，2014年4月）	● 每350例因子宫肌瘤行子宫切除或子宫肌瘤切除的患者中，可能有1名患者最后病理证实为子宫肉瘤 ● 腹腔镜下使用肌瘤粉碎术可增加这些潜在恶性肿瘤盆、腹腔内播散的风险 ● FDA不建议用腹腔镜行子宫切除或子宫肌瘤切除手术中使用肌瘤粉碎机

3) 药物治疗：当子宫肌瘤未超过孕3个月大小，无明显症状，已进入围绝经期，或全身情况不能耐受手术的患者，可综合考虑后给予非手术治疗，如药物治疗等。同时，药物治疗可一定程度控制出血，缩小子宫体积，有利于手术治疗。但是药物治疗子宫肌瘤引起的阴道出血症状之前，必须先排除其他引起阴道出血的疾病，特别是子宫内膜癌、宫颈癌等恶性疾病。

A. 促性腺激素释放激素类似物（GnRHa）：GnRHa是目前治疗子宫肌瘤有效的药物之一。其作用机制为GnRHa能在垂体水平阻断下丘脑-垂体-卵巢轴，从而降低卵泡刺激激素（FSH）和黄体生成素（LH）的水平，抑制卵巢激素的产生，从而在体内建立低雌激素环境，缩小子宫肌瘤的体积。另一方面，低雌激素环境可减少子宫出血，甚至引起闭经。使用GnRHa半年后，子宫肌瘤体积可缩小40%左右，同时症状明显改善。但文献也报道在治疗结束后，子宫肌瘤又逐渐增大。因此，GnRHa最主要的指征为术前预处理。其适应证主要为以下几点：① 术前预处理，位于宫颈部、子宫峡部或宫体下段的较大肌瘤，或手术难度较高者可在术前应用GnRHa，可缓解症状，缓解贫血，缩小肌瘤及子宫体积，有利于手术进行；② 近绝经期的子宫肌瘤患者，可通过应用GnRHa，建立体内低雌激素环境，使肌瘤减小，缓解症状，同时可诱发提前绝经，避免手术；③ 子宫肌瘤合并不孕患者，应用GnRHa可一定程度上减小肌瘤体积，尤其是位于子宫角的肌瘤，常常压迫输卵管开口，治疗后子宫肌瘤缩小，增加了输卵管的通畅度，从而增加受孕机会；④ 患者合并内科疾病无法耐受手术，或不愿手术的患者，可使用GnRHa缩小肌瘤。

B. 选择性孕激素受体调节剂（米非司酮）：米非司酮属于选择性孕酮受体调节剂，通过与孕酮受体结合，形成二聚体并发生构象改变，在不同的组织中产生不同的作用。在子宫肌瘤中，米非司酮可产生孕酮拮抗效应，能有效缓解疼痛、阴道出血、继发性贫血的症状，同时缩小子宫肌瘤体积。2013年的一项Mate分析纳入了11项RCT研究，发现米非司酮能明显减少子宫和平滑肌瘤的体积，减轻相关症状。目前推荐2.5 mg（qd）使用3～6个月，同时其并不引起子宫内膜不典型增生等病变。

C. 口服避孕药：目前没有证据表明低剂量口服避孕药会引起子宫肌瘤的生长，因此有子宫肌瘤并非口服避孕药的禁忌证。而在子宫肌瘤患者中，口服避孕药可短期内有效减少月经出血，并有可能减缓子宫肌瘤的发展。

D. 含孕激素/左炔孕酮宫内节育器：子宫肌瘤中ER、PR含量明显高于子宫平滑肌组织，孕激素对这两种受体均有抑制作用。研究发现，孕激素可下调ER和PR在肌瘤中的水平。孕酮和合成的孕激素类制剂均能引起子宫内膜萎缩，减少子宫肌瘤引起的月经量大等症状。孕激素能有效地改善子宫肌瘤导致的月经量大并能缩小肌瘤体积。

一项研究表明，在子宫肌瘤患者中，左炔孕酮宫内节育环可显著减少月经量，缩小子宫体积，而子宫肌瘤的体积未见明显缩小。另一项RCT研究发现，左炔孕酮宫内节育环较口服避孕药在减少月经量方面更有优势。也有文献报道，口服孕激素16周后，其对子宫肌瘤体积的影响明显小于接受GnRHa治疗，因此认为目前缺乏绝经前子宫肌瘤患者使用孕激素治疗的证据。

E. 雄激素（达那唑）：达那唑是一种合成雄激素，是一种促性腺激素抑制剂，可以使卵泡刺激激素及黄体生成素合成减少，同时该药物具有弱雄激素活性，同时具有抗雌激素作用。研究表明，达那唑可缩小20%～25%子宫肌瘤的体积，可明显改善月经量大等表现，但目前仍缺乏随机对照研究的证据。达那唑可作为子宫肌瘤术前用药，或用于不适宜手术的子宫肌瘤患者。同时，该药物的弱雄激素作用可引起雄激素相关不良反应，如男性化等。

F. 芳香化酶抑制剂（来曲唑）：芳香化酶抑制剂可阻断平滑肌瘤中芳香化酶的活性，从而抑制子宫肌瘤的生长。

G. 选择性ER调节剂（三苯氧胺，TAM）：选择性 ER 调节剂具有双重作用。三苯氧胺能与靶细胞的 ER 结合,形成 TAM－ER 复合物,随着 ER 的减少,靶细胞对雌激素的敏感性下降,从而形成抗雌激素作用,因此可用于治疗雌激素依赖性疾病。使用三苯氧胺后,可缓解子宫肌瘤引起的月经量大,同时能一定程度缩小肌瘤体积,但基于目前有限的研究数据很难确定三苯氧胺对子宫肌瘤的治疗作用,可能主要用作 GnRHa 的辅助用药。同时,长期应用三苯氧胺,在子宫内膜中可出现弱雌激素样效应,引起子宫内膜增厚等表现,甚至诱发子宫内膜癌。因此在应用三苯氧胺治疗子宫肌瘤的同时,需定期监测子宫内膜厚度,如有不规则阴道出血等情况,必要时可行内膜活检。

另外,子宫肌瘤患者出血期若出血量多,可应用子宫收缩剂及止血药物,辅助止血。

4) 其他治疗:随着科学技术的发展和医疗水平的提高,子宫肌瘤的治疗方法已从传统的手术治疗、药物治疗逐渐扩展到微创手术、介入治疗等其他治疗方式,目前常见的方法包括子宫动脉栓塞术和高强度聚焦超声治疗等。

A. 子宫动脉栓塞术:子宫动脉栓塞术于 1970 年首次应用于临床,最初主要用于子宫出血及子宫恶性肿瘤的治疗。1995 年,该技术首次应用于治疗子宫肌瘤,并取得较好的治疗效果。其原理为在血管造影技术的引导下,通过股动脉将导管选择性放入双侧子宫动脉,并注入永久性栓塞颗粒或器械,将子宫动脉封堵,从而阻断子宫肌瘤的血供,使得子宫肌瘤内的雌激素水平下降,在子宫肌瘤周围形成类似绝经期的激素水平内环境,使肌瘤逐渐萎缩,从而达到治疗的目的。目前,子宫动脉栓塞术主要应用于症状较明显,但药物治疗效果欠佳及无法耐受手术或不宜手术的子宫肌瘤患者。由于子宫动脉与卵巢动脉之间可能存在吻合支,可在子宫动脉栓塞的同时造成卵巢栓塞,从而引起卵巢功能减退并提前绝经。该技术的禁忌证为:盆腔炎未控、希望保留生育功能、动脉硬化及本身有造影禁忌证。Mara 等 (2014)随机对照研究表明,子宫动脉栓塞术与子宫肌瘤剥除术相比,其妊娠率低,流产率高。总体而言,该治疗方式与手术相比,并发症明显降低,但也有其局限性及其他风险。

B. 高强度聚焦超声治疗(HIFU):HIFU 主要是利用超声波的透射性和能量沉积性,将体外的较低能量超声波,聚集于体内深部靶病灶,形成高能超声聚焦区,从而产生瞬间高温效应和空化效应、机械效应,使蛋白质变性、细胞不可逆损伤、凝固性坏死,从而达到治疗的目的。该方法可用于治疗子宫肌瘤,其传递能量不需要介质,同时超声波束经过的组织及靶病灶以外的组织无明显受损,因此可保留子宫的正常功能,同时对卵巢功能无明显影响,具有安全可靠、定位准确、创伤小、恢复快等特点。目前,对于 HIFU 治疗子宫肌瘤仍缺乏大量及长期研究的数据,还需要进一步研究。

C. MR 引导下的聚焦超声:目前 FDA 已经批准了 MR 引导下的聚焦超声系统应用于子宫肌瘤的治疗。已有样本量大小不等的多项研究报道,其短期疗效较好,但高达 7% 的患者出现皮肤灼伤等并发症,甚至有一例发生肠穿孔。目前 MR 引导下的聚焦超声仍存在许多局限性,例如对 MR 及其他设备的高要求、每次只能治疗 1 个肌瘤等。

D. 射频消融:目前 Acessa RFVTA 系统已在加拿大被批准用于射频消融治疗子宫肌瘤。该方法可通过腹腔镜或超声可视化对肌瘤进行准确定位,靶向消融。近期的多中心临床试验认为,RFVTA 具有较好的耐受性,恢复快,能有效改善患者生活质量及症状,平均肌瘤体积减小 45.1%。当然,该治疗方法也存在其局限性,例如需要腹腔镜检查或可视化超声辅助,额外的皮肤切口,一次只能治疗一个直径<8 cm 的肌瘤,以及消融只能针对肌瘤中央,可能存在外周肌瘤组织生长的现象。

(9) 妊娠合并子宫肌瘤

据文献报道,妊娠合并子宫肌瘤的发生率为 0.3%～2.6%。子宫肌瘤对妊娠、分娩均有一定影响,甚至可能引起不孕、流产等事件,同时对于妊娠合并子宫肌瘤的诊断和处理也常带来一定困难。

1) 子宫肌瘤对妊娠的影响:子宫肌瘤可能引起不孕甚至流产,与肌瘤大小及生长部位有一定关系。例如子宫角部的肌瘤可压迫输卵管,引起输卵管不畅;子宫黏膜下肌瘤可引起受精卵着床困难,或着床后由于黏膜下肌瘤,引起宫腔变形,所在的内膜血供不足而引起流产。另外,较大的子宫肌瘤可引起胎位异常,以及胎儿宫内生长迟缓、前置胎盘;子宫下段肌瘤可导致产道受阻,胎先露下降困难,从而引起难产等产科并发症。另外,子宫肌瘤可引起子宫收缩乏力、产程延长、产后出血等情况。

2) 妊娠对子宫肌瘤的影响:妊娠期子宫血供丰

富,血液中雌激素水平高,同时妊娠期子宫平滑肌细胞肥大,子宫肌瘤体积常随之增大,在分娩过后,子宫肌瘤大部分可减小。由于妊娠期子宫增生速度过快以及周围环境的改变,子宫肌瘤可能发生一些不良变化。例如肌瘤增长过快而供血不足,引起红色样变,表现为肌瘤迅速长大,出现剧烈腹痛、发热、呕吐、白细胞计数升高等,采用保守治疗多能缓解;浆膜下肌瘤可能出现慢性或急性扭转、肌瘤坏死、感染等,肌瘤直径越大,出现并发症的概率也随之增大。2011 年的一项文献报道了 171 例妊娠合并子宫肌瘤产妇,在妊娠期间定期 B 超监测,其中 36% 的患者在产后无明显子宫肌瘤,另外 79 例患者子宫肌瘤体积有所减小。而另一研究报道,妊娠期间子宫肌瘤的数量有所增加。目前大量回顾性研究表明,子宫肌瘤可引起剖宫产率、早产率明显增加。2010 年的一项研究表明,妊娠合并子宫肌瘤的产妇,其前置胎盘、胎盘早剥、胎膜早破、早产及子宫内胎儿死亡的概率明显增加。

3) 妊娠合并子宫肌瘤的处理:应根据妊娠月份、肌瘤大小、临床表现等因素综合考虑,目前对妊娠期子宫肌瘤尚无统一的处理意见。有专家认为妊娠期子宫血供丰富,肌瘤由于充血体积增大,质地变软,边界不清,甚至位置改变,往往不能达到预期的手术范围,同时术中易出血,肌瘤摘除术后又有流产、早产的可能,因此妊娠期间行子宫肌瘤剥除术既有手术风险,还有失去胎儿的可能,甚至术后继续妊娠可能引起子宫破裂等可能。因此目前在无症状的子宫肌瘤患者中,不提倡行手术治疗。

(单波儿 江佳璐 毕蕊 涂小予 王华英)

69.2.2 子宫肉瘤

(1) 概述

子宫肉瘤(uterine sarcoma)是一种来源于中胚叶的少见子宫肿瘤,约占所有女性生殖道恶性肿瘤的 1%,子宫体恶性肿瘤的 3%。ACS(American Cancer Society)数据显示 2017 年在美国预计有4 910 例新发子宫肉瘤病例;而在我国尚缺乏可靠的流行病学数据。多数子宫肉瘤患者的发病年龄>40 岁,而绝经后女性的发病率较绝经前妇女明显高,有统计显示子宫内膜间质肉瘤、子宫平滑肌肉瘤、未分化肉瘤和腺肉瘤的中位发病年龄分别为 50.7、56.6、58.8 和 65.7 岁。子宫肉瘤发病原因迄今不明,有研究显示 $p53$、Rb 基因的胚系突变可能与平滑肌肉瘤及其他病理类型的子宫肉瘤发病相关;另外也有研究认为,肥胖、糖尿病史、月经初潮年龄早、放射线暴露及口服三苯氧胺史可能与子宫肉瘤发病风险增加相关。子宫肉瘤不同的病理学类型预后差异显著,其中低级别子宫内膜间质肉瘤、腺肉瘤预后较好;高级别子宫内膜间质肉瘤、子宫平滑肌肉瘤预后差,未分化肉瘤及癌肉瘤预后极差。据统计,子宫内膜间质肉瘤、子宫平滑肌肉瘤、未分化子宫肉瘤、腺肉瘤和其他少见类型子宫肉瘤的总体 5 年生存率分别为 84%、51%、57%、76% 和 43%。

(2) 病理学特征

子宫肉瘤组织来源复杂,生物学行为模式各异。然而在早年开展的临床研究中,多种不同病理学类型的子宫肉瘤常被无区别地纳入临床试验,而这些不同病理学类型肉瘤的异质性行为在一定程度上影响了研究结果并限制了其结果的临床应用。世界卫生组织(WHO)基于肿瘤细胞的分化、生长模式以及组织来源将子宫肉瘤分为两大类。第一类为间充质来源肿瘤,包括子宫平滑肌肉瘤(uterine leiomyosarcoma,ULMS)、子宫内膜间质肉瘤(endometrial stromal sarcoma,ESS)、未分化子宫肉瘤(undifferentiated uterine sarcoma,UUS)和恶性潜能未定的平滑肌肿瘤(smooth muscle tumors of uncertain malignant potential)。另一类为上皮和间充质混合来源肿瘤,包括癌肉瘤(carcinosarcomas)、腺肉瘤(adenosar-comas)、癌纤维瘤(carcinofibromas)、腺纤维瘤(adenofibromas)和腺肌瘤(adenomyomas)等。根据 2012 年发表的一项大型回顾性研究的数据,子宫平滑肌肉瘤是最常见的亚型(63%),其次是子宫内膜间质肉瘤(21%)、腺肉瘤(6%)、未分化子宫肉瘤(5%)和其他少见亚型(5%)。

1) 子宫平滑肌肉瘤(ULMS):ULMS 是最常见的子宫肉瘤类型,是一类恶性的平滑肌源性的肿瘤,绝大多数为梭形的平滑肌形态,还包括上皮样平滑肌肉瘤、黏液性平滑肌肉瘤等少见的病理类型。占所有宫体恶性肿瘤的 1%～2%,在使用三苯氧胺的人群中发病风险增加,主要发生于 50 岁以上人群。平滑肌肉瘤通常为单发肿块,但当合并有平滑肌瘤时,通常是最大的结节。2/3 位于肌壁内,1/5 位于黏膜下,1/10 位于浆膜下,只有 5% 起源于宫颈。部分子宫平滑肌肉瘤(40%～50%)与子宫平滑肌瘤一样,表达 ER、PR 和雄激素受体(AR)。此外,平滑肌肉瘤通常表达平滑肌标志物,包括结蛋白(desmin)、h-钙蛋白(h-caldesmon)、组蛋白脱乙酰化酶8(HDCA8)和平滑肌肌动蛋白(smooth muscle actin,SMA)(Leitao,2012)。平滑肌肉瘤通常存在p53、p16的高表达及Ki-67标记指数增高,并且对CD10和包括角蛋白、上皮膜抗原(EMA)在内的上皮性标志物呈免疫反应阳性。子宫平滑肌肉瘤的分子基础目前知之甚少,尚未发现与其发病相关的某种特定的

基因突变。大部分子宫平滑肌肉瘤为散发病例。Barlin等(2015)研究显示细胞周期调节基因可能成为子宫肉瘤治疗的靶点。一项最新研究通过外部验证发现细胞周期蛋白如CDC7、CDC20、GTSE1、CCNA2、CCNB1和CCNB2在高达84%的子宫肉瘤患者中高表达。而生存分析显示,存在组氨酸代谢相关基因高表达的患者较其他患者生存期更长(5年生存率22.2% vs. 57.8%,$P < 0.05$)。

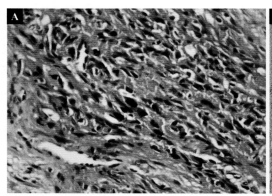
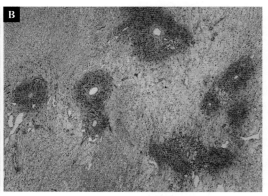

图 69-20 平滑肌肉瘤镜下表现

A. 肿瘤细胞异型性明显;B. 肿瘤中常见大片坏死,残存的肿瘤细胞岛屿状分布在坏死组织中

2) 子宫内膜间质肉瘤(ESS):这是一类起源于子宫内膜间质的肉瘤,在形态和遗传特征上表现为一种异质性混合性肉瘤。这些肿瘤中大部分(50%以上)存在 t(7,17)异位,从而形成 JAZF1 和 SUZ12(又名 polycomb、PHF1、JJAZ1)的融合基因,这类肿瘤多表现为低级别、早期肿瘤。近年研究发现,在另一部分子宫内膜间质肉瘤 ESS 中存在 t(10,17)(q22,p13)染色体异位而形成 YWHAE-FAM22A/B(又称 YWHAE-NUTM2A/B)融合基因。这类肿瘤则表现为高级别并其行为更具侵袭性。这些特殊基因型的发现为以往基于组织病理学、临床行为及预后将 ESS 划分为低级别(low grade,LGESS)和高级别(high grade,HGESS)提供了分子遗传学依据。因此,2014 年世界卫生组织(WHO)发布女性生殖器官肿瘤分类的更新(第 4 版),将高级别 ESS 定义为区别于低级别 ESS 和未分化肉瘤的独立组织病理学类型。

LGESS 形态上类似正常的子宫内膜间质成分,但却具有侵袭性生长方式、浸润肌层、脉管侵犯等特

点。LGESS 约占<1%的子宫恶性肿瘤,虽然发病平均年龄为 52 岁,但更常见于年轻患者。附件受累和淋巴结转移的病例大约分别占 10%和 30%。肿瘤可以位于宫腔呈息肉状,也可以位于肌层,界限不清。病理形态特征多样,可见平滑肌分化、纤维黏液样改变、性索样分化,甚至可以有内膜腺体陷入肿瘤内。此外,骨骼肌细胞分化、横纹肌样分化、上皮样分化、透明细胞样改变,局灶的奇异核、脂肪分化,假乳头状结构及多核巨细胞等罕见形态均有报道。

HGESS 由内膜间质分化的高级别细胞构成,偶然局部也可以看到 LGESS 形态,往往呈纤维黏液样形态。由于该类肿瘤往往与未分化肉瘤相混淆,其真实发病率并不清楚。比 LGESS 更罕见,发病年龄 28~67 岁,平均 50 岁。大部分病例具有 YWHAE-FAM22 基因易位。相比于 LGESS 预后,HGESS 具有复发更早、频率更高的特点(通常在 1 年内复发)。总体预后介于 LGESS 和未分化肉瘤之间。

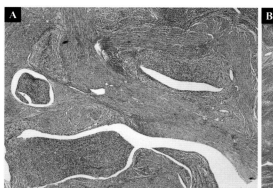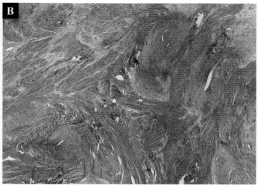

图 69 - 21　子宫低级别内膜间质肉瘤镜下表现

A. 镜下肿瘤呈舌状浸润肌层生长；B. 肿瘤细胞密度高于周围正常平滑肌组织，形成深浅不一的形态

3）未分化子宫肉瘤（UUS）：UUS 是发生于子宫内膜或肌层的无明确分化方向的恶性肿瘤，细胞高度异常。主要表现为黏膜层内的息肉样肿块，直径常＞10 cm。2/3 的患者为高期别，即使 Ⅰ 期患者也常常在 2 年内死亡。2014 年 WHO 妇科肿瘤分类系统用未分化子宫肉瘤（undifferentiated uterine sarcoma，UUS）替代了旧名称未分化子宫内膜肉瘤（undifferentiated endometrial sarcoma，UES）。这表明，并不是所有的 UUS 都来源于子宫内膜。UUS 是一种高级别肉瘤，病理表现为严重的细胞非典型性和高有丝分裂象，常常存在肿瘤坏死。大多数 UUS 细胞表现为显著的核异型性，一小部分病例可显示为较均匀但高级别的核特征。顾名思义，UUS 缺乏特异性的间充质分化，因此是排除性诊断。在做出该诊断前，应排除其他子宫肉瘤（即平滑肌肉瘤、横纹肌肉瘤和高级别 ESS）、上皮-间质性混合性子宫肿瘤（癌肉瘤、腺肉瘤等）、未分化或去分化子宫内膜癌和继发性软组织肉瘤。在遗传学上目前对 UUS 知之甚少。细胞遗传分析显示 UUS 核型复杂，具有多种结构和大量的染色体畸变；测序分析显示，UUS 的一部分患者中存在 TP53 错义突变。免疫组化结果显示 UUS 的 CD10 和激素受体可以是阳性的，因此不能将 CD10 阳性视为子宫内膜基质分化的证据。UUS 可以出现非常局限的平滑肌肌动蛋白的阳性染色，但多于一个平滑肌标志物的阳性染色应怀疑 ULMS 或子宫血管周上皮细胞恶性肿瘤（perivascular epithelioid cell tumor，PEComa）。UUS 的病理诊断较为复杂，需有经验的病理学家详细评估后再作出诊断。

4）子宫腺肉瘤（adenosarcoma）：子宫腺肉瘤是一种双相性的肿瘤，由良性（偶尔呈非典型性）的上皮成分和肉瘤样（通常为低级别）的基质成分组成，被认为是生物学行为介于腺纤维瘤（adenofibroma）和癌肉瘤（carcinosarcoma）之间的混合苗勒管肿瘤。70％以上的子宫腺肉瘤发生于子宫内膜，少数也可发生于子宫肌层和浆膜层，罕见发生于子宫颈或卵巢等子宫外器官。主要发生于绝经后患者，约 30％发生于绝经前妇女。

约 10％的子宫腺肉瘤中的肉瘤成分＞25％，这类腺肉瘤被定义为子宫腺肉瘤伴肉瘤性过度生长（adenosarcoma with sarcomatous overgrowth，ASSO）。ASSO 通常由分化不良的肉瘤成分组成，具有更多的非典型性和更高的有丝分裂率。

5）癌肉瘤（carcinosarcoma）：也称为恶性苗勒管混合瘤，是一种双相性恶性肿瘤，包括高级别癌和肉瘤成分，也可有异源性成分，如横纹肌肉瘤、软骨肉瘤、骨肉瘤等。少见，在所有宫体恶性肿瘤中发生率＜5％。与三苯氧胺治疗或长期高雌激素暴露的情况相关，或者有盆腔放疗史。该类肿瘤也是主要发生于绝经后妇女，偶有 40 岁以下患者的报道。

6）神经外胚层肿瘤（neuroectodermal tumors）：也被称为骨外尤文肉瘤/原始神经外胚层肿瘤（PNET），是一类罕见的高度恶性肿瘤，主要发生于绝经后妇女，半数以上患者发现时已有子宫外的播散，生存期短（通常＜3 年），病理形态上包括外周和中央型分化两种类型。

7）恶性潜能未定的平滑肌瘤（smooth muscle tumors of uncertain malignant potential，STUMP）：

STUMP 是一类组织学特征和临床表现介于子宫平滑肌瘤和子宫平滑肌肉瘤之间的子宫间质肿瘤。当子宫平滑肌瘤显示出一些令人担忧的组织学特征(如坏死、核非典型性或有丝分裂),但不符合平滑肌肉瘤的任何一项诊断标准时,则被归类于 STUMP。

8) 生殖细胞肿瘤(germ cell tumor):发生于宫体的生殖细胞肿瘤罕见,如畸胎瘤、卵黄囊瘤可发生于子宫内膜。

9) 其他少见的横纹肌肉瘤(rhabdomyosarcoma)、血管周上皮细胞恶性肿瘤(PEComa)等:横纹肌肉瘤中,多形性横纹肌肉瘤和腺泡状横纹肌肉瘤的预后差于胚胎性横纹肌肉瘤,更常见于基层的浸润和脉管的侵犯。患者年龄>20 岁和高期别也是预后差的因素。

PEComa 的病理学诊断标准是肿瘤直径>5 cm,浸润性边界,细胞异型性,细胞丰富,核分裂象>1/50 HPF,坏死及脉管侵犯。

(3) 风险因素及预后

1) 子宫平滑肌肉瘤(ULMS):ULMS 是一种高侵袭性的肿瘤,5 年 OS 为 18.8%～68%。Ⅰ期和Ⅱ期患者 5 年 OS 为 40%～70%,复发率为 38%～50%,Ⅳ期患者的 5 年 OS 仅 0～28%。因此,分期是最重要的预后因素。肿瘤大小是子宫平滑肌肉瘤的第二大独立预后因素。当肿瘤直径<5 cm 时,5 年 OS 为 86%,而肿瘤直径>10 cm 时,5 年 OS 仅 18%。有丝分裂指数(mitotic index, MI)是另一重要预后因素。有丝分裂指数>10,则 ULMS 风险比(HR)增加约 2.5 倍。结合这两个风险因素,可以将患者进一步分为 3 个风险组:低危组(肿瘤直径≤10 cm 和 MI≤10)、中危组(肿瘤直径>10 cm 或 MI>10)和高危组(肿瘤直径>10 cm 且 MI>10),高危组较低危组死亡风险增加 5.3 倍。普通的平滑肌肉瘤常在 2 年内复发,而上皮样平滑肌肉瘤和黏液性平滑肌肉瘤的复发时间要更晚一些。

2) 子宫内膜间质肉瘤(ESS):LGESS 是具有惰性生长行为的激素敏感性低度恶性肿瘤。分期是其主要的预后因素。Ⅰ～Ⅱ期的 LGESS 5 年 OS>90%,而晚期患者的 5 年 OS 仅 40%～50%。ESS 复发率高,为 25%～50%,随着期别的增加,则复发风险增高。HGESS 生物学行为更具侵袭性,其预后介于 HGESS 和 UUS 之间,5 年 OS 为 25%～55%。手术切除的彻底性是影响 ESS 预后的主要因素,其他相关预后因素有肿瘤大小、核分裂象、淋巴管血管侵袭(LVI)等。

3) 未分化子宫肉瘤(UUS):UUS 代表了一种高侵袭性的致命的子宫恶性肿瘤,一般对常规治疗无反应,预后与癌肉瘤和高级别平滑肌肉瘤相似。>60% 的患者诊断时即为晚期,已有腹腔内播散、淋巴结转移或远处脏器的转移。Ⅰ期 UUS 患者的 5 年 OS 为 57%,而所有期别的总体 5 年 OS 仅 37%;Ⅱ期以上患者大多数在 5 年内死亡。是否有 LVI 是 UUS 的预后因素,Abeler 等统计在存在或不存在 LVI 的情况下,5 年 OS 分别为 83% 和 17%($P<0.05$)。

4) 子宫腺肉瘤(adenosarcoma):子宫腺肉瘤通常生长缓慢,发病时多为早期,扩散常局限于盆腔,淋巴结受累和远处转移少见。其总体 5 年 OS 为 70%～80%。年龄、肌层浸润深度、LVI 和肉瘤成分的比例与预后相关。相关危险因素包括盆腔放疗史、高雌激素暴露史和三苯氧胺治疗史。约 30% 的患者可以局部复发,可以早期复发也可以晚期复发。转移的病例通常具有间质过度生长的病理学特点,预后差。患者的预后与癌肉瘤相似,死亡率超过 50%。

5) 子宫癌肉瘤(carcinosarcoma):子宫癌肉瘤在 20 世纪中期以前被称为恶性中胚叶混合瘤(malignant mesodermal mixed tumor, MMT),并归类为子宫肉瘤,但现在被广泛认为是化生的高级别子宫内膜样腺癌,其分期和治疗均等同于高级别子宫内膜癌,约 40% 患者有子宫外播散(Ⅲ/Ⅳ 期),5 年 OS 为 5%～40%,平均生存期<2 年。分期是最重要的预后因素,也有研究认为肉瘤成分少的患者预后相对较好。

6) 恶性潜能未定的子宫平滑肌肿瘤(STUMP):STUMP 是一类组织学特征和临床表现介于子宫平滑肌瘤和子宫平滑肌肉瘤之间的子宫间质肿瘤。当子宫平滑肌瘤显示出一些令人担忧的组织学特征(如坏死、核非典型性或有丝分裂),但不符合平滑肌肉瘤的任何一项诊断标准,则被归类于 STUMP。STUMP 多数预后良好,总体复发率为 8.7%～11%。对于此类年轻且希望保留生育功能的患者,需慎重选择治疗方式及密切随访。

(4) 诊断和鉴别诊断

早期子宫肉瘤患者症状与其他的子宫肿瘤类似,包括异常阴道出血(56%)、腹围增大或可扪及的子宫肿块(52%)、腹盆腔疼痛及压迫感(22%)等。少数晚期患者可出现转移症状,如持续咳嗽、腰背疼痛或腹腔积液。鉴于相当部分患者在发病时并无特殊症状,术前诊断子宫肉瘤往往很困难。一般认为短期内迅速增大的子宫肿瘤,尤其是绝经后女性,同时伴有阴道出血、腹痛等症状者,应高度怀疑子宫肉瘤可能。由于子宫肉瘤的最佳治疗取决于准确和及时的诊断,因此多学科团队的协作十分必要。为确保治疗前的适当评估,治疗团队应该包括妇科肿瘤医师、内科肿瘤医师、放射诊断科医师和病理科医师。

异常阴道出血也是子宫肉瘤的常见症状,因此子宫内膜活检被认为是子宫肉瘤术前诊断的必要检查。文献报道子宫内膜间质肉瘤诊刮内膜活检的阳性率为 60%～75%。然而,由于子宫平滑肌肉瘤起源于子宫肌层,子宫内膜活检对于其诊断价值较低。一些研究者探讨了细针抽吸细胞学检查作为术前诊断检测的实用性。Ryo 等(2014)对 63 例 MRI 检查不能定性的子宫肿瘤患者进行穿刺活检,其诊断敏感性、特异性、阳性和阴性预测值分别为 91.7%、100%、100% 和 96.2%。此外,由于不同的肉瘤组织学亚型在预后和治疗上有很大差异,详细的组织学检查至关重要,所以建议由妇科病理学家或肉瘤病理学家进行专业评估。

传统影像学检查如 MRI、CT 或阴道彩色多普勒超声诊断子宫肉瘤的特异性较差。近年来一些新的放射诊断学技术被用于良、恶性肿块的鉴别诊断,如扩散加权成像(DWI)和表观扩散系数(ADC)。一般来说,中、高 DWI 值和低 ADC 信号值与恶性病变相关。鉴于子宫肉瘤肺转移较为常见,应常规行胸部 X 线或 CT 检查,如有阳性发现可有助于肉瘤的诊断及治疗。目前 PET/CT 在子宫肉瘤的临床应用的报道较少。[18]F - FDG PET/CT 主要适用于远处转移的检出,对于淋巴结转移的诊断灵敏度欠佳,仍需通过淋巴结切除手术进行判断;其对复发病灶的探测准确性较高。Sadeghi 等(2013)进行的 Meta 分析显示 PET/CT 用于诊断子宫肉瘤复发的灵敏度和特异度分别为 92.1% 和 96.2%,假阴性主要见于病灶小、低级别肿瘤或是病灶位于生理性摄取的部位附近。由于不同病理分型子宫肉瘤的肿瘤侵袭性不同、复发风险及预后不同,Lee 等提出[18]F - FDG PET/CT 可用于鉴别子宫肉瘤的分型,根据肿瘤的摄取程度判断是侵袭性还是惰性,当 SUVmax≥4.0 时,特异性和阴性预测值高达 100% 则可排除惰性肿瘤。

血液学检查并无特异性指标可供参考。不同于子宫内膜癌、子宫肉瘤患者 CA125 的升高的原因主要为病变累及腹膜,引起腹膜反应,因此 CA125 的升高可有助于判断肿瘤期别,但 CA125 对监测病情发展及治疗后反应帮助有限。血清乳酸脱氢酶(LDH)及其同工酶水平,特别是 LDH3 的升高可能有助于诊断平滑肌肉瘤。

(5)分期

2009 年前子宫肉瘤尚无独立的手术病理分期标准。临床常用的是参照 FIGO(1988 年)子宫内膜癌手术病理分期,以及美国癌症联合会(AJCC) TNM 分期标准。然而这两种分期标准对子宫肉瘤的预后判定及临床决策的指导均有一定局限性。子宫内膜癌的 FIGO(1988 年)分期反映了上皮性肿瘤的发展扩散规律,但忽视了肿瘤大小、分化程度、组织学类型等子宫肉瘤预后相关因素;TNM 分期虽包含了肿瘤大小、分化程度和浸润深度,但却缺乏肿瘤起源部位或组织学类型信息,也未考虑到手术时局部侵犯或区域扩散等问题,应用于子宫肉瘤也有很大缺陷。Raut 等对 230 例子宫平滑肌肉瘤患者分别按照 FIGO(1988)和 AJCC - TNM 系统进行分期并统计生存率,发现两个系统均不能将患者分为 4 个预后有显著差异、非重叠的期别。2009 年,FIGO 根据子宫肉瘤的临床特征及其生物学行为提出新的分期标准,随后第 7 版 AJCC 对子宫肉瘤的分期进行了相应的修订。新的分期系统依据不同的子宫肉瘤病理类型分为 3 个部分:子宫平滑肌肉瘤(ULMS)及子宫内膜间质肉瘤(ESS)、子宫腺肉瘤(adenosarcoma)和子宫癌肉瘤(casinosarcoma)(表 69 - 9)。

表 69 - 9　子宫肉瘤 FIGO 分期(2009 年)及 AJCC - TNM 分期(第 7 版)

FIGO	TNM	定　义
子宫平滑肌肉瘤及子宫内膜间质肉瘤		
	Tx	原发病灶不可评估
	T0	无原发病灶证据
Ⅰ期	T1N0M0	肿瘤局限于子宫
ⅠA	T1aN0M0	肿瘤≤5 cm
ⅠB	T1bN0M0	肿瘤>5 cm
Ⅱ期	T2N0M0	肿瘤扩散至盆腔
ⅡA	T2aN0M0	肿瘤侵犯附件
ⅡB	T2bN0M0	肿瘤侵犯子宫及附件外其他盆腔组织
Ⅲ期	T3	肿瘤扩散到腹腔(不单是突向腹腔)

续 表

FIGO	TNM	定 义
ⅢA	T3aN0M0	腹腔一处受累
ⅢB	T3bN0M0	腹腔一处以上受累
ⅢC	T1-3N1M0	转移至盆腔和(或)腹主动脉旁淋巴结
Ⅳ期	T4	侵犯膀胱和(或)直肠,或远处转移
ⅣA	T4N0-1M0	侵犯膀胱和(或)直肠
ⅣB	T1-4N0-1M1	远处转移(盆、腹腔外)
子宫腺肉瘤		
	Tx	原发病灶不可评估
	T0	无原发病灶证据
Ⅰ期	T1N0M0	肿瘤局限于子宫
ⅠA	T1aN0M0	局限于子宫内膜/宫颈内膜
ⅠB	T1bN0M0	侵犯肌层<1/2
ⅠC	T1cN0M0	侵犯肌层≥1/2
Ⅱ期	T2N0M0	肿瘤扩散至盆腔
ⅡA	T2aN0M0	侵犯附件
ⅡB	T2bN0M0	侵犯子宫及附件外其他盆腔组织
Ⅲ期	T3	肿瘤扩散到腹腔(不单是突向腹腔)
ⅢA	T3aN0M0	一处受累
ⅢB	T3bN0M0	一处以上受累
ⅢC	T1-3N1M0	转移至盆腔和(或)腹主动脉旁淋巴结
Ⅳ期	T4	侵犯膀胱和(或)直肠,或有远处转移
ⅣA	T4N0-1M0	侵犯膀胱和(或)直肠
ⅣB	T1-4N0-1M1	远处转移
子宫癌肉瘤		参照子宫内膜癌分期系统

新分期不再以"宫颈侵犯"作为Ⅰ、Ⅱ期的界定标准,因为与上皮性肿瘤不同的是,子宫肉瘤起源于子宫肌层和间质,可通过肌层或间质扩散到宫颈,这种直接蔓延在预后方面意义有限。同时,新分期摒弃了"子宫肌层浸润"作为分期的标准,首先因为LMS起源于肌层,肌层浸润并非肿瘤发展的后果,其次并无循证医学依据表明肌层浸润深度与预后直接相关。值得注意的是,新分期强调了"肿瘤大小"的预后意义,ULMS和ESS以5cm为界分为ⅠA和ⅠB期。研究表明肿瘤大小是子宫平滑肌肉瘤重要的预后因素,肿瘤直径>5cm时,淋巴结转移率高达50%,淋巴结阳性和阴性患者的5年疾病特异

性生存率分别为26%和64.2%。新的分期系统体现了子宫间质肿瘤与上皮性肿瘤生物学特性及预后因素的不同,对于根据不同组织来源、不同期别实施更合适的治疗方案有重大意义。

(6)治疗

1)手术治疗:NCCN推荐在首次干预性操作(如子宫切除术、肌瘤切除术或内膜活检)后进行及时的初步诊断。对标本进行专业病理学评估之后,确定患者是否应该做更进一步的扩大手术,如果患者不适于接受手术,应该给予合适的辅助治疗(内分泌治疗、放疗或全身化疗)。

手术治疗是子宫肉瘤首选的初始治疗方案。手术范围应包括全子宫切除术及盆、腹腔肿瘤细胞减灭术。是否常规行区域淋巴结清扫术尚没有定论,但应详细探查盆、腹腔及腹膜后淋巴结,对于可疑病灶及可疑转移淋巴结应予切除送检。高级别子宫肉瘤往往通过血行转移至肺部,而淋巴结转移并不常见。腹腔冲洗液细胞学检查虽然不作为分期依据,但对于术前怀疑恶性肿瘤患者应常规留取送检。

晚期及转移性子宫肉瘤外科治疗应基于详细的临床评估,如果病灶是可切除的,应考虑根治性的细胞减灭手术,目标是达到肉眼无残余。美国纽约斯隆-凯特琳纪念癌症中心(MSKCC)一项手术治疗转移性子宫平滑肌肉瘤的回顾性研究中,对于初次手术病灶完全切除者,中位PFS为14.2个月,而对于有病灶残留的患者,平均PFS仅6.8个月($P<0.01$);而两者的中位OS分别为31.9个月和20.2个月($P<0.05$)。在多因素分析中,术后残留病灶与PFS独立相关。

对于复发性子宫肉瘤患者,如一般状况良好,外科手术也应优先考虑。复发或转移病灶最常见于盆、腹腔,远处转移最常见于肺、骨、肝及中枢神经系统。MSKCC研究报道,二次细胞减灭手术能够延长复发性子宫平滑肌肉瘤的疾病无进展间隔和疾病特异生存期。而转移病灶,尤其是肺部病灶的成功切除能够改善子宫肉瘤复发患者的预后。Burt等报道了82例肉瘤肺转移接受肺切除术的病例,31例为平滑肌肉瘤转移,而其中15例接受了多次肺转移灶切除术。相较于非平滑肌肉瘤,平滑肌肉瘤肺转移患者获益更明显,行肺部病灶切除术后的OS明显延长(70个月 *vs.* 24个月,$P<0.05$)。该作者认为平滑肌肉瘤是肉瘤性肺转移的常见类型,其表现更为惰性,通过积极的肺转移灶切除术可以实现长

期生存。

术前明确子宫肉瘤的 ER/PR 表达状态有助于决定是否切除卵巢,特别是对于年轻的绝经前患者。一般来说,ESS 表达 ER,卵巢甾体类激素可刺激肿瘤生长,应常规行双侧卵巢输卵管切除术。然而对于早期年轻的子宫平滑肌肉瘤也有保留卵巢的报道,如一项纳入 1 396 名平滑肌肉瘤患者的 SEER 研究显示,50 岁以下的 Ⅰ～Ⅱ期子宫 LMS 中,初次手术时接受卵巢切除术者相较于未切除卵巢者并无生存优势(5 年 OS 分别为 83.2% 和 83.2%,$P>0.05$)。因此对临床期别早、绝经前的子宫平滑肌肉瘤患者也可保留双侧卵巢,但应让患者充分地知情同意。

随着微创外科技术尤其是腹腔镜下电粉碎术(laparoscopic power morcellation,LPM)在子宫肿瘤术中的广泛应用,对隐匿性子宫肉瘤术中播散风险的担忧越来越多。子宫肌瘤 LPM 可能导致医源性的盆、腹腔肿瘤广泛播散,从而大大增加肉瘤的复发风险。Bogani 等(2015)的 Meta 分析显示,与进行子宫切除术的患者相比,术前拟诊为良性病变并接受 LPM 的平滑肌肉瘤预后较差。因此 FDA 于 2014 年发布重要警示,限制在子宫肌瘤手术中使用电粉碎器。然而仍有相当比例的妇产科医师认为,子宫肉瘤发病率极低,让大多数良性肿瘤患者放弃微创手术的获益是不可取的,所以应当致力于发明更为安全的微创手术器械。而对于已经接受子宫肌瘤剥除术并术后病理确诊为子宫平滑肌肉瘤的患者来说,则应尽早补充行全子宫切除术。据统计,因子宫肉瘤剥除接受补充子宫切除术的患者中,2/3 患者的子宫中发现有肉瘤病灶残留。因此为了避免这种棘手的状况,妇科肿瘤医师在初次手术中应充分考虑到肉瘤的可能性,必须对手术切除的标本进行剖视,检查其大体形态,对可疑病灶行术中快速冰冻切片病理学检查。

关于希望保留生育功能的年轻女性能否保留子宫的问题,目前多为小样本回顾性研究或个案报道,且仅限于 LGESS。北京协和医院一项回顾性研究中,19 例年轻 ESS 患者接受了保留生育功能的手术,其中 8 例怀孕,5 例顺利生产。统计学分析显示,保留子宫与生存率无显著相关性($P>0.05$),但却是独立的复发风险因素($P<0.01$)。因此,研究者认为只有在患者具有强烈的生育愿望,无不育史,并且经过严格的病理学评估及充分知情同意后,方

可考虑选择保留生育功能的治疗方案,并且建议在妊娠和分娩完成后尽快施行子宫切除。鉴于目前非常有限的循证医学证据,这种操作的安全性和可行性无疑需要进一步评估。

恶性潜能未定的平滑肌肿瘤(STUMP)由于发病率低,对其治疗和随访尚缺乏共识。一般认为手术治疗需切除子宫以预防复发,但 Campbell 等(2015)也曾报道年轻 STUMP 患者接受肿瘤剥除术后成功妊娠的案例。

2) 放疗:子宫肉瘤术后极易复发,而且复发率高是影响子宫肉瘤预后的主要因素之一。据报道,早期(Ⅰ～Ⅱ期)子宫肉瘤的复发率可高达 53%～71%,其中超过半数为盆腔外复发,且往往是多病灶复发。因此盆腔放疗(pelvic radiotherapy)在早期未发现转移的子宫肉瘤治疗中的作用是具有争议的,但大部分循证医学证据均为回顾性研究。多数研究结果显示辅助性放疗(RT)可以改善盆腔局部控制率,但并不能延长 OS。影响其预后的主要因素是子宫肉瘤远处转移的生物学特性。

目前仅有欧洲癌症研究与治疗组织(EORTC)的一项前瞻性随机对照Ⅲ期临床研究评估了辅助性放疗对手术分期为 Ⅰ～Ⅱ期的子宫肉瘤患者的辅助治疗价值。患者接受全子宫双附件切除术后被随机分配到观察组或盆腔外照射组。224 例患者中 103 例为 ULMS,91 例为 MMT,28 例为 ESS。结果表明辅助放疗组盆腔复发率为 12.5%,观察组为 21.4%($P<0.01$),但 PFS 和 OS 并无改善。亚组分析显示,平滑肌肉瘤患者在局部控制率及生存率方面,辅助放疗组均无受益,辅助放疗的作用仅体现在 MMT 的局部控制率。Wright 等(2008)报道的一项包括 1 088 例 ULMS 和 1 891 例癌肉瘤患者的 SEER 分析也得出结论,术后辅助放疗可以降低癌肉瘤患者的死亡率,但对于 ULMS 患者并无生存获益。

目前,尚无随机Ⅲ期临床试验显示辅助性放疗对晚期或复发性平滑肌肉瘤患者的生存或复发机会有影响。晚期或复发患者放疗的目的是缓解肿瘤相关症状。在不能手术切除的患者中,放疗可用于减轻肿瘤负荷并减少出血,缓解疼痛。美国放射治疗肿瘤组(RTOG)8502 研究中描述了姑息性 RT 的方法。在该研究中,晚期盆腔恶性肿瘤患者(其中 39.4% 为妇科肿瘤)接受 3 个疗程共 12 次高剂量分割照射,每个疗程为 2 d,每天 2 次,每次 370 cGy。

疗程间隔为 4 周,照射总剂量 44.40 Gy。54% 的患者完成 3 个疗程的治疗计划,仅 6% 的患者发生 3 级以上的晚期毒性。

关于 ESS 术后辅助放疗的报道较少。有研究显示,未接受术后辅助放疗的 ESS 患者也可获得长期无疾病生存期,因此术后辅助放疗的价值仍有争议。一项纳入 1 010 名 ESS 患者的回顾性研究结果显示,术后接受辅助性放疗的患者,5 年 OS 和 5 年疾病相关生存率(DSS)分别为 72.2% 和 80.1%;未接受辅助放疗的患者 5 年 OS 和 DSS 分别为 83.2% 和 90.7%。亚组分析显示,在任何期别或任何组织级别中,辅助放疗均未能改善患者的生存率。

基于上述研究结果,NCCN 指南对术后辅助放疗的推荐趋于保守。除癌肉瘤外,对于其他病理学类型的 Ⅰ 期子宫肉瘤均未推荐术后辅助放疗。对于 Ⅱ～ⅣA 期的 LGESS 患者,在内分泌治疗的基础上加用辅助放疗可提高局控率(2B 类),ⅣB 期患者应根据患者具体病情给予姑息性放疗(2B 类)。而对于 Ⅱ～Ⅳ 期子宫平滑肌肉瘤、未分化肉瘤和 HGESS,可在辅助化疗的基础上增加辅助放疗作为系统性治疗的补充,治疗计划的制订应基于对手术病理学及机体的肿瘤负荷的详细评估进行个体化选择。

3)化疗:子宫肉瘤具有早期血行播散及远处复发的特点,常见的转移部位包括肺、肝、骨等。据统计,临床 Ⅰ、Ⅱ 期子宫肉瘤术后 3 年内有较高的肺转移率,其中子宫平滑肌肉瘤高达 40%。因此全身静脉化疗常被推荐为术后辅助治疗的手段,以期在治疗初期就能清除微小转移灶,降低远处复发率。由于 Ⅱ～Ⅲ 期 ULMS、UUS 和 HGESS 术后的复发风险增加,NCCN 指南推荐常规行术后辅助化疗联合(或不联合)EBRT;在不能完全切除肿瘤或存在转移病灶的患者中,推荐使用姑息性化疗联合(或不联合)EBRT。但对于早期子宫肉瘤是否应使用辅助化疗目前仍有争议。

比较有意思的是关于子宫肉瘤的术后辅助化疗研究主要集中在子宫平滑肌肉瘤这一病理类型中,目前子宫平滑肌肉瘤首选的一线化疗是蒽环类为主的方案。一项对 Ⅰ～Ⅱ 期高级别平滑肌肉瘤患者术后接受不同治疗方案的回顾性研究结果显示,术后观察组、放疗及化疗组的复发率分别为 73.5%、65.7% 和 71.8%,差异无统计学意义(P>0.05)。然而,RT 组的盆腔外复发率(95.2%)显著高于观察

组(60%)或化疗组(64.3%)(P<0.05)。另外,化疗组的患者复发后治疗缓解率更高(P<0.05)。在多因素分析中,FIGO 分期(P<0.001)和化疗(P<0.05)与 OS 相关。Mancari 等报道的多中心回顾性研究纳入 140 例 Ⅰ～Ⅱ 期平滑肌肉瘤患者,其中 37% 接受术后化疗,44% 仅观察。化疗组和观察组的 5 年 OS 分别为 68.7% 和 65.6%(P>0.05),DFS 和 OS 均无显著差异。肉瘤联合研究协作组一项单臂 Ⅱ 期临床研究(SARC 005)评估了吉西他滨联合多西他赛,序贯多柔比星单药作为 Ⅰ～Ⅱ 期平滑肌肉瘤术后辅助治疗的作用。中位随访 39.8 个月,46% 的患者复发,2 年 PFS 78%,3 年 PFS 为 57%。评估该方案与术后观察的前瞻性 Ⅲ 期随机对照临床试验(GOG 277)正在进行中,该结果有望为早期子宫肉瘤的术后辅助化疗提供重要依据。

由于肉瘤独特的生物学特性,能够实现持续疗效的化疗方案选择非常有限,迄今为止,吉西他滨和多西紫杉醇组合被证明在晚期或转移性子宫平滑肌肉瘤中具有最佳客观缓解率,是晚期或转移性疾病的首选化疗方案。

2008 年的一项 GOG Ⅱ 期临床试验评估吉西他滨联合多西紫杉醇(GD)作为转移性子宫平滑肌肉瘤的一线治疗疗效。纳入标准为具有可测量病灶的晚期子宫平滑肌肉瘤患者,无盆腔放疗或化疗史。42 例患者中,客观缓解率为 35.8%(4.8% CR,31% PR)。该联合方案也被认为是有效的二线治疗方案。另一项 GOG Ⅱ 期研究结果显示,48 例接受蒽环类药物治疗后复发的子宫平滑肌肉瘤患者,GD 方案治疗客观缓解率为 27%,50% 患者疾病稳定(SD),中位 PFS 为 5.6 个月。TAXOGEM 一项随机多中心 Ⅱ 期临床研究(Pautier,2012),评估单药吉西他滨和吉西他滨联合多西他赛作为基于蒽环类药物治疗后复发转移的平滑肌肉瘤的二线治疗。子宫平滑肌瘤患者单药组和联合用药组的客观缓解率分别为 19% 和 24%;中位 PFS 分别为 5.5 个月和 4.7 个月。作者认为吉西他滨单药和吉西他滨联合多西紫杉醇两种方案均为平滑肌肉瘤的有效二线方案,接受单药吉西他滨的患者毒性较低。

此外,多柔比星联合异环磷酰胺(AI)是高风险软组织肉瘤的标准治疗方案,在子宫肉瘤中也有较好的反应率,可作为一线化疗方案,但毒性及不良反应较大。一项早期的 GOG 临床研究结果显示,接受 AI 方案治疗的 34 例晚期或转移性平滑肌肉瘤患者

中,总体客观反应率为 30.3%,CR 1 例,PR 9 例。但该方案严重不良事件发生率高,3～4 级中性粒细胞减少症发生率为 48.6%,其中 1 例死于败血症;另 2 名患者发生 3 级血小板减少症;1 名患者死于心脏毒性。Davis 等(2015)报道另一项比较多柔比星联合异环磷酰胺(AI)和吉西他滨联合多西他赛(GD)作为一线治疗对高风险软组织肉瘤的疗效和不良反应的 II 期临床试验显示,AI 组和 GD 组 2 年生存率分别为 57%和 74%;AI 最常见的严重不良事件是血液学毒性,GD 组代谢紊乱和症状最为常见。

其他可选择的联合用药方案包括:多柔比星/达卡巴嗪、吉西他滨/达卡巴嗪和吉西他滨/长春瑞滨。多柔比星单药也是对子宫肉瘤有效的方案,且毒性较联合用药为小。其他 NCCN 推荐的单药方案包括达卡巴嗪、表柔比星、艾日布林(eribulin)、吉西他滨、异环磷酰胺、脂质体阿霉素、替莫唑胺、曲贝替定(trabectedin)、长春瑞滨(2B 级)和多西他赛(3A 级证据)。

曲贝替定(trabectedin)和艾日布林(eribulin)均在 2016 年被列入指南。数据表明,trabectedin 可用于标准化疗失败的患者。Pautier 等报道的一项 III 期临床研究数据显示,在基于蒽环类药物治疗后进展的转移性脂肪肉瘤或平滑肌肉瘤中,trabectedin 相较于达卡巴嗪 PFS 延长 2.7 个月,该研究尚在进行中,以确定 OS 是否获益。在 2015 年 10 月 FDA 批准上市后,trabectedin 被添加到子宫肉瘤治疗指南中,作为蒽环类药物治疗后进展的不可切除或转移性 ULMS 的可选用药。Eribulin 被 NCCN 指定为 2B 类证据是基于 Schöffski 等报道的一项 III 期试验的结果,该研究比较了 452 例晚期平滑肌肉瘤或脂肪细胞肉瘤患者接受 eribulin 和达卡巴嗪治疗的生存获益。艾日布林和达卡巴嗪组的中位 OS 分别为 13.5 个月和 11.5 个月(HR 0.77;$P<0.05$)。

4) 内分泌治疗:子宫肉瘤的内分泌治疗主要用于 ESS 这类病理亚型。有研究表明子宫肿瘤中存在的类固醇受体来自子宫内膜间质细胞,因此内分泌治疗是 ESS 的重要辅助治疗手段。Baggish 等曾报道,LGESS 为雌激素依赖性肿瘤,单纯切除卵巢即可使肿瘤缩小 50%。而近年来,ESS 的死亡率从既往报道的 19%～50%降至<10%,该生存获益主要归因于内分泌治疗。在晚期或复发性 ESS 中,内分泌治疗是主要的辅助治疗方法,因为它具有良好的有效率及耐受性。Amant 等(2014)报道了迄今样本量最大的一项研究,30 例复发的 LGESS 接受内分泌治疗(甲地孕酮 21 例,芳香化酶抑制剂 3 例,亮丙瑞林 3 例,米非司酮 3 例),其中疾病 CR 5 例(17%)、PR 3 例(10%)、SD 16 例(53%)。在长期内分泌治疗过程中未出现严重不良反应事件。而对于完全切除的早期 LGESS,其作为辅助治疗的益处尚不明确。因此 NCCN 指南推荐对 II～IV 期的 LGESS 给予内分泌治疗,而 I 期的 LGESS 可选择观察或辅助内分泌治疗。

经典的内分泌治疗药物包括甲地孕酮、甲羟孕酮和芳香化酶抑制剂,而近年也有小样本研究显示促性腺激素释放激素激动剂(GnRHa)(2B 类)也有一定疗效。三苯氧胺的使用被认为显著增加子宫内膜肿瘤尤其是间质肉瘤的发病风险,因此 2014 年 NCCN 指南删除了三苯氧胺,将 ESS 及 ER/PR 阳性 ULMS 列入三苯氧胺的禁忌证。

此外,40%～80%平滑肌肉瘤表达 ER 和(或)PR。Leitao 等报道 43 例平滑肌肉瘤 ER、PR 的阳性率分别为 42%和 41%,且 ER、PR 的表达均与 PFS 的延长显著相关,而 PR 表达可能改善 OS($P=0.05$)。芳香化酶抑制剂在平滑肌肉瘤患者中的应用被证明具有一定疗效。一项单臂 II 期临床试验纳入 27 名晚期多方案化疗失败的平滑肌肉瘤患者,来曲唑单药应用 54%的患者疗效评估为疾病稳定,12 周 PFS 为 50%,且耐受性良好。因此,在 ER/PR 阳性的平滑肌肉瘤患者中使用内分泌治疗也是合理的选择。

5) 靶向治疗:帕唑帕尼(pazopanib)是一种多靶点的酪氨酸激酶抑制剂,是目前唯一被批准用于治疗子宫 LMS 的生物靶向药物。PALETTE III 期研究使用 pazopanib 与安慰剂治疗复发性软组织肉瘤,其中包括 165 名子宫 LMS 患者。帕唑帕尼的客观反应率(ORR)为 6%,治疗组与安慰剂组 PFS 分别为 4.6 个月和 1.6 个月($P<0.001$)。支持使用帕唑帕尼的证据包括最近对两项 EORTC 临床试验的回顾性总结。共 44 名接受帕唑帕尼治疗的子宫肉瘤患者,其中 39 例为 LMS(88.6%)。而 61.3%的患者曾接受过 2 线以上化疗,5 例患者(11%)对帕唑帕尼单药治疗有反应,均为 PR。PFS 和 OS 分别为 3.0 个月和 17.5 个月。

为提高子宫肉瘤治疗的反应率和生存率,近年来多项研究探讨了生物靶向药物和细胞毒性药物的联合应用疗效。吉西他滨(G)、多西紫杉醇(D)与贝伐珠单抗(B)联合用于转移性子宫平滑肌肉瘤一线治疗的 III 期临床试验(Hensley,2015)未能证明添加生物靶向药物的治疗优势。GDB 组和 GD 组的中位 ORR、PFS 和 OS 分别为 35.8% 和 31.5%、4.2 和 6.2 个月、23.3 和 26.9 个月，差异均不显著。Munhoz 等（2015）报道另一项 Ib/II 期试验在吉西他滨和多西紫杉醇联合方案基础上加入帕唑帕尼，用于治疗转移性软组织肉瘤。在使用该方案治疗的 5 例患者（其中 2 例为平滑肌肉瘤）中，没有观察到客观反应，且该研究因药物毒性过大而提前终止。

olaratumab 是一种抗 PDGFR 抗体。Tap 等在一项随机 II 期研究中比较了多柔比星联合 olaratumab 对比多柔比星单药治疗不可切除或转移性软组织肉瘤患者的疗效。olaratumab 联合多柔比星组的中位 PFS 为 6.6 个月，多柔比星单药组为 4.1 个月（HR 0.67；$P > 0.05$）；联合方案和多柔比星单药组中位 OS 分别为 26.5 个月和 14.7 个月（HR 0.46；$P < 0.001$）。这项研究结果加速了 FDA 批准 olaratumab 用于治疗不宜用手术或放疗治疗的软组织肉瘤患者。

另外，免疫治疗被证实在多种实体肿瘤中有效，是目前研究的热点。Herzog 等（2015）报道子宫平滑肌肉瘤免疫组化显示 PD-1（46.9%）和 PD-L1（36%）中度表达，高于卵巢癌或子宫颈癌，但这种表达是否与检查点抑制剂的有效性相关尚待观察。一项正在进行的 II 期临床试验（SARC028；NCT-02301039）正在研究抗 PD-1 抗体 pembrolizumab 在晚期软组织和骨肉瘤患者中的作用。免疫治疗在子宫肉瘤治疗中的效果仍有待进一步研究。

（7）随访

由于子宫肉瘤的复发转移率极高，因此子宫肉瘤术后的严密随诊非常重要。所有患者应接受有关复发症状的宣教，如出现出血（阴道、膀胱或直肠）、食欲降低、体重减轻、疼痛（骨盆、腹部、臀部或背部）、咳嗽、气急及肿胀（腹部或腿部）等症状都应及时评估，应根据复发风险制订随访方案。NCCN 指南推荐的子宫肉瘤监测随访方案主要为影像学监测，应包括胸、腹部、盆腔 CT 或 MRI 检查。低级别肉瘤患者在第 1 个 3～5 年应每 4～6 个月随访 1 次，随后可每年 1 次。高级别肉瘤在第 1 个 2～3 年应每 3～4 个月随访 1 次，第二个 2～3 年每 6 个月 1 次，随后每年 1 次。如发现可疑病灶，可根据需要用 PET/CT、肿块穿刺活检等方法进行鉴别诊断。

（8）小结

子宫肉瘤为少见肿瘤，除 LGESS 外，总体预后不佳。治疗手段采用以手术为主的综合治疗，早期子宫肉瘤应完整切除子宫以减少复发；晚期子宫肉瘤应行肿瘤细胞减灭术；复发转移病灶的切除也可使患者生存获益。手术标本应由妇科肿瘤病理学家进行专业评估，常规进行免疫组化检测，必要时行分子遗传学检测，结果可能指导临床治疗方案的制订。内分泌治疗是中晚期低级别子宫内膜间质肉瘤的主要辅助治疗方案。对于早期局限于子宫的肉瘤，辅助化疗或辅助放疗不作为常规推荐，因为两者的益处均不明确。晚期或复发性疾病尤其是平滑肌肉瘤的术后均需要化疗，一线化疗方案首选以蒽环类药物为主的联合方案，二线化疗推荐用吉西他滨和多西他赛联合方案，但近年也有报道将此方案作为一线使用也可取得较好的疗效。此外，有望改善晚期及复发性子宫肉瘤预后的新药包括曲贝替定（trabectedin）、艾日布林（eribulin）、帕唑帕尼等。临床试验积极研究的药物还包括 olaratumab、PD-1/PD-L1 抑制剂等。鉴于子宫肉瘤的高死亡率和临床治疗手段有限，迫切需要确立早期诊断策略并拓展新型治疗方法来改善子宫肉瘤患者的预后。

（任玉兰　单波儿　江佳璐　田文娟　毕　蕊　涂小予　蒋朝霞　徐俊彦　王华英）

主要参考文献

[1] 2010 年上海市市区恶性肿瘤发病率[R]. 上海市疾病预防控制中心专业报告.

[2] 任玉兰，王华英，沈磊，等. 子宫内膜浆液性乳头癌 33 例临床分析[J]. 中华妇产科杂志，2006，12（41）：817-821.

[3] 任玉兰，王华英，周晓燕，等. 子宫内膜浆液性乳头状癌组织中 HER-2/neu 基因的扩增和蛋白表达及其意义[J]. 中华妇产科杂志，2010，45（5）：367-371.

[4] 任玉兰，王华英，施达仁，等. 晚期子宫内膜癌的治疗及预后分析[J]. 中华妇产科杂志，2008，43（7）：523-527.

[5] 单波儿，任玉兰，孙建民，等. 年轻早期高分化子宫内膜样腺癌或子宫内膜不典型增生保留生育功能的 II 期临床研究[J]. 中国癌症杂志，2012，22（6）：424-429.

[6] 单波儿，任玉兰，孙建民，等. 年轻早期高分化子宫内膜样腺癌或子宫内膜不典型增生保留生育功能的 II 期临床研究[J]. 中国癌症杂志，2012，22（6）：424-429.

[7] 单波儿，孙织，王华英，等. 系统的淋巴结清扫术在子宫内膜癌治疗决策中的价值及可行性分析[J]. 中国癌症杂志，2009，19（12）：915-919.

[8] 单波儿，孙织，王华英，等. 系统的淋巴结清扫术在子宫

内膜癌治疗决策中的价值及可行性分析[J]. 中国癌症杂志,2009,19(12):915 – 919.

[9] AAGL Advancing Minimally Invasive Gynecology Worldwide. Morcellation during uterine tissue extraction[J]. J Minim Invasive Gynecol, 2014, 21: 517 – 530.

[10] American College of Obstetricians and Gynecologists. Power morcellation and occult malignancy in gynecologic surgery[M]. Washington, DC: ACOG, 2014.

[11] Bai H, Yang J, Cao D, et al. Ovary and uterus-sparing procedures for low-grade endometrial stromal sarcoma: a retrospective study of 153 cases[J]. Gynecol Oncol, 2014, 132(3):654 – 660.

[12] Benson C, Ray – Coquard I, Sleijfer S, et al. Outcome of uterine sarcoma patients treated with pazopanib: a retrospective analysis based on two European Organisation for Research and Treatment of Cancer (EORTC) Soft Tissue and Bone Sarcoma Group (STBSG) clinical trials 62043 and 62072[J]. Gynecol Oncol, 2016, 142:89 – 94.

[13] Brennan DJ, Hackethal A1, Metcalf AM2, et al. Serum HE4 as a prognostic marker in endometrial cancer — a population based study[J]. Gynecol Oncol, 2014, 132(1):159 – 165.

[14] Bulun SE. Uterine fibroids[J]. N Engl J Med, 2013, 369:1344 – 1355.

[15] Chen J, Clark LH, Kong WM, et al. Does hystero-scopy worsen prognosis in women with type II endometrial carcinoma [J]? PLoS One, 2017, 12 (3): e0174226.

[16] Chudnoff SG, Berman JM, Levine DJ, et al. Outpatient procedure for the treatment and relief of symptomatic uterine myomas[J]. Obstet Gynecol, 2013,121:1075 – 1082.

[17] Conklin CM, Longacre TA. Endometrial stromal tumors: the new WHO classification[J]. Adv Anat Pathol, 2014, 21(6):383 – 393.

[18] Darai E, Dubernard G, Bats AS, et al. Sentinel node biopsy for the management of early stage endometrial cancer: long-term results of the SENTIENDO study [J]. Gynecol Oncol, 2015, 136(1):54 – 59.

[19] Das SK, Niu XK, Wang JL, et al. Usefulness of DWI in preoperative assessment of deep myometrial invasion in patients with endometrial carcinoma: a systematic review and meta-analysis[J]. Cancer Imaging, 2014, 14 (1):32.

[20] Food and Drug Administration. Quantitative assessment of the prevalence of unsuspected uterine sarcoma in women undergoing treatment of uterine fibroids: summary and key findings[M]. Silver Spring, MD: FDA, 2014.

[21] Gressel GM, Parkash V, Pal L. Management options and fertility-preserving therapy for premenopausal endometrial hyperplasia and early-stage endometrial cancer[J]. Int J Gynaecol Obstet, 2015, 131(3):234 – 239.

[22] Hensley ML, Wathen JK, Maki RG, et al. Adjuvant therapy for high-grade, uterus-limited leiomyosarcoma: results of a phase 2 trial (SARC 005)[J]. Cancer, 2013, 119:1555 – 1561.

[23] Howitt BE, Shukla SA, Sholl LM, et al. Association of poly-merase emutated and microsatellite-instable endometrial cancers with neoantigen load, number of tumor-infiltrating lymphocytes, and expression of PD-1 and PD-L1[J]. JAMA Oncol, 2015, 1(9):1319 – 1323.

[24] Kandoth C, Schultz N, Cherniack AD, et al. Integrated genomic characterization of endometrial carcinoma[J]. Nature, 2013, 497(7447):67.

[25] Kurman RJ, Herrington CS, Young RH. WHO Classification of tumors of female reproductive organs [J]. International Agency for Research on Cancer. Lyon, 2014, (4th edition):47.

[26] Lancaster JM, Powell CB, Chen LM, et al. Society of Gynecologic Oncology statement on risk assessment for inherited gynecologic cancer predispositions[J]. Gynecol Oncol, 2015, 136(1):3 – 7.

[27] Lee EY, Khong PL, Tse KY, et al. Differentiation of aggressive and indolent subtypes of uterine sarcoma using maximum standardized uptake value[J]. Nucl Med Commun, 2013, 34:1185 – 1189.

[28] Leslie KK, Thiel KW, Yang S. Endometrial cancer: potential treatment and prevention with progestin-containing intrauterine devices[J]. Obstet Gynecol, 2012, 119(2 Pt 2):419 – 420.

[29] Mancari R, Signorelli M, Gadducci A, et al. Adjuvant chemotherapy in stage I-II uterine leiomyosarcoma: a multicentric retrospective study of 140 patients[J]. Gynecol Oncol, 2014, 133(3):531 – 536.

[30] Milad M, Milad E. Laparoscopic morcellator-related complications[J]. J Min Invas Gynecol, 2014, 21:486 – 491.

[31] Munro MG, Critchley HO, Broder MS, et al. The FIGO Classification System ("PALM – COEIN") for causes of abnormal uterine bleeding in non-gravid

women in the reproductive years, including guidelines for clinical investigation[J]. Int J Gynaecol Obstet, 2011, 113:3 - 13.

[32] Pautier P, Floquet A, Chevreau C, et al. Trabectedin in combination with doxorubicin for first-line treatment of advanced uterine or soft-tissue leiomyosarcoma (LMS-02): a non-randomised, multicentre, phase 2 trial[J]. Lancet Oncol, 2015,16:457 - 464.

[33] Ran L, Jin J, Xu Y, et al. Comparison of robotic surgery with laparoscopy and laparotomy for treatment of endometrial cancer: a meta-analysis[J]. PLoS One, 2014, 9(9):e108361.

[34] Ren Y, Huang X, Shan B, et al. Adjuvant concurrent chemoradiation followed by chemotherapy for high-risk endometrial cancer[J]. Gynecol Oncol, 2016, 140(1): 58 - 63.

[35] Ren Y, Shan B, Shi D, et al. Salvage cytoreductive surgery for patients with recurrent endometrial cancer: a retrospective study[J]. BMC Cancer, 2014, 14:135.

[36] Ricci S, Stone RL, Fader AN. Uterine leiomyosarcoma: epidemiology, contemporary treatment strategies and the impact of uterine morcellation[J]. Gynecol Oncol, 2017, 145(1):208 - 216.

[37] Sato K, Yuasa N, Fujita M, et al. Clinical application of diffusion-weighted imaging for preoperative differentiation between uterine leiomyoma and leiomyosarcoma [J]. Am J Obstet Gynecol, 2014, 210(4):368. e1-368. e8.

[38] Scalici J, Laughlin BB, Finan MA, et al. The trend towards minimally invasive surgery (MIS) for endometrial cancer: an ACS-NSQIP evaluation of surgical outcomes[J]. Gynecol Oncol, 2015, 136(3): 512 - 515.

[39] Schöffski P, Chawla S, Maki RG, et al. Eribulin versus dacarbazine in previously treated patients with advanced liposarcoma or leiomyosarcoma: a randomised, open-label, multicentre, phase 3 trial[J]. Lancet, 2016, 387 (10028):1629 - 1637.

[40] Shan B, Ren Y, Sun J, et al. A prospective study of fertility-sparing treatment with megestrol acetate following hysteroscopic curettage for well-differentiated endometrioid carcinoma and atypical hyperplasia in young women[J]. Arch Gynecol Obstet, 2013, 288 (5):1115 - 1123.

[41] Shu CA, Pike MC, Jotwani AR, et al. Uterine cancer after risk-reducing salpingo-oophorectomy without hysterectomy in women with BRCA mutations [J]. JAMA oncol, 2016, 2(11):1434 - 1440.

[42] Society of Gynecologic Oncology. SGO position statement: morcellation[M]. Chicago: SGO, 2013.

[43] Stelloo E, Nout RA, Osse EM, et al. Improved risk assessment by integrating molecular and clinicopathological factors in early-stage endometrial cancer-combined analysis of the PORTEC cohorts[J]. Clinical Cancer Research, 2016, 22(16):4215.

[44] Tap WD, Jones RL, Van Tine BA, et al. Olaratumab and doxorubicin versus doxorubicin alone for treatment of soft-tissue sarcoma: an open-label phase 1b and randomised phase 2 trial [J]. Lancet, 2016, 388 (10043):488 - 497.

[45] Thanopoulou E, Aleksic A, Thway K, et al. Hormonal treatments in metastatic endometrial stromal sarcomas: the 10-year experience of the sarcoma unit of Royal Marsden Hospital[J]. Clin Sarcoma Res, 2015, 5:8.

[46] Wang Y, Ayres KL, Goldman DA, et al. ^{18}F - fluoroestradiol PET/CT measurement of estrogen receptor suppression during a phase I trial of the novel estrogen receptor-targeted therapeutic GDC - 0810: using an imaging biomarker to guide drug dosage in subsequent trials[J]. Clin Cancer Res, 2017, 23:3053 - 3060.

[47] Zheng LF, Zheng SJ, Yuan XC, et al. Comparison of dynamic contrast-enhanced magnetic resonance imaging with T2-weighted imaging for preoperative staging of early endometrial carcinoma[J]. Onco Targets Ther, 2015, 8:1743 - 1751.

70 卵 巢 癌

70.1 概述和组织学分类

70.1.1 概述

　　卵巢癌是严重威胁妇女健康的恶性肿瘤之一,发病率在女性生殖系统恶性肿瘤中位居第3位,病死率居妇科恶性肿瘤之首。卵巢癌发病隐匿,因目前尚缺乏有效的筛查及早期诊断措施,绝大多数患者在确诊时已存在局部或远处播散,5年生存率约为46%。影响女性卵巢癌发病风险的危险因素主要包括基因突变、生理因素、社会经济因素以及环境职业因素四大类,尤以基因突变的影响最为显著。对于卵巢癌发病危险因素的认识,有助于识别高危人群并且进行针对性的预防干预。

　　根据其组织病理学特征,卵巢癌主要分为上皮性卵巢癌、生殖细胞肿瘤及性索-间质肿瘤三大类。上皮性卵巢癌多见于绝经后女性,而恶性生殖细胞肿瘤则高发于儿童和青春期女性。上皮性肿瘤是最为常见的卵巢肿瘤,按照生物学行为的不同分为良性、交界性及恶性肿瘤。约80%的晚期上皮性卵巢癌是浆液性癌,10%为子宫内膜样癌。

　　早期卵巢癌的症状通常无特异性,因此常被患者忽视,常见的有腹胀、盆腔或腹部疼痛、进食困难、早饱、尿频、尿急等。晚期患者还可出现腹腔积液,并且肿块压迫周围脏器可引起大小便困难、里急后重、下肢水肿、肠梗阻等症状,严重者还可出现消瘦、贫血等全身表现。卵巢癌的血行转移相对少见,肿瘤多通过腹腔内播散及淋巴结转移的方式,播散至腹膜面、腹腔脏器表面及腹膜后淋巴结。根据卵巢癌患者疾病的分期及所处的治疗阶段不同,早期患者的治疗以分期手术及术后辅助化疗为主;对于有生育要求、经选择的部分患者还可以考虑保留生育功能的手术。晚期患者的治疗则是以尽可能清除盆、腹腔内肿瘤的细胞减灭术配合静脉化疗或腹腔联合静脉化疗为主。复发患者的治疗则是以全身化疗为主,病灶孤立的患者还可以考虑接受二次肿瘤细胞减灭术(secondary cytoreductive surgery, SCR)。随着近些年来生物免疫治疗的进展,对于复发或初治的高危卵巢癌患者还可以考虑包括抗血管生成治疗及多聚腺苷二磷酸核糖聚合酶(poly-ADP-ribose polymerase, PARP)抑制剂在内的生物靶向治疗。

70.1.2　组织学分类

卵巢肿瘤的分类方法很多,最常用和最实用的分类是建立在卵巢组织发生学基础上的卵巢肿瘤组织学分类方法(WHO,2014年版,详见表70-1)。常见的卵巢肿瘤主要包括如下。

表70-1　卵巢肿瘤的 WHO 组织学分类

上皮性肿瘤
　　浆液性肿瘤 ┐
　　黏液性肿瘤 │
　　子宫内膜样肿瘤 │　良性
　　透明细胞瘤 ├　交界性
　　Brenner 瘤 │　恶性
　　浆黏液性瘤 ┘
　　未分化癌

性索-间质肿瘤
　　单纯性间质肿瘤
　　　　纤维瘤
　　　　卵泡膜细胞瘤
　　　　纤维肉瘤
　　　　硬化性间质肿瘤
　　　　印戒细胞间质肿瘤
　　　　微囊性间质肿瘤
　　　　睾丸间质细胞(Leydig)瘤
　　　　类脂质细胞瘤
　　单纯性性索肿瘤
　　　　颗粒细胞瘤
　　　　支持细胞(Sertoli)瘤
　　　　环状小管间质肿瘤
　　混合性性索-间质肿瘤
　　　　支持-间质细胞(Sertoli-Leydig)肿瘤
　　　　性索-间质肿瘤,非特指

生殖细胞肿瘤
　　无性细胞瘤
　　卵黄囊瘤
　　胚胎癌
　　非妊娠相关绒癌
　　成熟性畸胎瘤
　　未成熟畸胎瘤
　　混合性生殖细胞肿瘤

间充质肿瘤
　　低级别子宫内膜间质肉瘤
　　高级别子宫内膜间质肉瘤

上皮及间充质混合性肿瘤
　　腺肉瘤
　　癌肉瘤

单胚层畸胎瘤及来源于皮样囊肿的成年型细胞肿瘤
　　卵巢甲状腺瘤

类癌
神经外胚层肿瘤
皮脂腺肿瘤
鳞状细胞癌

生殖细胞-性索-间质肿瘤
　　性腺母细胞瘤
　　未分类混合性生殖细胞-性索-间质肿瘤

杂类肿瘤
　　卵巢网肿瘤中肾管肿瘤
　　小细胞癌
　　副神经节瘤

间皮肿瘤
　　腺瘤样瘤
　　间皮瘤

软组织肿瘤
　　黏液瘤
　　其他

瘤样病变

淋巴样及髓样肿瘤
　　淋巴瘤
　　浆细胞瘤
　　髓系肿瘤

转移性肿瘤

（1）上皮性肿瘤

上皮性肿瘤是最常见的卵巢肿瘤,起源于卵巢表面上皮及其衍化成分,发生于育龄期及更年长的妇女。组织学上,上皮性肿瘤由一种或多种不同类型的上皮组织构成,混合以多少不一的间质(图70-1~图70-4),其生物学行为因组织学类型的不同而异。

（2）性索-间质肿瘤

由卵巢颗粒细胞、卵泡膜细胞、支持细胞(Sertoli cell)、间质细胞(Leydig cell)及间质来源的成纤维细胞中的一种或几种细胞混合组成的卵巢肿瘤(图70-5,图70-6)。性索-间质肿瘤约占卵巢肿瘤的8%。

（3）生殖细胞肿瘤

由原始生殖细胞向多个方向分化的一组异质性肿瘤(图70-7,图70-8)。这组肿瘤大部分起源于迁徙入卵巢的不同发育阶段的生殖细胞。生殖细胞肿瘤占原发性卵巢肿瘤的30%,其中95%为成熟性囊性畸胎瘤,其余为恶性。在西方,恶性生殖细胞肿瘤占全部卵巢肿瘤的3%,而在亚洲人群,尤其是日

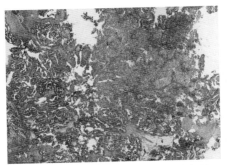

图 70 - 1　高级别浆液性癌镜下表现

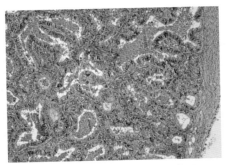

图 70 - 2　黏液性腺癌镜下表现

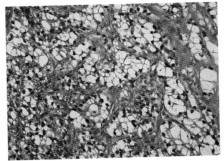

图 70 - 3　透明细胞癌镜下表现

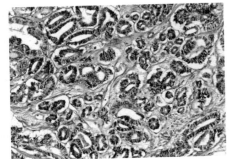

图70 - 4　子宫内膜样腺癌(高分化)镜下表现

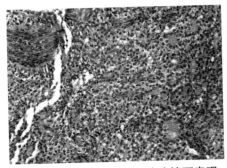

图 70 - 5　成人型颗粒细胞瘤镜下表现

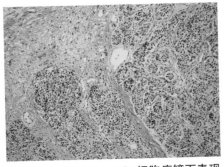

图 70 - 6　Sertoli-Leydig 细胞瘤镜下表现

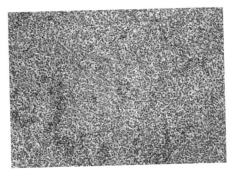

图 70 - 7　无性细胞瘤镜下表现

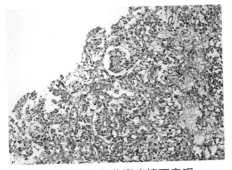

图70 - 8　卵黄囊瘤镜下表现

本人群中,这一比例可以高达 20%。就诊时的中位年龄为 18 岁。恶性生殖细胞肿瘤是儿童和青春期女性最常见的卵巢肿瘤。发生于 21 岁之前的卵巢肿瘤有 60% 为生殖细胞肿瘤,其中 1/3 为恶性。

港地区癌症登记数据中 3 693 名卵巢肿瘤患者的回顾性分析显示,79.6%的卵巢肿瘤患者为浸润性上皮性卵巢癌。在所研究的 10 年中,上皮性卵巢癌的发病率每年增加 1.4%,而病死率每年降低 1.9%,这提示治疗手段的进步对卵巢癌生存的改善。与其他亚洲国家一样,这一癌症登记队列的 2 年及 5 年生存率分别高达 75.8% 及 63.1%。FIGO I～IV 期患者的 5 年生存率分别为 90.2%、68.3%、32.9% 及 16.1%。

70.2.2　组织病理学分类

上皮性卵巢癌是一组具有显著异质性的疾病。按照组织病理学类型可以分为浆液性癌、黏液性癌、子宫内膜样癌、透明细胞癌、恶性 Brenner 瘤、浆黏液性癌、未分化癌及癌肉瘤,尤以浆液性癌、黏液性癌、子宫内膜样癌及透明细胞癌最为常见。这些不同病理学类型的卵巢癌具有不同的组织起源、临床特征及发病机制。2004 年,Shih 及 Kurman 提出了一种全新的上皮性卵巢癌发病模型。根据这一模型,上皮性卵巢癌被分为具有截然不同临床病理学特征的两大类(表 70-2)。I 型卵巢癌倾向于是一种低度恶性肿瘤,其肿瘤发生过程是一种逐步进展的过程,由卵巢交界性肿瘤恶变转化而来,包括低级别浆液性癌、子宫内膜样癌、透明细胞癌、黏液性癌及恶性 Brenner 瘤。而 II 型卵巢癌是一种恶性程度更高的高级别肿瘤,其多起源于输卵管上皮的浆液性上皮内癌(serous tubal intraepithelial cancer, STIC),包括高级别浆液性癌、癌肉瘤及未分化癌。随着近些年来对卵巢癌临床病理学特征和基础研究的进一步深入,这一分类模型还纳入了包括卵巢癌分子分型在内的更多内涵(图 70-11)。

表 70-2　卵巢癌 Kurman 二分类临床及病理特征

特征	I 型	II 型
分期	通常为早期	几乎总是晚期
肿瘤分级	低级别(透明细胞癌除外)	高级别
增殖活性	通常低	总是高
腹腔积液	少见	常见
化疗敏感性	一般	好
早期发现	可能	存在挑战
疾病进展	缓慢、隐匿性	快速、侵袭性
总体预后	好	差

续　表

特征	I 型	II 型
发病高危因素	子宫内膜异位症	排卵周期数;BRCA 突变
组织起源	来源多样	绝大多数为输卵管来源
癌前病变	交界性肿瘤	绝大多为 STIC
染色体不稳定性	低	高
TP53 突变	少见	几乎总是存在
同源重组修复缺陷	少见	常见
驱动突变	可以存在	少见

70.2.3　病因学

上皮性卵巢癌发病的危险因素主要分为遗传性因素及其他危险因素。

(1)遗传性因素

流行病学研究显示,一般人群的卵巢癌终生累积发病风险约为 1.5%,而携带有乳腺癌和卵巢癌易感基因 1/2(BRCA1 或 BRCA2)胚系突变的个体更易罹患卵巢癌(即遗传性乳腺癌-卵巢癌综合征),这些患者占遗传性卵巢癌的绝大部分。BRCA1 突变者的卵巢癌终身发病风险约为 59%(95% CI: 0.43～0.76),BRCA2 突变者的卵巢癌终身发病风险约为 16.5%(95%CI: 0.07～0.34)。不同的研究结果显示,在未经选择的卵巢癌患者中,携带 BRCA1/2 突变的患者占 10%～25%,这些患者中约一半没有明确的家族史。浆液性卵巢癌病例中的突变率较高(18%～19%),在铂类敏感复发性卵巢癌患者中突变率更可高达 38%。BRCA1 突变相比 BRCA2 突变更为常见,且 BRCA 突变率具有明显的地域与种族差异。在德系犹太人(Ashkenazi Jews)中,非选择性卵巢癌患者 BRCA1/2 的胚系突变率为 30.0%,而具有卵巢/乳腺癌家族史的患者中 BRCA1/2 的胚系突变率更是高达 33.9%。在该人群中,BRCA1/2 突变主要表现为 3 个重复出现的始祖突变(founder mutation)——BRCA1 185delAG、BRCA1 5382insC 及 BRCA2 6174delT,而其他形式的突变则非常罕见。而在非德系犹太人及非犹太人中,卵巢癌患者的 BRCA1/2 胚系突变率要显著低于德系犹太人,且主要为非重复出现的基因突变。此外,在北欧、西班牙的一些患者人群中,也报道了

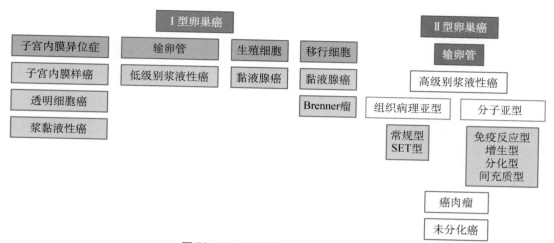

图 70-11　卵巢癌 Kurman 二分类法

一些种群特异性的始祖突变。与其他人群相比,中国卵巢癌患者 *BRCA1/2* 胚系突变研究的文献报道相对较少。2016 年,在国际妇科肿瘤年会上,复旦大学附属肿瘤医院牵头完成的第一项全国多中心大样本的卵巢癌 *BRCA* 突变的研究数据正式发布,在非选择性的患者中,*BRCA* 胚系突变率为 28.5%,其中 *BRCA1* 突变率为 20.82%,*BRCA2* 突变率为 7.63%,*BRCA* 突变患者中超过 2/3(167/235)没有明确的乳腺癌/卵巢癌家族史,且该研究还发现了中国患者人群中存在之前从未报道过的 *BRCA* 突变。

除 *BRCA1/2* 之外,其他可能与上皮性卵巢癌发病有关的遗传易感基因主要包括 DNA 双链修复(double strand repair, DSB)中同源重组修复(homologous recombination repair, HRR)相关基因以及 DNA 错配修复(mismatch repair, MMR)相关基因。流行病学研究证实,HRR 相关基因 *RAD51C*、*RAD51D*、*BRIP1* 突变者的卵巢癌终身发病风险介于 10%~15%,而 *PALB2*、*BARD1* 则可能与卵巢癌发病风险提高有关,*ATM*、*CHEK1* 等基因突变可能不会增加卵巢癌的发病风险,这些胚系基因突变约占上皮性卵巢癌的 3%~6%。MMR 相关基因(*MLH1*、*MSH2*、*MSH6*、*PMS2*、*EPCAM*)突变者(即林奇综合征)的卵巢癌终身累积发病风险则依据突变基因的不同介于 4%~24%,此类患者约占上皮性卵巢癌的 1%。

(2)其他危险因素

1)月经史:初潮年龄与卵巢癌发病风险之间的关系仍不清楚。尽管一项 Meta 分析报道了月经初潮晚的女性有更低的发病风险,然而,最近一项队列汇总分析除了证实初潮年龄晚与透明细胞癌发病风险较低的关系外并没能证实这一结论。绝经年龄与卵巢癌发病风险之间关系的证据则更为一致。这一汇总分析发现绝经年龄每延后 5 年,则总的卵巢癌发病风险增加 6%,子宫内膜样癌及透明细胞癌风险增加最为显著(分别为 19% 和 37%),但与黏液性癌无明显关联。

2)生育史:有生育史女性的卵巢癌发病风险相对较低,并且每多生育一胎,卵巢癌的发病风险可以进一步降低 10%~20%。生育能够降低所有类型的卵巢癌发病风险,但对透明细胞癌及子宫内膜样癌的保护作用最强。小样本的研究显示,更多的分娩次数能够降低 *BRCA1* 突变携带者的卵巢癌发病风险,但似乎对 *BRCA2* 突变携带者无影响。一些研究还提示妇女在生育第一胎或最后一胎时年龄越大,其卵巢癌发病风险越低;另外一些研究则提示生育对卵巢癌发病的保护作用随年龄增长而降低;还有研究发现双胞胎妊娠较单胎妊娠更能降低风险,但是这一结论仍需更多的研究证实。相反,绝大多数研究提示妊娠提前终止(自然流产、人工流产、异位妊娠)并不能降低卵巢癌的发病风险,多次自然流产甚至会增加卵巢癌发病风险。

3)哺乳:一些 Meta 分析显示,进行母乳喂养的经产女性卵巢癌发病风险较没有进行母乳喂养的经产女性降低 20%~25%,并且更长时间的母乳喂养能够带来更多发病风险的降低。然而,最近一项队列研究的汇总分析并没能够证实母乳喂养可带来有统计学意义的风险降低。目前,仍需要更多的研究来阐明哺乳与卵巢癌发病的关系。

4)不孕与促排卵药物:尽管子宫内膜异位症与卵巢癌的发病风险升高有关,但其他原因引起的不育症是否会增加卵巢癌的发病风险尚不清楚。尽管目前有一些研究探讨促排卵药物与卵巢癌发病之间的关系,但是因为绝大多数研究样本量有限、随访时间短或者存在治疗方案的改变,促排卵药物是否会增加卵巢癌的发病风险也不明确。对于接受促排卵药物治疗的不孕症患者队列的随访研究并没有发现促排卵药物会增加卵巢癌的发病风险;然而,促排卵药物可能会增加卵巢交界性肿瘤的发病风险。

5)口服避孕药:口服避孕药会降低卵巢癌发病风险。一项对来自 21 个国家的 45 项研究的汇总分析显示,曾口服避孕药的女性卵巢癌发病风险较从未服用者降低约 30%,并且随着服用时间的延长,风险可以进一步降低(每 5 年降低约 20%)。尽管保护作用会随着年龄增加而降低,但这一保护作用似乎能够在停止服用后持续至少 30 年。绝大多数研究中,口服避孕药还能够降低 BRCA 突变携带者的卵巢癌发病风险。卵巢癌风险降低的程度与具体病理类型有关。两项汇总分析显示口服避孕药能够降低浆液性癌、子宫内膜样癌及透明细胞癌的发病风险,但并不会降低黏液性癌的发病风险。

6)激素替代治疗:一项大型汇总分析(纳入 52 项研究)提示,使用激素替代治疗会增加 40% 的卵巢癌发病风险,即便停药,这一风险仍持续存在;在使用激素替代治疗超过 5 年的女性中,风险增加持续至少 5 年。一项针对前瞻性研究的汇总分析还证实发病风险伴随着服用期限的延长而增加(每 5 年约 20%)。另外,激素替代治疗对不同病理类型卵巢癌发病风险的影响存在差异,浆液性癌及子宫内膜样癌的风险增加更为显著。

7)输卵管结扎与子宫切除:绝大多数流行病学研究证据显示输卵管结扎能够降低卵巢癌发病风险。病例对照研究及队列研究的汇总分析提示卵巢癌总发病风险降低 20%~30%。这一保护作用对于子宫内膜样癌及透明细胞癌较浆液性癌更为显著。这一保护效应可以在手术后持续长达 30 年,而与接受手术时的年龄无关。此外,输卵管结扎还能够降低 BRCA 突变携带者的发病风险。子宫切除手术与卵巢癌发病风险之间的关系还不明确。最近一项队列研究汇总分析未能显示子宫切除术与卵巢

癌总发病风险之间存在关联,但提示子宫切除能够降低透明细胞癌 40% 的发病风险。

8)子宫内膜异位症:病例对照研究及队列研究显示,有子宫内膜异位症病史的女性发生卵巢子宫内膜样癌及透明细胞癌的风险增加 2~3 倍。

9)非类固醇类抗炎药:非类固醇类抗炎药的抗炎作用对于一些癌症有潜在预防作用,包括卵巢癌,近年来颇受关注。一项 Meta 分析及一项丹麦的大型数据关联性研究显示,对乙酰氨基酚能够降低 30%~50% 的卵巢癌发病风险。而另外一项纳入 12 项病例对照研究的汇总分析并没能观察到这一关联。但这项汇总分析显示规律服用阿司匹林能够降低 20% 的卵巢癌发病风险。在数据关联性研究中,阿司匹林,尤其是低剂量的阿司匹林,能够降低卵巢癌的发病风险。考虑到这些药物的常用性,包括预防其他疾病,有待进一步的研究确认这之间的关联。

10)糖尿病:一项 2013 年发表的 Meta 分析显示糖尿病女性患者较没有糖尿病的女性患者卵巢癌发病风险增加 17%。然而,研究结果之间存在中度的异质性,并且更新的研究结果不支持这一关联性。异质性的一部分可能与糖尿病治疗方式的差别有关。有研究提示二甲双胍能够降低卵巢癌的发病风险,而胰岛素及磺酰脲类降糖药增加卵巢癌的发病风险。二甲双胍对卵巢癌的潜在保护作用有待进一步研究。

此外,身高、体质指数(BMI)、体力活动、静坐生活方式、烟草和酒精摄入、电离辐射等可能与卵巢癌的发病风险存在一定的关联。

70.2.4 遗传性卵巢癌的管理

鉴于导致卵巢癌发病风险增高的遗传易感基因突变可能会同时增加女性其他肿瘤的发病风险,并由此形成临床上所谓的综合征(如遗传性乳腺癌-卵巢癌综合征、林奇综合征等),本章节所讨论的高危人群管理及预防措施仅涉及卵巢癌遗传易感基因健康携带者的卵巢癌预防筛查等措施。除 BRCA 基因突变外,其他遗传易感基因突变在上皮性卵巢癌中所占比例较低,下文所述及的多数证据及结论源于对 BRCA 突变携带者的研究。对于携带有卵巢癌遗传易感基因突变的高危女性人群,预防卵巢癌的首选、最佳方案是预防性双侧输卵管卵巢切除手术。尽管这一手术预防的方法十分有效,但却会带

来提早绝经以及因雌激素剥夺导致的包括骨质疏松、心脑血管疾病风险增高在内的其他健康问题。在手术预防之外，早期发现及预防卵巢癌的潜在方法还包括化学预防及卵巢癌筛查。

（1）手术预防

预防性输卵管-卵巢切除手术（risk-reducing salpingo-oophorectomy，RRSO）能够显著降低携带 BRCA 基因突变女性卵巢癌、输卵管癌及原发性腹膜癌的发病风险。2009 年，一项纳入 3 项研究 2 840 例高危女性的 Meta 分析显示，RRSO 能够降低 BRCA 突变携带者卵巢癌、输卵管癌及原发性腹膜癌 80% 的发病风险。随后两项大型前瞻性研究得出类似的结论，RRSO 能够降低 75% 的卵巢癌、输卵管癌及原发性腹膜癌相关死亡风险（HR 0.25；95%CI：0.008～0.75）及 69% 的全因死亡风险（70 岁时）（HR 0.31；95%CI：0.26～0.39）。还有一些证据提示 RRSO 降低卵巢癌发病风险的程度取决于 BRCA 基因的突变类型。Marchetti 等的研究证实了这一观点，研究共纳入 4 310 名 BRCA 突变携带者，平均随访时间 4.8 年，亚组分析证实 BRCA1 突变携带者接受 RRSO 后卵巢癌、输卵管癌及原发性腹膜癌发病风险的 HR 为 0.20（P<0.001），而 BRCA2 突变携带者并未明显获益（HR 0.21；P>0.05），可能缘于 BRCA1 突变者发生卵巢癌的风险高于 BRCA2 突变者，以及研究人群中 BRCA2 突变者个体较少。即便如此，目前的数据仍支持在所有已完成生育的 BRCA 突变携带女性中开展 RRSO 以降低卵巢癌的发病风险。与 BRCA 突变携带者相类似，RRSO 同样能够显著降低携带其他卵巢癌遗传易感基因（中度外显及高度外显基因）突变女性卵巢癌、输卵管癌及原发性腹膜癌的发病风险。指南根据不同基因突变所致卵巢癌发病风险的不同以及其与乳腺癌发病风险的关联性，对不同基因突变携带者接受预防性手术的最佳推荐年龄存在一定差异，并且给出了 RRSO 具体实施方案（表 70-3）。

BRCA 突变携带者在接受 RRSO 后，卵巢癌及输卵管癌的发病风险已降低至一般人群的发病水平，但其仍具有相对较高的原发性腹膜癌发病风险。文献报道中，RRSO 后原发性腹膜癌的发生风险介于 0.8%～10.7%，其中一项对 1 828 例接受 RRSO 的 BRCA 突变携带者的前瞻性随访研究显示，RRSO 术后 20 年原发性腹膜癌的累积发病风险约为 4.3%，BRCA1 突变携带者的风险似乎更高。

表 70-3 不同遗传易感基因突变患者的预防性手术建议

基因	预防性手术建议
BRCA1	35～40 岁时考虑 RRSO
BRCA2	40～45 岁时考虑 RRSO
BRIP1	45～50 岁时考虑 RRSO
RAD51C	45～50 岁时考虑 RRSO
RAD51D	45～50 岁时考虑 RRSO
BARD1	潜在增加卵巢癌的发病风险，部分中心在 45～50 岁时推荐 RRSO（指南暂无推荐）
PALB2	潜在增加卵巢癌的发病风险，部分中心在 45～50 岁时推荐 RRSO（指南暂无推荐）
MSH2 MLH1 MSH6 PMS2 EPCAM	因同时增加子宫内膜癌的发病风险，推荐在完成生育后，同时切除子宫及双侧输卵管-卵巢

一些研究证实在绝经前 BRCA 突变携带者中开展 RRSO 能够降低约 50% 的乳腺癌发病风险。例如，一项病例队列研究匹配了 1 439 例确诊乳腺癌的 BRCA 突变携带者及 1 866 例未患乳腺癌的 BRCA 突变携带者，以估算 RRSO 降低乳腺癌发病风险的 OR 值。RRSO 能够降低 BRCA1 突变携带者 57%（OR 0.43，P<0.001）以及 BRCA2 突变携带者 46%（OR 0.57；P>0.05）的乳腺癌发病风险。风险降低的程度随着年龄的增长而显著降低，40 岁前、40～50 岁间接受 RRSO 的 OR 值分别为 0.36 和 0.50，而在 50 岁以后接受 RRSO 的女性风险无显著降低。

然而，近期两项前瞻性研究提示既往 RRSO 手术降低 BRCA 突变携带者乳腺癌发病风险的作用可能被夸大。2016 年，Kotsopoulos 等对 3 720 名 BRCA 突变携带者平均随访 5.6 年，在对数据进行总体分析时，作者未能得出 RRSO 能够显著降低 BRCA 突变携带者乳腺癌发病风险的结论，但单独针对 BRCA2 突变携带者进行分析时，却证实在 50 岁前开展 RRSO 能够降低这一人群乳腺癌的发病风险（HR 0.18；95% CI：0.05～0.63；P<0.01）。荷兰的一项前瞻性研究同样未能证实 RRSO 能够降低 BRCA 突变携带者的乳腺癌发病风险（HR 1.09；95% CI：0.67～1.77）。

RRSO 方案：① 通过腹腔镜方式开展手术。② 全面探查上腹部、肠管表面、网膜、阑尾及盆腔脏器。③ 对任何可疑异常的腹腔内病灶进行活检。

④ 获取腹腔冲洗液(50 ml 0.9%氯化钠溶液灌洗并立即采样送细胞学检查)。⑤ 进行完整的输卵管-卵巢切除,切除 2 cm 的近端卵巢血管(卵巢悬韧带),切除所有的输卵管组织直至宫角处,以及包裹输卵管-卵巢的所有腹膜组织,尤其是与输卵管/卵巢粘连的盆腔腹膜。⑥ 减少手术器械对输卵管及卵巢的钳夹,尽可能避免创伤性的细胞脱落。⑦ 卵巢及输卵管应当放在取物袋中取出。⑧ 按照 SEE-FIM 方法(一种输卵管及卵巢全面取材的方法)对卵巢及输卵管进行取材。⑨ 如果发现隐匿癌灶或浆液性上皮内癌(STIC),转诊至妇科肿瘤医生。⑩ 单纯的输卵管切除的获益尚未得到证实。如果考虑进行单纯的输卵管切除手术,则应完整切除从伞端至子宫入口处的输卵管组织。对于单纯的风险减低性输卵管切除手术的主要顾虑是术后女性仍具有卵巢癌发生的高风险。另外,在绝经前女性,卵巢切除术能够降低 50%的乳腺癌发病风险。

(2)化学预防

口服避孕药能够降低一般人群的卵巢癌发病风险。2008 年,一项对 45 项病例对照研究数据的汇总分析显示口服避孕药每服用 5 年,卵巢癌总的发病风险降低 20%(95% CI:0.18~0.23;$P<0.001$),服用 15 年后,卵巢癌发病风险减半,并且预防作用会在停药后持续 30 年以上,这一研究共计纳入 23 257 例卵巢癌患者及 87 303 例正常对照。Iodice 等对 5 项病例对照研究或回顾性研究的 Meta 分析显示,口服避孕药能够降低 BRCA 突变携带者 50%的卵巢癌发病风险(RR 0.50;95% CI:0.33~0.75),并且这一预防保护作用与口服避孕药的服药时间长短呈正相关而与具体的 BRCA1 或 BRCA2 突变无关。因为口服避孕药对 BRCA 突变携带者也存在相似的降低卵巢癌发病的预防作用,口服避孕药被一些学术组织提倡用于卵巢癌发病高危人群的预防。

口服避孕药会略微增加一般人群的乳腺癌发病风险,因此,从理论上讲,也可能会增加 BRCA 突变人群乳腺癌的发病风险。口服避孕药与 BRCA 突变携带者乳腺癌发病风险关系的研究却得出不一致的结论。Iodice 等的研究并没有发现口服避孕药会增加乳腺癌的发病风险。然而,2013 年发表的一项 Meta 分析却发现口服避孕药有增加 BRCA1(OR 1.19;95% CI:0.92~1.55)及 BRCA2(OR 1.21;95% CI:0.93~1.58)突变携带者乳腺癌发病风险的趋势,并且风险增加的程度高于一般人群,尽管这

一趋势并无统计学上的显著性意义。虽然长期口服避孕药能够降低高危女性近一半的卵巢癌发病风险,但因其增加乳腺癌发病的潜在风险以及增加深静脉血栓发生风险,不应被常规推荐。

(3)卵巢癌筛查

目前,尽管缺乏经阴道超声与肿瘤标志物CA125 联合的筛查方式能够降低确诊卵巢癌时的分期或改善接受筛查人群生存的明确证据,多数指南仍推荐拒绝接受 RRSO 或未达到 RRSO 最佳年龄的高危女性接受 CA125 与经阴道超声联合检查。

的确,既往前瞻性研究所积累的数据证实高危女性人群中每年一次的联合筛查项目并不能够带来死亡率降低或疾病降期的明显获益。例如,Hermsen 等报道一项纳入 888 例 BRCA 突变携带者的队列,接受每年一次的 CA125 及经阴道超声检查,在随访期共 10 例新发卵巢癌病例,其中 8 例确诊为 Ⅲ 期患者,证实这样的筛查策略并不能够达到疾病降期的效果。另外,10 例中的 5 例为间期癌,确诊于阴性筛查结果后的 3~10 个月间。随后,Evans 等人报道的一项研究评估了每年 CA125 与经阴道超声对 981 例 BRCA 突变携带者的卵巢癌检出的影响。49 例确诊患者的 10 年生存率为 36%(95% CI:0.27~0.45),而这一数据并没有明显低于未经筛查的人群。另外,没有证据显示这种筛查手段可以起到疾病降期的作用,在该研究中 65%的病例为 Ⅲ~Ⅳ 期患者。最近,Rosenthal 等报道的 UKFOCSS 研究第一阶段(phase I of United Kingdom familial ovarian cancer screen study)的研究结果也不支持每年一次联合筛查能够起到疾病降期的作用。该研究是迄今针对卵巢癌高危女性人群(终身发病风险≥10%)接受每年经阴道超声及CA125 联合筛查最大规模的前瞻性队列研究,一共招募了 3,563 例高危女性,虽然联合筛查具有较高的阳性预测值 25.5%(95%CI:14.3~40.0)及阴性预测值 99.9%(95%CI:99.8~100),但经筛查发现的 13 例卵巢癌中,9 例(69.2%)为 Ⅲ~Ⅳ 期患者。

既往基于固定阈值的血清 CA125 检查与经阴道超声联合筛查虽然具有较高的特异度及阴性预测价值,但经筛查出的卵巢癌绝大多数仍为晚期患者,通过增加 CA125 检测的频率以及对个体连续CA125 检测数值动态变化的分析,并将经阴道超声作为初级筛检异常后的二级筛查,有望在保证较高特异度的前提下,增加卵巢癌早期阶段的检出率,达

到疾病降期的作用。最近,两项大型前瞻性队列研究报道提供了基于个体连续 CA125 检测结果动态变化的 ROCA 算法(risk of ovarian cancer algorithm)筛查能够发现更高比例的早期阶段卵巢癌,从而带来疾病"降期"获益的证据。Rosenthal 等报道了 UKFOCSS 研究第二阶段 ROCA 筛查性能的研究结果,该研究纳入 4 348 例高危女性,采用 ROCA 算法每 4 个月一次的 CA125 检测对于卵巢癌检出的阳性预测值为 10.8%,阴性预测值为 100%。在前次筛查后 1 年内确诊的 19 例卵巢癌中,7 例(36.8%;95% CI:16.3~61.6)为Ⅲb~Ⅳ期患者,18 例(94.8%;95% CI:74.0~99.9)患者达到了术后无肉眼残留,而在筛查停止 1 年后确诊的 18 例卵巢癌中,17 例(94.4%;95% CI:72.7~99.9;P<0.001)为Ⅲb 期以上患者,13 例(72.2%;95% CI:46.5~90.3;P>0.05)获得无肉眼残留。该研究认为,ROCA 筛查检出的卵巢癌瘤荷小于筛查停止后确诊的患者,从而使更多的患者获得了肉眼的完全切除,对于这种在早期阶段便发生腹腔内播散的疾病,达到了"降期"的目的。同期,Skate 等报道了美国癌症遗传网络(Cancer Genetics Network,CGN)研究与美国妇科肿瘤协作组-0199(GOG-0199)研究合并分析的结果,3 692 例高危女性(乳腺癌/卵巢癌家族史或 BRCA 突变)接受采用 ROCA 算法每 3 个月一次的 CA125 检测,在筛查发现的 6 例卵巢癌患者中,3 例(50%)为Ⅰ/Ⅱ期患者,显著高于未筛查高危人群历史对照的 10%。目前,基于更高频率 CA125 检测的 ROCA 筛查似乎能够更好地发现早期阶段的卵巢癌患者,但这种筛查模式能否降低筛查人群的死亡率仍有待进一步的研究。值得注意的是,目前,高危人群的筛查并不能替代预防性的手术治疗,而仅作为一种次选方案。

70.2.5 临床表现

由于卵巢位于盆腔深部,早期卵巢癌无特异性临床表现,且目前为止仍缺乏比较有效的早期筛查手段,因此约 70% 卵巢癌发现时即为Ⅲ~Ⅳ期。

（1）症状

早期卵巢癌多为体检时偶然发现的盆腔包块,经手术后病理学检查确诊,绝大部分无特异性症状,少部分功能性卵巢肿瘤可有不规则阴道出血或绝经后阴道出血的表现。

晚期卵巢癌可有多种非特异性的症状,如腹腔积液导致的腹胀、腹围增加、进食易饱;肿瘤浸润导致的慢性腹痛、腰痛、盆腔疼痛、肠梗阻;肿块压迫导致的尿频、尿急、排便困难,下肢静脉回流障碍导致下肢水肿;肿瘤破裂出血导致的急性腹痛、贫血;膈肌抬高或胸腔积液导致的呼吸困难。

（2）体征

卵巢癌患者主要体征包括盆腔包块、腹腔积液等盆、腹腔体征和腹腔外体征。

盆腔包块可为实质性或囊实性,质地不均,表面凹凸不平,多数活动性差,与子宫分界不清,肿块大小与患者病期早晚无直接相关性,有时包块超出盆腔范围可在腹部扪及。部分患者大网膜转移病灶呈团块状粘连于腹壁,可在腹部扪及不规则肿块。妇科检查三合诊时,盆腔包块可充填子宫直肠凹陷(道格拉斯窝)与直肠前壁紧密粘连并可扪及凹凸不平的结节。卵巢癌患者腹腔积液为原发后转移肿瘤表面裸露毛细血管渗出所致,部分反映了肿瘤播散程度。大量腹腔积液患者腹部膨隆呈蛙腹状,体检移动性浊音阳性,腹腔积液较少者可无明显腹胀,甚至部分患者无明显腹腔积液。

部分晚期卵巢癌患者也可出现一些盆、腹腔外体征,如淋巴结转移为主患者可出现锁骨上、腹股沟、腋下淋巴结肿大。通常卵巢癌患者初次诊断时很少出现消瘦、恶病质等体征,如盆腔肿块患者近期出现明显消瘦、恶病质需排除胃肠系统转移性肿瘤。

（3）转移方式

1）盆、腹腔种植转移:是卵巢癌最常见的转移方式,卵巢肿瘤细胞脱落后种植转移于盆、腹腔腹膜及大网膜等形成大小不等转移病灶,是卵巢癌分期的重要依据。一般种植转移部位与腹腔体液循环、体位及呼吸等有关,由于重力作用转移瘤通常位于盆、腹腔较低的部位,如盆底腹膜、道格拉斯窝等在站立体位时为最低点,结肠旁沟、肝肾隐窝、膈顶后方脾窝等在平卧位时为腹腔最低位。大网膜参与腹腔体液循环,因此大网膜是卵巢癌盆、腹腔种植转移的常见的部位之一。其他盆、腹腔脏器,如肝、脾、胃、胆囊、肝圆韧带、肠系膜、大肠、小肠表面均有肿瘤种植转移的可能。

2）淋巴结转移:由于卵巢的淋巴网丰富,淋巴结转移也是卵巢癌常见的转移方式,肿瘤可通过卵巢血管伴行的淋巴管转移至腹主动脉旁淋巴结,左侧卵巢静脉汇入肾静脉,早期卵巢癌淋巴结转移第一站可能就会到达肾静脉水平,向上可转移至横膈淋巴结、锁骨上淋巴结。卵巢癌也可经阔韧带淋巴管向两侧盆腔淋巴结转移,尤其当阔韧带有肿瘤浸润转移时或上行淋巴管受阻时可出现盆腔转移淋巴结。少数卵巢癌可通过圆韧带伴随淋巴管向腹股沟淋巴结转移。有研究显示,临床Ⅰ～Ⅱ期卵巢癌腹膜后转移发生率为18%～31%,其中腹膜后淋巴结转移者有约75%发生在腹主动脉旁淋巴结。

3)血行转移:卵巢癌血行转移少见,晚期卵巢癌可出现肺、肝甚至脑转移。发生远处血行转移的患者预后差。肺转移患者中位生存期为9个月,脑转移患者生存期通常<6个月。

(4)诊断

卵巢癌的主要诊断依赖于手术病理检查,由于早期卵巢癌无特异性的临床表现,尚无有效的筛查手段,多种疾病都可能导致盆腔包块,因此术前临床确诊存在很大困难。

1)术前临床诊断:大部分临床早期卵巢癌以体检发现盆腔可疑包块而就诊,晚期卵巢癌多以腹腔积液或压迫症状就诊。对可疑盆腔包块患者应详细询问患者的家族史,国外文献报道卵巢癌患者中有约15%存在BRCA1和BRCA2相关的遗传性乳腺癌、卵巢癌综合征或者林奇综合征。吴小华等通过大样本多中心的研究发现中国人群卵巢癌患者携带BRCA1和BRCA2基因突变的比例达到28.5%,且携带BRCA1和BRCA2基因突变的患者卵巢癌的发病年龄更早。

体格检查可帮助医生了解患者浅表淋巴结转移情况,有无腹腔积液、腹部包块,妇科三合诊可明确盆腔肿块大小、质地及与周围组织的关系。

2)辅助检查

A. 影像学检查

a. 经阴道超声检查:可以了解盆腔肿块的部位、大小、形态,囊性或实性,囊内有无乳头结构,肿瘤血流变化,有助于初步判断肿瘤性质。对有腹腔积液或胸腔积液的患者,可行超声定位穿刺或超声引导下穿刺引流,进行细胞学检查。需要指出的是,对卵巢囊性包块疑为临床早期卵巢癌的患者应避免行盆腔肿块穿刺,减少因穿刺导致的医源性播散。

b. MRI/CT/PET/CT检查:MRI对软组织分辨率较好,能较好地显示出盆腔肿块与周围组织脏器的关系,有利于术前判断膀胱直肠是否受侵犯。

腹部CT有助于术前评估患者肿瘤浸润转移的部位、大小、腹主动脉旁淋巴结转移高度及与血管的关系。对术前判断患者肿瘤是否能达到满意切除或术中可能涉及的脏器切除具有重要意义。在患者没有造影剂禁忌的情况下MRI/CT检查均应行增强扫描。PET/CT在卵巢癌中的应用也越来越广泛,更多应用于晚期卵巢癌患者盆、腹腔肿瘤侵犯和转移范围的判断,部分卵巢透明细胞癌或黏液腺癌可能对PET/CT敏感性不高,有可能出现假阴性的结果。对有胸部或头部症状的患者,MRI/CT有助于发现或排除肿瘤远处转移。

B. 肿瘤标志物:血清肿瘤标志物对评估盆腔肿块的良恶性具有重要临床应用价值,血清CA125是最常用的卵巢癌肿瘤标志物,但由于CA125的特异性不强,在妇科良性肿瘤或炎症肿块中也会升高,因此CA125单独应用于卵巢癌早期诊断的价值不高。近年来血清HE4在卵巢癌诊断中的价值得到高度认可,在绝经前妇女中应用CA125和HE4结合卵巢恶性肿瘤风险模型(risk of ovarian malignancy algorithm,ROMA)对上皮性卵巢癌诊断灵敏度达87%,特异性86.1%,在绝经后妇女中灵敏度达90%,特异性94.3%。目前FDA已批准CA125和HE4作为盆腔包块患者卵巢癌风险评估方法。肿瘤标志物CA19-9、CEA升高常见于卵巢黏液性囊腺癌,血清hCG对卵巢非妊娠性绒癌有特异性,甲胎蛋白(AFP)对卵黄囊瘤、未成熟畸胎瘤等生殖细胞肿瘤具有重要诊断价值。

C. 细胞学检查:在晚期卵巢癌患者中,行腹腔积液或胸腔积液的细胞学检查有助于肿瘤良恶性的鉴别诊断,腹腔积液或胸腔积液的离心后细胞块可进一步行免疫组化检查帮助判断肿瘤细胞的组织来源。

D. 胃肠镜检查:在盆腔肿块患者中需排除转移性肿瘤,尤其年轻、消瘦。血清CA19-9、CEA升高显著的患者需行胃肠检查排除胃肠道转移性肿瘤。如患者临床怀疑黏液腺癌,也需行胃肠镜检查。

E. 腹腔镜检查:部分盆腔包块或腹腔积液患者可行腹腔镜探查活检,排除盆腔炎性包块或结核性腹膜炎,避免不必要的开腹手术。

3)术中诊断:绝大部分卵巢癌的诊断依赖于病理学检查,手术中可进行可疑肿块的快速冰冻切片的病理学诊断,一旦明确诊断卵巢癌应行全面分期手术或卵巢肿瘤细胞减灭术。

4）手术后病理学分期：卵巢癌分期属于手术病理分期，国际妇产科联盟（FIGO）近期更新了卵巢癌、输卵管癌和原发性腹膜癌的手术病理分期，该新分期被美国癌症联合委员会（AJCC）批准。新分期将原AJCC卵巢癌分期与输卵管癌分期融合，于2018年1月1日开始执行。联合的新分期主要更新的内容是将原分期中的 I C、III A 和 IV 期进行细分，删除原 II C 期。分期更新的主要理由是：原 I C 期

中手术所致的肿瘤破裂、术前肿瘤破裂，或者卵巢或输卵管表面存在肿瘤及腹腔积液或腹腔冲洗液见恶性细胞 3 种情况下患者预后存在差异；II C 期在原分期中显得冗余，仅有淋巴结转移的患者预后明显好于上腹部有腹膜转移者，胸腔积液细胞学阳性患者与脏器实质转移和腹腔外脏器转移患者也存在预后差异。新分期见表 70 - 4。

表 70 - 4　2014 版 FIGO 卵巢癌/输卵管癌/原发性腹膜癌分期（AJCC 卵巢癌/输卵管癌 TNM 分期）

FIGO	TNM	描述
I	T1	肿瘤局限于卵巢或输卵管
I A	T1a	肿瘤局限于一侧卵巢（包膜完整）或一侧输卵管；卵巢或输卵管表面无肿瘤，腹腔积液或腹腔冲洗液无恶性细胞
I B	T1b	肿瘤局限于双侧卵巢（包膜完整）或双侧输卵管；卵巢或输卵管表面无肿瘤，腹腔积液或腹腔冲洗液无恶性细胞
I C		肿瘤局限于一侧或双侧卵巢或输卵管伴如下情况
I C1	T1c1	手术导致肿瘤破裂
I C2	T1c2	术前肿瘤包膜破裂，或者卵巢或输卵管表面存在肿瘤
I C3	T1c3	腹腔积液或腹腔冲洗液见恶性细胞
II	T2	肿瘤累及一侧或双侧卵巢或输卵管，伴盆腔蔓延（骨盆缘以下）或原发性腹膜癌
II A	T2a	肿瘤蔓延和（或）种植于子宫和（或）输卵管和（或）卵巢
II B	T2b	肿瘤蔓延至盆腔其他腹膜内组织
III	T1/T2 - N1 T3 - N0/N1	肿瘤累及一侧或双侧卵巢或输卵管，或原发性腹膜癌，伴细胞学或组织学确认的盆腔外腹膜播散和（或）转移至腹膜后淋巴结
III A1	T1/T2 - N1	仅腹膜后淋巴结阳性（细胞学或组织学确认）
III A1(i)		转移病灶最大直径≤10 mm
III A1(ii)		转移病灶最大直径>10 mm
III A2	T3a2 - N0/N1	镜下可见的盆腔外（骨盆缘以上）腹膜转移，伴或不伴腹膜后淋巴结转移
III B	T3b - N0/N1	肉眼可见的盆腔外腹膜转移，肿瘤最大直径≤2 cm，伴或不伴腹膜后淋巴结转移
III C	T3c - N0/N1	肉眼可见的盆腔外腹膜转移，肿瘤最大直径>2 cm，伴或不伴腹膜后淋巴结转移（包括肿瘤蔓延至肝脏或脾脏包膜而无脏器实质受累）
IV	任何 T,任何 N,M1	腹腔以外的远处转移
IV A		胸腔积液细胞学阳性
IV B		脏器实质转移和腹腔外脏器转移（包括腹股沟和腹腔外淋巴结）

70.2.6　早期卵巢癌的处理

早期卵巢癌的定义一般是指严格分期下的 I 期卵巢癌，因为经严格手术后病理学分期的 I 期卵巢癌患者 5 年生存率达到 93%，显著高于其他各期，部分 I 期卵巢癌患者可以不必化疗，部分患者可以行保留生育功能的手术。因此，美国妇科肿瘤协作组将早期卵巢癌定义为经严格手术病理分期的 I 期卵巢癌。之所以强调是经充分手术病理分期的主要原因是，临床诊断 I 期卵巢癌患者经充分手术病理分期确认和未经充分手术病理分期确认者存在显著的生存差异。未经分期手术的 I 期卵巢癌 5 年生存率仅 60%，约有 30% 卵巢癌经分期手术后出现分期升级。充分手术病理分期可以更好地判断患者预后和给予适当的辅助治疗。

（1）保留生育功能的分期手术

尽管大部分上皮性卵巢癌诊断时即是晚期，但仍有约 20% 患者诊断为 I 期上皮性卵巢癌，7%～

8%的Ⅰ期上皮性卵巢癌发生于年龄<35岁的妇女。由于近年来城市女性结婚生育年龄的推迟,部分女性诊断卵巢癌时仍未生育,有保留生育功能的意愿。2017年版NCCN指南推荐对ⅠA和ⅠB期上皮性卵巢癌可行单侧或双侧附件切除(保留子宫)和全面分期手术以保留患者生育功能,对部分ⅠC期低危患者也可考虑行保留生育功能的手术。目前还没有随机对照临床试验或大样本病例对照研究比较根治性手术和保留生育功能手术患者生存结局。有文献统计了Ⅰ期上皮性卵巢癌患者保留生育功能手术后疾病复发和死亡率分别为11.9%和5.2%,与文献报道行根治性手术患者相似。分期为ⅠC期上皮性卵巢癌患者行保留生育功能手术时需要更加谨慎,对分化1~2级的患者可以考虑行保留生育功能手术,但肿瘤分化为3级或透明细胞癌患者由于保留生育功能手术后复发率高,一般不适合行保留生育功能的手术。

对保留生育功能的卵巢癌患者行全面的分期手术非常必要,手术范围包括:腹腔冲洗液细胞学检查,患侧附件切除,粘连部分(可疑)腹膜活检,大网膜切除,阑尾切除(黏液性肿瘤),腹膜后淋巴结清扫。如术中卵巢肿块致密粘连于盆腔腹膜,需评估患者是否适宜行保留生育功能手术,因为盆腔腹膜致密粘连部位通常存在肿瘤浸润。如术中未见可疑粘连部位,仍应行多点的随机活检,盆底腹膜、结肠旁沟腹膜、膈顶腹膜等肿瘤最常种植转移部位都应行腹膜活检。腹膜后淋巴结清扫最好达到左肾静脉水平,因为伴随卵巢血管的淋巴结管可能第一站即转移至肾静脉水平,尤其左侧卵巢静脉直径汇入左肾静脉。关于盆腔淋巴结清扫的问题,早期卵巢癌患者一般是在子宫阔韧带浸润转移后才会发生盆腔淋巴结的转移,Ⅰ期直接发生盆腔淋巴结转移的患者较少见,且行盆腔淋巴结清扫后盆腔腹膜破坏增加粘连机会可能降低患者生育率。笔者认为临床Ⅰ期卵巢癌保留生育功能患者,在术前检查和术中探查中未见肿大淋巴结的情况下,可不行盆腔淋巴结清扫,仅行腹主动脉旁淋巴结至肾静脉水平的清扫。

文献报道在卵巢癌保留生育功能手术后的尝试怀孕患者中,妊娠成功率为50%~100%,成功怀孕的患者中足月产占88%,早产约0.4%,流产率为10%,异位妊娠约0.8%。对卵巢癌保育患者来说术后何时开始尝试怀孕,目前尚无明确结论,一般认为保育手术后患者复发时间大多数在2年内,因此

术后2年是开始尝试怀孕的较好时机,但保育术后患者复发的概率比较低,延迟怀孕也有可能影响患者妊娠率等生育结局。

由于卵巢癌的分期最终是以手术病理分期为准,因此行保留生育功能手术的临床疑似Ⅰ期的患者,术后存在病理学分期升级的问题,且比例可能会达到30%,如果行保留生育功能的手术,术后分期升级后的患者是否需要行再次手术切除子宫和对侧卵巢,经化疗后患者2年无复发是否可以怀孕。现有的研究鲜有关注分期升级后的患者的处理问题,由于保留生育功能手术患者术中均会检查子宫和对侧卵巢,对术后需化疗患者来说,无可见病灶的子宫和对侧卵巢二次手术切除对患者预后的影响仍需进一步研究。

随着腹腔镜技术在妇科中的广泛应用,术前诊断考虑可能为良性病变的盆腔包块,通常会考虑行腹腔镜手术,在绝经前的患者中腹腔镜术中意外发现为卵巢癌的可达0.9%,在绝经后的患者中这一比例可能达到3%。虽然有研究显示,在早期卵巢癌患者中行腹腔镜下分期手术是安全可行的,腹腔镜具有创伤小、恢复快、住院时间短、出血少等优点,相较开腹手术,接受腹腔镜手术的患者术后可以更早开始接受化疗。但是,接受腹腔镜手术者,卵巢肿瘤术中破裂的概率更高,可能使原分期为ⅠA和ⅠB期升级为ⅠC期。腹腔镜和开腹手术对早期卵巢癌患者长期预后的研究较少,结果也存在较大争议,且绝大部分为回顾性的小样本研究结果。Bogani等研究发现腹腔镜手术及开腹患者在5年无病生存率和5年总生存率方面并没有显著差异。最近Cochrane协作组更新了FIGO分期Ⅰ期的卵巢癌患者接受腹腔镜手术和开腹手术的系统回顾,迄今为止仍未有随机对照原则或者前瞻性队列研究来对验证两种手术方式的优劣。由于缺乏足够的证据,包括英国国立健康与临床优化研究所(NICE 2011)指南、2017年NCCN指南等均将开腹手术作为早期卵巢癌分期手术方式的主要选择。仅德国妇科肿瘤协作组(AGO)谨慎地在指南中将腹腔镜手术作为分期手术的选项,并且指出需要选择合适的患者并由肿瘤腹腔镜方面专家实施。

(2)不保留生育功能的手术

对于无生育要求或者不符合保育条件的早期卵巢癌患者,全面分期手术包括:腹腔冲洗液或腹腔积液细胞学检查,全子宫双附件切除,大网膜切除,阑尾切除(黏液腺癌),腹膜后淋巴结清扫,可疑部位腹

膜活检或多点的随机活检。

70.2.7　晚期卵巢癌的处理

因为Ⅱ期卵巢癌复发率高的原因,2009 年美国妇科肿瘤协作组(GOG)将Ⅱ期卵巢癌归类为晚期卵巢癌。晚期卵巢癌的治疗原则是以手术和化疗为主,具体方案包括先行肿瘤细胞减灭术再行辅助化疗,或者先行新辅助化疗后行中间性肿瘤细胞减灭术后再辅助化疗。如何选择合适的治疗方案是临床医生最关注的问题,卵巢肿瘤细胞减灭术的目的是尽量切除可见的盆、腹腔肿瘤病灶,达到 GOG 定义的满意的肿瘤细胞减灭(残留肿瘤最大直径≤1 cm),甚至达到肉眼无残留(R0)切除的要求。在过去 30 年里,GOG 曾经开展过一系列的临床试验,比较了满意肿瘤细胞减灭术(残留病灶≤1 cm)和不满意肿瘤细胞减灭术(残留病灶>1 cm),多数研究显示初始手术后残留病灶的程度是卵巢癌患者预后的决定性因素。近年来随着手术技术的提高,卵巢癌肿瘤细胞减灭术预期目标也随之提高,GOG182 临床试验,入组 2 655 例晚期上皮性卵巢癌或原发腹膜癌患者,结果显示 R0 切除是晚期卵巢癌和原发腹膜癌患者的独立预后因素,与残留可见<1 cm 病灶的患者相比,R0 切除患者无进展生存期(PFS)由 15 个月延长至 29 个月,总生存期(OS)由 41 个月延长至 77 个月,同时研究显示高肿瘤负荷患者的 PFS 和 OS 显著短于中低肿瘤负荷的患者,即使在 R0 切除的患者中仍然显示高肿瘤负荷患者的 PFS 和 OS 显著短于中低肿瘤负荷的患者。作者认为除了手术,肿瘤生物学特性也是决定患者预后的重要因素。欧洲前瞻性随机对照临床试验也获得相似的结果,R0 切除患者中位生存时间 99.1 个月,有≤1 cm 残留病灶患者中位生存时间 36.2 个月。然而对新辅助化疗在卵巢癌中的应用,目前仍存在争议,有研究显示卵巢癌患者行初次肿瘤细胞减灭术和新辅助化疗后行中间性肿瘤细胞减灭术预后无显著差异。但有学者质疑其 PFS 和 OS 较短的结果,认为新辅助化疗使化疗敏感的肿瘤消退,残留不可见的肿瘤病灶是术后复发主要原因,而初次肿瘤细胞减灭术可以最大限度减少残留病灶从而改善患者的生存。有 Meta 分析显示新辅助化疗患者总生存率劣于直接行初次肿瘤细胞减灭术,每增加 10% 满意的初始肿瘤细胞减灭手术中位生存时间延长 1.9 个月,每增加 10% 的 R0 切除率中位生存时间延长 2.3 个月。

(1) 术前评估

卵巢癌患者手术能否达到满意的肿瘤细胞减灭或者肉眼无残留与多种因素相关,包括患者年龄、一般状态、肿瘤侵犯部位范围、肿瘤转移类型及手术者技术水平等。在不同研究系列中患者术前评估不能耐受复杂的减瘤手术的患者占 21.8%～30%,因术中并发症或技术上不可切除原因而放弃的减瘤手术残留肿瘤最大直径>1 cm 的患者比例为 8.5%～19%,手术能达到 R0 切除的患者为 35.8%～51.7%,手术残留肿瘤最大直径<1 cm 的患者的比例为 20%～22%。研究显示在不能达到满意减瘤手术的患者中,手术并不能改善患者的预后,反而增加了手术并发症的风险,这部分患者可能是行新辅助化疗的潜在受益人群。因此需要通过术前评估,筛选出适合直接行肿瘤细胞减灭术或者先行新辅助化疗后行中间性肿瘤细胞减灭术的卵巢癌患者从而有效地减少术中或术后并发症发生率、脏器切除率和手术死亡率,提高满意肿瘤细胞减灭或 R0 切除率。Aletti 等 2011 年提出部分高危人群进行广泛减瘤手术的获益远高于风险,并因此给出 3 条标准来定义这部分高危人群包括:肿瘤广泛播散或Ⅳ期,全身状况差 ASA(美国麻醉协会评分)≥3,营养状态差术前白蛋白水平<3.0 g/dL 或者年龄≥75 岁。然而在该标准中关于肿瘤广泛播散的定义并不明确,缺少客观指标来进行判断,目前卵巢癌术前评估的研究主要包括在术前影像学和腹腔镜评估。

1) 影像学评估:影像学检查是卵巢癌患者治疗前的常规检查项目,包括 CT/MRI/PET/CT,能协助判断肿瘤分期、部位、大小、累及脏器及腹腔积液多少等。结合现有的手术技术有助于手术医生在术前预测手术是否能达到满意减瘤或 R0 切除,可能需要进行哪些脏器的联合切除,术中术后可能出现的并发症风险。约 30% 卵巢癌患者因身体状况或现有的手术技术的限制无法达到完整切除可能导致残留肿瘤最大直径>1 cm。这类患者预后较差,术前影像学评估手术达到满意减瘤可能性小的患者是行新辅助化疗后中间性肿瘤细胞减灭术受益人群。虽然新辅助化疗不能改善患者的预后,但可能有效降低脏器切除率和术中术后并发症的发生风险。术前预测筛选出这类患者并避免不必要的手术是卵巢癌术前影像学评估的意义所在。一项多中心非随机的前瞻性研究共纳入了 350 例Ⅲ～Ⅳ期卵巢癌患者,经术前临床及影响学评估后实施了肿瘤细胞减灭手术,最终 75% 患者达到了满意减瘤。通过多因素分析,与患者不满意减瘤结果显著相关的 3 个临床因素和 6 个影像学因素:年龄 ≥ 60 岁;CA125 ≥ 500 U/ml;ASA(美国麻醉协会评分)3～4;肾静脉上方腹膜后淋巴结 > 1 cm;弥漫性小肠粘连增厚;小肠系膜病灶 > 1 cm;肠系膜上动脉根部病灶 > 1 cm;脾周病灶 > 1 cm;小网膜囊病灶 > 1 cm。根据各因素的权重设定每个因素预测值分数(表 70-5),当总评分分别为 0、1～2、3～4、5～6、7～8 和 ≥ 9 时,不满意减瘤手术的发生率分别为 5%、10%、17%、34%、52% 和 74%。该预测模型的预测准确率为 0.758。图 70-12～图 70-16 显示各评估部位 PET/CT 检查病灶情况。然而,作者并未设定一个固定评分值作为行初次肿瘤细胞减灭术或新辅助化疗后行中间性肿瘤细胞减灭术依据,因为不同的医院、不同手术医生存在技术上的差异,所以应根据临床医生手术技术及设备条件来确定患者应选择哪种治疗方式。

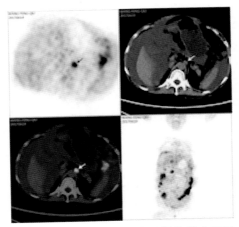

图 70-12 大量腹腔积液及肾静脉水平以上腹膜后淋巴结

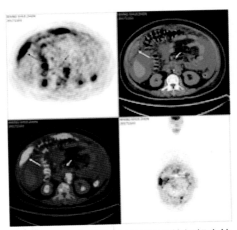

图 70-13 大网膜及肠系膜血管根部病灶

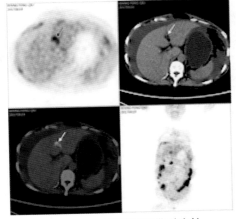

图 70-14 肝镰状韧带裂病灶

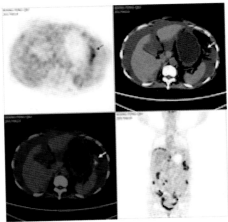

图 70-15 脾胃韧带病灶

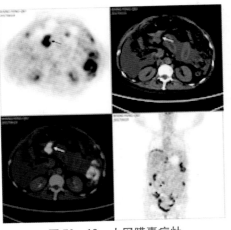

图 70-16 小网膜囊病灶

表 70-5 卵巢癌临床及影像因素评分标准

因素	OR	95%CI	P 值	评分值
年龄≥60 岁	1.32	1.06～1.63	0.01	1
CA125≥500 U/ml	1.47	1.28～1.69	<0.001	1
ASA 3~4	3.23	1.76～5.91	<0.001	3
肾静脉上方腹膜后淋巴结>1 cm	1.59	1.58～1.6	<0.001	1
弥漫性小肠粘连增厚	1.87	1.86～1.87	<0.001	1
脾周病灶>1 cm	2.27	1.7～3.03	<0.001	2
小肠系膜病灶>1 cm	2.28	1.08～4.8	0.03	2
肠系膜上动脉根部病灶>1 cm	2.4	1.34～4.32	0.003	2
小网膜囊病灶>1 cm	4.61	4.39～4.84	<0.001	4

　　然而,有前瞻性研究显示无论 CT 或 PET/CT 在腹腔病灶的准确评估中都无法达到足够的灵敏度,尤其是小肠系膜和位于右上腹的病灶,因此并不能给临床医生在手术前的治疗计划上提供更多的参考价值。

　　2) 腹腔镜评估:晚期卵巢癌术前评估的另一种方式是经腹腔镜评分。Fagotti 等 2006 年报道了晚期卵巢癌腹腔镜评估并建立了预测评分标准(表 70-6),在入组的 64 例晚期卵巢癌患者中 61 例完成了腹腔镜下的评分,3 例患者因多处的致密粘连未能完成评分。在完成评分的 61 例患者中 67.2% 达到满意减瘤手术,最终包括大网膜饼状增厚、腹膜转移瘤、膈肌转移瘤、肠系膜挛缩、肠道或胃的浸润和肝转移 6 项指标进入最后的预测模型。每项指标的分值为 2,当预测评分结果总和≥8 时,100% 的患者未获得满意的肿瘤细胞减灭结果。

表 70-6 Fagotti 腹腔镜评分标准

预测因素	灵敏度(%)	特异性(%)	阳性预测值(%)	阴性预测值(%)	准确率(%)	分值
卵巢肿块(单侧或双侧)	60	29	29	60	39	0
大网膜饼	57	81	63	77	73	2
腹膜转移瘤	69	79	67	81	75	2
膈肌转移瘤	69	84	65	80	80	2
肠系膜挛缩	50	95	85	77	78	2
肠道浸润	70	89	78	84	82	2
胃浸润	11	100	100	82	82	2
肝转移	35	94	75	76	76	2

　　近年来,晚期卵巢癌腹腔镜评分联合患者身体状况、腹腔积液多少和 CA125 水平建立起患者术后并发症预测风险模型,根据风险预测模型结果选择新辅助化疗加中间性肿瘤细胞减灭术较直接行初次肿瘤细胞减灭术可显著降低患者术后Ⅲ～Ⅳ手术并发症的风险。

　　无论影像学评估还是腹腔镜评估,术前评估的目的是分流出目前手术技术上无法达到满意肿瘤细胞减灭术的患者或是术后Ⅲ～Ⅳ手术并发症高风险人群进行新辅助化疗以降低不必要的手术风险,改善患者生存质量。两种评估方式各有优缺点,影像学评估可以避免患者经历一次手术麻醉的过程,对腹膜后淋巴结的判断较准确,可以明确病灶与周围脏器的关系,对大块病灶的评估比较准确,但对较小的尤其是肠系膜和腹膜播散病灶无法判断,对手术能否达到 R0 切除的预测效果较差。腹腔镜评估的优势在于可以比较直观地反映肿瘤的播散的状态,对小的粟粒样病灶评估效果优于影像学,R0 切除的预测效果好于影像学评估,在治疗前能获得足够的组织用于诊断和研究,但对于隐匿部位如肝脏或脾脏后方的病灶腹腔镜探查可能达不到理想的效果,有盆、腹腔广泛粘连或者大网膜饼状增厚广泛覆盖的患者可能导致腹腔镜探查的失败。对于腹腔镜外病灶和腹膜后肿大淋巴结是目前腹腔镜评估无法完成的。笔者认为将来联合应用两种评估方式可能达到取长补短的作用,有助于妇科肿瘤医生为患者制订个体化的治疗方案,从而达到提高生存率、降低并发症、改善生活质量的目的。同时,不同的医疗机构、不同的医生应根据自己所掌握的手术技能和医疗设备条件等因素确定能进行初次肿瘤细胞减灭术个性化评分标准,如评分后超出自己手术能力应转诊妇瘤科专业医生进一步评估和治疗。

（2）肿瘤细胞减灭术

晚期卵巢癌行肿瘤细胞减灭术的重要意义在于手术切除血供比较差、化疗药物很难达到的肿瘤,同时尽量切除化疗耐药的肿瘤细胞克隆,可改善肿瘤高负荷下机体的免疫抑制状态。无论是行初次肿瘤细胞减灭术或者中间性肿瘤细胞减灭术,手术目的均为最大限度地切除可见肿瘤病灶,达到满意的肿瘤细胞减灭术（残留病灶最大直径≤1 cm）或无肉眼可见病灶。为达到这一目的,手术范围包括盆腔、中腹部和上腹部,要求妇科肿瘤医生掌握涉及不同部位和脏器的手术技术。晚期卵巢癌患者如果手术仅行全子宫双附件、大网膜切除能达到满意肿瘤细胞减灭术的比例仅为30%,如行改良后盆腔手术实现满意肿瘤细胞减灭术的患者比例达到50%左右,若加上腹部手术则可能使这一比例达到70%～80%。因此晚期卵巢癌患者的肿瘤细胞减灭手术要求手术者具有较好的手术技术,包括中上腹部手术。NCCN指南推荐晚期卵巢癌肿瘤细胞减灭手术应由经专业培训过的妇科肿瘤医生施行。

关于复杂而广泛的卵巢癌肿瘤细胞减灭术是否能让晚期卵巢癌患者获益,仍然存在一些争议。SCOTROC－1和GOG182研究结果显示,虽然残余病灶大小与患者预后的关系比较明确,但肿瘤的可切除性主要取决于卵巢肿瘤固有的生物学特性而非手术是否进行得广泛和复杂,尤其在GOG182临床试验中,在调整术前病灶评分和残余病灶后手术复杂程度的评分并不是患者生存的独立预测因素。然而,有学者对这两项研究结果发表了不同的意见,认为这两项研究本身存在一些问题,比如两项研究纳入了一些病期比较早的患者,这部分患者可能仅通过简单的手术即可达到比较好的治疗效果;对复杂手术的界定也不够客观,研究用残余病灶代表肿瘤手术的复杂程度,学者认为残留病灶大小是手术的结果而不能代表手术复杂程度本身;研究中平均手术时间仅2 h说明研究中的手术质量可能存在问题,因为复杂手术不太可能在2 h内完成;研究并没有区分不同机构和手术医生之间的差异。支持进行

广泛手术的学者认为积极手术的生存获益使得一些可能的并发症变得可以接受。Chi等回顾性分析了378例Ⅲc期和Ⅳ期的卵巢癌患者,其中168例患者行标准手术,210例患者行包括上腹部手术的复杂广泛手术,结果显示行广泛手术后的患者中位生存时间由43个月提高到54个月。Harter等分析了396例Ⅱb～Ⅳ期的卵巢癌患者,结果发现经积极广泛手术的患者肿瘤达到R0切除率从33%升高至62%,并且OS显著延长。在不同的医生和医疗机构就诊的卵巢癌患者的生存也存在巨大的差异,手术比较激进患者的5年生存率为44%,而手术相对保守患者的5年生存率仅为17%。Bristow等分析了美国南弗吉尼亚地区9 933例患者在不同医疗机构诊治后的生存情况,医疗机构被分为国家癌症研究所指定的综合性癌症中心、医院患者量较大的非癌症中心和医院患者量较少的非癌症中心3组,结果发现患者中位生存时间分别为77.9、51.9和43.4个月,三者之间的差异无统计学意义。在对其他因素调整后在国家癌症研究所指定的综合性癌症中心诊治仍是预测患者较好预后的独立因素,一般认为综合性癌症中心和大的医疗中心比较倾向于行更广泛和彻底的手术。

笔者认为,卵巢癌患者的肿瘤固有生物学特性会影响患者预后,但目前缺乏有效的干预方法,需要进一步的研究去探讨个体化的治疗方案。总体而言,目前肿瘤妇科医生所能做到的是尽量做到满意的或者完全的可见病灶切除来提高患者的生存率,广泛、彻底的手术方案也会被更多专业肿瘤妇科医生所接受。随着术前评估的逐步开展,外科技术的不断进步,相应的手术并发症发生率也会逐步下降。每一例晚期卵巢癌患者的肿瘤细胞减灭术都是个体化的手术,不存在固定的、标准的手术方式,手术范围需根据患者的病灶累及部位和范围来确定。但是一些手术技术是可以归纳的,笔者分别以盆腔、中腹部和上腹部的手术来介绍目前晚期卵巢癌肿瘤细胞减灭术的常用技术。

1）盆腔手术:无论是术前影像学评估还是腹腔镜评估,盆腔病灶情况都不在评分系统中,这是因为现在的手术技术对盆腔病灶无论范围大小、累及器官情况等都已经能做到满意甚至完全的切除,达到无残留的程度。晚期卵巢癌的特点是盆、腹腔腹膜面的播散范围广,尤其子宫直肠腹膜反折处几乎都存在病灶播散,因此在晚期卵巢癌手术中仅行全子宫双附件切除会使盆腔腹膜残留较多病灶从而达不到满意的减

瘤效果。晚期卵巢癌的另外一个特点是极少有浸润出腹膜外的情况出现,因此盆腔腹膜病灶均可以经腹膜外连同腹膜完整剥除(又称"卷地毯"手术),如有膀胱后壁腹膜的播散通常也很少浸润膀胱壁全层,大多数可从膀胱肌层完整剥除。如浸润较深可行膀胱部分切除修补手术,如有直肠乙状结肠的深肌层累及可能需要行部分直肠或乙状结肠切除(可根据术中具体情况行乙状结肠造瘘或直肠-乙状结肠吻合术)。

A. 盆腔腹膜切除术("卷地毯"手术):盆腔腹膜切除术需要根据盆腔腹膜面病灶累及的范围决定切除的多少,如有必要可行全盆腔腹膜剥除。一般手术从腹膜病灶累及的外侧开始由外而内、由两侧向中间进行,打开病灶外侧腹膜后将腹膜向内侧游离,暴露双侧卵巢动静脉和输尿管,切断卵巢动静脉后,将输尿管从腹膜外游离,继续分离腹膜至结直肠旁。前方如膀胱后壁腹膜面有病灶累及可将腹膜面自膀胱后壁完整锐性分离,尽量不要损伤膀胱肌层,分离至子宫膀胱腹膜反折,暴露宫颈膀胱疏松间隙,下推膀胱至宫颈外口以下,继续游离输尿管后处理双侧子宫动脉,在子宫直肠腹膜反折下方腹膜外分离阴道直肠之间间隙,沿宫颈在腹膜外切断处理主韧带至宫颈外口水平,切开阴道前后壁,将盆腔腹膜自直肠腹膜反折以下向上与肠壁完整剥除。手术的难点在识别膀胱和肠壁肌层,尽量不要损伤肌层,如病变浸润性较强可行膀胱壁部分切除修补术,腹膜剥除后可行膀胱亚甲蓝灌注观察膀胱受损情况,必要时用可吸收线肌层缝合,加强膀胱壁强度。肠壁有浆肌层损伤也可行缝合修补或加强。

B. 改良后盆腔脏器切除术:晚期卵巢癌通常都伴有直肠乙状结肠壁的累及,如肠壁侵犯较重肿瘤无法自肠壁完整剥除,肠壁受侵僵硬或盆腔肿瘤巨大紧密粘连与肠壁前固定,为完整切除肿瘤需要行部分乙状结肠直肠切除术,如切除肠管可根据残留肠管长度等条件选择行肠管吻合或结肠造瘘术。改良后盆腔切除术的优势在于不管盆腔病灶的累及程度,手术完全在腹膜外进行,直肠后方间隙疏松,易于分离,处理大血管后出血少,手术时间较短,病灶能完整切除。手术步骤与"卷地毯"手术的区别是在处理好卵巢血管后在需要切除的肠管前分离肠系膜处理肠系膜血管后直接切断结肠,在结直肠后方的疏松间隙内分离至子宫直肠腹膜反折以下。横断阴道后,在子宫直肠腹膜反折和盆腔肿瘤以下切断直肠,将盆腔肿块、子宫、部分直肠乙状结肠完整切除。根据患者

肠道切除的长度多少、患者身体及营养状态、患者意愿等情况可选择乙状结肠-直肠的端端吻合,该术式可维持患者较好的生活质量。行部分直肠乙状结肠切除术后,肠管的长度可能会出现吻合困难的情况,可充分游离结肠脾曲后再行吻合术。根据笔者的经验,卵巢癌后盆腔脏器切除术后90%以上的患者均可行肠道吻合术,仅少数患者需要行乙状结肠造瘘。乙状结肠-直肠的端端吻合患者约5%可能出现吻合口漏的情况,即使出现吻合口漏,绝大部分患者仍然可以通过术后留置的双套管行保守冲洗引流而获得痊愈。极少数患者有可能出现腹腔弥漫感染扩散需要二次手术造瘘处理。如手术中发现肠壁血供较差,或者吻合口张力大或者患者营养状态差等情况也可考虑行末端回肠预防性造瘘,肿瘤治疗后病情稳定再行回纳手术保留患者肛门排便功能。由于晚期卵巢癌患者有较高后盆腔脏器切除的概率,建议术前应进行充分的肠道准备,术中体位应取膀胱截石位,因为经肛门行吻合器的端端吻合较端侧吻合可最大限度地节约肠管并避免闭合口处的问题。

2)中腹部手术:晚期卵巢癌中腹部病灶通常包括大网膜、小肠、小肠系膜和腹膜后淋巴结,其中最难处理的是小肠系膜广泛累及的病灶和肠系膜根部的病灶,甚至部分患者由于小肠系膜病灶呈现出系膜挛缩的情况。这类患者无法达到满意减瘤,预后极差。手术如切除过多肠管会导致患者术后出现短肠综合征而无法完成术后辅助化疗。

A. 大网膜切除:大网膜是晚期卵巢癌最常见的转移部位,大网膜的转移病灶可呈多发的大小不等的转移肿块甚至形成大网膜饼状增厚累及胃下缘。大网膜的切除一般分为3个水平:横结肠以下水平、胃网膜血管弓以下水平和胃大弯水平。一般晚期卵巢癌大网膜切除要求达到网膜血管弓以下水平,肿瘤侵犯胃网膜血管弓必要时可沿胃大弯切除大网膜,手术从大网膜后叶与横结肠连接处开始。大网膜后叶与横结肠连接切开后可见胃后壁,将大网膜与横结肠完全分离至肝曲和脾曲,注意在分离脾曲时易导致脾脏撕裂出血,因此手术切口应充分达到剑突下,保证充分的暴露。同时,可将脾脏托起后在脾脏上后方填塞纱布使脾脏充分下移减少张力并利于暴露,在大网膜与结肠分离后,沿网膜弓或胃大弯分次处理血管切下大网膜。少数患者大网膜肿瘤可能累及横结肠浆肌层,术中可通过锐性分离并行肠壁修补,如无法分离可能需切除部分结肠或右半结肠切除后再行吻合。

B. 肠段切除:卵巢癌病灶可累及部分小肠或部分小肠系膜,病灶浸润肠壁无法剥除时需行部分小肠切除,如小肠病灶剥除后多处损伤行修补其风险可能大于部分小肠切除。小肠切除后可选择端端吻合、端侧吻合或侧侧吻合。

C. 腹主动脉旁淋巴结切除:晚期卵巢癌通常不常规进行系统淋巴结清扫术,因为腹腔内病变达到Ⅲ期以上的卵巢癌行腹膜后淋巴结清扫不改变分期,不影响患者预后,常规系统淋巴结清扫可能破坏后腹膜完整性,有可能导致肿瘤细胞进入腹膜后间隙。但是卵巢癌患者如有明显腹膜后肿大淋巴结,尤其一类卵巢癌是以腹膜后淋巴结转移为主的,则应行腹膜后肿大淋巴结切除术。通常卵巢癌腹主动脉旁淋巴结转移会首先转移至左肾静脉水平。手术中需注意左肾静脉下方的肿大淋巴结的切除,还应注意淋巴管的结扎处理,防止术后乳糜漏的发生。对晚期卵巢癌腹膜后非肿大淋巴结建议不要进行切除手术,尤其强调对盆腔无肿大淋巴结者不要进行盆腔淋巴结清扫,因为盆腔淋巴结转移概率小,且淋巴结清扫后患者如有盆腔肿瘤复发会显著增加二次细胞减灭术的难度(图70-17)。

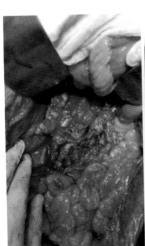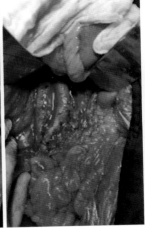

图70-17　腹主动脉旁淋巴结切除

3) 上腹部手术:上腹部手术是晚期卵巢癌手术的难点,近年来其在晚期卵巢癌肿瘤细胞减灭术中重要地位获得广泛认可。Chi等回顾性分析发现在Ⅲc期和Ⅳ期的患者中有38%的患者需进行上腹部手术,经上腹部手术后80%患者可以达到满意的肿瘤细胞减灭术,而不行上腹部手术者仅46%的患者能达到满意减瘤,经上腹部手术后患者5年PFS为31%,5年OS为47%,而不行上腹部手术的患者5年PFS为14%,5年OS为35%。以上数据显示广泛彻底的上腹部手术能提高患者满意减瘤的比例,并显著改善患者的预后。

A. 膈肌手术:晚期卵巢癌患者膈肌腹膜的病变累及是比较常见的,病变累及的类型有散在的粟粒样病灶、成片融合病灶和块状的病灶等。进行膈肌的手术需根据患者病情做决定,如患者中腹部的病灶无法达到满意减瘤的结果,仅行膈肌手术可能也无法改善患者预后,少量的散在病灶可行局部病灶剔除。这里所指膈肌手术主要包括两种,即膈肌腹膜剥除术和部分膈肌切除修补术。

晚期卵巢癌膈肌累及大部分表现为膈膜浅表侵犯,病灶多以右侧膈膜为主,肿瘤融合成片的膈膜,可通过膈膜剥除术达到完整切除。手术过程首先需要充分暴露膈肌,腹部正中手术切口必须达到剑突下,通过悬吊拉钩将右上腹壁和肋骨向右上拉起,切断肝圆韧带,切口镰状韧带至左右冠状韧带,切断肝脏右三角韧带,分离右侧冠状韧带与肝脏的间隙,从膈肌病灶累及部位外侧切开膈膜,自上而下钝性加锐性分离自膈肌上分离膈膜,可将膈膜完整剥除。在分离过程中需注意避免损伤肝脏上后方的肝右静脉,在位于膈顶部位有膈肌中心腱,该部位组织较薄,应避免损伤导致膈肌破裂(图70-18)。

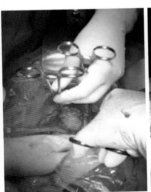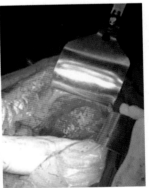

图70-18　膈膜剥除术

有时肿瘤浸润性较强,病灶累及膈肌的肌层甚至穿透膈肌可能导致膈膜无法剥除,需要行膈肌部分切除。膈肌部分切除后,应常规探查胸腔有无其他病灶,肺部是否有损伤,病灶是否累及脏胸膜,必要时留置胸管引流以预防气胸和反应性胸腔积液。膈肌切除后视缺损大小可行膈肌缝合修补或放置补片修补。予非可吸收线间断缝合，在完成最后一针打结前需麻醉医生配合鼓肺排除胸腔内残留气体。

复旦大学附属肿瘤医院报道150例患者行膈肌手术，行膈膜剥除术比例为82.7%，行膈肌部分切除术比例为17.3%，手术达到R0的比例为35.3%，满意减瘤的患者为84%，术后并发症发生率约18%，其中主要并发症有胸腔积液（占33.3%）、肺炎（占15.3%）和气胸（占7.3%）。

B. 脾脏胰尾切除：晚期卵巢癌常有脾脏包膜脾门部位的累及，因为脾脏的脆性肿瘤通常无法剥除，行脾脏切除是这类患者达到满意减瘤或R0切除的必要措施。由于部分患者胰腺尾部与脾门紧贴无法分离术中可能需切除部分胰尾。脾脏切除时需处理脾脏周围的韧带，包括脾胃韧带、脾结肠韧带、脾肾韧带和脾膈韧带，其中脾胃韧带内上方有胃短动静脉，下方有胃网膜左动静脉需分别处理。游离脾脏后处理脾蒂内的脾动脉脾静脉，切除的脾脏如有部分胰尾需不可吸收线分别"U"字和"8"字形双层缝合胰尾断端以防止胰漏的发生，术后脾窝放置双套管引流。

C. 肝脏部分切除：卵巢癌肝转移通常分为肝包膜浸润转移灶和肝实质转移灶。位于肝外侧包膜的转移病灶可行病灶局部切除，直接缝合止血。位于肝实质深部的病灶需行肝楔形切除或肝叶切除，应有外科医生协助施行。

D. 肝肾隐窝腹膜切除：肝肾隐窝位于肝右叶与右肾之间，为平卧位腹腔较低位置，该处腹膜为膈肌腹膜向下的延续，晚期卵巢癌患者常有累及，在行卵巢癌手术时易遗漏该处病灶。术中需游离肝脏右叶，将肝脏牵向左上暴露该处腹膜，将病变腹膜完整剥除，注意勿损伤内侧下腔静脉和右侧肾上腺。

E. 肝圆韧带裂隙病灶切除：肝圆韧带为胎儿时期的脐静脉闭锁后形成，位于肝左、右叶之间，肝圆韧带裂隙也是卵巢癌种植转移的好发部位，卵巢癌肿瘤细胞减灭术中常需切除肝圆韧带及裂隙内的肿瘤病灶，术中需仔细分离肿瘤与肝脏组织。肝圆韧带进入肝脏的部位血管未完全闭锁，为动脉系统，压力较大，分离至入肝处应钳夹并缝扎该血管，防止该血管缩进肝内出血而止血困难。

F. 胆囊切除：胆囊窝处的腹膜反折较多，晚期卵巢癌可能转移至该部位，术中必要时可行胆囊切除。术中需注意分离确认胆囊动脉和胆囊管，避免误伤肝动脉和胆总管（图70-19）。

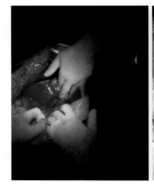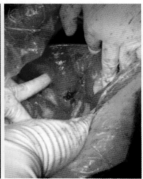

图70-19 胆囊切除

（3）一线化疗

上皮性卵巢癌经手术分期后，ⅠA和ⅠB期分化1级的浆液性腺癌或内膜样腺癌可随访观察无需化疗，因为单纯手术即可获得可90%以上5年生存率，部分分化2级的浆液性腺癌或内膜样腺癌也可随访，其他别级上皮性卵巢癌均需行辅助化疗。卵巢癌有多种含铂类药物一线化疗方案，根据用药途径可分为腹腔化疗和静脉化疗（表70-7）。

表70-7 上皮性卵巢癌一线化疗方案

病理类型	化疗方案	证据级别	临床试验
各种类型上皮性卵巢癌	紫杉醇135 mg/m² 静脉持续滴注3 h或24 h，d1；顺铂75~100 mg/m² 腹腔灌注，d2；紫杉醇60 mg/m² 腹腔灌注，d8。每3周重复[a]	1级	SWOG-8501，GOG-0114 GOG-0172
	紫杉醇175 mg/m² 静脉持续滴注3 h以上，d1；卡铂AUC5~6 静脉持续滴注1 h以上，d1。每3周重复	1级	GOG-0111 ICON3 GOG-0158 EORTC55931 OVAR-3

续 表

病理类型	化 疗 方 案	证据级别	临床试验
	紫杉醇 80 mg/m² 静脉持续滴注 1 h 以上,d1,8,15;卡铂 AUC 5~6 静脉持续滴注 1 h 以上,d1。每 3 周重复	1 级	JGOG - 3016
	紫杉醇 60 mg/m² 静脉持续滴注 1 h 以上,卡铂 AUC 2 静脉持续滴注 30 min 以上。每周 1 次,连续 18 周	1 级	MITO - 7
	多西紫杉醇 60~75 mg/m² 静脉持续滴注 1 h 以上,d1;卡铂 AUC 5~6 静脉持续滴注 1 h 以上,d1。每 3 周重复	1 级	SCOTROC
	卡铂按 AUC 5 静脉持续滴注 1 h 以上,d1;脂质体多柔比星 30 mg/m² 静脉滴注。每 4 周重复	2A 级	MITO - 2
	标准紫杉醇卡铂 3 周方案加贝伐单抗 7.5 mg/kg 静脉滴注 30~90 min,d1。每 3 周重复。6 周期后,贝伐单抗继续使用 12 个周期[b]	2B 级	ICON7
	标准紫杉醇卡铂 3 周方案 6 周期,自第 2 周期开始加贝伐单抗 15 mg/kg 静脉滴注 30~90 min,d1。每 3 周重复,维持贝伐单抗至 22 周期[b]	2B 级	GOG - 0218
癌肉瘤	顺铂加异环磷酰胺静脉化疗[c]	2A 级	
	卡铂加异环磷酰胺静脉化疗[c]	2A 级	
	紫杉醇加异环磷酰胺静脉化疗[c]	2B 级	
黏液性卵巢癌	5-氟尿嘧啶加亚叶酸钙加奥沙利铂静脉化疗[c]	2A 级	
	卡培他滨口服加奥沙利铂静脉化疗[c]	2A 级	

a:腹腔化疗方案仅适用于满意肿瘤细胞减灭术后化疗,不适用于新辅助化疗
b:使用贝伐单抗距手术至少 28 d
c:无大样本随机对照临床试验结果
上述化疗方案为标准化疗剂量,在实际应用时剂量需结合患者基本情况,如年龄、身体状况等。应根据患者的化疗反应调整化疗剂量和方案

1)腹腔加静脉化疗:20 世纪 70 年代后期开始建立了腹腔抗肿瘤药物的用药途径,经过研究多数腹腔化疗药物用于初始化疗后微小残留病灶,其中顺铂单独或联合使用获得最多的关注。顺铂的腹腔化疗的优势更多体现在铂类敏感和残留病灶<1 cm 的情况。顺铂为基础的腹腔化疗在满意减瘤术后的 Ⅲ 期卵巢癌中的应用获得 3 个随机临床试验结果的支持,分别为 SWOG - 8501、GOG - 0114 和 GOG - 0172。以标准的静脉化疗为对照,3 项临床试验的试验观察组的顺铂均是腹腔用药,GOG - 0172 的试验组紫杉醇也是通过腹腔用药的途径。3 项临床试验均得到了腹腔化疗组更好的 PFS 和 OS 的结果。在 GOG - 0172 临床试验中腹腔化疗组中位生存时间为 66 个月,静脉化疗组的中位生存时间为 50 个月,但是腹腔化疗组的毒性反应高于静脉化疗组,由于毒性反应和腹腔化疗相关问题,腹腔化疗组 6 周期化疗完成率仅 42%,静脉化疗组为 83%。经过 10.7 年随访,GOG - 0114 和 GOG - 0172 联合更新了 876 例患者随访结果,腹腔化疗和静脉化疗组总中位生存时间分别为 61.8 个月和 51.4 个月,腹腔

化疗可降低约 23% 的死亡风险,腹腔化疗提高了残留病灶≤1 cm 患者生存率。患者每完成一周期的腹腔化疗,死亡风险降低 12%,年轻的患者能更好地完成腹腔化疗。Meta 分析显示,腹腔患者与静脉化疗相比无病生存的危险比(HR)为 0.78 和总生存的 HR 为0.81。

尽管腹腔化疗相较静脉化疗对患者预后具有显著的优势,但由于腹腔化疗药物的作用特点,药物通过弥散进入肿瘤内的距离在 0.5 cm 内,因此对残留病灶>1 cm 的患者腹腔化疗效果较差。在新辅助化疗的患者中,大块肿瘤未切除也不适合进行腹腔化疗,全身静脉化疗同样可以起到控制腹腔积液的作用,手术前进行腹腔化疗还可能增加腹腔粘连影响后续手术的进行。腹腔化疗还存在一些额外的并发症和风险,腹腔化疗管的留置可能会出现并发感染和化疗管堵塞的问题,如每次腹腔化疗行穿刺可能增加肠道穿刺损伤的风险。腹腔化疗过程中增加的腹痛、毒性反应等使大部分患者无法完成全程腹腔化疗。上述腹腔化疗的缺点限制了腹腔化疗的广泛应用,仍需要改进方法提高患者耐受性,增加腹腔

化疗疗程完成数,减少并发症的发生。

目前 NCCN 指南推荐的腹腔加静脉化疗的方案为:第 1 天紫杉醇 135 mg/m² 静脉持续滴注 3 h 或 24 h,第 2 天顺铂 75~100 mg/m² 腹腔灌注,第 8 天紫杉醇 60 mg/m² 腹腔灌注。每 3 周重复一次,共 6 个周期。

2) 静脉化疗:初次手术达到满意减瘤的患者可根据耐受程度、年龄等选择静脉或腹腔化疗,而初次手术未达到满意减瘤或进行新辅助化疗的患者应选择静脉化疗的方案,顺铂或卡铂为主静脉化疗仍是卵巢癌化疗最常用的标准方案。自从紫杉醇开始应用于卵巢癌的化疗,GOG - 111 和 EORTC - 55931 等临床试验证实其联合铂类化疗优于环磷酰胺与铂类的联合方案。但是 GOG132 和 ICON2 等临床试验并未发现紫杉醇单药的化疗与顺铂或卡铂相比具有显著的优势。基于众多临床试验的结果,铂类加紫杉醇类的联合化疗已成为卵巢癌的标准一线化疗方案。

A. 紫杉醇加卡铂 3 周疗法:紫杉醇 175 mg/m² 静脉持续滴注 3 h 以上,卡铂按曲线下面积(AUC) 5~6 计算静脉持续滴注 1 h 以上。每 3 周重复一次,共 6 个周期。

在铂类加紫杉醇类的联合化疗中最常使用的铂类是卡铂和顺铂。NCCN 指南推荐静脉化疗一线化疗方案是以卡铂为主,这主要源于数个临床试验的结果。研究发现两种铂类为主的联合化疗方案在患者生存预后方面的差异并无统计学上的显著意义,但是接受卡铂的联合方案的患者具有更好的耐受性和生存质量。研究发现在紫杉醇加卡铂静脉方案中增加表柔比星会增加毒性反应,而疗效并未增加。

B. 紫杉醇周疗加卡铂 3 周疗法:紫杉醇 80 mg/m² 静脉持续滴注 1 h 以上,第 1,8,15 天;卡铂按 AUC 5~6 计算静脉持续滴注 1 h 以上。每 3 周重复一次,共 6 个周期。

JGOG - 3016 临床研究比较了紫杉醇周疗加卡铂 3 周疗法和紫杉醇加卡铂 3 周疗法的效果。研究发现紫杉醇周疗组患者中位 PFS 为 28.0 个月,而紫杉醇 3 周组中位 PFS 为 17.2 个月,中位 OS 分别为 8.3 和 5.1 年,紫杉醇周疗组具有显著优势。虽然周疗组导致了更多的毒性反应,但这些不良反应并未显著影响患者的生活质量。需要注意的是该研究入组的患者平均年龄仅 57 岁,有 20%

患者为 Ⅱ 期,11% 患者接受了新辅助化疗,33% 患者为非高级别浆液性癌或内膜样腺癌的其他病理类型肿瘤。

C. 紫杉醇加卡铂周疗法:紫杉醇 60 mg/m² 静脉持续滴注 1 h 以上,卡铂按 AUC 2 计算静脉滴注 30 min 以上。每周一次,连续 18 周。

多中心随机 Ⅲ 期临床试验 MITO - 7 比较了紫杉醇加卡铂周疗化疗方案与标准 3 周方案的疗效和耐受性。结果发现两组化疗方案的 PFS 相似,紫杉醇加卡铂周疗化疗方案具有较少的不良反应和较好的生存质量。在紫杉醇加卡铂周疗化疗方案中发生 3~4 级白细胞下降的患者的比例较少,因此该方案适用于年龄较大和身体一般情况较差的患者。

D. 多西紫杉醇加卡铂 3 周疗法:多西紫杉醇 60~75 mg/m² 静脉持续滴注 1 h 以上,卡铂按 AUC 5~6 计算静脉持续滴注 1 h 以上。每 3 周重复一次,共 6 个周期。

一项随机对照 Ⅲ 期临床试验比较了多西紫杉醇和紫杉醇分别联合卡铂的化疗方案,结果发现两组患者的 PFS 和反应率相似。多西紫杉醇组 3~4 级中性粒细胞下降的比例较高,而外周神经毒性反应较少,两组总体生存质量相似。

E. 卡铂加脂质体多柔比星 4 周疗法:卡铂按 AUC 5,脂质体多柔比星 30 mg/m² 静脉持续滴注。每 4 周重复一次,共 6 个周期。

MITO - 2 临床试验比较了卡铂加脂质体多柔比星和标准紫杉醇加卡铂作为卵巢癌的一线化疗方案的疗效和不良反应。卡铂 AUC 5 加脂质体多柔比星 30 mg/m² 静脉,紫杉醇 175 mg/m² 加卡铂 AUC 5,两组方案均为每 3 周重复一次,共 6 个周期。结果两组的 PFS(脂质体多柔比星组 19.0 个月,紫杉醇组 16.8 个月)和 OS(脂质体多柔比星组 61.6 个月,紫杉醇组 53.2 个月)差异均无统计学上的显著性意义,总体生活质量也无显著差异,但两组出现不同的毒性反应,紫杉醇组外周神经毒性和脱发较多见,而脂质体多柔比星组的血液学毒性较多见。在另外一项研究中,比较了卡铂、紫杉醇和脂质体多柔比星三药联合方案与卡铂、紫杉醇两药方案的疗效和毒性及不良反应,两方案在 PFS 和 OS 方面并无显著差异,虽然脂质体多柔比星为 6 周给一次药,但显著增加了化疗的血液学毒性。

F. 紫杉醇卡铂方案加贝伐单抗维持治疗。

3) 新辅助化疗:新辅助化疗的意义虽然仍存在

争议,但对因各种原因不能进行手术的患者或者术前评估不能达到满意减瘤或者多脏器切除可能性大的患者,新辅助化疗仍是一种有效的治疗手段。在进行新辅助化疗前应获得病理学证据,至少是腹腔积液细胞学证据,最好能获得组织学证据明确诊断,组织学活检可通过细针穿刺或腹腔镜下活检。上述所有一线静脉途径的化疗方案,均可用于新辅助化疗,腹腔化疗不宜用于新辅助化疗。含贝伐单抗的新辅助化疗需谨慎使用,因使用贝伐单抗可能会影响患者术后的恢复。新辅助化疗的疗程建议不超过4次,一般推荐经2～3个疗程新辅助化疗后行中间性肿瘤细胞减灭手术,手术或辅助化疗的疗程数不应少于3个周期。

4) 特殊类型卵巢上皮性肿瘤化疗:一些特殊类型的上皮性卵巢癌可能会使用到与高级别浆液性癌不同的化疗方案,比如癌肉瘤恶性苗勒氏管混合瘤(MMMT)、透明细胞癌、黏液性癌等。卵巢癌肉瘤是一类预后较差的少见肿瘤,术后化疗方案除包括上述卵巢癌的静脉或腹腔化疗方案外,2016 年 NCCN 治疗指南更新,增加了 3 个新的术后化疗方案的选项用于卵巢癌肉瘤术后化疗或复发患者。由于卵巢癌肉瘤较罕见,目前缺乏大样本随机临床试验结果,所增加的 3 种化疗方案均来源于小样本回顾性研究,其中前两种方案推荐证据级别为ⅡA,后一种证据级别为ⅡB。化疗方案分别为:顺铂加异环磷酰胺,卡铂加异环磷酰胺,紫杉醇加异环磷酰胺。卵巢透明细胞癌的化疗方案参照高级别浆液性癌的静脉或腹腔化疗方案。黏液性卵巢癌多数来源于胃肠或阑尾转移性肿瘤,原发黏液性卵巢癌少见且病理上较难确定是否为原发,因为黏液性卵巢癌与胃肠道肿瘤相似,所以多数临床医生认为黏液性卵巢癌化疗除常规浆液性癌静脉或腹腔化疗方案外也可使用胃肠道肿瘤的化疗方案进行治疗。可选的化疗方案有:5-氟尿嘧啶加亚叶酸钙加奥沙利铂静脉化疗或卡培他滨口服加奥沙利铂静脉化疗,基础研究及动物实验表明含 5-氟尿嘧啶和奥沙利铂的化疗方案对黏液性卵巢癌具有更好的治疗效果。

5) 一线化疗疗程数与维持治疗:由于迄今尚没有证据证明超过 6 周期的联合辅助一线化疗对卵巢癌患者预后的作用,2017 年 NCCN 指南更新推荐卵巢癌的辅助化疗疗程数为 6 个周期。接受新辅助化疗者一般建议术前不超过 4 周期,接受新辅助化疗

者术后化疗至少 3 周期。

卵巢癌患者 6 周期辅助化疗完全缓解后的维持治疗作为一种治疗选项主要来源于 GOG-0178 的研究结果。GOG-0178 试验将初始化疗后的患者随机分配到 3 个月和 12 个月紫杉醇维持化疗组,化疗剂量为 135～175 mg/m^2,每 4 周一次。初始设计方案为 175 mg/m^2,拟修改的方案为 135 mg/m^2,在患者接受减低剂量的方案前该临床试验在数据监察委员会的建议下提前关闭了。在发表的研究结果中,接受 3 个周期和 12 个周期的患者中位 PFS 分别为 21 个月和 28 个月,接受 12 个周期紫杉醇维持化疗的患者获得显著延长的 PFS,但患者的外周神经毒性及不良反应显著增加且未获得显著的 OS 延长的结果。但随后的数据更新发现维持治疗对 CA125 水平较低的患者可能有生存获益。在另外一项相似的研究中,比较了 12 个月的紫杉醇维持治疗和观察的疗效和不良反应,结果发现患者 PFS 和 OS 均无显著差异,维持治疗组中位生存时间为 34 个月,观察组为 30 个月,主要毒性及不良反应为外周神经毒性。其他维持化疗使用了顺铂腹腔化疗、拓扑替康静脉化疗等均为获得显著的生存改善。

虽然在多个临床试验中维持化疗均未获得患者总生存的改善,部分研究中患者获得 PFS 的改善并且在小部分患者中有总生存获益的可能,2016 年 NCCN 指南更新中将维持化疗作为患者完全缓解后治疗的选项证据级别由 3 类改为 2B 类。近年来靶向治疗药物发展迅速,在多个临床试验中患者应用靶向治疗药物维持治疗获得很好的效果。

(4) 放疗

晚期卵巢癌具有腹膜内的广泛播散特点,放疗作为一种局部治疗方法不能有效降低全腹腔的肿瘤复发风险,即使曾有全腹移动条照射技术,放疗剂量很难达到肿瘤控制剂量,并且存在较大的胃肠道严重并发症风险,约 30% 患者可能出现肠梗阻,其中 7%～10% 的患者需要接受手术治疗。目前卵巢癌放疗多属于姑息性放疗,适用于盆、腹腔外的复发病灶化疗不敏感且无法手术的患者进行局部放疗。

(5) 治疗后随访

卵巢癌患者在完成初始治疗后应接受临床再评估,患者需接受增强的影像学检查和肿瘤标志物检测。对临床完全缓解的患者应进行随访观察或选择维持治疗,随访时间间隔为 2 年内 2～4 个月一次,

3～6个月一次,共3年,5年后为每年一次。随访内容包括:体格检查包括妇检,CA125或者初始治疗前升高的肿瘤标准物检测,血常规及血生化的检查,根据患者临床症状选择胸腹盆腔增强CT/MRI或PET/CT等影像学检查。初始治疗完成后临床评估如为疾病部分缓解或进展,患者应按照复发进行二线的治疗。

一项多中心临床试验(MRC OV05/EORTC 55955)使用CA125卵巢癌患者监测初始治疗后复发,铂类为基础的化疗后获得临床完全缓解的患者仅接受CA125水平的随访和临床观察,在CA125水平达到正常值2倍以上时,患者被随机分为揭盲接受复发治疗和继续盲态直至症状或体征提示临床复发再开始治疗两组。在1 442例患者中有19%的患者临床复发不伴CA125升高或CA125升高2倍而不同时伴有临床复发,随机到早治疗组的患者265例中位生存时间为25.7个月,而随机到延迟治疗组的264例患者中位生存时间为27.1个月,HR为0.98(95%CI:0.8～1.2),两组无显著差异,延迟治疗组可延缓二线和三线化疗开始的时间改善患者生活质量并且可减少三线化疗应用的比例。在卵巢癌随访中CA125水平的检测,部分患者可能较早地发现可切除复发病灶,而这些局限的可切除病灶患者可能是接受二次肿瘤细胞减灭术的潜在人群,然而,该策略仍然需要随机临床试验加以验证。SGO推荐使用CA125水平作为卵巢癌患者监测指标。单纯CA125逐渐升高而无病灶存在的影像学证据被称为生化复发,通常从CA125升高到出现临床复发中位时间为2～6个月。CA125升高后马上开始化疗的患者并无显著生存受益,随访观察仍然是此类患者首选的处理方式,立即开始化疗作为另外一种选择也是可接受的处理方式。他莫昔芬(三苯氧胺)等内分泌治疗药物在治疗铂类为主化疗后复发的患者中有一定反应率,因此内分泌治疗药物也常用于仅有CA125升高的生化复发患者或无症状的微小复发卵巢癌患者。

(6)复发后治疗

超过80%晚期卵巢癌患者在接受一线铂类和紫杉醇方案化疗后会出现复发,然而大部分患者仍然能从复发后的治疗中获益。卵巢癌复发的类型根据完成辅助化疗后复发时间可分为:铂敏感复发、铂耐药复发和铂难治复发。在铂类为基础的化疗结束6个月后临床复发的患者称为铂敏感复发(化疗结束到临床复发时间<6个月者称为铂耐药复发,在诱导化疗完成前出现疾病进展者称为铂难治复发)。不同的复发类型患者预后和治疗策略上均存在较大差异,铂敏感复发者预后较好,部分患者可接受二次肿瘤细胞减灭术(SCR),仍采用以铂类为基础的化疗方案;而铂耐药复发和铂难治复发者预后差,化疗方案一般不包含铂类药物。

1)二次肿瘤细胞减灭术(SCR):在铂敏感复发的患者中部分患者可以接受SCR,大量研究发现能耐受SCR的卵巢癌复发患者,手术能达到R0者可改善总生存。晚期卵巢癌初次肿瘤细胞减灭术的具有重要治疗价值的存在前提是大部分的卵巢癌对化疗敏感,化疗有效率达到80%,大块肿瘤切除后,残留的肿瘤可以通过化疗控制或杀灭,而且大的病灶切除后,残留病灶血供氧供好,会进入增殖周期,对化疗的敏感度增加。同样SCR对象首先是对化疗敏感者,因为手术的作用只有在后续有效化疗的基础上才能体现。其次,卵巢癌复发患者的病灶与初次肿瘤细胞减灭术患者可能存在差异,经过一线的辅助化疗后复发病灶中对化疗耐性的克隆比例增多,手术如果不能达到满意切除时术后耐药的可能性增高,SCR后患者生存获益的可能性就会下降。

复旦大学附属肿瘤医院的一项研究分析了123例卵巢癌复发患者SCR后残留病灶大小对患者预后的影响,结果表明41.5%的患者经SCR后能达到R0切除,R0患者中位生存时间为63.2个月,5年生存率为54.4%;37.4%的患者残留病灶直径为0.1～1 cm,中位生存时间为31.1个月,5年生存率为23.9%;21.1%的患者残留病灶直径>1 cm,中位生存时间为15.6个月,5年生存率为6.4%,三者之间均存在显著差异。研究认为卵巢癌复发患者SCR后能达到残留病灶直径0.1～1 cm者也能从手术中获益。

2006年Chi分析了153例铂类敏感复发性卵巢癌患者SCR后的结果,41%的患者SCR术后达到R0,手术能达到R0或残留病灶直径≤0.5 cm的患者占52%。研究发现SCR后R0患者和残留病灶直径≤0.5 cm的患者在生存上无显著差异,而SCR后残留病灶直径>0.5 cm的患者生存显著降低。作者认为,铂类敏感复发卵巢癌SCR应尽量达到残留病灶直径≤0.5 cm,同时作者建议对无病间隔时间(DFI)≥6个月的患者单个的复发病灶可考虑行

SCR,多个复发病灶但无远处转移者如 DFI＞12 个月也可考虑行 SCR,如患者有远处转移且 DFI＞30 个月则 SCR 可能对患者有益。2013 年 Cochrane 协作网发表了一篇系统回顾,其中 Meta 分析纳入了包括上述两项研究的 9 个非随机研究,共 1 194 例患者,结果显示在铂类敏感复发卵巢癌中,SCR 达到 R0 者能显著提高患者总生存率。

在复发性卵巢癌 SCR 的研究中虽然存在残留病灶大小对患者获益影响的争议,已有的共识是铂类敏感的患者,手术达到 R0 切除者能获得显著的生存收益,铂类敏感可以通过 DFI≥6 个月来设定,但问题是如何术前确定复发患者是否能达到 R0 或满意减瘤的效果,这是迄今仍然悬而未决的问题。DESKTOP Ⅰ 研究提示初次肿瘤细胞减灭术达到 R0、东部肿瘤协作组(Eastern Cooperative Oncology Group,ECOG)体力状态评分 0 分、腹腔积液＜500

ml 三个因素是 SCR 能否达到 R0 切除的重要预测指标,当 3 个条件全部满足时 SCR 完全切除率为 79％。DESKTOP Ⅱ 研究通过前瞻性研究进一步验证了 DESKTOP Ⅰ 的结论在满足上述两个以上因素的患者中 SCR 能达到完全切除的患者为 76％。Tian 等回顾性分析了全球 7 个肿瘤中心的 1 075 例接受 SCR 的复发卵巢癌患者,建立了 SCR 手术的风险模型,包含了 FIGO 分期、初次肿瘤细胞减灭术的残留病灶、无进展间隔时间(PFI)、ECOG 体力状态评分、复发时 CA125 水平及腹腔积液状态 6 个因素,根据每个因素的权重赋予相应的分值,根据分值大小分为低危组和高危组患者。低危组患者完全切除率为 53.4％,高危组为 20.1％,验证阶段该风险模型的灵敏度和特异性分别为 83.3％和 57.6％(表 70 - 8)。

表 70 - 8　复发卵巢癌二次肿瘤细胞减灭术风险模型评分

影响因素	评分[a]					
	0	0.8	1.5	1.8	2.4	3.0
FIGO 分期	Ⅰ／Ⅱ	Ⅲ／Ⅳ				
初次肿瘤细胞减灭残留病灶	0		＞0			
无进展间隔时间(月)	≥16				＜16	
ECOG 体力状态评分	0～1				2～3	
复发时 CA125 水平(u/ml)	≤105			＞105		
复发时腹腔积液状态	无					有

[a]低危≤4.7;高危＞4.7

铂类敏感复发性卵巢癌患者可选择 SCR 后化疗或直接化疗的两种治疗模式,哪种方式对患者更有益,迄今为止尚无前瞻性随机对照临床研究结果。目前正在进行的 DESKTOP Ⅲ 研究正是为了证实两种治疗模式对患者生存和生活质量的影响,该研究预计 2020 年完成。

复发卵巢癌 SCR 没有固定的方式,术前应进行影像学评估,了解复发病灶部位、大小,与邻近脏器的关系,手术可切除性等。手术目的是完全切除复发病灶达到 R0,术中应注意足够的手术切口,充分暴露盆、腹腔,仔细分离粘连部位,充分探查盆、腹腔可疑部位,尤其是粘连部位,如结肠肝曲、脾曲、肠系膜、膈肌、脾脏、肝肾隐窝等处,以及腹膜后肿大淋巴结。切除复发肿瘤有时需联合脏器切除,比如脾切除、膈肌切除、肠段切除、肝脏部分切除、胆囊切除和

肿大淋巴结切除等,具体手术技术见初次肿瘤细胞减灭手术。需要注意的是术中需尽量减少肠道等粘连部位的损伤,仔细检查并修补损伤部位,防止术后并发症的发生。手术完成需详细检查记录有无残留病灶,残留病灶大小、部位等。

2) 复发后化疗

A. 铂敏感复发:铂敏感初次复发患者无论是否进行 SCR,铂类为基础的化疗方案仍是首选。ICON4 研究比较了铂类加紫杉醇化疗方案和卡铂单药或其他非紫杉醇类的含铂方案在铂敏感复发卵巢癌中的疗效,其中 71％的对照组患者使用的是卡铂的单药化疗方案,80％的研究组使用的是卡铂加紫杉醇的方案。结果发现铂类加紫杉醇的化疗方案能显著提高患者的 PFS 和 OS,其中 PFS 铂类加紫杉醇组的 HR 为 0.76(95％CI: 0.66～0.89;P＜

0.01),OS 铂类加紫杉醇组 HR 为 0.82(95%CI：0.69~0.97；P<0.05)。

Raja 等通过 Meta 分析纳入了 4 项随机对照临床试验的结果共 1 300 例患者，结果发现与铂类单药的化疗方案相比铂类为基础的联合化疗能显著改善铂敏感复发患者的 PFS 和 OS，但是在铂类的各种联合方案之间未发现患者存在显著的生存差异。该研究提示铂类敏感复发卵巢癌患者进行铂类为基础的联合化疗方案优于铂类单药的化疗方案。另外一项欧洲和加拿大的研究，比较了吉西他滨加卡铂的联合方案和卡铂单药的化疗方案，结果显示联合方案 PFS 为 8.6 个月，显著优于卡铂单药的 5.8 个月，但两组 OS 无显著差异，两组中位生存时间均为 18 个月。

2012 年发表的 GCIG 的 CALYPSO 的 III 期临床试验，比较了卡铂加脂质体多柔比星的方案和卡铂加紫杉醇的方案在铂敏感复发卵巢癌中的疗效和不良反应。研究共入组 976 例患者，结果显示两组患者在 OS 和中位生存时间上均无显著差异，两组化疗方案患者在毒性及不良反应上存在差异，紫杉醇组患者主要不良反应为中性粒细胞减少、外周神经毒性、脱发和过敏反应，而脂质体多柔比星组主要不良反应组有血小板下降、恶心和手足综合征。相比卡铂加紫杉醇的方案导致的严重外周神经毒性，复发卵巢癌患者对卡铂加脂质体多柔比星的化疗方案具有更好的耐受性，因毒性及不良反应而中断治疗的患者相对更少，NCCN 已将该方案由原来 IIA 类证据修改为 I 类证据。

OCEANS 研究是一个随机多中心双盲安慰剂对照的 III 期临床试验，该研究主要评价了贝伐单抗在治疗铂敏感复发卵巢癌中的作用，将 484 例铂敏感复发卵巢癌患者随机分为研究组和对照组，每组 242 例，研究组方案为吉西他滨加卡铂加贝伐单抗，对照组为吉西他滨加卡铂加安慰剂，患者完成 6~10 周期化疗后，继续使用贝伐单抗和安慰剂直至疾病进展。研究发现贝伐单抗组和安慰剂组患者的中位 PFS 分别为 12.4 个月和 8.4 个月，与安慰剂组相比，贝伐单抗组患者疾病进展 HR 为 0.484(95%CI：0.388~0.605；P<0.001)，化疗客观缓解率在贝伐单抗组和安慰剂组分别为 78.5% 和 57.4%。

另外一项贝伐单抗治疗铂敏感复发卵巢癌的临床研究是 GOG-0213 研究，该研究为多中心开放标

签随机 III 期临床试验，两组患者分别使用卡铂紫杉醇标准化疗方案，研究组加贝伐单抗并维持至疾病进展或不可接受的毒性及不良反应。结果显示，两组患者的 OS 无显著差别，分别为对照组 37.3 个月和贝伐单抗组 42.2 个月；两组在 PFS 存在显著差异，对照组 PFS 为 10.4 个月，贝伐单抗组为 13.8 个月。但是在贝伐单抗组患者 3~4 级不良事件显著增加，主要表现为出血和高血压。

除上述方案外，在铂类敏感复发卵巢癌中，也可使用上皮性卵巢癌的其他一线含铂化疗方案，如紫杉醇周疗加卡铂 3 周疗法、卡铂加多西他赛方案或顺铂加吉西他滨的方案。NCCN2017 推荐铂敏感复发卵巢癌的化疗方案见表 70-9。

表 70-9　铂敏感复发卵巢癌推荐化疗方案

方　　案	证据级别	临床试验
卡铂加紫杉醇	1 级	ICON4
卡铂加脂质体多柔比星	1 级	CALYPSO
卡铂加吉西他滨	2A 级	NCT00006453
卡铂加多西他赛	2A 级	
卡铂加吉西他滨加贝伐单抗[a]	2A 级	OCEANS
卡铂加紫杉醇周疗	2A 级	JGOG-3016
顺铂加吉西他滨	2A 级	
卡铂加白蛋白结合紫杉醇	2A 级	
卡铂	2A 级	NCT00006453
顺铂	2A 级	ICON4
5-氟尿嘧啶加亚叶酸钙加奥沙利铂±贝伐单抗[b, c]	2A 级	
卡培他滨加奥沙利铂[c]	2A 级	

[a] 贝伐单抗仅用于过去未使用过的患者
[b] 仅用于黏液性卵巢癌
[c] 贝伐单抗为 2B 类证据

B. 铂耐药复发或铂类难治卵巢癌：铂耐药复发或铂类难治卵巢癌患者通常预后较差，指南推荐单药非铂类化疗方案如下。

a. 多西紫杉醇：一项 II 期临床试验纳入多西紫杉醇治疗铂类和紫杉醇耐药的卵巢癌患者，入组 60 例患者采用多西紫杉醇 100 mg/m^2 单药化疗，患者缓解率为 22.4%，其中 5.2% 的患者达到完全缓解，17.2% 的患者获得部分缓解，75% 的患者出现 4 度中性粒细胞下降，36% 的患者需降低剂量，1 例患者发生与治疗相关的死亡。

b. 口服依托泊苷：另一项口服依托泊苷的 II 期临床试验发现在铂类耐药的患者中，口服依托泊苷

的缓解率为 26.8%，其中 7.3% 患者完全缓解，19.5% 的患者获得部分缓解，主要不良反应为血液学毒性。

c. 吉西他滨/脂质体多柔比星：在一项Ⅲ期随机对照临床试验中，吉西他滨和脂质体多柔比星用于铂类耐药的复发卵巢癌患者，吉西他滨和脂质体多柔比星中位 PFS 分别为 3.6 个月和 3.1 个月，中位总生存分别为 12.7 个月和 13.5 个月，总缓解率分别为 6.1% 和 8.3%；两组在疗效方面无显著差异；在毒性及不良反应方面，脂质体多柔比星主要表现为手足综合征和黏膜炎，吉西他滨主要表现为便秘、恶心、呕吐、乏力和中性粒细胞下降。而在另一项相似的Ⅲ期随机对照临床试验中吉西他滨和脂质体多柔比星的总缓解率分别为 29% 和 16%，两组无显著差异，在总生存方面脂质体多柔比星较吉西他滨有临界的改善。

d. 拓扑替康：在拓扑替康的Ⅱ期临床试验中，铂类难治性卵巢癌患者的有效率为 5.9%~14%，铂类耐药复发性卵巢癌患者的有效率为 12.4%~17.8%，主要不良反应为中性粒细胞下降，使用拓扑替康周疗的方案可显著降低患者血液学毒性。拓扑替康与紫杉醇治疗铂类耐药复发性卵巢癌的比较，拓扑替康与紫杉醇有效率分别为 13.3% 和 6.7%；对铂难治性卵巢癌，总生存方面拓扑替康与脂质体多柔比星相似。

e. 贝伐单抗联合化疗（紫杉醇/脂质体多柔比星/拓扑替康）。

（7）生物靶向治疗

尽管在过去 20 年间，伴随着外科技术及更多的化疗药物选择，晚期卵巢癌患者的生存率较前改善，但细胞毒药物的治疗并没有选择性，通常会导致显著的毒性反应并且有效期较短。绝大多数卵巢癌患者在一线治疗后会产生化疗耐药性，并最终复发，导致死亡。对于卵巢癌分子遗传学改变及肿瘤微环境的认识深入，越来越多的生物靶向治疗被用于这一疾病的治疗，并且呈现出显著的疗效。迄今为止，已先后有抗血管生成药物和多聚腺苷二磷核糖聚合酶（PARP）抑制剂被欧盟或美国药品监管当局批准用于晚期及复发卵巢癌的治疗。

1）抗血管生成治疗：实体瘤的生长及进展依赖于新生血管的形成。血管生成是一个复杂的过程，并受到多种不同的内源性促血管生成因子及抗血管生成因子的调控。主要的促血管生成因子包括血管内皮生长因子（vascular endothelial growth factor，VEGF），血小板衍生生长因子（platelet-derived growth factor，PDGF），成纤维细胞生长因子（fibroblast growth factor，FGF）以及血管生成素 1/2（angiopoietin，Ang）。独立于 VEGF - VEGFR 信号通路外，Ang 1/2 - Tie 2 信号通路可以介导肿瘤病理性血管重塑。在正常组织中，血管生成过程被关闭，但是肿瘤可以重启血管生成，生成促血管生成刺激因子，促进肿瘤的生长及血管化。

上皮性卵巢癌中，血管生成在肿瘤生长、腹腔积液形成以及转移过程中均起到一定作用。相比正常组织中的血管，肿瘤组织中的血管存在更多的结构及功能异常，常用扭曲、渗漏、扩张并且血流不畅。相比正常组织中更成熟的血管，这些肿瘤血管内皮细胞的生存更依赖于 VEGF。VEGF 家族生长因子及其受体是肿瘤血管生成过程中最重要的信号通路。VEGF - A 是目前研究最为透彻的 VEGF 生长因子，通过与受体 VEGFR 相结合在血管生成过程中起到主导作用。血管生成中，VEGFR 家族最重要的两个成员是 VEGFR1（Flt - 1）和 VEGFR2（Flk - 1）。VEGFR2 因介导 VEGF 的血管生成以及增加血管通透性的作用，其在血管生成具有最直接的作用。而 VEGFR1 参与血管生成过程的方式相对更为间接，其主要作用是将骨髓衍生细胞及单核细胞募集到肿瘤血管。

抑制 VEGF 能够重置促血管生成因子与抗血管生成因子之间的平衡，从而恢复肿瘤血管结构及功能的正常化。这将会抑制肿瘤的生长、增加化疗药进入肿瘤组织并且抑制肿瘤转移的潜能。VEGFR 在卵巢癌中高表达，并且许多肿瘤会产生高水平的 VEGF。目前，已经获批用于晚期卵巢癌治疗或处于研发阶段的抗血管生成药物有贝伐珠单抗、Aflibercept、Trebnanib，以及多靶点小分子抗血管生成药物。

A. 贝伐珠单抗：贝伐珠单抗是一种针对 VEGF - A 的人源化单克隆抗体。在卵巢癌的临床研究及实践中，贝伐珠单抗无论是单药及与化疗联用都显示出显著的抗肿瘤效应，并且广泛地应用于晚期卵巢癌的一线治疗、铂类敏感复发以及铂类耐药复发患者的治疗。关键的Ⅲ期临床试验的研究结果见表 70 - 10。

表 70 - 10 贝伐珠单抗主要Ⅲ期临床试验研究结果

研究	研究人群	治疗	中位 PFS(月)	中位 OS(月)
ICON7	ⅢA 期高危或ⅢB-Ⅳ期卵巢癌($n=1\ 528$)一线治疗	CP *vs.* CP+BEV(7.5 mg/kg)+BEV 维持	22.4 *vs.* 24.1(HR 0.87;$P=0.04$)	58.6 *vs.* 58.0($P=0.85$)高危亚组;30.2 *vs.* 39.7($P=0.03$)
GOG0218	Ⅲ期(肉眼残留)及Ⅳ期卵巢癌($n=1\ 873$)一线治疗	CP+PL *vs.* CP+BEV(15 mg/kg)+PL 维持 *vs.* CP+BEV(15 mg/kg)+BEV 维持	10.3 *vs.* 11.2 *vs.* 14.1(HR 0.72;$P<0.001$)	39.3 *vs.* 38.7 *vs.* 39.7(HR 0.95;$P=0.45$)
OCEANS	铂类敏感复发性卵巢癌($n=484$)	GC+PL *vs.* GC+BEV(15 mg/kg)	8.4 *vs.* 12.4(HR 0.48;$P<0.0001$)	32.9 *vs.* 33.6(HR 0.95;$P=0.65$)
GOG0213	铂类敏感复发性卵巢癌($n=674$)	CP *vs.* CP+BEV(15 mg/kg)	10.4 *vs.* 13.8(HR 0.628;$P<0.0001$)	37.7 *vs.* 42.2(HR 0.83;$P=0.056$)
AURELIA	铂类耐药复发性卵巢癌($n=361$)	CT *vs.* CT+BEV(10 mg/kg q2w 或 15 mg/kg q3w)	3.4 *vs.* 6.7(HR 0.48;$P<0.001$)	13.3 *vs.* 16.6(HR 0.85;$P<0.174$)

CP-卡铂/紫杉醇;PL-安慰剂;GC-吉西他滨/卡铂;CT-化疗(可选紫杉醇周疗、脂质体多柔比星、拓扑替康)

ICON7 和 GOG 218 两项Ⅲ期临床试验奠定了贝伐珠单抗在卵巢癌一线治疗中的地位。ICON7 研究中,受试者随机接受 6 周期每 3 周一次的卡铂及紫杉醇标准方案化疗+/-贝伐珠单抗 7.5 mg/kg 及长达 12 个月的贝伐珠单抗单药维持。标准治疗组及贝伐珠单抗组的中位 PFS 分别为 17.5 个月和 19.9 个月(HR 0.87;$P<0.05$),中位 OS 分别为 58.6 个月和 58 个月($P>0.05$)。具有更高疾病风险的减瘤不满意的患者($\geqslant1$ cm)及Ⅳ期患者更能从贝伐珠单抗联合治疗中获益。在这一高危患者组中,贝伐珠单抗组较标准治疗组延长 3.6 个月的 PFS(18.1 个月 *vs.* 14.5 个月),延长 9.5 个月的 OS(39.7 个月 *vs.* 30.2 个月,$P<0.05$)。GOG 218 研究是一项三臂设计的Ⅲ期临床试验,每一组受试者均接受 6 个周期每 3 周一次的卡铂及紫杉醇标准治疗。标准治疗组(组 1)接受标准化疗+安慰剂以及 15 个月的安慰剂维持治疗,贝伐珠单抗联合治疗组(组 2)接受标准化疗+贝伐珠单抗(15 mg/kg)以及安慰剂维持治疗,贝伐珠单抗联合维持治疗组(组 3)接受标准化疗+贝伐珠单抗以及贝伐珠单抗维持治疗。与标准治疗(组 1)相比,仅贝伐珠单抗联合维持治疗(组 3)能够显著延长受试者的 PFS,两组间的中位 PFS 分别为 10.3 个月与 14.1 个月,而 OS 无显著差异。在对高危患者人群的探索性分析中(不满意减瘤的Ⅲ期患者或Ⅳ期患者),虽然贝伐珠单抗治疗能够延长 3.5 个月的 OS,但无统计学意义

(38.6 个月 *vs.* 42.1 个月,HR0.86 95% CI:0.71~1.04;$P>0.05$),这可能与 GOG0218 试验中,在疾病进展后治疗中更多的患者接受了贝伐珠单抗治疗有关。

在针对铂类敏感复发患者的 OCEANS 试验中,受试者随机接受每 3 周一次的吉西他滨(1.0 /m^2;d1,8)及卡铂(AUC4)+安慰剂或贝伐珠单抗 15 mg/kg 治疗直至疾病进展。贝伐单抗与安慰剂相比,能够延长 4 个月的 PFS,但 OS 无显著差异。GOG 0213 研究中,铂类敏感复发性卵巢癌患者随机接受每 3 周一次卡铂及紫杉醇+/-贝伐珠单抗。与标准化疗相比,贝伐珠单抗能够改善 3.4 个月中位 PFS(13.8 个月 *vs.* 10.4 个月;HR 0.628;95% CI:0.534~0.739)。基于治疗前分层数据,贝伐珠单抗组与标准治疗组的中位 OS 分别为 42.2 个月及 37.3 个月(HR 0.829;95%CI:0.683~1.005;$P>0.05$)。该研究中有 45 例(7%)患者的无治疗间期分层因素有误,修正后的敏感性分析中,贝伐珠单抗能显著改善受试者的 OS(HR 0.823;95% CI:0.680~0.996;$P<0.05$)。

AURELIA 试验评价了在铂类耐药复发患者中,标准化疗(紫杉醇周疗、脂质体多柔比星或拓扑替康)基础上添加贝伐珠单抗的影响。受试者随机接受标准化疗或同期联合贝伐珠单抗直至疾病进展或毒性不可耐受。相较标准化疗,贝伐珠单抗能够延长受试者 3.3 个月的 PFS[3.4 个月 *vs.* 6.7 个月,

HR 0.42(0.32～0.53)]，而 OS 无显著改善[13.3 个月 *vs.* 16.6 个月，HR 0.85(0.66～1.08)]。然而，这一研究的主要研究终点并非 OS，且方案允许对照组在疾病进展后接受贝伐珠单抗单药治疗，在最终 OS 数据分析时 40% 的化疗组患者接受了贝伐珠单抗，这一混杂因素有可能稀释两组间 OS 的差异。随后的一项对 AURELIA 研究数据的探索性分析显示，无论在研究初始阶段与化疗同期接受贝伐珠单抗治疗[HR 0.68(0.52～0.90)]，抑或在疾病进展时接受贝伐珠单抗治疗[HR 0.60(0.43～0.86)]，均相对于从未接受贝伐珠单抗治疗的患者有 OS 获益。

贝伐珠单抗的毒性主要包括高血压、影响伤口愈合、蛋白尿、血栓栓塞性事件以及消化道不良反应，这包括了少见但严重的消化道穿孔以及瘘道形成。在使用贝伐珠单抗前，需要充分估计患者的风险获益比，尤其是腹腔内肿瘤负荷较大或存在肠梗阻的患者存在较高的胃肠道并发症风险。尽管贝伐珠单抗在晚期卵巢癌自然病程的不同阶段均有显著的疗效，但其最佳的应用时机仍未达成国际共识，这体现在贝伐珠单抗在不同地区获批的适应证存在差异。目前，临床研究仍在探究一线治疗后更长时间的贝伐珠单抗维持治疗能否带来获益、贝伐珠单抗的跨线治疗等存在争议的问题。

B. 阿柏西普(aflibercept)：

Aflibercept 是一种 VEGFR1/2 胞外域 VEGF 结合部分与人免疫球蛋白 IgG1 Fc 段的重组融合蛋白。在一项针对铂类耐药复发性卵巢癌患者的 II 期研究中，aflibercept 单药缓解率<5%。在另外一项针对复发性卵巢癌 II 期临床试验中，aflibercept 与多西他赛联合的缓解率为 54%。然而，在这一研究中，受试者既往接受的化疗线数少于 aflibercept 单药试验，并且 28%(13/46) 的患者为铂类敏感复发患者。在另外一项针对腹腔积液有症状晚期卵巢癌患者的 II 期研究中，相比安慰剂，Aflibercept 能够将再次腹腔积液穿刺的时间间隔从 31.8 d 推后至 55.1 d，然而，aflibercept 会导致致命的肠穿孔，在使用前需要充分评估风险-受益比。

C. Trebananib：与 afibercept 相似，trebananib 也是一种肽-Fc 融合蛋白，能够与循环中的 Ang1/Ang2 结合。TRINOVA-1 是一项 III 期随机安慰剂对照试验，共 919 名 PFI<12 个月复发性卵巢癌患者入组，随机接受紫杉醇周疗法＋trebananib 或安慰剂治疗，直至疾病进展或毒性不能耐受。与安慰剂相比，trebananib 延长了 1.8 个月的中位 PFS(5.4 个月 *vs.* 7.2 个月；HR 0.66；P<0.001)，但 OS 无显著差异(18.3 个月 *vs.* 19.3 个月；HR 0.95；P>0.05)。主要不良反应是水肿。另外两项在卵巢癌中开展的 III 期临床试验 TRINOVA-2(脂质体多柔比星＋/－trebananib 或安慰剂治疗复发性卵巢癌)和 TRINOVA-3(卡铂紫杉醇联合方案＋/－trebananib 或安慰剂用于卵巢癌的一线治疗)因未能改善生存被提前终止。

D. 多靶点小分子抗血管生成抑制剂：多种具有抗血管生成作用的口服多靶点小分子酪氨酸激酶抑制剂在卵巢癌的临床试验中显示出一定的疗效。这些药物可以直接与 VEGFR 酪氨酸激酶域或其他酪氨酸激酶的 ATP 结合催化位点相结合，对下游多条信号转导过程产生抑制作用。索拉非尼(sorafenib)、西地尼布(cediranib)、帕唑帕尼(pazopanib)以及尼达尼布(nintedinib)等均在卵巢癌患者中显示出一定的疗效(表 70-11)。目前，在这类药物中，仅 pazopanib 被指南推荐用于卵巢癌一线治疗后缓解患者的维持治疗或与紫杉醇联合治疗铂类耐药的复发卵巢癌患者。这类药物主要的不良反应包括高血压、腹泻、乏力及手足综合征。

表 70-11　多靶点酪氨酸激酶抑制剂主要临床试验研究结果

药物	药物靶点	临床试验/研究人群	治疗方案	PFS(月)
索拉非尼(Sorafenib)	VEGFR;PDGFR;Raf	II 期/一线治疗	CP *vs.* CP＋索拉非尼＋索拉非尼维持	15.4 *vs.* 16.3(P=0.38)
帕唑帕尼(Pazopanib)	VEGFR-1,2,3;PDGFR;c-kit	II 期(MITO 11)/铂类耐药复发	紫杉醇＋帕唑帕尼 *vs.* 紫杉醇	6.35 *vs.* 3.49(HR 0.42;P=0.000 2)
		III 期(AGO-OVAR-16)/一线治疗	帕唑帕尼维持 *vs.* PL 维持	17.9 *vs.* 12.3(HR 0.77;P=0.002 1)

续　表

药物	药物靶点	临床试验/研究人群	治疗方案	PFS(月)
尼达尼布 (Nintedanib)	VEGFR； PDGFR；FGFR	Ⅲ期（AGO－OVAR－ 12）/一线治疗	CP＋尼达尼布＋尼达尼 布维持 vs CP＋PL＋PL 维持	17.2 vs 16.6（HR 0.84；P＝ 0.024）
西地尼布 (Cediranib)	VEGFR－1,2,3	Ⅲ期（ICON6）/铂类敏感 复发	CT＋PL（A 组）vs CT＋ 西地尼布＋PL 维持（B 组）vs. CT＋西地尼布 ＋西地尼布维持（C 组）	11.0 vs 8.7（HR 0.56；P＜ 0.000 1） （A 组 vs. C 组）

CP－卡铂/紫杉醇；PL－安慰剂；CT－铂类为主的化疗

2）PARP 抑制剂：正常的细胞功能及基因组稳定性由 DNA 损伤的识别修复机制进行维持。目前，已知存在 5 个不同细胞信号通路上的 450 个基因参与不同类型的 DNA 损伤的应答及修复过程。DNA 双链断裂（double strands break, DSB）是对基因组最致命的一种损伤形式，如果未及时修复，会引发基因组不稳定性并最终引起细胞死亡。细胞可以采用几种不同的机制修复 DNA 双链断裂，最重要的一种是高保真的同源重组修复（homologous recombination repair, HRR）。如果 HRR 存在缺陷，即出现了同源重组修复缺陷（homologous recombination deficiency, HRD），则细胞会通过其他途径进行 DSB 的修复。很大一部分 DSB 形成于 DNA 复制过程中复制叉遇到尚未修复的单链断裂。多聚腺苷二磷酸核糖聚合酶-1（PARP-1），通过参与碱基修复途径对于单链断裂的修复起到至关重要的作用。通过抑制 PARP1 会导致单链断裂的增多、蓄积，在 DNA 进行复制时，于复制叉处形成更多的双链断裂。对于存在 HRD 的肿瘤细胞，PARP 的抑制最终导致 DSB 的蓄积，且 DSB 不能及时依靠高保真的 HRR 途径修复，最终引起基因组的不稳定及肿瘤细胞的死亡，这种作用被称之为"合成致死"。

BRCA1/2、HRR 通路其他相关基因的胚系及体系突变，以及 BRCA1、RAD51C 启动子的甲基化均会引起同源重组修复缺陷。约 50% 的高级别浆液性癌存在 HRD，在铂类敏感复发的卵巢癌患者中可以达到更高的比例。PARP 抑制剂已经成为高级别上皮性卵巢癌（浆液性、子宫内膜样）及携带有 BRCA 突变卵巢癌患者一种重要的治疗手段。

A. Olaparib：PARP 抑制剂最初研究的绝大部分数据来源于 Olaparib 的体内外研究。早在 2005 年，Farmer 等及 Bryant 等分别在体外研究中证实，

存在 BRCA1/2 的其中任何一种缺陷（即 BRCA1$^{-/-}$ 或 BRCA2$^{-/-}$）的细胞对 PARP-1 抑制剂都有着特殊的敏感性，这一存在于 PRAP-1 与 BRCA 之间的相互作用关系称为"合成致死现象"（即两种非致死基因突变会导致细胞死亡的现象）。2009 年，Fong 等首次报道了 PARP 抑制剂在体内试验的 Ⅰ 期研究结果，结果证实 PARP 抑制剂 olaparib 在对携带有 BRCA1/2 突变的晚期卵巢癌、乳腺癌及前列腺癌患者具有抗肿瘤作用。2010 年，Audeh 等在一项专门针对携带有 BRCA1/2 突变的复发性卵巢癌患者的 Ⅱ 期临床研究中证实，olaparib 胶囊 400 mg(bid)口服单药治疗的缓解率 33% 高于 olaparib(100 mg, bid)的 13%，并且毒性反应可以耐受，该研究为后续 olaparib 临床研究提供了有效性及剂量选择的基础。同时，Fong 等的研究显示，在携带 BRCA1/2 突变的复发性卵巢癌患者中 olaparib 单药治疗的有效率与铂类敏感性有关，铂类敏感、耐药及难治患者的临床获益率分别为 69%、45% 和 23%（P＝0.001），该研究为后续临床研究受试者的选择提供了参考。

基于前期的研究数据，2012 年，Lederman 等报道的一项 Ⅱ 期随机对照临床试验（Study 19）证实，olaparib 单药维持治疗能够显著延长铂类敏感复发性卵巢癌患者的 PFS。该研究共入组 265 例经铂类化疗后缓解的铂类敏感复发性卵巢癌患者，受试者在化疗结束后随机接受 olaparib 胶囊 400 mg(bid)或安慰剂维持治疗直至疾病进展或不能耐受。研究结果显示，olaparib 组的 PFS 为 8.4 个月，显著优于安慰剂组的 4.8 个月[HR 0.35(0.25～0.49)；P＜0.001]，而两组的 OS 并无显著差异[HR 0.94(0.63～1.39)；P＞0.05]。随后更新的一项针对 BRCA1/2 生物标志物的探索性分析显示，olaparib 可以给

BRCA 突变的患者带来更好的 PFS 和 OS 获益。此研究对患者随机分组前所采集的血样本（n＝166）进行回顾性的 gBRCAm（BRCA 胚系突变）检测，对 196 名患者存档的组织样本进行 tBRCAm（BRCA 体细胞突变）检测，并分析 gBRCAm、总体 BRCAm 与 PFS/OS 间的关系。218/265 患者的 gBRCA 状态已知（gBRCAm，96；gBRCAwt，122）。包括 tBRCAm 在内，共 136 名患者存在 BRCAm。与安慰剂相比，gBRCAm 患者具有最大的 PFS 获益［11.2 个月 vs. 4.1 个月；HR 0.17（0.09～0.32）；P＜0.001］，当 tBRCAm 患者也包括在内时，PFS 的显著获益仍然存在［11.2 个月 vs. 4.3 个月；HR 0.19（0.11～0.32）；P＜0.001］。总人群的 OS 分析（58％成熟）显示，olaparib 与安慰剂相比并无显著差异［29.8 个月 vs. 27.8 个月，HR 0.88（0.64～1.21）］，BRCAm 人群的 OS 分析亦显示两组间无显著差异［34.9 个月 vs. 31.9 个月；HR 0.74（0.46～1.19）］。这一研究结果为此后 PARP 抑制剂临床试验患者的入选提供有价值的参考。基于 Study19 探索性分析的结果，随后开展的 SOLO2 临床试验仅招募 BRCA 突变的患者。SOLO2 试验是一项在铂类敏感复发性卵巢癌患者中开展的 III 期临床试验，要求受试者为携带有 BRCA1/2 胚系突变的铂类敏感复发性卵巢癌患者，为高级别浆液性癌或子宫内膜样癌，在复发前接受过至少 2 线铂类化疗方案，且在末次至少 4 个周期的含铂联合用药后达到完全缓解或部分缓解。共 295 例患者入组，在末次化疗结束后的 8 周内，以 2：1 比例随机接受 olaparib 片剂（300 mg，bid）或安慰剂维持治疗。研究者评价的 mPFS 分别为 19.1 个月及 5.5 个月［HR 0.30（0.22～0.41），P＜0.001］。Olaparib 治疗最常见（＞10％）的毒副作用包括恶心、呕吐、乏力以及贫血，绝大多数患者不良反应程度≤2 度。

B．Niraparib：最近报道的 NOVA 试验所采用的试验药物 niraparib 是一种高度有效的 PARP1 及 PARP2 选择性抑制剂，该研究证实了在铂类敏感复发性卵巢癌患者接受铂类再治获得缓解后，niraparib 单药维持治疗的价值，并且不论患者是否存在 BRCA 突变均显示出疗效。NOVA 试验是一项在铂类敏感复发性卵巢癌患者中开展的 III 期安慰剂对照临床试验，要求受试者为高级别浆液性癌或 BRCA 胚系突变患者，在复发前接受过至少 2 线铂类化疗方案，且在末次至少 4 个周期的含铂联合用药后达到完全缓解或部分缓解。受试者以 2：1 的比例随机接受 300 mg（qd）的 niraparib 或安慰剂治疗，直至疾病进展或毒性不可耐受。在 203 例 BRCA 胚系突变患者人群中，niraparib 显著改延长了受试者的 PFS（21 个月 vs. 5.5 个月，HR 0.27；P＜0.001），相类似的，在 350 例无 BRCA 胚系突变患者人群中，niraparib 治疗的患者也存在 PFS 显著获益（9.3 个月 vs. 3.9 个月；HR 0.45；P＜0.001）。在探索性分析中，通过采用 Myriad 公司的 MyChoice 研究检测受试者的肿瘤 HRD 状态，在所有的生物标志亚组中，包括体系 BRCA 突变 HRD 阳性、BRCA 野生型 HRD 阳性以及 BRCA 野生型 HRD 阴性，niaparib 都能显著改善 PFS，但 HRD 阴性的患者，获益程度最小。Niraparib 最常见的不良反应包括血小板减少、贫血以及中性粒细胞减少，通常通过降低药物剂量处理。

C．Rucaparib：ARIEL2 试验为一项 II 期临床试验，一共入选 206 例铂类敏感复发高级别浆液性或子宫内膜样卵巢癌患者，要求既往接受过至少一种铂类化疗药物，接受 rucaparib（600 mg，bid）的单药治疗直至疾病进展或毒性不能耐受。该研究通过对活检标本的杂合性缺失检测及生物信息学分析，将肿瘤的同源重组修复缺陷状态（HRD）分为 LOH 高及 LOH 低，并结合 BRCA 突变检测（体系及胚系）数据，将受试者分为 BRCA 突变组、BRCA 突变类似组（BRCA 野生型/LOH 高）以及生物标志物阴性组（BRCA 野生型/LOH 低）。BRCA 突变组及 BRCA 突变类似组的 PFS 显著优于生物标志物阴性组，中位 PFS 分别为 12.8［HR 0.27（0.16～0.44）；P＜0.001］、5.7［HR 0.62（0.42～0.90）；P＜0.05］及 5.2 个月。ARIEL3 试验是一项在铂类敏感复发性卵巢癌患者中开展的 III 期临床试验，要求受试者为高级别浆液性癌或子宫内膜样癌，在复发前接受过至少 2 线铂类化疗方案，且在末次至少 4 个周期的含铂联合用药后达到完全缓解或部分缓解。该研究对受试者 HRD 状态的定义采用了与 ARIEL2 研究一致的标准。共 564 例受试者在末次含铂类药物化疗后的 8 周内，以 2：1 比例随机接受 rucaparib 或安慰剂维持治疗直至疾病进展或毒性不可耐受。共 196 例患者为 BRCA 突变患者（胚系/体系），试验组及安慰剂对照组的中位 PFS 分别为 16.6 个月与 5.4 个月［HR 0.23（0.16～0.34）；P＜0.001］；在 354 例 HRD 阳性患者（BRCA 突变或

LOH 高)中,PFS 分别为 13.6 个月及 5.4 个月[HR 0.32(0.24~0.42);$P<0.001$];在总研究队列人群中,PFS 分别为 10.8 个月与 5.4 个月[HR 0.36(0.30~0.45);$P<0.001$];在 *BRCA* 野生型且 LOH 高的患者中,PFS 分别为 9.7 个月与 5.4 个月[HR 0.44(0.29~0.66);$P<0.001$];在 *BRCA* 野生型且 LOH 低的患者中,PFS 分别为 6.7 个月与 5.4 个月[HR 0.58(0.40~0.85);$P<0.01$]。Rucaparib 耐受性良好,最常见的不良反应是恶心、乏力以及 ALT/AST 升高。

除上述 3 种 PARP 抑制剂外,AbbVie 的 Veliparib、Medivation/辉瑞的 Talazoparib 针对 *BRCA* 突变的卵巢癌患者中的Ⅱ~Ⅲ期临床试验也正在进行中。PARP 抑制剂与化疗以及其他靶向治疗药物如贝伐珠单抗、Cediranib、WEE1 抑制剂以及与免疫检查点抑制剂(PD-1、PD-L1 抗体)联合用药的研究正在进行中,研究结果值得期待。

3) 免疫检查点抑制剂:肿瘤细胞之所以能够从免疫系统的监视下"逃逸",其中最重要的一个原因是肿瘤微环境中细胞程序性死亡受体-1(programmed cell death 1,PD-1)及其配体 PDL-1 相结合,激活了免疫抑制信号通路(免疫检查点)。PD-1 主要表达于 T 细胞,PDL-1 表达于多种肿瘤细胞以及肿瘤微环境中的肿瘤浸润免疫细胞。卵巢癌中,肿瘤浸润淋巴细胞预示着更好的治疗结局。

目前,已有 nivolumab、pembrolizumab 及 avelumab 在卵巢癌中开展临床试验的相关报道。Nivolumab 是一种 PD-1 单克隆抗体。在日本开展的一项Ⅱ期试验中,20 例铂类耐药卵巢癌患者接受每周一次 1 或 3 mg/kg 的 nivolumab 治疗,客观有效率(ORR)为 15%,疾病控制率为 45%,特别值得注意的是,2 例患者出现了持续的完全缓解。一项针对人源化 PD-1 单克隆抗体 pembrolizumab 的Ⅰb 期临床试验(KEYNOTE-028)中,纳入了 26 例 PDL-1 阳性(PDL-1 表达≥1%)的晚期卵巢癌患者,单药治疗的 ORR 为 11.5%,疾病控制率为 34.6%。Avelumab 是一种纯人源化抗 PDL-1 抗体。在 JAVELIN 实体瘤Ⅰb 期研究中,75 例难治性铂类耐药卵巢癌接受 avelumab 单药治疗,ORR 为 10.7%,疾病控制率为 54.7%。最常见的治疗相关不良反应包括乏力、恶心、呕吐、腹泻、便秘、寒战、输液反应、皮疹以及甲状腺功能减退。尽管这些药物治疗的客观缓解率较低,但个别患者在这些免疫检查点抑制剂治疗后获得长期缓解。目前,有更多的免疫检查点抑制剂单药、与化疗联合、与抗血管生成药物、与 PARP 抑制剂联合的临床试验正在进行中。

4) 其他生物靶向制剂

A. WEE1 抑制剂:当发生 DNA 损伤时,存在不同的细胞周期检查点以暂停细胞周期允许 DNA 损伤修复的进行。G1 检查点主要由 *p53* 调节,在卵巢癌中 *p53* 突变频率较高,在高级别浆液性卵巢癌中可达到 96%。*p53* 缺陷的肿瘤对 DNA 损伤的修复依赖于 G2/S 检查点。阻断 G2 检查点,使细胞周期跨过 G2/S,会增加 *p53* 缺陷的肿瘤细胞对 DNA 损伤的敏感性。WEE1 是一种酪氨酸激酶,通过对 CDK1 的磷酸化使 CDK1/cyclin B 复合物失去活性,从而抑制细胞跨过 G2 检查点。AZD1775 是一种高效的 WEE1 抑制剂,在 *p53* 突变的铂类难治及耐药(TFI<3 个月)卵巢癌中,与卡铂联合用药的 ORR 为 43%,其中(完全缓解)(CR)为 5%。常见的不良反应包括骨髓抑制、乏力、腹泻、恶心及呕吐。鉴于较高的缓解率,目前,针对 WEE1 抑制剂的多项Ⅱ期临床试验正在进行中。

B. 叶酸受体靶向药物:叶酸在嘌呤及嘧啶的生物合成过程中起到关键的作用,这对 DNA 的合成、修复及甲基化来说是至关重要的。叶酸受体的 α 亚基(αFR)通过受体介导的内吞作用将叶酸转运至细胞内,并在非黏液性卵巢癌中选择性表达上调。Farletuzumab(MORAb-003)是一种针对 αFR 的人源化单克隆抗体,与细胞膜上的受体结合后,可以引起细胞介导的细胞毒作用、补体依赖的细胞杀伤作用以及叶酸剥夺所带来的生长受限。在一项针对铂类敏感复发性卵巢癌患者的Ⅱ期临床试验中,Farletuzumab 联合卡铂及紫杉醇的有效率高达 70%,高于单纯化疗的历史数据。然而,这一疗效改善并未在随后的Ⅲ期试验中得到证实。Vintafolide(EC145)是一种叶酸-去乙酰长春碱偶联物,可与绝大多数上皮性卵巢癌所表达的叶酸受体相结合并达到靶向化疗的效果。在一项针对铂类耐药复发性卵巢癌的Ⅱ期随机对照临床试验(PRECEDENT 研究)中,149 名受试者随机(1:2)接受脂质体阿霉素或 vintafolide 联合脂质体阿霉素治疗,联合用药显著延长 2.3 个月的 PFS(5.0 个月 *vs.* 2.7 个月;HR=0.63,$P<0.05$)。但随后的Ⅲ期临床试验(PROCEED 研究)因中期分析无获益被提前终止。

C. PI3K 通路抑制剂:PI3K/AKT/mTOR 通路

调节包括细胞生长、迁移、生存以及血管生成在内的多种关键细胞功能。但截至目前尚无 PI3K 通路抑制剂在卵巢癌中有效的报道。

D. EGFR 抑制剂：表皮生长因子受体（EGFR）是一种位于细胞膜上的跨膜蛋白，与其他表皮生长因子受体家族蛋白（主要为 HER－2）共同参与肿瘤细胞增生、血管生成、肿瘤转移等重要的生物学过程。既往研究显示 55%～98% 的晚期卵巢癌患者中存在 EGFR 的过表达并与治疗转归间存在关联。然而，迄今尚无研究能够证实抗 EGFR 治疗对于卵巢癌患者的治疗价值。值得一提的是，Ⅲ期临床试验（EORTC55041）证实厄洛替尼维持治疗并不能改善一线铂类化疗后缓解患者的 PFS 及 OS。

E. HER－2 抑制剂：尽管有超过 10% 的卵巢癌患者存在 HER－2 高表达，然而，针对 HER－2 高表达患者的抗 HER－2 治疗效果并不显著。在一项针对 HER－2 高表达复发性卵巢癌患者的Ⅱ期临床试验中，曲妥珠单抗单药治疗的缓解率仅为 7.3%。

70.3　非上皮性卵巢癌

非上皮性卵巢恶性肿瘤约占所有卵巢恶性肿瘤的 10%。与上皮性卵巢癌相比，女性子宫附件组织的其他类型恶性肿瘤是少见的。非上皮性卵巢恶性肿瘤可源自生殖细胞，也可源自性索-间质细胞，还包括转移性肿瘤，以及一些罕见的卵巢肉瘤等。

70.3.1　恶性生殖细胞瘤

生殖细胞瘤来源于卵巢原始生殖细胞。卵巢来源的恶性生殖细胞肿瘤仅相当于男性睾丸来源的 1/10，因此大多数卵巢恶性生殖细胞肿瘤的治疗进展借鉴了睾丸生殖细胞肿瘤的治疗经验。虽然恶性生殖细胞瘤可以发生于性腺外的部位（例如胸腔纵隔和腹膜后），但是大多数生殖细胞肿瘤起源于生殖腺的原始生殖细胞，这是因为胚胎发育过程中原始生殖细胞在融入正在形成的性索之前，从卵黄囊尾部向背侧肠系膜的迁移。

（1）分类

卵巢生殖细胞肿瘤的 WHO 分类详见表 70－12。一些生殖细胞恶性肿瘤可分泌甲胎蛋白（AFP）和人绒毛膜促性腺激素（hCG），这些指标在诊断和术后监测中有临床价值。

表 70－12　卵巢生殖细胞肿瘤的组织类型

原始生殖细胞瘤
　无性细胞瘤
　内胚窦瘤
　胚胎癌
　多胚瘤
　原发性绒癌
　混合型生殖细胞瘤
畸胎瘤
　未成熟型畸胎瘤
　成熟型畸胎瘤
　　实性
　　囊性
　　　皮样囊肿
　　　皮样囊肿恶变
单胚层瘤和皮样囊肿相关的体细胞肿瘤
　甲状腺肿瘤
　卵巢甲状腺肿
　　良性
　　恶性
　良性肿瘤
　神经外胚层肿瘤
　癌
　肉瘤
　黑素细胞肿瘤
　脂肪瘤
　垂体型肿瘤
　其他

摘自 Tavassoli FA，Devilee P. World Health Organization classification of tumours. Pathology and genetics of the breast and female genital organs［M］. Lyon，France：IARC press，2003.

其中，胚胎癌是一种由未分化细胞构成的癌，它能合成与分泌 AFP 和 hCG，并且可能发展成为其他几种生殖细胞肿瘤。另外一些已分化的生殖细胞肿瘤（比如分泌 AFP 的内胚窦瘤和分泌 hCG 的绒癌）源于胚外组织；源于胚胎细胞的未成熟畸胎瘤已经失去了分泌这些激素的能力，3% 的无性细胞瘤可有 hCG 水平的提高。

（2）流行病学

在所有的卵巢良、恶性肿瘤中，20%～25% 来自生殖细胞，其中只有 3% 是恶性的。<20 岁的卵巢肿瘤患者中约 70% 为生殖细胞肿瘤，其中 1/3 是恶性的。这个年龄群体中 2/3 的卵巢恶性肿瘤是生殖细胞来源的。恶性生殖细胞肿瘤也可见于 21～30 岁的患者，但是非常少见。

（3）临床特征

1）症状：与卵巢上皮性肿瘤相比，恶性生殖细胞肿瘤生长较快，其临床表现常是亚急性下腹痛，可能与肿瘤膨胀牵拉包膜、瘤体内出血或瘤体坏死有关。盆腔肿块的迅速生长还可能产生对膀胱、直肠的压迫症状,月经初潮的患者可能月经失调。一些年轻肿瘤患者的早期症状可能会被当作妊娠表现,导致诊断延迟。附件扭转和破裂也可能产生急性症状,易与急性阑尾炎混淆。晚期患者产生腹腔积液会导致腹部膨胀。

2) 体征:有些生殖细胞肿瘤的患者月经初潮提前,需要施行麻醉后进行检查。如果像超声检查所反映的该病变是以实性为主或是囊实性的,那么有可能是良性肿瘤,也有可能是恶性的。此外,体格检查需要检查腹腔积液、盆腔积液征、胸腔积液征。

3) 诊断:月经初潮前的女孩附件肿块直径>2 cm 或绝经前妇女附件区混合性肿块直径>8 cm,通常需要手术探查。年轻患者需要进行包括血 hCG 和 AFP 浓度、血常规和肝功能在内的实验室检查。由于生殖细胞肿瘤可能转移至肺和纵隔,因此胸片有重要意义。所有月经初潮前的女孩应该在术前进行染色体核型分析,因为肿瘤可能发生于畸形的生殖腺。如果已有月经来潮的患者发现有直径<8 cm 的囊肿,可以随访观察或进行 2 个周期的激素抑制试验。

(4) 无性细胞瘤

无性细胞瘤是最常见的恶性生殖细胞肿瘤,占所有卵巢生殖细胞来源癌的 30%~40%。它仅占全部卵巢癌的 1%~3%,但却占 20 岁以下卵巢癌患者的 5%~10%。75% 的无性细胞瘤发生于 10~30 岁,5% 发生于 10 岁前,在 50 岁以后发病者罕见。由于其好发于年轻妇女,与妊娠相关的卵巢恶性生殖细胞肿瘤中 20%~30% 为无性细胞瘤。大约有 5% 的无性细胞瘤发生于生殖腺异常的女性。恶性无性细胞瘤患者常有单纯型生殖腺畸形(46XY,双侧索状性腺)、混合型生殖腺畸形(45X/46XY,单侧索状性腺,对侧睾丸)及雄激素不敏感综合征(46XY,睾丸女性化)。因此,还未月经初潮的患者发现盆腔肿块应检查染色体核型。

大多数生殖腺畸形的患者,无性细胞瘤可由性腺胚细胞瘤发展而来,性腺胚细胞瘤是由生殖细胞和性索基质构成的卵巢良性肿瘤。生殖腺畸形患者的性腺胚细胞瘤>50% 会发展成为卵巢恶性肿瘤。

诊断时大约 65% 的无性细胞瘤是 I 期的(局限于单侧或双侧卵巢)。85%~90% 的 I 期肿瘤局限于单侧卵巢;10%~15% 为双侧。生殖细胞肿瘤中

无性细胞瘤双侧卵巢发生率是最高的,其他很少见于双侧。

对于 25% 肿瘤已有转移的患者,大多数是通过淋巴转移的,特别是转移到更高的主动脉旁淋巴结。肿瘤细胞也可经过血行转移,突破包膜从卵巢脱落直接传播,及通过腹膜表面传播。此外,也可转移到对侧卵巢。骨转移很少发生,如果出现骨转移则首先出现在低位椎骨。肺、肝、脑转移多见于久治不愈或复发的患者,转移至胸腔纵隔和锁骨上淋巴结则通常是晚期的表现。

1) 治疗:早期无性细胞瘤首选手术治疗,包括原发病灶切除和进行正确的手术分期。化疗和(或)放疗用于已有转移的患者。因为本病主要发生在年轻女性,因此要特别考虑尽量保留患者的生育功能。

A. 手术:卵巢无性细胞瘤最小范围的手术是单侧附件切除术,如果患者希望保留生育功能,应该保留对侧卵巢、输卵管和子宫,如患者对化疗敏感,即便是已有转移的患者也可采用这种保守手术。如果患者不要求保留生育功能,晚期病例适宜行腹式全子宫和双附件切除术,但如果患者的染色体核型有 Y 染色体,则必须切除双侧卵巢,子宫可以保留以便将来进行胚胎移植。肿瘤减灭手术在这类肿瘤治疗中的作用尚不明确,但一些容易切除的大块转移性卵巢癌病灶(如大网膜饼)也应该在首次手术中切除。

如果肿瘤局限于卵巢,应该做仔细的分期手术以发现任何可能存在的转移病灶。所有腹膜的表面均应仔细地观察和触摸,所有可疑的部位均应活检,单侧盆腔淋巴结切除或是至少仔细地触诊,切除活检增大的主动脉旁淋巴结是进行分期尤其重要的一个环节,肿瘤细胞常常会转移到肾血管周围的主动脉旁淋巴结。无性细胞瘤是唯一有双侧卵巢累及倾向的生殖细胞肿瘤,而且并非所有的双侧病变都能看到卵巢的明显增大。因此,应该仔细地观察和触摸对侧卵巢,对任何可疑的病灶进行切除活检。如对侧仅发现一个小病灶,也可以单切除肿瘤,保留正常的卵巢组织。

B. 放疗:无性细胞瘤对放疗非常敏感,照射剂量为 2 500~3 500 cGy,即使是肉眼可见的病灶疗效也良好,但是,放疗会导致不育,因此放疗不作为一线治疗方案。

C. 化疗:大量文献报道系统的化疗可以成功地控制转移的无性细胞瘤,因此目前化疗应该列入选

择方案,其明显的优势是能够保存生育能力。

无性细胞瘤最常用的化疗方案是 BEP(博来霉素、依托泊苷和顺铂),VBP(长春碱、博来霉素和顺铂),和 VAC(长春新碱、放射菌素和环磷酰胺)方案,详细见表 70-13。

晚期的无性细胞瘤未完全切除的患者用铂类联合化疗后可获得良好的预后。目前较认可的最佳方案是 BEP 四疗程治疗。

对于首次手术中已将肉眼可见的病灶全部切除的无性细胞瘤患者看上去不必再行二探术。而对于化疗时尚有肉眼残余病灶的患者,再次手术切除肿瘤是很有必要的。

表 70-13 卵巢生殖细胞肿瘤的联合化疗方案

方案	药 物	剂量和方案
BEP	博来霉素	15 u/(m² · week)×5,然后每周 4 的第 1 天
	依托泊苷	100 mg/(m² · d)×5 d,每 3 周 1 次
	顺铂	20 mg/(m² · d)×5 d 或 100 mg/(m² · d)×1 d,每 3 周 1 次
VBP	长春碱	0.15 mg/kg,每 3 周第 1,2 天
	博来霉素	15 u/(m² · week)×5,然后每周 4 的第 1 天
	顺铂	100 mg/m²,每 3 周第 1 天用药
VAC	长春新碱	1~1.5 mg/m²,每 4 周第 1 天用药
	放线菌素 D	0.5 mg/d×5 d,每 4 周 1 次
	环磷酰胺	150 mg/(m² · d)×5 d,每 4 周 1 次

2) 复发疾病:约 75%的复发病例发生在首次治疗后的 1 年内,最常见的复发部位是腹腔和腹膜后淋巴结。这些患者应该在初次治疗的基础上辅以放疗或化疗。除手术外没接受过其他治疗的复发患者应给予化疗。

3) 妊娠:无性细胞瘤多发生在年轻患者,因此可能会合并妊娠。如果发现的肿瘤处于Ⅰa 期,肿瘤可以完整切除,同时妊娠继续进行,更晚期的患者妊娠能否继续进行则取决于孕周。化疗在妊娠 4~9 个月进行,给予未孕患者同样的剂量对胎儿无明显的损害。

4) 预后:始发疾病为Ⅰa 期的患者(如单侧包膜完整的无性细胞瘤),行单侧卵巢切除术后的 5 年无瘤生存率>95%。有些特征与复发倾向有关,包括肿瘤直径>10 cm,年龄<20 岁,镜下有丝分裂象多、分化不良等。过去晚期无性细胞瘤盆、腹腔放疗后行手术的 5 年生存率为 63%~83%。据目前报道,同样的患者群体使用 VBP、BEP 或 EC 联合化疗,治愈率可达 90%,甚至 100%。

(5) 未成熟畸胎瘤

未成熟畸胎瘤包含一些来源于胚胎的类似成分。未成熟畸胎瘤成分可能与其他生殖细胞肿瘤(如混合型生殖细胞肿瘤)合并存在。纯粹的未成熟畸胎瘤占所有卵巢癌不到 1%,但却是恶性生殖细胞肿瘤中第二常见的组织类型。在<20 岁的女性患者中,未成熟畸胎瘤占所有卵巢恶性肿瘤的 10%~20%,占卵巢恶性肿瘤患者死亡人数的 30%。约 50%的卵巢单纯性未成熟畸胎瘤发生于 10~20 岁,很少见于绝经后妇女。未成熟畸胎瘤的分级(1~3级)是根据细胞分化的程度和未成熟组织的数量进行的。成熟性畸胎瘤发生恶变很罕见,如发生恶变,鳞形细胞癌是最常见的类型,此外腺癌、原发黑色素瘤、良性肿瘤也有发生。据报道,畸胎瘤的恶变率为 0.5%~2%,通常发生于绝经后妇女。

1) 诊断:术前进行评估和诊断与其他生殖细胞肿瘤相同。有些病变会同成熟性畸胎瘤一样含有钙化灶,可以用腹部摄片或超声探测,少见的是未成熟畸胎瘤还可能与类固醇激素的分泌有关,可能伴发假性性早熟。除非混合型生殖细胞瘤存在,一般肿瘤标志物均为阴性。

2) 治疗

A. 手术:绝经前妇女病灶局限于单侧卵巢,应行单侧卵巢切除术和手术分期。绝经后妇女则应行经腹全子宫双附件切除术,因为对侧卵巢累及罕见,因此对侧卵巢常规切除或楔形活检是不必要的。腹膜表面的病灶应取样进行组织学检查,最常见的转移部位是腹膜,接下来是少见得多的腹膜后淋巴结。血行转移至实质脏器(如肺、肝、脑)不常见,如转移至这些部位,则多为晚期或复发病例,并且肿瘤多数是低分化的。

切除转移病灶是否能够提高对联合化疗的反应尚不清楚,与卵巢上皮性肿瘤不同,未成熟畸胎瘤对化疗敏感得多。因为治疗很大程度上依赖于化疗,因此任何可能延迟化疗的手术方案均应避免。

B. 化疗:Ⅰa期1级的患者预后良好,不需要进行辅助治疗。对于Ⅰa期2～3级的患者则需加用辅助化疗,有腹腔积液的患者不考虑肿瘤的级别均应进行化疗。

过去最常用的联合化疗方案是VAC方案,但是根据一项GOG的研究,不完全切除后此病的无复发生存率仅为75%。新方案是在这些肿瘤原来的治疗中加入顺铂,最常用的是VBP和BEP方案,没有直接将这些方案与VAC比较的文献报道,但是BEP联合化疗可以控制一些VAC治疗后疾病顽固存在或复发的病例。BEP用于治疗有肉眼可见残余病灶的患者更为理想,用于病灶完全切除的病例也已取代了VAC方案。

已切除未成熟畸胎瘤的患者辅以化疗的意义并不明确,有报道认为手术本身即可成功的控制疾病。儿科肿瘤组织(POG)和儿童癌症组织(CCG)合作进行了一项大型的研究,73名患有未成熟畸胎瘤的儿童(其中44名为卵巢来源)在手术后密切随访,中期随访时间为35个月,全部患者的3年无瘤生存率为93%,有卵巢部位畸胎瘤的患者3年无瘤生存率为100%。44名患未成熟畸胎瘤的女孩中13人镜检发现畸胎瘤中有卵黄囊肿瘤;1例复发,用顺铂为基础的联合化疗救治成功。多数情况下,82%的卵巢未成熟畸胎瘤是1或2级;然而,如果合并卵黄囊肿瘤病灶则2或3级占92%。

含有恶性鳞形细胞成分的未成熟畸胎瘤比不含这些成分的预后差,此类患者的治疗方案通常也是BEP方案。

C. 放疗:放疗不是未成熟畸胎瘤患者的首选治疗方法,而且也没有证据表明放疗和化疗联合使用对疾病的控制率高于单用化疗。放疗应该用于化疗后局部病灶持续存在的患者。

D. 预后:未成熟畸胎瘤最重要的预后因素是病变的级别。此外,肿瘤的期别和治疗开始时的范围也对预后有影响。化疗前病灶不完全切除患者的5年生存率明显低于完全切除者(前者5年生存率为50%,而后者为94%)。总体看来,所有期别单纯未成熟畸胎瘤患者的5年生存率为70%～80%,其中手术分期为Ⅰ期的患者5年生存率可达90%～95%。

细胞未分化的程度可以预测转移的可能性和治愈率。据报道,1级、2级、3级患者的5年生存率分别为82%、62%和30%。有时这些肿瘤有成熟性或低级别的神经胶质成分种植遍布腹膜,这类患者常有良好的长期生存率。然而,成熟胶质成分可以似恶性生长,有时需要予以切除以减轻对周围组织的压迫。

(6) 内胚窦瘤

内胚窦瘤(endodermal sinus tumor,EST)源于原始卵黄囊,因此也被称为卵黄囊癌,是卵巢第3常见的恶性生殖细胞肿瘤。

内胚窦瘤患者的平均发病年龄为18岁。初发病是大约有1/3患者尚未月经初潮。腹部和下腹部疼痛是最常见的症状,出现在约75%的患者中。10%的患者表现为无症状的盆腔肿块。

大多数的内胚窦瘤分泌AFP,分泌可检测出来的AAT比较少见。虽然可看到病变范围和AFP水平不一致,但总体看两者间有好的相关性,血清中这些肿瘤标志物(特别是AFP)的水平可以较好地用于监测治疗效果。

治疗方式如下。

1) 手术:EST的治疗包括手术探查、单侧附件切除和冰冻切片进行诊断。额外进行子宫切除和对侧附件切除并不能改善预后。所有肉眼可见病灶均应尽量切除,但是因为所有的患者均要进行化疗,彻底的手术分期在这类患者中意义并不明确。根据GOG的研究,此类肿瘤往往是实性的,并且体积较大(直径7～28 cm,平均15 cm)。没有发现现有双侧对称发生的病例,只有在腹腔其他部位有转移时才可能累及对侧卵巢。大多数患者属于早期,Ⅰ期占71%,Ⅱ期占6%,Ⅲ期占23%。

2) 化疗:所有的EST患者均需接受化疗,或作为辅助治疗,或作为主要治疗。在使用如今常规的联合化疗之前,此病的2年生存率仅为25%左右。引进VAC化疗方案之后,2年生存率提高到60%～70%,大多数EST是对化疗敏感的。此外,使用保守手术辅以化疗的治疗方法后,患者的生育能力一样得以保存。

EST治疗中VBP是一个更为有效的方案,特别是在可测量的或不完全切除的肿瘤。在 GOG 的研究中,仅 20% 有残余病灶的患者对 VAC 方案反应完全,而对 VBP 方案完全反应的约有 60%。此外,VBP 还可用于 VAC 方案失败的患者。

总体而言,包括顺铂的联合化疗,尤其是 BEP 方案和 POMB - ACE 方案应该作为 EST 的首要化疗方案,最佳疗程还未确定。GOG 主张每 4 周给药进行 3~4 个疗程化疗,原则上 I 期和切除完全的患者给予 3 个疗程化疗,化疗前有肉眼转移病灶的患者在肿瘤标志物转阴后再进行 2 个疗程的治疗。

(7)少见的卵巢生殖细胞肿瘤

1)胚胎癌:胚胎癌是一种很少见的类型,与卵巢绒毛膜癌的区别主要在于缺乏合体滋养细胞和细胞滋养细胞。在两组研究中,患者年龄都较小,介于 4~28 岁(平均年龄为 14 岁)。年龄更大的患者也有报道。胚胎癌可以分泌雌激素,因此患者可表现为假青春期性早熟的症状和体征或不规则阴道出血。其他方面的表现类似于 EST 患者,原发病灶通常较大,发现时大概有 2/3 局限于一侧卵巢。肿瘤细胞常会分泌 AFP 和 hCG,这 2 个指标可用于观察后续治疗的效果。

2)卵巢绒毛膜癌:单纯的非妊娠卵巢绒毛膜癌是一种非常罕见的肿瘤。组织学方面,其外观与转移至卵巢的妊娠绒毛膜癌相同。本病的大多数患者都 <20 岁。hCG 可用于监测患者对治疗的反应。未有月经初潮即患病的患者中,伴随高水平的 hCG,50% 可出现同性性早熟。

用于非妊娠绒毛膜癌的化疗只有几篇有限的文献报道,但是有学者报道 MAC 方案(甲氨蝶呤、放线菌素 D 和环磷酰胺)用于治疗非妊娠绒毛膜癌反应完全,用药方式与妊娠滋养细胞疾病相同。此外,BEP 方案也可选择。卵巢绒毛膜癌预后差,多数患者初次诊断时即已有实质器官的转移。

3)多胚瘤:卵巢多胚瘤是另一种极少见的肿瘤,由胚胎样小体构成。该类肿瘤复制了早期胚胎分化的组织结构(即内胚层、中胚叶和外胚层)。病变多发生在年幼的月经初潮前的小女孩,出现 AFP 和 hCG 滴度升高,伴随有假性青春期的征象。经过手术分期,病灶局限于一侧卵巢的多胚瘤患者可连续随访肿瘤标志物和影像诊断技术以避免细胞毒性的化疗。需要化疗的病例可以选择 BEP 方案。

(8)混合型生殖细胞肿瘤

卵巢混合型生殖细胞恶性肿瘤包括两种或更多

上述病变的成分。研究发现,最常见的混合恶性成分是无性细胞瘤(占 80%),接下来是内胚窦瘤(占 70%)、未成熟畸胎瘤(占 53%)、绒毛膜癌(占 20%)、胚胎癌(占 16%)。最常见的是无性细胞瘤和内胚窦瘤的合并存在。混合性病灶可以分泌 AFP 或 hCG,可以都分泌,也可都不分泌,主要依赖其所含成分。

此类疾病可以使用联合化疗,特别是 BEP。血清肿瘤标志物初始检查阳性的患者可在化疗后转阴,但是这仅能反映混合结构中某种特定结构的衰退。因此对于在化疗初始即存在肉眼可见病灶的患者,二探术可确定病变对化疗的反应程度。

最重要的预后因素是原始肿瘤的大小和其中最恶性成分的相对数量。 I a 期肿瘤直径 <10 cm 的患者,生存率为 100%。肿瘤各成分中内胚窦瘤、绒毛膜癌或 3 级未成熟畸胎瘤所占比例 <1/3 者也有良好的预后,但是当上述成分在混合结构中占大多数则预后较差。

(9)卵巢恶性生殖细胞肿瘤治疗的迟发反应

虽然顺铂为基础的方案用于治疗男性睾丸癌的相关迟发反应有切实的证据,同样的方案用于治疗女性卵巢生殖细胞肿瘤的此类反应却鲜有报道。男性化疗的不良反应有肾脏和性腺功能障碍、神经毒性、心血管毒性和继发恶性肿瘤。

1)性腺功能:导致卵巢生殖细胞肿瘤患者不育的一个重要因素是不必要的子宫和双附件切除术。虽然暂时的卵巢功能障碍是以铂类为基础化疗的常见不良反应,但大多数女性可以恢复正常卵巢功能,生育能力得以保留。一项包括 47 名恶性生殖细胞肿瘤患者的研究具有代表性,每位患者均用联合化疗方案进行治疗,其中 91.5% 的患者恢复了正常月经,生育了 14 个健康的小生命,并且无一例出生时有缺陷。一些因素诸如化疗开始时年龄较大、更大的积累药物剂量及化疗持续时间长将来均会对性腺功能有负面影响。

2)继发恶性肿瘤:引起生殖细胞肿瘤患者晚期发病率和死亡率的重要原因是发生了继发肿瘤。依托泊苷尤其会引起治疗相关白血病。

使用依托泊苷后的治疗相关白血病是与剂量有关的,依托泊苷累计摄入量 <2 000 mg/m^2 患者白血病的发病率为 0.4%~0.5%(增加 30 倍可能性),而与之相比的是那些累计摄入量 >2 000 mg/m^2 的患者发病率可达 5%(增加 336 倍的可能性)。一个经典的 3 个或 4 个疗程 BEP 方案化疗,患者累计可接受分别 1 500 mg/m² 或 2 000 mg/m² 的依托泊苷。

虽然使用包含依托泊苷的化疗有继发白血病的风险,但是,风险-受益分析已总结发现晚期生殖细胞肿瘤患者是受益的;与 PVB 相比,BEP 每治疗 20 名患者就可能有 1 例患治疗相关白血病,使用依托泊苷的低风险高剂量平衡点所在尚不清楚。

70.3.2 性索-间质肿瘤

卵巢性索-间质肿瘤占所有卵巢恶性肿瘤的 5%～8%。此类肿瘤起源自性索和卵巢间质或间叶细胞,通常包含多种成分,有"女性"细胞(即粒层细胞和卵泡膜细胞),还有"男性"细胞(即支持细胞和睾丸间质细胞)。卵巢性索间质肿瘤的分类详见表 70-14。

表 70-14　卵巢性索-间质肿瘤组织分类

粒层-间质细胞肿瘤
粒层细胞肿瘤
卵泡膜-纤维组织肿瘤
卵泡膜瘤
纤维瘤
未分类
男性母细胞瘤;支持-间质细胞肿瘤
高分化
支持细胞肿瘤
支持-莱迪细胞肿瘤
莱迪细胞肿瘤
中分化
低分化(肉瘤样型)
含有异种成分
两性母细胞瘤
未分类

（1）粒层-间质细胞肿瘤

粒层-间质细胞肿瘤包括粒层细胞瘤、卵泡膜细胞瘤和纤维瘤。粒层细胞瘤是一种低级度恶性的肿瘤,卵泡膜瘤和纤维瘤是良性的,但是罕见的病例可以有恶性肿瘤的特征,被当作纤维肉瘤。

粒层细胞瘤可以分泌雌激素,见于所有年龄段女性.其中 5% 发生在青春期前女孩;其余分布于生育期和绝经后阶段,只有 2% 的患者累及双侧卵巢。

在少见的青春期前患病的病例中,75% 因为分泌雌激素有假性性早熟。生育期患者组中大多数出现月经紊乱或继发闭经,子宫内膜的囊性增生经常存在,而绝经后妇女不正常的子宫出血是常见症状。事实上,这些患子宫内膜的囊性增生经常存在。

绝经后妇女不正常的子宫出血是常见症状。事实上,这些患者分泌的雌激素量已足够刺激子宫内膜癌产生。粒层细胞肿瘤患者至少有 5% 会发生子宫内膜癌,20%～25% 出现子宫内膜增生。粒层细胞肿瘤很少引起男性激素分泌和男性化。

在初次发现时粒层细胞瘤通常处于Ⅰ期,但可能在初诊后的 5～30 年复发。瘤细胞也可经血行转移,因此可在初诊后数年转移至肺、肝和脑。一旦复发,病情可能进展相当迅速。恶性卵泡膜细胞瘤非常少见,其临床表现、治疗和预后与粒层细胞瘤相似。

1) 诊断:粒层细胞瘤可分泌抑制素,它可作为本病一种有用的肿瘤标志物。抑制素由卵巢产生,绝经后降至无法检测的水平。然而,某些特定的卵巢癌(如卵巢黏液性上皮癌和粒层细胞肿瘤)产生抑制素,可以使临床发病提早。一个绝经前妇女出现闭经和不孕,伴随血清抑制素水平升高可提示患有粒层细胞肿瘤。

2) 治疗:粒层细胞瘤的治疗取决于患者年龄和疾病范围。大多数患者初始治疗单独采用手术即可,放疗和化疗用于复发或转移的病例。

A. 手术:因为粒层细胞瘤仅 2% 发生在双侧,因此,儿童或育龄期的Ⅰa 期患者适宜行单侧附件切除术。剖腹探查术中如果冰冻证实是粒层细胞瘤,应进行手术分期,包括对另一侧卵巢的评估。如果对侧卵巢增大,则应进行活检。围绝经期和绝经后患者保留卵巢意义不大,应行子宫和双附件切除术。绝经前患者如果保留子宫,应该行诊刮术,因为粒层细胞瘤可能会合并子宫内膜腺癌。

B. 放疗:虽然盆腔放疗可以减轻单独的盆腔病灶复发,但没有证据支持粒层细胞瘤使用放疗。放疗可引起临床反应,用于持续性或复发的粒层细胞瘤,偶尔还可使病情长期缓解,特别是已施行了肿瘤减灭术的患者。

C. 化疗:目前没有证据表明辅助化疗用于Ⅰa 期患者可以预防复发。已有多种抗肿瘤药物用于治疗转移和复发的病例,虽然目前有一些文献报道无对照的单药(如环磷酰胺或美法仑)或联合化疗方案(VAC-长春新碱,放线菌素,环磷酰胺;PAC-顺铂,阿霉素,环磷酰胺;BEP-博来霉素,依托泊苷,顺铂)

治疗效果好,但是治疗此类患者还未有持续有效的方案。因为这些肿瘤的罕见,无法进行设计良好的随机化试验,虽然并无确定的资料,但是推荐将4～6个疗程的BEP化疗用于Ⅲ、Ⅳ期患者。

3) 复发疾病:初次诊断后的中位复发时间为4～6年。目前并无标准的治疗方法用于复发患者。复发的常见部位是盆腔,上腹部也可被累及。如果肿瘤仅在局部,手术治疗是有效的,但是如果有腹腔内多发种植且手术困难的,化疗和放疗可以用于这些患者。

4) 预后:卵巢粒层细胞瘤的预后取决于诊断时的手术分期。多数粒层细胞瘤生长缓慢,局限于单侧卵巢;Ⅰ期患者的治愈率可达75%～92%,然而晚期复发并不少见。有研究表明,Ⅰ期患者的5年、10年、20年生存率分别是94%、82%和62%,而Ⅱ～Ⅳ期患者的5年和10年生存率分别是55%和34%。

在成年人肿瘤中,细胞的不典型、有丝分裂率和Call - Exner 小体的缺失是早期复发唯一重要的病理预测因素。异常的肿瘤染色体核型和p53的高表达都不是影响预后的因素。肿瘤DNA的倍数性与生存有关。残余病灶的存在是无进展生存最重要的预测因素,但是DNA的倍数性是独立的预后因素,没有残余病灶且DNA呈双倍体的肿瘤患者中96%可达到10年无进展生存。

5) 幼年型粒层细胞瘤:卵巢幼年型粒层细胞瘤罕见,占所有儿童和青少年卵巢肿瘤的5%。其中约90%诊断时处于Ⅰ期,预后良好。幼年型粒层细胞瘤的侵袭性较成人型弱,铂类联合化疗(如BEP方案)可成功地治疗晚期疾病。

(2) 支持-间质细胞肿瘤

支持-间质细胞肿瘤主要发病于20～40岁患者,>75%的患者<40岁。卵巢癌中支持-间质细胞瘤占不到0.2%。虽然偶有分化差的瘤株显示较强的侵袭性,但整体来讲,大多数是低度恶性的。

分泌男性激素是支持-间质细胞肿瘤的特点,70%～85%的患者临床表现为男性化。男性化表现包括经量少,继之闭经,出现乳房萎缩、痤疮、多毛、阴蒂肥大、嗓音变粗、发际线后移。血浆男性激素检测可发现增高的睾丸酮和雄烯二酮,硫酸脱氢表雄酮正常或轻度升高。支持-间质细胞瘤还可罕见地表现为雌激素化(即同性性早熟、不规则阴道出血或绝经后阴道出血)。

1) 治疗:因为这种低度恶性的病变只有不到

1%见于双侧,因此生育年龄的患者通常的治疗方案是单侧附件切除,对侧卵巢评估。年龄大的患者适宜行子宫和双侧附件切除术。

关于对疾病顽固存在的患者进行化疗是否有效的研究资料有限,但也有文献报道具有可测量病灶的患者对顺铂联合阿霉素和异环磷酰胺的方案反应良好。盆腔放疗可用于复发的盆腔肿瘤,但是为部分反应。

2) 预后:支持-间质细胞瘤患者的5年生存率为70%～90%,并且复发少见。大多数死亡病例是因为病变为低分化类型。

70.3.3 罕见的卵巢癌

有几种少见的卵巢恶性肿瘤,仅占卵巢恶性肿瘤的0.1%,其中有脂质细胞肿瘤、原发卵巢肉瘤和小细胞卵巢癌。

(1) 脂质细胞瘤

脂质细胞瘤被认为是来源于卵巢周边残余的肾上腺皮质残余,仅有极少数发生于双侧。大多数脂质细胞瘤与女性男性化有关,偶尔会因糖皮质激素分泌引起肥胖、高血压和葡萄糖耐量降低。还有少量的文献报道患者会有雌激素分泌和同性性早熟。

脂质细胞瘤大多是良性或低度恶性的,但是约有20%会发生转移,其中大多数肿瘤直径>8 cm。转移病灶通常限于腹腔,很少发生远处转移。主要的治疗是手术清除原发病变,目前未见放疗或化疗治疗本病的文献资料。

(2) 肉瘤

卵巢恶性混合性中胚叶肉瘤极为少见。大多数病变是异组织的,80%发生在绝经后妇女,临床表现与其他大多数卵巢恶性肿瘤相似。卵巢原发性肉瘤生物学行为具有侵袭性,大多数患者会出现转移,卵巢原发性肉瘤的患者应行肿瘤细胞减灭术之后再进行铂类药物为主的联合化疗。

(3) 小细胞癌

这种罕见的肿瘤平均发病年龄为24岁(2～46岁)。所有均为双侧的,约2/3的小细胞瘤伴随有血钙升高,占所有卵巢肿瘤相关血钙升高病例的一半。约50%诊断时已有卵巢外扩散。治疗方法有手术后辅以铂类药物为主的联合化疗和(或)放疗。初始治疗以外,控制血钙还需要积极的水化、髓袢利尿剂和磷酸盐的使用。预后较差,大多数患者即使经过治疗也会在2年内死亡。

70.3.4 转移性肿瘤

5%～6%的卵巢肿瘤转移自其他器官,大多数来自女性生殖道、乳房或胃肠道。其他器官或部位肿瘤向卵巢的转移通过多种途径进行,可由其他盆腔肿瘤直接扩散而来,也可经血行转移、淋巴结转移、体腔传播而来,常伴随有腹腔内肿瘤的表面种植。

（1）妇科系统的卵巢转移瘤

生殖道的非卵巢癌可直接扩散或转移至卵巢,输卵管癌累及卵巢占13%。宫颈癌转移至卵巢只见于极少的病例（<1%）,并且大多数是晚期病例或病理学类型为腺癌。虽然5%的子宫内膜腺癌可直接转移和种植到卵巢的表面,但是卵巢子宫内膜腺癌和子宫内膜腺癌同时发生的可能性更大。在这些病例中,卵巢的内膜样癌通常与子宫内膜腺癌有关。

（2）来自非妇科系统的卵巢转移瘤

乳腺癌转移至卵巢的频率与测量方法有关,但是该现象普遍存在。死于乳腺癌转移患者的尸检资料显示,24%的病例有卵巢转移,并且80%为双侧卵巢转移。与之相似,为缓解晚期乳腺癌切除卵巢的时候也发现,20%～30%有卵巢转移,60%为双侧卵巢转移。早期乳腺癌的卵巢转移率似乎较低,但并无确切数据。大多数患者肿瘤累及是隐秘的,或其他转移病灶被发现才察觉盆腔肿块。

1）库肯勃瘤:库肯勃瘤占卵巢转移瘤的30%～40%,发生在卵巢间质,具有特征性的充满黏液的印戒细胞。库肯勃瘤的原发肿瘤通常来自胃,其次是结肠、乳房或胆道,还有极少会来自宫颈或膀胱。库肯勃瘤约占卵巢癌的2%,双侧卵巢受累多见。通常原发病变进展到晚期才会发现卵巢的转移灶,因此大多数患者在1年内死亡。有些病例甚至无法找到原发病灶。

2）其他胃肠道的卵巢转移瘤:在其他胃肠道的卵巢转移瘤病例中,没有库肯勃瘤那样典型的组织学现象;原发病灶主要在结肠,其次是小肠。1%～2%的肠癌患者会有卵巢的转移。在40岁以上女性要探查附件肿瘤之前,应予结肠镜的检查以除外胃肠肿瘤转移至卵巢的可能性,特别是有胃肠道症状是更有必要。转移至卵巢的结肠癌组织学上类似卵巢黏液性囊腺癌,两者在组织学上难以鉴别,源于阑尾的肿瘤可转移至卵巢,并且常与原发性卵巢恶性肿瘤混淆,特别是有腹膜假黏液瘤存在时。因此,结肠癌女性患者手术时可考虑预防性地将双附件切除。

3）黑色素瘤:很少有病例报道恶性黑色素瘤发生卵巢转移,需与卵巢畸胎瘤内发生恶性黑色素瘤相鉴别。在这些情况下,黑色素瘤常会广泛转移,进行切除手术可减轻腹部、下腹部疼痛、出血或扭转。

4）类癌:转移的类癌罕见,约占所有转移至卵巢肿瘤的2%。相反,原发类癌有卵巢转移证据的仅占2%,并且在发现转移的类癌时只有40%的患者表现出类癌的症状。然而,如果绝经期或绝经后妇女发现有肠道类癌,切除卵巢以预防继发的卵巢转移是合理的。此外,如发现卵巢类癌,应进一步探查原发的肠道病变。

5）淋巴瘤和白血病:淋巴瘤和白血病可累及卵巢,一旦累及,通常是双侧的。5%霍奇金病患者有卵巢转移,但这是晚期疾病特有的。伯基特淋巴瘤累及卵巢尤其常见,其他种类的淋巴瘤转移到卵巢则少见得多,白血病细胞浸润卵巢也不常见。有时卵巢可能是可见的淋巴瘤转移的唯一盆、腹腔脏器,而且这种情况一旦发现,就需要进行仔细的手术探查。如果术中冰冻切片病理学检查发现实质性的卵巢肿块有淋巴瘤,应在术中请血液学-肿瘤学专家会诊,以决定手术程序。一般情况下,凡是增大的淋巴结均应进行活检,但大多数淋巴瘤不需要广泛的手术分期。在一些霍奇金病病例,有必要进行更广泛的评估。通常淋巴瘤或白血病的治疗包括手术分期。切除大的卵巢肿块可以使患者舒适,并且提高其对后继放疗或化疗的敏感性。

（温 灏 陈小军 李 珺 吴小华）

主要参考文献

[1] Alsop K, Fereday S, Meldrum C, et al. BRCA mutation frequency and patterns of treatment response in BRCA mutation-positive women with ovarian cancer: a report from the Australian ovarian cancer study group [J]. J Clin Oncol, 2012,30(21):2654-2663.

[2] Chi DS, McCaughty K, Diaz JP, et al. Guidelines and selection criteria for secondary cytoreductive surgery in patients with recurrent, platinum-sensitive epithelial ovarian carcinoma[J]. Cancer, 2006,106(9):1933-1939.

[3] Coleman RL, Brady MF, Herzog TJ, et al. Bevacizumab and paclitaxel-carboplatin chemotherapy

and secondary cytoreduction in recurrent, platinum-sensitive ovarian cancer（NRG Oncology/Gynecologic Oncology Group study GOG－0213）：a multicentre, open-label, randomised, phase 3 trial［J］. Lancet Oncol, 2017,18(6):779－791.

[4] Coleman RL, Oza AM, Lorusso D, et al. ARIEL3 investigators. Rucaparib maintenance treatment for recurrent ovarian carcinoma after response to platinum therapy（ ARIEL3 ）：a randomised, double-blind, placebo-controlled, phase 3 trial［J］. Lancet, 2017,390 (10106):1949－1961.

[5] Collaborative Group on Epidemiological Studies of Ovarian Cancer, Beral V, Doll R, et al. Ovarian cancer and oral contraceptives：collaborative reanalysis of data from 45 epidemiological studies including 23,257 women with ovarian cancer and 87,303 controls［J］. Lancet, 2008,371(9609):303－314.

[6] Fagotti A, Ferrandina G, Fanfani F, et al. A laparoscopy-based score to predict surgical outcome in patients with advanced ovarian carcinoma：a pilot study ［J］. Ann Surg Oncol, 2006,13(8):1156－1161.

[7] Fagotti A, Ferrandina G, Vizzielli G, et al. Phase Ⅲ randomised clinical trial comparing primary surgery versus neoadjuvant chemotherapy in advanced epithelial ovarian cancer with high tumour load（ SCORPION trial）：final analysis of peri-operative outcome［J］. Eur J Cancer, 2016,59:22－33.

[8] Falcetta FS, Lawrie TA, Medeiros LR, et al. Laparo-scopy versus laparotomy for FIGO stage Ⅰ ovarian cancer［J］. Cochrane Database Syst Rev, 2016,10: CD005344.

[9] Hamanishi J, Mandai M, Ikeda T, et al. Safety and antitumor activity of anti-PD－1 antibody, nivolumab, in patients with platinum-resistant ovarian cancer［J］. J Clin Oncol, 2015,33(34):4015－4022.

[10] Horowitz NS, Miller A, Rungruang B, et al. Does aggressive surgery improve outcomes? Interaction between preoperative disease burden and complex surgery in patients with advanced-stage ovarian cancer：an analysis of GOG 182［J］. J Clin Oncol, 2015,33(8): 937－943.

[11] Jessmon P, Boulanger T, Zhou W, et al. Epidemiology and treatment patterns of epithelial ovarian cancer［J］. Expert Rev Anticancer Ther, 2017,17(5):427－437.

[12] Katsumata N, Yasuda M, Isonishi S, et al. Long-term results of dose-dense paclitaxel and carboplatin versus conventional paclitaxel and carboplatin for treatment of advanced epithelial ovarian, fallopian tube, or primary peritoneal cancer（ JGOG 3016 ）：a randomised, controlled, open-label trial［J］. Lancet Oncol, 2013,14 (10):1020－1026.

[13] Kehoe S, Hook J, Nankivell M, et al. Primary chemotherapy versus primary surgery for newly diagnosed advanced ovarian cancer（CHORUS）：an open-label, randomised, controlled, non-inferiority trial ［J］. Lancet, 2015,386(9990):249－257.

[14] Kurman RJ, Carcangiu ML, Herrington S, et al. WHO classification of tumours of female reproductive organs ［M］. ed 4. Lyon, France：IARC, 2014.

[15] Kurman RJ, Shih IeM. The dualistic model of ovarian carcinogenesis：revisited, revised, and expanded［J］. Am J Pathol, 2016,186(4):733－747.

[16] Markman M, Liu PY, Wilczynski S, et al. Phase Ⅲ randomized trial of 12 versus 3 months of maintenance paclitaxel in patients with advanced ovarian cancer after complete response to platinum and paclitaxel-based chemotherapy：a Southwest Oncology Group and Gynecologic Oncology Group trial［J］. J Clin Oncol, 2003,21(13):2460－2465.

[17] Mavaddat N, Peock S, Frost D, et al; EMBRACE. Cancer risks for BRCA1 and BRCA2 mutation carriers：results from prospective analysis of EMBRACE［J］. J Natl Cancer Inst, 2013,105(11):812－822.

[18] Mirza MR, Monk BJ, Herrstedt J, et al. ENGOT-OV16/NOVA investigators. niraparib maintenance therapy in platinum-sensitive, recurrent ovarian cancer ［J］. N Engl J Med, 2016,375(22):2154－2164.

[19] Norquist BM, Harrell MI, Brady MF, et al. Inherited mutations in women with ovarian carcinoma［J］. JAMA Oncol, 2016,2(4):482－490.

[20] Oza AM, Cook AD, Pfisterer J, et al. Standard chemotherapy with or without bevacizumab for women with newly diagnosed ovarian cancer（ICON7）：overall survival results of a phase 3 randomised trial［J］. Lancet Oncol, 2015,16(8):928－936.

[21] Parmar MK, Ledermann JA, Colombo N, et al. Paclitaxel plus platinum-based chemotherapy versus conventional platinum-based chemotherapy in women with relapsed ovarian cancer：the ICON4/AGO－OVAR－2.2 trial［J］. Lancet, 2003,361(9375):2099－2106.

[22] Pennington KP, Walsh T, Harrell MI, et al. Germline and somatic mutations in homologous recombination genes predict platinum response and survival in ovarian,

fallopian tube, and peritoneal carcinomas[J]. Clin Cancer Res, 2014, 20(3):764 - 775.

[23] Perren TJ, Swart AM, Pfisterer J, et al. A phase 3 trial of bevacizumab in ovarian cancer[J]. N Engl J Med, 2011, 365(26):2484 - 2496.

[24] Pignata S, Scambia G, Katsaros D, et al. Carboplatin plus paclitaxel once a week versus every 3 weeks in patients with advanced ovarian cancer (MITO - 7): a randomised, multicentre, open-label, phase 3 trial[J]. Lancet Oncol, 2014, 15(4):396 - 405.

[25] Prat J, FIGO Committee on Gynecologic Oncology. Staging classification for cancer of the ovary, fallopian tube, and peritoneum[J]. Int J Gynaecol Obstet, 2014, 124(1):1 - 5.

[26] Pujade-Lauraine E, Ledermann JA, Selle F, et al. SOLO2/ENGOT-Ov21 investigators. Olaparib tablets as maintenance therapy in patients with platinum-sensitive, relapsed ovarian cancer and a BRCA1/2 mutation (SOLO2/ENGOT-Ov21): a double-blind, randomised, placebo-controlled, phase 3 trial[J]. Lancet Oncol, 2017, 18(9):1274 - 1284.

[27] Raja FA, Counsell N, Colombo N, et al. Platinum versus platinum-combination chemotherapy in platinum-sensitive recurrent ovarian cancer: a meta-analysis using individual patient data[J]. Ann Oncol, 2013, 24(12):3028 - 3034.

[28] Rosenthal AN, Fraser LSM, Philpott S, et al. United Kingdom familial ovarian cancer screening study collaborators. Evidence of stage shift in women diagnosed with ovarian cancer during phase Ⅱ of the United Kingdom familial ovarian cancer screening study [J]. J Clin Oncol, 2017, 35(13):1411 - 1420.

[29] Rustin GJ, van der Burg ME, Griffin CL, et al. Early versus delayed treatment of relapsed ovarian cancer (MRC OV05/EORTC 55955): a randomised trial[J]. Lancet, 2010, 376(9747):1155 - 1163.

[30] Rustin G, van der Burg M, Griffin C, et al. Early versus delayed treatment of relapsed ovarian cancer[J]. Lancet, 2011, 377(9763):380 - 381.

[31] Shih IeM, Kurman RJ. Ovarian tumorigenesis: a proposed model based on morphological and molecular genetic analysis[J]. Am J Pathol, 2004, 164(5):1511 - 1518.

[32] Smith SC, Koh WJ. Palliative radiation therapy for gynaecological malignancies[J]. Best Pract Res Clin Obstet Gynaecol, 2001, 15(2):265 - 278.

[33] Suidan RS, Ramirez PT, Sarasohn DM, et al. A multicenter prospective trial evaluating the ability of preoperative computed tomography scan and serum CA - 125 to predict suboptimal cytoreduction at primary debulking surgery for advanced ovarian, fallopian tube, and peritoneal cancer[J]. Gynecol Oncol, 2014, 134(3):455 - 461.

[34] Swisher EM, Lin KK, Oza AM, et al. Rucaparib in relapsed, platinum-sensitive high-grade ovarian carcinoma (ARIEL2 Part 1): an international, multicentre, open-label, phase 2 trial [J]. Lancet Oncol, 2017, 18(1):75 - 87.

[35] Tewari D, Java JJ, Salani R, et al. Long-term survival advantage and prognostic factors associated with intraperitoneal chemotherapy treatment in advanced ovarian cancer: a gynecologic oncology group study[J]. J Clin Oncol, 2015, 33(13):1460 - 1466.

[36] Tian WJ, Chi DS, Sehouli J, et al. A risk model for secondary cytoreductive surgery in recurrent ovarian cancer: an evidence-based proposal for patient selection [J]. Ann Surg Oncol, 2012, 19(2):597 - 604.

[37] Torre LA, Bray F, Siegel RL, et al. Global cancer statistics, 2012[J]. CA Cancer J Clin, 2015, 65(2):87 - 108.

[38] Vergote Ⅰ, Tropé CG, Amant F, et al. Neoadjuvant chemotherapy or primary surgery in stage ⅢC or Ⅳ ovarian cancer[J]. N Engl J Med, 2010, 363(10):943 - 953.

[39] Wang B, Liu SZ, Zheng RS, et al. Time trends of ovarian cancer incidence in China[J]. Asian Pac J Cancer Prev, 2014, 15(1):191 - 193.

[40] Wentzensen N, Poole EM, Trabert B, et al. Ovarian cancer risk factors by histologic subtype: an analysis from the Ovarian Cancer Cohort Consortium[J]. J Clin Oncol, 2016, 34(24):2888 - 2898.

[41] Wu X, Wu L, Kong B, et al. The First nationwide multicenter prevalence study of germline BRCA1 and BRCA2 mutations in Chinese ovarian cancer patients [J]. Int J Gynecol Cancer, 2017, 27(8):1650 - 1657.

[42] Ye S, He T, Liang S, et al. Diaphragmatic surgery and related complications in primary cytoreduction for advanced ovarian, tubal, and peritoneal carcinoma[J]. BMC Cancer, 2017, 17(1):317.

[43] Young RC, Walton LA, Ellenberg SS, et al. Adjuvant therapy in stage Ⅰ and stage Ⅱ epithelial ovarian cancer. Results of two prospective randomized trials [J]. N Engl J Med, 1990, 322(15):1021 - 1027.

71 宫 颈 癌

71.1 流行病学

71.1.1 发病率与死亡率

宫颈癌(cervical cancer)是最常见的妇科恶性肿瘤。据世界范围统计,其发病率和死亡率在女性恶性肿瘤中居第 4 位,仅次于乳腺、结直肠癌和肺癌;而在我国女性恶性肿瘤死亡排名中占第 2 位,患病率位居女性生殖道恶性肿瘤的首位。全世界每年估计有 52.7 万的新发宫颈癌病例,26.5 万的死亡病例,其中超过 80% 患者发生在发展中国家,且在不同国家或地区宫颈癌的发病率和死亡率存在着显著差异。我国每年约有 13 万女性被诊断为宫颈癌,占世界新增病例的 28.8%,其中约 5.3 万例死亡。在已建立了宫颈癌筛查的发达国家和一些发展中国家的流行病学资料显示,宫颈浸润癌的发病率和死亡率均已大幅度下降。我国自 20 世纪 50 年代末期就积极开展了宫颈癌的防治工作,全国宫颈癌的死亡率(中国人口年龄调整率)由 20 世纪 70 年代的 10.28/10 万下降到 20 世纪 90 年代的 3.25/10 万,下降了 69%。但是,随着我国社会经济的快速发展,个体性行为等行为方式的改变,宫颈癌危险暴露因素增加,使宫颈癌患病率下降缓慢,现处于持续不降的"平台期"并略有升高。1998~2008 年间,我国宫颈癌发病率总体呈上升趋势,患病率由 9.7/10 万升至 14.9/10 万,其发病率与死亡率也逐年升高,城市与农村地区的宫颈癌的死亡率分别以每年 7.3% 和 3.9% 的速率增长。

71.1.2 地区分布

宫颈癌的发病率和死亡率在不同地区和不同国家之间存在非常显著的差异。与发达国家和地区相比,发展中国家或地区宫颈癌的发病率和死亡率均较高,在南非、东非、中美洲、中亚、南亚和拉美地区宫颈癌仍是威胁妇女健康的最主要恶性肿瘤,且城市妇女宫颈癌的发病率和死亡率均低于农村妇女。我国宫颈癌以中、东部地区的发病率较高,而西部地区的死亡率较高。最近一次全国死因抽样调查结果显示,宫颈癌的分布特点为:山区高于平原,宫颈癌导致的患者死亡率较高的为宁夏回族自治区、甘肃、山西、陕西、湖南、贵州及江西等省,形成一个自北向南的高死亡率地带;而死亡率较低的为北京、上海、

重庆等城市及内蒙古自治区、辽宁、山东、四川和云南等省。在过去的 20 年里,我国宫颈癌的发病率和死亡率有了明显下降,但是近些年宫颈癌的发病率有明显上升的趋势,据统计 2009 年我国妇女宫颈癌发病率总体为城市高于农村,分别为 13.35/10 万和 12.14/10 万,而宫颈癌导致的患者死亡率却为农村高于城市,分别为 3.21/10 万和 3.12/10 万。这一现象与我国经济发展状况相符合,城市生活条件改善,宫颈癌危险暴露因素增加,但医疗卫生资源丰富,而农村地区群众缺乏卫生保健意识,并且医疗卫生资源不足。

71.1.3 人群分布

近年来在世界范围内,宫颈癌发病呈年轻化和发病过程缩短的趋势,年轻化已成为宫颈癌防治工作面临的新的严峻挑战。数据显示<35 岁的宫颈癌发病率以每年 2%~3% 的速度上升,已由 20 世纪 70 年代的 8/10 万增加至 20 世纪 80 年代的 16/10 万。我国宫颈癌发病通常在 35 岁以后,高峰年龄在 45~49 岁。30 岁以下已婚妇女宫颈癌少见,30 岁以后随着年龄增加宫颈癌发病率明显升高,55~60 岁是高发年龄组,65 岁以后呈下降趋势。但近年发现,<30 岁的宫颈癌患者并非罕见,宫颈癌有逐步年轻化趋势。性伴侣数多的妇女和城市流动性大的妇女患宫颈癌的危险性较高。

宫颈癌的发生存在着种族和民族间的差异,如在非洲裔美国人、拉丁美洲人和美洲印第安人发病较多,而夏威夷人、新西兰毛利人等发病较少。我国曾经对 8 个民族宫颈癌的死亡率进行了调查,发现维吾尔族患者的死亡率最高,其次是蒙古族、回族患者,而藏族、苗族和彝族患者则较低。

71.2 病因

宫颈癌的病因学研究历史悠久,也提出了许多可能的病因学说。概括来讲主要包括两个方面:其一是行为危险因素,如性生活过早、多个性伴侣、多孕多产、社会经济地位低下、营养不良和性混乱等;其二是生物学因素,包括细菌、病毒和衣原体等各种微生物的感染。近年来,在宫颈癌病因研究方面取得了突破性进展,尤其在生物学病因方面成绩显著,其中最主要的发现是明确人乳头状瘤病毒(human papillomavirus,HPV)是宫颈癌发生的必

71.2.1 HPV 与宫颈癌

宫颈癌发生的必要条件——HPV 感染,与宫颈癌最为密切的相关因素是性行为,因而人们很早就怀疑某些感染因子的作用。在 20 世纪 60～70 年代,人们将主要的目光投向单纯疱疹病毒(herpes simplex virus,HSV)Ⅱ型,尽管 HSV 在体外被证实具有一定的致癌性,且在宫颈癌标本中有一定的检出率,但临床活体标本能检出 HSV 的始终仅占极小部分,流行病学调查也不支持 HSV 与宫颈癌的关系。而其他的因子,如巨细胞病毒、EB 病毒、衣原体等迄今尚未发现有力证据。

1972 年 Zur Hansen 提出,HPV 可能是最终导致生殖道肿瘤的性传播致病因子,1976 年德国研究者在子宫颈癌中发现有 HPV 特异序列,以后的大量流行病学和分子生物学研究肯定了 HPV 在子宫颈癌发生中的作用。1995 年国际癌症研究中心(IARC)专门讨论有关性传播 HPV 在子宫颈癌发生中的作用,认为 HPV 16 和 18 亚型与子宫颈癌的发生有关。进一步的问题是 HPV 是否是子宫颈癌的必要和充足病因? 最有代表性的研究是 Walboomers 等 1999 年对 1995 年 IARC 收集来自美洲、非洲、欧洲和亚洲 22 个国家冻存的浸润性子宫颈癌组织重新进行 HPV 试验,应用 HPV L1 MY09/MY11 引物检出率为 93%,对 HPV 阴性组织重新应用 L1GP5 ＋/GP6 ＋ 引物,检出率为 95.7%,使用 14 种高危 HPV E7 引物,检出率为 98.1%,总检出率为 99.7%。实验动物和组织标本研究还表明,HPV‐DNA 检测的负荷量与宫颈病变的程度呈正相关,而且 HPV 感染与宫颈癌的发生有时序关系,符合生物学致病机制。这些流行病学资料结合实验室的证据都强有力地支持 HPV 感染与宫颈癌发生的因果关系,均表明 HPV 感染是宫颈癌发生的必要条件。HPV 感染的结局与机体免疫状态有很大关系。HPV 基因的表达不仅有利于病毒随着宿主上皮细胞分化复制,而且参与逃避宿主免疫监视的机制,干扰机体免疫反应,使机体侦测不到病毒的存在,无法激活免疫系统进而清除体内病毒,从而使微小病变可能得以逐步积累,经过多年发展成宫颈癌。关于 HPV 在子宫颈癌发生中的作用或重要性,有研究者认为其重要性与乙型肝炎病毒、肝癌的关系相似,此吸烟与肺癌的关系更为密切。

71.2.2 其他致癌因素

事实证明,性活跃妇女一生感染 HPV 的机会 ＞70%,但大多为一过性的,通常在感染的数月至 2 年内消退,仅少数呈持续感染状态,占 15% 左右。已经证实,只有高危 HPV 持续感染才能导致宫颈癌及癌前病变的发生,但他们之中也仅有极少数最后才发展为宫颈癌。因此可认为 HPV 感染是宫颈癌发生的必要条件,但不是充足病因,还需要其他致病因素协同刺激。现已发现一些共刺激因子与子宫颈癌的发生有关,有研究者总结宫颈癌发生的共刺激因子为:① 吸烟;② 生殖道其他微生物的感染,如 HSV、淋球菌、衣原体和真菌等可增加生殖道对 HPV 感染的敏感性;③ 性激素影响如,激素替代疗法和口服避孕药等;④ 内源或外源性因素引起免疫功能低下。

国外有学者将宫颈癌的发生形象地用“种子‐土壤”学说来解释,其中将 HPV 感染比喻为种子,共刺激因子为营养,宫颈移行带为土壤。宫颈癌的发生是多种因素长期共同作用的结果,不断完善的病因学资料为宫颈癌的防治提供了依据。

71.3 宫颈癌前病变

71.3.1 命名系统

根据 WHO 新版肿瘤组织分类在鳞状上皮肿瘤及前驱病变中删除了早期浸润性(微小浸润性)鳞状细胞癌,用鳞状上皮内病变(squamous intraepithelial lesion,SIL)替换宫颈上皮内瘤形成(cervical intraepithelial neoplasia,CIN)系统,同时保留 CIN 作为其别名。新版用病变(lesion)代替瘤形成(neoplasia),将 SIL 分为低级别鳞状上皮内病变(LSIL)及高级别鳞状上皮内病变(HSIL)两级,代替传统三分法的 CIN 系统,使组织学与细胞学分类相一致,具有更密切的生物学相关性及形态学重复性。

LSIL 是 HPV 感染导致的、在临床和形态学上表现为鳞状上皮内病变,它们复发和转化为恶性的风险很低。新定义再次强调了 HPV 感染的核心地位:没有 HPV 感染,就没有 LSIL。HPV 病毒在宿主分化型鳞状细胞内轻微或完全表达,通常无临床症状,需经细胞学筛查、基于传统 HE 染色确定,即受累宿主细胞具有排列紊乱、极向消失、核分裂从基底层上移到中表层和挖空细胞形成等显微镜下可见的组织学病变,以及角化不良、核异型等细胞学特点,方可诊断。LSIL 具有上皮全层细胞学异常,而不是传统认为的上皮下 1/3,但缺乏贯穿上皮全层的核的增大及非典型性。同样,如果下 1/3 基底细胞层中出现即使单个细胞,具有显著非典型及核分裂异常,由于与 DNA 不稳定及异倍体相关,都不应视为 LSIL,而应诊断为 HSIL。

71.3.2 病理学特征

LSIL 表现为上皮细胞基底层的未分化细胞,但仅仅是微小的核异常和少数的核分裂象。HSIL 则是不典型增生的细胞累及深层甚至全层的上皮细胞,并且有更多的核异常和核分裂象。HSIL 本质上是克隆性增生,如果不予治疗,有发展为浸润性癌的风险。组织学上病变表现为细胞排列紧密,形态幼稚,极性紊乱,核质比例增加,核膜起皱,核异型,出现异常核分裂并上移至中表层,P16 呈连续大块状深棕色染色(block-positive)。新版增加了 3 种变异型:① 薄层,厚度较薄,通常<10 层细胞,但具有普通 HSIL 的细胞学特点。当增生性质难以确定,与不成熟性鳞化比较,P16 有助于鉴别。② 角化型,为核非典型及多形性伴有表层细胞显著角化,包括角化不良,常见于外宫颈部。临床上类似尖锐湿疣,组织学上存在 HSIL 改变,镜下酷似外阴或肛周皮肤发生的 HPV 相关性角化上皮,也许仅为局部,但其余 HSIL 区域决定其预后及治疗。角化型 HSIL 如果出现大量的奇异形非典型细胞,如蝌蚪样,并有明显的核仁,可能为鳞癌。③ 乳头状原位鳞癌,即组织学证实无间质浸润,方可诊断。又称非浸润性乳头状鳞状-移行细胞癌,是一种具有结缔组织间质、乳头纤细或宽大、组织学上被覆上皮具备 HSIL 的形态特征,类似尿路上皮肿瘤的 HSIL。活检时浅表也许看不到侵袭的证据,但临床上肉眼可见的病变经完整切除后检查,提示为一种具有潜在浸润能力的肿瘤。它与疣状癌不同的是缺乏鲍温病样(bowenoid)形态改变。虽然已有混合型鳞状-移行细胞癌的描述,但显著的鳞状上皮分化可与移行细胞癌鉴别。

71.3.3 临床表现及转归

宫颈癌前病变的临床表现不典型,有的可能表现为血性白带或者接触性出血,或者白带有异味等,但大部分患者无明显临床症状,仅体检时发现。CIN 患者发展为宫颈癌为正常人群的 7 倍,从 CIN 到早期癌浸润癌到浸润癌一般历时 10 年左右。总体来说,CIN 有 15% 的可能性进展为浸润性宫颈癌。CIN Ⅰ 有 57% 自然消失,32% 持续存在,11% 转为 CIN Ⅲ 或宫颈癌。43%CIN Ⅱ 自然缓解,35% 持续存在,22% 进展为 CIN Ⅲ 或宫颈癌。

经过治疗后,这些患者仍然有可能复发或进展。大部分的复发发生在治疗后的 2 年内。治疗失败的危险因素包括失访、年龄>40 岁、高级别病变、腺上皮病变以及阳性切缘等。如果内切缘阳性,复发率高达 6 倍以上。因 HPV 检测已经应用在临床随访中,阳性患者并非必须重复切除,除非有证据显示腺体或浸润性病变,或者患者年龄>50 岁。

71.3.4 诊断和治疗

(1)诊断

目前将 HPV 感染的诊断分为 3 种进程,即潜伏性感染、再生性感染和转化性感染。一般认为,潜伏性感染时期 HPV 感染宿主细胞,但是没有整合,感染的女性细胞学检查和阴道镜检查可能是阴性结果。有 10%～20% 会进展为增殖性感染,病毒基因整合到宿主上皮细胞,表达 E1、E2 和 E4 蛋白,病毒开始复制。而表浅的上皮层表达病毒的 L1、L2 壳体蛋白,形成完整的病毒颗粒,又可以感染邻近的上皮细胞。即使是增殖性感染,大部分的患者仍然不会进展为真正的浸润癌,这些女性一般表现为低级别的 CIN。有 10% 的增殖性感染以及非常少的潜伏性感染病毒与宿主上皮细胞的 DNA 整合,表达 E6、E7 蛋白。E6、E7 蛋白可以诱导上皮细胞周期调控、细胞分裂分化失控、细胞增生,这就是转化性感染,从而进展为宫颈浸润癌,细胞学、组织学或阴道镜检查表现为高级别 CIN。

使用传统的 HE 染色诊断宫颈病变容易与下面两种情况混淆:① 其他情况如炎症或者萎缩性病变,具有一些与 CIN 改变相似并且需要组织学解释的改变。② CIN 分级中的需要高度观察的变异情况。鉴于目前对于 HPV 感染的高度了解,现在已经可以利用一些分子标志物来区分这些低级别病变和高级别病变。这些标志物有标记 E6、E7 基因表达 P16 蛋白,细胞分化因子 MCM、E4 和 Ki-67 增殖指数等。这些分子标志物的检测有助于诊断 HPV 转化性感染,提高 HE 常规染色诊断的敏感性。特别是对于常规染色提示 CIN Ⅱ 的年轻患者,免疫组化检测可以区分增殖性感染与转化性感染,因而得以区分是可以随访的低级别病变还是必须治疗的高级别病变。

不典型腺细胞异常提示可能存在腺细胞病变或者腺癌。颈管细胞有交界性改变,同时有高危型 HPV 阳性的患者需要进行阴道镜检查和宫颈活检。这些女性中有近 10% 有腺上皮病变,高级别 CIN 近 33%,甚至有 22% 的浸润癌发生。如果细胞学检测发现可能存在颈管腺瘤变则高度可能存在腺上皮病变、浸润性腺癌或者高级别 CIN。阴道镜检查腺体瘤变缺乏敏感性,但是能够指导活检。引导性细针穿刺活检在诊断宫颈腺细胞瘤变时同样缺乏敏感性,也不能据以排除浸润性腺癌。因此,如果怀疑存在腺上皮病变或者腺癌,建议进行包含颈管在内的切取活检。

孕期妇女如果细胞学检查疑有异常,建议进行阴道镜检查并取组织活检,防止延误病情。

(2)治疗

宫颈病变的治疗有多种不同的方法。所有的方法对清除上皮内病变必须足够有效,并且要尽量减少不良反应,特别是对于未来需要生育的妇女,因为大部分需要治疗的患者为育龄期妇女。阴道镜评估以后处理 CIN 需要遵循的原则:如果活检疑有或者证实低级别病变,考虑期待性监测随访,约有超过 50% 的低级别病变会在 22 个月左右逆转。如果低级别病变持续存在超过 2 年或者患者不能坚持随访,可以考虑治疗。如果活检证实或者怀疑高级别病变,则考虑治疗。如果细胞学、组织学和阴道镜检查结果存在不一致的情况,建议多学科讨论,并且按照统一意见再制定进一步处理方案。

高级别病变患者是需要治疗的,但是对于部分年轻患者,诊断 CIN Ⅱ 的时候可能未完成生育从而不能接受既定的治疗,选择保守性治疗。这些患者可能选择正规的细胞学和阴道镜监测,如果有进展的证据则进行治疗,因为有证据显示并不是所有的 CIN Ⅱ 会进展为 CIN Ⅲ 或者浸润癌,也有可能这些患者本身即是低级别病变,或者也可能会逆转为低级别病变并且趋于好转。免疫组化可以帮助鉴别增殖性感染和转化性感染,从而可以选择病例治疗。

除非可以进行正规的免疫组化检测,并且在 MDT 讨论以后必须与患者进行沟通知情同意,才能进行 CIN Ⅱ 的保守性治疗。

CIN 可以消融治疗也可以手术切除,两者治疗效果均在 90% 以上,且没有明显差异。切除的组织深度应该在 7~10 mm 以上,以确保颈管腺体病变可以被切除。治疗的方法取决于患者的年龄、阴道镜检查的情况、肿瘤的宽度深度、转化区的形态以及生育状况。

腺上皮瘤变的患者必须进行切除治疗而不是消融治疗。如果术后能密切随访的患者可行保守性手术,如果切缘阳性必须再次手术,如果不能再次切除则建议切除子宫。

宫颈环切可以评估切缘,并且排除浸润性病变。环切简便易行,快速经济,患者耐受性好。对于疑有浸润、腺体病变和重复检查发现细胞学检查与阴道镜组织学检查结果不一致的患者,推荐进行宫颈环切。缺点是在"看到和治疗"的过程中有过度治疗的可能。消融技术可破坏宫颈上皮,因此治疗前必须有精确的穿刺活检样本,以排除浸润性病变。但是穿刺活检对于腺上皮病变敏感性较差,因此消融技术仅适用于有选择的病例,能够完整看见转化区,且细胞学与阴道镜组织学检查结果一致,都没有腺上皮病变和浸润性肿瘤存在。

经常使用的消融技术有冷冻、冷凝、激光、热疗,其中冷冻是目前最为常用的消融技术。利用不同形状的冷冻探针,消除宫颈上皮低级别病变,价格低廉,在发展中国家应用尤其广泛。

CIN 的手术方法包括环形电切、冷刀锥切、激光消除和全子宫切除。大型环形电切应用较为广泛,具有安全、便宜、出血少、易于掌握等优点。冷刀锥切应用较少,需要麻醉,适合怀疑浸润病变或者腺上皮病变的患者使用,也可以精确评估切缘,但是有增加出血的风险,术后可能对生育有不利影响。

全子宫切除用于某些有合并妇科疾病的患者,如有月经过多或者子宫肌瘤。不需要生育的患者、有过环切再次环切困难的患者、环切后不能随访的患者、环切后细胞学检查及阴道镜随访有异常的患者等也可以选择全子宫切除。

治疗的并发症并不多见。早期并发症有出血(<1%),可以通过填塞或者电凝止血,也有些病例需要缝合止血。迟发性出血多在 2~3 周以后,来过一

次月经,通常为感染导致,可以使用抗菌膜消炎止血。晚期并发症可能与切除的深度宽度有关,可能跟妊娠不良结局相关。环形切除并不影响妊娠率和早期流产,但是有限的证据显示与中期流产相关,发生率在0.4%~1.6%。如果切除的深度>1 cm,可能会引起早产。如果深度在10~14 mm,早产率从7%上升至9.6%;深度15~19 mm时,早产率达15.3%;而环切深度>20 mm时,早产率高达18%。

环切后发生颈管粘连的概率并不高,主要在冷刀锥切的患者中较多发生,或者在一些重复环切的患者也容易发现粘连。颈管粘连使得后期随访中的细胞学检查和阴道镜的精确性下降。因此,必须在治疗前与生育年龄的妇女讨论这些并发症发生的可能性。

（3）随访

所有的患者治疗后需要密切随访,6个月后应该检查TCT和HPV。与TCT相比,HPV检查具有更高的敏感性和阴性预测值。腺上皮病变的患者经过治疗后复发风险高于鳞状上皮病变的患者。如果环切不充分,必须在随后的6个月、12个月进行细胞学和阴道镜检查。如果检查结果阴性,则以后的9年内每年检查一次。如果环切充分,则在随后的6个月、12个月检查TCT和HPV,其后每年检查一次。

71.4 预防和筛查

宫颈癌的筛查通过收集宫颈表面的细胞进行细胞学检查。20世纪40年代开始使用宫颈刮片收集细胞涂片检查,使得70%的宫颈癌患者得以检出。宫颈刮片的优点是取材简单、易学、成本低,容易在贫困地区广泛开展,但是宫颈刮片在取材、制片和读片过程中均有可能存在漏诊。2004年,美国开始使用液基细胞学半自动检测,可以减少取材的误差,同时也可以做HPV DNA的检测。英国和北爱尔兰于2013年开始合并使用液基细胞和HPV DNA筛查低级别病变和腺上皮病变的患者。近来,也有研究者认为,单一HPV检查可以代替薄层液基细胞学检查(thinprep cytologic test,TCT)或者液基细胞学检查(liquid based cytologic test,LCT)筛查。因为,与LCT和TCT相比,HPV筛查对宫颈癌患者的保护可以提高60%~70%,具有较高的敏感性和阴性预测值,可以挽救更多的患者,也可以延长一些阴性患者的筛查间隔,从而有更好的成本-效益比。因此,近年来欧美等国国立筛查委员会认为初次筛查应纳入HPV检测。阴道镜筛查技术适用于细胞学检查不满意或者肉眼宫颈形状异常等。图71-1是2013年新的筛查指南(联合TCT和HPV)和2001年美国阴道镜协会的筛查指南。

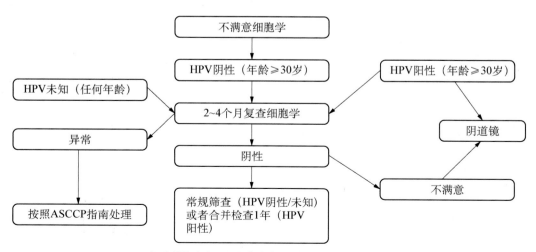

细胞学检查未见上皮内病变,颈管搔刮无或者不满意

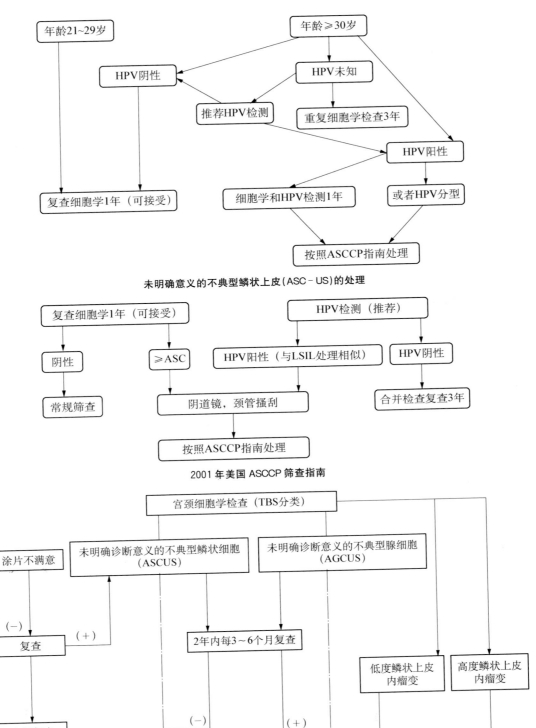

未明确意义的不典型鳞状上皮(ASC-US)的处理

2001 年美国 ASCCP 筛查指南

图 71-1　2013 美国阴道镜与宫颈病理学会推荐的 TCT 与 HPV 联合检测筛查指南

71.5 病理学分类

71.5.1 宫颈鳞状细胞癌

鳞状细胞癌是宫颈最常见的恶性肿瘤,进展期病变临床上表现为内生性或外生性肿块,伴或不伴溃疡。但25%～30%的鳞状细胞癌患者大体上犹如正常宫颈。组织学上鳞状细胞癌可分为3种类型:大细胞角化型、大细胞非角化型和小细胞癌。大细胞角化性鳞状细胞癌中可见较成熟的鳞状细胞排列成不规则巢状或条索状,组织学上的标志为鳞状上皮巢中存在角化珠。非角化性鳞状细胞癌中肿瘤性鳞状细胞排列呈圆巢状,可见个别角化,但缺乏角化珠形成。小细胞性鳞状细胞癌仅有少量鳞状细胞分化的证据,肿瘤细胞质少,染色质呈团块状,可见小核仁和多量核分裂象。肿瘤中不存在角化珠和个别细胞的角化。小细胞性鳞状细胞癌需与未分化小细胞癌相鉴别。未分化小细胞癌是一种分化差的神经内分泌肿瘤,与肺小细胞癌相似,预后差。由于分化差的鳞状细胞癌和神经内分泌肿瘤均被称为小细胞癌,这可能造成混淆,因此建议小细胞癌的名称仅用于形态类似肺燕麦细胞癌的肿瘤。鳞状细胞癌的组织学分级是按照Broders系统修改而成。根据角化多少、细胞核的异型程度和核分裂象多少可将鳞状细胞癌分为分化好、分化中等和分化差3种类型。尚无确切证据显示宫颈癌的组织学分级和分型是独立于分期的预后因素。早期宫颈癌中肿瘤大小、浸润深度、是否有血管浸润是与临床结局最为相关的组织病理学特征。

国际妇产科联合会(FIGO)将微浸润性鳞状细胞癌定义为ⅠA期肿瘤:即浸润性癌局限于宫颈,且浸润为镜下所见。若浸润间质深度不超过3 mm,则为ⅠA1期;若浸润深度>3 mm,但不超过5 mm则为ⅠA2期。在这两种情况下,浸润的水平范围均应<7 mm。微浸润性鳞状细胞癌占宫颈浸润性癌的7%。19世纪90年代以来,常规宫颈细胞学普查显示微浸润性癌发生率有所上升。微浸润的诊断依赖于全面的组织学观察,这只有在锥切术和子宫切除标本中才能做到。组织学上提示微浸润的线索为异型鳞状上皮向间质不规则突出,周围间质纤维组织增生伴炎症细胞浸润和肿瘤性鳞状上皮的异常成熟化(成熟鳞状上皮细胞较未成熟细胞分布深)。间质

浸润的深度是预测盆腔淋巴结转移和疾病复发的最可靠指标,以下数据是对相关研究的总结:间质浸润≤1 mm的肿瘤,盆腔淋巴结转移率是0.2%,无复发;间质浸润≤3 mm时,盆腔淋巴结转移率为0.7%,复发率为0.3%;间质浸润达3.1～5.0 mm时,盆腔淋巴结转移率和复发率分别为4.3%和1.4%。

鳞状细胞癌的亚型有如下4种。

(1) 疣状癌

这是一种罕见的分化非常好的鳞状细胞癌,与口腔的疣状癌相似。大体上肿瘤呈疣状或蕈伞样,可伴有溃疡。镜下见鳞状上皮呈外生性乳头状瘤样增生,更像一种增生性病变,而非肿瘤性病变。其与尖锐湿疣的鉴别点在于乳头内缺乏纤维血管轴心。肿瘤底部边缘钝圆,呈推进式生长,而非浸润性生长。临床上疣状癌生长缓慢,易局部复发,甚至最终导致患者死亡。远处转移非常罕见,但可出现于放疗后,因此对疣状癌的常规治疗方法为局部广泛切除。

(2) 乳头状鳞状(移行)细胞癌

这是一种鳞状细胞癌的少见亚型,生物学行为与鳞状细胞癌相似。镜下鳞状上皮呈乳头状结构,乳头内为纤维血管轴心。鳞状上皮类似高级别CIN,有明显异型。肿瘤底部常有明显浸润,因此当浅表宫颈活检示乳头状鳞状上皮原位癌(CIS)时,除非能进一步证实无浸润,一般应考虑浸润可能。乳头状鳞状细胞癌的鉴别诊断包括湿疣、乳头状未成熟性化生和疣状癌。

(3) 疣性癌

这是最近报道的鳞状细胞癌亚型,较少见,与外阴疣性癌相似。其浅表与湿疣相似,但深部与普通鳞状细胞癌一样存在浸润。研究显示疣性癌浸润性较分化好的普通型鳞状细胞癌轻。

(4) 淋巴上皮瘤样癌

肿瘤由合体样生长的未分化肿瘤细胞组成,伴有显著的炎症细胞浸润。组织学上与EB病毒相关的鼻咽未分化癌相似。但在宫颈淋巴上皮瘤样癌中未发现与EB病毒相关的证据。淋巴上皮瘤样癌局部淋巴结转移率低,5年生存率优于同期别的鳞状细胞癌。鉴别诊断主要是淋巴细胞增生性病变,可通过免疫组化运用上皮标志物和淋巴组织标志物得到解决。

71.5.2 宫颈腺上皮癌

(1) 浸润性腺癌

宫颈腺癌的绝对发病率和相对发病率均在上升,在 35 岁以下的年轻女性中尤其明显。腺癌在大体上与鳞状细胞癌相似。约 15% 的患者肿块不明显,因为肿瘤在宫颈管内生长。在腺癌附近,常可见鳞状上皮不典型增生/癌/和(或)宫颈原位腺癌(AIS)。镜下,腺癌可有各种组织学表现,最常见的为宫颈型(黏液型),其他类型还包括内膜样型、肠型、透明细胞型、浆液型、中肾管型和印戒细胞型等,也可以是上述一种或多种类型的混合。普通类型的腺癌根据其组织学结构和细胞核分化程度可分为高分化、中分化和低分化 3 级。高分化肿瘤中,腺管形成较好,内衬高柱状上皮,可出现复杂的腺体结构,低分化肿瘤中多形性细胞呈实性片状和巢状生长,中分化肿瘤的特征介于上述两者之间。肿瘤的预后与分化程度、肿瘤大小、分期、有无盆腔淋巴结转移密切相关。

(2) 微偏腺癌(恶性腺癌)

微偏腺癌组织学上似良性,具有一定迷惑性。腺体大小和形状不一,腺上皮细胞较为温和,与正常宫颈腺体相似,但其在宫颈间质中的深度超过正常腺体所在位置,部分区域伴有间质纤维结缔组织增生。大体上宫颈增大如桶状,预后尚有争议,以往认为预后不佳,但最近研究显示若诊断及时,其生存率与同期别的高分化腺癌相似。在活检小标本中,由于形态学酷似良性,微偏腺癌的诊断有时非常困难。

(3) 绒毛腺管型腺癌

主要见于年轻妇女,可发生于妊娠期,预后非常好。肿瘤边界清楚,由具有纤维血管轴心的乳头构成,乳头内衬复层上皮细胞,具有轻-中度不典型增生,并可见核分裂象。肿瘤呈外生性,质脆,这主要与肿瘤内含大量乳头有关。

71.5.3 其他宫颈上皮性肿瘤

(1) 腺鳞癌

具有恶性腺样分化和鳞状上皮分化的肿瘤。其预后报道不一,有的认为与腺癌和鳞状细胞癌预后相似,有的认为预后较差。

(2) 玻璃样细胞癌

这是一种分化较差的肿瘤,被认为是腺鳞癌的去分化类型。主要见于年轻妇女,可发生于怀孕期妇女。肿瘤体积较大。镜下可见肿瘤由大细胞构成,细胞有中等量的毛玻璃样胞质,细胞核大,核仁明显,细胞边界清楚。肿瘤中常有明显的炎症细胞浸润。该肿瘤具有侵袭性生物学行为,放疗效果差。

(3) 腺样基底细胞癌

见于 40~80 岁女性的特殊肿瘤。患者通常无明显症状,但巴氏涂片检查异常。若形态上为典型的腺样基底细胞癌,则预后非常好。有人认为腺样基底细胞癌不是一种恶性肿瘤,而建议采用"腺样基底上皮瘤"的名称。

(4) 腺样囊性癌

这是一种侵袭性肿瘤,局部复发率和转移率均较高,多见于老年黑人女性,最常见的临床症状为阴道流血和宫颈外生性肿块。镜下可见肿瘤细胞呈巢状或片状,并形成筛孔结构,筛孔腔内含有嗜酸性透明样变物质,坏死和核分裂象常见。

71.5.4 上皮和间叶混合性肿瘤

宫颈可以发生混合性苗勒氏管肿瘤(腺纤维瘤、腺肉瘤、癌肉瘤和恶性苗勒氏管混合瘤),需与子宫内膜原发肿瘤累及宫颈鉴别。除了腺肉瘤外,宫颈苗勒氏管肿瘤在组织学上和临床上均与发生于子宫体者相似。与子宫体腺肉瘤不同,宫颈腺肉瘤主要见于绝经期前妇女,常有息肉复发的病史,其复发率和转移率较子宫体腺肉瘤低。

71.5.5 间叶源性病变

(1) 宫颈间质肉瘤

罕见,形态与内膜间质肉瘤相似,但肿瘤背景中的血管不显著。该肿瘤发生于绝经后,表现为宫颈息肉样肿块,可导致阴道流血。局部复发和远处转移较常见。

(2) 胚胎性横纹肌肉瘤

女性生殖道中最常见的发生部位为阴道。宫颈的胚胎性横纹肌肉瘤十分罕见,临床表现也与阴道胚胎性横纹肌肉瘤不同。宫颈胚胎性横纹肌肉瘤主要见于年轻妇女,而阴道胚胎性横纹肌肉瘤主要见于婴儿。类似宫颈息肉,阴道胚胎性横纹肌肉瘤的葡萄簇样结构罕见。镜下两者形态相似,如存在黏膜下的形成层,并可在深部水肿间质内见横纹肌母细胞(带状细胞)。

(3) 平滑肌肉瘤

宫颈原发的平滑肌肉瘤罕见,其生物学行为与子宫体的平滑肌肉瘤相似。

71.5.6 其他类型的宫颈肿瘤

（1）恶性黑色素瘤

宫颈的恶性黑色素瘤大部分为转移性，而非原发性。宫颈原发的恶性黑色素瘤十分罕见。大体上肿瘤与其他部位的恶性黑色素瘤相似。预后差，往往在病变晚期才得以诊断，治疗效果差。

（2）淋巴瘤/白血病

宫颈原发的恶性淋巴瘤十分罕见。相反，全身性淋巴瘤和白血病晚期常常累及宫颈。该病变最重要的鉴别诊断是假性淋巴瘤样病变，其本质是炎症。淋巴瘤中往往可见上皮下的 Grenz 区，是未被病变累及的间质。而在假性淋巴瘤中，炎症可累及表面上皮，必须通过免疫组化和克隆性分析进行鉴别诊断。

（3）转移性肿瘤

子宫内膜、阴道、膀胱、尿道和结肠肿瘤发展至晚期，均可通过直接浸润累及子宫颈。生殖道外肿瘤转移至宫颈中最常见为乳腺、胃和结肠，其他原发部位还包括肺、胰腺、肾脏和阑尾类癌，恶性间皮瘤和黑色素瘤也可转移至宫颈。

71.6 分期

71.6.1 FIGO 宫颈癌临床分期

宫颈癌分期的历史可追溯到 1928 年，当时主要根据肿瘤生长的范围进行分期。在 1950 年国际妇科年会及第 4 届美国妇产科学年会上对宫颈癌的分类和分期进行了修正，并推荐命名为"宫颈癌分期的国际分类法"。自此之后，宫颈癌分期经过 8 次修正，最近一次更新于 2009 年由 FIGO 妇科肿瘤命名委员会提出并通过，随后经过国际抗癌联盟（International Union Against Cancer，UICC）、美国癌症分期联合会（American Joint Commission for Cancer Staging，AJCCS）及 FIGO 的认可。2010 年起中国版和最新版 2016 年美国国立综合癌症网络（NCCN）宫颈癌临床实践指南先后采用了 FIGO 的新分期（表 71-1）。

表 71-1 宫颈癌的临床分期(FIGO，2009 年)

分期	标　准
Ⅰ期	肿瘤严格局限于宫颈(扩展至宫体可以被忽略)
ⅠA 期	仅在显微镜下可见浸润癌，间质浸润深度≤5 mm，宽度≤7 mm
ⅠA1 期	间质浸润深度≤3 mm，宽度≤7 mm
ⅠA2 期	间质浸润深度>3 mm，宽度≤7 mm
ⅠB 期	临床可见癌灶局限于宫颈，或显微镜下可见病灶大于ⅠA 期*
ⅠB1 期	肉眼可见癌灶最大直径≤4 mm
ⅠB2 期	肉眼可见癌灶最大直径>4 mm
Ⅱ期	癌灶浸润超出子宫颈，但是未达盆壁，或浸润未达阴道下 1/3
ⅡA 期	无宫旁组织浸润
ⅡA1 期	临床可见癌灶最大直径≤4 cm
ⅡA2 期	临床可见癌灶最大直径>4 cm
ⅡB 期	有明显的宫旁组织浸润
Ⅲ期	肿瘤扩散至盆壁和(或)累及阴道下 1/3，和(或)引起肾盂积水，或无功能肾**
ⅢA 期	肿瘤累及阴道下 1/3，但未达盆壁
ⅢB 期	肿瘤已达盆壁，或有肾盂积水或无功能肾
Ⅳ期	肿瘤扩散超过真骨盆，或浸润(活检证实)膀胱黏膜或直肠黏膜，大疱性水肿的存在不应归于Ⅳ期
ⅣA 期	邻近器官转移
ⅣB 期	远处器官转移

* 所有大体可见病灶，即使为浅表浸润，都归于ⅠB 期。浸润是指测量间质浸润，最深不超过 5 mm，最宽不超过 7 mm。浸润深度不超过 5 mm 的测量是从原始组织的上皮基底层-表皮或腺体开始。即使在早期(微小)间质浸润的病例中(−1 mm)，浸润深度的报告也应该始终用 mm 表示。

** 在直肠检查中，肿瘤和盆壁之间没有无瘤区。除去已知的其他原因，所有肾盂积水或无功能肾的病例都包括在内。

1) 去除 0 期：国际妇产科联合会认为 0 期是原位癌，决定在所有肿瘤分期中去除此期。

2) ⅡA 期：FIGO 年报所示文献及资料一贯提示，在ⅡA 期患者中，以病灶最大直径为准则提示癌灶大小对于预后有较大影响，同样结论也见于ⅠB 期。因此，ⅡA 期的再细分定义包括如下。ⅡA1 期：癌灶直径≤4 cm，包括阴道上 2/3 浸润；ⅡA2 期：癌灶直径>4 cm，包括阴道上 2/3 浸润。

71.6.2　分期规则和注意事项

FIGO 妇科肿瘤命名委员会也考虑到临床调查研究,进一步作如下推荐。

1) 宫颈癌保留临床分期,但鼓励关于手术分期的研究。

2) 虽然分期中并未包括,但所有手术-病理学检查发现的阳性结果(如脉管浸润)需报告给 FIGO 年报编辑部办公室或其他科学出版物。

3) 推荐采用诊断性影像学技术帮助判断原发肿瘤病灶的大小,但非强制性的。对于有 MRI/CT 设备的机构,影像学评估肿瘤体积及宫旁浸润情况应记录,并送 FIGO 年报编辑部办公室录入数据。

4) 其他检查,如麻醉术前检查、膀胱镜检查、乙状结肠镜检查及静脉压检查等,可选择进行,但不是强制性的。

71.6.3　手术后病理学分期

宫颈癌采用临床还是手术分期是多年来的争论要点。一方面,尽管随着近年来影像学技术的长足发展,判断肿瘤大小有更佳的评估方法,但临床分期仍没有手术分期精确。而另一方面,手术分期法不能广泛应用于全世界范围,特别在某些资源欠缺不能及早发现肿瘤的国家和地区,不能手术的晚期患者比较普遍,而手术设施稀有,难以推广手术分期法。因此宫颈癌的分期仍建议采用 FIGO 的临床分期标准,临床分期在治疗前进行,治疗后不再更改,但 FIGO 妇科肿瘤命名委员会也仍鼓励关于手术分期的研究。

71.7　临床表现

71.7.1　症状

早期宫颈癌一般没有症状,部分患者有阴道分泌物增多,可有异味。阴道出血是宫颈癌最常见的症状,表现为月经增多、接触性出血、不规则出血,若累及血管可有大量出血,甚至发生失血性休克。长期出血可导致贫血的相关症状,如乏力、头晕、心悸等。肿瘤累及周围组织器官可引起疼痛并引起相关的症状,如累及膀胱尿道可导致尿频、尿急、尿痛、排尿困难;肿瘤累及直肠可引起里急后重、排便困难、便血;肿瘤累及输尿管,早期引起肾积水,晚期导致尿少、肾衰竭相关症状;肿瘤累及盆腔血管、淋巴管导致下肢水肿;肿瘤累及盆腔肌肉神经引起臀部、下肢疼痛、感觉异常。肿瘤远处转移可引起累及器官特有症状,例如肺转移引起干咳;肝转移引起上腹部疼痛。

71.7.2　体征

早期宫颈癌或宫颈管内肿瘤,宫颈光滑,质软,或仅表现糜烂。随着疾病进展,表现为宫颈赘生物、菜花状肿瘤,宫颈增粗、质硬,结节状肿瘤,肿瘤坏死,宫颈形成溃疡空洞。肿瘤累及宫旁表现为宫旁组织增厚、宫旁结节,严重时可导致冰冻骨盆。肿瘤累及阴道,表现为阴道壁增厚,或阴道壁结节。肿瘤累及直肠,直肠指检可触及直肠前壁增厚,没有累及黏膜时直肠黏膜光滑,若累及黏膜可触及肿块突入肠腔,指套染血。肿瘤转移至腹股沟可触及腹股沟肿大、质硬的淋巴结。转移至颈部可触及锁骨上淋巴结。

71.8　转移途径

直接浸润、淋巴道转移和血道转移是宫颈癌主要的转移途径。

(1) 直接浸润

由于宫颈无浆膜被覆,宫颈肿瘤极易直接浸润周围组织器官。向前累及膀胱宫颈韧带、输尿管、膀胱;向后累及直肠;向头侧累及宫体;向尾侧累及阴道,肿瘤细胞沿阴道黏膜下淋巴管播散,可形成阴道壁孤立转移病灶;向两侧累及宫旁血管、韧带、盆壁肌肉。

(2) 淋巴道转移

子宫具有丰富的淋巴网,肿瘤起始累及宫旁淋巴结,再从宫旁淋巴结转移到闭孔淋巴结、髂内淋巴结、髂外淋巴结、骶前淋巴结。若宫旁淋巴结没有转移,仅 26% 的盆腔淋巴结有转移。若宫旁淋巴结有转移,则 81% 的盆腔淋巴结有转移。复旦大学附属肿瘤医院回顾性分析 723 例 I B1~ II A2 期宫颈癌患者接受盆腔及腹主动脉旁淋巴结清扫。结果显示 30.9% 的 I B1 期宫颈癌、42.2% 的 I B2 期宫颈癌、41.9% 的 II A1 期宫颈癌、59.4% 的 II A2 期的宫颈癌有盆腔淋巴结转移,而腹主动脉旁淋巴结转移率分别是 8.4%、11.1%、17.2% 和 21.7%。宫颈癌淋巴结转移首先转移到宫旁淋巴结,再转移到闭孔淋巴结、髂内淋巴结、髂外淋巴结、骶前淋巴结,再转移到髂总淋巴结、腹主动脉旁淋巴结,很少发生跳跃式转移。复旦大学附属肿瘤医院的数据显示298例盆腔淋巴结转移的患者中98例(32.9%)有腹主动脉旁淋巴结转移,仅3例患者有腹主动脉旁淋巴结转移而无盆腔淋巴结转移。

(3)血道转移

较之淋巴道转移,宫颈癌血道转移较少。肺是宫颈癌血道转移最常见的部位,其次是骨骼,也可转移到肝脏、脾脏、肾上腺等其他器官。

71.9 辅助诊断检查

71.9.1 细胞学检查

细胞学检查在宫颈癌的预防和筛查部分已有详细记述,此处不再赘述。

71.9.2 阴道镜检查

阴道镜检查自1925年开始被应用于临床,使用低倍镜放大检测宫颈或者阴道上皮病变,同时在病变或者可疑病变处进行活检。阴道镜可以通过显微镜放大观察宫颈转化区的细胞,同时还可以局部涂抹3%～5%醋酸和碘来提高活检准确率。阴道镜下能够观察到完整的鳞柱交界处和整个肿瘤的上界时才是一个完美的筛查。阴道镜的异常情况按照醋白区域、碘摄取和血管模式来进行分级。因此存在评估的主观性和观察者差异。但是,如果是高级别病变,则差异明显减少。未来阴道镜与数码成像相接轨,分辨率将更高,输出更清晰,可有效地减少主观误差。如数码阴道镜(DySIS)采用动态光谱成像评估醋白上皮的效果,可以定量检测醋白上皮形成的速度、宽度及持续时间。输出的彩色动态图谱可以帮助临床医生确定肿瘤并分级。单纯阴道镜的敏感性约为51.9%,特异性81.7%。数码阴道镜的敏感性高达79.6%,但是特异性偏低,仅为62.6%。另外一种Niris成像系统利用光学断层成像技术与传统阴道镜相连接,采用近红外光产生一个厚1.6 mm的实时、高清、微观组织横断图像。但是Niris成像系统对诊断CIN2＋的肿瘤敏感性特异性均较低,约86.5%和63.6%。相比较而言,DySIS是临床上性价比较高的阴道镜检查系统。

需要进行阴道镜检查的参照标准按照NHSCSP的定义标准:

- 1个样本涂片样本鳞状细胞有交界性或者低级别核异常改变,高危型HPV阳性。
- 1个样本涂片显示鳞状细胞有低级别核异常,HPV检测不可靠。
- 1个样本涂片标本显示鳞状细胞高级别(中度或者重度)核异常(不需要HPV检测)。
- 1个样本涂片显示可能浸润性病变。
- 3个连续不良宫颈筛查标本。
- 1个样本涂片显示颈管细胞有交界性变化。
- 1个样本涂片显示腺体瘤变。
- CIN治疗后随访前任何级别的核分裂异常。
- 10年期间有3次异常的宫颈涂片。
- 可疑症状或者宫颈肉眼外观不正常。

71.9.3 宫颈活检和颈管搔刮检查

对于肉眼可见肿瘤的患者可以直接活检,活检必须达到一定的深度,否则可能为血块或者坏死组织。活检有时难以取得满意的组织,特别是肿瘤较大、出血较多时。为确保取得足够组织,可以在宫颈的3、6、9、12点各取一块,避免漏诊。如果是结节状肿瘤,活检更加困难,有时需要在阴道镜下活检或者切取活检。如果怀疑内生性肿瘤或者腺癌,可以行锥切活检,同时行颈管搔刮,排除颈管内病变。

71.9.4 宫颈锥形切除术

宫颈锥切适用于需要保留生育功能的高级别上皮内病变、宫颈癌Ⅰa1期,既是诊断又是治疗。锥切术的手术范围应根据病变的大小和累及的部位决定,原则上锥切顶端达宫颈管内口水平稍下方,锥切底视子宫颈阴道部病变的范围而定,应达宫颈病灶外0.5 cm。在保证全部完整的切除宫颈病变的前提下,应尽可能多地保留宫颈管组织,这对未生育而又有强烈生育愿望的年轻患者尤为重要。术后标本的处理十分重要,应注意以下几方面:① 锥切的宫颈标本应做解剖位点标记,可在宫颈12点处剪开或缝线作标记,并标明宫颈内外口;② 锥切标本必须进行充分取材,可疑部位做亚连续或连续切片,全面地评估宫颈病变以免漏诊;③ 病理学报告应注明标本切缘是否受累、病变距切缘多少毫米、宫颈腺体是否受累及深度和病变是否为多中心等,均有助于宫颈病变的进一步治疗。如果是早期浸润癌,切缘要求距离病灶0.3 cm以上。对于早期浸润癌必须是锥切的标本才能诊断。

71.9.5 其他辅助检查

其他辅助检查包括血液学检查、病理复习、肝肾功能检查、影像检查(包括胸部 CT 或者 PET/CT 检查,盆腔 MRI 检查等)、个人史询问包括吸烟史等。必要时 HIV 检测,可选膀胱镜、肠镜检查(如果临床分期在 I B2 期以上,或者疑有膀胱直肠侵犯)。宫颈癌临床分期通常不能准确地了解肿瘤范围,因此不同的影像学诊断方法,如 CT 扫描、MRI 及正电子发射断层扫描术(PET),用于更准确地了解病灶范围,指导制定治疗计划。但这些检查并非各地都有条件进行,而且结果多变,因而检查结果不能作为改变临床分期的依据。MRI 具有高对比度的分辨率和多方位的断层成像能力,对宫颈癌分期的准确率为 81%~92%。MRI 在宫颈癌的术前分期中极具价值:① 可以通过宫颈本身信号改变直接观察肿瘤的有无及侵犯宫颈的深度;② 可以判断宫旁侵犯的程度、宫颈周围器官(膀胱或直肠)是否受侵以及宫颈癌是否向上或向下侵及宫体或阴道;③ 可以提示肿大淋巴结的存在,进一步判断淋巴结转移的可能。

鳞状细胞癌抗原(squamous cell carcinoma antigen, SCCA)检测:SCCA 是从宫颈鳞状上皮中分离出来的鳞状上皮细胞相关抗原 TA - 4 的亚单位,由 SCCA - 1 和 SCCA - 2 抗原组成,是宫颈鳞癌较有特异性的肿瘤标志物,现已被广泛应用于临床。其他一些相关肿瘤标志物如 CA125、CEA、CA19 - 9、AFP、NSE 在腺癌、腺鳞癌或者小细胞神经内分泌癌都有可能升高,因此建议同时检测。

71.10 初次治疗

71.10.1 微小浸润癌的治疗

1995 年,FIGO 采用了更确切的微小浸润癌的定义,间质浸润深度:I A1 期≤3 mm,I A2 期 3~5 mm;两者的水平侵及范围均≤7 mm。

(1) I A1 期

在钳取活检标本中,尽管间质浸润可以观察到,但最终的微小浸润癌诊断只有经过锥切(或子宫切除)标本检查后作出。锥切标本要全面取样,不仅要作出正确的诊断,而且还要明确切缘的状态。在广泛地复习文献的基础上,Ostor 报道在鳞状细胞癌浸润

<1 mm 的 2 274 例患者中,3 例(0.1%)有淋巴结转移,8 例(0.4%)出现浸润性复发;在浸润 1~3 mm 的 1 324 例患者中,7 例(0.5%)出现了淋巴结转移,26 例(2%)有浸润性复发。由于无水平面的浸润限制,故这些病灶不能严格地符合目前 FIGO 所定义的标准,而且这些患者大多数未行淋巴结切除术。Elliott 等报告了 476 例符合 1995 年 FIGO 标准的 I A 宫颈癌,其中 418 例(88%)为鳞癌,58 例(12%)为腺癌。在 180 例行淋巴结切除术的患者中,I A1 肿瘤的淋巴结转移率是 0.8%(1/121)。Roman 等报道 87 例经锥切活检诊断为微小浸润癌,随后重复行锥切活检或子宫切除术,有意义提示留下浸润灶的因素包括:内切缘的状态(内切缘为增生异常患者的残留浸润癌发生率 22%;相比之下,阴性切缘为 3%,P<0.05);内切缘状态和锥切后子宫颈内刮除术(endocervical curettage, ECC)结果综合因素(残留浸润灶在两者阴性中为 4%;在一个阳性中为 13%,在两个阳性中为 33%,P<0.05),而浸润深度和浸润灶的数目无指示残留浸润灶的意义。他们的结论是,内切缘或锥切术后 ECC 含有增生异常或癌,残留浸润灶的危险增高,在确定治疗方案前必须再次行锥切术。

鉴于这些考虑,对于 I A1 期宫颈癌患者治疗,切缘阴性的锥切活检和阴性 ECC 是足够的治疗。如果将来无生育的要求,则考虑筋膜外子宫切除术。如果锥切切缘或者锥切后 ECC 提示增生异常或微小浸润癌,则由于存在广泛病灶可能,在行单纯子宫切除前,应重复行宫颈锥切。

在 I A1 期宫颈癌中淋巴管腔内侵犯不常见,总结文献报告淋巴管侵犯率为 15%。报告淋巴管侵犯率在原发肿瘤浸润深度≤1 mm 病例中为 8.5%,1.1~2.0 mm 者为 19%,2.1~3.0 mm 者为 29%,3.1~5.0 mm 中为 53%。由于淋巴管侵犯的临床意义不确定,故在 FIGO 分期并未提及。因此,在制订治疗计划时可不考虑淋巴结侵犯状况,除非有广泛的淋巴管内侵犯。微小浸润宫颈癌诊治的建议诊治步骤如图 71 - 2 所示。

(2) I A2 期

尽管有相当的文献涉及微小浸润宫颈癌,但有关病变累及 3~5 mm 深度和 7 mm 水平宽度(相当于 1994 年 FIGO 的 I A2 期宫颈癌)的资料仍然有限。1985 年 FIGO 定义 I A2 期包括除了早期间质浸润(通常指约 1 mm 浸润)以外所有病例,因此,一些大宗的欧洲这组病例研究低估病变 3~5 mm 浸

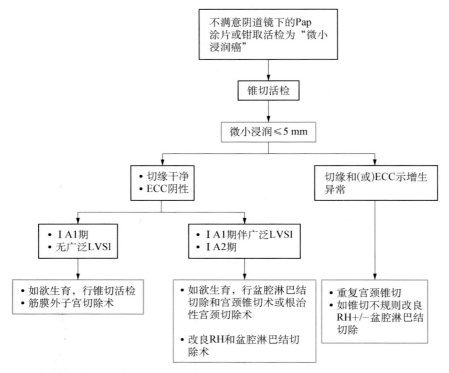

图 71-2　异常 Pap 涂片、阴道镜检查或活检示微小浸润鳞状细胞宫颈癌患者临床处理步骤

ECC(Endocervical curettage):宫颈内膜诊刮术；LVSI(lymph vascular space invasion):淋巴管内浸润；RH(radical hysterectomy):根治性子宫切除术

润患者的淋巴结转移率和浸润性复发率。411 例属于 1985 年 FIGO Ⅰ A2 期鳞状细胞宫颈癌,仅 4 例(1%)与肿瘤相关死亡,12 例(2.9%)局部复发。同样,一项报道在 89 例患者行经腹子宫切除术后,2 例(2.2%)出现了盆壁复发,另外 3 例(3.4%)患者出现局部复发,这 5 例复发患者中 4 例有脉管内浸润。美国的研究者倾向于将浸润少于 3 mm 或无脉管累及病例从ⅠA2 期病例分开,因为这些病例符合 SGO 保守治疗的标准。因此,有为数不多的、主要来自美国的研究报道了 3～5 mm 浸润宫颈癌,尽管这些病例的水平浸润尺度尚不符合现行的 FIGO 标准。这些病例总的淋巴结转移率为 7.3%,见表 71-2;浸润性复发率为 3%,而 2.3%的患者死于该病。大多数患者接受过根治性子宫切除和盆腔淋巴结切除。

表 71-2　宫颈癌 3～5 mm 深度浸润淋巴结转移率(水平浸润不详)

作者	例数	淋巴结转移例数	浸润性复发例数	死亡数
Van Nagell et al.，1983	32	3(9.4%)	3	2
Hasumi et al.，1980	29	4(13.8%)	NS	NS
Simon et al.，1986	26	1(3.8%)	0	0
Maiman et al.，1988	30	4(13.3%)	0	0
Buckley et al.，1996	94	7(7.4%)	5	4
Creasman et al.，1998	51	0(0.0%)	0	0
Takeshima et al.，1999	73	5(9.6%)	3	3
Total	335	24(7.1%)	11(3.6%)	9(2.9%)

NS:未说明

Takeshima 等报道 71 例患者浸润深度 3~5 mm,当水平浸润≤7 mm 时,淋巴结转移率 3.4%,而当水平浸润>7 mm 时,转移率为 9.1%。Elliott 等发现ⅠA2 期患者的淋巴结阳性率 3.4%(2/59)。我们推荐治疗ⅠA2 期宫颈鳞癌的方法为改良的根治性子宫切除术和盆腔淋巴结切除术。有医学禁忌证者,可采用腔内放疗。许多早期宫颈癌患者年纪轻,最关心的问题是保留生育功能。

71.10.2 早期浸润宫颈癌的治疗

一般认为,ⅠB1 期和早ⅡA 期可视为早期浸润性宫颈癌。1994 年 FIGO 认识到肿瘤大小的预后意义,将ⅠB 期肿瘤分成两个亚型,即ⅠB1(原发肿瘤直径大小≤4 cm)和ⅠB2(原发肿瘤直径大小>4 cm)。

尽管采用放疗能达到相同的疗效,但ⅠB1 期患者一直认为是根治性子宫切除术和盆腔淋巴结切除术的最佳适应证。治疗方式的选择主要取决于治疗技术的特长,由于妇科肿瘤专业培训基金的建立,在美国和大多数发达国家,根治性盆腔手术已广泛开展。"诊治模式(patterns of care)"研究中指出,相对于手术技术而言,放疗技术设备却不是那样随处可得,尤其是在三甲级医院以外的单位更是缺乏。当手术和放疗同时可得时,放疗仅用于那些有不适用于手术的患者。因为老年和年轻患者手术并发症几乎相同,所以年龄不是根治性手术的禁忌证。

手术治疗具有彻底切除原发病灶的优点,并可以进行确切的手术分期,继而使得任何的辅助治疗更加有的放矢。另外,手术治疗可以避免可能出现的对膀胱、小肠、大肠、阴道的慢性放射性损伤,这些不良反应常常难以控制。由于未累及血供,手术对上述相同器官的损伤则容易修复得多。性功能障碍通常被低估,但确实有这方面问题,许多经外照射和阴道腔内放射治疗的患者出现了阴道萎缩、纤维化和狭窄。尽管根治性子宫切除后阴道会缩短1.5 cm,但阴道具有弹性,而且在绝经前妇女患者能保留卵巢功能,在绝经后妇女未放疗的阴道对雌激素治疗有较好的反应性。

术前锥切活检对根治性子宫切除术并发症的影响各家报道不一,有报道术后并发症无差别,而所报道的锥切至根治性手术的相隔时间是 6 周,认为延长至根治性手术时间可使组织反应减轻,从而降低术后并发症。其他研究发现,锥切至根治术的间隔时间长短不影响术后并发症,故建议及时手术而不要延误。一般的策略是如锥切切缘累及则立即行根治术,如锥切切缘阴性,则推迟 6 周后手术。

关于根治性子宫切除,1974 年 Piver 等(97)描述了如下 5 种子宫切除术的类型。

1) 筋膜外子宫切除术(extrafascial hysterectomy)(Ⅰ型):即单纯子宫切除,适用于ⅠA1 宫颈癌。

2) 改良根治性子宫切除(modified radical hysterectomy)(Ⅱ型):即基本上是 Ernst Wertheim 所描述的子宫切除术。在于输尿管交汇处结扎子宫动脉,主韧带中间和宫骶韧靠近子宫近端被切除。Piver 等还描述切除上 1/3 阴道,但这并无必要,除非是广泛阴道上皮内瘤(VAIN)3 累及上阴道。在 Wertheim 所描述的手术中不是系统地切除盆腔淋巴结,而是切除增大的淋巴结。改良的根治性子宫切除术适用于ⅠA2 宫颈癌。

3) 根治性子宫切除术(radical hysterectomy)(Ⅲ型):即最常用于治疗ⅠB 期宫颈癌的手术,1944 年最初由 Meigs 记述,于膀胱上动脉或髂内动脉的起始部结扎子宫动脉,切除整个宽度的主韧带。Piver 等最初还描述了于骶骨附着处切除宫骶韧带,切除上半阴道。对于ⅠB 期宫颈癌,很少需要切除如此广泛范围的宫骶韧带和阴道。

4) 扩大的根治性子宫切除(extended radical hysterectomy)(Ⅳ型):与 PiverⅢ型相比有 3 个方面的不同:① 输尿管自宫颈韧带中完全游离;② 膀胱上动脉完全被切除;③ 3/4 的阴道被切除。该术式形成瘘的危险性随之增加,Piver 等选择放疗后小的中央性复发患者实施该术式。

5) 部分盆腔除脏术(partial exenteration)(Ⅴ型):该术式的适应证是中心型复发病灶的切除,复发病灶累及部分远端输尿管或膀胱,相应累及的器官部分被切除后,输尿管重新种植到膀胱。此外,在行根治性子宫切除术时意外地发现远端输尿管被肿瘤包绕,也要考虑实施该术式;否则,放弃手术,改以放疗为主。

根治性子宫切除术的并发症包括术中并发症和术后并发症。术中并发症通常报道的平均失血量为800~1 500 ml,术中有时会伤及盆腔血管、输尿管、膀胱、直肠或闭孔神经,这些损伤应立即发现并及时修补。甚至闭孔神经完全切断通常也不影响行走。

术后并发症:详细的术后并发症发生率难以获

得,但已有数据显示泌尿道感染是最常见的并发症。其他原因如肺不张、切口感染等引起的发热也较常见。静脉血栓毫无疑问被低估,但经采取恰当的预防性措施,肺栓塞不常见。膀胱阴道瘘或输尿管阴道瘘在大约1%的患者中发生。

71.10.3　晚期宫颈癌的治疗

如果临床分期在 ⅠB2 期以上,ⅡA2、ⅡB、ⅢA、ⅢB、Ⅳ期患者,需要进行影像学评估(影像有增大淋巴结的需要穿刺病理学证实)或者分期手术评估腹膜后淋巴结是否转移。同样推荐 MRI 检查评估宫旁浸润的程度以及放疗的随访。细针穿刺对于评估宫旁浸润无显著价值。

如果没有腹膜后淋巴结转移,建议盆腔外照射＋铂类药物为主的化疗＋后装放疗。有部分研究者给予局部晚期患者如 ⅠB2、ⅡA2、ⅡB、ⅢA 患者新辅助化疗,化疗后肿瘤缩小,然后进行手术。但是 Meta 分析显示,这些新辅助治疗后进行手术的患者仅对判断预后有效,对患者的总体生存无益,且增加并发症,影响患者的生活质量,因此指南并不推荐。也有对这些局部晚期患者进行根治性放疗后再行子宫切除,似乎可提高盆腔局部控制率,但患者的总生存率并没有提高,且并发症较多。

如果穿刺或者手术确诊盆腔淋巴结阳性,腹主动脉旁以上部位阴性,建议行盆腔外照射＋铂类为主的化疗＋后装放疗,可选腹主动脉延伸野外照射。

如果穿刺或者手术确诊盆腔淋巴结阳性,腹主动脉旁淋巴结阳性或者阴性,胸部以上淋巴结阴性,可以考虑盆腔和腹主动脉旁淋巴结切除后全盆腔放疗加后装放疗加铂类化疗,加延伸野照射。如果不能切除,则可以直接放、化疗。

如果远处转移为穿刺病理学检查所证实,建议选择参加临床试验或者个体化治疗。

化疗可选同步顺铂每周一次小化疗,或者 3 周一次的顺铂加 5 - FU 联合化疗。也有研究报道同步放、化疗,联合应用顺铂＋吉西他滨与放疗同时或放疗后继续 2 程化疗,可以延长无进展生存期(PFS)和总生存期(OS)。但是这项研究因联合应用产生的毒性反应较大和统计设计的问题而受到质疑。

71.10.4　宫颈癌保育手术治疗进展

早期宫颈癌推荐的治疗方案为根治性手术切除或根治性放疗,但这两种治疗方案均不能保留患者的生育功能。对于尚未生育的年轻宫颈癌患者,保留生育功能的问题愈发重要,常常使医生在制订治疗方案的时候矛盾重重。新颖的保育手术——根治性宫颈切除术最早由 Novak 和 Aburel 提出雏形,30 年前由法国医生 Dargeent 予以完善。然而,考虑到手术的复杂程度及肿瘤学结果的不确定性,这一手术在当时并未广泛开展。Dargent 手术以经阴道的方式切除病变宫颈、上端阴道及宫旁组织,辅以腹腔镜下盆腔淋巴结切除术,这一手术构想的提出确实使宫颈癌保育手术获得突破性进展。预后因素好(如无淋巴结转移、切缘阴性、无 LVI)的患者无需接受进一步辅助治疗,且肿瘤学安全性高。然而,Dargent 手术需要阴式手术技巧,切除宫颈组织的广泛程度也受到质疑。从肿瘤学观点来看,在肿瘤＞2 cm 的患者中开展 Dargent 手术并不安全。此后引进的腹式根治性宫颈切除术就能很好地解决这一问题。当然,对于宫旁切除的肿瘤学价值,在非常早期的宫颈癌患者中仍有争议。因为对于肿瘤＜1 cm,或者肿瘤＜2 cm 且无 LVI 的患者,宫旁切除的广度并不提高肿瘤学安全性,但却使得输尿管损伤等并发症的风险上升。

目前宫颈癌保留生育功能的手术治疗包括 Dargent 手术、单纯宫颈切除或大锥切、新辅助化疗联合保育手术以及腹式根治性宫颈切除术(又分开腹、腹腔镜和机器人手术 3 种)。年轻宫颈癌患者保留生育功能的手术通常仅限于非特殊病理学类型、无淋巴结转移、ⅠB1 期肿瘤≤4 cm 的患者。评估能否进行保育治疗的第一步,是切除淋巴结并评估转移情况。肿瘤大小(≤2 cm 或＞2 cm)和 LVI 是决定选择何种保育手术方式的两个重要因素。单从临床诊治的观点看,选择保育手术的方式主要应基于以下考虑:① 肿瘤预后因素(大小、分期和 LVI 情况);② 术者的技巧水平和治疗团队水平;③ 不同保育手术方式的并发症情况和生育结果;④ 在缺乏Ⅱ期或Ⅲ期临床试验研究结果的情况下,主治医生的观点可能强烈影响治疗方案的选择。

下面将早期宫颈癌接受不同保育手术治疗的肿瘤学结果作一比较。

(1) Dargent 手术

Dargent 手术也即阴式根治性宫颈切除术,目前已有 21 个系列 1 523 名患者接受了保留生育功能的 Dargent 手术。其中 1 065 例为 ⅠB1 期,316 例为 Ⅰ

A 期,另 12 例病期晚于Ⅰ B1 期。这些患者中 401 名患者 LVI 阳性,肿瘤分期和肿瘤大小在某些报道中未有明确数据,但多数Ⅰ B1 期病例的肿瘤直径为 2 cm,且有 84 例明确报道称肿瘤≥2 cm。围手术期并发症主要跟淋巴切除术和输尿管损伤有关。术后并发症主要有淋巴囊肿、淋巴水肿以及环扎相关的宫颈狭窄等。在 1 362 名淋巴结阴性并接受 Dargent 手术的患者中,58 例(4%)复发,24 例(2%)死亡,复发病例中也包括了两名肿瘤较小的神经内分泌肿瘤患者。肿瘤大小和淋巴脉管癌栓是跟复发最相关的因素,在Ⅰ B1 期肿瘤>2 cm 的患者中,14 例(17%)复发。对比之下,617 例Ⅰ B1 期肿瘤<2 cm 的患者中 26 例(4%)复发($P=0.001$)。基于如此高的复发率,肿瘤>2 cm 应当被视为 Dargent 手术的禁忌证。

淋巴血管间隙浸润(lymph-vascular space invasion, LVSI)对于预后的意义较难确定,因为很多研究并未提及这一因素,而提到的研究系列有些将Ⅰ A 和Ⅰ B1 期病例混合,有些将Ⅰ B1 期肿瘤<2 cm 和≥2 cm 的病例混合。更重要的是,LVSI 的预后价值还与另外 3 个因素相关,包括 LVSI 的数量、位置(肿瘤内或是包绕肿瘤)和类型(脉管癌栓或淋巴管癌栓)。所有的研究系列均未有上述信息的记述。在 473 例肿瘤<2 cm 的患者中,311 例 LVSI(一),剩下的患者 LVSI(+),这两部分患者中分别有 14 例(5%)和 11 例(7%)复发,两者间的差异无统计学意义($P>0.05$)。

(2) 单纯宫颈切除术或大锥切

对于淋巴结阴性、无深肌层浸润(无深肌层浸润的定义为:MRI 显示宫颈间质浸润<50%,病理组织学确认肿瘤浸润≤1 cm)的早期患者,宫旁浸润的概率很低,考虑到手术并发症风险,是否需要做宫旁切除术尚有争议。某些研究系列将 LVSI 阴性作为无需行宫旁切除术的标准。但是总体而言,早期低危宫颈癌患者保育手术是否需要做宫旁切除,仍待前瞻性临床研究的结果。

共有 13 个系列的研究纳入了 242 例Ⅰ B1 期肿瘤≤2 cm 的患者,这些患者接受了单纯宫颈切除术或大锥切治疗。除了 4 名患者,其他均接受盆腔淋巴结切除术(全盆腔淋巴清扫术或前哨淋巴结切除术)。值得注意的是这些病例中很少有Ⅰ A 期的患者,12 例患者因淋巴结转移被剔除,71 例的病理学检查报告提示 LVSI(+)。尽管宫颈癌手术的方式各异,却很少有研究具体分析手术标本阳性切缘的概率。Lindsay 等研究者报道,43 名初始 LEEP 治疗的患者,42 例(98%)接受了第 2 次宫颈锥切手术,3 例(7%)甚至接受了第 3 次宫颈切除才获得了完全切净。24 例因各种原因(淋巴结转移、患者选择和阳性切缘等)接受了子宫切除术。除了两项研究外,其他研究的随访时间均超过 2 年。6 名患者复发,其中 2 例初次治疗时有淋巴结转移,4 例为保育术后复发(3 例局灶复发,1 例淋巴结转移)。这 4 例患者中 3 例对 LVSI 情况有具体介绍,其中 2 例有 LVSI(+),1 例有浅表病灶(9 mm×2 mm)但是无 LVSI,后续出现微浸润复发,可见 LVSI 阴性患者复发的概率是较低的。

(3) 新辅助化疗联合保育手术

共有 17 个系列 144 例浸润性宫颈癌患者接受了新辅助化疗联合保育手术的方案,这其中 99 例保留了子宫,15 例(13%)因各种因素(淋巴结转移、阳性切缘、肿瘤进展等)接受了子宫切除术。大多数患者为Ⅰ B1 期,但 114 例中有 28 例(25%,25 例Ⅰ B2 期,3 例Ⅱ A1 期)属于更为晚期的患者。在 85 名Ⅰ B1 期患者中,至少 52 例(61%)的肿瘤直径 2~4 cm。最常用的新辅助化疗为铂类药物为主的三疗程方案。有 3 个研究组探索了动脉(股动脉或子宫动脉)介入化疗,其中一组还联合了静脉化疗。1 例初始为Ⅰ B1 期肿瘤 2 cm 的患者疾病进展,之后接受根治性切除术及辅助治疗。化疗相关的不良反应多为中度,15 例为 3 级血象反应,2 例出现肾功能异常,1 例化疗性肝功能异常。仅有 3 个系列在新辅助化疗前先行淋巴结清扫术,接受初始治疗的患者中,42 例接受了根治性宫颈切除术,51 例接受了单纯宫颈切除术或冷刀锥切,另有 2 例尚未接受手术治疗。关于并发症的信息很少,1 例输尿管损伤,1 例血管损伤以及 1 例术后出血。45 名患者获得完全病理缓解,或仅有非浸润性残留病灶,7 例的反应率超过 50%,31 例残留肿瘤≥3 mm。19 名患者需要接受辅助治疗,15 例需行子宫切除术。需要辅助治疗的原因包括淋巴结转移($n=4$)、大块肿瘤残留($n=6$,其中 3 例行子宫切除,2 例接受化疗,1 例接受放、化疗)、切缘累及($n=8$,其中 7 例行子宫切除,1 例后装放疗)、疾病进展($n=1$)。1 例患者因个人的选择行子宫切除术。需要注意的是,在 8 例切缘阳性患者中,7 例接受了单纯宫颈切除术或锥切术,1 例(该患者有宫旁浸润)接受阴式根治性宫颈切除术。8 例患者中 2 例为 ⅠB2 期病例。所有系列共报道了 54 例妊娠,其中未行宫旁切除术的系列,术后妊娠率最高。在接受新辅助化疗的患者中,需要平衡两个因素,一方面要准确评估哪些患者需要做根治性宫颈切除术来降低的风险,另一方面也需要考虑根治性手术对日后妊娠的负性影响。肿瘤学安全性仍是最重要的问题,99 例保留子宫的患者中 6 例(6%)复发,其中 2 例死亡。在复发的 6 个病例中 2 例初始为 ⅠB2 期,新辅助化疗后的残留病灶分别为 3 mm 和 15 mm,3 例为 ⅠB1 期肿瘤超过 2 cm 的患者,1 例为 ⅠB1 期肿瘤<2 cm。

(4)腹式根治性宫颈切除术

与阴式手术相比,腹式手术在宫旁组织的切除范围方面显然更广。腹式根治性宫颈切除术最早在有一定风险(ⅠB1 期肿瘤>2 cm,LVSI 阳性等)的患者中开展。目前已经有 3 种不同的腹式手术,即开腹根治性宫颈切除术、单纯腹腔镜根治性宫颈切除术和机器人辅助腔镜下根治性宫颈切除术。

1)开腹根治性宫颈切除术:由于这一术式与根治性子宫切除术(妇科肿瘤医生的常规手术)很相近,这一术式有其自身的优点,例如无需采用腹腔镜技术进行盆腔淋巴结切除术,可节省腹腔镜器械的相关费用支出。对于患者而言,开腹根治性宫颈切除术的主要优点在于减少术中并发症发生率。开腹根治性宫颈切除术的手术解剖与根治性子宫切除术类似,故更易为妇科肿瘤专科医生所接受。现有 28 个系列 866 例的报道,多数是过去 5 年内的研究。开腹根治性宫颈切除术中处理子宫动脉的方法有很多种,保留子宫动脉或结扎子宫动脉阴道支,从理论上讲可以更好地促进子宫的血供,从而保留生育功能。早期的开腹根治性宫颈切除术多倾向于保留子宫动脉,但是出于肿瘤学安全性的考虑,对于肿瘤较大的患者,为获得足够的安全切缘,开腹根治性宫颈切除术往往需要切断结扎子宫动脉。为明确子宫动脉的切除对术后子宫血供和妊娠的影响,复旦大学附属肿瘤医院的一项研究通过 CT 血管成像技术(CTA)三维重建,研究开腹的根治性宫颈切除术后残留宫体的血供模式及对子宫功能和妊娠的影响。结果证明术中保留子宫动脉的作用有限。这是首个验证保留子宫动脉的 ART 术后子宫动脉参与供血情况的研究,客观评估 CTA 结果,显示临床上保留子宫动脉的价值有限,从而为 ART 术中切断子宫动脉,扩大手术根治程度提供了理论依据。

2)单纯腹腔镜根治性宫颈切除术:单纯腹腔镜根治性宫颈切除术始于 2002 年,共有 18 个系列报道了 252 例单纯腹腔镜根治性宫颈切除术病例,14 例患者因为高危病理亚型或阳性切缘予剔除。所有患者中 55 例为 ⅠA 期,2 例为 ⅠB2,1 例为 ⅡA 期,其余均为 ⅠB1 期。详细说明肿瘤大小的系列中,42 例为 ⅠB1 期肿瘤>2 cm。6 个系列报道的 93 名患者没有肿瘤大小的详细信息。除了 4 家单位保留患者子宫动脉,其余研究均结扎子宫血管。手术并发症包括 5 例血管损伤,5 例输尿管损伤或术后尿瘘。术中 2 例中转开腹,原因是大出血和血管损伤,其中 1 例发展为子宫坏死。252 名患者中 8 例有阳性切缘,12 个系列的中位随访时间<24 个月(范围 4~66 个月)。238 例患者中的 15 例(6%)复发,其中 7 例肿瘤>2 cm。

3)机器人辅助腔镜下根治性宫颈切除术:机器人辅助腔镜下根治性宫颈切除术始于 2008 年,从 9 个系列 101 例患者的报道来看,12 例患者因为危险因素剔除出组。其中 54 名(53%)的患者为 ⅠB1 期,25 名(25%)的患者为 ⅠA 期。值得注意的是,在 ⅠB1 期肿瘤患者中,11 例(20%)有阳性切缘或切缘很近。只有一个系列报道的随访时间超过 34 个月,另外 4 个系列没有任何随访数据。现有的资料均说明,机器人辅助腔镜下根治性宫颈切除术仍处于可行性评估阶段,对比腹腔镜根治性宫颈切除术,尚无明确的数据对于肿瘤学预后和手术获益给出结论。

(5)保育手术的患者选择

Sonoda 等研究者在一项回顾性分析中指出,MSKCC 1985 年到 2001 年期间大约半数的 40 岁以下接受根治性子宫切除术的宫颈癌患者,可以是保育手术的潜在适宜人群。在中国人群中,复旦大学附属肿瘤医院的一项回顾性研究筛选了 3 220 名患者因为浸润性宫颈癌行根治性子宫切除术的患者,其中 1 638 名患者年龄≤45 岁。根据根治性宫颈切除术的标准,约 36.87% 的患者可能适合接受 ART 手术。

保育术前的患者选择很重要。保育手术适应证最重要的一项是没有淋巴结转移,多数研究认为有淋巴结播散的患者应当接受辅助放、化疗,因此无法保留生育功能。故而理论上来讲,对于符合新辅助化疗条件的患者,应当先行淋巴结切除术评估淋巴结状态,进而决定下一步治疗方案。但是仅有 3 个系列的研究在第一次辅助化疗前行淋巴结清扫术。

多数研究仅在宫颈切除术时行淋巴结清扫,以此避免二次手术的创伤。尽管有些研究认为微小淋巴结转移可以被化疗消除因而不影响保育手术,这样的做法不作为常规推荐。在某些研究中,手术医生采用选择性的淋巴切除术,例如前哨淋巴结切除,或者前哨淋巴结联合全盆腔淋巴结切除。这样的治疗措施可在宫颈切除术前通过冰冻病理评估淋巴结的状态,尤其适合淋巴结转移低危患者。

肿瘤大小和分期是选择保育治疗时需要考虑的第二个重要因素,甚至还决定了保育手术的方式。国际上颇有争议的问题是宫颈癌保育手术能否应用于肿瘤最大径≥2 cm的ⅠB1期患者。Dargent手术应用于肿瘤>2 cm的患者复发率显著增高。有鉴于此,国外诸多学者认为保育手术不适用于肿瘤>2 cm的患者。但也有学者认为,保育手术不适用于肿瘤>2 cm的患者主要基于Dargent手术的经验,而腹式根治性宫颈切除术能切除的宫旁组织广泛程度大于Dargent术,基本等同于传统的宫颈癌根治术,因此腹式根治性宫颈切除术或可应用于肿

瘤>2 cm的患者。鉴于腹式根治性宫颈切除术开展较少,临床上缺乏该手术应用于肿瘤>2 cm患者的研究数据,复旦大学附属肿瘤医院自2004年起将腹式根治性宫颈根治术应用于肿瘤最大径≥2 cm的ⅠB1期患者。研究报道的220例患者中包括了86例≥2 cm的ⅠB1期患者,中位随访时间>38个月,复发率仅2.3%。这一数据与传统的不保留生育功能的根治性子宫切除术相比,生存率等同、甚至优于传统的根治性子宫切除术,术后患者的妊娠率为16.4%。据此提出腹式根治性宫颈切除术能切除的宫旁组织更广,并能直视下从宫颈峡部切断宫颈。因此对于最大径在2~4 cm的外生性肿瘤,谨慎选择合适的患者,腹式根治性宫颈切除术是安全有效的治疗术式(表71-3)。MRI可以准确评估肿瘤大小、侵犯深度以及上段肿瘤距离宫颈管内口的距离,被认为是保育术前评估的最佳影像学手段。为了确认宫颈管内口没有肿瘤侵犯,多数研究组在术中采用冰冻病理的方法评估上切缘。如果上切缘阳性,则放弃保留生育功能手术,转为子宫切除。

表71-3　复旦大学附属肿瘤医院早期宫颈癌行腹式根治性宫颈切除术的指征

1. 病理复片确认浸润性宫颈癌,病理类型包括:鳞癌、腺癌和腺鳞癌
2. 肿瘤最大径≤4 cm
3. FIGO ⅠA1期伴有淋巴脉管浸润,或FIGO ⅠA1期切缘阳性,或锥切后宫颈阴道解剖结构改变不适合行阴式手术者;ⅠA2期或ⅠB1期肿瘤
4. 有保留生育功能的愿望
5. 无临床不孕病史
6. 胸部影像学检查未发现转移病灶
7. 术前盆腹腔MRI或其他影像学检查无盆腔淋巴结转移的证据,肿瘤局限于宫颈
8. 患者不适合行阴式手术
9. 锥切术后至少4~6周,避免急性炎症期手术
10. 患者年龄≤45岁

选择保育治疗时需要考虑的第三个重要因素是组织学类型。多数研究者认为某些恶性程度高的肿瘤如去分化肿瘤、神经内分泌肿瘤,即使肿瘤很小,考虑到这类肿瘤特殊的生物学行为,多数研究认为这类患者不适合行保育治疗。曾有两名神经内分泌肿瘤患者接受了Dargent手术,但2例均在术后复发。宫颈腺癌不属于保育手术的禁忌证,但在ⅠB1期肿瘤≤2 cm且没有脉管癌栓的腺癌患者中,有少数病例报道孤立的卵巢复发,提示这类患者接受保育治疗有一定风险。对于腺鳞癌,特别是某些分化差的病例(磨玻璃样细胞癌),由于报道的数据太少,

目前尚无指导保育治疗的共识。综合而言,这类患者行保育手术的决定要非常谨慎。

关于深肌层侵犯和淋巴脉管癌栓的意义,有研究认为这两个均为复发的预后因素。有研究建议,对于肉眼可见病灶的患者可以先做一个"分期性锥切"来判定有无淋巴脉管癌栓、深肌层浸润等因素。也有研究认为肌层浸润>1 cm或2/3肌层浸润,将是保育手术的相对禁忌证。在制定保育治疗策略时,少有研究考虑肿瘤分化这一因素。目前尚未有对ⅠB2或ⅡA1期患者保育治疗的推荐方案,多数学者认为这类病期的患者行保留生育功能治疗是不

可取的。

表 71-4 对 6 类宫颈癌保育手术的指征和禁忌证做了总结。总体而言,保育治疗仅限于病期早于ⅠB期、肿瘤直径<4 cm 的患者。对于肿瘤直径≤2 cm 的患者,有 3 种可以选择的治疗方式:Dargent 手术、单纯宫颈切除(大锥切)或腹式根治性宫颈切除术。这类患者不建议做新辅助化疗。Dargent 手术和单纯宫颈切除术或大锥切的肿瘤学效果,取决于有无 LVSI。从文献报道,无 LVSI 浸润的 2 cm 以下的宫颈癌术后无一例复发。另一个值得注意的地方是,单纯宫颈切除术多数要求获得 8~10 mm 的安全切缘,而大锥切手术的切缘距离会更小。对于 LVSI 阳性但肿瘤直径<2 cm 的患者,可选择的治疗方案包括 Dargent 手术和腹式根治性宫颈切除术。从肿瘤学安全性看,162 例接受 Dargent 手术的患者中 11 例(6%)复发,这一复发比例尚可接受。对于 LVSI 阳性但肿瘤直径<2 cm 的患者,到底是选择 Dargent 手术还是腹式根治性宫颈切除术,需要考虑手术团队擅长的技巧。对于ⅠB1 期肿瘤直径>2 cm 的宫颈癌患者,Dargent 手术的研究显示84 例患者中 14 例复发,复发率高达 17%,因而对于

这类患者,Dargent 手术被视为禁忌,而可以考虑的治疗方案有两种:新辅助化疗联合保育手术或腹式根治性宫颈切除术。有文献报道 345 例ⅠB1 期肿瘤直径>2 cm 的患者中,52 例采用新辅助化疗,209 例接受腹式根治性宫颈切除术(167 例开腹根治性宫颈切除术,42 例腹腔镜根治性宫颈切除术)。18 例复发患者中 3 例(6%)接受新辅助化疗,15 例(7%)接受腹式根治性宫颈切除术(8 例开腹手术、7 例腔镜手术)。腔镜根治性宫颈切除术患者术后复发率高于开腹根治性宫颈切除术,但未有文献分析原因。新辅助化疗后,8 例(7%)接受单纯宫颈切除术或腹式根治性宫颈切除术的患者切缘阳性。接受新辅助化疗后的患者总复发率为 6%,这一复发率看似可以接受,但需要考虑研究的随访时间较短(≤2 年),长期随访的复发率可能更高。从生育的角度看,新辅助化疗后怀孕的报道略高于腹式根治性宫颈切除术(69% vs. 49%)。总体而言,新辅助化疗联合保育手术治疗肿瘤ⅠB1 期肿瘤直径>2 cm 患者的确切疗效有待前瞻性大样本临床研究的长期随访结果。

表 71-4　6 类宫颈癌保育手术的指征和禁忌证

分期	Dargent 手术(阴式根治性宫颈切除术)	单纯宫颈切除术或大锥切	新辅助化疗联合保育手术	腹式根治性宫颈切除术		
				开腹手术	腔镜手术	机器人手术
ⅠB1 期肿瘤直径<2 cm,LVSI 阴性	不建议	建议单纯宫颈切除,大锥切的安全性尚需进一步研究	不建议	不建议	不建议	不建议
ⅠB1 期肿瘤直径<2 cm,LVSI 阳性	可行	可行	可行	可行	可行	可行
ⅠB1 期肿瘤直径≥2 cm	禁忌(不安全)	禁忌(不安全)	可能可行,尚需进一步研究数据	可行	可行	尚无数据
ⅠB2 期	禁忌(不安全)	禁忌(不安全)	可能可行,尚需进一步研究数据	可能可行,尚需进一步研究数据	禁忌(不安全)	禁忌(不安全)
预后较差的特殊病理亚型(如透明细胞癌、神经内分泌肿瘤)	禁忌(不安全)	禁忌(不安全)	禁忌(不安全)	禁忌(不安全)	禁忌(不安全)	禁忌(不安全)
淋巴结转移	禁忌(不安全)	禁忌(不安全)	禁忌(不安全)	禁忌(不安全)	禁忌(不安全)	禁忌(不安全)

LVSI:淋巴脉管癌栓

71.10.5　宫颈癌放疗进展

放疗是宫颈癌主要的治疗方法之一，近 30 年来随着计算机技术的发展，放疗技术获得巨大的发展。在宫颈癌放疗方面，进展主要包括同期放疗和化疗、外照射的精确放疗和内照射的精确放疗。

（1）同期放、化疗

含铂类化疗方案的同期放、化疗是近 20 年宫颈癌治疗中的一大进步。同期化疗减少了 50% 的盆腔复发，使宫颈癌的总生存率提高了 5%～20%。对于早期宫颈癌术后具有高危因素的患者（切缘阳性、淋巴结转移、宫旁浸润），SWOG87 - 97 临床试验显示术后同期放、化疗较单纯术后放、化疗 5 年总生存率提高了 10%（81% *vs.* 71%）。术后具有中危因素是否需要同期化疗，Ⅲ期多中心临床试验正在进行。回顾性研究显示具有中危因素的宫颈癌术后患者同样能从同期化疗中获益。大部分临床试验显示ⅠB2～ⅣA 期宫颈癌患者接受根治性放疗时同期给予化疗能提高总生存率。GOG123 研究的 5 年总生存率提高 9%，NCIC 研究提高 4%，GOG85 研究提高 18%。因此同期放、化疗是宫颈癌根治性放疗及术后有高危因素患者的标准治疗方法。

Meta 分析的结果显示同期化疗可明显提高宫颈癌的无病生存（DFS）率及总生存（OS）率，并且含铂类的化疗方案优于不含铂类的化疗方案，对比非含铂类的化疗方案，含铂类的化疗方案是同期化疗的主要治疗方案，其中最主要的 2 个方案是顺铂周疗方案（顺铂，40 mg/m²，每周化疗 1 次）及顺铂＋氟尿嘧啶的 3 周化疗方案［顺铂 50～75 mg/m²＋氟尿嘧啶 4 g/（m² · 96 h）］。

（2）外照射的精确放疗

同期放、化疗成为宫颈癌的标准治疗，必然导致更高的治疗相关毒性及不良反应，降低患者的耐受性。精确放疗能在保证治疗靶区剂量覆盖的同时尽可能地保护正常组织，减少正常组织受照射的剂量和体积，减少放疗的毒性及不良反应。调强放疗是精确放疗最常采用的方法。早期的剂量学研究显示对比三维适形放疗、调强放疗的 V30 体积，小肠减少了 52%，直肠减少了 66%，膀胱减少了 36%，剂量上的减少能带来不良反应的减少。Mundt 等的研究显示 40 例患者接受盆腔的调强放疗同期顺铂化疗，30 例患者接受传统的放疗，调强放疗患者较非调强放疗患者二级胃肠道反应减少了 31%，并且有 75% 的调强放疗患者不需要止泻治疗，而对照组只有 34% 的患者不需要

止泻治疗。保护骨髓的调强放疗能减少中性粒细胞减少的发生率。调强放疗使患者获益的另一项是剂量的提高。调强放疗能在不产生严重并发症的情况下对盆腔或腹主动脉旁转移淋巴结进行加量，使肿大淋巴结剂量达到 60 Gy 以上，可能提高这类转移患者的生存率。虽然调强放疗具有潜在的益处，但还无随机对照试验比较调强放疗与传统放疗的效果，不清楚调强放疗是否能提高宫颈癌患者的总生存率。

（3）内照射的精确放疗

传统的拍正交片的近距离放射治疗以 A 点作为处方剂量点，处方剂量经常不能很好地覆盖肿瘤，研究显示以 A 点作为剂量参考点ⅠB1、ⅠB2、ⅡB、ⅢB 期宫颈癌处方剂量的剂量线分别只能覆盖 98.5%、89.5%、79.5% 和 59.5% 的肿瘤体积，并且不能根据肿瘤的大小部位进行个体化的治疗。2005 年 GEC - ESTRO（Groupe Européen de Curiethérapie-European Society for Therapeutic Radiology and Oncology）对宫颈癌影像引导的近距离放疗进行规范推荐，这个推荐被快速临床应用。大部分的回顾性研究显示影像引导的近距离放疗提高了总生存率，减少了毒性及不良反应。奥地利维也纳大学的研究显示 3 年 OS 提高了 9%（64% *vs.* 53%），3～4 级毒性及不良反应降低了 12%（10% *vs.* 22%）。丹麦奥尔胡斯大学的研究显示 3 年总生存率提高了 16%（79% *vs.* 63%），3～4 级毒性及不良反应降低了 8%（7% *vs.* 15%）。荷兰莱顿大学的研究显示 3 年总生存率提高了 43%（8% *vs.* 43%），3～4 级毒性及不良反应降低了 18.4%（3% *vs.* 21.4%）。STIC 研究显示 3 年总生存率提高了 19%（74% *vs.* 55%），3～4 级毒性及不良反应降低了 20.1%（2.6% *vs.* 22.7%）。虽然这些研究都是非随机对照的研究，不能明确影像引导的近距离放疗一定优于传统的近距离放疗，但是影像引导的近距离放疗在宫颈癌的治疗中是可行的，是否优于传统的近距离放疗有待随机对照研究的结果。

71.11　复发癌的治疗

71.11.1　宫颈复发癌的临床表现及诊断

宫颈癌治疗后需要密切随访，约 70% 的复发发生在 2 年以内。复发的患者治疗前必须经病理学证实，复发的症状因复发部位的不同而异，通常表现为复发病灶的压迫症状如疼痛、水肿、肾脏积水等。阴

道残端复发可能有阴道排液增多。

71.11.2 宫颈复发癌的治疗策略

宫颈癌的复发需要根据复发的部位、前期治疗方式以及患者的症状来综合考虑。目前，国内外对转移复发宫颈癌的治疗趋势是采用多种手段的综合治疗。无论初次治疗的方法是手术还是放疗，均由于解剖变异、周围组织粘连及导致的并发症，给治疗带来了一定的困难，并易造成更严重的并发症。因此，在再次治疗前除详细询问病史外，还应做钡灌肠、全消化道造影、乙状结肠镜以及静脉肾盂造影等，以了解复发转移病灶与周围组织的关系，评价以前的放射损伤范围和正常组织的耐受程度等，从而在考虑以上特殊情况后，选择最适宜的个体化治疗。

局部复发的患者仍然可以考虑根治性治疗，放疗、手术和（或）化疗。能够进行再次局部根治性治疗的患者仍然可以获得较长的生存时间。如果前期没有经过放疗，或者位于放疗野外复发，可以给予精准放疗±化疗±后装放疗。如果可以手术切除，建议手术。化疗可选顺铂和5-FU。如果前期使用过顺铂化疗的，可以选用卡铂、紫杉醇或者吉西他滨单独或联合应用。

（1）放疗后中央性复发

如果是放疗后的中央性复发，可以考虑盆腔除脏术±术中放疗。放疗后局部复发宫颈癌的治疗：大多数放疗后盆腔局部复发的宫颈癌患者并不适合再次放疗，对于这些患者来说盆腔脏器切除术（pelvic exenteration）是唯一的根治性治疗方法。近年来，由于手术技术不断改进如盆腔填充、回肠代膀胱以及阴道重建术等，使手术并发症及病死率明显下降，多数文献报道病死率＜10％，5年存活率明显改善，达30％～60％。影响手术后生存的主要因素有：初次治疗后无瘤生存期、复发病灶的大小和复发病灶是否累及盆侧壁。文献报道初次治疗后无瘤生存期＞6个月，复发病灶直径＜3 cm和盆侧壁未累及的患者存活期明显延长。由于放疗后出现广泛纤维化，导致术前判断复发灶是否累及盆侧壁比较困难，有学者认为单侧下肢水肿、坐骨神经痛及尿路梗阻这3种临床表现预示复发病灶已累及盆侧壁，实行盆腔脏器切除术的失败率增加，建议施行姑息性治疗。另外，老年妇女并不是盆腔脏器切除术的反指征。尽管术前进行了严密的评估，但仍有1/3的患者术中发现有盆腔外转移、腹主动脉旁淋巴结转移，以及病灶已累及盆侧壁，因此临床医生应有充分的思想准备，并加强与患者及家属的沟通。也有作者建议对病灶直径＜2 cm的中心性复发患者可采用子宫根治术（radical hysterectomy），但术后易发生泌尿系统的并发症。

（2）子宫根治术后局部复发宫颈癌的治疗

对于子宫根治术后局部复发的宫颈癌患者治疗方法有两种：一是选择盆腔脏器切除术，二是选择放疗。据文献报道其5年存活率为6％～77％。有关影响该类患者治疗后预后的因素主要为初次治疗后的无瘤生存期、复发灶的部位和大小。中心性复发患者的预后好于盆侧壁复发者，对于病灶不明显的中心性复发患者再次治疗后10年存活率可达77％，病灶直径＜3 cm的中心性复发患者10年存活率为48％，而对于病灶直径＞3 cm的中心性复发患者则预后很差。对于体积较小的复发患者往往可通过增加体外放射的剂量提高局部控制率，但对于体积较大的复发患者来说，增加放射剂量并不能改善其预后。因此，为提高子宫根治术后局部复发患者的存活率，关键是加强初次治疗后的随访，争取及早诊断其复发。

非中央型复发患者可以选择外照射±化疗，手术切除±术中放疗、化疗、姑息支持治疗，或者参加临床试验等。对于前期进行过二线精确治疗复发的患者，不论是手术还是放疗，预后都非常差，只能进行化疗或者支持治疗，参加临床试验。

（3）远处转移复发

对于有远处转移复发的患者，基本不能治愈。推荐进行姑息性化疗、支持治疗、临床试验等。如果有孤立转移病灶，如肝、肺、骨等，可以考虑局部治疗后放疗或者化疗。这些高选择病例可以局部治愈，偶有长期生存的报道。

（4）全身化疗

对转移性宫颈癌患者而言，全身化疗可作为一种姑息性治疗措施。目前有许多有效的化疗方案，其中顺铂（DDP）是最有效的化疗药物。许多研究已证明以顺铂为基础的联合化疗治疗后其缓解率、无进展生存期均明显好于单一顺铂化疗者，但总的生存期两者则没有明显差异，因此目前对于转移性宫颈癌是选择联合化疗还是选择单一顺铂化疗尚有争论。另外，迄今尚无随机研究来比较化疗与最佳支持治疗（best supportive care）对此类宫颈癌患者生存期、症状缓解和生活质量（quality of life）影响的差异。

近来已有许多药物临床试验如紫杉醇（taxol）、长春瑞滨（vinorelbine）、健择（gemcitabine，吉西他滨）、伊立替康（irinotecan）等与顺铂联合治疗局部晚期宫颈癌和（或）复发转移宫颈癌的Ⅱ期研究发现有效率为

40%~66%,其中局部晚期宫颈癌的疗效明显好于复发转移宫颈癌,但与既往报道的以顺铂为基础的化疗相比疗效无明显提高。GOG169 比较了顺铂单药(50 mg/m²)与顺铂联合 Taxol(顺铂50 mg/m²,Taxol 135 mg/m²)治疗28 例复发和Ⅳ B 期宫颈癌患者的有效率、无进展生存期和总生存期,尽管最后结果显示联合化疗组 OS 没有提高,但是 PFS 和有效率明显高于单用顺铂者,且患者的生活质量明显提高。GOG179 临床试验比较了拓扑替康联合顺铂与传统化疗的作用,发现实验组 OS 提高了2.9个月,但是不良反应明显增加,主要表现在重度骨髓抑制。GOG204 临床试验对比研究了几种联合化疗方案的有效率,紫杉醇+顺铂、拓扑替康+顺铂、健择+顺铂,结果提示紫杉醇+顺铂组有延长 OS 的趋势,较其他组延长了2.9个月,尽管其没有统计学上的显著性意义。鉴于初次治疗大部分患者采用了顺铂为主的放、化疗或者放疗增敏,复发患者的治疗对于顺铂的使用有所顾忌。GOG240 试验研究了卡铂替代顺铂联合紫杉醇的有效性,结果显示卡铂联合紫杉醇的疗效不低于顺铂联合紫杉醇的疗效,且不良反应有所降低。这项研究同时比较了联合化疗加上贝伐珠单抗的效果。

白蛋白结合型紫杉醇是用人血白蛋白为载体结合包裹紫杉醇,可以定向肿瘤局部积聚。又因为不含有毒溶媒,可用剂量比普通紫杉醇大,因此具有较好的抗肿瘤效果。近期的临床研究表明,单药白蛋白紫杉醇治疗复发性宫颈癌的缓解率为28.6%,中位 PFS 和 OS 分别为5.0个月和9.4个月。联合铂类治疗的缓解率为50%,中位 PFS 为9.1个月,OS 为16.6个月。与抗血管生成药物联用,中位 PFS 和 OS 分别为6.9个月和14.02个月。而且,患者很少有过敏反应,不需预处理。常见的不良反应包括血液学毒性、神经毒性等,消化道反应小。因此,NCCN 指南把白蛋白结合型紫杉醇作为二线选择的药物列入。

(5)放疗

作为局部治疗手段对缓解转移部位疼痛和治疗骨、脑转移灶有明显作用,Meta 分析结果显示短疗程放疗与长疗程化疗效果相似,因此对于预计生存期较短的转移性宫颈癌患者给予短疗程放疗可提高生活质量。

(6)正在发展中的生物治疗

血管生成抑制剂用于生物治疗在阻止肿瘤生长和进展,甚至清除较小体积残余病灶方面可能有效。近年来,积累了一些有关血管生成在局部进展性宫颈癌中发挥作用的证据。在一个对111 例患者的研究中,

Cooper 等发现肿瘤的血管生成(可由肿瘤的微血管密度即 MVD 来反映)是 COX 多因素分析中的一个重要的预后因素,它与较差的肿瘤局部控制及较差的总生存率有关。在166 例行根治性子宫切除术的Ⅰ B 期宫颈癌患者中,Obermair 等发现当 MVD<20/HPF 时,患者的5 年生存率得到改善,为90%,而当 MVD>20/HPF,患者的5 年生存率为63%。另外,已经发现 VEGF 受体的表达也与宫颈癌中的 MVD 成正比。

VEGF 的单克隆抗体在各种临床前实体瘤模型中呈现出治疗作用。贝伐珠单抗(bevacizumab,rhuMAb VEGF)是一种 VEGF 单克隆抗体,Genentech 公司已经将它发展并应用于临床,在实体瘤患者中诱导肿瘤生长的抑制,与细胞毒性化疗药物联用于延缓转移性实体瘤的进展。GOG240 的结果显示联合贝伐珠单抗+化疗优于单纯化疗,但是也出现了一些严重的不良反应,主要有高血压、血栓、胃肠道穿孔。因此,使用前需要全面评估患者的脏器功能。

(7)免疫治疗

GOG 的一项 Ⅰ b 期临床试验,评价了帕姆单抗治疗进展期 PD - L1 阳性宫颈癌的安全性和有效性。24 名宫颈癌患者接受帕姆单抗10 mg/kg,每2周1次,共治疗24 个月,中位随访11.0 个月。PR 为20%,另外 SD 为13%,中位反应持续时间为5.4个月。治疗相关不良事件发生率为75%,但是患者耐受性良好。至研究终点仍有2 例患者在治疗中。目前有多项免疫治疗的临床试验在研究中,包括联合靶向治疗、联合放射治疗或者联合化疗等,未来的宫颈癌患者将会有更多治疗选择。

71.11.3 宫颈复发癌的预后

总体来说,宫颈癌复发后治疗效果欠佳。大多数复发转移宫颈癌发生在初次治疗后的2 年内,其治疗十分困难,预后极差,平均存活期仅13~17 个月。也有报道长期生存的患者,但是仅限于局部治疗有效的患者,远处复发或者多发转移的患者治疗效果极差,生存时间甚至不足数月,推荐给予最佳支持治疗以提高生活质量为主。

71.12 妊娠相关宫颈癌

71.12.1 临床表现及诊断

与妊娠相关的宫颈癌尚无标准的定义,有学者定义为仅在妊娠期间诊断的宫颈癌,又有学者认为

应包括分娩后 12 个月内诊断的宫颈癌。在美国南加利福尼亚州的妊娠期间诊断宫颈癌的一组病例报告中,浸润性宫颈癌的发病率是每 10 000 次妊娠出现 1.2 例,即每 8 333 次妊娠有 1 例。在包括产后 12 个月在内的妊娠期宫颈癌的文献综述中,Hacker 等报道每 10 000 次妊娠有 4.45 例浸润性宫颈癌,即 2 205 次妊娠 1 例。每 34 例宫颈癌有 1 例是在妊娠或产后 12 个月内诊断的。

（1）症状

包括阴道出血、阴道排液、性交后出血及盆腔

痛,但约 20％的患者无症状。易误认为妊娠期间的异常出血系妊娠相关原因造成,因此耽误宫颈癌诊断很常见。

（2）诊断

确诊依赖于出现症状患者的阴道镜检查、异常涂片和宫颈可见肿瘤的活检。由于会造成出血、流产和早产等并发症,故宫颈锥切活检应严格掌握指征。妊娠期间涂片异常的诊治步骤如图 71－3 所示。

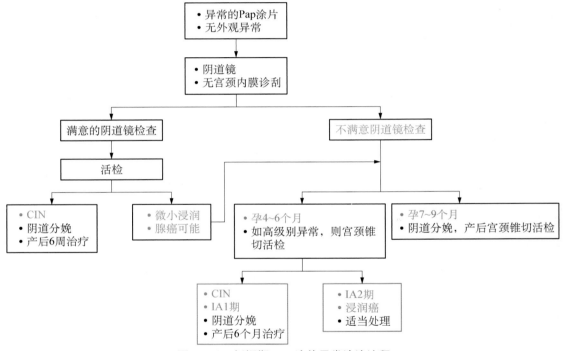

图 71－3　妊娠期 Pap 涂片异常诊治流程

由于存在出血的风险,对妊娠期的低级别病变应考虑仅予阴道镜观察而不予活检

（3）期别和孕周的分布

因为妊娠患者都在医学监护下,Pap 涂片应该作为常规的产前检查,所以大多数妊娠宫颈癌患者诊断病期较早。Hacker 等报告 64.3％患者在妊娠头 3 个月得到诊断,在妊娠中间 3 个月诊断 60.6％患者属Ⅰ B 期肿瘤。不幸的是,由于症状容易被忽视,致 51.6％患者产后才得到诊断。诊断越晚,宫颈癌越趋晚期。

（4）分期

妊娠期宫颈癌的分期因保护胎儿免受 X 线照射

而变得复杂,由于妊娠造成的宫颈和宫颈组织水肿,使宫颈和宫旁的诊断不准确。妊娠期 MRI 可以用确定肿瘤大小、宫颈外的转移和增大的淋巴结。

71.12.2　治疗

妊娠期宫颈癌的治疗见图 71－4。所有的治疗方案应与孕妇及其家属充分讨论后决定,应考虑到治疗可能对孕妇和胎儿产生的危险性。有些孕妇患者准备自己冒险而换取胎儿的存活,她们的意愿必须得到尊重。

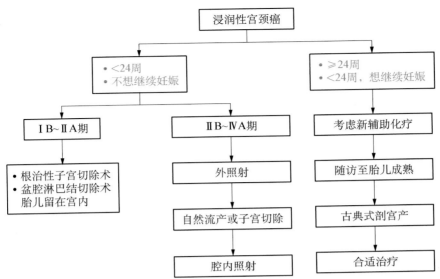

图 71-4　妊娠期浸润性宫颈癌的治疗流程

通常如果经宫颈锥切诊断为宫颈癌ⅠA1 期,而且切缘阴性,则可以等待妊娠足月后阴道分娩。对于较晚期患者,治疗受到肿瘤期别和孕期的影响。对于在孕期 20 周前诊断的患者,建议立即治疗不要耽搁,对于孕期 28 周以后的患者,则要等待胎儿成熟。在 20 周和 28 周妊娠间诊断宫颈癌的患者面临进退两难的境地。由于妊娠使得治疗计划延迟似乎不会严重影响预后,至少在体积小的ⅠB 期肿瘤如此,但是不可能为任何个体提供准确的危险估计。如果孕妇病灶属局部晚期而又不愿终止妊娠,应考虑予以新辅助化疗,以期防止肿瘤发展,并等待胎儿成熟。如果为了胎儿的存活而决定推迟治疗,则最重要的是确定胎儿发育正常,并有充足的时间等待胎儿成熟,这应与产科和新生儿科医生共同研究。除非宫颈病灶经锥切而除掉,否则建议的分娩方式为剖宫产。但是,从几个回顾性研究看,尚无证据说明阴道分娩会使预后变差。患者病变适合手术者,应予根治性子宫切除和盆腔淋巴结切除术,或让胎儿留在宫腔(胎儿发育前),或剖宫产后手术。胎儿发育成熟前,如考虑采取放疗,则通常先用外照射,等待自然流产。如果在腔内放疗前尚未流产,应行子宫切除术,同时行盆腔淋巴评估。

1982 年 Hacker 等复习文献后总结认为,所有期别的妊娠期宫颈癌,特别是Ⅰ期患者,总的预后与非妊娠期相仿,最好的结果与Ⅰ期患者所占比例相关。对于晚期患者,妊娠与预后负相关,最近的配对对照研究证明了妊娠和非妊娠宫颈癌的相同生存率。

71.13　残端宫颈癌

71.13.1　诊断

由于良性疾病次全子宫切除,切除子宫体,残留宫颈,发生宫颈癌。1%～3%的次全子宫切除术后患者会发生宫颈癌,残端宫颈癌占总宫颈癌的 2%～9%。残端宫颈癌的症状、体征、诊断及分期都与有完整宫体的宫颈癌完全相同。

71.13.2　治疗

宫颈癌的治疗原则适用于残端宫颈癌。早期残端宫颈癌选择手术治疗,手术范围与有完整子宫的宫颈癌相同,由于粘连手术难度可能较大。不能手术的患者选择根治性放疗,外照射原则与有完整子宫的宫颈癌相同。内照射需在残留宫颈管内插入宫腔短管施源器,需插入完整的残留宫颈管,宫腔管施源器要联合阴道卵圆体施源器或环形施源器或阴道柱形施源器。子宫切除后肠管可能粘连在宫颈管的残端,因此在制订放疗计划时要注意包括粘连的肠管,避免肠瘘的发生。插植治疗能提供更好的靶区剂量覆盖,是针对残端宫颈癌很好的治疗选择。

71.13.3　预后

　　残端宫颈癌的预后与有完整宫体的宫颈癌的预后类似,两者在总生存率、复发部位、复发率及转移率方面都是类似的。Hellstrom 等回顾性分析 161例残端宫颈癌,残端宫颈癌的分期比有完整子宫的宫颈癌分期更晚,并且残端宫颈癌接受更小的放疗剂量,但两者的 OS 差异无统计学意义。

(李　琎　居杏珠　柯桂好　吴小华)

主要参考文献

［1］乐杰. 妇产科学［M］. 第 7 版. 北京:人民卫生出版社,2008,263－268.

［2］曹泽毅. 妇科常见肿瘤诊治指南［M］. 第 2 版. 北京:人民卫生出版社,2007,23－40.

［3］Arbyn M, Dillner J. Review of current knowledge on HPV vaccination: an appendix to the European Guidelines for Quality Assurance in Cervical Cancer Screening［J］. J Clin Virol, 2007,38:189－197.

［4］Doorbar J, Quint W, Banks L, et al. The biology and life cycle of human papillomaviruses［J］. Vaccine, 2012,30:F55－70.

［5］Duenas-Gonzalez A, Zarba JJ, Patel F, et al. Phase Ⅲ, open-label, randomized study comparing concurrent gemcitabine plus cisplatin and radiation followed by adjuvant gemcitabine and cisplatin versus concurrent cisplatin and radiation in patients with stage ⅡB to ⅣA carcinoma of the cervix［J］. J Clin Oncol, 2011,29:1678－1685.

［6］Gaffney DK, Erickson-Wittmann BA, Jhingran A, et al. ACR Appropriateness Criteria(R) on Advanced Cervical Cancer Expert Panel on Radiation Oncology-Gynecology［J］. Int J Radiat Oncol Biol Phys, 2011,81:609－614.

［7］Goff BA, Muntz HG, Paley PJ, et al. Impact of surgical staging in women with locally advanced cervical cancer［J］. Gynecol Oncol, 1999,74:436－442.

［8］Goldberg GL, Sukumvanich P, Einstein MH, et al. Total pelvic exenteration: the Albert Einstein College of Medicine/Montefiore Medical Center Experience (1987 to 2003)［J］. Gynecol Oncol, 2006,101:261－268.

［9］Kim HS, Sardi JE, Katsumata N, et al. Efficacy of neoadjuvant chemotherapy in patients with FIGO stage ⅠB1 to ⅡA cervical cancer: an international collaborative meta-analysis［J］. Eur J Surg Oncol, 2013,39:115－124.

［10］Kitagawa R, Katsumata N, Shibata T, et al. Paclitaxel plus carboplatin versus paclitaxel plus cisplatin in metastatic or recurrent cervical cancer: The Open-Label Randomized Phase Ⅲ Trial JCOG0505［J］. J Clin Oncol, 2015,33(19):2129－2135.

［11］Kohler C, Mustea A, Marnitz S, et al. Perioperative morbidity and rate of upstaging after laparoscopic staging for patients with locally advanced cervical cancer: results of a prospective randomized trial［J］. Am J Obstet Gynecol, 2015,213:503 e501－507.

［12］Landoni F, Sartori E, Maggino T, et al. Is there a role for postoperative treatment in patients with stage Ⅰb2－Ⅱb cervical cancer treated with neo-adjuvant chemotherapy and radical surgery? An Italian multicenter retrospective study［J］. Gynecol Oncol, 2014,132:611－617.

［13］Leath CA, 3rd, Straughn JM, Jr. Chemotherapy for advanced and recurrent cervical carcinoma: results from cooperative group trials［J］. Gynecol Oncol, 2013,129:251－257.

［14］Long HJ, Bundy BN, Grendys EC, et al. Randomized phase Ⅲ trial of cisplatin with or without topotecan in carcinoma of the uterine cervix: a Gynecologic Oncology Group Study［J］. J Clin Oncol, 2005,23:4626－4633.

［15］Lorusso D, Petrelli F, Coinu A, et al. A systematic review comparing cisplatin and carboplatin plus paclitaxel-based chemotherapy for recurrent or metastatic cervical cancer［J］. Gynecol Oncol, 2014,133:117－123.

［16］Lutz ST, Chow EL, Hartsell WF, et al. A review of hypofractionated palliative radiotherapy［J］. Cancer, 2007,109:1462－1470.

［17］Monk BJ, Tewari KS, Koh W-J. Multimodality therapy for locally advanced cervical carcinoma: state of the art and future directions［J］. J Clin Oncol, 2007,25:2952－2965.

［18］Moore DH, Blessing JA, McQuellon RP, et al. Phase Ⅲ study of cisplatin with or without paclitaxel in stage ⅣB, recurrent, or persistent squamous cell carcinoma of the cervix: a gynecologic oncology group study［J］. J Clin Oncol, 2004,22:3113－3119.

［19］Patel S, Liyanage SH, Sahdev A, et al. Imaging of endometrial and cervical cancer［J］. Insights Imaging, 2010,1:309－328.

［20］Penson RT, Huang HQ, Wenzel LB, et al. Bevacizumab for advanced cervical cancer: patient-reported outcomes of a randomised, phase 3 trial (NRG Oncology-Gynecologic Oncology Group protocol 240) [J]. Lancet Oncol, 2015,16:301 - 311.

[21] Rose PG. Combination therapy: New treatment paradigm for locally advanced cervical cancer[J]? Nat Rev Clin Oncol, 2011,8:388 - 390.

[22] Rose PG, Degeest K, McMeekin S, et al. A phase I study of gemcitabine followed by cisplatin concurrent with whole pelvic radiation therapy in locally advanced cervical cancer: a Gynecologic Oncology Group study [J]. Gynecol Oncol, 2007,107:274 - 279.

[23] Sasieni P, Castanon A, Cuzick J. Screening and adenocarcinoma of the cervix[J]. Int J Cancer, 2009, 125:525 - 529.

[24] Siegel CL, Andreotti RF, Cardenes HR, et al. ACR Appropriateness Criteria(R) pretreatment planning of invasive cancer of the cervix[J]. J Am Coll Radiol, 2012,9:395 - 402.

[25] Smith SC, Koh WJ. Palliative radiation therapy for gynaecological malignancies[J]. Best Pract Res Clin Obstet Gynaecol, 2001,15:265 - 278.

[26] Soper JT, Secord AA, Havrilesky LJ, et al. Comparison of gracilis and rectus abdominis myocutaneous flap neovaginal reconstruction performed during radical pelvic surgery: flap-specific morbidity [J]. Int J Gynecol Cancer, 2007,17:298 - 303.

[27] Thomas GM. Improved treatment for cervical cancer — concurrent chemotherapy and radiotherapy[J]. N Engl J Med, 1999,340:1198 - 1200.

[28] Whitney CW, Sause W, Bundy BN, et al. Randomized comparison of fluorouracil plus cisplatin versus hydroxyurea as an adjunct to radiation therapy in stage Ⅱ B - Ⅳ A carcinoma of the cervix with negative para-aortic lymph nodes: a Gynecologic Oncology Group and Southwest Oncology Group study[J]. J Clin Oncol, 1999,17:1339 - 1348.

[29] Ye Q, Yuan HX, Chen HL. Responsiveness of neoadjuvant chemotherapy before surgery predicts favorable prognosis for cervical cancer patients: a meta-analysis[J]. J Cancer Res Clin Oncol, 2013,139:1887 - 1898.

72 妊娠滋养细胞肿瘤

72.1 概述

妊娠滋养细胞疾病(gestational trophoblastic disease, GTD)是异体滋养细胞增殖的一种疾病,组织学上分为部分性葡萄胎、完全性葡萄胎、侵蚀性葡萄胎、绒癌和胎盘部位滋养细胞肿瘤(placental site trophoblastic tumor, PSTT)。葡萄胎属良性病变,多数患者在清宫后随访血清人绒毛膜促性腺激素(human chorionic gonadotropin, hCG)逐渐下降至正常水平,但有10%~20%的患者hCG持续高水平或不断升高,这些患者如不予处理,则可能发展为具有侵袭性的绒毛膜癌,而化疗可以阻止疾病的进展。对这种疾病的命名很多,如滋养细胞肿瘤、持续性GTD、残余GTD、恶性GTD等。2000年国际妇产科联盟(International Federation of Gynecology and Obstetrics, FIGO)会议推荐统一使用妊娠滋养细胞肿瘤(gestational trophoblastic neoplasia, GTN)取代所有的其他术语。GTN包括一组相关的肿瘤—葡萄

胎、侵蚀性葡萄胎、绒癌和胎盘部位滋养细胞肿瘤。除葡萄胎为良性肿瘤外,其余均属恶性滋养细胞肿瘤范畴,具有不同的局部浸润或远处转移的能力。FIGO 2000年建议将侵蚀性葡萄胎和绒毛膜癌合称为妊娠滋养细胞肿瘤;由于胎盘部位滋养细胞肿瘤临床表现、处理原则及预后均不同于前两者而另列一类。

侵蚀性葡萄胎和绒毛膜癌恶性程度高,在化疗应用以前死亡率极高。自1956年Li和Hertz首先报道应用甲氨蝶呤(MTX)治疗转移性绒毛膜癌并取得完全缓解,从而开创了应用化疗治愈恶性肿瘤的新时代。以后陆续发现长春碱(VLB)、放线菌素D(ACTD)、6-巯基嘌呤(6-MP)、5-氟尿嘧啶(5-FU)等有效药物。5-FU和放线菌素D(ACTD)联合化疗疗效更好。20世纪70年代以后对晚期病例采用多药联合方案化疗,提高了疗效,如Hammond方案[MTX、ACTD、苯丁酸氮芥(CB1348)]及Goldstein方案[MTX、ACTD、环磷酰胺(CTX)]。90年代以后又有顺铂(DDP)、依托泊苷(VP16)等药物应用于临床,进一步提高了晚期及耐药绒毛膜癌

的疗效。目前,早期绒毛膜癌及侵蚀性葡萄胎95%以上能得到根治,但化疗对晚期及耐药绒毛膜癌的疗效仍不能令人满意。据报道耐药患者的完全缓解率仅为30%～50%,耐药已成为滋养细胞肿瘤治疗失败的主要原因。进入21世纪以来,国内外学者对滋养细胞肿瘤耐药的诊治问题进行了大量的临床探索及基础研究,取得了重要进展。复旦大学附属肿瘤医院应用四联化疗为主配合分段放疗或手术的方案来治疗晚期绒毛膜癌,取得了较好的疗效;晚期绒毛膜癌的5年生存率达80%左右,对耐药绒毛膜癌的疗效也有显著的提高。

72.2 流行病学与病因

流行病学调查,葡萄胎在欧美国家比较少见,大约在2 000次妊娠中发生1次,而在东南亚国家多见,我国发生率高于欧美国家。北京协和医院宋鸿钊教授1983年报道了全国23个省市202万妇女普查和(或)专题调查结果,葡萄胎发生率为1∶1 290次妊娠(0.78‰)。20年后石一复教授调查了江苏、浙江、福建、安徽、江西、山西和河南7省118所医院1991～2000年10年间滋养细胞疾病的发病率为1∶258次妊娠(3.87‰),葡萄胎发生率为1∶400次妊娠(2.5‰),侵袭性葡萄胎为1∶1 056次妊娠(0.9‰),绒毛膜癌为1∶2 416次妊娠(0.4‰)。在我国葡萄胎发病率以长江以南及沿海各地较高。目前由于生育观念的转变和计划生育工作的开展,使得该病的发病率有所下降。

恶性滋养细胞肿瘤患者发病之前约有50%患过葡萄胎。这类滋养细胞肿瘤的病因目前仍不清楚,大致可归纳为以下几方面。

(1) 营养不良

本病较多发生在生活水平低的人群中,因此认为与营养不良有关,特别是缺乏高质量的动物蛋白饮食者。动物实验证实孕卵的病变,胚胎死亡和吸收与缺乏叶酸有关,从而设想缺乏叶酸可能与滋养细胞肿瘤的发生有关。从地理分布特点来看,滋养细胞肿瘤高发的国家都以大米和蔬菜为主食,且习惯将食品烹煮过久,容易造成蛋白质、维生素和叶酸的破坏和丢失。近来研究证明胡萝卜素缺乏也与葡萄胎的发生有关。

(2) 病毒学说

许多恶性肿瘤的病因研究已证实与病毒有关。病毒与恶性滋养细胞肿瘤发生的关系仍有争议,有学者认为与"亲绒毛病毒"、人乳头状瘤病毒HPV-18型等有关。

(3) 卵巢功能失调及卵子异常

研究发现20岁以下和40岁以上妇女发生滋养细胞肿瘤的概率比20～40岁之间者为高。此时期卵巢功能尚未稳定或开始逐渐衰退,内分泌易发生紊乱,卵子在发育上易致缺陷。这种缺陷的孕卵,胚胎发育不全(也可能与精子不健全有关)致使滋养细胞过度生长而发展为葡萄胎。

(4) 染色体异常

遗传学研究发现完全性葡萄胎为两倍体核型(46XX或46XY),由空的卵细胞被单个精子受精所致,所以完全性葡萄胎仅为父源性来源;而不完全性葡萄胎则三倍体核型(69XXX,69XXY,或69XYY),是正常卵细胞被2个精子受精所致。完全性葡萄胎的两组染色体均来自父方而无母方成分,说明葡萄胎的发生和染色体变异有关。从整倍体到异倍体的染色体变化趋势可以观察到葡萄胎、侵蚀性葡萄胎和绒毛膜癌的癌变程度,异倍体常见于绒毛膜癌中。葡萄胎恶变主要为完全性葡萄胎,所以完全性葡萄胎是绒毛膜癌最常见的癌前期病变,而部分性葡萄胎一般不发展为绒毛膜癌,但是部分性葡萄胎也有少数可发生恶变。部分复发性完全性葡萄胎为常染色体隐性遗传疾病:家族性复发性葡萄胎,表现为双亲来源的双倍体核型。通过对该家族性疾病的遗传分析,近年来发现NLRP7和KHDC3L的基因突变可能与之相关。

(5) 其他

人种、地理、气候环境、饮食、水源、动物媒介、免疫异常等与这类疾病的发生可能也有关系。近来分子生物学研究发现癌基因的激活和(或)抑癌基因的失活也会导致滋养细胞增生。如c-erbB-2和cyclin D1高表达,$p53$突变、p16和nm23H1低表达等均与葡萄胎恶变有关。

72.3 病理学与生物学特性

恶性滋养细胞肿瘤的病理学与生理学特征:① 来源于精卵结合而成的胚胎,部分成分来自异体,不同于其他肿瘤由自体细胞恶变而来,因而具有更多的抗原性。② 好发于育龄妇女,发病年龄远比其他肿瘤为低。③ 潜伏期短,绝大多数发生在妊娠数周或数月内。④ 病理形态与生物学行为不完全平行。⑤ 肿瘤分泌绒毛膜促性腺激素,能应用生物学的、免疫学、免疫组织化学、分子生物学等方法进行测定,可作为诊断、鉴别诊断、疗效评定、随访及预后判断的标志物,并具较高特异性。⑥ 生物学特性较为复杂,可有转移灶自行消失等现象。转移常见,且早而广泛,以血道为主,极少有淋巴道转移。⑦ 对许多化疗药物非常敏感,容易根治,并能保留子宫及生育功能。⑧ 容易通过临床表现、hCG 测定、影像学检查等及早做出诊断。

72.3.1 病理学特征

侵蚀性葡萄胎的病理特点为水肿绒毛侵入子宫肌层和血管(图 72-1),罕见情况下可发生转移。镜检可见增生滋养细胞和肿大的绒毛,伴有组织出血和坏死。根据侵蚀性葡萄胎的大体形态,可分为 3 种类型:① 肉眼可见大量水泡,形态完全似良性葡萄胎,但侵入肌层或血窦,附近组织有少量出血坏死。② 肉眼可见中等量或少见水泡,瘤组织有出血、坏死。滋养细胞增生,部分有分化不良。③ 肿瘤几乎全为血块或坏死组织。肉眼仔细检查可找到数个或 10 余个小水泡,个别病例仅在显微镜下才能找到残存肿大的绒毛。滋养细胞高度增生,分化不良,形态上极像绒毛膜癌。只有当绒毛直接接触子宫肌层时才能诊断为侵蚀性葡萄胎,因此在内膜诊刮标本中一般无法做侵蚀性葡萄胎的诊断,除非从破碎组织中发现子宫肌层的浸润。20%~40%的病例可发生子宫外播散,主要见于肺、阴道和外阴。

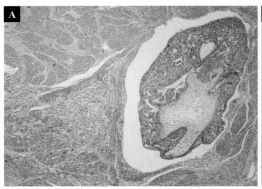
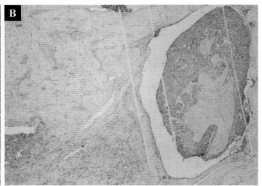

图 72-1　侵袭性葡萄胎镜下表现

A. 镜下见绒毛浸润子宫肌壁;B. 免疫组化 hCG 阳性表达

绒毛膜癌的病理特点为细胞滋养细胞和合体滋养细胞双相增生,肿瘤内不存在绒毛结构,肿瘤内存在出血和广泛坏死,常伴有远处转移(图 72-2)。肺转移最常见(90%),脑、肝也较多见,30%患者有阴道转移。肉眼观察可见子宫不规则增大、柔软、表面可见紫蓝色结节,单发或多发,位于子宫肌层内,或向表面浆膜层、宫腔内或宫旁浸润。剖面呈暗红色,常伴有出血、坏死及感染。由于肿瘤没有间质而有坏死组织和凝血块组织,故质软而脆。在子宫旁血管常可见到瘤栓。镜检示典型的病变为增生与分化不良的滋养细胞,排列成片状,侵入子宫内膜和肌层,并伴有大量出血和坏死。癌组织常排列紊乱,见不到绒毛结构。增生的滋养细胞较正常绒毛滋养细胞增大 2~3 倍,并具有明显的核仁,有时还形成多核的瘤巨细胞;胞质较疏松,核染色分布均匀且呈网状。合体滋养细胞胞质均匀,常有空泡,核染色质丰富且粗。肿瘤和肌层交界处常见大量瘤细胞团和肌层内开放的静脉有直接联系。绒毛膜癌周围肌层内有淋巴细胞浸润带。浸润度有轻有重,细胞浸润程度与存活率有关,以滋养细胞为主者预后差。潜伏期及病程长的病例以滋养细胞为主者多。

胎盘部位滋养细胞肿瘤最为少见。该肿瘤浸润子宫肌层,仅由一种滋养细胞,即中间型滋养细胞组成。肿瘤重现了植入部位非肿瘤性滋养细胞的肌层浸润,可表现为子宫弥漫性增大或境界清楚的肿块。当有子宫壁透壁浸润时,可导致穿孔。免疫组化人胎盘催乳素(human placental lactogen, HPL)表达强阳性,hCG 表达弱阳性。

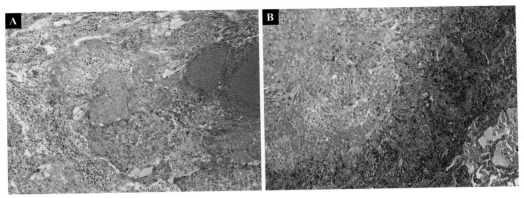

图 72－2　绒毛膜癌镜下表现

A. 镜下滋养细胞呈肿瘤性巢片状生长，无绒毛结构，无肿瘤间质成分；B. 绒癌肺转移，镜下见肺组织内绒癌伴大片出血坏死，仅在肿瘤边缘残存有效肿瘤成分

72.3.2　转移特点

恶性滋养细胞肿瘤侵蚀力强，主要通过血道在全身各处形成转移灶，也有个别通过淋巴道转移。肿瘤转移扩散的部位见表 72－1。北京协和医院资料显示 60% 以上的侵蚀性葡萄胎患者入院时已有各种转移，其中肺转移最多见，其次为阴道、脑转移（约占 25%）。尸检结果提示几乎全身各器官各组织均可受绒毛膜癌细胞的侵袭；肺转移的发生率占第 1 位，其次是阴道转移；临床上有广泛外阴、阴道转移者较少发生肺转移，反之亦然；两处转移同时存在的不到 1/3 的病例；凡有脑、肝、脾、肾、肠等处转移的，全部有肺转移或有过肺转移，且这些转移都是继发于肺转移的；尸检中肾转移者约占 1/3，但临床上明确诊断的甚或怀疑的只占一半病例，可能与当前检查方法有关；淋巴结转移极为少见。总之绒毛膜癌的转移以肺、阴道、脑转移最为多见，其次为肝、肾、脾、肠道等。

表 72－1　常见转移部位的发生率

常见转移部位	发生率
肺	80%
阴道	30%
盆腔	20%
脑	10%
肝	10%
肠、肾、脾	<5%
其他	<5%
不详[a]	<5%

a 子宫切除后 hCG 滴定度持续阳性

（1）肺转移

病灶多数呈圆形，位于肺表面的常向胸腔突出。肺内的病灶形式多样，有弥漫、多发散在、单个孤立病灶等，与病变进程有关。

（2）阴道转移

多见于阴道前壁、尿道口下方或稍侧方，病灶因血供丰富而呈紫蓝色或红色。常由子宫内癌细胞侵入子宫静脉受阻逆行而至阴道静脉，在静脉内形成癌栓，而后形成阴道转移结节。肿瘤浸润子宫深肌层及病灶直径>2 cm 者，阴道及宫旁的转移灶明显增多。

（3）脑转移

以额叶为最多，其次为枕叶、顶叶及颞叶，小脑发生的机会较少。脑转移可引起颅内压增高导致脑疝。自发性出血也常见，颅内大出血绝大多数发生在大脑皮质。

72.4　临床表现与分期

72.4.1　临床表现

常见有阴道流血，子宫增大，血或尿 hCG 定量升高，各种转移灶的出现及相应症状。

侵蚀性葡萄胎常在葡萄胎排出后有持续或间断的阴道流血。也有的病例可先有几次正常月经，然后出现闭经，再发生阴道出血。绒毛膜癌则常见为在葡萄胎、流产或足月产之后，有阴道持续性的不规则出血。长期出血可引起不同程度的贫血。

子宫增大的程度及形状由子宫内病灶的大小、

数目和部位而定。病灶大,数目多,又近浆膜层,则子宫大而不规则。子宫较柔软,宫旁常可触及血管搏动。当病灶穿破子宫肌层和浆膜层时,可造成子宫穿孔或穿入腹腔或阔韧带内,形成内出血或血肿,出现急腹痛、内出血及休克症状。侵蚀性葡萄胎合并卵巢黄素囊肿较多,囊肿有时发生扭转或破裂。

由于转移灶的部位不同,可发生不同的症状:阴道转移结节溃破可发生阴道大出血或分泌物增多。肺转移患者可有胸痛、咳嗽、咯血、呼吸困难,或胸片上有病灶而患者并无症状。呼吸道症状可以急性发作,或延迟数月后出现。脑转移时可出现头痛、呕吐、抽搐、偏瘫与昏迷。肝、脾转移可出现肝、脾大,肝转移灶延伸到肝纤维囊可产生上腹部或右上腹疼痛。肝转移灶质脆易出血,可发生破裂,引起腹腔内出血。消化道转移可有呕血、便血。肾转移者可有血尿等。

72.4.2 临床分期

肿瘤的分类系统是制订治疗计划、比较治疗效果的重要依据。数十年来对 GTN 的分期和分类多种多样,这给评价治疗及对比疗效带来一定困难。2000 年国际滋养细胞疾病研究会(International Society for the Study of Trophoblastic Disease,ISSTD)、国际妇科肿瘤学会(International Gynecologic Cancer Society,IGCS)和 FIGO 共同修订了 GTN 分期系统,于 2002 年 7 月公开发表,现国内外均推荐使用该分期系统。

FIGO(2000 年)分期评分系统有两部分组成:Ⅰ~Ⅳ期的解剖学分期和修改自 WHO 的评分系统(表 72-2)。报告的格式为患者的诊断先用罗马数字Ⅰ、Ⅱ、Ⅲ和Ⅳ分期,然后以冒号分隔,再用阿拉伯数字表示确切的各危险因子评分之和,如Ⅱ:4,Ⅳ:9。如此对每个患者进行分期和评分,以 6 分为界将患者分为低危组(评分 0~6 分)和高危组(评分 ≥7 分)。

表 72-2 FIGO(2000 年)的 GTN 分类

分期	表现
Ⅰ期	病变局限于子宫
Ⅱ期	GTN 超出子宫,但局限于生殖器官(附件、阴道、阔韧带)
Ⅲ期	GTN 转移至肺,伴或不伴有生殖器道转移
Ⅳ期	所有其他部位的转移

续 表

分期	表现			
高危因素评分				
评分	0	1	2	4
年龄(岁)	<40	≥40	—	—
前次妊娠	葡萄胎	流产	足月产	—
妊娠终止至化疗开始的间隔(月)	<4	4~7	8~13	>13
治疗前血清 hCG(IU/L)	$<10^3$	$10^3\sim10^4$	$10^4\sim10^5$	$>10^5$
肿瘤最大直径(cm)(包括子宫)	<3	3~5	>5	—
转移部位	肺	脾、肾	胃肠道	肝、脑
转移数目	—	1~4	5~8	>8
以前失败的化疗	—	—	单药	两种药或多药

GTN,妊娠滋养细胞肿瘤;hCG,人绒毛膜促性腺激素

72.5 诊断

72.5.1 诊断性检查

(1)肿瘤标志物

1)人绒毛膜促性腺激素(human chorionic gonadotropin,hCG)测定:hCG 是由合体滋养细胞分泌的一种糖蛋白激素,由两条不同的非共价键连接的多肽链组成(α 和 β 亚单位)。hCG 的 α 亚单位和卵泡刺激激素(FSH)、黄体生成素(LH)、促甲状腺激素(TSH)的 α 亚单位高度同源,氨基酸序列几乎完全相同,可以产生交叉免疫反应,而 β 亚单位则为 hCG 所特有,决定了整个 hCG 分子具有生物活性和免疫反应特异性。由于 hCG 分子在产生、分泌、代谢等过程中会发生断裂、离解等多种变化,因而在血、尿中以多种分子形式存在,如规则 hCG、高糖基化 hCG(HhCG)、游离 β-hCG、游离 α-hCG,以及各种 hCG 碎片。

hCG 测定的方法很多,主要为免疫测定,包括检测 β 亚单位的放射免疫分析,多克隆抗体测定含 β 亚单位的各种相关分子。随着技术的进步,二位相免疫分析逐渐代替了传统的放射免疫分析,应用单克隆抗体免疫标记各种相关分子的分光光度测定法更使得检测的灵敏度和特异性都大大提高。血 hCG 放射免疫测定的正常值为 <12 μg/L,β-hCG 为<

3.1 μg/L。绒毛膜癌脑转移患者,脑脊液中 hCG 含量明显增高,血清与脑脊液中 hCG 的比值常小于 60:1,也可作为诊断绒癌合并脑转移的一个依据。hCG 的测定对恶性滋养细胞肿瘤的诊断、监测治疗变化、评定疗效、随访等均为极重要的指标。

近来研究发现 β 亚单位包括非缺刻 β 亚单位(游离 β - hCG,F - β - hCG)和缺刻 β - hCG(hCGβn)。正常妊娠时血中 F - β - hCG 水平很低,占 hCG 浓度的 0.5%～0.9%。滋养细胞疾病时由于 hCG 的降解增强导致 F - β - hCG 的比例异常高,其水平可增加 4～100 倍,血中高浓度的 F - β - hCG 水平高度提示滋养细胞疾病。F - β - hCG/总 hCG 的比值与滋养细胞疾病的类型有强相关性,主要与滋养细胞分化有关,比值在葡萄胎最低(约 5%),在绒毛膜癌最高(可>10%)。因此认为 F - β - hCG 可以作为妊娠后判断是正常妊娠,还是葡萄胎的一项辅助指标;F - β - hCG/hCG 的比值有助于判断滋养细胞疾病的恶性程度,可为葡萄胎恶变的预测与早期诊断以及高危患者的判断提供依据。

此外,研究发现高糖基化 hCG(HhCG)在滋养细胞肿瘤患者中含量极高,它是绒毛膜癌细胞分泌的主要 hCG 相关分子,又称为侵蚀性滋养细胞抗原(invasive trophoblast antigen,ITA),而正常妊娠时其血清浓度很低,故 ITA 可作为鉴别正常和异常妊娠的重要指标,尤其对滋养细胞肿瘤的诊断有独特的参考价值,对于妊娠滋养细胞疾病术后低水平 hCG 患者的病情监测,检测高糖基化 hCG 比总 hCG 更有价值。由于正常怀孕时 hCG 是完整并且在孕早期头 3 个月已被高度糖基化,而癌症相关 β - hCG 可以存在前述的各种亚型,因此针对癌症患者需要检测 β - hCG 的各种亚型。然而目前很多商业检测试剂并不能实现所有亚型或不能均一地检测所有亚型,因此导致一定的假阴性,同时由于某些试剂的交叉反应也可能导致假阳性结果,因此临床医生需要根据临床实际情况解读可能出现的与临床不相符的 β - hCG 结果,并采用多种方法如尿 β - hCG 验证。

2)人胎盘催乳素(HPL):胎盘部位滋养细胞肿瘤(placental site trophoblastic tumor,PSTT)中因合体滋养细胞缺乏,hCG 染色弱,阳性细胞<10%,血清 hCG 水平低,23% 的患者处于正常范围,31% 中度升高,因而血清 hCG 水平不能准确估计肿瘤负荷,不能反映疾病的严重程度。而用免疫组化方法可见 HPL 表达,阳性细胞达 59%～100%,PSTT 中 HPL

测定值高于正常,但是血清中很少能检测到 HPL。

(2)影像学诊断

1)肺转移的 X 线检查:典型的肺转移在 X 线片上的表现,大致分为不规则云片状和球形阴影。球形转移灶按大小分为结节状(直径<3 cm)、棉球状(直径 3～5 cm)、团块状(直径>5 cm)3 种最为常见。但是早期肺转移病变可表现为肺纹理增粗,交织成网状,或沿增粗的肺纹理有串珠状改变;粟粒样变,在一侧或双侧肺野有散在的斑点样阴影。转移灶可引起血胸、气胸,由肺动脉闭塞引起的肺栓塞等少见。

绒癌和侵蚀性葡萄胎的肺转移,一般以右侧多于左侧,且以肺中下部为多见。胸部 X 线片上绒癌和侵蚀性葡萄胎的转移灶很相似,难以区别。一般认为绒癌的转移灶较侵蚀性葡萄胎为大。侵蚀性葡萄胎肺转移的典型表现为圆形、边缘清楚、半透明、浅淡的小结节,直径在 1 cm 左右,常分布在肺野外侧带。据临床分析,恶性滋养细胞肿瘤肺转移经化疗后,一般很快消退,但对于晚期绒癌或化疗前转移灶大的病例,治疗后残影直径>1 cm 者,宜做进一步处理,以减少复发。对于化疗后肺部残存阴影(胸部 X 线片主要病灶已吸收,仅存极淡的小片状或索状阴影)的意义还有待研究,有观察到部分患者在停止化疗后 3 个月内吸收,也有持续 4～5 年者,可结合 CT、PET 等进一步检查评定。

2)超声检查:B 超或彩色多普勒超声用于子宫病灶及转移灶的诊断。侵蚀性葡萄胎在肌壁间存有水泡状胎块时,除见子宫增大、不规则向外呈结节状突起外,还可见类葡萄胎样的密集不均匀的光点。绒癌则在宫体病灶部位出现不规则光点、光团和索条结构。当癌肿出血、坏死时,在子宫内构成散在性暗区。B 超对恶性滋养细胞肿瘤合并卵巢黄素囊肿、子宫穿孔内出血以及癌肿侵及子宫周围组织形成肿块等,均有诊断价值。

近年来阴道超声、彩色多普勒血流显像(CDFI)和脉冲多普勒(PW)的应用,对于早期确定滋养细胞疾病的性质、化疗效果评判以及预后估计均有重要价值。利用滋养细胞肿瘤的亲血管性有利于发现子宫肌层内肿瘤血管浸润及低阻力高速血流频谱。CDFI 及 PW 检测发现子宫壁有局灶性或杂乱无序血流,动脉血流 RI<0.4 或伴有动静脉瘘血流频谱,结合病史和 β - hCG 测定,可早期诊断恶性滋养细胞肿瘤,避免了以往仅以 β - hCG 恢复正常的时间来区分病变性质的不足,可使一部分子宫肌层有微

小病灶的患者得到早期诊断、早期化疗的机会。在化疗中随访观察,如病灶逐渐缩小,子宫肌壁及病灶异常丰富的血流信号逐渐消失,RI 逐渐上升,β-hCG 下降至正常,提示化疗有效。从血流变化还可鉴别化疗后残存的病灶与化疗后的纤维化瘢痕。

3) CT 和 MRI 检查:CT 可辅助诊断各处转移灶,如肺、脑、肝、肾、盆腔转移等有一定帮助。对治疗前确定病灶范围以及治疗中观察病灶消退情况都十分重要。对胸片难以诊断转移的肺部微小结节,薄层增强胸部 CT 有一定帮助。对脑转移病例的诊断和治疗,脑 CT 检查尤为重要,可见大小不等的高密度灶,转移灶周围有水肿带。头颅 CT 或 MRI 有助于早期诊断无症状的脑转移,尤其是对有肺转移的患者有必要进行头颅 CT 或 MRI 检查。MRI 检查对某些恶性滋养细胞肿瘤的病灶,如子宫内病灶,可提高确诊率,了解有无肌层侵犯(图 72 - 3)。

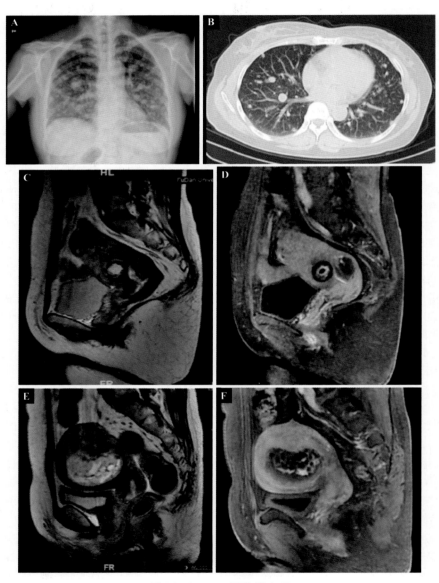

图 72 - 3　GTN 影像学表现

GTN 肺转移胸片(A)与 CT 表现(B)。GTN 病例 1 盆腔 MRI T2 表现(C)、MRI T1 增强表现(D)。GTN 病例 2 盆腔 MRI T2 表现(E)、MRI T1 增强(F)

即使是存在局部转移或者淋巴结转移也尽量切除原发灶。

56.5.6 转移性胰腺癌

继发性胰腺癌占胰腺恶性肿瘤的 2%～5%。转移到胰腺的常见原发肿瘤为肾癌、肺癌、乳腺癌、结肠癌及黑色素瘤等。欧美学者认为,肾透明细胞癌是发生胰腺转移最常见的原发肿瘤;国内一些学者对中国的调查显示,肺癌是本土造成转移性胰腺癌最常见的恶性肿瘤。

(1) 实验室与影像学表现

大多原发性胰腺癌的 CA19 - 9 升高,但转移性胰腺癌中 CA19 - 9 升高比例不高,检测 CA19 - 9 对于鉴别胰腺转移和原发肿瘤具有一定的意义。CT 是诊断胰腺肿瘤最重要的影像学手段,但单从影像学表现,胰腺转移癌很难与胰腺原发肿瘤相鉴别,必须结合既往有明确的恶性肿瘤史。PET/CT 有利于了解全身转移状况。

(2) 鉴别诊断

转移性胰腺癌的鉴别主要是原发性胰腺癌。通常原发性胰腺癌的 CA19 - 9 较高,CT 图像上更易见到周围血管侵犯。

(鹿 语 程 合 刘 辰)

56.6 胰腺良性肿瘤

56.6.1 胰腺囊肿

胰腺囊肿是由各种原因导致的胰腺囊性病变,包括真性囊肿(true pancreatic cyst,TPC)和假性囊肿(pancreatic pseudocyst,PPC),由先天或后天因素引起。

(1) 胰腺真性囊肿

胰腺真性囊肿分为先天性囊肿、滞留性囊肿、肿瘤性囊肿和寄生虫性囊肿等。临床上,胰腺真性囊肿较为少见,约占胰腺囊肿中的 10%,其特点为内壁有上皮衬托。胰腺囊性肿瘤(pancreatic cystic neoplasms,PCN)作为一种较特殊的胰腺肿瘤,将在后续章节详细介绍。

胰腺真性囊肿的患者仅少数出现非特异的表现,如恶心、呕吐、腹部不适伴腹胀、腹痛,多数患者无明显的症状和体征,多为因体检发现腹部肿物前来就诊。该疾病检查和诊断首选 CT 和 MRI。B 超因为受胃肠积气影响,其敏感性会受影响。而 EUS 在检查较小的肿瘤方面具有更高的敏感度。

针对一线真性囊肿的治疗,除了一部分无症状、体积小的先天性囊肿可定期随访并暂不手术,大部分胰腺真性囊肿均应接受手术治疗,尤其是出现周围脏器压迫或怀疑恶变时。手术方式的选择需根据囊肿的部位、大小、性质、与周围组织关系来决定。

如发生在胰腺体尾部,可宜选择胰体尾切除术,根据具体情况决定是否行脾或相关脏器的切除。目前,腹腔镜等微创技术已经逐渐普及,微创手术已成为胰体尾良性肿瘤常规开展的术式。

发生在胰头部及胰体部的病例,没有固定选择的术式,根据具体情况选择,可行胰十二指肠切除、胰腺中段切除或行肿瘤剜除术。此外,对于体积较大、粘连较重而无法手术切除的病例,应行囊肿内引流术。如怀疑恶变可能,则需行根治性胰十二指肠切除或胰体尾联合脾脏切除。

(2) 胰腺假性囊肿

PPC 是由炎性纤维结缔组织构成,是指在胰腺内或胰腺周围的异常体液存留形成的囊腔,囊壁为腹膜、网膜或炎性纤维结缔组织构成,囊壁内无上皮细胞衬托。

通常 PPC 指的是因急慢性胰腺炎或胰腺损伤(胰腺外伤或手术创伤),胰管破裂后,胰液在胰腺内聚集(可部分或全部位于胰腺内),周围被增生的纤维或肉芽组织包裹后形成的囊性病变,占全部胰腺囊肿的 80% 以上。

任何胰腺损伤都可以导致 PPC 的形成,其中约 25% 的假性囊肿直径 < 6 cm,不会出现临床症状。较大的假性囊肿可引起腹痛、恶心、呕吐、腹胀和其他非特异性症状。然而,通常 PPC 出现相关并发症后才引起临床医师的警觉,如感染、出血、脾脏坏死、血管栓塞、破裂、门静脉高压、消化道梗阻、胰瘘和胆道相关并发症等。

PPC 的诊断主要依赖于影像学检查。包括 B 超、CT、ERCP、MRI、MRCP 和 EUS 等,通过影像学检查可明确 PPC 的特征,如大小、位置、囊壁厚度及分隔等,尽管如此,仍有近 10% 的 PPC 边界不清,与囊性肿瘤难以鉴别。CT 在胰腺囊性病变的定性诊断方面有一定的局限性,特别是对 PPC 与囊性肿瘤如黏液性囊腺瘤、导管内乳头状黏液瘤的准确鉴别价值有限。

此外,PPC 的诊断应充分考虑患者的病史,明确其为急性或慢性假性囊肿。急性胰腺炎大多由胆石症或者酗酒引起，主胰管和分支胰管可无明显病变，或者只是在局部出现小的破口。慢性胰腺炎则不同，胰腺实质发生进行性损害和纤维化，胰管结构亦发生改变，出现胰管狭窄、扩张或闭塞。

并非所有的 PPC 都需要手术治疗。多数文献报告假性囊肿的自然消退率在 50% 以上。目前，多数学者认为，诊断假性囊肿后应进行 4～6 周的观察，如无消退，再考虑手术治疗。此外，在观察期间囊壁可逐渐成熟，从而提高了手术的安全性。然而，慢性胰腺炎患者多数存在胰管结构异常及囊肿胰管交通，经皮置管引流的失败率高。

经皮置管引流大多在 CT 或超声引导下进行，创伤小、操作简单，可放置 1 根或多根引流管。经皮置管引流无需等待囊壁完全成熟，如发现 PPC 引起相关症状，未成熟的假性囊肿逐渐扩大，假性囊肿不能自然消退，出现感染等情况下，可立即行穿刺引流。

PPC 手术治疗的主要目的是缓解临床症状，清除假性囊肿的内容物，确定病变性质和预防严重并发症。

外科手术应在 PPC 囊壁充分成熟后进行。一般认为，急性胰腺炎及胰腺损伤形成的 PPC 在 4～8 周后可行手术，慢性胰腺炎 PPC 其囊壁本身较厚，无需延迟手术。外科手术较非手术治疗的显著优点是，可获取囊壁组织并行病理学检查以明确诊断。目前，外科手术的方式主要有内引流术、外引流术和切除术。

56.6.2 胰腺导管内乳头状瘤

胰腺导管内乳头状黏液性肿瘤（intraductal papillary mucinous neoplasm，IPMN）是一种特殊类型的胰腺囊性肿瘤。文献报道，其占所有胰腺肿瘤的 0.5%～9.8%。

由于早期对本病的认识不清，在形态上和影像学上肿瘤又多表现为囊性的肿块，所以对该肿瘤曾有过多种不同命名，如产黏液瘤、高分泌黏液癌、导管内乳头状肿瘤等。近年来，随着对其研究的不断深入，发现其在组织学、生物学行为、治疗方式和预后上均不同于其他胰腺囊性肿瘤和胰腺导管腺癌。2000 年，WHO 根据乳头状上皮的异型程度和分泌黏液的量及侵袭性的不同，将 IPMN 分为良性（腺瘤）、交界性、恶性非浸润性（原位癌）和浸润性（腺癌）。

胰腺导管内乳头状黏液性肿瘤（IPMN）是胰腺囊性肿瘤的一种特殊类型。1982 年，由日本学者 Ohhashi 等首次报道。IPMN 特征为起源于主胰管或分支胰管的导管内乳头状肿瘤，导管内常伴有大量胰液积聚而导致导管明显扩张。

（1）病理学特征

组织病理学上，IPMN 起源于胰腺导管上皮细胞，由分泌黏蛋白的柱状细胞组成，呈乳头状或乳头管状生长，柱状上皮细胞分化较好，主要为高度增生的细胞，甚至在恶性病例，肿瘤大部分也是由乳头状增生和不典型增生组成，仅小部分区域呈癌性病变。IPMN 可同时出现分化良好细胞、不典型增生细胞和癌细胞。

（2）临床特点

IPMN 常见于 60～70 岁老年患者。肿瘤多位于胰头部，少数位于胰体尾部，部分病例为弥漫性全胰病变。临床通常将 IPMN 分为 3 型：① 若病变累及主胰管，造成主胰管充满大量黏液并扩张，称之为主胰管型。② 混合型是指病变同时累及主胰管和分支胰管。③ 若病变侵犯一个或多个分支胰腺导管，称之为分支胰管型。分支胰管型 IPMN 生物学行为更趋向于良性，超过 70% 的分之的 IPMN 为分支胰管型。也有学者认为，混合型 IPMN 实际上是晚期的分支胰管或主胰管型 IPMN 侵犯了主胰管或分支胰管。

常见的临床症状无特异性，根据发生率依次包括腹痛、体重下降、恶心、呕吐、胰腺疾病（包括糖尿病、急性及慢性胰腺炎），也可因压迫胆总管而出现黄疸。

（3）诊断

CT 检查是 IPMN 最常用的影像学检查及诊断方法，特别是多层螺旋薄层 CT，可以准确地显示扩张的胰管、囊性肿块及囊内乳头状突起等，对 IPMN 的分型也可起到重要作用（图 56-4）。同时，CT 检查对术前预测肿瘤良、恶性有重要意义。CT 检查方便，普及率较高，可用于监测肿瘤复发和非手术治疗患者随访。MRCP 多方位重建，可更形象地显示囊性病变特征，诊断 IPMN 敏感度和特异度均较高（图 56-4）。ERCP 是诊断 IPMN 的重要方法。IPMN 在 ERCP 中的特点包括：十二指肠镜下可见 Vater 壶腹乳头增大，开口扩大，有黏液分泌。ERCP 还能进行胰液肿瘤标志物、细胞学检查及肿瘤活检。随着影像诊断技术的进步，EUS 在 IPMN 的诊断、定位中的价值逐渐显现。IPMN 在 EUS 中的典型表现为主胰

4) PET 检查：PET 检查利用肿瘤细胞糖代谢增强的特点,可用于一些疑难病例的诊断,如判断化疗后残存病灶有无肿瘤活性,是纤维化瘢痕还是残存肿瘤,抑或肿瘤复发。但该检查费用昂贵,检查结果也供临床参考。

72.5.2　诊断与鉴别诊断

绒癌和侵蚀性葡萄胎临床表现相似,通过病史、体检、血 hCG 测定、超声检查等对典型病例不难做出诊断。

如葡萄胎排出后,阴道有持续或不规则出血;葡萄胎排出 2 个月以上,血 hCG 测定仍持续阳性或阴性后又转为阳性,再经排除葡萄胎残留或有较大的黄素囊肿存在时,则可临床诊断为侵蚀性葡萄胎。临床应用中,鉴于葡萄胎后滋养细胞肿瘤的诊断标准差异较大,2000 年 FIGO 会议统一了 GTN 的诊断标准,有利于比较疗效。

葡萄胎后滋养细胞肿瘤(GTN)的诊断标准(FIGO 2000):① 连续 3 周或 3 周以上(即在第 1、7、14、21 天)测定 hCG 共 4 次,其值处于平台,可以诊断为 GTN;② 连续 3 周或 3 周以上测定 hCG,其中至少 2 周或 2 周以上(即在第 1、7、14 天)hCG 升高,可以诊断为 GTN;③ 当 hCG 水平在 6 个月或 6 个月后持续升高则诊断为 GTN;④ 如果组织学诊断是绒毛膜癌则诊断为 GTN。

凡产后或流产后,以及葡萄胎后若有持续阴道出血、子宫复原不佳、较大而软,hCG 持续不正常,并有逐渐增高趋势,以及全身有消瘦、衰竭、恶病质等症状出现,应考虑绒毛膜癌的存在。绒毛膜癌约 50% 发生于葡萄胎之后,发生于流产、足月分娩后各约占 25%。少数继发于异位妊娠后,近来也有发生于辅助生育技术后绒毛膜癌的报道。

绒毛膜癌和侵蚀性葡萄胎的区分,如有病理标本,则以病理学检查结果为准,在外院治疗病例应复查外院病理切片。如确无病理而又需要区分绒毛膜癌或侵蚀性葡萄胎者,则根据末次妊娠性质及时间作出诊断。凡葡萄胎后 1 年内恶变者诊断为侵蚀性葡萄胎;1 年以上恶变者则诊断为绒毛膜癌;半年以内恶性者基本为侵蚀性葡萄胎;半年至 1 年者,绒毛膜癌和侵蚀性葡萄胎均有可能,时间间隔越长,绒毛膜癌可能性越大。若继发于流产或足月产后均诊断绒毛膜癌。

恶性滋养细胞肿瘤需与葡萄胎、胚胎残留、流产、前置胎盘等鉴别。

72.6　治疗

72.6.1　治疗原则

自发现一系列有效药物之后,恶性滋养细胞肿瘤的治愈率可达 80%～90%,使其成为人类较早得以治愈的实体瘤之一。经过半个多世纪的实践和努力,已取得惊人的效果,这是因为:① 恶性滋养细胞肿瘤对化疗药物敏感,继 MTX 之后又相继发现多种有效药物如 VLB、ACTD/更生霉素(KSM)、6-MP、5-FU、DDP、阿霉素(ADM)、VP16、氮芥(HN$_2$)、消卡芥(AT1258)、CTX 等。② 恶性滋养细胞肿瘤分泌 hCG 可作为一个特异的肿瘤标志物用于诊断、评定疗效、随访等。③ 对此病的整个发展规律有了进一步认识,尤其是一些高危因素及预后的评分方法的统一,有助于设计个体化的治疗计划。④ 综合治疗措施的加强与完善,化疗、手术、放疗、免疫治疗等的有机结合。

治疗原则为以全身化疗为主,适当配合手术、放疗、免疫治疗等综合治疗。早期病例单纯化疗可以得到根治,晚期和耐药病例则应以全身化疗为主,局部治疗为辅。如对肝、脑转移,以及直径在 5 cm 以上的病灶,化疗消退不满意者,应及早配合放疗或手术。单个转移灶可手术或放疗,多个病灶则宜放疗。

72.6.2　化学治疗

由于恶性滋养细胞肿瘤的增殖周期短,生长比率大,因此适宜采用强力化疗,即连续应用 1～2 个肿瘤细胞增殖周期时间为 1 个疗程。疗程间隔 3～4 周。如此反复应用 4～6 个疗程,一般可得到根治。

(1) 药物选择

恶性滋养细胞肿瘤的化疗,以抗代谢药物配合 ACTD 为主。5-FU+ACTD 或 MTX+ACTD 两组治疗方法,疗效好,不良反应轻,在一般情况下可作为首选方案。对晚期及耐药病例或病情紧急需快速见效者,则宜合并应用烷化剂及生物碱等。5-FU 对盆腔生殖道转移灶疗效较好,MTX 可作鞘内注射,常用以治疗脑转移。其他如 DDP、AT1258、博来霉素(BLM)、ADM、VP16 等作为二线药物。

治疗晚期病例,为力争首次治疗的成功,适宜采用联合化疗,以增强抗癌效果,减少耐药产生。选择单独应用有效、作用机制不同、不良反应不尽相同以及给药途径不同的药物联合应用。

(2) 葡萄胎后化疗指征

一项对 13 960 例葡萄胎妊娠患者回顾分析显示,其中仅 76 例患者葡萄胎排出 6 个月后有持续升高的 hCG>5 IU/L,其中 66 例未接受化疗的患者,随访中有 65 例 hCG 自行恢复正常。因此葡萄胎排出 6 个月后 hCG 仍升高但已有下降不再是化疗的绝对指征,FIGO 和英国指南已将之去除。目前英国诊疗指南推荐葡萄胎后化疗指征:① 连续 4 次测定肿瘤 hCG,持平持续 3 周以上(即第 1、7、14、21 天),持平是指数值变化在 10% 以内;肿瘤 hCG 连续 2 周以上监测持续增高(即第 1、7、14 天),增高是指数值增加>10%。② 清宫 4 周后,血清 hCG>20 000 IU/L(考虑子宫穿孔的风险)。③ 肿瘤发生远处转移,例如脑、肝、胃肠道或者胸片提示肺部有直径>2 cm 的肿块。④ 组织学诊断为绒毛膜癌则诊断 GTN。⑤ 严重的阴道出血或显示有胃肠道腹腔内出血。

(3) 常用药物及治疗方案

1) 有效药物。抗代谢类:MTX、5 - FU、AT1438。抗生素类:ACTD/KSM、BLM、ADM。烷化剂:HN$_2$、CTX、AT1258、CB1348。生物碱:VLB、长春新碱(VCR)、VP16。其他:DDP、卡铂、紫杉醇(Taxol)等。

2) 国外常用的治疗方案 - FIGO/GCIG(2014 年)诊疗指南。

A. 低危 GTN:无转移,低危仅有肺转移,病程<4 个月,hCG<40 000 U/L,WHO 评分≤6 分,FIGO Ⅰ、Ⅱ、Ⅲ 期者,采用单药化疗。

a. MTX 0.4 mg/kg 肌内注射,每日 1 次(每日最大剂量 25 mg),连用 5 d,疗程间隔 2 周。此为 GTD 最早化疗方案之一,至今仍被耶鲁研究中心和芝加哥 Brewer 滋养细胞疾病中心采用。其首次化疗失败率为 10%。

b. MTX 加甲酰四氢叶酸钙(CF)解救方案:MTX 总剂量 50 mg,1 mg/kg,第 1、3、5、7 天肌内注射,CF 0.1 mg/kg(或 15 mg)第 2、4、6、8 天肌内注射(用 MTX 后 24~30 h 给予),每 14 天重复。适用于早期病例。此方案在英国和美国应用较广,其特点是化疗反应轻,疗程少(80% 病例 1 个疗程即得缓解),住院时间短,费用少,但耐药性较一般疗法为

多,首次化疗失败率为 20%~25%。

c. MTX 冲击疗法:MTX 50 mg/m² 肌内注射,每周 1 次,首次化疗失败率为 30%。失败后可改用 MTX 0.4 mg/kg 肌内注射,每日 2 次,连用 5 d,或 ACTD 12 μg/kg 静脉滴注,每日 2 次,连用 5 d。

d. ACTD 1.25 mg/m² 静脉滴注,每 2 周给药 1 次,首次失败率为 20%。当冲击性周疗失败时可改用此方案。

e. ACTD 12 μg/kg 静脉滴注,每日 2 次,连用 5 d,疗程间隔 2 周。MTX 5 天化疗方案失败后可改用此方案,且可在肝功能不全患者中使用。由于作用于细胞 S 期的药物剂量不足,冲击疗法的首次治疗失败率显著高于单药连用方案。如 ACTD 连用 5 d 方案的首次失败率为 8%,而 1.25 mg/m² 冲击方案为 20%。

f. MTX250 mg 在 12 h 内滴完,类似于 EMA - CO 方案中 MTX 的用法。完全缓解率达 64.6%,且 87.1% 患者在第一个疗程即获完全缓解。

GOG - 174 试验显示低危 GTN 患者,一线 ACTD 方案(上述 d)临床缓解率高于 MTX 30 mg/m² 周疗,完全缓解率分别为 70% 和 53%,因此后者已不被推荐。目前正在进行的 GOG0275 Ⅲ 期临床试验,旨在比较低危 GTN 患者中 MTX 方案(上述 a 和 b)与 ACTD 方案(上述 d)的有效和安全性以及生活质量,研究结果尚未公布。

B. 高危 GTN:WHO 评分≥7 分的 FIGO Ⅰ、Ⅱ、Ⅲ 期 GTN 患者以及Ⅳ期 GTN 患者,首选 EMA - CO 联合化疗方案(表 72 - 3)。自 1984 年 Bagshawe 首先将 EMA - CO 方案用于治疗高危 GTN 患者,缓解率达 83%,该方案现已广泛用于临床。EMA - CO 方案较 MAC 方案(MTX、ACTD/KSM、CTX)毒性小,疗效高,患者容易接受,对绒癌中枢神经系统转移也有较好疗效。Bolis 采用 EMA - CO 方案治疗高危绒癌一线诱导化疗的完全缓解率达 76%。Bower 等报道的疗效相同,完全缓解率为 86.1%(130/151)。Newlands 等(41)报道 35 例脑转移患者采用 EMA - CO 结合鞘内 MTX 治疗,有 30 例(86%)获得缓解。此方案最常见不良反应是骨髓抑制,其次为肝肾毒性,加用细胞因子骨髓支持可保证化疗计划强度的实施。应注意 EMA - CO 连续使用超过 6 个疗程后可引起白血病。随着 EMA - CO 方案的广泛应用,在原方案基础上进行了改良,如对一些不甚高危的 GTN 患者(WHO 评分 8~11 分)可

选择 EMA 方案,化疗间隔 14 d,而对一些十分高危 患者可选择 EMA – EP 方案。

表 72 – 3　EMA – CO(EMA – EP)方案

方　案	药　物	应用方法
EMA 方案		
第 1 天	KSM	500 μg＋5％ G. S. 200 ml, ivgtt, 1 h
	VP16	100 mg/m^2＋N. S. 300 ml, ivgtt, 1 h
	MTX	100 mg/m^2＋N. S. 30 ml, iv,
	MTX	200 mg/m^2＋N. S. 1 000 ml, ivgtt, 12 h
第 2 天	KSM	500 μg＋5％ G. S. 200 ml, ivgtt, 1 h
	VP – 16	100 mg/m^2＋N. S. 300 ml, ivgtt, 1 h
	CF	15 mg＋N. S. 4 ml, im, Q12 h×4 次(自静注 MTX 开始计算,24 h 后应用)
CO 方案(EP)		
第 8 天	VCR	1 mg/m^2＋N. S. 30 ml iv
	CTX	600 mg/m^2＋N. S. 50 ml iv
	或	
	VP – 16	150 mg/m^2＋N. S. 300 ml, ivgtt
	DDP	75 mg/m^2＋N. S. 300 ml, ivgtt(水化)
第 15 天开始下一周期		

3) 复旦大学附属肿瘤医院对绒毛膜癌和侵蚀性葡萄胎结合临床分期及 FIGO 评分,采用个体化分层次治疗。

Ⅰ期病例可选用以下化疗方案: ① MTX 14～16 mg/(m^2 · d)静脉滴注,共 5 d,疗程间隔 2 周。② KSM 0.3～0.4 mg/(m^2 · d)静脉滴注,共 5 d,疗程间隔 2 周。③ MTX – CF 方案,疗程间隔 2 周。

Ⅱ～Ⅲ期和 FIGO 评分＜7 分的病例选用以下联合方案。① MTX＋KSM 方案:MTX 0.3～0.4 mg/(kg · d)静脉滴注,共 5 d;KSM 8 μg/(kg · d)静脉滴注,共 5 d。② 5 – FU＋KSM 方案:5 – FU 25～28 mg/(kg · d)静脉滴注,共 5 d;KSM 8 μg/(kg · d)静脉滴注,共 5 d。每 3 周 1 个疗程。

Ⅳ期和 FIGO 评分≥7 分的病例选用以下联合方案:① 5 – FU＋ACTD 为主,配合多种药物、多途径化疗。② EMA – CO(EP)方案。③ MOMK (MOFK)方案:MTX 10～20 mg/d 静脉滴注,共 5 d,或 5 – FU 1 000～1 250 mg/d 静脉滴注,共 5 d;ACTD 400 μg/d 静脉滴注,共 5 d;VCR 第 1 天静脉注射 2 mg;HN$_2$ 第 1、3、5 天静脉注射 5 mg。每 3 周 1 个疗程。

(4) 给药途径

不同用药途径,药效不尽相同。静脉给药后,药物即通过右心而进入肺部,肺部受药量最大,因此肺转移患者化疗最好采用静脉给药。口服给药,通过肠道吸收,经门静脉而首先进入肝脏,再从肝静脉经下腔静脉回至右心,再进入肺及全身其他脏器,所以口服给药适用于上消化道或肝转移灶的化疗。动脉插管给药,药物可立即进入动脉所灌注的脏器,如肝动脉插管适用于肝转移化疗,颈内动脉插管适用于脑转移化疗,股动脉或髂内动脉插管适用于盆腔肿瘤化疗。鞘内给药适用于脑和脊髓转移患者的化疗。

(5) 疗效观察

主要依据治疗前后血 hCG 测定及转移病灶影像学的变化。由于用药后血 hCG 明显下降需在用完一个疗程药 10 d 后才出现,肺转移阴影吸收也需停药 2 周后方有明显变化,所以为观察疗效而进行复查不宜过早,否则易造成错觉,以为无效。对低危 GTN 一般建议每隔 1～2 周进行血 hCG 监测。每次血 hCG 测定均要求有具体数值,以便定量动态观察比较。确定肺转移是否有明显吸收,最好在化疗前 1～2 d 摄胸片,再与化疗后的胸片比较,且摄片条件要求相同,才能正确判定病灶的变化。

(6) 治愈标准、停药和换药指征

多数学者认为滋养细胞肿瘤临床治愈标准应包括:① 血清 hCG 连续 3 周测定值正常(hCG＜20 mIU/ml, β – hCG＜5 mIU/ml)。② 临床症状消失。③ 体征消失(包括体检及影像学检查)。

由于目前尚无法测定体内有无残存滋养细胞,为达到根治、减少复发,必须巩固化疗。

建议早期病例在达到治愈标准后继续巩固化疗 1~3 个疗程,晚期病例也需巩固 3 个疗程,以减少复发。一项回顾性研究显示在低危 GTN 患者 hCG 正常后给予 3 个疗程巩固比 2 个疗程巩固治疗显著减低复发率(分别为 4% 和 8.3%)。

化疗敏感者一般用药 1 个疗程后即可出现明显疗效,hCG 下降至化疗前数值的 10% 以下,但有些病例在第 2 个疗程后疗效才明显。正确判断某种或某组药物的疗效,极为重要。无效者应及早换药或改用联合化疗。化疗开始有效,以后出现耐药,也应尽早换药。

(7) 随访

GTN 经治疗后,复发率不到 3%。鉴于复发绝大多数在治疗后 1 年内,故建议治疗后 1 年内每 1~2 个月复查 1 次,以便及早发现复发病例,再次治疗仍有根治希望;治疗后 1~3 年每 3 个月复查 1 次,3~5 年每 6 个月复查 1 次,5 年以上每年复查 1 次。如观察 3 年未复发者,一般不再复发。据此为界线,建议患者至少随访 3 年,最好 5 年,如无复发称为治愈。也有指南推荐随访方案有每月检测一次 hCG 至第 18 个月,或采用英国方案:第 1~6 周,每周查血和尿 hCG;2~6 个月每 2 周查血和尿 hCG;7~12 个月每 2 周查尿 hCG;第 2 年每 4 周查一次尿 hCG;第 3 年每 8 周查一次 hCG;第 4 年每 3 个月查一次尿 hCG;第 5 年每 4 个月查一次尿 hCG,5 年后每半年查一次 hCG。

据北京协和医院报道,恶性滋养细胞肿瘤患者治疗后再次妊娠,其流产、早产或胎儿畸形的发生率均未见增加,所生孩子发育和生长也均正常。国外数据显示 83% 的接受单药或联合化疗的 GTN 患者在随后至少活产 1 次,单药化疗方案和联合化疗方案的妊娠概率差异均无统计学上的显著性意义。保留子宫者,宜避孕 1 年后再生育。若化疗结束后 12 个月内妊娠,并无指证要求终止妊娠,研究结果也显示早期半年内怀孕不增加 GTN 复发率、流产和畸形儿的风险,但仍需要 B 超等检测。EMA/CO 化疗可能导致患者提前 3 年进入绝经期。以往研究报道联合化疗可能增加第二原发肿瘤风险,最近的回顾分析却显示总体上并不增加二次肿瘤风险,但可能轻度增加白血病风险,同时降低其他肿瘤如乳腺癌风险。治疗相关长期反应以及生活质量、性生活、心理

等影响还有待进一步临床研究。

72.6.3 手术治疗

(1) 手术指征

由于绝大多数病例单纯化疗已能得到根治,因此近年来很少有病例需进行手术治疗。手术适用于以下情况:子宫明显增大;病灶大出血;子宫穿孔;各种脏器有单个大的转移灶;耐药病灶;脑转移颅内高压危及生命者,需开颅减压或行病灶清除;胎盘部位滋养细胞肿瘤,化疗不敏感,早期诊断和手术切除的病例的治愈率高。但对非转移性病例行子宫切除需要非常慎重,应严格把握手术适应证,根据患者年龄、疾病类型、高危评分等选择手术方式。

但出现以下情况时应先考虑化疗:① 青年妇女、未育、子宫不大、无大出血等合并症存在者,应考虑保留生育功能,如化疗后仅子宫内残存病灶,可考虑做病灶挖出术,如不得已切除子宫,卵巢仍可予以保留;② 盆腔病灶广泛,已累及重要脏器,手术不能切除者;③ 癌肿转移至脑、肝等重要脏器,而局部病灶无急症情况者。

(2) 手术方式

1) 子宫切除:适用于子宫穿孔大出血患者、耐药者、胎盘部位滋养细胞肿瘤或不需要生育的患者。根据患者具体情况可酌情考虑病灶切除加子宫重建术、次全子宫切除、全子宫切除、次广泛子宫切除等。年轻患者卵巢可予以保留。术中应注意:① 进腹后可先从卵巢静脉注射 5-FU,使其回流到肺循环,以预防手术操作引起的肺转移;② 如切除卵巢者,需高位结扎卵巢动静脉,一般需达髂总动脉水平;③ 游离输尿管至膀胱水平,切净宫旁静脉丛;④ 阴道断端和全子宫切除一样,不必过多切除;⑤ 不必清扫盆腔淋巴结。

2) 阴道转移灶切除:阴道转移瘤经 5-FU 治疗后,一般均能自行消退,但个别情况下,化疗后消失不满意或仍不能止血,如转移灶位于阴道下段可考虑手术切除。为避免术中出血多、视野不清以及患者发生休克无法继续手术时,可先从腹膜外结扎双侧髂内动脉,或术中腹部加压以暂时阻断腹主动脉血供,减少出血。当病灶位于阴道下段或外阴多个结节时应注意鉴别诊断,与其他恶性肿瘤转移灶完全不同,恶性滋养叶细胞肿瘤转移灶的特点是边界清、坚实、无波动感。

3) 肺转移灶切除:对于化疗后仍有活性的肺转

移灶,在排除其他部位残留后可行开胸或胸腔镜下肺部病灶切除。术后还需化疗,以消除可能存在的隐匿性的微转移。

4)脑转移手术治疗:主要用于颅内有急性出血或颅内高压经脱水治疗仍不见明显下降者,可开颅减压。根据临床表现及增强 CT 或 MRI 确定转移部位,单个病灶可行转移瘤切除或 γ 刀治疗,多个病灶可行去骨瓣减压或 γ 刀治疗。

5)肝转移灶破裂危及患者生命,也需急诊手术,如能切除出血灶最好,否则可予缝合止血,使患者有机会继续化疗。

(3)手术时机

手术时机的选择十分重要。一般先进行 2～3 个疗程化疗后手术,可控制疾病,缩小病灶,减少术中肿瘤播散可能。患者术后还需进行化疗。

72.6.4 放疗

自化疗应用以来,多数绒毛膜癌病灶已能被药物所控制,因此除脑、肝转移外,一般很少应用放疗。由于绒毛膜癌对放射线敏感,实践证明对单纯化疗难以治愈的病灶,局部放疗是有意义的。其适应证为:① 外阴、阴道、宫颈等转移灶的急性出血,可局部放疗止血;② 脑、肝等重要脏器转移而急需解除症状,或盆腔病灶广泛不能切除者,可在病灶区域放疗;③ 化疗后的残余病灶或耐药病灶;④ 肺部、盆腔团块病灶的综合治疗;⑤ 局部病灶的姑息性放疗。侵蚀性葡萄胎的适宜剂量为 20～30 Gy/2～3 周,绒毛膜癌则为 30～40 Gy/3～4 周。

72.6.5 转移灶的治疗

(1)肺转移的治疗

一般先用化疗。肿瘤敏感者可单用化疗,肿瘤体积过大(直径>5 cm)或治疗后不再继续缩小者,则在化疗基础上对单个大病灶可用手术切除,多个者则宜加用放疗。复旦大学附属肿瘤医院设计四联化疗(MOMK 或 MOFK 方案)合并分段放疗肺团块转移灶,取得了满意效果。其方法为:① 四联化疗 3～4 疗程后,肿瘤缩小,血、尿 hCG 含量降至正常范围;② 第 1 段放疗,肿瘤量 20 Gy/12 d;③ 四联化疗 1～2 个疗程;④ 第 2 段放疗,肿瘤量 20 Gy/12 d,两阶段共肿瘤量为 40 Gy;⑤ 巩固治疗:四联化疗 3～4 个疗程。此种治疗方案,也可用于盆腔团块及脑转移的治疗。

(2)盆腔转移的治疗

先行全身化疗,若肿瘤不能消除,也无法切除时可考虑:① 动脉插管化疗,通过股深动脉或腹壁下动脉插入,直达髂总动脉;或通过股动脉穿刺介入化疗,将药物注入髂内动脉化疗。② 肿块内注射药物,注意注射位置要准确,并要求药物均匀分布于肿瘤内,防止感染。注射途径可经阴道或腹壁。③ 局部放疗 30～40 Gy/3～4 周。

(3)脑转移的治疗

GTN 脑转移的治疗,在脑转移初期疗效较为满意,后期则疗效较差。一般应采用应急、局部、全身三者相结合的治疗方法。由于血脑屏障关系,脑部药物浓度低,因而局部治疗尤为重要。动脉及鞘内药物注射作用缓慢,用于症状不明显或小病灶者疗效较好,而对于病灶较大,症状明显者则以脑放疗为佳。脑部病灶出血者可先开颅止血或清除病灶后再放疗。脑部放疗的特点,收效迅速、疗效高。

复旦大学附属肿瘤医院关于脑部放疗的成功经验是根据 MRI 或 CT 定位,再决定放疗方案。由于脑部可见的转移灶外,常有多个亚临床病灶存在,一般先用全脑照射 20 Gy 左右迅速控制病情,接着给予一疗程化疗以控制脑外病灶,待化疗反应消退后,再继续病灶部位集中放射。可用立体适形放疗作为补充放疗,根据病灶大小,再给 20 Gy 左右,以减少病灶周围脑组织损伤。放疗总疗程为 20 Gy/2 周(间隔 2 周),20 Gy/2 周。在脑部放疗中同时采用脱水、止血及全身支持治疗的辅助治疗十分重要,以利放疗顺利进行。待脑部转移灶控制后,及时进行全身化疗根治肿瘤。临床应用于绒毛膜癌脑转移患者表明,脑转移灶放疗后,剧烈头痛、喷射呕吐、抽搐等症状在照射后 5～7 d 基本消失,但肿瘤及体征约需 2 个月左右逐渐消退。远期观察存活 5 年以上病例都能做轻度劳动,正常生活,无主述,智力无影响。Kohyama 报道 1 例绒毛膜癌患者脑内松果体转移,给予立体定向放疗(SRT)40 Gy/(10 次·2 周),随后在脑脊髓部常规照射 32.4 Gy,治疗后 4 年无复发。

72.6.6 耐药和复发性滋养细胞肿瘤的治疗

(1)定义

有关耐药性滋养细胞肿瘤的定义意见尚未统一,有以下几种:① 规范化疗 1 个疗程,血清 hCG 下降<20%或呈平台,甚至反而上升。② 病灶不缩

小或出现新病灶。③ 化疗 2～3 疗程 hCG 不降或下降 1%～10%。目前，多数人认为经规范化疗 2～3 疗程后，出现以下情况之一者视为耐药：① hCG 不下降（或下降低于 50%）或反而上升。② 影像学显示病灶不缩小，甚至出现新病灶。③ 化疗 1～2 疗程，改用无交叉耐药的药物仍无效者。

多数学者认为滋养细胞肿瘤临床治愈标准应包括：① 血清 hCG 连续 3 周测定值正常（hCG＜20 mIU/ml，β-hCG＜5 mIU/ml）。② 临床症状消失。③ 体征消失（包括体检及影像学检查）。在达到临床治愈标准后 3 个月以上出现 hCG 升高（除外妊娠），体检或影像学检查发现新病灶，称为复发。

（2）耐药的影响因素

耐药病例中先天性耐药罕见，仅为 1/10 万，而获得性耐药常见，与临床不规范治疗密切相关：① 化疗不规范，化疗疗程和剂量不足，导致肿瘤细胞未能彻底消灭而暂时潜伏下来，形成日后耐药及复发的根源；或因化疗不良反应较重，未能及时有效的处理，使患者不能按时接受下一疗程的化疗，疗程间隔太长，导致发生耐药。② 化疗方案选择不合理，如药物种类，单药或联合用药，不能有效抑制肿瘤细胞而导致耐药的产生。③ 未能个别对待，如依照统一的模式处理高危病例的不同类型。④ 对巩固化疗的意义认识不足，巩固化疗不充分，如 HCG 一旦正常即停用化疗。研究表明，10 万个滋养细胞才能产生 1 个国际单位的 hCG，因此达到目前国际上制定的正常标准 hCG＜20 U/L，体内还存在不少于 200 万个癌细胞。此外 hCG 绝大多数由合体滋养细胞分泌，滋养细胞产生的量很小，若肿瘤的成分主要为滋养细胞则可出现临床上有病灶而血清 hCG 不高，因而需要巩固化疗，巩固的疗程数应根据期别、预后评分、治疗经过、脏器功能等决定。⑤ 全身广泛转移的患者，尤其是发生肝、脑转移者往往治疗效果较差，容易出现耐药。⑥ 患者依从性较差，治疗不配合等。

近年来有关恶性滋养细胞肿瘤耐药机制的基础研究取得了较大进展。在建立绒毛膜癌耐药细胞系的基础上，研究发现绒毛膜癌耐药性的产生与耐药基因 GST-p、LRP、MRP、DHFR 的表达关系不密切，而与多药耐药基因 MDR1 的表达有关。耐药细胞系转染 IL-2 和 TNF-α 基因后，其耐药基因 MDR1 的表达完全或部分被逆转，对化疗药物的敏感性明显增加，耐药肿瘤细胞的凋亡也增加，为临床

上治疗耐药性 GTN 提供了一种有效的途径。此外，开展了应用 MDR1-mRNA 提高造血细胞对化疗药物耐药性的体外实验，结果表明通过脂质体介导，无血清环境下，将人类 mdr1 基因野生型全长 mRNA 导入脐血单个核血细胞，可增加细胞内 mdr1 基因 mRNA 的表达，提高 mdr1 基因编码的 P-gp 蛋白的水平，提高细胞的耐药性。对基因转导后脐血输注，缓解和治疗恶性肿瘤化疗带来的骨髓抑制，进行了临床前基础研究。

（3）耐药的预防

要减少耐药的产生，初次治疗是关键，应注意以下几个方面：① 规范化疗，合理用药，疗程间隔适当。② 了解患者脏器功能，查清体内病灶，确定临床期别，作出预后评分，制定个体化的治疗方案。③ 晚期病例采用多药联合化疗（FIGO 评分≥7 分）。④ 大病灶（单纯化疗不能清除者），单个病灶可联合应用手术或放疗，多个病灶则用放疗。⑤ 密切观察病情动态变化（病灶大小及 hCG 定量），出现耐药及早换药。⑥ 保留子宫者，适当增加化疗疗程。⑦ 加强晚期绒毛膜癌的巩固化疗。⑧ 应用免疫促进剂，提高机体免疫功能。

（4）耐药及复发性滋养细胞肿瘤的治疗

1）化疗方案

A. VCR＋KSM＋VP16＋5-FU 方案（北京协和医院）

VCR，2 mg，iv，d1。

KSM，400 μg，ivgtt，d1～5。

Vp16，100 mg，ivgtt，d1～5。

5-FU，1 250 mg，ivgtt，d1～5。

脑转移用 10% G. S. 鞘内注射 MTX 10～15 mg/次，总量 50 mg 为 1 个疗程。临床完全缓解率达 80% 以上。

氟尿苷（FUDR）是 5-FU 的脱氧核糖核苷衍生物，在等量条件下比 5-FU 有更好的抗肿瘤活性，且毒性较轻；其在肿瘤组织中的活性和含量明显高于肿瘤周围的正常组织的血清。将含有氟尿苷的单药或联合化疗方案应用于 GTN 治疗，结果表明氟尿苷与 5-FU 疗效相当，与 5-FU 无明显交叉耐药性。不良反应方面，包含氟尿苷的方案骨髓抑制要重于包含 5-FU 的方案，而胃肠道不良反应则较轻。近年来北京协和医院用含氟尿苷的 FAEV 方案治疗高危耐药性 GTN 患者，具体用法为：① 氟尿苷 800 mg/m² ＋5% 葡萄糖 500 ml 匀速静脉滴注，

d1～5；② ACTD 200 μg/m²＋5％葡萄糖 200 ml 静脉滴注，d1～5；③ VP16 100 mg/m²＋0.9％Nacl 300 ml 静脉滴注，d1～5；④ VCR 2 mg＋0.9％Nacl 30 ml 静脉推注，d1。疗程间隔 21 d。11 例 FIGO 预后评分为 7～13 分(中位数 9 分)的高危耐药患者中有 7 例治愈(64％，7/11)，FAEV 方案主要毒性及不良反应为骨髓抑制，98％疗程需要使用重组粒细胞集落刺激因子支持。

　　B. EMA‐CO(EP)方案：Newlands 等分析 10 年 148 例高危及耐药 GTN 患者 EMA‐CO 方案化疗的疗效，完全缓解率为 80％，完全缓解后复发率为 5.4％。协和医院报道 15 例耐药 GTN 患者采用 EMA‐EP 方案化疗，平均疗程数 6.2 次，化疗后 11 例完全缓解(73％)，3 例部分缓解(20％)，1 例无效(7％)，其中 3 例转移性 PSTT 化疗后均完全缓解。虽然该方案是治疗高危、耐药 GTN 患者的首选化疗方案，也可作为转移性 PSTT 的首选化疗方案。Kim 等分析了 EMA‐CO 方案治疗 165 例高危 GTN 的疗效，发现影响疗效的因素有病程超过 12 个月、转移器官超过 2 个、不适当的治疗(包括无计划的手术治疗和先前不规范的化疗)。对 EMA‐CO 方案耐药病例的进一步治疗是当前的难题，可选用新的化疗药物和方案；或采用化疗、手术、放疗等综合治疗。2000 年 Newlands 首先报道 34 例 EMA‐CO 方案耐药或治疗后复发者，再采用 EMA‐EP 方案化疗，或联合手术治疗后仍可获得 70％的缓解率。但是如果患者对 EMA‐CO 和 EMA‐EP 方案均出现耐药，再采用铂类为主的其他方案治疗，仍可能有 20％患者获得持续缓解。

　　C. PEB 方案

　　VP‐16 100 mg/m²＋N. S. 300 ml，ivgtt，d1～3。

　　BLM 15 mg ＋N. S. 500 ml，ivgtt，d1～3。

　　DDP 30 mg/m²＋N. S. 300 ml，ivgtt，d1～3(水化)。

　　间隔 3 周重复。

　　该方案治疗 38 例恶性 GTN，总完全缓解率 89.47％。初治侵蚀性葡萄胎治愈率为 100％，耐药绒毛膜癌的完全缓解率为 92.31％，复发性 GTN 患者完全缓解率达 100％。不良反应不重，主要为 Ⅰ～Ⅱ级恶心、呕吐和骨髓抑制。

　　D. PEBA 方案(复旦大学附属肿瘤医院)

　　DDP 20 mg/m²＋N. S. 250 ml，ivgtt，d1～4。

　　VP‐16 100 mg ＋N. S. 250 ml，ivgtt，d1～4。

　　BLM 15 mg ＋N. S. 500 ml，ivgtt，d1～4。

　　E‐ADM 40 mg ＋N. S. 250 ml，ivgtt，d1。

　　间隔 3 周重复。

　　复旦大学附属肿瘤医院设计并应用 PEBA 方案收到了较好的效果：治疗 26 例耐药绒毛膜癌，25 例获完全缓解，其中 19 例(73.1％)随访 1 年以上无复发，且不良反应小。

　　E. MBE 方案(香港大学玛丽医院)

　　MTX 1 g/m²，d1；BLM 10 mg，d3；VP16 100 mg/m²，d1～5。

　　香港大学玛丽医院报道总有效率达 85％。8 例耐药患者用 MBE 方案二线化疗，7 例有效，6 例无瘤存活 5 年以上；治疗 8 例复发患者，7 例有效，4 例无瘤存活 5 年以上。该方案骨髓抑制较明显。

　　F. 紫杉醇＋铂类方案

　　Taxol 135 mg/m²，ivgtt，d1；DDP 80 mg/m²(水化)，ivgtt，d2；每 3 周重复。或 Taxol 175 mg/m²，ivgtt，d1；carboplatin AUC＝6，ivgtt，d1；每 3 周重复。

　　或 TP/TE 交替方案：

　　Taxol 135 mg/m²，ivgtt，d1；DDP 60 mg/m²(水化)，ivgtt；Taxol 135 mg/m²，ivgtt，d15；VP16 150 mg/m²(水化)，ivgtt。4 周为一疗程。

　　对治疗失败的高危 GTN，可以试用 TP/TE 交替方案，有效率可达 44％，以往未用过铂类化疗的效果更明显，可达 70％，疗效与 EMA‐EP 方案相当，但骨髓毒性较轻，患者耐受性好。紫杉醇联合卡铂(PC)方案治疗 8 例难治性 GTN，6 例(75％)有效。

　　2) 介入化疗：随着放射介入技术的发展，超选择动脉插管局部灌注化疗和(或)栓塞治疗对耐药病灶及肿瘤大出血的危重患者都有显著效果。多发且较大的阴道转移灶容易发生大出血，选择性动脉栓塞术对控制转移瘤破溃大出血有重要价值。北京协和医院近 10 年来对 300 余例绒癌耐药患者进行了超选择性动脉插管灌注化疗，近期治愈率达 80％以上，从而为耐药患者的治疗提供了新的手段。

　　3) 手术治疗：耐药和复发病灶在化疗控制的基础上做病灶切除，可以提高疗效。手术时机应选在血清 β‐hCG 正常或接近正常时进行。从手术后病理学分析发现绒毛膜癌病例比侵蚀性葡萄胎更易产生耐药；即使血清 β‐hCG 达到正常，病理学检查仍然可能见到存活的滋养细胞,说明血清 β-hCG 是 GTN 敏感而特异的病情监测指标,但并不绝对,这些残余的滋养细胞恰好是最为耐药的细胞,适时采用手术切除是治疗高危耐药患者的重要环节。北京协和医院研究结果显示耐药患者在挽救化疗后 β-hCG 降至正常范围并且已巩固化疗至少 2 个疗程,行肺部病灶切除术,仍有 27.3% 的患者病理切片中可见到滋养细胞。因此对于挽救化疗后 β-hCG 已经正常的难治性患者,强调手术联合化疗比单纯化疗更能减少日后肿瘤复发概率。

4)放疗

A. 放疗适应证:脑转移,特别是多个转移病灶;耐药病灶(手术不能切除者);化疗后的残瘤病灶。

B. 化疗后的耐药病灶:首先分析清楚耐药病灶是在化疗控制下还是肿瘤在发展中,若为化疗控制下的残留病灶,不宜手术者可用放疗。若病情在发展中必先寻找有效的二线化疗控制病情(缩小肿瘤、血 β-hCG 降至正常范围)后及时加用放疗才能奏效,否则对提高生存率毫无意义,只能达到缩小肿瘤,缓解症状。由于此类患者已接受多次一线或二线化疗,尚有耐药病灶,此时全身情况往往不允许过多次化疗来消除病灶,局部加用放疗是有意义的,但必须与有效的二线化疗相配合。放疗野不宜过大,剂量要求恰当,可采用适形放疗。

72.7 胎盘部位滋养细胞肿瘤

胎盘部位滋养细胞肿瘤(placental site trophoblastic tumor, PSTT)是一种罕见的滋养细胞肿瘤,临床上属良性经过,但有 15%～25% 病例可发生远处转移。PSTT 的肿瘤细胞以中间滋养细胞为主,具有明显的形态学特征。免疫组化以 HPL 阳性细胞为主,hCG 阳性细胞仅局部或散在分布。PSTT 的诊断与绒毛膜癌不同之处在于,只要见到大片典型的中间型滋养细胞,依据刮宫标本即可诊断 PSTT。

由于 PSTT 主要来源于中间型滋养细胞,对化疗不敏感,局限于子宫的患者以手术切除为主要治疗手段,一旦发生转移则预后不佳。经过多年的临床实践和经验总结,EMA-CO 对转移性 PSTT 有效,总有效率可达 71%,完全缓解率为 28%～38%。随后 Newlands 等报道采用 EMA-EP 方案治疗 8 例转移性 PSTT,发病潜伏期<2 年的 3 例均获完全

缓解,潜伏期>2 年的 5 例中仅 1 例完全缓解。Hoekstra 研究发现晚期病例、末次妊娠到诊断 PSTT 的间隔时间较长、核分裂象>2/10 HPF 者预后差,PSTT 的治疗宜先行手术治疗,如需化疗则首选 EMA/EP 方案。最近 Baergen 总结了 55 例 PSTT 患者的预后并结合文献分析,提出 PSTT 预后不良的因素有病期晚、潜伏期长(>2 年)、高核分裂象以及高 hCG 水平。Schmid 等报道的一项 62 例 PSTT 回顾研究,多因素分析显示距离末次妊娠间期是否超过 48 个月是唯一与复发和生存期相关的因素。如为 48 个月以内发病的患者,98% 可获长期生存,而超过 48 个月以后发病的 13 例患者无论肿瘤分期如何均最终死亡。目前有关 PSTT 的化疗研究结果支持 EMA-EP 作为转移性 PSTT 的首选化疗方案。

72.8 预后与展望

恶性滋养细胞肿瘤的预后取决于以下因素:组织学类型(侵蚀性葡萄胎或绒毛膜癌)、疾病播散的范围、hCG 的水平、妊娠终止至治疗开始的间隔时间、转移的部位和数目、前次妊娠的性质,以及以往的治疗情况。按照 FIGO(2002 年)分期评分系统的高危因素对患者进行评分,评分越高则预后越差。

总之,今后的研究重点主要在:① 继续提高晚期绒毛膜癌的疗效,加强对高危患者的巩固治疗,以减少耐药的产生和降低肿瘤复发。正确采用以化疗为主的综合治疗,避免不恰当的治疗,力争首次治疗取得成功。② 深入肿瘤细胞耐药机制的研究,寻找治疗耐药肿瘤的有效方法。③ 寻找新型抗癌药物及靶向治疗。④ 研究免疫促进剂,提高机体免疫功能。恶性滋养细胞肿瘤对多种抗癌药物敏感,有肿瘤标志物 hCG,具有更多的抗原性等特点,这些都是研究和提高疗效的有利条件。随着基础研究的深入及其与临床治疗的有机结合,将会推动晚期和耐药绒癌疗效的提高。⑤ 观察治疗长期结局,提高生活质量,减少并发症。

(汤 洁 郑 重)

主要参考文献

[1] 万希润,向阳,杨秀玉,等. FAEV 化疗方案治疗高危型耐药性妊娠滋养细胞肿瘤的疗效分析[J]. 中华妇产科

杂志,2006,41:88-90.

[2] 万希润,杨秀玉,向阳,等.氟尿嘧啶脱氧核苷单药、联合方案治疗妊娠滋养细胞肿瘤患者的疗效[J].中国医学科学院学报,2003,25:410-413.

[3] 王小平,向阳,张德永,等.化学发光法测定绒毛膜促性腺激素游离β亚单位对滋养细胞疾病的诊断价值[J].中国实用妇科与产科杂志,2001,17:660-662.

[4] 王荣业,蔡树模.子宫切除在恶性滋养细胞肿瘤治疗中的地位——附324例分析[J].上海医学,1990,13:20.

[5] 石一复,李娟清.360余万次妊娠中妊娠滋养细胞疾病发病情况调查[J].中华妇产科杂志,2005,40:76-78.

[6] 石一复,周怀君,李娟清.FIGO IGCS妇癌分期和临床实践指南(之七)滋养细胞疾病的诊断与治疗[J].中国实用妇科与产科杂志,2004,20:574-576.

[7] 冯凤芝,向阳,崔竹梅,等.转导人肿瘤坏死因子α基因对耐药性绒膜癌裸鼠移植瘤耐药性的逆转作用[J].中华妇产科杂志,2003,38:294-297.

[8] 向阳,万希润,孙智晶,等.EMA/EP方案治疗耐药性滋养细胞肿瘤疗效的初步分析[J].中华妇产科杂志,2005,40:79-82.

[9] 连利娟.林巧稚妇科肿瘤学[M].北京:人民卫生出版社,1994.

[10] 宋水勤,张国楠.BEP方案治疗恶性滋养细胞肿瘤38例临床分析[J].中国妇产科临床杂志,2006,7:248-250.

[11] 宋英娜,向阳,杨秀玉,等.妊娠性滋养细胞肿瘤阴道转移的临床特点和处理[J].现代妇产科进展,2001,10:163-165.

[12] 宋鸿钊,吴葆桢,唐敏一.滋养细胞肿瘤的诊断和治疗[J].北京:人民卫生出版社,1983.

[13] 张颖,向阳,任彤,等.恶性滋养细胞肿瘤肺转移患者肺叶切除术指征的探讨[J].中华妇产科杂志,2005,40:83-86.

[14] 陈世灼,苗润生.绒癌的两种滋养细胞——附80例绒癌的临床病理分析[J].中华肿瘤杂志,1987,9:382-384,

[15] 陈亚侠,谢幸,陈怀增,等.人绒毛膜癌甲氨蝶呤耐药细胞株的建立及其特性的研究[J].浙江大学学报(医学版),2004,33:138-142,165.

[16] 崔竹梅,向阳,杨秀玉,等.绒毛膜癌耐药细胞系的建立及人白细胞介素2基因转染后对其多药耐药性的逆转作用[J].中华妇产科杂志,2001,36:549-553.

[17] 隋秀芳,李美光,赵志宏.彩色多普勒血流显像对恶性滋养细胞肿瘤的应用价值[J].中国超声诊断杂志,2006,7.

[18] 蔡树模,王荣业,丁亚琴.晚期绒毛膜癌的综合治疗[J].中华肿瘤杂志,1986,8:470-473.

[19] Agarwal R, Teoh S, Short D, et al. Chemotherapy and human chorionic gonadotropin concentrations 6 months after uterine evacuation of molar pregnancy: a retrospective cohort study[J]. Lancet, 2012,379:130-135.

[20] Baergen RN, Rutgers JL, Young RH, et al. Placental site trophoblastic tumor: a study of 55 cases and review of the literature emphasizing factors of prognostic significance[J]. Gynecol Oncol, 2006,100:511-520.

[21] Bagshawe KD. Treatment of high-risk choriocarcinoma[J]. J Reprod Med, 1984,29:813-820.

[22] Bolis G, Bonazzi C, Landoni F, et al. EMA/CO regimen in high-risk gestational trophoblastic tumor (GTT)[J]. Gynecol Oncol, 1988,31:439-444.

[23] Bower M, Newlands ES, Holden L, et al. EMA/CO for high-risk gestational trophoblastic tumors: results from a cohort of 272 patients[J]. J Clin Oncol, 1997,15:2636-2643.

[24] Chen LP, Cai SM, Fan JX, et al. PEBA regimen (cisplatin, etoposide, bleomycin, and adriamycin) in the treatment of drug-resistant choriocarcinoma[J]. Gynecol Oncol, 1995,56:231-234.

[25] Feng F, Hu H, Wu L, et al. Thoracotomy in refractory gestational trophoblastic neoplasia with lung metastasis after normalization of serum beta human chorionic gonadotropin (beta-hCG) with salvage chemotherapy[J]. Onco Targets Ther, 2014,7:171-176.

[26] FIGO Oncology Committee Report. FIGO staging for gestational tropjoblastic neoplasia 2000[J]. Int J Gynecol Obstet, 2002,77:285-287.

[27] Garrett AP, Garner EO, Goldstein DP, et al. Methotrexate infusion and folinic acid as primary therapy for nonmetastatic and low-risk metastatic gestational trophoblastic tumors. 15 years of experience[J]. J Reprod Med, 2002,47:355-362.

[28] Hartenbach EM, Saltzman AK, Carter JR, et al. A novel strategy using G-CSF to support EMA/CO for high-risk gestational trophoblastic disease[J]. Gynecol Oncol, 1995,56:105-108.

[29] Kim SJ, Bae SN, Kim JH, et al. Effects of multiagent chemotherapy and independent risk factors in the treatment of high-risk GTT-25 years experiences of KRI-TRD[J]. Int J Gynaecol Obstet, 1998,60 Suppl 1:S85-96.

[30] Kohyama S, Uematsu M, Ishihara S, et al. An experience of stereotactic radiation therapy for primary intracranial choriocarcinoma[J]. Tumori, 2001,87:162-165.

[31] La C. HCG, its free subunits abd its metabolites roles in pregnancy and trophoblastic disease[J]. J Repord Med, 1998,43:3 - 10.

[32] Lurain JR. Advances in management of high-risk gestational trophoblastic tumors[J]. J Reprod Med, 2002,47:451 - 459.

[33] Lybol C, Sweep FC, Harvey R, et al. Relapse rates after two versus three consolidation courses of methotrexate in the treatment of low-risk gestational trophoblastic neoplasia[J]. Gynecol Oncol, 2012,125: 576 - 579.

[34] Mangili G, Lorusso D, Brown J, et al. Trophoblastic disease review for diagnosis and management: a joint report from the International Society for the Study of Trophoblastic Disease, European Organisation for the Treatment of Trophoblastic Disease, and the Gynecologic Cancer InterGroup [J]. Int J Gynecol Cancer, 2014,24:S109 - 116.

[35] Murdoch S, Djuric U, Mazhar B, et al. Mutations in NALP7 cause recurrent hydatidiform moles and reproductive wastage in humans[J]. Nat Genet, 2006, 38:300 - 302.

[36] Newlands ES, Holden L, Seckl MJ, et al. Management of brain metastases in patients with high-risk gestational trophoblastic tumors[J]. J Reprod Med, 2002,47:465 - 471.

[37] Newlands ES, Mulholland PJ, Holden L, et al. Etoposide and cisplatin/etoposide, methotrexate, and actinomycin D (EMA) chemotherapy for patients with high-risk gestational trophoblastic tumors refractory to EMA/cyclophosphamide and vincristine chemotherapy and patients presenting with metastatic placental site trophoblastic tumors[J]. J Clin Oncol, 2000,18:854 - 859.

[38] Ngan HY, Tam KF, Lam KW, et al. Methotrexate, bleomycin, and Etoposide in the treatment of gestational trophoblastic neoplasia[J]. Obstet Gynecol, 2006,107: 1012 - 1017.

[39] Ngan HY. The practicability of FIGO 2000 staging for gestational trophoblastic neoplasia [J]. Int J Gynecol Cancer, 2004,14:202 - 205

[40] Osborne RJ, Filiaci V, Schink JC, et al. Phase III trial of weekly methotrexate or pulsed dactinomycin for low-risk gestational trophoblastic neoplasia: a gynecologic oncology group study[J]. J Clin Oncol, 2011,29:825 - 831.

[41] Rathod PS, Kundargi R, Pallavi VR, et al. Refractory gestational trophoblastic neoplasia: a novel drug combination with paclitaxel and carboplatin produces durable complete remission[J]. Int J Gynecol Cancer, 2015,25:1737 - 1741.

[42] Rhoton-Vlasak A, Wagner JM, Rutgers JL, et al. Placental site trophoblastic tumor: human placental lactogen and pregnancy-associated major basic protein as immunohistologic markers[J]. Hum Pathol, 1998,29: 280 - 288.

[43] Rs B, Dp G. Pathogenesis of gestational trophoblastic neoplasms[J]. Pathobiol Annual, 1981,11:391.

[44] Rustin GJ, Newlands ES, Begent RH, et al. Weekly alternating etoposide, methotrexate, and actinomycin/vincristine and cyclophosphamide chemotherapy for the treatment of CNS metastases of choriocarcinoma[J]. J Clin Oncol, 1989,7:900 - 903.

[45] Schmid P, Nagai Y, Agarwal R, et al. Prognostic markers and long-term outcome of placental-site trophoblastic tumours: a retrospective observational study[J]. Lancet, 2009,374:48 - 55.

[46] Seckl MJ, Sebire NJ, Berkowitz RS. Gestational trophoblastic disease[J]. Lancet, 2010,376:717 - 729.

[47] Smith EB, Weed JC, Jr., Tyrey L, et al. Treatment of nonmetastatic gestational trophoblastic disease: results of methotrexate alone versus methotrexate-folinic acid [J]. Am J Obstet Gynecol, 1982,144:88 - 92.

[48] Song HZ, Wu PC, Wang YE, et al. Pregnancy outcomes after successful chemotherapy for choriocarcinoma and invasive mole: long-term follow-up[J]. Am J Obstet Gynecol, 1988,158:538 - 545.

[49] Wang J, Short D, Sebire NJ, et al. Salvage chemotherapy of relapsed or high-risk gestational trophoblastic neoplasia (GTN) with paclitaxel/cisplatin alternating with paclitaxel/etoposide (TP/TE) [J]. Ann Oncol, 2008,19:1578 - 1583.

[50] Woolas RP, Bower M, Newlands ES, et al. Influence of chemotherapy for gestational trophoblastic disease on subsequent pregnancy outcome [J]. Br J Obstet Gynaecol, 1998,105:1032 - 1035.

 **外阴癌与外阴恶性黑色素瘤**

73.1　外阴癌

外阴癌居女性生殖系统恶性肿瘤发病率的第 4 位。外阴癌中以鳞癌最多见,占 90% 以上。其他包括外阴黑色素瘤、外阴 Paget 病、基底细胞癌、巴氏腺癌和外阴肉瘤等。整块根治性外阴切除术及双侧腹股沟淋巴结清扫术是外阴癌的标准治疗方案。但自 20 世纪 80 年代以来,国内外对外阴癌的治疗做了较多改进,即根据肿瘤的部位、大小、病灶周围皮肤情况及有无腹股沟或盆腔淋巴结转移等决定患者的手术范围,包括对肿瘤直径≤2.0 cm 而间质浸润深度≤1.0 mm 的患者行根治性局切,不再进行腹股沟淋巴结清扫。肿瘤位于一侧的患者行同侧腹股沟淋巴结清扫术,为避免盆腔脏器切除术前辅以放疗缩小肿瘤后再予手术治疗等。术后根据肿瘤浸润的深度、切缘有无累及、有无脉管淋巴管等浸润,以及淋巴结转移的状况选择是否补充外阴野或腹股沟野和(或)盆腔的放疗。总之目前外阴癌的治疗需采用个体化治疗方案,以最保守的手术和综合治疗达到最好的疗效。

73.1.1　流行病学

外阴癌在全世界范围内不是常见的恶性肿瘤,我国详细的流行病学资料欠缺。近年来,美国每年外阴癌的新发病例有所上升,每年约为 6 000 例,相当于宫颈癌的一半;每年约有 1 000 例患者死于该病。外阴癌患者平均诊断年龄为 60~68 岁,45 岁前发生外阴癌的病例较少见,约占 7.4%,45~65 岁约占 35%,>65 岁占 57.7%。外阴癌的发生在不同人种间有一定差异,根据 2017 年美国 SEER 的资料,2010~2014 年间美国白种人外阴癌的发病率为 2.7/10 万,黑种人外阴癌的发病率为 1.8/10 万,亚裔人群为 0.9/10 万,西班牙裔为 1.8/10 万。

73.1.2　病因学

外阴或宫颈的上皮内瘤变(上皮内瘤形成)被认为是外阴鳞癌的危险因素。与宫颈鳞癌一样,外阴鳞癌被认为发生于外阴的癌前病变基础上,这类癌前病变类似于宫颈上皮内瘤变(CIN),称为外阴的鳞状上皮内瘤变(vulvar intraepithelial neoplasia, VIN)。所不同的是,国际外阴阴道疾病研究协会

(International Society for the Study of Vulvovaginal Disease，ISSVD)在2004年将外阴的VIN分为两种类型：经典型（usual/classic VIN，uVIN）和分化型（differentiated VIN，dVIN）。经典型VIN较为常见，多见于40～49岁的妇女中，其发生与高危型HPV病毒的持续感染有关，如果不处理多逐渐进展为浸润性鳞癌，常为湿疣样或基底细胞样癌；分化型VIN较少见，多发生于绝经后妇女（66～69岁），与外阴硬化苔藓病等外阴营养不良和慢性炎症有关，最终进展为角化性鳞癌。此外，外阴癌的发病危险因素还包括吸烟、免疫缺陷综合征、器官移植后长期应用激素等。

73.1.3　常见外阴癌的病理学特征

外阴部位可发生上皮源性肿瘤和间叶来源肿瘤。上皮源性肿瘤包括鳞状上皮肿瘤和腺上皮肿瘤；间叶来源肿瘤包括葡萄状肉瘤、平滑肌肉瘤、上皮样肉瘤、皮肤隆突性纤维肉瘤、血管纤维瘤或颗粒细胞瘤等。其他还包括恶性黑色素瘤、卵黄囊瘤、Merkel细胞瘤、Ewing肿瘤和恶性淋巴瘤。本节主要介绍最常见的鳞状细胞癌、基底细胞癌和恶性黑色素瘤及Paget's病。

73.1.3.1　外阴鳞癌

近年来WHO规范了位于泌尿生殖道、肛门部位与HPV病毒感染相关的鳞状上皮病变的术语，分为低级别鳞状上皮内瘤变（low-grade squamous intraepithelial neoplasia，LSIL）和高级别鳞状上皮内瘤变（high-grade squamous intraepithelial

neoplasia，HSIL）。但由于外阴的癌前期病变还包括了一类皮肤营养不良基础上发生的分化型VIN，因此ISSVD在2015年将外阴的癌前病变更新为LSIL、HSIL和dVIN三类。LSIL实质上属于湿疣，是HPV感染的反应性改变，临床可以观察。而真正的癌前病变为后两者，临床需要处理。外阴鳞癌为浸润性病变，多见于外阴的大、小阴唇和前庭部位，60%～70%的外阴鳞状细胞癌为分化好的角化性鳞癌（图73-1），主要发生于老年女性中，与HPV感染无关，而与硬化苔藓病等外阴营养不良性疾病有关。另有30%～40%的外阴癌为中低分化的非角化鳞状细胞癌，主要为湿疣样或基底细胞样癌（图73-2）。这类外阴癌患者发病年龄较角化性鳞癌小，主要与HPV病毒感染有关。外阴的疣状癌是鳞状细胞癌中的一种亚型，肿瘤生长较慢，很少发生淋巴结转移，大体上如菜花样。有时肿瘤极大，其显微镜下有明显的疣状结构，表现为无中心纤维结缔组织的乳头结构（图73-3）。基底细胞癌是另一种鳞状上皮来源的外阴恶性肿瘤，占外阴癌的2%～8%（图73-4）。基底细胞癌主要发生于绝经后妇女，局部浸润性生长但很少发生转移。肉眼所见病灶有色素沉着，并有溃疡形成。

73.1.3.2　其他外阴恶性肿瘤

（1）外阴恶性黑色素瘤

外阴恶性黑色素瘤的发病率仅次于外阴鳞状细胞癌，约占所有生殖道恶性肿瘤的1%，占外阴癌的4%。外阴黑色素瘤通常发生于50～70岁妇女中，以白种人比较常见。85%的患者起源于小阴唇、阴

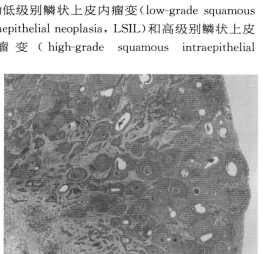

图73-1　高分化鳞状细胞癌镜下表现

角化显著

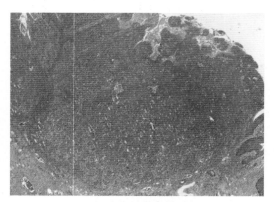

图73-2　低分化鳞状细胞癌镜下表现

细胞分化差，无明显角化

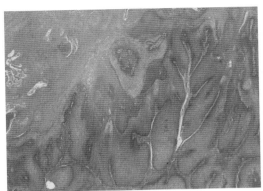

图 73-3 疣状癌镜下表现

分化成熟的角化层,显著的乳头状结构

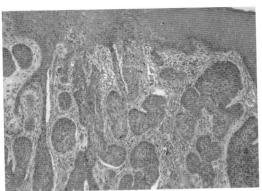

图 73-4 基底细胞癌镜下表现

细胞不规则巢状,癌巢周边栅栏状排列的细胞

蒂或大阴唇的内侧。15%的患者发生于大阴唇的外侧。有色斑的黑色素瘤是最常见的亚型,其次为浅表扩散的黑色素瘤及结节性黑色素瘤。无色素的黑色素瘤约占 25%(图 73-5)。

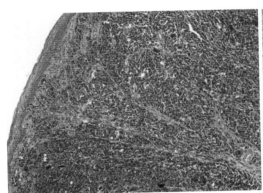
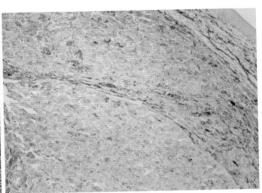

图 73-5 无色素性恶性黑色素瘤镜下表现(A)和免疫标记物 HMB45 阳性(AEC 染色)(B)

（2）外阴 Paget's 病

外阴原发性乳房外 Paget's 病（EMPDV）较少见,占乳房外 Paget's 病的 60%,但只占外阴恶性肿瘤的 2%。病理学上被分为 3 种亚型,即局限于上皮内的 Paget's 病、伴有浸润的 Paget's 病和伴有皮肤附件累及的 Paget's 病。显微镜下 HE 染色可见特征性的指环状 Paget's 细胞,表现为鳞状上皮内体积较大、细胞质空染而细胞核大而明显的细胞。这些细胞聚集成团主要分布于鳞状上皮的基底层和旁基底层,可能累及周围的毛发等皮肤附件或伴有浸润性腺癌(图 73-6)。

（3）外阴肉瘤

外阴的软组织肉瘤可包括平滑肌肉瘤、横纹肌肉瘤、脂肪肉瘤、血管肉瘤、神经纤维肉瘤、上皮样肉瘤、葡萄状肉瘤等,其他还包括恶性黑色素瘤、卵黄囊瘤、Merkel 细胞瘤、Ewing 肿瘤和恶性淋巴瘤。

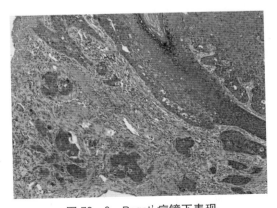

图 73-6 Paget' 病镜下表现

大而空亮的异型癌细胞位于表面鳞状上皮内(右上方),伴浸润性癌(左下方)

（4）巴氏腺癌

起源于巴氏腺的癌症包括腺癌、鳞癌、移行细胞癌、腺鳞癌或腺样囊性癌等。原发外阴的腺癌大多起源于巴氏腺。

73.1.4　临床表现

所有外阴恶性肿瘤的症状和体征有共同点，体检或自行发现的外阴肿块是患者最常见的主诉，伴或不伴外阴瘙痒、恶臭和分泌物增多及外阴流液。最常见的外阴鳞状细胞癌大多数患者在起病时肿瘤局限于外阴，但有 1/3 的患者发生邻近器官累及或转移至腹股沟淋巴结，仅有约 6% 的患者出现远处转移。外阴部位肿瘤，主要在大阴唇，其次为小阴唇，阴蒂或会阴处发现菜花状、溃疡状、结节状肿块，部分患者的病灶糜烂或白斑。部分患者的外阴病灶为多中心，且可能还累及肛周、阴道或宫颈，因此需仔细检查上述部位（图 73－7）。腹股沟淋巴结的转移在外阴癌患者中较为常见，因此腹股沟部位的触诊很重要。晚期外阴癌患者可能出现下肢水肿、感染、出血，疼痛明显。

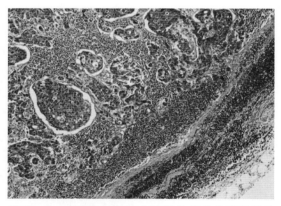

图 73－7　腹股沟淋巴结内转移性低分化鳞状细胞癌镜下表现

右下方为残余的淋巴组织

73.1.5　诊断

（1）确诊有待外阴肿块活检

活检标本应该包括病灶周围皮肤、真皮及皮下组织以了解肿瘤浸润的深度。① 外阴病灶的切取活检：体积较小的病灶；② 外阴病灶的楔形活检：体积较大的病灶。

（2）腹股沟淋巴结活检

对临床上扪及有肿大的淋巴结应行淋巴结穿刺活检。

（3）其他检查

宫颈脱落细胞学检查和阴道镜检查排除阴道和宫颈的病变，盆、腹腔 CT 或 MRI 检查了解腹膜后淋巴结的转移情况，怀疑有全身转移的患者应进一步行相关检查。

通过病灶活检后的组织病理学检查，外阴鳞状细胞癌通常可以与硬化苔藓病等外阴皮肤病、鳞状上皮增生、外阴上皮内瘤变相鉴别，必要时可进行免疫组化染色。

外阴有色素的病灶需要警惕外阴恶性黑色素瘤的可能，有必要进行完整的切取活检。特异性的免疫组化染色 S－100、MART－1 和 HMB－45 有助于鉴别。

73.1.6　分期

国际上外阴癌总生存率为 60%～70%，主要与肿瘤的分期相关。最初依据 FIGO（1969）的临床分期标准，Ⅰ期患者的生存率为 90.4%，Ⅱ期为 77.1%，Ⅲ期为 51.3%，Ⅳ期为 18.0%。1988 年国际妇癌联盟考虑到外阴癌的治疗主要是手术治疗，而淋巴结的转移是重要的预后因素之一，因此制定了新的外阴癌的手术病理分期（1994 版）。GOG 根据新的 FIGO 分期分析 588 例外阴癌患者的预后发现 Ⅰ 期为 98%，Ⅱ 期为 85%，Ⅲ 期为 74%，Ⅳ 期为 31%，然而此分期不能有效地反映预后。GOG 进一步发现虽然同属Ⅲ期，肿瘤直径≤2 cm 累及阴道或尿道而无淋巴结转移的患者生存率为 100%，肿瘤直径≤2 cm 伴 1 个淋巴结转移的患者生存率为 95%，而肿瘤直径＞8 cm 有 2 个淋巴结转移的患者生存率为 34%。而且 GOG 发现新的 FIGO 手术病理分期并没有考虑淋巴结转移的个数和形态。GOG 发现淋巴结阴性的患者 5 年生存率为 90.9%，有 1～2 个淋巴结转移的患者 5 年生存率为 75.2%，有 3～4 个淋巴结转移的患者 5 年生存率为 36.1%，有 5～6 个淋巴结转移的患者 5 年生存率为 24%。Hacker 等发现淋巴结阴性和 1 个淋巴结转移患者的 5 年生存率为 94%，有 2 个淋巴结转移的患者 5 年生存率为 80%，3 个以上淋巴结转移患者 5 年生存率为 12%。而且转移淋巴结的大小、有无包膜外转移均为影响预后的重要因素。因此 FIGO 在 2009

年提出了新的手术病理分期,将腹股沟淋巴结转移的个数、大小以及形态引入分期系统,并将淋巴结转移的患者单独归为Ⅲ期(表 73-1)。

表 73-1 外阴癌的 FIGO 分期(2009 年)

分期	表 现
Ⅰ	肿瘤局限于外阴或会阴;淋巴结阴性
ⅠA	肿瘤局限于外阴或会阴,最大直径≤2 cm,间质浸润≤1.0 mm
ⅠB	肿瘤局限于外阴或会阴,最大直径>2 cm 或间质浸润>1.0 mm
Ⅱ	肿瘤任何大小侵犯下 1/3 尿道或下 1/3 阴道或肛门,但无淋巴结转移
Ⅲ	肿瘤任何大小,伴有或无会阴邻近器官的累及,伴有腹股沟淋巴结转移
	ⅢA(i)1 个腹股沟淋巴结转移(≥5 mm)
	ⅢA(ii)1~2 个腹股沟淋巴结转移(<5 mm)
	ⅢB(i)≥2 个腹股沟淋巴结转移(≥5 mm)
	ⅢB(ii)≥3 个腹股沟淋巴结转移(<5 mm)
	ⅢC 腹股沟淋巴结有包膜外转移
Ⅳ	肿瘤侵犯其他区域或远处器官
ⅣA	(i) 肿瘤侵犯下列任何部位:膀胱黏膜、直肠黏膜、上尿道黏膜或骨盆
	(ii) 转移的腹股沟淋巴结固定或曾溃疡型
ⅣB	任何部位的远处转移(包括盆腔淋巴结)

73.1.7 治疗

总的来说,外阴癌的治疗需采用个体化治疗方案,以最保守的手术达到最好的疗效。

73.1.7.1 手术治疗

外阴原发灶的处理方法如下。

(1) 肿瘤最大直径≤2 cm 的处理

1) 根治性局切:适用于微小浸润癌,即肿瘤最长直径<2 cm,浸润深度<1 mm,无脉管浸润且不伴有外阴增生不良的患者采用距肿瘤边缘 1 cm 的根治性局切。最适用于外阴侧面或后面的病灶。深而宽地切除原发肿瘤,切缘 0.5~1 cm,深度至泌尿生殖膈的下筋膜;位于尿道外口的病灶,切除尿道不超过 2 cm 时一般不会影响排尿功能。靠近肛门的病灶可考虑术前或术后的放疗。年轻患者如周围外阴皮肤伴有 VIN,应进行表浅的局部切除。如伴有其他良性的病变进行相应的治疗。

2) 改良根治性外阴切除及根治性外阴切除:适用于肿瘤最长直径<2 cm,但肿瘤浸润深度>1 mm,或伴有脉管浸润、外阴增生不良的患者可采用改良根治性外阴切除及根治性外阴切除。

(2) 肿瘤最大直径>2 cm 的处理

可行改良根治性外阴切除和根治性外阴切除。两者区别主要在于手术切缘的长度,但为了切净

肿瘤,病灶切缘应至少距离肿瘤 1 cm。外切口一般采用椭圆形切口,从耻骨联合前的阴阜开始沿两侧大阴唇股褶向肛周延伸。内切口沿阴道外口,注意避开尿道外口。但如有肿瘤累及尿道,切除一半远端尿道,一般不会影响排尿功能,但深度由脂肪、浅筋膜至深筋膜。

(3) 无临床怀疑转移腹股沟淋巴结的处理

① 肿瘤直径≤2 cm(T1)而间质浸润厚度≤1.0 mm 的患者,无需行腹股沟淋巴结切除术。② 位于一侧的肿瘤,可以行单侧腹股沟淋巴结切除术。但位于阴蒂、小阴唇前方的肿瘤应该行双侧腹股沟淋巴结切除术。③ 在腹股沟淋巴结切除术中,采用腹股沟切口以改善伤口愈合。④ 采用前哨淋巴结活检的方法决定是否行腹股沟淋巴结切除术(临床试验)。

(4) 有临床可疑大淋巴结或固定和溃疡发生淋巴结的处理

① 切除腹股沟增大的淋巴结,如确系转移,不必进行全腹股沟淋巴结的切除;② 如冰冻示淋巴结无转移,行全腹股沟淋巴结切除;③ 腹股沟伤口愈合后行全盆腔和腹股沟放疗;④ 行术前盆腔 CT 检查以明确有无盆腔增大的淋巴结。

73.1.7.2 放疗

放疗适应证如下。

1）术后病理显示切缘近（<8 mm）或切缘阳性需放疗，可采用外阴放疗±双侧腹股沟放疗。

2）术后病理学检查间质浸润深度≥5 mm，脉管癌栓阳性，肿瘤≥4 cm，外阴局部复发风险增高，可行外阴放疗±双侧腹股沟放疗但由于外阴复发大部分可以再次手术切除，术后放疗虽可降低局部复发率，但没有明确的证据提示提高总生存率，因此放疗是可选的，可采用外阴放疗±双侧腹股沟放疗。

3）肿瘤累及尿道、阴道或肛门，预期不能完整切除或切除会引起大小便失禁，可以给予术前放疗。或直接行根治性放疗，包括外阴放疗＋双侧腹股沟放疗＋髂外淋巴结＋髂内淋巴结放疗±髂总淋巴结放疗。

4）术后病理学检查腹股沟淋巴结单个转移伴囊外侵犯或≥2个淋巴结转移需放疗，范围包括外阴放疗＋双侧腹股沟放疗＋髂外淋巴结＋髂内淋巴结放疗±髂总淋巴结放疗。

5）对不能耐受手术或手术不能完整切除的患者给予根治性放疗，范围包括外阴放疗＋双侧腹股沟放疗＋髂外淋巴结＋髂内淋巴结放疗±髂总淋巴结放疗。

6）有远处转移的患者根据转移范围给予姑息性放疗。

73.1.7.3　不同分期的外阴癌的治疗方案

FIGO 分期外阴癌的处理原则如下。

（1）**Ⅰ期外阴癌的处理**

1）Ⅰ期外阴癌的手术处理

ⅠA 期外阴癌的处理：根治性局切，切缘 0.5～1 cm。

ⅠB 期外阴癌的处理：根治性局切或根治性外阴切除＋单侧腹股沟淋巴结切除或行前哨淋巴结活检（临床试验），如位于阴蒂或小阴唇前部行双侧腹股沟淋巴结切除。根治性局切适用于肿瘤深度<1 mm，无脉管和淋巴管浸润，无腹股沟淋巴结转移的患者，其余患者采用根治性外阴切除术，病灶切缘应>1 cm。

对于接近尿道口、阴道和肛门的病灶术前可予以放疗以缩小根治性切除的范围。

2）Ⅰ期外阴癌的根治性放疗：对于无法耐受手术的患者可行根治性放疗。

（2）**Ⅱ期外阴癌的处理**

1）Ⅱ期外阴癌的手术处理

A. 标准的治疗方法是改良根治或根治性外阴切除术＋单侧或双侧腹股沟淋巴结清扫术或前哨淋巴结切除。

B. 侵犯下尿道、阴道的病灶：根治性外阴切除＋部分尿道或阴道切除＋双侧腹股沟淋巴结切除。必要时行盆腔淋巴结切除术。

C. 累及肛门的病灶：分 2 期先行乙状结肠造瘘术后，再行根治性外阴切除＋双侧腹股沟淋巴结切除。

2）Ⅱ期外阴癌的放疗

A. 术前放疗：有上述两种情况的病灶也可行术前放疗以缩小根治性切除的范围，术前放疗的剂量预防照射区域 45～50 Gy，临床可见病灶约 55 Gy，并可给予包含铂类化疗方案的同期放、化疗。

B. 术后放疗：肿瘤切缘<8 mm 或切缘阳性，需对外阴局部行术后辅助放疗，病灶大、脉管癌栓、浸润深度>1 mm，可选外阴放疗。腹股沟有≥2 个淋巴结转移或单个淋巴结转移有囊外侵犯的患者行腹股沟及盆腔放疗。

C. 根治性放疗：不适于手术治疗的患者采取含铂类化疗方案的根治性同期放、化疗，预防照射区域45～50 Gy，临床可见病灶 65～70 Gy，盆腔转移淋巴结 60 Gy 以上（根据周围危及器官耐受剂量调整剂量）。

（3）**Ⅲ期外阴癌的处理**

1）根据 2009 年 FIGO 分期，Ⅲ期外阴癌主要针对腹股沟淋巴结转移进行分期。一般原发病灶依照肿瘤大小、累及脏器、浸润深度、有无脉管浸润及周围病变进行相应处理，而腹股沟淋巴结转移的发现包括以下几种情况：① 临床上无肿大淋巴结，行系统性腹股沟淋巴结切除术或前哨淋巴结切除术；② 临床有可及腹股沟肿大淋巴结的患者行系统性腹股沟淋巴结的切除或肿大淋巴结的切除。

2）淋巴结的病理诊断：① 转移淋巴结的直径≤5 mm 或>5 mm；② 肿瘤位于包膜内或包膜外；③ 转移淋巴结的数目。

3）腹股沟及盆腔淋巴引流区的放疗。

4）术后病理腹股沟淋巴结单个转移伴囊外侵犯或≥2 个淋巴结转移需放疗。

（4）**Ⅳ期外阴癌的处理**

1）ⅣA 期外阴癌的手术处理：当肿瘤累及肛门、直肠、直肠阴道隔或远端尿道时，行盆腔脏器切除术＋根治性外阴切除＋双侧腹股沟淋巴结切除。

2）ⅣA 期外阴癌的放疗：① 术后需给予外阴部放疗，照射野范围要包括病灶累及的器官，根据病灶累及情况决定外阴照射范围，预防照射区域 45～

50 Gy,残留病灶＞60 Gy。② 腹股沟有≥2 个淋巴结转移或单个淋巴结包膜外侵犯的患者行腹股沟及盆腔放疗。③ 对无法耐受手术和病变部位不适于手术的患者行根治性放、化疗,预防照射区域 45～50 Gy,临床可见病灶 65～70 Gy。

73.1.8 预后及复发病变的处理原则

国际上外阴癌患者 5 年生存率为 60%～70%,主要与肿瘤的分期相关。病灶局限的 Ⅰ/Ⅱ 期患者 5 年生存率为 80%～90%,病灶广泛或伴有淋巴结转移的 Ⅲ/ⅣA 期患者的 5 年生存率为 50%～60%,但如果出现远处转移的 ⅣB 期患者 5 年生存率下降为 20%。外阴癌经过根治性手术治疗后主要的复发部位包括外阴局部、腹股沟、盆腔和远处转移。根治术后淋巴结转移的数目、大小和包膜外转移是外阴癌复发最重要的危险因素,其他包括手术切缘状态、肿瘤浸润深度等。对于病灶局限的复发病灶,手术治疗仍然为首选的治疗方案,首先的手术方式为局部广泛切除手术。在一部分复发病灶大、累及肛门或尿道等重要脏器的复发患者中,也可考虑行盆腔脏器廓清术。局限于盆腔和外阴部位的复发病灶如较为广泛或多点复发,可考虑同期放、化疗。已有远处转移的患者需进行系统性化疗。

73.2 外阴恶性黑色素瘤

外阴恶性黑色素瘤的发病率仅次于外阴鳞状细胞癌,约占所有生殖道恶性肿瘤的 1%,占外阴癌的 4%。外阴黑色素瘤通常发生于 50～70 岁妇女中,以白种人比较常见。

73.2.1 临床表现

大多数患者无症状,部分患者可出现外阴色素痣的突然增大、瘙痒或溃疡、出血等。85% 的患者起源于小阴唇、阴蒂或大阴唇的内侧。15% 的患者发生于大阴唇的外侧。有色斑的黑色素瘤是最常见的亚型,其次为浅表扩散的黑色素瘤及结节性黑色素瘤。无色素的黑色素瘤约占 25%。外阴恶性黑色素瘤容易局部复发和远处转移,5 年生存率平均为 36%(8%～55%)。

73.2.2 诊断

强调行具有足够深度且包括皮下组织的活检。

1) 切除活检:为最常用的病理学检查手段,距肿瘤边缘 1～3 mm 即可,以便行淋巴结定位图和前哨淋巴结活检。

2) 切取活检:病灶大而广泛。

3) 浅表活检:尽量避免。

4) 前哨淋巴结活检:成为皮肤恶性黑色素瘤的标准化诊治方法。

5) 细针抽吸细胞学检查:用于怀疑有淋巴结或肺、肝等脏器转移时。

6) 肿大淋巴结的切取活检。

7) 其他检查:生殖道恶性黑色素瘤因发现晚,加上泌尿生殖道血管淋巴管网丰富,较易发生转移。因此需行影像学检查如胸腹盆 CT、MRI 等确定病灶范围,如怀疑有骨转移需行骨扫描、LDH 等检测。近年来,PET/CT 也广泛用于评估黑色素瘤的病灶范围排除区域淋巴结转移、远处转移等。

73.2.3 病理学诊断

活检的病理学报告应该包括 Breslow 深度、Clark 水平分期、是否为溃疡、有丝分裂指数、有无卫星灶以及活检后切缘和深部肿瘤浸润情况。

73.2.4 分期

外阴恶性黑色素瘤的分期见表 73-2。显微镜下分期见图 73-8。

表 73-2 外阴恶性黑色素瘤的分期

分期	Clark 分期	Breslow 深度检测	Chung 分期(外阴)
Ⅰ	表皮内	＜0.76 mm	肿瘤局限于上皮内
Ⅱ	达真皮乳头	0.76～1.50 mm	肿瘤穿破基底膜侵犯深度＜1 mm
Ⅲ	充满真皮乳头	1.51～2.25 mm	侵犯深度 1～2 mm
Ⅳ	达真皮网状层	2.26～3.0 mm	侵犯深度＞2 mm
Ⅴ	达皮下脂肪	＞3 mm	达皮下脂肪组织

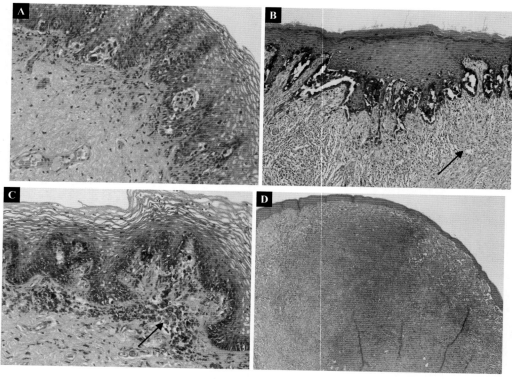

图 73 - 8　恶性黑色素瘤镜下表现

　　A. Clark Ⅰ级,成团的瘤细胞位于表面鳞状上皮内;B. Clark Ⅱ级,瘤细胞位于真皮乳头内(箭头所示瘤细胞巢,此图片系吕皎洁医师提供);C. Clark Ⅲ级,瘤细胞在真皮乳头内(两侧真皮脚环抱其内的瘤细胞,前头所示瘤细胞,吕皎洁医师惠赠);D. Clark Ⅳ级,瘤细胞(梭形细胞为主的瘤细胞)在真皮网状层

　　Breslow 分期中肿瘤的厚度是从表皮的粒细胞层或溃疡基底部开始计算。Chung 分期是 1975 年 Chung 和他的同事修改了 Clark 分期,主要用于外阴和阴道的恶性黑色素瘤中。

　　皮肤黑色素瘤的分期目前采用最新版的 AJCC TNM 分期系统(第 8 版)(表 73 - 3),外阴恶性黑色素瘤可以借鉴。

表 73 - 3　2017 年 AJCC TNM 分期

分期	表现
T	
Tx	原发肿瘤的厚度无法评现
T0	原发肿瘤不明显
Tis	原位黑色素瘤
T1	肿瘤厚度≤1.0 mm
T1a	肿瘤厚度<0.8 mm,无溃疡形成
T1b	肿瘤厚度<0.8 mm,有溃疡形成
	肿瘤厚度 0.8～1.0 mm,无论有无溃疡
T2	肿瘤厚度 1.0～2.0 mm
T2a	无溃疡形成
T2b	有溃疡形成
T3	肿瘤厚度 2.0～4.0 mm
T3a	无溃疡形成
T3b	有溃疡形成

续　表

分期	表　现
T4	肿瘤厚度>4 mm
T4a	无溃疡形成
T4b	有溃疡形成
N	
Nx:区域淋巴结无法评估	
N0	无区域淋巴结转移
N1	有1个淋巴结转移
N1a	镜下转移
N1b	肉眼可见转移
N1c	无区域淋巴结转移但存在病灶和区域引流淋巴结间皮肤和皮下组织的移行转移、微转移或卫星灶
N2	2～3个区域淋巴结的转移或区域内淋巴管的转移
N2a	镜下转移
N2b	至少有1个淋巴结肉眼可见转移
N2c	1个镜下转移或肉眼转移淋巴结同时伴有区域引流淋巴结间皮肤和皮下组织的移行转移、微转移或卫星灶
N3	4个或更多区域淋巴结转移
N3a	镜下转移
N3b	至少有1个肉眼转移淋巴结
N3c	2个肉眼或镜下转移淋巴结伴移行转移或卫星灶
M	
M0	无远处转移
M1	有远处转移
M1a	转移至皮肤、皮下组织,有或无区域淋巴结转移
M1b	转移至肺
M1c	转移至内脏器官伴或不伴有M1a、M1b转移
M1d	转移至中枢神经系统

临床分期	病理分期
0	Tis
ⅠA	T1a
ⅠB	T1b～T2a
ⅡA	T2b～T3a
ⅡB	T3b～T4a
ⅡC	T4b
Ⅲ	N>1
Ⅳ	M1

73.2.5　治疗

以手术治疗为主,手术的范围可以从局部广切到根治性外阴切除术甚至盆腔脏器切除术,但有研究发现根治性手术和保守手术后的预后无差异。局部广泛切除后辅以放射治疗可提高肿瘤的局部控制率。虽然黑色素瘤被认为是放射抵抗的,但是放疗通常被认为在新辅助治疗、辅助治疗和姑息性治疗黑色素瘤中是有效的。在化疗和生物治疗中,目前被批准有效的包括干扰素-α、白介素-2以及DTIC。

(1) 手术治疗

1) 外阴切除范围:对于较为局限的肿瘤,局部广切替代了根治性外阴切除术。但如果肿瘤较为广泛,为了保证安全的切缘需行一侧外阴切除或整个外阴的切除手术,切缘的长度取决于肿瘤的厚度。

2) 腹股沟淋巴结的处理:腹股沟淋巴结的转移与肿瘤的厚度有关。能否以腹股沟淋巴造影图和前哨淋巴结活检术替代系统的腹股沟淋巴结切除术尚待研究。

（2）放疗

1）恶性黑色素瘤是放疗不敏感的肿瘤，不推荐放疗作为恶性黑色素瘤的根治性治疗方法，可以通过术前放疗缩小手术范围，作为术后腹股沟外阴区域的辅助治疗手段。

2）分期

0～ⅠA：与皮肤恶性色素瘤相一致，外阴恶性黑色素瘤采取更保守手术治疗。决定手术治疗方式除分期外，活检后有淋巴脉管浸润、有丝分裂面积达 1 mm² 及深部切缘阳性均为不利因素。

0～ⅠA 无不利因素：局部广切，肿瘤边缘切缘至少 1 cm，深部切缘 1 cm。一般无需行腹股沟前哨淋巴结切除术，但如果临床或影像学检查怀疑有肿大淋巴结，可考虑行前哨淋巴结切除术。然后密切随访，无需免疫治疗。

ⅠA 有不利因素：局部广切或考虑行双侧前哨淋巴结活检，如前哨淋巴结阴性，术后随访即可。

ⅠB～ⅡA：局部广切，肿瘤边缘切缘 2 cm，深部切缘 2 cm，行双侧前哨淋巴结活检，如前哨淋巴结阴性，可以随访亦可进一步行免疫治疗。

ⅡB～ⅡC：局部广切，肿瘤边缘切缘＞2 cm，深部切缘＞2 cm，行双侧前哨淋巴结活检，如前哨淋巴结阴性，考虑放弃系统性腹股沟淋巴结活检的决定需谨慎，术后可以随访亦可进一步行免疫治疗。

Ⅲ期（前哨淋巴结阳性）：局部广切（切缘同上）＋区域淋巴结切除，即如果单侧前哨淋巴结阳性而且肿瘤病灶位于一侧，可考虑行单侧腹股沟淋巴结清扫术。如果双侧前哨淋巴结阳性或肿瘤病灶位于中央，需行双侧腹股沟淋巴结清扫术。术后根据淋巴结转移的部位、数目类型决定辅助放疗，或予以化疗和免疫治疗。

Ⅲ期（临床阳性淋巴结）：局部广切＋肿大淋巴结切除，术后予免疫治疗。

Ⅳ期：局部广切（切缘同上）或考虑更为广泛的手术。淋巴结切除可考虑前哨淋巴结活检术或系统性腹股沟淋巴结切除术。辅助治疗包括放疗、化疗、生物治疗以及转移灶的切除（表 73－4）。

恶性黑色素瘤对放疗不敏感，常规分割剂量效果较差，一般推荐给予大分割放疗，推荐单次剂量≥5 Gy。

（3）化疗和生物治疗

参考皮肤黑色素瘤。可以选择的方案包括DTIC、替莫唑胺（temozolomide）、高剂量白介素-2，

表 73－4

肿瘤厚度	切缘距离
原位	0.5 cm
≤1 mm	1 cm
1.01～2 mm	1～2 cm
2.01～4 mm	2 cm
＞4 mm	2 cm

以及包含 DDP、VCR、白介素-2、干扰素的联合化疗方案。另有研究发现紫杉醇和铂类药物的联合化疗方案在治疗恶性黑色素瘤中有一定作用。

73.3 外阴 Paget's 病

外阴 Paget's 病占外阴癌的 1%，但占了乳房外 Paget's 病的 60%。患者平均发病年龄 70 岁，主要表现为外阴瘙痒、烧灼感、外阴红斑或湿疹样改变，有时出现白斑或溃疡。由于缺乏特殊的临床表现，乳房外 Paget's 病（extra mammary Paget's disease，EMPD）常被误诊为湿疹性皮炎或浅表真菌感染而做多种局部治疗。从出现症状到组织病理学诊断平均 2 年。外阴病灶最初局限于阴唇部位，逐渐发展累及阴阜、阴蒂、尿道口、肛周或大腿内侧。约 30% 的患者同时或不同期伴有其他部位的癌症，因此外阴 Paget's 病被认为有原发性和继发性，原发性的主要起源于表皮的基底层细胞，常有皮肤附件累及、有部分患者出现真皮的浸润，或伴有汗腺等皮肤附件或皮下腺体的腺癌。继发性的往往起源于非皮肤腺癌，常见的为肛门、直肠和泌尿道腺癌。

局部广切手术是原发性 Paget's 病的标准治疗。但是显微镜下切缘阳性可见于 40%～70% 的患者中。用于皮肤癌手术治疗的 Moh surgery 可用于这类疾病术中手术切缘的判断，以保证切缘无病灶累及同时尽可能多地保留正常组织。辅助放疗可在有真皮浸润、切缘阳性或淋巴结转移的患者中进行。根治性放疗主要用于有手术禁忌的老年患者。长期生存在无浸润患者中常见，但初次手术后的复发很常见（15%～61%）。与复发相关的因素包括阳性的手术切缘、真皮浸润和附件累及。由于该病罕见，在诸如手术范围、是否行淋巴结清扫、放疗的价值、复发治疗方面尚无统一的结论。

（杨慧娟　向礼兵　毕　蕊　柯桂好）

主要参考文献

［1］ Bornstein J，Bogliatto F，Haefner HK，et al. The 2015 International Society for the Study of Vulvovaginal Disease（ISSVD）Terminology of Vulvar Squamous Intraepithelial Lesions［J］. J Low Genit Tract Dis，2016,20(1):11 – 14.

［2］ Darragh TM，Colgan TJ，Cox JT，et al. The Lower Anogenital Squamous Terminology Standardization Project for HPV-Associated Lesions: background and consensus recommendations from the College of American Pathologists and the American Society for Colposcopy and Cervical Pathology［J］. Arch Pathol Lab Med, 2012,136(10):1266 – 1297.

［3］ Hacker NF，Berek JS，Lagasse LD，et al. Management of regional lymph nodes and their prognostic influence in vulvar cancer［J］. Obstet Gynecol, 1983,61(4):408 – 412.

［4］ Homesley HD，Bundy BN，Sedlis A，et al. Assessment of current International Federation of Gynecology and Obstetrics staging of vulvar carcinoma relative to prognostic factors for survival（a Gynecologic Oncology Group study)［J］. Am J Obstet Gynecol, 1991,164(4): 997 – 1004.

［5］ Li J，Cai Y，Ke G，et al. Validation of the new FIGO staging system（2009）for vulvar cancer in the Chinese population［J］. Gynecol Oncol，2015,137(2): 274 – 279.

［6］ NF H. Practical Gynecologic Oncology［M］. 4th edition. Philadelphia Lippincott, Williams And Wilkins，2005，543 – 581.

［7］ Origoni M，Sideri M，Garsia S，et al. Prognostic value of pathological patterns of lymph node positivity in squamous cell carcinoma of the vulva stage Ⅲ and ⅣA FIGO［J］. Gynecol Oncol，1992,45(3):313 – 316.

［8］ Paladini D，Cross P，Lopes A，et al. Prognostic significance of lymph node variables in squamous cell carcinoma of the vulva［J］. Cancer, 1994,74(9):2491 – 2496.

［9］ Sideri M，Jones RW，Wilkinson EJ，et al. Squamous vulvar intraepithelial neoplasia: 2004 modified terminology, ISSVD Vulvar Oncology Subcommittee ［J］. J Reprod Med，2005,50(11):807 – 810.

［10］ Siegel RL，Miller KD，Jemal A. Cancer Statistics, 2017 ［J］. CA Cancer J Clin, 2017,67(1):7 – 30.

［11］ Stehman FB，Look KY. Carcinoma of the vulva［J］. Obstet Gynecol, 2006,107(3):719 – 33.

［12］ van der Velden J，van Lindert AC，Lammes FB，et al. Extracapsular growth of lymph nodemetastases in squamous cell carcinoma of the vulva［J］. Cancer, 1995,75(12):2885 – 2890.

74 阴 道 癌

74.1 流行病学

阴道癌是指发生在阴道部位的恶性肿瘤,罕见。阴道是女性生殖系统恶性肿瘤的常见转移部位,可由宫颈癌直接蔓延,或转移自子宫内膜癌、卵巢癌及绒毛膜癌。其他系统恶性肿瘤也可直接侵犯、转移至阴道,如膀胱、尿道、肾上腺、直肠肿瘤,以及乳腺、肺等其他部位肿瘤。通常阴道肿瘤病灶若侵犯宫颈、累及宫颈外口,应归为宫颈癌;若病灶累及外阴,则诊断为外阴癌。原发性阴道癌仅占女性生殖道恶性肿瘤的1%～2%,鳞状细胞癌(简称鳞癌)是最常见的病理学类型。文献报道的原发性阴道癌多发于老年人,确诊时50%以上的患者年龄在70～90岁,而国内资料显示原发性阴道癌的发病年龄高峰为40～59岁。中国医学科学院肿瘤医院统计,阴道的发病年龄在26～72岁,平均51.8岁。近年来,阴道癌有发病率逐年上升、发病人群年轻化的趋势,不同组织学类型的阴道癌发病情况随年龄也有所变化:鳞癌和黑色素瘤多见于老年妇女,腺癌好发于青春期和青年期,而内胚窦瘤和胚胎横

纹肌肉瘤(葡萄状肉瘤)则好发于婴幼儿。

74.2 病因学

阴道癌的发生、发展是涉及多因素、多步骤的复杂过程。但原发性阴道癌发病的确切病因仍不详,可能与下列因素有关。

(1) 人类乳头状瘤病毒(HPV)感染

冯艳玲等的研究结果提示,超过80%的阴道原位癌和超过60%的阴道癌患者的组织中可以检测到 HPV DNA,尤以 HPV16、18 型感染居多。Sordon 检测了 33 例阴道上皮内瘤变(VAIN)的 HPV 感染情况,结果显示76%的Ⅰ级和94%的Ⅲ级患者存在高危型 HPV 感染。在 156 例原位或浸润性阴道癌病例对照研究中,Daling 等发现阴道癌与宫颈癌有许多相同的发病危险因素,包括与 HPV 感染密切相关。HPV16 抗体的出现与发生阴道癌的风险性显著相关。

(2) 既往有生殖道肿瘤病史

以宫颈癌病史多见。NCCN 指南中指出,30%

的原发性阴道癌患者至少5年前曾因宫颈原位癌或浸润癌接受过治疗。美国南加利福尼亚州大学曾报道,20%的阴道癌患者以前曾患浸润性宫颈癌,7%的患者有宫颈上皮内瘤变的病史。诊断宫颈癌之后又诊断阴道癌患者的中位间隔时间为14年(5年8个月至28年)。16%的阴道癌患者有先前的盆腔放疗史。宫颈癌后发生阴道癌的可能发病机制为:① 由隐匿性的残存病灶发展而来;② 起源于具有发病高危因素的下生殖道的新原发病灶;③ 放射线致癌。在第1种情况中,由于宫颈癌手术前未进行阴道镜检查,不能发现上皮内瘤变自宫颈向阴道上段的延伸范围,因而手术时就不能切除足够的阴道。阴道上段的手术切缘常存在上皮内瘤变病灶,这些持续存在的病灶最终进展为浸润癌。就第2种情况而言,阴道镜检查为阴性,手术切缘无病灶残留,在这种情况下,患宫颈癌后至少5年发生的任何新的阴道癌应被认为是新的原发病灶。先前的盆腔放疗已经被认为是阴道癌的一个可能的致病原因,这一点对于年轻患者尤为重要,因其能够生存足够长时间,以致在放疗过的阴道中发生第二原发性肿瘤。

(3)胚胎期暴露于己烯雌酚

年轻女性阴道透明细胞腺癌常和患者在母体中受过己烯雌酚影响有关。孕妇若在怀孕期间服用己烯雌酚,其所生女婴日后阴道腺癌的发病危险性为10%,且妊娠前12周所引发的危险性最高。母亲在怀孕早期使用己烯雌酚的女性发生阴道透明细胞癌增高的部分原因是阴道有大面积的异位腺上皮,阴道透明细胞癌与阴道腺病的发生及输卵管内膜细胞有关。母亲在怀孕早期使用己烯雌酚的女性阴道输卵管内膜型上皮面积增大,增加了与不明原因致癌物质作用的机会。这些女性在初潮后体内雌激素作为启动因子促使癌的发生。

(4)家族性腺癌常发生在较年轻的妇女,不管其母亲在妊娠期是否服用过己烯雌酚。腺癌可能起源于阴道腺病,特别是对于母亲在妊娠期服用己烯雌酚的妇女更易患此病,也可能起源于残留的中肾管、尿道旁腺和异位的子宫内膜组织。

(5)外来刺激和损伤

临床证实部分原发性阴道癌患者的发病,与长期使用子宫托及长期慢性局部黏膜刺激或损伤有关,尽管在现代妇科中子宫托不常被应用。

(6)生理诱因

国内的临床报告表明,早婚、早产及多产的女性

是原发性阴道癌的主要患病人群。此外,免疫抑制治疗、吸烟、有多个性伴侣也可能与阴道癌的发生有一定关系。Daling 等对阴道癌病因学进行的一项以人群为基础的研究显示,有5个或以上性伴侣、初次性生活年龄小于17岁、吸烟的妇女患阴道癌的风险较普通人增高2~3倍。

74.3　病理学特征

阴道癌最常见的部位以阴道后壁及其上 1/3 为多,据中国医学科学院肿瘤医院统计,发生在阴道后壁为主占 49.4%,以前壁及侧壁为主的各占 20.7% 及 25.3%,四壁均受侵者仅占 4.6%,阴道上 2/3 占 70.1%(上 1/3 占 40.2%),阴道下 1/3 占 16.1%,一侧阴道全受累占 13.8%。

原发性阴道癌大体可分为 3 型:① 菜花型或结节型,肿瘤主要向阴道腔内生长,体积较大,质脆,触之易出血。如延误治疗,菜花状肿瘤可充满整个阴道。开始常发生于阴道后壁上 1/3 处,癌细胞多高度分化,属外生型肿瘤,很少向内浸润,为阴道癌最常见的大体分型。② 溃疡型,癌块形成溃疡,主要见于阴道前壁,肿瘤中心呈明显的坏死组织,不规则凹陷,边缘隆起,常向阴道黏膜下或阴道旁组织浸润生长,易转移,属于内生型肿瘤,仅次于菜花结节型。③ 浅表糜烂型,此型最少见,多为早期肿瘤。发展慢,可长时间局限于黏膜层,为阴道原位癌。但阴道原位癌更多伴发或继发于宫颈原位癌,或作为宫颈浸润性癌的周边改变。组织学上原发性阴道癌几乎都是鳞癌,极少为腺癌。主要表现为阴道黏膜局部充血,呈糜烂状或肿瘤略高于黏膜表面。

原发性阴道癌最常见的病理学类型为鳞癌(图 74-1A),占 85%~95%,大部分癌细胞为角化不全的鳞状细胞,角化珠较少见。早期无明显症状,随后约 60% 的患者追溯病史有无痛性出血,20% 白带增多,有或无血染。当结节坏死形成溃疡时,出现水样或血性分泌物、阴道不规则流血、性交出血或绝经后流血。如合并感染,可有恶臭排液。晚期患者,当肿瘤侵犯神经或骨盆时,可出现下腹及腰腿部疼痛;如侵蚀膀胱,可有尿频、尿痛、排尿困难和血尿等。当癌块压迫或侵犯直肠时,可出现肛门坠胀、排便疼痛及便秘等。有时癌块沿阴道壁增厚变硬,使阴道腔狭窄。随着肿瘤的继续发展,最终形成膀胱阴道瘘或直肠阴道瘘。窥阴器检查或触诊,可见阴道壁有

结节、菜花状、溃疡或局部变硬,晚期患者癌块充满阴道腔,并有大量恶臭分泌物排出。此外,发生于阴道下 1/3 的肿瘤,常伴有腹股沟淋巴结转移。

腺癌约占原发性阴道癌的 10%,主要来源于中肾管或副中肾管残留,或异位的子宫内膜癌变。阴道腺癌可在任何年龄出现。中肾管残留的阴道腺癌见于年轻女子。其发病率自 14 岁开始上升,年龄范围为 7～34 岁,中位年龄 19 岁。除了普通腺癌外,还有透明细胞腺癌(图 74 - 1B),也常发生于年轻妇女和幼女。国外文献统计,发病年龄最小 7 岁,最大 28 岁,平均年龄 17 岁。病变多见于阴道前壁上 1/3 段,偶见位于下 1/3 或后壁,多数为息肉样,也可呈

结节状或乳头状,质脆,易出血。有时肿瘤坏死,形成不规则的溃疡。透明细胞腺癌的淋巴转移率较高,在复发的病例中,除盆腔及邻近器官受到侵犯外,肺和锁骨上淋巴结转移约占 35%。

VAIN 是指局限于阴道上皮内层的不典型增生病灶,是阴道浸润性癌的癌前病变阶段(图 74 - 1C)。1952 年由 Graham 及 Meigs 初次报道,国外报道 VAIN 的平均发病年龄为 35～58 岁,美国妇女中 VAIN 发病率为(0.2～200)/10 万,目前国内尚无总发病率的报道。VAIN 的发病率仅为宫颈上皮内瘤变(CIN)的 0.6%～1%,并且常和宫颈、外阴等部位的上皮内瘤变同时存在(图 74 - 1)。

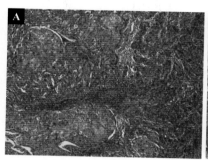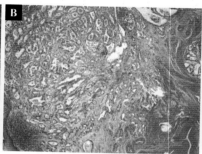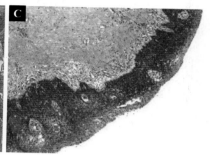

图 74 - 1　阴道癌及阴道上皮内瘤变镜下表现

A. 阴道鳞状细胞癌,癌细胞呈巢状分布,浸润阴道壁,可见细胞内角化(HE,×200);B. 阴道透明细胞癌,癌细胞呈腺管状、乳头状生长方式,浸润阴道壁肌层,腺腔内可见嗜酸性分泌物,左下角可见阴道壁黏膜(HE,×100);C. 阴道高级别鳞状上皮内瘤变(HE,×100)

74.4　临床表现

74.4.1　症状

VAIN 或早期浸润癌并无明显症状,偶有阴道分泌物增多或接触性出血。但随着病情发展,患者会出现阴道排恶臭液或较为明显的不规则阴道流血,性交后出血及绝经后出血,可伴有白带增多,甚至阴道有水样、血性分泌物伴有恶臭。性交困难则是阴道肿瘤晚期的一个典型症状。由于膀胱颈邻近阴道,阴道癌患者较宫颈癌患者早出现膀胱痛和尿频。阴道后壁肿瘤可以引起里急后重感,随着病情发展可出现腰、腹痛,大小便障碍(包括尿频、尿血、尿痛及便血、便秘等),严重者可形成膀胱阴道瘘或直肠阴道瘘。晚期患者则可有肾功能障碍、贫血及其他继发性症状。约 5% 的患者由于病变已超出阴

道而出现盆腔痛,若侵犯神经或发生骨转移,则可能有腰骶部疼痛或对应骨转移处疼痛,当肿瘤继续进展,出现远处转移如肺转移时可出现咳嗽、咯血。浅表淋巴结转移可触及肿大的淋巴结等,其症状因转移的器官不同而异。

74.4.2　体征

妇科检查一般可窥见和扪及阴道内肿物,需仔细检查宫颈及外阴,以排除继发性阴道癌。多数病灶位于阴道上 1/3,常位于阴道后壁。清洁的塑料窥阴器有利于观察整个阴道壁。有时还需用碘溶液来处理以帮助分清肿瘤的界线。肉眼所见,阴道病灶多数呈息肉状或结节状,也可呈扁平斑块状或溃疡状,质地较硬,表面有小肉芽肿,生长位置较浅,可在阴道表面蔓延,甚至累及大部分阴道。直肠阴道三合诊检查可帮助了解有无黏膜下、阴道旁侵犯或直肠受累。晚期病灶多呈菜花状、溃疡或浸润状,可

向周围组织蔓延,累及全阴道、阴道旁组织、子宫主韧带或宫骶韧带,也可表现为浅表淋巴结肿大。若有远处转移,可出现相应器官的症状及体征。

74.5 辅助检查

阴道癌的诊断以病理学检查结果为准。凡是阴道肿物或较明显的糜烂者均应行阴道细胞学检查和活检以确诊。良性疾病全子宫切除术后患者的阴道癌风险极低,因此不推荐该人群常规筛查阴道癌。有 CIN 或浸润性癌病史的患者,阴道癌风险增高,但是常规细胞学筛查检出率较低;联合使用 HPV 检测可延长筛查间隔,提高成本效益。巴氏涂片异常、肉眼未见病变的患者,或病灶较局限、表浅、细小者,可在阴道镜下进行观察和活检,或用卢戈碘液局部涂抹,在不着色处做活检确诊(通常在麻醉下进行)。若病灶累及阴道穹窿,需切除活检,高达 28% 的 VAIN 在该处发现隐匿性癌变。阴道肿物位于黏膜下或软组织中可行局部肿物穿刺病理活检。还可通过胸部 X 线片、盆腔和腹部超声、CT、MRI、PET/CT 及静脉肾盂造影等辅助检查,判断肿瘤转移情况。膀胱和直肠乙状结肠镜也可作为常规的检查。CT 和 MRI 检查可鉴别腹膜内和腹膜外病灶。MRI 还可以鉴别治疗期的放疗性纤维化病灶和复发性肿瘤。必要时可行锁骨上淋巴结细针穿刺或摘除淋巴结,并进行病理学检查。血清中鳞状细胞癌抗原(SCC)值升高,可作为阴道鳞癌诊断的参考。

74.6 诊断及分期

阴道癌位于阴道内,采用常规双合诊、三合诊及窥阴器检查,就可以初步了解肿瘤情况。但早期浸润癌的诊断存在一定困难,因为浸润癌往往与外阴慢性良性病变及 VAIN 同时存在,如果浸润癌灶不明显,很容易被患者及医务人员忽略而漏诊。

第一次妇检时阴道癌经常被漏诊,尤其是当病灶小且位于阴道的下 2/3 时,因为此部位可能被窥阴器遮挡。病灶活检可以明确诊断,活检时不需要麻醉。值得注意的是,对于老年或者阴道存在一定程度狭窄的患者,应在麻醉状态下进行检查,以便正确活检和进行临床分期。

阴道癌的分期多年未变,目前临床常用的分期标准仍为国际妇产科联盟(FIGO)临床分期,参照宫颈癌临床分期原则,阴道癌临床分期同样主要依据于临床检查的全面评估。妇科检查需由 2 位或以上有经验的妇科肿瘤专科医生(主治医师或以上)进行,熟练运用双合诊及三合诊检查技巧,结合视诊和触诊,力求准确分期。阴道癌分期需在治疗前确定,一旦确定,其后不能更改。当分期有异议时,将分期定于较早的期别。手术中探查及术后病理学检查结果,或治疗中及治疗后发现转移,均不能改变分期。临床分期有一定的主观性,与肿瘤的真实情况(如盆腔扩散、淋巴结状况等)可能会存在差异,不排除有手术分期改变治疗方案的情况。阴道癌的 FIGO 分期见表 74-1。

表 74-1 原发性阴道癌 FIGO 分期

FIGO 分期	表 现
Ⅰ 期	癌灶局限于阴道壁
Ⅱ 期	癌灶累及阴道下组织,但未侵犯骨盆壁
Ⅲ 期	癌灶侵犯骨盆壁
Ⅳ 期	癌灶超出真骨盆,或累及膀胱黏膜和(或)直肠黏膜;泡状水肿不应归为Ⅳ期
Ⅳ A 期	癌灶侵犯膀胱黏膜和(或)直肠黏膜和(或)超出真骨盆
Ⅳ B 期	播散至远处器官

分期是根据全身体检和盆腔检查、膀胱镜、直肠镜以及胸部 X 线检查的结果而进行的临床分期。如果有骨痛,可能还要进行骨骼 X 线片检查。由于准确判断阴道旁组织的受累程度是困难的,特别是对于病灶位于前壁或后壁的阴道癌,所以妇科检查结果存在不同是常见的,所报道的各期别病例分布范围广以及同一期别患者生存率差别大就反映了这一问题。

74.7 治疗

74.7.1 治疗原则

由于解剖结构等因素的影响,阴道及周围脏器的空间很小,因此阴道癌在治疗上比较困难。目前,治疗浸润性阴道癌的方法主要是放疗和手术治疗,化疗可作为综合治疗的一部分。总体上,阴道上段癌的治疗参照宫颈癌,阴道下段癌参考外阴癌。阴道与直肠、膀胱及尿道邻近,限制了所给放疗的剂量和手术范围,除非进行脏器切除。对于多数患者来说,在制订治疗计划时,保留阴道功能是一个需要考虑的重要因素。阴道癌的治疗尤其是个体化治疗原则,应综合考虑患者的年龄、病理学类型、病变大小、部位和范围及患者的意愿等制订方案。由于阴道局部解剖关系,阴道癌根治性切除损伤较大,绝大多数患者选择放疗。放疗包括体外照射和近距离放疗,适用于各期别的阴道癌患者。手术治疗多适用于早期病例,包括Ⅰ期、少数的局部晚期和部分放疗后局部未控或复发的阴道癌。化疗在阴道癌治疗中处于辅助地位,多与放疗或手术联合应用于晚期阴道癌,或单独应用作为晚期阴道癌的一种姑息性治疗方式。目前国外关于阴道癌的同步放、化疗及新辅助化疗的研究较多。同步放、化疗有协同、增敏作用,术前或放疗前行化疗可缩小肿瘤体积,同时清除微小的转移灶,两者均有助于提高疗效,延长患者的生存期。

74.7.2　手术治疗

由于阴道紧邻膀胱、尿道、直肠,间隔不过5 mm,而手术治疗要求能够获得满意的手术切缘,故使得手术范围受到较大限制,加上考虑到患者心理承受能力及尽量保留阴道功能等因素,目前手术方式以小范围为主,较少采用阴道根治术。但是对于选择的病例,仍可以获得满意的治疗效果。手术可能适用于以下情况。

1) 早期(Ⅰ期及部分Ⅱ期)患者:若病灶累及阴道上段后壁,可行广泛性子宫切除、部分阴道切除和双侧盆腔淋巴结清扫术。对于子宫已经切除的患者,在分离出膀胱旁和直肠旁间隙以及游离两侧输尿管至膀胱入口处后,行根治性阴道上段切除和盆腔淋巴结清扫术。

2) 选择放疗的年轻患者:放疗前进行卵巢移位(腹式或腹腔镜),或对经选择的患者进行手术分期切除肿大阳性淋巴结。

3) ⅣA期患者:尤其是合并直肠阴道瘘或膀胱阴道瘘时行盆腔器官廓清术者,某些患者可能还需要切除盆腔淋巴结或术前放疗。若病灶累及阴道下1/3,应考虑切除双侧腹股沟淋巴结。Eddy等报道6例ⅣA期患者,在接受了术前放疗后,行后盆腔或全盆腔脏器切除术,3例患者获得了5年无瘤生存。对性生活活跃的患者,可同时行阴道重建。

4) 放疗后中心性复发患者行盆腔器官廓清术

是治疗的唯一选择,但手术复杂,并发症的发生率较高。

对于预后较好的阴道鳞癌和腺癌的年轻患者,需考虑治疗后的阴道功能保护,合适的患者可考虑阴道重建。近年来阴道癌术后阴道重建技术有了很大的进步。常用的阴道重建方法包括腹膜代阴道、乙状结肠代阴道及各种带血管蒂皮瓣移植等。Barakat等报道股薄肌肌皮瓣和腹直肌肌皮瓣已经广泛应用于盆腔根治性手术术后阴道重建,能恢复阴道正常的生理功能。阴道癌根治术后行阴道重建术为阴道癌的手术治疗提供了更多的可能。有些病灶局限的病例,也可以考虑局部切除病灶+阴道后装放疗。

随着腹腔镜技术的日益成熟,腹腔镜下阴道癌根治及阴道功能重建术成为一种可行的手术技术,其创伤小,且能为阴道癌的手术治疗提供更多更好的选择。有研究显示,早期阴道癌行腹腔镜下根治性阴道切除和盆腔或腹主动脉淋巴结清扫是一种可行的治疗方式。腹腔镜下保留神经的根治性阴道切除还可保留膀胱功能。

阴道癌的手术范围往往较大,特别是放疗后的手术并发症多,而手术并发症会影响患者术后康复及生活质量,严重时甚至会危及生命。手术并发症的发生与手术范围、手术指征的掌握、医师技术水平、患者体质和肿瘤病理特征高度相关。患者除了有放疗史之外,盆腔炎、子宫内膜异位、多次手术等均会增加手术难度,使得手术并发症的发生率增加。常见手术并发症有出血、感染、邻近器官或神经损伤、功能障碍、深静脉血栓、淋巴囊肿、肠粘连及肠梗阻、下肢水肿等。

74.7.3　放疗

阴道癌易侵犯邻近器官,多数患者发现时已是中晚期,故传统治疗是放疗。放疗适合于所有患者,放疗方法包括远距离体外照射和近距离腔内放疗。体外照射主要针对阴道旁组织及可能的淋巴结转移区域,而近距离放疗主要针对原发灶。需依据肿瘤位置、肿瘤与周围重要组织的关系调整放疗计划,不同计划中的外照射和近距离放疗可能差别甚大。

传统的体外照射剂量呈二维分布,可引起周围脏器组织放射性损伤,且受剂量的限制使肿瘤部位不能达到根治性放疗剂量。随着计算机技术和医学影像技术的发展,CT或MRI引导下的三维适形放疗（3D-CRT）、调强放疗（IMRT）等放疗技术逐步应用于妇科恶性肿瘤。Dimopoulos等研究显示，用于宫颈癌治疗的磁共振图像引导下适形放疗（IGABT）稍调整后，可能同样适用于阴道癌。与传统的以X线为基础的近距离放疗相比，IGABT治疗阴道癌可显著地提高局部控制率和总体生存率。但是3D-CRT技术还有很多不足，包括CT或MRI定位误差、治疗时的摆位误差，以及放疗过程中盆、腹腔内器官运动数据的获取障碍等，还需不断地研究完善。

近距离放疗在阴道癌治疗中起重要作用，目前多采用高剂量率后装腔内放疗技术。近年来，基于CT、MRI、PET等影像学的三维腔内治疗也开始应用于临床。其优点在于使肿瘤靶区达到相对较高的剂量，提高肿瘤的局部控制率，同时能减少周围脏器的照射剂量。Beriwal等研究发现，运用三维高剂量率组织间插植放疗分割计划治疗阴道癌，表现出很好的局部控制率，并发症可接受。Kim等分析比较了基于CT的三维近距离放疗与传统二维照射的效果，结果显示三维近距离放疗与二维放疗都能提供足够的肿瘤靶区剂量，但三维近距离放疗在保证靶区剂量的同时，可根据肿瘤及脏器的解剖和形态调整剂量分布，以减少周围重要脏器的损伤。关于三维后装治疗如何合理地勾画靶区、设计治疗计划及评价靶区剂量，仍需进一步的研究。

在临床实践中，小灶性Ⅰ期（甚至Ⅱ期）可单纯接受近距离放疗，联合外照射可能降低局部区域复发风险。较大病灶者，先接受45～50 Gy外照射治疗，以缩小肿瘤体积、治疗盆腔淋巴结；其后对肉眼可见原发病灶、受累淋巴结，补充近距离照射或外照射补量。

原发病灶接受剂量超过70 Gy时，可提高局部控制效果。为达到整块肿瘤所需治疗量，同时不超过周围正常组织耐量，近距离放疗是最简单易行的方法。如果子宫完整，病灶累及阴道上段，则使用宫腔管和卵圆容器来进行腔内放疗。如果以前子宫已被切除，可以使用Bloedorn型容器或阴道圆柱来治疗。假如病灶侵犯较深（厚度＞0.5cm），间质放疗或间质放疗联合腔内放疗可以优化剂量分布。尽可能首选近距离放疗，但是对于部分病灶巨大、病灶邻近重要组织（如直肠阴道隔）的患者，采用高度适形外照射补量可使放疗剂量均匀覆盖整块肿瘤。

若病灶累及阴道下1/3，应治疗腹股沟淋巴结。

同期放、化疗用于阴道癌的报道有限。近期一项基于美国国家癌症数据、纳入13 689例阴道癌患者的研究表明，1998～2011年同期放、化疗的比例由20.8%上升到59.1%，同期放、化疗患者中位生存期长于单独放疗患者（56.2个月 vs. 41.2个月），同期放、化疗是延长生存期的独立预后因素。

在阴道癌治疗中，很少使用扩大野放疗，但如果手术分期、CT检查和细针穿刺细胞学检查或者PET扫描提示主动脉旁淋巴结有转移，则必须进行扩大野放疗。若一般情况差，且已有区域淋巴结或远处转移的晚期阴道癌患者，可行姑息性放疗。

放射反应分为近期反应及远期反应。近期反应指放疗过程中或结束不久产生的反应，可以在治疗停止或结束后恢复。远期反应则指的是放疗结束之后数月甚至数年之后出现的与放疗相关的反应，通常是放疗所致改变而遗留的后果，常迁延很长时间，症状明显，后果严重，常称之为放疗后并发症。并发症给患者带来痛苦，严重者可影响患者的后续治疗，甚至危及生命。常见的放疗反应有放射性膀胱（或直肠）反应、骨髓抑制、宫腔粘连、放射性皮炎、阴道膀胱（或直肠）瘘、卵巢功能减退、子宫穿孔、不孕、肠穿孔等。

放射引起的阴道纤维化及由此而发生的阴道狭窄一直备受关注。Stryker报道15例阴道癌患者在外放射加腔内放疗后，9例（60%）出现阴道并发症；10例经过外放射加间质插植的患者，3例（30%）出现阴道并发症。他认为当外放射联合近距离放疗时间质插植更可取。应鼓励性生活活跃的患者维持正常的性生活，但对于性生活少或者性生活时暂时太疼痛的患者，应鼓励她们至少隔天晚上在阴道局部应用雌激素和阴道扩张器。目前尚缺乏阴道癌手术或放疗后阴道功能完整性的报道。

74.7.4 化疗

化疗在阴道癌治疗中的作用越来越受到重视。但阴道癌单纯化疗效果较差，仅用于晚期患者的姑息性治疗，以减轻患者的痛苦、提高其生活质量为主要目的。目前研究较多的是同步放、化疗和新辅助化疗。

近年来关于同步放、化疗治疗阴道癌的研究较多，主要参考宫颈癌，用于局部晚期阴道癌的治疗或疑有盆外及区域淋巴结转移或病灶体积大（＞4 cm）且较广泛者。常用的化疗药物为顺铂或顺铂＋氟尿嘧啶。Rajagopalan报道1998～2011年纳入国际癌症数据库的接受根治性放疗或同时加化疗的阴道癌病例,显示同步放、化疗是提高各期别阴道癌患者5年生存率的独立因素,可使5年总生存率提高6.9%。同步放、化疗患者的中位总生存期比单独放疗患者长,建议将同步放、化疗纳入阴道癌的治疗指南。但也有研究显示,与单纯放疗相比,同步放、化疗治疗阴道癌的生存率并无明显提高。

近年来有学者提出,新辅助化疗后根治性手术可用于Ⅱ期原发性阴道癌。Ⅱ期原发性阴道癌的标准治疗方法是放疗,但因放疗可引起阴道萎缩、硬化等不良反应,影响患者的性功能而往往不被接受,尤其是年轻的阴道癌患者。术前新辅助化疗可减小肿瘤负荷,消灭微小转移灶,使根治性手术成为可能。Benedetti等对11例FIGO Ⅱ期阴道癌患者给予3周期化疗(紫杉醇175 mg/m²,顺铂75 mg/m²,21 d为1周期)后行根治性手术(子宫加阴道切除),观察其临床反应率和随访75个月后的复发率和病死率,结果表明对于Ⅱ期阴道癌病例,新辅助化疗后行根治性手术是一种可行的治疗选择,但其与单纯根治性手术的疗效差异还需进一步研究。

74.7.5 其他治疗

(1)中医治疗

中、晚期阴道癌患者已有淋巴或血行转移,无法手术或手术无法切净肿瘤时,可运用中医药审证求因,治疗求本。中医根据本病发生的原因、临床症状及体征,辨清阴阳、标本、缓急,处理局部与整体、攻邪与扶正的辩证关系,用药于手术前后、放疗、化疗期间,以及无法手术的晚期患者,以提高手术、放疗、化疗的临床疗效,并可使无法手术的晚期患者延长生存时间,提高生活质量。

(2)靶向治疗

有研究报道,对阴道癌出现肺转移的患者行多西他赛、顺铂化疗联合重组人血管内皮抑素治疗后,可获部分缓解。随访12个月病情平稳,提示联合抗血管生成靶向治疗可能增加化疗的敏感性。

74.8 阴道其他恶性肿瘤

74.8.1 阴道肉瘤

阴道肉瘤包括平滑肌肉瘤、纤维肉瘤和葡萄状肉瘤等,是非常罕见的恶性肿瘤,幼女和成年女性皆可发生,但80%婴儿阴道肉瘤为葡萄状肉瘤。阴道

肉瘤病灶常常较大,好发于阴道上段。一般早期可无症状,肿瘤发展后白带增多,有臭味,同时出现不规则阴道流血和性交流血,严重时出现疼痛及阴道阻塞下坠感。阴道检查可见结节状肿物或浸润性硬块,表面溃疡,阴道壁变硬、狭窄。晚期患者可出现肺、肝等远处器官转移,常并发尿毒症和恶病质。

Tavassoli和Norri报道60例阴道平滑肌肿瘤,只有5例患者出现复发。所有复发者的肿瘤直径均>3 cm,伴有中到重度细胞异型,核分裂数目>5个/10 HPF。手术切除是最主要的治疗方法。如肿瘤分化好,手术切缘阴性,则低度恶性潜能肿瘤患者治愈的可能性很大。明显恶性的肿瘤经淋巴和血道转移常见,对于这类肿瘤,可采用辅助盆腔放疗。

胚胎横纹肌肉瘤是一种来源于横纹肌细胞的恶性肿瘤,有两种形态表现:一种呈实性肿瘤;另一种为多囊葡萄状结构,称为葡萄状肉瘤。葡萄状肉瘤是一种高度恶性的肿瘤。在女性生殖道中,阴道葡萄状肉瘤常见于婴幼儿,宫颈葡萄状肉瘤好发于生育年龄妇女,而宫体葡萄状肉瘤常见于绝经后妇女。对生殖道横纹肌肉瘤的研究表明,与宫体或宫颈横纹肌肉瘤相比,外阴及阴道横纹肌肉瘤治疗效果好,预后好。过去的治疗手段为盆腔器官廓清术,但生存率极低。近来,采用保守手术联合术前或术后放、化疗显著改善了生存率。化疗方案多数采用VAC方案(长春新碱、放线菌素D及环磷酰胺)。如果病灶小,能够切除并保留器官,首选手术。如果病灶较大,术前可给予化疗或外照射放疗或近距离放疗。不推荐扩大野放疗,因为会破坏或干扰骨化中心,导致小儿病例骨盆发育障碍。

74.8.2 阴道原发性恶性黑色素瘤

阴道原发性恶性黑色素瘤来源于阴道上皮的黑色素细胞,肿瘤细胞可有色素或无色素,极少见,好发于老年妇女,平均发病年龄62岁。大部分病例均发生于白种人女性,病灶通常位于阴道下段,尤其是阴道前壁。主要症状有不规则阴道流血(65%)和阴道分泌物增多(30%)。若肿瘤坏死,排出黑色素瘤样组织,有可能误认为陈旧黑色血块。肿瘤发展后可出现疼痛、排尿困难、下腹坠胀感等。检查可见阴道壁有蓝黑色或棕黑色肿物突起,呈乳头或结节状,不规则形,表面凹凸不平,有时形成溃疡。肿瘤生长迅速,向外直接蔓延可突出于阴道口,向上扩散至子宫颈和主韧带,向内浸润阴道旁、直肠和膀胱。

晚期患者经血行播散,可发生肝、肺、脑等远处器官转移。它是一种高度恶性的肿瘤,生长快,容易血行扩散,预后差。一般来讲,阴道恶性黑色素瘤大多数为深部浸润癌,主要治疗手段为根治性手术,通常合并盆腔脏器廓清术。若小病灶位于阴道上段,行根治性子宫切除、次全阴道切除以及盆腔淋巴结切除术,而小病灶位于阴道远端,则行部分阴道切除、全部或部分外阴切除以及双侧腹股沟股淋巴结切除术。近期报道显示,较保守的局部切除术(通常结合术后放疗)生存率相当于根治术。根治性手术与保守性手术比较,在生存率和无瘤生存率方面并无明显优势可言。术后放疗在预防局部复发方面是有效的,而且高剂量分割(>400 cGy)较之常规或低剂量分割更为可取。化疗(如用甲基亚硝脲-环己亚硝脲或达卡巴嗪)效果差。因为多数阴道恶性黑色素瘤患者就诊时病灶浸润较深,所以总体预后差,该病 5 年生存率约为 15%。Buchanan 等复习文献并报道在 197 例患者中,仅 18 例患者(9.1%)生存 5 年或更长。

74.8.3 阴道转移性肿瘤

阴道转移性肿瘤比原发性肿瘤多见。多由宫颈、宫体和外阴癌转移而来;少数来自卵巢、膀胱、尿道和直肠癌等;肾及乳腺的肿瘤转移至阴道者罕见。其转移途径包括:① 直接扩散和蔓延,常见者为外阴、宫颈、膀胱、尿道及直肠癌等;② 淋巴性渗透,如宫内膜、宫颈、膀胱、直肠肛管癌等;③ 血行性瘤栓播散,多见于宫体、肾、卵巢肿瘤及恶性滋养细胞肿瘤;④ 直接种植,如宫内膜和宫颈的恶性肿瘤等。阴道转移性肿瘤的外观与表面形式可因原发肿瘤的部位、性质和转移方式而有所不同。一般为结节块状,或呈多个大小不等的浅表或深在的溃疡;滋养细胞转移时,往往呈单个或多发紫蓝色结节,表面常有破溃出血。

74.9 预后和展望

既往数据显示,阴道癌 5 年生存率仅约 52%,比宫颈癌或外阴癌至少低 15%,这反映了阴道癌治疗困难,多数患者就诊时病期晚。即使 I 期患者,5 年生存率也仅 70%左右。据《妇科肿瘤年报》报道,201 例阴道癌患者 5 年生存率依次为:I 期,73.4%;II 期,51.4%;III 期,32.5%;IV A 期,20.4%;IV B 期,

0%。但是近期大型医疗中心的数据显示,阴道癌 5 年生存率接近宫颈癌。美国得克萨斯大学 MD 安得生癌症中心(MDACC)一项纳入 193 例患者的研究表明,5 年生存率 I 期为 85%(50 例),II 期为 78%(97 例),III～IV 期为 58%(46 例)。

多数复发在盆腔,因此,改进放疗方案可能提高疗效,这方面可包括放疗结合化疗以及间质插植经验的不断积累。有报道第一次复发后能被挽救的患者不常见,5 年生存率仅 12%。由于阴道癌发病率低,患者应该到指定的几家三级医院就诊,这样可以得到更妥善的治疗。

原发性阴道癌较少见,对其研究多为回顾性分析,目前尚无统一的规范诊治方案。但随着病例数的增多,其诊疗模式正在发生改变,越来越强调合理的个体化诊断与治疗,根据患者的年龄、肿瘤的分期、范围、部位等,综合考虑选择治疗方式。除了传统的手术和放疗,近年来,腹腔镜开始应用于阴道癌的手术治疗,阴道重建术用于阴道癌术后阴道功能重建可更好地提高患者的生活质量。三维适形放疗和三维近距离照射、同步放疗和化疗、新辅助化疗及靶向治疗在阴道癌的治疗中也逐渐普及,这些都需要我们不断地去研究和掌握。

(张美琴 黄 妍 周瑜琪 唐绍娴)

主要参考文献

[1] 陈娇,孔为民. 原发性阴道癌的治疗进展[J]. 临床肿瘤学杂志,2015,20(6):568-571.

[2] 林荣春,林仲秋.《FIGO 2015 妇癌报告》解读连载六——阴道癌诊治指南解读[J]. 中国实用妇科与产科杂志,2016,32(1):54-56.

[3] 迪萨埃. 临床妇科肿瘤学[M]. 第 8 版. 北京:人民卫生出版社,2016.

[4] Blecharz P, Reinfuss M, Jakubowicz J, et al. Effectiveness of radiotherapy in patients with primary invasive vaginal arcinoma[M]. Eur J Gynaecol Oncol, 2013, 34(5):436-441.

[5] Buchanan DJ, Schlaerth J, Kurosaki T. Primary vaginal melanoma: thirteen-year disease-free survival after wide local excision and recent literature review[J]. Am J Obstet Gynecol, 1998, 178:1177-1184.

[6] Daling JR, Madeleine MM, Schwartz SM, et al. A population-based study of squamous cell vaginal cancer: HPV and cofactors[J]. Gynecol Oncol, 2002, 84:263-270.

[7] Dalrymple JL, Russell AH, Lee SW, et al. Chemorad-

iation for primary invasive squamous carcinoma of the vagina[J]. Int J Gynecol Cancer, 2004,14:110 – 117.

[8] Herbst AL, Ulfelder H, Poskanzer DC. Adenocarcinoma of the vagina: association of maternal stilbestrol therapy with tumor appearance in young women[J]. N Engl J Med, 1971,284:878 – 882.

[9] Johnson N, Miles TP, Cornes P. Dilating the vagina to prevent damage from radiotherapy: systematic review of the literature[J]. BJOG, 2010,117(5):522 – 531.

[10] Li Y, Chen Y, Xu H, et al. Laparoscopic nerve-sparing radical vaginectomy in patients with vaginal carcinoma: surgical technique and operative outcomes[J]. J Minim Invasive Gynecol, 2012,19(5):593 – 597.

[11] Rajagopalan MS, Xu KM, Lin JF, et al. Adoption and impact of concurrent chemoradiation therapy for vaginal cancer: a National Cancer Data Base(NCDB) study[J]. Gynecol Oncol, 2014,135(3):495 – 502.

[12] Robboy SJ, Hill EC, Sandberg EC, et al. Vaginal adenosis in women born prior to the dthylstilbestrol (DES) era[J]. Human Pathol, 1986,17:488 – 492.

[13] Stock RG, Chen ASJ, Seski J. A 30-year experience in the management of primary carcinoma of the vagina: analysis of prognostic factors and treatment modalities [J]. Gynecol Oncol, 1995,56:45 – 52.

[14] Tabata T, Takeshima N, Nishida H, et al. Treatment failure in vaginal cancer[J]. GynecolOncol, 2002,84: 309 – 314.

[15] Tewari KS, Cappuccini F, Puthawala AA, et al. Primary invasive carcinoma of the vagina: treatment with interstitial brachytherapy[J]. Cancer, 2001,91: 758 – 770.

[16] Tjalma WAA, Monaghan JM, de Barros Lopes A, et al. The role of surgery in invasive squamous carcinoma of the vagina[J]. Gynecol Oncol, 2001,81:360 – 365.

75 上皮内瘤变

75.1 外阴上皮内瘤变

75.1.1 概述

外阴上皮内瘤变（vulvar intraepithelial neoplasia，VIN）亦称外阴上皮内瘤变，是指外阴鳞状上皮成熟异常伴细胞核增大、染色质浓聚、细胞学异形、核分裂增多，通常出现病理性核分裂的癌前病变。多见于45岁左右妇女。现已明确VIN是外阴癌的癌前病变，对其正确诊治具有重要意义。

VIN分为两类：一类是与高危型人乳头状瘤病毒（human papilloma virus，HPV）相关的基底细胞型或湿疣型外阴癌，在上皮内瘤变中与其相关的是普通型VIN。另一类是与HPV无关的角化型鳞状细胞癌，上皮内瘤变中与其相关的是分化型VIN。

总的来说，VIN的发病率较低，目前未见准确发病率的报道。VIN的病因尚不明确，普通型常与HPV16、18感染相关，尤其是VIN3与HPV16感染关系密切，但是VIN分化型与HPV感染无明显相关性。

75.1.2 流行病学

VIN好发于30～40岁年轻女性，发病率约每年5/10万。统计资料显示世界范围内VIN发病率逐渐上升，并与HPV感染的上升趋势一致。荷兰的一项大型研究对1992～2005年的14年间外阴疾病的分析显示，VIN的发病率几乎增长了1倍，1992年为1.2/10万，2005年上升至2.1/10万。美国的资料显示在1973～2000年间，VIN的发病率上升了4倍，但外阴鳞状细胞癌（vulvar squamous cell carcinoma，VSCC）的发病率变化不大，维持在每年

(2.5～2.6)/10万,而其他易致HPV持续感染的相关危险因素在VIN女性中也常见,如吸烟、尖锐湿疣、生殖器疱疹、人类免疫缺陷病毒(human immunodeficiency virus,HIV)阳性等;因器官移植或自身免疫性疾病而长期进行免疫抑制治疗的患者发生VIN的危险性也增加10%～30%。

75.1.3 病因学

致病因素不完全清楚,现代分子生物学技术检测发现80%的VIN患者伴有HPV16感染,其他危险因素有性病、肛门-生殖道瘤样病变、免疫抑制以及吸烟。

75.1.4 病理学特征

2004年,国际外阴疾病学会(ISSVD)对VIN的命名与分类进行了更新,将VIN限定为高级别鳞状上皮内瘤变,分为普通型与分化型。以往所谓的VIN 1并非癌前病变,不再包括在VIN范畴内。

在世界卫生组织(WHO)女性生殖道肿瘤分类(2014版)中将外阴鳞状上皮内瘤变分为低级别鳞状上皮内瘤变(low-grade squamous intraepithelial lesion,LSIL)、高级别鳞状上皮内瘤变(high-grade squamous intraepithelial lesion,HSIL)和分化型VIN。LSIL的同义词为VIN 1,也就是说WHO分类中保留了VIN 1。镜下表现为鳞状上皮增生、角化不全、过度角化,可出现多少不等的挖空细胞。HSIL指普通型VIN,大体上可以呈斑疹、丘疹或湿疣样。2/3的病例呈多灶性。镜下形态类似于宫颈HSIL,有基底样VIN、湿疣样VIN或基底样/湿疣样混合型VIN三个亚型。1/3的病变可伴有皮肤附属器的累及。普通型VIN P16染色阳性。分化型VIN可为单灶或多灶,呈不规则的白色或灰白色斑片、增厚或斑块状。镜下表现为基底层细胞核深染,增大,核仁明显,出现病理性核分裂象。鳞状细胞角化过度、角化不全,上皮脚延长与分支。可出现角化不良和单细胞角化。中、表层细胞的角化与细胞间桥有时比正常上皮还要显著,副基底层与基底层均可出现异常角化。周边常可见硬化性苔藓样或慢性苔藓样改变。分化型VIN P16染色阴性(图75-1)。

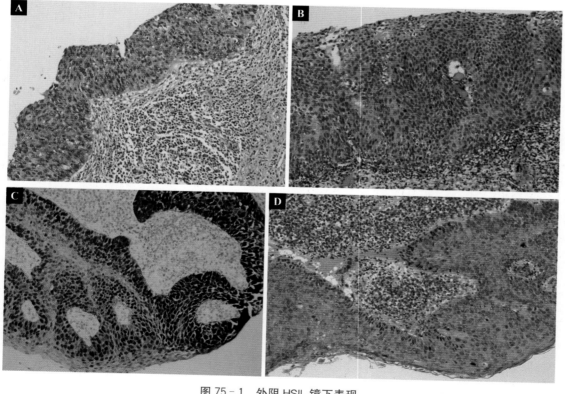

图75-1 外阴HSIL镜下表现

75.1.5 临床表现

超过 50% 的患者无症状。部分患者可表现为瘙痒。明显肿块、出血或分泌物增多是浸润性癌的典型症状。

75.1.6 筛查方法

最可靠的诊断方法是在常规妇科检查中或阴道镜下对可疑病变进行多点活检。为排除浸润癌,取材时需根据病灶情况决定取材深度。

75.1.7 治疗

可选用的治疗方法包括药物、物理和手术治疗。目前,没有特效的治疗 VIN 的方法,选用治疗方法时需综合考虑患者的年龄、病变部位、病变范围、能否坚持随访、心理状态及治疗手段本身的优缺点等,采用个体化的治疗措施。

（1）局部药物治疗

1）5% 咪喹莫特（imiquimod）:咪喹莫特是一种免疫调节剂,已有 10 余项研究报道该药用于 VIN。

2）5%5-氟尿嘧啶软膏（5-FU）:1961 年开始局部应用化疗药物 5-FU 治疗 VIN,缓解率 34%,病变好转 7%,而无效率 59%。因其具有严重的不良反应如治疗局部出现疼痛性溃疡而耐受性差。

3）1% 西多福韦（cidofovir）:西多福韦是一种广谱抗 DNA 病毒药物。

（2）局部物理治疗

目前临床应用的物理治疗主要为激光汽化,但其因不能获得组织学标本,可能会使部分浸润癌患者漏诊,故激光汽化多用作年轻患者病灶广泛时的辅助治疗。

（3）光动力学治疗

对 VIN Ⅱ/Ⅲ 患者外涂光敏剂 10%5-氨基乙酰丙酸后予光照,与激光气化和手术治疗相比疗效相似,而且外阴无溃疡或瘢痕形成。

（4）手术治疗

手术治疗是 VIN 的主要治疗方式。VIN 的手术治疗以切除局部病灶为主,根据皮肤缺损范围决定是否采用植皮术。

1）电刀切除手术:外阴表皮切除术适用于病灶局限或复发的 VIN。手术时切除所有病变,同时尽量保留正常结构,如尿道和阴蒂。对年轻患者应注意防止阴道狭窄。

2）超声空化抽吸法（cavitron ultrasonic surgical aspirator,CUSA）:有报道认为 CUSA 可用于治疗局限于外阴无毛发区的 VIN,该方法具有激光切除表浅真皮层不留瘢痕,同时可留取病理标本的优点。但这种方法治疗后无毛发区复发率约 23%,有毛发区病变复发率 86%,有进展为浸润性鳞癌的可能性。

75.1.8 预后及监测

总之,既已明确 VIN 是外阴癌的癌前病变,因此应重视对 VIN 的诊治。目前对于 VIN 的标准治疗以手术为主,病灶广泛时可配合激光治疗、光动力学治疗,局部用抗病毒、免疫治疗药物等缩小病灶,为保留外阴功能创造条件。需注意的是即使手术切除了 VIN 病灶,并不能防止其复发及进一步发展为浸润癌。VIN 治疗后复发率高,因此需要长期密切随访。

75.2 阴道上皮内瘤变

75.2.1 概述

与宫颈上皮内瘤变（cervical intraepithelial neoplasia,CIN）和外阴上皮内瘤变（VIN）相比,阴道上皮内瘤变（vaginal intraepithelial neoplasia,VAIN）在女性下生殖道上皮内瘤变的发病率最低（1%）。美国 VAIN 的发病率为（0.2～200）/10 万,国内未见有关发病率的报道。VAIN 通常没有任何症状,仅在检查时发现,其发病机制目前尚不清楚,且无标准治疗方案,给临床诊治带来很多困惑。近年来,由于女性生殖道 HPV 感染的增加,人们对 VAIN 认识的提高,以及阴道细胞涂片和阴道镜的广泛应用,使 VAIN 的检出率不断提高,特别是在年轻女性,VAIN 的诊治受到重视。

75.2.2 流行病学

在过去,由于诊疗技术水平低下,VAIN 比阴道浸润性癌更为少见。目前,由于对宫颈细胞学检查和阴道镜检查的重视,VAIN 的发病率明显上升。诊断年龄与 VAIN 程度相关,VAIN3 的诊断年龄约为 60 岁,VAIN 1 和 2 的诊断年龄约为 45 岁。既往有文献报道 VAIN 中位诊断年龄 53 岁（发病年龄 31～70 岁）。其他文献中报道 VAIN 平均发病年龄为（35±17）岁,也有发现 25 岁以下诊断为 VAIN 2～

3 的患者。在过去的 20 年里，由于人类乳头状瘤病毒（HPV）感染的传播，年轻女性 VAIN 检出率明显提高。VAIN 的发病率为（0.2～0.3）/10 万。在一项研究中，65% 的 VAIN 与 CIN 相关，在 10% 的病例中与 VIN 相关。而另一些研究中，与 CIN 或 VIN 相关的病例达到 30%～80%。

既往因宫颈癌行子宫切除的女性中，VAIN 发病率为 5%～10%。然而，在一项研究中，在 70% 的因 CIN 和宫颈癌行子宫切除术的女性中发现了 VAIN。而在既往行子宫切除术者中，术后病理学检查为良性患者的 VAIN 发病率在 10 年内约为 1.3%。高危型 HPV 持续感染是 VAIN 的主要病因。低级别病变中 HPV 的感染率为 98%～100%，VAIN 2～3 为 90%～92.5%，侵袭性癌为 65%～70%。65% 的 VAIN 2～3 与高危型 HPV 相关，特别是在 64% 的病例中发现 HPV16 和 18。在具有任何 VAIN 程度的女性中，发现了 21 种 HPV。除 HPV 之外的其他危险因素包括放疗、免疫抑制、产前暴露于己烯雌酚（diethylstilbestrol，DES）和吸烟。

75.2.3　病因学

目前的研究认为，高危型 HPV 持续感染是 VAIN 的主要病因。流行病学资料表明，VAIN 患者标本中 HPV 检出率高达 80%～100%，其中最常见的为 HPV - 16 及 18 型；HPV - DNA 负荷量越大，VAIN 分级越高，病变持续、复发及进展可能性越大，因此，检测 HPV - DNA 可作为评估预后的参考指标之一。

VAIN 的发病年龄为 35～53 岁，较 CIN 的发病年龄大，且患者年龄越大，VAIN 分级越高。VAIN 发病的主要危险因素有吸烟、放疗史、子宫全切除术史、免疫抑制状态（器官移植或 HIV 感染），以及同期或以前曾患 CIN、VIN 及宫颈癌等。

75.2.4　病理学特征

阴道鳞状上皮内瘤变可以分为低级别鳞状上皮内瘤变（LSIL）和高级别鳞状上皮内瘤变（HSIL）。前者相当于阴道上皮内瘤变 1 级（VAIN 1），后者相当于 VAIN 2 级和 VAIN 3 级。其诊断标准与宫颈鳞状上皮内瘤变相同。

75.2.5　临床表现

大多数 VAIN 患者无症状，仅有少量患者出现反复阴道排液。VAIN 好发于阴道上 1/3，占 60% 以上，其次为阴道下 1/3，阴道中段最少见，也有全阴道病变者。因 CIN 或其他原因行子宫全切除术后的患者，VAIN 多发生于阴道残端缝合处。

75.2.6　筛查方法

1）阴道镜检查：VAIN 患者多发性病灶占 50% 以上，病灶外观平坦或稍隆起，呈大小不一的丘疹样或湿疣样改变，并可有过度角化或白斑形成，但触诊难以发现异常。醋酸白试验表现为白色上皮及典型的点状或镶嵌样血管形态。由于病灶多位于阴道上段或阴道残端缝合处，不像 CIN 那么容易观察，加之阴道壁多皱褶，扩阴器的两叶可能阻碍醋酸到达全部上皮，以致影响检测结果，造成漏诊。

2）阴道细胞学检查：是 VAIN 初步筛选的有效方法，其诊断敏感度达 80% 以上。

3）组织病理学检查：是确诊 VAIN 的金标准。

75.2.7　治疗

对于 VAIN 的治疗有很多方法，都存在一定的复发率和并发症，根据患者的年龄、生育要求、病灶的具体位置、病灶范围、病变的级别等应选择个体化的治疗方法，因人而异。目前认为 VAINI 可以自行慢慢消退，在经过严格仔细的阴道镜检查和活检确诊后可无需过多干预治疗，密切定期随访。对于绝经后的 VAIN 妇女，可给予少量的雌激素以便于治疗。

对于 VAIN 患者治疗方法很多，可分为手术、物理疗法及药物干预治疗。

（1）物理疗法

1）二氧化碳（CO_2）激光疗法：该方法适用于年轻、病灶范围广或拒绝手术治疗的 VAIN 患者。目前文献报道的 CO_2 激光治愈率差别较大，且复发率相对较高。CO_2 激光疗法对患者性功能及心理影响较小，得益于对组织的保护，安全有效，创面愈合快。但该方法因为其狭窄的空间及对深层及邻近组织的损伤不适用于阴道穹窿有病变的患者。另外，最大的缺点是不能取得完整病变组织行病理学检查和忽视隐蔽的病灶。因此对一些有高危因素的患者需要行密切随访。

2）超声抽吸术（cavitron ultrasonic surgical aspirator，CUSA）：是治疗 VAIN 的一种新技术，能精确清除病灶，并对周围组织的损伤极小，尤其适合于困难的解剖位置(如阴道顶端)。

3) 腔内短距离放疗:该方法越来越多地用于临床,但考虑到腔内放疗可引起阴道瘢痕形成、阴道狭窄及不同程度的放射性直肠炎,故对有性生活要求的患者应慎重选择。

(2) 药物治疗

即局部化疗,适用于所有的 VAIN 患者。目前使用的包括三氯醋酸、5-氟尿嘧啶软膏、咪喹莫特、西多福韦等。

1) 三氯醋酸(trichloroacetic acid,TCA):为强效角质溶解剂,价格低廉,不良反应仅为轻微的阴道灼热,对于它的研究报道比较少。

2) 5-氟尿嘧啶软膏(5-FU):应用广泛,能抑制 HPV 细胞增殖,阻断 HPV-DNA 壳蛋白的合成。其治愈率可达 77%,主要的不良反应为阴道灼热痛、性交困难、皮肤溃疡及局部不适等。推荐使用剂量为 2 g,周期为 10~12 周。

3) 咪喹莫特(imiquimod):咪喹莫特于 1997 年通过美国食品与药品管理局(FDA)批准用于 HPV 诱导的下生殖道病变,如生殖道疣等。它能诱导免疫细胞,增强自然吞噬细胞活性,清除 HPV 感染。其适用于各个阶段的 VAIN 患者,也可用于治疗前缩小病灶范围及术后协助清除 HPV 感染。不良反应多为阴道烧灼及疼痛感。

4) 西多福韦(cidofovir):西多福韦是一种广谱抗 DNA 病毒药物。

(3) 手术疗法

该方法需要局部切除病灶,手术范围包括阴道顶端切除、部分阴道切除,甚至全阴道切除术。手术疗法治愈率达 66%~83%,复发率低,仅为 12%,可发现 12%~28% 隐匿及微小的浸润癌。对于全子宫切除术后的 VAINⅢ可以考虑手术疗法。目前在病灶多、范围广且界限欠明确的 VAIN 患者中应用颇受争议,现多用于阴道上段(尤其是阴道穹隆或阴道残端)的 VAINⅢ患者。手术切除存在争议的原因就是手术后并发症,如膀胱及尿道的损伤甚至穿孔、术后瘢痕的产生、阴道的缩短、对正常性生活存在影响等,故阴道病变切除对临床医生的技术要求较高,以避免手术并发症的出现。

75.2.8 预后

VAIN 的复发率存在很大的差异,主要与治疗方式、高级别 VAIN、病灶数量面积及高危型持续的

HPV 感染有关。多灶性、合并生殖道疣及免疫抑制等复发率也相应较高。因此可采用联合的治疗方法。治疗过程中需随时评估疗效及病情的进展情况,适当更改方案。对 VAIN 治疗后的患者要进行长期的定期复查,至少每年 1 次阴道涂片及阴道镜检查。对子宫全切除术后,尤其是因宫颈病变行子宫全切除或宫颈锥切术的患者,美国妇产科医师协会建议每半年 1 次阴道细胞学检查,连续 3 次阴性后,每年 1 次检查,必要时行阴道镜检查。高危型 HPV 在 VAIN 复发的患者中有很高的阳性率。因此在随诊的指南中建议治疗后 6 个月测定高危 HPV。HPV 治疗型疫苗的应用也将会给 VAIN 的患者带来福音。

75.3 宫颈上皮内瘤变

75.3.1 概述

宫颈上皮内瘤变(CIN)为宫颈癌的癌前病变。宫颈癌为全球女性生殖道中最常见的癌症。根据世界卫生组织(WHO)估算,全球每年约 53 万女性发生宫颈癌,27.5 万女性死于宫颈癌。我国每年新发病例约 13.15 万,占世界宫颈癌新发病例总数的 28.8%。虽然随着宫颈细胞学筛查的推广,目前宫颈癌的死亡率已大大下降,但是要预防宫颈癌的发生,必须从根本上及时清除宫颈上皮内瘤变。

75.3.2 流行病学

近年来,由于感染 HPV 的原因,年轻妇女 CIN 的发生率呈明显的上升趋势。WHO 调查显示 2015 年世界 CIN 2~3 每年发病率为 1%~2%,其中有大约 10% 的患者查出有 HPV 感染,而 CIN 1 在不同国家报道的发病率为 1.6%~7.7%。美国病理学会的报告表明,每年超过 100 万的妇女诊断出患有 CIN 1,50 万妇女患有 CIN 2、3。1998 年,美国 CIN 3 的发病率约为 70/10 万。在格陵兰的一项调查中发现,格陵兰 CIN 3 发病高峰出现 1999 年和 2009~2011 年间,发病率约为每年 300/10 万。根据 2011 年以色列国家癌症登记处资料,以色列犹太妇女中 CIN 3 发病率为 22.6/10 万,而在以色列阿拉伯妇女中 CIN 3 的发病率 4.1/10 万,仅为犹太妇女发病率的 1/3。

75.3.3 病因学

1) HPV 感染:HPV 感染是导致 CIN 的主要病因。致癌性最强的 HPV 基因型为 HPV–16 型,主要导致宫颈鳞状细胞癌,其次为 HPV–18 型,主要导致宫颈腺癌。

2) 社会因素:CIN 与多种相互独立的社会因素有关,例如贫困、早婚及早育与宫颈癌的发生有关联。

3) 致癌物:与宫颈癌的相互作用依赖于有危险因素的特定女性,流行病学数据提醒青春期是特定的危险期。另外,长期吸烟者,尤其是当前长期吸烟、大量吸烟以及吸无过滤嘴香烟者,患浸润前期及浸润性癌的危险性上升。曾有报道,维生素缺乏也在宫颈癌发生中发挥作用。

4) HIV:实验证明,与 HIV 阴性女性相比,HIV 阳性者的宫颈细胞学检查结果异常的风险升高。

75.3.4 临床表现

常无特殊症状,偶有阴道排液增多,伴或不伴臭味,也可在性生活或妇科检查后发生接触性出血。

75.3.5 病理学特征

(1) 细胞学分类及分级

2001 年 Bethesda 细胞学分类见表 75–1。

表 75–1　2001 年 Bethesda 细胞学分类

未见上皮内瘤变细胞或恶性细胞
器官本身正常
其他非瘤变发生
炎症
放射性改变
萎缩
子宫切除后的腺细胞
萎缩
上皮细胞异常
鳞状细胞异常
非典型鳞状细胞(atypical squamous cells,ASC)
未明确意义(atypical squamous cells of undetermined significance,ASC-US)
不能排除 HSIL(atypical squamous cells, cannot exclude high-grade squamous intraepithelial lesion, ASC-H)
低级别鳞状上皮内瘤变(LSIL)
CIN 1 级
高级别鳞状上皮内瘤变(HSIL)
CIN 2 或 3 级
腺细胞异常
非典型腺细胞(atypical glandular cells,AGC)——特定起源
非典型腺细胞倾向瘤变——特定起源
颈管内原位腺癌(adenocarcinoma *in situ*,AIS)
腺癌

2014 年 WHO 将 SIL 分为两类:低级别上鳞状皮内病变(LSIL)和高级别上鳞状皮内病变(HSIL)。LSIL 相当于 CIN 1。同时,扁平湿疣或挖空细胞形成均为 LSIL 的形态表现。LSIL 表现为鳞状上皮的基底层或基底旁层细胞的增生,其增生程度不超过全层的 1/3,核分裂象限于下 1/3 层且通常不出现异常核分裂象。另外,一些散在的细胞核变得不规则并染色质深染,核旁出现空泡即形成所谓“挖空细胞”,它们往往出现在黏膜上 1/3。绝大多数 LSIL 伴随挖空细胞,少数 LSIL 不出现挖空细胞(图 75–2A)。值得一提的是,当黏膜下 1/3 层出现了单个的明显异型的细胞或异常核分裂象(图 75–2B),往往代表细胞中出现了 DNA 不稳定性或异倍体,所以应将其视为 HSIL 而非 LSIL。LSIL 免疫组化 P16 的表达可以为阴性或非基底层的斑片状弱染,仅 1/3 的病例可在基底或基底旁层呈现弥漫强阳性。LSIL 通常是整倍体或多倍体,代表其 DNA 的稳定性。

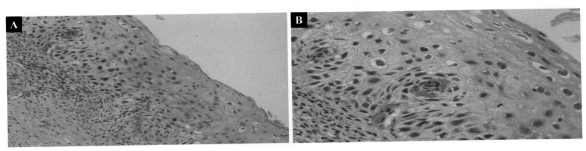

图 75 - 2　低级别鳞状上皮内瘤变镜下表现

A. 低级别上皮内瘤变低倍镜下表观；B. 高倍镜下显示病变区细胞的异型性

HSIL 相当于 CIN 2 和 CIN 3。HSIL 中鳞状上皮异型增生出现在黏膜表皮 1/3 层以上到全层，细胞排列拥挤，细胞核增大，核膜不规则，核浆比例增高，核分裂象易找见，常常出现于整个上皮层的上 1/2（图 75 - 3A）。相对 LSIL 而言，HSIL 的有层次的分化更不明显，核分裂更多，并可见病理性核分裂象。通常 HSIL 细胞层次明显增多，但少数情况下，存在薄型 HSIL，其细胞层次可少于 10 层。而在角化型 HSIL 中，可出现不常见的表层成熟角化层，但其中角化的细胞也出现明显的多型性。另一种特殊类型的 HSIL 是乳头状鳞状细胞原位癌/HSIL，但

该种诊断非常严格，必须待病变完整切除并排除间质浸润后才能确定（图 75 - 4）。免疫组化联合 P16 和 Ki - 67 的染色对诊断 HSIL 具有重要意义（图 75 - 3BC）。另外，在 HSIL 需和 LSIL 及其他非 SIL 的良性病变如不成熟鳞化、萎缩，修复性鳞状上皮增生等进行鉴别诊断，免疫组化 P16 和 Ki - 67 染色也很具备实用价值。用激光捕获微切割技术已证实 HSIL 绝大多数为克隆性增生。HSIL 中多表现为异倍体而非整倍体，反映其基因的不稳定性。另外，HSIL 比 LSIL 更多地出现 HPV 的 DNA 整合，其染色体的异常也比 LSIL 更接近浸润性癌的表现。

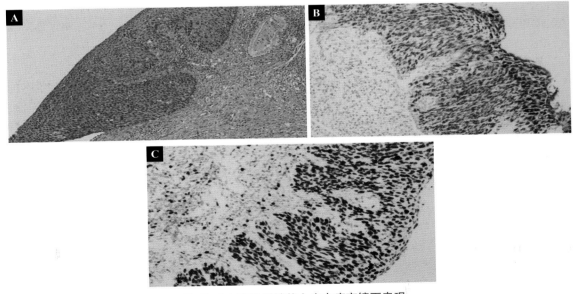

图 75 - 3　高级别鳞状上皮内瘤变镜下表现

A. 高级别鳞状上皮内瘤变低倍镜下表观；B. P16 染色在瘤细胞中弥漫强表达；C. 增殖指数 Ki - 67 染色在 HSIL 中阳性率达 90% 以上

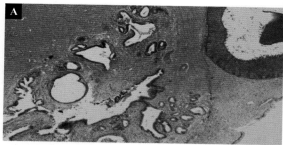
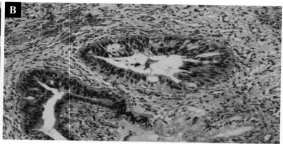

图 75-4　宫颈原位腺癌镜下表现

A. 宫颈原位腺癌和高级别鳞状上皮内瘤变同时存在；B. 中倍镜下显示腺上皮增生层次增多，细胞核浆比例增高，异型性明显

活检证实为 LSIL 的患者预后良好，有望平均 1 年内病变可发生退变。其 HPV 的感染类型直接关联病变进展，绝大多数进展为 HSIL 或更重病变的患者多见于 HPV16 的感染。其他进展为 HSIL 或癌的因素包括较大年龄、免疫抑制、吸烟等。尚未发现任何单个或一组生物标记能明确地预测病变的转归。

HSIL 是由 LSIL 发展而来还是独立起源的一直存在争议。在实际工作中常能观察到两者存在于同一标本中的邻近区域。而从生物学角度看，HSIL 中病变细胞可被视为由 HPV E6 和 HPV E7 异常表达而驱动的单克隆增生。

目前尚无可靠的生物学指标可用以指导哪些 HSIL 需要治疗哪些 HSIL 可以安全地随访。绝大多数患者通过治疗可以治愈。病变大小、切缘是否阴性对病变复发有决定性影响。近来数据表明术后 1 年检测 HPV - DNA 为预测复发和病变残存的最佳手段。

宫颈原位腺癌（adenocarcinoma *in situ*，AIS）是指腺体中的腺上皮已达到恶性形态但尚未出现间质浸润。AIS 经常与 HSIL 同时存在。AIS 中常常小叶结构保持，正常的腺上皮为肿瘤性的腺上皮所取代。瘤细胞为假复层柱状上皮，胞质中的黏液分泌常常丢失，细胞核增大，染色质深染，偶尔核仁明显。核分裂易见，也常见到凋亡体。肠型病变中可见到杯状细胞，而有"子宫内膜样"特征的病变中，细胞核呈杆状深染，胞质内无黏液分泌。极少情况下，可在肠型病变中发现神经内分泌细胞或潘氏细胞。产生黏液的复层上皮内瘤变（stratified mucin-producing intraepithelial lesion，SMILE）被认为是 AIS 的特殊亚型。AIS 中瘤细胞免疫组化 P16 常阳性，ER 和 PR 阴性，Ki - 67 增

殖指数较高。

（2）组织学分级

1）Ⅰ级：轻度异性。上皮下 1/3 层细胞核增大，核质比例略增大，核染色稍加深，核分裂象少，细胞极性正常。

2）Ⅱ级：中度异性。上皮下 1/3~2/3 层细胞核明显增大，核质比例增大，核深染，核分裂象较多，细胞极性尚存。

3）Ⅲ级：包括重度异性和原位癌。病变细胞占据 2/3 层以上或者全部上皮层，细胞核异性增大，核质比例显著增大，核形不规则，染色较深，核分裂象多，细胞拥挤，排列紊乱，无极性。

75.3.6　筛查

75.3.6.1　筛查方法

（1）宫颈细胞学检查

宫颈细胞学检查是宫颈癌早期筛查的主要方法，40 年代 George Papanicolaou 首先采用宫颈涂片细胞学检查诊断宫颈癌，称为巴氏涂片（Pap 涂片）。通过在宫颈鳞柱状上皮交界处刮取细胞制成涂片，经染色后可观察到细胞的变异，达到早期发现宫颈病变的目的。由于细胞学检查易受多种因素影响，如取材刮片部位、取材工具、取材方法、染色技巧、涂片诊断技术等，不可避免地会导致假阴性的出现。人们已在如何提高细胞学检查的准确性方面反复尝试和努力，涂片标本的制作由临床医生手工涂片发展到薄层液基细胞学—机器设备自动制片。阅片筛查方法也有很大的改进，细胞学自动图像分析仪通过计算机对玻片进行自动阅片初筛，使细胞学家能把精力集中在异常的病例上，从而大大提高准确性。现在美国大多数细胞学检查所用技术均是薄层液基细胞学检查（TCT），替代了传统的 Pap 涂片。

（2）人类乳头状瘤病毒（HPV－DNA）检测

流行病学及分子生物研究结果证实人类乳头瘤病毒（HPV）为宫颈癌的主要危险因素，HPV－DNA可在95%～100%的宫颈鳞癌及75%～95%的高级别宫颈上皮内瘤变中可检测出。已知的HPV超过110种型别，可引起宫颈癌的高危型HPV有13种（16、18、31、33、35、39、45、51、52、56、58、59、68），低危型HPV有5种（6、11、42、43、44）与生殖道疣有关。PCR的方法敏感性最高，能进行分型及定量检测，但分型时操作繁琐，且缺乏统一的阳性诊断标准，易发生样本间的交叉污染，造成假阳性，仍主要用于实验室研究。

（3）阴道镜检查

阴道镜为低倍显微镜，放大倍数在4～40倍，直接观察宫颈表面血管及上皮的形态结构。若镜下有异常部位则定点取活检标本或刮取颈管黏膜送病理检查。

（4）宫颈活检

诊断宫颈癌及其癌前病变必须依据宫颈活检的病理结果，是诊断宫颈癌前病变的"金标准"。

（5）宫颈锥形切除术

宫颈锥形切除术是同时切除宫颈鳞柱状上皮转化区及周围和其下的部分宫颈管组织，可作为诊断和治疗早期宫颈癌及宫颈癌前病变的手段。锥形切除术后的病理学检查是评估病变的重要指标，多象限或连续切片可使诊断更为准确。一般不用作宫颈癌及其癌前病变的筛查。

75.3.6.2 筛查指南

由于各个国家和地区的经济和医疗条件等差别较大，需要因地制宜地制定符合国情的筛查指南。对于高危人群应该加强筛查的力度和频率。

（1）2012年公布的ACS/ASCP/ASCC指南

1）筛查年龄（图75－5）：宫颈癌筛查应在21岁开始。年龄＜21岁女性，无论是否有性生活或其他危险因素均不应筛查。因宫颈癌在青少年和年轻女性中罕见，不需通过细胞学筛查来防护。相反，筛查可导致不必要的评价和治疗，从而增加生育问题的风险。

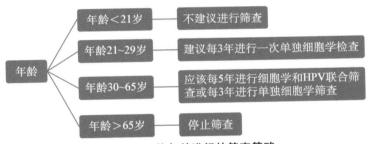

图75－5　按年龄进行的筛查策略

2）筛查周期：随着对宫颈病变自然转归认识的提高及证据的增加，早期推荐的每年1次筛查是过度的且会增加危害。目前没有证据支持每年1次的筛查，无论是任何年龄、任何方法或任何形式。每年1次筛查需要付出庞大的运作和治疗费用，却收获甚微，这主要归因于HPV感染普遍性及相关良性病变的短暂性，1～2年内大部分都可自行消退，即使不消退也往往需数十年才进展为癌症。因而对女性推荐筛查间隔需视年龄和临床病史而定。年龄21～29岁的女性，建议每3年进行1次单独细胞学筛查。研究发现，每3年、每2年、每年细胞学筛查的女性宫颈癌致癌风险、死亡率和阴道镜检测率分别为5‰～8‰、4‰～6‰、3‰；0.05‰、0.05‰、0.03‰；760‰、1 080‰和2 000‰。3年的细胞学筛查间隔可达成一个适当的利弊平衡。21～29岁的女性若连续2次或更多细胞学结果阴性，没有足够证据支持更长的筛查间隔（即＞3年）。传统细胞学和液基细胞学检查在发现HSIL时敏感性和特异性相似。由于＜30岁女性更易感染HPV，因此这个年龄段的女性不应用HPV检测来筛查，无论是作为一个独立的筛查或与细胞学联合筛查。年龄30～65岁的女性，应该每5年进行细胞学和HPV联合筛查（优先）或每3年进行单独细胞学筛查（可接受的）。多数研究发现，HPV检测加入到细胞学检测中增加了检出HSIL及以上病变的敏感性。因此，联合筛查的女性下轮筛查中检出HSIL及以上病变和浸润癌的风险更低，允许一个更长的筛查间隔。同时，延长筛查间隔能平衡HPV检测所造成的阴道镜转诊率增加的问题。一项对 33 万例年龄为 30 岁的女性回顾研究发现,单独细胞学阴性结果 3 年内检出 HSIL 及以上病变的风险是 0.17%;单独 HPV 阴性结果 5 年内检出 HSIL 及以上病变的风险是 0.17%;联合 HPV 性结果及细胞学阴性结果 5 年内检出 HSIL 及以上病变的风险是 0.16%。

3) 联合筛查结果(图 75 - 6)

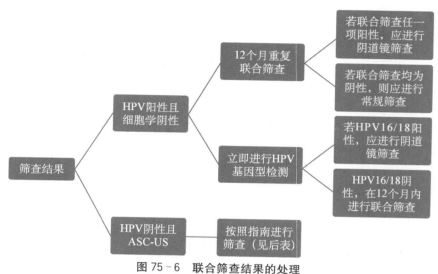

图 75 - 6 联合筛查结果的处理

A. HPV 阳性且细胞学阴性的处理:联合筛查 HPV 阳性且细胞学阴性的女性不应该直接转诊阴道镜检查,应遵循以下方案之一。① 在 12 个月重复联合筛查。如 12 个月后的联合筛查任一项阳性(HPV 阳性,LSIL 或更严重的细胞学异常),则需转诊阴道镜检查;如联合筛查均为阴性(HPV 阴性和 ASCUS 或细胞学阴性),则继续常规筛查。② 立即行 HPV 基因分型检测(单独行 HPV16 检测或行 HPV16/18 检测)。如 HPV16 或 HPV16/18 阳性则需立即转诊阴道镜检查;HPV16 或 HPV16/18 阴性则在 12 个月进行联合筛查。HPV16 或 HPV16/18 检测仅用于处理联合筛查 HPV 阳性且细胞学阴性的女性。

B. 联合筛查结果:HPV 阴性且细胞学 ASCUS 的女性应按不同年龄的指南进行常规筛查。21~29 岁女性进行 3 年时间间隔的细胞学筛查,30~65 岁女性进行 5 年时间间隔的联合筛查或 3 年时间间隔的细胞学筛查。研究表明,HPV 阴性且细胞学 ASCUS 女性中 5 年内发现 HSIL 及以上病变的风险是 0.54%。可见,HPV 阴性且细胞学 ASCUS 女性中癌前病变的风险非常低,从本质上来说与联合筛查阴性的结果没有不同。联合筛查细胞学结果显示 LSIL 或更严重时,不论 HPV 是否阳性,均应该转诊阴道镜检查。单独 HPV 检测检出宫颈高级别病变的敏感性较单独细胞学检测更好,几乎等同于联合筛查。此外,HPV 阴性结果较细胞学阴性结果在以后 5~7 年提供更好的保护。因此,单独 HPV 检测作为初筛有望用于 >30 岁女性的宫颈癌筛查。但目前没有大规模人群的研究来评估初筛中单独 HPV 检测结果阳性的管理,若所有阳性结果均需转诊阴道镜则消除了较高敏感性带来的益处,而若阳性结果后采用细胞学分流则可降低单独 HPV 检测的假阳性结果并降低阴道镜的转诊率。此外,缺乏对 HPV 检测标本的质量控制由此可能造成少部分阴性结果的不可靠,而联合细胞学筛查则可提供额外保障。总之,对 30~65 岁女性的筛查方案,目前仍不推荐采用单独 HPV 检测来代替 5 年 1 次的联合筛查或 3 年 1 次的单独细胞学筛查。

4) 年龄 >65 岁的女性:由于老年女性的转化区更小,较年轻女性更易感染 HPV,而宫颈癌常发生在感染后的 20~25 年,所以筛选只会检出很小一部分的 HSIL 及以上病变新病例和预防极少的宫颈癌。因此,对于过去 20 年中没有 HSIL 及以上病变的病史,近 10 年有连续 3 次阴性细胞学结果或连续

2次阴性联合筛查结果且末次筛查在近5年内的＞65岁女性，停止筛查。一旦筛查停止后就不要因任何理由而再恢复，包括该女性有了新的性伴侣。过去20年中有HSIL及以上病变治疗史（或自然消退）的女性患有宫颈癌的风险则较一般人近乎高5～10倍，因此，即使超过了65岁其常规筛查也应至少持续20年。

5）接种疫苗之后的筛查：HPV16和HPV18这两类致癌HPV型疫苗的接种都是高度有效的。虽然受疫苗保护的女性未来发生宫颈癌的风险更低，但仍有30%的宫颈癌是由其他高危型HPV所致。而且许多女性在感染HPV后再接种疫苗，降低了疫苗的功效。此外，美国HPV疫苗多靠机会性接种，同时受地理和社会经济差异影响，尚未达到满意的覆盖率，而已接种疫苗的女性目前尚没有数据支持其改变筛查开始年龄和筛查间隔时间。因此，接种HPV疫苗的人群仍应该遵从该指南制定的开始筛查年龄、筛查间隔时间和合适筛查方法的建议。

（2）中华预防医学会妇女保健分会推荐筛查和管理指南

见表75－2。

表75－2　中华预防医学会妇女保健分会推荐筛查和管理指南

年龄	推荐筛查方案	筛查结果处理
＜25岁	不筛查	
25～29岁	细胞学筛查	1）细胞学筛查阴性，每3年筛查1次 2）细胞学表现同ASC-US 　① 首选HPV检测分流，若HPV阳性，阴道镜检查；若HPV阴性，每3年筛查1次 　② 第12个月复查 　③ 无随访条件，阴道镜检查 3）细胞学表现比ASC-US严重，阴道镜检查
30～64岁	细胞学筛查	1）细胞学筛查阴性，每3年筛查1次 2）细胞学表现同ASC-US 　① 首选HPV检测分流，若HPV阳性，阴道镜检查；若HPV阴性，每3年筛查1次 　② 第12个月复查 　③ 无随访条件，阴道镜检查 3）细胞学表现比ASC-US严重，阴道镜检查
	HR-HPV检测	1）HPV阴性，每3～5年筛查1次 2）HPV阳性 　选择1：细胞学检查分流 　　　细胞学检查阴性：第12个月复查 　　　细胞学检查比ASC-US严重：阴道镜检查 　选择2：HPV16/18检测分流 　　　HPV16/18阴性，其他高危型阳性＋细胞学检查阴性：第12个月复查；细胞学检查比ASC-US严重，阴道镜检查 　　　HPV16/18阳性：阴道镜检查 　选择3：进行VIA检测分流 　　　VIA阴性：第12个月复查 　　　VIA阳性：阴道镜检查
	HPV和细胞学联合检查	1）HPV阴性和细胞学检查阴性，每5年筛查1次 2）HPV阳性，细胞学检查阴性 　选择1：HPV高危亚型阳性，第12个月复查 　选择2：HPV 16/18阳性，阴道镜检查；其余高危型阳性：第12个月复查 3）细胞学检查和HPV均阳性 　细胞学检查比ASC-US严重，阴道镜检查 4）细胞学检查阳性，HPV阴性 　细胞学表现同ASC-US：每3年筛查1次＋HPV检测 　细胞学表现比LSIL严重，阴道镜检查

年龄	推荐筛查方案	筛查结果处理
	VIA 检查	VIA 阴性:每 2 年筛查 1 次 VIA 阳性:阴道镜检查
≥65 岁	若过去 10 年筛查结果阴性(连续 3 次细胞学检查阴性或 2 次联合筛查阴性),无 CIN 病史,终止筛查	
子宫切除术后女性(因良性病变切除)	不筛查	

75.3.7　治疗

75.3.7.1　治疗方案

ASC-US 的处理:见图 75 - 7。

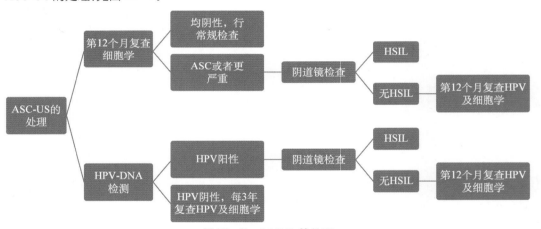

图 75 - 7　ASCUS 的处理

ASC-H 的处理:见图 75 - 8。

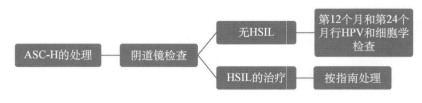

图 75 - 8　ASC - H 的处理

细胞病理 LSIL 的处理：见图 75-9。

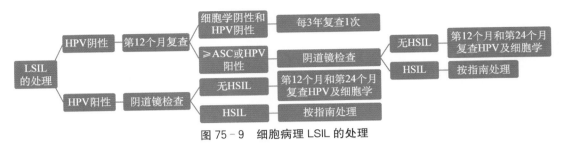

图 75-9 细胞病理 LSIL 的处理

细胞病理 HSIL 的处理：见图 75-10。

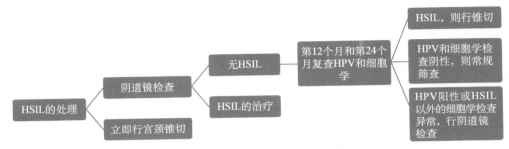

图 75-10 细胞病理 HSIL 的处理

细胞病理 AGC 的处理：① 不典型的内膜细胞：分段诊刮。② 其他（除外不典型的内膜细胞）：阴道镜；HPV DNA 检测；已生育且疑有内膜病变者行分段诊刮。

75.3.7.2 具体治疗方法

LSIL 的治疗原则：绝大部分可以自行消退，少数患者可以发展成 HSIL。应定期随访。

HSIL 的治疗原则：HSIL 患者进展为宫颈浸润癌的风险更高，因而建议采用病灶切除，不仅可以获得更为准确的病理学诊断，还可以达到治愈的目的。

（1）物理治疗方法

包括以下 4 种：① 电灼术，一些未设对照的研究显示电灼术减少了治疗患者可见的 SIL 病变，证实电灼术治疗 SIL 有效。② 冷冻术，治疗 SIL 已经获得非常丰富的经验。冷冻术没有电灼术的不良反应，因此，就患者的舒适度而言，冷冻术是门诊理想的治疗方法。③ 激光手术，激光波长的能量会被水分高效吸收，它是靠汽化作用来破坏组织的。激光安装在阴道镜上，激光束在阴道镜的控制下进行治疗，大多数的激光设备有一个较大范围的能量波动，有脉冲和连续两种工作模式。光斑大小可以固定，但通常是可调节的，输送到组织的能量大小取决于光斑大小和功率。激光技术的独特优势在于组织可以吸收高效能的激光，激光发出的光速方向定位精确，激光也可控制破坏程度。通过汽化作用破坏组织，治疗后的组织底部清洁，极少有坏死组织，且愈合快。激光治疗的并发症包括疼痛和出血。④ 冷凝固术，冷凝固术的本质是在较低温度的环境中使组织凝结，通过使用热探针的重叠敷贴，破坏宫颈转化区和宫颈内口下段。物理治疗的缺陷是无法获取病理组织。

（2）宫颈锥形切除术

阴道镜能确定宫颈锥形切除基底部的界限。宫颈外口黏膜的切口必须包括所有病变区域，必须切除所有的非典型上皮。锥形切除时，向宫颈管方向的深度取决于宫颈管长度和可能累及的深度。通常整个病灶范围可见时，较浅的锥形切除就足够了。对年轻、希望保留生育能力的患者，宫颈锥形切除术是用作诊断和治疗的手段。锥切的方式可选择宫颈环形电切术、冷刀锥切术、电刀锥切术。锥切标本病理切缘阴性者可定期随访。患者月经干净后的 4～7 d 内进行手术，取患者的膀胱截石位，并对患者的宫颈部位进行严格的消毒，应用窥器扩大宫颈暴露的程度,在确定范围后,选用不同形状的电圈以顺时针的方向进行切除,病变面积大的患者可以采用环形电圈的形式进行,以此增加切除面积,最后采用电凝方法进行止血。

（3）子宫切除术

对于已完成生育、要求绝育、宫颈萎缩、锥切缘阳性或伴有其他病理学指征的 HSIL 及原位腺癌患者,全子宫切除术是恰当的方式。术前应该在阴道镜检查下排除阴道 VAIN 的病变,以便手术时一并切除。

75.3.8 展望

近年来宫颈癌的发生处于持续不降的"平台期",历年卫生统计年鉴显示 1985~2008 年的 20 余年间,宫颈癌患病率在(8.2~14.9)/10 万波动。初次性行为的低龄化、多性伴及生殖道感染/性传播疾病的流行等,均增加了女性持续感染 HPV、发生宫颈癌的危险;进入 80 年代后,普查对象集中在 50 岁以下在职职工,退休后返回社区的妇女常因检查费用等原因而被忽视。2007~2008 年,卫生部组织在全国 10 个省自治区(北京、福建、山西、湖北、安徽、黑龙江、新疆、四川、甘肃、广西)进行妇女常见病防治调研。调查显示,2004~2006 年 10 个省的妇女病普查率分别为32.5%、23.5%和30.4%。此外,研究显示,医院内就诊人群宫颈病变检出率高。因此,下一步的宫颈癌筛查应高度重视其机会性筛查与常规筛查相结合。近 10 年来宫颈癌防治研究已获三大技术突破:① 病因明确,高危人乳头瘤病毒是宫颈癌发生的必要条件;② 宫颈癌筛查、早诊早治方法的进展;③ HPV 预防性疫苗的普及使用。展望未来,宫颈癌的防治效果、患者的生活质量必将得到更大的提升。

（程 玺 杨文涛 涂小予）

主要参考文献

［1］中华人民共和国卫生部. 2009 中国卫生统计年鉴[M].北京:中国协和医科大学出版社,2008.

［2］妇产科中华预防医学会妇女保健分会. 子宫颈癌综合防控指南[M]. 北京:人民卫生出版社,2017.

［3］李雷,郎景和. 协和妇科肿瘤笔记(第一辑)[M]. 北京:人民卫生出版社,2014.

［4］迪赛亚著. 李旭译. 临床妇科肿瘤学[M]. 第 8 版. 北京:人民卫生出版社,2016.

［5］敖梅红,李隆玉. 子宫颈癌的筛查方法[J]. Modern Oncology,2008,16(3):462-464.

［6］聂春莲,高国兰. 外阴上皮内瘤变的病理及临床处理[J]. 中国肿瘤临床,2009,36(8):234-239.

［7］夏玲芳,吴小华. 阴道上皮内瘤变的诊断和治疗[J]. Chin J Obstet Gynecol,2011,46(1):73-75.

［8］彭琦,洪颖. 阴道上皮内瘤变诊治的研究进展[J]. 中国妇幼健康研究,2014,25(2):341-343.

［9］董颖,张晓明,赵峰,等. 外阴上皮内瘤变[J]. 中华病理学杂志,2013,42(8):557-561.

［10］《新中国预防医学历史经验》编委会. 新中国预防医学历史经验(第 4 卷)[M]. 北京:人民卫生出版社,1990.

［11］魏丽慧. HPV 感染现状及在宫颈癌和癌前病变筛查中的意义[M]. 实用妇产科杂志,2017,33(2):81-83.

［12］Bassal R,Schejter E,Bachar R. Recent trends of cervical cancer and cervical intraepithelial neoplasia 3 (CIN3) in Israel[J]. Arch Gynecol Obstet,2015,292(2):405-413.

［13］Boonlikit S,Noinual N. Vaginal intraepithelial neoplasia:a retrospective analysis of clinical features and colpohistology[J]. J Obstet Gyaecol Res,2010,36:94-100.

［14］Boonlikit S,Noinual N. Vaginal intraepithelial neoplasia:a retrospective analysis of clinical features and colpohistology[J]. J Obstet Gynaecol Res,2010,36(1):94-100.

［15］Campion MJ. Preinvasive disease. Berek JS,Hacker NF,eds. Berek and Hacker's Gynecologic Oncology[M]. 5th. Philadelphia:Lippincott Williams and Wilkins,2010,268-340.

［16］Frega A,Sopracordevole F,Assorgi C,et al. Vaginal intraepithelial neoplasia:a therapeutical dilemma[J]. Anticancer Research,2013,33(1):29-38.

［17］Gurumurthy M,Cruickshank ME. Management of vaginal intraepithelial neoplasia[J]. J Low Genit Tract Dis,2012,16(3):306-312.

［18］Holst S,Wohlfahrt J. Cervical cancer screening in Greenland,1997-2011:Screening coverage and trends in the incidence of high-grade cervical lesions[J]. Gynecol Oncol,2016,143(2):307-312.

［19］Lopes A,Monagahn JM,Robertson G,et al. Intraepithelial neoplasia of the lower gebital tract[M]. Singapore:Churchill Livingstone,1995,169-176.

［20］McFadden K,Gruickshank M. New developments in the management of VIN[J]. Rev Gynaecol Pract,2005,5(2):102-108.

[21] Miller BE. Vulvar intraepithelial neoplasia treated with cavitational ultrasonic surgical aspiration[J]. Gynecol Oncol, 2002,85(1):114 − 118.

[22] Rome RM, England PG. Management of vaginal intraepithelial neoplasia: a series of 132 cases with long-term follow-up[J]. Int J Gynecol Cancer, 2000, 10: 382 − 390.

[23] Saslow D, Solomon D, Lawson HW, et al. American Cancer Society, American Society for Colposcopy and Cervical Pathology, and American Society for Clinical Pathology screening guidelines for the orevention and early detection of cervical cancer[J]. J Low Genit Tract Dis, 2012,16(3):175 − 204.

[24] Sillman FH, Sedlis A, Boyce JG. A review of lower genital intraepithelial neoplasia and the use of topical 5-fluorouracil[J]. Obstet Gynecol Surv, 1985,40: 190 − 220.

[25] Walboomers JM, Jacobs MV, Manos MM, et al. Human papillomavirus is a necessary cause of invasive cervical cancer worldwide[J]. J pathol, 1999,189(1): 12 − 19.

76 恶性淋巴瘤

恶性淋巴瘤是起源于淋巴造血系统的恶性肿瘤。按照病理学特征可以分成霍奇金淋巴瘤(Hodgkin lymphoma，HL)和非霍奇金淋巴瘤(non-Hodgkin lymphoma，NHL)。恶性淋巴瘤是高度异质性疾病，不同细胞来源或同一细胞来源的各个亚型的肿瘤生物学行为、临床表现、对治疗的反应以及预后都有很大差别。近年来，由于基础研究的发展，尤其是近 10 多年来免疫学、细胞和分子遗传学的深入研究，对恶性淋巴瘤的发病机制从分子水平上有了进一步认识，恶性淋巴瘤的病理学分类和临床治疗都也有了很大的进展。

76.1 流行病学

HL 在欧美国家较常见，美国的年发病率为 2.9/10 万，占所有恶性肿瘤的 1%，约占恶性淋巴瘤的 30%。HL 在我国较少见，年发病率为 0.35/10 万，年新发病例约 5 000 例。根据对我国 9 828 例恶性淋巴瘤的分析，HL 占恶性淋巴瘤的 4.3%。HL 的年龄分布有一定的特点，欧美国家的 HL 发病有 2 个明显的年龄高峰，第 1 个高峰在 15~30 岁，第 2 高峰为 55 岁以后。发展中国家的第 1 个高峰不很明显。儿童的 HL 以男孩多见，约占 85%。

NHL 是发病患者数增加最快的恶性肿瘤。据世界卫生组织(WHO)统计，目前全球每年约有 51 万新发 NHL，死亡人数超过 25 万。美国 2017 年 NHL 年新发病例有 74 680 例，其中 19 910 例患者该年死于该病。NHL 在美国男性和女性中均为第 7 位肿瘤死亡原因。我国 NHL 的发病率为 6.2/10 万，每年新增患者约 8.8 万，死亡人数约 4.8 万，在恶性肿瘤的发病率中居男性居第 9 位，女性居第 12 位。

恶性淋巴瘤是全球性疾病，但是存在着明显的人种和地理分布的差别，发病率高低之间相差 5 倍。以美国、欧洲和澳大利亚的发病率最高，亚洲的发病率最低。白种人发病率高于黄种人和黑种人；发达国家的发病率高于发展中国家。某些特殊类型的恶性淋巴瘤好发于特定的地理区域。例如伯基特淋巴瘤(Burkitt lymphoma，BL)好发于赤道地区的非洲，成人 T 细胞淋巴瘤/白血病常见于日本西南部和加勒比海盆地，滤泡性淋巴瘤在拉丁美洲罕见，胃淋巴瘤在意大利北方高发。

在全球范围内不同国家和地区 NHL 病理学亚型有显著特点，在几种主要的 NHL 病理学亚型中，主要存在着滤泡性淋巴瘤和 T 细胞淋巴瘤的地区性分布特点。比如，滤泡性淋巴瘤在欧美地区更加多见，高达 30% 以上。外周 T 细胞淋巴瘤则在亚洲地区，包括我国比较常见。NK/T 细胞淋巴瘤在欧美罕见，在我国和南美洲发病率高。在我国，NK/T 细胞淋巴瘤占 NHL 的 4%~8%。而弥漫性大 B 细胞淋巴瘤(DLBCL)无论在欧美、中东和亚洲地区都是发病率最高的类型，占 NHL 的 1/3 至近 1/2。

76.2　病因学

恶性淋巴瘤的发病原因至今仍然不很明确。流行病学研究发现恶性淋巴瘤的发病与多种因素有关，包括免疫功能失调、感染、家族易感性、化学因素、物理因素、生活方式等。大多数发病是多种因素共同作用的结果。

免疫功能失调与 NHL 发病密切相关，器官移植后长期服用免疫抑制剂者发生 NHL 的风险比普通人群增加 2~15 倍。患有免疫缺陷疾病如干燥综合征、类风湿关节炎、桥本甲状腺炎、毛细血管扩张性共济失调、系统性红斑狼疮等患者的恶性淋巴瘤发病率高于普通人群。

已有很多研究证实感染是恶性淋巴瘤的病因之一，包括病毒感染和细菌感染。EB 病毒与 HL、BL、NK/T 细胞淋巴瘤以及某些血管免疫母细胞淋巴瘤和肠道 T 细胞淋巴瘤的发病有关。Ⅰ型人类 T 细胞淋巴瘤病毒(HTLV-Ⅰ)与成人 T 细胞淋巴瘤/白血病有关，多见于蕈样肉芽肿和 Sezary 综合征。在有 HTLV-Ⅰ 感染史的人群中，1%~5% 会发生成人 T 细胞白血病-淋巴瘤。因潜伏期较长，提示有外加因素存在并共同起作用。人类免疫缺陷病毒(HIV)感染的 AIDS 患者与高度侵袭性 B 细胞淋巴瘤的发病有一定相关性，近 30 年来美国 NHL 发病率的变化证明了这一点。从 20 世纪 70 年代至 90 年代初美国 NHL 发病率增加了 80%，90 年代初起稳定，1996 年至本世纪初 NHL 发病率下降，发病率的明显增加与人类 HIV 感染增加呈正相关。其中 HIV 感染者的原发性中枢神经系统淋巴瘤发生率的危险较正常人群高 3 600 倍。随着 HIV 感染的有效治疗，NHL 的发病率明显下降。慢性幽门螺杆菌(helicobacter pylori，Hp)感染是导致胃黏膜相关淋巴样组织(MALT)淋巴瘤的原因之一，部分早期胃 MALT 淋巴瘤单纯抗 Hp 治疗能达到临床治愈就是明证。部分眼及眼附件淋巴瘤的发生与感染鸟类鹦鹉热衣原体相关，抗生素治疗衣原体后，眼及眼附件淋巴瘤可获缓解。

遗传因素与恶性淋巴瘤的发生相关有许多方面的报道，有时可见明显的家族聚集性。一些研究发现有恶性淋巴瘤家族史的人群患恶性淋巴瘤的概率高。瑞典 Cheng 等进行了大规模病例对照调查，通过对 1 506 例 HL 和 NHL 患者与 1 229 例正常人对照，发现同胞兄弟姐妹患恶性淋巴瘤的人群该病的发病率比一般人群高 2 倍多，父亲或母亲有恶性淋巴瘤病史的人群发病率比一般人群高 1.6 倍。此外他们还发现一级亲属有恶性淋巴瘤的人群发生恶性血液病的概率高 1.8 倍；多发性骨髓瘤家族史与滤泡性淋巴瘤的发病有一定的相关性。Mack 等追踪随访了 432 例为双生子恶性淋巴瘤患者的同胞，发现同卵孪生者淋巴瘤的发病风险明显增加。179 对同卵孪生者中有 10 例发生淋巴瘤，而 187 对异卵孪生者中无 1 例发生，提示遗传在 NHL 中起着一定作用。

可能与恶性淋巴瘤相关的化学物质包括有机溶剂、杀虫剂、除草剂、燃料等。苯妥英钠、麻黄碱以及有些抗癌药也可能与 NHL 有关。日本广岛和长崎在遭遇原子弹爆炸后 NHL 的发病率明显增加。有研究报道,过度暴露于紫外线下也增加患恶性淋巴瘤的概率。

耶鲁大学流行病研究所进行了一系列的生活方式与恶性淋巴瘤关系的研究,其中染发与淋巴瘤的病例对照试验引起广泛的关注。研究发现,601 例女性恶性淋巴瘤与 717 例正常女性对照,1980 年以前开始染发的女性,恶性淋巴瘤的发病率增加,相对危险度为 1.3,其中染发时间长于 25 年和超过 200次的差别更加明显。主要增加的病理类型是滤泡性淋巴瘤及其他 B 细胞来源的低度恶性淋巴瘤。1980年以后开始染发的患者与正常人之间的差异则无统计学意义。是染发水的配方改变还是染发水诱发恶性淋巴瘤需要更长的潜伏期,值得进一步研究。国际淋巴瘤流行病学研究组综合分析了美国、欧洲和澳大利亚的 6 594 例恶性淋巴瘤和 8 892 例正常对照的吸烟与恶性淋巴瘤的相关性,发现吸烟轻度增加恶性淋巴瘤的危险性,相对危险度为 1.07。研究时依然重度吸烟者(≥720 支年)比从不吸烟者发生滤泡性淋巴瘤可能的相对危险度增加 0.45;重度吸烟者比曾经吸烟者相对危险度增加 1.45。

76.3 病理学特征

恶性淋巴瘤的分类在过去 50 年里曾经是一个容易引发争议的问题,在其演进过程中经历了很多的变化。近年来,WHO 淋巴肿瘤的分类已在全世界范围被病理学家和肿瘤学家广为接受。这一分类提供了一份结合形态、表型、遗传学以及临床特征而定义的不同疾病的列表,并试图能让每种疾病对应于起源的细胞(表 76-1)。由于淋巴瘤的分类需要如此多样信息的整合,其诊断相较其他恶性实体肿瘤更为复杂。一些辅助研究的应用对于淋巴瘤的诊断很有帮助,而这些研究需要对那些疑似淋巴瘤的活检标本材料进行特殊处理。WHO 分类确认了 B 细胞肿瘤、T 细胞和自然杀伤(T/NK)细胞肿瘤以及 HL 这三大类淋巴系恶性肿瘤。在 B 细胞和 T/NK 细胞肿瘤中,又分出前体肿瘤和周围或成熟性肿瘤这两大类。与之前的淋巴瘤分类不同的是,WHO 分类并未根据临床结局或组织学级别对不同的淋巴瘤进行分组,因为现已认知每种疾病都有其独特的临床特征和治疗反应,其临床侵袭性也随组织学级别或基因表达类型的不同而有所不同。WHO 分类还认识到几种所描述的疾病具有异质性,它们可能包括 2 种或者更多的独特疾病,但基于目前的资料这些疾病尚不能一一识别,有待于将来获得更多新数据后进一步整合予以明确。通过互补 DNA 微阵列技术对基因表达谱的研究就是这种为淋巴瘤分类提供新依据的来源之一,这些工作可以为诸如 DLBCL 和慢性淋巴细胞白血病等疾病的分类提供更多新的认知。蛋白组学方法也会对淋巴瘤的分子分类学有所助益。

表 76-1 WHO 淋巴组织肿瘤分类(2008 版)

前体淋巴组织肿瘤	成熟 B 细胞肿瘤
- B 淋巴母细胞性白血病/淋巴瘤,非特指性	- 慢性淋巴细胞性白血病/小淋巴细胞性淋巴瘤
- B 淋巴母细胞性白血病/淋巴瘤,伴频发性遗传学异常	- B 细胞幼淋巴细胞性白血病
	- 脾 B 细胞边缘区淋巴瘤
- B 淋巴母细胞性白血病/淋巴瘤,伴 t(9;22)(q34;q11.2);BCR-ABL 1	- 毛细胞白血病
	- 脾 B 细胞淋巴瘤/白血病,不能分类
- B 淋巴母细胞性白血病/淋巴瘤,伴(v;11q23);MLL 重排	- 淋巴浆细胞性淋巴瘤
	- 浆母细胞性淋巴瘤
- B 淋巴母细胞性白血病/淋巴瘤,伴 t(12;21)(p13;q22);TEL-AML 1	- 起自 HHV8 相关多中心性 Castleman 病的大 B 细胞淋巴瘤
	- 原发性渗出性淋巴瘤
- B 淋巴母细胞性白血病/淋巴瘤,伴超二倍体	- 伯基特淋巴瘤
- B 淋巴母细胞性白血病/淋巴瘤,伴低二倍体	- B 细胞淋巴瘤,不能分类,具有 DLBCL 和伯基特淋巴瘤中间特征
- B 淋巴母细胞性白血病/淋巴瘤,伴 t(5;14)(q31;q32);IL3-1 GH	- B 细胞淋巴瘤,不能分类,具有 DLBCL 和经典型霍奇金淋巴瘤中间特征
- B 淋巴母细胞性白血病/淋巴瘤,伴 t(1;19)(q23;p13.3);E2A-PBX 1	**成熟 T 和 NK 细胞肿瘤**
- T 淋巴母细胞性白血病/淋巴瘤	- T 细胞幼淋巴细胞性白血病

- T 细胞大颗粒淋巴细胞性白血病
- 慢性 NK 细胞淋巴组织增生性疾病
- 侵袭性 NK 细胞白血病
- 儿童 EBV 阳性 T 细胞淋巴组织增生性疾病
- 成人 T 细胞白血病/淋巴瘤
- 结外 NK/T 细胞淋巴瘤,鼻型
- 肠病相关性 T 细胞淋巴瘤
- 肝脾 T 细胞淋巴瘤
- 皮下脂膜炎样 T 细胞淋巴瘤
- 蕈样肉芽肿
- 重链病
- 浆细胞肿瘤
- 黏膜相关淋巴组织结外边缘区淋巴瘤(MALT 淋巴瘤)
- 淋巴结边缘区淋巴瘤
- 滤泡性淋巴瘤
- 原发性皮肤滤泡中心淋巴瘤
- 套细胞淋巴瘤
- 弥漫性大 B 细胞淋巴瘤(DLBCL),非特指性
- 富于 T 细胞/组织细胞的大 B 细胞淋巴瘤
- 原发性中枢神经系统(CNS)DLBCL
- 原发性皮肤 DLBCL,腿型

- 老年人 EBV 阳性的 DLBCL
- 慢性炎症相关的 DLBCL
- 淋巴瘤样肉芽肿病
- 原发性纵隔(胸腺)大 B 细胞淋巴瘤
- 血管内大 B 细胞淋巴瘤
- ALK 阳性的大 B 细胞淋巴瘤
- 赛塞里综合征
- 原发性皮肤 CD30 阳性 T 细胞淋巴组织增生性疾病
- 原发性皮肤外周 T 细胞淋巴瘤,罕见类型
- 外周 T 细胞淋巴瘤,非特指性
- 血管免疫母细胞性 T 细胞淋巴瘤
- 间变性大细胞淋巴瘤,ALK 阳性
- 间变性大细胞淋巴瘤,ALK 阴性

霍奇金淋巴瘤
- 结节性淋巴细胞为主型霍奇金淋巴瘤
- 经典型霍奇金淋巴瘤
- 结节硬化经典型霍奇金淋巴瘤
- 混合细胞经典型霍奇金淋巴瘤
- 富于淋巴细胞的经典型霍奇金淋巴瘤
- 淋巴细胞消减性经典型霍奇金淋巴瘤

76.3.1 淋巴瘤诊断的一些实践性问题

区分良性和恶性淋巴样浸润经常会有些困难,这是因为在许多淋巴瘤中,恶性淋巴细胞与其良性对应细胞极为相似。有鉴于此,淋巴瘤的诊断通常要依靠综合表明异常的结构方式、异常的免疫表型以及淋巴细胞单克隆性证据。因此,几种辅助性特殊研究对于淋巴瘤的诊断和分类很有帮助,

这些工作需要对活检标本材料进行特殊处理(表 76-2)。每当临床考虑到淋巴瘤的诊断,外科医生就应对受累淋巴结中的最大者做开放活检。淋巴结应尽可能完整摘除,这是因为淋巴结结构评估对于淋巴瘤诊断和分类极为重要。摘除的淋巴结应在新鲜状态下立即送到病理实验室,再由病理科医生将组织分别用于固定和常规检查以及做特殊检查之用。

表 76-2 用于淋巴瘤诊断的常规和辅助研究

方法	应 用	所需组织类型
常规组织学	在特定情况下,通过常规切片检查就都能得出淋巴瘤的诊断。其余病例的诊断需要通过辅助研究	甲醛固定
免疫组织化学	免疫表型分析用于淋巴瘤分类;能揭示 B 细胞的克隆性(轻链限制性);某些病例有独特的抗原表达	甲醛固定
自动流式细胞术分析	通过表面免疫球蛋白(Ig)轻链限制性分析揭示 B 细胞的克隆性;免疫表型分析用于淋巴瘤分类	新鲜组织(单细胞悬液)
PCR 分析	通过免疫球蛋白和 T 细胞受体分析显示 B 和 T 细胞的克隆性;显示淋巴瘤特异性染色体易位(例如 *BCL2* 基因重排)	冰冻组织;可在石蜡组织上检测,但部分病例可能得不到可扩增的 DNA
细胞遗传学	显示克隆性;显示淋巴瘤特异性染色体易位	无菌新鲜组织
荧光原位杂交	显示淋巴瘤特异性染色体易位	新鲜组织;可在石蜡组织上检测,但有时结果不满意

用病理组织标本制作的单细胞悬液进行自动流式细胞术分析,可通过表面轻链限制性表达而对阐明 B 细胞单克隆性极有帮助。这一方法还可用于明确表面标记物的表达类型,从而有助于区分淋巴瘤(特别是小 B 细胞淋巴瘤)的亚型。当前,还有适用于甲醛固定组织、种类繁多的抗体可供使用,从而保障绝大部分淋巴瘤能得到正确诊断并区分亚型。

检测 B 或 T 细胞单克隆性或淋巴瘤特异性染色体易位的分子遗传学技术包括聚合酶链反应(PCR)、Southern 印迹、荧光原位杂交(FISH)以及细胞遗传学分析。尽管 PCR 和 FISH 检测可使用甲醛固定组织,解读分子遗传学检测结果时,应注意结合形态学以及免疫表型方面的特点,因为一些良性的反应性淋巴组织增生也会显示淋巴细胞单克隆性证据。

相较诊断其他恶性肿瘤,诊断淋巴瘤更为复杂,这是因为在许多情形下,淋巴瘤的诊断需将形态特点和免疫表型以及遗传学数据结合考虑。鉴于诊断相对复杂、普通病理实践中淋巴瘤又相对并不多见,建议由具备淋巴瘤病理学专长的血液病理学家对病例进行复诊。专家复诊对于患者的临床处理有重要作用。

尽管对受累淋巴结做开放活检是最有用的诊断手段,在有限情形下,空芯针活检或细针抽吸细胞学检查也能发挥一定作用。空芯针活检对于腹腔深部病变的诊断较有帮助,这样患者就可以避免剖腹手术。但是,通过空芯针活检并非总能得到明确的诊断,从而必须进行开放活检。细针抽吸细胞学检查对于淋巴瘤的初次诊断并无帮助,但对于检测以前确诊为淋巴瘤的复发或者排除非淋巴造血系统病变所导致的淋巴结病可能会有帮助。流式细胞术分析结合细胞学检查虽也能为淋巴瘤的诊断提供一些额外信息,但在治疗开始前,通常还是需要做组织活检。

76.3.2　前体 B 和 T 细胞淋巴瘤/白血病

淋巴母细胞性白血病/淋巴瘤代表了 B 或 T 细胞系淋巴母细胞的恶性肿瘤。这类疾病可以发生在骨髓(白血病),也可以累及组织为主(淋巴瘤),但通常都被认为是单一的疾病病种。大部分急性淋巴母细胞性白血病病例是 B 细胞系肿瘤,而大部分淋巴母细胞性淋巴瘤病例是 T 细胞系肿瘤,纵隔是常见受累部位之一。无论部位或细胞系有何不同,这类肿瘤形态特点却较为一致,由小至中等大的细胞构成,核染色质细致分散,核仁不明显,胞质较少。评估肿瘤的细胞系以及与分化差的急性髓系白血病做鉴别需要免疫表型分析乃至需要对 B 和 T 细胞受体进行分子遗传学分析。淋巴母细胞性肿瘤表达末端脱氧核苷酸转移酶(在淋巴母细胞发育阶段有特异性表达),借此可与其他淋巴瘤鉴别。

2008 年 WHO 分类包括了一些以频发性遗传学异常为特征的 B 淋巴母细胞性白血病/淋巴瘤。这当中有许多与不同的临床或病理学特点相关,具有预后意义,或者被认为是生物学意义上的不同病种。

76.3.3　成熟 B 细胞非霍奇金淋巴瘤(NHL)

(1)慢性淋巴细胞性白血病/小淋巴细胞性淋巴瘤

慢性淋巴细胞性白血病是一种以血液、骨髓累及为特征的成熟 B 淋巴细胞肿瘤,并通常与淋巴结受累相关。小淋巴细胞性淋巴瘤则是这种疾病的非白血病性形式。被慢性淋巴细胞白血病累及的淋巴结显示弥漫性成熟小淋巴细胞浸润,并混有幼淋巴细胞和副免疫母细胞,从而形成特征性的、被称作增殖或生长中心的模糊结节(图 76-1)。肿瘤性 B 细胞也有着特征性免疫表型,显示 CD5 和 CD23 的表达、CD20 弱表达以及单克隆性免疫球蛋白轻链表达。已有研究将慢性淋巴细胞性白血病划分为具有不同临床行为的两种亚型。预后较好的类型表达有突变的免疫球蛋白重链可变区基因(*IGH* 基因),另一亚型则表达未突变的 *IGH* 基因。*IGH* 基因的突变状态在基因表达的差异上也有所反映。编码相对分子质量 70 000 的 zeta 相关蛋白(ZAP-70)的基因就是这样的基因之一。该基因一般在表达未突变 *IGH* 基因的白血病细胞中有表达,因此能被用来区分两种亚型。某些细胞遗传学异常,也对应于肿瘤的临床侵袭性。

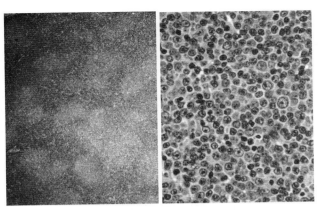

图 76-1 慢性淋巴细胞性白血病/小淋巴细胞性淋巴瘤镜下表现

示特征性增殖中心结构,低倍镜(A)下呈模糊结节状,高倍镜(B)下示由肿瘤性小淋巴细胞和体积较大的副免疫母细胞以及中等大小的幼淋巴细胞构成,后两者通常可见居中分布的显著核仁

一些慢性淋巴细胞性白血病/小淋巴细胞性淋巴瘤的病例会显示浆细胞性特征,但与淋巴浆细胞性淋巴瘤并不相同,后者以显著的浆细胞样淋巴细胞和浆细胞成分为特点。这些病例通常不表达CD5,较少累及血液,且常与单克隆免疫球蛋白M血清蛋白相关,后者会导致血黏滞性过高或冷球蛋白血症(Waldenström 巨球蛋白血症)。MYD88 基因的体细胞突变是 Waldenström 巨球蛋白血症的常见频发且高度特异的特征。

(2)套细胞淋巴瘤

套细胞淋巴瘤(mantle cell lymphoma,MCL)最常累及淋巴结,但也可累及结外部位(包括胃肠道,即所谓"淋巴瘤性息肉病"的临床类型)。该肿瘤通常由较一致的、核形不规则的小淋巴细胞增生构成,没有

大的转化细胞。MCL 最常呈现弥漫性生长方式,但也可以显示结节状或者更为少见的套区生长方式(图76-2)。肿瘤假定起源细胞为内层套区的 B 细胞。淋巴瘤细胞像慢性淋巴细胞性白血病一样表达 CD5,但是 MCL 不表达 CD23 而表达 cyclin D1,借此可与慢性淋巴细胞性白血病鉴别。cyclin D1 的表达系MCL 特征性的 t(11;14)(q13;q32)染色体易位所致。基因表达资料表明确实有一小部分 MCL 的 cyclin D1 阴性。这些 cyclin D1 阴性病例中,部分涉及cyclin D2 基因的染色体易位存在。SOX11 的表达是MCL 高度特异的免疫组化指标,能够识别 cyclin D1 阴性病例。总体而言,MCL 患者中位生存期近 3 年,但决定肿瘤细胞增殖能力的基因表达谱数据能有助于识别一部分中位生存期不同(>5 年)的患者。

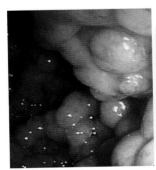
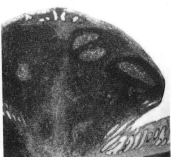
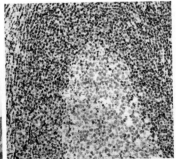

图 76-2 套细胞淋巴瘤累及肠道黏膜大体及镜下表现

大体(A)呈多发性息肉样改变(淋巴瘤性息肉病),镜检(B)示肿瘤细胞呈套区型分布与增生,部分滤泡生发中心明显萎缩,免疫组化染色(C)示瘤细胞表达 cyclin D1 蛋白,提示有 t(11;14)易位及 CCND1 基因重排

（3）滤泡性淋巴瘤

滤泡性淋巴瘤（follicular lymphoma，FL）是对应于正常生发中心细胞的肿瘤性增生，肿瘤保留生发中心标记物（Bcl－6，CD10）的表达，并显示由CD21阳性的滤泡树突细胞结节状聚集所形成的滤泡结构。FL由比例不等的中心细胞（小裂细胞）和中心母细胞（大无裂细胞）混合构成（图76－3）。肿瘤可根据存在的中心母细胞的数量分为3个级别（1～3级），最常见的是1级（0～5个中心母细胞/HP），过去称作滤泡小裂细胞淋巴瘤。1级和2级的肿瘤都是惰性的，两者之间的区分并非必要。3级FL（>15个中心母细胞/HP）可以进一步分为

3A级（中心母细胞和中心细胞相混合）和3B级（实片状增生的中心母细胞）。有数据显示3A和3B级病例之间有某些分子遗传学的差异，但仍需进一步研究，因为尚未表明有显著临床影响。FL可有伴随的弥漫性成分，找到大细胞的弥漫性区域（DLBCL）提示向侵袭性更高的疾病转化。将近90%的FL显示有涉及Bcl-2基因重排的t(14;18)(q32;q21)，导致抗凋亡的Bcl-2蛋白不需要诱导的表达。虽然Bcl-2蛋白的表达无助于区分FL和其他淋巴瘤，却对区分FL和反应性滤泡有帮助，因为后者Bcl-2阴性。

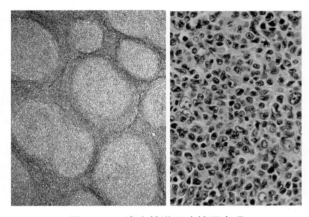

图76-3　滤泡性淋巴瘤镜下表现

低倍镜下（A）示拥挤排列的肿瘤性滤泡结构，高倍镜下（B）示肿瘤细胞由比例不等的中心细胞（小裂细胞）和中心母细胞（大无裂细胞）混合构成

原位FL是一种符合反应性淋巴结改变但有Bcl-2阳性滤泡存在的病变。与FL部分累及正确区分后，原位FL进展为明显FL的概率极低。

（4）边缘区B细胞淋巴瘤

边缘区淋巴瘤以小淋巴细胞增生为特征，瘤细胞通常具有丰富的、淡染的细胞质（被称作单核样B细胞）和浆细胞性分化特点。这类淋巴瘤的假定起源细胞是不同解剖部位的边缘区生发中心后B细胞。边缘区淋巴瘤可根据发病部位分为3种类型，即MALT结外边缘区淋巴瘤、脾边缘区淋巴瘤及淋巴结边缘区淋巴瘤。每个病种都有其独特的细胞遗传学异常，从而支持这样的分类方法。MALT型结外淋巴瘤最为常见，发生在遭受长期慢性炎症（包括慢性感染）刺激的黏膜部位，胃的慢性Hp感染就是这样一个典型的例子。在疾病发展早期，这类淋巴

瘤有许多对用抗生素根除Hp的治疗有效，而稍晚出现的一些变化，包括染色体易位以及核因子κB（NF-κB）信号转导相关基因的激活等，则会导致肿瘤非抗原依赖性生长。

（5）弥漫性大B细胞淋巴瘤

弥漫性大B细胞淋巴瘤（diffuse large B-cell lymphoma，DLBCL）以大B细胞的弥漫性浸润为特征，这些大细胞可以类似于中心母细胞或免疫母细胞。2008年WHO分类确定了数种类型的大B细胞淋巴瘤，最为常见的类型是DLBCL，非特指性，这一类型占所有NHL的25%～30%。

基因表达资料显示DLBCL是一类有异质性的疾病，根据起源细胞的不同，由至少3种具有不同基因表达谱特征的病种组成：① 具有和生发中心B细胞（GCB）相似基因表达谱的病例；② 表达典型活化

B 细胞（ABC）基因的病例；③ 具有不同基因表达方式而被称作"不能分类"（既非 GCB 也非 ABC 类型）的病例。重要的是，几种类型临床上有显著差别，与其他两种类型相比，GCB 型的病例具有明显更好的预后，即便将临床预后指标考虑在内也是如此。研究证实在当前治疗条件（包括 CD20 抗体治疗）下这种差异的确存在，并且发现微环境中的非肿瘤性细胞也对患者的生存有着重要的影响。针对这些 DLBCL 亚型，有选择性的新治疗方法正在研究中。曾有人提出 DLBCL 临床不同组群的划分，可以通过常规免疫组织化学方法对有限数量的基因的表达情况予以检测而决定。但是，这一分类方法的应用，却因免疫组化染色以及结果解读的可重复性问题而受到限制。利用甲醛固定、石蜡包埋组织对少量基因的基因表达模式研究可为 DLBCL 分类提供一种快捷而准确的方法。

MYC 基因重排存在于 5%～10% 的 DLBCL 病例中，且和较差预后相关。这些病例约有半数还同时有涉及 Bcl-2 基因的重排，后者被称作"双重打击"淋巴瘤（高级别 B 细胞淋巴瘤），见图 76-4。这些双重打击淋巴瘤的预后极差。MYC 蛋白表达见于约 30% 的 DLBCL 病例，蛋白表达并不依赖于基因重排。DLBCL 同时表达 MYC 及 Bcl-2 蛋白与较差预后相关。

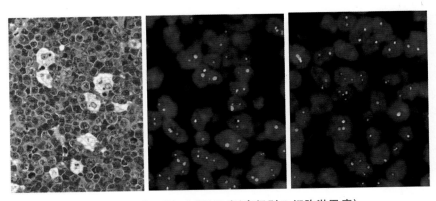

图 76-4 "双重打击"淋巴瘤（高级别 B 细胞淋巴瘤）

肿瘤组织学形态介于弥漫性大 B 细胞淋巴瘤与伯基特淋巴瘤之间（A），荧光原位杂交检测显示肿瘤细胞有 8q24 断裂/c-myc 基因易位（B）和 3q27 断裂/bcl-6 基因易位（C）

纵隔大 B 细胞淋巴瘤是 DLBCL 的一种独特亚型，在 WHO 分类中已被单独列出。纵隔大 B 细胞淋巴瘤患者通常比寻常 DLBCL 患者更年轻。组织学显示具有丰富细胞质的大细胞增生，并伴有弥漫性纤维化。基因表达研究已表明该肿瘤表达谱不同于寻常的弥漫性大 B 细胞淋巴瘤，却与经典型 HL 有着某些共同特征。事实上，2008 年 WHO 分类已认识到部分纵隔淋巴瘤病例可以具备 DLBCL 和经典型 HL 的中间特征。

（6）伯基特淋巴瘤（Burkitt lymphoma，BL）

BL 是一种高侵袭性淋巴瘤，组织学上以中等大细胞弥漫浸润并伴高核分裂比例为特征。该淋巴瘤通常有显著的自发性细胞死亡（凋亡），从而导致"星空"现象，后者系大量的、吞噬了凋亡碎片的巨噬细胞所致（被称作着色小体巨噬细胞）。肿瘤假定起源细胞是生发中心早期滤泡 B 母细胞。几乎所有的 BL 病例都有涉及 8 号染色体上 MYC 基因的染色体易位。MYC 基因最常易位到 14 号染色体的 IGH 基因旁而导致 t(8;14)(q24;q32)，但也可累及染色体 2p12（κ）及 22q11（λ）上的轻链基因。BL 的诊断，可由单纯形态学检查提示，但应有免疫表型资料（CD20、CD10 及 Bcl-6 阳性；Bcl-2 阴性或局灶弱阳性；Ki-67 染色显示的增殖指数近 100%）支持，每当可能，还需经 MYC 基因易位的分子遗传学检测加以证实。

基因表达研究显示 BL 具有较一致的基因表达印记，但基于基因表达谱分析所做的诊断和基于标准诊断性检测所作的诊断并不总是相关联。为体现这一点，2008 年 WHO 分类认可"具有 DLBCL 和 BL 中间特征、不能分类的 B 细胞淋巴瘤"这一暂定病种。此类病例很多是"双重打击"淋巴瘤，携有 MYC 基因重排以及另一种染色体重排，通常涉及 BCL2 基因。

76.3.4 成熟 T 细胞和 NK 细胞 NHL

T 细胞和 NK 细胞具有某些共同的免疫表型和功能上的特征；因此，在 WHO 分类中，这些肿瘤被放在一起。该类淋巴瘤在西方国家占 NHL 的 10%～15%，在亚洲有更高的发病率。成熟 T 细胞淋巴瘤由一组异质性肿瘤构成，最常见的亚型是外周 T 细胞淋巴瘤（PTCL）。

PTCL 通常呈弥漫性生长而破坏正常淋巴结结构，或者较少地显示滤泡间区的扩张。该类肿瘤显示多样的细胞学变异范围，大部分病例系大至中等大小细胞混合构成，少数病例以小细胞为主。细胞类型无预后相关性。肿瘤可有由嗜酸性粒细胞、浆细胞和巨噬细胞组成的反应性背景存在，这样的病例可能会让人想到 HL 的诊断。与 B 细胞淋巴瘤不同的是，免疫表型分析并不能证明 T 细胞淋巴瘤的克隆性，但异常 T 细胞表型的证据能支持 T 细胞淋巴瘤的诊断。用分子生物学技术检测 T 细胞受体基因的克隆性重排对明确诊断较有帮助。基因表达谱分析有助于阐明 PTCL，非特指性内部生物学和预后不同的亚组。血管免疫母细胞性 T 细胞淋巴瘤是一类成熟 T 细胞淋巴瘤，通常表现有全身症状和多克隆性高丙种球蛋白血症，并起源于一群独特的辅助者 T 细胞，即滤泡辅助者 T 细胞。

间变性大细胞淋巴瘤（anaplastic large cell lymphoma，ALCL）代表了一类独特的 T 细胞淋巴瘤亚型，儿童尤为常见。ALCL 可有显著的形态变异性，但通常由多形性大细胞构成，尤以有"印记"细胞（有马蹄铁或肾形细胞核及核周嗜伊红色区域）的存在为特点（图 76-5）。淋巴结部分受累可局限在淋巴窦内，晚期则会破坏淋巴结结构。ALCL 以 CD30 均匀一致的强表达为特点。大多数病例表达 1 个或更多的 T 细胞抗原并有克隆性 T 细胞受体基因重排。根据间变性淋巴瘤激酶（ALK）的表达，ALCL 可被分为两种疾病。ALK 阳性的 ALCL 最常见于 30 岁以下的患者，且与 ALK 阴性的 ALCL 相比，具有较好的预后。ALK 的表达系染色体易位（涉及染色体 2p23 上的 *ALK* 基因）所导致，最常见的易位就是 t(2;5)(p23;q35)，它累及 5 号染色体上的核磷酸蛋白基因。ALK 阴性的 ALCL 为一个暂定病种，有别于 ALK 阳性的 ALCL 和 PTCL，非特指性。最近，ALK 阴性的 ALCL 亦发现有遗传学异常，涉及 *DUSP22* 和 *TP63* 基因。

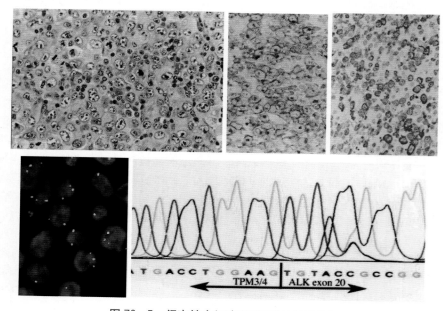

图 76-5 间变性大细胞淋巴瘤（ALK 阳性）

肿瘤由多形性大细胞增生构成，可见有马蹄铁或肾形细胞核的"印记"细胞，核分裂象多见（A）；免疫组化染色显示，肿瘤细胞表达 CD30（B）与 ALK（C）；荧光原位杂交显示，瘤细胞有 2p23 断裂/*ALK* 基因易位（D）；反转录-聚合酶链反应及 DNA 碱基测序显示 ALK 基因与 TPM3/4 基因融合（E）

其他类型的成熟 T/NK 细胞淋巴瘤不常见,包括肠病相关性 T 细胞淋巴瘤(一种通常发生于小肠并有肠病背景的侵袭性 T 细胞淋巴瘤)和结外 NK/T 细胞淋巴瘤,鼻型(一种通常累及鼻腔、侵袭性、EB 病毒相关的肿瘤)。

76.3.5 霍奇金淋巴瘤(HL)

霍奇金淋巴瘤(HL)由两种临床、病理特点不同的疾病组成:经典型 HL(包括 4 种亚型)和结节性淋巴细胞为主型 HL。

(1) 经典型 HL

经典型 HL 的肿瘤细胞是 RS 细胞,100 多年前被首次描述。它是一种有 2 个或更多个细胞核或核分叶且每个核都有 1 个大的、嗜伊红色核仁的大细胞。单有 RS 细胞存在尚不足以诊断 HL,这是因为具有相似形态的细胞还能在很多 NHL 以及良性反应性状态下见到。要诊断 HL,必须在恰当的背景(由数量不等的多形性、反应性炎症细胞和辅助细胞浸润组成)中找到诊断性 RS 细胞。

IG 重链基因的克隆性重排表明,在绝大多数经典型 HL 病例中,RS 细胞来源于 B 细胞。但是,

RS 细胞已丢失大部分 B 细胞系抗原(包括免疫球蛋白的表达)。在几乎所有的经典型 HL 病例中,RS 细胞表达 CD30,在大多数病例中,瘤细胞表达 CD15。RS 细胞通常 CD45(白细胞共同抗原)阴性、20%～40%的病例中 B 细胞标记物 CD20 阳性(通常是少数细胞阳性且染色强度不一)。20%～40%的经典型 HL 病例与 EB 病毒相关,该病毒被认为参与了这些病例的发病机制。RS 细胞还表达许多细胞因子和几种肿瘤坏死因子受体家族成员(例如 CD40、CD30)。细胞因子可能对吸引反应性成分浸润以及促进 RS 细胞增殖、存活发挥了一定作用。肿瘤坏死因子受体家族成员能被周围反应性细胞所表达的配体激活,从而导致肿瘤细胞的增殖和存活。

经典型 HL 最常见的亚型是结节硬化亚型(图 76-6)。这一变型以有宽阔的胶原带把肿瘤划分成结节状以及有"腔隙性"细胞存在为特征,后者系单核的 RS 细胞亚型,通常示收缩假象,以致细胞好像处于腔隙之中。这些细胞分布于反应性浸润成分之中,后者通常包括较多的嗜酸性粒细胞和淋巴细胞。

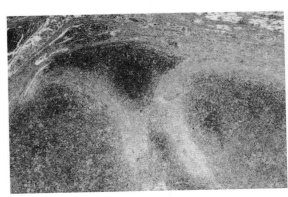
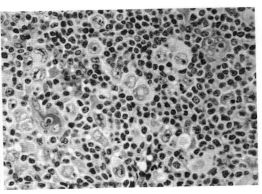

图 76-6 经典型 HL(结节硬化亚型)镜下表现
可见宽阔的胶原带把肿瘤划分成结节状(A),并见较多具有单个或多个分叶状细胞核的 HRS 细胞存在;瘤细胞分布于由小淋巴细胞、中性粒细胞、嗜酸粒细胞构成的炎性背景之中(B)

第 2 种常见的亚型是混合细胞亚型,以 RS 细胞分布于混合性炎性背景中为特点,而没有结节硬化亚型那样的增宽胶原带。相比结节硬化亚型,混合细胞亚型的病例更多和 EB 病毒相关。

经典型 HL 的富于淋巴细胞和淋巴细胞消减亚型最为少见,各约占所有病例的 5%。富于淋巴细胞亚型在小淋巴细胞背景(没有或仅有很少嗜酸性粒细胞和中性粒细胞)中有少量 RS 细胞分布,通常呈结节状生长方式。这一亚型易与结节性淋巴细胞为主型霍奇金淋巴瘤混淆,因此需要通过免疫组化染色来检测 RS 细胞的免疫表型,从而做出鉴别。富于淋巴细胞亚型偶尔也可以呈现弥漫性生长方式。

过去,淋巴细胞消减亚型曾被分为网状和弥漫

硬化两个亚型。弥漫硬化亚型以细胞稀少和显著的弥漫性、非双折光性硬化为特征,伴有极少的 RS 细胞以及少量反应性炎症成分。网状亚型显示数量增多的非典型大细胞,通常有奇异形状的多核细胞,反应性成分较少。现已认识到这些病例中的绝大多数实际是 ALCL 或者 DLBCL 病例,所以很少再用网状变型的淋巴细胞消减亚型 HL 这样的诊断,这一诊断仅在有明确免疫表型资料支持时才能做出。

(2)结节性淋巴细胞为主型 HL

结节性淋巴细胞为主型 HL 具有一些不同于经典型 HL 的病理学和临床特征。恶性细胞是淋巴细胞为主 LP 细胞。这类细胞是具有单个细胞核(有多个分叶或折叠特点)的大细胞,经常被称作"爆米花"细胞,因为形态像爆过的玉米粒。核仁通常比经典 RS 细胞的核仁小。LP 细胞保留有 CD45 和 B 细胞系标记物(CD20、免疫球蛋白)的表达但 CD15 和 CD30 均阴性,从而不同于经典型 HL 中的 RS 细胞。正如名称所指的那样,肿瘤细胞分布在以小淋巴细胞为主的背景中而形成完全的或部分性结节状结构。组织细胞也常见到,但中性粒细胞和嗜酸性粒细胞缺如或罕见。

76.4 临床表现

恶性淋巴瘤一般以淋巴结肿大为首发症状,以浅表淋巴结肿大为首发症状的约占 70%。特点是无痛性、表面光滑、活动,扪之质韧,饱满,均匀。早期可活动,孤立或散在于颈部、腋下、腹股沟等处,晚期则相互融合、与皮肤粘连、固定或形成溃疡。

90% 以上的 HL 淋巴结为连续侵犯,起病为单发部位然后沿淋巴道至邻近淋巴结区域。例如先为颈部淋巴结肿大,依次为腋下或纵隔淋巴结受累。而 NHL 受累之淋巴结则为跳跃式的,无一定规律。

发生在腹膜后和肠系膜的肿大淋巴结可融合成团块伴疼痛,体格检查时可扪及腹部包块。腹膜后淋巴结受侵,易有全身发热的症状,甚至很小的淋巴结也可出现高热,因此,恶性淋巴瘤患者有不明原因的发热,抗感染治疗无效,应考虑有腹膜后淋巴结肿大的可能。

发生于胃肠道的恶性淋巴瘤早期可无任何症状,以后可有消化不良、上腹不适等症状,病程进展可有呕血、黑便,晚期可扪及上腹包块,出现贫血、消瘦等;X 线检查早期胃黏膜完整,仅粗大或呈息肉状。此时胃镜检查,取活检一定要深取,否则因取材表浅,往往为阴性结果而延误诊治。

肝受累多继发于脾受累,在晚期病例常见肝大、黄疸及其他部位受累,临床有相应症状外,通常有发热、贫血、体重减轻、食欲缺乏等表现。肝功异常与肝受累的关系不密切。另外,肝受累多表现为弥漫性微小病灶,所以影像学检查(如 CT、MRI、B 超等)对诊断肝受累的意义不大。

恶性淋巴瘤还可以原发于泌尿生殖系统、骨、乳腺、甲状腺、口腔内器官、中枢神经系统等,出现相应的症状和体征。还有一些特殊亚型的淋巴瘤有其特殊的症状和体征。如蕈样肉芽肿的皮肤表现,有红皮病、湿疹、红斑、丘疹和结节等。

恶性淋巴瘤可有全身症状如发热、盗汗、体重下降,也称之为 B 症状。

76.5 诊断

76.5.1 实验室检查

通过对血常规、肝和肾功能、乙肝"二对半"、血清蛋白、乳酸脱氢酶(LDH)、β_2 微球蛋白的检测可以了解预后和判断治疗有无禁忌。外周血细胞计数可以反映造血功能和有无骨髓受累。当淋巴细胞和中性粒细胞比例倒置常提示有骨髓受累。但仅 1/4~1/3 骨髓受累的患者存在血细胞计数异常,而仅 1/2 血象异常的淋巴瘤患者存在骨髓受累。治疗过程中血小板、白细胞减少或血红蛋白同时下降时,除外了治疗相关的原因,应高度警惕骨髓受累的可能性。

骨髓穿刺和骨髓活检可以了解骨髓功能和有无骨髓侵犯。同时进行骨髓穿刺和活检或多次多处骨髓穿刺可以增加阳性率。各种亚型骨髓侵犯率不同,小淋巴细胞淋巴瘤最易有骨髓侵犯,约 70% 阳性,其次是套细胞淋巴瘤(64%),淋巴母细胞淋巴瘤有 50% 的骨髓累及率,滤泡性淋巴瘤、外周 T 细胞淋巴瘤、伯基特淋巴瘤的累及率为 30%~40%,MALT 淋巴瘤、DLBCL 和间变性 T 细胞淋巴瘤较少见累及骨髓(约 15%)。有骨髓累及的小淋巴细胞性淋巴瘤和滤泡性淋巴瘤患者仍可有较长的生存期。

血液化学检查可以提供额外的定位及预后信息。血肌酐升高要警惕腹膜后占位性病变引起的梗阻性肾功能不全,肝酶、胆红素及碱性磷酸酶的升高可能是肝脏和骨骼组织受累的征象,LDH 和 β_2 微球蛋白水平是对肿瘤负荷的间接反映。血清 LDH 水平是一个独立的预后指标。中国人乙肝病毒感染率高,应常规检测乙肝"二对半",HBsAg 阳性和(或)HBcAb 阳性时要检测 HBV - DNA。HBsAg 阳性和(或)HBV - DNA 有复制时应长期抗病毒治疗,特别是考虑应用利妥昔单抗时,以免乙肝病毒激活,引起暴发型肝炎。

76.5.2　影像学检查

(1) 超声波检查

超声波检查能发现直径>2 cm 的淋巴结,但不能鉴别增大的淋巴结是恶性淋巴瘤、反应性增生或慢性炎症。超声波检查能发现肝、脾大及肝、脾中明显的肿瘤结节,但当肝、脾大小正常而有弥漫性浸润时,无法证实肝、脾受累。Brascho 报道 56 例恶性淋巴瘤,先做超声检查后再做剖腹探查术,24 例超声波检查与剖腹探查术结果相一致,均无腹腔病变;32 例超声检查示主动脉旁淋巴结增大,其中 25 例病理证实为淋巴瘤受累,5 例肿大的淋巴结未证实有肿瘤,超声检查的准确性为87.5%(49/56)。

(2) CT 检查

1975 年后 CT 开始应用于躯体扫描。一般以 1.5 cm 作为淋巴结增大与否的界限,如有许多较小的淋巴结密集也应考虑为异常。NHL 的淋巴结常融合成大的团块。肝、脾病变呈大小不等的密度减低区。肾、膀胱病变为大小不等的肿块,使肾盂、肾盏、膀胱变形或移位。CT 扫描能发现下肢淋巴造影所不能发现的淋巴结组,如肠系膜、膈脚后、胰周、肝门、腹腔动脉等处的淋巴结,而 NHL 肠系膜淋巴结受累发生率高达 51%。CT 还能发现脏器病变,特别是肾实质病变,更易发现直接的结外受累。但 CT 扫描也有局限性,它以淋巴结的大小来判断有无病变,不能观察内部结构,因此常将一部分反应性增生也误诊为阳性。CT 对脾脏诊断的假阴性率高。至于胸部 CT,有时对膈脚、纵隔病变及气管旁、肺门及主动脉窗旁等淋巴结的诊断也有裨益。

(3) 磁共振成像(MRI)检查

MRI 检查 NHL 分期中的作用有待于进一步研究。目前 MRI 对评价脑脊髓的病变及隐匿的骨髓受累最有价值。当怀疑有骨髓受累,但骨髓活检阴性,MRI 可以证实骨髓受累的局灶病变,此时再做骨髓活检可证实有骨髓受累。

(4) 正电子发射计算机断层成像(PET)检查

PET 检查对恶性淋巴瘤的分期、疗效评估、治疗后残留病灶活性的判断以及鉴别惰性淋巴瘤和侵袭性淋巴瘤有重要的意义。PET 可精确判定 NHL 的分期,经 CT 分期后有 8% 升期。治疗后影像学怀疑有残留的病灶,PET 敏感性强。因此,在 2014 版的 Lugano 分期与疗效评价中,已常规推荐 PET/CT 作为 HL、DLBCL、FL 等氟脱氧葡萄糖(FDG)高摄取的淋巴瘤亚型的基线分期检查和治疗后疗效评价手段。

HL 在治疗前通过 PET 了解病变范围,检出隐匿病灶。与 CT 相比,PET 的假阳性和假阴性率低。颈部的病变和肺部两者精确性相仿,其他部位例如肝脾用 PET 检出率更高。用 ^{18}F - FDG 作为肿瘤显像剂还可通过计算肿瘤标化摄取率对肿瘤葡萄糖代谢进行定量分析反映肿瘤的恶性程度。在 Thill 研究中 HL 的标准摄取(SUV)低于高度恶性 NHL 而高于低度恶性 NHL。PET 在 HL 的随访中也有重要价值。HL 治疗后肿瘤周围组织水肿、纤维化、坏死。X 线及 CT 片往往显示有残留阴影。肿瘤是否有活性,是否需要继续治疗,PET 有助于鉴别。对 HL 治疗结束后进行 PET 检查的几项研究结果显示,PET 阳性检出率为 25%~100%,阴性检出率为84%~100%。阴性结果较阳性结果更有临床价值,因为 PET 在 HL 中假阴性较少见。假阳性见于结节病,感染性疾病例如结核、曲霉病或胸腺增生。Jerusalem 等发现 31% 的 HL 患者治疗后有生理性胸腺摄取 ^{18}F - FDG,包括成年人。可能与化疗后造血组织再生有关。成人纵隔部位 SUV 值高时应与有活性的纵隔残留病变相鉴别。此外化疗后 1 个月之内骨髓对 FDG 摄取增加,可表现出明显的弥漫性骨髓 SUV 增高。在 HL 化疗 2~3 个疗程后做疗效评价,PET 阴性者的复发率显著降低,绝大多数能长期生存。而 PET 阳性者有高度复发危险性。

由于 PET 存在假阳性,在怀疑有复发、需要积极治疗时应该再次做活检来证实。此外 PET 鉴别惰性淋巴瘤和侵袭性淋巴瘤时,当 SUV 截断值＞13 有高度特异性。

76.5.3 其他

(1) 分期性剖腹探查

20 世纪 60 年代末至 70 年代,分期性剖腹探查最多用于 HL 的分期,同时也用于 NHL。FL 患者经剖腹后较多比例升期,而 DLBCL 患者中不多。由于剖腹有一定的并发症和手术死亡率以及当前医学影像学的发展,此种方法不再适合作为最初的分期手段。

(2) 下肢淋巴造影检查

下肢淋巴造影检查可了解腹腔、盆腔的淋巴结情况,是唯一能显示淋巴结内部结构的影像学检查方法。

该检查对腹主动脉旁、髂淋巴结区病变准确率为 75%～90%,假阴性低。在 X 线片上有病变的淋巴结表现为充盈缺损,呈泡沫状、粗颗粒状、花边状、网状。有病变的引流淋巴管走向改变、中断。下肢淋巴造影的缺点是只能显示盆腔、腹膜后、乳糜池以下淋巴结,不能显示肠系膜和腹腔的淋巴结。下肢淋巴造影系创伤性手术,有肺、肾、脑的碘栓塞及感染等并发症,特别在老年人且原先肺功能差者中发生率高。近来由于 CT、MRI、PET 的普及,目前下肢淋巴造影已很少应用。

(3) 微小残留病灶的检出

PCR 可检出 $1/10^5$ 异常细胞,常用于研究血和骨髓,但也能应用于其他部位,研究集中在 t(14:18) 易位和 *bcl-2* 基因,PCR 检出缓解期恶性淋巴瘤患者血或骨髓中 *bcl-2* 基因重排阳性者复发可能性大大高于阴性者。

76.6 分期

76.6.1 Ann Arbor 分期

目前国内外公认的恶性淋巴瘤分期标准系由 1970 年举行的 Ann Arbor 会议所建议(表 76-3),最初用于 HL 的分期。在分期后加以 A 或 B 表示患者无或存在全身症状(如 Ⅰ 期 A,Ⅲ 期 B)。

表 76-3 恶性淋巴瘤的 Ann Arbor 分期

分期	病变范围
Ⅰ 期	病变仅累及单一的区域淋巴结
ⅠE 期	病变仅侵犯淋巴结以外的单一器官
Ⅱ 期	病变累及横膈同侧 2 个以上的区域淋巴结
ⅡE 期	病变局限侵犯淋巴结以外器官及横膈同侧 1 个以上的区域淋巴结
Ⅲ 期	横膈两侧淋巴结受侵犯
ⅢE 期	病变累及淋巴结以外某一器官,加以横膈两侧淋巴结受累
Ⅳ 期	病变已侵犯多处淋巴结及淋巴结以外的部位,如肺、肝及骨髓

A:无症状;B:发热、盗汗、体重减轻(半年内超过 10%)

76.6.2 Costwolds 分期

1989 年公布的 Costwolds 分期是在 Ann Arbor 分期的基础上进行了修改和补充产生的。这个分期可反映病变的大小和累及淋巴结区域的多少,并参考了 X 线、CT 和 MRI 的检查结果。巨大病变以"X"表示。巨大肿块的标准是单个淋巴结和数个融合淋巴结最大直径≥10 cm 作为巨大肿块。腹部巨大肿块的定义是单个淋巴结或数个融合的淋巴结在 CT、MRI、淋巴造影、B 超显像上最大直径≥10 cm。纵隔巨大肿块的定义是在后前位 X 线片上,纵隔肿块的最大直径≥在胸椎 5/6 水平的胸腔内径的 1/3。由有病变的淋巴结直接而有限地播散至横膈同侧邻近的淋巴外组织,称结外播散。局限性结外病变以"E"表示,广泛性结外病变作为 Ⅳ 期(表 76-4)。

表 76-4 恶性淋巴瘤的 Costwolds 分期

分期	病变范围
Ⅰ 期	病变仅累及单一的区域淋巴结
Ⅱ 期	病变累及横膈同侧多个区域淋巴结
Ⅲ 期	横膈两侧淋巴结受侵犯
Ⅳ 期	多处淋巴结外的部位或淋巴结加上结外病变
X	大肿块直径≥10 cm
E	结外病变

76.6.3 Lugano 分期(2014 版)

2014 年的 Lugano 分期在 Ann-Arbor 分期基础和 Costwolds 分期上作了进一步修订,取消了"X"的说法,改为直接记录肿块的最大径(表 76-5)。同时,该分期取消了ⅢE期的说法,认为有脏器和横膈　　两侧的病变已经非常广泛,应属Ⅳ期。

表 76-5　恶性淋巴瘤的 2014 版 Lugano 分期

分期	病变范围	结外病变(E)
Ⅰ期	病变仅累及单一的淋巴结区域	单一结外脏器病变,无淋巴结累及
Ⅱ期	病变累及横膈同侧 2 个或 2 个以上的淋巴结区域	Ⅰ/Ⅱ期淋巴结范围伴随邻近脏器累及
Ⅱ期大肿块	Ⅱ期病变伴有大肿块	不适用
Ⅲ期	横膈两侧淋巴结受侵犯,膈上淋巴伴有脾脏侵犯	不适用
Ⅳ期	有非邻近部位的脏器累及	不适用

76.6.4　慢性淋巴细胞性白血病的 Rai 分期

慢性淋巴细胞性白血病应用 Rai 分期和 Binet 分期见表 76-6。

表 76-6　慢性淋巴细胞性白血病的 Rai 分期和 Binet 分期

Rai 分期		Binet 分期	
分期	标准	分期	标准
0	淋巴细胞增多(外周血>29×10⁹/L,骨髓>40%)	A 期	外周血淋巴细胞≥5×10⁹/L,可触及肿大淋巴结<3 个解剖部位,骨髓淋巴细胞≥40%
Ⅰ	淋巴细胞增多伴淋巴结肿大	B 期	A 期加可触及肿大淋巴结≥3 个解剖部位
Ⅱ	0、Ⅰ期表现伴脾或肝大	C 期	B 期加贫血或血小板减少
Ⅲ	0～Ⅱ期表现伴贫血(血红蛋白<110 g/L 或血细胞比容<33%)		
Ⅳ	0～Ⅲ期表现伴血小板计数减少(<100×10⁹/L)		

76.6.5　皮肤淋巴瘤的分期

原发皮肤淋巴瘤分期可采用皮肤淋巴瘤分期(表 76-7)。

表 76-7　皮肤淋巴瘤(不包括 MF/SS)的临床分期

分期		诊断标准
T	T1	孤立的皮肤病灶
		T1a 孤立的皮肤病灶,直径<5 cm
		T1b 孤立的皮肤病灶,直径≥5 cm
	T2	局部皮肤受累:多个皮肤病灶,但限于 1 个或 2 个相邻的皮肤区域
		T2a 所有病灶在直径<15 cm 的皮肤范围内
		T2b 所有病灶在直径 15～30 cm 的皮肤范围内
	T3	T2c 病灶分布直径>30 cm 的皮肤范围
		广泛皮肤受累
		T3a 多发皮肤病灶,累及 2 个不相邻的皮肤区域
		T3b 多发皮肤病灶,累及≥3 个皮肤区域
N	N0	临床或病理上无淋巴结受累证据
	N1	累及皮肤引流区域的 1 个浅表淋巴结区

续　表

分期		诊断标准
	N2	累及皮肤引流区域的 2 个或以上浅表淋巴结区,或累及任何 1 个非皮肤引流区域的浅表淋巴结区
	N3	累及深部淋巴结
M	M0	无除皮肤外的淋巴结外器官组织受累
	M1	除皮肤外有淋巴结外器官组织受累

76.7　HL 的治疗

HL 对放射线和化疗药物都高度敏感。当前的治疗水平可以使Ⅰ、Ⅱ期患者经过放、化疗后 5 年生存率达 85%～90%;ⅢB、Ⅳ期患者,化疗后完全缓解率达 80%～95%,联合化疗可治愈 55%～65%的晚期患者;复发后如选用合适的联合化疗,还有 10%～15%的长期生存率。

76.7.1　HL 的预后因素

国际上各个肿瘤协作组所公布 HL 的预后因素不尽相同。常用的早期 HL 预后因素是美国国立癌症研究所(NCI)的标准和欧洲 EORTC 的标准。含有任何 1 项因素的患者,定义为预后不良。晚期 HL 预后因素指标是由国际预后因素组织(International Prognostic Factor Project,IPFP)制定的,共有 7 项不良因素(表 76－8)。

表 76－8　HL 不良预后因素

早期不良因素		晚期不良因素(IPFP)
NCI	EORTC	
血红细胞沉降率(ESR)>50 mm/h 年龄>50 岁 病理分类为混合细胞型或淋巴细胞削减型 有 B 症状 累及部位>3 个 巨大肿块	年龄≥50 岁 纵隔巨大淋巴结累及 * ≥4 个淋巴结部位累及 ESR>30 mm/h,有 B 症状;ESR>50 mm/h,无 B 症状 血红蛋白<105 g/L	男性 年龄≥45 岁 Ⅳ 期 血清白蛋白<40 g/L 白细胞计数>15×10⁹/L 淋巴细胞计数<0.6×10⁹/L,或<8% 的白细胞计数

* 在 Cotswolds 分期中,巨大纵隔的定义为:在后前位胸片第 5、6 胸椎水平,纵隔淋巴结横径≥1/3 胸腔内径。在目前广泛采用 CT 分期的背景下,大多数肿瘤学家采用≥10 cm 作为临界标准

在 5 141 例晚期 HL 患者中,预后因素与生存率特别是无进展生存率有明显的相关性(表 76－9)。

表 76－9　预后因素和生存率的关系

累计不利预后因素	5 年无进展生存率	5 年总生存率
0	84%	89%
1	77%	90%
2	67%	81%
3	60%	78%
4	51%	61%
≥5	42%	56%

76.7.2　HL 的治疗原则

（1）Ⅰ、Ⅱ 期

1）无不良预后因素的患者:推荐 4 个疗程 ABVD(阿霉素、博来霉素、长春碱、达卡马嗪)方案联合累及野放疗 30～36 Gy。对有化疗禁忌证的患者,推荐次全淋巴结照射。有放疗禁忌证的患者,推荐单纯化疗。

2）有不良预后因素的患者:推荐 4～6 个疗程 ABVD 方案联合累及野放疗(疗程数取决于何时达到完全缓解,一般是在达到完全缓解后巩固 2 个疗程)。累及野放疗剂量 30～36 Gy。

3）有巨大肿块的患者:推荐 6 个疗程 ABVD 方案联合累及野放疗。累及野放疗 30 Gy 后,局部病灶加量 10 Gy。

（2）Ⅲ、Ⅳ 期

化疗是其主要的治疗方法。对于化疗前的大病灶或化疗后孤立的残留病灶或残留病灶影响生活质量的患者,放疗可作为姑息治疗的手段。

1）化疗方案推荐至少 6 个疗程 ABVD 方案,达到完全缓解后应巩固 2 个疗程。

2）巩固放疗一般适用于化疗后部分缓解和具有纵隔巨大肿块(≥5 cm)的患者,特别是组织学亚型为结节硬化型。放疗剂量一般为 20～36 Gy,具体根据放疗范围、原发肿块大小和化疗后的疗效而决定。

3）有不良预后因素的年轻患者:如一般情况好,初治也可选强烈的化疗方案,例如 BEACOPP(博来霉素、依托泊苷、阿霉素、环磷酰胺、长春新碱、丙卡巴肼、泼尼松)及 Stanford V(氮芥、阿霉素、长春碱、长春新碱、博来霉素、依托泊苷、泼尼松)。

76.7.3　HL 的放疗

（1）早期 HL 的放疗

早期 HL 的放疗原则是在保证肿瘤控制的前提下尽可能减少对正常组织的损伤。在早期 HL 的治疗中，放疗加化疗的综合治疗是标准的治疗模式。

1) 结节性淋巴细胞为主型 HL 的治疗策略与经典型 HL 不同：单纯累及野放疗或扩大野放疗是ⅠA/ⅡA 期的标准治疗，但也有报道认为Ⅰ期在累及淋巴结切除后可随访观察。

在 NCCN 的临床指南中，ⅡA 期患者除了累及野的放疗，还需联合 ABVD 或 Stanford V 方案 4 程化疗。对于累及野和扩大野的回顾性研究发现，累及野的照射已经很充分。推荐的放疗剂量是 30～36 Gy，分次剂量 1.8～2 Gy/次。如果有大病灶，局部加量至 40 Gy。

2) 经典型 HL：从 20 世纪 60 年代开始首先开展了一系列早期 HL 的临床研究，入组对象包括各类病理学类型的Ⅰ～Ⅱ期 HL，即同时包括了预后好和预后不良型的患者。这些早期的研究可以归纳为两个大类：一类比较大面积不规则野和局限野照射对肿瘤控制率和总生存率的影响，另一类比较放、化疗综合治疗与单纯放疗对肿瘤控制和生存率的影响。该两大类研究分别有 8 项和 13 项前瞻性随机研究，分别发表了相应的荟萃分析。前者的大面积照射一般指次全淋巴结照射（斗篷野＋上腹部）或全淋巴结照射，局限野一般指累及野，少数研究指斗篷野。10 年复发率在大面积照射和局限野照射的患者中分别为 43.4% 和 31.3%，$P<0.001$。10 年生存率在两组是相同的，都是 77%。大面积照射野降低复发率并未带来生存率的获益，说明了一方面单纯放疗失败后化疗的挽救治疗是十分有效的，足以降低因肿瘤复发带来的可能的生存率降低；另一方面，因局限野照射导致肿瘤复发增加而带来的肿瘤死亡数可能被大面积照射组患者非肿瘤性死亡数目的增加而抵消，导致两组患者的总生存率相同。

另外 13 项前瞻性随机研究比较了多药联合化疗配合放疗的综合治疗与单纯放疗的效果。综合治疗组的放射范围均较单纯放疗组缩小。大多数综合治疗组采用累及野，少数为斗篷野；单纯放疗组大多数为次全淋巴结照射，少数为全淋巴结照射。而不管综合治疗组和单纯放疗组的照射野范围如何，结果一致地显示综合治疗组较单纯放疗组显著提高了无病生存率。10 年复发率在综合治疗组和单纯放疗组分别为 15.8% 和 32.7%。与放射范围比较的临床研究结果相似，10 年总生存率在综合治疗组和单纯放疗组分别为 79.4% 和 76.5%，差异没有统计学意义。其解释亦同前文相似：一方面，单纯放疗失败的患者可以通过挽救化疗得到良好的肿瘤控制从而降低了肿瘤复发的死亡率；另一方面，综合治疗组非肿瘤性死亡数目的增加在一定程度上抵消了因肿瘤控制率提高带来的潜在的生存获益。

该两大类研究的结论有一个共同点，即更积极的治疗确实提高了早期 HL 的肿瘤控制率，但并没有提高长期生存率。回顾早期 HL 的长期疗效可以发现，死亡原因主要包括三大类：HL 复发，第二原发肿瘤，心血管疾病。所以在此后开展的临床研究中更着眼于优化综合治疗的模式，根据预后因素制定相应的治疗策略，力争在提高肿瘤控制的前提下降低长期毒性。这些研究的内容包括评价放疗的剂量和范围，以更有效、低毒的化疗方案取代原有的毒性过大的方案，在早期预后良好的患者组中探讨合理地降低化疗的总疗程和放疗的剂量等。在放射剂量方面，德国的研究显示 30 Gy 对于亚临床灶的控制是足够的。从放射范围方面，由于在没有剖腹探查的情况下临床Ⅰ～Ⅱ期膈上型患者做单纯斗篷野照射，其膈下复发率达到 20%～30%，所以单纯斗篷野照射指征局限于经剖腹探察的早期患者。通过欧洲癌症研究和治疗组织（European Orgnization for Research and Treatment of Cancer，EORTC）H7、H8 和德国霍奇金研究组（German Hodgkin Study Group，GHSG）HD10 研究结果显示在早期、预后好的患者中，放疗范围包括累及野是足够的，同时可以适当降低化疗的总疗程。在放射的范围和剂量方面，新的研究资料提示在预后不良的早期患者中 4 个疗程的化疗加上累及野的照射长期随访结果是满意的。同时，在预后不良的早期患者中，化疗后达到完全缓解后，照射 20、30 和 40 Gy 的局部控制率是没有差别的。因此，放疗仍是Ⅰ～Ⅱ期经典型 HL 的主要治疗手段之一。

A. 预后良好的Ⅰ～Ⅱ期经典型 HL 在 H7、H8 的研究中被定义为无纵隔大肿块、年龄≤50 岁、有 B 症状而 ESR＜30 mm/h 或无 B 症状而 ESR＜50 mm/h、累及病灶≤3 个。如前文所述，基于自 20

世纪 60 年代以来的大量临床研究,认识到 ABVD 的毒性小于 MOPP(氮芥、长春新碱、丙卡巴肼、泼尼松),综合治疗的模式优于单纯放疗,而放疗不再给予大面积不规则野的照射,放疗剂量也进一步降低。在欧洲癌症研究和治疗组织 H8F 的试验中,入组 542 例预后良好的Ⅰ～Ⅱ期患者,比较单纯次全淋巴照射与 MOPP－ABV[氮芥、长春新碱、丙卡巴肼、泼尼松、阿霉素、博来霉素、氢化可的松(博来霉素前)、长春碱]方案化疗 3 程联合累及野放疗,随访 92 个月,单纯放疗组和放、化疗联合组的 5 年无不良事件生存率分别为 74% 和 98%(P<0.001),10 年总生存率分别为 92% 和 97%(P=0.001)。

目前推荐的治疗策略是综合治疗,给予 ABVD 方案 4 个疗程的化疗,再予累及野放疗。如化疗后疗效评价为完全缓解,一般予 30 Gy 照射,如未达到完全缓解,则在照射 30 Gy 后,局部残留病灶可加量至 36～40 Gy,推荐的常规分割剂量 1.8～2 Gy/次。如存在化疗的禁忌证,对隔上病变则可以行斗篷野的放疗,隔下病变则行腹主动脉旁淋巴引流区加脾区(以往称为"锄形野")或髂血管旁淋巴引流区或称倒"Y"野的放疗,剂量 30～36 Gy。如有放疗禁忌证,单纯化疗也是治疗的选择之一。

B. 有不良预后因素的Ⅰ～Ⅱ期经典型 HL 指除上述预后良好以外的淋巴瘤。虽然尚无前瞻性的随机研究表明放、化疗综合治疗的总生存率优于单纯放疗,但是由于大面积放疗(次全淋巴结照射、全淋巴结照射)引起长期的毒性反应以及综合治疗较优的无复发生存。目前综合治疗成为大多数此类 HL 的标准治疗。

在大样本的德国霍奇金研究组 HD8 的研究中,1 204 例患者随机接受 2 个疗程的 COPP/ABVD 化疗加 30 Gy 累及野或扩大野放疗,大肿块则加量10 Gy。5 年的随访发现,累及野和扩大野放疗组的无进展生存率分别为 84% 和 86%,总生存率分别为 92% 和 91%。另一项意大利的研究中,入组了 140 例Ⅰ～ⅡA 期患者,比较 4 个疗程 ABVD 联合累及野或次全淋巴结照射。两组 12 年的无进展生存率和总生存率差异无统计学意义。

在放疗剂量的研究中,德国霍奇金研究组 HD10 和 HD11 为比较 20 Gy 和 30 Gy 累及野放疗的随机临床试验,有待长期随访的结果。

(2)Ⅲ、Ⅳ期 HL 的放疗

化疗是其主要的治疗方法。对于化疗前的大病灶或化疗后孤立的残留病灶或残留病灶其影响生活质量,放疗可作为姑息治疗的手段,但预后良好的Ⅲ A 期患者一般不在此列,往往参照预后不良的早期 HL 治疗原则。

76.7.4 HL 的化疗

(1)Ⅰ、Ⅱ期 HL 的化学治疗

HL 在初次诊断时,逾半数患者的分期为Ⅰ、Ⅱ期。近年来,对该人群的治疗取得了很大的进展,大多数患者能长期生存,因此治疗重点已从单纯追求治愈率转变为在不降低疗效的基础上,尽量减轻后期的不良反应以及减少第二原发肿瘤的发生率。

以往对于Ⅰ、Ⅱ期 HL 的治疗,主要通过剖腹探查精确分期后行单一放疗。目前,针对不同危险因素人群采用个体化治疗的模式得到了广泛的认可,化疗的作用在逐渐加强。在预后不良Ⅰ、Ⅱ期 HL 的治疗中,联合放、化疗很早以来就被确立为标准治疗,而针对预后良好的人群,研究重点在于合理地减少化疗疗程数和剂量,以减少远期的毒性及不良反应。

1)化疗方案:MOPP 是治疗 HL 的经典方案,最早由 DeVita 报告治疗 HL,肿瘤完全缓解率达 81%,此后多项前瞻性临床试验证实了其有效性。

ABVD 是与 MOPP 无交叉耐药的经典方案。在一个小样本的 ABVD 和 MOPP 的对照研究中,两组的完全缓解率和有效持续的时间相仿,但 ABVD 的不良反应较小。美国癌症和白血病 B 组(CALGB)报告的大样本Ⅲ期临床试验,随机分 3 组比较 MOPP、ABVD、MOPP－ABVD 方案,确立了 ABVD 在 HL 治疗中的地位。完全缓解率在 3 组中分别为 67%、82% 和 83%。5 年无病生存率分别为 50%、61% 和 65%。总生存率分别是 45%、55% 和 55%,显示了 ABVD 治疗 HL 的有效性。ABVD 和 MOPP－ABVD 交替方案在疗效和生存上优于 MOPP。同时在恶心、呕吐、骨髓抑制、粒细胞减少致发热感染、脱发、神经系统毒性方面都较轻。在其他的 MOPP 对 MOPP/ABVD, MOPP－ABV 对 MOPP 与 ABVD 序贯, MOPP－ABV 对 MOPP/ABVD, MOPP－ABV 对 ABVD 等试验中均显示了 ABVD 的有效性。并且含 MOPP 的方案导致不孕不育及第二原发肿瘤发生率较高。ABVD 已逐渐取代 MOPP,成为 HL 的标准治疗方案。

Dienl 报道对预后良好的早期病例,综合治疗可取代次全淋巴结放疗、联合化疗加累及野放疗,5年生存率为98%,而次全淋巴结放疗的5年生存率为95%;目前正在进一步探索缩小放射野和减少放射剂量以及减少化疗疗程的可能性。意大利米兰肿瘤研究所报道Ⅰ、Ⅱ期伴巨块和(或)结外病变,4个疗程ABVD后给予次全淋巴结放疗,4年无复发生存率为94%;4个疗程ABVD后累及野放疗,4年无复发生存率为95%。两组差异无统计学意义,而累及野组的后期不良反应小。

在德国霍奇金研究组开展的HD7试验中,643例预后良好的Ⅰ、Ⅱ期患者随机接受了两个疗程ABVD方案联合次全淋巴结和脾区放疗或者单一放疗。5年的随访结果显示,联合治疗组显著延长了无进展生存率(91% *vs.* 75%),但总生存率两组没有差别(均为94%)。

此外在欧洲癌症研究和治疗组织H8F试验中,采用4个疗程MOPP/ABV方案联合累及野放疗,在降低复发方面也优于次全淋巴结放疗。虽然该方案的4年无进展生存率达到惊人的99%,但是由于其对生殖功能的严重影响和较高的第二原发肿瘤(白血病)发生率,近年来已很少使用。

由于ABVD方案中阿霉素有较明显的心脏毒性和达卡马嗪疗效的相对不确切性,欧洲癌症研究和治疗组织尝试采用一种毒性较小的改良方案EBVP(表柔比星、博来霉素、长春碱、泼尼松)来治疗预后良好的患者。在该研究组的H7F试验中,采用次全淋巴结放疗作为对照组(165例),其余168例患者接受了6个疗程EBVP方案联合累及野放疗。结果显示,与单一放疗相比,联合治疗组延长了6年无进展生存率(90% *vs.* 81%,$P<0.01$)和总生存率(98% *vs.* 96%),但总生存率差异并无统计学意义。虽然该研究的结果令人满意,但是尚缺乏与标准ABVD方案进行对照的临床试验。况且针对预后不良的患者,EBVP已被证实不如MOPP/ABV方案,因此并不能替代ABVD的标准治疗方案地位。

虽然ABVD方案联合放疗取得了令人瞩目的治疗效果,但是仍然有5%的早期疾病进展率和15%的5年复发率。由于在治疗进展期患者方面,BEACOPP方案取得了不俗的效果,因此欧洲癌症研究和治疗组织H9U试验采用4个疗程BEACOPP与4个或6个疗程ABVD方案进行对照,初步的结果显示在复发率方面3组没有区别。

与此同时德国霍奇金研究组HD11试验采用2×2设计,比较了4个疗程ABVD和BEACOPP方案联合20 Gy或30 Gy累及野放疗,2年的随访显示4组没有差别。

然而在上述2项试验的结果尚未成熟之前,ABVD方案仍然是目前最理想的选择;况且BEACOPP由于包含依托泊苷和环磷酰胺,其造成的远期血液系统恶性疾病不容忽视。

2) 化疗疗程:目前,ABVD联合累及野放疗已成为Ⅰ、Ⅱ期HL的标准治疗模式。针对预后良好的人群,研究重点在于优化放疗和化疗的组合,即在不降低疗效基础上,合理地减少化疗疗程数和剂量,减少远期的毒性及不良反应。

德国霍奇金研究组HD10临床试验共随机治疗了1 370例预后好的患者。该研究采用2×2设计,使用2个或4个疗程ABVD方案,然后行20 Gy或30 Gy累及野放疗的治疗模式。初期结果显示,4年无进展生存率和总生存率分别达到94%和97%,两项指标在4组之间均无差别。

目前的证据表明,对于预后好的患者,4个疗程的ABVD方案联合30 Gy的累及野放疗是十分稳妥的治疗方法。至于能否进一步降低治疗强度,还有待于其他试验以及HD10研究的长期随访结果。

对于预后不良的患者化疗的最佳疗程数仍无定论,但已有的证据表明可以安全地把6个疗程降为4个。在欧洲癌症研究和治疗组织H8U试验中,3组均采用MOPP/ABV方案,比较了4个疗程后联合累及野放疗、4个疗程后联合次全淋巴结放疗和6个疗程后联合累及野放疗的治疗效果。初步4年的随访显示,无论是无进展生存率,还是总生存率,3组均无差别。

虽然上述欧洲癌症研究和治疗组织H8U、H9U的试验结果尚未成熟,但是4个疗程的ABVD方案是可以接受的;对于含有巨大肿块的患者,仍然推荐6个疗程ABVD。

3) 巨大肿块的治疗:在Cotswolds分期中,巨大肿块的定义为在后前位胸片上,纵隔淋巴结横径≥1/3的胸腔内径或者单个肿块的直径≥10 cm。这一定义标准目前多针对早期HL,而对于进展期疾病,常用5 cm这一临界水平。

迄今为止,没有一项单独针对含有巨大肿块人群的临床试验,治疗指南多建立在长期的治疗经验基础之上。在一些临床试验中已证明少于6个疗程的化疗联合放疗是安全的,但是这些试验中大多未包含巨大肿块的患者,因此,仍然推荐6个疗程的ABVD方案。

(2)Ⅲ、Ⅳ期HL的化学治疗

Ⅲ、Ⅳ期HL的治疗以化疗为主。

化疗方案推荐至少6个疗程ABVD方案,达到完全缓解后应巩固2个疗程。巩固放疗一般适用于化疗后部分缓解和具有纵隔巨大肿块(≥5 cm)的患者,特别是结节硬化型。放疗剂量一般为20～36 Gy,具体应根据放疗范围、原发肿块大小和化疗后的疗效而定。

在美国癌症和白血病B组的一项临床试验中,361例进展期或复发的HL患者随机接受了6个疗程MOPP、6个疗程ABVD或12个疗程MOPP和ABVD交替方案。5年的随访发现,与MOPP方案相比,ABVD方案具有较轻的不良反应、更高的肿瘤完全缓解率(82% *vs.* 67%,*P*<0.01)和无进展生存率(61% *vs.* 50%),但是总生存率的差别没有显著性差异(73% *vs.* 66%,*P*>0.05);而MOPP和ABVD交替方案并未增加ABVD的疗效,相反有更多的不良反应发生。此外,对于ABVD方案治疗失败的患者,MOPP仍有61%的肿瘤缓解率;而先用MOPP方案后复发的患者,ABVD仅有35%的缓解率。该试验结果公布之后,至少在美国,ABVD已成为进展期HL的标准方案。

其后,为了增加疗效和减少耐药,许多肿瘤学家采用了MOPP和ABVD的杂交方案——MOPP/ABV方案。该方案首先与MOPP和ABVD交替方案进行了比较,希望在增效同时减轻不良反应。在一项美国东部肿瘤协作组(ECOG)的随机对照试验中,737例Ⅲ、Ⅳ期HL患者随机接受了6个疗程MOPP/ABV或12个疗程MOPP和ABVD方案的治疗。经过8年的随访,虽然MOPP/ABV方案的急性毒性有所增加,但是完全缓解率(85%)、无进展生存率(64%)和总生存率(79%)都显著高于交替治疗组(75%、54%和71%)。但是以后意大利和加拿大的临床试验未能得到类似的结果。

为了进一步明确MOPP/ABV的治疗优势,美国开展了一项INT的临床研究。该试验随机治疗了856例初治的Ⅲ、Ⅳ期和复发的HL患者,对照方案为标准的ABVD方案。5年的随访结果显示,与ABVD相比,MOPP/ABV方案无论在缓解率还是生存方面均无优势;相反,由于有较高的治疗相关死亡和第二原发肿瘤发生率,试验被提前中止。

BEACOPP方案:经过一系列Ⅰ、Ⅱ期临床研究后,德国霍奇金研究组开展了大样本的HD9随机对照试验。共有1 195例Ⅲ、Ⅳ期和具有不良预后因素的ⅡB期HL患者入组,年龄为15～65岁;化疗方案为8个疗程COPP/ABVD、标准BEACOPP和高剂量BEACOPP方案,其中2/3的患者由于初诊时肿块>5 cm或有残留还接受了放疗。结果发现,在高剂量BEACOPP组中仅有2%的患者在治疗过程中或结束3个月之内发生肿瘤进展,这一比例显著低于COPP/ABVD组(10%)和标准BEACOPP组(8%)。随访5年COPP/ABVD组的无进展生存率(69%)明显低于标准BEACOPP组(76%,*P*<0.05)和高剂量BEACOPP组(85%);同时在总生存率方面,与COPP/ABVD组相比,高剂量BEACOPP组也具有优势(91% *vs.* 83%,*P*<0.01),但与标准BEACOPP组的差异无统计学意义(88%)。在亚组分析中显示,BEACOPP方案在不同的预后因素组别中都有优越性,但对于64例60～65岁的患者无益处。值得注意的是,高剂量BEACOPP方案虽然有粒细胞集落刺激因子(G-CSF)支持,但仍有90%和47%的4度白细胞和血小板下降,并且22%发生Ⅲ/Ⅳ度感染。远期毒性有2.5%的急性白血病发生率,显著高于其他两组(COPP/ABVD:0.4%;标准BEACOPP:0.6%;*P*<0.05)。必须指出的是,BEACOPP方案毒性强烈,即便是标准剂量对于老年人也不适合。在另一项德国霍奇金研究组的试验中,42例66～75岁的患者接受了标准BEACOPP方案的治疗,结果9例(21%)死于治疗相关的急性毒性。迄今为止,BEACOPP方案尚未与标准的ABVD方案进行Ⅲ期随机对照研究,另外由于其明显的急、慢性毒性,目前还不能广泛推荐用于临床治疗。

Stanford V方案:近年来Stanford V的短程强效化疗方案显示出很好的治疗效果。它是在MOPP和ABVD交替方案基础上改良的方案。在一项Ⅱ期临床试验中,Horning等用Stanford V方案联合36 Gy累及野放疗治疗了142例Ⅲ、Ⅳ期和巨大纵隔肿块的Ⅰ、Ⅱ期HL。5年随访结果显示,无进展生存率和总生存率分别为89%和96%。此外,该方案耐受性良好,无治疗相关性死亡,对生殖功能的影响不大,没有第二原发恶性血液系统疾病发生。在随后的7年随访中,即便针对Ⅲ、

Ⅳ期的患者,无复发生存率和总存活率也分别达到86%和95%。值得注意的是,Stanford V方案并不是一个单一的化疗方案,对于初诊时具有巨大肿块(≥5 cm)的患者,累及野放疗是一个必不可少的组成部分。在一项针对ⅡB~Ⅳ期患者的意大利试验中发现,虽然Stanford V和ABVD方案组的5年总生存率没有差别,但是无进展生存期,Stanford V组显著低于ABVD组(67%比83%)。由于在Stanford V组中仅有66%的患者接受了放疗,这一比例远远低于上述试验的85%,因此该试验的结果受到了广泛的质疑。根据现有的证据,针对具有巨大肿块的患者,Stanford V联合放疗是一个较理想的治疗方案。

76.7.5 HL的生物靶向治疗

近年来,针对复发难治HL的生物靶向治疗取得了很好的治疗效果,例如针对CD30的单抗维布妥昔和针对PD-1的单抗如nivolumab和pembrolizumab等。

维布妥昔单抗(SGN-35,brentuximab vedotin,BV)是一种偶联物,通过蛋白酶可降解的一种连接剂将甲基奥瑞他汀E(MMAE)连接至针对CD30单抗上。CD30单抗可与HL肿瘤细胞表面表达的CD30特异性结合,被瘤细胞内吞进入溶酶体,进而释放出MMAE。MMAE是一种微管蛋白抑制剂,可以将肿瘤细胞阻滞于G2/M期,导致细胞凋亡,从而起到靶向性杀肿瘤作用。

2012年JCO杂志上发表了一项Ⅱ期关键性研究的结果。该研究共入组102例复发难治的HL患者,接受每3周一次的维布妥昔单药治疗(1.8 mg/kg),至疾病进展,毒性无法耐受或最多16个周期。这些患者均为自体干细胞移植失败后的患者,且有71%在移植后1年内复发。该研究显示,维布妥昔单药完全缓解率34%,部分缓解率41%,总的客观有效率75%。尽管总体人群缓解持续时间(duration of response,DOR)仅6.7个月,但获得CR的患者DOR长达20.5个月。其主要治疗相关不良反应包括外周神经毒性、恶心、疲乏、粒细胞减少和腹泻,但均可控。因此,根据该临床研究的结果2011年美国FDA批准维布妥昔上市,用于复发难治的HL。该药在我国的注册临床研究正在开展中。

近年来,PD-1抗体的研究进行得如火如荼,在包括非小细胞肺癌、肾癌、黑色素瘤等多种肿瘤中均

已获得批准适应证。PD-1全称细胞程序性死亡受体-1,表达于活化的T细胞表面,多种肿瘤细胞表面表达其配体PD-L1和PD-L2,通过配体与受体结合,可以抑制活化T细胞的作用,导致肿瘤细胞对免疫的逃逸。PD-1抗体与T细胞表面PD-1受体结合后,可以阻断PD-1与PD-L1的结合,从而激活T细胞,产生抗肿瘤作用。目前已被美国FDA批准用于治疗复发/难治性HL的PD-1单抗有施贵宝的nivolumab和默沙东的pembrolizumab。Nivolumab是抗PD-1的全人源化IgG4单抗,通过与PD-L1/PD-L2结合,解除对PD-1通路介导的免疫反应的抑制。在Ⅰ期HL的扩展研究(Checkmate 039)入组的23例复发/难治的HL患者中,78%患者接受过自体移植,87%接受过BV治疗,其中15例患者为上述两种治疗均失败。入组患者接受Nivolumab 3 mg/kg第1和第4周给药,然后每2周给药1次,至疾病进展、完全缓解或最多2年,CR、PR、SD患者停药后1年内PD,可以再次接受nivolumab治疗。结果显示,所有患者都有不同程度的肿瘤退缩,完全缓解率17%,部分缓解率70%。到24周时,无进展生存率达86%。主要不良反应与免疫有关,各有1例患者出现肠炎和肺炎。随后的Ⅱ期研究(Checkmate 205)进一步证实了其有效性,在一个之前接受过自体造血干细胞移植和BV治疗均失败的队列中,共入组80例患者,仅3例患者疗效为PD,完全缓解率9%,部分缓解率58%。6个月无进展生存率76.9%。主要不良反应为乏力(25%)、输液反应(20%)和皮疹(16%),主要3/4度药物相关不良反应为粒细胞减少(5%)和血清脂肪酶升高(5%)。Pembrolizumab也是全人源化的PD-1单抗,在Ⅰ期扩展研究中,采用10 mg/kg,每2周给药的方式。Ⅱ期研究中则采用固定剂量200 mg,每3周一次。Ⅱ期研究共入组210例复发/难治的HL患者,完全缓解率22%,部分缓解率74%,缓解患者的中位缓解持续时间达11.1个月。主要毒性包括乏力(26%)、发热(24%)、咳嗽(24%)、肌痛(21%)、腹泻(20%)和皮疹(20%),主要严重不良反应(≥1%)有肺部感染、肺炎、呼吸困难、发热、移植物抗宿主病(GVHD)和带状疱疹,因此不建议5年内进行过异基因移植的患者,或尽管异基因移植已5年以上,但仍然存在GVDH的患者使用该药物。

76.8 NHL 的治疗

76.8.1 NHL 的放疗

NHL 对放疗高度敏感。和 HL 一样,放疗很早就被应用到其治疗中。NHL 的放疗剂量和照射野范围的研究缺乏前瞻性Ⅲ期临床试验的结果,较多为回顾性和Ⅱ期的临床研究。大多数研究来自 NHL 中发病率高的 DLBCL 和滤泡性淋巴瘤,也有相当数量的关于 MALT 淋巴瘤的研究。对于其他类型的淋巴瘤,特别是新的 REAL/WHO 分类中出现的亚型由于发病率低,缺乏较大样本和多中心的研究资料。

(1) 恶性淋巴瘤放疗的设野原则和技术

如前所述,在大多数早期 HL 和 NHL 的治疗中,化疗联合累及野放疗已成为最主要的治疗策略。而以往的斗篷野、锄形野和倒"Y"野等的大面积放射野是在 HL 进行单纯放疗时发展起来的,现在已很少采用,全淋巴照射和次全淋巴照射的治疗模式因其长期的毒性及不良反应基本已被摒弃。在恶性淋巴瘤放疗的发展中,除上述的照射野外,还先后提出过扩大野和区域野的概念。扩大野是指包括多个病变累及或未累及的淋巴结部位。而区域野是指包括病变所累及的淋巴结部位加上 1 个或以上的相邻未累及的淋巴结部位的射野;目前,累及野照射是恶性淋巴瘤放疗中最多采用的照射范围。

1) 累及野的定义:累及野是指放射野包括病变累及的淋巴结所在的部位;如病变仅累及结外器官而无相邻或远处淋巴结的浸润,则照射野即包括所累及器官。

2) 累及野的设野原则:虽然有累及野的概念,但在临床实践中,如何准确地描述累及野的具体范围,尚无完全统一的认识。这里,作者根据美国放射和肿瘤学会(ASTRO)2004 年会上提出的累及野设计的具体原则和目前临床较多采用的设野方法做一简述。更精确的设野技术可能要等待长期的研究结果来实现。

累及野的设野原则:① 累及野放疗是指治疗 1 个部位的淋巴结而非单个淋巴结。② 常见的病变累及的淋巴结部位是颈部(往往是单侧)、纵隔(包括双侧肺门)、腋下(包括同侧的锁骨上下区域)、脾区、腹主动脉旁以及腹股沟区(包括髂窝)。③ 累及野

应包括化疗前的病变的部位和范围。但当病变在纵隔和腹主动脉旁时,考虑到对周围正常组织的保护,建议累及野的横径应为化疗后的范围。化疗前后病变淋巴结的部位和大小对设野非常重要,应根据影像学的检查结果(如 CT、PET/CT 等)仔细判断,且应在进行放疗计划前完成。④ 在常规模拟定位、二维设野的情况下,放射野的边界尽量用骨性标志以易于描绘。在累及纵隔及腹主动脉旁淋巴结时,尽可能用 CT 模拟定位三维设野。⑤ 一侧颈部单个或多个淋巴结累及,靶区范围为患侧整个颈淋巴结区至锁骨上区。对侧颈部不做预防性照射。⑥ 锁骨上淋巴结应作为颈淋巴结的区域,无论是病变单独累及还是合并颈淋巴结浸润,应照射患侧的整个颈淋巴结区至锁骨下区。如锁骨上淋巴结是由于纵隔淋巴结向上延伸的结果,而同时其他颈淋巴结没有累及(须根据 CT、镓扫描或 PET/CT 等的检查结果),则上颈部可不包括在放射野内,以保护腮腺。⑦ 纵隔病变在诱导化疗后,累及野照射至 30 Gy 后缩野加量时,对于达到完全缓解的患者,其照射范围应为化疗前的纵隔病变所在的范围,但横径仅为纵隔的淋巴引流区,尽可能避开心脏,并降低肺门和肺部的剂量。而对于化疗后达肿瘤部分缓解的纵隔病变,则缩野至残留病灶加量。对于化疗后肿瘤无变化或增大,一般放疗的疗效也欠佳,可以在可见病灶的 GTV 基础上,外放一定的边界照射。剂量到达 30 Gy 后,视病灶退缩情况、病变部位及范围,以及病变与心脏、肺组织等的关系决定是否加量及缩野照射范围。⑧ 全腹腔放疗或全盆腔放疗或两者同时照射会引起较大的急性毒性反应甚而长期毒性,因此应谨慎采用,严格掌握指征。一般病变局限于膈下,且累及胃肠道多个部位和(或)多处肠系膜淋巴结和(或)腹盆腔大肿块者,可以考虑全腹腔放疗或全盆腔放疗,但应结合患者一般情况、血象、肝和肾功能等综合考虑。全腹腔范围上界在 T10 下缘横膈上方,下界在 L4 下缘,两侧界到腹壁。一般前后野照射,前后挡铅保护肝脏,后野挡铅保护肾脏,并视剂量分布情况增加其他照射野。全盆腔照射野上界在 L4 下缘,下界在闭孔下缘,侧界为骨盆外侧壁。双侧股骨头挡铅保护。全腹腔或盆腔的放疗一般采用较小的分割剂量,可以采用的分割剂量如 1.5 Gy/Fx,总量不超过 25.5 Gy/17Fx。对腹盆腔的大肿块或化疗后有残留病灶的,一般在全腹腔放疗或全盆腔放疗后,局部加量 10 Gy,分割剂量建议不超过

1.8 Gy/Fx。⑨ 腹股沟淋巴结的累及野范围除了腹股沟区，其下界应到股骨小转子下 5 cm，因淋巴结可沿着股管向下进展。⑩ 淋巴瘤累及结外部位时，应考虑该部位的淋巴引流情况而设计照射野。如淋巴瘤单纯累及鼻咽时，应照射整个韦氏环，而颈部则不做预防性的放疗。如单纯累及一侧腮腺的 MALT 淋巴瘤，则仅做患侧腮腺的放疗。

（2）放疗新技术的应用

在恶性淋巴瘤的放疗技术中，以往采用的斗篷野、锄形野和倒"Y"野等前后照射的方式，不仅照射范围大，照射野内的正常组织如心脏、肺、肾脏等较难很好地予以保护；而且由于不规则的照射野内包括了不同的部位，从体表至肿瘤的深度差异有时较大，使得肿瘤靶区内的剂量分布均匀性较差。

放射诊断学科的不断发展，使得我们有了更好的手段和方法了解淋巴瘤累及的范围，而可以不采取以往如剖腹探查等创伤性的诊断方法，并且更准确地判别治疗后的效果。随着放射肿瘤学的发展，现在我们可以利用三维适形放疗（three dimensional conformal radiation therapy，3D‐CRT）和调强放疗（intensity modulated radiation therapy，IMRT）等技术，在包括 PET/CT 在内的新的诊断手段的帮助下，进行比以往更精确、更合理的放疗，并且尽可能地保护好正常组织。3D‐CRT 已可以广泛应用到淋巴瘤的放疗中，而 IMRT 技术在某些特殊结外病变，如眼球周围的淋巴瘤的放疗中，或在纵隔、腹部病变的放疗中，可以很好地保护耐受剂量低的正常组织，如晶状体、肾脏、脊髓等，而使肿瘤得到较好的剂量分布。

（3）放疗的不良反应

在 20 世纪 50～70 年代，放疗作为 HL 唯一的治疗手段获得了很高的治愈率。但随着有效的联合化疗的出现，和人们对放疗毒性及不良反应的发现，使得放、化疗综合治疗的模式已取代了单纯放疗。由于对放疗后长期生存的患者中可能致命的心血管系统的毒性和第二原发肿瘤发生增加的逐渐认识，发现治疗相关的死亡部分抵消了治疗所带来的生存获益。这些资料主要来源于 HL 的长期随访分析，NHL 综合治疗或单纯放疗的长期毒性的报道则非常少见。

放疗对于恶性淋巴瘤患者的不良反应因照射部位、照射剂量而异，同时也受化疗药物的影响。患者的年龄、一般情况、内科合并症等也会影响治疗毒性的发生和程度。

1）急性毒性及不良反应：指放疗中以及治疗结束后 3 个月以内所产生的毒性反应，主要是放射性皮炎，表现为表皮红斑、色素沉着、干性脱皮，因恶性淋巴瘤放射剂量相对较低，通常罕见湿性脱皮；可伴有轻至中度骨髓抑制。放疗部位在韦氏环时有轻至中度的黏膜干燥、口干、味觉改变等。腹盆腔放疗时可出现厌食、恶心、呕吐、腹泻等胃肠道反应。纵隔放疗时应注意避免出现放射性肺炎和心包炎。在纵隔有大肿块的情况下，化疗后病灶缩小，应根据缩小的病灶设计照射野；如病灶完全消退，则应照射纵隔部位，不应按治疗前的病灶大小设野。进行 TPS 优化剂量分布时，应将肺的 V_{20} 尽可能控制在 30% 以下。

2）长期毒性及不良反应

A. 第二原发肿瘤。在放疗后 5～6 年以后，甚至 10 年以上第二原发肿瘤的危险增加。与化疗不同，淋巴瘤放疗的第二原发肿瘤主要有肺癌、乳腺癌等实体肿瘤，而淋巴造血系统的第二原发肿瘤如白血病、NHL 则多见于化疗后的患者。HL 年轻女性患者接受放疗后，如长期生存，其乳腺癌的发病率会明显高于正常人群，其相对危险度因患者接受放疗年龄的不同而相异。研究发现≤20 岁的女性患者，患 HL 接受放疗后其乳腺癌相对危险度高达 16.9，而在 21～30 岁、31～39 岁接受放疗的患者，其乳腺癌的相对危险度分别为 5.6 和 2.4。在其他肿瘤中，同样发现其发生率与接受放疗时的年龄呈反比的规律。在 Travis 等的研究中还发现放疗剂量也与乳腺癌的发生有关，来自 7 个国家 13 个医疗中心的超过 3 800 例的病例对照研究中发现诊断时年龄≤30 岁的女性患者，放疗剂量≥4 Gy 时，其乳腺癌相对危险度为 3.2，并且随着剂量的增加逐步上升至最高到 8。因此，在年轻女性的恶性淋巴瘤患者中，如果必须照射斗篷野或纵隔累及野或扩大野时，应特别注意乳腺受照射的剂量。肺癌发生率的增加见于化疗和（或）放疗后的淋巴瘤患者，尤其是吸烟的患者，故应建议患者戒烟。

B. 心血管疾病：在恶性淋巴瘤治疗后的长期毒性方面，心血管疾病的发生率是仅次于第二原发肿瘤并且是死亡率增加的第二位原因。在荷兰的一项研究中，随访了 1 261 例 40 岁以 HL 为第一原发肿瘤的患者，发现心血管疾病的危险性增加，其相对危险度为 6.5，且相对危险度值在各年龄亚组中，与治疗时的年龄呈反比。<20岁的患者其相对危险度最高。同样的,心血管疾病的死亡率也呈现相同的规律。

C. 不孕不育:在非老年患者的盆腔野放疗中,如未将卵巢移至照射野以外,或睾丸亦在照射野之中,将造成不孕不育。如无法避免卵巢或睾丸所在的区域的放疗,可以在治疗前将之移出放疗范围,以保护其功能。

D. 生长发育迟滞:在儿童和青少年的恶性淋巴瘤中,应考虑到放疗对其生长发育的影响和正常组织耐受性较成年人差的情况。儿童恶性淋巴瘤的治疗以化疗为主,如需放疗,应遵循以下原则:全颅照射剂量按年龄递增,不宜超过20 Gy;椎体的照射应包括整个椎体,不应只照射部分椎体而引起发育畸形;骨骼软组织的放疗应避免照射关节,软组织照射时需留有部分正常组织以供淋巴回流。

E. 甲状腺功能减退:在头颈部、上纵隔甚至是全脑全脊髓的放疗中,甲状腺往往无法避免受到照射。在随访中应注意检测甲状腺功能,如发现有功能减退,应根据情况补充甲状腺素。值得强调的是,以上提及的放疗或综合治疗的长期毒性是在采用以往的放疗模式时发生的,即较大照射体积或全淋巴(次全淋巴)照射和较高的放疗剂量。随着放疗技术的发展,累及野照射甚而累及淋巴结照射,以及三维立体放疗和调强放疗在恶性淋巴瘤照射的应用,使得放疗的毒性已被显著性降低。

76.8.2　NHL的化疗

NHL是全身性疾病并且是化疗效果较好的恶性肿瘤之一,有些亚型通过化疗能达到痊愈,因此化疗是大多数NHL的主要治疗方法。20世纪90年代之前以CHOP(环磷酰胺、长春新碱、阿霉素、泼尼松)方案为主的细胞毒药物的联合化疗是其唯一的治疗选择。过去10年中推出的大剂量化疗和外周血干细胞移植逐渐成为进展型淋巴瘤治疗的一部分。靶向治疗药物利妥昔单抗单药或与化疗的联合应用也已导入CD20阳性B细胞NHL的治疗中。

(1) 化疗的方式

主要是通过静脉全身化疗的给药方式控制肿瘤。对原发中枢神经系统或者累及中枢神经系统或者易有中枢神经系统侵犯的NHL通过鞘内注射可提高局部药物浓度。近年来对原发中枢神经系统的

NHL也有通过脑室持续给药的报道。

(2) 化疗禁忌证

NHL的化疗禁忌证与实体瘤的化疗禁忌证相同,主要有以下几方面:① 全身衰竭或恶病质,Karnofsky功能状态评分<50;② 重要脏器功能不全,如严重骨髓抑制、肝肾功能异常、心脏功能失代偿、严重肺气肿、肺功能差;③ 感染、发热、出血、水和电解质紊乱,酸碱平衡失调;④ 胃肠道梗阻。

(3) NHL化疗的不良反应及其防治

当前临床上治疗NHL的大多数化疗药物属细胞毒药物,这些药物选择性差,在杀伤癌细胞的同时,对正常细胞特别是增殖旺盛的细胞也有杀伤作用。有些药物还有免疫抑制和致畸、致癌的作用。在治疗NHL过程中要考虑到各种药物的不良反应、降低化疗药物对正常组织的损伤,避免和防治各种不良反应。

1) 局部反应:有刺激性的药物如果外漏往往引起局部疼痛、肿胀,甚至坏死、化脓、经久不愈而致肢体功能受限。发生外漏时应立刻停止用药,在外溢处周围注射0.9%氯化钠溶液,并以普鲁卡因局封。建议使用深静脉置管以避免药物外漏。

2) 全身反应

A. 骨髓抑制:除博来霉素、长春新碱、顺铂等的骨髓抑制较轻微外,其余化疗药对造血功能均有不同程度的抑制。粒细胞明显减少可导致各种继发感染。严重感染和因血小板减少所致的出血往往是患者的直接死因。粒细胞减少可应用粒细胞集落刺激因子(G-CSF)、粒细胞巨噬细胞集落刺激因子(GM-CSF)。血小板减少可用白介素-11(IL-11)、血小板生成素(TPO)或输注血小板。

B. 胃肠道反应:食欲缺乏、恶心、呕吐是最常见的不良反应,可给予止吐药物,选用5-羟色胺受体拮抗剂、甲氧氯普胺、镇静剂、肾上腺皮质激素,或几种药物联合应用。黏膜溃疡是化疗药物常见的不良反应之一,常常发生于给药后4~6 d。应注意加强口腔护理,给予口腔涂剂。调整饮食,进食高营养的流质。加强支持治疗,补充维生素,注意水及电解质平衡。有腹泻时应查大便常规,除外感染。无感染时可用复方地芬诺酯、洛派丁胺或鸦片酊等。一天腹泻超过5次或有血性便时应停止化疗。腹泻合并粒细胞减少时应及时应用抗生素、升白细胞药。此外要加强支持治疗,注意水及电解质平衡。

C. 肝功能损害:主要表现为肝功能不全或化学

性肝炎、静脉闭塞性疾病、慢性肝纤维化。有肝功能不全时要注意和肝转移、病毒性肝炎以及其他合并用药所致的肝功能损害相鉴别。有肝功能不全时应停用化疗药,给予保肝药物,曾有严重肝功能损害者,肝功能恢复正常以后的化疗应换药或进行剂量调整。

D. 心脏功能损害:由于蒽环类抗生素的问世,化疗药对心脏的影响近年来日益受到重视。阿霉素的慢性心肌毒性与总剂量密切有关,总量达 $550 \, mg/m^2$ 时,其发生率为 $26.8\% \sim 30\%$。已用过蒽醌类药物、大剂量环磷酰胺、有心脏病史、幼儿和年老患者以及放疗可能包括心脏范围者,其总剂量应限制在 $400 \, mg/m^2$。

E. 肺毒性:用博来霉素后 $3\% \sim 5\%$ 的患者可出现与总剂量有关的肺毒性(主要为肺间质炎和纤维化),多在用药数月后或停药后发生。甲氨蝶呤引起明显肺毒性的,多在用药 2 个月至 5 年内发生,可能与所用剂量有关。博来霉素和甲氨蝶呤与放疗有相互作用,可加重肺损伤。

F. 泌尿系统毒性:主要表现为肾损害和出血性膀胱炎。应检测肾功能,水化,避免使用氨基糖苷类抗生素。出血性膀胱炎与异环磷酰胺和大剂量环磷酰胺有关,必须同时使用巯乙磺酸钠,减少血尿的发生。

G. 脱发和皮肤反应:多数化疗药物都能引起脱发,化疗药物未影响毛囊故多能恢复。有些化疗药物可引起皮肤色素沉着及角化增生。博来霉素可引起皮肤色素沉着和角化增生、指(趾)甲坏死脱落。

H. 神经系统反应:长春新碱易引起指(趾)端麻木或感觉异常,尤以老年患者为甚。少数可有头痛、面神经瘫痪,肠梗阻或抽搐等。自主神经系统功能紊乱可导致顽固性便秘。异环磷酰胺有中枢性神经毒性。

I. 生殖功能障碍:环磷酰胺、阿糖胞苷和阿霉素等都明显影响精子的形成或直接损伤精子,氮芥类药物易引起不育,联合化疗特别是长期应用后发生率较高。闭经在化疗患者中虽多见,但化疗对卵巢功能的影响了解尚少。

J. 过敏反应:门冬酰胺酶是蛋白质制剂,易过敏,首剂应小剂量做皮试。

K. 发热:博来霉素可引起发热,偶尔出现高热、呼吸困难、血压下降,甚至死亡。应先肌内注射 1 mg 做试验。

L. 免疫抑制:大多数化疗药物是免疫抑制剂,其中以环磷酰胺、6-巯基嘌呤、6-硫鸟嘌呤、L-门冬酰胺酶和肾上腺皮质激素最明显。

3) 远期反应:化疗引起的主要远期不良反应是发育不良、不孕不育、第二原发癌瘤。对性腺的影响明显的药物有白消安、苯丁酸氮芥、环磷酰胺、丙卡巴肼。长春碱常引起闭经。苯丁酸氮芥和环磷酰胺可致精子缺乏。化疗后长期生存患者的第二原发肿瘤发病率比正常人的预期高 $20 \sim 30$ 倍。通常发生在治疗后 $1 \sim 20$ 年,发病高峰为第 $3 \sim 9$ 年。HL 常发生急性非淋巴细胞性白血病和 NHL。NHL 常发生实体瘤和急性淋巴细胞性白血病。

76.8.3 NHL 的生物靶向治疗

近年来,B 细胞淋巴瘤中,利妥昔单抗(CD20 单抗)应用已非常普遍,除了已被批准用于初治、复发/难治的 DLBCL,初治、复发/难治的滤泡性淋巴瘤,以及滤泡性淋巴瘤的维持治疗以外,在套细胞淋巴瘤、BL、边缘区淋巴瘤以及 CLL/SLL 中,也显示出与化疗联合应用的疗效。第二代的 CD20 单抗 obinutuzumab,相比利妥昔单抗而言,是全人源化的单抗而非人鼠嵌合单抗,过敏原性更小,此外,其抗体依赖性细胞毒作用(ADCC)更强,而补体依赖的细胞毒作用(CDC)较弱,克服了利妥昔单抗的耐药机制。在初治的 781 例 CLL 患者中,obinutuzumab 联合苯丁酸氮芥相比利妥昔单抗联合苯丁酸氮芥显著延长了无进展生存期(23 个月 $vs.$ 10.9 个月,$P <$ 0.001)。

除单抗之外,小分子靶向药物也显示出在 NHL 中的疗效。依鲁替尼(又称伊布替尼,ibrutinib)是一种口服的布鲁顿酪氨酸激酶(Bruton's tyrosine kinase, BTK)抑制剂。BTK 信号通路影响细胞的增殖、分化、迁移和凋亡;BTK 原发缺失(X 连锁无丙种球蛋白血症)可导致成熟 B 细胞缺乏和免疫球蛋白减少;依鲁替尼可与 BTK 活性中心的半胱氨酸残基 cys481 共价结合,具有不可逆的抑制作用,这种结合可以抑制 B 细胞受体(BCR)和趋化因子受体信号通路,破坏整联蛋白依赖的 B 细胞在体外的迁移和黏附,促进 B 细胞从组织中排出并防止这些细胞回到组织,促进其凋亡。在一项 Ⅱ 期研究中,入组了 115 例复发难治的套细胞淋巴瘤,这些患者中 86% 为中危或高危患者,既往中位接受过 3 线治疗。入组患者接受单药依鲁替尼每天 560 mg 口服,完全缓解率21%,部分缓解率47%,长期随访数据显示2年无进展生存率和总生存率分别为31%和47%。最常见的不良反应包括腹泻(54%)、疲乏(50%)、恶心(33%)和呼吸困难(32%),常见的严重感染包括肺炎(8%)、尿路感染(4%)和蜂窝织炎(3%),此外,较严重的出血事件包括血尿(2%)和硬膜下血肿(2%)。依鲁替尼已被批准用于复发/难治的套细胞淋巴瘤以及CLL/SLL。此外,在DLBCL和FL中也在开展研究。

Idelalisib是一种口服、选择性磷酸肌醇3-激酶δ(PI3Kδ,P110δ)抑制剂。PI3Kδ参与改变B淋巴细胞的免疫环境,对这类肿瘤细胞的活化、增殖、生存和迁移起着关键作用。一项Ⅲ期随机安慰剂对照研究入组了220例复发的CLL患者,随机接受利妥昔单抗加安慰剂治疗,或利妥昔单抗联合idelalisib治疗,在给药5个月后,由于试验组疗效明显优于对照组(中位PFS未达到,而对照组为5.5个月),因此试验提前停止,将对照组患者转入试验组治疗。Idelalisib也因此被美国FDA批准上市。此外,idelalisib还被批准用于单药治疗复发/难治的FL及SLL。相对而言,需要特别注意idelalisib可能引起肝脏毒性、严重腹泻或肠炎及肺炎和肠穿孔等。发生率>20%的不良反应包括腹泻、发热、乏力、恶心、咳嗽、肺炎、腹痛、寒战和皮疹等。发生率>30%的不良反应有中性粒细胞减少、高甘油三酯血症、高血糖、ALT和AST升高等。

来那度胺(lenalidomide)是一种免疫调节剂,可以活化树突状细胞、T细胞及NK细胞并促进其增殖,还可以调节肿瘤微环境,上调IL-2、IL-8、IL-10及IFN-γ等炎症抑制因子,下调TNF-α、IL-6等炎性细胞因子,从而发挥抗肿瘤作用。目前已被FDA批准用于复发难治多发性骨髓瘤和复发/难治MCL的治疗。一项入组134例经硼替佐米治疗失败的MCL患者应用单药来那度胺25 mg qd,服21 d,停7 d,总体缓解利率28%,中位DOR 16.6个月。此外,来那度胺联合利妥昔单抗(R²)在复发难治的FL及初治的FL患者中均有较好的疗效。R²-CHOP治疗non-GCB DLBCL的2期研究显示有较好的疗效,而对比R-CHOP联合安慰剂治疗non-GCB的3期研究正在进行中。此外,有一项大型随机对照临床研究(Remark研究),入组了60～80岁的老年初治DLBCL及FL3b的患者,在接受R-CHOP6-8个疗程达到CR/PR后,随机接受来那度胺或安慰剂维持治疗24个月,在中位随访39个月后,主要研究终点(PFS)两组之间有明显差异(P=0.013 5),这是目前DLBCL维持治疗中唯一阳性结果的临床研究。来那度胺主要不良反应包括粒细胞减少、血小板减少、腹泻和血栓形成。

76.8.4 常见类型和特殊部位NHL的治疗

NHL是高度异质性的疾病。病理学分类复杂,各种亚型与治疗计划及预后密切有关。由于分子生物学和免疫生物学的进展,对NHL的认识不断深入,组织病理学分类也在随之而变。近10年来使用2008年的WHO分类。该分类将NHL分为淋巴细胞来源的白血病/恶性淋巴瘤和浆细胞恶性肿瘤。每一种亚型都是一种独立的疾病,其病理学分类、生物学行为、临床表现、治疗反应和预后都不同,选择的治疗也因病而异。由于基因表达谱和基因组相关研究进展,2016年版WHO淋巴瘤分类强调细胞分子生物学标志物在诊断、治疗指导及预后判断中作用,对一些分类进行修改,并提出一些新的暂定分类。

根据细胞来源,NHL可分为来源于B细胞NHL和T或NK细胞NHL。

B细胞来源NHL包括了多种预后迥异的亚型。以自然病程可将B细胞淋巴瘤分为惰性淋巴瘤、侵袭性淋巴瘤和高度侵袭性淋巴瘤3组。惰性淋巴瘤中位生存时间较长,但有一个缓慢继续下降的生存曲线;侵袭性淋巴瘤和高度侵袭性淋巴瘤的生存曲线开始呈指数式下降,接着趋于平坦。3组的中位生存期分别为7年、2.5年和1年。惰性淋巴瘤包括小淋巴细胞性淋巴瘤、淋巴浆细胞淋巴瘤、边缘区B细胞淋巴瘤、滤泡性淋巴瘤(Ⅰ,Ⅱ,ⅢA级)。侵袭性淋巴瘤包括滤泡性淋巴瘤(ⅢB级)、套细胞淋巴瘤、DLBCL。高度侵袭性淋巴瘤包括前体B细胞淋巴母细胞性淋巴瘤和BL。

T细胞来源的NHL除了蕈样肉芽肿和皮肤原发性间变性大细胞淋巴瘤外,其他亚型都属侵袭性或高度侵袭性病变。

常见的NHL有前体B细胞淋巴母细胞性淋巴瘤、前体T细胞淋巴母细胞性淋巴瘤、成熟B细胞来源的慢性淋巴细胞性白血病/小淋巴细胞性淋巴瘤、滤泡性淋巴瘤、套细胞淋巴瘤、MALT淋巴瘤、DLBCL、BL,成熟T细胞来源的外周T细胞淋巴瘤、血管免疫母细胞淋巴瘤、间变大细胞淋巴瘤、结外NK/T细胞淋巴瘤、蕈样肉芽肿。这些亚型涵盖了 95% 以上的患者。

2016 年 WHO 分类把 MYC 和 BCL2/BCL6 重排所引起的"双打击淋巴瘤"和介于 DLBCL/BL 之间的淋巴瘤分类进行合并,提出了独立的淋巴瘤亚型:高级别 B 细胞淋巴瘤伴有 MYC 和 BCL2/BCL6 重排以及无重排的高级别 B 细胞淋巴瘤(非特指性,NOS)。

76.8.4.1 淋巴母细胞淋巴瘤(lymphoblastic lymphoma,LBL)/急性淋巴细胞白血病(acute lymphocyte leukemia,ALL)

LBL 和 ALL 被认为是属于不同临床表现及不同发展阶段的同一种疾病,人为地将骨髓中幼稚淋巴细胞比例 <25% 的定义为 LBL,>25% 的定义为 ALL。

ALL 的诊疗详见白血病相关章节。

LBL 发病率占成人 NHL 的 3%～4%,占儿童 NHL 的 40% 左右。LBL 属于高度侵袭性淋巴瘤,分为 T 细胞淋巴母细胞淋巴瘤(T-LBL)和 B 细胞淋巴母细胞淋巴瘤(B-LBL),前者占 LBL 的 80% 以上,后者占 10%～15%。前体 T 淋巴母细胞性淋巴瘤男性多见,男女比例为(2.5～5):1。中位发病年龄为 24.5 岁。大多数原发于淋巴结,少数为结外。50%～80% 有前纵隔肿块,常累及胸腺。有咳嗽、气短,可伴有胸腔积液。50% 最终转为白血病,20% 有中枢神经系统受侵。前体 B 淋巴母细胞性淋巴瘤青少年多见,老年人有第二个发病高峰。常累及淋巴结、头颈部皮肤和骨骼,骨骼病变表现为孤立性的肿块,一般无纵隔肿块。总的预后较前体 T 淋巴母细胞性淋巴瘤好,青少年有多倍体或 t(12;21) 者有 85%～90% 可长期生存,但婴儿和老年人预后差。

在细胞形态上 LBL 主要表现为中等大小的细胞,胞质呈淡嗜碱性,核膜明显而形态不规则,染色质分布均匀而纤细,典型的表现为小而圆形的核仁呈轮辐状排列,核分裂象多见,生长方式为弥漫性生长。由于淋巴母细胞淋巴瘤来源于不成熟阶段的淋巴细胞,有时可出现肿瘤细胞同时表达 B 或 T 细胞的标记,甚至表达自然杀伤细胞(NK)或髓系细胞的分子标记。

淋巴母细胞淋巴瘤首选临床试验。治疗方案与治疗急性淋巴细胞白血病相同。就诊时为局限期病变者亦应给予强烈化疗。方案中包括积极的诱导缓解,巩固治疗,早期中枢神经系统病变预防,鞘内注射以及长期维持治疗。对于年轻成人患者,应用儿童 ALL 方案治疗的效果优于成人方案。

LNH87/93 试验应用积极的方案完全缓解率达到 71%,但 5 年生存率仅 32%。LSA2-L2 方案使儿童 LBL 5 年生存率达 79%,但成年人的无病生存率仅 35%～44%。Hyper-CVAD/MTX＋Ara-C 及 BFM 等方案,儿童 LBL 的 3 年无病生存率可达 73%～90%,成人为 45%～72%。

初治高危患者可以选择异基因造血干细胞移植。对于没有骨髓受侵的患者可以考虑自体造血干细胞移植。放疗可作为呼吸窘迫或纵隔肿块残留时的姑息治疗。复发难治 LBL 患者预后差,目前尚无标准治疗。大剂量化疗加 STC 有可能改善预后,异基因移植可降低晚期复发率,若无合适的供体,第二次缓解后也可选择自体移植。

76.8.4.2 慢性淋巴细胞白血病/小淋巴细胞性淋巴瘤(CLL/SLL)

CLL/SLL 是低度恶性肿瘤,特点是成熟小淋巴细胞在外周血、骨髓、淋巴结、脾脏中累积。CLL/SLL 都来源于"记忆"B 细胞。由于它们的细胞形态、免疫表型、细胞遗传学相似,诊断和治疗相仿,病理学分类中将它们归为同一疾病,认为是一种疾病的不同发展阶段。不同之处在于 CLL 大量异常淋巴细胞不仅存于骨髓、淋巴结,还可在外周血中检出。

SLL 主要见于中老年人,中位发病年龄 65 岁。男性多见,男女比例为 2:1。诊断时局限性病变 <5%,70%～80% 为Ⅲ、Ⅵ期病变。其中 90% 有骨髓侵犯。临床表现为乏力、全身淋巴结肿大、肝及脾大,可以有结外病变。5 年无病生存率约 25%,5 年生存率 60%。3%～15% 在病程中转化为 DLBCL。

CLL 的各期病变与预后密切相关。Rai 分期 0、Ⅰ、Ⅱ、Ⅲ、Ⅳ 期的中位生存期分别为 >10 年、>8 年、6 年、2 年和 2 年。Binet 分期,A、B、C 期的中位生存分别为 15 年、5 年和 3 年。近年来发现预后不良与基因突变和细胞遗传学改变关系更密切。IgHV 无突变、CD38+、ZAP70−、del(17p)、del(11q) 和 TP53 突变,都是不良因素。此外,2%～3% 发生病理学转化为 Richter 综合征的患者预后也差。

CLL/SLL 中约 50% 的患者在明确诊断时可等待观察。治疗的指征是:① 进行性骨髓衰竭,血红蛋白、血小板计数进行性下降;② 巨脾;③ 大肿块

（>10 cm）；④ 进行性淋巴细胞增加，2 个月内增加>50%，或淋巴细胞倍增时间<6 个月；⑤ 淋巴细胞数>200×10⁹/L；⑥ 合并 AIHA 和（或）ITP，对激素或其他标准治疗无效；⑦ 有 B 症状或严重疲乏；⑧ 可以参加临床试验。

近年来 CLL 的治疗有很大进展，总体预后得以改善。

年轻、一般情况好，del（17p）-患者首选氟达拉滨＋环磷酰胺＋利妥昔单抗（FCR）。苯达莫司汀＋利妥昔单抗（BR）疗效与 FCR 相仿。但 FCR 和 BR 都不能克服不良遗传学的不利影响。

65 岁以上或年轻但伴有内科并发症的患者可选苯丁酸氮芥（CB1348）＋CD20 单抗、依鲁替尼、BR 或 CB1348、CD20 单抗单药治疗。

高危患者有效治疗后可考虑来那度胺维持治疗。

BCR 信号通路的小分子抑制剂，如 BTK 抑制剂依鲁替尼，PI3Kδ 抑制剂 idelalisib（CAL-101）以及 BCL-2 抑制剂 ABT-199 等单药治疗复发/难治 CLL 的有效率为 54%～71%，并且可能不受 TP53 异常、del（11q）等的影响。新型抗 CD20 抗体 Obinutuzumab（GA101）疗效优于利妥昔单抗。GA101 与 CB1348 联合可显著延长老年、体能状态差的患者生存。这些都是治疗 CLL 有前景的药物。

76.8.4.3 滤泡淋巴瘤（follicular lymphoma，FL）

FL 是欧美地区最常见的惰性淋巴瘤，占 NHL 的 20%～30%，亚洲地区发病率较低，占 NHL 的 10%。中位发病年龄约 60 岁。20 岁以下发病少见，多为男性。

临床主要表现为多发淋巴结肿大，也可累及骨髓、外周血、脾脏、韦氏环、胃肠道和软组织等。原发结外少见，可位于皮肤、胃肠道、眼附属器、乳腺和睾丸等。Ⅲ和Ⅳ期约 70%左右。

形态学上表现为 B 细胞来源的肿瘤细胞（中心细胞和中心母细胞）形成滤泡样生长方式，滤泡内混有基质细胞（如树突状细胞、巨噬细胞和 T 细胞）。

FL 的典型免疫表型为：CD20⁺、CD10⁺、BCL2⁺、BCL-6⁺、CD23⁺、CD21⁺，CD43⁻、CD5⁻ 和 Cyclin D1⁻。90%～95%的患者具有 t（14；18）染色体异位所致的 BCL-2 蛋白过表达。

（1）原位滤泡性肿瘤（ISFN）

ISFN 是指形态学正常的淋巴结或其他淋巴组织中有少量 Bcl-2 阳性的滤泡。部分患者有 FL 病史或同时身体其他部位有 FL，属于滤泡植入或部分受累。但也有部分病例无明确的 FL 证据，其染色体拷贝数异常较明确的 FL 少，较少进展成 FL。ISFN 诊断明确后建议随访，应避免过度治疗。

（2）儿童型滤泡性淋巴瘤

2016 年版将儿童型 FL 列为正式类型，原本称为儿童 FL，因为也可发生在成年人中，故更名。形态学表现为扩大的、高增殖活性的滤泡，细胞形态呈明显的母细胞样滤泡中心细胞而非经典的中心母细胞或中心细胞。儿童型 FL 预后良好，几乎均为局限性病变，切除彻底后通常不需要进一步治疗。

（3）伴有 IRF4 重排的大 B 细胞淋巴瘤

这是 2016 病理分类中新的暂定类型，主要发生于儿童和青少年，典型的发病部位为咽淋巴环（Waldeyer ring）和（或）颈部淋巴结，临床分期低，可以呈滤泡、滤泡弥漫混合或单纯弥漫性生长方式，类似于 3B 级 FL 或 DLBCL。免疫表型 IRF4/MUM1 强阳性，GEP 显示多为 GCB 亚型。较儿童型 FL 侵袭性高，但疗效较好。

（4）十二指肠型滤泡性淋巴瘤

修订版将发生于胃肠道的 FL 作为一个变异型，较之胃肠道其他部位 FL，十二指肠型 FL 除了具有局限性低级别 FL 的特征，还有些特征与 ISFN 重叠，有些则与 MALT 淋巴瘤相似。这些患者预后较好，仅予观察即可。

以下讨论的是低度恶性的 FL1～2 级的治疗。3A 级 FL 恶性程度有争议，大多数学者将其归于低度恶性。FL3B 级侵袭性强，按弥漫大 B 细胞淋巴瘤（DLBCL）治疗。

早期滤泡淋巴瘤的治疗：Ⅰ、Ⅱ期（非大肿块）FL 的标准治疗为受累野放疗。放疗局控率 95%，10 年无进展生存率为 37%～82%，10 年总生存率为 46%～79%。对于放疗耐受性不良者，可选择观察等待、单药利妥昔单抗和免疫化疗等。化放疗联合可以延长 PFS，但并未延长 OS。

晚期滤泡淋巴瘤以及Ⅱ期有大肿块，经过现有的治疗手段，不能治愈。对于低肿瘤负荷的晚期 FL 患者，诊断后即刻治疗与先观察等待，待出现治疗指征时：① 参加临床试验；② 有症状；③ 威胁器官功能；④ 继发血细胞减少；⑤ 大瘤块；⑥ 病变持续进展）再进行治疗，总生存时间无明显差异。

FL 的标准一线治疗方案是利妥昔单抗或 GA101 联合化疗。联合化疗方案可有多种选择。

可选择的联合化疗方案包括 CHOP、CVP 和苯达莫司汀等。R-CHOP 和 R-FM 的 FFS 和 PFS 都优于 R-CVP。R-FM 血液毒性和第二原发肿瘤发生率都高于 R-CHOP。BR(苯达莫司汀＋利妥昔单抗)ORR 与 R-CHOP 无差异,但苯达莫司汀耐受性更好,较少血液毒性、神经毒性及感染。对于老年和体弱的患者,还可以选择单药利妥昔单抗,或单药烷化剂(如苯丁酸氮芥、环磷酰胺)±利妥昔单抗。

初治时高肿瘤负荷的患者,在诱导化疗后达到 CR 或 PR,予以 CD20 单抗或放免药物维持治疗,可明显延长无进展生存期。

复发、难治滤泡淋巴瘤的治疗:无症状者,也可以不立即治疗,但应密切随访。有需要治疗的指征(同晚期 FL)时再治疗。选择治疗时应考虑的因素:① 以往缓解的间隔时间;② 以往治疗的方式;③ 放、化疗等的剂量;④ 当前肿瘤负荷;⑤ 年龄;⑥ 内科疾患等。可选择的二线解救化疗方案包括:原先用过的有效的并且缓解期长的一线化疗方案、含氟达拉滨的联合方案,以及所有 DLBCL 的二线解救治疗方案。

其他有效的药物包括沙利度胺、来那度胺、硼替佐米、依鲁替尼、ABT-199 等。

低度恶性 FL 的 10 年总生存率为 70%～80%。

对于快速进展的 FL,应首先排除是否发生组织学类型的转化。可疑发生转化的临床表现包括:LDH 升高、某一受累区域不对称性快速生长、出现结外病变或新出现的 B 症状等。PET/CT 检查显示某一受侵部位 SUV 值显著增高。对可疑发生转化的部位进行组织活检可得以证实。复发或进展时发生转化的 FL,预后差。

76.8.4.4　边缘带淋巴瘤(marginal zone lymphoma,MZL)

MZL 是起源于边缘带区的 B 细胞淋巴瘤,属于惰性淋巴瘤。按照起源部位的不同,分为 3 种亚型:①结外边缘带淋巴瘤,也称为黏膜相关淋巴样组织(mucosa-associated lymphoid tissue,MALT)淋巴瘤;②结内边缘带淋巴瘤;③脾边缘带淋巴瘤。其中 MALT 淋巴瘤最常见。MALT 淋巴瘤的预后优于结内 MZL 和脾 MZL。

边缘带淋巴瘤的发生与慢性感染或炎症反应所致的持续免疫刺激有关。如胃 MALT 淋巴瘤与幽门螺旋杆菌(Hp)的慢性感染有关,甲状腺 MALT 淋巴瘤与桥本甲状腺炎有关,丙型肝炎病毒感染与脾 MZL 有关。

(1) MALT 淋巴瘤

最常见的原发部位是胃肠道,其中胃原发者占 80%～85%。骨髓受侵的比例为 10%～15%。

原发胃 MALT 淋巴瘤的症状有消化不良、腹痛和体重减轻等,B 症状不常见,胃出血比例为 20%～30%,穿孔率为 5%～10%。Ⅰ/Ⅱ期占 80%～90%,90% 的患者 HP 阳性。胃 MALT 淋巴瘤需要胃镜活检明确,常规进行幽门螺杆菌染色。MALT 淋巴瘤的典型免疫表型是 CD5⁻、CD10⁻、CD20⁺、CD23⁺/⁻、CD43⁺/⁻、cyclinD1⁻ 和滤泡区 Bcl-2⁻。有条件的可以通过 FISH 或 PCR 法检测 t(11,18) 染色体异位,以排除抗生素治疗耐药。

Ⅰ/Ⅱ期的治疗:Hp 阳性应首选抗 Hp 治疗,但容易复发,建议每 3 个月复查,直至 1 年半。对于抗 Hp 治疗无效或 Hp 阴性,首选局部放疗。不适合接受放疗的,考虑单用利妥昔单抗治疗。

Ⅲ/Ⅳ期的治疗:无治疗指征者可选择观察等待,有治疗指征的可参考晚期滤泡淋巴瘤的治疗原则,手术治疗仅限于大出血和穿孔等特殊情况。

非胃原发 MALT 淋巴瘤呈现惰性进程,远期预后与胃 MALT 淋巴瘤近似。常见非胃部位包括唾液腺、肺、头颈部、眼附属器、皮肤、甲状腺和乳腺等。治疗原则:Ⅰ/Ⅱ期首选局部放疗或手术,因治疗可能产生严重并发症者也可观察等待。Ⅲ/Ⅳ期参考晚期滤泡淋巴瘤的治疗。

(2) 结内边缘带 B 细胞淋巴瘤

占所有淋巴瘤的 1.5%～1.8%,中位年龄 60 岁,男女比例相仿,晚期病变多于局限期。主要累及淋巴结,偶可累及骨髓和外周血。大部分患者表现为无痛性多发淋巴结肿大,需注意除外 MALT 淋巴瘤或脾 MZL 合并淋巴结受累。

典型免疫表型、分子遗传学、细胞遗传学特征与其他边缘带淋巴瘤近似。

治疗可参考滤泡淋巴瘤的治疗原则,5 年总生存率为 60%～80%。

(3) 脾边缘带淋巴瘤

占淋巴瘤的 2%,中位年龄 50 岁,男女发病比例相同。累及脾、脾门淋巴结,也常累及骨髓、外周血和肝脏,外周淋巴结肿大和结外受侵少见。主要表现为脾大,可伴有自身免疫性血小板减少、贫血,外周血中可见毛细胞。实验室检查与其他淋巴瘤相似,但必须包括丙型肝炎病毒的检测。

典型免疫表型与其他 MZL 亚型相似,往往通过脾切除诊断,也可通过骨髓±外周血中出现的异常小淋巴细胞,具有相应的 MZL 免疫表型,排除慢性淋巴细胞白血病、套细胞淋巴瘤等,且同时伴有脾大的临床表现而确诊。

对于无症状、无进行性血细胞减少、无脾大的患者可先观察等待。伴有脾大且丙型肝炎阳性的患者,如不存在丙肝治疗禁忌,可给予抗丙肝治疗。对有症状者,首选单纯脾切除或单用利妥昔单抗治疗。复发的患者治疗可参考晚期滤泡淋巴瘤。

近年来新靶点药物在 MALT 淋巴瘤的解救中显示了有效性,硼替佐米、来那度胺、idelalisib、依维莫司等单药都有较高的缓解率,来那度胺+利妥昔单抗、依鲁替尼+利妥昔单抗+苯达莫司汀的联合化疗方案有效率>80%,完全缓解率达 50% 以上,并且不良反应能耐受。

76.8.4.5　弥漫大 B 细胞淋巴瘤(DLBCL)

DLBCL 是成人 NHL 中最常见的一种类型,在临床表现和预后等方面具有高度异质性。在西方占成人 NHL 的 30%~40%,我国占 35%~50%。中位发病年龄为 50~70 岁,男性略多于女性。

DLBCL 的主要病理学特征是大的、弥漫性生长的异常淋巴样细胞增生,而淋巴结结构基本被破坏。2016 年修订版根据细胞起源将 DLBCL 分 GCB 和 ABC 两个分子亚型以及少部分不能区分类型者为第 3 型。ABC 和第 3 型统称为非生发中心型(non-GCB),中国的 non-GCB 型占 DLBCL 的 2/3 且预后差。特殊亚型有纵隔大 B 细胞淋巴瘤、原发中枢神经系统 DLBCL、EBV 阳性 DLBCL 及腿型等。二代测序(NGS)技术研究发现了一些共同或单独存在于 GCB 和 ABC 亚型的基因突变位点,有可能是指导治疗的靶点,值得关注。

DLBCL 近年来一个重要进展是对伴 MYC 阳性的 DLBCL 的认识,定义了双击/三击淋巴瘤、双表达淋巴瘤。

DLBCL 诊断的"金标准"是活检组织病理学诊断。对 CD20、CD3、CD5、CD10、CD45、BCL2、BCL6、Ki-67、IRF4/MUM1 和 MYC 进行检测。鉴别诊断选做 cyclin D1、kappa/lambda、CD138、EBV、ALK 和 HTLV 等。

治疗原则:DLBCL 的治疗模式是内科治疗和放疗的综合治疗。治疗策略应根据年龄、国际预后指数(IPI)评分和分期等进行相应的调整。对高肿瘤负荷患者,可以在正规化疗开始前给予预治疗,包括泼尼松±长春新碱,以避免肿瘤溶解综合征的发生。对乙型肝炎病毒携带或感染患者,应密切监测 HBV-DNA 滴度,并选择适当的抗病毒治疗。

Ⅰ、Ⅱ 期的初始治疗:无大肿块,R-CHOP 3 个周期+局部放疗 30~36 Gy,或 R-CHOP 6 个周期±局部放疗 30~36 Gy。Ⅰ 和 Ⅱ 期伴有大肿块,R-CHOP 方案 6 个周期±局部放疗 30~40 Gy。

Ⅲ、Ⅳ 期的初始治疗:R-CHOP 6~8 个周期。

对于心脏功能不佳患者,建议将 Vp-16 或脂质体阿霉素或吉西他滨替代阿霉素。>80 岁患者用 R-mini-CHOP 比较安全。

复发耐药可采用 DHAP、ESHAP、GDP、GemOx、ICE、miniBEAM 或 MINE 等方案±利妥昔单抗解救,缓解后行自体或异基因造血干细胞移植(HDT/ASCT)。5 年总生存率达 30%~50%。对不适合 HDT/ASCT 的患者,解救方案可选苯达莫司汀±利妥昔单抗、DA-EPOCH±利妥昔单抗,CD30⁺ 者可考虑 Brentuximab vedotin,非 GCB 可选择来那度胺、依鲁替尼。中位生存期为 9~13 个月。不能耐受积极治疗的患者予以对症支持治疗,提高生活质量,通常生存<6 个月。

此外,PI3K 抑制剂 idelalisib 治疗 GCB 来源 DLBCL,HDAC 抑制剂伏诺司他,免疫检测点抑制剂 PD-1 单抗、PD-L1 单抗、CAR-T 等治疗是 DLBCL 研究中引人关注的热点。

CNS 预防治疗:约 5%DLBCL 病程中累及中枢神经系统,预后差,总生存期<6 个月。有以下高危因素者:血清 LDH 水平升高或至少有 1 处结外累及,有鼻旁窦、睾丸、乳腺、肾脏、肾上腺或硬膜外腔累及,中枢神经系统累及的国际预后指数(CNS-IPI)分层为高危,应予以中枢预防治疗。

76.8.4.6　高级别 B 细胞淋巴瘤伴有 MYC&BCL2/BCL6 重排以及无重排的高级别 B 细胞淋巴瘤非特指型(HGBL-NOS)

这是 2016 年 WHO 分类增加的一个独立的淋巴瘤亚型。

2008 年分类中将具有高度侵袭性、介于 DLBCL 和 BL 特征之间的淋巴瘤称为"不能分类的 B 细胞淋巴瘤(BCLU)",其中包含伴有或不伴有 MYC 和 Bcl-2/Bcl-6 重排的淋巴瘤,由于定义模糊常导致概念混乱。2016 年版修订版将其统称为 HGBL,并分为两个亚型:① HGBL,伴有 MYC 和 Bcl-2 和

(或)Bcl-6 重排,即"双打击(DHL)"或"三打击(THL)"淋巴瘤;② 不伴有重排的 HGBL 命名为高级别 B 细胞淋巴瘤,非特指型(HGBL,NOS)。原 BCLU 名称不再使用。

HGBL-NOS 对 R-CHOP 和强烈的化疗都有效,生存差异无统计学意义。HGBL-NOS 的预后较 DHL/THL 好。

MYC 基因重排见于 5%～15% 的 DLBCL,NOS,其中部分同时伴有 Bcl-2 和(或)Bcl-6 重排,即上述 HGBL 的特殊亚型,多为 GCB 表型,具有高度侵袭性,预后很差。而 MYC 蛋白的表达率(30%～50%)要比重排高得多,其中与 Bcl-2 蛋白共表达的为 20%～35%,大部分 MYC/Bcl-2 蛋白表达并不伴有 MYC/Bcl-2 染色体改变,称为"双表达淋巴瘤(DEL)",多见于 ABC/non-GCB 亚型。DEL 预后较差,但优于"双打击"HGBL。2016 年修订版推荐双表达淋巴瘤的阳性阈值为 MYC 蛋白≥40%、Bcl-2 蛋白≥50%。MYC、Bcl-2 和 Bcl-6 基因重排检测,FISH 是金标准。

在一个 DHL/THL 病例数＞300 的研究中 DHL 以 MYC+Bcl-2 基因重排多见(87%),MYC+Bcl-6 基因重排约占 5%,THL 占 8%。THL 和 DHL 有相似的临床特征和预后。

DHL 患者中位年龄 51～65 岁,男女比例 2∶1,多数有 LDH 升高、晚期疾病、结外病变以及 IPI 显示高中危和高危;经常累及骨髓和 CNS 系统(9%～50%)。

DLBCL 常用的 R-CHOP 方案治疗 DHL 疗效差,2 年无进展生存率为 25%,总生存率为 41%。

强烈方案 R-CODOX-M/IVAC、DA-EPOCH-R、R-Hyper-CVAD/MA,相比 RCHOP 可提高无进展生存率(21.6 vs. 7.8 月)。其中 DA-EPOCH-R 耐受性较好。有高危因素者(见 DLBCL)中枢预防治疗应是治疗的组成部分。诱导治疗后 CR 患者接受 SCT 能否提高患者生存尚无定论。复发耐药可更换非交叉耐药的方案:R-DHAP、R-ICE 或新药。

76.8.4.7　套细胞淋巴瘤(mantle cell lymphoma,MCL)

MCL 占 NHL 的 5%～10%,男女发病比例为(2～3)∶1,中位发病年龄为 65 岁左右。

MCL 的肿瘤细胞为形态一致的相对较小的淋巴样细胞,生长形态有多种,包括套带性、结节性、弥漫性和母细胞样变。MCL 细胞典型的免疫表型为 CD20⁺、CD5⁺、CD43⁺,而 CD10⁻、CD23⁻。MCL 普遍存在 t(11;14)染色体异位,导致细胞周期蛋白 cyclin D1 过表达。MCL 有两种预后不同的类型:经典型 MCL 发生于淋巴结和结外部位,肿瘤细胞 IGHV 无突变或仅有少量突变,表达 SOX11,另有少部分 MCL 来源于 IGHV 突变、SOX11⁻ 的 B 细胞,常累及血液、骨髓及脾脏,淋巴结病变轻或无,临床呈惰性表现。

MCL 就诊时 70% 为 Ⅳ 期,骨髓受侵率可达 50%～100%,下消化道受侵率为 80%～90%,上消化道受侵率约 40%,消化道受侵在内镜下常表现为多发性息肉样病变。

MCL 的准确分期包括全身 CT 或 PET/CT,骨髓活检或穿刺,发生母细胞变或有中枢神经系统症状者应进行脑脊液检查,拟诊为 Ⅰ～Ⅱ 期的患者,应进行内镜检查除外胃肠道侵犯。

按照目前的治疗,MCL 不可治愈,多药联合化疗的生存时间为 3～5 年。Ⅰ～Ⅱ 期很少见,可予化疗联合放疗,或单纯放疗。Ⅱ 期大肿块、Ⅲ～Ⅳ 期应予以联合化疗。部分进展缓慢,呈明显惰性特征的患者可观察等待。

年轻、缓解后准备 ASCT 的患者可选择积极方案:Hyper-CVAD、Nordic、R-CHOP 序贯 R-DHAP、R-CHOP 序贯 RICE 等。不考虑移植患者可用 R-CHOP、苯达莫司汀±利妥昔单抗、VR-CAP(硼替佐米、利妥昔单抗、环磷酰胺、多柔比星、泼尼松)及克拉曲滨等。一线治疗后可考虑利妥昔单抗维持治疗。

复发耐药时,可予以依鲁替尼、沙利度胺、来那度胺以及 DLBCL 不适合移植的方案。二线解救成功者,若无禁忌证,可行异基因移植。

周期蛋白依赖性激酶(CDK)抑制剂 flavo-piridol、人源激酶的抑制剂 CCI-779(temsirolin-mus)、HDAC 抑制剂伏诺司他等治疗 MCL 都显示了一定的活性。

76.8.4.8　伯基特淋巴瘤(Burkitt Lymphoma,BL)

BL 属于高度侵袭性 NHL,分为地方流行性、散发性和免疫缺陷相关性 3 个变异型。流行型 BL 主要发生于非洲赤道地区和巴西东北部,高峰发病年龄在 4～7 岁,男女发病比例为 2∶1,多累及颌骨,EB 病毒阳性率达 95% 以上。散发型 BL 散布于世界各地,主要发生在儿童和青年,男女发病比例为

(2～3)：1,腹部受累多见,EB 病毒阳性率低于 30%。免疫缺陷相关型多发生于艾滋病患者,常累及淋巴结和骨髓。

BL 占 NHL 的 3%～5%,占儿童 NHL 的 40%,是细胞倍增周期最短的肿瘤,生长迅速。结外受侵常见,头颈、腹部、骨髓和中枢神经系统等是最常受累及的部位。

经典型 BL 呈现弥漫浸润的较单一、中等大小的肿瘤性 B 细胞,常见"星空"现象。非典型 BL(伴浆细胞样分化),其特征介于 BL 和大 B 细胞淋巴瘤之间。肿瘤细胞起源于生发中心,膜 IgM$^+$、单一轻链$^+$,CD19$^+$、CD20$^+$、CD22$^+$、CD10$^+$和 Bcl -6$^+$,同时 Bcl - 2$^-$、CD5$^-$、CD23$^-$和 TdT$^-$。Ki -67$^+$细胞近 100%。FISH 可以检测到 MYC 易位近 100%,其中 t(8;14)占约 80%,t(2;8)和 t(8;22)占 15%。

BL 的治疗以化疗为主,根据不同危险程度选择治疗。低危定义为：LDH 正常,可完全切除的腹块或腹部外单个直径<10 cm 的肿块。超出这个范围为高危患者。CHOP 方案治疗力度不够。大剂量化疗可提高疗效。联合利妥昔单抗可以改善长期生存,特别是 60 岁以上的患者。BL 对治疗敏感,要充分预防肿瘤溶解综合征的发生,并且强调做中枢神经系统预防性治疗。

初治可选择的化疗方案包括：首选临床试验,还可以选择 CALGB10002 方案＋利妥昔单抗、CODOX - M/IVAC＋利妥昔单抗、R -剂量调整的 EPOCH 或 HyperCVAD 方案等。以上方案总的治愈率>50%。

2017 国际淋巴瘤会议报道 DA - EPOCH - R 治疗 BL,低危 3 个疗程,高危 6 个疗程,加鞘内注射,无进展生存率 87%,总生存率 88%。复发难治的 BL 可参照 DLBCL。

76.8.4.9 外周 T 细胞淋巴瘤(peripheral T-cell lymphoma, PTCL)

PTCL 是一组起源于胸腺后成熟 T 淋巴细胞或自然杀伤(natural killer, NK)细胞的淋巴系统恶性肿瘤。欧美国家中,外周 T 细胞淋巴瘤非特指型(peripheral T-cell lymphoma, not otherwise specified, PTCL - NOS)占所有 NHL 的 7%～10%,亚洲国家发病率明显高于欧美,占所有 NHL 的 15%～22%。5 年总生存率为 25%～45%。

PTCL - NOS 是 PTCL 中最常见的一种类型。由于其在形态学、免疫学、遗传学和临床表现上都无特异性,所以只有在排除其他独立分型的 T 细胞淋巴瘤后,方能做出 PTCL - NOS 的诊断。

PTCL - NOS 中位发病年龄 55 岁,无明显性别差异。临床表现浅表淋巴结肿大,半数伴 B 症状。部分患者可出现明显的皮肤瘙痒和高丙种球蛋白血症。结外常累及皮肤及皮下组织、肝、脾、肠道、甲状腺及骨髓等。中枢神经系统侵犯较少。诊断时多为Ⅲ-Ⅳ期,具侵袭性。

PTCL - NOS 可能起源于成熟(外周)T 细胞发育的各个分化阶段。病理组织学显示瘤细胞呈弥漫分布,淋巴结结构破坏,常伴有炎性多形性背景。瘤细胞种类多样且变化大,多数为中到大细胞,胞核多形性,不规则,染色质多或泡状,核仁明显,核分裂象多见。

PTCL - NOS 是一组异质性的疾病,最佳治疗策略和治疗方案存在争议。

低危或低中危的Ⅰ、Ⅱ期患者推荐临床试验(首选)或 6～8 个周期的联合化疗加受累野 30～40 Gy 的放疗。

高危或高中危的Ⅰ、Ⅱ期及Ⅲ、Ⅳ期患者首先推荐临床试验,或者 6～8 个周期的联合化疗加或不加局部放疗。

一线方案包括 CHOP、CHOEP、DA - EPOCH 和 HyperCVAD/MTX - AraC。不能耐受蒽环类药物治疗的患者,也可考虑含吉西他滨、L -门冬酰胺酶等药物的方案。对预后不良的年轻患者可以考虑自体或异基因造血干细胞移植。

复发难治的 PTCL - NOS 推荐临床试验、二线治疗或姑息性放疗。二线方案包括 HDAC 抑制剂：贝利司他、罗米地辛、西达本胺。叶酸代谢抑制剂普拉曲沙。CD30$^+$者可考虑 brentuximab vedotin。大剂量化疗加造血干细胞移植的诱导方案有 DHAP、ESHAP、GDP、GemOx、ICE 等。

76.8.4.10 蕈样霉菌病/Sezary 综合征(mycosis fungoides/sezary syndrome, MF/SS)

MF/SS 是最常见的皮肤 T 细胞淋巴瘤(CTCL),占所有 NHL 的 2%～3%。MF 是一种以惰性表现为特征的原发皮肤的成熟 T 细胞结外非霍奇金淋巴瘤。MF 的广泛性红皮病伴外周血受侵(循环中异常细胞占淋巴细胞比例>5%),即称为 Sezary 综合征。MF 的 5 年生存率近 90%,但不能治愈。

MF 临床表现为多形性、多发性皮肤红斑、斑块和瘤样结节,以下腹、腰和颈部多见,常伴皮肤瘙痒。病程呈反复性进展,病变可局限于皮肤数月、数年、甚至数十年。约 10%MF 的皮损是广泛性红皮病,15%~20%的 MF 在疾病晚期出现淋巴结和内脏器官侵犯。

MF 肿瘤细胞免疫表型通常为成熟 T 记忆细胞型表型,为 $CD3^+$、$CD4^+$、$CD45RO^+$、$CD8^-$。偶见 $CD4^-$、$CD8^+$ 的成熟 T 细胞表型。

MF/SS 目前尚无根治性方法,早期皮损,以局部治疗为主或综合应用多种局部治疗手段,Ⅲ、Ⅳ期和难治性病变采用以全身治疗为主的综合治疗。治疗方法包括局部药物涂抹(皮质激素、氮芥、卡莫司汀、贝沙罗汀软膏)、电子束照射、光疗法、生物治疗、全身化疗和造血干细胞移植治疗等。

76.8.4.11　结外 NK/T 细胞淋巴瘤(ENKL),鼻型

占 NHL 的 2%~10%,多发生于亚洲及南美洲,西欧及北美少见。其恶性细胞大部分来源于成熟的 NK 细胞,少部分来源于 NK 样 T 细胞,因此称为 NK/T 细胞淋巴瘤。

病变多原发于鼻腔,常局限于上呼吸道和消化道,也可完全发生或播散至鼻外部位,如皮肤、睾丸、胃肠道等,在 WHO 2008 年造血与淋巴组织分型中统一命名为结外 NK/T 细胞淋巴瘤,鼻型。发病机制尚不完全清楚,目前发现与 EBV 感染密切相关。

常见症状为鼻塞、鼻出血和面部肿胀,有时伴恶臭,B 组症状常见,约 30%。

ENKL 组织病理学特征为弥漫性淋巴瘤细胞浸润,呈血管中心性、血管破坏性生长,导致组织缺血坏死以及黏膜溃疡。典型 NK/T 细胞淋巴瘤为$CD3\varepsilon^+$、$CD56^+$、$EBER^+$、$TIA-1$ 和 granzyme B^+。

ENKL 对放疗较敏感,但对 CHOP 方案化疗抗拒。所有部位,分期的 ENKL 首先都建议参加高质量的临床试验。

原发鼻腔的 Ⅰ 期、无危险因素:也可选择单纯放疗,序贯化、放疗和同步放、化疗。

原发鼻腔的 Ⅰ 期、有危险因素和 Ⅱ 期:也可选择同步化、放疗或序贯化、放疗。

原发鼻腔的 Ⅳ 期:也可选择同步化、放疗或以左旋天门冬酰胺酶为主的联合化疗±放疗。

原发鼻腔外的 Ⅰ、Ⅱ 和 Ⅳ 期:同原发鼻腔的 Ⅳ 期。

ENKL 的危险因素包括:① 年龄≥60 岁;② 有 B 症状;③ ECOG 体能状态评分≥2;④ 区域淋巴结受侵;⑤ 局部组织受侵,如骨或皮肤;⑥ LDH 升高;⑦ 高 Ki-67 增殖指数;⑧ EBV DNA 滴度≥6.1×10^7 拷贝/ml。

可选择的联合化疗方案:以 L-天门冬酰胺酶为基础,包括:AspaMetDex(L-门冬酰胺酶+甲氨蝶呤+地塞米松)和 SMILE(地塞米松+甲氨蝶呤+异环磷酰胺+L-门冬酰胺酶+依托泊苷)等。

同步化放疗方案:放疗 50 Gy+3 周期 DeVIC 方案(地塞米松、依托泊苷、异环磷酰胺和卡铂)和放疗 40~52.8 Gy+顺铂序贯 3 周期 VIPD 方案(依托泊苷、异环磷酰胺、顺铂和地塞米松)。

序贯化放疗方案:SMILE 继以放疗(45~50.4 Gy)或 VIPD 方案继以放疗(45~50.4 Gy)。

造血干细胞移植治疗可考虑用于初治高危和复发难治的患者。

76.9　展望

恶性淋巴瘤是一大类淋巴细胞起源的恶性肿瘤,大多数类型对放、化疗敏感,传统的放疗、化疗手段治愈率高。然而,疾病存在较强的异质性,有些淋巴瘤原发耐药,疗效非常差。近年来研究发现,很多耐药的淋巴瘤都存在基因的异常,因此针对各个靶点的单抗和小分子药物也不断问世,提高了某些类型淋巴瘤的治疗效果。目前,我国的一些制药企业也紧跟国际形势,自主研发了许多包括 CD20 单抗、BTK 抑制剂、PD-1 单抗、HDAC 抑制剂在内的很多新药,希望能给我国恶性淋巴瘤患者带来疗效好而又经济实惠的好药。

(洪小南　吕方芳　李小秋)

主要参考文献

[1] 李小秋,李甘地,高子芬,等.中国淋巴瘤亚型分布:国内多中心性病例 10002 例[J].诊断学理论与实践,2012,11(2):111-115.

[2] Ansell SM, Lesokhin AM, Borrello I, et al. PD-1 blockade with nivolumab in relapsed or refractory Hodgkin's lymphoma[J]. N Engl J Med, 2015, 372: 311-319.

[3] Bonadonna G, Bonfante V, Viviani S, et al. ABVD plus subtotal nodal versus involved-field radiotherapy in early-stage Hodgkin's disease: long-term results[J]. J Clin Oncol, 2004, 22: 2835-2841.

[4] Coiffier B, Pro B, Prince HM, et al. Romidepsin for

the treatment of relapsed/refractory peripheral T-cell lymphoma: pivotal study update demonstrates durable responses[J]. J Hematol Oncol, 2014, 7:11. S

[5] Duhmke, E, Franklin, J, Pfreundschuh, M, et al. Low-dose radiation is sufficient for the noninvolved extended-field treatment in favorable early-stage hodgkin's disease: long-term results of a randomized trial of radiotherapy alone[J]. J Clin Oncol, 2001, 19: 2905.

[6] Ferme C, Eghbali H, Meerwaldt Jh, et al. Chemotherapy plus involved-field radiation in early-stage Hodg-kin's disease[J]. N Engl J Med, 2007, 357:1916 – 1927.

[7] Le Gouill S, Thieblemont C, Oberic L, et al. Rituximab maintenance after autologous stem cell transplantation prolongs survival in younger patients with mantle cell lymphoma: final results of the randomized phase 3 LyMa trial of the Lysa/Goelams group[J]. Blood, 2016, 128:145

[8] National Comprehensive Cancer Network Clinical Practice Guidelines in Oncology, Hodgkin Lymphoma, Version 3, 2017.

[9] O'Connor OA, Pro B, Pinter-Brown L, et al. Pralatrexate in patients with relapsed or refractory peripheral T-celllymphoma: results from the pivotal PROPEL study[J]. J Clin Oncol, 2011, 29: 1182 – 1189.

[10] Pfreundschuh M, Trumper L, Osterborg A, et al. CHOP-like chemotherapy plus rituximab versus CHOP-like chemotherapy alone in young patients with good-prognosis diffuse large-B-cell lymphoma: a randomised controlled trial by the MabThera International Trial (MInT) Group[J]. Lancet Oncol, 2006, 7(5):379 – 391.

[11] Shi Y, Dong M, Hong X, et al. Results from a multicenter, open-label, pivotal phase Ⅱ study of chidamide in relapsed or refractory peripheral T-cell lymphoma[J]. Ann Oncol, 2015, 26:1766 – 1771.

[12] Wang ML1, Rule S, Martin P, et al. Targeting BTK with ibrutinib in relapsed or refractory mantle-cell lymphoma[J]. N Engl J Med, 2013, 369:507 – 516.

[13] Younes A1, Gopal AK, Smith SE, et al. Results of a pivotal phase Ⅱ study of brentuximab vedotin for patients with relapsed or refractory Hodgkin's lymphoma[J]. J Clin Oncol, 2012, 30:2183 – 2189.

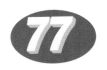 **中枢神经系统肿瘤**

77.1 颅脑肿瘤

77.1.1 概述

颅脑肿瘤是指发生于颅腔内的神经系统肿瘤,包括起源于神经上皮、外周神经、脑膜和生殖细胞的肿瘤,淋巴和造血组织肿瘤,蝶鞍区的颅咽管瘤与颗粒细胞瘤,以及转移性肿瘤。颅内肿瘤的分类有多种方式:按肿瘤的起源可以分为原发性肿瘤和转移性肿瘤。按生物学行为可分为良性肿瘤和恶性肿瘤。近年来,颅内肿瘤的发病率呈上升趋势。据统计,颅内肿瘤约占全身肿瘤的 5%,占儿童肿瘤的 70%,原发性颅内肿瘤的年发病率为(7.8~12.5)/10 万。其他恶性肿瘤最终会有 20%~30% 转入颅内。由于其膨胀的浸润性生长,在颅内一旦占据一定空间时,不论其性质是良性还是恶性,都势必使颅内压升高,压迫脑组织,导致中枢神经损害,危及患者生命。中枢神经系统肿瘤由于发病部位的不同,发病率各方面统计差异较大,男性的颅脑肿瘤发病率明显高于女性。颅内肿瘤可发生于任何年龄,40 岁以后开始升高。年轻人中室管膜瘤、垂体腺瘤、颅咽管瘤多见;中年人中星形细胞瘤、脑膜瘤、神经鞘瘤多见;老年人以胶质母细胞瘤和转移瘤多见。最常见的是神经上皮肿瘤,之后依次为脑膜瘤、垂体瘤、神经鞘瘤、淋巴瘤和转移瘤。在胶质瘤中胶质母细胞瘤约占一半,胶质母细胞瘤和星形细胞瘤约占 3/4。成人以幕上肿瘤多见,约占 70%,儿童以幕下和中线部位肿瘤多见。

77.1.2 病因

两类基因与肿瘤的发生、发展密切相关。一类是肿瘤基因,另一类是抗肿瘤基因。肿瘤基因的活化和过度表达诱发肿瘤形成,抗肿瘤基因的存在和表达有助于抑制肿瘤的发生。肿瘤基因可以存在于正常细胞中,不表现肿瘤特性。当正常细胞受到致瘤因素作用时,如病毒、化学致癌物质和射线等,细胞中的肿瘤基因被活化,细胞的表型发生改变,肿瘤性状得以表达,这些细胞迅速扩增,从而形成真正的肿瘤实体。诱发肿瘤发生的因素有环境因素、遗传因素等。

环境因素包括离子射线、非离子射线、杀虫剂、亚硝胺化合物、致肿瘤病毒、其他感染因素等。现已肯定电离辐射能增加肿瘤发病率。颅内肿瘤接受放射治疗,多年后在照射区可发生纤维肉瘤和脑膜肉瘤。有垂体腺瘤术后行放射治疗而出现鞍区脑膜肉瘤的个案报告。儿童头癣行放射治疗与日后发生脑瘤之间有明确的关系。外伤与颅内肿瘤发生的关系尚难确定。

遗传因素：垂体瘤在多发性内分泌肿瘤病Ⅰ型中发生率高达 65% 以上。胶质瘤中有些是某种遗传疾病的一部分，各型胶质瘤基本有相似的 13、17、22 号染色体改变，恶性程度高的胶质瘤中有 9 号染色体短臂（9p）的丢失，多形性胶质母细胞瘤有 10 号染色体的丢失，有家族遗传性的脑膜瘤患者中发现有 22 号染色体长臂的丢失。

多种化学致癌物质如烷化剂、苯、有机溶剂、多环芳烃、苯酚等并无确切流行病学证据，但是动物实验证明向脑或脑室注射可以诱发脑肿瘤。病毒和免疫抑制剂可以诱发脑肿瘤。

内分泌因素如女性激素与脑膜瘤的发生发展有关，妊娠期垂体瘤体积会增大。

77.1.3 病理学类型

神经系统肿瘤的病理学研究从 19 世纪开始起步，经过多年的发展取得了丰硕的成果。世界卫生组织（WHO）将中枢神经系统肿瘤分为：神经上皮肿瘤、颅神经和脊旁神经肿瘤、脑膜肿瘤、淋巴和造血系统肿瘤、生殖细胞肿瘤、蝶鞍区肿瘤和转移瘤七大类。2016 版 WHO 中枢神经系统（CNS）肿瘤分类较 2007 版从概念到实践都有提升，首次在组织学基础上加入了分子学特征，从而构建了分子时代 CNS 肿瘤诊断的新理念。2016 版分类标准对弥漫性胶质瘤、髓母细胞瘤和其他胚胎源性肿瘤的分类做出重大调整，并使用组织学和分子学特征进行重命名，包括 IDH 野生型/IDH 突变型胶质母细胞瘤、H3K27M 突变型弥漫性中线胶质瘤、RELA 融合阳性室管膜瘤、WNT 激活型髓母细胞瘤和 SHH 激活型髓母细胞瘤以及伴有多层菊形团-C19MC 变异型胚胎源性肿瘤等。此外，2016 版分类标准增加了一些新认识的肿瘤，并删除了一些不再具有诊断和生物学意义的肿瘤与亚型及模式（表 77-1）。

表 77-1　2016 版 WHO 中枢神经系统肿瘤分类

肿瘤分类	ICD-0
弥漫性星形胶质细胞和少突胶质细胞肿瘤	
弥漫性星形胶质细胞瘤，IDH 突变型	9400/3
肥胖型星形胶质细胞瘤，IDH 突变型	9411/3
弥漫性星形胶质细胞瘤，IDH 野生型	9400/3
弥漫性星形胶质细胞瘤，NOS	9400/3

续　表

肿瘤分类	ICD-0
间变性星形细胞瘤，IDH 突变型	9401/3
间变性星形细胞瘤，IDH 野生型	9401/3
间变性星形细胞瘤，NOS	9401/3
胶质母细胞瘤，IDH 野生型	9440/3
巨细胞型胶质母细胞瘤	9441/3
胶质肉瘤	9442/3
上皮样胶质母细胞瘤	9440/3
胶质母细胞瘤，IDH 突变型	9445/3*
胶质母细胞瘤，NOS	9440/3
弥漫性中线胶质瘤，H3K27M 突变型	9385/3*
少突胶质细胞瘤，IDH 突变型和 1p/19q 共缺失	9450/3
少突胶质细胞瘤，NOS	9450/3
间变少突胶质细胞瘤，IDH 突变型和 1p/19q 共缺失	9451/3
间变少突胶质细胞瘤，NOS	9451/3
少突星形胶质细胞瘤，NOS	9382/3
间变少突星形胶质细胞瘤，NOS	9382/3
其他星形胶质细胞肿瘤	
毛细胞型星形胶质细胞瘤	9421/1
毛黏液样型星形胶质细胞瘤	9425/3
室管膜下巨细胞型星形胶质瘤	9384/1
多形性黄色星形胶质细胞瘤	9424/3
间变多形性黄色星形胶质细胞瘤	9424/3
室管膜肿瘤	
室管膜下瘤	9383/1
黏液乳头型室管膜瘤	9343/1
室管膜瘤	9391/3
乳头状室管膜瘤	9393/3
透明细胞型室管膜瘤	9391/3
伸长细胞型室管膜瘤	9391/3
室管膜瘤，RELA 融合阳性	9396/3*
间变性室管膜瘤	9392/3
其他胶质瘤	
第三脑室脊索样胶质瘤	9444/1
血管中心性胶质瘤	9431/1
星形母细胞瘤	9430/3
脉络丛肿瘤	
脉络丛乳头状瘤	9390/0
不典型脉络丛乳头状瘤	9390/1
脉络丛癌	9390/3
神经元和混合性神经元-胶质肿瘤	
胚胎发育不良性神经上皮肿瘤	9413/0
神经节细胞瘤	9492/0
节细胞胶质瘤	9505/1
发育不良性小脑神经节细胞瘤	9505/3
小脑发育不良性节细胞瘤（Lhermitte-Duclos 病）	9493/0

肿瘤分类	ICD-0
婴儿促纤维增生型星形胶质细胞瘤和节细胞胶质瘤	9412/1
乳头状胶质神经元肿瘤	9509/1
玫瑰花结样胶质神经元肿瘤	9509/1
弥漫性软脑膜胶质神经元肿瘤	
中枢神经细胞瘤	9506/1
脑室外中枢神经细胞瘤	9506/1
小脑脂肪神经细胞瘤	9506/1
副神经节瘤	8693/1
松果体区肿瘤	
松果体细胞瘤	9361/1
中分化松果体实质肿瘤	9362/3
松果体母细胞瘤	9362/3
松果体乳头状肿瘤	9395/3
胚胎性肿瘤	
髓母细胞瘤,遗传学分类	
髓母细胞瘤,WNT 激活	9475/3*
髓母细胞瘤,SHH 激活伴 TP53 突变型	9476/3*
髓母细胞瘤,SHH 激活伴 TP53 野生型	9471/3
髓母细胞瘤,非 WNT/非 SHH	9477/3*
髓母细胞瘤,3 组	
髓母细胞瘤,4 组	
髓母细胞瘤,组织学分类	
髓母细胞瘤,经典型	9470/3
髓母细胞瘤,促纤维增生/结节型	9471/3
伴有广泛结节的髓母细胞瘤	9471/3
髓母细胞瘤,大细胞型/间变型	9474/3
髓母细胞瘤,NOS	9470/3
胚胎性肿瘤伴多层菊形团,C19MC 变异	*9478/3**
胚胎性肿瘤伴多层菊形团,NOS	*9478/3*
髓上皮瘤	9501/3
中枢神经系统母细胞瘤	9500/3
中枢神经系统节细胞神经母细胞瘤	9490/3
中枢神经系统胚胎性肿瘤,NOS	9473/3
非典型畸胎样/横纹肌样肿瘤(AT/RT)	9508/3
中枢神经系统胚胎性肿瘤伴横纹肌样特征	*9508/3*
颅内和椎旁神经肿瘤	
神经鞘瘤	9560/0
细胞性神经鞘瘤	9560/0
丛状神经鞘瘤	9560/0
黑色素性神经鞘瘤	9560/1
神经纤维瘤	9540/0
非典型神经纤维瘤	9540/0
丛状神经纤维瘤	9550/0
神经束膜瘤	9571/0
混合型神经鞘瘤	
恶性周围神经鞘瘤(MPNST)	9540/3

肿瘤分类	ICD-0
上皮样 MPNST	9540/3
MPNST 伴神经束膜分化	9540/3
脑膜肿瘤	
脑膜瘤	9530/0
脑膜上皮型脑膜瘤	9531/0
纤维型脑膜瘤	9532/0
过渡型脑膜瘤	9537/0
砂粒体型脑膜瘤	9533/0
血管瘤型脑膜瘤	9534/0
微囊型脑膜瘤	9530/0
分泌型脑膜瘤	9530/0
富淋巴浆细胞型脑膜瘤	9530/0
化生型脑膜瘤	9530/0
脊索型脑膜瘤	9538/1
透明细胞型脑膜瘤	9538/1
不典型脑膜瘤	9539/1
乳头状脑膜瘤	9538/3
横纹肌样脑膜瘤	9538/3
间变(恶性)脑膜瘤	9530/3
间质,非脑膜内皮肿瘤	
孤立性纤维性肿瘤/血管外皮细胞瘤**	
Ⅰ级	8815/0
Ⅱ级	8815/1
Ⅲ级	8815/3
血管母细胞瘤	9161/1
血管瘤	9120/0
上皮样血管内皮细胞瘤	9133/3
血管肉瘤	9120/3
卡波西肉瘤	9140/3
尤文肉瘤/原始神经外胚层肿瘤	9364/3
脂肪瘤	8850/0
血管脂肪瘤	8861/0
冬眠瘤	8880/0
脂肪肉瘤	8850/3
硬纤维型(韧带样型)纤维瘤病	8821/1
肌纤维母细胞瘤	8825/0
炎症性肌纤维母细胞肿瘤	8825/1
良性纤维组织细胞瘤	8830/0
纤维肉瘤	8810/3
未分化多形性肉瘤/恶性纤维组织细胞瘤	8802/3
平滑肌瘤	8890/0
平滑肌肉瘤	8890/3
横纹肌瘤	8900/0
横纹肌肉瘤	8900/3
软骨瘤	9220/0
软骨肉瘤	9220/3
骨瘤	9180/0
骨软骨瘤	9210/0

肿 瘤 分 类	ICD - O
	续 表
骨肉瘤	9180/3
黑色素细胞肿瘤	
脑膜黑色素细胞增多症	8728/0
脑膜黑色素细胞瘤	8728/1
脑膜黑色素瘤	8720/3
脑膜黑色素瘤病	8728/3
淋巴瘤	
中枢神经系统弥漫大 B 细胞淋巴瘤	9680/3
免疫缺陷相关性中枢神经系统淋巴瘤	
AIDS 相关性弥漫大 B 细胞淋巴瘤	
EB 病毒阳性弥漫大 B 细胞淋巴瘤,NOS	
淋巴瘤样肉芽肿病	9766/1
血管内大 B 细胞淋巴瘤	9712/3
中枢神经系统低级别 B 细胞淋巴瘤	
中枢神经系统 T 细胞和 NK/T 细胞淋巴瘤	
间变大细胞淋巴瘤,AIK 阳性	9714/3
间变大细胞淋巴瘤,AIK 阴性	9702/3
硬膜黏膜相关淋巴组织淋巴瘤	9699/3
组织细胞肿瘤*	
朗格汉斯组织细胞增生症	9751/3
Erdheim-Chester 病(脂质肉芽肿病)	9750/1
Rosai-Dorfman 病	
青少年黄色肉芽肿	
组织细胞肉瘤	9755/3
生殖细胞肿瘤	
生殖细胞瘤	9064/3
胚胎性癌	9070/3
卵黄囊瘤	9071/3
绒毛膜癌	9100/3
畸胎瘤	9080/1
成熟畸胎瘤	9080/0
未成熟畸胎瘤	9080/3
畸胎瘤恶变	9084/3
混合性生殖细胞肿瘤	9085/3
鞍区肿瘤	
颅咽管瘤	9350/1
造釉细胞型颅咽管瘤	9351/1
乳头状颅咽管瘤	9352/1
鞍区颗粒细胞瘤	9582/0
垂体细胞瘤	9432/1
梭形嗜酸细胞瘤	8290/0
转移瘤	

注:① 中枢神经系统肿瘤分类按照国际疾病肿瘤学分类法(ICD - O)进行,可同时反映解剖部位、形态学和生物学行为。② 肿瘤生物学行为在"/"后一个编码:0 代表良性;1 代表生物学行为未定、未知或交界性;2 代表原位癌或Ⅲ级上皮内瘤变;3 代表恶性肿瘤。* 表示新增的疾病 ICD - O 编码。③ 斜体表示暂定的肿瘤类型,* * 分级依据 2013 年 WHO 骨与软组织肿瘤分类标准

77.1.4 临床表现

(1)病史及症状

随着影像学检查技术的不断进步,尤其是 MRI和 CT 的出现,对神经系统肿瘤的准确诊断起到了巨大的作用,但是病史和体格检查仍然重要,特别是症状和体征具有定位意义和鉴别意义。颅脑肿瘤的表现主要由几个因素决定:肿瘤本身特点、肿瘤发生部位的生理功能、肿瘤发生部位的解剖学特点等。

1)头痛:是颅脑肿瘤的常见症状,一般无定位意义。

2)呕吐:引起呕吐的原因除颅内高压外还有第四脑室呕吐中枢受刺激、迷路水肿等。当肿瘤位于小脑或脑干时,呕吐出现较早,并可呈现喷射状。

3)视力障碍:主要有视神经盘水肿、视野缺损和视力减退。头痛、呕吐、视神经盘水肿合称颅内高压三主征。

4)头昏及头晕:头昏为失去平衡感,头晕是感觉天旋地转,这两者后颅凹肿瘤多见。

5)癫痫:是颅脑肿瘤常见表现之一,约 30% 的脑肿瘤可出现癫痫。多见于皮质或皮质下的星形细胞瘤、少突胶质细胞瘤等。

6)精神和意识障碍:精神障碍可表现为淡漠、反应迟钝、缄默、活动减少、记忆力下降、定向力障碍,严重者表现为强迫症、精神分裂症或精神运动发作等,是肿瘤本身或肿瘤引起的脑水肿和颅内高压影响到功能区所致。意识障碍一般出现晚,轻者仅表现嗜睡,严重者可表现为昏迷。

(2)局部定位症状

1)额叶肿瘤:常有精神症状,表现为思维、情感、智能、意识、人格和记忆力的改变,常有欣快感、对病情不关心、淡漠、孤僻、定向力差、记忆力减退、不拘外表、不爱清洁、行为减少等;中央前回受累出现对侧肢体不同程度的偏瘫、中枢性面瘫及锥体束征;Broca 区受累出现运动性失语;额中回后部受累出现书写不能和双眼向对侧同向注视不能,对侧有强握及摸索反射;接近中央前回的肿瘤可产生局限性癫痫;额叶-脑桥束受累可出现额叶性共济失调,表现为直立和行走障碍;额叶底面压迫嗅神经可致单侧或双侧嗅觉障碍,压迫视神经可造成同侧视神经萎缩、对侧视神经盘水肿;旁中央小叶损害可发生双下肢痉挛性瘫痪、大小便障碍。

2)顶叶肿瘤:可出现对侧深、浅感觉和皮质感觉

障碍，或局限性感觉性癫痫；左侧角回和缘上回受累可出现失读、失算、失用、左右不分、手指失认；顶叶深部肿瘤累及视放射可出现对侧（同向）下1/4象限盲。

3）颞叶肿瘤：颞后部肿瘤可引起两眼对侧同向偏盲或上1/4象限盲、中心视野受累、幻视；颞叶内侧肿瘤可产生颞叶癫痫，常见精神症状，如急躁及攻击性强；岛叶受累，可产生胸部、上腹部和内脏疼痛，可为癫痫先兆，也可伴流涎、出汗和呼吸困难、心跳改变等自主神经症状；左侧颞上回后部受累，可产生感觉性失语。

4）枕叶肿瘤：对侧同向性偏盲但中心视野保留（黄斑回避），可有闪光、颜色等幻视。

5）半卵圆中心、基底节、丘脑、胼胝体肿瘤：半卵圆中心前部受累者引起对侧肢体痉挛性瘫痪；内囊受累者出现偏瘫；锥体外系受累出现对侧肢体肌肉强直和运动徐缓、震颤或各种形式的运动过度；胼胝体肿瘤可表现为淡漠、嗜睡、记忆力减退和左手失用症（右利者）；丘脑肿瘤表现为对侧感觉障碍、持续性剧痛（丘脑性疼痛）。

6）小脑及桥小脑角区肿瘤：强迫头位、眼震、患侧肢体共济失调及肌张力降低。直线行走检查向患侧倾倒。小脑蚓部肿瘤的共济失调以躯干为主，双下肢尤为显著。晚期患者可有阵发性头后仰、四肢僵直、角弓反张等强直性发作（小脑性抽搐）。堵塞第四脑室者可引起颅内高压和脑积水表现。桥小脑角肿瘤主要依次累及Ⅴ、Ⅸ～Ⅻ颅神经，引起相应症状。早期表现耳鸣、眩晕、听力下降，严重者面部感觉障碍，有面瘫、共济失调等体征。后组颅神经受累则表现声音嘶哑、吞咽困难，严重者出现锥体束征和对侧肢体感觉障碍。

7）蝶鞍部肿瘤：主要表现为内分泌紊乱和视神经、视交叉受压的症状；分泌性垂体瘤表现为相应激素分泌过多引起的临床综合征（闭经-溢乳-不育、巨人症或肢端肥大症、库欣病等）；非分泌性垂体腺瘤或其他蝶鞍部肿瘤引起垂体功能低下，以性功能障碍和发育迟缓最为突出；肿瘤较大者可有视力减退、原发性视神经萎缩和不同类型的视野缺损，尤以双颞侧偏盲最多见。

77.1.5 常见颅脑肿瘤

77.1.5.1 神经上皮肿瘤

（1）星形细胞瘤

1）毛细胞型星形细胞瘤：毛细胞型星形细胞瘤

含有丰富的星形胶质细胞成分，其癫痫发病率在各癫痫外科中心的统计结果各不相同，肿瘤位于幕上者多以癫痫为主要表现。毛细胞型星形细胞瘤多发于儿童和青少年（0～19岁），性别无差异，占脑肿瘤的15.5%左右。主要累及小脑、下丘脑和视交叉等部位，也可以发生于幕下或幕上的其他区域，有报道表明患者年龄与肿瘤位置之间存在一定相关性。儿童患者多位于幕下区域，尤其是小脑（60%），而成人患者则多累及幕上结构。其发生于小脑或大脑半球的影像学特征多表现为边界清楚的圆形或卵圆形囊实性肿块，囊性部分在MRI T1WI上呈低信号、T2WI呈高信号。肿瘤囊壁、壁结节及实性部分在CT呈等密度、稍低密度；MRI T1WI呈等信号或呈稍低信号，T2WI、FLAIR呈稍高信号，均匀强化。小脑星形细胞瘤应全切或近全切，瘤在囊内者囊壁无肿瘤，只需切除瘤结节。如肿瘤切除后脑积水未缓解者可行脑室-腹腔分流手术，一般不主张术前行分流手术。术后实性和囊在瘤内者应常规放疗，但3岁以下患儿禁忌全脑放疗。

2）多形性黄色星形细胞瘤：好发于儿童和青年人，10～19岁高发，绝大多数位于半球表面，尤多见于颞叶。肿瘤为囊性或实质性，半数以上有囊变，囊性肿瘤瘤壁有瘤结节，囊内含琥珀色蛋白样液体。

肿瘤生长缓慢，病程较长，典型表现为长期顽固性癫痫，少有其他特异表现。影像学亦无特异性征象。CT上肿瘤实质部分为低或等密度，MRI表现T1等或低信号，T2等或稍高信号，增强后强化，边界清晰，常见轻至中度水肿。绝大多数肿瘤位置较浅，易于切除，预后良好，即使复发手术仍为首选。

3）少突胶质细胞瘤

A. 概述：少突胶质细胞瘤主要见于成人，40～60岁为高发年龄，男性稍多于女性。少突胶质细胞瘤绝大多数居于幕上，额叶最多见，其次为顶叶和颞叶。肿瘤多位于白质内，肿瘤外观灰红色，质软，浸润范围常较广泛，可突入脑室和皮质表面，部分肿瘤可发生囊性变，与脑组织之间界限较清楚，有时可见假包膜。

B. 临床表现：癫痫为神经上皮性肿瘤中最常见症状，少突胶质细胞瘤及间变少突胶质细胞瘤常以癫痫为首发症状，见于50%患者，85%的患者有癫痫发作，以癫痫起病的患者一般病程均较长。有部分患者被误为原发性癫痫而治疗多年，直到出现颅内压增高症状才发现肿瘤。据统计，在可引起癫痫的颅内肿瘤中,10%为少突胶质细胞瘤。除癫痫外,患者尚有头痛(80%)、精神障碍(50%)、肢体无力(45%)等表现。病程多为渐进性发展,可有突然加重。精神症状常见于额叶少突胶质细胞瘤患者,尤其是广泛浸润、沿胼胝体向对侧额叶扩展者多表现神经症状,以情感异常和痴呆为主。颅内压增高见于半数左右的患者,一般出现较晚,除头痛、呕吐外,视力障碍和视神经盘水肿患者约占1/3。肿瘤侵犯运动、感觉区可相应地产生偏瘫、偏身感觉障碍及运动性或感觉性失语等。间变性少突胶质细胞瘤多数患者病程较短,颅高压症状及神经系统局灶症状明显。

C. 影像学表现:MRI 长 T2 信号,无增强(图77-1)。少突胶质细胞瘤在 CT 片上可见低密度占位性病变,无增强,可见钙化(图77-2)。间变少突胶

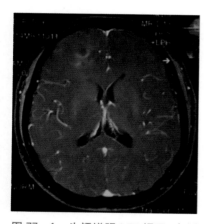

图 77-1 头颅增强 MRI 提示:右侧额叶少突胶质细胞瘤

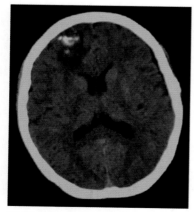

图 77-2 头颅 CT 平扫提示:右侧额叶少突胶质细胞瘤伴钙化

质细胞瘤则在 CT 和 MRI 增强时有强化。有 1p/19q 缺失者边界不清楚,T1、T2 表现为混杂信号和钙化;无 1p/19q 缺失者边界清楚,T1、T2 信号均匀。

D. 治疗

a. 手术治疗:手术治疗的原则是最大限度地安全切除肿瘤。

b. 放疗:低级别肿瘤对放疗敏感,虽无法增加总生存期,但是可延长无进展生存期。可提高间变少突胶质细胞瘤患者生存期。

c. 化疗:少突胶质细胞瘤对化疗敏感,PCV 方案虽然对低级别和高级别少突胶质细胞瘤包括复发病例均有较好的效果,但是血液系统毒性和胃肠道不良反应影响了该方案的应用。替莫唑胺与 PCV 方案疗效相似,且有良好的耐受性,特别是对1p/19q 缺失者效果较好。

4)胶质母细胞瘤

A. 概述:该病又称为多形性胶质母细胞瘤,胶质母细胞瘤是星形细胞肿瘤中恶性程度最高的胶质瘤,属 WHO Ⅳ级。发生部位以额叶最多见,其他依次为颞叶、顶叶,少数可见于枕叶、丘脑和基底节等。胶质母细胞瘤可原发于脑实质内,亦可呈继发性。继发性胶质母细胞瘤多数由间变性星形细胞瘤进一步恶变而来,少部分可由混合性胶质瘤、少突胶质瘤或室管膜瘤演变而成。

B. 影像学表现:CT 片上表现为边界不清的混杂密度影,钙化少见,可有出血表现,增强可有环形强化。MRI 检查是首选辅助检查方法。肿瘤在 T1 混杂信号,中心坏死为低信号,周边瘤壁为稍低信号,肿瘤内若有较大的坏死区则呈更低信号,若有出血呈高信号。肿瘤在 T2 加权像呈混杂信号,以高信号为主,散在性分布低与等信号。注射 Gd-DTPA 后肿瘤十分显著的对比增强使得肿瘤与邻近结构有明确的分界,且好发在脑深部,是较为特征性的表现(图77-3)。MRS 对鉴别肿瘤和非肿瘤病变有较大帮助。

C. 病理学特征:胶质母细胞瘤组织表现复杂,形态不一,同一肿瘤的不同部位亦不一致。根据 WHO(1990)提出的分类标准,胶质母细胞瘤分为以下两个组织学亚型:巨细胞型胶质母细胞瘤和胶质肉瘤。这些亚型的提出,主要是根据肿瘤的某些比较突出的形态特征而定,与患者的预后无肯定的相应关系。肿瘤细胞有多种组织学形态。增殖的肿瘤细胞常以小而深染的圆细胞为主,伴以间变的未分

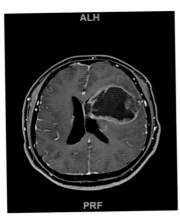

图 77-3 头颅增强 MRI 提示：左侧额叶胶质母细胞瘤

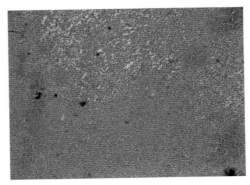

图 77-4 胶质母细胞瘤镜下表现(HE 5×10)

化的纤维性、原浆性与肥胖性星形细胞,另有大而怪异的来源不明的瘤细胞。肿瘤细胞直径相差悬殊,大者可达 30 μm 以上,小者可能不足 10 μm。部分肿瘤细胞的胞质十分丰富,亦有胞质完全缺如而呈裸核者,核多形性并有较多分裂象。肿瘤坏死区被成堆狭长的肿瘤细胞层层环绕。肿瘤细胞核分裂象相当多见,并可见到单核或多核瘤巨细胞。细胞呈片状分布,细胞密度明显增加,可见微血管增生及灶状坏死、出血(图 77-4)。来源血管外膜细胞的间质纤维增生,严重者可成为肿瘤成分。少数肿瘤可有蛛网膜下隙播散,10%～20%胶质母细胞瘤患者脑脊液中可发现肿瘤细胞。有软脑膜种植者约 10%,尸检中达 30%。开颅行肿瘤切除术后的患者极少数可发生肿瘤颅外转移。电镜下肿瘤细胞大小形态不一,形态呈原始低分化,核大而周质少,细胞器稀少但多聚核糖体丰富,核不规则,核仁突出,常见核分裂象。巨细胞的细胞膜常有折叠,有时可见大量微绒毛,细胞器多少不固定,核畸形、多形或分叶,高度不规则。巨细胞型胶质母细胞瘤的胞质极为丰富,充满大量胶质丝,方向不定,成熟程度不一,线粒体散在其中。糖原丰富,核染色质与核仁突出,毛细血管和小血管内皮增生呈球状,使血管腔闭锁;大血管内皮都有增生,多层基膜包绕,大量胶质纤维产生。常见肿瘤细胞有不同程度的坏死,坏死灶中和血管周围常见巨噬细胞、成纤维细胞和其他炎性细胞。

D. 临床症状:胶质母细胞瘤生长速度快、病程短,70%～80%患者病程在 3～6 个月,病程超过 1 年者仅 10%。病程较长者可能由恶性程度低的星形细胞瘤演变而来。个别病例因肿瘤出血,可呈卒中样发病,由于肿瘤生长迅速,脑水肿广泛导致颅内压增高症状明显,几乎全部患者都有头痛、呕吐、视神经盘水肿。所出现症状概率如下,头痛(73%)、精神改变(57%)、肢体无力(51%)、呕吐(39%)、意识障碍(33%)和言语障碍(32%)。肿瘤浸润性破坏脑组织,造成一系列的局灶症状,患者有不同程度的偏瘫、偏身感觉障碍、失语和偏盲等。神经系统检查可发现偏瘫(70%)、脑神经损害(68%)、偏身感觉障碍(44%)和偏盲(39%)。癫痫的发生率较星形细胞瘤和少突胶质细胞瘤少见,约 33%的患者有癫痫发作。约 20%的患者表现淡漠、痴呆、智力减退等精神症状。

E. 治疗

a. 手术:目前,外科手术仍是胶质瘤首选治疗策略,肿瘤切除的范围和程度与患者的预后密切相关。脑胶质瘤位于脑实质内,且呈弥漫浸润性生长,缺乏肉眼可分辨的组织学边界,很难做到真正意义上的生物学全切除。但手术切除的总原则是最大范围的安全切除肿瘤,即以最低程度的组织和神经功能损伤获得最大限度的肿瘤切除。当今,各种辅助技术的发展对胶质瘤的外科治疗起了巨大的推动作用。新的手术方法,如荧光引导下的切除和神经内镜技术在恶性胶质瘤治疗中的地位越来越重要。荧光引导下切除,进一步明确切除范围,更安全高效。可以预见,荧光引导手术切除恶性脑瘤将会成为造福脑肿瘤患者的有效治疗方法。这当然也会使广大的胶质母细胞瘤患者受益。另外,手术中将卡莫司汀晶片插入切除腔治疗恶性神经胶质瘤是目前神经外科医生之间的一个争议性话题。但研究显示卡莫司汀晶片在改善新诊断胶质瘤患者生存期方面扮演着重要角色。

b. 放疗：除了手术，放疗也是脑胶质瘤重要的辅助治疗方法。随着影像学技术的日益提高，放疗照射技术由全脑放疗逐步转为局部放疗，优化局部放疗是放疗研究的主要焦点，最终目的都是为了在抑制肿瘤进展的同时，将远近期的放射性损伤减到最低。常规放疗技术的放射范围包括影像学显示的肿瘤实体部分及其周边一定距离的组织。但也存在缺点：放射范围以外的肿瘤细胞无法照射；受正常脑组织放射耐受剂量的限制，剂量往往不能有效控制高级别胶质瘤。近年来，随着各种放疗技术的进展，立体定向放疗技术、三维适形放疗技术和调强放疗技术等已广泛用于各种胶质瘤的治疗。这些现代放疗技术的最大优点在于可以使局部剂量提高的同时又不增加正常脑组织的放射性损伤。

c. 化疗：胶质母细胞瘤常用的化疗药物包括以替莫唑胺为代表的烷化剂类，亚硝基脲类（尼莫司汀、卡莫司汀），金属盐类（卡铂、顺铂），分子靶向药物（贝伐单抗、伊立替康等）。替莫唑胺同步放、化疗方案已成为胶质母细胞瘤的标准治疗方案。

d. 其他治疗：免疫治疗、基因治疗目前仅作为综合治疗手段的一部分，不能替代放、化疗。

目前治疗胶质瘤患者的目标是通过各种手段尽量延缓病情的发展，最大限度地改善患者的生活质量。虽然现有的医疗技术尚无法对胶质母细胞瘤进行根治，但随着未来新诊断胶质瘤研究方向实现基础与临床的相互转化，医务工作者对肿瘤治疗的不断探索，胶质母细胞瘤发生发展的生物学机制不断被阐明，病因学研究的不断进展，相信更为有效的治疗手段会被我们熟知，将会使越来越多的胶质母细胞瘤患者受益。

（2）室管膜瘤

1）概述：室管膜瘤起源于脑室表面室管膜上皮细胞，属于神经上皮性肿瘤，90%发生在颅内，且大多位于后颅窝，尤其是在第四脑室的底壁，10%发生在脊髓。男性略多于女性，年发病率约为2/100万。恶性室管膜瘤幕上多见（81%）。肿瘤多位于脑室内，幕下主要见于第四脑室顶、底、侧壁凹陷处，多源于脑室底延髓部分，故易引起梗阻性脑积水。少数可经中间孔向枕大池生长，甚至包绕延髓、侵犯到椎管内，偶见桥小脑角区者。幕上肿瘤主要位于侧脑室，第三脑室少见。少数也可发生于大脑半球脑室外任何位置。肿瘤多数呈暗红色，颜色深者质地软，浅者质地硬，边界清楚，少数有钙化和囊变。

2）病理学分类：2007年WHO肿瘤组织学分类将室管膜瘤分为4种类型。① 室管膜下瘤（WHO Ⅰ级）；② 黏液乳头状室管膜瘤（WHO Ⅰ级）；③ 室管膜瘤（WHO Ⅱ级），又分为富于细胞型、透明细胞型、乳头型和伸展细胞型；④ 间变性室管膜瘤（WHO Ⅲ级），属于恶性。病理学检查显示室管膜瘤多发生于脑室内或脑室周边，肿瘤组织多呈膨胀性生长，多界限清楚，少数呈浸润性生长，可侵袭周围脑组织。

3）临床表现：不同部位的室管膜瘤临床表现差别很大。幕上室管膜瘤生长缓慢，颅内高压症状出现较晚，病程可长达数年；幕下室管膜瘤多起源于第四脑室，因易阻塞脑脊液循环，产生颅内压增高症状较早，多以头痛为首发症状，伴头晕、恶心呕吐、复视和癫痫等。当肿瘤增大累及小脑蚓部或半球时，可出现走路不稳、平衡障碍和共济失调等症状。当肿瘤压迫脑干或颅神经时，可出现听力损害、吞咽困难、声音嘶哑等相应的颅神经症状；脊髓室管膜瘤的临床表现缺乏特异性，可出现肢体感觉障碍、疼痛、肢体软弱无力和膀胱功能失调等。

4）诊断

A. 影像学检查：影像学诊断主要通过CT和MRI检查。按部位区分，颅内室管膜瘤的CT表现多为脑室内或脑室周围等密度或混合密度影，增强后呈中等强化，少数肿瘤有钙化，呈单发或多发点状，幕下者多见，幕上少见，多数肿瘤均伴有囊变。MRI表现为肿瘤边界清楚，T1加权呈不均匀低信号或等信号，T2加权呈高信号影。肿瘤实质部分往往显著增强，而囊变与钙化不增强。幕上室管膜瘤需与星形胶质细胞瘤鉴别：肿瘤实性部分呈条索状或点状钙化应该考虑室管膜瘤，星形胶质细胞瘤钙化罕见；室管膜瘤周围水肿较轻或无水肿，星形胶质细胞瘤水肿较明显；室管膜瘤发病年龄轻而星形胶质细胞瘤多为中老年。

B. 腰椎穿刺：颅内压增高患者常见，脑脊液化验半数患者蛋白增高，约1/5患者细胞数增高。

5）治疗

A. 手术：手术是治疗颅内室管膜瘤首选。随着外科技术的不断发展，显微神经外科、神经导航、术中超声、术中磁共振成像和神经电生理监测等技术的不断应用,手术治疗已从原来的解除肿瘤占位效应、取得病理学诊断等姑息手段发展为目前的尽可能完全切除的根治性治疗手段,且手术并发症较前更低(低于13%),神经功能得以更好地保护。据报道,脊髓室管膜瘤手术后79%的患者神经功能得以保持和改善。虽然缺乏大样本数据,但多项系列研究报道都显示室管膜瘤完全切除的患者有着更好的生存率和更高的生活质量。

a. 幕上室管膜瘤:可发生于脑室系统或脑实质内,肿瘤体积往往较大。手术入路视肿瘤位置而定,神经导航、术中超声和术中磁共振成像等技术的应用易于明确肿瘤位置,最大限度切除肿瘤。脑室内室管膜瘤患者若合并脑积水,症状较重,可根据情况使用引流管,可选择脑室外引流、脑室腹腔分流术或造瘘术。脑实质内室管膜瘤肿瘤组织和正常脑组织间往往有清楚的分界,这为手术全切提供了基础,如肿瘤位于深部功能区或恶性室管膜瘤往往只能做到次全切除。

b. 幕下室管膜瘤:常见于第四脑室,肿瘤往往起源于第四脑室底部,向上可侵犯中脑导水管,向下可与延髓闩粘连,侵犯后组颅神经或小脑后下动脉,手术难度大,易致残或导致严重的神经功能障碍,神经电生理监测技术对手术的切除程度帮助很大。若术后磁共振发现肿瘤残留也可根据情况进行二次手术。据报道,二次手术往往可以在不增加并发症的情况下全切肿瘤。

B. 放疗:室管膜瘤复发率高,同时易发生蛛网膜下隙种植播散转移,故原则上无论肿瘤是否全切均应行放疗。低恶性肿瘤可选择局部宽野照射,室管膜母细胞瘤则建议选择全脑脊髓放疗。按传统治疗方法,室管膜瘤患者术后均需加用放疗以改善预后。但近期的研究证实,手术全切的低级别室管膜瘤患者,如未发生脑脊液播散,可不行放疗。对于次全切除的室管膜瘤和间变性室管膜瘤患者,术后放疗可获得生存收益,短期生存率和10年生存率分别为70%和50%。立体定向放射外科治疗也已逐步应用到室管膜瘤的治疗中,并显示出对瘤床区肿瘤较好的控制,尽管目前仍然缺乏长期观察数据。

C. 化学治疗:化学治疗是室管膜瘤的重要辅助治疗手段,顺铂和卡铂是对室管膜瘤最具有敏感性的化疗药物,环磷酰胺、长春新碱对肿瘤也有一定敏感性,但是化疗效果仅对少数患者有效。

77.1.5.2　颅神经肿瘤

（1）听神经瘤

1）概述:听神经瘤（acoustic neuroma, AN）主要源于第Ⅷ颅神经前庭支的施万细胞的良性肿瘤,是颅内常见的良性肿瘤之一,约占颅内肿瘤的8%,桥小脑角肿瘤的65%～90%。多为起源于听神经内听道段的前庭神经分支,因此以前庭神经鞘瘤命名更为准确,但临床仍习惯使用听神经瘤这一名称。该病病程长,好发年龄30～50岁,男性稍多于女性。NF－2型神经纤维瘤病患者可有双侧听神经瘤发生,多见于青年人。面神经瘤罕见,也难以鉴别。肿瘤生长缓慢,多为圆形或类圆形,表面光滑,灰红色,可见小结节,表面可有增生的蛛网膜包裹易与肿瘤壁混淆。肿瘤周围的神经、血管被压迫推挤。岩骨骨质常有破坏,典型的改变是内听道口喇叭口样变化。因肿瘤好发于桥小脑角区,对周围神经血管产生压迫,引起听力下降、耳鸣、耳聋、邻近神经刺激症状、小脑和脑干症状等,肿瘤较大者甚至造成颅内压增高引发脑疝导致患者死亡。

2）分类

A. 听神经瘤按其生长类型可分为5种。① 原位型:肿瘤起源于内听道的前庭神经,此型较为少见,且生长缓慢,早期即可出现听力下降、耳鸣、眩晕等症状,且症状明显。② 脑干型:此型最为常见,肿瘤大部分起源于前庭神经的内听道段,肿瘤不断生长可引起内听道的扩大并突入桥小脑角,临床症状具有典型听神经瘤的发展规律。③ 小脑型:随着肿瘤的生长,肿瘤向小脑及枕骨大孔方向发展,早期出现后组颅神经及小脑延髓压迫症状。④ 乳突型:肿瘤可位于内听道内破坏周围骨质并突入乳突气房,也可位于内听道外通过颞骨岩部后壁突入乳突内,肿瘤生长较大但神经症状不明显,多数有听力丧失。⑤ 三叉神经型:起源于听神经的耳蜗部,此型极为少见。

B. 根据肿瘤向内听道外的扩展程度对肿瘤进行如下分类。Ⅰ级:内听道内肿瘤;Ⅱ级:小型,肿瘤最大直径<1 cm,向内听道外扩散;Ⅲ级:中型,向内听道外扩展1～2.5 cm;Ⅳ级:大型,向内听道外扩展2.6～4 cm;Ⅴ级:很大型,向内听道外扩展>4 cm。

C. 国际上根据肿瘤的大小,对其进行如下分类。0级:未扩展到后颅窝的管内型肿瘤;1级:直径≤10 mm的小肿瘤;2级:直径11～20 mm的中等大小肿瘤;3级:直径达到21～30 mm的较大肿瘤;

4 级:直径达到 31~40 mm 的大肿瘤;5 级:位于桥小脑角的直径>40 mm 的巨大肿瘤。

3) 临床表现

A. 听力下降:内听道内的肿瘤通常表现为听力下降、耳鸣和前庭功能障碍。

B. 面部麻木:肿瘤压迫三叉神经可出现同侧面部麻木。

C. 突发性耳聋、耳鸣:约有 26% 的听神经瘤患者表现为突发性耳聋。单侧耳鸣亦应警惕听神经瘤的可能。

D. 吞咽困难、声嘶或误咽呛咳:当肿瘤瘤体巨大时,可出现后组颅神经症状,表现为吞咽困难、声音嘶哑、呛咳等。

E. 头痛:头痛开始时多为枕部不适、刺痛或隐痛,随着病情发展,头痛逐渐加重,当出现脑积水、颅内高压时可出现剧烈头痛、恶心、呕吐,严重时发生脑疝而死亡。

F. 视力下降:表现为复视或视物模糊,复视是因为展神经受累引起,视物模糊是因为眼震或视神经盘水肿引起。

G. 步态不稳:小脑功能障碍可因小脑受压引起,表现为协调运动障碍、步态不稳、向患侧倾倒等。

4) 诊断

A. 影像学检查

a. MRI:是目前诊断听神经瘤的最准确、最可靠、最安全的方法,它可以检测到 0.3 mm 小听神经瘤的临床听力学检查高度怀疑听神经瘤,即使平扫 T1WI 和 T2WI 图像内听道神经束无异常时,也务必行 MRI 增强扫描。但用 Gd-DTPA 增强 MRI 扫描费用高,不可能应用于所有听力下降和眩晕患者。有报道认为 2D-FSE T2W MTI 对探测微小肿瘤是一种敏感的方法,诊断率可达 100%,并且可以节省时间,节省费用,被认为是诊断听神经瘤的"金标准"。具有无骨伪影和对软组织分辨率高、能够方位成像的优点,对桥小脑角区不同来源肿瘤的鉴别具有重要的价值。MRI T1WI 上呈略低或等信号,在 T2WI 上呈高信号,注射造影剂后瘤实质部分明显强化,囊变区不强化(图 77-5)。

b. CT:CT 扫描可提供听神经瘤的早期诊断依据,其表现为低密度或略高密度圆形或椭圆形影,内听道扩大,呈喇叭状是其突出特点(图 77-6)。肿瘤以内听道为中心生长,增强扫描时均匀强化。当瘤内有坏死或脂肪变性时,则见不规则强化或环形强

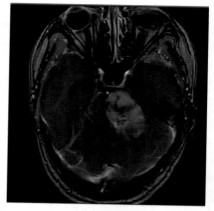

图 77-5 头颅增强 MRI 提示:左侧听神经瘤

化。但当肿瘤<1.5 cm 时,CT 诊断率低,且存在颅骨伪影和亨氏暗区的影响,CT 对微小特别是内听道小听神经瘤难以显示。CT 对软组织分辨率弱是其局限性。脑池碘油造影 CT 准确率高于普通 CT,但费用高、患者痛苦大,临床已很少应用。

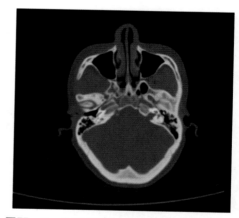

图 77-6 头颅 CT 平扫提示:左侧内听道扩大

B. 听神经听觉功能检查法:属于神经耳科学的范畴,方法有很多,近年来用于听神经瘤诊断的主要有纯音测听、镫骨肌反射、前庭功能检查等。

a. 纯音测听(pure tone hearing test):是用纯音听力计测试听力的方法,是听觉功能测试中最基本也是最重要的技术。听神经瘤患者主要表现为感音神经性聋,伴有高频听力下降曲线,部分病例 2 Hz 以下在正常范围,也有患者伴低频听力下降曲线,曲线呈"U"形或平坦型。纯音听阈与肿瘤大小无相关性,内听道内听神经瘤听阈较内听道外高。因为纯

音听阈测试方法简单，能为听觉损害的定量。定性甚至定位诊断提供依据，在临床上诊断听神经瘤时十分常用。

b. 镫骨肌反射（stapedius response test, SRT）：是诊断听神经瘤的主要项目，主要有两项指标，即反射阈和衰减阈。正常人的反射阈为 80～90 dB。在临床分别测试同侧、对侧的镫骨肌反射以及音衰变试验来诊断蜗后病变。当镫骨肌反射阈升高或完全消失，病理性衰减阳性常作为诊断 AN 的重要指标。但早期 AN 可正常、升高或有衰减变化。国内学者报道听神经瘤患者 SRT 异常占 90%，其中双侧均消失占 45%，同侧消失占 40%，双侧存在但是音衰试验阳性占 5%。临床上常将 SRT 与听性脑干反应来作为听神经瘤患者的筛选。

c. 听性脑干反应（auditory brainstem response, ABR）：是一种诱发的生物电反应，短声刺激后，发生于耳蜗至脑干的各级中枢上，可用来检测听觉径路上的功能情况。一般认为，对 AN 而言，ABR Ⅰ 波到 Ⅴ 波的完全出现率与肿瘤大小有关，ABR Ⅴ 波的延长，IT5 的增加，T5-1 的延长既可作为 AN 的早期诊断依据之一，又可间接判断肿瘤瘤体的大小。

5）治疗

A. 手术切除：是治疗的首选方法。手术中应首先保证无明显并发症的同时切除包括内听道内肿瘤；其次，保留面神经功能；再次，保留听力。显微外科手术入路主要有经乙状窦后入路、中颅窝入路、迷路入路。

a. 乙状窦后入路：该入路手术视野大，易暴露后组颅神经并进行保护，适合切除任何大小的肿瘤，并可保留面、听神经。有研究表明，当肿瘤最大直径＜1.5 cm 时，该入路面神经保留率与其他入路无明显差异，而当最大直径＞2 cm 时，该入路优于其他入路。入路的主要缺点为术中长时间牵拉小脑造成出血、挫伤及术后平衡障碍发生，且可因为术中淋巴管损伤而发生迟发性听力丧失。一项研究表明，约 14.3% 的患者 7 年内发生迟发性听力丧失。

b. 经中颅窝入路：主要适用于肿瘤最大直径＜1.5 cm。由于该入路术中对小脑的牵拉较少，术后小脑出血、挫伤及平衡障碍等的并发症也较少，对内淋巴管的损伤率也明显降低。但该入路对于肿瘤直径＞1.5 cm 的患者，听力保留率明显降低，并且由于术中对颞叶的牵拉导致发生癫痫的概率增加。该入路最大的缺点是对后颅窝暴露有一定的局限性，

对于大型听神经瘤，可能增加术后面瘫的发生率。

c. 经迷路入路：多为耳科医师采用，由于该入路需切除迷路，对于术前听力丧失已无听力保留可能的患者可采用该入路。

d. 手术并发症：面神经损伤是手术切除听神经瘤最常见的并发症，为尽可能减少面神经损伤，提高患者术后生存质量，切除肿瘤的过程中不能单纯以全切肿瘤为目的，应尽可能地避免对面神经所造成的损伤。术中神经电生理监测技术为判断面神经走行提供了可靠的技术保障。

B. 立体定向放疗：适用于直径＜3 cm 的肿瘤，近年来随着立体定向放射技术的进步，面神经功能的保留率和听力保留率不断提高。

（2）三叉神经鞘瘤

1）概述：三叉神经鞘瘤是起源于三叉神经根、半月节或其周围支的良性肿瘤，占颅内肿瘤 0.07%～0.72%，占颅内神经鞘瘤 0.8%～9.2%，好发于中年人，早期症状不典型，易被忽视。按照生长位置分为：A 型，主体位于中颅凹者；B 型，主体位于后颅凹者；C 型，同时累及中后颅凹者；D 型，肿瘤侵犯颅外达颞下窝、翼腭窝等。

2）临床表现：三叉神经鞘瘤的临床表现及治疗措施取决于肿瘤的位置。最常见的是同侧面部感觉障碍，通常为麻木、疼痛、感觉异常。累及三叉神经节的肿瘤，面部疼痛更常见，范围也不仅是三叉神经的 1 支，3 支均受累更常见。其他症状包括头痛、单侧面部痉挛、听觉障碍、局部癫痫发作、偏瘫、步态异常、颅内压升高、耳咽管堵塞、耳痛、突眼、第 Ⅲ、Ⅳ、Ⅵ 对脑神经麻痹以及小脑受累表现。80%～90% 的患者可见到 1～2 支分支区域感觉减退，同时伴有角膜反射减弱或消失，30%～40% 的患者可出现咀嚼肌的轻度无力。75% 的病例可见到邻近脑神经受累的表现。颅中窝的肿瘤可以因耳咽管被破坏而导致传导性耳聋，还可以因为面部神经管内神经受压或岩浅大神经受牵拉而继发面部麻痹，起源于神经根部的肿瘤常可以产生桥小脑角综合征：听力缺损、面肌无力以及继发小脑脑干受压的共济失调和强直状态。大的后颅窝肿瘤可以向下扩展，引起后组颅神经功能障碍，导致饮水呛咳，吞咽困难等。

3）诊断：三叉神经鞘瘤起病隐匿，临床表现不典型，症状以面部麻木或感觉减退常见，而三叉神经痛不常见，为早期诊断带来挑战，影像学检查对三叉神经鞘瘤诊断具有重要意义。三叉神经鞘瘤在 CT

扫描呈等或稍高密度,在 MRI T1WI 为等或稍低信号,T2WI 为等或稍高信号,增强扫描时呈明显不均匀强化,出现囊变时呈混杂密度或混杂信号。

4)治疗:三叉神经鞘瘤是良性肿瘤,肿瘤全切除可以治愈。因此,手术是首选的治疗方法。由于肿瘤生长方式各异,因而手术入路众多。手术入路的选择原则是最大限度地切除肿瘤,并将损伤周围正常组织的可能性降到最低。

A. 对于颅中窝为主的肿瘤,传统方法主要有经颞下硬膜下和经外侧裂入路。Samii 等采用额颞开颅经外侧裂入路切除颅中窝为主的肿瘤,强调通过解剖侧裂池显露肿瘤,同时通过颧弓切除、降低颞部开颅避免对脑组织的过度牵拉。也有采用离断或不离断颧弓的额颞硬膜外入路切除主要位于颅中窝的肿瘤,手术时不进入硬膜下腔,肿瘤显露好,对脑组织牵拉轻,术后反应轻。

B. 对于颅后窝肿瘤,多数学者采用类似于听神经瘤的乙状窦后入路,该入路创伤小,可直视脑干腹外侧。切除肿瘤时注意保护神经,仔细辨认贴附于肿瘤的神经。

C. 对于颅中后窝均有累及的肿瘤可采用颅底经天幕入路,该入路有以下优点:① 手术距离短,能直视海绵窦内结构,不经过面听神经,避免骚扰面听神经;② 创伤小,不必形成颅后窝骨窗或切除颅中窝底骨质;③ 可越过岩骨进入颅后窝,能在直视下切除该部肿瘤。采用该入路时应注意:① 术中腰椎穿刺置管持续释放脑脊液,以使脑组织塌陷;② 若暴露困难可切除部分颞叶组织;③ 切开天幕时,避免损伤滑车神经和动眼神经以及大脑后动脉和小脑上动脉;④ 先切除颅中窝肿瘤,再切除颅后窝肿瘤。然而此入路对内听道口以下显露不充分,如果肿瘤向下超过内听道口平面,建议采用乙状窦前入路。

77.1.5.3 脑膜肿瘤

(1)脑膜瘤

1)概述:脑膜瘤是起源于脑膜的颅内最常见的良性肿瘤。大部分源自蛛网膜细胞,也可由硬脑膜成纤维细胞和软脑膜细胞发展而来。女性多于男性,发病高峰年龄45岁。好发部位为蛛网膜纤毛分布较多处,约半数生长在矢状窦旁。

2)病理学分型:肿瘤与脑组织边界清楚,膨胀性生长,外观呈暗红色或灰黄色,周围骨质可因肿瘤压迫变薄或因肿瘤刺激骨质增厚。常见的病理学类型有下列几种:① 内皮型;② 成纤维;③ 血管型;

④ 砂粒型;⑤ 混合型;⑥ 恶性脑膜瘤。

3)常见脑膜瘤种类及临床表现

A. 大脑凸面脑膜瘤:病史一般较长,主要表现为不同程度的头痛、精神障碍、肢体动动障碍及视力、视野的改变,约 60% 患者半年后可出现颅压增高症状,部分患者可出现局部癫痫,面部及手抽搐,大发作不常见。

B. 枕骨大孔脑膜瘤:早期表现为颈部疼痛,手和上肢麻木,易被误诊。

C. 海绵窦旁脑膜瘤:表现为头痛、视力视野改变、眼肌麻痹、三叉神经 1~2 支分布区域疼痛。

D. 小脑幕脑膜瘤:患侧粗大水平震颤及共济失调、视野障碍等。

E. 中颅窝脑膜瘤:表现为三叉神经痛、眼球活动障碍、眼睑下垂、复视、视力下降、同向性偏盲等。

F. 脑室内脑膜瘤:因在脑室内生长,早期神经系统功能损害不明显,就诊时肿瘤多已较大,常表现为头痛、视神经盘水肿、癫痫、同向性偏盲、对侧肢体偏瘫。

G. 眼眶及颅眶沟通膜瘤:眼球突出、眼球运动障碍、视力下降等。

H. 岩骨-斜坡脑膜瘤:常表现为头痛,但往往未能引起注意,Ⅲ~Ⅹ颅神经受损症状明显。

I. 桥小脑角脑膜瘤:此部位肿瘤以听神经瘤多见,占 70%~80%,脑膜瘤占 6%~8%,胆脂瘤占 4%~5%,临床表现为听力下降、耳鸣、面部麻木、感觉减退、三叉神经痛、走路不稳、粗大水平震颤、患侧共济失调。

J. 嗅沟脑膜瘤:早期症状即有嗅觉逐渐丧失,颅内压增高可引起视力障碍,肿瘤影响额叶功能时可有兴奋、幻觉、妄想、精神淡漠,少数患者可有癫痫。

K. 鞍结节脑膜瘤:视力视野障碍,80% 以上患者以视力障碍为首发症状。少数患者可出现嗜睡、记忆力减退、焦虑等精神症状;有的患者可出现内分泌功能障碍,如性欲减退、阳痿、闭经等;亦有患者以嗅觉丧失、癫痫、动眼神经麻痹为首发症状就诊。

L. 蝶骨嵴脑膜瘤:肿瘤起源为前床突,可出现视力下降,甚至失明。向眶内或眶上侵犯,可出现眼球突出、眼球运动障碍、瞳孔散大及癫痫、精神症状、嗅觉障碍等。

M. 矢状窦旁脑膜瘤:瘤体生长缓慢,一般患者出现症状时,瘤体多已很大。癫痫是本病的首发症状,为局部或大发作。精神障碍表现为痴呆、情感淡漠或欣快,患者可出现性格改变。位于枕叶的矢状窦旁脑膜瘤可出现视野障碍。

4) 诊断

A. MRI:脑膜瘤在 T1WI 上的信号与邻近脑组织的脑皮质相似,为等信号,而与脑白质比较为低信号,肿瘤的包膜由纤维组织、增生的神经胶质组成,肿瘤的供血血管、薄层的脑脊液和软脑膜等成分包绕其外,T1WI 呈明确低信号环,MRI 对肿瘤周围的水肿样病灶敏感。在 T2WI 上为等信号或略高信号。增强后脑膜瘤有显著而均匀的增强,脑膜瘤附着处的脑膜受肿瘤浸润有显著增强,称"脑膜尾征",有特征性,脑膜瘤脑膜尾征出现率约为 60%。此征对脑膜瘤的诊断特异性达 80%(图 77 - 7)。

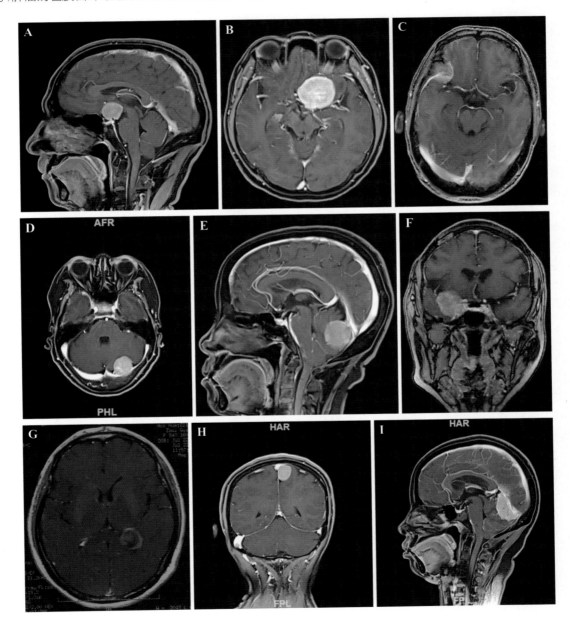

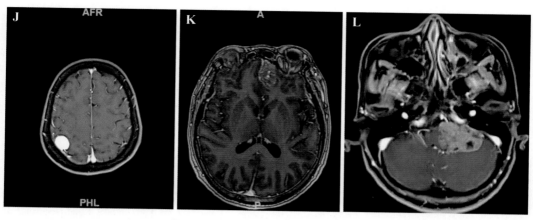

图 77-7　常见部位脑膜瘤 MRI 表现

A. 鞍结节脑膜瘤；B. 蝶骨嵴内侧脑膜瘤；C. 蝶骨嵴外侧脑膜瘤；D. 窦汇区脑膜瘤；E. 窦汇区脑膜瘤；F. 海绵窦脑膜瘤；G. 脑室内脑膜瘤；H. 矢状窦脑膜瘤；I. 天幕脑膜瘤；J. 凸面脑膜瘤；K. 嗅沟脑膜瘤；L. 岩尖脑膜瘤

B. CT：平扫时肿瘤边缘清晰，呈宽基底与邻近硬脑膜表面并成钝角；病灶表现为多发呈等密度或高密度，少数呈囊性，15%～20%病灶内可见斑片状、弧形钙化，也可呈整个瘤体均匀钙化，多呈沙粒体样钙化；邻近脑组织受压推移，脑沟、裂增宽或变窄；当肿瘤体积较大时，可表现为弥漫性或局限性骨质增生，也可出现局部骨质破坏或侵蚀，有时在增生骨质与扁平状脑膜瘤钙化间见透亮线；肿瘤周围脑白质区可见低密点改变，环绕肿瘤，称为瘤周水肿。

C. 病理学表现：镜下可见肿瘤由梭形细胞构成，排列呈束状、席纹状，部分区域间质纤维组织增生伴变性（图 77-8）；高倍镜下细胞无明显异型性，未见核分裂象及坏死；另可见蓝染的砂砾体样结构（图 77-9）。非典型性脑膜瘤镜下可见由梭形细胞构成之肿瘤，排列呈束状，或旋涡状，瘤细胞较密集，可见散在分布的砂砾体样结构（图 77-10）。

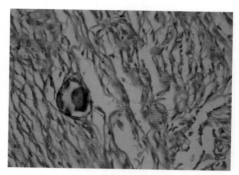

图 77-9　脑膜瘤镜下表现（HE 40×10）

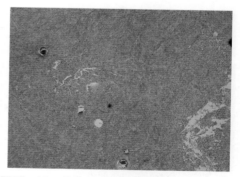

图 77-10　非典型脑膜瘤镜下表现（HE 5×10）

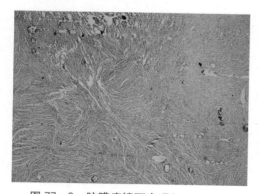

图 77-8　脑膜瘤镜下表现（HE 5×10）

D. 其他：包括脑电图、X 线片、脑血管造影等。

5）治疗：脑膜瘤的治疗以手术切除为主。原则上应争取完全切除，并切除受肿瘤侵犯的脑膜与骨质，以期根治。脑膜瘤属实质外生长的肿瘤，大多属良性，如能早期诊断，在肿瘤尚未累及周围的脑组织与重要颅神经、血管受到损害之前手术，应能达到全切除的目的。但是有一部分晚期肿瘤，尤其是深部脑膜瘤，肿瘤巨大，与神经、血管、脑干及丘脑下部粘连紧密，或将这些神经、血管包围不易分离，这种情况下，不可勉强行全切除术，以免加重脑和颅神经损伤以及引起术中大出血的危险。宜限于肿瘤次全切除，缩小肿瘤体积，辅以减压性手术，以减少肿瘤对脑的压迫作用，缓解颅内压力，保护视力。或以分期手术的方法处理。对确属无法手术切除的晚期肿瘤，行瘤组织活检后，仅做减压性手术，以延长生命。对于无法全切或恶性脑膜瘤术后可给予放疗，其中恶性脑膜瘤和血管外皮型脑膜瘤对放射线敏感。重要功能区和颅底部位以及复发脑膜瘤直径＜3 cm者可采用立体定向放疗。多数脑膜瘤预后较好，未能全切、肿瘤恶变、位于重要功能区、肿瘤较大者预后相对较差。

（2）脑膜肉瘤

脑膜肉瘤临床少见，临床表现与良性脑膜瘤基本相同，仅病程发展快，故需特殊检查方能鉴别。CT检查可见肿瘤深入脑组织内呈"蘑菇样"肿瘤影，水肿较重，骨质破坏和放射状针样骨质增生，瘤内可见坏死。MRI见T1、T2均为高信号。手术切除是该病的最有效治疗手段，由于脑膜肉瘤向脑组织内浸润生长，故手术时需尽可能切除受累颅骨和硬脑膜，周围脑组织也需给予电凝。术后应常规放疗，预后不佳。

77.1.5.4　鞍区肿瘤

（1）垂体腺瘤

1）概述：垂体腺瘤是起源于垂体前叶的良性颅内内分泌肿瘤，发病率仅次于胶质瘤和脑膜瘤，约占颅内肿瘤的15%以上。在各种类型垂体肿瘤中，以泌乳素（prolactin，PRL）、生长激素（growth hormone，GH）、促肾上腺素皮质激素（adrenocorticotropin，ACTH）及无功能型垂体腺瘤最常见。功能性垂体腺瘤多见于年轻人，而无功能型垂体腺瘤多见于中老年人。女性发病率明显高于男性。

2）垂体的生理功能

A. 垂体前叶生理功能

a. 生长激素（GH）：作用非常广泛，可促进长骨生长及软骨生成；促进蛋白质合成，导致正氮平衡，使身体肌肉生长和脂肪减少；还可以增加肝脏的糖输出，并对肌肉组织产生抗胰岛素效应，增加机体的整体代谢。

b. 泌乳素（PRL）：可促进女性乳腺分泌乳汁，并且抑制性腺刺激素对卵巢的生物学作用，后者导致哺乳期女性或者患有分泌PRL肿瘤的女性患者闭经。泌乳素异常升高可导致女性月经紊乱或者闭经-泌乳综合征、骨质疏松，还可引发男性阳痿。

c. 促肾上腺皮质激素（ACTH）：具有刺激肾上腺皮质发育和功能的作用。主要作用于肾上腺皮质束状带，刺激糖皮质激素的分泌。

d. 促性腺激素［卵泡刺激素（FSH）和黄体生成素（LH）］：可刺激两性的性腺发育，刺激雄激素和雌激素的产生，并且促进受精细胞的形成，而且两者也是女性月经周期的必需激素。

e. 促甲状腺激素（TSH）：促甲状腺激素是腺垂体分泌的促进甲状腺生长和功能的激素，具有促进甲状腺滤泡上皮细胞增生、甲状腺激素合成和释放的作用。TSH与甲状腺细胞表面受体结合，促进甲状腺细胞合成T4和T3，并促进甲状腺分泌囊泡中储存的甲状腺球蛋白。下丘脑室旁核内侧部分泌促甲状腺激素释放激素（TRH）可促进TSH分泌，而室周核则产生生长素介质，抑制TSH分泌。

B. 垂体后叶生理功能

a. 缩宫素：主要作用于乳腺和子宫，促进乳腺分泌和子宫收缩。

b. 血管加压素：也称为抗利尿激素（antidiuretic hormone，ADH），可增加集合管的通透性，促进水分重吸收，使尿浓度升高，总体血浆渗透压下降。血管加压素也是强力的血管平滑肌收缩因子，可导致收缩压升高，但同时可降低心输出量。

3）垂体腺瘤分类

A. 根据激素分泌类型分为：功能性垂体腺瘤（包括催乳素腺瘤、生长激素腺瘤、促甲状腺激素腺瘤、促肾上腺皮质激素腺瘤、促性腺激素腺瘤及混合性垂体腺瘤）和无功能性垂体腺瘤。这种功能性分类法结合了组织形态学、免疫组化、血清内分泌学及电镜超微结构的观察结果，对形态学有深入认识，并与临床表现、生化改变及预后判断密切相关。

B. 根据肿瘤大小分类：微腺瘤（直径＜1 cm）、大腺瘤（直径1～3 cm）和巨大腺瘤（直径＞3 cm）。

C. 生物学行为分类：分为侵袭性垂体腺瘤和非侵袭性垂体腺瘤。侵袭性垂体腺瘤的概念最早由Jefferson提出，其定义为"生长突破其包膜并侵犯硬脑膜、视神经、骨质等毗邻结构的垂体腺瘤"。它是介于良性垂体腺瘤和恶性垂体癌之间的肿瘤，其组织学形态属于良性，生物学行为却似恶性。侵袭性与非侵袭性垂体腺瘤的临床表现、预后均明显不同。

D. 根据光镜下病理学分类：分为增生、腺瘤和腺癌。光镜病理学证实的垂体瘤大多为良性腺瘤，少数为增生或腺癌。垂体增生是非肿瘤细胞数量的增加，分弥漫性增生和结节性增生。

4) 临床表现：垂体腺瘤的临床症状主要有颅内神经功能障碍及内分泌功能障碍两方面。

A. 神经功能障碍：垂体腺瘤引起的神经症状与肿瘤的大小及其生长方向有关。

a. 头痛：因为肿瘤造成鞍内压增高，垂体硬膜囊及鞍膈受压，多数患者出现头痛，主要位于前额、眶后和双颞部，程度轻重不同，间歇性发作。

b. 视力、视野改变：肿瘤向上生长压迫视交叉，可出现双侧颞侧象限视野缺损，视野减小，即"筒状视野"。

c. 邻近压迫症状：压迫或侵入海绵窦，可产生第Ⅲ、Ⅳ、Ⅵ对颅神经及三叉神经第1支的功能障碍，如眼球活动受限，三叉神经痛等；压迫额叶而产生精神症状，如神态淡漠、健忘、大小便不能自理等；下丘脑症状如多饮多尿、嗜睡、幻觉、定向力障碍、昏迷等。

B. 内分泌紊乱：垂体腺瘤分泌过多激素，肿瘤压迫正常垂体细胞导致激素分泌减少等都可以导致内分泌紊乱而出现相应临床症状。

5) 诊断：垂体腺瘤的初步诊断依赖于临床症状、内分泌学检查及影像学检查，确诊还需术中所见及病理学检查。垂体腺瘤的临床症状与激素水平、肿瘤的大小和侵袭程度有关。

A. 内分泌学检查：① 泌乳素的升高多伴有雌激素减少，导致闭经、泌乳、不育、性欲减退等典型症状。② 生长激素在腺瘤早期分泌过多，在未成年人表现为生长过速，甚至发育为巨人症；在成人则表现为肢端肥大症。③ 促肾上腺皮质激素持续分泌过多可引起肾上腺皮质增生，从而促使皮质醇分泌过多，形成 Cushing 病。④ 促甲状腺激素释放激素分泌过多，同时引起三碘甲状腺原氨酸、四碘甲状腺原氨酸升高，表现为甲状腺功能亢进症状。⑤ 黄体生成素、卵泡刺激素分泌过多，在晚期可引起性功能减低、闭经、不育。⑥ 靶腺细胞的分泌功能。如前所述，当垂体腺瘤增长压迫正常垂体组织，可引起甲状腺、肾上腺、性腺等靶腺的功能减低，出现甲状腺素、尿游离皮质醇、17-酮皮质类固醇、17-羟皮质类固醇等的低下。

B. 影像学检查：① MRI 为首选，因其对垂体腺瘤及周围组织结构的解剖关系显示良好，能区别微小的组织差异，垂体腺瘤一般表现 T1WI 呈低或等信号，T2 呈高或较高信号，Gd-DTPA 增强扫描肿瘤明显强化（图 77-11）。② CT 检查也很重要，因其对骨性结构显示较 MRI 好，如颅底破坏以及窦腔分隔等，特别是拟行经鼻蝶入路垂体腺瘤切除术时，通过 CT 可以了解鼻腔结构以及蝶窦发育情况，为手术提供更为全面的信息。综上所述，垂体腺瘤的典型病例不难诊断及分型。但应注意：① 早期微腺瘤症状多不明显，内分泌学检查不典型，薄层断面增强 CT 及 MRI 虽能提高其发现率，但仍有部分患者不易发现，为诊断难点；② 即使有以上阳性改变的 1 种甚至 3 种者，仍不一定是垂体腺瘤。因此，常需仔细了解病情，行多方面检查，综合分析所有资料，谨慎诊断。

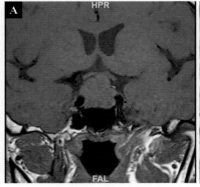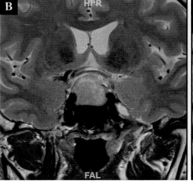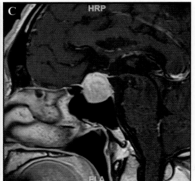

图 77-11　垂体瘤 MRI 表现
A. T1 冠状位；B. T2 冠状位；C. 增强矢状位

6）治疗：垂体瘤的治疗方法包括药物治疗、手术治疗、放疗及随访观察。由于垂体瘤的大小、类型不同，患者年龄、性别、症状、一般情况、治疗需求也不同，故目前提倡针对不同患者实行个体化治疗。一般来说，目前对 PRL 和 GH 腺瘤首选药物治疗，药物治疗可抑制激素过度分泌、缩小或局限肿瘤，具有减少肿瘤血供的作用。因此，既使患者必须接受手术治疗，术前也应当给予相应药物。对于术后肿瘤残余，药物治疗亦可发挥控制肿瘤生长、延缓复发的作用。手术适用于各种类型较大或侵袭性生长、已有视神经压迫症状、已出现下丘脑反应和脑积水的垂体瘤。垂体微腺瘤中 ACTH 腺瘤、无法承受药物治疗的 GH 瘤及不耐受或治疗不敏感的 PRL 和 GH 瘤可采取手术治疗；无功能腺瘤如果有压迫症状一般均需手术治疗。放疗适用于术后肿瘤残余的患者、不愿意接受手术且药物治疗无效的患者、高龄且一般情况较差不能耐受手术者。对于无治疗需求的患者可采取保守观察及随访，如男性 PRL 微腺瘤无明显性功能障碍者、女性 PRL 微腺瘤无生育要求者，以及影像学上无明显压迫的无功能型垂体腺瘤患者。

A. 药物治疗：药物治疗的目的在于降低分泌性肿瘤过高的激素水平，改善临床症状；缩小肿瘤体积及限制肿瘤生长；对无分泌功能的垂体腺瘤，针对垂体功能低下可选用肾上腺皮质激素、甲状腺激素及性腺激素来代替治疗。

a. PRL 腺瘤：研究表明，大多数泌乳素型垂体瘤患者服用多巴胺激动剂后肿瘤体积可以缩小。多巴胺类激动剂特异性地与多巴胺受体 D2 结合，抑制 PRL mRNA 和 PRL 的合成，从而抑制细胞增殖，减少胞质体积、使细胞形成空泡，最终导致细胞程序性凋亡。其临床作用主要包括缩小肿瘤体积，降低血液中 PRL 水平，恢复月经周期和促进卵巢排卵等。常见多巴胺类激动剂有溴隐亭、培高利特、喹高利特和卡麦角林。溴隐亭是泌乳素瘤的治疗首选药。长时间持续服用溴隐亭可能使 PRL 水平恢复至正常，甚至有望恢复生育能力。但并不是所有患者对溴隐亭的治疗都敏感，有部分患者存在多巴胺抵抗。推测可能与肿瘤细胞表面缺少多巴胺受体或长期药物治疗使受体下调有关。

b. GH 腺瘤：生长抑素类似物通过与生长抑素受体结合，抑制细胞内腺苷酸环化酶的活性，减少 cAMP 的产生，从而抑制生长激素的分泌和肿瘤细胞的增殖。其临床疗效包括降低血液中 GH 和胰岛素样生长因子-1 水平，缓解头痛和改善肢端肥大症状、缩小肿瘤的体积等。临床常用药物包括奥曲肽及其长效制剂，以及兰瑞肽、生长激素类似物 pasireotide（SOM230）等。

c. ACTH 腺瘤：一般促肾上腺皮质激素瘤的肿瘤体积较小，占位效应小，故首选经蝶手术治疗。传统的药物如美替拉酮、安鲁米特等不良反应较大，临床上很少采用。有报道卡麦角林和 SOM230 治疗高皮质醇血症有效。因此，药物治疗主要用于不能够手术或手术治疗失败的患者。

B. 手术治疗：手术治疗的目的是解除肿瘤对视神经和其他组织的压迫，恢复激素水平，改善临床症状，保护正常垂体功能，为后续辅助放、化疗提供有利条件。手术主要包括经蝶入路手术和显微镜下经颅手术入路。

a. 经蝶入路手术：随着显微外科设备和技术的发展，历经多次变革，借助于显微镜、内镜或内镜辅助显微镜下的多种不同入路，以近 20 年开展并迅速推广的神经内镜下经蝶窦入路切除肿瘤最为常用。经蝶手术较开颅手术有以下优势：① 可选择性切除肿瘤和瘤周垂体组织，彻底切除率高；② 手术和麻醉时间短，术后反应轻，恢复快；③ 手术微创，避免了开颅手术损伤额叶、嗅神经、视神经；④ 提供更好的照明并可以放大图像，对蝶窦内及鞍内、鞍上等解剖结构有良好的显示，术后并发症低，总体死亡率低。但经蝶手术也有其不足：① 内镜图像缺乏立体层次感，手术操作空间狭小，均对术者熟练度有较高的要求；② 手术入路经鼻腔黏膜，属于污染性手术，潜在感染机会大于开颅，有鼻腔感染者为手术禁忌证；③ 不能直视向鞍上发展的巨大腺瘤及其周围结构，难以全切肿瘤。因此，内镜手术适用于肿瘤突向蝶窦、局限于鞍内或主要向鞍上或鞍后上生长的腺瘤。近年来，随着神经导航、术中电生理监测和多普勒超声等技术的应用，经蝶入路及扩大经蝶入路手术的切除率和安全性得到了很大的提高，手术适应证亦不断扩大，有研究报道，约 96% 的垂体腺瘤患者可由蝶窦入路手术切除，治愈率达 90% 左右。

b. 经颅垂体腺瘤切除术：为早期传统手术方式，又可根据肿瘤的侵袭方向选择不同的手术入路。额下入路用于向颅前窝发展的肿瘤；翼点入路用于向一侧生长的肿瘤；纵裂-终板入路用于向三脑室发展的肿瘤；联合入路用于向多方向生长的肿瘤。此术式视野暴露清晰,可显露视交叉,并向视交叉周围充分探查,但手术中易损害或破坏整个垂体,术后造成垂体功能减退等并发症,也易复发。因此目前经颅手术多用于侵袭性垂体腺瘤,如突破鞍膈,形成束腰征等明显向鞍上或鞍外生长的,甚至侵入海绵窦的不宜经蝶手术或需联合入路、分期手术的腺瘤。

C. 放疗:适合于作为手术治疗的辅助手段,多用于微腺瘤等手术困难或术后可能复发的垂体腺瘤。放疗在一定程度上可控制肿瘤的发展,如可缩小肿瘤、改善视力视野等,但由于放疗时大量射线过于聚集,亦可引起垂体功能减退、视神经损伤、放射性脑坏死等并发症。立体定向γ刀放疗效果优于常规放疗,并发症较少,治疗后复发率也低,在临床上得到了广泛应用。放疗的具体剂量仍存在争议,剂量的选择与治疗的目的、肿瘤类型、肿瘤体积及肿瘤与视神经的距离、控制术后并发症相关。

(2)颅咽管瘤

1)概述:颅咽管瘤为鞍区常见的一种先天性肿瘤,发病率为 1.7/100 万,占儿童颅内肿瘤的 9%～13%。发病年龄呈双峰状分布,分别为 5～14 岁和 50～74 岁,男、女发病率无明显差别。颅咽管瘤可起源于颅咽管的任何部位,但位于鞍内者少见,大多伴有鞍上的扩展。少数病例中鞍上的肿瘤可扩展至前颅窝或后颅窝,亦有异位颅咽管瘤的报道。

2)分型:根据肿瘤生长部位及形态可分为 4 种类型。

A. 鞍上型肿瘤:约占颅咽管瘤的 80%。肿瘤位于漏斗部前面者与垂体柄及灰结节关系密切,可向视交叉前方生长(视交叉前型)。肿瘤位于漏斗部后方则可向视交叉后生长(视交叉后型)。亦有生长在视交叉内者。少数肿瘤可长向第三脑室(脑室型)。以上 3 种类型有时可混合存在。

B. 鞍内型肿瘤:少见,主要见于成年人。多局限于鞍内,亦可向鞍上生长至视交叉前、视交叉后及第三脑室内,向下长入蝶窦、筛窦内。

C. 巨大型肿瘤:多见于儿童,呈多结节形,可长至视交叉前、后及向鞍外生长。向前生长至额叶底部,向侧方可长入颞叶,向上长至第三脑室、基底节等处,向后生长可压迫脑底动脉环、大脑脚、脚间窝、导水管及脑干等处。

D. 非典型部位颅咽管瘤:少数肿瘤可长在蝶窦、斜坡、咽后、颅后窝及松果体等处。根据肿瘤与鞍膈、脑室等处关系,可分为鞍内(鞍膈下)、鞍内-鞍上(鞍膈上下)、鞍膈上(视交叉旁-脑室外)、脑室内外、脑室旁、脑室内 6 种类型。也可根据肿瘤与蛛网膜、软脑膜的关系,分为蛛网膜外、蛛网膜内-软脑膜外、软脑膜内 3 种类型。

3)临床表现

A. 视力、视野改变:以视力、视野障碍为首发症状者并不少见,占颅咽管瘤的 60%～80%。由于肿瘤对视觉通路压迫部位的不同,临床上表现为不同的视野缺损。由于视交叉受压,出现双颞侧(两眼外侧)偏盲,一侧视束受压可产生同向性偏盲(即一眼的外侧性盲和另一眼的内侧性盲),压迫一侧视神经可产生单眼视力下降或失明。由于小儿有时不能叙述视野情况或检查时不合作,常难以测定其视野的改变情况。

B. 颅内压增高:这种情况多见于儿童颅咽管瘤,可为首发症状,这主要是由于肿瘤阻塞脑室体系造成脑积水、脑压升高所致。在临床上表现为头痛、恶心、呕吐、视神经盘水肿、复视和颈痛等。婴幼儿和部分小儿发病者,可有颅缝裂开,头颅增大,叩之呈“破壶”音。几乎所有患者都有头痛,大部分为首发症状,多伴有呕吐。

C. 内分泌紊乱:在颅咽管瘤患者中 2/3 者出现内分泌紊乱症状,其中包括垂体后叶的抗利尿激素缺乏产生的多饮多尿和垂体前叶激素缺乏产生的发育延缓、身材短小。如果是成人患者,会出现性功能减退。在男性患者表现为性欲低下、阳痿,皮肤菲薄、乏力、声音尖细,成人胡须稀少等;男性青少年患者,性器官可不发育,第二性征缺乏。成人女性患者表现为从未有过月经或停经。

D. 意识变化:部分患者出现意识障碍,表现为淡漠或嗜睡,少数可出现昏迷。这可能是由于丘脑下部受损,或由于脑疝的发生致使中脑受压所造成。

E. 视神经盘改变:由于颅内压增高,患者出现视神经盘水肿,日久则产生视神经萎缩,视力下降乃至失明。肿瘤直接压迫视神经则产生原发性视神经萎缩。个别患者视神经盘可正常。

4)辅助检查及诊断:所有颅咽管瘤患者在术前应做的检查项目如下。① 神经影像学检查,包括头颅 CT 和 MRI;② 内分泌检查;③ 视力视野检查;④ 24 h 尿量;⑤ 神经心理学测试。MRI 是诊断颅咽管瘤的首选方法。典型颅咽管瘤因有囊性部分和实质性部分,囊内成分不同,成像可呈多种信号影。T1WI 图像表现为高、等或较低信号,T2WI 图像表现为高信号,增强扫描肿瘤实质部分通常不均一强化,薄的囊壁可见增强。另外垂体激素水平的变化也可作为重要的诊断依据。

5) 治疗

A. 手术治疗:手术治疗为该病的主要和首选治疗方法。在应用类固醇激素之前,颅咽管瘤手术后死亡率和病残率极大地影响手术效果。Matson(1950 年)首次应用类固醇激素实现了颅咽管瘤安全切除。但是,全切除颅咽管瘤的手术造成下丘脑的严重损伤。单纯放疗、活检加放疗、放液治疗后的放疗均不能预防颅咽管瘤的复发。通过切除肿瘤达到解除对视神经及其他神经组织的压迫,解除颅内高压。由于颅咽管瘤为良性肿瘤,颅咽管瘤与脑之间的胶质增生层,可以为手术分离肿瘤提供界面,因此很多学者主张手术应争取肿瘤全切除,防止复发。但有学者认为,肿瘤与垂体柄、下丘脑等重要结构关系非常密切,有高致残、高死亡的手术风险,故选肿瘤大部分切除、部分切除或仅做囊肿穿刺抽液,再行放疗,不但可降低手术风险,还可控制病情。随着显微外科技术的不断提高。争取最大限度切除肿瘤而不遗留严重并发症,为当前手术的目的和要求。根据肿瘤生长部位、大小、形状、钙化程度、囊肿部分的位置以及与周围组织的关系等因素选择不同的手术入路。主要包括额下入路、翼点入路、终板入路、经蝶入路等,近年来开展的锁孔手术以及内镜辅助下手术切除,与传统开颅手术相比,具有创伤小、术后并发症少等特点,且全切率及复发率均有较满意的结果。有 20% 的患者在术前已经有梗阻性脑积水。患者梗阻性脑积水、颅内高压症状比较明显时可行脑室外引流或分流。若患者术前就出现意识障碍、下丘脑症状加重、不能耐受开颅手术,也可先行立体定向肿瘤囊腔,穿刺抽取囊液,以减轻肿瘤的局部压迫,待患者病情缓解后再行手术。下丘脑损害为颅咽管瘤手术后最常见的并发症,是术后死亡和病残的主要原因,主要表现为尿崩症、体温失调、急性消化道出血、循环衰竭等。其他并发症还包括视力受损、无菌性脑膜炎、癫痫、脑脊液漏、垂体功能低下等。

B. 放疗:肿瘤全切者无需放疗,肿瘤残余者可辅助放疗。目前对于颅咽管瘤的放疗包括外放疗、腔内照射。但考虑到放疗对周围正常脑组织及邻近重要结构的破坏,目前多结合立体定向技术。

a. 外放疗:外放疗包括传统的放疗、适形放疗、分次立体定向放疗、γ-刀治疗以及质子治疗。

传统的放疗目的是控制术后残存肿瘤生长,但由于精准性差,常引起周围正常脑组织损伤,从而引起严重并发症,部分患者在传统放疗后会出现颅咽管瘤体积增大,表现出脑水肿和视神经受压症状。传统放疗的剂量一般为 50~55 Gy,当放射剂量超过 55 Gy 时并发症发生率明显增高。

适形放疗是基于三维适形技术而发展起来的放射治疗新技术,可对肿瘤精确定位,对肿瘤及肿瘤边缘照射剂量明显提高,周围正常脑组织及结构照射剂量则明显降低,患者治疗后神经、内分泌功能并发症也因此而明显降低。

b. 腔内照射:当复发颅咽管瘤患者表现为囊性肿瘤时,可考虑立体定向穿刺囊液抽吸、放置 Ommaya 囊,囊内放置放疗药物。目前 ^{32}P 或 ^{90}Y 被广泛应用,然而这一治疗方案对于实性肿瘤并不适用。

C. 化疗:颅咽管瘤很少采用化疗,对于复发颅咽管瘤的化疗主要为囊液抽吸、腔内注射化学药物,从而减少囊液的分泌以及颅咽管瘤细胞的再生。目前常用的化疗药物有博来霉素和干扰素-α(IFN-α)。

6) 预后:颅咽管瘤手术并发症多,致残率及死亡率高。随着神经外科显微外科的发展,肿瘤全切率有所提升,术后并发症显著下降。术后复发患者手术难度增加,手术加放疗可取得良好效果。

77.1.5.5 颅内转移瘤

(1) 概述

脑转移瘤是身体其他部位的恶性肿瘤扩散转移至脑内,是许多肿瘤患者主要的病残及死亡原因之一,癌症、肉瘤及黑色素瘤均可转移至颅内。有 15%~30% 的肿瘤患者因颅内转移产生症状而就诊,50% 的患者尸检呈阳性。常见的颅内转移瘤大多数为癌症转移,占 90% 以上。最常见的脑转移瘤为肺癌转移(40%~60%),其次是乳腺癌转移(15%~25%)、胃肠道来源及黑色素瘤。其中一半脑转移瘤为多发颅内转移。恶性肿瘤转移至颅内有 3 条途径:① 经血流;② 经淋巴结;③ 直接侵入。其中经血流为最多见的途径。

(2) 临床表现

1) 颅内高压症状:头痛为最常见的症状,也是多数患者的早期症状,早期为局限性头痛,以后发展为弥漫性头痛(与脑水肿和肿瘤毒性反应有关),此时头痛剧烈并呈持续性,伴恶心、呕吐。由于脑转移瘤引起的颅内压增高发展迅速,因此头痛和伴随的智力改变、脑膜刺激征明显,而视神经盘水肿、颅骨的颅高压变化不明显。单发脑转移瘤的表现同于一般原发性脑瘤,以颅高压征和局灶征为主要表现。多发脑转移瘤则一般发展迅速,颅内高压症状显著,患者一般情况差,早期出现恶病质。

2)常见体征:根据脑转移瘤所在的部位和病灶的多少,可出现不同的体征。如偏瘫、偏身感觉障碍、失语、颅神经麻痹、小脑体征、脑膜刺激征、视神经盘水肿等。

3)神经、精神症状:见于20%～50%的患者,尤其是病变位于额叶和脑膜弥漫转移者中可为首发症状。

4)脑膜刺激征:多见于弥漫性脑转移瘤的患者,尤其是脑膜转移和室管膜转移者。有时因转移灶出血或合并炎症反应也可出现脑膜刺激征。

5)癫痫:各种发作形式均可出现,见于约40%

的患者,以全面性强直阵挛发作和局灶性癫痫多见,早期出现的局灶性癫痫具有定位意义。局灶性癫痫可连续发作,随病情发展,部分患者表现全面性强直阵挛发作,肢体无力。

6)其他:全身虚弱,癌性发热为疾病的晚期表现,见于1/4患者,并很快伴随意识障碍。

(3)诊断

随着新的检查手段不断出现,脑转移瘤的正确诊断率不断提高,尽管目前CT和MRI已成为诊断脑转移瘤的主要手段,但是详细询问病史和必要的鉴别诊断对作出正确诊断仍不乏重要意义。

1)MRI检查:MRI为首选检查。脑转移瘤的MRI T1WI成像为低信号,T2WI成像为高信号。由于转移瘤周围脑水肿明显,因此小转移灶在T1WI成像难以显示,但在T2WI成像则显示清晰。静脉注射顺磁性造影剂(Gd-DTPA)后明显强化,可提高本病发现率(图77-12)。

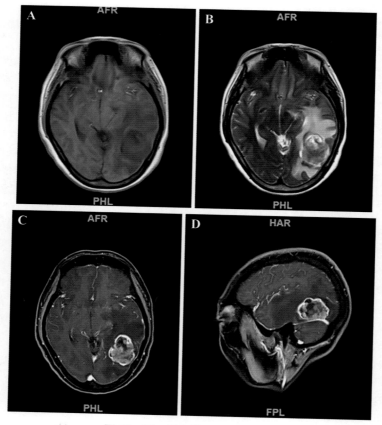

图77-12 颅内转移瘤MRI表现

A. T1轴位;B. T2轴位;C. 增强轴位;D. 增强矢状位

2）CT 检查：当无法行 MRI 检查时，可考虑 CT 检查。脑转移瘤的典型表现为边界清楚、圆形、低密度肿块，增强后可有不均匀强化。如肿瘤囊变或出血，可出现"环征"，似脓肿，但这种强化环的壁较厚且不规则，有时可见瘤结节。脑转移瘤出血时，则呈非钙化性均匀高密度影或高密度影中央伴低密度区（囊变），有时可见液平，增强后呈弥漫性密度增高或环状或结节状增强。转移灶周围脑水肿明显。

3）脑脊液检查：是脑膜转移瘤诊断的一种主要方法，对有颅内压升高的患者应在静脉给脱水剂后小心操作。

4）立体定向穿刺活检：对于影像学表现不典型、难以确诊者，可通过立体定向活检术明确诊断。

5）CTA、MRA 和 DSA：为了解肿瘤血供，或者在某些出血性转移灶与其他出血病变鉴别时可考虑使用。

6）放射性核素检查：在转移瘤部位可见放射性核素浓集区，对鉴别诊断有一定帮助。核素骨扫描可发现有无颅骨转移，PET/CT 有助于鉴别高度与低度恶性肿瘤，也可区分肿瘤复发与放射性坏死或术后反应，以及发现脑外转移灶或原发灶。

（4）治疗

1）手术治疗：外科手术是改善脑转移瘤患者预后的重要治疗手段。肿瘤寄生器官功能良好、部位表浅、位于非重要功能区、无颅外系统严重疾病、急性颅内高压及为新诊断的脑转移瘤患者，手术切除颅内单发转移瘤已成为标准的治疗方案。神经系统症状可迅速缓解，局部病灶得到控制，还可明确肿瘤的病理学类型，为下一步治疗提供依据。颅内转移瘤数量为 1～3 者适于手术，对于多发转移瘤的治疗效果尚不确定。手术与放疗结合有助于提高脑转移瘤的局部控制率。

2）全脑放疗：脑转移瘤放射外科或显微外科手术切除后的辅助治疗常应用全脑放疗（WBRT）。患者的神经功能和症状可得到改善，患者生存质量及中位生存期可提高 3～6 月。有学者指出，脑转移放疗总的有效率达 60%～80%，可快速减轻或暂时缓解症状，70% 左右的症状可在 6 个月后复发，1 年内复发率达 25%。由于 WBRT 对正常脑组织具有一定的毒性，治疗过程中受到限制，但目前仍是多发脑转移瘤的标准治疗方法。

3）立体定向放射外科（stereotactic radiosurg-

ery，SRS）：SRS 在临床上逐步得到广泛应用，具有疗效可靠、高精度、快速、不良反应小的特点，可达到良好的肿瘤控制率，同时具有非侵袭性、损伤相对较小、住院时间相对较短等优点。它包括伽玛刀（γ-刀）、X-刀、粒子束刀，目前 γ-刀应用较多。SRS 治疗适用于 WBRT 治疗后复发、肿瘤位置较深不适合手术治疗、数目＜4 个且最大直径＜3.0 cm、肿瘤与周围组织界限清楚、对放疗不敏感的肿瘤。但颅内肿瘤直径＞3.5 cm 的患者治疗后易出现脑水肿及颅内高压，一般情况较差，脑水肿及颅内高压严重的患者不适合 SRS 治疗。

4）化疗：长期以来，人们认为由于血脑屏障的存在，只有小分子、脂溶性的药物可通过，许多化疗药物不能通过屏障。随着研究技术的不断发展和提高，越来越多的学者认为脑转移瘤患者的血脑屏障部分打开，高渗甘露醇、放疗可破坏血脑屏障的通透性。许多相关临床研究证实化疗可通过静脉给药、鞘内给药、口服等途径，实现颅内肿瘤的治疗，对其他转移病灶和原发灶也可同时达到治疗的效果，与放疗同时应用还可增加肿瘤对放疗的敏感性，对于一些 KPS 评分较低、手术耐受差、放疗不敏感的患者，化疗具有重要的意义。手术切除颅内肿瘤后加行全脑放疗及化疗相对于术后单纯接受全脑放疗总生存期显著延长。分子靶向药物治疗也是今后脑转移瘤治疗的热点。

5）综合治疗：重视一般治疗，综合治疗优于单一手段治疗，有助于提高疗效，延长生命。重视一般治疗，可为手术和放疗等为主的综合治疗提供条件。以手术、放疗、化疗等治疗方法相结合的多学科综合治疗是治疗脑转移瘤的最佳方案。

77.1.5.6 原发性中枢神经系统淋巴瘤

（1）概述

原发性中枢神经系统淋巴瘤（primary central nervous system lymphoma，PCNSL）是指原发于中枢神经系统（central nervous system，CNS）的淋巴瘤，属于结外非霍奇金淋巴瘤（non-Hodgkin's lymphoma，NHL），以往认为本病极罕见，发病率占中枢神经系统肿瘤的 1%～3%，在 NHL 中不足 1%。随着 HIV 的流行和免疫抑制剂的使用，免疫功能不全人群的 PCNSL 增多，而且免疫功能正常人群的发病率也快速上升，尤以男性为著。近 30 年来本病的发病率增长速度已经超过脑胶质瘤，其增长速度无论在任何年龄组都居颅内各种肿瘤之首，甚至超过 NHL 的总体发病率。

（2）病理学表现

PCNSL 是以血管为中心的、含有密集的单克隆增殖的淋巴细胞组成的肿瘤，其中 95%～98% 的组织学类型为弥漫大 B 细胞淋巴瘤（diffuse large B cell lymphoma，DLBCL），LCA、CD19、CD20、CD22、CD79a、Ki-67、p53、MUM-1 等呈阳性。根据 WHO 关于 DLBCL 免疫分型推崇的 Hans 法，可将 PCNSL 分为生发中心 B 细胞（GCB）和非生发中心的 B 细胞（non-GCB）由来两大类。

（3）临床表现

原发性中枢神经系统淋巴瘤病程较短，多在半年以内。由于肿瘤可位于神经系统任何部位，因此可出现对应的症状和体征，例如肢体无力、癫痫、视力障碍等。病灶周围往往伴随弥漫性水肿区，表现为颅内高压症状，如头痛、呕吐、嗜睡、精神性格异常等。PCNSL 一般不出现身体其他系统淋巴瘤所常见的发热、体重减轻、盗汗等症状。

（4）影像学表现

1）CT：CT 平扫表现为高或等密度病灶，增强扫描病变为中或高度强化，周围有明显水肿带。

2）MRI：MRI 在 PCNSL 的诊断方面有重要价值。T1 像表现为等或低信号，T2 像为低信号、等信号、混杂信号或均匀性高信号，但是信号强度通常低于脑灰质。增强 MRI 扫描多数表现为均匀一致的强化，由于病灶边界不清，因此呈现为弥漫性增强，被称为"云彩样"表现（图 77-13）。若病灶发生出血或坏死，可表现为环形增强，沿瘤周的线性增强常强烈提示为 PCNSL。此外，MRI 增强扫描时会出现"缺口征""尖角征""握雪团征"等特征性表现，有助于 PCNSL 的诊断。PCNSL 富含肿瘤细胞，限制了水分子的弥散，因而在弥散加权成像（diffusion weighted image，DWI）上表现为高信号，表观弥散系数（apparent diffusion coefficient，ADC）为低信号。

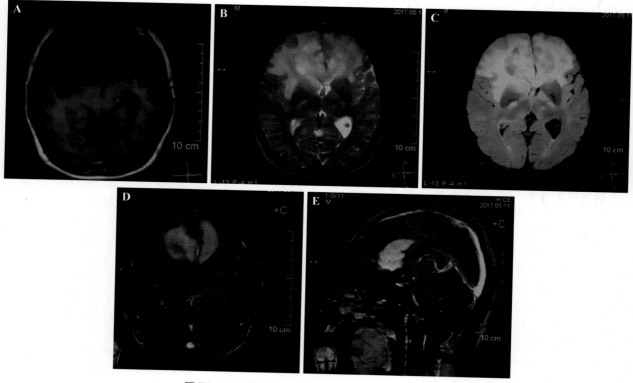

图 77-13　原发性中枢神经系统淋巴瘤 MRI 表现
A. T1 轴位；B. T2 轴位；C. Flair 轴位；D. 增强轴位；E. 增强矢状位

3) 磁共振波谱(MR spectroscopy，MRS)：MRS 上 PCNSL 常表现为脂质峰增高，Cho/Cr 比值亦高。但是由于 NHL 具有多中心发生、跳跃式转移的特性，因此 CT 和 MRI 阴性并不能完全排除 PCNSL。

（5）诊断

1) 临床症状：患者常表现为头痛、呕吐、意识混乱、嗜睡等颅内高压症状或者偏瘫、抽搐、小脑等局部症状，病程较短，往往在数月之内。

2) 影像学检查：参照影像学表现。

3) 组织学诊断：立体定向活检具有创伤小、定位准确、患者恢复快等优点。已经成为确诊 PCNSL 的常规方法。立体定向活检术的出血率约为 4%，病理学检测的阴性率为 8%～9%。激素一直被认为是影响立体定向活检阳性率的重要因素，普遍认为可疑 PCNSL 活检术前不宜使用皮质醇。如果患者此前应用激素，一般要完全停用激素至少 2 周后才能进行活检，以提高活检的阳性率。

4) 脑脊液检查：其中 10%～20% 的病例表现为明显的脑膜淋巴瘤，几乎所有患者 CSF 中的蛋白含量均见明显增高，细胞计数也有增高，而糖含量则常降低。CSF 细胞学检查曾被认为是术前确诊的主要方法，15%～31% 的患者能通过 CSF 的检查而获得诊断。

5) 系统性分期：主要考虑的因素，有体格检查、骨髓活检、睾丸超声波扫描、胸腹部和盆腔 CT 扫描；此外，全身氟脱氧葡萄糖-PET 可能优于全身 CT 扫描和睾丸超声波扫描。

（6）治疗

1) 手术治疗：PCNSL 呈浸润性生长，恶性程度较高，完全切除肿瘤或广泛次全切除肿瘤与仅进行立体定向活检相比，患者并没有明显的生存获益，且术后患者有很大的神经功能缺失的风险，因此对于疾病稳定者，不建议行手术治疗。只有当 PCNSL 者出现脑积水、难以控制的占位效应或有诊断不明的单个易切除病灶的情况才考虑。穿刺活检术可获得病理学诊断，为后续放、化疗治疗提供依据。

2) 化疗：选用能通过血脑屏障的药物。

A. 全身化疗

a. 甲氨蝶呤(MTX)：MTX 是目前治疗 PCNSL 最有效的药物，MTX 剂量 ≥ 1 g/m^2 MTX 可杀死脑实质肿瘤细胞，≥ 3 g/m^2 MTX 可杀死脑脊液(CSF)中的肿瘤细胞，研究表明 8 g/m^2 MTX 与 3.5g/m^2 MTX 在治疗效果方面相似，常因肌酐清除率及肾小球滤过率降低而需减少 MTX 剂量。3.5 g/m^2 MTX 因疗效好、安全性高作为目前治疗 PCNSL 的常规剂量选择。MTX 联合其他药物治疗多选用 Ara-C，Ara-C 联合 MTX 疗效优于单用 MTX。

b. 激素：静脉注射激素可使中枢神经系统淋巴瘤明显缩小，但这并不能作为诊断淋巴瘤的依据，也不能把激素作为淋巴瘤唯一的治疗方案，一旦停用激素，淋巴瘤会迅速复发。

c. 替莫唑胺：TMZ 易透过血脑屏障，又可增加放疗的细胞毒性，所有年龄组的患者对该药有良好的耐受性，因此可用于 PCNSL 的维持治疗及作为放疗增敏剂。

B. 鞘内化疗：对于 PCNSL 是否需要鞘内注射化疗药物目前仍有争议，回顾性研究尚未证实静脉用 MTX(3 g/m^2)后鞘内注射化疗药物是否可提高疗效。2016 年 NCCN 指南推荐，对于脑脊液细胞学检查阳性或脊髓 MRI 检查发现 PCNSL 时，鞘内注射是最有效的治疗方法。

3) 免疫靶向治疗

A. 利妥昔单抗：利妥昔单抗是作用于 B 细胞表面 CD20 抗原的第一代人/鼠嵌合型的单克隆抗体，可特异性地与 CD20 结合，诱导 B 细胞凋亡，分子量较大，不易透过血脑屏障。静脉用利妥昔单抗，脑脊液中的浓度是血清浓度的 0.1%，在输注利妥昔单抗前用甘露醇，可提高脑脊液中血药浓度，达到更好的疗效。与单用传统化疗药物相比，联合利妥昔单抗可明显改善患者的 CR 率。

B. 来那度胺：来那度胺为一种免疫调节剂，可通过改变肿瘤微环境，激活细胞毒性 T 淋巴细胞(CTL)等机制达到抗肿瘤作用，用于多发性骨髓瘤和非霍奇金淋巴瘤的治疗。最新研究表明，复发/难治的 DLBCL，应用来那度胺可达到 28%～35% 的缓解率，来那度胺能否应用于 PCNSL 目前正在进行 I 期临床试验。

4) 放疗：化疗联合低剂量 WBRT 可提高疾病控制率，降低复发率，同时降低神经系统损害。WBRT 作为挽救性治疗，对难治复发型的 PCNSL 亦有一定疗效，CR 率达 50%，PR 率 17%，总有效率达 67%。

5) 大剂量化疗联合自体造血干细胞移植(HDC-ASCT)：HDC-ASCT 治疗复发难治 CNS 淋巴瘤有效。HDC-ASCT 可以穿过血脑屏障，消除 CNS 的残留病变，在造血干细胞的支持下，通过大剂量化疗

·肿·瘤·医·学·

可提高药物的生物利用度,从而提高疾病控制率。

77.1.5.7　颅内生殖细胞瘤

(1) 概述

颅内原发性生殖细胞瘤(primary intracranial germ cell tumor, ICGCT)是一种原始胚胎细胞来源的脑肿瘤,在临床上较为少见,亚洲人群中 ICGCT 年发病率为(0.10~0.17)/10 万,要高于西方国家,其占所有颅内肿瘤的 1%~2% 以及儿童颅内肿瘤的 3%~10%。

(2) 分类

中枢神经系统生殖细胞肿瘤可分为生殖细胞瘤和非生殖细胞瘤性生殖细胞肿瘤(NGGCT)两类(表77-2)。

表 77-2　中枢神经系统生殖细胞肿瘤的分类

生殖细胞肿瘤
生殖细胞瘤(恶性)
非生殖细胞性生殖细胞肿瘤
胚胎癌/内胚窦瘤(恶性)
卵黄囊瘤(恶性)
绒毛膜细胞癌(恶性)
畸胎瘤
良性畸胎瘤(良性)
未成熟畸胎瘤(恶性)
畸胎瘤恶性变(恶性)
混合型生殖细胞肿瘤

(3) 肿瘤标志物

由于生殖细胞瘤能够分泌肿瘤标志物,如甲胎蛋白(alpha fetoprotein, AFP)以及人绒毛膜促性腺激素(beta-human chorionic gonadotrophin, β-HCG),从而使脑脊液及血液中上述标志物升高,而其他的原发性颅内肿瘤并无此功能,从而将其与一般原发性颅内肿瘤区分开。如 AFP 升高常提示内胚窦瘤、卵黄囊瘤可能,β-HCG 明显升高提示绒毛膜癌可能。另外,部分畸胎瘤患者可出现 CEA 升高。

(4) 影像学表现

影像学检查中 CT 和 MRI 较有诊断价值。肿瘤在 CT 平扫常呈现低密度、混杂等高密度或均一稍高密度占位性病变,边界清晰,常为类圆形,可见散在钙化,增强扫描为均匀一致对比增强。MRI 检查可见肿瘤在 T1WI 像低或等信号,T2WI 像为高信号。综合影像学监测有助于了解肿瘤的生长方式

以及脑组织受压迫程度。另外,若松果体区出现直径＞1 cm 的钙化斑时,应考虑生殖细胞瘤可能。

(5) 临床表现

原发性颅内生殖细胞瘤好发于松果体区、鞍上区及基底节区,常见于儿童及青少年,20 岁以前发病占本病的 90% 以上。其临床表现与肿瘤所在位置密切相关,主要为颅内高压症状、局部压迫症状以及内分泌异常症状。由于肿瘤好发于大脑中线轴部位,容易压迫导水管,造成脑积水,从而引起头痛、恶心、呕吐以及视神经盘水肿。而肿瘤压迫四叠体,可引起 Parinaud 综合征:眼球上视不能,瞳孔散大,对光反射消失而调节反射存在。压迫小脑可引起共济失调以及眼球震颤,而丘脑受累可引起尿崩症。另外内分泌异常主要表现为性征发育停滞。

(6) 诊断

颅内生殖细胞肿瘤的诊断依赖于相应临床症状、CT、MRI 等影像学检查以及血液或脑脊液中肿瘤标志物如 PLAP、AFP、β-HCG、c-Kit 等。病理学诊断是确诊 ICGCT 的手段,以往因肿瘤位置深在,手术风险大,获取病理标本较为困难。但近年来随着显微外科的进步,特别是立体定向活检技术的成熟,已有越来越多的肿瘤可获得病理学诊断。不应否认的现实是,由于手术并非根治性治疗手段,且术后并发症较多,临床上仍有部分患者无法确诊。若对肿瘤性质无法确诊时,大多依据生殖细胞瘤对放射线敏感的特点进行诊断性放疗,若病灶体积较前缩小或消失,即可拟诊为生殖细胞瘤。对于诊断性放疗的诊断标准,多数文献指出使用 15~50 Gy 的剂量常规分割照射瘤区,以增强 MRI 上病灶最大径缩小 80% 以上为阳性标准。

(7) 治疗

1) 手术治疗

A. 肿瘤切除术:由于大部分 ICGCT 对放疗以及化疗较为敏感,对其应用大范围的神经外科手术的价值存在争议。对生殖细胞瘤的患者进行外科手术可能引起神经及内分泌功能恶化,同时并不能带来生存率方面的益处。对于非生殖细胞性生殖细胞瘤,延期手术可能对提高患者生存率有一定的益处。因此,我们认为,对疑诊 ICGCT 的患者进行神经外科手术应仅限于进行活检以明确诊断或者患者出现脑积水从而进行引流处理的情况。对于体积较大,部位较深且毗邻重要结构的肿瘤,手术可减少肿瘤负荷,获取肿瘤标本,获得全面准确的病理学诊断,

为术后放疗提供有利条件和治疗依据。

B. 活检手术:立体定向活检技术或开颅活检术是生殖细胞肿瘤诊疗的重要手段。组织病理学证实是生殖细胞瘤时即可终止手术,进行放疗、化疗。神经内镜也可用于生殖细胞肿瘤的活检,同时还可以对有脑积水患者行第三脑室造瘘,解除颅内高压。

C. 脑脊液分流术:内镜下第三脑室底造瘘和脑室腹腔分流手术可迅速解除阻塞性脑积水所引起的颅内高压,是改善病情、挽救患者生命的紧急措施,也可为肿瘤放疗争取时间。生殖细胞瘤极易脱落随脑脊液播散,已有分流术后发生腹腔或全身转移的报道。

2)放疗:对于颅内生殖细胞瘤而言,放疗是其重要的干预手段。生殖细胞瘤是能够经放疗得到治愈的肿瘤。通过使用全脑脊髓照射(cranio-spinal irradiation,CSI)、全脑放疗(whole brain radiotherapy,WBRT)以及全脑室放疗(whole ventricular radiotherapy,WVRT)等放疗方案,90%以上的生殖细胞瘤患者能够治愈。对颅内生殖细胞瘤放疗的关键及争议在于照射范围与剂量。在放射剂量的调整方面,尽管不同的研究中使用各种剂量的放疗方案,然而使用脑室区24 Gy、肿瘤区16 Gy的放射剂量补偿对于局限性颅内生殖细胞瘤患者疗效就已足够。若患者出现脊髓转移病灶或脑脊液肿瘤细胞检出阳性的情况,建议使用肿瘤区以及转移灶40 Gy的CSI治疗方案。如果肿瘤存在未成熟畸胎瘤成分,肿瘤区的放疗剂量应提高至54.4 Gy。

3)化疗:颅内生殖细胞瘤对化疗敏感,化疗方案多以铂类药物为基础,联合依托泊苷、博莱霉素、环磷酰胺及长春碱类等。因此渐趋一致的观点认为基于目前的药物及方案,除外具有良好随诊条件的选择性病例,单一的化疗不能常规替代传统的放疗作为颅内生殖细胞瘤的标准治疗模式,与放疗联合应该是更为合理的选择。鉴于联合放、化疗有望减少放疗的范围和剂量,从而减少远期对生长发育和神经内分泌功能的不利影响,该模式尤其适合于14岁以下的未成年患者,对于成年患者,治疗上仍可考虑给予单纯放疗。

77.1.5.8 松果体区肿瘤

(1)概述

松果体区肿瘤属于少见的颅内肿瘤,但在儿童属于常见的颅内肿瘤之一。它是指一组原发于松果体区的肿瘤,其组织来源各异,每一类肿瘤都有其相对独特的病程及临床表现,治疗方法及预后也不尽相同,从而构成了该区肿瘤的复杂多样的临床表现。有人指出在松果体区肿瘤包括多种肿瘤类型中,约10%的病变为良性,包括囊肿、脂肪瘤和脑膜瘤等;10%的肿瘤呈相对良性,包括低级别的胶质瘤及皮样囊肿等。80%的病变为恶性,这些包括生殖细胞瘤、松果体细胞瘤、松果体母细胞瘤、恶性畸胎瘤、胚胎癌、绒毛膜上皮癌、内皮窦肿瘤、胶质母细胞瘤、室管膜瘤等。

(2)临床表现

松果体肿瘤的临床表现,取决于肿瘤的性质和所在部位。主要有颅内压增高症状、神经系统症状和内分泌系统症状。

1)颅内压增高:其中头痛占86.35%,呕吐占66.98%,视力减退占46.67%,视神经盘水肿占77.46%。

2)邻近脑受压征:眼球运动障碍、瞳孔散大或不等大等;双侧耳鸣及听力减退;躯干性共济失调及眼球震颤;尿崩症、嗜睡及肥胖等。

3)内分泌症状:突出表现为性征发育紊乱,多数为性早熟(多见于男孩的松果体区畸胎瘤),少数亦有性征发育停滞或不发育。

4)其他:有癫痫发作、单侧锥体束征、双侧锥体束征、昏迷等。

(3)影像学诊断

典型的松果体区肿瘤,根据梗阻性脑积水表现、中脑四叠体受压和丘脑下部损害等3组临床症状和体征,再结合神经放射学检查,可以明确诊断。尤其是双眼上视障碍、性征发育异常和双瞳孔对光反射异常等症状,对松果体区肿瘤的诊断有重要意义。松果体区肿瘤主要影像学表现如下。

1)松果体区生殖细胞瘤CT表现为等或稍高密度肿块,少数可呈混杂密度,边界不清,多为圆形或不规则形,周围无水肿区,强化效应明显。MRI上信号较均匀,T1WI以等低信号为主,T2WI为等高信号,DWI为等高信号,增强显著强化,可沿脑脊液和室管膜播散。

2)松果体细胞瘤在CT上呈等或高密度类圆形肿块,边界清楚,强化效应明显,呈均质性强化,在上信号变化较多,可为低、等信号或混杂信号,等或高信号,增强肿瘤明显强化。

3)松果体母细胞瘤在CT上显示类圆形高密度影,密度不均,瘤内可见坏死囊变。可显示长、长信号,增强明显强化。

4）松果体畸胎瘤在 CT 片上可表现为不规则混杂密度肿块,其内可见脂肪及钙化密度影。MRI T1WI 及 T2WI 上多表现为混杂信号,局部脂肪在 T1WI 上表现为高信号。

5）松果体囊肿在 CT 片上表现为类圆形低密度影;MRI 上 T1WI 为低信号,T2WI 为高信号,增强后信号无强化。

（4）治疗

1）开颅手术。开颅手术的优点和目的是:① 直接切除治愈良性肿瘤;② 明确病理学诊断;③ 减少肿瘤负荷,提高化疗和放疗的功效;④ 减轻肿瘤压迫导致的梗阻性脑积水和神经症状。

A. Krause 幕下小脑上入路:是目前普遍应用的手术方式之一。其具有以下优势:可以通过小脑背部与小脑幕之间的解剖通道提供一个直接的手术通道,此种手术治疗方式使得肿瘤与周围结构以及深静脉的分离更加容易,这也是外科手术过程中难度最大的一点。特别是肿瘤居于 Galen 静脉之下并长入第三脑室时,最适用经幕下小脑上入路。坐位是幕下小脑上入路最常用的手术体位,其可以通过重力作用从而使手术的切除简单化,且可以使手术区域静脉血流量减少。术中应注意避免空气栓塞。

B. Poppen 枕下小脑幕入路:幕上入路包括了枕下小脑幕入路以及经胼胝体入路。此种手术入路可以提供较广阔的肿瘤暴露空间,常用于肿瘤向上生长或者向侧面生长的患者。此种手术治疗方式的缺点是遭遇叠压在肿瘤之上的深静脉,需要外科医生避免损伤。枕下小脑幕入路要求抬起、推开枕叶,但是一旦小脑幕分离,就会较好地暴露松果体区。经胼胝体入路要求牵开顶叶,且常要牺牲桥静脉来获得手术通道。枕下小脑幕入路相比其他手术方式,颅骨的枕下部分很容易被抬起,且骨瓣很容易被翻转,此种手术方式可极好地暴露松果体区,接近中脑、小脑蚓上部以及第三脑室,而且有更足够的空间接近胼胝体压部以及右侧脑室。该入路可降低坐位引起的气颅发生危险。并且将枕叶以及胼胝体压部的损伤降到最低,且可避免对视力以及语言的影响。

2）立体定向下微创活检:微创活检作为可获得病理学诊断的另一种方式越来越被重视,可减少不必要的开颅手术,也可避免无谓的放疗。术前如怀疑生殖细胞瘤、松果体母细胞瘤等放、化疗敏感的恶性肿瘤,活检可首选考虑。当然,活检也有部分不

足,比如组织量少而存在病理学诊断偏差,活检可能会造成肿瘤播散,部分恶性、预后差、放疗或化疗抵抗的肿瘤,并没有及时理想的跟进措施。另外,脑室镜有时可直接切除良性小肿瘤,特别是直径＜2 cm 的囊肿及血供少的肿瘤。

3）分流手术:肿瘤对导水管的压迫是引起脑积水的主要原因,部分患者脑积水可通过开颅手术切除肿瘤后,脑积水得以改善。当然也有部分国外学者报道生殖细胞瘤的患者,脑积水可通过放疗后肿瘤的缩小来解除,避免不必要的永久性分流。

4）手术＋放疗:良性肿瘤未全切、生殖细胞瘤和低度恶性肿瘤的患者术后可单独放疗。

5）手术＋化疗:化疗效果多用来辅助手术和放疗,单纯术后化疗少见。

6）手术＋放疗＋化疗:结合化疗的综合治疗能够使生殖细胞瘤的患者经受更低的放疗剂量照射和更高的治愈率,提高 5 年生存率。

77.1.6 诊断

脑肿瘤的诊断依靠详细的病史资料和仔细的体格检查,进而选择适当的辅助检查手段做出诊断。随着健康意识的提高和医学检查手段的增多,越来越多的脑肿瘤通过体检被发现,得以早期诊断和治疗。

（1）CT 检查

目前该项检查手段已经得到广泛应用,相当多脑肿瘤患者是通过该项检查得到初步诊断并进一步检查。CT 检查对于含钙、骨质、脂肪和液体的病变显示较好。特别是现今螺旋 CT 在图像重建、三维成像、分割成像、血管显影和脑灌注等技术方面的进步使之成为神经外科医生不可或缺的得力助手。

（2）MRI 检查

MRI 检查对于软组织的分辨率优于 CT 检查,对骨质和钙化不敏感,检查时间长,急症患者不易配合。强化病灶的大小不能真实准确地反映肿瘤实际情况。但是近年来随着 MRI 技术的发展和进步出现了磁共振血管成像、磁共振灌注成像、任务态和静息态 fMRI 成像、磁共振波谱、磁共振弥散加权成像、磁共振弥散张量成像等技术使得 MRI 在脑肿瘤诊断中的使用范围不断扩大,MRI 目前已经成为脑肿瘤诊断和治疗中必备的手段。

（3）脑血管造影检查

脑血管造影不是常规的脑肿瘤诊断手段,但是在评估肿瘤和血管的关系、术前肿瘤栓塞、某些肿瘤的鉴

别、手术后介入化疗等方面仍然有不可替代的作用。

（4）核医学检查（PET 和 SPECT）

PET 检查可以在 CT 和 MRI 等影像学检查出现变化前发现组织细胞内生理生化方面的变化。在肿瘤的早期诊断、良恶性判断、术后残余、复发等方面有独特优势。SPECT 可以对肿瘤的生长活跃程度、恶性程度做出判断，并鉴别复发和放射性坏死。PET/CT 或 PET/MRI 可以将肿瘤的精确位置、与周围结构的关系等融合在一起来判断复发、转移、鉴别良恶性等，兼具解剖影像学检查和放射性核素检查的优点。

（5）脑磁图检查

脑磁图是测定神经元突触后电位在颅外产生的磁场，对于肿瘤引起的癫痫灶定位等有重要诊断意义。

（6）腰椎穿刺和脑脊液检查

可以测量颅内压力，获得脑脊液标本，在鉴别感染、脱髓鞘病变等方面有重要作用。脱落细胞病理学检查在肿瘤特别是脑膜转移瘤定性诊断方面也有重要作用。

77.1.7　治疗原则

脑肿瘤的治疗应遵循规范化和个体化的原则，根据患者的具体情况和肿瘤的特点以手术为主，采取联合放疗和化学药物治疗等方法的综合治疗。

（1）手术治疗

遵循尽可能切除肿瘤的同时保存周围脑组织的结构和功能的原则，对肿瘤手术切除是脑肿瘤最基本、最有效的治疗方法。手术的意义：① 获得病理学诊断；② 减少肿瘤负荷，为辅助放、化疗创造条件或改善放、化疗结果；③ 缓解症状、提高生活质量；④ 延长生存期；⑤ 提供辅助治疗的途径；⑥ 降低发生耐药突变的概率。

手术切除肿瘤，尤其对于良性肿瘤是最有效的治疗方法，如能全切可无需其他辅助治疗，也能得到痊愈。恶性肿瘤也应尽可能最大范围地切除，近年来手术技术和设备取得了长足的进步，如多模态影像三维融合技术、神经内窥镜、术中导航、术中超声、术中 MRI、术中唤醒、皮层脑电图、术中荧光造影等技术的应用，使脑肿瘤的手术治疗效果得到极大的提高。

活检手术包括开放活检术、立体定向活检术、神经导航活检术可以明确肿瘤性质，获得病理学诊断，为放、化疗创造条件，还可以在术中进行放射性粒子植入进行内照射治疗。

姑息性手术包括内减压术、外减压术、分流术等可以有效缓解症状，降低颅内压。

（2）放疗

1）概述：中枢神经系统由脑和脊髓组成，中枢神经系统肿瘤指发生在颅内和椎管内的肿瘤，分为原发和继发两大类。颅内原发性肿瘤的发病率国内报道平均每年约 10/10 万。中枢神经系统肿瘤仍采用以手术、放疗、化疗为主的综合治疗。近年来随着基础研究的快速发展和计算机技术的广泛应用，中枢神经系统肿瘤的治疗也取得了较大的进步。放疗随着设备的不断更新和治疗模式的改进，在中枢神经系统肿瘤的治疗中也有了新的发展。

2）放疗原则：中枢神经系统肿瘤的放疗原则是安全、有效，即在最大限度保护正常组织的情况下，尽可能给予肿瘤致命的打击。放疗在中枢神经系统肿瘤治疗中的适应范围如下：① 手术无法完全切除的颅内肿瘤；② 深部和重要功能区的颅内肿瘤；③ 对放射线极敏感的髓母细胞瘤、松果体生殖细胞瘤等。

（3）化疗

1）概述：中枢神经系统肿瘤的化疗方法在颅内胶质瘤、原发性淋巴瘤、髓母细胞瘤、生殖细胞肿瘤等肿瘤的治疗中起着十分重要的作用。而化疗和放疗作为神经肿瘤（特别是恶性肿瘤）术后的两种常见治疗手段，有序配合往往可以达到优势互补的效果。放疗的特点是慢性并且具有进展性，化疗的特点是急性的、非进展性的。由于神经肿瘤尤其是恶性肿瘤难以大范围根除，在肿瘤周边较易发生转移和扩散，这时化疗就起到了很大的作用，其能够杀灭残留肿瘤细胞，减少复发，延长生存。

2）胶质瘤化疗基本原则：① 在化疗前，保留脑功能前提下，尽量切除肿瘤，以减轻肿瘤负荷。② 术后尽早开始化疗，并可与放疗同步进行，以取得较好的肿瘤控制结果。③ 联合化疗，因为胶质瘤的瘤内异质性，使得一个实体病灶中含有药物敏感性不同的亚克隆；通常选择作用机制不同及毒性不重叠的药物进行联合化疗。④ 剂量强度原则，采用最大耐受剂量，并以尽可能短的间歇期以获得最佳治疗效果。⑤ 合理的化疗疗程，注意保持患者免疫力。⑥ 根据病理学诊断和分子标记检查结果，选择化疗药物。⑦ 注意某些化疗药物会引起抗癫痫药物的血清浓度降低,诱发癫痫发作。⑧ 注意某些抗癫痫药物诱导肝酶活性增强,可降低某些经 P450 肝药酶途径代谢的抗肿瘤药物的血清浓度,在这种情况下,需要酌情调整化疗药物剂量。

3) 各类型中枢神经系统肿瘤简介

A. 原发性中枢神经系统生殖细胞肿瘤的化疗:原发性中枢神经系统生殖细胞肿瘤占所有颅内肿瘤的 2%～3%。亚洲国家发生率比西方国家要高。好发于年轻人群,70% 发生在 10～24 岁。病理学上主要分为两大类型:① 生殖细胞瘤,相当于颅外睾丸精原细胞瘤或卵巢的无性细胞瘤;② 非生殖细胞性生殖细胞瘤(NGGCT),相当于颅外的非精原细胞瘤,包括畸胎瘤、胚胎性癌、内胚窦瘤、绒毛膜上皮细胞癌和混合型。生殖细胞瘤对放疗很敏感,单纯放疗的治愈率在 90% 以上,对儿童患者可通过联合化疗减少放疗剂量和范围。原发颅内的生殖细胞瘤复发率较高,5 年复发率达 48%。目前在颅内纯生殖细胞瘤的治疗方面,主要是探索联合化疗减少纯生殖细胞瘤的放疗剂量和范围,在不影响疗效的基础上,减少放疗所致的远期不良反应。例如,对于局限型生殖细胞瘤患者,先化疗 2 个疗程(VP－16、卡铂、异环磷酰胺),随后仅行局部瘤床放疗,不做全中枢神经系统放疗,4 年总生存率达 100%,无病存活率为 93.3%。

B. 原发性中枢神经系统淋巴瘤的化疗:原发性中枢神经系统淋巴瘤(PCNSL)是一种侵袭性非霍奇金淋巴瘤,具有弥漫浸润性生长的特点。研究证实,手术仅仅起到诊断作用,无明显治疗价值,立体定向活检术可以提供足够组织以明确病理学诊断,损伤较小,优于常规开颅手术。目前该病较佳的治疗模式为:立体定向活检明确病理学诊断,首先选含大剂量甲氨蝶呤的联合化疗方案同时鞘内化疗,对 60 岁以下患者化疗后可考虑进行全脑放疗。以往的研究发现全脑放疗和以 HD－MDX 为基础的化疗方案联合放疗能够明显提高患者的中位生存期。但放疗相关脑白质病变成为放疗联合 HD－MTX 治疗的一个严重的并发症,达 25%,老年患者发生率几乎为 100%。同时 HD－MTX 化疗方案需要进行水化、碱化以及用叶酸解毒和血液浓度监测,应用繁琐。由于毒性大,在有条件的医院才能实施。治疗期间 III/IV 度白细胞、血小板下降发生率分别为 78%、24%,治疗期间 10% 的治疗毒性相关死亡率也不容忽视。替莫唑胺是一种新型的口服烷化剂,

抗肿瘤谱广,不仅对脑胶质瘤疗效较好,对白血病、黑色素瘤、淋巴瘤和实体瘤亦有明显疗效,其最突出的优点是易透过血脑屏障,酸性环境下性质稳定,口服后生物利用度高,毒性小。

C. 脑转移瘤的化疗:脑转移瘤约占颅内肿瘤的 10%,老年人多见。随着生活条件改善、人类寿命延长和先进诊断设备以及诊疗手段的应用,颅内转移瘤的发病率及检出率也在逐年增加。脑转移瘤中,以肺癌和乳腺癌转移最多见。其次较多来源于恶性黑色素瘤、消化道肿瘤、泌尿生殖系统肿瘤,如肾癌等。还有相当一部分为原发灶未明的肿瘤。已经有研究证明,吉非替尼是一种能够竞争性结合 ATP、抑制 EGFR 细胞内的酪氨酸激酶区域自磷酸化的抑制肿瘤细胞增殖药物。它能够抑制肿瘤细胞新生血管生成、转移和侵袭。吉非替尼联合全脑放疗能更好地延长生存期,对脑转移瘤的治疗效果更佳。替莫唑胺(TMZ)是一种口服细胞毒性药物,是 DTIC 的新型衍生物,属于烷化剂类。TMZ 已被美国 FDA 批准为治疗恶性星形细胞瘤的标准化疗药物。同时它对于脑多形性成胶质细胞瘤、恶性黑色素瘤以及其他一些实体瘤的临床有效性也被证实。TMZ 与其他细胞毒性药物如 VP－16、吉西他滨等合用具有抗肿瘤活性和协同作用,联合 TMZ 与其他化疗药治疗肺癌和复发的脑转移是一种有希望的治疗策略。此外,针对神经系统肿瘤的专业化、个体化治疗,将不断提高神经系统肿瘤患者的生存质量和远期生存率。尽管目前有一些药物可以用于脑转移瘤的化疗,但是符合条件的随机对照大样本研究的数量比较少,还有一些研究刚刚开始,因此还不成熟。已经完成的临床试验有关神经功能的识别方面阐述得也不清晰,这些都是今后研究的重点和方向。

77.2 脊髓肿瘤

77.2.1 概述

脊髓肿瘤(spinal cord neoplasm)是指发生于脊髓及椎管内各结构的肿瘤,可导致不同程度的脊髓神经功能障碍。脊髓肿瘤可分为原发性脊髓肿瘤和继发性脊髓肿瘤。原发性脊髓肿瘤是指发生于脊髓及椎管内神经、血管、脊膜、脂肪组织、骨性结构和胚胎残余组织等临近组织的肿瘤,其发病率为每年

(0.9～2.5)/10 万,占原发性中枢神经系统肿瘤的 4%～5%,其中 56% 为良性肿瘤,男性发病率稍高于女性,颈、胸段发生率较高。继发性脊髓肿瘤可由其他系统恶性肿瘤或中枢神经系统其他部位的恶性肿瘤,经血液、脑脊液等途径转移而来,此类肿瘤并不少见。在肿瘤引起的脊髓损伤中继发性肿瘤约占 85%。继发性脊髓肿瘤常见的组织器官来源为肺、乳腺、肾、前列腺和甲状腺,由于骨组织是恶性肿瘤较常见的转移部位,椎骨也成为最常见的骨转移部位。按解剖部位分为颈段、胸段、腰段;按解剖层次分为硬脊膜外、髓外硬膜下、髓内;按病理学性质可分为良性与恶性。脊髓肿瘤尚无明确病因,推测并非单一病因所致,可能与遗传,外伤及环境关系密切。

77.2.2　分类及病理学类型

脊髓肿瘤通常按解剖部位分类,共分为 3 类,分别为髓内肿瘤、髓外硬膜下肿瘤、硬脊膜外肿瘤。具体病理学类型可参照《世界卫生组织中枢神经系统肿瘤分类 2016 版》(见表 77－1)。

1) 髓内肿瘤:主要以胶质瘤多见,少数有转移瘤和神经鞘瘤。

2) 髓外硬膜下肿瘤:该解剖部位的肿瘤最为常见,主要为神经鞘瘤和脊膜瘤。

3) 硬脊膜外肿瘤:常为恶性肿瘤,最常见为转移性肿瘤。有时肿瘤可骑跨硬脊膜内外,俗称"哑铃形"肿瘤,最常见的为神经鞘瘤。

77.2.3　临床表现

脊髓肿瘤进展缓慢,早期往往无症状,脊髓肿瘤引起脊髓、脊神经根及其供应血管的压迫,而造成脊髓功能障碍,故又称为脊髓压迫症。脊髓肿瘤具有明显的进展性特点,Oppenheim 将脊髓肿瘤分为 3 期,这一观点沿用至今。第 1 阶段为刺激期,主要表现为神经根性疼痛及阶段性感觉、运动障碍,属于脊髓早期压迫,表现为神经根及感觉运动传导束的刺激症状。第 2 阶段为半侧脊髓横断综合征或不完全的脊髓横断综合征。此为中期,脊髓功能障碍尚不完全,感觉平面尚不恒定,截瘫尚不完全。第 3 阶段为完全性脊髓横断期。肿瘤阶段水平以下完全性感觉运动及自主神经功能障碍。

(1) 神经根症状

神经根受刺激产生该神经根分布区的自发性疼痛。表现为刀割样、电击样痛或钝痛,用力时可诱发疼痛加剧。检查可见局部皮肤感觉过敏或减退,疼痛剧烈且持续时间较长时甚至误诊为急腹症,多见于髓外肿瘤。

(2) 感觉障碍

上行性传导束受损引起病变节段以下的感觉障碍。脊髓丘脑束受损时出现对侧 2～3 个节段以下的痛温觉障碍。后索受损时出现同侧的位置觉、关节运动觉、振动觉等深感觉及触觉障碍,患者常诉走路时有踩棉花感。感觉缺失平面是判断脊髓损害水平的重要依据。由于脊髓丘脑束内纤维由颈至腰骶的自内向外的排列顺序决定感觉障碍的进展方式有两种:① 髓外肿瘤感觉障碍自下肢远端开始逐渐上升到病变节段,又称为上行性麻痹;② 髓内肿瘤感觉障碍自病变节段向肢体远端发展,又可称之为下行性麻痹。

(3) 运动障碍

脊髓前角和前根受损造成肿瘤病变节段支配区的肌肉弛缓性瘫痪,伴有肌肉萎缩和肌束震颤。锥体束受损造成病变阶段以下肢体的痉挛性瘫痪。慢性脊髓压迫综合征的初期双下肢呈伸直性痉挛性截瘫,晚期则多呈屈曲性痉挛性瘫痪。恶性肿瘤造成的急性脊髓受压综合征的初期常有脊髓休克的表现而呈弛缓性瘫痪,2～4 周后逐渐变为痉挛性瘫痪,称为 Bastian 法则。

77.2.4　常见脊髓肿瘤

(1) 常见脊髓髓内肿瘤

脊髓髓内肿瘤占中枢神经系统肿瘤(脑和脊髓)的 2%～4%,占椎管内肿瘤的 20%～25%。儿童的髓内肿瘤发病率高于成人,约占椎管内肿瘤的 50%。按照病理学类型,常见的髓内肿瘤中室管膜瘤占 45%,星形细胞瘤占 40%,血管网织细胞瘤占 5%,其他肿瘤(如脂肪瘤、海绵状血管瘤、表皮样囊肿等)占 10%。

1) 室管膜瘤:是成人最常见的髓内肿瘤,尤其多见于中年人,男女发病率相同。颈段是好发部位。肿瘤多起源于脊髓中央管或终丝室管膜,完全位于脊髓内,呈同心圆生长。室管膜瘤绝大多数为低度恶性,包膜不明显,但常常与脊髓界限清楚,不浸润周边的脊髓组织。肿瘤通常呈灰褐色,质地软,血供一般,肿瘤周边脊髓多有空洞形成,少数肿瘤可发生出血及囊变。按照病理结果可分为室管膜下瘤和黏液乳头状室管膜瘤（WHO Ⅰ级）、室管膜瘤（WHO Ⅱ级）、间变性室管膜瘤（WHO Ⅲ级）等。在 MRI 平扫图像上，脊髓内室管膜瘤在 T1WI 上呈低或等信号，在 T2WI 上肿瘤实质、囊变部分及周围水肿带均呈高信号，实质部分信号常较囊变和水肿部分信号低。增强扫描时肿瘤实质部分常显著强化，但由于肿瘤本身易于囊变，导致强化不均匀，另外，强化

有助于判断肿瘤与正常脊髓分界是否清楚，分界清楚有助于室管膜瘤的诊断（图 77-14）。病理学上绝大多数室管膜瘤具有假包膜，显微镜下见肿瘤由柱状上皮细胞和室管膜或胶质细胞两种细胞成分构成，肿瘤细胞围绕小血管排列成环状，在血管周围形成一个放射状红染的无核区呈假菊形团样结构，是室管膜瘤的病理学特征（图 77-15）。

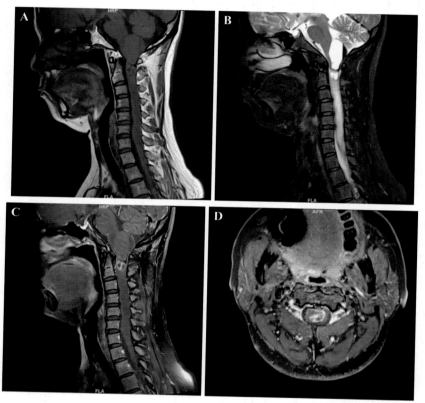

图 77-14　髓内室管膜瘤 MRI 表现
A. T1 矢状位；B. T2 矢状位；C. 增强矢状位；D. 增强轴位

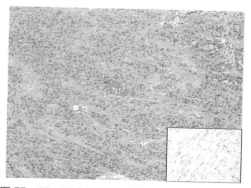

图 77-15　髓内室管膜瘤镜下表现（HE 10×10）

2）星型细胞瘤：起源于脊髓的星形细胞，发病率仅次于室管膜瘤，但在儿童是最常见的脊髓内肿瘤。发病部位以颈髓及上胸髓最多，肿瘤可呈膨胀性生长或沿脊髓纵轴呈浸润性生长，范围较大。肿瘤起源于脊髓白质的胶质细胞，位于脊髓中央，大多呈偏心性生长，也可长至腹侧软脊膜下。绝大多数为 WHO Ⅰ级～Ⅱ级的低度恶性肿瘤，少数为Ⅲ级～Ⅳ级的高度恶性肿瘤。MRI 表现多样化是其特点，局部脊髓增粗，T1WI 像呈等信号或略低信号，T2WI 图像为高信号，增强后可见均匀强化、不均匀

或部分强化(图 77 - 16)。肿瘤内因有出血、坏死、囊变等导致肿瘤信号不均匀,增强扫描无法清楚地显示出肿瘤边界,肿瘤呈散在斑片状不均匀轻度强化是脊髓星形细胞瘤的一个特点。

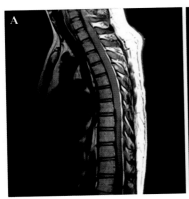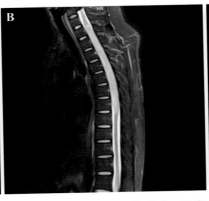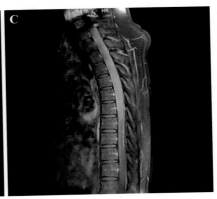

图 77 - 16　髓内星形细胞瘤 MRI 表现

A. T1 矢状位;B. T2 矢状位;C.增强矢状位

3) 血管母细胞瘤:脊髓内血管母细胞瘤起源于血管上皮细胞,较少见,发病人群中以 20～30 岁青壮年多见。可有家族史,也可散发。15%～25%的患者伴有 Von-Hippel-Lindau 氏综合征,可合并眼底血管瘤及肝脏、胰腺、脾脏等器官内囊肿等。系常染色体异常缺陷性疾病。好发于颈、胸段脊髓,常位于脊髓背侧偏外。血管母细胞瘤一般无包膜,多呈囊状,囊内有附壁结节,附壁结节多位于脊髓背侧。肿瘤血供丰富,有较粗的引流静脉。实体性肿瘤多见,包膜常完整,瘤体血供丰富,表面呈暗红色,常有数根动脉供血,引流静脉明显扭曲怒张,邻近脊髓有继发空洞形成。脊髓血管母细胞瘤的瘤体在 T1WI 上表现为低信号,在 T2WI 上表现为高信号,且对比明显。肿瘤若较大,则信号可能不均匀。因为脊髓血管母细胞瘤富于血管,所以肿瘤内或脊髓周围常可见血管流空信号(多位于脊髓后方),这是脊髓血管母细胞瘤的特征性影像学表现。T2WI 能更好地评价瘤周水肿和脊髓空洞的影像学特征。脊髓血管造影能显示肿瘤范围、供血动脉及引流静脉,对血管母细胞瘤的定位及定性诊断有重要价值。部分肿瘤可以考虑术前栓塞,有利于手术顺利切除肿瘤。

4) 神经鞘瘤:一般见于周围神经系统,而起源于髓内的神经鞘瘤极为罕见。自 1931 年 Kernohan 等首先报道髓内神经鞘瘤以来,国内外共报道了约 80 例此类病例。髓内神经鞘瘤仅占髓内肿瘤的 0.3%～1.5%,主要见于脊髓,其次为大脑半球、鞍区、脑干、小脑等。脊髓髓内神经鞘瘤是指发生在脊髓髓内而非直接起源于脊神经的神经鞘瘤,占椎管内神经鞘瘤 1%。脊髓髓内神经鞘瘤多见于颈段(约 59%),其次为胸段和腰段。髓内神经鞘瘤属于良性肿瘤,或完全位于髓内,或部分长至髓外,男性多见,青壮年高发。肿瘤好发于颈段脊髓,脊髓后方多见,常可见偏向一侧,包膜完整,质地中等偏韧,血供稍丰富。由于发病率低,缺乏临床和影像学资料,髓内神经鞘瘤常被误诊为室管膜瘤、星形细胞瘤、血管母细胞瘤等髓内肿瘤。根据以往的报道,髓内神经鞘瘤患者多于 30～50 岁起病,主要症状为逐渐加重的肢体乏力、疼痛等;查体可发现患肢肌力减退,痛温觉减退和腱反射减退。但这些症状和体征与其他椎管内病变相比没有显著差异。在影像学上,髓内神经鞘瘤缺乏特征性的表现。MRI 检查可见 T1WI 图像等或稍高信号,T2WI 图像呈高信号,增强后呈中等均匀强化,边界清楚,脊髓空洞少见。

5) 表皮样囊肿和皮样囊肿:表皮样囊肿和皮样囊肿属于先天性良性肿瘤,好发于脊髓圆锥,常伴发低位脊髓,通常情况下包膜完整,血供不丰富。表皮样囊肿是中枢神经系统良性肿瘤之一,好发年龄为 20～40 岁,男性多于女性,在文献综述中男性占 57.4%。表皮样囊肿和皮样囊肿两者容易混淆,有些作者常把两者合并在一起讨论,但在组织学上两者有明显的不同,皮样囊肿内含中胚层和外胚层结构,瘤内可见毛囊、毛发、汗腺等皮肤附属器官。表皮样囊肿在 T1WI 像上多表现为低信号或以低信号为主的混杂信号，肿瘤内可出现脂肪信号。T2WI 像肿瘤表现为高信号，边缘可呈等信号。肿瘤附近脊髓无囊变和空洞。由于表皮样囊肿内无血管结构，增强扫描时肿瘤内部无强化。大部分皮样囊肿在 T1、T2WI 图像上均表现为高信号，少数病例 T1WI 图像上呈低高混杂信号，T2WI 图像呈高低混杂信号，增强图像无强化。CT 检查，表皮样囊肿通常为低密度，若囊肿内角化物含量较高时，呈略低或等密度，增强 CT 检查通常不强化。皮样囊肿 CT 表现为均匀或不均匀的低密度灶，偶尔病灶内可见边缘毛糙的毛发团，囊壁较厚，呈等或略高密度影，有时可见不完全的环状强化，增强 CT 囊肿无强化。

（2）常见脊髓髓外肿瘤

脊髓髓外肿瘤主要包括硬脊膜下肿瘤和硬脊膜外肿瘤，前者主要是神经鞘瘤和脊膜瘤。后者主要是转移瘤，少数为脂肪瘤、血管瘤、神经鞘瘤、脊膜瘤等。

1）神经鞘瘤

A. 病史及临床表现：神经鞘瘤可发生于颅、椎管内及周围神经干，是椎管内最常见的肿瘤，占椎管内肿瘤的1/4。椎管内神经鞘瘤多位于髓外硬脊膜下，病史较长，有时病程可超过 5 年以上。该病男女发病无明显差别，好发部位依次为腰、胸、腰骶段、颈，多位于髓外硬膜内，少数为硬膜内外或椎管内外生长。当肿瘤发生囊变或出血时呈急性过程。首发症状最常见为神经根性疼痛，其次是感觉异常和运动障碍。上颈段肿瘤疼痛多位于颈后部，偶向肩部放射；颈胸段的肿瘤疼痛多位于颈后和上背部，可向单侧或双侧肩部、上肢及胸部放射；上胸段肿瘤以背痛最为常见，放射痛少见。胸腰段肿瘤疼痛位于腰背部，可向两侧腹股沟、臀部、会阴部及下肢放射。除了疼痛之外，有接近 20％的患者以感觉异常为首发症状，包括感觉过敏和减退。运动障碍为首发症状相对少见，因肿瘤的部位及大小不同，可产生神经根性或传导束性损害致运动障碍，随着症状的进展可出现椎体束的功能障碍，所以出现瘫痪的节段和程度也各不相同。临床症状和体征方面，主要表现为疼痛、感觉异常、运动障碍和括约肌功能减退。感觉异常的发生率达 85％，疼痛的发生率接近 80％。感觉障碍一般由远及近，逐渐向高位发展，患者早期主观感觉异常，检查往往无特殊，继而出现感觉减退，典型的是肛门和会阴部皮肤呈马鞍区麻木。括约肌功能紊乱导致的大小便失禁往往是晚期症状，表明脊髓受压严重。

B. 影像学检查：影像学检查有较大的辅助诊断价值。X 线片最常见的改变是椎弓根的受压变窄、椎弓根间距增宽、椎体后缘的凹入，哑铃型肿瘤可出现椎间孔的扩大等，但其特异性差。CT 平扫可见椎管和椎间孔扩大，椎弓骨吸收破坏，但对椎管内软组织分辨率低，确诊困难。CTM 扫描能较好的显示脊髓、蛛网膜下隙及硬膜外之间的关系，可作出诊断。近年来随着影像学技术的发展，MRI 几乎已取代其他影像学检查，为目前较为公认的最佳检查方法，其软组织分辨率高，能准确地显示肿瘤的部位、形状、大小及与脊髓、周围组织的关系，对诊断、鉴别诊断及治疗具有较好的指导意义。神经鞘瘤在 T1WI 显示略低于或等于脊髓的信号，T2WI 呈现高信号，通过静注 Gd-DTPA 后，T1WI 像呈均匀强化、不均匀强化或环状强化，这对于鉴别诊断有很好的借鉴意义（图 77－17）。另外，肿瘤的不同强化表现主要取决于肿瘤内有无囊变，无囊变者呈均匀强化，有囊变者呈不均匀强化或环状强化。

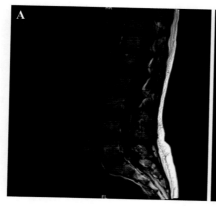
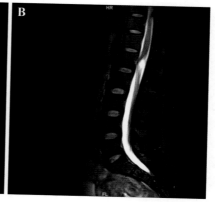

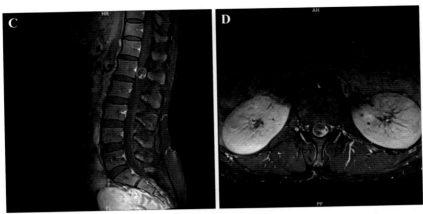

图 77 - 17　髓外神经鞘瘤 MRI 表现
A. T1 矢状位；B. T2 矢状位；C. 增强矢状位；D. 增强轴位

C. 病理学表现：在病理学上，神经鞘瘤包括 Antoni A 和 Antoni B 两种类型组织，可以 Antoni A 型为主，或以 Antoni B 型为主，也可两者兼有。Antoni A 型细胞密集，细胞间隙为原纤维细胞和基质；Antoni B 型细胞稀少，细胞间隙更大。此两种细胞区的构成比例可完全不同，从完全 Antoni A 区逐渐过渡到 Antoni A、Antoni B 区交错，甚至完全为 Antoni B 区所占（图 77 - 18）。

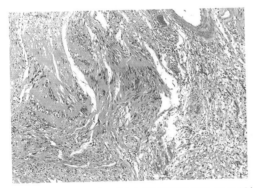

图 77 - 18　髓外神经鞘瘤镜下表现（HE 10×10）

D. 治疗：手术治疗是绝大多数医生认可的椎管内神经鞘瘤唯一有效可行的方法，原则上应将肿瘤与载瘤神经一并切除。对于局部受压紧贴肿瘤表面的"路过"神经，应注意分离并保留。尤其是颈、腰膨大节段的神经鞘瘤，应只切断载瘤神经根，避免损伤其他邻近神经根，防止神经功能损伤。对完全位于硬脊膜外的肿瘤，椎管减压后可直接切除肿瘤。对位于椎管内外的哑铃型肿瘤，术前应根据病变大小、

位置、侧方扩展程度个性化选择入路。术中充分行侧方暴露，去除部分或全部关节突，首先切除椎管内肿瘤部分，再切除椎间孔及椎旁肿瘤，注意小心保护神经根的完整性。哑铃型肿瘤是手术的难点，单一入路暴露困难，术中易造成神经根损伤，因此，经椎间孔切除侧方肿瘤时应在电生理监测下进行。对于肿瘤侧方或前方扩展明显而一期难以全切除的肿瘤，可二期选择其他入路切除残余肿瘤。哑铃型神经鞘瘤残留及复发最常见的原因是椎间孔处的肿瘤无法完全切除，为实现肿瘤完整切除，通常需要扩大椎间孔。颈段椎管内外沟通神经鞘瘤应注意避免损伤椎动脉，胸段肿瘤椎管外部分常常突入胸腔，有时需要切除肋骨横突关节，肿瘤常与胸膜粘连，术中应注意避免胸膜损伤，造成血气胸。

2）脊膜瘤

A. 一般表现：脊膜瘤占椎管肿瘤的 25% ～ 46%，仅次于神经鞘瘤，是椎管内肿瘤中常见的类型，脊膜瘤可发生在各年龄段，好发于中年女性。虽然女性发病率大于男性，但目前仍无直接证据表明其发病机制与性激素相关。

B. 病史及临床表现：脊膜瘤是椎管内肿瘤中常见的类型之一，发病率仅次于椎管内神经鞘瘤而居第 2 位，主要起源于蛛网膜细胞和间质，也可起源于蛛网膜和硬脊膜间质，故绝大多数位于髓外硬膜内，少数位于硬膜外间隙。本病好发于中年女性，主要位于胸段，颈段次之，发生于腰椎管者较为少见。肿瘤可位于椎管内脊髓周围任何部位，其中位于脊髓前侧或后侧者占绝大多数，大多呈圆形或卵圆形，有包膜，大

小可有很大不同,一般直径2～3.5 cm。患者临床表现无特异性,易误诊为颈椎病、腰椎间盘突出症等,症状、体征因肿瘤的部位、大小以及是否有脊髓、神经根压迫而有很大不同,首发症状多为神经根性麻木疼痛、束状疼痛和局部背痛,后期出现脊髓压迫症状,表现为进行性肢体麻木、无力、步态不稳,重者可发生大小便障碍,甚至截瘫,少数肿瘤为恶性,易复发。因此,脊膜瘤的早期诊治具有十分重要的临床意义。

C. 影像学表现:脊膜瘤的影像学检查包括MRI、CT及CT椎管内造影,其中MRI检查为首选。MRI可分别行冠状位、矢状位及轴位平扫及加强,能准确显示肿瘤的位置和肿瘤周围的组织。MRI平扫T1WI及T2WI呈等或稍低信号,增强后表现为均匀强化,这与肿瘤组织致密,不易引起坏死、出血及囊变有关(图77－19)。MRI信号的高低与瘤内成分有关,瘤内伴有钙化时平扫T1WI及T2WI呈低信号,增强后轻度强化。脊膜尾征虽然不是脊膜瘤的特异性征象,但脊膜瘤常有脊膜尾征。

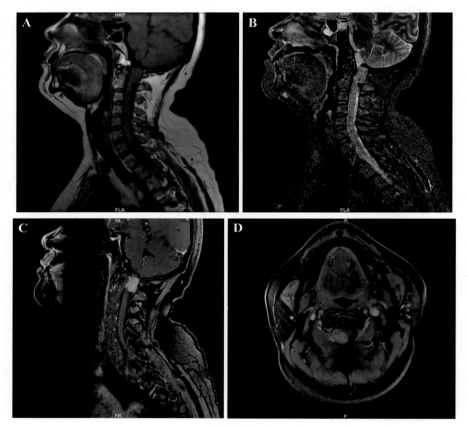

图77－19　髓外脊膜瘤MRI表现
A. T1矢状位;B. T2矢状位;C. 增强矢状位;D. 增强轴位

D. 治疗:一旦明确诊断,应早期手术治疗。如病变位于脊髓的背侧或外侧则较容易切除,先围绕基底部将硬膜内层切开,在硬膜内、外层之间分离,将肿瘤连同基底附着的内层硬膜一并游离,然后分离病变与脊髓蛛网膜边界,最后切除肿瘤。脊髓前方的脊膜瘤,有时可剪断一侧的一根或数根齿状韧带,将齿状韧带或侧副韧带向一侧悬吊牵开,增大暴露空间,先铲除肿瘤的基底,再分块切除肿瘤,如此反复,直至肿瘤全部切除,最后处理肿瘤基底部。显微神经外科手术是目前脊膜瘤最常用的治疗方法,而对肿瘤基底部的处理是手术关键步骤。脊膜瘤术中全切除肿瘤后,如何处理基底部硬脊膜仍存在争议。有学者采用经硬脊膜内外层之间入路,显微手术切除硬脊膜内层,保留硬脊膜外层,避免术后脑脊液漏和术后粘连的并发症。对脊髓腹侧肿瘤,手术显露至关重要。一般采取分块切除肿瘤的方法,逐步减压,最终全切肿瘤,但肿瘤基底部硬脊膜无法处理。对于脊髓腹侧肿瘤基底部硬脊膜的处理仍是一道难题。

3) 髓外先天性肿瘤

A. 表皮样囊肿、皮样囊肿与畸胎瘤:表皮样囊肿、皮样囊肿和畸胎瘤是常见的椎管内先天性肿瘤。这类肿瘤是胚胎发育期残存的胚层细胞发育而成,表皮样囊肿和皮样囊肿是由皮肤外胚层构成,表皮样囊肿仅含表皮和脱屑,皮样囊肿除表皮和脱屑外,尚有真皮及皮肤附件如汗腺、皮脂腺、毛囊等。畸胎瘤则含 3 个以上胚层结构。该类肿瘤发病年龄轻,多见于 18 岁以下的青少年。囊肿可发生于椎管内任何部位,但以胸腰段脊髓、圆锥和马尾部最多见。由于这类肿瘤生长缓慢,往往病程较长,临床表现以腰部疼痛、下肢无力和疼痛、小便功能障碍为首发症状,随病情发展多出现下肢麻木无力和膀胱、直肠功能障碍。另外,这类肿瘤还常常并发其他畸形,如脊柱裂和腰背部皮肤、软组织异常。颅内感染也较为常见,10% 以上患者有脑膜炎病史,多见于并发藏毛窦患者,感染源经藏毛窦进入蛛网膜下隙。由于该类肿瘤病程较长,脊柱 X 线片多能显示椎管因长期受压而出现的椎弓根变窄、椎管管腔增宽、椎体后缘内凹、脊柱隐裂或脊柱弯曲畸形,脊髓碘油造影能显示肿瘤梗阻的平面。表皮样囊肿和皮样囊肿在矢状面 T1WI 上,显示椎管内部分囊性病灶,其中可见局灶性高信号(短 T1),T2WI 显示囊内肿物信号高于脑脊液。而畸胎瘤 MRI 检查在矢状面 T1WI 上可见局灶性高信号(短 T1),T2WI 上囊性病灶仍呈低信号。畸胎瘤组织中以脂肪成分为主,脂肪在 MRI 像上具有特异信号,即在 T1WI 上为高信号,在 T2WI 上为灰白色等信号。由于 MRI 能较好地显示肿瘤部位、大小及范围,对制定手术方案有较好的参考意义。该类肿瘤唯一有效的治疗方法是手术切除。肿瘤切除的程度取决于肿瘤的大小、部位及与神经组织粘连的程度,对患者手术的预后也有明显的影响。由于肿瘤生长缓慢,病程长,确诊时肿瘤往往已相当大。该类肿瘤内容物质也较软,少有血供,比较容易清除,内容物清除后彻底冲洗,将囊壁外翻与切开的硬膜缝合,囊壁分泌物可通过肌肉吸收。该类肿瘤为先天性肿瘤,虽然做到肿瘤全切比较困难,复发率高,但其生长缓慢,在多数病例中次全切

除肿瘤可取得很长时间的症状改善。随着显微外科技术的发展,运用激光刀分离囊壁,这类肿瘤的全切率将会提高,从而降低其复发率。一旦肿瘤复发,再次手术是治疗的唯一手段。

B. 脊索瘤:是一种罕见的低度恶性骨肿瘤,占所有原发骨肿瘤的 1%～4%。脊索瘤常起源于脊索的胚胎残留物,主要分布于中轴骨,以骶尾部脊索瘤居多,占所有原发骶骨肿瘤的 40%。骶骨脊索瘤往往以骨质破坏及软组织肿块形成为主,肿瘤也可向前侵入盆腔,向后侵入椎管,压迫神经。发病年龄多在中年以上,常以骶尾部疼痛为首发症状,随着肿瘤体积增大,可发生便秘,压迫骶神经时,可发生下肢及臀部相应部位的麻木或疼痛。查体可见骶骨饱满,肛检可触及圆形、光滑肿块,有弹性。肛门指诊常在骶骨前方触及肿块。典型的表现是前后位片示肿瘤位于骶骨,侧位片示肿瘤位于骶骨前方。MRI检查,肿瘤在 T1WI 图像上呈不均匀低信号,T2WI图像上呈高信号,增强后扫描呈不均匀强化。CT 上可见肿瘤有钙化,是鉴别诊断的重要依据。治疗方面,肿瘤在椎体内部分呈浸润性生长,与椎体骨质分界不清,通常仅能行肿瘤的部分切除,将肿瘤的纤维包膜切开,进行瘤内切除,但包膜不予以摘除,S3 以下肿瘤需保留 S3 神经,保留排尿及射精功能。对于部分切除的患者,术后可以辅助放疗。

77.2.5　诊断

脊髓肿瘤早期无特殊症状,往往当患者出现脊髓压迫症状时才考虑到该病的可能性。此时应详细询问病史并结合详细的神经系统检查,完善 MRI 等辅助检查,尽早明确诊断。患者的症状与体征往往与病变节段有关,不同节段病变所引起的症状部位不同。

(1) 症状及体征

1) 上颈段肿瘤(C1～4):颈部疼痛,偶有放射,四肢痉挛性瘫痪、感觉障碍,甚至出现呼吸障碍。

2) 下颈段肿瘤(C5～T1):肩部及双上肢疼痛,可有放射痛,上肢呈弛缓性瘫痪,下肢呈痉挛性瘫痪,病变节段以下感觉障碍,病理征可呈阳性。

3) 胸段肿瘤(T2～T12):上胸段多以束带感最为常见,下胸段多出现腹部疼痛不适,上肢正常,下肢痉挛性瘫痪伴感觉障碍。

4) 腰骶段肿瘤(L1～S2):主要表现为双下肢局部或放射性疼痛,会阴部感觉障碍,括约肌功能

障碍。

（2）影像学检查

见上述常见肿瘤各论。

（3）鉴别诊断

1）椎间盘突出：椎间盘突出往往容易与椎管内肿瘤混淆。椎间盘突出往往与退变、损伤有关，可行CT 及 MRI 证实椎间盘突出，若实在难以鉴别可行增强 MRI 明确诊断。

2）脊髓炎性疾病：急性起病，好发青壮年，通常有前驱感染症状，临床表现为相应脊髓节段的感觉、运动障碍。如患者并无感染病史，且受伤史明确，结合影像学检查可鉴别。

3）脊髓空洞症：该疾病病程缓慢，感觉分离现象常见，有下运动神经元瘫痪，脑脊液检查正常，MRI 检查可以观察到空洞存在。

4）运动神经元疾病：特点为肌萎缩及受侵肌肉的麻痹，并有舌肌萎缩，可见肌束颤动，病理反射（＋）脑脊液流动无阻，细胞及生化检查正常。影像学检查无占位性病变。

77.2.6 治疗原则

（1）脊髓髓内肿瘤的治疗原则

1）手术治疗

A. 室管膜瘤：手术切除是髓内室管膜瘤的首选治疗方法，但对于手术时机的选择尚未取得共识。诊断明确的髓内室管膜瘤应尽早手术，越早施行手术，肿瘤对脊髓功能的损伤越小。但也有学者从手术损伤的角度考虑，认为发病早期肿瘤体积较小、位置较深、显露不完全，手术误伤脊髓的风险相对较高，待肿瘤体积生长至中等大小并更接近脊髓后表面时，定位和显露容易，手术对脊髓损伤较小。此时为手术治疗的最佳时机但髓内室管膜瘤患者发病症状轻微，早期难以发现，患者就诊时已有明确的神经功能异常体征，提示肿瘤已在体内存在相当长的时间，体积较大。此时 MRI 检查可提供较为详细的肿瘤位置和浸润范围，对有临床经验的神经外科医师而言，切除肿瘤灶不会造成额外损伤，因此大多数学者主张髓内室管膜瘤一经明确诊断即应早期采取手术切除。对于完全截瘫且病程较长的患者，外科手术难以恢复其神经功能，因此不宜施行手术治疗。与脑组织相比，脊髓更脆弱、功能活动更集中，因此对手术技巧要求更高。髓内室管膜瘤的手术原则是在保护脊髓功能的前提下达到肿瘤完全切除。术中

操作需注意：① 力求自后正中线切开脊髓，尽量避免术后产生感觉障碍。后正中沟是后正中线的解剖标志，然而有时可因肿瘤挤压使脊髓增粗、扭曲而不易辨认，此时可以双侧神经后根及脊髓背侧中央静脉作为参考，选择相对正中线切开脊髓。② 术中避免牵拉或挤压脊髓。分离肿瘤时，操作应集中于肿瘤侧，在已分离的区域填充适量吸收性明胶海绵或小棉片即可满足操作空间要求，对粘连部位施行锐性分离，应避免直接牵拉或挤压脊髓。③ 术中应注意保护脊髓血供。由于肿瘤压迫，手术区域的脊髓血供较差，术中应注意保留肿瘤壁上的非供瘤血管。对于小的渗血以止血棉纱、吸收性明胶海绵或小棉片轻压即可控制；对于明显出血点采用电凝时，输出功率应尽可能小，进行精确点灼。④ 尽量整体切除肿瘤，避免肿瘤残留，减少出血，使术野干净，便于分离。肿瘤体积过大时，为减少对脊髓的牵拉、挤压，应先实施肿瘤内切除或分块切除。

B. 星形细胞瘤：脊髓星形细胞瘤的手术目的在于明确诊断，实现脊髓减压，为后续治疗提供病理学基础。目前显微手术切除肿瘤是脊髓星形细胞瘤的首选治疗方法，但手术时机还有争议。一些学者提出在诊断明确和患者出现神经功能障碍前早期手术；另有一些学者认为鉴于髓内手术操作极高的致残风险，手术应选在患者神经功能进行性恶化时进行。也有学者认为在患者症状逐渐加重的过程中（即患者处于中度神经功能障碍时）手术效果较好。原因在于：① 中期手术术后神经功能改善率较高，与早期手术相仿，却远远高于晚期手术；② 若在肿瘤尚小时早期手术，需切开较多的正常脊髓组织，可能加重脊髓功能的损害。脊髓星形细胞瘤手术应注意以下几点：① 严格沿脊髓后正中沟切开脊髓。对于少数肿瘤粗大而于脊髓一侧穿透白质或脊髓局部白质变得菲薄者，也可在此处行纵行切开。② 对于脊髓星形细胞瘤，重在判断肿瘤与脊髓组织的界限，在难以分辨时可由瘤内向周边做分块切除，在不损伤正常脊髓的前提下尽可能地接近肿瘤边缘。③ 术中轻柔操作及尽量少地使用双极电凝应成为主刀医生术中重要原则。对非供瘤血管应争取保留，对于明显出血可用滴水双极弱电凝止血，并应靠近肿瘤侧电凝；对小渗血可用脑棉和明胶海绵压迫止血。④ 术中联合监测体感和运动诱发电位是切除脊髓星形细胞瘤不可或缺的技术。

C. 血管母细胞瘤：脊髓血管母细胞瘤血供丰

富,其手术原则与动静脉畸形的手术原则一致。肿瘤与正常脊髓之间可见一薄层胶质增生带,显微镜下此界面显示清晰,分离应在此带中进行。分离切断肿瘤周围血管时,应小心鉴别进入肿瘤的供血动脉和引流静脉及滋养脊髓的血管。先逐一切断其周围的供血动脉,提起肿瘤一端,沿胶质增生带缓慢、轻柔地向另一端分离切除,分离过程中需要仔细处理来自腹侧脊髓前动脉的供血动脉。主要引流静脉应在肿瘤切除的最后切断,否则会使肿瘤突然膨胀,甚至弥漫性出血,对手术造成困难。出血点尽量用吸收性明胶海绵及棉片压迫止血,或用微弱双极电凝轻点止血,并随时以0.9%氯化钠溶液冲洗,防止电凝产生的热量损伤脊髓。目前,通常认为应整块切除肿瘤,若分块切除将引起剧烈出血,所以在分块切除前,应对肿瘤实行充分的电凝使其挛缩,瘤内血供消失,但电凝时应使用微小电凝,并以0.9%氯化钠溶液反复冲洗降温,以免损伤脊髓组织。目前,对无症状的脊髓血管母细胞瘤是否需要治疗,及治疗的方法、时机尚有争议。对于脊髓血管母细胞瘤来说,可考虑术前造影栓塞,主要目的是减少血管母细胞瘤的血液供应,为手术创造条件。

D. 髓内神经鞘瘤:目前公认显微手术是治疗脊髓髓内肿瘤最有效的方法,尽量全切病灶,解除脊髓受压以改善脊髓功能。脊髓内神经鞘瘤为良性病变,血供丰富,大多有完整包膜形成,边界清楚,与周围粘连较重,显微手术切除肿瘤亦是其首选治疗方法。有人认为对于太小的髓内神经鞘瘤,术中不易暴露,切开脊髓及术中对脊髓的牵拉可能加重脊髓损伤;也有人认为若待病灶增大,已出现严重神经功能障碍时才行手术切除,术后已出现的神经功能障碍很难恢复。本病预后大多较好,主要取决于脊髓受压、缺血的程度。文献报道,腹外侧肿瘤不易暴露,位于颈椎管内可先扩大切除椎板,切断齿状韧带,轻轻旋转移位的颈髓,即可很好地暴露肿瘤;胸椎管较狭小,其内肿瘤需采用经肋骨横突入路,充分暴露肿瘤,可有效地避免对脊髓的过度牵拉。打开椎管后触及硬脊膜,若病变较大,可感知到肿瘤位置,在此处纵向切开硬脊膜时,注意不要损伤脊髓。条件允许时,可用术中导航、超声等设备探测肿瘤位置。充分显露脊髓,为避免术后出现严重感觉缺损,尽量从后正中沟切开脊髓,术中不易辨别后正中沟时,以脊髓背侧中央静脉及两侧神经后根后作参照,尽量避免对这些重要结构的损害;较大的肿瘤压迫

脊髓明显者,有时为避免损伤背侧中央静脉,可选择肿瘤侧的后旁正中沟作脊髓切开,亦可沿肿瘤边缘分离;切开长度必须满足肿瘤上下极完全显露,术中最好在神经电生理监测下切开脊髓,若无定位设备,可根据影像学检查初步判断肿瘤大小,边切开脊髓边探及肿瘤边缘,尽量减少不必要的脊髓损伤。髓内神经鞘瘤多有包膜,在显微镜下容易辨别出与正常脊髓的边界,背离脊髓行锐性分离,边分离边止血,小的渗血可用棉片或吸收性明胶海绵压迫止血,渗血明显者使用小功率双极电凝烧灼止血,并及时予0.9%氯化钠溶液降温,防止电凝热效应致脊髓损害。神经鞘瘤质地较韧,可在肿瘤上缝牵引线直接牵拉肿瘤,分离过程中尽量不牵拉脊髓,分离后垫湿棉片保护好正常脊髓。当肿瘤与神经后根关系紧密,影响手术操作时,可将肿瘤侧感觉神经根切除;操作者手法应准、稳,避免吸引器等器械误伤脊髓和神经根;肿瘤包膜及囊变部分应尽量切除,以免残留肿瘤组织复发。

E. 髓内表皮样囊肿或皮样囊肿:在囊肿最表浅处切开软脊膜或肿瘤包膜,通常即能顺利吸出肿瘤内容物,由于囊肿壁与脊髓组织黏合较紧,全切除囊肿壁非常困难。

2) 放疗和化疗:对于次全切除肿瘤,近年来不主张早期进行常规放疗。主要是基于以下考虑:① 手术切除是治疗脊髓髓内肿瘤的最有效手段,放疗会造成二次手术困难;② 放疗的有效剂量通常超过脊髓的承受范围,小剂量放疗达不到治疗目的;③ 放疗导致的继发性损害和肿瘤恶变可能。所以患者术后可定期复查脊髓MRI,监测肿瘤是否复发,首先评估是否进行二次手术,再辅以放疗,可首先行小剂量分割照射,放射总剂量在40~50 Gy之间。对于髓内高级别胶质瘤,过多手术切除,不能延长患者的生存期,有可能造成患者截瘫,从而降低生活质量,手术主要是减压和明确诊断。这类患者术后应行放疗延缓肿瘤生长,延长生存期。髓内胶质瘤,目前没有有效的化疗方案,推荐应用替莫唑胺,使用剂量和疗程同颅内胶质瘤的化疗方案。

(2)脊髓髓外肿瘤的治疗原则

随诊显微神经外科的发展,显微手术已经成为髓外肿瘤的最佳治疗方法,应争取全切,减少复发。对于髓外硬脊膜下肿瘤显微手术注意事项:① 剥离瘤体与正常组织时尽量锐性分离,尤其肿瘤与脊髓或脊神经粘连紧密部分。切断肿瘤表面供血血管

时,应偏肿瘤表面低电量电灼,脊髓表面出血可用湿棉片轻压止血,尽量少用电凝止血,防止脊髓热损伤。② 肿瘤体积较小而给予完整切除,若肿瘤较大且位于腹侧、腹外侧或包绕神经根生长则采用分块切除。尽量全切肿瘤,但不可片面追求,以免造成不可逆损伤。③ 肿瘤切除后,用 0.9%氯化钠溶液反复冲洗瘤腔,清除蛛网膜下隙出血,同时松解蛛网膜与脊髓或神经粘连的部位。④ 显微镜下仔细严密缝合硬膜并可用生物胶加固,逐层并交叉缝合皮下肌层防止术后脑脊液渗漏。⑤ 术后加强补液,去枕以防止低颅压,常规应用颈托、腰围等保护制动。⑥ 神经纤维瘤和神经鞘膜瘤的载瘤神经一般均已瘤化,应予以切断,断端神经组织应避免牵拉或电灼,以防止术后神经性疼痛。⑦ 脊膜瘤显微切除前,先离断肿瘤附着基底;对于较大的脊膜瘤,离断基底和分块切除可交替进行;脊膜瘤基底如位于背侧且便于切除修补的,则肿瘤连同基底硬膜一并切除,用筋膜或人工硬膜严密修补,同时外用生物胶加固,以防止术后脑脊液渗漏;如肿瘤基底位于腹侧或严重偏侧的,则铲除肿瘤后,反复电灼其基底硬膜。研究证实 WHO Ⅰ 级脊膜瘤手术切除或电灼基底部硬脊膜,肿瘤复发率并无明显差异。

(曹依群)

主要参考文献

[1] 中国中枢神经系统胶质瘤诊断和治疗指南(简化版)[J].中华医学杂志,2012,92(33):2309-2313.

[2] 曹依群,岳志健,吴曦.髓内室管膜瘤的显微外科治疗[J].中华神经外科疾病研究杂志,2012,11(4):308-311.

[3] Bergner N, Monsef I, Illerhaus G, et al. Role of chemotherapy additional to high-dose methotrexate for primary central nervous system lymphoma (PCNSL)[J]. Cochrane Database Syst Rev, 2012,11:CD009355.

[4] Beyer S, von Bueren AO, Klautke G, et al. A systematic review on the characteristics, treatments and outcomes of the patients with primary spinal glioblastomas or gliosarcomas reported in literature until march 2015[J]. PLoS One, 2016,11(2):e0148312.

[5] Brokinkel B, Hess K, Mawrin C. Brain invasion in meningiomas-clinical considerations and impact of neuropathological evaluation: a systematic review[J]. Neuro Oncol, 2017.

[6] Bromberg JE, Baumert BG, de Vos F, et al. Primary intracranial germ-cell tumors in adults: a practical review[J]. J Neurooncol, 2013,113(2):175-183.

[7] Bydon M, Gokaslan ZL. Spinal meningioma resection[J]. World Neurosurg, 2015,83(6):1032-1033.

[8] Campian J, Gutmann DH. CNS tumors in neurofibromatosis[J]. J Clin Oncol, 2017VN:JCO 2016717199.

[9] Chamberlain MC. Treatment of primary CNS lymphoma (PCNSL) following successful treatment of systemic non-Hodgkin's lymphoma (NHL): a case series[J]. J Neurooncol, 2013,113(1):27-32.

[10] Chamberlain MC, Tredway TL. Adult primary intradural spinal cord tumors: a review[J]. Curr Neurol Neurosci Rep, 2011,11(3):320-328.

[11] Chen M, Fan Z, Zheng X, et al. Risk factors of acoustic neuroma: systematic review and meta-analysis[J]. Yonsei Med J, 2016,57(3):776-783.

[12] Duong LM, McCarthy BJ, McLendon RE, et al. Descriptive epidemiology of malignant and nonmalignant primary spinal cord, spinal meninges, and cauda equina tumors, United States, 2004-2007[J]. Cancer, 2012, 118(17):4220-4227.

[13] Emery A, Trifiletti DM, Romano KD, et al. More than just the number of brain metastases: evaluating the impact of brain metastasis location and eelative volume on overall survival after stereotactic radiosurgery[J]. World Neurosurg, 2017,99:111-117.

[14] Fleseriu M, Petersenn S. Medical management of Cushing's disease: what is the future[J]? Pituitary, 2012,15(3):330-41.

[15] Goldbrunner R, Minniti G, Preusser M, et al. EANO guidelines for the diagnosis and treatment of meningiomas[J]. Lancet Oncol, 2016,17(9):e383-e391.

[16] Hernandez-Duran S, Bregy A, Shah AH, et al. Primary spinal cord glioblastoma multiforme treated with temozolomide[J]. J Clin Neurosci, 2015,22(12):1877-1882.

[17] Huang X, Zhang R, Mao Y, et al. Recent advances in molecular biology and treatment strategies for intracranial germ cell tumors[J]. World J Pediatr, 2016,12(3):275-282.

[18] Juthani RG, Bilsky MH, Vogelbaum MA. Current management and treatment modalities for intramedullary spinal cord tumors[J]. Curr Treat Options Oncol, 2015,16(8):39.

[19] Kasenda B, Ferreri AJ, Marturano E, et al. First-line

treatment and outcome of elderly patients with primary central nervous system lymphoma (PCNSL)-a systematic review and individual patient data meta-analysis[J]. Ann Oncol, 2015,26(7):1305－1313.

[20] Kojima M, Seichi A, Yamamuro K, et al. Intraosseous schwannoma originating from the posterior column of the thoracic spine[J]. EurSpine J, 2011,20:153－156.

[21] Kralik SF, Kamer AP, Ho CY. Diagnostic imaging of intracranial metastasis[J]. Curr Probl Cancer, 2015,39(2):99－112.

[22] Kretzer RM. Intradural spinal cord tumors[J]. Spine (Phila Pa 1976), 2017,42,Suppl 7N:S22.

[23] Lee CC, Yen CP, Xu Z, et al. Large intracranial metastatic tumors treated by Gamma Knife surgery: outcomes and prognostic factors [J]. J Neurosurg, 2014,120(1):52－59.

[24] Louis DN, Ohgaki H, Wiestler OD, et al. The 2007 WHO classification of tumours of the central nervous system[J]. Acta Neuropathol, 2007,114(2):97－109.

[25] Louis DN, Perry A, Reifenberger G, et al. The 2016 World Health Organization classificationof tumors of the central nervous system a summary[J]. Acta Neuropathol, 131(6):803－820.

[26] Loyo-Varela M, Herrada-Pineda T, Revilla-Pacheco F, et al. Pituitary tumor surgry: review of 3004 cases[J]. World Neurosurg, 2013,79(2):331－336.

[27] Marchioni D, Carner M, Rubini A, et al. The fully endoscopic acoustic neuroma surgery[J]. Otolaryngol Clin North Am, 2016,49(5):1227－1236.

[28] Rivkin M, Kanoff RB. Metastatic brain tumors: current therapeutic options and historical perspective [J]. J Am Osteopath Assoc, 2013,113(5):418－423.

[29] Saeger W. New aspects of tumor pathology of the pituitary[J]. Pathologe, 2015,36(3):293－300.

[30] Sakai Y, Hirose T, Tomono A, et al. Angiosarcoma arising in schwannoma of cerebellopontine angle and later associating with meningioma in a patient with neurofibromatosis type 2 [J]. Brain Tumor Pathol, 2014,31(4):293－298.

[31] Senapati SB, Mishra SS, Dhir MK, et al. Recurrence of spinal schwannoma: is it preventable [J]? Asian J Neurosurg, 2016,11(4):451.

[32] Terada Y, Toda H, Yokote A, et al. A mobile schwannoma of the cervical spinal cord: caser eport and review of the literature [J]. Neurosurgery, 2016,78(1):E156－E159.

[33] Tobin MK, Geraghty JR, Engelhard HH, et al. Intramedullary spinal cord tumors: a review of current and future treatment strategies[J]. Neurosurg Focus, 2015,39(2):E14.

[34] Xiao R, Miller JA, Abdullah KG, et al. Quality of life outcomes following resction of adult intramedullary spinal cord tumors[J]. Neurosurgery, 2016, 78 (6): 821－828.

[35] Zhao S, Wu J, Wang C, et al. Intraoperative fluorescence-guided resection of high-grade malignant gliomas using 5-aminolevulinic acid-induced porphyrins: a systematic review and meta-analysis of prospective studies[J]. PLoS One, 2013,8(5):e63682.

78 骨 肿 瘤

78.1　概述

　　骨肿瘤(bone tumor)是发生于骨骼或其附属组织(血管、神经、骨髓等)的肿瘤。与身体其他组织肿瘤一样,其确切病因不明。骨肿瘤有良性、恶性之分,良性骨肿瘤易根治,预后良好;恶性骨肿瘤发展迅速,预后不佳,死亡率高,至今尚无满意的治疗方

法。恶性骨肿瘤可以是原发的,也可以是继发的,从体内其他组织或器官的恶性肿瘤经血液循环、淋巴系统转移至骨骼或直接侵犯骨骼。还有一类病损称为瘤样病变,肿瘤样病变的组织不具有肿瘤细胞的形态学特点,但其生物学特性具有肿瘤的破坏性,一般较局限,易根治。

　　骨肿瘤在人群中发病率约为 0.01%。在骨肿瘤中良性占50%,恶性占40%,肿瘤样病变占10%

左右。

良性骨肿瘤以骨巨细胞瘤、骨软骨瘤、软骨瘤较为多见;恶性骨肿瘤以骨肉瘤、软骨肉瘤、纤维肉瘤为多见。由于骨组织来源于中胚层组织,发生在骨组织的恶性肿瘤医生们都称之为"肉瘤",不能称为"骨癌"。骨肿瘤以大腿骨和小腿骨发生最多,如骨肉瘤、骨巨细胞瘤、骨软骨瘤等。发生躯体肿瘤较少,如转移瘤、多发性骨髓瘤及软骨肉瘤等。脊索瘤以脊椎为特发部位,尤以骶椎最多,软骨瘤多发生于手足各骨。骨肿瘤多发生于男性,尤其是多发性骨髓瘤、脊索瘤等。男女发病之比约为1.5:1。从发病的年龄上看,有两个高峰阶段,第1个高峰是在10~20岁,第2个高峰是壮年以后,后者主要是转移性骨肿瘤。1/2的原发性恶性肿瘤患者发生在10~20岁,尤其是骨肉瘤患者,2/3发生在这个年龄组内,说明恶性骨肿瘤多发于青

少年,危害较大。一般来讲年龄越小,恶性骨肿瘤的恶性程度越高。由于本病在治疗上尚未有重大突破,故预后较差。

78.1.1　外科分期

Enneking 提出的肌肉与骨骼的外科分期是目前较为全面的评价骨肿瘤恶性程度的系统。对肿瘤的手术选择应考虑到肿瘤的解剖部位,因为解剖学间室是预防微小肿瘤扩散的天然屏障,在长骨,这些屏障是皮质骨和关节软骨;在关节,是关节囊和关节软骨;在软组织,是大的筋膜间隔和肌腱的起止点。这个外科分期系统是将外科病理学分级(G),外科区域即肿瘤与解剖间室的关系(T)以及有无区域性或远处转移(M)结合起来,设计出 G-T-M 外科分级系统,并以此作为制订治疗方案和术前选择手术方式的科学依据(表78-1)。

表78-1　Enneking 外科分期

类别	分期	分级	部位	转移	代号	性　质
良性	1	G0	T0	M0	G0T0M0	迟发性
	2	G0	T0	M0	G0T0M0	活跃性
	3	G0	T1~2	M0~1	G0T1~2M0~1	侵袭性
恶性	ⅠA	G1	T1	M0	G1T1M0	低度恶性,无转移,间室内
	ⅠB	G1	T2	M0	G1T2M0	低度恶性,无转移,间室外
	ⅡA	G2	T1	M0	G2T1M0	高度恶性,无转移,间室内
	ⅡB	G2	T2	M0	G2T2M0	高度恶性,无转移,间室外
	ⅢA	G1~2	T1	M1	G1~2T1M1	低/高度恶性,有转移,间室内
	ⅢB	G1~2	T2	M1	G1~2T2M1	低/高度恶性,有转移,间室外

骨肿瘤的诊断主要依靠病理学检查,并结合临床和影像学检查结果。良性肿瘤用阿拉伯数字1、2、3表示,分别代表潜隐性、活动性和侵袭性。恶性肿瘤用罗马字Ⅰ、Ⅱ、Ⅲ表示,Ⅰ为低度恶性,Ⅱ为高度恶性,Ⅲ表示存在区域性和转移性病灶。用G表示肿瘤的良恶性程度,G0属良性,G1属低度恶性,G2属高度恶性(表78-2)。T表示肿瘤的侵袭范围,以肿瘤囊和间室为分界。T0为囊内;T1为囊外但仍在间室内;T2为囊外和间室外。转移是指有无区域转移或远处转移,用M表示。M0为无转移,M1为转移。

表78-2　骨肿瘤外科病理学分级

良性(G0)	低度恶性(G1)	高度恶性(G2)
骨瘤	骨旁骨肉瘤	典型骨肉瘤
骨样骨瘤	骨内骨肉瘤	照射后骨肉瘤
骨母细胞瘤		
骨软骨瘤	继发性软骨肉瘤	原发性软骨肉瘤
内生软骨瘤		去分化软骨肉瘤
软骨母细胞瘤		间充质软骨肉瘤
骨膜性软骨瘤		
纤维瘤	纤维肉瘤,分化良好	未分化纤维肉瘤
纤维瘤病	恶性纤维组织细胞瘤,分化良好	恶性纤维组织细胞瘤

续　表

良性(G0)	低度恶性(G1)	高度恶性(G2)
骨巨细胞瘤	恶性骨巨细胞瘤	未分化梭形细胞肉瘤
腱鞘巨细胞瘤	腱鞘巨细胞肉瘤	滑膜肉瘤
神经纤维瘤	上皮样肉瘤	神经肉瘤
神经鞘瘤	脊索瘤	小泡细胞肉瘤
脂肪瘤	黏液样脂肪肉瘤	多形性脂肪肉瘤
血管脂肪瘤	血管内皮细胞瘤	血管肉瘤
血管瘤	血管外皮细胞瘤	
	牙釉质瘤	尤文(Ewing)肉瘤
	平滑肌肉瘤	横纹肌肉瘤

78.1.2　治疗

(1) 治疗原则

对肌肉与骨骼系统肿瘤的治疗,应该采取以手术为主的联合治疗方法。化疗、放疗、免疫疗法、中药等作为辅助措施,但并不能由于是"辅助"而放在次要的位置。所有的治疗措施都应该占有它们的重要地位,从不同的角度起重要作用。同时,以手术为主只是减少或消除肿瘤在局部演变和发展的危害,而不能消除"微小转移"的可能性。因此,仍需要采用其他治疗方法消除残留隐患。

(2) 手术治疗

1) 手术原则

手术方案的制订应尽可能考虑保肢手术,对截肢术或关节离断术的选择应极为慎重。Enneking外科分期,对选择恰当的手术方案有重要的意义(表78-3,表78-4)。

表78-3　良性骨肿瘤手术方案

分期	分级	部位	转移	治 疗 要 求
1	G0	T0	M0	囊内手术
2	G0	T0	M0	边缘或囊内手术＋有效辅助治疗
3	G0	T1~2	M0~1	广泛或边缘手术＋有效辅助治疗

表78-4　恶性骨肿瘤的手术方案

分期	分级	部位	转移	治 疗 要 求
Ⅰ A	G1	T1	M0	广泛切除
Ⅰ B	G1	T2	M0	广泛截肢或解脱
Ⅱ A	G2	T1	M0	根治切除或广泛切除＋有效辅助治疗
Ⅱ B	G2	T2	M0	解脱或广泛切除或截肢＋有效辅助治疗
Ⅲ A	G1~2	T1	M1	开胸术——根治性切除或姑息手术
Ⅲ B	G1~2	T2	M1	开胸术——根治性解脱术或姑息手术

2) 用于良性肿瘤的主要术式

A. 刮除填充术:该术式多用于溶骨型良性肿瘤或瘤样病损。其优点是简便,能保留骨骼和关节完整性,易于恢复功能。缺点是对一些具有侵袭性的肿瘤,术后肿瘤复发率高。

B. 肿瘤切除术:切除术的目的在于完整地切除肿瘤。一般用于向骨皮质外生长的肿瘤,或在髓腔内生长的良性硬化型肿瘤。少数良性肿瘤如骨样骨瘤有的可以分块切除。但就良性肿瘤而言,应尽可能采用整块切除,以减少复发率。

C. 用于恶性骨肿瘤的主要术式

a. 肢体恶性骨肿瘤的保肢术:保肢手术已成为治疗四肢骨肉瘤的常规手术,新辅助化疗和当代影像学的发展促进了保肢术的发展和提高。保肢治疗的 5 年生存率达到了 50％左右,部分已超过 80％。局部复发率为 5％～10％。其 5 年生存率和局部复发率与截肢术大致相同。这类患者不但能够生存,而且保留了肢体,多数患者还获得了较好的关节活动功能,明显改善了生活质量。保肢手术包括了肿瘤段切除和重建,瘤段截除后除少数部位如锁骨、肋骨、肩胛骨、桡骨上段和尺骨下段、髂骨大部、坐骨、耻骨、髌骨、腓骨上 2/3 段等可不予重建外,大多数瘤段切除后骨缺损都需要重建,否则患者将遗留严重的功能障碍。重建的主要方法有:① 异体骨关节移植术;② 人工假体;③ 人工假体复合异体骨;④ 瘤骨骨壳灭活再植术。

b. 截肢术:近年来,由于术前术后辅助化疗的应用,骨肉瘤的生存率显著提高,因此对截肢术比以往更为慎重,同时考虑到改善患者的生存质量,因此采用截肢术治疗骨肉瘤的病例已越来越少。

(3) 化学疗法

自从 1972 年 Jaffe 首先报告应用大剂量甲氨蝶呤化疗以来,骨肉瘤患者的存活率不断提高,尤其使用新辅助化疗以来,5 年生存率已达 60%～80%。化疗对横纹肌肉瘤的治疗非常有效,总生存率为70%,对有转移者的治愈率亦达 20%。

联合化疗由几种不同药物组合,主要的化疗药物有氨甲蝶呤、阿霉素、异环磷酰胺和顺铂。治疗骨肉瘤常采用以大剂量氨甲蝶呤为主的联合化疗。治疗尤文肉瘤的有效药物包括长春新碱、放线菌素 D、环磷酰胺、阿霉素、异环磷酰胺等。横纹肌肉瘤对长春新碱、放线菌素 D、环磷酰胺和阿霉素的联合治疗有效。

（4）放射疗法

对某些恶性骨肿瘤如尤文肉瘤,放疗有较好的疗效,但应作为联合治疗的措施之一。术前放疗可以提高对局部肿瘤的控制;术中放疗加组织间插植近距离放疗,能够有效控制局部肿瘤;术后的放疗多在伤口愈合后进行。骨转移癌的放疗,可以控制局部疼痛。

（5）血管栓塞治疗

血管栓塞治疗是介入放射学的一部分,它应用血管造影的插管技术,对肿瘤营养血管施行选择性或超选择性的血管栓塞,使肿瘤发生坏死和缩小。其对不能手术切除的恶性肿瘤可作为一种姑息治疗方法;对特殊部位或较大的恶性肿瘤,使手术切除成功率和安全性提高。

78.2 骨软骨瘤

78.2.1 概述

骨软骨瘤又称外生骨疣、骨干连续症等,是最常见的良性软骨源性骨肿瘤,是骨与软骨形成的一种发育性异常。它起于软骨生长板外围,可见于任何软骨生长骨上,但多见于生长迅速的长骨。肿瘤位于骺端,向骨皮质表面生长,通过软骨化骨形成菜花状瘤体,基底与骨皮质连续,表面覆盖软骨帽。有单发性和多发性两种,前者多见。多发者与遗传有关,常合并骨骼发育异常。骨软骨瘤占原发骨肿瘤的12%～25%,占良性骨肿瘤的 40%～50%。仅有1%的单纯骨软骨瘤可发生恶变,多发性骨软骨瘤发生恶变的机会要多于单发者。

78.2.2 诊断与鉴别诊断

（1）诊断

多发生于男性青少年,股骨远端、胫骨近端最多,其次是胫骨远端、肱骨近端、尺骨远端、腓骨近端。多发型者肿瘤散发在各骨骼,骨骺融合后肿瘤停止生长。通常肿瘤生长缓慢,没有症状,偶尔发现无痛性骨性肿块。局部肿块生长缓慢,突出于皮肤表面,骨样硬度,无明显疼痛和压痛。瘤体靠近血管、神经、肌腱、关节或瘤体较大时,可引起相应的压迫症状或功能障碍。多发性骨软骨瘤在儿童期有许多肢体出现大小不等的骨性肿块。瘤体较小时不引起症状。瘤体大者常合并肢体短缩和弯曲畸形,并影响关节功能。

典型 X 线表现为长骨干骺端向皮质外突起一菜花状肿块,瘤体骨结构正常,界限清楚,但形状、大小和数目各不相同,基底与骨皮质相连,呈窄蒂状或宽基底(图 78-1,图 78-2)。瘤体表面可见钙化点。若钙化增多或基底骨质有破坏是恶变现象。

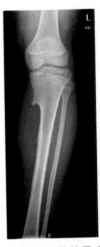

图 78-1 股骨远端骨软骨瘤 X 线表现

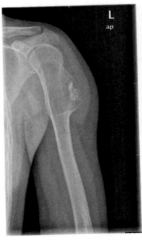

图 78-2 腓骨近端骨软骨瘤 X 线表现

（2）鉴别诊断

1）骨旁骨瘤：起自一侧皮质，包绕骨干并可以向骨内生长，为团块状不规则分叶状、无骨结构，应注意与广基底骨软骨瘤鉴别。

2）其他：要注意与骨化性肌炎及皮质旁骨肉瘤进行鉴别，尤其是股骨远端后侧较大的骨软骨瘤，有时较难与皮质旁骨肉瘤进行鉴别，需组织学检查帮助诊断。

78.2.3　治疗

发育停止后肿瘤不再生长，可以定期观察。若局部产生压迫症状引起疼痛可手术切除。发育停止后仍生长者有恶变可能，需手术切除。手术中应注意以下几点：① 手术应在软骨膜和骨膜外显露，从基底切断，包括软骨膜及少许正常皮层骨质，取下完整的肿瘤，术后很少复发。② 位于骨盆、肩胛骨和四肢长骨的多发性骨软骨瘤常生长活跃，较易引起恶变，手术应行边缘或较广泛的切除。③ 术中要避免损伤邻近组织和骨骺板。

78.3　骨样骨瘤

骨样骨瘤是一种成骨性肿瘤，由成骨细胞及其所产生的骨样组织构成。

78.3.1　诊断与鉴别诊断

（1）诊断

多见于男性，发病年龄为 10～25 岁。在长骨中以胫骨、股骨的骨干为好发部位。其次是肱骨、手足各骨，脊椎也可发生。主要症状为逐渐加剧的局部疼痛与压痛，疼痛比一般良性肿瘤明显。典型的表现是持续性钝痛，夜间为甚。服用水杨酸类药物，可使疼痛显著地暂时缓解，这是骨样骨瘤的一个诊断特点。位于脊椎者，除产生局部疼痛及压痛外，可合并肢体不同程度的知觉及运动功能障碍，或产生神经根痛，合并脊柱侧弯。位于四肢者，由于不随意的肌肉痉挛，可产生继发畸形。下肢病变常引起跛行。病变表浅者，局部隆起，触痛显著，常有一个明显的压痛点。

X 线表现：皮质骨内瘤体多为直径 0.5～2 cm 的圆形或卵圆形透明灶，以硬化骨围绕，称为"瘤巢"（图 78－3）。中央透明区为肿瘤所在部位。有时产生骨质缺损。松质骨内表现与皮质骨相类似，但周围致密反应较轻。当瘤体直径＞2 cm 时，其邻近皮质骨变薄膨胀。X 线检查特征性的表现是小的瘤巢有广泛而不成比例的较大反应区。CT 扫描有助于瘤巢的定位（图 78－3）。

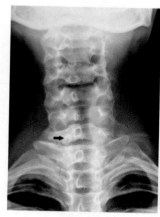
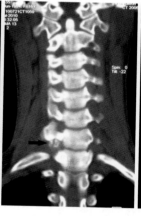
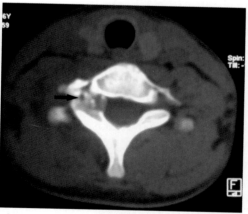

图 78－3　骨样骨瘤影像学表现

A. 颈 7－胸 1 骨样骨瘤；B. CT 冠状面；C. CT 横断面瘤巢

（2）鉴别诊断

1）皮质骨脓肿：系因毒力较弱的化脓菌感染所致。胫骨为其好发部位，局部有红、肿、热、痛炎症过程。X 线片表现为皮质骨局限性缺损，周围骨质致密，可有小的死骨形成。手术见骨腔内含有脓液、肉芽组织。镜下见大量多核白细胞及淋巴细胞浸润。

2）骨斑病：无任何症状，拍片时偶尔发现，股骨颈部多见。X线片见骨内有局限性圆形和卵圆形骨质密度增加阴影，无"瘤巢"和硬化阴影围绕。

3）硬化性骨髓炎：主要表现为部分干皮质骨广泛增生硬化，但无"瘤巢"可见。常为间歇性疼痛，夜间不加重，疼痛时服用水杨酸类药物不能够缓解。

78.3.2　治疗

刮除或同时加植骨，以清除"瘤巢"为主。若病灶是在手术困难部位，可单用止痛药物，先予观察，瘤巢的自发愈合需3～7年，而疼痛可持续1～3年。若症状和病变加重，可考虑做包囊内刮除或整块界限切除。过多切除可造成局部骨强度降低而易发生骨折，如股骨颈部可造成股骨颈骨折。

78.4　骨母细胞瘤

骨母细胞瘤也称为成骨细胞瘤，是一种少见的肿瘤。其组织形态与骨样骨瘤相似，但疼痛较轻，瘤体直径多>1 cm，周围无广泛的骨质硬化。

78.4.1　诊断与鉴别诊断

（1）诊断

好发于10～15岁的青少年，男性多见。发生部位以股骨、胫骨和脊椎附件为多见。临床表现为局部隐痛，部位表浅者，可触及病骨膨大。位于脊椎者，可引起脊髓或脊神经根压迫症状。血清生化检查偶有碱性磷酸酶增高，显示成骨细胞的生长活跃。

X线表现：病变直径2～10 cm，在骨质破坏区内散在有骨钙化斑，界限清楚，骨皮质膨胀变薄，无广泛骨质硬化（图78-4）。

（2）鉴别诊断

1）骨样骨瘤：骨母细胞瘤常发生在扁平骨与脊柱。骨样骨瘤压痛明显，X线片上广泛骨质硬化，可见"瘤巢"，直径常约1 cm。镜下骨样组织多于成骨细胞。

2）骨巨细胞瘤：呈溶骨性破坏，多囊膨胀性破坏有皂泡状阴影，骨皮质变薄，形成菲薄的骨壳，边界尚清晰，少有硬化，无钙化骨化，位于骨端。镜下为基质细胞与成骨细胞，不见类骨组织。

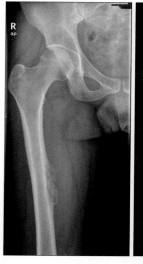
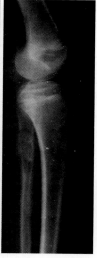

图78-4　腓骨上端骨母细胞瘤X线表现

78.4.2　治疗

采用刮除植骨术多可以治愈，复发较少见。对侵袭性骨母细胞瘤应做大块切除，对手术清除不彻底的病灶，术后宜采用放射治疗。刮除不彻底可复发，再次手术应广泛切除，偶有恶变甚至可发生肺转移，故术后需长期密切观察。

78.5　软骨瘤

软骨瘤（chondroma）为一较常见的良性骨肿瘤，发生于软骨内化骨的骨骼，是以透明样软组织为主要成分的骨肿瘤。好发于手指及足的短骨，长骨和扁平骨少见。可分为4种类型：单发性内生软骨瘤、多发性内生软骨瘤、外周性软骨瘤和多发软骨瘤病（Ollier症）。单发性内生软骨瘤为最多见的一种，约占所有良性肿瘤的10%。

78.5.1　诊断与鉴别诊断

（1）诊断

任何年龄均可发病，多见于21～30岁，男女间发病率无明显差别。病变部位以手足骨多见，长骨中股骨、胫骨、肱骨、腓骨等及盆骨、肩胛骨、肋骨等亦属好发部位。

病变发展缓慢，早期无任何症状，肿瘤发生于指、趾骨时，局部可呈球形或梭形肿胀，可伴有隐痛，但表皮正常。往往因外伤致病理性骨折，才引起注意。多发性者常在儿童时期出现症状，至青春期畸形明显，以后逐渐稳定。

X线表现：单发性软骨瘤病变位于干骺端的中央区或稍偏一侧，指骨者常侵犯整个骨干。病损呈溶骨性破坏，皮质变薄并有膨胀，无骨膜反应。溶骨区边缘清楚，有时呈硬化边缘。溶骨区内有散在点状、片状或环状钙化阴影(图78-5)。多发性软骨瘤X线表现同单发性软骨瘤。

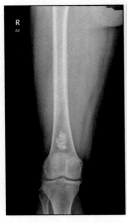
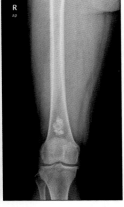

图78-5　右股骨远端内生软骨瘤X线表现

(2) 鉴别诊断

1) 骨囊肿：多发生于青少年，以肱骨、股骨最多见，位于干骺端与骺板相连相隔，常发生病理性骨折。X线亦为局限性溶骨性破坏，但较透明。囊腔为空腔，内含少量液体，囊壁为纤维组织及新生骨组成，镜下偶见多核巨细胞。

2) 纤维异常增殖症：多发生于10～30岁，以股骨、胫骨、肋骨多见。症状不明显，常合并病理性骨折。X线检查为局限性溶骨性破坏，病灶呈磨玻璃样状。病理学检查见肿瘤组织为灰白色，硬韧如橡皮，内有砂粒样物。镜下为纤维组织及化生骨。

78.5.2　治疗

发生于手足者，宜行刮除植骨术，一般可以治愈，极少复发恶变。发生于近心的四肢长骨或骨盆，单纯刮除易复发，甚至恶变为软骨肉瘤，应考虑做整块切除，同时行植骨术和内固定。对反复发作或有恶变者，可考虑根治性瘤段切除假体置换术，难以保肢者可考虑做截肢术。

78.6　软骨黏液样纤维瘤

软骨黏液样纤维瘤是一种特殊分化的软骨源性良性骨肿瘤，但病理学过程有时似恶性肿瘤。肿瘤以软骨、纤维和黏液样物质为主要结构，曾被误认为是软骨瘤或黏液肉瘤，甚至软骨肉瘤。

78.6.1　诊断与鉴别诊断

(1) 诊断

发病男性多于女性，年龄10～30岁。多发于四肢长骨干骺部距骨骺板3 cm左右处，以胫骨最为常见，其次是股骨及腓骨等。主要症状是局部疼痛、肿胀和压痛，疼痛为间歇性，表浅部位可触及肿块，有时无症状，生长缓慢，从出现症状至就诊，一般为数月或数年。如病变范围大，亦可累及关节，引起关节功能障碍。有些患者在发生病理性骨折后才来就诊。

X线表现：肿瘤常偏心地位于长骨干骺端，呈长椭圆形溶骨性破坏，多房且有钙化点，可有囊套囊的表现，边缘清楚稍有硬化。皮质骨变薄并膨胀，无明显骨膜反应(图78-6)。

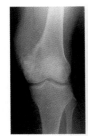
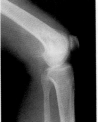

图78-6　软骨黏液样纤维瘤X线表现

(2) 鉴别诊断

1) 骨囊肿：好发于儿童及青少年，多位于长骨中心部位，病变开始位于干骺端，随年龄增长向骨干发展，边界清晰、囊内透明，皮质菲薄略膨胀，常因病理性骨折就诊。

2) 动脉瘤性骨囊肿：四肢长骨及干骺端发病，呈多囊性破坏，偏心者呈气球状膨出，囊内透明，可见粗细不等的网状骨纹理将其分隔成大小不等的囊状、蜂窝状或皂泡状结构。

3) 软骨母细胞瘤：发病年龄较小，位于长骨干骺端与骺线相连，呈偏心性、透光度较低及膨胀较轻的病损,常有钙化斑点。

4)巨细胞瘤:巨细胞瘤发病年龄较大。病变处呈溶骨性皂泡样改变,膨胀更显著,骨皮质菲薄如纸。邻近正常骨常无硬化现象。

78.6.2　治疗

手术刮除植骨术是有效的治疗方法,多数可以治愈。但是手术刮除要彻底,否则有复发的可能。复发率在10%～25%,恶变者罕见。广泛浸润者可行截除术及植骨。对多次复发,肿瘤侵及软骨组织及关节,局部肿胀、严重疼痛、静脉怒张,呈恶性肿瘤表现者,虽然病理学诊断为良性,仍可以行根治性切除或截肢。

78.7　软骨母细胞瘤

软骨母细胞瘤因有多核巨细胞存在,过去认为是骨巨细胞瘤的一种。后来认识到构成肿瘤的主要成分是成软骨细胞,到1942年Jaffe和Lichtenstein才定此名。该瘤比较少见,好发于长骨骨端,常合并关节反应症状,是一种良性骨肿瘤。

78.7.1　诊断与鉴别诊断

(1)诊断

发病男性多于女性,多发生于15～25岁青少年。占原发性骨肿瘤的1%～3%。好发于股骨和胫骨两端,与骨骺线相连,距骨和跟骨次之,脊椎少见。该病起病缓慢,病程较长,大多数有疼痛肿胀和运动受限,肌肉萎缩,附近关节可出现类似关节炎征象,局部皮肤温度可升高,部位表浅者可触及肿块及压痛。近1/4患者有关节积液,少数患者有炎症反应。

X线表现:病变多在长骨干骺端,近骨骺线附近与其相连呈圆形或卵圆形的溶骨性破坏,体积大小不等,初发时位于中心,增大后偏向一侧,使皮质骨膨出变薄向外扩张,无骨膜反应,病灶周围有一圈轻度致密骨阴影。肿瘤中多有间隔且呈肥皂泡状,其中有散在钙化斑点,但边缘有明显的硬化带,有助于和骨巨细胞瘤鉴别(图78-7,图78-8)。

(2)鉴别诊断

1)骨巨细胞瘤:20～40岁。肿瘤膨胀性明显,常呈圆形,内有皂泡样阴影,病灶内无钙化,周围有骨壳形成,而无硬化带。

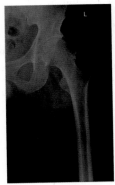

图78-7　股骨远端软骨母细胞瘤X线表现

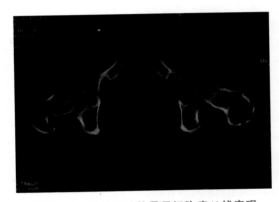

图78-8　胫骨近端软骨母细胞瘤X线表现

2)内生软骨瘤:发病年龄较大,好发于短骨,病变常有骨端向骨干延伸。病变多为中心性,内有密度更高的沙砾状或团块状钙化。

3)软骨肉瘤:发病年龄大,病变多位于扁骨及长骨干骺端,呈不规则溶骨性破坏,边缘模糊不清,内有不规则的斑点状、斑片状及环形、半环形钙化。常有软组织肿块,内有瘤软骨钙化。

4)骨结核:长骨骨端松质骨结核可分为中心型和边缘型,X线片上均为溶骨性破坏,应注意区别。中心型结核骨质破坏初为磨玻璃样,继之可见死骨。干骺端结核除上述变化外,可见新生骨,结合病史、全身症状可以鉴别。

78.7.2　治疗

手术刮除及植骨术为首选治疗。对巨型者有时需用截除术加大块植骨,绝大部分可以治愈。病灶多次刮除后仍可复发,并具有恶性倾向,文献报道有3.7%~4.5%恶变为软骨肉瘤。在骨质中病变刮除较容易,在靠近软骨下骨最好用高速磨头磨削为好。这样既可以较彻底地刮除病灶,又可以保护好关节软骨。

78.8 骨巨细胞瘤

78.8.1 概述

骨巨细胞瘤是由骨髓间质细胞分化而来,以单核瘤样细胞和多核巨细胞为主要成分的溶骨性肿瘤。巨细胞有吞噬作用,主要组成部分为破骨细胞,故又称破骨细胞瘤。巨细胞瘤具有侵袭性,易于复发,甚至恶变(少数一开始就表现为恶性),可向其他部位转移,故多认为是潜在性恶性骨肿瘤。

肿瘤的病理学特点为淡红色脆弱的肉芽样组织,因出血可呈暗红色。其中常混以坏死组织,瘤内有大小不等的囊腔形成,内含少量血性或棕黄色液体,腔内覆以光滑的薄膜。镜下见丰富的血管网,充满形状一致的短梭形、圆形或椭圆形间质细胞和散在的多核巨细胞,与巨细胞胞核相似。根据间质细胞的多少和分化程度以及巨细胞核数的多少可分为不同等级。Ⅰ级为良性,间质细胞较少,巨细胞大,核多,偶有肺转移。Ⅱ级介于良恶性之间,间质细胞较多,核有轻度异型性,有分裂象,巨细胞较少,核较少。Ⅲ级为恶性,间质细胞增多密集,胞核有程度不同的异型性,分裂象多,巨细胞很小,核很少且呈异型。

78.8.2 诊断和鉴别诊断

(1) 诊断

男女发病率相近,多见于20~40岁者,15岁以下者极少。可发生在任何骨骼,但好发于长骨骨骺端,多见于股骨下端、胫骨上端及桡骨远端,此3处占全部骨巨细胞瘤的60%~70%。其中股骨下端最多,胫骨上端次之。脊椎的骨巨细胞瘤多在骶椎。该病发病缓慢,局部肿胀,初期常为钝痛,但不明显,有时肿瘤相当大时才有症状。较大的肿瘤,局部可有温度升高、皮肤潮红或静脉扩张,压痛明显。肿瘤生长速度较快者、确诊较晚者常合并病理性骨折。

X线表现:肿瘤多起源于骨骺线闭合以后的骨骺或干骺端。早期多为偏心性溶骨变化,皮质有不同程度膨胀、变薄,肿瘤向一侧横径扩张的程度较明显,一般无骨膜反应。约30%出现肥皂泡状阴影,为巨细胞瘤特征性改变(图78-9)。发展较快者整个骨端有破坏,常合并病理性骨折。明显恶变者除上述表现外肿瘤多向髓腔内蔓延,肿瘤可穿破皮质向软组织内浸润。

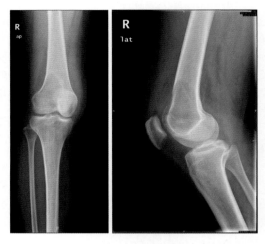

图78-9 股骨远端骨巨细胞瘤X线表现

(2) 鉴别诊断

1) 孤立性骨囊肿:多发于青少年骨骺未愈合以前的干骺端,一般不侵及骨骺,呈对称性膨胀,分隔较少。疼痛轻微,生长缓慢,不穿破皮质。

2) 成软骨细胞瘤:好发于20岁以下的长骨骨骺部,瘤内常有钙化点,房隔较少,边缘较清晰。

3) 非骨化性纤维瘤:多见于青少年,好发于长骨端骨干上,偏心性生长,多沿长轴发展,边缘清晰,有硬化边。

4) 动脉瘤性骨囊肿:好发于20岁以下的长骨干骺端和脊椎椎弓部。X线表现与骨巨细胞瘤相似,局部穿刺可抽出血性液体。

78.8.3 治疗

(1) 手术治疗

1) 刮除术:适用于Ⅰ、Ⅱ级骨巨细胞瘤;病变范围局限病变范围未超过关节面1/2者。刮除后的瘤腔可以根据瘤腔的大小、年龄或关节面的影像程度采用自体骨、异体骨、人工骨或骨水泥填充修复。采用刮除术的患者术后较易复发。应较彻底切刮和磨除瘤壁,瘤壁采用液氮、酒精等方法进行处理,可以明显地降低术后局部的复发率。

2）瘤段截除术：适用于肿瘤破坏超过关节面横径的 1/2 以上；刮除后发生复发者；有恶性倾向或发生病理性骨折者。截除后骨缺损可以采用植骨融合、人工关节、瘤骨灭活再植术或异体关节替代。对脊椎骨、骨盆和骶骨上发生的巨细胞瘤，手术切除时易发生较严重或难以控制的大出血，应予以高度重视。手术者要注意在切除肿瘤前，需对手术野的肿瘤区要做较好的显露，用药物将血压控制在 90/60 mmHg 以下，打开瘤腔后需迅速刮除或切除肿瘤，然后恢复血压到正常的水平。

3）截肢或关节离断术：适用于恶性巨细胞瘤。

（2）放疗

巨细胞瘤对放疗中等度敏感。主要适用于脊椎骨或骨盆等难以较完整手术切除肿瘤的手术后辅助治疗。

（3）地诺塞麦（denosumab）治疗

地诺塞麦是一种全人源性高度亲和性 RANKL 单克隆抗体。2013 年由 FDA 批准用于骨巨细胞瘤的治疗，使用方案为每次 120 mg，每 4 周 1 次，皮下注射。在首次注射当月的第 8、15 天分别加强一次。主要用于手术无法完全切除、复发及转移性骨巨细胞瘤的治疗，能够有效降低外科分期，为外科手术创造条件。

78.9 骨肉瘤

骨肉瘤（osteosarcoma）是起源于间叶组织的恶性肿瘤，以能产生骨样组织的梭形基质细胞为特征。经典型（普通型，coventional osteosarcoma）骨肉瘤是原发于髓腔内的高度恶性肿瘤，肿瘤细胞产生骨样组织，可能是极少量。经典型骨肉瘤占所有骨肉瘤的 80%，主要发生于儿童和青少年，中位发病年龄为 20 岁。常见发病部位是股骨远端和胫骨近端，首发症状常为疼痛及肿胀，最常见的转移方式是血行转移至肺。肿瘤发病机制及病因学不详。影响预后的主要因素：① 肿瘤的部位；② 是否存在转移及转移部位；③ 对化疗的组织学反应。化疗应用前经典型骨肉瘤预后极差，80% 患者因转移死亡。应用多药联合进行新辅助及辅助化疗，75% 患者可能治愈，90% 患者接受了保肢治疗，初诊时即发现有肺转移的患者也可能治愈。

78.9.1 诊断与鉴别诊断

（1）诊断

1）诊断与治疗强调多学科协作，核心学科包括骨肿瘤科、骨病理科、肿瘤内科、放疗科和骨影像科，相关学科包括胸外科、整形外科、介入科、血管外科和心理科。

2）具有恶性征象的经典型骨肉瘤患者应转诊至专科医院或综合医院的专科进行诊治。所有疑似患者活检后应进行分期，需完成以下检查：① 胸部 CT 和骨扫描；② 局部影像学检查（X 线、CT 或 MRI）；③ 血常规、乳酸脱氢酶和碱性磷酸酶；④ 病理组织学检查。

3）影像学检查常见表现：① 骨内始发骨破坏；② 可破坏骨皮质；③ 可在骨外形成软组织肿块；④ 可伴有骨膜反应（图 78－10）；⑤ 病变基质可为成骨、溶骨或混合；⑥ 病变局部可见卫星病灶及跳跃转移；⑦ 可有肺转移灶。

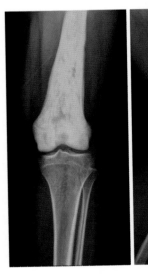
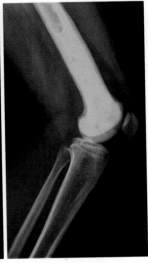

图 78－10　股骨远端骨肉瘤 X 线表现

4）原发部位病变影像学检查主要包括 X 线、CT、MRI 及全身骨扫描。

A. X 线表现：骨质破坏、骨膜反应、不规则新生骨。

B. CT 表现：① 显示骨破坏状况；② 显示肿瘤内部矿化程度；③ 强化后可显示肿瘤的血运状态；④ 肿瘤与血管的关系；⑤ 肿瘤在骨与软组织中的范围。

C. MRI 表现：① 对软组织显示清楚；② 有助于术前计划；③ 可以显示肿瘤在软组织内侵及范围；④ 可显示骨内侵及范围；⑤ 发现跳跃病灶。

D. 骨扫描有助于发现其他无症状病变。

5）实验室检查：包括碱性磷酸酶（AKP）升高、乳酸脱氢酶（LDH）升高及血常规异常。

6）病理学检查：病理组织学表现符合经典型骨肉瘤定义。活检要求：① 治疗前一定要行活检术；② 应在外科治疗单位行活检术；③ 活检应在影像学检查完备后进行；④ 活检位置的选择对以后的保肢手术非常重要；⑤ 活检时应注意避免引起骨折；⑥ 骨肿瘤科、放射科及病理科联合诊断非常重要；⑦ 需要新鲜标本以行分子生物学研究；⑧ 不恰当的活检会造成对患者的不良后果；⑨ 推荐带芯针吸活检；⑩ 带芯针吸活检失败后推荐切开活检；⑪ 不推荐冰冻活检，因为污染范围大，而且组织学检测不可靠；⑫ 避免切除活检。

7）分期推荐采用美国骨骼肌肉系统肿瘤协会（Musculoskeletal Tumor Society，MSTS）提出的外科分期系统，根据组织学分级（G）、局部侵袭（T）和是否存在区域或远隔转移（M）进行外科分期。

A. 组织学分级（G）：病程、症状、组织学检查。

B. 局部侵袭（T）：影像学检查累及间室情况。① X 线：肿瘤的表现及累及范围；② CT：骨破坏程度及特点，与血管关系；③ MRI：肿瘤局部累及范围，显示卫星灶、跳跃转移；④ 骨扫描：显示病灶及卫星灶、跳跃转移；⑤ PET/CT：肿瘤局部累及范围，显示卫星灶、跳跃转移。

C. 转移（M）：影像学检查。① 骨扫描：显示其他骨受累可能；② 胸部 CT：检查肺转移可能。骨肉瘤常见分期类型：ⅡA（G2T1M0）：骨内，未转移；ⅡB（G2T2M0）：已累及骨外软组织，未转移；ⅢA（G2T1M1）：骨内，已有区域或远隔转移；ⅢB（G2T2M1）：已累及骨外软组织，已有区域或远隔转移。

（2）鉴别诊断

在诊断骨肉瘤时，应排除其他肿瘤，如骨母细胞瘤、软骨肉瘤、纤维肉瘤及转移性骨肿瘤等。骨干上的骨肉瘤有时会与尤文肉瘤混淆。其他如 Brodie 脓肿、骨髓炎、骨结核，甚至骨痂，有时也会误诊为骨肉瘤。术前结合临床表现、实验室检查、影像检查和穿刺活检是必要的鉴别诊断手段。

78.9.2 治疗与随访

推荐术前化疗、疗效评估、外科手术和术后辅助化疗模式，由多学科医师共同治疗。治疗原则：① 新辅助化疗对局限性病变有效；② 不能耐受高强度化疗的骨肉瘤患者，建议即刻手术；③ 手术外科界应较广泛（截肢或保肢）；④ 术后化疗可明显提高患者生存率；⑤ 广泛切除术术后病理学检查证实术前化疗反应好者，术后应继续术前化疗方案；⑥ 广泛切除术术后病理学检查证实术前化疗反应不好者，术后应改变化疗方案；⑦ 术前化疗后仍不能切除的肿瘤，可行放疗；⑧ 肺转移者经与胸外科医师分析讨论后认为可以完全切除者，预后接近未转移患者。

（1）术前化疗

1）常用药物：常应用大剂量甲氨蝶呤（HDMTX-CF）、异环磷酰胺（IFO）、阿霉素（ADM）和顺铂（DDP）等。

2）给药方式：① 序贯用药或联合用药；② 选用 2 种以上药物；③ 动脉或静脉给药（MTX、IFO 不适合动脉给药）。

3）药物强度：需维持总的药物剂量强度（推荐剂量），甲氨蝶呤 8～10 g/m^2（2 周），异环磷酰胺 15 g/m^2（3 周），阿霉素 90 mg/m^2（2 周），顺铂 120～140 mg/m^2（2 周），保证化疗剂量强度，同时积极防治毒性。

4）疗效评估：采用 RECIST 1.1 版标准评价。对术前化疗反应评估应全面参考临床表现和影像学检查变化。临床表现变化：① 症状变化；② 肢体周径差变化。影像学检查变化：① X 线：肿瘤的表现及累及范围变化；② CT：骨破坏程度变化；③ MRI：肿瘤局部累及范围、卫星灶、跳跃转移变化；④ 骨扫描：范围及浓集度变化。症状减轻、界限清晰、骨化完全、肿块缩小及核素浓集减低是术前化疗反应好的表现。

（2）外科手术

1）手术原则：① 应达到广泛或根治性外科边界切除；② 对于个别病例，截肢更能达到肿瘤局部控制的目的；③ 如能预测术后功能良好，应行保肢术；④ 化疗反应好是保肢治疗的前提；⑤ 无论是截肢还是保肢，术后都应进行康复训练。

2）保肢适应证：① ⅡA 期肿瘤；② 化疗有效的ⅡB 期肿瘤；③ 重要血管神经束未受累；④ 软组

织覆盖完好；⑤ 预计保留肢体功能优于义肢。远隔转移不是保肢的绝对禁忌证。

3）截肢适应证：① 患者要求截肢；② 化疗无效的ⅡB期肿瘤；③ 重要血管神经束受累；④ 缺乏保肢后骨或软组织重建条件；⑤ 预计义肢功能优于保肢。Ⅲ期患者不是截肢手术的禁忌证。

4）重建方法：重建包括骨重建和软组织重建，骨重建是为了重建支撑及关节功能，包括生物重建和非生物重建。软组织重建可提供动力，也可以为局部提供良好覆盖。

5）术后外科边界和肿瘤坏死率的评价

A. 标本外科边界：标本各方向均达到广泛以上的外科边界。

B. 肿瘤坏死率评估（Huvos 方法）：Ⅰ级，几乎未见化疗所致的肿瘤坏死；Ⅱ级，化疗轻度有效，肿瘤组织坏死率＞50%，尚存有活的肿瘤组织；Ⅲ级，化疗部分有效，肿瘤组织坏死率＞90%，部分组织切片上可见残留的存活的肿瘤组织；Ⅳ级，所有组织切片未见活的肿瘤组织。Ⅲ级和Ⅳ级为化疗反应好，Ⅰ级和Ⅱ级为化疗反应差。

（3）术后化疗

1）常用药物：常应用大剂量甲氨蝶呤、异环磷酰胺、阿霉素和顺铂等。

2）药物选择：① 术前化疗反应好，维持术前化疗药物种类和剂量强度；② 术前化疗反应差，更换药物或加大剂量强度。

3）给药方式：① 序贯用药或联合用药；② 选用 2 种以上药物；③ 动脉或静脉给药（MTX、IFO 不适合动脉给药）。

4）药物强度：需尽量保证总的药物剂量强度，推荐剂量：甲氨蝶呤 8～10 g/m²（2 周），异环磷酰胺 15 g/m²（3 周），阿霉素 90 mg/m²（2 周），顺铂 120～140 mg/m²（2 周）。应注意积极防治化疗毒性。

（4）随访

1）基本原则：① 多学科介入；② 治疗结束即开始随访；③ 长期随访肿瘤转移和放、化疗的不良反应及手术并发症。

2）随访要求：① 最初 2 年，每 3 个月 1 次；② 第3年，每 4 个月 1 次；③ 第4、5年，每 6 个月 1 次；④ 5 年后每年 1 次至术后 10 年。

3）检查项目：体检、胸部 CT、局部 X 线、骨扫描和功能评分等。

（5）复发治疗

包括：① 再次进行化疗；② 广泛切除或截肢；③ 边缘阳性者应进行扩大切除手术或放疗进展病变；④ 进行姑息性切除或截肢；⑤ 不能切除者应进行放疗；⑥ 肿瘤远隔转移也可酌情考虑手术治疗；⑦ 支持对症治疗；⑧ 强烈建议自愿加入临床研究。

78.10 尤文肉瘤

尤文肉瘤是骨的原发性恶性肿瘤。瘤细胞为小圆细胞，均匀分布，致密聚集在一起。细胞核呈圆形，无明显胞质境界。瘤细胞内含丰富糖原。一般认为，此瘤来自骨髓未成熟的网状细胞。本病占恶性骨肿瘤的 4.58%。

78.10.1 诊断与鉴别诊断

（1）诊断

男女发病之比为 1.7：1。发病年龄多在 11～20 岁。多见于股骨、肱骨与骨盆，其次为胫骨与腓骨。多数患者有发热（38～40℃）、贫血、白细胞增多和红细胞沉降率（ESR）升高。最常见的症状是疼痛和肿胀。大的肿瘤柔软并有波动感。髂骨的肿瘤可因骶丛受压而出现神经症状和膀胱症状。肺转移最多见，骨和淋巴结也是常见的转移部位。尤文肉瘤对放射线非常敏感，肿瘤经照射，症状可显著缓解，故临床上常用其放射敏感性来区别于其他疾病。

实验室检查：白细胞常增高达（10.0～30.0）×10⁹/L，ESR 加快。血清碱性磷酸酶可轻度增高，这对于成年人诊断意义较大。肿瘤细胞糖原染色阳性；亦有文献报告，Bence-Jones 氏试验阳性对本病有一定的诊断价值。

X 线表现：长骨尤文肉瘤的典型表现为长骨骨干的对称性梭形扩张。骨内出现虫蛀状破坏，骨外显示葱皮样骨膜反应（图 78-11）。骨皮质破坏后可见软组织肿块阴影。髓内骨破坏犹如"冰碎片"。在扁平骨，表现为地图形的骨破坏，伴有软组织肿胀，很少有骨膜反应。

（2）鉴别诊断

1）骨髓炎：特别在早期，鉴别相当困难。两者在临床及 X 线片上颇相似，鉴别要点为骨髓炎只有软组织肿胀而并非是软组织肿块；试验性放射治疗或抗生素治疗有助于鉴别；必要时通过活体组织检

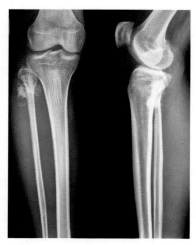

图 78 - 11   尤文肉瘤 X 线表现

查及细菌培养可以作出明确的鉴别。

2）网织细胞肉瘤：本症较尤文肉瘤少见，软组织肿块较小，肿块内多无软骨或钙化。骨膜反应少见。PAS 染色显示，尤文肉瘤细胞胞质内有大量的糖原，而网织细胞肉瘤内无糖原。

3）从组织学角度：应鉴别其他常见的（特别是发生在儿童的）小细胞肉瘤，如转移性神经母细胞瘤、胚胎性横纹肌肉瘤、非霍奇金淋巴瘤。

78.10.2   治疗

对尤文肉瘤的治疗，目前主张联合放疗、化疗及手术治疗，其结果比单一治疗为好。

本瘤对放疗比较敏感，故可采用放疗结合化疗，可缩小手术范围，并能提高存活率。放射剂量总数为 40～60 Gy/4～6 周。放疗可以使肿块迅速缩小，疼痛减轻。化疗常和放疗结合使用，常用的化疗药物有 VCR、MTX、CTX、ADM 和 BLM 等。化疗可以消除微小转移。切除手术作为整个治疗方案中的重要环节，可做广泛或根治切除。

只要是技术上能够切除的肿瘤，应切除加中等剂量的放疗和多药联合化疗。对不能够施行手术治疗的患者，包括晚期患者，可以采用中等剂量或较大剂量的放疗加化疗。对已发生肺孤立性转移的患者，可行肺叶切除，再化疗或局部放疗。对发生广泛转移的患者，只要全身情况允许，在给予支持疗法的同时，对原发灶及转移灶应采取放疗加联合化疗。

78.11   软骨肉瘤

软骨肉瘤是仅次于骨肉瘤的常见骨恶性肿瘤，其类型较为复杂，有时造成诊断困难。软骨肉瘤大多数继发于良性软骨肿瘤，如内生性软骨瘤和骨软骨瘤。其基本瘤组织是发育完全的软骨组织，无肿瘤性骨样组织。软骨直接从肉瘤性软骨细胞形成，常伴有钙化、骨化和黏液性变。

78.11.1   诊断与鉴别诊断

（1）诊断

软骨肉瘤的发病年龄通常在 30～60 岁，平均年龄为 40～45 岁，多见于＞35 岁的成年人。软骨肉瘤的发病率约占骨肿瘤总数的 4％，占恶性肿瘤的 15％。男女发病之比为 1.82∶1。多见于股骨、胫骨和骨盆，其次为肱骨和肩胛骨。该病病程缓慢，疼痛和压痛是常见症状，外周型软骨肉瘤可有局部肿块，肿块坚硬如骨，表面高低不平，骨盆肿瘤可长期存在而无症状，直至出现压迫症状，高度恶性的软骨肉瘤可由于生长迅速而严重疼痛。

X 线表现：中央型软骨肉瘤重要表现为体积大的厚壁透亮区，区内有小梁形成和中央多叶性的髓腔内骨破坏。区内有许多散在的不规则的点状、圈状或片状钙化灶，常被描述成"棉絮样""面包屑样"或"爆玉米花样"（图 78 - 12）。至后期方有骨皮质的

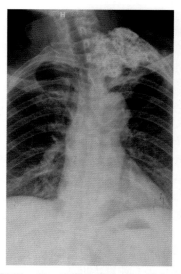

图 78 - 12   胫骨软骨肉瘤 X 线表现

破坏,肿瘤穿透的骨皮质变模糊。软组织内有肿瘤浸润,但不一定有密度增加的钙化阴影。骨膜反应较少。骨内膜侧的骨皮质常呈贝壳状凹陷,这是由于肿瘤的小叶状轮廓造成。外围型软骨肉瘤显示病损旁的软组织内有很淡的、钙化很少的阴影,并有与表面垂直的放射状骨刺。它们的外侧面变为扁平,这是和骨肉瘤的放射状骨刺的鉴别点。髓腔一般不受累,骨皮质也很少被侵犯,但早期病例可见骨外膜被掀起,呈唇样,亦可出现 Codman 三角。

(2) 鉴别诊断

1) 软骨瘤及骨软骨瘤:躯干及四肢长骨的巨大软骨瘤,在临床、X 线及镜下要与软骨肉瘤相鉴别。体积较大的骨软骨瘤,当骨性瘤体有大量骨质硬化时,也应与软骨肉瘤相鉴别。

2) 骨肉瘤:大量钙化的软骨肉瘤与硬化性骨肉瘤在 X 线片上有时很难做出鉴别,需要依靠病理检查确诊。

78.11.2 治疗

手术是最主要的治疗手段,在明确诊断和外科分期的基础上,制定手术方案。同时要根据部位确定相应的手术切除范围。低度恶性者可作广泛切除或根治切除,如脊椎、骨盆;对肢体可做保肢手术。高度恶性者应以截肢和关节离断术为主,亦可酌情做保肢手术。软骨肉瘤对放疗和化疗均不敏感。

78.12 骨嗜酸性肉芽肿

本病为非脂质沉积症的一种,与脂质沉积症均属于网状内皮系统增生病,是指以骨骼病变为主或局限于骨的组织细胞增生症,病因不明,约占原发性骨肿瘤的 2.1%,占良性骨肿瘤的 3.8%。

78.12.1 诊断与鉴别诊断

(1) 诊断

自婴儿至老年均可发病,大多数患者为 30 岁以下男性,以 5～10 岁更多。男女发病之比约为2.2∶1。常见的发病部位为颅骨、脊柱、四肢骨、肋骨、肩胛骨及骨盆及颌骨等,多为单发性,也可多发。一般发病较慢,属隐匿性,在发生症状之前,可有较长的病史。主要表现为局部的疼痛、肿块、压痛和功能障碍。位于浅表部位各骨,可触到骨质变化,长骨隆起肥厚,大范围的颅骨破坏,有骨质凹隆。位于脊椎的病变可并发侧弯或后凸,活动受限,少数在病理性骨折后可发生脊髓压迫症状。下肢病变可引起跛行。多发性病变可有低热、乏力、食欲缺乏和体重减轻等症状。

实验室检查:白细胞和嗜酸性粒细胞可有中度增多,但并不常见。血清钙、磷和碱性磷酸酶均正常。

X 线表现:为孤立、界限分明的溶骨性改变,因发病部位而异,位于颅骨的病变为局限性溶骨性破坏,可为单发性或多发性,颅骨内外板均遭破坏,边缘锐利而弯曲,肩胛骨之病变为边缘锐利、界限明显的骨质破坏。椎体破坏后塌陷呈细条状,使椎体上、下骺板合并在一起,称为"扁平椎"(图 78-13,图 78-14),椎间隙无异常。少数病例出现脊髓或神经根压迫症状(图78-15)。长骨病变为溶骨性破坏,无死骨和钙化,边缘清晰,骨皮质变薄略膨胀,周围骨膜可产生层状反应性新骨。

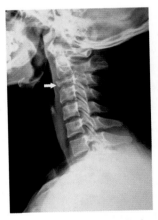

图 78-13 颅骨嗜酸性肉芽肿 X 线表现

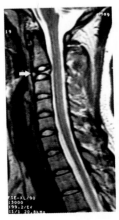

图 78-14 颈椎嗜酸性肉芽肿 X 线表现

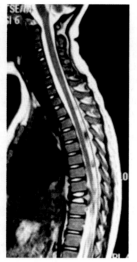

图78-15 颈椎嗜酸性
肉芽肿压迫
硬膜囊X线
表现

（2）鉴别诊断

1）本病的单发性患者应与尤文肉瘤、慢性骨髓炎、骨结核、骨囊肿、骨纤维结构不良症和骨肉瘤相鉴别。

2）多发性骨病应与多发性骨髓瘤及骨转移瘤相鉴别。

78.12.2 治疗

嗜酸性肉芽肿具有自限性，且对放疗和化疗相对敏感，故治疗方法尚不统一。发生于肢体的单发性局限性病变刮除后植骨即可治愈，极少复发。不适宜手术的部位可行放射治疗，或术后辅助放射治疗。该肿瘤对放射线治疗较敏感，给予 $10\sim50$ Gy 放射剂量即可奏效。多发病灶或不适于手术及放疗者可应用肾上腺皮质激素或抗肿瘤化学药物，如氮芥、MTX 和 VCR 等。对于脊柱病变这，如为青少年且稳定性良好、无神经压迫症状，可选择制动观察，密切随访。当出现节段性不稳、脊髓压迫或病理无法明确时，可行手术治疗。术后辅助放、化疗等。

78.13 四肢骨转移瘤

骨转移是肿瘤常见的远处转移部位之一。骨转移几乎可发生在所有的癌症患者中，特别常见于乳

腺癌、前列腺癌、肺癌、肾癌和甲状腺癌。统计资料显示约 3/4 的癌症患者死亡时存在骨转移。有时骨转移先于原发肿瘤被发现，同时并不是所有的骨转移肿瘤病例都能找到原发性肿瘤。

78.13.1 诊断与鉴别诊断

（1）诊断

骨转移好发于脊椎骨、骨盆和股骨，也可见于肱骨、肋骨、颅骨、胸骨和肩胛骨等。主要表现为局部疼痛，早期疼痛较轻，呈间歇性，以后逐步变为持续性剧痛。常伴有肿胀、肿块、压痛和肢体功能障碍。溶骨性破坏者容易发生病理性骨折。脊椎受损时，可以出现脊髓及脊神经根的压迫症状。晚期可以有贫血和恶病质表现。

实验室检查：可见血红蛋白降低、ESR 增快、血浆蛋白下降。溶骨性肿瘤中，血清钙、磷增高。成骨性转移瘤，碱性磷酸酶可增高。有些转移瘤有相关的肿瘤标志物阳性。

X 线表现：骨转移的 X 线表现为一般可分为溶骨性、成骨性和混合性。不同肿瘤可有不同程度的混合存在。有些以溶骨为主，如乳腺癌、肺癌的骨转移，但有时也有较多的成骨。有些以成骨为主，如前列腺癌等。溶骨性骨转移癌表现为不规则的溶骨性破坏，边界模糊不清，骨皮质也可受破坏。很少出现骨膨胀、骨膜反应及软组织肿块。椎体转移瘤可使椎体变扁或楔形变，但椎间隙正常。成骨性转移瘤表现为圆形或不规则的致密阴影，边界不清。放射性核素 ^{99m}Tc 的骨扫描很有诊断价值，骨转移显示放射性核素浓集。CT 和 MRI 对诊断和定位也有较大的帮助。对恶性肿瘤患者而言，一般认为在临床症状、放射性核素骨扫描和影像学检查中，有任意两项阳性，即可确定临床骨转移的诊断。

（2）鉴别诊断

如疑为转移性骨肿瘤，首先应做系统的全身骨骼检查，特别是常见转移部位的检查。在确定病变是单发还是多发后，再根据病变与骨髓瘤、骨质疏松症、甲状旁腺功能亢进症、骨肉瘤等相鉴别。

1）骨肉瘤：好发于青少年，病变以四肢长骨的干骺端多见。X 线片可见骨质破坏广泛，骨膜反应及软组织肿块较明显。

2）骨嗜酸性细胞肉芽肿：多为儿童或青少年。一般情况良好，X 线表现的溶骨性破坏边缘较清楚，无死骨和钙化，常无软组织阴影。实验室检查可见

白细胞及嗜酸性细胞增多现象。

3）多发性骨髓瘤：临床表现和X线表现有些类同转移性肿瘤，但是实验室检查有其特殊表现，如多数患者有血清球蛋白升高，白蛋白与球蛋白比例倒置，约40％患者尿中可有本-周蛋白（Bence-Jones protein）。骨髓检查可见大量浆细胞。

78.13.2 治疗

转移性肿瘤治疗方案的确定，要根据患者的全身情况、肿瘤的性质、部位、局部破坏的程度等综合考虑，治疗原则是改善患者生存质量，延长无明显痛苦的生命。

如果患者的一般情况许可，全身化疗是首先考虑的，如果患者有明显的疼痛症状，首选局部的治疗方法是放疗或姑息性放疗，如30 Gy/10次，2周的剂量有很好的止痛效果。如果已发生了病理性骨折，可采取手术的方法，用肿瘤骨切除加假体置换或瘤骨剔刮，骨水泥填充加内固定。手术后再补充放疗。对乳腺癌和前列腺癌的骨转移可采用内分泌治疗。近年来双膦酸盐类药物被用于广泛性骨转移的治疗，如骨磷、阿可达等，有很好的止痛效果。近年来，地诺塞麦也被用于骨转移癌的治疗，其止痛效果也优于双膦酸盐。

78.13.3 预后与随访

骨转移瘤患者的预后及生存率主要取决于其他因素，对于大部分常见的骨转移瘤来说患者存活时间平均为18.8个月，其中前列腺和乳腺骨转移瘤生存时间最长，预后最佳；肾及甲状腺转移瘤生存时间及预后居中；肺癌骨转移预后最差。

78.14 小结

骨肿瘤的诊断必须临床、影像及病理三者结合，病理组织学检查是骨肿瘤最后确诊的唯一可靠检查，但是绝不能"迷信"病理专家，必须在临床症状体征及影像学诊断均一致的情况下才能做出最终诊断。

骨肿瘤的诊断治疗需要由骨科医生、影像科医生（尤其是磁共振医生）、病理科医生、放疗科医生及肿瘤内科医生共同协作完成，特别是一些难以诊断的怀疑恶性骨肿瘤的病例，一般都需要联合会诊才能明确，手术治疗可能还经常需要联合其他外科专家，如血管外科（尤其是骨盆肿瘤）、心胸外科（如胸骨肿瘤）及介入科栓塞治疗等。如果可能，最好与专业骨肿瘤内科医生合作进行辅助治疗，有助于随诊和及时发现复发及转移。

（黄稳定 严望军）

主要参考文献

[1] 郑凯,于秀淳,胡永成,等. 骨盆骨巨细胞瘤临床治疗的系统文献综述[J]. 中华骨科杂志,2015,35(2):105-111.

[2] Abboud S, Kosmas C, Novak R, et al. Long-term clinical outcomes of dual-cycle radiofrequency ablation technique for treatment of osteoid osteoma[J]. Skeletal Radiol, 2016,45(5):599-606.

[3] Ferguson PC, McLaughlin CE, Griffin AM, et al. Clinical and functional outcomes of patients with a pathologic fracture in high-grade osteosarcoma[J]. J Surg Oncol, 2010,102(2):120-124.

[4] Gokalp MA, Gozen A, Unsal SS, et al. An alternative surgical method for treatment of osteoid osteoma[J]. Med Sci Monit, 2016,22:580-586.

[5] Gong L, Liu W, Sun X, et al. Histological and clinical characteristics of malignant giant cell tumor of bone[J]. Virchow Arch, 2012,3:327-334.

[6] Kim C, Choi H J, Cho K S. Diagnostic value of multidetector computed tomography for renal sinus fat invasion in renal cell carcinoma patients[J]. Eur J Radiol, 2014,83(6):914-918.

[7] Kim SA, Capeding MR, Kilgore PE. Factors influencing healthcare utilization among children with pneumonia in Muntinlupa City, the Philippines[J]. Southeast Asian J Trop Med Public Health, 2014, 45(3):727-735.

[8] Majoor BC, Appelman-Dijkstra NM, van de Sande MA, et al. Fibrous dysplasia: a heterogeneous disease[J]. Ned Tijdschr Geneeskd, 2016,160(0):D304.

[9] Pereira LC, Moreira EA, Benemann GD, et al. Influence of inflammatory response, infection, and pulmonary function in cystic fibrosis[J]. Life Sci, 2014,109(1):30-36.

[10] Ritter J, Bielack SS. Osteosarcoma[J]. Annals of Oncology, 2010,21(7):320-325.

[11] Robinson C, Collins MT, Boyce AM. Fibrous dysplasia/mccunealbright syndrome: clinical and translational perspectives[J]. Curr Osteoporos Rep, 2016,14(5):178-186.

[12] Suphaneewan J, Ratchanee L, Niyata C, et al. Radiological findings in 31 patients with chondroblastoma in tubular and non-tubular bones [J]. Singapore Med J, 2013,54:275 - 280.

[13] Tao HB, Fei Y, Li K, et al. Research progress on the evaluation of biological behavior of giant cell tumor of bone[J]. Chinese General Practice, 2015, 18 (36): 4517 - 4520.

[14] Wang CS, Lou JH, Liao JS, et al. Recurrence in giant cell tumor of bone: imaging features and risk factors [J]. Radiol Med, 2013,118(3):456 - 464.

[15] Zhang H, Yu HB, Li JX, et al. Express of PCNA, Ki - 67, p53 in giant cell tumor of bone and the prognostic relevance[J]. J Aerosp Med, 2015,26(2): 140 - 142.

79 软组织肿瘤

79.1 概述

软组织肿瘤为一类不常见肿瘤,起源于间叶组织,包括肌肉、纤维、脂肪、平滑肌、横纹肌、滑膜、韧带、黏液、血管及淋巴管等,与癌有所不同,癌起源于上皮组织。任何年龄均可发病,但以青壮年居多,可生长于身体各个部位,对于软组织肿瘤的治疗最好到专科医院就诊,以免治疗不当,引起严重后果,给后续治疗带来困难。复旦大学附属肿瘤医院自 1984 年起成立软组织多学科综合治疗门诊,由外科、肿瘤内科、病理科、放疗科和放射诊断科医生共同参与诊治,依据患者临床病史、影像学资料和病理学检查结果,制定适合患者的多学科综合治疗方案。

良性者为瘤,如纤维瘤、脂肪瘤和血管瘤等。恶性者称为肉瘤,本章节主要对软组织肉瘤展开叙述。

79.2 流行病学

软组织肉瘤发病率较低,约占成人恶性肿瘤的 1% 和儿童恶性肿瘤 15%,无性别差异。近年来,软组织肉瘤总体发病率有上升趋势。2016 年,美国约有 12 310 人被确诊患有软组织肉瘤,近 5 000 例患者死于该病。其发病率世界各地存在差异,如欧洲为 4/10 万,美国为 3.3/10 万,印度孟买为 1.4/10 万。上海市区 2004 年恶性肿瘤发病率统计数据显示,软组织肉瘤新发病例 58 例,男性标化发病率为 1.49/10 万,女性为新发 62 例,标化发病率为 1.54/10 万。在成年人,最常见软组织肉瘤依次为恶性纤维组织细胞瘤/未分化肉瘤、脂肪肉瘤、平滑肌肉瘤、滑膜肉瘤和恶性周围神经鞘膜瘤;在儿童,最常见的软组织肉瘤主要为神经母细胞瘤、胚胎性横纹肌肉瘤和外周原始神经外胚层瘤、骨外尤文肉瘤。

软组织肉瘤可发生于任何部位,最常见的是四肢,占 60%,躯干占 19%,头颈部占 9%。

79.3 病因学

与其他类型的恶性肿瘤相比,软组织肿瘤的病因不明,可能与遗传因素、环境因素、放射辐射、病毒感染、免疫抑制和免疫缺陷等相关,另有一些软组织肉瘤与一些综合征相关。

(1) 环境因素

1) 手术及外伤:少数报道证实在手术、烫伤或化学灼伤形成的瘢痕组织附近组织中发生软组织肿瘤。

2) 化学致瘤物质:瑞典学者的研究显示,苯氧乙酸、氯苯酚和二噁英等可诱发软组织肉瘤。长期接触聚氯乙烯的人易患肝血管肉瘤。

3) 射线辐射:放疗能较好地治疗恶性肿瘤,同时也可诱发软组织肉瘤的发生。但作用机制不清楚,因患乳腺癌、宫颈癌和淋巴瘤而接受放疗的患者会增加继发软组织肉瘤的风险,发病率较正常人增加 8～50 倍。继发软组织肉瘤以未分化肉瘤和纤维肉瘤为主。

(2) 致瘤病毒

HIV - 1 在卡波西肉瘤、EBV 在部分平滑肌肉瘤的发生中起着重要的作用,这两种肉瘤多发生于有免疫缺陷或免疫抑制的患者。

(3) 免疫因素

当宿主免疫功能低下或受抑制时,突变细胞逃避免疫监视,在体内不断增殖,产生肉瘤。接受器官移植的患者长期应用免疫抑制剂易诱发软组织肉瘤。

(4) 遗传因素

一些软组织肿瘤具有家族性或遗传性,如多发性脂肪瘤、盆腔和肠系膜纤维瘤病、结节性黄色和腱鞘黄色瘤、家族性胃肠道间质瘤、遗传性出血性扩张症等。可发生特定的基因改变或突变,包括各种各样的基因突变、基因重排、基因融合和基因易位等,如纤维瘤病中 CTNNB1 基因突变、尤文肉瘤中 EWSR1 - FLI1 基因融合。有研究报道 NF1、Rb 及 P53 等基因突变与肉瘤发生有关。

(5) 综合征

一些软组织肿瘤还与某些综合征相关,如 Gardner 综合征、Li-Fraumeni 综合征、Bannayan-Zonana 综合征等。

79.4 临床表现和体征

软组织肉瘤临床表现可以依年龄、部位、深浅、病程长短及肿瘤恶性程度而不同,早期无明显不适,中晚期可表现出各种不同临床表现。

(1) 肿块

患者多以发现局部肿块就诊,常为无痛性,可持续数月或 1 年以上。肿块位于体表多为良性或低度恶性,位于深部多为高级别肉瘤。恶性程度越高,生长越快。

(2) 疼痛

与发生部位、肿瘤类型及神经是否受累有关,多为无痛性肿块,但生长较快者可有钝痛。肿瘤如果累及邻近重要神经则疼痛为首要症状。

(3) 部位

肉瘤具有各自好发部位。如隆突性皮肤纤维肉瘤来自于皮肤内的纤维组织,多见于躯干体表部;脂肪源性肉瘤多发于臀部、下肢和腹膜后;间皮瘤多发生于胸、腹腔;平滑肌源性肿瘤多发生于腹腔及躯干部;滑膜肉瘤则易发生于关节附近及筋膜等处,横纹肌肉瘤多发于肢体肌层。

(4) 活动度

肉瘤的活动度与其发生部位、病理学类型及病期长短有关。低度恶性肉瘤,生长部位常表浅,活动度大;生长部位较深或向周围组织浸润的肉瘤,其活动度小;腹膜后肉瘤因发现时往往较大,且和周围脏器组织关系密切,多为固定型。

(5) 硬度

肿瘤中纤维、平滑肌成分较多者则质地较硬;如纤维瘤病胶原纤维较多,质地较硬;血管、淋巴管及脂肪成分较多者则质地较软。

(6) 温度

肉瘤血供丰富,新陈代谢旺盛,局部温度可高于正常组织,为其恶性表现。

(7) 区域淋巴结

肉瘤转移途径主要经血道转移,但一部分肉瘤可沿淋巴道转移。如滑膜肉瘤、横纹肌肉瘤和上皮样肉瘤等可有区域淋巴结肿大,有时融合成团。

(8) 功能障碍

如臀部、大腿后方软组织肿瘤因压迫坐骨神经引起跛行;盆腔肿瘤压迫髂外血管引起下肢水肿等。

79.5 影像学检查

(1) X 线检查

软组织肿瘤在 X 线片上给医生以整体感,提示肿瘤轮廓及钙化,可以除外骨肿瘤和有无骨侵犯,还可评估软组织肉瘤骨受侵时发生病理性骨折的风险。肉瘤容易发生肺转移,一般需常规拍摄胸片。X 线为简易可行检查,但对软组织肉瘤的定性和定位不如 CT 和 MRI 检查。

(2) 超声检查

可术前了解肿瘤大小、血流情况、边界及与血管关系,了解瘤体内部肿瘤组织的回声,所属区域淋巴结是否有转移,肿块系实质性还是囊性,彩色超声可区分动脉、静脉与肿瘤的关系,超声检查还能引导深部肿瘤的针刺细胞学或组织学检查,为方便易行的初步检查,还可以用于随访的初检。

(3) CT 检查

可较清楚地探明肿瘤位置及与周围组织结构的关系,具有理想的定位效果和定性参考。增强 CT 常用,可显示肿瘤强化情况和与血管关系,显示软组织肉瘤邻近骨有无骨破坏及破坏情况,有助于与骨化性肌炎鉴别,对指导外科手术切除具有重要价值。较 MRI 能更好地显示细小钙化、骨化及骨质破坏。不同种类肿瘤的 CT 密度有所区别,脂肪来源肿瘤密度一般较低,大部分肉瘤呈现高密度,肌源性肉瘤的密度与肌肉相当。因软组织肉瘤容易发生血行转移到肺,对于高级别肉瘤常规推荐胸部 CT 检查。

(4) MRI 检查

MRI 是软组织肉瘤的重要检查手段,制定手术方案重要依据之一。可以弥补 X 线和 CT 的不足,更能从多角度描述软组织肿瘤与邻近组织的关系,特别对于显示和周围组织(如肌肉)具有相近密度的肿瘤具有优越性(图 79-1,图 79-2),对于跳跃病灶显示也较好,与 CT 相比具有更好的软组织分辨率。对于复发者图像多混乱,常需其他资料的佐证。对于 MRI 的缜密阅读和正确判断是对临床医生的考验。

(5) ECT 检查

临床上怀疑骨转移时可选用此检查,可早期显示骨病变。

(6) 血管介入检查

血管造影有助于了解肿瘤血供和肿瘤范围,对

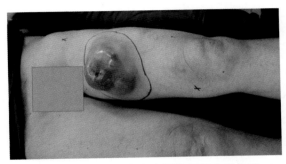

图 79-1 一例患者左大腿软组织肉瘤外观

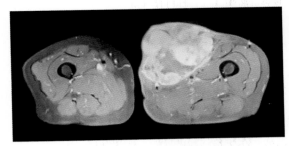

图 79-2 左大腿软组织肉瘤 MRI 表现

于手术难度大或血管丰富的肿瘤,可术前行介入化疗和栓塞治疗,为手术创造有利条件。

(7) PET/CT 检查

可全面了解全身肿瘤负荷情况,不但了解肿瘤代谢情况,还可提供精确的解剖信息,尤其显著提高对小病灶的诊断能力,可协助对肿瘤进行分期,对制定治疗策略具有重要价值,适用于高度恶性软组织肉瘤患者并怀疑有转移时,有时可避免不必要的手术。缺点是价格昂贵,存在假阳性和有一定的辐射。

79.6 病理学检查

79.6.1 软组织肉瘤活检术

术前获得病理学诊断对于指导软组织肿瘤切除范围具有重要价值,软组织肉瘤的大体形态和组织细胞结构是临床诊断的依据,也是临床制订治疗方案的先决条件,并为一些治疗(如截肢、化疗、放疗)提供依据。因此认为活检术在肉瘤诊治过程中占有重要地位。由于软组织肉瘤临床表现不尽相同,活检的方法也并不完全一致。常用活检方法如下。

(1) 针吸活检

针吸活检获得细胞学诊断比较简单快速,但需

要有经验的病理医生判断有无恶性依据。缺乏组织完整性,分型很难。对于位置较深肿瘤,可在超声引导下完成针吸过程,免去外科手术探查活检。针吸后尽早手术切除肿瘤,以防血行播散或医源性播散。

(2) 粗针活检

粗针活检能获得组织学诊断,不仅可判断良恶性,还可进一步用于分型和基因分析与检测,较细胞学检查更准确可靠。对于深在的肿瘤,可在 CT 引导下进行穿刺。不足之处是穿刺组织相对有限,不足以代表整个肿瘤。

(3) 钳取活检

如果软组织肉瘤已溃破,细胞学涂片又不能确诊时,可用锐利活检钳咬取肿瘤边缘组织,送病理学检查,取材组织不宜过小,避免在肿瘤中央坏死区取材,活检后,纱布压迫止血。

(4) 切取活检

常在手术中采取此方法。较大的肢体肿瘤、位置较深部位、腹膜后肉瘤以及粗针穿刺仍不能获得明确诊断的肿瘤均可切取活检,以获取病理学诊断,选择下一步较适合的治疗方案。无法手术切除的肉瘤更需切取活检,待确诊后采用放疗或化疗。肿瘤切取的范围一般以 1 cm×1 cm×0.5 cm 大小。切取肿瘤时,周围正常组织应予保护,避免肿瘤脱落种植。同时建议锐性切割肿瘤,形成整块标本,避免烧灼。肢体肉瘤活检时,如需施行截肢术,应在做根治术准备下,尽可能暂时阻断局部血运再进行,标本应立即送冰冻切片检查确诊。活检切开还需考虑与根治术手术切口方向一致。肢体活检忌用横切口,应采用和肢体平行的纵切口。

(5) 切除活检

切除活检的概念是切除整个完整肿瘤送检,常用于小肿瘤及表浅肿瘤,可达到诊断及治疗的双重目的。活检时止血须彻底,避免术后出血。切除肿瘤时尽可能带些正常组织一并切除。如为良性肿瘤,则结束手术。如恶性肉瘤,根据不同病理学类型决定是否需扩大手术切除范围。如术中冰冻病理切片不能明确恶性诊断时,原则上应等待石蜡切片确诊,防止误诊。

79.6.2 病理学诊断

光镜形态、免疫组织化学检测和分子病理学检查对软组织肉瘤诊断及分型具有重要价值。如 CD117 用于标记胃肠道间质瘤(图 79-3)。最近 10 余年来,分子病理学的进展更提高了软组织肉瘤的诊断水平,例如尤文肉瘤及原始神经外胚层肿瘤已证实 t(11;22)EWSR1-FLI1 染色体易位(图 79-4),采用荧光原位杂交的 DNA 探针技术(FISH)可以在石蜡切片中找到易位的证据,具有实验周期短、灵敏度高、分辨率高、直观可见等优点。值得一提的是软组织肉瘤发病率低,组织学类型繁多复杂,需具有丰富经验的肿瘤专科病理医生诊断较为妥当。

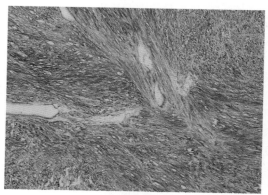

图 79-3　胃肠间质瘤免疫组织化学 CD117 阳性

图 79-4　尤文肉瘤 EWSR1 基因断裂分析探针 FISH 检测

79.6.3 软组织肉瘤的分类与分级

软组织肿瘤分类根据临床类型、大体表现、组织学特征、免疫组化、分子病理学检查决定。某些肉瘤又分为不同的组织学亚型,例如脂肪肉瘤分为高分化脂肪肉瘤、黏液样脂肪肉瘤、多形性脂肪肉瘤和去分化脂肪肉瘤;纤维肉瘤分为隆突性皮纤维肉瘤、孤立性纤维性肿瘤、黏液炎性成纤维细胞性肉瘤、成年型纤维肉瘤和黏液纤维肉瘤等。值得一提的是这些不同亚型间肉瘤生物学行为有差异,如高分化脂肪肉瘤恶性程度较低,预后较好,去分化脂肪肉瘤恶性程度高,易复发转移,预后差。临床上相对常见的恶性软组织肉瘤病理组织学类型见表79-1。

表 79-1 常见恶性软组织肉瘤的病理组织学类型

脂肪性肿瘤	平滑肌性肿瘤
高分化脂肪肉瘤	平滑肌肉瘤
黏液样脂肪肉瘤	
多形性脂肪肉瘤	**软骨-骨性肿瘤**
去分化脂肪肉瘤	间叶性软骨肉瘤
	骨外骨肉瘤
纤维性肿瘤	
隆突性皮纤维肉瘤	**神经鞘膜性肿瘤**
孤立性纤维性肿瘤	恶性周围神经鞘膜瘤
黏液炎性成纤维细胞性肉瘤	上皮样恶性周围神经鞘膜瘤
成年型纤维肉瘤	恶性蝾螈瘤
黏液纤维肉瘤	恶性颗粒细胞瘤
低度恶性纤维黏液样肉瘤	
硬化性上皮样纤维肉瘤	**其他类型恶性软组织肿瘤**
	梭形细胞型滑膜肉瘤
脉管性肿瘤	双向型滑膜肉瘤
上皮样血管内皮瘤	上皮样肉瘤
软组织血管肉瘤	腺泡状软组织肉瘤
	软组织透明细胞肉瘤
	骨外尤文肉瘤
骨骼肌性肿瘤	促结缔组织增生性小圆细胞肉瘤
胚胎性横纹肌肉瘤	
腺泡状横纹肌肉瘤	梭形细胞未分化肉瘤
多形性横纹肌肉瘤	多形性未分化肉瘤
梭形细胞/硬化性横纹肌肉瘤	小圆细胞未分化肉瘤
	上皮样未分化肉瘤

软组织肉瘤的 AJCC 病理学分级共分为 3 级,G1 为分化好,G2 为分化中等,G3 为分化差或未分化,由专业病理医生确定。病理学分级对临床诊治及预后判断意义重大。此外,正确估计肿瘤大小对治疗有益处,如区分出 T1 及 T2。依据肿瘤位置深浅,位于表浅筋膜浅层的肿瘤治疗效果较好,而位于肌肉深面,紧邻血管神经的肿瘤则需认真处理,手术难度大,易局部复发。复发性的软组织肿瘤则需再分期,方法同原发肿瘤,而对于淋巴结肿大的肿瘤则需要组织学或病理学检查加以证实或排除有无远处转移。

79.7 分期

79.7.1 Enneking 分期

Enneking 等介绍了一种软组织肿瘤分期系统,它能帮助确定治疗方案,还利于对不同治疗方法进行比较。良性软组织肿瘤的分期以阿拉伯数字标记,如:1. 潜隐性;2. 活动性;3. 侵袭性。恶性软组织肿瘤的分期以罗马数字标记,是根据肿瘤所在的解剖学部位(间室内和间室外,表79-2)、组织学分级(低度恶性和高低恶性)和有无转移而定。此分期包含了影响肿瘤预后的重要因素,按渐进加重的顺序进行分期,能指导手术及辅助治疗方法的选择。Ⅰ期为低度恶性肿瘤,分化较好、有丝分裂少见、非典型细胞不多,转移的可能性小(<25%);Ⅱ期为高度恶性肿瘤,分化较差、有丝分裂率高、细胞/基质比率高。还可根据侵犯范围对Ⅰ、Ⅱ期进一步分期。ⅠA、ⅡA 期的肿瘤其病灶局限于边界完好的解剖间室中,解剖间室指的是能阻隔肿瘤生长的自然解剖屏障,如皮质骨、关节软骨、筋膜间隔或关节囊。ⅠB、ⅡB 期的肿瘤已突破其原发间室,提示肿瘤侵袭性强。任何肿瘤,无论其原发病灶的大小或组织分级如何,只要出现转移灶即定义为Ⅲ期肿瘤,对淋巴结转移、远处转移未作区分,因为在这两种情况下预后均较差。分期见表79-3。

表 79-2 肌肉与骨骼肿瘤协会分期中的解剖部位

间室内	间室外
关节内	向关节周围软组织扩展
浅筋膜与深筋膜之间	向深筋膜扩展
骨旁	向骨内或筋膜外扩展
筋膜内	向筋膜外扩展

表 79-3 Enneking 外科分期

分期	分级	部位	转移
ⅠA	低度恶性	间室内	无
ⅠB	低度恶性	间室外	无
ⅡA	高度恶性	间室内	无
ⅡB	高度恶性	间室外	无
Ⅲ	低度或高度恶性	间室内或外	区域或远处转移

79.7.2 AJCC 分期

美国癌症联合会(American Joint Committee on Cancer，AJCC)建立了一项国际上能普遍接受的分期标准，即 TNM 分期。肿瘤大小临床上可通过影像学检查判断，如 T1 为≤5 cm，T2>5 cm，经 CT 及 MRI 均能确定。根据肿瘤大小、深度、有无淋巴结转移、远处转移、分化程度共同确定肉瘤分期(表 79-4)，较 Enneking 分期更容易接受。

表 79-4 软组织肉瘤的 AJCC 临床分期(2010 年第 7 版)

分期	标 准
原发肿瘤(T)	
TX	原发肿瘤不能确定
T0	无原发肿瘤
T1	肿瘤≤5 cm
T1a	表浅肿瘤
T1b	深在肿瘤
T2	肿瘤>5 cm
T2a	表浅肿瘤
T2b	深在肿瘤
区域淋巴结(N)	
NX	区域淋巴结不能评估
N0	无局部淋巴结转移
N1	区域淋巴结转移
远处转移(M)	
MX	远处转移不能评估
M0	无远处转移
M1	远处转移
组织学分级	
GX	无法估评
G1	分化好
G2	中等分化
G3	分化差

临床分期				
ⅠA	T1a	N0	M0	G1, GX
	T1b	N0	M0	G1, GX
ⅠB	T2a	N0	M0	G1, GX
	T2b	N0	M0	G1, GX
ⅡA	T1a	N0	M0	G2, G3
	T1b	N0	M0	G2, G3
ⅡB	T2a	N0	M0	G2
	T2b	N0	M0	G2
Ⅲ	T2a, T2b	N0	M0	G3
	任何 T	N1	M0	任何 G
Ⅵ	任何 T	任何 N	M1	任何 G

79.8 临床诊断

根据病史、临床表现、实验室检查、影像学检查及病理学检查，一般不难诊断。软组织肉瘤应与以下疾病相鉴别。

(1) 外伤血肿

常有外伤史或服用抗凝药物病史，局部触痛明显，穿刺液为血液。血肿机化后，短期内体积变化不大，待一段时间后，可有缩小趋势。

(2) 结核病

多发生于胸壁、肋骨、腰臀等部位，有结核病史和结核中毒症状，肿块触诊较软，穿刺病理可发现结核病学改变。

(3) 炎性肿块

常发病较快，局部温度高，有触痛，皮肤可有红肿，穿刺为炎性细胞。

(4) 转移癌

患者常伴有肿瘤病史，一般转移灶多发常见，可行 PET/CT 检查明确全身肿瘤情况。

79.9 多学科讨论

软组织肿瘤种类繁多，生物学特性复杂，加上发病率较低，非专科医院医生治疗经验较少，局部复发率高，目前软组织肉瘤的诊治仍强调遵循多学科综合诊治原则，需要骨与软组织肉瘤外科、肿瘤内科、放疗科、影像科、病理科和介入科等相关科室的专家进行讨论，根据患者的年龄、身体基本情况、病理学类型、肿瘤侵犯范围和有无远处转移等，仔细分析病情，尽量减少治疗上的失误，制订出一个有计划、按步骤、逐步实施的整体治疗方案，尽量让患者在该治疗方案中获得最大的治疗效果。

我国针对软组织肉瘤进行专科的系统治疗起步较晚，在相当长的一段时间内，主要是附随于骨肿瘤或普外科的治疗。一些医生见到肿块就简单切除，并未熟知软组织肿瘤的特点，致使反复复发。对于软组织肉瘤，推荐到有条件的医院进行专科治疗，是国际共识，也是降低复发率和提高疗效的重要保障。2005 年 Clark 等在 N Engl J Med 杂志发表了一篇回顾性综述，结论如下：① 外科治疗是软组织肉瘤治疗的主要方法；② 放疗选择性有益；③ 常规化疗对大多数肿瘤少有效果。虽然手术是软组织肉瘤治疗的主要手段,但仍需强调多学科综合治疗。今后肉瘤治疗重点是控制局部复发,降低远处转移,提高患者生活质量。

79.10 内科治疗

化疗作为全身治疗手段,有助于提高肿瘤切除率,降低术后复发转移风险,10%高级别软组织肉瘤患者在初诊时已发生了转移,对于复发转移的晚期患者有Ⅰ类证据显示化疗可延长生存期和提高生活质量。对于化疗敏感的软组织肉瘤,如尤文肉瘤、横纹肌肉瘤,推荐手术+化疗。对于深在的、复发的、体积>5 cm的高度恶性软组织肉瘤,如滑膜肉瘤、多形性未分化肉瘤,可考虑术后给予化疗。软组织肉瘤化疗主要采用阿霉素和(或)异环磷酰胺为主的方案。

常规化疗是经外周静脉给药,而动脉内化学治疗是采用介入方法找到供应肿瘤血供的主要血管,将化疗药物直接输入供应血管内,从而较大程度提高肿瘤内化疗药物浓度,具有更好的治疗效果,临床上一些难以手术切除肉瘤、特别和血管神经关系密切的患者可经此治疗获得手术机会或避免截肢。

分子靶向治疗目前主要作为局部晚期无法手术切除或转移性软组织肉瘤的二三线治疗。2012年FDA批准pazopanib口服治疗既往化疗失败的、除脂肪肉瘤和胃肠道间质瘤以外的晚期软组织肉瘤。克唑替尼治疗ALK阳性炎性肌成纤维细胞瘤、地诺单抗治疗骨巨细胞瘤获得国内外软组织肉瘤专家的推荐。

79.11 放射治疗

放疗可作为软组织肉瘤治疗的一种辅助手段,放疗的目的是抑制肿瘤生长,达到有效的局部控制。有时可作为不能手术治疗患者的首选治疗。

放疗的疗效取决于不同软组织肉瘤的病理学类型和肿瘤负荷量,通常高级别软组织肉瘤如横纹肌肉瘤、尤文肉瘤等对放疗敏感性较高,肿瘤负荷量越小,放疗效果越好。单纯放疗是软组织肉瘤治疗最常用的放疗方式,放疗剂量和照射野依肿瘤大小、部位和病理学类型而定,常规剂量为50~76 Gy/25~38次。术后辅助放疗主要目的在于杀灭手术后残存的肿瘤细胞,减少局部复发甚至远处转移机会,适应

证:① 高级别软组织肉瘤;② 肿瘤直径>5 cm;③ 切缘阳性或肿瘤因侵犯周围血管、神经术中残留。

79.12 外科治疗

正确而规范的外科手术是治疗软组织肉瘤首选方法,也是绝大多数软组织肉瘤唯一的治愈措施。手术的目标不仅是完整切除肿瘤,要求对其周围正常组织(瘤床)有一个清楚认识和切除。

软组织肉瘤手术治疗前需判断肿瘤能否切除,应仔细分析患者的影像学资料,明确肿瘤位置、病理学类型、浸润周围组织的范围和是否累及周围血管、神经、脏器和骨骼等,以便确定手术切除的范围和深度。力争明确肿瘤的良恶性及高低分级。低度恶性软组织肉瘤要扩大手术切除范围,手术操作应在肿瘤周围的正常组织内进行,这样才能减少局部复发。仅挖除术很容易导致肿瘤反复复发,并使恶性程度增加,甚至转移,危及生命。对于级别较高的恶性软组织肉瘤,特别是对于位置较深、体积较大者,复发转移机会更大,需有较大范围的切除,有条件的可选择间室切除术。屏障切除适合所有肉瘤外科治疗,截肢有时不可避免。术前新辅助内科治疗、放疗、介入治疗和肢体热灌注化疗等,目的都是为了缩小肿瘤,为外科手术提供安全边界。有时需切除肉瘤所累及的神经、血管、骨骼和皮肤等,并需进行相关功能重建,如神经血管吻合术、人造血管置换术、肌腱转位功能重建术、植骨术、皮瓣转位修复术等。高级别软组织肉瘤在术中功能与切除范围发生矛盾时,通常以牺牲部分功能为代价,切除肿瘤第一,保留功能第二,不能颠倒。

软组织肉瘤手术不常规行区域淋巴结清扫,这与上皮性肿瘤有所不同。对于容易发生淋巴结转移的透明细胞肉瘤、上皮样肉瘤、血管肉瘤、胚胎型横纹肌肉瘤和未分化肉瘤等,应常规检查淋巴结,如影像学怀疑有淋巴结转移应在切除原发肿瘤的同时行淋巴结清扫术。

79.12.1 外科治疗原则

(1) 首次治疗原则

软组织肉瘤强调首次治疗,外科手术为软组织肉瘤主要治疗手段,首次外科治疗相当重要,是患者赢得治愈最好的机会,不恰当的首次手术很可能会

造成手术野肿瘤播散,造成肿瘤复发、肿瘤恶性程度增加、肿瘤累及范围更广、再次手术切除难度和修复重建难度增加,最终可能造成患者截肢或死亡。

(2)无瘤原则

由于外科手术为肉瘤主要治疗手段,其无瘤原则如下。

1)操作细节无瘤:切除要锐性、连续和整块。手法要轻柔,避免挤压,保持屏障完整。减瘤术尽量避免施行,确有必要时要注意隔离,保护正常组织和保护切口。时刻不忘术者的手是最主要的播散源。

2)合适足够的外科手术切缘是防止局部复发的关键,切缘主要指正常组织形成的屏障(筋膜、肌肉、骨膜、软骨和骨等)和一定的安全距离。

3)复发病例再切除同样需要寻找安全切缘。单纯的R0切除复发率在10%以上。复旦大学附属肿瘤医院追求的是理论上的切缘阴性和R0的结合。

79.12.2 软组织肉瘤外科切除术式

(1)囊内切除术(切开活检)

指在肉瘤的假包膜内切除部分或全部瘤组织的方法。术后大量瘤组织残留,确诊后要做再次切除。仅用于切取活组织检查。

(2)边缘切除术(切除活检)

指在肿瘤的包膜外或反应区边缘,将肿瘤全部切除的手术方法。多用于虽无组织学诊断,但临床上考虑良性可能性大,肿块体积较小,可一次完成诊断和治疗。当肉瘤巨大或紧邻重要结构时,边缘切除肉眼所见到的瘤体,显微镜下有瘤组织残留可能,复发率高,术后根据病理学检查结果应追加补切、放疗或化疗。

(3)广泛切除术

理论上的广泛切除指在肿瘤多维面立体层次以外,在正常组织3~5 cm处作为切缘,术中不暴露肿瘤的完整切除。此类手术被视为肉瘤最基本的手术方式。假如术中肿瘤暴露或破溃,则将增加手术后局部复发的危险性。应注意肿瘤基底部的切除范围,应达到三维广泛切除的要求,但临床上允许这种切除方式的病例不多。对于肉瘤跳跃性病灶或外围显微卫星病灶常不能达到很好的切除。

(4)根治性切除术(间室切除术)

间室切除术是近年来提出的一种以间室概念为基础的手术方法。人体一些部位的解剖学结构具有自然屏障作用,当肉瘤位于其中时,在相当一段时间

内,对肿瘤有一定约束作用,肿瘤相当于在间室内,将此类结构连同肉瘤全部切除,视为间室切除术。若肿瘤侵犯相邻间室,则涉及多肌群的切除。其缺点是功能损毁严重。

(5)截肢术

切除肢体的一部分或全部,术后出现残疾,相应功能丧失。适用于四肢反复复发的高级别肉瘤,侵犯范围广和深,导致多处污染及保肢手术不能获得满意外科边界的病例。许多过去认为需要截肢的病例,已被各种治疗或综合治疗所取代,使截肢率下降,如侵犯血管行人工血管置换,侵犯重要神经行肌腱转位修复重建术,侵犯骨骼行瘤段骨切除+自体或异体骨重建术。值得注意的是对于截肢患者术前需谨慎,要明确是否一定要截肢,如采用截肢是否过度,不截肢者局部复发及转移的危险性如何,有无更合理的治疗方法,家属是否知情同意等。截肢适应证:① 重要血管、神经束受累;② 缺乏保肢后骨或软组织重建条件;③ 预计假肢功能优于保肢。区域或远处转移不是截肢手术的禁忌证。

(6)屏障切除术

这是复旦大学附属肿瘤医院目前所推荐和常用的术式,逐渐被证实能降低肉瘤局部复发率。屏障切除术定义:在能阻挡肉瘤生长或能改变肉瘤生长方向的致密的屏障组织外,对肉瘤实行大块切除。切除的组织中除了肉瘤之外,还可能包括骨、软骨、神经、血管、肌肉、筋膜和皮肤等重要结构。

屏障切除术的理论依据:① 软组织肉瘤周围有反应带,这一反应带与良性肿瘤的包膜完全不同,反应带的成分是被压缩了的肉瘤细胞和炎性反应的纤维血管组织。一般恶性程度越高,反应带越薄,有的甚至残缺不全。② 软组织肉瘤有沿低张力区生长的特性,软组织肉瘤沿肢体长轴的生长速度总是超过横轴。③ 软组织肉瘤在相当长的时间内,可被周围致密的结缔组织所阻挡和封闭。④ 一些软组织肉瘤可穿过假包膜在同一个解剖间室内形成播散转移,称为"跳跃性转移",这就解释了为什么一些肉瘤即使切缘阴性,依然容易局部复发,但这种跳跃性病灶仍维持在解剖间室内。

屏障切除术的内容:① 完全的屏障切除术。在肉瘤的多维接触面上,寻找可以作为屏障作用的组织,这些组织的外缘即为切缘;在无屏障作用组织结构部位,以3~5 cm为安全距离,在安全距离之外作切缘。然后将所有设计的切缘连接起来,就形成了

肉瘤的一个安全的、理论上的阴性切缘。② 部分的屏障切除术。对一些复发、局部晚期病例,不能在肉瘤周围找到屏障或提供安全距离,对此类患者,可做部分屏障切除术。不具备条件的部位,可使用灭活、补充放疗等。

79.12.3 软组织肉瘤切除后创面修复

软组织肉瘤切除后,有时不能直接缝合关闭创面,需要游离皮片移植、邻近皮瓣修复、带血管蒂皮瓣修复、带血管蒂肌皮瓣修复和游离肌皮瓣修复等,在应用修复术时,先要保证创面局部无肿瘤残留,避免为修复而导致局部肿瘤切除不够彻底,原则上是在无瘤基础上再行修复重建术,避免将二者关系颠倒。

(1) 游离皮片应用

取患者自身薄层皮片,修剪后,置于创面缺损处,与周围组织打包缝合。一般 7～10 d 可拆开包查看植皮成活情况。要求创面条件较高,最好为肌肉组织,利于皮片成活。若创面有大量骨组织、神经、血管、肌腱等组织外露时,皮瓣一般难以成活。游离皮片移植时应注意:① 选择适宜厚度的皮片,宁可薄点;② 良好引流,要在皮片上均匀划小的刀口,避免积血;③ 确切的压迫,特别是边角一定要填塞压实,否则易坏死;④ 必要时可石膏托或支具外固定,形成有效的制动。

(2) 邻近皮瓣应用

指带有血液循环的一块具有皮下组织的皮肤,从原部位转移到相邻部位,小部分边缘与供皮区相连,并依靠相连部分提供血液供应,另一大部分直接覆盖缺损处。常用皮瓣有旋转皮瓣、局部 Linberg 皮瓣、单蒂单侧或双侧推进皮瓣、双蒂推进皮瓣、W 交错皮瓣、交叉推进皮瓣和松弛区三角皮瓣。取局部皮瓣时应注意几点:① 血流方向,以顺行蒂为首选,即皮瓣的蒂在近心端,皮瓣的游离边缘在远心端,或顺着动脉血流方向,尽量不用逆行皮瓣,以减少坏死概率;② 控制皮瓣长宽比例,一般在 1:(1～2);③ 适当制动,特别在关节附近。

(3) 带血管蒂皮瓣应用

带血管蒂皮瓣之周围的皮肤及皮下组织均被切断,仅有血管和皮瓣相连。可经皮下隧道转位到缺损处,覆盖创面。常用皮瓣有:① 前臂尺侧皮瓣,皮瓣位于前臂尺侧,供血动脉为尺动脉腕上皮支血管,主要修复手部缺损。② 股后皮瓣,以臀下动脉为血

管蒂的股后皮瓣,位于大腿后方的中上部,有股后皮神经伴随,可修复臀部、会阴部及腹股沟区缺损。以股深动脉第 3 穿支为血管蒂的股后皮瓣,位于大腿后方的中下部,是修复腘窝、膝内侧和膝外侧的理想皮瓣。③ 足背皮瓣,足背皮瓣以足背动脉为血管蒂,可修复踝部、小腿远端缺损。④ 足底内侧皮瓣:位于足弓的下方,足底的非负重区,供应血管为胫后动脉出踝管后分出的跖内侧动脉,有神经伴行,由于皮瓣皮肤厚,可修复足跟负重区缺损。需注意的是,对于年龄较大、有糖尿病史、血管炎患者不建议使用。

(4) 带蒂肌皮瓣应用

带蒂肌皮瓣具备确定的血供,成活率较高,肌肉不但可以覆盖创面还可以填塞创腔,是较理想供区。常用带蒂肌皮瓣有:① 背阔肌肌皮瓣,背阔肌为全身最大的阔肌,位于腰背部。胸背动脉为其供血,可修复颈部、肩部、前上胸壁、后上背部、上臂多处缺损,供区在缺损 10 cm 以内时多能直接缝合。② 腹直肌肌皮瓣,位于腹部,腹中线两侧各一,供应血管为腹壁上动脉和腹壁下动脉,两血管在中间贯通,临床上可用一端为血管蒂,即可做腹直肌肌皮瓣转位,上可修复胸壁缺损,下可修复腹股沟缺损。③ 腹外斜肌肌皮瓣,肌皮瓣主要位于腹前壁的下 1/4,其营养血管为肋 10、肋 11 和肋下动脉分出的肋间外侧动脉的内侧支,是修复下腹壁和腹股沟区缺损的较好皮瓣。④ 腓肠肌肌皮瓣,位于小腿中上段后方,腓肠肌内、外侧头分别有营养血管供给,可根据缺损需要分别切取。多用于修复膝关节周围和胫骨前方的裸露。

(5) 游离组织瓣应用

采用显微血管外科技术,选择血管恒定、口径较粗的肌皮瓣,将其置于受区,将供区肌皮瓣血管和受区缺损周围血管吻合,缺点是对血管吻合技术要求高。

(6) 软组织肉瘤切除后功能重建

1) 动力重建:软组织肉瘤切除后动力重建多见,相应的肌肉和神经切除后需要恢复一定的动力和平衡。常用的方法是肌腱转位和关节固定。如股四头肌的外侧半切除后的股二头肌前移。坐骨神经切除后的踝关节固定。

2) 循环重建:血管受累切除后常用人造血管移植重建循环,以修复动脉为主。

3) 支撑重建:骨是人体结构的支撑,与软组织

关系密切,肌肉起止点一般都位于骨骼上,骨受累切除后可能要做相应的植骨内固定或人工关节置换。

79.13　预后和随访

软组织肉瘤预后与多种因素有关,首次治疗的正确性和规范性是其关键,同时与肉瘤病理学类型、分级、分期、部位、深浅、切缘、年龄、手术方式、与周围血管神经关系及是否复发转移等密切相关。研究表明,年龄>60岁、肿瘤直径>5 cm、病理学分级高或切缘阳性的患者预后较差。

随访时需了解肢体功能锻炼及功能恢复情况,重点关注有无局部复发及远处转移,根据病情及时采取化疗、放疗和分子靶向治疗,提高无病生存率和总生存率,增强患者治疗信心,改善患者生活质量。

软组织肉瘤复发或转移一般发生在术后2～3年内,术后2～3年每3～6个月门诊随访1次,术后3～5年每年随访1～2次,5年后每年随访1次。对于高级别肉瘤和反复复发的患者,随访次数应增加,除局部复查外,还需定期对肺部进行CT检查。

（郑必强　陈　勇　张如明）

主要参考文献

［1］师英强,姚阳.软组织肉瘤诊治中国专家共识［J］.上海:复旦大学出版社,2015.

［2］宋金纲,师英强.软组织肿瘤学［J］.天津:天津科技翻译出版公司,2012.

［3］张如明.软组织肉瘤现代外科治疗［J］.第2版.天津:天津科学技术出版社,2010.

［4］Andritsch E, Beishon M, Bielack S, et al. ECCO essential requirements for quality cancer care: soft tissue sarcoma in adults and bone sarcoma. A critical review［J］. Crit Rev Oncol Hematol, 2017, 110: 94 - 105.

［5］Dancsok AR, Asleh-Aburaya K, Nielsen TO. Advances in sarcoma diagnostics and treatment［J］. Oncotarget, 2017, 24; 8(4): 7068 - 7093.

［6］Derbel O, Heudel PE, Cropet C, et al. Survival impact of centralization and clinical guidelines for soft tissue sarcoma (A prospective and exhaustive population-based cohort)［J］. PLoS One, 2017, 3; 12(2): e0158406.

［7］Guerrero WM, Deneve JL. Local Recurrence of Extremity Soft Tissue Sarcoma［J］. Surg Clin North Am, 2016, 96(5): 1157 - 1174.

［8］Jean-Yves Blay, Isabelle Ray-Coquard. Sarcoma in 2016: Evolving biological understanding and treatment of sarcomas［J］. Nature Rev Clin Oncol, 2017, 14: 78 - 80.

［9］Clark MA, Fisher C, Judson I, et al. Soft-tissue sarcomas in adults［J］. N Engl J Med, 2005, 353: 701 - 711.

［10］PDQ Adult Treatment Editorial Board. Adult Soft Tissue Sarcoma Treatment (PDQ®): Health Professional Version. Bethesda: National Cancer Institute (US), 2017.

［11］Porpiglia AS, Farma JM. Current Treatment of Sarcomas［J］. Surg Clin North Am, 2016, 96(5): xv-xvi.

［12］Sheng JY, Movva S. Systemic therapy for advanced soft tissue sarcoma［J］. Surg Clin North Am, 2016, 6(5): 1141 - 1156.

80 小儿肿瘤

80.1 概述

在医疗卫生水平日益提高的今天,传染性疾病和营养不良已经不再是导致儿童死亡和影响健康预后的主要因素。恶性肿瘤在小儿病死原因中逐步上升到了重要的地位,成为威胁小儿生命的重要疾病之一。这一现象在发达国家中早在 20 世纪 60～70 年代已经出现。在美国,儿童恶性肿瘤的死亡率仅次于意外事故造成的死亡率,约占 10.7%。小儿肿瘤已经成为威胁儿童健康的头号杀手,因此,提高小儿恶性肿瘤的诊治水平,挽救生命,降低死亡率,提高生存质量,提高生存率,是摆在眼前的重要问题。

80.1.1 流行病学

2017 年在 Lancet Oncology 报道了在全世界范围内近 10 年(2001～2010 年)儿童肿瘤发病趋势。0～14 岁儿童的人群发病为 140.6/(100 万人·年),0～19 岁为 155.8/(100 万人·年),儿童的年龄标化发病率从 1980 年的 124.0/(100 万人·年)上升到了 2010 年的 140.6/(100 万人·年),这个趋势在世界各地均可见到(除了撒哈拉以南的非洲地区有所下降外),且亚洲南部是最上升幅度最大的地区。

男孩的发病比例略高,是女孩的 1.17 倍。肿瘤在 0~4 岁和 15~19 岁有两个发病高峰。在 0~4 岁的儿童中,最常见的恶性肿瘤是白血病,其次是中枢神经系统肿瘤和淋巴瘤,这个排序在全世界各地的情况基本一致。对于 15~19 岁的青少年,淋巴瘤是发病率最高的肿瘤。其次是黑色素瘤和上皮性肿瘤。白血病、生殖细胞肿瘤和肉瘤也是该年龄段瘤谱构成的重要部分。不同的年龄阶段有不同的好发肿瘤,例如 0~4 岁组白血病占了所有肿瘤的 36.1%,而在 15~19 岁组仅为 15.4%。相反,淋巴瘤在 0~4 岁组占了 5.3%,在 15~19 岁组却占了 22.5%。上皮性肿瘤和黑色素瘤在 0~4 岁儿童组仅占了 0.9%,而在 15~19 岁组占了 21.3%,成为了该年龄段所占比例最高的肿瘤类型。神经母细胞瘤、肾肿瘤最好发于 0~4 岁,而在 15~19 岁年龄段几乎不发生或很少发生。地域和肿瘤发病也有关。以最常见的神经母细胞瘤为例,美国黑种人的发病率约 10.2/(100 万人·年),而非洲撒哈拉黑种人的发病率约为 2.7/(100 万人·年)。不同的肿瘤之间年龄分布也各有特征,如多数肿瘤好发于 0~4 岁,上皮性肿瘤好发于 15~19 岁的青少年,而软组织肉瘤在 0~4 岁和 15~19 岁期间的发病构成比是相同的,但是不同的地域发病率不同,例如卡波西(Kaposi)肉瘤在撒哈拉地区黑种人的发病要远高于生活在美国的黑种人。

80.1.2 病因

多数情况下,儿童肿瘤的确切病因并不清楚。一般认为,儿童肿瘤多为环境与遗传交互作用的结果,且遗传背景起着重要的作用,因为他们接触环境致癌因素的时间毕竟较短。与肿瘤发生相关的疾病主要包括免疫缺陷病、代谢性疾病、染色体不稳定性疾病及斑痣性错构瘤。此外,某些家族性及遗传性疾病,如自身免疫性疾病、神经纤维瘤病及唐氏综合征也与肿瘤发病相关。值得注意的是,儿童出生前(子宫内)接触的环境致癌因素在儿童肿瘤发生中具有一定作用,父母的职业、行为均可能对子代产生不良的影响。

儿童肿瘤的外源性因素包括以下 3 类:① 物理性因素:分电离辐射和非电离辐射两大类。如日本广岛和长崎原子弹爆炸后儿童白血病的急剧增加就是电离辐射产生危害的例证。据调查,孕妇在孕期腹部接触 X 线 2~3 次,其子女的肿瘤危险度增加 40%~50%。其次,射频辐射、红外线辐射、紫外线辐射和激光等非电离辐射也可能与肿瘤的发生有关,认为它们可能有促癌的作用。如紫外线辐射与黑色素瘤和其他皮肤肿瘤的发生有关。② 生物性因素:主要是指肿瘤病毒。研究表明,动物模型的白血病、肉瘤、乳腺癌、皮肤癌和肾癌都与病毒有联系,动物肿瘤病毒致癌作用已经公认。与人类有关的肿瘤病毒的致病作用正在研究中。病毒包括 DNA 病毒和 RNA 病毒。肿瘤病毒是具有生命的微生物,含有核酸,可以进行复制和遗传,产生子代病毒,继续发挥致癌作用。肿瘤病毒对机体有感染性,有些病毒对某些细胞有特殊的亲嗜性,病毒的核酸可以整合到宿主细胞的 DNA 上,通过不同的机制,使细胞发生恶变。部分病毒的转化基因可以编码一些与抗癌蛋白结合、使之失去活性的蛋白,从而降低机体本身的抗癌能力。RNA 病毒还可以通过机体免疫功能缺陷机制而间接致癌,如艾滋病患者经常伴发卡波西肉瘤、B 细胞淋巴瘤、口腔或肛门附近的鳞状细胞癌等。③ 化学因素:化学致癌过程至少有启动、促癌和演变 3 个阶段,因此化学致癌剂也分为启动剂、促癌剂和恶变剂,兼具 3 种作用的化学致癌剂则称为完全致癌物。化学致癌物使 DNA 修复失败,促进突变和克隆生长,促进有丝分裂和抑制凋亡。常见的化学致癌物有烷化剂、稠环芳烃类、芳香胺类、金属和类金属、真菌和植物毒素、亚硝胺、石棉、二氧化硅及某些药物等。另外,儿童肿瘤的发生与其配子形成阶段的父母接触以及孕期母亲的接触危险因素有关联,因为这样的接触对细胞的突变、恶化等起到了急剧催化的作用。如母亲孕期接触 X 线导致子代肿瘤的发生增加,双亲职业接触有机溶剂、石化产品、农药和涂料可以增加子代白血病的危险度。儿童神经系统肿瘤与父亲职业接触农药(危险度为 2.36)、涂料(危险度为 3.65)有关。年龄是个重要的影响因素,不同年龄阶段对致癌物质的敏感性亦不同。年龄可以影响代谢、细胞增殖、激素水平,进而影响肿瘤的发生率、潜伏期和类型。

80.1.3 组织学和生物学特征

小儿肿瘤在发病年龄、生物学行为以及流行病学上与成人有明显不同,表现为:① 小儿肿瘤具有明显的低年龄段多发的特点,大约 40% 小儿肿瘤的发病年龄在 0～4 岁年龄段。由于此阶段的患儿与外界接触甚少,因此由遗传因素或胎内的影响引起肿瘤的机会较大。② 小儿恶性肿瘤形态学上多表现为母细胞的特点,例如肾母细胞瘤、肝母细胞瘤、神经母细胞瘤等。这些肿瘤多属于胚胎残余组织肿瘤,如来源于后肾胚胎性残余、神经嵴等,主要表现为胚胎发育过程的不同分化阶段的肿瘤组织。③ 肿瘤的生物学行为不同。小儿肿瘤多来源于胚胎残余组织,往往分化差或呈未分化型,为高度恶性,预后极差。有些肿瘤组织学表现增生活跃,却出现了肿瘤自发性消退。有些肿瘤病理形态学上为恶性,但临床上却为良性过程,如胃未成熟畸胎瘤在形态上具有未成熟的神经组织,细胞增生活跃,异型明显,但为良性的疾病过程。④ 与成人发生的恶性肿瘤不同,成人常见而多发的肿瘤为肺癌、肝细胞性肝癌、肾癌、前列腺癌,均为上皮来源等,而这些肿瘤在小儿是非常罕见的。小儿以恶性淋巴系统肿瘤发病占首位,多为非上皮来源的肉瘤。

小儿肿瘤的诊断是结合其症状、体征、X 线、CT 及 MRI、血生化指标、手术所见并根据病理大体、组织学及免疫组化等检查做出的,有时候会结合超微结构、流式细胞术、图像分析等做出诊断。在大体观上,儿童肿瘤的外形与肿瘤所发生的部位和生长的方式有关,与肿瘤的不同发展阶段以及有无继发性改变有关,故大体形态多样化。多数肿瘤呈灰白色,有的因起源组织不同及组织内血液含量多少、有无继发性变性及瘤细胞是否产生色素而呈不同的颜色。肿瘤的质地取决于肿瘤实质和间质的比例及瘤组织起源组织的质地。各种肿瘤成分不同,质地也不同。一般儿童的肉瘤较软,切面似新鲜鱼肉状。儿童的肿瘤往往位于后腹膜,在瘤体很大时才会被发现。儿童肿瘤多为单个。恶性肿瘤通常无包膜,或有部分包膜或仅有假包膜。病理诊断包括组织学诊断和细胞学诊断,除此以外,电镜和免疫组化技术可以帮助做出准确的病理学诊断。电镜可以观察细胞的分化程度和异型性,可以进行小圆细胞恶性肿瘤的鉴别,也可以进行上皮性肿瘤和肉瘤的鉴别。免疫组化也可以帮助判断肿瘤的性质、起源部位、确定瘤体的成分,研究病原体和肿瘤的相关性,估计肿瘤的生物学行为,在一定程度上甚至可以指导预后。

80.1.4　临床特征

肿瘤患儿早期的症状和体征均是非特异性的,且常类似于其他常见病,因此诊断有困难。常见的表现有反复发热、晨起头痛或呕吐、骨痛、经抗生素治疗无效的颈部肿块、眼睛白斑、眼球突出、面色苍白、皮肤淤斑、阴道出血、体重减轻、无意中扪及或发现的腹部包块。那些与成人肿瘤相关的症状及体征,如鼻出血、吞咽困难、皮损经久不愈、直肠出血、大便习惯改变及慢性咳嗽,在儿童中非常少见。尽管起病隐匿,但疾病发生早、进展快,儿童肿瘤在确诊时往往已到晚期(Ⅳ 期),可出现骨、骨髓、肺或脑部的转移。

目前随着产前常规超声筛查的普及和科技的进步,很多肿瘤在产前即可诊断,特别是骶尾部混合型胚胎细胞肿瘤、肾脏肿瘤、肾上腺肿瘤。随着对肿瘤生物学特征规律的认识,目前已经开始提倡对于 6 岁以下儿童腹部的常规 B 超筛查,以便发现起病隐匿的肿瘤患儿。因遗传因素对肿瘤发病极为重要,家族史对儿童肿瘤的诊断可提供蛛丝马迹,根据家谱详细询问双亲、同胞兄妹及堂兄妹,甚至祖父母或外祖父母的肿瘤病史非常重要。

80.1.5　治疗特点

在治疗上,需要采用包括手术、化疗、放疗以及生物治疗在内的综合性治疗方案。

外科手术是治疗肿瘤的主要方法之一,尤其尚未播散的肿瘤可通过外科手术而获得根治和治愈,小儿肿瘤也不例外。在肿瘤的不同发展阶段,外科手术治疗方法及其治疗效果有很大区别。对瘤前病变,可采取预防性切除。对原位肿瘤和亚临床肿瘤,早期仅做局部切除或局部扩大根治术可以达到治愈。而侵袭期肿瘤,必须进行淋巴结清扫、邻近累及组织切除等根治或扩大根治术,才有希望达到治愈的目的。对于播散期肿瘤患儿,实际上很难单独通过手术达到治愈。通过肿瘤手术切除帮助机体获得免疫功能的重建是儿童肿瘤手术切除的另一个目的。肿瘤的手术切除可以改变机体细胞与肿瘤细胞的比例,从而杀灭残留的肿瘤细胞。因此,在小儿肿瘤外科治疗中,注意患儿机体免疫功能的保护和恢复,对肿瘤最终根治和患儿的真正治愈具有重要的作用。小儿肿瘤外科治疗的临床应用包括预防性手术、诊断性手术、根治性手术、姑息性手术和复发转移瘤的切除,以及功能重建。目前,小儿肿瘤外科已趋向于早期诊断手术的低龄化,手术诊断和病理学分期的规范化,微创和高新技术的广泛应用和与多种手段相结合化的态势。

儿童肿瘤由于其生物学特性与成人不同,呈现出对化学治疗的敏感性。现在许多儿童常见的肿瘤,如横纹肌肉瘤、淋巴瘤、尤文肉瘤、生殖细胞肿瘤及成骨肉瘤都表现出对化疗的敏感性,使得新辅助化疗成为儿童肿瘤治疗的重要特色。即采用早期(up-front)的化疗使原发肿瘤缩小,转移灶基本消失,随后手术切除原发肿瘤,再用巩固的化疗方案和放疗控制残留的病灶。这种治疗方法使得原来毫无生存希望患儿的疾病得到控制,有了治疗的希望,甚至部分患儿可获得长期生存。小儿肿瘤提倡联合化疗,即根据肿瘤的类型、生物学特点和疾病的程度选用相应有效的化疗药物,为避免单一用药可能不起作用的现象,减少耐药的发生,可将作用于肿瘤细胞不同代谢过程的几种化疗药物的联合使用,以最大限度地杀伤肿瘤细胞又不增加彼此毒性,称为联合化疗。实践表明,多种药物的联合应用对提高缓解率、延长缓解持续时间明显优于单药应用。常用的抗肿瘤药物有烷化剂、抗代谢药、抗肿瘤抗生素、植物来源性药物等。由于血脑屏障的存在,有些化疗药物需要采用鞘内注射的方法,以提高中枢神经系统化疗药物的浓度,从而有效地杀伤隐匿在这些部位的肿瘤细胞,提高患者的生存率。但是,目前尚不能克服的是肿瘤细胞产生的多药耐药问题、药代动力学个体差异导致给药不能个体化问题和药物的不良反应问题。探索更有选择性、靶向性、毒性更小及更有效的药物联合应用方案,是未来肿瘤化疗发展的趋势。

放疗是小儿肿瘤综合治疗不可或缺的一部分,放疗除了本身的治疗作用外,与手术和化疗的配合是儿童肿瘤治疗的特点。儿童肿瘤手术仅仅是切除一部分确定的肿瘤,最多减少肿瘤细胞数量的1~2个对数值。由于整个手术区域的污染可导致手术边缘的肿瘤播散,且由于血管的变化引起乏氧细胞比例在潜在病变中的增加而形成肿瘤灶,放疗可以帮助根除那些区域残留的肿瘤细胞。放疗和化疗的联合应用可以减少原发部位的无性肿瘤细胞的数目,化疗能够在那些受到放疗损伤的组织区域产生效果。化、放疗可以起到相互增强的作用,但避免联合治疗对正常组织的损伤是需要掌握的关键

问题。另外,脑部放疗所导致的对今后认知功能的影响,胸部、颈部放疗所导致的二次肿瘤的发生,盆腔部位的化疗对生育的影响也是放疗时需要考虑的问题。

除此以外,免疫治疗、介入治疗、干细胞移植、细胞因子治疗、诱导分化治疗、基因治疗和中医治疗都可以成为儿童肿瘤综合治疗的一部分,是有益的补充,但不可替代化疗、手术和放疗的作用。只有充分了解小儿肿瘤的生物学特征,掌握外科治疗原则和良好的手术技巧,将外科治疗与化疗、放疗、生物治疗等各种方法有机结合,才可望提高小儿肿瘤的治疗效果。

80.1.6 预后

随着对儿童肿瘤细胞动力学、遗传学的深入了解及诊断治疗方法的改进,80%左右的患儿均可达到治愈的标准。美国的研究资料显示,在15～45岁人群中,这种儿童肿瘤生存者所占的比例在2000年为1/900,到2010年为1/250,反映了数十年内在儿童肿瘤方面所取得的无可争辩的进展。但由于几乎半数的幸存者将会发生影响其生存质量的疾病,故对儿童肿瘤生存者跟踪其肿瘤治疗的后期状态显得尤为重要。

肿瘤患儿在化放疗期间身体的生长发育速度明显减慢,虽然在停药后可追赶,但某些病例会出现永久的身材矮小,尤其是那些接受颅脑放疗和脊柱放疗的患儿。约1/3的儿童肿瘤患儿的生存者有骨、牙齿、肌肉及软组织的功能或美容方面的缺陷,表现为脊柱侧凸、萎缩或再生低下,无血管性坏死及骨质疏松。部分肿瘤患儿由于接受了头颅放疗,会出现学习困难、神经精神功能的缺陷、进行性坏死性白质性脑病;化疗会诱发听力丧失、失明或白内障。化疗和放疗对男性和女性的性腺功能会产生不同程度的影响,甲状腺功能减退(甲减)是最常见的非肿瘤性的后期不良反应,多由于颈部放疗引起。慢性的心脏毒性、心肌病及心包炎多由于应用蒽环类抗生素、多柔比星及柔红霉素所致,充血性心力衰竭可以在没有任何预兆的情况下突然发生。肺纤维化,即伴有肺容量、肺的顺应性及一氧化碳的弥散能力缩小及肺炎,是青少年在接受放疗和化疗后最容易出现的气道及肺间质的病变。慢性肾炎、进行性肾功能不全、出血性膀胱炎、免疫功能缺陷和骨髓贮备能力降低都是肿瘤患儿存活后需要长期关注的问题。除

此之外,要尤其关注第二原发肿瘤的发生,有儿童期肿瘤病史者第二原发肿瘤发生的危险性高 10～20 倍。实体瘤中,卵巢癌、视网膜母细胞瘤或遗传性肾母细胞瘤,特别容易发生第二原发肿瘤。因此,对肿瘤患儿进行长期随访,主治的医生应详细记录第一次治疗时化疗和放疗的类型、疗程、剂量及外科手术的类型,以后观察由这些治疗所致的迟发型不良反应及这些不良反应的进展情况,并每年或隔年随访。另外,对这些患儿应告诫避免吸烟和过量饮酒,每月自我检查乳房和睾丸,以及其他癌症相关的筛查项目。虽然通常可以认为儿童肿瘤的长期生存者其原发肿瘤已治愈,但需牢记仍有较长期无病生存后复发的可能性,诊断 5 年左右死亡的主要原因仍然是肿瘤复发,故应根据患者的肿瘤类型及治疗情况定期做相应的检查和随访。由于许多治疗相关的后期效应及实验室检查结果与临床的相关性尚不明了,故停药后定期监控患者极为重要。

80.2　神经母细胞瘤

神经母细胞瘤是交感神经嵴细胞来源的胚胎性肿瘤。它是儿童最常见的颅外实体肿瘤,也是婴幼儿时期最常见的恶性肿瘤,占 15 岁以下儿童恶性肿瘤的 8%～10%,占儿童肿瘤死亡的近 15%。其总发病率为 1/(8 000～10 000)活产儿,男女之比为 1.2 : 1。

80.2.1　病因

随着分子生物学、基因克隆、胚胎发育学的深入研究和技术进步,神经母细胞瘤的病因和发生机制不断得到阐述,而这些学说和理论对临床表现的解释和对治疗的指导具有重要的意义。

(1) 胚胎分化和自然逆转学说

该学说认为神经母细胞瘤是由于神经嵴细胞向交感神经元、神经母细胞分化过程异常而发生的交感神经系统肿瘤。在分化过程中的多能性交感神经母细胞和神经母细胞因分化异常而恶性增殖,最终导致神经母细胞瘤的发生。这个过程部分可自然逆转或被维甲酸人工逆转,从而出现临床上的肿瘤自然消退现象和成为维甲酸诱导分化治疗的依据。

(2) 神经分化、神经受体及神经肽学说

该学说认为神经母细胞瘤的发生与神经分化密切相关,且这个过程受某个或某几个配体-受体信号转导通路所调控,如神经生长因子及其受体、酪氨酸激酶受体、促色素生成 A 蛋白、神经肽 Y 和血管活性肠肽等均与神经母细胞瘤的形成、预后等相关。

(3) N-myc 基因扩增

该基因位于 2 号染色体短臂远端 2p24 区域,近 25% 的神经母细胞瘤有 N-myc 基因的扩增,40% 的进展型神经母细胞瘤有 N-myc 基因的扩增,而低分期的神经母细胞瘤患儿中 N-myc 的阳性概率仅 5%～10%。N-myc 基因扩增可激活肿瘤血管生成、肿瘤播散和 PGY1 启动子,且与多药耐药蛋白基因(MRP)的高表达有关。

(4) 1p 和 11q 染色体等位缺失

神经母细胞瘤来源的细胞株的核型分析提示其有 1 号染色体短臂的缺失。约有 30% 的神经母细胞瘤的 1p 缺失发生在 1p36 区域。70% 的晚期神经母细胞瘤有 1p 的缺失,并与 N-myc 扩增和其他高危因素相关。尽管目前还没有发现明确的位于 1p 染色体的单个的抑癌基因,最近的研究却表明位于 1p36.31 的 CHD5 可能是最有可能的代表基因。

80.2.2　临床表现

神经母细胞瘤多见于 2～5 岁的婴幼儿,由于发病部位广泛,症状各不相同,很多神经母细胞瘤并不是因为发现肿块而就诊,因为隐藏于腹膜后或后纵隔的肿瘤不容易被发现。相反,多数因肿瘤进展发生转移、浸润或瘤体分泌血管活性肠肽等活性物质而产生相关的临床症状而被发现。如眼球震颤-肌阵挛综合征可能与抗神经母细胞瘤抗体与正常神经结构发生交叉免疫有关。骨的转移可导致疼痛、出血、发热、跛行和背部疼痛。肿瘤侵犯骨髓可以影响造血干细胞,导致贫血、血小板减少、皮肤淤点、面色苍白等。如果神经母细胞瘤侵犯眼眶,患儿可出现"熊猫眼",肿瘤有时候还可侵犯眼球软组织。如果神经母细胞瘤侵犯皮肤,并伴有出血,可在躯干、四肢的皮肤表面出现蓝色的结节。肿瘤有时通过腹膜后椎间孔钻入椎管内,其压迫脊髓可引起瘫痪和排便、排尿困难。成熟的神经母细胞瘤可分泌血管活性肠肽(VIP),使患者表现出水样腹泻,出现低钾和脱水症状。

神经母细胞瘤可以分布于人体不同部位。腹部是神经母细胞瘤最常见的原发部位,约76%的肿瘤来源于肾上腺或中线交感神经节链。腹部肿块为最常见表现,但发现时肿块多已巨大,腹部膨隆,在肋下可触及质硬的肿块。新生儿和婴幼儿往往由于肿块肝转移导致肝大。后纵隔是神经母细胞瘤的第二好发部位,患儿因喘息、咳嗽和呼吸急促而就诊。如果出现胸腔积液,常需要胸腔穿刺以缓解症状。肿瘤侵犯肋骨和椎体则引起胸痛或轻度脊柱侧弯。盆腔亦可成为神经母细胞瘤的发生部位。巨大肿块占据盆腔可引起便秘或泌尿系统症状,包括排尿困难、感染、腰痛或尿潴留。如果肿瘤压迫和侵犯腰骶神经丛,可引起神经症状和体征。肿块可在下腹部摸到或通过肛门指检扪及。颈部的原发神经母细胞瘤除表现为肿块外还可伴有 Horner 综合征。由于盆腔和颈部的神经母细胞瘤可累及局部区域的淋巴结,但很少有远处转移,因此这些部位的神经母细胞瘤往往为良好的生物学类型,预后也较好。此外,发病部位与年龄有一定的关系。国际儿童肿瘤协作组发现,婴儿神经母细胞瘤的发病部位较1岁以上的儿童更广泛,2~5岁患儿的发病部位则更集中于腹膜后。

80.2.3　分期和危险度分组

神经母细胞瘤的分期和危险度分组是决定患儿治疗方案、治疗强度和预后的重要参数,因此,对于每一位初发的神经母细胞瘤患儿,都需要进行准确的分期和分组。

(1) 分期

参照国际神经母细胞瘤的分期体系(International Neuroblastoma Staging System,INSS),依据原发肿瘤的切除情况,同侧或对侧淋巴结转移情况,肿瘤有无越过中线,肿瘤是否有远处转移等情况进行分期(表80-1)。尤其需要提及4s期,这是神经母细胞瘤所特有的分期。它是指那些年龄<1岁,原发肿瘤局限于1~2期,但出现了远处的转移,且转移的部位仅限于皮肤、肝脏和骨髓。一旦出现远处的跨体腔的淋巴结、骨骼、肺部、硬膜外的转移,均不再属于4s期。骨髓转移的百分比如果超过10%,亦不属于4s期的范畴。4s期是一种特殊类型的神经母细胞瘤,它有良好的预后,5年生存率可以达到80%,因此该分期的肿瘤在治疗上也有特殊性,体现了神经母细胞瘤个体化治疗的特点。另外,尽管INSS在一定程度上反映预后,但是手术操作者的经验、淋巴结清扫的随意性可能影响肿瘤的分期,而那些仅仅观察却没有手术的患儿则无法进行正确的分期,这些都是 INSS 的缺陷。

表80-1　国际神经母细胞瘤分期系统(INSS)

分期	累及范围描述
1 期	肿瘤局限,能够肉眼大部切除,伴或不伴有镜下残留。同侧镜下淋巴结阴性(那些附着于肿瘤或与肿瘤一起切除的淋巴结允许阳性)
2A 期	肿瘤局限,可大部切除,同侧淋巴结阴性
2B 期	肿瘤局限,大部切除,同侧淋巴结阳性。但是对侧肿大的淋巴结必须阴性
3 期	肿瘤超过中线,浸润或侵袭邻近组织,无法切除。伴或不伴区域的淋巴结累及。或一侧肿瘤伴对侧淋巴结累及。或中线的肿瘤向两边扩散浸润或两侧淋巴结累及
4 期	任何原发肿瘤转移至远处的淋巴结、骨髓、骨、皮肤、肝脏或其他器官
4S 期	局灶性的原发肿瘤(1~2期),有远处转移,仅限于皮肤、肝脏和骨髓(<10%),年龄<1岁

(2) COG 危险度分组

神经母细胞瘤是最具有异质性的肿瘤。基于肿瘤临床和生物学特性的危险度分组对于临床治疗有很大的指导意义。诊断的年龄、分期、$N\text{-}myc$ 基因的扩增与否、肿瘤的倍体(DI,DNA Index)和病理学分型(Shimada 病理学分类:预后良好型 FH 抑或预后不良型 UH)、1p36 和 11q23 染色体缺失等指标的综合评判,构成了 COG 对于肿瘤的危险度分组(表80-2)。儿童的神经母细胞瘤分为三大类危险度组别,即低危、中危和高危,不同组别的无瘤生存率分别为>95%、>70%和<30%。

表 80 - 2 神经母细胞瘤的 COG 危险度分组

危险度分组	INSS 分期	年龄	生物学特性
低危			
Group1	1	任何年龄	任何生物学特性
	2A/2B(＞50％切除)	任何年龄	MYCN 阴性,任何病理类型/倍体
	4S	＜365 d	MYCN 阴性,FH, DI＞1
中危			
Group 2	2A/2B(＜50％切除或仅活检)	0～12 岁	MYCN 阴性,任何病理类型/倍体
	3	＜365 d	MYCN 阴性,FH, DI＞1
	3	≥365 d～12 岁	MYCN 阴性,FH,
	4S(有症状)	＜365 d	MYCN 阴性,FH, DI＞1
Group 3	3	＜365 d	MYCN 阴性,UH/DI＝1
	4	＜365 d	MYCN 阴性,FH, DI＞1
	4S	＜365 d	MYCN 阴性,UH/DI＝1 或不详
Group 4	4	＜365 d	MYCN 阴性,UH/DI＝1
	3	365 d 至＜547 d	MYCN 阴性,UH,任何倍体
	4	365 d 至＜547 d	MYCN 阴性,FH, DI＞1
高危			
	2A/2B, 3, 4, 4S	任何年龄	MYCN 阳性,任何病理类型/倍体
	3	≥547 d	MYCN 阴性,UH,任何倍体
	4	365 d 至 547 d	MYCN 阴性,UH 或 DI＝1
	4	＞547 d	任何生物学特性

（3）INGR 国际神经母细胞瘤危险分组术前评估系统

在这个系统中,局灶性的肿瘤依据 20 条左右的影像学危险因子而进行分期的定义(L1 期,代表没有危险因素;L2 期,代表有危险因素),转移性肿瘤则定义为 M 期。MS 期相当于 IVs 期,是指初诊年龄＜18 个月,转移灶局限于皮肤、肝和骨髓(＜10％的累及)。MS 期的患儿原发肿瘤可以是 L1 或 L2(表 80 - 3)。

这些基于影像学资料的危险因素在总体上可反映肿瘤对重要组织结构,如血管、神经和器官的侵犯及包绕情况。如果没有这些危险因素,提示肿瘤可以安全、完整地切除。根据对 661 例纳入 INRG 的患儿的资料分析,L1 期的患儿较 L2 期有更高的 5 年无瘤生存率($90\%\pm3\%$ *vs.* $78\%\pm4\%$, $P=0.001$)。尽管 INSS 仍是目前 COG 沿用的分期系统,INRG 分期系统已经逐渐纳入了今后患儿的评估中。

表 80 - 3 国际神经母细胞瘤危险分组术前评估系统

INRG 分期	年龄(月)	病理类型	肿瘤分化程度	MYCN	11q 缺失	倍体	治疗前危险度分组
L1/L2		节细胞神经瘤(GN);节细胞神经母细胞瘤(GNB),混合型					非常低危
L1		任何病理类型,除外 GN 和 GNB 混合型		不扩增			非常低危
				扩增			高危
L2	＜18	任何病理类型,除外 GN 和 GNB 混合型		不扩增	无缺失		低危
				不扩增	有缺失		中危
	≥18	GNB 结节型;神经母细胞瘤(NB)	分化中	无扩增	无缺失		低危
			分化差或未分化	无扩增	有缺失		中危
				扩增			高危

续 表

INRG 分期	年龄(月)	病理类型	肿瘤分化程度	MYCN	11q缺失	倍体	治疗前危险度分组
M	<18			无扩增		多倍体	低危
	<12			无扩增		二倍体	中危
	12～18			无扩增		二倍体	中危
	<18			扩增			高危
	≥18			扩增			高危
MS	<18			无扩增	无缺失		非常低危
				扩增			高危
					有缺失		高危

无论何种分组方法,从表中可以看出,与神经母细胞瘤预后相关的因素基本上集中于年龄、病例类型、基因扩增或染色体缺失,以及肿瘤是否能完整切除,是否出现远处转移。仔细采集患儿的资料,进行综合判断,总能找到神经母细胞瘤不同个体间的差异,从而制定个体化的治疗方案,这也是危险度因素和危险度分组的价值所在。

80.2.4 诊断

神经母细胞瘤的诊断需要结合临床表现、影像学资料、肿瘤标志物的检查结果进行综合判断,但是病理学检查是肿瘤确诊的唯一手段。

(1) 肿瘤标志物检查

除进行常规的生化检查外,与神经母细胞瘤相关的肿瘤标志物有神经元特异性烯醇化酶(NSE)、血清铁蛋白(SF)和乳酸脱氢酶(LDH)。上述 3 种指标并非神经母细胞瘤特异性的指标,但是往往在神经母细胞瘤患儿中有升高,并且其升高与预后不良有关。约 95% 的神经母细胞瘤有尿儿茶酚胺代谢产物的异常,包括高香草酸(HVA)和香草扁桃酸(VMA),具有重要的诊断意义,且有助于疗效的评估。据统计,HVA 的敏感性和特异性分别为 72% 和 98%,VMA 的敏感性和特异性分别为 80% 和 97%。少数神经母细胞瘤分化极差,尿儿茶酚胺代谢产物可不升高。

(2) 影像学检查

X 线平片、核素骨扫描、超声、CT 和 MRI 可显示原发和转移病灶。在尿儿茶酚胺产物筛查提示神经母细胞瘤后,超声可对绝大多数原发肿瘤进行定位,亦可用于早期病例的普查和筛查。CT 检查的意义最大,增强 CT 检查可提供详尽的信息,包括原发

病灶部位、与周围血管的关系、有无淋巴结的肿大、还可显示出肝脏、头颅和骨骼有无明显的转移(图 80-1)。MRI 也可提供重要的信息,在显示血管受累、肝脏转移和肿瘤坏死方面有优势,有助于困难病例的可切除性评估(图 80-2)。^{123}I 标记的 MIBG(间碘苄胍)扫描无论对原发还是转移的神经母细胞瘤都是特异而敏感的检查,可显示骨和骨髓的转移。如扫描阳性,提示预后不佳。约 85% 的神经母细胞瘤摄取 MIBG,但唾液腺也可摄取 MIBG,因此在颈部神经母细胞瘤 MIBG 扫描时应注意鉴别。不摄取 MIBG 的肿瘤提示侵袭性较低,其中的一些病例可用放射性核素标记的奥曲肽显影。由于大多数神经母细胞瘤都有浓聚 ^{18}F -氟脱氧葡萄糖(^{18}F - FDG)的现象,因此可经 PET 扫描显示,该检查对复发和复杂病例有一定帮助(图 80-3)。

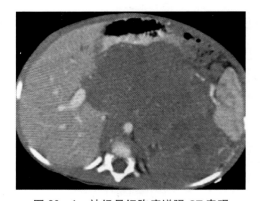

图 80-1 神经母细胞瘤增强 CT 表现

可见腹膜后巨大的实性肿块,包绕腹膜后肿大血管

(3) 组织学诊断

神经母细胞瘤最可靠的病理诊断仍为组织学诊

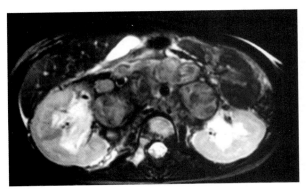

图 80-2　神经母细胞瘤 MRI 表现

可见腹膜后肿块,实质不均质,包绕腹主动脉、肾动脉,并引起肾盂积水。

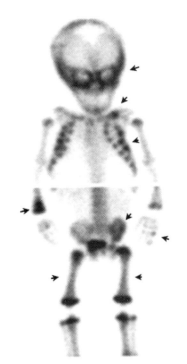

图 80-3　放射性核素骨扫描提示患儿的多发性骨转移(箭头所指之处)

断,除了骨髓穿刺、组织学活检等可以通过获取一定的标本组织量进行病理学诊断(图 80-4),最常见的病理学分类为 Shimada(岛田)分类方法。将肿瘤按照间质成分、细胞分化、细胞有丝分裂和增殖程度,并结合年龄,分为预后良好型(favorable histology, FH)和预后不良型(unfavorable histology, UH)。

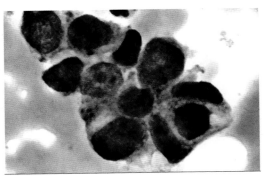

图 80-4　神经母细胞瘤骨髓穿刺涂片

可见大片深染成团的肿瘤细胞

(4) 基因、分子诊断

已发现 25% 的神经母细胞瘤和 40% 的进展性神经母细胞瘤有 N-myc 原癌基因的扩增。N-myc 的扩增与晚期肿瘤、疾病的进展、耐药和预后不良相关,是有效的提示预后的生物学指标。肿瘤的 DNA 倍体对预后影响仅限于 12～18 月龄的有转移和 4s 期的患儿,与那些近二倍体或近四倍体相比较,近三倍体的患儿(亦称多倍体)往往有较好的临床预后,生存率高。1p 和 11q 染色体的等位缺失与预后不良相关,70% 的晚期神经母细胞瘤有 1p 的缺失,并与 N-myc 扩增和其他高危因素相关。11q 的非平衡性缺失与 N-myc 的扩增相关,提示它与肿瘤高危性相关。另外,ALK 基因、PHOXB2 的功能突变缺失与家族性神经母细胞瘤相关。

80.2.5　鉴别诊断

神经母细胞瘤由于肿瘤部位隐匿,肿块不易被发现,临床上常由于全身症状或转移症状而被误诊为内科疾病,应进行鉴别诊断。

(1) 白血病

尤其是急性粒细胞白血病,也可以有发热、贫血、眼球突出或皮下结节。原发肿瘤的发现、骨髓涂片及皮下结节活检常可鉴别。

(2) 恶性组织细胞增生症

其皮下结节、淋巴结肿大及贫血、头颅骨缺损等表现易与神经母细胞瘤混淆,但肝和脾大、皮疹及尿崩症等为恶性组织细胞增生症所特有,而 VMA、HVA 检测及组织活检常有鉴别诊断价值。

(3) 骨髓炎及骨肿瘤

神经母细胞瘤患儿主诉骨骼疼痛,甚至表现为局部肿胀、发热,极易被误诊为骨髓炎或骨肿瘤。发病年龄上,骨肿瘤多见于 10 岁以上儿童,骨 X 线平片和骨髓涂片或骨组织活检可做鉴别。

（4）贫血、腹泻和高血压

晚期神经母细胞瘤患儿多有贫血症状,个别 VIP 分泌者或儿茶酚胺血症者可表现为慢性腹泻和高血压,或多汗、心悸、易激惹等症状。对病因不明的贫血、腹泻及高血压等症状,应提高对神经母细胞瘤的警觉,进一步的肿瘤形态学检查和尿 VMA、HVA 的检查常可鉴别。

（5）腹部肿瘤的鉴别

最常见需要鉴别的腹膜后肿瘤有肾母细胞瘤、畸胎瘤和淋巴瘤。肾母细胞瘤也表现为实质性的肿块,往往来源于肾脏,与肾脏关系密不可分,侵犯肾的一极或大部。临床上已出现腹部包块较为多见,包块常呈圆球形、光滑、可推动,可伴或不伴有血尿、高血压等,肿块出血或肿块巨大时可有胀痛。CT 片上的钙化往往是位于肿瘤边缘的蛋壳状钙化,IVP 可见肾盂肾盏破坏。转移部位多为肺部和肝脏,少有骨髓转移。后腹膜恶性畸胎瘤也位于腹膜后,但往往位于后腹膜中线部位。临床上表现为肿块巨大所引起的腹部膨隆,伴周围脏器的受压表现等。CT 片上如果出现钙化,往往为大块状的钙化,有时可伴有不同程度的囊性成分或脂肪成分。AFP 明显升高。NSE、SF 往往正常。后腹膜淋巴瘤为血液造血系统来源的肿瘤,当后腹膜淋巴结肿大时,融合成团,可以表现为后腹膜的肿块,需要与神经母细胞瘤、神经母细胞瘤、恶性畸胎瘤等鉴别。临床上往往以贫血、发热、体表淋巴结肿大、腹部膨隆、腹腔积液等表现为起病症状。CT 检查表现为腹膜后结节状的团块,明显强化。可伴有腹腔积液,肝、脾大。LDH 往往明显增高。

80.2.6 治疗

神经母细胞瘤的治疗需要综合治疗,包括手术、化疗、放疗和生物治疗。

（1）手术

主要包括肿瘤活检术和肿瘤切除术。

1）肿瘤活检术:对于中、高危组病例,肿瘤往往巨大,包绕重大血管和组织结构,无法一期切除,这种情况下需采用肿瘤活检术,并根据生物学特性（病理特征、基因扩增或染色体缺失及倍体情况）决定治疗方案。活检术应该是治疗中、高危组神经母细胞瘤初级治疗阶段的外科处理方式。活检一般采取开腹方式,以便取得足够量的肿瘤活组织,可通过微创技术或小切口（<5 cm）进行操作,大切口则使伤口的愈合延长从而使化疗延期,应尽量避免。活检切口的位置要考虑化疗后择期手术和可能二次探查手术以减少瘢痕。活检时首先打开肿瘤假被膜,在肿瘤表面做环形小切口,直径不超过 2 cm,用双极电凝处理表面血管,用垂体咬钳取肿瘤组织比较便利,不但可取到足够量的肿瘤组织,同时也可避免损伤血管和挤压瘤组织。活检处用吸收性明胶海绵等可吸收止血材料填塞,并利用切开的肿瘤假被膜做包裹缝合,通常可有效止血,有时还可用吸收性明胶海绵等可吸收止血材料加强止血效果。取得足够的符合病理学检查质量要求的瘤组织对诊断和预后评估至关重要,瘤组织一般不少于 1 cm³。活检手术的同时还可植入化疗用管道。

2）肿瘤切除术:一般而言,仅在瘤体较小、局限、未累及重大血管脏器、易切除时行原发肿瘤切除术,这种情况下也可以采用腹腔镜下肿瘤切除术。但多数情况下,神经母细胞瘤常与椎骨、大血管粘连,可包裹主动脉、腔静脉及其分支,切缘镜下无瘤的根治性手术实际上是达不到的。因此"完全切除"的概念应为切除肉眼可见和可触及的所有肿瘤组织,称之为"肉眼下完全切除（gross total resection）"。神经母细胞瘤的肉眼下完全切除有助于肿瘤的局部控制,可在一定程度上提高Ⅲ期或Ⅳ期病例的整体生存率。对于中、高危组的病例,术前化疗是重要的治疗措施,也可为根治性肿瘤切除术创造尽可能好的条件。肿瘤切除术一般安排在化疗第 4 个疗程结束之后。鉴于神经母细胞瘤是一种特殊的需要综合治疗的肿瘤,手术并不是唯一的治疗手段,一味追求肿瘤切除而不顾及手术风险和可能带来的并发症并不值得提倡。尤其对于高危组神经母细胞瘤,切除肾脏和脾脏带来的肾功能代偿不全和感染风险会使患儿根本无法接受高强度的化疗和放疗,最终影响治疗效果,无益于生存率的提高。对于低危组的患儿,目前的观念认为这类肿瘤生物学活性不高,残留的肿瘤并不会向远处转移,如果一味地追求根治而损伤重要脏器或影响脊髓,破坏椎管,反而干扰了患儿的生存质量。

根治性肿瘤切除术时通常需要大的暴露切口,必要时采用胸腹联合切口,手术应争取切除所有可见、可触及的恶性组织。以腹膜后神经母细胞瘤为例（图 80-5）,原发于肾上腺及脊柱旁交感神经链者,采用

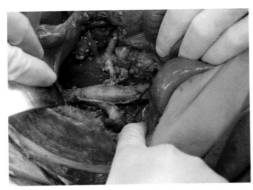

图80-5　腹膜后神经母细胞瘤手术切除后
后腹膜血管骨骼化

经腹腔手术暴露较好,便于沿大血管解剖肿瘤和转移的淋巴结。选择腹部横切口,在脐部上方1 cm处横行切开,从右侧腋前线到达左侧腋前线,使手术野充分显露。进入腹腔后探查患侧肾脏和肿瘤附近淋巴结,注意肿瘤与附近血管的粘连,应根据探查结果决定是否切除肿瘤及其操作范围。如肿瘤包绕主动脉或下腔静脉,两者间虽有紧密粘连,但一般均存在一定的间隙,相比之下游离动脉更容易些。此时应沿血管外膜分离间隙,并沿血管纵轴将上方的肿瘤逐步剖开,进而分块切除肿瘤。一期手术尤其是未行术前化疗者,肿瘤血管丰富,脆弱易出血,更应细心操作,避免发生意外。纵隔神经母细胞瘤多与脊柱旁、肋间隙及大血管蒂有粘连,但由于纵隔神经母细胞瘤恶性程度常较低,多数可以完整切除;椎旁及椎管内哑铃状神经母细胞瘤,一旦有肌张力改变、括约肌失禁等神经症状,应急诊行椎板切开术,减少肿瘤对脊髓的压迫。多数不建议在这种情况下一期切除,而建议辅以化疗、放疗,待神经症状缓解、椎管外肿瘤缩小后再行二期手术;颈部和盆腔肿瘤常与血管、神经及直肠/膀胱等脏器关系密切,一期完整切除时要注意保护重要器官及组织,如颈内动静脉、迷走神经、臂丛神经以及盆腔的输尿管、髂血管、股神经和直肠。如果不能一期完成手术,可以考虑先化疗再行二期手术。

(2)化疗和放疗

早期病例仅通过手术切除即可治愈,但对其他进展期的病例,化疗仍是必需的治疗手段。化疗药物可单一使用也可联合使用,药物有环磷酰胺、多柔比星、顺铂、依托泊苷、长春新碱等。新的化疗药物、复合制剂和化疗方案一直在不断地发展,主要集中在肿瘤化疗耐药性的研究、维甲酸诱导细胞分化作

用以及造血干细胞移植前骨髓纯化的方法。

神经母细胞瘤的化疗有3种作用:一种被称为诱导,一种被称为巩固,还有一种被称为维持。诱导即术前化疗,也即新辅助化疗。可使原发肿瘤缩小、包膜增厚,为完整切除肿瘤创造良好条件,同时术前化疗可有效地减少循环血液、周围淋巴结和远处的微小病灶在术中的播散。巩固治疗往往在手术切除以后给予,用于杀灭残存的肿瘤细胞和杀灭位于骨髓、血液、淋巴结和转移部位的肿瘤细胞,以控制今后的复发。维持治疗是一种用化疗药物杀灭不易被人体免疫系统识别的位于循环血液系统的微小病灶,或者达到瘤体增殖和免疫系统识别清除的平衡、延长带瘤生存时间的一种治疗方式。

随着骨髓移植技术日益广泛地应用于临床治疗血液系统疾病,造血干细胞移植术,尤其是外周血造血干细胞移植术已成为治疗高危组神经母细胞瘤的必要手段之一。先用强化疗灭活骨髓,同时进一步杀灭体内残存的肿瘤细胞,然后用自体或异体干细胞移植来恢复骨髓造血功能。造血干细胞移植治疗后的长期随访资料表明,其应用可以提高10%的生存率,优于单用大剂量化疗的方案。

放疗仅适合于高度危险病例,低危组和中危组的病例无需放疗。一些报道显示,在肿瘤全切或次全切除后对肿瘤床进行局部放疗,可以降低复发率。术中放疗技术也有报道应用于儿童,不但可较好地保护正常组织,而且使用剂量较大。此外,由于^{125}I和^{131}I-MIBG可为神经母细胞瘤摄取,也可用于治疗进展期病例。

(3)其他治疗

1)免疫治疗:神经母细胞瘤细胞对于抗体依赖细胞介导的细胞毒性非常敏感。因此,靶向免疫治疗即通过使用针对神经母细胞瘤细胞表面抗原GD_2的抗神经节苷抗体,治疗进展性神经母细胞瘤。在Ⅱ期的临床试验中,约40%的对化疗耐药的神经母细胞瘤患儿可以对鼠的抗GD_2单克隆抗体3F8有反应。目前,正在生产一种结合了鼠的抗GD_2抗体的IgG3和人的IgG1-K的嵌合型抗体,以减少鼠抗的免疫原性。由于GD_2抗体的免疫原性可以通过细胞因子,如GM-CSF(粒细胞-巨噬细胞集落刺激因子)和干扰素-2来增强其治疗效果。美国儿童肿瘤研究小组的一项研究,比较干细胞移植以后,单用13-顺式维甲酸或联合应用GD2抗体、ch14.18、GM-SCF和13-顺式维甲酸,对于高危组神经母细

胞瘤是否可提高无瘤生存率和总体生存率。结果表明,采用免疫治疗组其 2 年无瘤生存率和 2 年总体生存率较标准治疗组明显提高(66% vs. 46%,$P<$0.05 和 86% vs. 75%,$P<0.05$)。

2) MIBG 治疗:由于神经母细胞瘤细胞特异性摄取 $^{131}I-MIBG$,因此可以用它来治疗难治性神经母细胞瘤。一项研究表明,难治性神经母细胞瘤对这一治疗的反应率可达 33%,这种治疗方法已在部分地区应用于临床,在化疗结束后使用。MIBG 的治疗可以成为难治性神经母细胞瘤的补救治疗措施,COG正计划把 MIBG 治疗写入新的治疗方案中。

3) 诱导分化治疗:维甲酸衍生物可以诱导神经母细胞瘤形态发生变化。服用 13-顺式维甲酸的患儿,其 3 年的无瘤生存率(46%)远较未服用者(29%)高。目前 COG 已将干细胞移植后服用维甲酸作为常规写入高危组神经母细胞瘤的诊疗规范。其他的合成的维甲类药物,如芬维 A 胺(4-HPR)也被尝试用作高危组神经母细胞瘤患儿的维持用药。与 13-顺式维甲酸不同,芬维 A 胺并不引起形态的改变,主要是诱导肿瘤细胞的凋亡,最近的一项 I 期临床试验正在检测芬维 A 胺在体内引起最小毒性的剂量水平。

4) 血管生成抑制剂:一些研究表明,抑制血管生成不仅能预防肿瘤血管形成,而且能影响肿瘤的生长和播散。神经母细胞瘤是血管生成依赖性的,因此对血管生成抑制剂敏感。动物实验也表明,神经母细胞瘤对血管生成抑制剂,如 TNP-470、VEGF 的捕获剂等敏感,而且这些血管生成抑制剂通过抑制血管新生,可以提高肿瘤对原耐药的化疗药物持续性低剂量的给药敏感性,从而避免给患儿大剂量用药,有利于化疗间歇期的恢复,及时开始下一疗程的用药。

5) 新的靶点:有 ALK(间变性淋巴瘤激酶)抑制剂、Aurora 激酶抑制剂、TRK(受体酪氨酸激酶)抑制剂、微管蛋白捆绑剂、表观遗传靶向、DNA 甲基化、组蛋白修饰、microRNA 等,均是目前神经母细胞瘤治疗研究的热点。

80.2.7 预后和展望

总体来说,神经母细胞瘤低危组预后好,而高危组预后极差。但是,神经母细胞瘤是最具有生物学异质性的肿瘤,它可以自行消退成熟甚至无需治疗,也可以表现为快速进展性,预后极差。越来越多的证据表明该疾病的分子生物学特征与临床特征和预后相关。通过检测和评价这些生物学危险因素,可

以指导临床分组和治疗,因瘤施治,也可以进行病程监测和预后评估。而且,分子表达谱会使更多的新药应运而生,包括诱导分化、纠正生长通路失调、激活沉默的凋亡途径等。最有前景的治疗措施是克服肿瘤耐药,涉及靶向治疗。新的药物可以与传统药物共用,也可以单独使用。

80.3 肾母细胞瘤

肾母细胞瘤是儿童最常见的肾脏肿瘤,在小儿腹部恶性实体瘤中仅次于神经母细胞瘤,居发病率第 2 位。15 岁以下的儿童中肾母细胞瘤的发病率为 8.1/100 万,占儿童所有恶性肿瘤的 5%~6%。东亚黄种人发病率最低,美国和非洲黑种人发病率最高,欧洲和北美洲白种人发病率居中。肾母细胞瘤男、女发病比例相当,绝大多数为单侧发病,双侧患者占 3%~8%,偶见肾外部位。发病年龄多集中于 2~4 岁,13%~26% 的肾母细胞瘤伴发各种先天畸形,如虹膜缺如、偏身肥大、Beckweith-Wiedemann 综合征及泌尿生殖系统畸形。

80.3.1 病因

肾母细胞瘤发病年龄早,且常伴有泌尿生殖系统的畸形,因而在发生机制上被认为与胚胎肾发育过程中的某些遗传物质分子结构的异常有关。但迄今为止,肾母细胞瘤的病因尚未完全阐明。

(1) 二次突变假说

该假说认为肿瘤是由于细胞发生二次突变所致。第 1 次突变可以发生在生殖细胞或体细胞,如果发生在生殖细胞,则受累细胞形成的新个体的所有细胞都有这个突变,那么只需任一细胞发生第 2 次突变即可发生肿瘤,使肿瘤具有潜在的遗传倾向。因而遗传型肾母细胞瘤发病年龄早且累及双肾或多发者较多。如果第 1 次突变发生在胚胎的体细胞,则二次突变均发生在同一体细胞的概率极低,也成了散发型肾母细胞瘤多为单侧且发病年龄较迟的原因。

(2) 肾源性剩余学说

该学说认为肾母细胞瘤发生于后肾胚基的残余细胞,肾母细胞瘤的发生可能是后肾胚基分化延滞、残留的结果。后肾胚基分化停止导致肾源性剩余发生可能有两方面的原因,一是在它正常分化之前其自身的某些促分化基因发生了结构或功能障碍所致,二是输尿管芽对后肾胚基的诱导作用未能完成。分子

遗传学对某些基因的深入研究可为此提供依据。

（3）与肾母细胞瘤发生相关的基因

WT1 基因位于 11 号染色体，*WT1* 基因的突变与 WAGR 综合征（肾母细胞瘤、虹膜缺如、智力发育迟缓）的发生密切相关。约 1/3 的散发型肾母细胞瘤有 *WT1* 的突变，即 11p13 的纯合性缺失。WT1 的表达障碍如发生在胚胎肾胚基细胞分化过程中，则可能导致胚基细胞分化停滞，形成肾源性剩余。另外，11p15 区域的杂合性丢失、16q 等位基因的丢失、*p53* 基因的突变也可能与肾母细胞瘤发生相关，或成为肾母细胞瘤间变的基础。

80.3.2 临床表现

（1）上腹部包块

90％的肾母细胞瘤患者以发现腹部肿块和腹围增加为首诊原因，且常常是早期病例的唯一症状和体征。肿物一般位于一侧上腹季肋部，表面光滑，球状，实质感，无压痛，较固定不可推动。

（2）腹痛

约 1/3 的患儿可因肿瘤浸润或压迫邻近器官、出血坏死而引起腹痛。可表现为季肋区的隐痛胀痛，也可为不固定不明确的不适。有很少一部分的患儿因为肿瘤破裂表现为急腹症而就诊。

（3）发热

一般不多见，如有则提示瘤体的进展和骨髓的侵犯，肿瘤破裂的吸收热虽有但并不常见。

（4）血尿

10％～15％的患者可有肉眼血尿，提示肿瘤已经侵犯集合管系统。

（5）高血压

25％～63％的患儿可有高血压表现，多数由于肿瘤压迫造成肾组织缺血后肾素分泌增加所致，也可能是肿瘤自分泌肾素的直接结果。

（6）贫血或红细胞增多症

贫血多由于肿瘤内出血、肿瘤消耗所致，红细胞增多症则往往是肿瘤自身分泌促红细胞生成素所致。

（7）伴发畸形

肾母细胞瘤可伴发各种先天畸形，如虹膜缺如、偏身肥大、Beckwith-Wiedemann 综合征及泌尿生殖器畸形等。

80.3.3 临床分期和病理学分型

（1）临床分期

临床分期对于评估预后及制订治疗方案至关重要，合理的分期与患儿的预后相一致，有助于病情的判断和指导临床治疗。NWTS 分期是 NWTS（National Wilms Tumor Study）和 COG（Children's Oncology Group）联合制订的手术分期，用于术后化疗方案的制订和参考，被北美和加拿大等国家所采用。SIOP 手术分期是在 4 个疗程化疗后所进行的评估，被欧洲国家所采用。有关 NWTS 和 SIOP 在肾母细胞瘤的处理上有所争议，但对于肾母细胞瘤大的治疗原则是有共识的。国内采用较多的是 NWTS 临床分期，见表 80-4。

表 80-4 NWTS-5 临床分期

期别	临 床 表 现
Ⅰ 期	肿瘤局限于肾内，被完全切除；肾包膜未受侵犯；肿瘤被切除前无破溃或未做活检（细针穿刺除外）；肾窦的血管未受侵犯；切除边缘未见肿瘤残留
Ⅱ 期	肿瘤已扩散到肾外但被完全切除。肿瘤有局部扩散如浸润穿透肾包膜达周围软组织或肾窦受广泛侵犯；肾外（包括肾窦）的血管内有肿瘤；曾做过活检（细针穿刺除外）或术前、术中有肿瘤逸出但仅限于胁腹部而未污染腹腔；切除边缘未见肿瘤残留
Ⅲ 期	腹部有非血源性肿瘤残留。可以有以下任何情况之一：① 活检发现肾门、主动脉旁或盆腔淋巴结有肿瘤累及；② 腹腔内有弥漫性肿瘤污染，如术前或术中肿瘤逸出到胁腹部以外；③ 腹膜表面有肿瘤种植；④ 肉眼或镜检可见切除边缘有肿瘤残留；⑤ 肿瘤浸润局部重要结构，未能完全切除；⑥ 肿瘤浸润穿透腹膜
Ⅳ 期	血源性肿瘤转移如肺、肝、骨、脑转移等；腹部和盆腔以外的淋巴结有转移
Ⅴ 期	诊断为双肾肾母细胞瘤时，应按上述标准对每一侧进行分期

（2）病理学分型

根据肾母细胞瘤的细胞分化程度进行分类，更

有利于反映肿瘤的预后和指导临床治疗（图 80-6）。因此，NWTS 将肾母细胞瘤分成两种组织学类型，

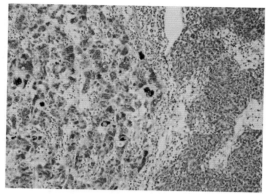

图 80-6　肾母细胞瘤镜下表现

可见肿瘤细胞成巢团状或小管状排列

即良好组织学类型(favorable histology，FH)和不良组织学类型(unfavorable histology，UH)。前者占绝大多数，预后较好，后者在肾母细胞瘤中虽然只占10%，却占该病死亡例数60%以上，预后差。

1) 不良组织学类型：包括间变型肾母细胞瘤、肾横纹肌样瘤和肾透明细胞肉瘤。近年来多数学者认为肾透明细胞肉瘤与肾横纹肌样瘤不是来于后肾胚基，不属于肾母细胞瘤范畴。这两种类型的肿瘤预后很差，死亡率极高。

2) 良好组织学类型：除无间变的肾母细胞瘤外，此型还包括多种小儿肾肿瘤，小儿期任何具有高级分化的肾脏肿瘤，都倾向于较好的预后而归类为良好组织学类型，即还包括肾多房性囊肿和囊性部分分化性肾母细胞瘤，肾横纹肌肉瘤和先天性中胚叶肾瘤。

80.3.4　诊断

肾母细胞瘤的诊断需要结合临床表现、影像学资料、实验室检查综合判断。病理学检查仍是肿瘤确诊的唯一手段。肾母细胞瘤的术前诊断需要对以下3方面做出评估：① 对侧肾脏是否正常？因为患肾需要切除，就必须保证对侧肾脏无肿瘤或功能良好。② 肿瘤是否已有远处转移？最常见的转移部位是肺，其次是肝、骨、脑。③ 肿瘤能否切除？多数肾母细胞瘤位于包膜内很少有不能切除的，可以通过影像学检查，尤其是CT和MRI来对这些问题作出解答，提高切除的成功率。

（1）B超检查

超声检查可以判断肿块是否来于肾脏，了解肿块的部位、性质、大小及其与相邻脏器的关系。在超声图像上，肾母细胞瘤可以表现为特征性的不均匀回声，从而反映肿瘤的不同组织成分和肿瘤内部的出血及坏死。彩色多普勒超声还可检出肾静脉和下腔静脉内的瘤栓。作为一种简单、无创、经济的随访手段，B超可以检测肿瘤对化疗的反应和作为术后长期监测的依据。值得注意的是，仔细检查对侧肾脏同样重要，需要提高警惕是否有对侧同时或异时性病变和有无肾母细胞瘤病的存在。

（2）CT检查

可以精确地显示肾脏和腹膜后的解剖关系，不仅可以明确肿瘤的部位，还可以了解肿瘤的大小、内部结构以及与周围脏器的毗邻关系，同时还能查明肾静脉和下腔静脉内有无瘤栓以及腹膜后有无肿大的淋巴结，对肿瘤的临床分期有重要的参考价值(图80-7)。较小的肿瘤在CT图像上可表现为局限于肾实质内或稍突出于肾轮廓之外的等密度或稍低密度的肿块，增强扫描可见明显强化的肾实质内有强化不明显的病灶，这对发现小肿瘤很重要。较大的肿瘤表现为肾区甚至一侧腹部混杂密度的肿块，其内部常见低密度的坏死囊变区，少数可见高密度的出血灶，有时可见肿块周边细小钙化灶，增强扫描可见肿块不均匀的强化，而受压变扁的肾实质强化明显，与肿瘤对比形成新月形的征象，为肾母细胞瘤的典型表现。肾母细胞瘤一般边界较清楚，晚期侵犯周围则腹膜后结构不清，甚至大血管被肿大的淋巴结包绕，血管内有瘤栓时管腔扩大，增强时见充盈缺损。肺部CT扫描可以了解有无肺部转移，肾母细胞瘤最常见的转移部位是肺。

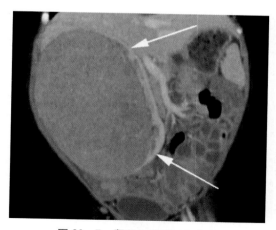

图 80-7　肾母细胞瘤 CT 表现

可见右侧肾脏的结构消失，被巨大实质性肿瘤占据。肿瘤周边肾皮质菲薄

（3）MRI 检查

MRI 对肾母细胞瘤的诊断价值优于 CT，除了像 CT 一样可以明确肿瘤大小、性质以及与周围脏器的毗邻关系外，还可以清晰地显示下腔静脉瘤栓，通过水平面、冠状面和矢状面多种层面的影像，可以立体地勾画出肿瘤与肾脏、肾上腺以及下腔静脉之间的关系，便于鉴别诊断。

逆行肾盂造影和肾动脉造影：随着 CT 和 MRI 的广泛应用，这两种手段已经很少采用。

放射性核素检查：可以帮助了解分肾功能和排除是否有骨转移。肾透明细胞肉瘤骨转移发生率很高，如果病理学诊断明确，一定要做骨扫描排查。

目前没有明确的肿瘤标志物可以用来诊断肾母细胞瘤。

80.3.5 鉴别诊断

肾母细胞瘤的鉴别诊断即为腹部肿块的鉴别诊断，主要包括肾细胞癌、神经母细胞瘤、横纹肌肉瘤、肝母细胞瘤和淋巴瘤等恶性肿瘤，这在神经母细胞瘤章节已经详述，这里不再一一赘述。另外，还需要与肾积水、肾囊肿、胆总管囊肿和脾大等良性疾病鉴别，可通过体格检查和影像学检查仔细排查。

80.3.6 治疗

肾母细胞瘤对放线菌素 D 和长春新碱等化疗药物及放射线均高度敏感，采用手术切除配合化疗和放疗的综合治疗，已经成为公认的治疗原则。

（1）手术及并发症的处理

患肾切除是首选的治疗方法，手术能否完整切除肿瘤，不仅关系到患儿的化疗效果，也影响患儿的总体预后。外科医生的责任不仅是要完整切除肿瘤，还要对肿瘤的播散范围做出准确的评估，以便为术后进行适当的综合治疗提供必要的依据（图 80-8）。术中首先应仔细探查肿瘤的累及范围，如邻近器官的粘连情况、探查肝脏有无肿大的淋巴结。术中建议仔细探查对侧肾脏，有可疑病变（肿瘤或肾源性剩余）时应取活检做冰冻切片检查，以免漏诊。根治性肾切除是普遍采用的手术方式，切除的基本范围包括肾筋膜内的所有组织，显露范围内的输尿管应尽量切除，肾上腺组织要尽量保留。当肿瘤巨大伴大量淋巴结转移并有周围脏器浸润时，先行化疗或放疗，待肿瘤缩小后再行二次手术切除是值得推荐的方法。淋巴结是否需要清扫有争议，但对于肾

蒂周围淋巴结的彻底清扫可以减少局部复发的概率是公认的，清扫的范围是否要扩大到髂血管分叉的水平有待商榷，更需要循证医学数据证实。

经腹手术为标准的手术径路，采用较大的上腹部横行切口，术中应尽早结扎肾动、静脉，以防止手术过程中血源性转移的可能性。由于首先结扎肾静脉导致血液回流受阻，使肿瘤淤血肿胀，脆性增加，容易发生肿瘤破裂和静脉破裂。因此，在技术上可行时，应首先分离结扎肾动脉，使瘤体缩小和脆性减小，便于分离和切除。在实际操作过程中，往往因瘤体巨大而难以做到，在无法先显露肾蒂时，不必强求。此外，处理肾静脉前，要仔细触摸肾静脉和下腔静脉有无瘤栓，确保在瘤栓的近心端结扎肾静脉。如果瘤栓延至下腔静脉，应该切开静脉取出瘤栓。对于少量浸润腔静脉壁的瘤栓，无法剥除，允许残留，或在条件允许时切除该段静脉并行一期修复。对于到达肝静脉水平尤其扩展至右心房者，需要在体外循环的辅助下切开心房取出瘤栓。有瘤栓的患儿一般会在术前化疗，瘤栓在手术时已经比较坚固，因此瘤栓碎屑脱落造成肺栓塞的可能性较小。术中应尽量避免在切除瘤体前穿刺或切开，以免肿瘤组织逸出引起播散种植。由于肿瘤组织较脆，容易破裂，分离肿瘤过程中动作应轻柔，避免肿瘤破溃而增加复发的机会。如果发生局限性破裂，应立即吸除，如果肿瘤弥漫性逸出污染腹腔，必须以大量的蒸馏水冲洗，必要时术后进行全腹部照射。

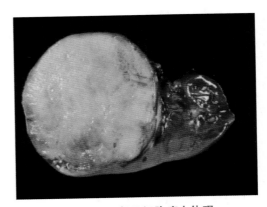

图 80-8 肾母细胞瘤大体观

（2）化疗

肾母细胞瘤是最早被发现对化疗敏感的小儿恶性实体瘤，也是目前小儿恶性实体肿瘤中治疗效果最好者。放线菌素 D、长春新碱、环磷酰胺、多柔比

星的应用大大改善了肾母细胞瘤的预后,使患儿的生存率从最初的 30%提高到 90%以上。因此可以说,化疗是肾母细胞瘤术后必不可少的治疗手段,一般建议在肠功能恢复后即开始术后化疗,最迟不要超过 5 d。根据肿瘤临床分期和组织学类型选择相应的治疗方案,可选择的方案有 EE-4A、DD-4A、I 方案和 J 方案。部分患儿需要术前化疗,多用于初诊时已有远处转移的Ⅳ期患儿、有腔静脉瘤栓的患儿、双侧肾母细胞瘤的患儿、马蹄肾和单肾肾母细胞瘤的患儿以及根治术无法一期完成的患儿。术前化疗的目的是为延期手术创造条件,延期手术的时机往往取决于肿瘤对化疗的反应,一般为 6～12 周,待瘤体缩小、与邻近组织器官分界清楚、转移灶得到控制、全身情况改善时考虑进行延期手术,多采用适合任何病理学类型的 IEV 方案进行新辅助化疗。

（3）放疗

由于肾母细胞瘤对化疗高度敏感,而放疗对生长发育期患儿的骨骼、性腺等器官有较为严重的损害作用,因此,放疗应该慎重,目前主要应用于肿瘤切除不完全的患儿,如 NWTS 分期Ⅲ期以上的良好组织学类型患儿和Ⅱ～Ⅳ期的不良组织学类型的患儿。术后 10 d 内开始放疗对改善预后意义重大,10 d 以后放疗肿瘤局部复发机会明显增多。因此,术后患儿如果无明显肠梗阻或腹泻,应限时进行放疗。早期放疗对切口愈合并无影响,有全腹播散的患儿可行全腹照射。由于放疗并不能够进一步改善组织学预后良好型患儿的预后,因此良好组织学类型Ⅰ～Ⅱ期和不良组织学类型Ⅰ期的患儿,无需在术后接受进一步的放疗。有肺转移的患儿,无论病灶多少和在什么部位,都应进行全胸照射。术前放疗很少应用,但对于那些化疗不敏感的患儿可采用,并在照射后 2 周内行肿瘤切除术。

（4）特殊类型的肾母细胞瘤的治疗

1）双侧和孤立肾肾母细胞瘤:双侧同时发生的肾母细胞瘤其组织学类型常为良好组织学类型(图 80-9),治疗倾向保守,故需要应用术前化疗、延期手术、术后化疗、放疗等综合治疗的手段,尽可能保存有功能的肾实质是治疗的原则。一般来说,先进行手术活检,以分期较高的一侧肿瘤的组织学类型确定化疗方案。经 6 周至 6 个月不等的化疗后,进行二次手术探查,如有可能,行肾部分切除术和肿瘤切除术,否则继续化疗和放疗。6 个月之内,再次手术探查,在保留尽可能多肾组织的情况下行肿瘤切除术。双侧肾

母细胞瘤对化疗的敏感性与单侧肾母细胞瘤相同,因此化疗仍是肾母细胞瘤重要的治疗手段。影响预后的主要因素仍然是肿瘤分期和组织类型。随着化疗、放疗的改进和手术技术的提高,更多的患肾得以保留。肾移植是无法保留肾实质的情况下最后的考虑和选择。孤立肾肾母细胞瘤患儿可参考双侧肿瘤的治疗原则实施肾实质手术和其他治疗。

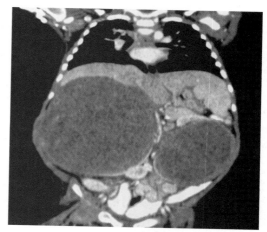

图 80-9 双侧肾母细胞瘤影像学表现

2）新生儿肾母细胞瘤:罕见。多数是先天性中胚层肾瘤,男婴多见。肿瘤为实质性肿块,与正常的肾组织往往没有明确的界限。组织学特点为大小一致的梭形细胞,类似成纤维细胞和平滑肌细胞,交错排列,可有不成熟的肾小球和肾小管。本病一般呈良性过程,完全切除即可。但"富细胞型"或"非典型性"中胚层肾瘤为特殊类型,其肿瘤细胞中可见有丝分裂现象,有复发和转移的报道,以出生 3 个月以上患儿中较为常见,需要在手术以后辅以化疗。

3）肾外型肾母细胞瘤:此类型肿瘤非常少见,治疗可参照肾内肿瘤的治疗原则进行。因为没有肾包膜和肾脂肪囊的限制,肿瘤较容易侵犯周围的组织结构,化疗和放疗可参考Ⅲ期肾母细胞瘤的治疗方案。

4）肾母细胞瘤复发:复发的肾母细胞瘤患儿有不同的预后,取决于原来的分期、复发的部位、从诊断到复发的时间以及原来治疗的情况。有利因素包括原来的化疗未用过多柔比星、复发时间在 12 个月以上、复发部位在横膈以下而原来未接受过腹部放疗。对这些患儿应施行攻击性化疗,化疗的选择取决于复发前使用过哪些药物,不要再重复应用以前

治疗的方案,加用其他未曾使用的化疗药物可能有助于提高治疗的成功率。在自体骨髓移植或外周血干细胞移植的基础上对其实施强化疗,可望提高疗效。对于原位复发的肿瘤主张手术切除,这样可减轻化疗的肿瘤负荷,同时明确复发肿瘤的组织学类型。单发的肺部转移瘤可以切除并给予放疗,多发的肺转移灶手术切除无益。

80.3.7 预后和展望

肾母细胞瘤的预后受诸多因素的影响,其中内在的因素有肿瘤的组织学类型、临床病理学分期、发病年龄和分子生物学改变等。而治疗手段,如是否完整切除肿瘤、有无采用综合治疗是与预后密切相关的外在因素。总体来说,良好组织类型的 4 年生存率,Ⅰ期为 97.3%,Ⅱ期为 95.1%,Ⅲ期为 95.2%,Ⅳ期为 81.8%;不良组织类型 4 年生存率为 73%。

肾母细胞瘤虽然总体预后良好,但不良组织学类型的患儿仍然预后较差,需要积极寻求新的治疗手段,以提高其生存率。另外,提高患儿生存质量也是今后努力的另一个目标,除了对良好组织型的病例进行治疗方案的改良以尽量减少化疗和放疗的不良反应以外,保存肾实质的手术却不增加肿瘤复发的概率是研究的方向。另外,应用新的生物学预后指标对患儿进一步分类以便进行个体化的治疗是目前精准治疗的方向。

80.4 肝母细胞瘤

肝母细胞瘤是发生在婴幼儿期能代表胎儿特征的肝脏恶性肿瘤,亦是继神经母细胞瘤、肾母细胞瘤之后,小儿第三常见的腹部恶性肿瘤。最常见于 6 月龄至 3 岁的儿童,在 0～4 岁年龄组中发病率约为 5/100 万,男孩多于女孩,比例为 1.5∶1。肝母细胞瘤的临床重要性在于它是小儿最常见的肝脏原发性恶性肿瘤,占小儿肝恶性肿瘤的 80%,占小儿所有恶性肿瘤的 1%,并且每年呈上升的趋势,美国和欧洲的调查数据表明增长速度为(1.2～1.5)/100 万,男孩的增长速度(1.57/100 万)高于女孩(1.09/100 万)。这可能与父母孕期烟草摄入、环境污染、低体重和极低体重儿存活率的提高有关。

80.4.1 病因

肝母细胞瘤是一种胚胎性肿瘤。尽管一些先天

性的综合征被认为与肝母细胞瘤有关,但只有 18 三体(Edward's 综合征)、家族性腺瘤样息肉病和 Beckwith-Wiedemann 综合征(BWS)已被证实与发生肝母细胞瘤的高风险相关。在有这些家族史的患儿中,发生肝母细胞瘤的风险将提高 1 000～2 000倍。家族性腺瘤样息肉病(FAP)的患儿发生肝母细胞瘤的风险大约是 1%。因此,对于有上述疾病的患儿,在学龄前期定期随访以便及时发现肿瘤非常有必要。

肝母细胞瘤的细胞遗传学研究发现了染色体的异常,最常见的是三倍体异常,特别是染色体 2、8和 20。染色体易位主要在染色体 1q12 - 21 区,被认为是肝母细胞瘤的主要易位点。

肝母细胞瘤与 Wnt/β-catenin 信号转导通路的活化明确相关。肝母细胞瘤在编码 β-catenin 的基因 CTNNB1 中具有很高的突变率(50%～90%),因而肝母细胞瘤是持续激活的 β-catenin/Tcf 信号通路中最常见的肿瘤。同时,*Myc* 基因在肝母细胞瘤细胞株中的表达受到抑制,并伴随着受损的 β-catenin 持续激活,说明在进展期肝母细胞瘤中,*Myc*基因可能是 Wnt/β-catenin 信号通路的主要影响因素。其他与肝母细胞瘤有关的异常激活的通路为 Hedgehog(HH)通路、MAPK 通路和 Notch 通路的活化和上调;抗凋亡分子 serpin B3、多药耐药基因、miR - 492 的表达、胰岛素样生长因子Ⅰ的过度表达和 RASSFIA 甲基化也可能与肝母细胞瘤的恶性行为有关。

80.4.2 临床表现

临床上,肝母细胞瘤多见于 3 岁以下婴幼儿。早期一般情况好,10%患儿体检无意中发现腹部肿块,肿块位于右上腹,边界清楚,但不规则,无压痛,肿块生长迅速,有时超过中线或达脐下。偶有腹痛、厌食、体重下降和轻度贫血,少数表现为面色苍白。5%患儿有黄疸,杵状指少见。晚期可以出现明显腹胀、腹腔积液和黄疸,以及肿瘤压迫所引起的呼吸困难。肿瘤破溃可出现有急腹症表现,但少见。肝母细胞瘤有少数少见症状,部分男性患儿以性早熟为首发就诊症状,表现为声音低沉、生殖器肥大、有阴毛等。这是由于肿瘤细胞可合成人绒毛膜促性腺激素(HCG),刺激睾丸间质细胞和脑垂体,使血清睾酮和促黄体生成素浓度升高所致。可伴发先天性畸形,如腭裂、巨舌、耳郭发育不良、右肾上腺缺如、心血管及

肾畸形等,也可见于 BWS 综合征和 FAP 患者中。

80.4.3 分期和危险度分组

术前的准确分期对于评估肿瘤风险度、计划手术治疗至关重要。COG 曾采用 Evans 分期系统(表 80-5)来界定肿瘤分期,这种分期方法是根据术中发现和原发手术切除的情况进行的。然而 SIOPEL 所提出的 PRETEXT 分期系统是根据肿瘤术前的影像学资料进行区分的。日本的小儿肝脏肿瘤学组和德国儿童肝脏肿瘤学组亦采纳 PRETEXT 分期标准。这种分期系统的优势被认为包括:① 评价准确性中等偏上,有时会出现过度分期;② 在不同的医疗工作者之间容易达成一致意见;③ 与其他分期系统相比较,对于预后的预测较准确;④ 可以评价术前治疗的有效性。

表 80-5　COG (Evans)肝母细胞瘤分期系统

分期	定　义
Ⅰ期	肿瘤肉眼完整切除,边界无残留
Ⅱ期	肿瘤肉眼完整切除,边界有镜下残留
Ⅲ期	仅活检;肿瘤肉眼完整切除伴有淋巴结浸润;肿瘤溃破;肿瘤未完整切除
Ⅳ期	远处转移

PRETEXT(pretreatment extent)分期系统将肝脏分为以下部分:左外侧叶(2、3 段)、左中叶(4 段)、右前叶(5、8 段)、右后叶(6、7 段)。分期系统依据肿瘤占据的肝段及数量来进行(图 80-10)。PRETEXT 分期系统目前是最实用的肿瘤个体化治疗的依据,并且被认为与 5 年生存率相关。在化疗后,同样可以使用上述分期,评估肿瘤侵犯肝段的情况,但被称为 POSTTEXT。

PRETEXT 分期系统在 2005 年进行了修订,更加明确了原发部位、肿瘤肝外侵犯的程度、尾状叶累及与否、肿瘤破裂、腹腔积液、肿瘤向胃和膈肌的浸润、淋巴结累及和远处转移、血管侵犯,并由此产生了肿瘤的危险度分组。主要依据连续无瘤的肝脏叶段的数目以及尾状叶的侵犯情况;腔静脉或所有 3 支主要肝静脉浸润情况;门静脉浸润情况;肿瘤肝外连续生长情况;肿块溃破或出血情况;远处转移情况。那些甲胎蛋白(AFP)<100 mg/ml、腹腔内扩散、远处转移、腹腔内出血和肝静脉、下腔静脉或门脉累及的肝母细胞瘤被划为高危组。尽管 PRETEXT 分期系统在建立之初是为肝母细胞瘤所打造的,2005 年的修订版指出其也可以应用于所有小儿原发性恶性肝脏肿瘤,包括肝细胞肝癌和上皮样血管内皮细胞瘤。

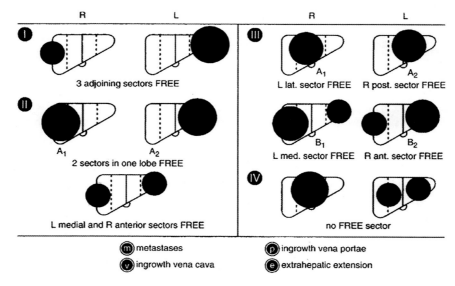

PRETEXT Ⅰ:肿瘤仅侵犯 1 个肝段,相邻 3 个肝段未受累
PRETEXT Ⅱ:肿瘤侵犯 2 个肝段,有 2 个连续肝段未受累
PRETEXT Ⅲ:肿瘤侵犯 2～3 个肝段,仅 1 个肝段未受累
PRETEXT Ⅳ:肿瘤侵犯所有肝段

图 80-10　SIOP PRETEXT 分期系统

COG已经确认了PRETEXT分期系统对预后的影响,并在未来的临床试验中使用该分期系统作为监测新辅助化疗效果和确定手术时间及切除范围的客观指标。

80.4.4 诊断

肝母细胞瘤的诊断依据临床表现、AFP检测结果和影像学的表现,确诊需要依据病理学检查结果。在德国儿童肝母细胞瘤组织对于年龄6月龄至3岁的患儿,在AFP明显升高(>1 000 ng/ml,或3倍于年龄相应的AFP值),可凭临床经验诊断肝母细胞瘤,并借此治疗。但这种方法的应用必须谨慎,需由肿瘤治疗团队集体决定,并非由医生个人决定。在我国,这种方法在必要时也有所沿用。

(1)实验室检查

对诊断及观测预后最有意义的是AFP测定,70%的肝母细胞瘤患儿有AFP的升高。AFP在胚胎28 d时已能合成,11周时已由肝脏合成,出生后6个月下降至正常的30 ng/ml,1年后同于成人3~15 ng/ml,生物半衰期为5~7 d,80%~90%肝母细胞瘤AFP升高,就诊时AFP水平与预后无明显关系。AFP与肿瘤消长相平行,故在肝母细胞瘤治疗的过程中,AFP作为重要的观察指标予以监测。当肿瘤完全切除后,AFP会逐渐降至正常,若不下降至正常表明可能有肿瘤残留或存在远处转移灶;若下降后又上升,提示肿瘤复发及出现远处转移灶。有人认为术后测定AFP的半衰期比测定AFP值更有意义。完全切除肿瘤、无复发病例AFP半衰期是4 d±0.9 d,而无法切除或复发病例AFP的半衰期是24.8 d±20 d。偶尔有极少数病例其转移的肿瘤中并不产生AFP,那些初诊时AFP<100 ng/ml的患儿往往提示预后不良,应在诊治中注意这一情况。另外,在婴儿期出现的AFP的升高,除了肝母细胞瘤,还有卵黄囊瘤、肉瘤、错构瘤,偶有血管瘤可能,需要加以鉴别,也说明治疗前活检非常重要。

(2)影像学表现

B超是最常用的无损伤、价廉的检查肝内肿块情况的一种手段,可见肝脏内有大的不均质的回声增强的孤立性肿块,多为实质性,偶有囊性成分或点状不规则钙化。除了大小、性质,还可了解肿块是否多发,有无侵犯大的血管(肝静脉、下腔静脉和门脉等),有无后腹膜淋巴结肿大。CT和MRI检查,特别是采用增强时可清晰地了解肿块的位置、与周围血管、胆道的关系、有无血管内瘤栓,评估手术的可行性,并排除有无肝外、腹腔内的肿瘤转移(图8-11)。肺部CT平扫可以了解有无肿瘤的肺部转移,但阅读CT片时要注意因肝内脂肪少,当肿块巨大时,可压迫周围组织,在CT片上显示出来的肿块范围比实际肿瘤要大。最近采用螺旋CT扫描三维重建的方法可以避免肝动脉造影,清晰显示肿块与大血管的关系,判断肿块的可切除性和切除范围,以及残余肝的体积。肝动脉造影目前仅用于治疗(肝内动脉化疗灌注,TACE)。

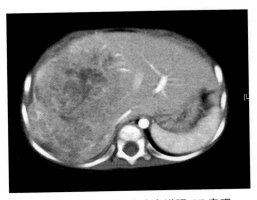

图80-11 肝母细胞瘤在增强CT表现

为巨大的实质不均质的肿块,有些情况下门脉系统或肝静脉系统受到推移或侵犯

对于不能一期切除肿瘤的肝母细胞瘤患儿,肿瘤活检可以明确病理学诊断,尤其对于年龄<6月龄和>3岁的患儿,前者需要与间叶性错构瘤区别,后者要与肝细胞肝癌鉴别。活检可以通过剖腹探查、腹腔镜或影像学引导的经皮粗针穿刺进行。细针穿刺仅能实现细胞学诊断,而不利于整体诊断。粗针穿刺的并发症较多,如可引起出血、肿瘤破裂、腹腔内播散等并发症。故在有条件的时候应尽可能采用开腹活检的方法,这种方法肿瘤播散的概率很低。

80.4.5 鉴别诊断

需要与肝母细胞瘤鉴别的肿瘤有肝细胞癌,后者多与乙肝病毒感染有关,部分与胆汁性肝硬化相关,一般来说多见于5岁以上的儿童,黄疸比肝母细胞瘤多见,病程进展比肝母细胞瘤快,AFP的增高程度不如肝母细胞瘤高,在影像学上表现为肝内多发的结节,常有血管侵犯和门脉内瘤栓。肝恶性间叶瘤又称为未分化肉瘤或胚胎性肉瘤,多见于儿童,表现为腹部巨大的肿块,以肝右叶居多,直径可达10~25 cm。影像学上瘤体边界清楚,有包膜或假包膜,常有坏死或出血,AFP正常可以与肝母细胞瘤鉴别。肝转移瘤在儿童多为神经母细胞瘤、肾母细胞瘤的肝转移。病灶多发,大小不一,在肝内呈弥漫性分布,甲胎蛋白(AFP)可有不同程度的升高。原发病灶往往可见,可以与肝母细胞瘤相鉴别。肝脏的局灶性血管瘤具有影像学上典型的"快进慢出,向心性强化"的特点,AFP一般不升高,且在患儿产前或生后即被发现,可以与肝母细胞瘤相鉴别。

80.4.6 治疗

(1) 手术

完整地手术切除肿瘤仍然是治疗肝母细胞瘤的主要手段(图80-12)。切除肿瘤的过程中最好是完全按照肝脏解剖进行手术切除,尽量避免不规则的或偏离解剖结构的手术操作(除非是切除有蒂的肿瘤)。儿童的肝脏再生和代偿能力强,故最多可切除80%的肝组织,但对于化疗后的肝脏,残肝最好要>40%。手术的主要风险是失血和胆漏。目前肝切除技术越来越成熟,现有的研究也表明,在化疗后的瘤体周边留有数毫米的安全无瘤切缘,已经足够。鉴于这种观点和认识,那些中央型的或POSTTEXT Ⅲ、Ⅳ期的肝母细胞瘤的手术切除已成为可能,且预后良好,从而对肝移植的指证有了新的认识。但手术一定要确保剩余的肝脏无肿瘤残留。

肝切除术可以选择横切口或肋缘下切口,并不需要纵向延长切口。开腹后首先需探查肿瘤的部位、大小及与周围脏器的关系,判断肿瘤是否能够切除以及手术方法。如果能够手术切除肿瘤,通过分离肝脏周围的解剖韧带使肝脏和肿瘤处于完全游离

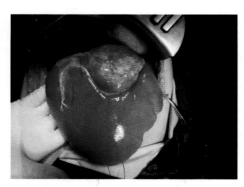

图80-12　术中所见肝母细胞瘤

状态。若行右半肝切除尚需切断肝肾韧带,若行左半肝切除,还需切断肝胃韧带。

当肝脏和肿瘤完成游离后,首先需进行肝门血管的处理。在接近十二指肠和胰腺十二指肠动脉分支的末端明确肝动脉、胆总管和门静脉。剪开Glisson包膜,解剖胆总管、肝动脉和门静脉,确定和结扎需切除肝叶或肝段的血供。肝门解剖完成后,需将肝脏轻轻翻起,显露肝后腔静脉。从末端仔细解剖腔静脉至肝静脉上方,其中许多成对的分支——肝短静脉,需确认并进行结扎,完全游离除了主要肝静脉以外的腔静脉。最后是确认和分离肝静脉,这是手术中最有风险的部分,因为可引起致命的失血或空气栓塞。解剖肝静脉时患儿以Trendelenburg 15°体位,麻醉师需维持中心静脉压<5 mmHg。术中超声对于肝静脉血管的确认和手术路径的设计非常有帮助。由于肝静脉分支进入肝组织后走行陡直,如果肿瘤切缘允许,可采用肝实质内分离血管这种较为安全的技术。但当肿瘤或解剖原因不允许肝实质内处理肝静脉时,需更大范围地暴露和细致解剖分离肝静脉。

在进行肝实质切除之前,可阻断肝门处血流,减少出血的风险。肝门结构的阻断时间限制在15 min内,总共阻断时间不超过1 h。在行肝切除时,通常使用电灼的方法做3~5 mm深的线型标记,指导肝叶或肝段的切除。在先前解剖的肝门结构和确定的肝静脉路径时,肝实质的解剖需特别小心,一般采用钝性分离或结扎术中的肝实质束。

具体的肝叶或肝段切除需以Couinard的节段解剖为依据进行手术。完成手术切除后,需对创面充分止血,尤其注意保留下的肝脏毛糙面的渗血和胆漏。

手术的主要并发症有大出血、空气栓塞、胆道损伤、门脉血栓、肠梗阻、肝坏死和继发性布加综合征等,术中死亡的报道很少见。

(2) 化疗

近30年来,肝母细胞瘤生存率得到了明显的提高,除了得益于对肝脏解剖的了解、手术技巧的提高和肝移植的开展,也与化疗的作用密不可分。化疗甚至可以说是肝母细胞瘤治疗历史中的里程碑。化疗可缩小肿瘤的体积,能清楚地勾画出瘤体和周围正常肝组织的界限,便于手术切除,减少出血和并发症。化疗也可以使原先影像学上境界不清的肿瘤(如无法分辨是"推移"抑或"侵犯"),在化疗后清楚

显示肿瘤与邻近组织的关系，有利于在术前进行确切的 PRETEXT 分期和手术风险评估。也如前所述，术前化疗可以控制影像学上不可见的微小周边病灶，减少术后的复发和反弹。当然也有学者提出过度的延长术前的化疗次数可能会增加肿瘤对药物的耐药性。

对肝母细胞瘤有活性的药物是顺铂、5-氟尿嘧啶(5-FU)、长春新碱、多柔比星、异环磷酰胺和伊立替康。COG 采用 C5FV 作为中、低危组患儿的标准化疗方案。由于 POG(COG 前身，Pediatric Oncology Group)在 1980 年起沿用顺铂＋阿霉素的化疗方案，在接下去的治疗中，凡是获得肉眼完整切除的患儿，生存率可达 85%～95%。但是由于顺铂和阿霉素的毒性大，如对心脏和肾功能的影响、并发症多、相关支持治疗多、住院时间延长等，POG 开始应用顺铂＋VCR＋5-FU 治疗肝母细胞瘤患者。Ⅰ期和Ⅱ期的患者在一期手术切除后用该方案 4 个疗程，可以获得 90% 的无瘤生存。Ⅲ期患儿 92% 可获得部分缓解，阿霉素组和 5-FU 组的总体无瘤生存率相当。另外，由于大剂量的铂类可以改善预后，但是不良反应明显增加。可以交替使用卡铂和顺铂来减少毒性。对高危组使用伊立替康作为窗口期的治疗也将在Ⅳ期患儿中进行评估。

对于肿瘤在确诊时无法切除的患儿，目前 COG 和 SIOPEL 方案均推荐在两个疗程化疗后评估能否手术，如果仍无法切除肿瘤，再化疗 2 个疗程。目前的研究表明 2 个疗程化疗后再继续进行化疗，肿瘤体积的缩小并无统计学意义，提示宜尽量减少化疗疗程以降低毒性，对化疗不敏感的患儿需尽早考虑肝移植。

（3）肝移植

越来越多的研究证实，对于无法手术切除的肝母细胞瘤患儿，采取全肝切除加一期肝移植是值得采用和推广的。SIOPEL-1 的回顾性调查结果表明，长期的无瘤生存率在一期肝移植患儿达 85%，在复发补救肝移植患儿中仅为 40%，总体生存率为 66%。那些有门静脉、下腔静脉或肝静脉瘤栓的患儿，也有 71% 的长期生存，肺转移患儿在化疗后转移灶消失后行肝移植的患儿有 80% 的存活。而一项综合 24 家中心 147 例肝母细胞瘤接受肝移植治疗的世界范围内的回顾性调查研究表明，移植术后 6 年，中位随访年龄 38 个月，一期肝移植后 82% 存活，补救肝移植后仅 30% 存活。多因素分析提示原

因可能在于性别、年龄、肺转移情况和移植的类型。对于一期肝移植的患儿，影响其预后的主要因素是静脉瘤栓。

肝移植的指征：① 多灶性的 PRETEXT4，或孤立但巨大的 PRETEXT4（没有腹腔内播散）的肝母细胞瘤。② 单一病灶的肿块，PRETEXT Ⅱ 期、Ⅲ 期，但呈中央型生长，包绕了重要的肝门血管。③ 补救性肝移植，指肝内残留或术后肝内复发。另外，脉管系统（门静脉、肝静脉、下腔静脉）的浸润不是肝移植的禁忌证，但必须在术中将浸润的部分完全切除。肺转移灶亦不应该成为肝移植的禁忌证，采用术前化疗消灭转移灶/转移灶切除。化疗后亦持续存在的肝外肿瘤无法手术切除，是肝移植的绝对禁忌证。

（4）其他局部治疗

肝动脉化疗栓塞术（TACE），即经皮置入动脉导管进行化疗栓塞，目前已出现并成为治疗进展期或无法手术病例的可行手段。它可以使无法手术切除的肝母细胞瘤变得可进行手术或肝移植。操作过程是进行血管造影并在肿瘤主要滋养动脉中放置导管。阿霉素稀释在碘油剂中，顺铂进行灌注，最后使用吸收性明胶海绵栓塞。肿瘤内药物浓度可以达到常规化疗的 50～400 倍而不增加药物全身毒性。在一项回顾性病例分析中有 36 个肝母细胞瘤患儿进行了肝动脉化疗栓塞术，年龄从 50 天至 5 岁，结果显示肿瘤可切除率达到了 88.8%。这项技术仅适用于双侧肝动脉均未受累的患儿。主要不良反应有疼痛、呕吐、发热，个别患儿有肿瘤溶解综合征，栓塞剂脱落至肺部等致命并发症。

其他经动脉治疗的技术有栓塞而不化疗，或采用放射性钇微球栓塞动脉，仅有个例报道。一侧门静脉的栓塞以诱发另一侧门脉供血的肝脏的生长和同侧瘤体的缩小，理论上似乎可行，但实际应用很少，且有诱发肿瘤生长的风险，目前已被联合肝脏分割和门静脉结扎的分阶段肝切除术（associating liver partition and portal vein ligation for staged hepatectomy, ALPPS）所替代。其他经皮肿瘤消融术、乙醇注射、冷冻、激光或微波消融等成人肿瘤中应用的技术，在小儿的肝母细胞瘤中很少应用，因为这些技术适用于小体积病灶，且不容易根治，因此仅用于缓解肿瘤症状或其他治疗失败、其他治疗有禁忌的患儿。

（5）靶向治疗

分子生物学的进展对于肝母细胞瘤的影响主要

表现在针对生长因子受体或影响细胞内信号转导通路的关键分子的改变。例如,酪氨酸激酶靶向药物索拉菲尼(sorafenib),可以抑制儿童肝细胞肝癌的生长,可能也具有抑制肝母细胞瘤生长的作用。HER-2单抗赫赛汀(herceptin),多靶点酪氨酸激酶抑制剂索坦(sutent)即舒尼替尼(sunitinib),HGF/c-Met和IGF-2等生长因子受体的抑制剂,也具有应用前景。Wnt通路和HH通路的改变,可以由此发现更多的靶向治疗靶点。那些能抑制Wnt和HH通路的药物(如epigallocate-chingaleate和环巴胺)可以在体内和体外抑制肝母细胞瘤细胞的生长。这些药物可以成为今后长期维持治疗药物,尤其对那些原位肝移植患儿。那些已经证实和应用的诱导分化剂(如维甲酸)和抗凋亡剂(如三氧化二砷)近年来也发现具有抗肝母细胞瘤生长的作用。

80.4.7 预后和展望

在过去的几年里,由于各专业组之间的合作,综合治疗的开展,使得肝母细胞瘤的预后得到了明显的改善。比如,Evans分期的Ⅰ期和Ⅱ期患儿,COG的PRETEXT Ⅰ/Ⅱ期患儿,SIOP标危组的患儿都能获得80%~90%的无瘤生存率,总体生存率可达85%~100%。那些Evans Ⅲ期或PRETEXT Ⅲ期的患儿,如果没有预后不良的指标(如AFP过高或过低),其无瘤生存率也可达65%~75%,总体生存率达70%~80%。然而,高危的肝母细胞瘤,PRETEXT Ⅳ期,特别是肝外累及、多灶性病变、巨块型累及大血管、远处或淋巴结转移的患儿,其预后就非常差,无瘤生存率仅为45%~65%,总体生存率50%~65%。在这些患儿中,有一组更高危的人群,就是血清AFP<100 ng/ml,小细胞未分化型,远处转移和大血管受累。因此,研究更着重于寻找新的预后指标,细化分组和给予个体化治疗。开展国际间的合作,对患者采用统一的治疗指南,有助于构建庞大的数据库并进行评估分析,对于改善预后也有益。

80.5 生殖细胞肿瘤

生殖细胞肿瘤(germ cell tumor,GCT)又称胚芽细胞肿瘤,是一组来自原始生殖细胞的肿瘤,因肿瘤发生部位、性别和肿瘤基因等不同而形成不同的类型。小儿生殖细胞肿瘤少见,约占小儿恶性肿瘤的1%。小儿生殖细胞肿瘤具有明显的异质性,不同部位的各种生殖细胞肿瘤肉眼形态相似,但组织类型及生物学特性因患儿年龄和肿瘤起源部位不同而有差异。小儿生殖细胞肿瘤可发生于性腺或性腺以外,女性性腺外肿瘤和男性睾丸肿瘤主要发生于3岁以下,女性性腺肿瘤多发生于青春期或青春期以后。

80.5.1 胚胎学和病因

原始生殖细胞来自卵黄囊内胚层,在胚胎第5周时开始沿中线部位的后肠背系膜迁移到生殖腺嵴,最后成为性腺内精子或卵子的前体。这一迁移过程如果受到干扰,原始生殖细胞巢可沉积于异常的部位,也可进入非正常途径的区域,如松果体和骶尾部。因此生殖细胞肿瘤可发生于骶尾部、纵隔、腹膜后、松果体、卵巢和睾丸等部位,并可能发生恶性变。原始生殖细胞具有能向外胚层、中胚层和内胚层各种组织分化的全能性,因此不同解剖部位生殖细胞肿瘤的组织类型不同,各类肿瘤的细胞分化程度也不同。例如未分化者为无性细胞瘤,胚胎多能者为胚胎癌,向胚胎结构分化为畸胎瘤,向胚外结构分化为内胚窦瘤、绒毛膜癌。

80.5.2 组织学分类

生殖细胞肿瘤有很多不同的分类方法。WHO的组织学分类法列于表80-6。

表80-6 WHO的生殖细胞肿瘤分类

性质	组织学	儿童发病情况	肿瘤标志物
良性	畸胎瘤	最常见	
恶性	无性细胞瘤/精原细胞瘤	罕见(发病多在40~50岁)	β-HCG
	胚胎性癌	罕见(发病多在20~30岁)	
	内胚窦瘤(卵黄囊瘤)	最常见的恶性生殖细胞肿瘤	AFP
	绒毛膜癌	不常见(发病多在20~30岁)	β-HCG

性质	组织学	儿童发病情况	肿瘤标志物
混合性	恶性畸胎瘤	常见（<3岁和青春期两个高峰）	AFP
	多胚瘤	少见（青春期）	
	性腺母细胞瘤	少见	
	畸胎瘤＋内胚窦瘤，畸胎瘤＋胚胎性癌，畸胎瘤＋绒毛膜癌等	少见	AFP或β-HCG（取决于肿瘤的成分）

（1）畸胎瘤

畸胎瘤是小儿最常见的生殖细胞肿瘤，由3个胚层的组织构成，而且常含有与所在解剖部位不同的组织。畸胎瘤可发生于性腺或性腺外。性腺外最常见发生部位是骶尾部（占45%～65%），此外可发生于纵隔、腹膜后、颈部、颅内、肝、肾、阴道、胃等。

畸胎瘤可分为成熟性、未成熟性和恶性3类。成熟性畸胎瘤生物学行为表现为良性；未成熟性畸胎瘤含有不成熟的胎儿组织如神经外胚层组织、原始神经上皮等，可分为1～3级。1级和2级未成熟畸胎瘤都是良性病变，治疗方法为单纯手术切除。一些成人卵巢肿瘤研究中将3级未成熟畸胎瘤列为恶性。COG对儿童未成熟畸胎瘤的分析显示3级未成熟畸胎瘤伴有显微镜下灶状内胚窦瘤（83%），强调对该肿瘤需要彻底的组织学评估；恶性畸胎瘤除了含有畸胎组织外还含有大量胚胎组织（如胚胎癌、内胚窦瘤、绒毛膜上皮癌、鳞癌、腺癌、软骨肉瘤及横纹肌肉瘤等）。

（2）内胚窦瘤

内胚窦瘤又称卵黄囊瘤，是小儿最常见的恶性生殖细胞肿瘤。在新生儿和幼儿期主要发生于性腺外，尤其是骶尾部，也常见于睾丸。年长儿和青少年最常见的发病部位是卵巢，较少位于纵隔、腹膜后、松果体和阴道。甲胎蛋白（AFP）为内胚窦瘤的标志物，AFP增高为重要的诊断依据，并作为疾病持续或复发的标志。

（3）无性细胞瘤/精原细胞瘤

这类肿瘤来自处于性腺发育不同阶段的多能生殖细胞，常见于卵巢、前纵隔、松果体，具有共同的组织学特征。在睾丸内称为精原细胞瘤；在卵巢内由于细胞形态和组织化学特性与未分性别的未分化原始生殖细胞相似故称为无性细胞瘤；在性腺外称为生殖细胞瘤（germinoma）。这类肿瘤在婴儿和幼儿少见，大多发生于青春前期的女孩和年轻女性。生殖细胞瘤是发育不全性腺和未降睾丸中最主要的恶性肿瘤。

（4）胚胎性癌

它在儿童中发生时很少以单纯的形式出现，可为混合性恶性生殖细胞肿瘤的一种成分。其细胞为AFP阴性，细胞角蛋白阳性。

（5）绒毛膜癌

常为恶性混合性生殖细胞肿瘤中的一种成分。像卵黄囊瘤和胚胎性癌一样，这种肿瘤可发生于1岁以下的婴儿。最常见的发病部位是松果体，在青春前期和青少年可发生于性腺，少数发生于纵隔。婴儿的单纯性绒毛膜癌几乎都是来自母体的或胎盘的妊娠期滋养层肿瘤播散性转移。本病有血清β-HCG水平增高。

（6）多胚瘤

多胚瘤是卵巢罕见的恶性肿瘤，常与其他肿瘤成分同时存在。其组织学特征为以胚胎样结构为主，类似在发育不同阶段的正常早期胚胎。这些结构包括卵黄囊、胚芽和肝的成分，以及绒毛膜成分（如合体滋养巨细胞），也可有成熟与未成熟的畸胎瘤样成分。在许多病例可有血清AFP和β-HCG水平增高。

（7）混合性生殖细胞肿瘤

混合性生殖细胞肿瘤常包含2种或2种以上的组织成分。良性者可能含有恶性的生殖细胞瘤，如未成熟畸胎瘤可能伴有真正的恶性生殖细胞肿瘤成分。最常见的混合性生殖细胞肿瘤的组织成分是无性细胞瘤（即生殖细胞瘤，germinoma），其他可为未成熟畸胎瘤、内胚窦瘤和胚胎性癌。

80.5.3　分期和分组

（1）分期

分期根据其病变范围而定，直接影响患者的预后。儿童常用的是美国儿童肿瘤组（COG）分期系统，按照病变的部位又有不同（表80-7）。

表 80 - 7　COG 性腺及性腺外生殖细胞的分期

肿瘤	分期	病变范围
性腺外恶性生殖细胞肿瘤	Ⅰ期	局部病变,完全切除,切缘或区域淋巴结无镜下残留;手术后肿瘤标志物在半衰期以后降至正常;骶尾部畸胎瘤者尾骨完全切除
	Ⅱ期	镜下残留,包膜受侵,和(或)镜下见淋巴结受侵;肿瘤标志物不降至正常或反而增高
	Ⅲ期	肉眼见残留,肉眼见淋巴结受侵犯(>2 cm)
	Ⅳ期	远处转移,包括肝脏
睾丸恶性生殖细胞肿瘤	Ⅰ期	病变局限在睾丸,高位腹股沟途径或经阴囊的睾丸完全切除,无肿瘤破溃。影像学检查或病理学检查无睾丸外病变。手术后肿瘤标志物在半衰期以后降至正常
	Ⅱ期	阴囊内或精索高位有镜下残留(距近端<5 cm),肿瘤标志物不降至正常或反而增高
	Ⅲ期	肉眼见残留,腹膜后淋巴结受侵(>2 cm)
	Ⅳ期	远处转移,包括肝脏
卵巢恶性生殖细胞肿瘤	Ⅰ期	病变局限于卵巢(或双侧卵巢),腹膜冲洗阴性;肿瘤标志物在半衰期后降至正常
	Ⅱ期	镜下残留,腹膜冲洗阴性,肿瘤标志物阳性或阴性
	Ⅲ期	淋巴结受侵;有肉眼残留或仅作活检;邻近脏器受侵犯(网膜、肠管、胆囊);腹腔冲洗液中恶性细胞阳性;肿瘤标志物阳性或阴性
	Ⅳ期	远处转移,包括肝脏

　　(2)危险度分组

　　基于危险度分组的治疗可以最大限度地实现个体化治疗,因此很有必要对小儿恶性生殖细胞肿瘤进行危险度分组。低危组包括:Ⅰ期卵巢/睾丸恶性生殖细胞肿瘤肿瘤;未成熟畸胎瘤。中危组包括:Ⅱ～Ⅲ期卵巢恶性生殖细胞肿瘤肿瘤;Ⅱ～Ⅳ期睾丸恶性生殖细胞肿瘤肿瘤;Ⅰ～Ⅱ期性腺外恶性生殖细胞肿瘤。高危组包括:Ⅲ、Ⅳ期性腺外恶性生殖细胞肿瘤;Ⅳ期卵巢恶性生殖细胞肿瘤。

80.5.4　临床表现

　　临床表现依据肿瘤的来源、部位和是否具有功能而不同。

　　(1)骶尾部畸胎瘤

　　骶尾部畸胎瘤发生在约 1/35 000 活产儿中,是最常见的新生儿和婴儿期生殖细胞肿瘤,占所有生殖细胞肿瘤的 40%,性腺外生殖细胞肿瘤的 78%。在出生前或在出生后被发现的骶尾部肿瘤很少为恶性,但在婴儿期表现不明显的骶前肿瘤具有不同比例的恶性。胎儿巨大的骶尾部畸胎瘤在子宫内会引起羊水过多,胎儿高排出量心衰和胎儿水肿。必要时需要胎儿期手术切除或其他干预(囊肿引流、激光消蚀、酒精硬化等)。婴儿骶尾部畸胎瘤可有巨大盆腔肿块、有膀胱或直肠受压症状。Ashcraft 等报道骶前畸胎瘤、肛门狭窄和骶骨缺陷同时存在是一种常染色体显性遗传疾病,称为 Currarino 三联症。

　　一般说来,骶尾部畸胎瘤分为 4 型(图 80 - 13)。

Ⅰ型	Ⅱ型	Ⅲ型	Ⅳ型
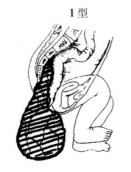	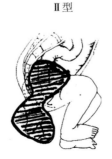	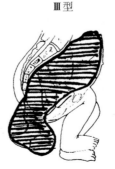	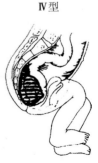

图 80 - 13　骶尾部畸胎瘤的分类

Ⅰ型为显露型，占47%，表现为尾骨尖处肿块。Ⅱ型和Ⅲ型为哑铃型，为尾骨尖处肿块联合盆腔内骶前的肿块，分别占34%和9%，后者盆腔内隐匿的部分要大于尾骨尖处显露的部分。Ⅳ型为骶前肿块型，占10%，为骶前盆腔肿块而无尾骨尖处肿块。Ⅲ型和Ⅳ型由于盆腔肿块隐匿，多因肿块巨大引起压迫症状如便秘和排尿困难而发现，而发现时瘤体多已恶变或出现了远处的转移。另外，年龄是与恶性率相关的重要因素，>2月龄，骶尾部畸胎瘤的恶性率明显增高。

（2）卵巢肿瘤

2/3的卵巢肿瘤为生殖细胞肿瘤，少数起源于上皮或间质细胞。主要的临床表现为腹部包块、腹胀、急慢性腹痛及卵巢扭转。肿块常可移动，并高出髂嵴，腹部双合诊可查出较小的肿块。腹痛程度不一，多为慢性。卵巢肿块急性发作的疼痛多因囊肿扭转、破裂、出血所致。较少见的症状有便秘、遗尿、性早熟、阴道出血或闭经。性早熟约占卵巢肿瘤的10%，多见于间质性卵巢肿瘤，与内胚窦瘤、绒毛膜癌及混合性畸胎瘤中的恶性成分有关。CT是卵巢畸胎瘤重要的检查方法（图80-14）。

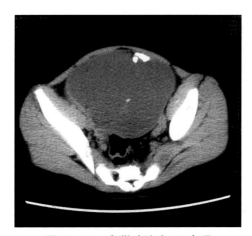

图80-14 卵巢畸胎瘤CT表现

可见钙化和囊液影

（3）睾丸肿瘤

小儿睾丸肿瘤少见，约占男性患儿实体肿瘤的2%，发病率在所有小儿常见肿瘤中居第7位。青春前期睾丸肿瘤的发病率、临床表现、组织病理学类型及预后与成人肿瘤均有差异，青春期睾丸肿瘤与成人相似。儿童期睾丸肿瘤最危险的易患因素是睾丸

下降不全。75%的儿童睾丸肿瘤起源于生殖细胞，其中2/3为内胚窦瘤。睾丸肿瘤几乎均表现为无痛性不规则阴囊肿块或阴囊肿胀。缺乏伴随症状和体征而容易延误诊断。Sertoli细胞瘤患儿可表现为乳腺肥大，Leydig细胞瘤可表现为性早熟。约20%的睾丸肿瘤伴反应性的鞘膜积液，因而透光实验阳性也不能排除睾丸肿瘤的可能性。隐睾所致的睾丸肿瘤可发生扭转导致急腹症。转移部位多为后腹膜和肺部（图80-15）。

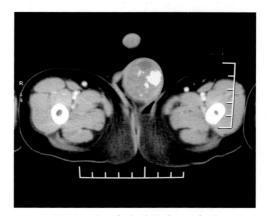

图80-15 睾丸畸胎瘤CT表现

可见钙化和脂肪影

（4）腹膜后畸胎瘤

腹膜后畸胎瘤生长在膈下、腹膜后间隙的上部，多位于脊柱旁一侧，但有的跨越脊柱，甚至完全处于正中线。瘤体往往含有3个胚层，绝大多数为良性，仅个别病例含有胚胎性癌或卵黄囊瘤（图80-16）。临床表现为腹部膨隆，或扪及腹部包块才就诊，少数因为肿块过大引起胃肠道压迫症状而就诊。如发生恶变，出现远处转移，则全身情况恶劣。

（5）纵隔和其他部位生殖细胞肿瘤

生殖细胞肿瘤多位于前纵隔，男孩多见，婴幼儿表现为严重的呼吸道症状，青春期多无症状。临床上多数瘤体巨大而无转移。原发于颅内的生殖细胞肿瘤可位于松果体、蝶鞍，2/3为生殖细胞瘤，其余为混合型卵黄囊瘤、绒毛膜癌或恶性畸胎瘤。临床症状因肿瘤部位、生殖方式、组织类型而不同，主要有视觉障碍、尿崩症、垂体功能减退、厌食、性早熟及眼震颤等。也有少见的位于盆腔、子宫、阴道、网膜及口唇、胃等部位的生殖细胞肿瘤。

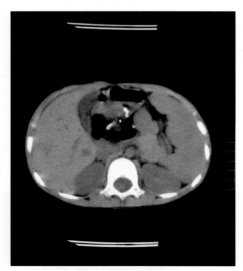

图 80-16 后腹膜畸胎瘤 CT 表现

可见钙化、脂肪和囊液影

80.5.5 诊断

一些实验室的指标和影像学表现可以帮助诊断,但是确诊还是要依据病理学检查。实验室的指标有 AFP、β-HCG 和其他生物标志物。胎儿和新生儿肝脏大量分泌 AFP,新生儿的正常水平可达 50 000 ng/ml,未成熟儿水平更高。在 8 月龄至 1 岁时降至正常成人水平。对 1 岁以下儿童的评估应考虑到正常的变异。如果明显超过各年龄组的正常水平则有临床意义,血清 AFP 水平增高或生殖细胞肿瘤的 AFP 免疫组化染色阳性说明含有恶性成分,尤其是内胚窦瘤或胚胎性癌。HCG 是一种人胎盘绒毛膜滋养层细胞所合成和分泌的糖蛋白,由 α 和 β 两个亚单位组成,后者容易分析测定。β-HCG 增高提示存在人胎盘绒毛膜滋养层细胞,如在绒毛膜癌、精原细胞瘤、无性细胞瘤、胚胎性癌增高。β-HCG 的半衰期为 24~36 h,肿瘤切除后可迅速下降,如果持续消失,说明肿瘤已完全切除。监测 β-HCG 水平有助于评估有 β-HCG 分泌功能肿瘤的进展。血清乳酸脱氢酶(LDH)是一种肝脏产生的糖酵解酶,是一种非特异性标志物,它与生殖细胞肿瘤的类型无关,但与肿瘤的生长和进展有关,在生殖细胞肿瘤中出现增高可能是一种预后指标。在无性细胞瘤,血清 LDH 同工酶 1 增高与肿瘤负荷有关。胎盘碱性磷酸酶(PLAP)是生殖细胞肿瘤分化的一种可靠标志物。胎盘碱性磷酸酶的免疫组化染色有

助于确定组织学未分化生殖细胞肿瘤的来源。几乎所有进展期精原细胞瘤病例和 30% 的 I 期病例有血清 PLAP 增高,这也可用于与淋巴瘤的鉴别诊断。

在影像学上,B 超可表现为囊性或囊实性的肿块,实质成分可以是脂肪、钙化或恶性的实质瘤体。CT 和 MRI 可以见到粗大的钙化、脂肪影和囊性成分。通过增强可以显示出瘤体的血供,以及瘤体和周围脏器组织之间的关系。肺部的 CT 检查能够明确瘤体向肺部转移的病灶。

80.5.6 鉴别诊断

骶尾部畸胎瘤需要与脊膜膨出相鉴别,小的骶尾部畸胎瘤还要与脓肿、淋巴管瘤、潜毛窦和瘘管鉴别。伴有脊柱裂、骶前肿块和肛门狭窄的患儿属于 Currarino 综合征。卵巢肿瘤位于盆腔,在瘤体巨大,很难分辨瘤体来源时需要与膀胱横纹肌肉瘤、盆腔原始神经外胚叶肿瘤、神经母细胞瘤鉴别。睾丸肿瘤比较容易诊断,但也需要与睾丸炎症、睾丸附件扭转、腹股沟淋巴结肿大等鉴别。腹膜后畸胎瘤需要与腹膜后神经母细胞瘤、肾母细胞瘤和其他腹膜后肿块相鉴别。

80.5.7 治疗

治疗原则因肿瘤部位、来源、性质不同而有所不同。总体来说,良性的生殖细胞肿瘤只需要手术切除,而恶性的生殖细胞肿瘤需要采用手术、化疗和(或)放疗相结合的手段。

19 世纪 70 年代末期提出的基于顺铂的化疗大大提高了生殖细胞肿瘤的生存率(PVB 方案和 PEB 方案)。为了减少耳毒性和肾毒性,1989 年提出了 JEB 方案,用卡铂替代顺铂,化疗时间压缩至 3 d。目前,I 期睾丸生殖细胞瘤 6 年总体生存率接近 100%、I 期卵巢生殖细胞瘤 6 年生存率 95%;中危组的恶性生殖细胞瘤 3 年无瘤生存率达 90%。

化疗的应用也最大限度地保存了患儿的生育功能。既往应用手术和 VAC 方案生殖道肿瘤的生存率为 67%,仅 25% 保留了阴道。应用 VP16、BLM 和标准/高剂量的顺铂后,4 年生存率达 91.7%,95% 可以保留阴道。

(1)骶尾部畸胎瘤的治疗

胎儿巨大的骶尾部畸胎瘤在子宫内会引起羊水过多,胎儿高排出量心衰和胎儿水肿,威胁母婴健康。因此,必要时可采取胎儿期手术切除或其他干

预(囊肿引流、激光消蚀、乙醇硬化等)。Adzick 等第一次成功地做了胎儿期手术切除,并建议对孕期<28 周的高排出量心衰胎儿行手术切除,对孕 28～36 周伴有高排出量心衰、肿瘤出血或羊水过多者行产时子宫外治疗。如果是 28 周后急产或巨大胎盘综合征,推荐紧急剖宫产。

出生后发现的新生儿骶尾部畸胎瘤需要手术切除。Ⅰ 型与 Ⅱ 型常可行俯卧位手术,肿瘤连同尾骨一并切除。Ⅲ 型与 Ⅳ 型必须行腹部与骶部手术,必要时结扎骶中动脉,有时可能需要暂时控制远端腹主动脉进行止血。

年长儿的手术方法类似,但因为肿瘤常侵犯周围组织,常不可能初期手术切除。在这种情况下,先行活检和新辅助化疗,等待瘤体缩小后和(或)肺部转移控制后,再行根治性手术切除是理想的治疗方案。COG 研究 74 例婴儿恶性骶尾部畸胎瘤,59% 病例有转移。29 例初期手术切除,45 例行活检与术前化疗。4 年无瘤生存率 84%,总生存率 90%,支持了上述治疗方案的合理性和有效性。

大多数新生儿肿瘤或未成熟畸胎瘤的治疗是单纯手术与术后观察。随访应包括每 2～3 个月查 AFP,直至 3 岁,以评估有无复发。良性肿瘤复发率 10%～20%,恶性者复发率 50%。文献报道远期并发症包括神经性膀胱或肠道损伤或排便障碍。

(2) 卵巢恶性生殖细胞肿瘤的治疗

卵巢生殖细胞肿瘤的治疗原则是多学科综合治疗。手术和辅助化疗是主要的治疗方法,巨大的和不可切除的肿瘤推荐用新辅助化疗后手术。术中应注意的是:① 腹腔积液或腹腔冲洗液的细胞学检查;② 检查腹膜表面和肝脏,切除可疑的病变;③ 患侧卵巢输卵管切除;④ 检查对侧卵巢,如有可疑应做活检;⑤ 检查网膜和切除有粘连或受侵的部分;⑥ 检查腹膜后淋巴结,对增大的淋巴结做活检。

术后需要进行以顺铂(或卡铂)、博莱霉素和 VP16 为主要治疗药物的化疗。放疗对卵巢恶性生殖细胞肿瘤的作用不大,目前并不采用。Ⅰ 期肿瘤也可仅用手术治疗,然后严密监测,如有复发可行挽救化疗,但这种策略仍需要经过临床研究。

(3) 睾丸恶性生殖细胞肿瘤的治疗

对于青春前期的睾丸肿瘤患儿,Ⅰ 期者行外科手术包括彻底的经腹股沟睾丸切除术与高位结扎精索。定期监测肿瘤标志物,必须达到和维持在正常

水平。对肿瘤标志物水平正常化后再增高者应仔细检查有无复发,如有复发则应挽救化疗或重新评估。Ⅱ～Ⅳ 期者除需外科手术进行经腹股沟的睾丸切除术和高位结扎精索外,需要在术后接受 3～4 周期的 PEB 方案(顺铂、依托泊苷、博莱霉素)或 JEB 方案(卡铂、依托泊苷、博莱霉素)。定期行肿瘤标志物和 CT 检查,一般在完全缓解后应继续化疗 2 个疗程后结束所有治疗。对于精原细胞肿瘤,放疗是有效的治疗手段。对于青春期后的睾丸肿瘤患者,治疗方案同成人,需要行半阴囊切除术和同侧腹股沟转移淋巴结清扫(在儿童,并不做常规的腹膜后淋巴结清扫),而不应行经阴囊途径的活检或切除睾丸。术后应采用多学科协作的综合治疗。

(4) 性腺外恶性生殖细胞肿瘤的治疗

性腺外恶性生殖细胞瘤可位于颈部、纵隔或腹膜后、盆腔。根据年龄、分期和病变部位而有不同的治疗策略,但根治性手术切除是避免肿瘤复发的重要步骤。化疗可以在术后进行,也可以术前先进行新辅助化疗,术后可以再辅以放、化疗,多学科协作的综合治疗在性腺外生殖细胞瘤中的作用尤其重要,随访肿瘤标志物可以帮助判断有无肿瘤的复发和转移。

(5) 复发性恶性生殖细胞肿瘤的治疗

儿童和青少年恶性生殖细胞肿瘤经过恰当的多学科综合治疗后只有少数复发。Ⅰ 期性腺肿瘤初期手术后通常可以治愈,如果复发,可再次手术切除和用标准剂量 PEB 或标准剂量 JEB 实施挽救化疗。对于其他部位的复发肿瘤没有共识的治疗策略。大多数骶尾部肿瘤患儿复发部位为原发肿瘤的位置,最好行术前化疗使肿瘤缩小以后完全切除复发的肿瘤。如果不能达到完全切除,应考虑术后行剂量 45 Gy 以上的局部放疗。至于挽救化疗的选择,如果以前治疗无明显的器官毒性而允许进一步用顺铂治疗,则给予顺铂为基础的化疗,最好用顺铂、依托泊苷、异环磷酰胺(PIE)方案 2～4 周期。大剂量化疗加造血干细胞移植对复发性颅外恶性生殖细胞瘤的方法虽有个别报道,但未确定。欧洲有一报道对复发性颅外生殖细胞肿瘤患儿应用大剂量化疗加干细胞移植后长期无瘤生存率不足半数(中位随访时间 66 个月)。

80.5.8 预后和展望

患者需要长期随访,可以通过肿瘤标志物和局

部的影像学检查进行随访,如有临床症状,随时复查。总体来说,骶尾部恶性畸胎瘤应用 PEB 或 JEB 方案治疗后的无瘤生存率为 75%～85%,总生存率达 80%～90%。手术切除的完整性是一个非常重要的预后因素,对任何骶尾部生殖细胞肿瘤患者都必须切除尾骨。术后切缘镜下阳性者无瘤生存率为 75%～85%,而术中有肉眼残留者无瘤生存率＜40%。女孩的卵巢恶性畸胎瘤完整切除者预后良好,有报道 6 年总生存率 Ⅰ 期患儿为 95.1%,Ⅱ 和 Ⅲ 期 93.8%,Ⅳ 期 93.3%。对于睾丸恶性生殖细胞肿瘤,Ⅰ 期患者术后未化疗 6 年无瘤生存率 85%,复发患儿经 4 个疗程的标准 PEB 化疗后可以挽救,6 年总生存率为 100%。Ⅱ 期患儿经手术后行 4 疗程 PEB 治疗者 6 年无瘤生存率与总生存率均为 100%。纵隔恶性生殖细胞肿瘤 Ⅰ～Ⅲ 期者 5 年无瘤生存率和总生存率为 90%,Ⅳ 期肿瘤患儿的无瘤生存率接近 70%。青春期与青年纵隔恶性生殖细胞肿瘤患者总体预后较差,生存率低于 60%。腹膜后恶性生殖细胞肿瘤大多数为进展期,在诊断时局部多不能切除,但 COG 研究发现应用 PEB 化疗后 6 年无瘤生存率可达到 83%。

(李 凯 郑 珊)

主要参考文献

[1] Allan BJ, Parikh PP, Diaz S, et al. Predictors of survival and incidence of hepatoblastoma in the paediatric population [J]. HPB (Oxford), 2013, 15 (10):741 - 746.

[2] Cheung NK, Dyer MA. Neuroblastoma: developmental biology, cancer genomics and immunotherapy[J]. Nat Rev Cancer, 2013,13(6):397 - 411.

[3] Heidenreich A, Pfister D. Retroperitoneal lymphadenectomy and resection for testicular cancer: an update on best practice[J]. Ther Adv Urol, 2012,4(4):187 - 205.

[4] Hiyama E. Pediatric hepatoblastoma: diagnosis and treatment[J]. Transl Pediatr, 2014,3(4):293 - 299.

[5] Meyers RL, Rowland JR, Krailo M, et al. Predictive power of pretreatment prognostic factors in children with hepatoblastoma: a report from the children's oncology group[J]. Pediatr Blood Cancer, 2009,53(6): 1016 - 1022.

[6] Olson TA, Murray MJ, Rodriguez-Galindo C, et al. Pediatric and adolescent extracranial germ cell tumors: the road to collaboration[J]. J Clin Oncol, 2015, 33 (27):3018 - 3028.

[7] Pinto NR, Applebaum MA, Samuel L, et al. Advances in risk classification and treatment strategies for neuroblastoma[J]. J Clin Oncol, 2015,33(27):3008 - 3017.

[8] Pizzo PA, Poplack DG. Principles and practice of pediatric oncology[M]. 7th ed. Amsterdam: Wolters Kluwer, 2016, 772 - 797, 759 - 771, 899 - 918, 753 - 771.

[9] Sinha A, Ewies AAA. Ovarian mature cystic teratoma: challenges of surgical management [J]. Obstet Gynecol Int, 2016:2390178.

[10] Sinha S, Sarin YK, Deshpande VP. Neonatal sacrococcygeal teratoma: our experience with 10 Cases[J]. J Neonatal Surg, 2013,2(1):4.

[11] Steliarova-Foucher E, Colombet M, Ries LAG, et al. International incidence of childhood cancer, 2001 - 10: a population-based registry study [J]. Lancet Oncol, 2017,18(6):719 - 731.

[12] Szychot E, Apps J, Pritchard-Jones K. Wilms' tumor: biology, diagnosis and treatment[J]. Transl Pediatr, 2014,3(1):12 - 24.

[13] Trobaugh-Lotrario AD, Meyers RL, Tiao GM, et al. Pediatric liver transplantation for hepatoblastoma[J]. Transl Gastroenterol Hepatol, 2016,1:44.

[14] Vo KT, Matthay KK, Neuhaus J. Clinical, biologic, and prognostic differences on the basis of primary tumor site in neuroblastoma: a report from the international neuroblastoma risk group project[J]. J Clin Oncol, 2014,32(28):3169 - 3176.

[15] Yao W, Li K, Xiao X, et al. Neonatal suprarenal mass: differential diagnosis and treatment[J]. J Cancer Res Clin Oncol, 139(2):281 - 286.

[16] Yao W, Li K, Xiao X, et al. Outcomes of wilms' tumor in eastern China: 10 years of experience at a single center[J]. J Invest Surg, 25(3):181 - 185.

[17] Ye L, Wang J, Liu D, et al. Management of giant ovarian teratoma: a case series and review of the literature[J]. Oncol Lett, 2012,4(4):672 - 676.

81 白 血 病

81.1 概述

白血病是一类由骨髓来源的大量异常白细胞过度增生引起的血液系统恶性肿瘤。异常白细胞的过度增殖，浸润骨髓、肝、脾及淋巴结等组织，最终导致正常造血细胞增殖的受抑，正常粒细胞减少而易罹患感染，正常红细胞增殖受阻而导致贫血，正常血小板减少而增加出血风险。这些变化在急性白血病中尤为突出。白血病的发现可追溯到1845年，至今已有170余年历史。1847年，德国著名的病理学家Virchow首次提出了"白血病"这一概念，该名称一直沿用至今。近年来，白血病的总体疗效逐步改善，目前临床上仍以细胞毒化学药物治疗为主，结合患者的遗传学和分子生物学特性进行个体化治疗。治疗选择涵盖造血干细胞移植、靶向治疗、嵌合抗原受体T细胞（CAR-T）等生物免疫学治疗在内的治疗新策略。

81.2 流行病学

白血病是当今严重威胁人类健康的恶性血液系统疾病，根据2003～2007年中国肿瘤登记地区白血病发病与死亡分析结果显示，我国白血病发病率为5.68/10万（男性为5.82/10万，女性为4.51/10万），占恶性肿瘤发病的1.99%，且城市高于农村。白血病的发生随年龄增长而升高，在80岁以上年龄组达最高。死亡率为4.28/10万（男性为4.50/10万，女性为3.36/10万），占全部恶性肿瘤死亡例数的2.37%，位居全部恶性肿瘤死亡率第9位（男性第7位，女性第10位），在儿童及35岁以下成人中则居首位。

81.3 病因

白血病的确切病因到目前为止还不是很明确。不同类型的白血病发病原因可能各不相同。遗传因素和环境因素在白血病的发病中可能都起到重要的作用。相关的危险因素包括病毒感染、吸烟、电离辐射、化学物质接触（例如苯接触）、化疗病史和遗传性疾病（例如唐氏综合征等）。白血病的家族史也是另外一个高危的因素。细胞和分子遗传学的异常是白血病致病的病理生理基础。细胞DNA和骨髓微环境的损伤、先天性遗传性疾病的遗传不稳定性都可以导致白血病的发生。与实体瘤不同的是，白血病常有染色体易位和融合基因形成，所涉及的基因包括转录因子基因、造血发育必需基因、造血分化基因、同源功能基因及凋亡相关基因等。细胞和动物实验都表明，单一的遗传学异常通常不足以致病，多种遗传学变异的累积可导致白血病的发生。有证据表明，白血病是起源于体内造血干/祖细胞水平单一细胞的恶变，形成具有自我更新能力和生存优势的白血病干细胞。白血病干细胞在不断自我更新和增殖，同时又存在分化和凋亡缺陷，最终导致白血病克隆的形成。

81.4 分类

　　白血病分类可以根据疾病进展的快慢分为急性白血病和慢性白血病两大类。急性白血病的特点是原始幼稚的血细胞大量快速的增殖，导致骨髓中正常细胞生长受抑。慢性白血病的特点是相对成熟但仍是异常的白细胞不受控制增殖。白血病也可以根据累及白细胞类型不同分为淋巴细胞白血病和髓系白血病两大类。顾名思义，淋巴细胞白血病导致患者体内淋巴细胞分化成熟异常，髓系白血病主要导致患者体内生成粒细胞、红细胞和血小板的前体细胞分化成熟异常。结合以上两种分类方法，法、英、美三国协作组（FAB）根据骨髓、外周血细胞涂片瑞氏染色结合细胞组织化学染色，将白血病分为临床上常见4种病理学类型（急性淋巴细胞白血病、急性髓系白血病、慢性淋巴细胞白血病和慢性髓系白血病）和其他一些不太常见的病理学类型（毛细胞白血病、T幼淋细胞白血病、大颗粒淋巴细胞白血病、成人T细胞白血病和克隆性嗜酸性粒细胞增多症等）。随着研究的深入，在FAB分类中加入了细胞免疫学表型特点和细胞遗传学、分子遗传学特征，使之与细胞形态学诊断相结合，形成了FAB的MICM诊断标准。1997年世界卫生组织（WHO）召集了世界著名的临床血液学家和病理学家，综合病因、既往病史、细胞形态、免疫表型、遗传学特征及临床、治疗和预后特点，于2001年提出了包括白血病在内的造血和淋巴组织肿瘤的新的诊断和分型标准。在2008年修订的基础上，2016年对该诊断和分型标准又做了一次新的修订，将造血系统来源的肿瘤分为两大类疾病：髓系肿瘤和急性白血病（如BCR/ABL阳性的慢性粒细胞白血病）；淋系肿瘤。髓系肿瘤和急性白血病包括：① 骨髓增生性肿瘤；② 髓系/淋系肿瘤伴嗜酸细胞增多和 *PDGFRA/B*、*FGFR1*、*PCM1-JAK2* 基因重排；③ 骨髓增生异常/骨髓增生性肿瘤（如慢性粒单核细胞白血病）；④ 骨髓增生异常综合征；⑤ 急性髓性白血病和相关性肿瘤；⑥ 系列模糊的急性白血病；⑦ B淋巴母细胞白血病/淋巴瘤；⑧ T淋巴母细胞白血病/淋巴瘤。淋系肿瘤包括：① 成熟B淋巴细胞肿瘤（如慢性淋巴细胞白血病/小淋巴细胞淋巴瘤）；② 成熟T/NK细胞肿瘤；③ 霍奇金淋巴瘤；④ 移植后淋巴增殖性疾病；⑤ 组织细胞和树突细胞肿瘤。

81.5 临床表现

　　白血病临床症状的发生与正常造血细胞功能受到抑制及异常细胞大量增殖对组织器官浸润有关。
　　急性白血病的临床表现主要包括贫血、发热、出血和浸润四大临床症状。
　　（1）贫血
　　由于正常红细胞的寿命在120 d左右，所以有些急性白血病患者早期贫血症状不明显，但随着病程的进展，必然发生红细胞和血红蛋白进行性减少。贫血的主要原因为白血病细胞的浸润及化疗导致的骨髓红系造血抑制。另外，失血、溶血、造血原料的缺乏和促红细胞生成素的减少也可以加重贫血。
　　（2）发热
　　急性白血病患者起病时多有发热，化疗后骨髓抑制发热更常见。发热可为<38℃低热，也可以为39~40℃高热，并伴有畏寒、寒战和出汗。虽然急性白血病可以有肿瘤热存在，但大多数的发热往往由继发感染引起。感染部位多以口腔、牙龈、鼻咽、肺、消化道、肛周、泌尿道等开放部位为主，不及时处理可迅速进展为菌血症和败血症。中性粒细胞数量和功能的异常，皮肤、黏膜屏障功能的损害和自身免疫功能的低下是引起感染的主要原因。感染以细菌感染最常见，长期使用抗生素和粒细胞缺乏的患者容易继发真菌感染，伴有严重免疫功能低下的患者可伴发病毒感染。病情、感染部位和用药情况对病原微生物的判断有一定提示作用。
　　（3）出血
　　出血是急性白血病常见的临床表现。出血可发生在全身各个部位，但以皮肤淤点、淤斑、鼻出血、牙龈出血、口腔血疱和月经出血为多见，眼底出血和中枢神经系统严重出血会威胁生命。白血病细胞在血管内淤滞及浸润，感染后血管通透性增加，血小板减少和出凝血异常是出血的最主要原因。
　　（4）浸润
　　与急性髓系白血病相比，急性淋巴细胞白血病肝脾和淋巴结肿大更常见。肝、脾大一般为轻至中度。患者可有胸骨下段局部压痛和骨关节疼痛，发生骨髓坏死时，疼痛可非常剧烈。白血病细胞浸润可使患者齿龈增生肿胀,皮肤可出现隆起变硬,呈蓝紫色结节或斑丘疹。急性粒细胞肉瘤(绿色瘤)临床罕见。患者出现头痛、头晕、恶心、呕吐、颈项强直、抽搐、昏迷等临床症状,除了考虑颅内出血外,还要注意排除中枢神经系统浸润。中枢神经系统浸润可发生在白血病各个时期,包括治疗后缓解期,以急性淋巴细胞白血病最为常见。睾丸无痛性肿大需活检排除白血病细胞的浸润。其他组织器官包括肺、心、消化道、泌尿生殖系统都可以发生白血病细胞浸润。

与急性白血病相比,慢性髓系白血病临床表现不是很特异,慢性期患者可有乏力、低热、多汗、盗汗等代谢亢进的症状,由于患者以脾大为最显著的体征,所以常常因左上腹饱胀、坠痛感就诊。慢性淋巴细胞白血病由于起病缓慢,发病时都无自觉症状,部分患者可表现为乏力、食欲减退、消瘦、低热、盗汗等临床症状。部分患者因扪及头颈部、锁骨上、腋窝、腹股沟无痛性淋巴结肿大就诊。疾病早期肿大的淋巴结一般为中等硬度,无粘连,随着病程的进展可逐渐增大融合。肝、脾一般为轻度增大。晚期患者可出现自身免疫性溶血性贫血和自身免疫性血小板减少性出血,大量无功能的相对成熟的淋巴细胞增生导致粒细胞缺乏和继发感染。

81.6 诊断方法和分期

白血病的诊断需要在临床相关症状和体征的基础上,结合外周血和骨髓穿刺活检检查确诊(图 81 - 1)。

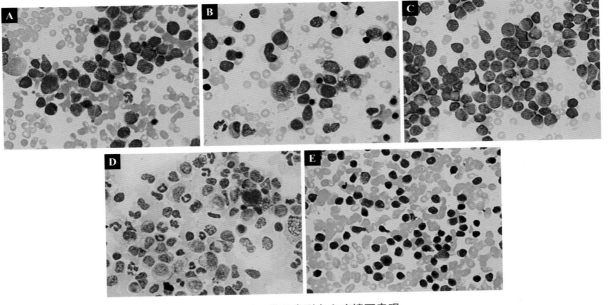

图 81 - 1 常见类型白血病镜下表现

A. 急性早幼粒细胞白血病(M3):可见胞质中含粗大颗粒的异常早幼粒细胞增生;B. 急性单核细胞白血病(M5):可见以原始单核细胞为主骨髓象;C. 急性淋巴细胞白血病(ALL):高度增生,可见大量原始淋巴细胞骨髓象;D. 慢性髓系白血病(CML):可见粒/红比例增加,粒系各阶段细胞可见,以中晚幼粒细胞为主骨髓象;E. 慢性淋巴细胞白血病(CLL):可见大量成熟淋巴胞骨髓象

对急性白血病而言,大部分患者外周血白细胞增多,存在贫血和血小板减少,外周血涂片中可以看到原始幼稚细胞。但也有些患者的外周血白细胞正常或低于正常水平,在这部分患者外周血片中可能不容易找到原始幼稚细胞。骨髓穿刺涂片中原始+幼稚细胞>20%,骨髓活检排除骨髓纤维化和全血细胞发育异常。在流式细胞学术检测白血病细胞免疫学标志物在临床得到广泛应用前,主要依靠细胞组织化学染色来区分急性髓系白血病和急性淋巴细胞白血病(表81-1)。目前临床诊断中主要依据白血病细胞表面的免疫学标志区分急性淋巴细胞白血病和急性髓系白血病(表81-2)。在某些类型的急性白血病中伴

有特异性的染色体和基因的改变。例如在急性早幼粒细胞白血病常伴有 15、17 号染色体的改变,位于 15 号染色体上的 *PML* 基因和 17 号染色体上的 RARa 形成 *PML/RARα* 融合基因。这一方面是急性早幼粒白血病发病的分子基础,另一方面也为该疾病的靶向治疗提供了分子靶点。还有一些染色体和基因的改变虽然在一些亚型的急性白血病中常见,但在另外一些类型的白血病中也可以见到(表 81-3)。

表 81-1 常见类型急性白血病细胞组织化学染色鉴别

组织化学染色	急性淋巴细胞白血病	急性粒细胞白血病	急性单核细胞白血病
过氧化物酶(POX)	(一)	分化差的原始细胞(一)~(+) 分化好的原始细胞(+)~(+++)	(一)~(+)
糖原反应(PAS)	(+)成块或粗颗粒状淡红色	(一)/(+)细颗粒淡红色	(一)/(+)钟表面状弥漫性淡红色
非特异性酯酶(NSE)	(一)	不能被 NaF 抑制	能被 NaF 抑制
碱性磷酸酶(NAP/ALP)	增加	下降	正常或增加

表 81-2 急性白血病细胞免疫表型诊断

分类	用于区分 AML 和 ALL 的单克隆抗体
髓系	Anti-MPO;CD13;CD33;CD45;CDw65;CD117
B 淋巴细胞系	CD19;cytoplasmic CD22;cytoplasmic CD79a;CD10
T 淋巴细胞系	Cytoplasmic CD3;CD2;CD7

表 81-3 部分亚型白血病的染色体和基因改变

类型	染色体改变	基因改变
M2	t(8;21)(q22;q22)	*AML1/ETO*
M4E$_O$	inv(16)(p13q22)	*CBFβ/MYH11*
M5	t/del(11)(q23)	*MLL/ENL*
L3(B-ALL)	t(8;14)(q24;q32)	*MYC* 与 *IgH* 重排
ALL	t(9;22)(q34;q11)	*BCR/ABL*
ALL	t(v;q23) 如 t(4;11)、t(9;11)、t(11;19)	*MLL*

结合急性白血病细胞的形态学(morphology)、免疫学(immunology)、细胞遗传学(cytogenitics)和分子遗传学(molecular genetics),即 MICM 分型,2016 年 WHO 对急性白血病做了如下不断修正后的分类(表 81-4)。

表 81-4 2016 版 WHO 急性白血病分类

急性髓系白血病(AML)和相关肿瘤
　急性髓系白血病(AML)伴重现性遗传学异常
　　AML 伴 t(8;21)(q22;q22.1);RUNX1-RUNX1T1
　　AML 伴 inv(16)(p13.1q22)或 t(16;16)(p13.1;q22);CBFB-MYH11
　　急性早幼粒细胞白血病伴 PML-RARA
　　AML 伴 t(9;11)(p21.3;q23.3);MLLT3-KMT2A
　　AML 伴 t(6;9)(p23;q34.1);DEK-NUP214
　　AML 伴 inv(3)(q21.3q26.2)或 t(3;3)(q21.3;q26.2);GATA2,MECOM
　　AML(原始巨核细胞)伴 t(1;22)(p13.3);RBM15-MKL1

　　暂时分类:AML 伴 BCR-ABL1
　　AML 伴 NPM1 突变
　　AML 伴 CEBPA 双等位基因突变
　　暂时分类:AML 伴 RUNX1 突变
AML 伴骨髓增生异常相关改变
治疗相关的髓样肿瘤
无法归类的 AML
　　AML 微分化型
　　AML 未分化型
　　AML 分化型
　　急性粒单核细胞白血病
　　急性单核细胞白血病
　　纯红细胞白血病
　　急性巨核细胞白血病
　　急性嗜碱粒细胞性白血病
　　急性全髓白血病伴骨髓纤维化
髓样肉瘤
唐氏综合征相关性骨髓增生
　　一过性髓系增生异常(TAM)
　　唐氏综合征相关性髓系白血病

谱系不明的急性白血病
　　急性未分化白血病
　　急性混合表型性白血病(MAPL)伴 t(9;22)(q34.1;q11.2);BCR-ABL1
　　MPAL 伴 t(v;11q23.3);KMT2A 重排
　　MPAL,B /髓系,NOS
　　MPAL,T /髓系,NOS

B 淋巴细胞白血病/淋巴瘤
B 淋巴细胞白血病/淋巴瘤,NOS
　　伴重现性遗传学异常的 B 淋巴细胞性白血/淋巴瘤
　　伴 t(9;22)(q34.1;q11.2)的 B 淋巴细胞白血病/淋巴瘤;BCR-ABL1
　　伴 t(v;11q23.3)的 B 淋巴细胞白血病/淋巴瘤;KMT2A 重排
　　伴 t(12;21)(p13.2;q22.1)的 B 淋巴细胞白血病/淋巴瘤;ETV6-RUNX1
　　伴超二倍体的 B 淋巴细胞白血病/淋巴瘤
　　伴亚二倍体的 B 淋巴细胞白血病/淋巴瘤
　　伴 t(5;14)(q31.1;q32.3)的 B 淋巴细胞白血病/淋巴瘤;IL3-IGH
　　伴 t(1;19)(q23;p13.3)的 B 淋巴细胞白血病/淋巴瘤;TCF3-PBX1
　　暂时分类:BCR-ABL1 样 B 淋巴细胞白血病/淋巴瘤
　　暂时分类:伴 iAMP21 的 B 细胞白血病/淋巴瘤

T 淋巴细胞白血病/淋巴瘤
　　暂时分类:早期前体 T 淋巴细胞白血病
　　暂时分类:自然杀伤(NK)细胞淋巴细胞白血病/淋巴瘤

　　对于慢性粒细胞白血病而言,疾病可以分为慢性期、加速期和急变期 3 个阶段(分期标准见表 81-5)。慢性期:患者常无自觉症状,部分患者因左上腹饱胀不适就诊,部分患者因健康检查或其他疾病就诊时发现血象异常确诊。患者外周血白细胞数明显增高,外周血涂片中各期细胞可见,以中幼粒、晚幼粒和中性杆状分叶粒细胞为主,原始细胞和早幼粒细胞<5%,嗜酸性、嗜碱性粒细胞易见。中性粒细胞碱性磷酸酶(NAP)活性减低或呈阴性反应。骨髓增生明显至极度活跃,以粒细胞为主,骨髓象类似外周血象,原始细胞<10%,嗜酸性、嗜碱性粒细胞增多,红细胞相对减少,巨核细胞正常或增多。绝大部

分的 CML 细胞中出现 Ph 染色体和 *BCR/ABL* 融合基因。少部分的 CML 细胞出现 Ph 染色体阴性但融合基因阳性的情况。血液生化检查可发现尿酸和乳酸脱氢酶浓度增高。随着疾病进展进入加速期后患者常有发热、乏力、进行性体重下降、骨骼疼痛,出现贫血和出血。急变期为疾病的终末期,临床表现和急性白血病类似,多数为急髓变,少数为急淋变。

表 81 - 5　WHO 对慢性粒细胞白血病分期标准

分期	标　准
慢性期	无加速期或急变期的特点(骨髓中有粒细胞增生并有包含 Ph 染色体在内的染色体异常)
加速期	外周血或骨髓有核细胞中原始细胞 10%～19% 外周血中嗜碱性粒细胞≥20% 与治疗无关的持续性血小板减少(<100×10⁹/L)或对治疗无反应的血小板持续性增高(>1 000×10⁹/L) 对治疗无反应的脾脏增大和白细胞计数上升 克隆演变的细胞遗传学依据(＋8,双 Ph 染色体,17 号染色体长臂等臂 i17q 等)
急变期	外周血或骨髓有核细胞中原始细胞≥20% 髓外原始细胞浸润 骨髓活检中出现大量点簇状原幼稚细胞

慢性淋巴细胞白血病(CLL)是一种低度恶性的小淋巴细胞疾病,特点为成熟的共同表达 CD5 的 B 淋巴细胞在外周血、骨髓、脾脏和淋巴结中积聚。由于 CLL 与小淋巴细胞淋巴瘤(SLL)在细胞形态学、免疫学和细胞遗传学的变化相似,2001年 WHO 分类将两者合并为同一亚型,即 SLL/CLL。患者多为老年,临床上有乏力、消瘦、贫血、出血及淋巴结、肝、脾大等体征。外周血白细胞>10×10⁹/L,淋巴细胞比例>50%,绝对值>5×10⁹/L 并持续 4 周以上,骨髓中淋巴细胞>40%,呈克隆性增生,常常共表达 CD5、CD19、CD20 和 CD23。慢性淋巴细胞白血病患者可见 11q⁻、17p⁻和复合染色体异常。胞质内可有 ZAP70 蛋白表达和免疫球蛋白重链重排相关。CLL 临床上常用的分期方法包括 Rai 分期(表 81 - 6)和 Binet 分期(表 81 - 7)。

表 81 - 6　慢性淋巴细胞白血病的 Rai 分期

分期	标　准
0	淋巴细胞绝对计数>5×10⁹/L,骨髓中淋巴细胞>40%
Ⅰ	0 期+淋巴结肿大
Ⅱ	0～Ⅰ期+肝、脾大
Ⅲ	0～Ⅱ期+贫血[血红蛋白(Hb)<110 g/L]*
Ⅳ	0～Ⅲ期+血小板减少(血小板<100×10⁹/L)

表 81 - 7　慢性淋巴细胞白血病的 Binet 分期

分期	标　准
A	血红蛋白(Hb)≥100 g/L,血小板≥100×10⁹/L,少于 3 个区域浅表淋巴结肿大*
B	血红蛋白(Hb)≥100 g/L,血小板≥100×10⁹/L,大于 3 个区域浅表淋巴结肿大
C	血红蛋白(Hb)<100 g/L,血小板<100×10⁹/L,大于 3 个区域浅表淋巴结肿大

* 不论一侧或双侧颈部、腋下、腹股沟淋巴结作为一个区域,肝、脾各作为一个区域,共计 5 个区域

81.7　鉴别诊断

(1) 急性白血病的鉴别诊断

1) 骨髓增生异常综合征:该疾病的原始细胞过多型除病态造血外,外周血中可出现原始和幼稚细胞,可有染色体异常,容易和急性白血病混淆,但骨髓中原始细胞<20%。

2) 类白血病反应:常并发于严重感染、炎症反应和恶性肿瘤等疾病。白细胞计数可升高。如感染引起一般可以找到感染灶,抗感染治疗有效。一般无贫血和血小板减少。骨髓检查无异常增生的原始幼稚细胞。

3) 传染性单核细胞增多症:多由病毒感染所致,临床上有发热、咽炎、扁桃体炎、颈部淋巴结肿大、肝脾大等伴随症状,外周血中出现异形淋巴细胞,但形态和原始细胞不同。白细胞分类淋巴细胞

＞50％或淋巴细胞总数≥5.0×10⁹/L；异形淋巴细胞≥10％或总数≥1.0×10⁹/L。血清异嗜性抗体阳性。病程短，可自愈。

4）急性粒细胞缺乏恢复期：在药物或某些感染引起的粒细胞缺乏的恢复期，骨髓中早幼粒细胞可以明显增加。但这些患者往往有明确病因，早幼粒细胞内无 Auer 小体，短期内骨髓成熟粒细胞可恢复正常。

5）再生障碍性贫血：血象与白细胞不增多性白血病可能混淆，但患者临床无肝脾淋巴结肿大，骨髓象无异常增多的原始幼稚细胞。

6）营养性巨幼红细胞性贫血：严重的具有红细胞贫血，外周血可出现全血细胞减少，乳酸脱氢酶增高，但患者临床无肝、脾、淋巴结肿大，骨髓象无异常增多的原始幼稚细胞，血液生化检查可发现叶酸、维生素 B₁₂的严重缺乏。对症补充后血象可较快恢复。

（2）慢性粒细胞白血病的鉴别诊断

1）Ph 阳性急性淋巴细胞白血病：需与无慢性期的慢粒急淋变鉴别。两者临床表现相似，脾脏肿大明显，但两者染色体断裂位点有差异，慢粒急淋变患者 BCR/ABL 融合基因编码 P210 融合蛋白为主，Ph 阳性急性淋巴细胞白血病 *BCR/ABL* 融合基因编码 P190 融合蛋白为主。

2）类白血病反应：常并发于严重感染、炎性反应和恶性肿瘤等疾病。白细胞计数可升高，但一般＜50×10⁹/L，与慢粒中性粒细胞碱性磷酸酶（NAP）积分减低或阴性不同，类白反应常增高，无 Ph 阳性染色体检出。原发病控制后，白细胞计数可恢复正常。

3）慢性粒单核细胞白血病：持续性外周血单核细胞增多＞1×10⁹/L，Ph 染色体阴性，BCR/ABL 阴性，外周血和骨髓中原始细胞＜20％，髓系中 1 个或以上细胞系别有发育异常，如果无发育异常或极微，但有获得性细胞遗传学克隆异常，或单核细胞增多已持续 3 个月以上，而且排除所有能引起单核细胞增多的原因，需诊断为慢性粒单核细胞白血病。

4）骨髓纤维化：原发性骨髓纤维化伴脾大显著的患者，外周血象可出现白细胞增多伴幼红、幼粒细胞。但骨髓纤维化外周血中白细胞数大多不超过50×10⁹/L，NAP 阳性，Ph 染色体阴性，外周血中可见泪滴状红细胞。

（3）慢性淋巴细胞白血病的鉴别诊断

1）病毒、结核、伤寒等感染等引起的反应性淋巴细胞增多：暂时性，随着感染控制，淋巴细胞计数可恢复正常。

2）幼淋细胞白血病（PLL）：病程较慢淋急，脾大更明显，白细胞计数往往很高，外周血和骨髓涂片上有较多带核仁的幼淋细胞。B 系 PLL 细胞免疫表型为 SIg 高表达，CD19、CD79b、CD7、CD22 阳性；CD5、CD23 阴性。T 系 PLL 细胞免疫表型为 CD2、CD3、CD4、CD5、CD7 阳性。

3）毛细胞白血病：光镜和电镜下呈多毛状，外周血全血细胞减少多见，酸性磷酸酶（ACP）阳性不被酒石酸盐（TRAP）所抑制，细胞特异性表达 CD19、CD20、CD22、CD11c、D25、CD103。

4）脾边缘区淋巴瘤、淋巴结边缘区淋巴瘤、套细胞淋巴瘤等累及骨髓：有淋巴瘤病史，淋巴结活检可帮助确诊。

81.8 治疗（化疗和靶向治疗）

白血病的治疗主要包括针对疾病本身的治疗和对症支持治疗。针对疾病本身的治疗包括化疗、靶向治疗和外周血造血干细胞移植治疗。当然有些类型的白血病也可以在临床上仅给予观察随访病情变化。对症支持治疗主要包括红细胞悬液输注纠正贫血，单采血小板输注预防出血，抗生素积极治疗感染，心、肝、肾功能异常和血糖、血脂、电解质紊乱的治疗。在某些特定人群中还包括姑息治疗。

对于非急性早幼粒细胞白血病（APL）的急性髓性白血病（AML）的化疗包括诱导缓解治疗和完全缓解后巩固治疗两个阶段。对于年龄＜60 岁的患者，诱导缓解阶段一般采用经典的"3＋7"方案，即4-去甲氧柔红霉素 12 mg/m² 或柔红霉素 60 mg/m² 静脉推注连续 3 d，联合标准剂量 100 mg/m² 阿糖胞苷持续 24 h 静脉滴注连续 7 d。对于 FLT3 突变阳性的 AML 患者，可以在标准的"3＋7"诱导缓解方案的基础上，在化疗第 8～21 d 加用 FLT3 特异性靶向抑制药物米哚妥林（midostaurin）50 mg 每12 h 一次口服。对于年龄＞60 岁的老年患者，如果没有不良的染色体和基因等遗传学异常，无治疗相关 AML 病史，在患者身体条件允许的情况下可以选择经典的"3＋7"治疗方案；如果患者存在预后不良的遗传学异常，存在治疗相关的 AML 病史或身体条件不能耐受标准剂量化疗，可以选择减低剂量的化疗方案。国外多选择阿扎胞苷/地西他滨＋小剂量阿糖胞苷方案，在国内和日本小剂量的阿克拉霉素＋阿糖胞苷＋粒细胞集落刺激因子组成的 CAG 化疗方案也得到广泛应用并取得满意的临床疗效。缓解后巩固治疗阶段目前主要根据患者年龄和细胞遗传学特征进行分层,选择相关的治疗策略。

1) 预后良好的遗传学特征组:主要包括没有 kit 基因突变核心转录因子阳性的患者,大剂量阿糖胞苷(HD - Ara - C)是诱导缓解后治疗的非常有效的手段,5 年总生存率超过 50%。HD - Ara - C 的具体使用方法如下:Ara - C 2~3 g/m² 持续点滴 3 h,每 12 h 1 次,第 1、3、5 天使用,根据患者骨髓恢复情况,每 35~42 d 为 1 疗程,共 4 个疗程。主要不良反应为皮疹、充血性结膜炎、胃肠道反应和中枢神经系统毒性(小脑共济失调等)。这组患者造血干细胞移植不作为标准治疗方案。

2) 预后中等的遗传学特征组:年龄<60 岁的这组患者如果能够找到配型相符的合适供者,建议进行造血干细胞移植。如果无合适供者,可考虑采用 HD - Ara - C 作为巩固治疗选择,对于 FLT3 突变阳性的 AML 患者在巩固治疗的第 8~21 天可加用 midostaurin 50 mg 每 12 h 一次口服治疗。

3) 预后不良的遗传学特征组:这组患者虽然 50%左右患者可以达到诱导缓解,但无论缓解后采用何种化疗方案巩固,总体长期生存较差。建议尽快进行造血干细胞移植。如果无合适供者,可考虑采用 HD - Ara - C 作为巩固治疗选择,对于 FLT3 突变阳性的 AML 患者也可在巩固治疗的第 8~21 天可加用 midostaurin 50 mg 每 12 h 一次口服治疗。

AML 患者的治疗过程中还需要注意中枢神经系统症状的防治。如果患者诊断时白血病细胞数<100×10⁹/L,没有神经系统相关症状一般不需要腰穿检查。如果患者有头痛、精神错乱、感觉改变时先行放射学检查,排除神经系统出血或感染基础上积极纠正出凝血紊乱和血小板支持的基础上行腰穿检查,如果在脑脊液中发现白血病细胞,应在全身化疗的同时鞘内注射 Ara - C 和 MTX。

急性早幼粒细胞白血病(APL)的治疗包括诱导治疗、巩固治疗和维持治疗 3 个阶段,根据危险度分层选择治疗方案。诱导治疗阶段:低中危组患者(治疗前外周血白细胞数<10×10⁹/L)治疗方案包括全反式维甲酸(ATRA)+柔红霉素(DNR)或去甲氧柔红霉素(IDA)+亚砷酸治疗。高危组患者(诱导前外周白细胞数>10×10⁹/L)治疗方案在 ATRA、亚砷酸和蒽环类药物的基础上可考虑加用阿糖胞苷

(Ara - C)。药物使用剂量根据患者具体情况适当调整:ATRA 20 mg/(m² · d)口服至完全缓解(CR);亚砷酸 0.16 mg/(kg · d)静脉滴注至 CR(28~35 d);IDA 8~12 mg/(m² · d),第 2、4、6 或第 8 天静脉注射;DNR 25~45 mg/(m² · d)第 2、4、6 或第 8 天静脉注射;Ara - C 150 mg/(m² · d)第 1~7 天静脉注射。中低危组患者可于 ATRA 治疗 72 h 后开始化疗,高危组患者可考虑与 ATRA 同时进行化疗。APL 的巩固治疗:诱导时采用 ATRA 联合蒽环类药物达到 CR 的低中危组患者,可采用 ATRA+蒽环类药物×3 d,共 2 个疗程巩固;高危组患者可采用 ATRA+亚砷酸+蒽环类药物×3 d+Ara - C 共 2~4 个疗程巩固。以上方案 ATRA 用法为 20 mg/(m² · d)×14 d。诱导时采用 ATRA+亚砷酸达到 CR 者,可采用 ATRA+亚砷酸×28 d 巩固治疗 6~8 个疗程,ATRA+亚砷酸×14 d,共巩固治疗 12~16 个疗程;以蒽环类药物×3 d+Ara - C 100 mg/(m² · d)×5 d,共 3 个疗程;亚砷酸 0.16 mg/(kg · d),每隔 5 d,共 4 周,间隔 4 周,共 4 个循环周期,ATRA 45 mg/(m² · d),共 14 d,间隔 14 d,共 7 个循环周期后结束治疗。巩固治疗结束后进行患者骨髓细胞融合基因的定性或定量 PCR 检测。融合基因阴性者进入维持治疗;融合基因阳性者 4 周内复查,复查阴性者进入维持治疗,复查阳性者按复发处理。APL 的维持治疗:低/中危组患者可采用 ATRA 20 mg/(m² · d)×14 d,间歇 14 d(第 1 个月);亚砷酸 0.16 mg/(kg · d)×14 d,间歇 14 d 后同等剂量再用 14 d(第 2~3 个月)完成 5 个循环周期。对于高危组的患者可采用 ATRA 20 mg/(m² · d)×14 d,间歇 14 d(第 1 个月);亚砷酸 0.16 mg/(kg · d)×14 d,间歇 14 d 后同等剂量再用 14 d(第 2~3 个月);甲氨蝶呤(MTX)15 mg/m²,每周 1 次,共 4 次或 6 -巯基嘌呤(6 - MP)50 mg/(m² · d)共 2~4 周(第 3 个月)完成 5 个循环周期。APL 治疗过程中需警惕分化综合征的发生,临床表现为发热、气促、低氧血症、胸膜或心包周围渗出,应考虑停用/减量 ATRA 或亚砷酸,并密切关注容量负荷和肺功能状态,尽早使用地塞米松,直至低氧血症解除。砷剂治疗过程中需监测心电图有无 QTc 间期延长。诊断时为低中危患者,应进行 2~4 次预防性鞘内治疗;诊断为高危组或复发患者,因发生 CNSL 的风险增加,对这些患者应进行 6 次预防性鞘内治疗。对于已诊断为中枢神经系统累及的患者

可连续鞘内给药治疗。

急性淋巴细胞白血病（ALL）的化疗一般分为两个阶段。第一阶段为诱导缓解治疗，目的是迅速减少体内白血病细胞的负荷，达到临床缓解目的。第二阶段为缓解后治疗，包括巩固强化治疗、维持治疗和中枢神经系统白血病的防治，目的是消灭体内残存的白血病细胞，预防疾病复发，延长生存。柔红霉素（DNR，45 mg/(m²·d)，d1、2、3）＋长春新碱（VCR，2 mg，d1、8、15、22）＋泼尼松[pred，60 mg/(m²·d)，d1～21]＋L-门冬酰胺酶（L-asp，6 000 U/m²，d5、8、11、15、18、22）组成的DVPL方案是目前ALL诱导缓解治疗最常用的化疗方案。对于T-ALL患者，诱导缓解方案中加入环磷酰胺（CTX，1 200 mg/m²，d1）可提高疗效。患者一旦确诊存在Ph染色体阳性，诱导缓解治疗过程中需要尽早加入靶向治疗药物酪氨酸激酶抑制剂（伊马替尼等）。ALL患者诱导缓解造血重建后应开始巩固强化治疗，缓解后治疗的强度和患者长期生存密切相关。包含大剂量阿糖胞苷（HD-Ara-C）和大剂量甲氨蝶呤（HD-MTX）可以通过血脑/血睾屏障，对一些特殊类型的白血病可能更容易获益。ALL患者的维持治疗可杀灭进入细胞周期缓慢的白血病细胞，调控机体的免疫反应，清除体内的微小残留病灶。目前成人ALL的维持治疗方案基本参考儿童方案：6-MP 75～100 mg/(m²·d)，MTX 20 mg/m² 每周一次口服。目前认为，对于Ph染色体阳性的ALL患者，诱导缓解后应尽快造血干细胞配型，寻找合适的供者，在条件许可的情况下尽快移植，以期获得长期的生存。对于Ph染色体阴性的ALL患者，如果治疗失败，也应该寻找移植的可能性。对于成功诱导缓解的患者，在巩固强化治疗过程中需要密切监测微小残留病灶的变化情况（MRD）。对于MRD阳性或MRD阴性但发病时白细胞计数较高（B系≥30×10⁹/L，T系≥100×10⁹/L）或B系急淋同时伴有不良预后的染色体核型患者也需要寻找移植的可能。白血病庇护所是指常规化疗药物难以进入并达到有效浓度的部位，包括中枢神经系统、睾丸、卵巢、眼眶等。通常在急淋缓解后开始鞘内预防性注射MTX，每周2次，每次10 mg，共3周。如果患者出现颅内压增高、脑膜刺激征的临床体征、脑脊液检查出现压力增高（200 mmH₂O或滴速＞60 滴/分）、白细胞计数＞0.01×10⁹/L、涂片见到白血病细胞、蛋白＞450 mg/

L或潘氏实验阳性，考虑中枢神经系统白血病诊断明确，需要注射MTX，每周2～3次，每次10 mg，直至脑脊液细胞数和生化检查恢复正常后，改为每6～8周鞘内注射一次，随全身化疗结束后停用。为减轻鞘内注射过程中的脑膜刺激征的发生，宜同时加用地塞米松5 mg。对于MTX效果不佳的患者，可改用30 mg/m² 阿糖胞苷鞘内注射治疗。

慢性粒细胞白血病化疗经历了白消安/羟基脲、造血干细胞移植、干扰素为基础的治疗几个阶段，除了造血干细胞移植治疗外，患者一般只能获得血液学缓解，很少能获得细胞遗传学的缓解而达到长期生存。随着对BCR/ABL融合基因编码的融合蛋白调控的酪氨酸激酶信号转导途径认识的深入，特异性酪氨酸激酶抑制剂开发上市，目前慢性粒细胞白血病慢性/加速期的患者治疗首选伊马替尼（400 mg/d）/达沙替尼（100 mg/d）/尼洛替尼（300 mg，bid）。治疗过程中监测BCR/ABL融合基因变化情况，如果治疗3个月后融合基因表达阳性率＞10%或治疗12个月后阳性率仍＞1%，需考虑临床换药并检测激酶区突变的情况，并评估行造血干细胞移植的利弊。对于急变期的患者，需选择相应的急性白血病化疗方案并在此基础上加用酪氨酸激酶抑制剂。

慢性淋巴细胞白血病患者如果疾病诊断时处于Binet A期和（或）Rai 0/Ⅰ/Ⅱ期，没有临床相关症状可暂不治疗。Binet B/C期或Rai Ⅲ/Ⅳ期的患者需要及早治疗。无论分期如何，患者一旦出现以下情况，考虑为病情活动，需要及时治疗：① 近6个月来，无明显原因体重减轻≥10%；② 明显疲乏、无力，ECOG体能状态≥2，不能工作，不能进行日常活动；③ 无任何感染，体温＞38℃，持续≥2周；④ 无任何感染，盗汗＞1个月；⑤ 进行性骨髓衰竭，出现贫血和（或）血小板减少，或原有症状加重；⑥ 巨脾左肋下＞6 cm，或进行性症状性脾大；⑦ 巨大淋巴结肿大，直径＞10 cm，或进行性症状性淋巴结肿大；⑧ 进行性淋巴细胞增高，2个月增加＞50%，或LDT＜6个月，排除其他引起淋巴细胞增高和淋巴结肿大的原因；⑨ 自身免疫性溶血性贫血和（或）血小板减少，对肾上腺皮质激素或其他标准治疗反应差；⑩ CLL转化；⑪ 出现低丙球蛋白症，或单克隆或寡克隆副蛋白血症，或原有病情加重。治疗药物的选择在嘌呤核苷类药物出现前的年代，首选烷化剂：苯丁酸氮芥或环磷酰胺，口服给药，根据血象调整剂量，临床缓解率低。启用嘌呤核苷类药物后，目前国内最常用的治疗药物为氟达拉滨为主的治疗，显著提高了临床有效率。慢性淋巴细胞白血病患者细胞表面也有 CD20 抗原表达，所以利妥昔单抗通过抗体依赖性细胞毒性（ADCC）和补体依赖性细胞毒性（CDC）可引起细胞凋亡，用于慢淋的治疗。慢淋患者肿瘤负荷较高，治疗过程中需注意肿瘤溶解综合征防治，注意水化，碱化尿液。一部分慢淋患者并发自身免疫性溶血性贫血和（或）血小板减少性紫癜，治疗时需注意肾上腺皮质激素的使用。慢淋患者往往存在中性粒细胞缺乏、低免疫球蛋白血症，一旦发生感染，除积极使用抗生素外必要时可考虑丙种球蛋白输注。

81.9 疾病的分层及预后

急性白血病的预后和以下因素有关。① 年龄：＞60 岁老年患者预后较差；② 发病时白细胞数＞50×10/L，血小板数＜30×10/L 预后较差；③ 染色体和分子遗传学异常是影响预后的独立因素（表81-8）；④ 继发性白血病预后较差；⑤ 对诱导缓解治疗反应差，两疗程以上获得临床缓解的患者预后较差；⑥ 存在中枢神经系统累及患者预后较差。

表 81-8 急性白血病染色体异常的预后分层

分层	ALL	AML 细胞遗传学异常	AML 分子学异常
低危 中危	超二倍体（51～65 条染色体；4 三体、10 三体、17 三体预后最佳） t(12;21)(p13;q22)：ETV6-RUNX1	inv(16)或 t(16,16) t(8;21) t(15;17) 正常核型 单独+8 t(9;11) inv(16)或 t(16,16)，t(8;21)，t(15;17)伴 KIT 突变 其他未定义的异常	正常核型伴 NPM1 突变，且 FLT3-ITD 阴性，或伴孤立性 CEBPA 双等位基因突变
高危	亚二倍体（＜44 条染色体） t(v;11q23)：t(4;11)以及其他 KMT2A 重排 t(－－;11q23) t(9;22)(q34;q11.2)：BCR-ABL1（在前 TKI 时期定义为高危） 复杂核型（5 个或更多染色体异常） Ph 样 ALL 21 号染色体内扩增（iAMP21）	复杂核型（≥3 个克隆性染色体异常） 单体核型 -5,5q-,-7,7q- 非 t(9;11)的 11q23 异常 inv(3),t(3;3) t(6;9) t(9;22)	伴 FLT3-ITD 突变的正常核型 TP53 突变

慢性粒细胞白血病进入酪氨酸激酶抑制剂治疗时代后，疾病相对预后较好。

可以根据患者年龄、脾脏大小、外周血血小板、原始细胞、嗜酸性粒细胞、嗜碱性粒细胞计数对患者进行预后分层选择规范治疗（表 81-9）。

表 81-9 慢性粒细胞白血病 NCCN 危险度分层

评分	计算公式	危险度分层	积分
Sokal 评分	$Exp\{0.0116\times(年龄-43.4)+(脾脏大小-7.51)+0.188\times[(血小板计数/700)^2-0.563]+0.0887\times(原始细胞-2.10)\}$	低危 中危 高危	Sokal 评分＜0.8 0.8≤Sokal 评分≤1.2 Sokal 评分＞1.2
Hasford 评分	$0.666\times年龄（＜50 岁为 0，否则为 1）+(0.042\times脾脏大小)+1.0956\times血小板计数（＞1500\times10^9/L 为 1，否则为 0）+(0.0584\times原始细胞)+0.20399\times嗜碱性细胞（＞3\% 为 1，否则为 0）+100\times(0.0413\times嗜酸性细胞百分数)$	低危 中危 高危	Hasford 评分≤780 781≤Hasford 评分≤1480 Hasford 评分＞1480

慢性淋巴细胞白血病的预后主要和免疫球蛋白重链可变区(IGHV)基因突变率,细胞表面 CD38 和 Zap70 表达和染色体异常相关。目前认为: ① IGHV 突变率＞2% 预后较好,反之较差; ② CD38 表达＜30%,Zap70 表达＜20%预后较好,反之较差; ③ FISH 检测发现单一 del(13q)预后较好,正常染色体核型/＋12 预后中等,del(11q)/del(17p)预后较差,常规染色体核型分析中发现 3 处以上染色体异常变化预后较差。

81.10 展望

白血病的诊断、治疗方案的选择及预后分析已经由仅仅依赖临床相关检查、细胞形态学检查向结合细胞免疫表型、细胞遗传学、分子生物学检查结果转变。细胞免疫表型分析,染色体、融合基因检测规范化,标准化方法的建立,使临床检测数据达到准确、共享,将为今后开展有质量的临床研究指导修订符合中国国情的临床方案奠定基础。在白血病的治疗中可能为今后临床关注的重点如下: ① 更加精确地对患者进行危险度分层,进一步优化目前治疗流程,选择合适的患者进行恰当的治疗; ② 进一步阐明白血病细胞内基因突变,包括甲基化、乙酰化、磷酸化、microRNA 表达变化等表观遗传学改变对信号转导途径的影响,阐明其在疾病发生、进展中的作用,在治疗过程中针对信号转导关键节点引入特异性的靶向药物和表观遗传学调控药物提高治疗效果; ③ 研究骨髓微环境和机体免疫调控改变对白血病细胞干细胞生物学行为的影响,在治疗过程中引入针对上述因素调控的药物,达到清除白血病干细胞的目的。

（钟 华 侯 健）

主要参考文献

[1] 中华医学会血液学分会,中国医师协会血液科医师分会.中国急性早幼粒细胞白血病诊疗指南(2014 版)[J].中华血液学杂志,2014,35(5):475 - 477.

[2] 中国抗癌协会血液肿瘤专业委员会,中华医学会血液学分会白血病淋巴瘤学组.中国成人白血病诊断与治疗指南(2016 版)[J].中华血液学杂志,2016,37(10):837 - 844.

[3] 陈万青,单保恩,郑荣寿,等.2003～2007 年中国肿瘤登记地区白血病发病与死亡分析[J].肿瘤,2012,32(4):251 - 255.

[4] 倪雄,沈志祥,陈芳源,等.2002～2006 年上海市急性淋巴细胞白血病流行病学调查[J].中华血液学杂志,2010,31(1):21 - 24.

[5] Arber DA, Orazi A, Hasserjian R, et al. The 2016 revision to the World Health Organization classifi-cation of myeloid neoplasms and acute leukemia[J]. Blood, 2016,127(20):2391 - 2405.

[6] Curran E, Stock W. How I treat acute lymphoblastic leukemia in older adolescents and young adults[J]. Blood, 2015,125(24):3702 - 3710.

[7] Döhner H, Estey E, Grimwade D, et al. Diagnosis and management of AML in adults: 2017 ELN recommendations from an international expert panel[J]. Blood, 2017,129(4): 424 - 447.

[8] Drew P, Trevor B, Inderjeet D, et al. Oxford handbook of clinical haematology[M]. 4th ed. Oxford: Oxford University Press, 2015.

[9] Leonard JP, Martin P, Roboz GJ. Practical implications of the 2016 revision of the World Health Organization classification of lymphoid and myeloid neoplasms and acute leukemia[J]. J Clin Oncol, 2017,35(23):2708 - 2715.

[10] NCCN Clinical Practice Guidelines in Oncology（NCCN Guidelines®）. Acute Lymphoblastic Leukemia Version 1. 2017. https://www. nccn. org/professionals/physician_gls/f_guidelines. asp

[11] NCCN Clinical Practice Guidelines in Oncology（NCCN Guidelines®）［EB/OL］. Acute Myeloid Leukemia Version 1. 2017. https://www. nccn. org/professionals/physician_gls/f_guidelines. asp

[12] NCCN Clinical Practice Guidelines in Oncology（NCCN Guidelines®）［EB/OL］. Chronic Lymphocytic Leukemia/ Small Lymphocytic Lymphoma Version 2. 2017. https://www. nccn. org/professionals/physician_gls/f_guidelines. asp

[13] NCCN Clinical Practice Guidelines in Oncology（NCCN Guidelines®）［EB/OL］. Chronic Myeloid Leukemia Version 1. 2018. https://www. nccn. org/professionals/physician_gls/f_guidelines. asp

[14] Rodriguez-Abreu D, Bordoni A, Zucca E. Epidemiology of hematological malignaceies[J]. Ann Oncol, 2007,18(Suppl 1):13 - 18.

[15] Swerdlow SH, Campo E, Pileri SA, et al. The 2016 revision of the World Health Organization classifica-tion of lymphoid neoplasms[J]. Blood, 2016, 127(20):2375 - 2390.

82 浆细胞疾病

82.1　概述

　　浆细胞来源于 B 细胞,骨髓多能造血干细胞分化而来的 B 细胞接受抗原刺激并经 T 细胞协助,经增殖、分化、成熟过程,最终发展成为具有合成和分泌免疫球蛋白能力的终末细胞——浆细胞。浆细胞病(plasma cell dyscrasias)是浆细胞或产生免疫球蛋白的 B 细胞过度增生所引起的一组疾病,以血清和(或)尿中出现单克隆免疫球蛋白或其他轻链或片段为特征。单克隆浆细胞的异常增殖、合成及分泌过量的结构完全均一的单克隆免疫球蛋白或其多肽链亚单位(轻链/重链),导致正常的多克隆浆细胞受抑制,正常多克隆免疫球蛋白的合成和分泌减少。

82.2　病理及生物学特征

　　一个 B 细胞接受一种抗原刺激后,增生、分化、成熟为一组浆细胞(属于一个克隆),此克隆浆细胞仅能合成一种与该抗原起反应的抗体(单克隆抗体)。由于抗原复杂多样,B 细胞必然接受多种多样的抗原刺激。因此,机体的浆细胞总体是由难以计数的多克隆浆细胞组成,自然产生化学结构和免疫特性都有差异的多克隆免疫球蛋白。一个免疫球蛋白分子由两条相同重链和两条轻链组成,根据重链的氨基酸、糖分子组成及抗原性的不同,可将免疫球蛋白分为 5 类:IgG、IgA、IgM、IgD 和 IgE。分别以 γ、α、μ、δ 和 ε 代表其重链。5 类免疫球蛋白的轻链是相同的,轻链根据结构上的不同反映出抗原性的差异而分为 κ 和 λ 型。人体内的免疫球蛋白是上述 5 类球蛋白的混合物。

　　正常情况下,人体内的浆细胞总体由成千上万株不同克隆的浆细胞组成,产生了成千上万种不同克隆的免疫球蛋白。发生浆细胞病时,特别是恶性浆细胞疾病,一株浆细胞前体细胞发生恶变,无节制增生形成数量巨大的单克隆细胞群,分泌大量结构单一免疫球蛋白或多肽链亚单位,称为单克隆免疫球蛋白。而其他正常浆细胞受到抑制,因此正常免疫球蛋白分泌减少。机体更易感染,同时数目不断增加的异常浆细胞或 B 细胞侵犯并损害各种组织和器官。

临床上浆细胞病分为两类。一类为具有明显临床症状和病理学特征的恶性浆细胞病,临床表现由浆细胞恶性增殖、浸润及其所分泌的单克隆免疫球蛋白直接引起。此类浆细胞病包括多发性骨髓瘤、浆细胞瘤、华氏巨球蛋白血症、重链病等。另一类为无明显临床表现的良性浆细胞病,细胞分化良好,增生程度及分泌的单克隆免疫球蛋白水平增高有限,其中,病因不明者称原发性良性单克隆高免疫球蛋白血症,继发于其他疾病者称继发性单克隆高免疫球蛋白血症。

82.3　诊断方法

82.3.1　蛋白电泳

(1) 血清蛋白电泳(serum protein electrophoresis,SPE)

电泳后明显可见 5 条区带,白蛋白、α1、α2、β、γ球蛋白。M 蛋白是指通过血清蛋白电泳,异常增多的单克隆免疫球蛋白表现为一浓集窄带,经密度扫描仪绘出的图像表现为一窄底高峰,峰高至少较峰底宽度大 2 倍以上,即 M 蛋白。这是由于单克隆免疫球蛋白分子量、电荷完全相同,因而在电场中泳动速度完全相同(图 82-1)。

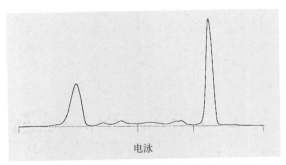

图 82-1　血清蛋白电泳图上典型的 M 峰

(2) 免疫固定电泳(immunofixation electrophoresis,IFE)

它结合了蛋白质电泳的高分辨性和抗原-抗体

反应的高特异性,对单克隆免疫球蛋白的检出敏感性为 25 mg/L,具有检测周期短、灵敏度高、特异性好等优点(图 82-2)。

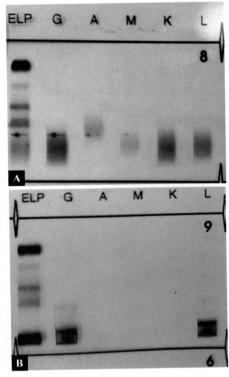

图 82-2　正常和单克隆免疫球蛋白阳性的 IFE 图谱

A. 正常 IFE 图谱;B. 单克隆免疫球蛋白(IgG-λ型)阳性的 IFE 图谱

(3) 血清游离轻链(sFLC)

血清游离轻链(sFLC)是判断体内是否存在克隆性浆细胞的高度敏感的指标之一,其敏感性高(达每升数毫克水平)、特异性强。sFLC 受肾功能影响小,能够更准确及时地反映肿瘤负荷,临床上已将sFLC 测定用于包括骨髓瘤在内的浆细胞病的诊断、监测及其预后判断。

(4) 尿本周蛋白

尿本周蛋白是血液中过多的 FLC 经肾小球滤过过程中,超过肾小管重吸收能力后,自尿中排泄出的蛋白,其排泄受肾功能影响较大。

82.3.2　骨髓象检查

骨髓中瘤细胞的出现是诊断的主要依据之一。

典型骨髓瘤细胞体积较成熟浆细胞大,直径为30～50 μm,细胞外形不规则,可有伪足,胞质蓝,核旁空晕消失或不明显,胞质中可见泡壁含核糖核酸、泡内含中性核蛋白的空泡,也可见到含本周蛋白的类棒状小体,以及外层含免疫球蛋白,而内含糖蛋白的拉塞尔小体(Rusell小体),核较大,核染色质细致,有1～2个核仁。少数瘤细胞具有双核或多核,但核分裂象不常见。IgA型骨髓瘤细胞胞质经瑞特染色可呈火焰状,此因嗜碱性糖蛋白被嗜酸性糖蛋白取代的缘故。值得一提的是,部分患者,尤其是病程早期,骨髓瘤细胞可呈灶状分布,单个部位骨髓穿刺不一定检出骨髓瘤细胞,应做多部位穿刺或者活检,方可发现。

尽管在形态学上出现双核浆、幼稚浆细胞一般认为是恶性浆细胞,但是其单克隆属性的判定依赖于免疫组织化学或是流式细胞学检查。异常浆细胞表型 CD138$^+$、CD38$^+$、CD19$^-$、CD56$^+$,联合使用CD20、CD117、CD28、CD27和胞质免疫球蛋白轻链,异常浆细胞的检出率可达100%。骨髓活检＋免疫组化(骨髓免疫组化建议应包括针对如下分子的抗体:CD5、CDl9、CD23、CD25、CD20、CD38、CD56、CDl38、κ轻链、λ轻链)。

初始诊断中的骨髓检查应包括对骨髓穿刺所取浆细胞进行常规染色体核型分析(细胞遗传学)和荧光原位杂交检测(FISH)(图82-3)。用于预后评估的 FISH 抗原谱应包括 t(4;14)、t(14;16)、17p13 缺失,t(11;14)、13 号染色体缺失以及 1 号染色体扩增。

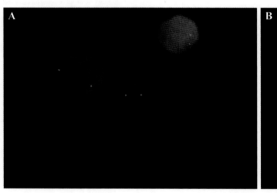
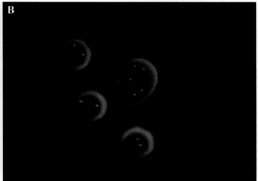

图 82-3 骨髓 FISH 检测图像

A. 正常(2 红);B. lq2l 扩增(6 红)

82.3.3 影像学检查

(1) X 线平片

长期以来,X 线平片检查一直作为诊断多发性骨髓瘤(MM)骨质破坏的金标准,是 Durie-Salmon 分期的标准之一。MM 在 X 线平片上的典型表现是穿凿样、虫蚀样改变及扁骨骨质缺损(图82-4)。

(2) CT

CT 对 MM 的诊断是基于病灶部位的骨质密度改变,图像解剖结构清楚、定位准确。其优点包括:敏感性高、能显示广泛溶骨性病变,尤其是 X 线平片上不能精确显影的区域(如肩胛骨、肋骨、胸骨),评估骨折和骨质破坏更精确。

(3) MRI

MRI 在检查溶骨性损害时比 X 线平片敏感性

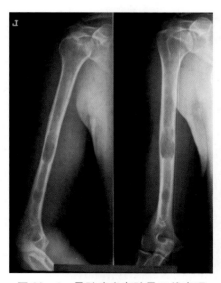

图 82-4 骨髓瘤患者肱骨 X 线表现

高。对骨髓浸润的成像清晰。MM 骨髓浸润有以下几种表现形式：正常型、局灶型、弥漫型、混合型和"胡椒盐"型。MRI 具有以下优点：敏感性高；可检测 MM 髓内浸润；对脊柱和骨盆的病变、脊髓和（或）神经根压迫、股骨头缺血性坏死等敏感性高；能更好地评估心脏淀粉样变性和（或）软组织淀粉样沉积。

（4）PET/CT

PET/CT 能同时评价全身骨质破坏程度和肿瘤细胞活性及恶性程度，而且能够较敏感地发现髓外软组织病变。其诊断 MM 病变的敏感性和特异性高，能发现长径<1 cm 的微小病灶（图 82-5）。

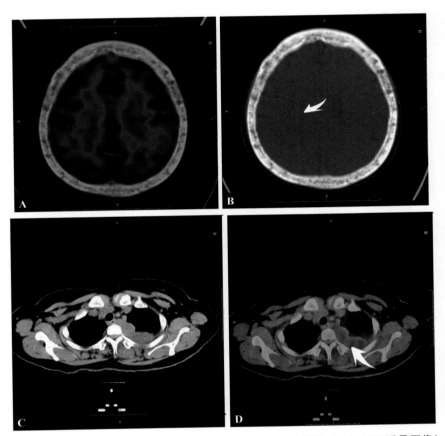

图 82-5 骨髓瘤患者 PET/CT 图像（左侧为 CT 图像，右侧为 CT 与 PET 重叠图像）

PET/CT 头颅骨骼的改变：白色箭头所指处显示头颅骨骼破坏（B）；PET/CT 髓外累及：白色箭头所指处显示左侧胸膜增厚，局部呈软组织状，SUV 摄取增高，提示骨髓瘤髓外累及（D）

多发性骨髓瘤为最常见的浆细胞肿瘤，本章讨论多发性骨髓瘤和华氏巨球蛋白血症。

82.4 多发性骨髓瘤

多发性骨髓瘤（multiple myeloma，MM）是一种浆细胞恶性肿瘤，其特点是骨髓中浆细胞克隆性增殖，并分泌单克隆免疫球蛋白或轻链。

82.4.1 流行病学

MM 是一种主要发生于中老年人群的浆细胞恶性增殖性疾病，占所有恶性肿瘤的 1%，约占血液肿瘤的 10%，MM 在美国是第二常见的血液系统恶性肿瘤。MM 在欧美的发病人数为（2～4）/10 万，在亚洲的发病人数为 1/10 万，我国尚无完全的流行病学资料估计发病人数为 1/10 万左右。近年来我国骨髓瘤的发病率已呈逐渐上升趋势，可能与人口寿命延长、医疗仪器的进步和诊断技术的提高均有关系。

欧美国家多发性骨髓瘤的中位诊断年龄为 69 岁，3/4 的患者在 55 岁以后被诊断，其中 2/3 的患者为男性。据报道，美国男性 MM 患者平均年龄为 62 岁，年龄＞70 岁的患者占 75%；女性 MM 患者平均年龄为 61 岁，年龄＞70 岁的患者占 79%，发病高峰 70～80 岁，而我国患者发病年龄较轻，中位年龄为 53 岁，发病高峰为 45～55 岁。随着更加有效治疗策略的出现和维持疗法的改善，在过去的 20 年里，中位生存期从 3 年延长到 6 年。

82.4.2　病因

骨髓瘤的病因不明，主要考虑与遗传易感性及环境因素有关。

（1）遗传易感性

美国和非洲黑种人发病率最高，欧洲后裔发病率次之，日本和西班牙后裔发病率最低。每年约有 1% 的单克隆丙种球蛋白血症进展为骨髓瘤，随着时间延长，其进展率并不增加，这符合多次打击遗传模式的原则，即原发性单克隆丙种球蛋白血症是初始事件，骨髓瘤为二次事件。

（2）环境暴露

辐射、免疫因素、反复感染、病毒等都可能与骨髓瘤的发病相关。

82.4.3　病理及生物学特征

（1）骨骼

人体骨骼由矿物部分和有机部分合成，后者又由胶原和非胶原蛋白组成。骨骼重建是一个连续的过程，分为旧骨吸收（破骨细胞作用）和新骨形成（成骨细胞作用）。在正常成年人中，破骨与成骨间保持着良好的平衡，以维持健康骨质生成。成骨细胞活性受抑和骨质破坏增加是骨髓瘤骨病（myeloma bone disease，MBD）的主要发病机制。近年发现某些因素参与其中，如核因子 κB 受体活化因子配基（RANKL）、巨噬细胞炎性蛋白 1α（MIP - 1α、CCL3）、白细胞介素- 6（IL - 6）等分子增强破骨细胞（OC）的骨质重吸收；同时骨保护素（OPG）、可溶性 Wnt 信号抑制剂 DKK - 1、分泌型卷曲相关蛋白 2、3（sFRP2、3）、激活素 A、IL - 7、IL - 11 等分子持续性抑制成骨细胞（OB）的成骨过程。当 MM 累及骨骼时，肿瘤细胞首先影响骨重塑。组织学研究显示，在 MM 早期阶段，OC 的骨吸收增强，而成骨过程正常。随着肿瘤负荷的加重，OB 引起的骨形成明显受抑制，引起快速的骨丢失及溶骨性骨质破坏。

（2）肾脏

免疫球蛋白由 2 条轻链及 2 条重链组成，两者通过二硫键结合在一起。对同一分子免疫球蛋白而言，两条轻链完全相同，不是 κ 就是 λ，这种与重链结合在一起组成免疫球蛋白的轻链称之为结合轻链。淋巴细胞合成免疫球蛋白的重链和轻链，2 条重链和 2 条轻链装配成为 1 分子的免疫球蛋白。合成一条重链需约 18 min，合成一条轻链只需 10 min，组成 1 分子完整的免疫球蛋白则有一条以上轻链过剩，这些过剩的轻链随免疫球蛋白移出浆细胞，形成游离轻链（free light chain，FLC）。正常人产生的轻链中将近 40% 是游离的，每日量约 500 mg。由于 B 细胞发育过程中 κ 轻链基因重排具有优先性，所以正常人体内携带 κ 轻链 Ig 的成熟 B 细胞多于携带 λ 轻链 Ig 的成熟 B 细胞，两者的比例约为 2：1。所以，人体中 κ 型轻链约占 65%，λ 型轻链占 35%，不同人种间稍有差异。κFLC 的产生约是 λFLC 的 2 倍，κFLC 常为正常单体，而 λFLC 易形成二聚体，两种轻链均可形成多聚体。单体 FLC 即典型的 κFLC 在 2～4 h 内以 40% 的肾脏清除率被清除，而二聚体 FLC，即典型的 λFLC，以 20% 的肾脏清除率在 3～6 h 内被清除，多聚体则较慢。每天血液中 FLC 几乎全部从肾小球滤过，又几乎全部在近曲小管重吸收，极少量随尿排出，即所谓本周蛋白（Bence - Jones protein，BJP）。血清中 FLC 浓度取决于浆细胞生成和肾脏代谢之间的平衡。当生成量超过肾小管重吸收能力时才能在尿液中出现 FLC。如果血清中 FLC 的含量逐渐增多，其可以形成管型并堵塞肾小管，导致肾功能损害。此外，高钙血症、高尿酸血症、高黏滞综合征、淀粉样变性及肿瘤细胞浸润，均可造成肾脏损害，最终发展至肾功能不全。

MM 患者出现肾功能损害的原因主要有以下几方面。

1）大量的单克隆免疫球蛋白游离轻链（FLC）与 Tamm-Horsfall 蛋白结合，在远端肾小管处形成蛋白管型，直接阻塞损害肾小管。

2）FLC 被近端肾小管细胞内吞后激发细胞内一系列炎症反应，包括核因子 κB（NF - κB）通路的激活、白细胞介素 6（IL - 6）等促炎因子的产生，损害肾小管细胞，继而引起肾功能损害。

3) FLC 发生 β 折叠,形成淀粉样物质,造成肾小球淀粉样变性,从而发生肾功能损害。

4) FLC 沉积在肾小球基膜内,发生轻链沉积病,损害肾功能。

5) 腹泻、感染、高钙血症、高尿酸血症、非固醇类抗炎药的使用等因素加剧了肾脏损害。

82.4.4 临床表现

MM 临床表现的多样性是由于恶性克隆浆细胞无节制增殖、浸润及其分泌的大量单克隆免疫球蛋白所引起。常见有贫血、溶骨性损害或骨质疏松性骨病、感染、肾功能损害等。

MM 主要分为 8 种类型:IgG 型、IgA 型、IgD 型、IgE 型、轻链型、双克隆或多克隆性、IgM 型及不分泌型。

(1) 骨痛

最常见的 MM 终末器官损害为溶骨性病变,即骨髓瘤骨病(myeloma bone disease, MBD)。该病主要表现为典型的弥漫性溶骨病变、广泛的骨质疏松或累及脊柱、头颅和长骨的多发性溶骨损害,且受损骨骼越多,患者预后越差。超过 80% 的骨髓瘤患者都存在骨质破坏导致的疼痛、骨折及神经功能缺损,而这也曾是本病致残的主要原因。MM 骨病患者的临床特征为骨痛,常为疾病的首发症状,骨痛部位以腰骶部痛最为常见(70%)。疼痛剧烈或突然加剧常提示发生了病理性骨折。此外还可以出现骨骼肿物,瘤细胞自骨髓向外浸润,侵及骨皮质、骨膜及邻近组织,形成肿块,常见部位为胸肋部。

分析骨痛的原因如下:① 病理性骨折,压迫脊神经;② MM 细胞侵及骨皮质,使其变薄或穿透骨皮质而刺激骨膜;③ MM 细胞在髓腔内大量增殖,充填骨髓腔,使髓腔内压力增高;④ MM 细胞和骨髓基质分泌破骨细胞激活因子(osteoclast activating factor, OAF),如 IL-6、肿瘤坏死因子(TNF)、巨噬细胞集落刺激因子(M-CSF)、血管内皮生长因子(VEGF)等可引起炎症反应,导致骨和关节疼痛。此外,破骨细胞激活所导致的骨盆和股骨头骨质疏松和溶骨样破坏也可引起骶髂关节痛。

(2) 肾脏损害

50% 的患者早期即出现蛋白尿、血尿、管型尿,因而常被误诊为慢性肾炎、肾病综合征、间质性肾炎、肾小管酸中毒及肾衰竭。与感染一样,肾衰竭既可以是本病的初发表现,也是死亡原因。

(3) 贫血

2/3 患者可能并发贫血,贫血常为正细胞正色素型,贫血程度一般与瘤细胞的负荷呈正相关。引起贫血的因素很多,瘤细胞浸润骨髓使髓系造血受到抑制,分泌细胞因子抑制造血,肾功能受损致内源性促红细胞生成素(EPO)减少,细胞对 EPO 的反应性下降,慢性感染所致铁利用障碍,M 蛋白所致血容量增大,最主要的因素还是瘤细胞可促进红细胞凋亡。

(4) 感染

急性细菌感染可为首发症状、治疗并发症及主要死因,最多见的是肺炎,其次为尿路感染及败血症。免疫缺陷是易感染的主要原因,病原菌多为普通荚膜菌(如肺炎链球菌)及其他化脓菌,革兰阴性杆菌及真菌感染也较多见。

(5) 高黏滞综合征

常见有紫癜、鼻出血、头晕、眼花、耳鸣、视力模糊与障碍、肢体麻木、倦怠迟钝、记忆力减退及共济失调,严重影响脑血流循环时可致精神错乱、癫痫样发作,甚至意识丧失。眼底检查看见视网膜静脉阶段性扩展,扩张呈结袋状扩张似"香肠",视神经盘水肿、出血。

(6) 高钙血症和高尿酸血症

高钙血症可引起头痛、恶心、呕吐、多尿、便秘、不明原因肌痛或关节痛,严重者可出现轻微认知变化、疲乏无力、心律失常,甚至死亡。增多的血钙主要是结合钙而非离子钙。钙沉积在肾脏造成肾脏损害,重者可引起急性肾衰竭,威胁生命。骨髓瘤细胞分解增加,血尿酸增高,大量尿酸盐在肾小管和肾髓质沉积,加重肾脏损害。

(7) 其他

其他包括淀粉样变、累及心血管及神经系统改变、凝血功能障碍、肝脾浸润等。

82.4.5 诊断与分期

(1) 诊断标准

活动性(有症状)多发性骨髓瘤诊断标准(需满足以下第 1 条及第 2 条,加上第 3 条中任何 1 项)。

1) 骨髓瘤单克隆浆细胞比例≥10% 和(或)组织活检证明有浆细胞瘤。

2) 血清和(或)尿出现单克隆 M 蛋白。

3) 骨髓瘤引起的相关表现。

靶器官损害表现(CRAB):

[C] 矫正血清钙>2.75 mmol/L。

[R] 肾功能损害(肌酐清除率<40 ml/min 或肌酐>177 μmol/L。

[A] 贫血(血红蛋白低于正常下限 20 g/L 或<100 g/L。

[B] 溶骨性破坏,通过影像学检查(X 线片、CT 或 PET/CT 显示 1 出或多处溶骨性病变。

无靶器官损害表现,但出现以下 1 项或多项指标异常(SLiM)。

[S] 骨髓单克隆浆细胞比例≥60%。

[Li] 受累/非受累血清游离轻链比≥100%。

[M] MRI 检查出现>1 处 5 mm 以上局灶性骨质破坏

(2)分期

1)Durie 和 Salmon 分期标准见表 82-1。

表 82-1 多发性骨髓瘤 Durie 和 Salmon 分期标准

分期	分 期 标 准	瘤细胞数(×10^{12}/m² 体表面积)
Ⅰ期	符合下述 4 项: (1)血红蛋白>100 g/L (2)血清钙正常 (3)无骨质破坏 (4)M-成分水平 IgG<50 g/L,IgA<30 g/L,尿轻链<4 g/24 h	<0.6
Ⅱ期	既不符合Ⅰ期又不达Ⅲ期	0.6~1.2
Ⅲ期	符合下述 1 项或 1 项以上: (1)血红蛋白<85 g/L (2)高钙血症 (3)进展性溶骨病变 (4)M-成分水平:IgG>70 g/L,IgA>50 g/L,尿轻链>12 g/24 h	>1.2
每期又分为 A 组和 B 组	A 组肾功能正常(血肌酐<2.0 mg/dL) B 组肾功能不正常(血肌酐≥2.0 mg/dL)	

亚型:

A 组肾功能正常(肌酐清除率>40 ml/min 或血肌酐<177 μmol/L)

B 组肾功能不正常(肌酐清除率≤40 ml/min 或血肌酐≥177 μmol/L)

2)国际分期体系 ISS(International Staging System)及修改的国际分期体系

R-ISS 分期标准:IMWG 报道的 ISS 国际分期系统是分析了来自北美、欧洲和亚洲 17 个 MM 研究中心 10 750 例 MM 病例资料,并与沿用已久的 DS 分期系统比较后总结出来的(表 82-2)。因此,ISS 分期较 DS 分期评估预后更准确。

表 82-2 ISS 及 R-ISS 分期系统

分期	ISS 分期标准	R-ISS 标准
Ⅰ期	低β_2MG<3.5 mg/L+血清白蛋白≥35 g/L	ISS Ⅰ期和细胞遗传学标危患者同时 LDH 水平正常
Ⅱ期	介于Ⅰ期和Ⅲ期之间	不符合 R-ISS Ⅰ和Ⅲ期的所有患者
Ⅲ期	β_2MG≥5.5 mg/L	ISSⅢ期同时细胞遗传学高危患者* 或 LDH 高于正常水平

β_2MG:β_2 微球蛋白。 *细胞遗传学高危指间期荧光原位杂交检出 del(17p),t(4;14),t(14,16),标危即未出现此类异常。
Ⅰ期中位生存 62 个月,Ⅱ期中位生存 44 个月,Ⅲ期中位生存 29 个月

82.4.6 鉴别诊断

本病易被误诊。由于 MM 临床表现复杂,患者首诊时往往会忽略 MM 的存在。当出现以下症状,应警惕 MM 的可能性:① 贫血,维生素 B_{12}、叶酸、铁正常;② 高钙血症,甲状旁腺激素在一定程度上减少,维生素 D 正常,没有恶性肿瘤或结节病病史,未使用过噻嗪类利尿剂等药物;③ 肾损伤,没有确

切原因,包括肾前性原因、肾性原因或者阻塞性情况;④ 骨痛或者骨损伤,影像学检查显示骨损伤,年轻患者出现粉碎性骨折,在不常见的地方出现病理性骨折;⑤ 反复感染(肺炎)及 ESR 增快。

本病需与其他恶性浆细胞病鉴别:① 巨球蛋白血症虽然血中有大量单克隆 IgM,但骨髓中淋巴样浆细胞增多而非骨髓瘤细胞增多,且少有溶骨性损害或肾功能不全。② 重链病血清中仅出现单克隆重链,轻链缺如,无本周蛋白尿,多无骨质破坏。③ 原发性淀粉样变性可有血清 M 蛋白及本周蛋白尿,但骨髓中无骨髓瘤细胞,也不出现溶骨性损害。

此外本病也需与反应性病变鉴别。反应性浆细胞病多见于病毒感染、细菌感染(结核病、伤寒、亚急性心内膜炎、链球菌感染等)、疫苗接种、血清病等,患者不仅有原发病的临床特点,而且骨髓中浆细胞一般不超过 10%并为正常成熟浆细胞,免疫球蛋白增多有限,且系多克隆,而非单克隆 M 蛋白,也无骨骼损害。

82.4.7　治疗

(1) 原发病治疗

近 10 年来蛋白酶体抑制剂和免疫调节剂等新药的使用,使 MM 的疗效显著提高。目前的治疗目标是早期获得缓解以及持续的深度缓解,未来的目标是平衡治疗的有效性、不良反应以及治疗成本之间的关系,最终治愈这种疾病。年轻 MM 患者的治疗通常包括 3～6 个周期的诱导治疗、强化治疗(采用 ASCT),必要时行巩固和维持治疗。

1) 诱导治疗:在新药时代,最佳的诱导治疗方案似乎是硼替佐米联用烷化剂或免疫调节剂(IMiD)的三联治疗。

2) 强化治疗 ASCT(自体干细胞移植):早期缓解后自体移植仍然是≤65 岁新诊断多发性骨髓瘤患者的首选治疗。对于序贯二次 ASCT,因为巩固治疗可以达到类似的治疗效果,目前已被以新药为基础的巩固治疗替代。大剂量化疗(通常美法仑剂量为 200 mg/m²)后,ASCT 与单纯联合化疗效果对比的前瞻性临床试验表明,虽然两种方案对于 MM 患者的治疗均有效,然而 ASCT 治疗明显提高了 MM 患者的 CR 率和 PFS 率,甚至有一部分患者可达到>10 年的生存期。

3) 巩固和维持治疗:ASCT 后进行以新药为基础的巩固治疗可进一步提高缓解率和缓解深度,部

分患者可获得 MDR 阴性的 PFS。巩固治疗包括 2～4 个疗程的联合化疗(通常与诱导阶段相同的三联药物)。年轻 MM 患者经过诱导治疗和 ASCT,如果想要获得最大深度的治疗反应,巩固治疗是必需的。

维持治疗旨在控制残余肿瘤克隆,提高患者的 PFS 和 OS。虽然维持治疗的持续时间还有待确定,但目前的临床研究均表明维持治疗可以显著延长 PFS,在 OS 方面也可能有作用。为了避免治疗不充分和治疗过度,以 MDR 监测为导向的维持治疗的应用可能是未来发展的方向。

(2) 支持治疗

1) 骨病治疗

A. 双膦酸盐应用:是焦磷酸盐分子的稳定类似物。破骨细胞聚集于矿化骨基质,通过酶水解作用而导致骨质重吸收,而双膦酸盐可以抑制破骨细胞介导的骨重吸收作用,还可以抑制破骨细胞的成熟,并且抑制成熟破骨细胞的功能和破骨细胞在骨质吸收部位的聚集,同时抑制肿瘤细胞扩散、浸润和黏附于骨基质。双膦酸盐治疗疗程 2 年以上,直至出现明显不良反应或体力状态明显下降。

B. 局部放疗:可用于治疗顽固性疼痛、已发生或即将发生的病理性骨折的患者,推荐剂量为 8～10 Gy/次。

C. 手术治疗:若出现长骨骨折、脊髓压迫或椎体不稳等情况,可能需要矫形外科协助治疗。

D. 止痛剂的使用:出现严重疼痛时需选择止痛药物。药物的剂量可作为疼痛治疗评估的一个半定量指标。应尽量避免使用或小心使用非固醇类抗炎药,因有肾功能损害及胃肠道刺激等不良反应。

2) 其他

A. 高钙血症:补充水分和呋塞米、双膦酸盐(优选唑来膦酸)、类固醇和(或)降钙素。

B. 高黏滞血症:应采用血浆置换作为有症状高黏滞血症的辅助治疗。

C. 贫血患者应考虑采用促红细胞生成素治疗。

D. 感染:存在反复的危及生命的感染时应考虑抗感染同时静脉注射免疫球蛋白治疗,考虑注射肺炎球菌和流感病毒疫苗,如使用高剂量地塞米松方案,采用抗卡氏肺囊虫肺炎(PCP)、抗疱疹病毒及抗真菌预防治疗,接受硼替佐米治疗的患者进行带状疱疹预防。

E. 肾功能不全:应持续补充水分以免发生肾衰竭,避免使用非固醇类抗炎药,避免使用静脉造影

剂,长期使用双膦酸盐类药物时应监测肾功能。

F.凝血/血栓形成:建议接受沙利度胺为基础或来那度胺加地塞米松治疗的患者进行预防性抗凝。

82.4.8 预后

MM 生存期变化很大,如不进行治疗,进展期 MM 患者的中位生存期仅为 6 个月。约 25% 的患者能存活 5 年以上,存活 10 年的不到 5%。

单因素分析显示,淀粉样变、重度贫血与早期死亡相关,多因素 Logistic 回归分析显示,只有淀粉样变是早期死亡的唯一独立危险因素。MM 合并淀粉样变患者预后较差,尤其是心脏淀粉样变,治疗未缓解患者的中位 OS 仅为 6 个月。有进展性肾脏疾病及心脏淀粉样变的患者,在血液学缓解后 6 个月器官病变才获得缓解。一些染色体或遗传学的异常,包括 p53 基因缺失等,也被认为是 MM 早期死亡的危险因素。年龄、重度贫血、染色体复杂核型、截瘫为 OS 和 PFS 的独立预后因素,治疗达到深度缓解则有助于改善预后。

预后分层是为了使患者在规范化基础上进行个体化治疗,以提高整体疗效。随着自体造血干细胞移植、硼替佐米、沙利度胺等靶向药物的应用,患者生存期得到延长,从一定程度上可克服预后不良因素。临床上根据 OS 和 PFS 的共同影响因素及 ISS 分期对患者进行危险因素分层。另外,以硼替佐米为主的化疗方案可延长高危组的 PFS。

82.4.9 展望

传统治疗方案均无法在真正意义上治愈多发性骨髓瘤,大多数患者最终复发而需要挽救疗法。近年来,通过多发性骨髓瘤发病机制和耐药机制相关分子机制等免疫因素的研究,新一代药物及相关免疫治疗技术等得以研发。目前包括单克隆抗体、嵌合抗原受体修饰的 T 细胞治疗(CAR-T)、免疫检查点阻断剂等免疫治疗新技术及疗法已进入临床试验,开启了多发性骨髓瘤免疫治疗的新时代。首先,CAR-T 治疗技术的出现掀起了一场细胞免疫治疗领域的革命,随着对多发性骨髓瘤生物学特性的进一步认识,促使新型药物的应用改善了多发性骨髓瘤的治疗前景。其次,探讨如何序贯地使用这些新型药物及新技术并组合出最佳方案,通过危险度分层和 MDR 监测来识别可以受益于巩固和或维持治

疗的患者,经过治疗可以使这部分患者得到持久的疗效,并改善生活质量和延长生存期。新型药物以及新技术的组合方案能够使多发性骨髓瘤患者取得更深和更持久疗效,但鉴于多发性骨髓瘤的复杂性,实现完全治愈多发性骨髓瘤任重而道远,需要多学科协同攻关。

82.5　淋巴浆细胞性淋巴瘤/华氏巨球蛋白血症

在 WHO 淋巴与造血组织分类(第 4 版)中,将淋巴浆细胞性淋巴瘤(lymphoplasmacytic lymphoma, LPL)定义为一种包含小 B 淋巴细胞、浆细胞样淋巴细胞和浆细胞的肿瘤,常侵犯骨髓,少数侵犯淋巴结和脾脏,同时不符合其他伴小 B 淋巴细胞肿瘤的诊断标准。而华氏巨球蛋白血症(Waldenström's macroglobulinemia, WM)为侵犯骨髓且分泌单克隆性 IgM 的 LPL,90%～95% 的 LPL 为 WM。因 IgM 相对分子质量较大(950 000),且常形成五聚体,故名巨球蛋白血症。WM 主要表现为骨髓中有浆细胞样淋巴 B 细胞浸润,并合成单克隆性 IgM。从定义中可知 LPL/WM 是一种兼具 B 淋巴细胞、浆细胞特点的特殊类型淋巴瘤。

82.5.1　流行病学

该病约占所有血液系统肿瘤的 2%,人群发病率 5/10 万,为少见肿瘤,发病人群主要以 60 岁以上的老年男性为主。该病在白种人中发病率比较高,而黑种人仅占患者总数 5% 左右,我国暂缺较权威的华氏巨球蛋白血症流行病学资料。发病人群年龄中位数为 63～68 岁,其中男性占 55%～70%

82.5.2　病因

发病原因不明,可能与特殊职业接触、自身免疫疾病、病毒感染(如丙型肝炎病毒、人类疱疹病毒)、基因遗传均有关。意义未明的单克隆丙种球蛋白血症(MGUS)可为华氏巨球蛋白血症的独立危险因素,伴随 IgM 分泌的 MGUS 患者转变为华氏巨球蛋白血症的概率为正常人群的 46 倍以上。

82.5.3　病理及生物学特征

冷凝集素综合征又称冷凝集素病(cold agglutinin disease, CAD),是由免疫球蛋白 IgM 引起的

一种自身免疫性疾病,特点是较低温度下,这种抗体能作用于自身红细胞,在体内发生凝集,阻塞末梢循环,发生手足发绀或溶血。冷凝集素(cold agglutinin,CA)属于冷反应性的自身抗体,大多数 CA 为 κ 限制性单克隆 IgM。在温度降低到 32℃ 以及有补体(特别是 C_3、C_4)结合于 RBC 上时,IgM 类抗体可与循环中的 RBC 发生反应。当 RBC 循环到温度较高的部位时,结合的 IgM 可解离,仅补体(C_3、C_4)结合在 RBC 上。红细胞表面与冷凝集素 IgM 相结合的抗原均含有碳水化合物结构,低温下结合力可增强且结合位点也增多。冷凝集素 IgM 通常都能通过经典途径激活的补体 C_3,形成攻膜复合体致使发生血管内溶血,而其发生必定需要低温的诱导。

肢体末端温度低于躯体中心温度,红细胞流经肢体末端时,CA 与红细胞表面抗原结合,致红细胞凝集,损伤微循环。抗原抗体复合物活化补体经典通路,IgM 型 CA 较 IgG 型更易结合补体蛋白 C1,C1 酯酶活化 C4 和 C2,产生能形成 C3b 的 C3 转化酶。当红细胞返回心脏时,温度回升至 37℃,IgM 型 CA 自细胞表面脱落,凝集的红细胞分离。但 C3b 仍然结合在红细胞表面。结合一定比例 C3b 的红细胞会阻流在网状内皮系统,发生血管外溶血,溶血发生的主要场所是肝脏,而不是脾脏。流经肝脏后存活的红细胞,C3b 分子被剪切,红细胞表面残留大量的 C3d 分子,导致 C5 的活化,形成攻膜复合体,发生血管内溶血。补体是血管外溶血速度的限制因素,去除或抑制补体或许能阻断 CAD 所致血管外溶血。

82.5.4　临床表现

本病很少有溶骨性病变,这是与 IgM 型多发性骨髓瘤的重要鉴别点之一。

（1）乏力

乏力是常见的主诉症状。

（2）出血及贫血

单克隆 IgM 与凝血因子形成复合物覆盖于血小板表面可致凝血功能下降引起出血,多表现为鼻、口腔黏膜出血、皮肤紫癜,晚期可发生内脏及脑出血,眼底静脉阶段性扩展呈现腊肠样改变甚至眼底出血。淋巴细胞浸润致造血功能抑制、自身抗体使红细胞破坏加速及凝血功能障碍容易导致贫血。

（3）高黏滞血症及雷诺现象

高黏滞血症及雷诺现象导致微循环障碍,出现头痛、眩晕、听力下降、眼球震颤、共济失调甚至意识障碍。

（4）感染

大量的 IgM 抑制正常免疫球蛋白的产生,降低淋巴细胞转换功能,致使机体免疫力下降,易发生感染。

（5）神经病变多样

以周围神经病变常见,四肢感觉和运动障碍呈对称性,下肢常先出现且重于上肢,感觉障碍重于运动障碍。

（6）淋巴结肿大

有 15%～20% 患者有肝、脾及淋巴结肿大。

（7）少部分患者出现肾功能损害及蛋白尿。

82.5.5　诊断和分期

（1）WM 诊断标准

1）血清中检测到单克隆性的 IgM(不论数量)。

2）骨髓中浆细胞样或浆细胞分化的小淋巴细胞呈小梁间隙侵犯(不论数量)。

3）免疫表型:$CD19^+$,$CD20^+$,$sIgM^+$,$CD22^+$,$CD25^+$,$CD27^+$,$FMC7^+$,$CD5^{+/-}$,$CD10^-$,$CD23^-$,$CD103^-$。10%～20% 的患者可部分表达 CD5、CD10、或 CD23,此时不能仅凭免疫表型排除 WM。

4）除外其他已知类型的淋巴瘤。

5）MYD88 L265P 突变是 WM 诊断及鉴别诊断的重要标志,但非特异性诊断指标。

LPL/WM 无特异的形态学、免疫表型及遗传学改变,故 LPL/WM 的诊断是一个排他性诊断,需要紧密结合临床表现及病理学等检查结果进行综合诊断。虽然通过骨髓检查可诊断 LPL/WM,但如有淋巴结肿大仍建议尽可能获得淋巴结等其他组织标本进行病理学检查,以除外其他类型淋巴瘤可能。

（2）分期

WM 的国际预后指数(ISSWM)是目前 WM 较公认的预后判断系统,该预后系统包括 5 个独立预后因素:年龄>65 岁,HGB≤115 g/L,PLT≤100×10^9/L,β_2 微球蛋白>3 mg/L,血清单克隆免疫球蛋白>70 g/L。以上各项为 1 分,依据这 5 个因素可将 WM 患者分为预后不同的 3 个危险组。低危组:0 或 1 分且年龄≤65 岁;中危组:2 分或年龄>65 岁;高危组:>2 分。

82.5.6 鉴别诊断

（1）IgM 型 MGUS

无相关器官或组织受损的证据，如淋巴瘤浸润所致的贫血、肝脾大、高黏滞血症、系统性症状，或淋巴结肿大，以及浆细胞疾病所致的溶骨性损害、高钙血症、肾功能损害或贫血。

（2）IgM 相关性疾病

这类患者由于单克隆性 IgM 升高引起的相关症状，如症状性冷球蛋白血症、淀粉样变，或自身免疫现象如周围神经病、冷凝集素病，而骨髓无淋巴浆细胞、无淋巴瘤证据时，应诊断为 IgM 相关性疾病更为妥当。

（3）IgM 型 MM

IgM 型 MM 非常少见，细胞形态学为浆细胞形态，免疫表型为高表达 CD38、CD138，而 CD19、CD20、CD45 阴性，常伴溶骨性损害等，这些特征是 IgM 型 MM 与 WM 鉴别的主要标志。

（4）其他 B 细胞慢性淋巴增殖性疾病

有原发病的表现，淋巴结肿大或相关脏器病变，关键在于通过组织或者淋巴结活检可排除相关疾病。

82.5.7 治疗

（1）治疗指征

无症状的 WM 患者不需要治疗。WM 治疗指征为：B 症状；症状性高黏滞血症；周围神经病变；器官肿大；淀粉样变；冷凝集素病；冷球蛋白血症；疾病相关的血细胞减少（HGB＜100 g/L，血小板计数＜$100×10^9$/L）；髓外病变，特别是中枢神经系统病变；巨大淋巴结；或有证据表明疾病转化时。单纯血清 IgM 水平升高不是本病的治疗指征。若血细胞减少考虑是自身免疫性因素所致，首选糖皮质激素治疗。

表 82-3　华氏巨球蛋白血症患者治疗方案推荐

疾病状态	非干细胞毒性方案	可能有干细胞毒性/高转化风险的方案
初始	B±R、BD 方案、BDR 方案、COP-R 方案、依鲁替尼、R 单药、RCP/D 方案、沙利度胺±R	苯达莫司丁±R、克拉屈滨±R、苯丁酸氮芥、氟达拉滨±R、氟达拉滨±环磷酰胺±R
复发	阿伦单抗、B±R 或 BD 方案、COP-R 方案、依鲁替尼、Ofatumumab（R 不能耐受者）、R 单药、RCP/D 方案、沙利度胺±R	苯达莫司丁±R、克拉屈滨±R、苯丁酸氮芥、氟达拉滨±R、氟达拉滨±环磷酰胺±R、干细胞移植（临床研究）

B：硼替唑米；R：利妥昔单抗；D：地塞米松；C：环磷酰胺；P：泼尼松

1）伴有症状性高黏滞血症、冷球蛋白血症的患者，建议先行血浆置换 2～3 次后续以化疗。并避免直接应用利妥昔单抗（R）治疗。

2）主要症状为 WM 相关的血细胞减少或器官肿大者，首选含 R 为基础的方案化疗，可以较快降低肿瘤负荷。

3）伴有 IgM 相关的神经性病变患者，首选含 R 的方案化疗，应避免使用有潜在神经毒性的药物。

（2）并发症的治疗

并发症包括贫血、周围神经病变、化疗相关性疱疹病毒感染、利妥昔单抗治疗的燃瘤反应（flare 现象）。

82.5.8 预后

LPL/WM 临床过程缓慢，常规治疗不能治愈。LPL 的中位生存期为 50～60 个月，10％的患者可存活 15 年以上，WM 的生存期与 LPL 相似，部分患者可转化为大细胞性淋巴瘤。根据 WM 的国际预后指数（ISSWM）分级，高危、中危及低危患者的中位生存时间分别为 142.5、98.6 和 43.5 个月。

82.5.9 展望

随着对 WM 发病机制研究的逐渐深入，目前治疗 WM 的新药越来越多，包括已经上市的苯达莫司汀、卡非佐米、来那度胺、依鲁替尼等，尚在研究中的药物有 CXCR4 抑制剂、MYD88 抑制剂、新型 BTK（布鲁顿酪氨酸激酶）抑制剂以及新的组蛋白去乙酰化酶抑制剂等。由于 WM 属于少见疾病，多中心的协作研究有助于得出更可靠的结论，从而为该病的诊治提供更多的循证医学证据。

（钟 璐 刘 佳 侯 健）

主要参考文献

[1] 邱录贵. 多发性骨髓瘤的发病与国人特点[J]. 中国实用内科学杂志,2006,26:886-888.

[2] 沈志祥,欧阳仁荣. 血液肿瘤学[J]. 北京:人民卫生出版社,1999. 426.

[3] 武永吉,李宝鹏,张之南. 125 例多发性骨髓瘤临床分析[J]. 中华血液学杂志,1992,13:349-350.

[4] 侯健,王文方. 硼替佐米在多发性骨髓瘤伴肾功能损害患者的应用[J]. 肾脏病与透析肾移植杂志,2017,26(3):251-252.

[5] Anderson KC, Alsina M, Atanackovic D, et al. Multiple Myeloma, Version 2. 2016: clinical practice guidelines in oncology[J]. J Natl Compr Canc Netw, 2015,13(11):1398-1435.

[6] Anderson KC, Alsina M, Bensinger W, et al. Multiple myeloma, version 1. 2013 [J]. J Natl Compr Canc Netw, 2013,11(1):11-17.

[7] Caers J, Withofs N, Hillengass J, et al. The role of positron emission tomography-computed tomography and magnetic resonance imaging in diagnosis and follow up of multiple myeloma[J]. Haematologica, 2014,99(4):629-637.

[8] Eslick R, Talaulikar D. Multiple myeloma: from diagnosis to treatment[J]. Aust Fam Physician, 2013, 42(10):684-688.

[9] Iwanaga M, Tagawa M, Tsukasaki K, et al. Prevalence of monoclonal gammopathy of undetermined significance: study of 52 802 persons in Nagasaki City, Japan[J]. Mayo Clin Proc, 2007,82(12):1474-1479.

[10] Kyle RA, Themeau TM, Rajkumar SV, et al. A long—term study of prognosis in monoclonal gammo-pathy of under ermined significance[J]. N Engl J Med, 2002,346:564-569.

[11] Leleu X, Roccar AM, Moreau AS, et al. Waldenst-mm macroglobulinemia[J]. Cancer lett, 2008,270: 95-107.

[12] Morel P, Duhamel A, Gobbi P, et al. International prognostic scoring system for Waldenström macroglo-bulinemia[J]. Blood, 2009,113(18):4163-4170.

[13] Nathwani N, Larsen J, et al. Consolidation and maintenance therapies for newly diagnosed multiple myeloma in the era of novel agents[J]. Curr Hematol Malig Rep, 2016,11(2):127-136.

[14] Ohashi T, Kikuchi N, Yamamoto T. Unusual milia amyloidosis as initial signs of multiple myeloma associated systemic amyloidosis[J]. Int J Dermatol, 2013,52(8):981-982.

[15] Rawstron AC, Orfao A, Beksac M, et al. Report of the European myeloma network on multiparametric flow cytometry in multiple myeloma and related disorders [J]. Haematologica, 2008,93(3):431-438.

[16] Ruiz-Delgado GJ, Ruiz-Argüelles GJ. Genetic predispo-sition for monoclonal gammopathy of undetermined significance[J]. Mayo Clin Proc, 2008,83(5):601-602.

[17] Sanchorawala V, Seldin DC, Magnani B, et al. Serum free light-chain responses after high-dose intravenous melphalan autologous stem cell transplantation for AL (primary) amyloidosis[J]. Bone Marrow Transplant, 2005,36(7):597-600.

[18] Treon SP. How I treat Waldenström's macroglobu-linemia. Blood, 2009. 114(12):2375-2385.

83 神经内分泌肿瘤

83.1　概述

　　神经内分泌肿瘤(neuroendocrine neoplasm, NEN)是一类可发生于全身多数脏器的起源于神经内分泌细胞的上皮性肿瘤,约有 70% 的患者发生于胃肠道及胰腺,其他常见部位还包括肺、胸腺等。对神经内分泌肿瘤的分类及命名经历了近百年历史,早在 1907 年,Orberndorfer 已经开始用"类癌"描述一类形态学上表现为紧密一致的小细胞癌巢的独特小肠肿瘤。1963 年,Williams 和 Sandler 建议根据胚胎起源的不同将类癌划分为前肠(气管、胸腺、食管、胃、十二指肠、上端空肠、胆道和胰腺)、中肠(下段空肠、回肠、阑尾、盲肠和近端结肠)和后肠(远端结肠和直肠)三大类。1980 年,世界卫生组织(WHO)根据不同的银染和其他颗粒染色技术将NEN 区分为嗜铬细胞类癌、胃泌素细胞类癌和其他类癌,但是这种分类很少考虑到肿瘤的分级和生物学行为,且无法预测患者的预后,因此目前基本废除了。1995 年,Capella 等首先提出采用术语神经内分泌瘤(neuroendocrine tumor, NET)替代"类癌"或"胰岛细胞瘤",根据肿瘤的大小和侵袭性将 NET 划分为 4 类:良性、良性或低度恶性、低度恶性和高度恶性。这种分类方法得到 WHO 采用,在 2000 年版的分类中将肿瘤大小、血管和神经侵犯、增殖活性、局部侵犯和淋巴结及远处转移结合分类,NET 被分成分化好 NET 伴良性行为、分化好 NET 生物学行为不定、分化好的神经内分泌癌和分化差的神经内分泌癌(neuroendocrine carcinoma, NEC)。尔后随着对新的命名及分类系统完善,WHO 于 2010 年提出了目前我们广泛采用的新的分类方法,这个分类方法根据核分裂计数和 Ki-67 增殖指数将来源于消化系统的 NEN 分成 3 类:分化好的 NET(G1)、中分化 NET(G2)和分化差的 NEC(G3)。随着近年来对 G3 NEN的进一步认识,在新版的 WHO 分类中,将胰腺 NECG3 进一步区分为 NET G3 和 NEC G3。

83.2 流行病学

总体而言，NEN 是一种少见疾病，但近几十年来的流行病学研究表明，发病率稳步上升，例如美国癌症监测、流行病学及最后结果数据库（Surveillance, Epidemiology, and End Results, SEER）的数据显示新发病例数从 1973 年的 1.09/10 万新患病例增加到 2012 年的 6.98/10 万；而在英国，从 19 世纪 70 年代至 2000 年之后，男性和女性胃肠 NEN 的发病率分别增加 4.8 倍和 3.8 倍。此外，美国的数据还发现胃肠胰神经内分泌肿瘤（gastroenteropancreatic neuroendocrine neoplasm, GEP‐NEN）的发病率和好发部位在不同的种族人群中存在差别，例如高加索人、非裔美国人和亚太区岛屿移民并不一致，非裔美国人的年发病率高于高加索人，分别为 6.46/10 万和 4.6/10 万。尽管目前缺乏大规模亚洲人群的发病数据调查研究，特别是对于我国这样一个幅员辽阔、地区间发展差异极大的人口大国，但基于全国的多家参考性医院病理科回顾性现状调查数据也能提供流行病学和临床特征。我国 NEN 发病特点是胰腺和直肠高发，两者发病病例可占 GEP‐NEN 的 60%，各约 30%，其次分别为贲门和胃体部 NEN，合计占约 27%，小肠和结肠 NEN 只占到所有 GEP‐NEN 患者的相对小部分。胰腺和直肠 NEN，好发于年轻、女性和城市居民，这部分患者教育水平更高，疾病确诊时相对处于早期，且分化程度较好。

大多数 NEN 为散发性，没有发现和散发性 NEN 相关的确定性危险因素，潜在的风险因子包括吸烟、糖尿病和既往慢性胰腺炎史。但仍有少部分 GEP‐NEN 与遗传性内分泌疾病相关，包括多发性内分泌腺瘤病 1 型（MEN 1）、von Hippel Lindau（VHL）综合征、神经纤维瘤病（neurofibromatosis type, NF）1 型和结节性硬化症。这些遗传性疾病主要与胰腺 NET 的发生相关，80%～100% 的 MEN 1 型、20% 以上的 VHL、10% 的 NF 1 以及 1% 的结节性硬化症患者最终发生胰腺 NET（表 83‐1）。与散发性患者相比，在遗传背景下发生的胰腺 NET，其预后较前者更好，疾病的整体发展呈惰性经过。

表 83‐1 与胰腺 NET 相关的遗传性异常

遗传性疾病	相关临床特征	染色体定位	NET 类型
MEN 1	甲状旁腺多腺体增生 垂体肿瘤 少见： 　肾上腺肿瘤 　胃肠 NET 　非髓性甲状腺肿瘤	11q13	非功能性 NET 胃泌素瘤 胰岛素瘤 其他类型
VHL 综合征	嗜铬细胞瘤（常为双侧） 视网膜和脑部血管母细胞瘤 肾透明细胞癌	3p25‐26	非功能性 其他类型，包括囊性 　肿瘤
NF 1	神经纤维瘤 牛奶咖啡斑 嗜铬细胞瘤	17q11.2	
结节性硬化症	心脏横纹肌瘤 肾囊肿 血管平滑肌脂肪瘤	9q33.34 和 16p13.3	

83.3 临床表现

根据内分泌激素分泌是否亢进，NET 患者可能表现为有症状或无症状，这些特异性症状包括类癌综合征患者出现的间歇性潮红和腹泻；嗜铬细胞瘤患者的高血压，以及不同胰腺神经内分泌肿瘤（pNET）由于过度分泌的激素不同出现的特异性症状，例如胰岛素瘤表现为反复发作的低血糖、胃泌素瘤出现的顽固性消化性溃疡等。出现特异性激素相关症状的患者称之为"功能性"肿瘤,而没有特异性症状的称为"非功能性"肿瘤。

83.3.1 胰腺神经内分泌肿瘤的临床表现

根据所分泌的激素是否会导致临床表现而分为功能性和无功能性 pNEN。无功能性 pNEN 占 pNEN 的 75%~85%,功能性 pNEN 约占 20%。常见的功能性 pNEN 包括胰岛素瘤和胃泌素瘤,胰岛素瘤一般位于胰腺,而胃泌素瘤多见于十二指肠或胰腺;其他功能性肿瘤还包括胰高血糖素瘤、血管活性肠肽瘤(vasoactive intestinal peptide tumor,VIPoma)及生长抑素瘤。

(1) 功能性 pNEN

1)胰岛素瘤:胰岛素瘤最常见的临床症状为快速发作的低血糖,可表现为 Whipple's 三联征:空腹或运动时出现低血糖症状(震颤、心悸、出汗等),血糖<2.8 mmol/L,口服或静脉注射葡萄糖后症状可立即消失,可伴有或不伴有自主神经症状。这些症状由胰岛素释放引发的低血糖及循环系统中儿茶酚胺水平的升高造成,胰岛素瘤患者的低血糖主要是由于肝糖原的输出减少而不是葡萄糖的利用增加所致。

2)胃泌素瘤:也称卓-艾综合征(Zollinger-Ellison syndrome,ZES),约 75% 发生于胃和十二指肠,也可发生于胰腺。该肿瘤的特点是导致胃泌素过度释放,引起多发性、复发性难治性消化性溃疡和分泌性腹泻,胃泌素瘤通常为散发,也可合并于 MEN 中,是 MEN 1 型中 pNEN 最常见的类型,预后较差。腹痛和慢性腹泻是 ZES 患者最常见的症状,近一半患者可出现胃食管反流导致的胃灼热症状,其他还包括体重减轻和胃肠道出血。有 1%~10% 的胃泌素瘤患者,特别是转移或 MEN1 型患者,可发生继发内分泌肿瘤症状(例如 VIPoma、生长抑素瘤、胰高血糖素瘤、ACTH 瘤)。

3)胰高血糖素瘤:因胰高血糖素瘤的临床表现并不特异,故多数患者发现较晚,且已出现远处转移。体重减轻是最常见的非特异性症状,80% 的患者会发生。相对特异性强的症状为坏死游走性红斑(necrolytic migratory erythema,NME),此症状偶尔可表现为唯一的症状,但往往和全身症状相关联。NME 的特征性表现是发生于口周、腹股沟、会阴、臀部和四肢的红斑性丘疹或斑块,随着时间推移,皮损会逐渐增大融合,然后表现为囊泡变、坏死及色素沉着瘢痕,常伴有瘙痒和疼痛,NME 的患者还可有脱发和指甲营养不良的表现。临床表现也包括葡萄糖不耐受,但高血糖的表现通常不会导致酮症酸中毒,因为这些患者的胰岛 β 细胞功能得以保留并且胰岛素分泌正常,其他的症状还包括慢性腹泻、深静脉血栓,20% 的患者还可以出现神经精神症状,例如抑郁、痴呆、精神紧张、易激、偏执妄想、共济失调、腱反射亢进、视神经萎缩等。

4)VIPoma:大多数 VIPoma 患者伴有 VIPoma 综合征,也称胰腺霍乱样综合征、Verner-Morrison 综合征或水样泻(watery diarrhea,WD)、低钾血症(hypokalemia,H)、胃酸过少(hypochlorhydria)或胃酸缺乏(achlorhydria,A)-WDHA 综合征,典型特征是大量水样腹泻、低钾血症、胃酸过少、高血糖症、高血钙症和脱水。VIPoma 综合征等特征性临床表现是持续而快速的水样腹泻,每日粪便量超过 700 ml,约 70% 的患者可超过 3 000 ml,其他的症状还包括潮红以及电解质紊乱引起的乏力、恶心、呕吐和虚弱、无力等。

5)生长抑素瘤:是罕见的功能性 pNEN,其临床表现取决于起病部位,不同部位发生的生长抑素瘤生长抑素活性不同,例如抑制胰岛素、胰高血糖素和促胃泌素,降低脂肪吸收,增强肠道运动。患有生长抑素瘤的患者可能表现糖尿病或葡萄糖不耐受、胆石症和腹泻/脂肪泻。发生于胰腺的生长抑素瘤和发生于十二指肠的生长抑素瘤相比,前者出现生长抑素瘤综合征患者的比例更高些;而十二指肠生长抑素瘤则更易发生局部症状,例如腹痛、梗阻性黄疸和胃肠出血。如果不论发生部位,腹痛和体重减轻这些非特异性症状反而最常见。

(2) 无功能性 pNEN

因无功能性 pNEN 不会分泌大量的生物活性物质,因此与相对应的功能性 NEN 相比,缺乏典型的特异性临床综合征表现,往往到出现局部压迫或转移病变的临床症状时确诊,但近几十年来,由于影像检测技术的进步,大量无症状患者或者进行其他疾病诊断时偶然发现。而一旦出现症状,最常见的临床表现为腹痛、体重下降、厌食、恶心等,其他还包括局部肿瘤进展相关症状,例如梗阻性黄疸、腹腔内出血和腹部肿块,转移部位的疾病进展也可引起相应症状,有 32%~73% 的患者确诊时出现转移。

83.3.2　胃肠神经内分泌肿瘤的临床表现

（1）类癌综合征

来源于胃肠道的 NEN（GI - NEN）症状大多并不典型，根据发病部位不同而有不同的临床表现，功能性 GI - NEN 主要见于小肠 NET，可发生类癌综合征（carcinoid syndrome，CS），发生于 20%～30%转移性小肠 NET；类癌综合征主要临床表现为腹泻和潮红，其中分泌性腹泻占 60%～80%，面部潮红占 60%～85%，还有 20%表现为类癌心脏病（carcinoid heart disease，CHD）及右心纤维化（表 83 - 2）。

表 83 - 2　类癌综合征的临床特征及相关激素

临床症状	发生率（%）	特　　征	神经递质/激素
面部潮红	90	前肠肿瘤：延迟发作，紫红色，局限于面部及躯干部；中肠肿瘤：迅速发作，粉红色	5 - 羟色胺、组胺、P 物质、前列腺素
腹泻	70	分泌性	5 - 羟色胺、组胺、VIP、前列腺素、胃泌素
腹痛	40	腹痛长时间、持续性梗阻、肝大、肠缺血、纤维化	5 - 羟色胺、组胺
毛细血管扩张	25	面部	诱因不详
CHD	30（右心），10（左心）	瓣膜病（三尖瓣和肺动脉瓣）；右心衰；呼吸困难	P 物质、5 - 羟色胺
糙皮病	5	皮炎	烟酸缺乏

1）皮肤潮红：发作性潮红是典型的类癌综合征临床表现，可以突然发生，持续时间可在 30 s，甚至可持续 30 min，发作部位主要是面部、颈部和上胸部，发作时皮肤转变为红色甚或是青紫色，同时可伴有轻度灼热感。严重潮红伴有血压下降和脉搏加快，随着疾病进展，发作时间持续更长并且发作部位更加广泛。大多数潮红是突然自发的，也可由进食、饮酒、情绪激动或麻醉所诱发，由麻醉所诱发的潮红常持续数小时，并伴有严重的低血压，如采用奥曲肽预处理可以降低到最低程度。

2）腹泻：分泌性腹泻通常是类癌综合征导致患者虚弱的主要原因，排便次数可以从每天数次到超过 30 次，以水样便和不成形便为主，常表现为急性腹泻且伴有腹部痉挛性疼痛，腹部痉挛也可能是由于肠系膜纤维化或者原发肿瘤引起梗阻所致，腹泻和潮红的发作没有相关性。

3）支气管痉挛：10%～20%的类癌综合征患者伴有喘息和呼吸困难，常在潮红期间发作，类癌性喘息不能错误地视作支气管哮喘进行处理，因为后者采用的 β 受体激动剂能够触发持续时间更长且更强烈的支气管扩张。

4）心脏瓣膜损害：CHD 的临床特征为纤维组织的特异性斑块样沉积，这些沉积斑块常位于心脏瓣膜尖和心室心内膜上，偶尔也发生在肺动脉和主动脉内膜上。心脏右侧瓣膜和心内膜是最易受累的部位，因体液内的神经递质经过肺脏灭活而保护了左侧心脏。

（2）无功能性 GI - NEN

大多数 GI - NEN 没有特异性临床症状，与原发部位、发病病因有一定相关性，例如原发于胃的 NEN，可以分为 4 型，其中 1～3 型为分化好的胃 NET。1 型胃 NET 可以表现为消化不良或因为大细胞或缺铁性贫血行胃镜检查发现。2 型可表现为胃酸过多症状，例如反酸、胃灼痛、腹痛，有时伴腹泻，反复的消化性溃疡、久治不愈，需要长期大量质子泵抑制剂治疗；多为胃部相关的非特异性症状。而 4 型为分化差的胃 NEC，发病症状和胃腺癌类似，临床症状的恶化和全身症状明显比分化好的胃 NET 更加明显。而对于十二指肠 NEN，绝大部分没有典型的临床症状，小部分（10%）患者可以表现为胃泌素瘤症状、类癌综合征以及肿瘤增大引起的局部压迫症状。结直肠 NEN 症状与结直肠癌类似，大多数为非功能性。没有与激素分泌相关的类癌综合征症状，仅表现为疼痛、肛周坠胀感、贫血及便血等非特异性症状，另外，原发肿瘤或肝脏转移引起的占位效应可引起相应症状。

83.4　诊断

83.4.1　胃肠胰神经内分泌肿瘤的影像学

（1）GEP - NEN 内镜及内镜超声（endoscopic ultrasound，EUS）表现

1）pNEN 内镜及 EUS 表现：普通胃镜下胃黏膜没有特殊征象，其诊断要依靠超声胃镜检查。pNEN 的 EUS 影像特征为：病灶呈圆形或类圆形的均匀低回声或弱低回声区域，边界较清，内部回声尚均匀，周边无肿大淋巴结；如果肿瘤较大时，肿块边界多欠清，内部回声也不均匀，低回声区域局部可见液化坏死或无回声改变，常伴有光滑的连续或不连续的高回声边缘，可显示血供丰富；周边可见肿大淋巴结（图 83 - 1）。

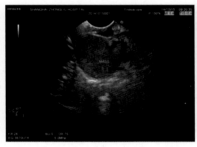
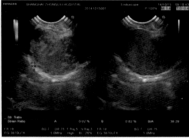
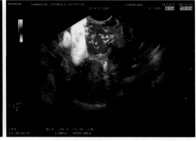

图 83 - 1　pNEN 超声表现

超声探查：胰腺头部探及一处类圆形实质性占位，直径约 1.0 cm，边界规则，内部呈均匀低回声，内部血流丰富，弹性成像提示质地硬。胰腺边缘、腔静脉旁见两枚类圆形实质性占位性病变，直径分别约 3 cm、3.5 cm，边界规则，内部呈均匀低回声，内部血流丰富，弹性成像提示质地硬。印象为 pNEN，病理学检查证实 NEN

2）GI - NEN 内镜及 EUS 表现：胃神经内分泌肿瘤胃镜下表现形式多样，无典型征象。可见胃底或胃体黏膜粗糙，伴大量息肉样增生隆起，大小不一，局部黏膜触之易出血；也可见胃黏膜局部呈不规则溃疡；如果巨大溃疡，常常有周边堤状隆起，溃疡底覆污苔和血痂，类似溃疡型胃癌，则癌变可能大。还可见胃窦黏膜呈多发不规则浅表溃疡或胃体溃疡型肿物等。十二指肠球 NEN 内镜下多为半球状隆起，表面黏膜尚光滑。结肠 NEN 内镜下可表现为单发或多发的黏膜下隆起、息肉样或结节样增生，广基无蒂，表面覆盖正常黏膜，呈淡黄色或灰白色。部分病灶顶端充血、糜烂，甚至呈浸润性改变，肿块型或溃疡型。GI - NEN 超声内镜下也没有典型超声影像特征。大多数病灶起源于黏膜肌层，部分起源于黏膜下层，呈低回声或中低回声团块影，内部回声均匀或不均匀，边界清晰或不清（图 83 - 2，图 83 - 3）。

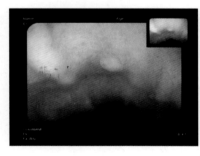
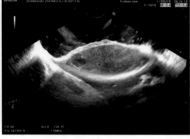
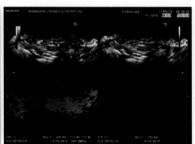

图 83 - 2　胃底 NEN 内镜及超声表现

内镜所见：胃底小弯可见 0.5 cm 黏膜下隆起，胃底前壁、胃体前壁及大弯可见数十枚 0.3～0.4 cm 隆起病变，表面光滑，色泽呈黄白色；超声探查：胃底黏膜下隆起处探及源自胃壁第 4 层的梭形低回声结构，内部回声均匀；胃底、胃体多发黄白色隆起处探及胃壁第 1～2 层呈不均匀回声增厚，部分区域第 3 层受侵变薄。腹膜后未见肿大淋巴结影。术后病理学检查诊断为 NET，G1

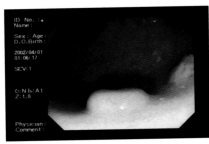
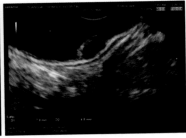
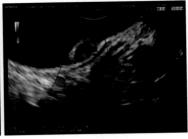

图 83-3 直肠 NEN 内镜及超声检查

内镜所见:距肛 4 cm 处见一黏膜隆起,表面光滑,中央稍凹陷,直径约 1.0 cm。超声检查:病变处探及源自第 3 层的低回声结构,内部回声均匀。血流信号丰富。病变约 7.9 mm×4.9 mm,附近未探及明显肿大淋巴结影。ESD 术后病理学诊断:NET,G1,侵犯黏膜下层,最大径 5.5 mm

(2)GEP-NEN 的胃肠造影、CT 及 MRI 表现

1)pNEN 的 CT 及 MRI 表现:CT 或 MRI 是 pNEN 首选的影像学检查方法,可以敏感地检测 pNEN,评估其良恶性,并显示肿瘤局部侵袭性和区域淋巴结情况。由于 90% 的功能性 pNEN 直径常 ≤2 cm,通常不造成胰腺形态的改变,平扫表现为等密度,因此增强扫描显得尤为重要。功能性 pNEN 为富血供肿瘤,故动脉期增强扫描呈明显均匀强化(图 83-4),表现为"纽扣征";部分肿瘤可出现边缘环形强化。小肿瘤一般均匀强化,肿瘤边界清楚,胰腺期和门脉期扫描肿瘤可持续强化或变为等密度;大肿瘤由于存在囊性变、坏死、纤维化、钙化等,强化常不均匀。

非功能性 pNEN 因症状不明显发现时往往较大(图 83-5),因此出现坏死、囊变和钙化的机会大于功能性 pNEN,往往表现为不均匀或环形强化。生长方式呈膨胀与外生性生长,常压迫或推移周围邻近的组织和血管,而非直接侵犯。有研究表明高级别 pNEN 更易发生瘤栓,导致肿瘤血供减少,故分化越差、病理分级越高的肿瘤的血供可能越差,影像所见其强化程度越低。pNEN 的强化方式有部分呈渐进性延迟强化,可能与肿瘤内纤维组织含量较多,或病灶较大时肿瘤血管迂曲扩张,对比剂进入肿瘤的时间延长有关。部分 pNEN 在增强扫描时可出现瘤体周边环形薄壁明显强化,强化程度高于正常胰腺及瘤体内部,此征象被认为是 pNEN 的另一特征性的影像表现,这与病理学检查显示 pNEN 多带有部分或完整的包膜且包膜血窦丰富相一致。囊变型 pNEN 内部囊变明显,平扫肿瘤呈明显均匀水样低密度,有时可见密度欠均匀,肿瘤边界清楚,增强扫

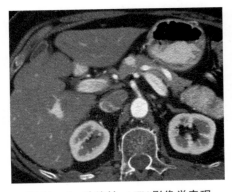

图 83-4 功能性 pNEN 影像学表现

胰头胰岛细胞瘤,动脉期明显均匀强化,境界清晰

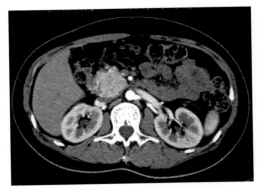

图 83-5 非功能性 pNEN 影像学表现

胰头区肿瘤较大,血供丰富,CT 增强扫描动脉期肿瘤强化明显,内部欠均匀,边界欠光整

描动脉期、门脉期和延迟期,肿瘤总体可有强化,但不明显,或者仅肿瘤部分有轻中度强化。

由于脂肪抑制技术、快速薄层增强序列和扩散加权成像（diffusion-weighted imaging，DWI）序列的使用，MRI 检测 pNEN 的敏感性较早期有了明显提高。正常胰腺在 T1 加权成像（T1-weighted imaging，T1WI）上显示为高信号，pNEN 显示为相对低信号（图 83-6A）；T2 加权成像（T2-weighted imaging，T2WI）上一般高于周围正常胰腺信号，但也可呈等信号或低信号（图 83-6B）。增强后动脉期和静脉期肿瘤信号高于周围胰腺组织（图 83-6C），呈均匀、环形或不均匀强化，后者常见于较大

肿瘤发生囊性变和坏死后。有极少部分 pNEN 不表现富血供特征，增强后信号低于或等于周围胰腺组织，仅在 MRI 延迟扫描时显示轻度强化，此时 MRI 的 DWI、T1WI 脂肪抑制序列因反映不同的组织对比，对于 CT 检查阴性的病例可能提供更多的信息。MRI 在检测 pNEN 转移灶方面比 CT 更敏感。肝脏转移灶通常呈 T1WI 低信号、T2WI 高信号，T2WI 脂肪抑制后显示更清楚，增强后呈中等至明显的早期环形强化。胰周淋巴结也呈现明显强化。

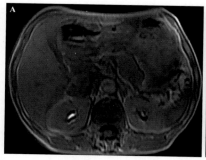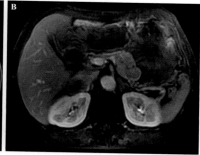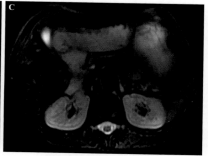

图 83-6　胰体 pNEN 影像学表现

A. MRI SE T1WI 显示胰体肿瘤呈等低信号；B. FSE T2WI 亦呈低信号；C. SE T1WI＋FS 增强扫描动脉期肿瘤强化非常明显，总体肿瘤境界尚清晰

pNEN 大部分有完整或部分的包膜，因此影像学常表现为境界锐利清楚、非浸润性生长的圆形或类圆形肿块，肿块多为胰腺内生长，少数较大者呈外生性生长，邻近组织结构呈受压推移改变。但一部分恶性 pNEN 常侵及包膜或向包膜外侵犯，导致肿瘤与周围组织局部粘连、肿瘤的局部浸润、侵犯邻近血管，甚至出现淋巴结和多脏器转移（以肝脏多见）。CT 或 MRI 上可见肿瘤局部边缘毛糙，与邻近血管或十二指肠境界不清，累及胆总管时则有低位胆管梗阻的表现，但以胆总管扩张为主，当肿瘤向周围广泛浸润性生长时，除有邻近血管、十二指肠或胰胆管的侵犯外，还会出现腹膜后神经或肠系膜、大网膜的浸润。增强扫描时由于 pNEN 多强化明显，与周围结构的关系显示更加清楚，如果有脏器的转移（往往是肝脏首先受累），还可以显示富血供的转移灶，以动脉期显示尤为明显，此点不同于其他恶性肿瘤转移。

pNEN 强化不明显时需鉴别：胰腺癌，多为乏血供，强化程度低于正常胰腺组织，有明显围管性浸润

和嗜神经生长的特点，侵犯胰管和胆总管（见于胰头癌）引起的“双管征”、胰腺萎缩较 pNEN 更为常见且明显，因其嗜神经生长的特点，临床上患者经常有顽固性腹痛。pNEN 发生明显囊变时需鉴别：囊腺瘤或癌，多为多囊改变，发生癌变时囊壁厚薄不一，囊内可有粗细不均的分隔，部分可见壁结节，增强后囊壁、分隔及壁结节可轻度强化，而 pNEN 的囊壁及实性成分多为中等到明显强化。MRCP 对于浆液性囊腺瘤具有诊断价值。

2) GI-NEN 的胃肠造影、CT 及 MRI 表现：胃肠道神经内分泌肿瘤最好发于直肠，其次为胃、十二指肠、阑尾、食管和小肠的其他部位。值得注意的是，本病既可以单发，也可以多发。根据 GI-NEN 的肿瘤大小及生长方式的不同，胃肠道造影可呈现不同的表现，肿瘤较小时可呈息肉样的小充盈缺损，形态规则，边界清楚；当肿瘤较大时可呈肿块样的充盈缺损，内部组织坏死、表面溃疡形成时可见龛影，坏死囊腔形成窦道后对比剂可进入坏死腔而显影。

CT 扫描显示分化好的 GI-NEN 常较小，平扫呈

较均匀的软组织密度,增强扫描时,位于胃及十二指肠的肿瘤动脉期多显著强化,静脉期造影剂开始缓慢退出,呈"快进慢出"的特点,位于结直肠的肿瘤动脉期一般强化程度较轻,之后呈渐进性强化。分化差的

NEN 常较大,一般>3 cm,形态多不规则,呈肿块型或溃疡型、弥漫型,平扫一般呈低密度肿块,内部密度不均匀,可见坏死囊变,增强呈轻-中度渐进性强化。NEN 主要转移部位为肝脏和淋巴结(图 83 - 7)。

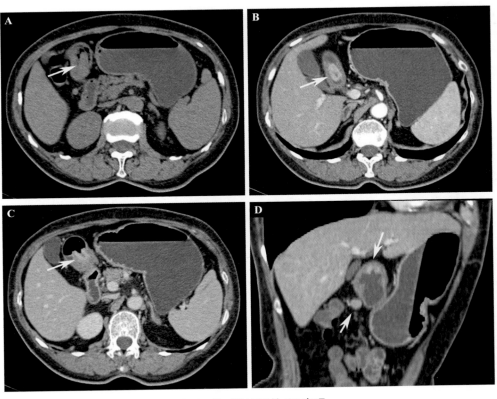

图 83 - 7　胃 NEN 的 CT 表现

A. 为横轴位平扫;B. 为横轴位动脉期增强;C. 为横轴位门脉期增强;D. 为冠状位门脉期增强。A～C 横轴位显示胃窦腔内软组织肿块(箭),动脉期肿块呈显著强化,门脉期肿块呈中度强化;D 冠状位还显示胃窦大弯侧淋巴结肿大伴强化

　　多数 GI - NEN 的 CT 表现特异性不明显,非功能性 NEN 临床上又缺乏较特征的表现,因此其 CT 检查的更大意义在于分期。CT 多维平面重建能更清楚地显示病灶形态、与邻近脏器关系以及侵犯周围组织的情况。

　　GI - NEN 需和胃肠道间质瘤、消化道腺癌或鳞癌、胃肠道血管瘤及异位胰腺等相鉴别。胃肠道间质瘤血供亦较丰富,亦可向腔内、外生长,当其较大时与 GI - NEN 鉴别困难,但其出血坏死较神经内分泌肿瘤更常见,且增强早期的强化幅度较 NEN 低;胃肠道腺癌或鳞癌起源于黏膜层,病变局部黏膜常有破坏、中断,病变向周围组织浸润明显,伴有周围

淋巴结转移;胃肠道血管瘤可见肠壁弥漫不规则增厚,部分病灶内可有静脉石样或斑点状钙化,增强扫描呈缓慢渐进式明显强化;异位胰腺多发生在胃窦及十二指肠,一般较小,多向腔内生长,呈圆形或卵圆形、边界清楚,与胃肠壁呈宽广基底贴附,平扫及增强扫描密度均与胰腺实质相仿。

　　MRI 的优势在于软组织分辨率高,可以多序列、多参数、多方位成像,无电离辐射。GI - NEN 的MRI 主要表现为 T1WI 等或稍低信号,T2WI 等或稍高信号,DWI 序列普遍高信号,增强后强化方式同 CT 相似。MRI 软组织分辨率高加之 DWI 序列对 NEN 的高度敏感性,使之对 NEN 的检出率较

高,尤其对小病灶的检出 MRI 较 CT 具有明显优势。

对于 NEN 肝转移灶的显示,MRI 具有较高的灵敏度和特异度。大部分肝转移性 NEN 表现为 T1WI 低信号、T2WI 高信号,增强早期肝转移灶呈明显环形强化,随时间推移渐消退,小部分转移灶 T2WI 高信号类似血管瘤的表现。

在接受系统性治疗的 NEN 患者,通过从形态学上对胃肠道 NEN 的疗效进行评估的影像学方法主要是 CT 和磁共振,即通过测量 CT 或 MR 图像密度或信号的变化,或通过 RECIST 标准、三维体积测量来评估 NEN 的疗效;近年来随着 MR 功能成像以及 PET/CT 等分子影像学技术的广泛应用,使检测肿瘤的早期疗效成为可能,这些新方法尤其适用于评估胃肠道 NEN 这种生长缓慢、侵袭性低、治疗后退缩不明显的肿瘤。

83.4.2 功能显像

功能影像在 NEN 的定位、分期及复发监测中起到越来越重要的作用。80%～100%分化良好的 NET 细胞膜表面特征性高表达生长抑素受体(somatostatin receptor, SSTR),尤其是 SSTR2。生长抑素类似物(somatostatin analog, SSA)与 SSTR 特异性高亲和力的结合使核素标记的 SSA 用于 NET 的诊断与治疗成为可能。1989 年[123]I-Tyr3-octreotide 用于第一例生长抑素受体扫描(somatostatin receptor scintigraphy, SRS)。[111]In-DTPA-pentreotide(octreoscan)是首个 FDA 获批的 NET 功能显像剂,由于射线能量适中、稳定性好、亲和力高等原因,很长一段时间内都被作为 NET 显像的首选示踪剂。然而,octreoscan 通过单光子发射断层显像(single-photon emission computed tomography, SPECT)分辨率不佳,而且显像时间较长,通常为注射后 24 h 甚至 48 h。类似的 SRS 的显像剂如[99mTc] – HYNIC – TOC 相比于 octreoscan 灵敏度更高,且显像时间较短,一般为注射后 4 h,但复旦大学附属肿瘤医院研究结果显示注射后 2 h 显像与 4 h 显像病灶检出率差异无统计学意义,[99mTc] – HYNIC – TOC SPECT/CT 诊断胰腺 NET 的灵敏度及特异性分别为 79.7%和 90.3%。

近 20 年来单光子的 SRS 示踪剂正逐渐被诊断效能更高的正电子核素标记的 SSA 所取代,包括 DOTATATE、DOTANOC 和 DOTATOC,最常用

的标记核素为镓 – 68([68]Gallium, ^{68}Ga),有 Meta 分析显示[68]Ga – SSA 诊断 NET 的合并灵敏度和特异性分别为 93%和 96%。所有[68]Ga 标记 SSA 均与 SSTR2 高度亲和,其中[68]Ga – DOTANOC 还与 SSTR5 亲和,然而对比研究发现无论从病灶检出率还是灵敏度、特异性,[68]Ga – DOTATATE 均优于其他两种示踪剂。[68]Ga – DOTATATE 病灶检出率为 95.1%,在此基础上改变了 1/3 患者的治疗决策。2016 年 6 月[68]Ga – DOTATATE(NETSPOT)被 FDA 批准作为 NET 显像剂。因为采用正电子发射断层显像(positron emission tomography/computed tomography, PET/CT),SSTR PET/CT 相比 octreoscan,空间分辨率更高,病灶检出更敏感(更易发现较小的病灶以及 SSTR 低到中度表达的病灶),从而改变疾病分期及治疗决策。但需注意的是在脑膜瘤、肾细胞肾癌、部分淋巴瘤中生长抑素受体显像同样可为阳性表现,此外 SSA 生理性摄取可见于胰腺钩突、肾上腺、甲状腺及副脾,均需注意与神经内分泌肿瘤鉴别诊断;而假阴性结果主要因为病灶较小(<7 mm)或 SSTR 低表达(分化差的神经内分泌癌或良性的胰岛素瘤)。

对于 pNET 而言,SRS 及 SSTR PET/CT 主要用于定位常规影像学检查或超声内镜没能发现的胰腺原发肿瘤。MRI 与 SSTR PET/CT 在探测原发肿瘤上孰优孰劣,目前的研究结果并不一致;有研究认为与全身 MRI 相比,SSTR PET/CT 在 pNET 分期中具有更高的灵敏度及特异性,但 SSTR PET/CT 在诊断淋巴结及肺转移灶方面更优,而 MRI 更适合于探测肝脏及骨骼转移灶,故 PET 与 MRI 的结合可能是最优化的组合。此外,NET 诊治指南推荐 CgA 和 NSE 用于 pNET 的诊断,尤其 CgA 可反映其肿瘤负荷,而[68]Ga – DOTATATE PET/CT 测定的肿瘤体积与血清嗜铬粒蛋白 A(Chromogranin A, CgA)呈正相关,表明[68]Ga – DOTATATE PET/CT 显像亦可反映非功能性 pNET 的肿瘤负荷。

常规影像学检查评估实体肿瘤治疗效果常用 RECIST 标准,部分 NET 患者接受靶向治疗有效的情况下,可能出现肿瘤内的坏死和血管增生的减少,而非肿瘤体积的缩小,用 RECIST 标准评价并不准确。PERCIST 标准(PET response criteria in solid tumors)是以 PET 的半定量参数为基础判定肿瘤疗效的评价标准,目前还缺乏足够的数据证明其在 NET 疗效评价中的价值,仅有研究显示肽受体放射

性核素治疗（peptide receptor radionuclide therapy，PRRT）治疗一程后，^{68}Ga - DOTATATE 摄取的降低预示更长的 PFS。

对于 GEP - NET，SSTR PET/CT 主要用于 G1、G2 肿瘤的定性、分期、随访以及指导 PRRT 治疗的筛选，其中 Ki - 67 指数＞10% 者推荐采用^{18}F - FDG 显像，分化差的 G3 的肿瘤更适合^{18}F - FDG 显像。无论肿瘤级别高低，FDG 高摄取的 NET 侵袭性更高，预后不良。^{68}Ga - DOTANOC 的 SUVmax 与分化良好的 NET 的预后相关，SUVmax 越高则无进展生存期（progress free survival，PFS）越长。

83.4.3 生化标志物检测

（1）嗜铬蛋白

嗜铬蛋白（chromogranin，Cg）是一类储存于神经内分泌细胞中的神经内分泌颗粒蛋白，包括 A、B 和 C，其中 CgB、CgC 与 CgA 相比，作为 NET 的标志物敏感性更差。CgA 是一种相对分子质量为 49 000 的蛋白，在多种神经内分泌肿瘤患者的血浆中浓度升高，包括非功能性胰腺 NET，通过血浆 CgA 检测可以协助诊断、监测疗效和判断预后。

因其并不依赖 5 -羟色胺的分泌，血浆 CgA 和尿 5 - HIAA 相比，对 NET 诊断而言更加灵敏且具有广谱性，但特异度相对差，除 NET 之外，有多种肿瘤性和非肿瘤性疾病都可以检测到血浆 CgA 水平升高，包括甲状腺功能亢进、甲状旁腺功能亢进、嗜铬细胞瘤、慢性肝炎、炎症性肠病、肝硬化、胰腺癌、心血管疾病、胃肠道和非胃肠恶性肿瘤等，因此在临床检测到 CgA 升高，应充分考虑和排除其他的疾病诊断。相比于胃肠 NET，CgA 升高在前肠来源、直肠和胰腺 NET 更加常见。此外 CgA 的升高和肿瘤负荷有明显相关，弥漫转移性病变患者和局限性病灶或孤立性肝转移相比，血浆浓度更易升高。

血浆 CgA 水平和治疗疗效以及疾病预后也显示出强烈相关性，多项临床研究显示 CgA 水平升高与总生存期缩短相关。但是在临床采用 CgA 作为疾病活性的生化标志物时，需要注意几种特殊情况，包括长期应用生长抑素类似物（SSA）的患者，这类药物能显著降低血浆 CgA 水平，可能 CgA 的变化更能反映肿瘤细胞合成和释放这类物质的变化，而不是实际肿瘤负荷的下降，因此应在注射 SSA 后相同的时间间隔（如均为 SSA 注射后 8 h）测定血浆

CgA 的水平。在诊断 NET 时，不推荐 CgA 作为诊断性标志物，因为在多种不相关的情况下 CgA 会升高，例如应用质子泵抑制剂、肝肾功能不全等情况。如想获得可靠的 CgA 值，需停止质子泵抑制剂治疗，或者采用抗 H2 受体拮抗剂替代治疗方可检测。

（2）5 -羟吲哚乙酸（5-hydroxyindoleacetic acid，5 - HIAA）

5 - HIAA 是 5 -羟色胺的终末代谢产物，检测 24 h 尿 5 - HIAA 的含量对类癌综合征的诊断非常有帮助，诊断的灵敏度和特异度均超过 90%，但在无类癌综合征的 NET 患者中敏感度较低。

5 - HIAA 分泌量的正常参考范围为 10～42 μmol/24 h，尽管在多数类癌综合征患者表现为中度升高，但有些患者尿 5 - HIAA 可超过 523 μmol/24 h，个别研究报告 24 h 尿 5 - HIAA 可达 518～10 826 μmol/24 h。在某些合并疾病如吸收不良综合征、乳糜泻以及 Whipple's 病，以及大量摄入含色氨酸和 5 -羟色胺的食物如牛油果、菠萝、香蕉、猕猴桃等和服用促肾上腺皮质激素、乙醇、单胺氧化酶抑制剂等药物时，可超过 157 μmol/24 h。因此拟进行尿5 - HIAA 检测者需在检测前至少 24 h 内减少这类食物或者药物的摄入以免引起假阳性的检测结果。

（3）神经元特异性烯醇化酶（neuron-specific enolase，NSE）

NSE 是糖酵解酶烯醇化酶的细胞特异性同工酶。脊椎动物体内存在 3 种由不同基因表达的烯醇化酶同工酶：烯醇化酶 α 普遍存在，烯醇化酶 β 为肌肉特异性，烯醇化酶 γ 为神经元特异性。NSE 通常以 $\gamma\gamma$ 和 $\alpha\gamma$ 二聚体形式产生，是神经分化的晚期事件，从而使 NSE 作为标记成熟神经元的有用指标，是神经元和外周神经内分泌细胞的高度特异性标志物。在正常情况下，NSE 只在特定组织表达，而在发生细胞恶性增殖的情况下，体液 NSE 表达水平上调，从而在神经内分泌肿瘤相关的诊断、分期和治疗中提供非常有价值的信息。NSE 是目前小细胞肺癌诊断、预后和随访过程中最可靠的标志物，NSE 水平与肿瘤负荷、转移部位以及对治疗是否缓解密切相关。NSE 对 GEP - NEN 的诊断非常有帮助，特别是在分化差的神经内分泌癌中表达水平明显升高，而在分化好的神经内分泌瘤中升高比例低于前者。

（4）功能性 NEN 相关生化标志物

在特殊类型的功能性肿瘤中，可以通过检测相关

激素水平,例如怀疑胰高血糖素瘤,应检测胰高血糖素等。pNET引起异位ACTH综合征患者,应当检测24 h尿皮质醇、午夜血浆或唾液皮质醇以及进行地塞米松抑制试验。而在怀疑胰岛素瘤患者,可通过饥饿试验进行诊断,以证实在低血糖状态下,胰岛素分泌没有受到抑制,说明胰岛素瘤能自主分泌胰岛素。绝大部分胃泌素瘤患者空腹血清胃泌素(fast serum gastrin, FSG)水平升高,但特异性不高,近90%患者胃酸分泌过多,100%的患者胃酸pH<2。如果胃泌素水平正常、促胰液素试验阴性,但少部分胃酸分泌升高的患者,还应进行血浆胆囊收缩素水平的检测以协助诊断。

83.4.4　病理学诊断

如前所述,NEN是一组起源于肽能神经元和神经内分泌细胞,具有异质性的一类肿瘤。发生于全身许多器官和组织,其中胃肠道和胰腺最为常见,占所有NEN的55%～70%。该类肿瘤具有从惰性的缓慢生长低度恶性,直至高转移明显恶性的一系列生物学行为。

既往一段时期,消化系统NEN在命名和分类方面不统一,临床诊断和治疗缺乏规范,为解决GEP-NEN病理学诊断上的混乱,2010年第4版《WHO消化系统肿瘤分类》对消化系统NEN命名、分类和分级进行了统一修订。2011年和2013年分别发表《中国胃肠胰神经内分泌肿瘤病理学诊断共识》及其修订版,已形成我国消化道NEN病理诊断、分类和分级体系,并及时更新了NEN病理学进展。

消化系统NEN的分类:神经内分泌瘤(neuroendocrine tumor, NET)、神经内分泌癌(neuroendocrine carcinoma, NEC)和混合性腺神经内分泌癌(mixed adenoneuroendocrine carcinoma, MANEC)。由于"类癌"这一术语至今仍被应用,故在分类中暂作为同义词列入(表83-3)。

表83-3　消化系统神经内分泌肿瘤WHO分类的演变

1980年	2000年	2010年
Ⅰ类癌	1. 高分化神经内分泌瘤(WDET)[a]	1. NET G1(类癌)[b]
	2. 高分化神经内分泌癌(WDEC)[a]	2. NET G2[a]
	3. 低分化神经内分泌癌/小细胞癌(PDEC)	3. NEC(大细胞或小细胞癌)[b]
Ⅱ黏液类癌	4. 混合性外分泌-内分泌癌(MEEC)	4. 混合性腺内分泌癌(MANEC)
Ⅲ混合性类癌-腺癌		
Ⅳ假瘤性病变	5. 瘤样病变(TLL)	5. 增生性和肿瘤前病变

G,分级;NEC,神经内分泌癌;NET,神经内分泌瘤
a. WDET和WDEC之间的区别按WHO 2000分类分期特点下定义。G2 NET不能完全等同于WHO 2000年分类的WDEC
b. "NET G3"被定义为高增殖活性神经内分泌瘤

消化系统NEN的分级:按核分裂和(或)Ki-67增殖指数分为3级(表83-4)。

表83-4　神经内分泌肿瘤分级

分级	核分裂象数(10HPF)[a]	Ki-67指数(%)[b]
G1,低级别	1	≤2
G2,中级别	2～20	3～20
G3,高级别	>20	>20

a. 10HPF＝2 mm²(视野直径0.50 mm,单个视野面积0.196 mm²),于核分裂活跃区至少计数50个高倍视野
b. 用Ki-67抗体,在核标记最强的区域计数500～2 000个细胞的阳性百分比

NET指高分化的神经内分泌肿瘤,以温和的组织学形态及肿瘤细胞增殖指数低为特征。NEN按照有无临床症状和血内分泌指标改变,分为功能型和无功能型。这类肿瘤大体上通常表现为境界清楚的实性肿块。由于其富于细胞,切面质地较嫩。值得注意的是,在胰腺,约有10%的肿瘤由于肿瘤中心的退变而会发生囊性变。肿瘤细胞的排列方式以巢状、梁状、缎带样、菊心团样多见,可以观察到纤细的血管网。肿瘤细胞形态较一致,圆形富含胞质,核染色质较粗,形成"胡椒盐"样外观(图83-8)。肿瘤细胞通常弥漫表达上皮和神经内分泌分化的标志物,如嗜铬粒素A和突触素(synaptophysin, Syn)(图83-9),某些功能性肿瘤可表达特定的激素受体。肿瘤分级通常为G1或G2。《中国胃肠胰神经内分

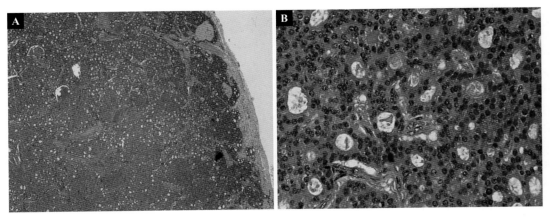

图 83-8 NEC 镜下表现(一)

A. 低倍镜下见肿瘤推挤样生长,境界清楚,肿瘤细胞丰富,排列成实性巢状、筛状(HE,40×);B. 高倍镜下见肿瘤细胞大小一致,细胞质中等,单个细胞核,核染色质细腻(HE,400×)

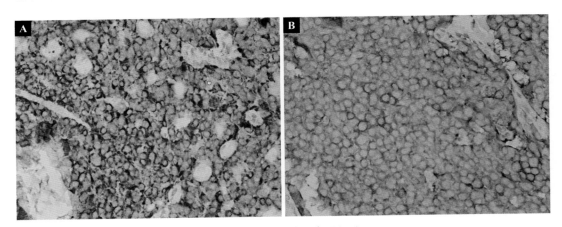

图 83-9 NEC 镜下表现(二)

A. CgA 免疫组织化学染色阳性,细胞质内见细颗粒样染色;B. Syn 免疫组织化学染色阳性,细胞膜和细胞质见细颗粒样染色

内分泌肿瘤病理学共识(2013 版)》将部分形态学不符合低分化神经内分泌癌、分化良好而 Ki-67 指数超过 20%(一般不超过 60%)的 NEN 命名为"高增殖活性的 NET",以区别于 NEC G3。

NEC 是低分化、高度恶性的肿瘤,由小或中等大的肿瘤细胞构成,形态学表现与发生在肺的相应病变类似,核异型显著,核分裂象多见(>20 个/10HPF),常见坏死,表达神经内分泌相关标记物,Ki-67 指数往往高于 60%,组织学分级为 G3,包括小细胞癌和大细胞神经内分泌癌。小细胞癌主要由小蓝细胞组成,排列成实性片状或巢状,胞质少,核浆比高,细胞核直径大约是成熟淋巴细胞的 2 倍,细胞核深染,圆形或者卵圆形,核染色质细腻,核仁通常不明显或完全缺乏。大细胞癌常排列成器官样、巢状、小梁状、菊形团样或者栅栏状,可伴坏死。与小细胞癌不同的是瘤细胞往往大于 3 个淋巴细胞,胞质丰富,核空亮,并且有明显的核仁。NEC 表达 CgA、Syn 与 CD56,但染色一致性及弥漫性比 NET 差。

混合性腺神经内分泌癌(MANEC):是一种同时具有腺上皮和内分泌两种成分的恶性肿瘤,每种成分至少占 30%。最常见的为腺癌和 NEC 混合。2017 年欧洲神经内分泌协会年会提出将该类肿瘤应更名为"混合性内分泌-外分泌肿瘤"。新命名使得那些组成为非腺癌(如鳞癌或腺瘤等)或非 NEC

（如分化好的 NET）的混合性肿瘤得到准确的命名。该类肿瘤应在病理学报告里分别描述两类肿瘤的具体病理学类型及肿瘤分级。MANEC 的神经内分泌成分一般为典型的 NEC（小细胞癌或大细胞癌）。外分泌成分通常为不同分化程度的腺癌，在食管和肛管可出现鳞状细胞癌。免疫组化染色结果具有特征性，神经内分泌标志物的表达仅限于 NEN 成分，表达方式与经典的 NEN 一致（细胞膜和胞质阳性）。需要鉴别典型的腺癌伴有局灶肿瘤细胞散在表达神经内分泌标志物的情况，它不符合 MANEC 的诊断标准，同时也不建议使用"腺癌伴神经内分泌分化"的诊断名称，以免给临床医生带来治疗方面的困惑。

83.5　诊断策略和分期

毫无疑问，NEN 的诊断必须结合患者的临床表现，特别是出现功能性特异性症状的患者，在临床就诊的过程中，多个学科包括肿瘤科、消化内科和影像科医生需熟悉相应的临床特异性表现和影像特征，并可根据相应的生化检测和影像表现以帮助判断；并据此建议内镜或外科医生进行病灶活检和切除，最终获得病理学诊断以确诊。对于怀疑存在遗传综合征的患者，还需进一步进行分子病理学或遗传学检测以指导后续的随访和下一代尽早干预，图 83 - 10 举例图示 pNEN 的诊断流程。

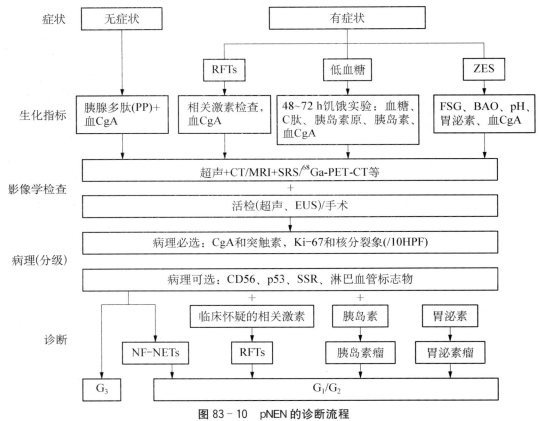

图 83 - 10　pNEN 的诊断流程

（摘自《2016 版中国胃肠胰神经内分泌肿瘤专家共识》）

2016 年，AJCC 对 2010 年发布的第 7 版 TNM 分期进行了更新，涉及 NEN 部分主要针对分化好的 NET，分化差的 NEC 参照相同原发部位的消化道腺癌分期。2016 年第 8 版 GEP - NET 分期的修改部分包括：将小肠部位的 NET 细分为十二指肠（壶腹部）和空/回肠，因十二指肠 NET 往往体积较小，局限性病变更多见，而空/回肠 NET 在诊断时即出现转移者较多见。除结直肠 NET 之外，新版 TNM 分期将其他部位 NET 的 A、B 亚组合并，仅仅保留 Ⅰ～Ⅳ期分组；胰腺 NET 中，AJCC 第 8 版采用了 ENETS 提出的分期系统，且Ⅱ期和Ⅲ期不再分为 A、B 亚组。原发于胃、十二指肠/壶腹部、小肠、阑尾、结直肠以及胰腺分化好的神经内分泌瘤新版分期详见表83-5～表83-8。

表 83-5　分化良好的胃及十二指肠神经内分泌肿瘤分期

神经内分泌肿瘤 AJCC 分期（2016 年第 8 版）

胃	**十二指肠/壶腹部**
原发肿瘤（T）	原发肿瘤（T）
Tx　原发肿瘤无法评价	Tx　原发肿瘤无法评价
T0　无原发肿瘤证据	T1　肿瘤侵犯黏膜固有层或黏膜下层，且肿瘤≤1 cm*（十二指肠肿瘤）
T1　肿瘤侵犯黏膜固有层或黏膜下层，且肿瘤≤1 cm	局限于 Oddi 括约肌，肿瘤≤1 cm（壶腹部肿瘤）
T2　肿瘤侵犯固有肌层或肿瘤＞1 cm，未突破浆膜层	T2　肿瘤侵犯固有肌层或肿瘤＞1 cm（十二指肠肿瘤）；肿瘤通过括约肌侵犯到十二指肠黏膜下或固有肌层，或肿瘤＞1 cm（壶腹部肿瘤）
T3　肿瘤穿透固有肌层至浆膜下层，未突破浆膜层	T3　肿瘤侵犯到胰腺或胰腺周围脂肪组织
T4　肿瘤侵犯腹膜脏层（浆膜层）或其他器官、邻近组织	T4　侵犯脏腹膜或其他器官
对任意 T，如肿瘤为多发性，需添加标记（m）	对任意 T，如肿瘤为多发性，需添加标记（m）
区域淋巴结（N）	区域淋巴结（N）
Nx　区域淋巴结无法评价	Nx　区域淋巴结无法评价
N0　无区域淋巴结转移	N0　无区域淋巴结转移
N1　有区域淋巴结转移	N1　有区域淋巴结转移
远处转移（M）	远处转移（M）
M0　无远处转移	M0　无远处转移
M1　有远处转移	M1　有远处转移
M1a　局限于肝脏转移	M1a　局限于肝脏转移
M1b　至少 1 个肝外部位转移（例如肺、卵巢、远处淋巴结转移、腹膜、骨）	M1b　至少 1 个肝外部位转移（例如肺、卵巢、远处淋巴结转移、腹膜、骨）
M1c　肝内和肝外都有转移	M1c　肝内和肝外都有转移

表 83-6　分化良好的小肠及阑尾神经内分泌肿瘤分期

神经内分泌肿瘤 AJCC 分期（2016 年第 8 版）

空肠/回肠	**阑尾**
原发肿瘤（T）	原发肿瘤（T）
Tx　原发肿瘤无法评价	Tx　原发肿瘤无法评价
T0　无原发肿瘤证据	T0　无原发肿瘤证据
T1　肿瘤侵犯黏膜固有层或黏膜下层，且肿瘤≤1 cm	T1　肿瘤最大直径≤2 cm 肿瘤
T2　肿瘤侵犯固有肌层或肿瘤＞1 cm	T2　2 cm＜肿瘤直径≤4 cm 肿瘤
T3　穿透固有肌层至浆膜下层，未突破浆膜层	T3　肿瘤直径＞4 cm 或侵犯浆膜下层或侵犯阑尾系膜
T4　肿瘤侵犯腹膜脏层（浆膜层）或其他器官、邻近组织	T4　肿瘤穿透腹膜或直接侵犯其他组织或器官
对任意 T，如肿瘤为多发性，需添加标记（m）	区域淋巴结（N）
区域淋巴结（N）	Nx　区域淋巴结无法评价
Nx　区域淋巴结无法评价	N0　无区域淋巴结转移
N0　无区域淋巴结转移	N1　有区域淋巴结转移
N1　区域转移淋巴结数量＜12 个	远处转移（M）
N2　直径＞2 cm 的肠系膜根部肿块和/或广泛淋巴结转移＞12 个，尤其是包绕肠系膜上血管的淋巴结	M0　无远处转移
远处转移（M）	M1　有远处转移
	M1a　局限于肝脏转移
	M1b　至少 1 个肝外部位转移（例如肺、卵巢、远处淋巴结转移、腹膜、骨）

续 表

神经内分泌肿瘤 AJCC 分期(2016 年第 8 版)	
M0　无远处转移	M1c　肝内和肝外都有转移
M1　有远处转移	
M1a　局限于肝脏转移	
M1b　至少 1 个肝外部位转移(例如肺、卵巢、远处淋巴结 转移、腹膜、骨)	
M1c　肝内和肝外都有转移	

表 83-7　分化良好的结直肠及胰腺神经内分泌肿瘤分期

神经内分泌肿瘤 AJCC 分期(2016 年第 8 版)

结肠/直肠

原发肿瘤(T)

Tx　原发肿瘤无法评价

T0　无原发肿瘤证据

T1　侵犯黏膜固有层或黏膜下层且肿瘤直径≤2 cm

　T1a　肿瘤最长径<1 cm

　T1b　肿瘤最长径 1~2 cm

T2　肿瘤侵犯固有肌层,或肿瘤>2 cm 且侵犯黏膜固有层或黏膜下层

T3　肿瘤穿透固有肌层到达浆膜下层,或到达无腹膜覆盖的结直肠肠旁组织

T4　肿瘤侵犯腹膜脏层(浆膜层)或其他器官、邻近组织对任意 T,如肿瘤为多发性,需添加标记(m)

区域淋巴结(N)

Nx　区域淋巴结无法评价

N0　无区域淋巴结转移

N1　有区域淋巴结转移

远处转移(M)

M0　无远处转移

M1　有远处转移

　M1a　局限于肝脏转移

　M1b　至少 1 个肝外部位转移(如肺、卵巢、远处淋巴结转移、腹膜、骨)

　M1c　肝内和肝外都有转移

胰腺

原发肿瘤(T)

Tx　原发肿瘤无法评价

T0　无原发肿瘤证据

T1　肿瘤局限于胰腺,最长径<2 cm

T2　肿瘤局限于胰腺,且肿瘤直径 2~4 cm

T3　局限于胰腺内,且肿瘤直径>4 cm 或侵犯十二指肠或胆管

T4　侵犯邻近器官,如胃、脾、结肠、肾上腺、或大血管壁(腹腔动脉或肠系膜上血管)

区域淋巴结(N)

Nx　区域淋巴结无法评价

N0　无区域淋巴结转移

N1　有区域淋巴结转移

远处转移(M)

M0　无远处转移

M1　有远处转移

　M1a　局限于肝脏转移

　M1b　至少 1 个肝外部位转移(例如肺、卵巢、远处淋巴结转移、腹膜、骨)

　M1c　肝内和肝外都有转移

表 83-8　AJCC 2016 年第 8 版胃肠胰神经内分泌肿瘤 TNM 分期定义

TNM 分期	T 分期	N 分期	M 分期
Ⅰ期	T1	N0	M0
Ⅱ	T2、T3	N0	M0
ⅡA	T2	N0	M0
ⅡB	T3	N0	M0
Ⅲ	T4	N0	M0
	任何 T	N1,N2(空回肠)	M0
ⅢA	T4	N0	M0
ⅢB	任何 T	N1	M1
Ⅳ	任何 T	任何 N	M1

早在 pNET 第 8 版发布之前中,复旦大学附属肿瘤医院研究者业已发现了第 7 版 pNET 分期的缺陷之处,例如 AJCC 第 7 版 pNET 分期采用的是与胰腺癌相同的分期系统,但胰腺 NET 与胰腺癌具有截然不同的生物学行为及预后,直接将用于胰腺癌的分期系统简单地套用在 pNET 中肯定存在问题。第 7 版将 T4 定义为肿瘤侵犯腹腔干或肠系膜上血管,但 pNET 罕见出现血管侵犯。第二是根据第 7 版定义的分期,不能很好地将预后不同的患者进行区分,例如Ⅲ期患者数量较少,只占不到 10%,而且Ⅱ期和Ⅲ期患者的预后几近相似,差异无统计学意

义,因此 AJCC 第 7 版分期实际上不能很好地反映不同期别疾病的生存差别。结合 ENETS 和 AJCC 第 7 版的分期创造性我们提出了 mENETS 分期,即将 ENETS 分期中的 T、N 和 M 的定义加以保留,而将 AJCC 分期系统中的具体分期替代原有 ENETS 分期,将两种分期融合后,发现更能体现真实世界情况,而且在预测患者预后方面较 ENETS 分期系统及 AJCC 第 7 版分期系统准确性更高(表 83 - 9)。

表 83 - 9　复旦大学附属肿瘤医院提出的 mENETS 分期和 ENETS 及第 7 版 AJCC 分期异同

ENETS 分期				AJCC 分期(第 7 版)			
T1:肿瘤局限于胰腺,最长径＜2 cm				T1:肿瘤局限于胰腺,最长径≤2 cm			
T2:肿瘤局限于胰腺,且肿瘤直径 2～4 cm				T2:肿瘤局限于胰腺,最长径＞2 cm			
T3:局限于胰腺内,且肿瘤直径＞4 cm 或侵犯十二指肠或胆管				T3:肿瘤累及胰外,但未累及腹腔干或肠系膜上动脉			
T4:侵犯邻近器官				T4:肿瘤累及腹腔干或肠系膜上动脉			
N0:无区域淋巴结转移				N0:无区域淋巴结转移			
N1:有区域淋巴结转移				N1:有区域淋巴结转移			
M0:无远处转移				M0:无远处转移			
M1:有远处转移				M1:有远处转移			
ENETS				AJCC			
Ⅰ	T1	N0	M0	Ⅰ A	T1	N0	M0
Ⅱ A	T2	N0	M0	Ⅰ B	T2	N0	M0
Ⅱ B	T3	N0	M0	Ⅱ A	T3	N0	M0
Ⅲ A	T4	N0	M0	Ⅱ B	T1～3	N1	M0
Ⅲ B	任何 T	N1	M0	Ⅲ	T4	任何 N	M0
Ⅳ	任何 T	任何 N	M1	Ⅳ	任何 T	任何 N	M1

修改的 ENETS 分期*		
分期　　　　　T	N	M
Ⅰ A　　　　　T1	N0	M0
Ⅰ B　　　　　T2	N0	M0
Ⅱ A　　　　　T3	N0	M0
Ⅱ B　　　　　T1～3	N1	M0
Ⅲ　　　　　T4	任何 N	M0
Ⅳ　　　　　任何 T	任何 N	M1

* 在修改的 ENETS 分期中保留原 ENETS 分期中的 T、N 和 M 定义,但是具体的分期采用 AJCC 分期的定义

83.6　治疗

83.6.1　手术治疗

(1) pNEN 的手术治疗

pNEN 是常见的消化道神经内分泌肿瘤之一,根据肿瘤是否分泌生物活性物质而引起神经内分泌症状,将 pNEN 分为功能性和无功能性;根据肿瘤进展的程度分为局限期和广泛期;根据肿瘤是否与遗传相关分为遗传性和散发性。

手术是 pNEN 的主要治疗手段。手术方式的选择主要依据肿瘤有无功能性、数量、大小、部位、分级,以及肿瘤与主胰管的位置关系来确定。pNEN 异质性强,患者接受手术的风险获益比是决定是否手术以及制定手术方案的重要依据。

1) 功能性 pNET 的手术治疗:pNET 手术除常规的术前准备外,对功能性 pNET 患者,术前应检测相关血清激素的水平,并在术前通过药物控制激素过量分泌引起的症状。

胰岛素瘤为最常见的功能性 pNET,胰岛素瘤无论大小都应行手术切除,绝大部分患者通过手术可以

达到治愈。对于极少数怀疑恶性可能(以及出现局部复发或肝转移的患者),如有根治性手术可能,应当尽可能达到 R0 切除。对于无法 R0 切除的患者,也可尝试姑息性手术来控制激素过量引起的症状。胰岛素瘤通常体积较小,术前应对病灶的部位仔细评估,必要时术中超声协助定位。若肿瘤距离主胰管较远,可尝试肿瘤局部剜除;如肿瘤距离主胰管较近,可行胰十二指肠切除(或保留幽门的胰十二指肠切除)、中段胰腺切除、胰体尾切除(可保留脾脏)等。

胃泌素瘤是另外一种常见的功能性 pNET,多数胰腺胃泌素瘤可合并十二指肠胃泌素瘤,生物学行为较差,约 50% 的患者可出现区域淋巴结转移。因此,胃泌素瘤患者需要接受根治性手术切除联合区域淋巴结清扫,如肿瘤远离主胰管,可尝试肿瘤剜除,但同样必须行区域淋巴结清扫。散发性胃泌素瘤或卓-艾综合征/多发性内分泌腺瘤病 1 型(Zollinger-Ellison syndrome/multiple endocrine neoplasia type 1,ZES/MEN1)的复发率极高,必须行根治性切除术加周围淋巴结清扫。

除胰岛素瘤和胃泌素瘤外,其他包括胰高血糖素瘤、促肾上腺皮质激素瘤、血管活性肠肽瘤(VIP 瘤)等少见的功能性 pNET 都归为罕见的功能性胰腺神经内分泌肿瘤(rare functional pNET,RFT),此类肿瘤通常体积较大,建议手术根治联合区域淋巴结清扫。

对于肝转移的功能性 pNET,如术前评估可潜在 R0 切除,则推荐在风险可控的情况下手术切除原发灶以及转移灶。如术前影像学评估无法做到 R0 切除,目前的证据表明减瘤手术如能切除 >90% 的病灶(含转移灶),则有助于控制激素的分泌,缓解激素过量分泌的相关症状。并且,减瘤术时应尽可能保留正常的组织和脏器。

2) 非功能性 pNET 的手术治疗:术前评估未有远处转移的、局部可切除的无功能性 pNET 的手术治疗原则包括:① >2 cm,或有恶性倾向的 pNET,均建议手术切除,并清扫区域淋巴结,甚至包括联合脏器切除。胰头部的肿瘤可行根治性胰十二指肠切除,亦可行保留器官的各种胰头切除术;胰体尾部的肿瘤应行远端胰腺切除术,可保留或联合脾切除;位于胰体的肿瘤可行节段性胰腺切除术。② 对于可切除的局部复发病灶、孤立的远处转移灶或初始不可切除的 pNET,经综合治疗后转化为可切除的病灶时,如果患者体力状况允许,应考虑手术切除,并

建议由经验丰富的胰腺外科医师进行手术。③ 偶然发现的 ≤2 cm 的非功能 pNET,是否均需手术切除尚有争议。

对于有肝转移的非功能性 pNET:① 经过术前仔细评估,如原发灶以及转移灶可做到 R0 切除,则建议手术治疗;② 减瘤术或姑息性原发灶切除是否能够延长患者的生存尚有争议;③ 如为预防或治疗出血、急性胰腺炎、黄疸、消化道梗阻等严重危及生命和生活质量的并发症,可行姑息术。

目前,肝移植作为能够完整清除肝转移病灶的手术方式,由于缺少相关的高级别证据以及 pNET 极强的异质性,指南并不推荐肝移植作为一线的治疗措施。肝移植手术仅推荐用于高度选择后的患者,以目前的文献报道来看,肝移植的候选人群包括:① 高分化的 pNET,Ki-67 阳性率 <10%;② 年龄 <55 岁;③ 没有肝外转移;④ 原发肿瘤在肝移植之前已经切除;⑤ 病灶药物控制稳定 >6 个月;⑥ 转移灶累及 <50% 的总肝脏体积。

3) 遗传性 pNEN 的外科治疗:MEN1 综合征(多发性内分泌腺瘤病 1 型)为最常见的遗传性 pNEN。目前证据认为,MEN1 合并 pNET 的恶性程度较散发性 pNET 低。对于 MEN1 合并功能性的 pNET,推荐手术切除;如合并非功能性 pNET,外科治疗原则同散发性 pNET。然而,对于合并多发性 pNET 的患者,手术需切除全部胰腺,是否手术目前仍存在争议。MEN1 相关的 pNET,即使发生转移,进展也比散发性 pNET 慢,部分患者可以密切随访。

4) pNEC 的手术治疗:对于低分化 pNEC 的手术原则,临床上更接近于胰腺导管腺癌。对于局限期的 pNEC,手术根治联合区域淋巴结清扫是目前公认的手术方式,术后需联合辅助化疗。而对于转移性的 pNEC,其手术疗效目前尚有争议,姑息性化疗仍是目前的治疗首选。

(2) pNEN 术后辅助治疗

R0/R1 切除术后,目前尚无高级别的循证医学证据表明药物治疗,包括长效生长抑素类似物、化疗和分子靶向药物等能使 pNEN 患者生存获益或者延缓复发时间,故目前不推荐对根治术后的 G1/G2 以及 NET G3 患者进行辅助性药物治疗。对于根治术后的 pNEC 患者,目前建议行辅助化疗,首选 EP 方案化疗。

R2 切除术后的 pNEN 患者,应按照晚期或不可切除的 pNEN 患者治疗策略进行全身和局部治疗。

（3）GI-NEN 的手术治疗

1）胃 NEN 的外科治疗：由于Ⅰ型胃 NEN 肿瘤较小、恶性程度较低，少见浸润生长或淋巴结转移，＜1 cm 的肿瘤推荐内镜下切除。而＞1 cm 的肿瘤应当行 EUS 以明确浸润深度及有无淋巴结转移后，再考虑是否可通过内镜下切除。根治性手术联合淋巴结清扫适用于以下情况：① 肿瘤浸润超过黏膜下层；② 内镜下黏膜切除术（endoscopic mucosal resection，EMR）术后切缘阳性；③ 淋巴结转移或者远处转移；④ 低分化 G3 的患者。

Ⅱ型胃 NEN 手术的主要目标在于切除产生胃泌素的病变，通常仅需要行楔形切除，但如出现淋巴结侵犯或转移的患者则需切除相应的病变。

Ⅲ型的 G3 和Ⅳ型胃 NEN 分化程度差，多数出现淋巴结侵犯和远处转移，肿瘤恶性程度很高，通常认为应当按照胃癌的手术原则进行，并建议术后辅助化疗。

2）十二指肠 NEN 的外科治疗：由于十二指肠 NEN 的发病率较低，人们对这类肿瘤的生物学行为、自然病程和预后因素均不甚了解，也缺少手术治疗的临床对照研究，这使得十二指肠 NEN 在手术方式的选择上仍存在探讨的空间。

目前认为，对于直径＜1 cm 的十二指肠 NEN，如术前通过超声内镜评估无伴淋巴结转移，局限于黏膜层或黏膜下层，可建议内镜下治疗。

直径 1～2 cm 的十二指肠 NEN 的手术方式选择目前存在较大的争议，而直径＞2 cm 或术前超声内镜提示有周围淋巴结转移的十二指肠 NEN 外科根治性切除是治疗的首选方法，也是唯一可治愈的治疗方式，壶腹周围 NEN 多在早期出现黄疸、呕吐等临床症状，且多伴有周围淋巴结转移，应行胰十二指肠切除术联合区域淋巴结清扫。

3）空回肠 NEN 的外科治疗：空回肠神经内分泌肿瘤多在肿瘤发生转移后引起腹痛、梗阻等相关临床症状而被发现，在转移性空回肠 NEN 中，有 20%～30% 的患者可表现类癌综合征，其中分泌性腹泻和面部潮红为最主要的表现，95% 肝转移的患者可表现为类癌综合征。肿瘤的预后与肿瘤的分期和分级相关，研究表明肿瘤外侵、局部淋巴结侵犯或出现类癌综合征都是肿瘤预后不良的因素，同时，Ki-67 也是判断预后的指标之一，其数值越高，肿瘤预后越差。

空回肠 NEN 具有较高的恶性潜能，即使是小的病灶也可出现区域淋巴结或远处转移，所以空回肠 NEN 都应该行根治性切除联合区域淋巴结清扫，但术后的辅助治疗并不推荐。空回肠 NEN 多因其他原因进行手术治疗时才发现，无论是何种情况下发现此类肿瘤都需要细检查，尽可能发现是否存在其他更多的病灶，并进行手术切除。对于类癌综合征甚至类癌危象（carcinoid crisis）的患者应积极手术治疗，长效生长抑素类似物可有效地控制类癌综合征的临床症状。

4）阑尾 NEN 的外科治疗：阑尾 NEN 由于没有特异的症状，大多系其他原因进行阑尾切除术后病理学检查中偶然发现。阑尾 NEN 的治疗手术方式包括单纯阑尾切除以及右半结肠切除术。如肿瘤位于阑尾尾部或体部，直径≤2 cm，分化良好的可行单纯阑尾切除术。对于偶然术后发现的阑尾 NEN，如满足上述条件可认为治愈，无需再次手术治疗。而右半结肠切除术的指征包括：① 直径 1～2 cm 的阑尾 NEN 切缘阳性或者无法判断；② 病灶位于阑尾根部，伴系膜、脉管侵犯、淋巴结转移；③ 增殖指数较高（G2 或 G3）；④ 肿瘤＞2 cm 则应行右半结肠切除术。

故在阑尾切除术中，如怀疑阑尾存在肿瘤病变的可能，建议行术中快速冰冻病切片理学检查，尽可能避免行第 2 次手术。

5）盲肠 NEN 的外科治疗：盲肠 NEN 较为少见，诊断时往往已有远处转移，表现为无明显症状的较大体积病灶，可伴有胃肠道出血或梗阻，生物学行为比阑尾类癌更具有侵袭性。依照标准的肿瘤外科手术操作，应特别注意切除足够的肠系膜淋巴结。

6）结直肠 NEN 的外科治疗：结直肠 NEN 患者术前应用超声内镜确定肿瘤的大小、浸润深度及有无淋巴结转移，这对后续治疗方式以及术式选择有重要临床意义。

常用手术方式有内镜下切除术、经肛门局部切除术、直肠前切除术以及经腹会阴联合切除术等。具体手术方式要根据原发肿瘤大小、部位、浸润深度、周围淋巴结受累情况等指标来确定。通常直径＜1 cm 的患者通常局限于黏膜下层，很少发生转移，可选择内镜或经肛门局部切除术。而直径＞2 cm，可能存在淋巴结转移，或侵犯临近组织的 T3/T4 以及 G3 则应参考结直肠癌制定手术方案。根治性手术治疗是结直肠 NEN 在局限期内的主要治疗手段，也是目前唯一能治愈结直肠 NEN 的方法。

（4）肝转移的 GI-NEN 的外科治疗

与 pNET 一样，肝脏是 GI-NEN 最容易出现远处转移的部位。对于单纯的肝脏转移、病理学分级为 G1/G2、评估可以达到 R0/R1 切除的患者,首先考虑完整切除原发灶及转移灶;对于无法达到根治性切除的患者,需要综合考虑肿瘤的功能状态,采取内科药物治疗或者姑息性手术切除联合局部治疗等方式。而对于远处转移无法行根治性手术但合并梗阻或者出血的患者,可行原发肿瘤姑息切除术,切除原发灶有利于减少肿瘤负荷,可能改善内科治疗的效果。同 pNET 患者类似,肝移植手术不包括在常用的手术方案中,肝移植需掌握严格的筛选指征,以确保手术的安全性和获益性。

总之,GEP - NEN 是一类异质性很强的肿瘤,大部分 GEP - NEN 恶性程度低,药物疗效逐渐进步,但是外科治疗仍是主要的治疗手段,然而手术方式、手术适应证和手术时机的选择仍有待进一步的规范化。此外,外科手术如何在 GEP - NEN 综合治疗中扮演好自己的角色,不失位,不越位,这就要求在 GEP - NEN 外科治疗方面开展前瞻性的临床研究,为 GEP - NEN 的外科治疗提供更为可靠的循证医学证据,以更好地指导临床治疗。

83.6.2 药物治疗

GEP - NEN 药物治疗的目标人群主要为转移性病变人群。按照治疗目的主要分为两种类型:对于有功能性症状患者,应给予控制症状治疗,以减轻患者症状,提高生活质量;另外,还应对转移性疾病进行抑制肿瘤增殖治疗,以达到延长患者生存期和改善生活质量为目的。

(1)控制症状治疗

1)功能性 pNET 的控制症状治疗:功能性肿瘤占整个 GEP - NET 的 30%～40%,对于胰腺原发的 NEN,表现为功能性症状患者主要为胃泌素瘤、胰岛素瘤、胰高血糖素瘤、VIP 瘤等,而 GI - NET 则主要表现为类癌综合征,以中肠来源的 NET 最常见,因此症状的控制对于 pNET 而言非常重要,依据不同的生长激素类型而针对不同的特异性治疗,表 83 - 10 列出了目前对于症状控制的常用药物治疗方法。

表 83 - 10 功能性 GEP - NET 特异性症状的药物治疗

功能性肿瘤	特异性症状	治疗药物	作用机制
胰岛素瘤	快速发作的低血糖,Whipple triad	二氮嗪	抵消过度分泌胰岛素的作用
		SSA:奥曲肽;兰瑞肽(二氮嗪难治性)	大剂量时抑制生长激素分泌:胰岛素、胰高血糖素
胰高血糖素瘤	坏死游走性红斑、腹泻、高血糖和神经症状	SSA:奥曲肽	抑制胰高血糖素分泌
胃泌素瘤	多发性、复发性、难治性消化性溃疡、分泌性腹泻	大剂量 PPI:每日剂量分别为奥美拉唑 60 mg;埃索美拉唑 120 mg;兰索拉唑 45 mg;潘妥拉唑 120 mg	抑制胃酸分泌
VIP 瘤	大量水样腹泻、高血糖症、高血钙症和脱水、电解质紊乱	SSA:奥曲肽	抑制 VIP 分泌,对严重腹泻给予治疗
类癌综合征	面部潮红、腹泻、腹痛、支气管痉挛等	SSA:奥曲肽;兰瑞肽	和肿瘤细胞 SSTR 竞争性结合
		Telotristat:色氨酸羟化酶抑制剂	抑制色氨酸转化为 5-羟色胺
		干扰素 α	结合 I 型 - IFN -受体,刺激 T 细胞活化,诱导细胞周期停滞,抑制血管生成
异位 ACTH 分泌(Cushing 综合征)	向心性肥胖、满月脸、高血压、电解质紊乱等	肾上腺素合成酶抑制剂:酮康唑、美替拉酮	
		糖皮质激素受体抑制剂:米非司酮	
		SSA:帕瑞肽	

胰岛素瘤患者因胰岛素水平升高引起症状性低血糖发作，通过抵消胰岛素的作用可以起到症状控制目的，治疗药物包括二氮嗪、SSA 和依维莫司等。二氮嗪的作用通过抵消胰岛素过度分泌来实现，每天剂量可高达 1 200 mg，分为几次给予，但可引起明显水肿和多毛症。SSA 类药物如奥曲肽不仅可抑制生长激素的分泌，大剂量给予时也可抑制促甲状腺激素、胰岛素和胰高血糖素分泌，如果患者对二氮嗪控制疗效欠佳时作为二线治疗选择，兰瑞肽作为另一种 SSA，其作用与奥曲肽疗效相似，有相应的长效制剂使用。有限的数据显示 mTOR 抑制剂依维莫司对于前述药物难以控制的患者可能有效。

胰高血糖素瘤患者存在代谢异常症状，表现为体重减轻和营养不良，可以通过支持治疗以逆转胰高血糖素导致的分解代谢，需要进行手术治疗患者，采用全胃肠道外营养进行术前准备；在一些临床观察研究中，发现间歇性给予氨基酸和脂肪乳支持治疗能够长期改善特异性 NME。SSA 亦是控制胰高血糖素瘤症状的主要药物，它可以抑制激素分泌、降低血浆胰高血糖素浓度、改善 NME、高血糖、腹泻和神经症状。

胃泌素瘤的特征是反复发作的顽固性溃疡，因此对于过度分泌胃酸的控制尤其重要，有些研究认为胃酸分泌的控制目标应该在 10 mEq/h，但是在临床实践当中难以实时监测和调整抑酸药物治疗，故给予大剂量质子泵抑制剂是临床常规治疗措施，并根据患者的症状表现来调整剂量。现有的质子泵抑制剂都可用于胃泌素瘤引起的溃疡治疗，例如奥美拉唑、兰索拉唑、潘妥拉唑、埃索美拉唑等。这些药物的治疗效应一般都可以维持 24 h，因此，每天 1 次的给药方式即可。

2）类癌综合征的治疗：类癌综合征的症状控制除采用 SSA 之外，有效的抗肿瘤增殖治疗也可以改善症状。在常规剂量 SSA 难治的情况下，可以选择提高 SSA 的药物剂量或者增加给药频率，以达到控制症状的目的，对这类患者进行剂量递增目前已经达成专家共识。如果增加长效药物剂量（例如奥曲肽微球在每月 60 mg 以上）症状控制不佳，出现爆发性症状发作时，也可按照临床需要使用短效的奥曲肽进行补充治疗。帕瑞肽（pasireotide diaspartate）是一种能与多受体结合的生长抑素类似物，与生长抑素受体（SSTR）亚型 SSTR1～3 和 SSTR5 具有高结合力而发挥其药理作用，对于所有方案失败的患者可以尝试使用。

鉴于造成类癌综合征的主要原因是由于 5 - 羟色胺的过度分泌，而 5 - 羟色胺是通过限速酶色氨酸羟化酶将色氨酸羟化而生成，因此色氨酸羟化酶抑制剂可以起到抑制 5 - 羟色胺生成的作用。口服的色氨酸羟化酶抑制剂 telotristat 对常规 SSA 控制无效的类癌综合征相关性腹泻控制效果良好，治疗后可明显减少胃肠道运动次数，减少腹泻频率，而且耐受性良好，目前批准的应用剂量为 250 mg，口服，每天 3 次。

可用于 SSA 难治性类癌综合征症状控制的其他治疗方法还包括干扰素 α，其作用机制为通过结合 Ⅰ 型- IFN -受体，刺激 T 细胞活化，激活 JAK - STAT 信号通路，诱导细胞周期停滞于 G1 和 G0 期，抑制血管生成，诱导生长抑素受体上调来实现，多项回顾性研究发现低剂量干扰素 α 可以缓解 40%～50% SSA 难治性患者的激素过度分泌症状，例如潮红和腹泻，但因为干扰素的不良反应相对较为明显，包括乏力、骨髓抑制、流感样候群，因此 ENETS 指南推荐在 SSA 控制症状无效的情况下，可加用干扰素二线治疗。

（2）抗肿瘤增殖治疗

1）生长抑素类似物治疗：SSA 不仅可有效控制功能性 NEN 的临床症状，也是功能性 NEN 或有类癌综合征患者的一线抗肿瘤增殖治疗方案。目前国内上市的 SSA 类药物有奥曲肽和兰瑞肽，两者控制症状的疗效是相同的，也有相应的长效制剂，分别为奥曲肽长效释放剂型（long acting release，LAR）每月 20～30 mg；兰瑞肽 Autogel 每月 60～120 mg。

SSA 可在疾病稳定/进展性或功能性不明确的肿瘤中用于抑制肿瘤增殖。其临床疗效基于 2 项大型Ⅲ期 RCT 临床研究的阳性试验结果，第一项Ⅲ期 PROMID 研究入组的是未经治疗的中肠来源的分化好的 NET，因此原发部位主要是小肠，试验组治疗为奥曲肽 LAR 30 mg，每 4 周肌肉注射 1 次，采用安慰剂对照；入组患者 60% 为非功能性，75% 肝脏累及<10%，95% 病理学分级为 G1，研究主要终点为 TTP，结果显示在奥曲肽 LAR 治疗组 mTTP 为 14.3 个月，而对照组为 6.0 个月（$P<0.001$）。另一项Ⅲ期 CLARINET 研究为评价兰瑞肽 Autogel 在分化良好/中等分化（Ki - 67 增殖指数<10%）的非功能性 GEP - NET 的疗效和安全性，入组患者中胰腺原发为 42%～48%、小肠原发 33%～39%，96%

患者入组时疾病稳定,84%患者为初治,研究主要终点为 PFS,结果显示在兰瑞肽 Autogel 治疗组 mPFS 未达到,而对照组为 18.0 个月(P<0.001),兰瑞肽 Autogel 耐受性良好,最常见的不良反应为轻度腹泻。因此这两项研究结果都显示出采用 SSA 类药物对分化好的 GEP-NET 临床疗效良好,且毒性低微。但这两项研究稍有不同之处在于,PROMID 研究入组的患者局限于小肠原发,40%患者有类癌综合征,而 CLARINET 研究则不仅包括中肠来源,还纳入了胰腺和其他消化道来源,所有患者为非功能性。此外,在 PROMID 研究纳入的患者中,大部分皆为 G1 患者,肝脏肿瘤负荷低,CLARINET 研究则 33%为 G2,33%的患者肝脏肿瘤负荷超过 25%。因此根据研究提供的循证医学证据,目前指南推荐在小肠 NET 中应用 SSA(奥曲肽 LAR 和兰瑞肽 Autogel)一线治疗抑制肿瘤生长。同时由于 SSA 毒性小,SSA 也可作为 pNET(Ki-67 指数<10%)的一线治疗;尽管 PROMID 研究入组的患者局限于小肠 NET,但 CLARINET 研究提供了兰瑞肽 Autogel 在 pNET 中的治疗证据,而奥曲肽在胰腺 NET 中还缺乏前瞻性使用数据。有回顾性研究数据支持奥曲肽在低级别 pNET 中的疗效。

尽管临床应用多年,SSA 治疗的争议还有很多,首先,根据 CLARINET 研究,推荐将 Ki-67 指数<10%作为 GEP-NET 使用 SSA 的界值,也有专家认为 Ki-67 指数 5%可能是更合理的界值,因此目前对于 SSA 用于 NEN 的 Ki-67 分界值还没有达成专家共识。其次,在肝转移灶负荷方面,CLARINET 研究的亚组分析支持在肝脏肿瘤负荷较高(>25%肝脏受累)时应用 SSA 的疗效。由于研究中允许安慰剂组跨接进入治疗组,因此总生存期没有达到预期结果,但目前认为 SSA 对患者的生存获益是有帮助的。最后,治疗时机选择中,SSA 在初始诊断时即开始应用,还是在观察到肿瘤进展时再使用? 共识认为当肝肿瘤负荷高和病灶广泛时 SSA 应该在诊断时开始应用,因为这些指标是预后差的预测因素。此外原发灶位于胰腺的推荐 SSA 治疗尽早开始,因为 pNET 的 IV 期患者的总体 5 年存活率不超过 40%～60%。

目前没有数据支持在使用 SSA 进展后继续使用 SSA(但在需要抑制功能性肿瘤的临床症状时可继续使用)。同时也没有临床试验证明 SSA 在任何来源的 NET G1/G2 术后辅助治疗的效果。因为

NEC G3 恶性程度高,疾病进展快,生长抑素受体表达率低,目前 SSA 不推荐治疗任何来源的转移性 NEC G3。

帕瑞肽是一种新型生长抑素类似物,其能结合的 SSTR 配体量最多,但目前还没有批准用于治疗类癌综合征或其他功能性 NEN,只批准用于垂体瘤相关的库欣病或肢端肥大症的治疗。一项 II 期临床试验显示,在奥曲肽标准治疗失败的类癌综合征患者应用帕瑞肽治疗的有效率为 27%。但是试验显示帕瑞肽 LAR 60 mg 并不优于奥曲肽 LAR 40 mg。目前推荐帕瑞肽用于其他治疗(射频消融、肝脏动脉灌注、干扰素 α)失败的难治性类癌综合征患者。

其他部位(例如直肠,支气管)的 NET 患者,当生长抑素受体(SSTR)状态为阳性,病灶缓慢生长,G1 或 G2,Ki-67 指数<10%时,也可应用 SSA 治疗。当 SSTR 状态为阴性时,如果肿瘤体积小,也可以应用 SSA。因为肿瘤体积小时影像学可能存在 SSTR 假阴性。也可通过 SSTR 抗体的免疫染色来确定 SSTR 状态。

2)靶向治疗:目前被批准用于 pNET 治疗的靶向药物为依维莫司和舒尼替尼,这两种药物可以用作一线治疗或继 SSA 治疗后的二线治疗。虽然靶向药物可以作为 pNET 的首选方案,但因每种靶向药物有其特有的适用人群,因此并不适合在一线治疗广泛应用。依维莫司的用法为 10 mg/d,连续口服;舒尼替尼剂量为 37.5 mg/d,连续口服,因不良反应而不能耐受时可减量至依维莫司 5 mg/d 或舒尼替尼 25 mg/d。

A. 依维莫司:依维莫司是一种哺乳动物雷帕霉素靶蛋白(mammalian target of rapamycin, mTOR)抑制剂,mTOR 是 PI3K/AKT 信号通路下游的丝/苏氨酸激酶。在人类肿瘤如 pNET 中,发现调节 mTOR 信号通路的负向调控基因结节硬化症复合物 1 和 2(tuberin-sclerosis complexes 1 和 2,TSC1 和 2)功能异常或者失活,对 mTOR 抑制作用的解除而导致信号转导通路持续激活,而依维莫司通过和胞内蛋白 FKBP-12 的结合,与 mTOR 复合物(mTOR complex 1, mTORC1)的进一步结合,从而抑制 mTOR 激酶活性。

RADIANT-2 试验证明依维莫司在胃肠和肺 NET 患者中有显著的抗肿瘤作用。RADIANT-3 试验将 410 例分化好的 pNET 患者随机分配到依维莫司治疗组和安慰剂对照组,研究结果显示依维莫

司显著延长 pNET 患者 PFS，两组分别为 11 个月对比 4.6 个月（$P<0.001$），因此根据 RADIANT-3 研究结果依维莫司现已批准为治疗转移性 pNET 的药物。

依维莫司也可用于非胰腺来源的晚期非功能性 NET（例如胃肠或肺来源的 NET）中控制疾病进展、延长生存，作为中肠 NET 在 SSA 和（或）IFNα 或 PRRT 失败后的二线或三线治疗。该证据主要基于 RADIANT-4 试验的结果，在该研究中，按照 2∶1 的比例纳入 302 例转移性非功能性肺或胃肠道 NET，随机入依维莫司组和安慰剂对照组，该试验证明在胃肠或肺来源的非功能性 NET 中依维莫司的 PFS 显著长于安慰剂组，分别为 11 个月和 3.9 个月（$P<0.001$），因此 RADIANT-4 研究为临床无有效治疗方法到 GI-NET 和肺 NET 提供了新的循证医学证据。

依维莫司治疗耐受性良好，主要不良反应为1～2度，包括口腔炎、皮疹、腹泻和乏力等，但依维莫司可引起血糖升高，特别是存在高血糖合并症的患者，RADIANT-3 研究中，3～4 度血糖升高在合并糖尿病或者基线高血糖患者中发生率更高，可达到 15%，但在胰高血糖素瘤患者中，与其他患者相比，发生率并没有明显增加。正因为依维莫司的升血糖效应，在胰岛素瘤或者顽固性低血糖患者中，依维莫司治疗可以带来症状的改善，使得血糖正常化。此外，依维莫司比较少见但是严重的不良反应包括非感染性肺炎，在治疗过程中，患者出现呼吸系统症状，包括发热、咳嗽、呼吸困难等时，需要警惕是否发生肺毒性。

在进展期小肠 NEN 中到底在二线还是三线选择依维莫司主要取决于其他问题，如 PRRT 的可行性。个体化患者选择很重要，在生长抑素受体成像中的 SSTR 表达强阳性的患者对 PRRT 的效果可能更好，而广泛的肝和/或骨转移以及肾功能减退则会限制其使用。此外，依维莫司的使用也受到合并症的限制，例如不受控制的糖尿病或肺部疾病。对患者的病史，病理学和影像学的综合评价来决定 SSA 治疗失败后对依维莫司或 PRRT 的治疗分配。

转移性肺 NET 目前没有批准的药物，可推荐依维莫司作为进展性疾病的一线治疗。尽管在肺 NET 中使用 SSA 缺乏全面的临床数据，但考虑到典型类癌（有丝分裂计数小于 2/10 HPF；NET G1）的临床行为与其他原发部位的 NET G1 类似。因此，在增殖活性低（G1，典型类癌）且影像学 SSTR 表达强阳性的患者，SSA 仍被认为是一线治疗。正在进行的 LUNA 临床试验（兰瑞肽 *vs.* 安慰剂）将进一步阐明 SSA 在晚期肺 NEN 中的作用。

B. 舒尼替尼和其他抗血管生成治疗：舒尼替尼是一种口服的抗血管生成酪氨酸激酶抑制剂，作用靶点包括血管内皮生长因子受体（VEGFR-1，-2，-3）、干细胞因子受体（C-KIT）、血小板衍生生长因子受体（PDGFRA 和 PDGFRB）、1 型集落刺激因子受体（CSF-1R）和 RET（rearranged during transfection），在无法手术切除的肾癌和转移性胃肠道间质瘤二线治疗中得到了批准使用，也在 pNET 中体现了显著的抗肿瘤功效。在一项入组 171 名分化好的 pNET 患者 III 期 RCT 试验中，舒尼替尼（37.5 mg/d）与安慰剂相比，明显延长了患者中位 PFS，分别为 11 个月对比 5.5 个月。因此根据此研究结果舒尼替尼也批准为目前国际各指南中 pNET 的标准药物选择。

尚无足够的数据支持在 pNET 或非胰腺 NEN 中使用其他靶向药物，包括贝伐珠单抗、索拉非尼、帕唑帕尼或阿昔替尼。这些药物以及舒尼替尼在中肠 NET 的（SUNLAND 研究）作用目前正在前瞻性随机临床试验中进行，其结果还没公布，故其应用仅限于临床试验。

目前对于 pNET 的治疗药物的精确顺序还没有充足的证据。潜在毒性需要考虑到序贯治疗中，因为一项 169 例患者的回顾性多中心研究显示，在 PRRT 或化疗后应用依维莫司会显著增加其毒性。与此相反，荷兰的一项小型回顾性研究显示，在 24 名患者中依维莫司的安全性不受先前 PRRT 的影响。一个正在进行的试验（SEQTOR）目前正在比较依维莫司与链脲霉素/氟尿嘧啶在进展性胰腺 NET 中的抗肿瘤增殖功效。两者的中位无进展生存期均约 11 个月，客观缓解率分别为 5% 和小于 10%。无论是依维莫司还是舒尼替尼，均可用于治疗进展期 pNET G1/G2，无论 Ki-67 指数和肿瘤负荷。还没有临床数据头对头比较这两种药物之间的疗效。

3）化疗：系统性化疗建议用于肿瘤负荷大或进展期的 pNET 和任何原发部位的 NEC G3 患者，在肿瘤负荷高的患者即使没有进展也可以考虑系统性化疗。NEC G3 包括 Ki67>20% 的分化良好或中度的 NET（NET G3），以及分化差的 Ki-67 指数>20% 的大细胞癌或小细胞癌（NEC G3）。其他部位的 NET 在某些条件下(如 Ki-67 指数较高,快速进展性疾病和/或其他治疗失败后)也可以尝试化疗。目前没有提供化疗的 Ki-67 分界值,化疗也可用于 NET G1 或 G2 患者,主要在肝转移无法切除的 pNET G1/G2 患者,GI-NET 对于细胞毒性化疗敏感性较差。与靶向药物相比,含有以下因素的患者建议首选化疗:肿块大,症状明显,肿瘤在 6~12 个月内快速进展,患者可能有机会实现手术(新辅助化疗),但这一点目前还存在争议。

细胞毒性药物包括链脲霉素(streptozocin,STZ)与 5-氟尿嘧啶(fluorouracil,5-FU)为基础的治疗,多柔比星与链脲霉素作为替代选择,然而由于心脏毒性,多柔比星的使用受限于其累积剂量。STZ 的化疗失败后,替代化疗选项如下:替莫唑胺+卡培他滨,奥沙利铂为基础的化疗加 5-FU 或卡培他滨。目前不支持包含顺铂的三药联合方案。NET G1 的全身化疗效果不佳,有效率<15%。链脲霉素联合 5-FU 或多柔比星的缓解率为 35%~40%,单一的回顾性研究显示,替莫唑胺为基础的化疗(替莫唑胺单独或联合卡培他滨)在 pNET 患者中的客观缓解率较高(40%~70%)。虽然替莫唑胺/卡培他滨越来越受欢迎,正在替代 STZ/5-FU,但替莫唑胺的数据仍然有限,还需要前瞻性随机试验进一步验证。

在 pNET 中有数据支持优先使用替莫唑胺±卡培他滨,因为反应率较高和毒性低。需要前瞻性临床试验中进一步探讨替莫唑胺单独或联合卡培他滨或抗血管生成药物治疗的价值。有研究表明 O_6-甲基鸟嘌呤-DNA 甲基转移酶(O_6-methylguanine-DNA methyhransferase,MGMT)状态与肿瘤对烷化剂的反应相关,然而,目前不能推荐测定 MGMT 表达水平或甲基化作为 NEN 中使用化疗的选择标准。

不推荐在非胰腺 NET 患者中进行系统性化疗,除非 NET G2(Ki-67 阳性率>15%)或显示侵袭性生物学行为(RECIST 标准 3~6 个月内进展)或 SSTR 阴性。在 NET G2 可使用替莫唑胺和(或)卡培他滨±SSA,在 SSTR 阴性 NET 可使用卡培他滨±贝伐单抗。由于支气管类癌的治疗选择有限,替莫唑胺是其治疗选择。需要进行前瞻性试验评估支气管 NET 中 SSA、依维莫司和替莫唑胺治疗选择的最佳顺序。

在 NEC G3 患者中,基于顺铂的化疗(顺铂+依托泊苷)是标准的一线治疗。有肝转移的高级别 NEC G3,无论原发肿瘤部位,建议早期予顺铂联合依托泊苷化疗。来自北欧的数据表明,在 NEC 中卡铂可以替代顺铂,虽然客观缓解率高(40%~67%),但中位 PFS 仅 4~6 个月。低分化 NEC 目前没有推荐的二线疗法,但最近回顾性研究显示替莫唑胺单独使用或联合卡培他滨±贝伐单抗是有效的,但评估替莫唑胺在这类患者中的活性的前瞻性研究正在进行。氟尿嘧啶类药物联合奥沙利铂或伊立替康(包括 FOLFOX 和 FOLFIRI)也有令人鼓舞的结果,因此可能成为未来的一个选择,而拓扑替康在 NEC G3 中无效。靶向药物对于 NEC 的疗效并不明确,与化疗联合在 NEN G3 的临床试验正在开展。

83.6.3　肝脏局部治疗

对肝脏的局部治疗,包括根治性手术和(或)局部或消融治疗应作为首要治疗手段,并在疾病进程中考虑加用全身系统治疗。在转移性疾病较局限并且>90%(部分研究认为>70%)的病变认为可切除时,可考虑减瘤手术,从而降低肿瘤负荷,改善内分泌和局部症状,有助于后续全身治疗的效果。

其他的局部治疗手段有射频消融(RFA)、选择性肝动脉栓塞(TAE)、化疗栓塞(TACE)和选择性内放疗(SIRT),具体选择根据当地的医疗水平、病灶数量大小和肝脏受累部位进行。疗效持续时间 14~20 个月。肿瘤直径<5 cm 的病灶应用 RFA 的疾病控制率达 70%~80%,控制时间长达 1 年。TAE 或 TACE 可以用于所有类型的 NET G1/G2 患者的肝转移治疗。目前还没有随机临床试验比较局部治疗和姑息性肝脏手术的疗效。这些局部治疗通常与全身药物治疗相结合。在病灶负荷大的无功能性 NET 患者中,局部治疗可能有助于疾病降期。

83.6.4　肽受体放射性核素治疗

肽受体放射性核素治疗(peptide receptor radionuclide therapy,PRRT)特指生长抑素受体介导的放射性核素治疗,采用发射 β 射线的放射性核素标记生长抑素类似物,与 NET 细胞膜表面的生长抑素受体特异性结合而起到病灶部位内照射的治疗效果。发展 20 余年来,逐渐成为分化好的转移性 NET 最有效的治疗方法。

最早用于 NET 治疗的放射性药物是[111]In-pentetreotide,俄歇电子起到治疗作用,但辐射效应较弱。目前常用于 PRRT 的放射性药物为 ^{90}Y - DOTATOC 和 ^{177}Lu - DOTATATE,可发射高能 β 射线,且组织穿透力更强,后者同时发射 γ 射线可用于治疗期间肿瘤的疗效监测。在药物选择上,由于 ^{177}Lu 的 β 射线在组织内的射程仅为 2 mm 更适合用于较小的病灶。PRRT 一般 4~5 个周期,间隔 6~8 周保证足够辐射剂量同时降低正常组织的照射。

多项临床试验(表 83 - 11)显示 PRRT 对于生长抑素受体高表达的神经内分泌肿瘤是一种高度有效的治疗方法,能控制大部分转移性 NET 的疾病进展,客观缓解率为 6%~37%,并且能提高晚期转移性 NET 患者的生活质量,但不同研究结果异质性较大。迄今为止,唯一一项有关 PRRT 疗效的 III 期随机对照临床试验 NETTER - 1 研究,于近期正式报告了令人惊喜的治疗结果,该研究共入组 229 例转移性中肠神经内分泌瘤,试验组每 8 周给予 7.4 GBq 的 ^{177}Lu - DOTATATE 联合奥曲肽 LAR 与单用奥曲肽 LAR 相对照,研究结果显示 PRRT 组的客观缓解率为 18%,明显高于对照组的 3%($P <$ 0.001),20 个月的 PFS 率在试验治疗组为 65.2%,对照组为 10.8%,对照组的 PFS 时间为 8.4 个月,且从有限的随访时间来看,PRRT 组的预期死亡风险较对照组低 60%,治疗相关的 3/4 度毒性主要为中性粒细胞减少、血小板减少和淋巴细胞减少,但发生比率低,分别为 1%、2% 和 9%,而且也没有发现明显的肾毒性。

表 83 - 11　PRRT 治疗神经内分泌瘤相关研究结果

研究项目	治疗药物	病例数	OR(%)	SD(%)	TTP/PFS(月)	OS(月)
Imhof et al, 2011	^{90}Y - DOTATOC	1 109	34.1	5.2	12.7	23
Kwekkeboom et al, 2008	^{177}Lu - DOTATATE	310	30	51	40	46
Bushnell et al, 2010	^{90}Y - DOTATOC	90	4.4	70	16.3	26
Ezziddin et al, 2014	^{177}Lu - DOTATATE	74	54.1	35.1	26	53
Bodei et al, 2011	^{177}Lu - DOTATATE	51	29.4	20.4	36	36

OR:overall response 总体反应率;SD:stable disease 病灶稳定;TTP:time-to-progression 疾病进展时间;PFS:progression free survival 无进展生存期;OS:overall survival 总生存期

PRRT 在欧洲广泛开展,ESMO 指南推荐来源于胰腺或小肠的不可切除或转移性神经内分泌肿瘤,当 Ki - 67 指数 < 30% 时,可采用 ^{90}Y - DOTATOC 和 ^{177}Lu - DOTATATE 进行治疗。近期发表的 ENETS 共识也将不可切除或转移性分化好(G1/G2)的 NET 作为首选适应证,分化好的 G3(高增殖活性)NET 也可考虑使用,此外入选标准还包括生长抑素受体显像中有足够多的高摄取病灶,足够的骨髓储备,肌酐清除率>50 ml/min,KPS 评分>50,预期生存>3 个月并获得知情同意。

PRRT 最常见的急性不良反应为恶心、呕吐,多出现于保护肾功能的氨基酸输注期间,停用后症状即可缓解;用药早期还可能出现腹痛、乏力等症状。治疗后的远期效应包括对血液系统、骨髓以及肝肾功能的影响。肝脏毒性多出现于弥漫性肝转移或是治疗前已发生肝功能损伤的患者。由于放射性药物通过肾脏排泄,治疗过程中需控制肾脏总体辐射量,并采用分割治疗最大限度地保护肾功能。在 Imhof 的临床试验中,3~4 级血液系统毒性反应发生率为 12.8%,4~5 级的肾毒性发生率为 9.2%。此外,有研究对比不同核素标记药物的毒性作用,发现 ^{177}Lu - DOTA - TOC 的血液学毒性远低于 ^{90}Y - DOTA - TOC(1.4% vs. 10.1%)。

83.7　肺神经内分泌肿瘤

除常见的 GEP - NEN 之外,肺原发的神经内分泌肿瘤并不罕见,分化差的肺神经内分泌癌一般指的是小细胞肺癌,此处不作讨论,而分化好的肺神经内分泌瘤和 SCLC 的生物学行为截然不同。肺 NET 来源于肺的神经内分泌细胞,表现神经内分泌分化和惰性的临床行为,占所有神经内分泌肿瘤的 20%~30%,肺部肿瘤的 1%~2%,肺 NET 是儿童最常见的原发性肺肿瘤,特别是在青春期末,几乎所有的肺 NET 都是散发性。全球范围内,肺 NET 发病率为(0.2~2)/10 万,多数研究显示女性发病率高于男性,白种人高于黑种人。肺 NET 发生和吸烟的关系不明确,其他致癌物质和环境因素是否能影响 NET 的发生仍然未知。典型肺 NET 很少转移，即使区域淋巴结受累，预后良好；而非典型肺 NET 比较容易转移，预后较差，尤其是在纵隔淋巴结累及时。

肺 NET 是具有形态学、免疫组织化学、超微结构和分子病理学特征的一组肿瘤，包括类癌、不典型类癌、小细胞癌、大细胞神经内分泌癌 4 个肿瘤亚型和特发性弥散性神经内分泌细胞增生（一种癌前病变）。肿瘤类型的诊断和分类标准是在具有神经内分泌肿瘤形态前提下，结合肿瘤坏死及核分裂指数，并且经过免疫组织化学相关标志物辅助证实。分化好的肺 NET 主要指典型类癌（typical carcinoid）与不典型类癌（atypical carcinoid），属于低-中级别肿瘤。约 10% 小细胞癌伴有非小细胞癌成分称为复合性小细胞癌（combined small cell carcinoma），预后比小细胞癌差。约 30% 的大细胞神经内分泌癌伴有非神经内分泌癌成分属于复合性大细胞神经内分泌癌（combined large cell neuroendocrine carcinoma）。偶尔大细胞神经内分泌癌与小细胞癌混合存在。神经内分泌标志物表达随着肿瘤分化程度有所不同，分化好表达强，反之表达弱或不表达。不同类型肺神经内分泌肿瘤之间 Ki-67 指数有重叠；Ki-67 与核分裂指数有相关性，但又不完全平行；由于不同部位神经内分泌肿瘤生物学行为也不尽相同，目前尚不能用其他系统分级标准来诊断肺神经内分泌肿瘤。

大多数肺 NET 表现为中央型肿块，因此典型症状包括肿块导致的咳嗽、咯血、气急和反复发作的阻塞性肺炎。而周围性 NET 则表现为无症状孤立性肺结节。肺 NET 分泌 5-羟色胺等血管活性物质的量明显低于中肠 NET，因此发生类癌综合征的机会较低。但是有 1%～2% 的肺 NET 患者由于异位 ACTH 的过度分泌，可发生库欣综合征。对于某些肺 NET 患者，库欣综合征导致的症状是患者求医的主要动机，症状的发作往往较急迫，且常伴有低钾血症。有限的数据显示有异位 ACTH 分泌的肺 NET 生物学行为和"沉默的"肺 NET 相比更具侵袭性。肢端肥大症也是肺 NET 的一个罕见临床表现，是由于生长激素释放激素和胰岛素样生长因子-1 异位分泌所致。

胸部 CT 是最常用的分期检查手段，CT 对病变范围、位置和纵隔是否累及的分辨率明显优于胸部 X 线片，周围型类癌在 CT 上表现为良好的形态学特征，有助于区别中央型类癌，是纯粹的腔内（息肉样结构）、还是腔外型、或是更常见的腔内和腔外成分的混合型（"冰山"病变）。CT 也有助于鉴别肿瘤导致的阻塞性肺不张或支气管黏液嵌塞。约 80% 的典型类癌表达 SSTR，因此可采用 OctreoScan 进行肿瘤显像，相比胸部 CT 的优势在于 SRS 显像提供更多肺外病变信息。近年来，^{68}Ga DOTATATE PET 显像由于灵敏度更高，在诊断、分期和确定病变范围方面比 OctreoScan 更优。3/4 的肺 NET 为中央型，可采用气管镜活检明确病理诊断，而对于外周型肺 NET，CT 引导下的经皮肺穿刺是确诊的常用检测手段，从细胞病理角度而言，支气管镜刷检细胞病理学比痰细胞学更加敏感。肺 NET 分期系统和支气管肺癌采用相同的 TNM 分期系统，目前采用的是 2017 年 AJCC 第 8 版，典型肺类癌 T 通常为 Ⅰ 期肿瘤，超过一半的不典型类癌是 Ⅱ 期（气管、肺淋巴结累及）和 Ⅲ 期（纵隔淋巴结累及）病变。

可切除的典型或不典型性类癌，只要患者医学条件具备、肺功能储备足够，首选手术切除，并同期进行淋巴结清扫，存在纵隔淋巴结转移并不排除治愈可能性。对多数患者，支气管内膜切除术是一种次选的根治性方法，在可进行确定性手术治疗患者，不建议采用这种方法。气管内激光切除是对中央气道阻塞、而无根治性手术切除条件（如老年人、体弱患者）的最佳姑息性治疗措施。手术无法切除或不适合手术且没有远处转移的患者，可给予控制肿瘤生长的局部治疗措施，包括单纯放疗和同步放、化疗或姑息性气管内切除阻塞的肿瘤。

肺 NET 根治术后，即使在淋巴结阳性情况下，不常规推荐进行辅助治疗。组织病理学检查显示侵袭性强、Ⅲ 期和不典型类癌（核分裂象高、广泛坏死）患者，术后铂类药物辅助化疗或术后放、化疗是一种合理的选择，但是支持证据有限。对于术后肉眼残留的不典型类癌患者，术后放疗是一种合理选择，但并不能证明改善预后。术后淋巴结阳性的类癌患者和所有的不典型类癌患者，建议密切随访，随访手段包括每 6 个月 1 次、连续两年的胸腹部 CT 检查，然后每年 1 次至术后 5～10 年，而对于淋巴结阴性的典型类癌患者，因复发风险极低，未必能从术后随访中获益。

类癌综合征并不常见，但是在局部病变和全身转移的患者都可发生，对于局部病变患者，手术切除是首要推荐，而不能进行手术的患者，可给予 SSA

治疗控制症状。在 SSA 类药物症状控制不佳的患者,肝转移灶的 RFA 治疗、细胞毒性药物的全身治疗、PRRT 和色氨酸羟化酶抑制剂 telotristat 的治疗都可尝试采用。

对转移性病变而言,如起病进展缓慢、SRS 显像阳性,可以考虑给予 SSA 类药物进行初始治疗以控制疾病发展,对于局限于肝脏的转移患者,如果潜在可切除,建议进行手术切除肝脏病灶,尽管手术通常是非治愈性的,但是因为肿瘤生长缓慢,对于延长生存还是可能的。而对于不能手术切除、以肝脏转移为主的患者,可考虑栓塞和 RFA 治疗。对 SSA 耐药的进展或广泛转移的病变,基于循证证据的治疗推荐为依维莫司治疗,联合 SSA 类药物的治疗尽管没有证据支持,但是临床实践中应用也是安全和合理的选择。在某些 SRS 显像阴性患者中,依维莫司一线治疗也应合适。在初始或依维莫司治疗过程中快速进展的患者,细胞毒性药物联合治疗是合理的措施,对于高度侵袭性的非典型类癌可给予铂类联合足叶乙甙方案,而在呈惰性病程、典型类癌或不典型类癌,可给予基于替莫唑胺的治疗,包括单药或联合化疗。在 SRS 显像阳性的肺 NET 患者,给予 ^{177}Lu-dotatate 的 PRRT 也值得推荐。尽管疗效欠佳,骨转移的患者可进行放疗以减轻症状,在没有标准推荐及确定有效治疗的情况下,推荐参加临床研究。

83.8 随访

(1) pNEN

根治术后的 pNET,建议每 6～12 个月复查 1 次,若出现症状,应随时复查。已有远处转移的 pNEN 患者,应当每 3 个月随访 1 次,接受治疗的患者随访时间需相应缩短。pNEC 患者应按照腺癌的随访要求进行。随访项目推荐 CT 或 MRI 和血清 CgA、NSE 检查,对于分化好的 pNET 也可结合 SRS 进行随访。

(2) GI - NEN

随访应包括生化指标(血浆 CgA、NSE)、影像学检查包括 CT 和(或)MRI,以及相应的部位内镜检查,例如胃镜和结肠镜。对于 R0/R1 切除分化好的 NET,建议每 3～6 个月复查 CT 和(或)MRI。对于 NEC(G3),因疾病进展快,每 2～3 个月进行复查。必要时术后也可行 SRS 或 [68]Ga 的 PET/CT 检查。对于有些部位易复发 NET,建议加强随访检

查,例如胃 NEN,根据不同分型,对于复查要求不尽相同。

83.9 展望

随着对异质性很强的这一类神经内分泌肿瘤认识深入和影像、病理诊断技术的进步,近年来,世界各地的流行病学数据显示 NEN 的发病率和现患率均在稳步上升,GEP - NEN 已经成为消化系统的常见肿瘤之一,亚洲人群特别是我国中肠来源的小肠 NET 少见,而以直肠和胰腺 NEN 最为常见,在欧美地区却以胰腺和小肠 NEN 常见,因此,NEN 整体疾病负担较重,而药物治疗手段相对匮乏,成为临床迫切的医疗需求。未来在 NEN 方面的诊疗进步,体现在基础研究和临床实践的进一步深化,例如研究 pNEN 的肿瘤起源,发现 pNEN 可能来源于胰腺多能神经内分泌干细胞,和 MEN1 的发病机制并不相同;分化好的 pNET 中,ATRX 和 DAXX 基因表达缺失在发病机制中起着重要作用,且和端粒长度的变化相关;而分化差的 pNEN 中,则主要为 Rb、TP53 以及 SMAD4 基因表达失调,预后更差。在对 pNET 的全基因组测序中发现,特定基因的胚系突变、染色体重排、端粒的完整性、基因拷贝数的变化等是 pNET 的常见基因表达异常。因此厘清 NEN 的分子遗传学改变和主要发病机制,对于选择精确的治疗靶点、是实施个体化和精准化治疗至关重要。

近年来,对 NEN 病理学变化的认识进一步深化,以及随着治疗和疾病的进展而出现的疾病时空异质性改变,临床选择不同的治疗策略和方式已是大势所趋。例如结肠、肺上皮来源的腺癌,在药物治疗的诱导和暴露下,可转化为恶性程度更高的小细胞神经内分泌癌,这种现象同样在前列腺腺癌和神经内分泌癌的转化中观察到,同一肿瘤病灶内和同一患者原发灶及转移灶的组织形态不同、Ki - 67 增殖指数不同、分子改变不同,都是病理学的变化和转归与肿瘤的克隆演变和肿瘤进化相辅相成,因此对不同阶段,不同部位的肿瘤病灶进行个体化鉴别和区别对待,是精准治疗和个体化治疗的前提。除此之外,2017 年 pNEN 病理学分类的更新,在 pNEN 中将 G3 NET 独立分类,是认识到在 2010 年 WHO 分类中 G3 NEC 并不能真正区分分化好的 G3 和分化差的 G3,对 GI - NEN 的分类更新可能也在未来 WHO 病理工作组的考虑之内,病理学分类的细化,

更加有助于临床医生深刻认识到 G3 NEN 群体的特殊性和异质性,并不能将其视之为一种肿瘤,而更有可能是预后不同的一类肿瘤。

NEN 靶向治疗自依维莫司和舒尼替尼获批以后,再无靶向治疗药物得到证实有确切疗效,而传统的核素治疗方法 PRRT 以结合 SSTR 释放 β 射线杀灭肿瘤细胞的形式获得了成功,PRRT 疗法需要拓宽不同治疗目标人群和研究不同的用药策略,例如与靶向治疗及化学治疗的联合、在可切除的 NEN 术后辅助治疗、NEN 肝转移的转化治疗探索等,务必大力丰富 NEN 药物治疗的选择和切实提高治疗效果。此外,发展新型靶点的靶向治疗,例如抗 PD－1及 PD－L1 单克隆抗体治疗是目前研究的热点,随着对此类免疫检查点抑制剂治疗的作用机制、优势人群探索、生物标志物认识的不断深入,希望能找到对免疫治疗有优势获益的 NEN 人群。

因此,NEN 代表了一类异质性非常强的肿瘤类型,从具有良好预后分化好的 NEN,到预后极差的差分化小细胞神经内分泌癌,展现出截然不同的临床特征、病理学表现、生物学行为和分子遗传学异常。对这类疾病深刻的认识和理解,并且在临床工作中合理而优化患者的治疗策略,从不同治疗方案的选择、药物的合理使用,将可以采用的治疗手段和措施在时间和空间上进行有机结合,才能给患者带来最大的获益,最大限度地延长患者生存期并提高生活质量。

(陈治宇　徐　近　徐俊彦　朱　晖　张文明
黄　丹　高鹤丽)

主要参考文献

［1］中国临床肿瘤学会神经内分泌肿瘤专家委员会.中国胃肠胰神经内分泌肿瘤专家共识(2016 年版)[J].临床肿瘤学杂志,2016,21:927－946.

［2］Caplin ME, Pavel M, Cwikła JB, et al. Lanreotide in metastatic enteropancreatic neuroendocrine tumors[J]. N Engl J Med, 2014, 371:224－233.

［3］Dasari A, Shen C, Halperin D, et al. Trends in the incidence, prevalence, and survival outcomes in patients with neuroendocrine tumors in the United States[J]. JAMA Oncol, 2017, 3:1335－1342.

［4］Delle Fave G, O'Toole D, Sundin A, et al. Vienna consensus conference participants. ENETS consensus guidelines update for gastroduodenal neuroendocrine neoplasms[J]. Neuroendocrinology, 2016, 103:119－124.

［5］Eldor R, Glaser B, Fraenkel M, et al. Glucagonoma and the glucagonoma syndrome-cumulative experience with an elusive endocrine tumour[J]. Clin Endocrinol (Oxf). 2011, 74:593－598.

［6］Falconi M, Eriksson B, Kaltsas G, et al. Vienna consensus conference participants. ENETS consensus guidelines update for the management of patients with functional pancreatic neuroendocrine tumors and non-functional pancreatic neuroendocrine tumors[J]. Neuroendocrinology, 2016, 103:153－171.

［7］Fan JH, Zhang YQ, Shi SS, et al. A nation-wide retrospective epidemiological study of gastroentero-pancreatic neuroendocrine neoplasms in China[J]. Oncotarget. 2017, 8:71699－71708.

［8］Garcia-Carbonero R, Garcia-Figueiras R, Carmona-Bayonas A, et al. Spanish Cooperative Group of Neuroendocrine Tumors (GETNE). Imaging approaches to assess the therapeutic response of gastroenteropancreatic neuroendocrine tumors (GEP-NETs): current perspectives and future trends of an exciting field in development[J]. Cancer Metastasis Rev, 2015, 34:823－842.

［9］Garcia-Carbonero R, Sorbye H, Baudin E, et al. ENETS consensus guidelines for high-grade gastroenteropancreatic neuroendocrine tumors and neuroendocrine carcinomas[J]. Neuroendocrinology, 2016, 103:186－194.

［10］Geijer H, Breimer LH. Somatostatin receptor PET/CT in neuroendocrine tumours: update on systematic review and meta-analysis[J]. Eur J Nucl Med Mol Imaging, 2013, 40:1770－1780.

［11］Halperin DM, Shen C, Dasari A, et al. Frequency of carcinoid syndrome at neuroendocrine tumour diagnosis: a population-based study[J]. Lancet Oncol, 2017, 18:525－534.

［12］Hayashi D, Tkacz JN, Hammond S, et al. Gastroenteropancreatic neuroendocrine tumors: multimodality imaging features with pathological correlation[J]. Jpn J Radiol, 2011, 29:85－91.

［13］Hirshberg B, Cochran C, Skarulis MC, et al. Malignant insulinoma: spectrum of unusual clinical features [J]. Cancer. 2005, 104:264－272.

［14］Isgrò MA, Bottoni P, Scatena R. Neuron-specific enolase as a biomarker: biochemical and clinical aspects [J]. Adv Exp Med Biol, 2015, 867:125－143.

［15］ Kulke MH，O'Dorisio T，Phan A，et al. Telotristat etiprate, a novel serotonin synthesis inhibitor, in patients with carcinoid syndrome and diarrhea not adequately controlled by octreotide［J］. Endocr Relat Cancer, 2014,21:705 – 714.

［16］ Luo G，Javed A，Strosberg JR，et al. Modified staging classification for pancreatic neuroendocrine tumors on the basis of the American joint committee on cancer and European neuroendocrine tumor society systems［J］. J Clin Oncol, 2017,35:274 – 280.

［17］ Maton PN，Vinayek R，Frucht H，et al. Long-term efficacy and safety of omeprazole in patients with Zollinger-Ellison syndrome: a prospective study［J］. Gastroenterology, 1989,97:827 – 836.

［18］ Mekhjian HS，O'Dorisio TM. VIPoma syndrome［J］. Semin Oncol. 1987,14:282 – 291.

［19］ Modlin IM，Pavel M，Kidd M，et al. Somatostatin analogues in the treatment of gastroenteropancreatic neuroendocrine (carcinoid) tumours ［ J ］. Aliment Pharmacol Ther, 2010,31:169 – 188.

［20］ Niederle B，Pape UF，Costa F，et al. ENETS consensus guidelines update for neuroendocrine neoplasms of the jejunum and ileum［J］. Neuroendocrinology, 2016,103:125 – 138.

［21］ O'Brien TD，Chejfec G，Prinz RA，et al. Clinical features of duodenal somatostatinomas［J］. Surgery. 1993,114:1144 – 1147.

［22］ O'Toole D，Kianmanesh R，Caplin M. ENETS 2016 consensus guidelines for the management of patients with digestive neuroendocrine tumors: an update［J］. Neuroendocrinology, 2016,103:117 – 118.

［23］ Pape UF，Niederle B，Costa F，et al. ENETS consensus guidelines for neuroendocrine neoplasms of the appendix (excluding goblet cell carcinomas)［J］. Neuroendocrinology, 2016,103:144 – 152.

［24］ Partelli S，Bartsch DK，Capdevila J，et al. ENETS consensus guidelines for standard of care in neuroendocrine tumours: surgery for small intestinal and pancreatic neuroendocrine tumours［J］. Neuroendocrinology, 2017,105:255 – 265

［25］ Pavel ME，Hainsworth JD，Baudin E，et al. Everolimus plus octreotide long-acting repeatable for the treatment of advanced neuroendocrine tumours associated with carcinoid syndrome (RADIANT – 2): a randomised, placebo-controlled, phase 3 study［J］. Lancet, 2011,378:2005 – 2012.

［26］ Pavel M，O'Toole D，Costa F，et al. ENETS consensus guidelines update for the management of distant metastatic disease of intestinal, pancreatic, bronchial neuroendocrine neoplasms (NEN) and NEN of unknown primary site［J］. Neuroendocrinology, 2016, 103:172 – 185.

［27］ Placzkowski KA，Vella A，Thompson GB，et al. Secular trends in the presentation and management of functioning insulinoma at the Mayo Clinic, 1987 – 2007 ［J］. J Clin Endocrinol Metab, 2009,94:1069 – 1073.

［28］ Ramage JK，Davies AH，Ardill J，et al. Guidelines for the management of gastroenteropancreatic neuroendocrine (including carcinoid) tumours［J］. Gut, 2005,54 Suppl 4:iv1 – 16.

［29］ Ramage JK，De Herder WW，Delle Fave G，et al. ENETS consensus guidelines update for colorectal neuroendocrine neoplasms ［ J ］. Neuroendocrinology, 2016,103:139 – 143.

［30］ Raymond E，Dahan L，Raoul JL，et al. Sunitinib malate for the treatment of pancreatic neuroendocrine tumors［J］. N Engl J Med, 2011,364:501 – 513.

［31］ Rinke A，Müller HH，Schade-Brittinger C，et al. Placebo-controlled, double-blind, prospective, randomized study on the effect of octreotide LAR in the control of tumor growth in patients with metastatic neuroendocrine midgut tumors: a report from the PROMID Study Group［J］. J Clin Oncol, 2009, 27: 4656 – 4663.

［32］ Roy PK，Venzon DJ，Shojamanesh H，et al. Zollinger-Ellison syndrome. Clinical presentation in 261 patients. Medicine (Baltimore)［J］. 2000,79:379 – 411.

［33］ Sadowski SM，Neychev V，Millo C，et al. Prospective study of ^{68}Ga-DOTATATE positron emission tomography/computed tomography for detecting gastro-entero-pancreatic neuroendocrine tumors and unknown primary sites［J］. J Clin Oncol, 2016,34:588 – 596.

［34］ Strosberg J，El-Haddad G，Wolin E，et al. Phase 3 trial of ^{177}Lu-dotatate for midgut neuroendocrine tumors［J］. N Engl J Med, 2017,376:125 – 135.

［35］ Strosberg JR，Benson AB，Huynh L，et al. Clinical benefits of above-standard dose of octreotide LAR in patients with neuroendocrine tumors for control of carcinoid syndrome symptoms: a multicenter retrospective chart review study［J］. Oncologist, 2014, 19:930 – 936.

［36］ Toumpanakis C，Caplin ME. Update on the role of somatostatin analogs for the treatment of patients with gastroenteropancreatic neuroendocrine tumors ［ J ］.

Semin Oncol，2013；40：56－68.

［37］ Woltering EA，Mamikunian PM，Zietz S. Effect of octreotide LAR dose and weight on octreotide blood levels in patients with neuroendocrine tumors［J］. Pancreas，2005，31：392－400.

［38］ Woodbridge LR，Murtagh BM，Yu DF，et al. Midgut neuroendocrine tumors：imaging assessment for surgical resection［J］. Radiographics，2014，34：413－426

［39］ Yang J，Kan Y，Ge BH，et al. Diagnostic role of Gallium-68 DOTATOC and Gallium-68 DOTATATE PET in patients with neuroendocrine tumors：a meta-analysis［J］. Acta Radiol，2014，55：389－398.

［40］ Yao JC，Fazio N，Singh S，et al. Everolimus for the treatment of advanced，non-functional neuroendocrine tumours of the lung or gastrointestinal tract （RADIANT－4）：a randomised，placebo-controlled，phase 3 study［J］. Lancet，2016，387：968－977.

［41］ Yao JC，Shah MH，Ito T，et al. Everolimus for advanced pancreatic neuroendocrine tumors［J］. N Engl J Med，2011；364：514－523

［42］ Zerbi A，Falconi M，Rindi G，et al. Clinicopathological features of pancreatic endocrine tumors：a prospective multicenter study in Italy of 297 sporadic cases［J］. Am J Gastroenterol，2010，105：1421－1429.

84 胃肠道间质瘤

84.1 概述

胃肠道间质瘤(gastrointestinal stromal tumor, GIST)是指一类可能起源于胃肠道起搏细胞卡哈尔间质细胞(interstitial cells of Cajal, ICC)或同其享有相同干细胞的间叶组织肿瘤。可以发生于胃肠道的任一器官,但以胃及小肠来源的 GIST 最为常见,其次为结直肠、食管及阑尾等。5%左右的 GIST 发生于胃肠道外,主要位于腹盆腔,称之为胃肠道外GIST(extra-GIST,E‐GIST),包括大网膜、肠系膜、胆囊、胰腺、腹膜后等处,甚至还有发生于阴道旁及前列腺周围 GIST 报告。

GIST 可以表现为良性的小 GIST,也可以是侵袭性非常强的肉瘤样病变。约 40%的局限性 GIST 会发生远处转移,而 10%～20%的患者确诊时即有明显转移。转移部位多见于肝脏、网膜、腹膜以及腹腔内其他部位,很少会出现腹腔外的转移以及淋巴结转移。

早在 70 余年前即发现一种原发于小肠的肿瘤,具有和平滑肌类似的组织学特征,但是由于缺乏能区分真正区别 GIST 和平滑肌肿瘤的分子诊断工具,也未认识到这是一种特殊类型的肿瘤,因此早期GIST 常常误诊为"平滑肌瘤""平滑肌肉瘤"和"平滑肌母细胞瘤"。直到 20 世纪 80 年代,通过肌源性免疫组化标记排除它是一种平滑肌来源的恶性肿瘤,并命名为"胃肠道间质瘤"。随着 90 年代末发现这类肿瘤具有相同的分子病理学特征,包括CD117、DOG‐1(Discovered On GIST‐1)蛋白免疫组化阳性,*C‐KIT* 基因和 *PDGFRA* 基因具有功能获得性突变,从而真正地确认其为一类独立的疾病类型。

84.2 流行病学

尽管 GIST 只占所有胃肠肿瘤的 1%不到,但却是最常见的胃肠道间叶源性肿瘤,欧洲的数据显示临床可检测到的 GIST 年粗发病率为 10/100 万,年龄校正后为 7/100 万,而我国香港和韩国报告的年发病率可高达(16～22)/100 万,明显地高于欧洲和北美的数据。上海地区的数据显示,2004～2008 年上海市 GIST 粗发病率为 21/100 万,年龄标化后为 13/100 万,57% 的 GIST 发生在胃,33% 为小肠原发。我国山西省的发病率明显低于上海地区,2011 年的发病率为 4.3/100万。此外我国台湾地区、挪威报道等发病率也在约 20/100 万。我国国内发病率巨大的差异可能和抽样的方法以及各地区检出水平及检出率的高低有关。GIST 的平均发病年龄在 60 岁左右,但可跨越从 10～100 岁的患者,特别是儿童型 GIST,好发于未成年女性,原发于胃多见,可能与遗传性肿瘤综合征有关,包括 Carney 三联征和 Carney-Stratakis 综合征。而 GIST 在男女发病的比例上,没有明显性别差异,基本上是相似的。

84.3　发病机制和分子病理学

恶性 GIST 发生的主要分子生物学机制为 *C-KIT* 基因或血小板源性生长因子受体 α(platelet-derived growth factor receptor alpha,PDGFRA)基因发生突变所致,这两者都是受体型酪氨酸激酶,分为胞外域、跨膜区域以及胞内区域。通过相关基因功能获得性(gain of function)突变导致起源细胞卡哈尔间质细胞(ICC)的恶性转化、增生,从而形成恶性 GIST。上述基因突变后导致受体型酪氨酸激酶不依赖于配体结合的持续激活,进而使得下游丝裂原活化蛋白激酶(mitogen-activated protein kinase,MAPK)和磷脂酰肌醇 3 - 激酶(phosphoinositide-3-kinase,PI3K)信号转导通路级联活化,细胞发生恶性转化、细胞生长不受机体的调控从而发生 GIST,而在正常情况下,二聚体化过程受到跨膜区域激酶调节,激酶区 1 的 ATP 结合袋激酶活性则通过激酶区 2 的基因适形调节(图 84-1)。

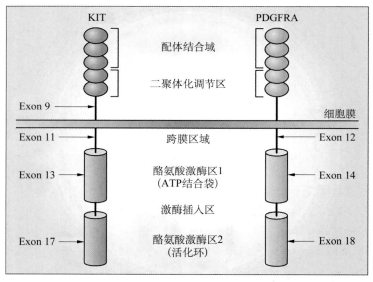

图 84-1　*C-KIT* 和 *PDGFRA* 基因受体型酪氨酸激酶示意图

85%～90% 的 GIST 中通过检测可以发现 *C-KIT* 或 *PDGFRA* 基因突变,而 10%～15% 的 GIST 检测不到 C-KIT 或 PDGFRA 基因突变称之为野生型(wild type,WT)。*C-KIT* 基因发生功能获得性突变,主要涉及 11、9 号外显子,少数发生于 13、17、14、18 号外显子。*C-KIT* 基因 11 号外显子位于跨膜区域,是最常见的突变热点区,约占 65%,突变类型包括缺失/缺失-插入突变、错义突变、内部前后重复,其中 557～558 密码子缺失者预后较差;9 号外显子位于胞外域,突变率为 5%～15%,几乎均为编码

Ala502 - Tyr503 的6 个核苷酸的重复(1 525～1 530 dupGCCTAT),主要见于小肠 GIST,生物学上具较高侵袭性。C-KIT 基因 13 号、17 号外显子突变在原发肿瘤中均较少见,突变率<2.5%,主要表现为点突变,可能与恶性生物学行为相关,而在伊马替尼(imatinib, IM)治疗耐药的患者中较见见。<5%的 GIST 发生 PDGFRA 突变,主要发生于 12、14 和 18 号外显子,常见于胃、大网膜和肠系膜上皮样 GIST,也可发生于十二指肠。18 号外显子是 PDGFRA 基因最常见的突变热点,约占 PDGFRA 突变的 90%,临床上常呈惰性。70%为错义点突变(D842V),导致 Asp842Val,具有 D842V 突变类型的胃 GIST,对靶向治疗药物如伊马替尼和舒尼替尼均为原发性耐药。通常而言,C-KIT 基因和 PDGFRA 基因突变是相互排斥的。

约10%的 GIST 为 WT GIST,包括:① 琥珀酸脱氢酶(succinate dehydrogenase, SDH)缺陷型,包括青年人和儿童 SDHA 突变型、散发性 SDH 缺陷型 GIST、Carney 三联征相关性 GIST 和 Carney-Stratakis 综合征相关性 GIST;② 非SDH 缺陷型,包括 NF1 突变、BRAF/RAS 突变和四重野生型

(quadruple WT GIST)。琥珀酸脱氢酶缺陷型 GIST:占 GIST 的 5.0%～7.5%,几乎均发生于胃,女性多见,好发于儿童和青年人(<20 岁),偶可见于成年人。临床上常伴有 Carney 三联征(GIST、副神经节瘤和肺软骨瘤)或 Carney-Stratakis 综合征(家族性 GIST 和副神经节瘤)。瘤细胞表达 CD117 和 DOG1,但失表达 SDHB,分子检测显示 SDHX(A, B, C, D)体细胞突变或 SDHC 表观性突变。NF1 突变性 GIST:占 GIST 的 1%,NF1 的 7%。患者较年轻,多发生于空肠和回肠,常呈多结节性生长,并伴 ICC 的增生。分子检测显示 NF1 功能丢失性胚系突变(无突变热点)。BRAF 突变性 GIST:占 GIST 的 2.8%,形态和免疫表型与经典型 GIST 相似,分子检测存在 BRAF 错义突变(V600E)。四重野生型 GIST:极为少见,形态和免疫表型与经典型 GIST 相似,但分子检测显示无 KIT/PDGFRA、SDH、NF1、BRAF 和 RAS 基因突变,部分病例可过表达 CALCRL 和 COL22A1,可能涉及酪氨酸激酶和细胞周期依赖激酶(NTRK2 和 CDK6)或 ETS 转录因子家族,尚有待于进一步研究,野生型 GIST 分类详见图 84 - 2。

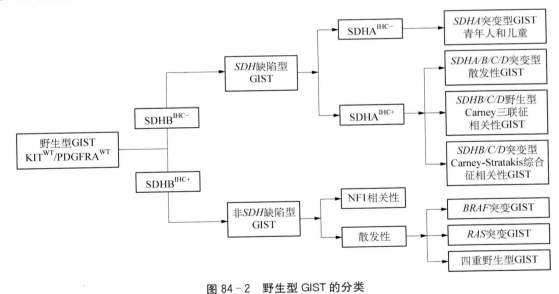

图 84 - 2 野生型 GIST 的分类

摘自《2017 版中国胃肠间质瘤诊断治疗共识》

84.4 临床表现

GIST 的临床表现一般取决于肿瘤发生的解剖部位、大小和侵袭性,最常见的临床症状为胃肠道出血,既可以表现为急性出血如黑便、呕血,甚至有些小肠 GIST 患者因肿瘤破裂或穿孔导致失血性休克行急诊手术而发现,也可以是慢性失血导致贫血就

诊。腹腔包块是常见的主诉之一,腹痛也是常见症状,其他还可以表现消化不良、恶心或呕吐、腹泻或便秘等。发生于食管下段的 GIST 常因进行性吞咽困难或者胸骨后阻塞感就诊,而发生于直肠的 GIST 则可表现为便血、下腹部坠胀、会阴部不适等。有些 GIST 则没有典型的临床症状,偶然可通过内镜检查或为其他目的行 CT 检查时发现。除原发肿瘤引起的症状之外,转移性部位病变常可引起全身性症状,晚期疾病未控的患者可导致乏力、食欲减退、消瘦等全身症状。

84.5 诊断和鉴别诊断

通过患者的临床表现、主诉和体征,以及影像学检查在临床诊治过程中可以提示 GIST 诊断,但是获得确定性诊断仍需要进行活检或手术组织病理学检查。大约有 1/4 的患者是通过影像学检查或因其他疾病手术探查中发现,约有 5% 的患者是在尸检中发现的。

对高度疑似 GIST 患者,估计手术能够完整切除且不会明显影响相关脏器功能者,可以直接进行手术切除。如拟进行新辅助治疗需行活检,应该慎重考虑经皮穿刺活检,因不适当的活检可能引起肿瘤的破溃、出血,且增加肿瘤播散的危险性,首选内镜下进行活检,如果存在肝脏转移病灶,可考虑通过肝脏穿刺活检明确病理学诊断。在巨大的胃原发、十二指肠、直肠和阴道后的 GIST,内镜超声增强则非常具有诊断价值,可以发现黏膜下病变,并可指导进行相应的穿刺活检明确病理学诊断。

84.5.1 内镜表现

GIST 内镜下可表现为半球形、球状、椭圆形,分叶状或不规则形隆起,常单发,大小不一,直径 <2 cm,境界清楚,表面黏膜紧张光滑,色泽与周围黏膜相同;隆起顶部有时可出现充血、糜烂或缺血坏死性溃疡;活检钳触之不活动,质地韧或硬;直径> 2 cm 的多见桥形皱襞。超声内镜下多为圆形、椭圆形或梭形以及不规则形,起源于黏膜肌层的间质瘤常呈均匀分布的低回声团块,层次清晰,边界清楚,无断裂征或囊性变,一般肿块<1.5 cm;间质瘤也可起源于固有肌层,显示的低回声肿块内部大多均匀,边界尚清晰;有时可见点状偏强回声或高回声,肿瘤偏大时,还可见片状无回声或囊性变。较大间质瘤常常边界欠清,回声不均匀(图 84 - 3,图 84 - 4)。

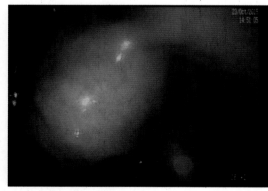
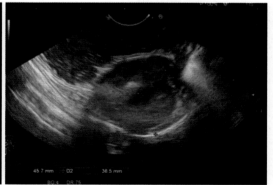

图 84 - 3 GIST 影像学表现

内镜所见:胃底见一隆起性病变,表面光滑,可见黏膜桥形成;超声探查:胃底病灶处探及一处实质性占位,横截面直径 45.7 mm×36.5 mm,边界不规则,内部呈不均匀低回声,结节状强回声改变,包膜完整,起源于超声回声第 4 层。内部血流信号不丰富;术后病理学检查证实为 GIST

84.5.2 CT 和 MRI 表现

胃和小肠是 GIST 最常见的原发部位,患者多由胃肠道造影或 CT 检查发现。GIST 大小相差悬殊,多数肿瘤呈膨胀性生长,依据瘤体与胃肠壁的关系,其生长方式可分为腔外型、腔内型及混合型(同时向腔内、外生长),以腔外型最为常见。

CT 平扫肿瘤表现为大小不等的类圆形、不规则低密度软组织肿块。良性 GIST 直径多<5 cm,边缘清晰,坏死囊变少见;肿瘤可推压邻近组织,但极

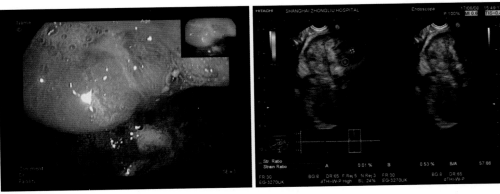

图 84-4 胃底体巨大间质瘤影像学表现

内镜所见:齿状线下缘、胃底、胃体上部后壁延伸至胃底穹隆部可见隆起性病变,上可见溃疡,局部坏死糜烂;超声探查:病变处探及一巨大低回声占位,起源于胃壁第 4 层,局部切面大小约 110 mm×104 mm,内部回声不均匀,局部呈无回声区,内部血流信号丰富,边界清晰,弹性成像质地偏硬,SR=57.66,周围可探及 4 枚肿大淋巴结影。肝脏内可探及多发类圆形低回声结节影。病变向腹膜后膨隆,胰腺、左肾及脾脏受压移位

少侵犯邻近组织器官。恶性 GIST 多为>5 cm 的分叶状肿块,边缘模糊,侵犯邻近组织器官;肿瘤内部常见坏死囊变,若肿瘤破溃与胃肠道相通,可见液-液平面或气-液平面。良性 GIST 较小,多数呈渐进性的均匀强化,动脉期呈中轻度强化,门脉期及平衡期可见延迟强化。恶性 GIST 较大,多数呈显著不均匀强化,内部坏死囊变区呈无强化区,瘤体实性部分可见肿瘤血管显影。多平面重建图像能够多角度观察肿瘤的生长方式和邻近结构的受侵情况。恶性 GIST 常累及大网膜及后腹膜,多发生血行转移,常见肝转移和肺转移,而淋巴转移和骨转移少见(图 84-5)。

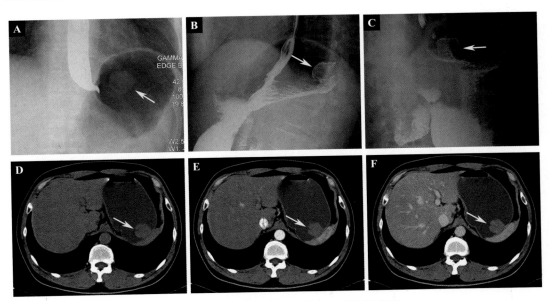

图 84-5 胃 GIST 上消化道气钡双重造影表现

A. 显示在气体衬托下的胃底软组织肿块(箭),B~C 显示肿块表面经薄层钡剂涂布后,其轮廓勾画更加清晰。D~F 为 GIST 病例的 CT 扫描(D 为横轴位平扫,E 为横轴位动脉期增强,F 为横轴位门脉期增强);横轴位显示胃底后壁软组织肿块,其生长方式为腔内型,注意肿块表面凹陷提示溃疡形成(箭);肿块动脉期呈轻度强化,门脉期呈中度强化

尽管 GIST 的 CT 表现具有一定的特征性,但较大的 GIST 由于和多个脏器毗邻,反而不能明确其起源部位。例如,起源于胃小弯、胃窦及十二指肠的巨大 GIST 常被误诊为肝脏外生性肿瘤,起源于胃底的巨大 GIST 常被误诊为肾上腺或肾源性的肿瘤,而部分腔外型巨大 GIST 常被误诊为肠系膜来源的肿瘤。CT 多平面重建能够多角度观察肿瘤与邻近组织关系,有利于对肿瘤进行定位。

从影像学诊断角度,GIST 需与胃肠道腺癌、淋巴瘤、平滑肌瘤及神经鞘瘤相鉴别。胃肠道腺癌起源于上皮层,向腔内生长多见;胃肠道造影可见病变区黏膜破坏中断,形成腔内充盈缺损,继发溃疡者可见腔内龛影形成,局部胃壁僵硬。CT 可见胃壁增厚,黏膜上皮中断或异常强化;向腔内形成肿块可致梗阻,向腔外浸润可突破浆膜致邻近脂肪间隙混浊,淋巴结和肝脏转移常见。GIST 起源于上皮下,腔外型多于腔内型;胃肠道造影可见病变区黏膜展平撑开,黏膜破坏不明显,腔内充盈缺损继发龛影亦可见龛影。CT 可见胃壁上皮下肿块,黏膜上皮完整;腔内型肿块可致梗阻,腔外型肿块不易梗阻;较大肿块呈显著不均匀强化,内部常见坏死囊变;肝脏转移常见但淋巴结转移少见。胃肠道

恶性淋巴瘤起源于上皮下,胃肠道造影可见病变区卵石样充盈缺损。CT 可见胃壁显著增厚强化,内部坏死囊变少见;管腔呈动脉瘤样扩张而不易梗阻,邻近脂肪间隙清晰;若为继发性淋巴瘤可见肠系膜或腹膜后淋巴结肿大。平滑肌瘤起源于上皮下,黏膜上皮完整;肿块较小多见于近贲门部胃壁,轻度强化,内部坏死囊变少见。胃肠道神经鞘瘤起源于上皮下,黏膜上皮完整;因其组织学上 Antoni A 区较多,Antoni B 区较少,故肿块内部坏死囊变少见而呈较均匀的中等度强化。

CT 影像不仅用于 GIST 的检出和诊断,还可用于疗效的评估。GIST 经分子靶向药物治疗后,对药物有效的 GIST 瘤灶常发生出血、坏死、囊变及黏液变,肿瘤体积缩小(图 84 - 6)。值得注意的是,在治疗早期,由于肿瘤细胞密度降低,间质的广泛胶原化,导致肿瘤的平均 CT 值减低,而瘤体或因囊变出血导致体积保持不变甚至反而增大。因此,对于治疗早期肿瘤体积缩小不明显甚至增大者,应同时测量瘤体 CT 值,参照 Choi 标准进行评价,而不宜采用仅考虑瘤灶大小变化的 RECIST 标准。

由于胃肠道自身蠕动及膈肌呼吸运动和心脏搏动对胃壁的影响,MRI 在胃肠道应用较少。相比于

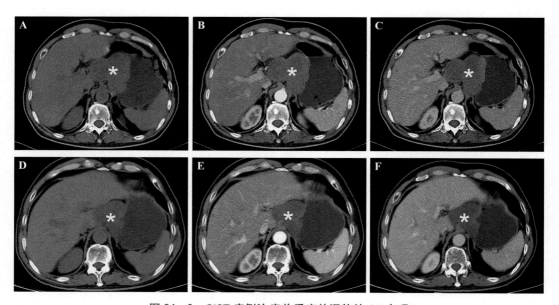

图 84 - 6　GIST 病例治疗前后疗效评估的 CT 表现

A～C 为治疗前,A 为横轴位平扫,B 为横轴位动脉期增强,C 为横轴位门脉期增强;D～F 为治疗后,D 为横轴位平扫,E 为横轴位动脉期增强,F 为横轴位门脉期增强。显示胃体小弯侧软组织肿块(星),边缘分叶状,其生长方式为腔外型;注意治疗前后肿块大小的变化,治疗后肿块较前退缩

CT，MRI 具有更高的软组织分辨率，可进行多序列、多参数、多方位成像，因此在 GIST 的诊断中能够直观显示肿瘤的部位、肿瘤累及范围、明确与周围组织脏器的关系及远处转移等情况。GIST 的 T1WI 信号与肌肉信号相似，出血灶呈高信号；良性 GIST 瘤体较小，其 T2WI 呈均匀高信号；恶性 GIST 瘤体较大，内部易发生囊变坏死，其 T2WI 呈不均匀的高信号；GIST 的 MRI 增强后表现与 CT 增强相似，部分病灶内或周边可见流空的肿瘤血管影。对于肝脏转移转移的显示，磁共振明显优于 CT。此外，磁共振扩散加权成像（DWI - MRI）可能成为 PET/CT 之外另一项可以提供功能定量指标的影像学手段，但其确切的临床意义有待进一步研究。

84.5.3　PET 表现

正电子发射计算机断层显像（positron emission tomography/computed tomography，PET/CT）作为一种功能显像方式，最常用的正电子示踪剂为 ^{18}F - FDG（^{18}F-fluorodeoxyglucose），主要用于各类恶性肿瘤治疗前临床分期、治疗后评估疗效、辅助治疗计划制订、监测复发及预测预后。

PET/CT 在 GIST 的应用主要包括以下几方面：① PET/CT 用于早期伊马替尼疗效监测。部分采用伊马替尼治疗的晚期 GIST 患者，对药物敏感、治疗效应迅速而有效，但 CT 形态学的改变滞后于临床症状改善，而 PET 检测在治疗早期即可发现肿瘤代谢水平降低，显示药物治疗疗效，甚至观察到伊马替尼用药后 24 h 内肿瘤代谢活性显著降低。约 14% 的患者存在伊马替尼治疗原发耐药，^{18}F - FDG PET 可早期发现这部分患者，减少不必要的药物治疗（图 84 - 7）。② PET/CT 术前预测 GIST 恶性潜能，目前临床上评估 GIST 术后复发风险，是根据肿瘤大小、核分裂象、原发部位及肿瘤是否破裂决定，然而术前很难通过传统影像学检查预测预后。SUVmax 与 Ki - 67 指数、核分裂数、肿瘤大小及 NIH 危险度分级均显著相关，当 SUVmax 阈值为 3.94 时，预测肿瘤复发风险的灵敏度为 85.7%，特异度为 94.7%。更有学者通过多因素分析发现在高危患者中，SUVmax 是独立预后风险预测因子，当 SUVmax>3.0 时，即使肿瘤直径<2 cm 也必须行手术切除。此外，有研究者还提出术前肿瘤环形摄取可能是预示复发的预后不良因子。

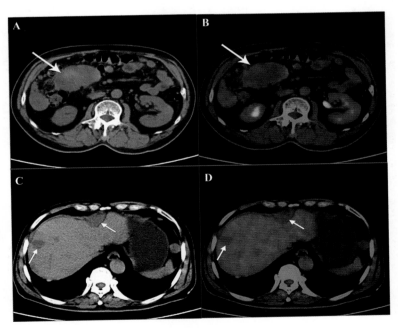

图 84 - 7　小肠间质瘤影像学表现

64 岁男性患者，小肠间质瘤术后 5 年，术后病理示小肠 GIST，8 cm，核分裂象>5/50HPF，术后口服伊马替尼 3 年。PET/CT 示腹膜及肝脏多发转移（箭头所示），病灶大量囊变，仅见病灶边缘放射性摄取略高，SUV 最大值仅为 2.7。A、C 为 CT 片图，B、D 为 PET/CT 片融合图

84.5.4 靶向治疗效果的评价

GIST 影像学可表现为巨大的瘤样病灶，瘤体周围和瘤体内血管强化明显，且可伴有瘤体内坏死、出血以及囊变坏死等表现。对靶向治疗有反应的病灶，不一定表现为病灶大小的显著变化，而是以病灶内的密度变化为主，因此可显示出密度显著减低、肿瘤血管强化数量和程度出现明显下降，影像学表现转为低密度样均质改变，肿瘤内强化减弱甚至消失（图 84-8）。密度的变化在靶向治疗 1 个月之内即可发生，也可早在伊马替尼治疗 1 周内出现，治疗有效的病灶在治疗的早期阶段出现肿瘤体积的缩小，而某些病灶甚至反而增大，如果按照传统的标准基于肿瘤大小、体积来判断是否缓解，存在一定的局限性，因为有些病灶密度显著降低，而病灶大小退缩不明显甚至反而增大，因此这种对治疗的反应不符合传统疗效评价标准中关于客观缓解的定义。

根据肿瘤的大小、体积增加、新发病灶和远处转移是传统疗效标准判定疾病进展的主要依据，而在 GIST 靶向治疗期间，原已反应良好囊性变的病灶内出现新发结节样病灶，即所谓的"tumor-in-tumor"现象，而肿瘤大小并不出现变化，实际上病灶已经对靶向治疗药物产生耐药（图 84-9）。这种情况可能是 GIST 耐药的一种独特现象，或许并不适用于其他类型实体瘤。由于长期的药物暴露，部分病灶仍旧对药物敏感，但是部分克隆经过药物的长期选择压力可能发生了相关的基因变化、代谢学或其他异常从而产生了耐药现象导致疾病进展。

正是由于临床研究和实践中发现传统的疗效评价标准无法适应晚期 GIST 患者初始治疗效果评价和随访过程的监测，因此选择一种重复性好，检测方便的临床疗效判定标准符合临床需要。美国 MD Anderson 癌症中心提出了晚期 GIST 靶向治疗新的影像学评价标准-CHOI 标准以指导临床评价 GIST 靶向治疗的疗效，对治疗随访进行监测，及时发现疾病进展。这种新的标准和传统实体瘤疗效判断标准的不同之处在于：① CHOI 标准不仅考虑到从肿瘤大小来判断疗效，还结合了肿瘤密度的变化；② 将肿瘤内出现新发结节作为进展的标志；③ 目前此疗效评价标准可能仅仅适用于 GIST 靶向治疗的评价（表 84-1）。

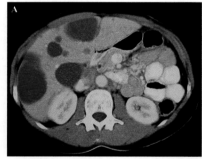
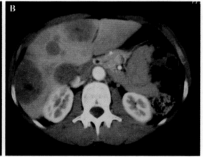

图 84-8 药物治疗后影像学表现（一）

A 为基线 CT，提示肝脏多发转移瘤；B 为伊马替尼治疗后，病灶密度明显下降，说明伊马替尼治疗有效

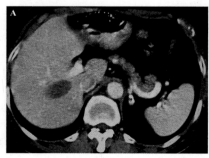
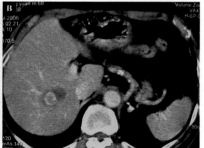

图 84-9 药物治疗后影像学表现（二）

A 为伊马替尼治疗后 12 个月；B 为伊马替尼治疗 17 个月。在治疗 12 个月时肝脏病灶表现为均一的低密度改变；在治疗后 17 个月，原囊性变病灶内出现结节样实性病灶，提示疾病进展

表 84 - 1　CHOI 标准的具体内容

疗效判定	具 体 定 义
完全缓解	所有可见病灶消失,无新病灶
部分缓解	病灶大小降低≥10％或病灶密度(HU)下降≥15％,无新病灶,无不可测量病灶明显进展
疾病稳定	不符合 CR、PR 或 SD 的标准,没有肿瘤进展造成的症状性恶化
疾病进展	病灶大小增加≥10％并且不符合 PR 标准规定的肿瘤密度降低标准;出现新病灶,出现肿瘤内结节或者已存在的肿瘤内结节大小增加

84.5.5　病理学特征

(1) GIST 的病理形态学诊断

大体特征:原发 GIST 病灶可位于黏膜下、消化道壁固有肌层内、浆膜下或为腹盆腔内肿块,直径 0.3～44 cm,中位直径为 6.0 cm。周界相对清楚,结节状或多结节状,切面呈灰白或灰红色,质嫩、细腻,可伴出血、坏死或囊性变等继发性改变。发生于腹腔内者可有纤维性假包膜。部分病例可为多灶性。经伊马替尼治疗后的 GIST 可伴胶原化或呈胶冻样等改变。

组织学形态:根据瘤细胞的形态和在肿瘤中所占的比例,GIST 可分为 3 种类型,即梭形细胞为主型、上皮样细胞为主型和混合型。梭形细胞为主型:最常见,占 GIST 的 50％～70％。肿瘤多位于黏膜下至肌壁内。瘤细胞呈短梭形或梭形,多呈交织的短条束状或漩涡状排列,也可呈长条束状、鱼骨样、器官样、假菊形团样、栅栏状排列或副神经节瘤样结构。部分肿瘤中瘤细胞围绕血管呈簇状,古钱币样或颈圈样(collar-like)生长,并常伴坏死,与临床高侵袭性生物学行为有关。上皮样细胞为主型:占20％～40％,多发生于胃和大网膜。由成片、成巢或结节状分布的上皮样细胞组成,胞质嗜伊红色、透亮或空泡状。多数病例瘤细胞形态相对一致,少数病例可显示明显的多形性。部分病例间质可呈黏液样。混合型:所占比例<10％。由梭形细胞和上皮样细胞混合组成。

(2) GIST 的免疫表型

绝大多数 GIST 弥漫强阳性表达 CD117 和DOG1。CD117 阳性率为 94％～96％,多呈胞质弥漫强阳性,约半数可同时呈核旁点状染色,偶可仅为点状染色或膜染色。<5％的 GIST 不表达 CD117,多见于胃和大网膜的 GIST,组织学上常为上皮样

型。DOG1 的阳性率为 94％～98％,染色模式与CD117 相似。DOG1 和 CD117 有着较高的一致性,但较 CD117 更为敏感。部分发生于胃的上皮样GIST,CD117 可为阴性,而 DOG1 常为阳性。60％～82％的 GIST 表达 CD34。在 GIST 的免疫组化检测中推荐联合使用 CD117、DOG1 和 CD34。

18％～40％的 GIST 可不同程度地表达 SMA和 h-caldesmon,5％～10％的病例可表达 S-100 蛋白,少数可表达 desmin 和细胞角蛋白,多为灶性阳性或弱阳性。对临床上伴有 Carney 三联征或Carney-Stratakis 综合征的 GIST 患者,应加做SDHB 标记,以确定是否为 SDH 缺陷型 GIST。

(3) GIST 的分子病理学诊断

85～90％的 GIST 显示 C-KIT 或 PDGFRA 基因突变,基因突变类型及频率如前所述,检测以上基因突变不仅可指导临床治疗和预测靶向药物的疗效,还有助于一些疑难病例的诊断和鉴别诊断。中国共识推荐以下情形进行分子检测:① 对疑难病例应进行 C-KIT 或 PDGFRA 突变分析,以明确 GIST 的诊断;② 术前拟用分子靶向治疗者;③ 所有初次诊断的复发和转移性 GIST,拟行分子靶向治疗;④ 原发可切除 GIST 手术后,中-高度复发风险,拟行伊马替尼辅助治疗;⑤ 鉴别 NF1 相关型 GIST、完全性或不完全性 Carney's 三联征、家族性 GIST 以及儿童 GIST;⑥ 鉴别同时性和异时性多原发 GIST;⑦ 继发性耐药需要重新检测。此外,对治疗后发生复发或转移的GIST,也应再进行分子检测,以与原发肿瘤对比,指导临床治疗。具体诊断病理流程详见图 84-10。

84.5.6　鉴别诊断

发生在胃肠道上皮性来源的肿瘤都需要与GIST 进行鉴别,包括平滑肌肉瘤、平滑肌瘤、恶性黑色素瘤、神经鞘瘤、恶性外周神经鞘膜瘤、纤维瘤病、炎性肌纤维母细胞瘤,甚至包括肉瘤样癌。

最容易和 GIST 发生混淆的是平滑肌肉瘤、平滑肌瘤和纤维瘤病,因为多数 GIST 肿瘤组织切片后 HE 染色在光镜下表现为梭形细胞型,难以和前述肿瘤清晰而准确地区分,这也是过去 GIST 常被误诊的原因之一,由于电镜下超微结构发现 GIST缺乏许多平滑肌相关的超微结构特征,以及免疫组织化学技术和分子病理学检测的进步逐步将 GIST从前述肿瘤中区别开来(表 84-2)。前述几种疾病不同的影像学表现在鉴别诊断中也发挥重要作用。

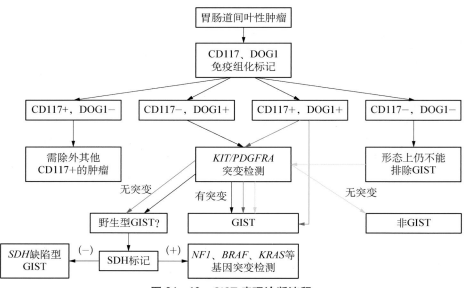

图 84-10　GIST 病理诊断流程

摘自《2017 版中国胃肠间质瘤诊断治疗共识》

表 84-2　胃肠道梭形细胞肿瘤的免疫组织化学特征

肿瘤类型	CD117	DOG-1	PKC-θ	CD34	SMA	S-100	结蛋白
GIST	＋ （＞95％）	＋ （97％）	＋ （72％）	＋ （60％～80％）	＋/－ （30％～40％）	－ （5％＋）	非常 少见
平滑肌瘤	－	－		＋ （10％～15％＋）	＋	－	＋
平滑肌肉瘤	－	－	＋ （10％＋）	－	＋	－	＋
神经鞘瘤	－	－	＋ （10％＋）	－	－	＋	－

PKC：protein kinase（蛋白激酶）C；SMA：smooth muscle actin（平滑肌动蛋白）

84.6　疾病分期

　　在 2010 年第 7 版美国癌症联合会（American Joint Committee on Cancer，AJCC）分期系统中第一次正式纳入了 GIST 分期，但因 GIST 的淋巴结转移比例非常低，故未明确注明淋巴结解剖范围，当缺乏区域淋巴结信息时用 N0/pN0 表示，而不能代指为 NX。还需注意治疗措施可能并不严格基于分期决定，但此分期在临床应用较少。2017 年 AJCC 推出了新一版的肿瘤分期，相应的 GIST 分期也进行了部分改变（表 84-3）。

表 84-3　2017 年 AJCC 发布的 GIST 疾病 TNM 分期

AJCC 分期系统中 GIST 分期（2017 年第 8 版）	解剖部位分期/预后分组			
原发肿瘤（T）	胃和网膜 GIST			
TX　原发肿瘤无法评估	分组	T	N	M	核分裂象
T0　无原发肿瘤证据	ⅠA 期	T1 或 T2	N0	M0	低
T1　肿瘤≤2 cm	ⅠB 期	T3	N0	M0	低

续　表

AJCC 分期系统中 GIST 分期（2017 年第 8 版）	解剖部位分期/预后分组			
T2　肿瘤>2 cm 但不大于 5 cm	Ⅱ期	T1	N0	M0　高
T3　肿瘤>5 cm 但不大于 10 cm		T2	N0	M0　高
T4　肿瘤最大径>10 cm		T4	N0	M0　低
区域淋巴结(N)	ⅢA 期	T3	N0	M0　高
N0　无区域淋巴结转移	ⅢB 期	T4	N0	M0　高
N1　有区域淋巴结转移	Ⅳ期	任何 T	N1	M0　任意
远处转移(M)		任何 T	任何 N	M1　任意
M0　无远处转移				
M1　有远处转移	小肠、食管、结直肠、肠系膜和腹膜 GIST			
核分裂象	Ⅰ期	T1 或 T2	N0	M0　低
低,核分裂象≤5/5 mm^2 或 50 HPF	Ⅱ期	T3	N0	M0　低
高,核分裂象>5/5 mm^2 或 50 HPF	ⅢA 期	T1	N0	M0　高
		T4	N0	M0　低
	ⅢB 期	T2	N0	M0　高
		T3	N0	M0　高
		T4	N0	M0　高
	Ⅳ期	任何 T	N1	M0　任意
		任何 T	任何 N	M1　任意

84.7　治疗

84.7.1　可切除 GIST 的手术治疗

（1）基本原则

1）R0 切除：外科手术是原发性 GIST 的首要治疗选择。R0 切除是原发性 GIST 外科治疗的基本要求，能否实行 R0 切除是影响 GIST 患者预后最重要的因素，R0 切除后原发性 GIST 患者 5 年存活率为 54%，中位生存时间 66 个月。R0 手术要求完整切除肿瘤，保证切缘无瘤。由于扩大切除并不能提高生存率，若 GIST 累及邻近器官，考虑需行联合脏器切除术，可行术前治疗以求避免复杂的联合脏器切除或有严重并发症发生的手术治疗。

2）无瘤操作：因 GIST 质地较脆，血供丰富，易破溃和血道转移引起肿瘤种植和复发，术中应严格遵循无瘤操作的原则，减少医源性播散。术中忌过度探查和挤压肿块而引起肿瘤破溃，注意保护肿瘤假性包膜的完整性。如判断可行 R0 切除，即用纱布垫覆盖肿瘤并缝于胃壁或系膜上或用生物胶喷洒至肿瘤表面。瘤体与周围脏器有粘连或浸润时，避免钝性分离。切除过程中尽量先结扎静脉，再结扎动脉，起到预防血道播散的作用。

3）淋巴结清扫：GIST 淋巴结转移率较低，为 0%～5%，因而无需常规行淋巴结清扫。但是对于儿童型 GIST、Carney 三联征，或小于 40 岁的年轻患者，淋巴结转移率可达 20%～59%，故对这些患者可考虑行瘤体周围淋巴结清扫术。如果术中发现有肿大淋巴结，可考虑行淋巴结清扫术。

4）术中冰冻切片病理学检查：理论上术中冰冻切片病理学检查明确肿瘤性质能为外科医生选择术式提供重要的依据，但由于 GIST 的诊断常需参考免疫组化结果，故术中冰冻切片病理学检查往往不能明确肿瘤的性质，对于可完整切除的肿瘤，并不主张行术中冰冻切片病理学检查。

（2）特殊情况的处理

1）R1 切除后处理：R1 切除是指切除肿瘤标本的镜下切缘有肿瘤残留，由于没有证据提示再次手术可能有生存获益，一般不主张再次补充手术，可综合肿瘤的危险度评估建议观察或辅助治疗，但由于对于这部分患者的辅助治疗时限没有定论，故亦可对某些评估患者行补充广泛切除术，评估并发症发生率较低的病例，可在和患者在充分沟通的基础上考虑再次补充广泛切除。

2）肿瘤破裂后的处理：由于 GIST 质地较脆，临床上可出现由于肿瘤自发性破裂而行急诊手术，进而病理学检查证实为 GIST 的患者，多见于小肠

GIST。一旦术中发现肿瘤破裂,建议术中仔细探查,清除破裂的肿瘤组织,术毕应用大量的 0.9% 氯化钠溶液冲洗腹盆腔,尽量减少残留肿瘤细胞的可能。由于肿瘤一旦破裂,肿瘤的危险度评估依据 NIH 改良版即为高危患者,因而这类患者应积极地予以术后辅助治疗。

84.7.2 复发和转移性 GIST 的手术治疗

(1) 复发和转移性 GIST 手术治疗的地位

现对于复发转移性 GIST 的一线治疗基于两项大型的 III 期临床研究结果,推荐伊马替尼治疗。临床研究发现,肿瘤大小是影响复发转移性 GIST 治疗的独立预后因素之一,故有学者推测靶向治疗时肿瘤负荷越大,产生继发性耐药灶的可能越大,推测通过减瘤手术,可降低伊马替尼治疗时肿瘤负荷,提高伊马替尼的疗效,延长肿瘤控制时间。现无前瞻性的临床研究来证实此假设,韩国的一项回顾性研究分析了 249 例复发或转移性 GIST 患者,中位随访 44 个月,其中伊马替尼治疗前行减瘤手术,且减瘤体积>75% 的患者有 35 例,其余 214 例患者直接接受靶向治疗或先接受<75% 的减瘤手术后接受靶向治疗。尽管减瘤术使得前者在伊马替尼治疗时的肿瘤体积明显小于后者,但多因素分析提示突变类型、首诊时肿瘤大小及中性粒细胞计数与 PFS 相关;年龄及首诊时肿瘤大小与 OS 相关;而减瘤术与预后无关。可见影响复发或转移性 GIST 患者的预后的肿瘤负荷为就诊时的瘤体负荷,人为干预的瘤体负荷减少,并不能改善患者的预后,因而复发转移性 GIST 的一线治疗仍为伊马替尼治疗,而非手术治疗。

(2) 复发和转移性 GIST 的手术治疗

一线治疗后,根据治疗疗效可分为:CR、PR、SD、PD,其后续治疗的原则不同。

1) PR/SD:多个小样本的回顾性研究提示当肿瘤获得 PR 或 SD 的状态下,手术治疗可使患者获益。而我们医院牵头的全国多中心随机对照临床研究也证实,对于这类患者手术可延长 OS。因而当外科医师评估为对于所有复发或转移病灶均可切除的情况下,可考虑行手术切除复发或转移灶。由于大样本的回顾性研究提示,R0/R1 切除者的疗效优于 R2 切除,R2 切除的患者从手术治疗中获益率较低,因而手术原则为在控制手术风险下,尽可能地切除全部病灶或完成较满意的减瘤手术。肠系膜和腹膜

种植 GIST 应尽量避免切除过多的肠管和壁腹膜,应尽可能地避免联合脏器切除,保留脏器功能。尽量避免并发症发生风险过高的手术方式,因为手术只是起到减瘤的作用,患者的长期获益可能还是依赖于靶向治疗,而严重并发症的发生如消化道瘘,可使患者无法在术后短期恢复应用靶向治疗,则潜在残留的肿瘤可能很快进展。

术前影像学评估往往会低估肿瘤负荷的数目,有些小的转移病灶在术前的影像检查中不能发现,术中需对全腹盆腔进行探查,避免遗漏。复发或转移性 GIST 常较原发性 GIST 血供更丰富,有时打开腹腔还未进行充分地探查时,就可发现肿瘤出现自发性出血,因而术前应充分备血,手术应尽量沿着肿瘤包膜分离,使包膜完整,可减少出血。当肿瘤无法完整切除时,肿瘤的囊内出血有时对于常规的止血方法都无效,往往只有依赖填塞止血。对于复发的患者,由于手术次数过多,腹盆腔粘连,解剖结构可发生变异,应注意耐心分离粘连,辨认解剖结构,考虑肿瘤可能压迫输尿管,可术前逆行置管,可减少输尿管损伤机会。

肝脏是 GIST 最常见的转移部位,对于单个病灶或多个病灶但范围尚局限者仍可选用手术切除。转移灶边界较清楚者可沿肿块边缘切除;若有局限于一叶的多个转移灶宜行肝叶切除。对切除有困难的肝转移灶,由于转移瘤血管丰富且供血主要来源于肝动脉,肝动脉栓塞是积极有效的姑息治疗手段。对无法切除的<5 cm 的病灶可考虑行射频消融(radiofrequency ablation,RFA)。

手术时机的选择是关键,理论上应选在药物疗效最佳、肿瘤缩小至最小时进行手术,这样能使得手术范围最小,并发症发生的概率最低,同时保留脏器功能的可能性最大。但是由于某些患者维持 SD 的时间段很短,因而现认为如果外科医生评估可对所有的肿瘤灶进行完整切除,即可进行手术治疗。术后治疗应继续进行原剂量靶向药物的长期治疗。

2) PD:根据 PD 出现的时间分为原发性耐药和继发性耐药。前者指在治疗的 6 个月内即出现 PD,多见于 KIT 基因外显子 9 突变、PDGFRA 基因 18 号外显子 D842V 突变和 WT 患者,这类患者多无继发性基因突变检出。后者指病灶在出现 SD 或 PR 后,在治疗过程中出现肿瘤进展,多是由于肿瘤获得继发性基因突变,而导致伊马替尼耐药,但是在野生型患者中未发现有继发性耐药基因检出。

A. 局限性 PD:主要指伊马替尼治疗期间,部分病灶出现 PD,而其他病灶仍然 SD 甚至 PR。鉴于分子靶向药物治疗后总体控制满意,在手术可以完整切除局灶 PD 病灶的情况下,建议可以考虑选择全身情况良好的患者实施手术治疗,术中在将 PD 病灶切除的前提下,应尽可能地切除更多的转移灶。对于部分无法实施手术的 GIST 肝转移患者,也可给予动脉栓塞与 RFA。对于后续靶向治疗可考虑换用舒尼替尼(sunitinib,SU)或予以伊马替尼加量,也可根据耐药病灶的原发和继发基因突变类型选择靶向治疗药物。

B. 广泛性 PD:对于标准剂量伊马替尼治疗后出现广泛 PD 者,此类患者不建议进行手术治疗,除非出现急诊手术指证,常规建议换用 SU 或 IM 加量治疗。

84.7.3 特定部位 GIST 的手术治疗

(1) 食管 GIST

因其不易随访或随访过程中肿瘤增大对手术切除和术后脏器功能影响更为严重,因此应重视以外科手术为主的治疗措施。主要方式有肿瘤摘除术和食管切除术。

(2) 胃 GIST

60% 的 GIST 发生于胃,理论上可以发生于胃的任何部位,但以胃中上部最多见。应根据肿瘤的具体解剖部位、肿瘤大小、肿瘤与胃壁解剖类型(腔内型、腔外型、壁间型)以及手术后可能对胃功能造成的影响综合分析后决定具体式式。

1) 直径≤2 cm 的胃 GIST:亚临床 GIST 的发生率可能比我们想象的要高。Kawanowa 的研究发现,100 例因胃癌接受全胃切除术的患者,经连续切片证实,其中 50 例合并 GIST,90% 的位于近端胃,其表达 CD117,KIT 基因也可检测到有突变。现认为部分小的 GIST 具有惰性的生物学行为,可能不需要积极处理。一般认为≤2 cm 的无症状胃 GIST,应根据肿瘤在 EUS 下是否合并边界不规整、溃疡、强回声和异质性等因素选择治疗方式。如无上述因素,应定期行 EUS 随访,时间间隔通常为 6~12 个月。对于不能坚持随访者,应与患者讨论是否行早期干预;如在随访中发现肿瘤增大,应考虑手术切除。如合并以上不良因素,或患者伴有出血或腹痛等临床症状,应积极行手术切除。但是对于位于食管胃结合部位的小 GIST,由于这个区域的小 GIST 一旦增大,会进一步降低保留贲门的概率,因

而可适当放宽手术适应证。内镜下切除小 GIST 虽有报道,但是其有存在切缘阳性、潜在穿孔、肿瘤破裂的风险,因而对其应用仍存在争议。

2) 直径>2 cm 的胃 GIST:评估无手术禁忌证、能达到 R0 切除者,可直接行手术切除。临界可切除或虽可切除,但手术风险较大,需要行联合脏器切除或严重影响脏器功能者,术前宜先行伊马替尼治疗,待肿瘤缩小后再行手术。

A. 局部或楔形切除术:胃 GIST 的手术不同于胃癌手术,切缘距离肿瘤 1 cm 即可,广泛切除并不能提高生存率。位于胃体大弯侧的 GIST,可以采用直线切割闭合器直接闭合切除。对于胃小弯侧及近胃窦或贲门侧的 GIST,应该采用电刀或超声刀剖开胃部,直视下操作,既可以保证切缘完整,同时避免切除过多胃壁,而导致缝合后损伤功能。胃体上部后壁腔内生长型 GIST,可以采取沿胃体前壁纵轴方向剖开胃壁,经胃腔用直线切割闭合器切除肿瘤,腔内可吸收线全层加固胃壁,最后用直线切割闭合器闭合胃前壁开口,并用可吸收缝合线全层加固。

B. 近端胃切除术:贲门部的肿瘤无论大小,均有可能行近端胃切除术。如果在探查过程中不能明确肿瘤与贲门的关系,建议距离肿瘤 1 cm 打开胃壁,明确肿瘤与贲门的关系,对无法行肿瘤局部或胃楔形切除,且预计残胃容量≥50% 的患者可行近端胃切除术。近端胃切除术后的反流性食管炎,患者需在术后长期服用 PPI 类药物,且患者的睡眠、饮食均会受到影响。可尝试食管-残胃前壁吻合、管状胃-食管消化道重建或间置空肠吻合方法,减少胃食管反流。

C. 远端胃切除术:对于发生于胃体的巨大 GIST 及发生于远端 1/3 胃的 GIST,远端胃切除术是比较合理的术式。根据肿瘤大小、残胃大小及患者基础疾病(是否有 2 型糖尿病)等综合因素选择消化道重建方法。若条件允许,由于毕 I 式吻合符合患者的生理状态,可优先考虑。另还可考虑毕 II 式吻合及 Roux-en-Y 吻合。

3) 全胃切除:全胃切除虽然也是治疗胃 GIST 的手术方式之一,但随着术前治疗的应用,现较少行全胃切除术。但有些患者虽经积极有效的靶向药物治疗,由于肿瘤体积、部位和周围器官的关系等原因,或者有些患者本身就是对靶向药物治疗原发性耐药者,可能仍无法避免全胃手术。全胃切除后消化道重建方式一般采取 Roux-en-Y 吻合。

（3）十二指肠 GIST

十二指肠是腹部脏器毗邻解剖关系最为复杂的空腔脏器，应尽量保护 Vater 壶腹和胰腺功能并行符合生理学规律的消化道重建。从保护器官功能的角度，争取行局部手术切除肿瘤，尽量避免胰十二指肠切除术。

根据肿瘤大小和位置、肿瘤与十二指肠乳头区及胰腺的关系，同时还需考虑患者的一般情况，可采用不同的手术方式。包括十二指肠楔形切除术、节段性十二指肠切除术、保留胰腺的十二指肠全切除术、保留幽门的胰十二指肠切除术或胰十二指肠切除术。

（4）空回肠 GIST

孤立且游离的 GIST 可采用节段小肠切除术完成肿瘤的完整切除。空肠起始段的 GIST，如包膜完整、无出血坏死，在保证阴性切缘的前提下可适当减少切缘距离，尽量避免过于靠近根部切断小肠系膜，避免由于损伤腹膜后自主神经及其功能而导致的术后长期进食困难。末端回肠 GIST 应将回盲部同时切除。累及其他小肠肠段时可联合切除相关的肠段，如残留肠管过短可保留受累肠管之间的正常肠管，以防短肠综合征。如术前判断累及其他脏器者，需行联合脏器切除时，可考虑行术前靶向药物治疗。

（5）结肠 GIST

结肠 GIST 罕见，可行结肠部分切除，如果有淋巴结转移，建议行根治性的右半结肠、横结肠、左半结肠或乙状结肠切除术。

（6）直肠 GIST

直肠 GIST 的手术目标为在 R0 切除基础上，尽量保留肛门功能，必要时应充分进行术前靶向治疗。由于涉及重要的器官功能，手术方式多样灵活，主要取决于肿瘤距离肛门的距离、肿瘤大小以及肿瘤与周围器官的关系。对于距肛门齿状线 8～10 cm 以上（或腹膜返折以上）的病灶，因不涉及肛门功能建议行根治性的 Dixon 手术。距肛门齿状线 8～10 cm 以内（或腹膜返折以下）的病灶，手术方式的选择需结合肿瘤距肛门齿状线距离、肿瘤和周围器官的关系、骨盆条件、内生型抑或外生型来综合决定，可行局部切除、Dixon 或 Hartmann 术；当有潜在行 Miles 术可能时，应行术前靶向治疗，在肿瘤缩小且达到手术要求时，尽量行保肛手术，必要时可行含正常切缘的经肛门直肠肿物局部切除，这时距离肿瘤 1 cm 的切缘即可。但如果在靶向治疗和手术技能充分利用后，仍达不到保肛要求时，为达到根治性目的时，可和患者充分沟通后，行 Miles 手术。

（7）E-GIST

由于胃肠道外 GIST（E-GIST）通常不累及胃肠道，罕有消化道出血、梗阻等典型的临床表现，故患者大多数因发现腹部肿块就诊，就诊时多已属晚期，往往瘤体巨大，并与邻近脏器粘连或浸润。且由于瘤体质地较脆，缺乏消化道壁的覆盖，部分还可合并瘤体内出血及坏死，极易于术中破裂导致医源性腹腔播散。因此，在手术过程中应尽量避免过多接触翻动瘤体，防止肿瘤破裂。对于腹膜后 E-GIST，术前需要完善必要的检查，充分评估可切除性和提高手术安全性，如行 DSA，评估肿瘤与腹腔内重要血管毗邻关系；行静脉肾盂造影，肾图以了解双侧肾脏功能，行术前输尿管插管防止输尿管损伤等。由于大部分 E-GIST 可能来源于隐匿病灶的转移，因而术中应仔细探查，以免遗漏原发灶的可能。如累及邻近器官时，应考虑整块切除可见的病灶和粘连的组织，注意防止粘连松解过程中肿瘤的破裂。对于估计无法根治性切除或切除存在较大风险的 E-GIST，如条件允许可行超声或 CT 引导下的穿刺活检，取得病理学证据后使用术前治疗，根据治疗情况决定是否手术切除。

84.7.4　GIST 急诊手术治疗

急诊手术的指证包括完全性肠梗阻、消化道穿孔、保守治疗无效的消化道大出血以及肿瘤自发破裂引起腹腔大出血。急诊手术以挽救患者的生命为主，在患者生命体征平稳的前提下，可尽量按照手术治疗原则进行手术治疗，若患者一般情况较差，可先外科对症处理，维持生命体征后再寻求二次手术治疗的机会。

84.7.5　GIST 药物治疗

（1）GIST 术前治疗

1）GIST 术前分子靶向治疗指证：对于局部晚期的原发性 GIST，术前评估有可能无法达到 R0 切除，或需要行联合脏器切除术，或判断术后发生并发症的风险较高，或术后有可能影响生活质量者均可考虑行术前靶向治疗。

由于靶向治疗的疗效与肿瘤的基因突变类型有关，拟行术前治疗的患者都需要行基因检测分析突变类型。原发性耐药基因 PDGFRA D842V 突变患者不适宜行术前靶向治疗。由于术前治疗的目标在于通过靶向治疗使得肿瘤体积的缩小,野生型患者的客观缓解率仅为 23.08%～37.3%,KIT 外显子 9 突变者为 34.48%～37.5%,KIT 外显子 11 突变者为 63.6%～67.74%,因而 KIT 外显子 11 突变者最可能从术前治疗中获益。

2)术前治疗时间、手术时机及治疗剂量

A. 术前的治疗时限及手术时机:在行术前治疗前应行影像学基线评估。术前治疗期间,每 3 个月使用 Choi 标准或参考 RECIST 标准进行疗效评价。由于 KIT 外显子 9 突变者及野生型患者的客观缓解率较低,因而需及早进行疗效评估,以避免延误手术治疗时机。PET/CT 可对肿瘤应答作出早期评估,有条件者可考虑使用。当靶向药物的疗效达到最佳后,用前后两次 CT 检查结果作对比,如肿瘤体积无进一步缩小,或外科医生判断为可行 R0 切除或保留器官功能的手术时即可进行手术,术前靶向药物治疗的时间通常为 6～12 个月。

B. 术前的治疗剂量:术前伊马替尼的推荐剂量依据基因突变类型,对于 KIT 外显子 11 突变者及野生型患者推荐剂量为 400 mg/d,而 KIT 外显子 9 突变者,考虑到中国患者的耐受性,推荐剂量为 600 mg/d。

C. 术前停药时间及术后治疗评估:术前治疗停药的时间和术后恢复药物治疗时间因伊马替尼可导致水肿,因而建议术前 1～7 d 停药,某些水肿严重的患者,可适当给予利尿剂。

既往的危险度评估系统都是基于对未经过靶向治疗的原发性 GIST 的随访系统。由于此类患者经过靶向药物治疗,肿瘤已缩小,肿瘤细胞退化可发生胶原化改变,因而此时已不能按常规的病理报告参数来评估患者的危险度。建议对于此类患者按照高危者来处理,即患者术后可经口进食时即可恢复靶向药物治疗。术后伊马替尼的治疗剂量为 400 mg/d。

(2)复发/转移性 GIST 的分子靶向药物治疗

1)一线治疗:伊马替尼是一种选择性的小分子酪氨酸激酶抑制剂,其作用靶点主要包括 BCR-ABL、KIT 及 PDGFR。其治疗 GIST 的主要机制包括:一是特异性阻断酪氨酸激酶的活化;二是显著抑制配体依赖性生长。伊马替尼通过直接作用于 C-KIT 和 PDGFRA 靶点,竞争性抑制酪氨酸激酶活

化,在晚期 GIST 治疗中取得了令人惊奇的临床疗效,《新英格兰医学杂志》于 2001 年以论著形式发表的一篇病例报告,呈现了一个对传统治疗无效疾病进展的 GIST 患者尝试性采用伊马替尼治疗的"patient zero",获得了既往从未曾有过的疗效,革命性地开创了 GIST 靶向药物治疗的新纪元,树立了靶向药物治疗实体瘤的典范。由于一项 Ⅱ 期研究显示伊马替尼在晚期 GIST 治疗中的疗效显著,2002 年 2 月被美国 FDA 快速批准用于治疗晚期 GIST。在这项名为 B2222 的 Ⅱ 期随机对照临床研究中,比较 400 mg/d 对照 600 mg/d 伊马替尼治疗晚期 GIST 的疗效和安全性,显示 53.7% 患者获得 PR,27.9% 患者 SD,只有 13.6% 表现为原发耐药,2008 年的随访结果显示中位 OS 为 4.75 年,和历史数据 19 个月的 OS 相比,OS 取得了 2 倍的延长,27.9% 患者仍在接受伊马替尼治疗后,外显子 11 突变患者疗效最佳,预计中位 OS 为 5.25 年,外显子 9 突变者为 3.67 年;而中位随访期为 9.4 年的研究结果显示 17.7% 患者仍在接受伊马替尼治疗,预计 9 年 OS 率为 35%。因此,B2222 研究作为早期关键性临床研究显示了伊马替尼治疗晚期 GIST 患者的惊人疗效,颠覆了 GIST 对传统放、化疗无效的观念,确立了靶向治疗作为晚期 GIST 治疗的新标准。

尽管 B2222 的研究结果可以将伊马替尼的剂量作为一线治疗选择的参考标准,但是在临床实践和研究过程中,对于如何优化药物的剂量和应用,选择分子标志物作为预测或预后因素一直是探索和研究的目标。在伊马替尼一线治疗中,对以下问题进行了相关的临床研究:①患者的初始治疗是给予标准剂量 400 mg/d 还是高剂量 800 mg/d,哪种剂量水平疗效更佳。②采用何种分子标志物预测临床近期和远期疗效。③伊马替尼初始治疗后疾病控制的患者,药物治疗是否可以中断。

采用低剂量 400 mg 还是高剂量 800 mg 伊马替尼治疗,其安全性和疗效是两项大规模 Ⅲ 期 RCT 研究的主要目标。在北美和欧洲分别进行了 Intergroup S0033 和 EORTC 62005 两项研究,主要评价每日 1 次 400 mg 和每日 2 次 400 mg 伊马替尼治疗晚期 GIST 的有效性和安全性。两组研究结果均显示高剂量 800 mg/d,没有增加 ORR 和 OS;EORTC 62005 研究中,高剂量 800 mg 组 PFS 有改善,也得到了随后对此两项临床试验的荟萃分析所证实。荟萃分析发现,患者接受 800 mg/d 治疗和

400 mg/d 相比,PFS 从 19 个月延长至 23 个月 (HR=0.89,$P<0.05$),但是 OS 差异不大,原因可能在于 400 mg/d 组患者治疗失败后交叉至 800 mg/d 治疗有关。在两项研究中,400 mg/d 组失败患者交叉到对照组接受 800 mg/d 高剂量治疗,交叉后大约 30% 患者能够获得疾病控制,控制时间在 2.7～5 个月,生存期大约为 1 年半。治疗相关毒性在接受高剂量治疗后可加重,因此选择接受高剂量治疗的患者宜慎重。两项研究结果说明对于患者的初始治疗 400 mg/d 剂量水平即可,如果病情进展可以通过增加剂量使一部分患者再次获益。这两项研究在 2017 年均公布了长期随访的生存结果,S0033 研究中有 27% 的患者生存超过 8 年,10 年的 OS 率为 23%,PFS 率为 7%,10% 的患者仍然只接受伊马替尼单药治疗;EORTC62005 研究在 400 mg/d 和 800 mg/d 组,10 年 PFS 率分别为 9.5% 和 9.2%,10 年 OS 率 p 陪分别为 19.4% 和 21.5%,因此,这两项证据级别较高的 III 期研究长期随访结果表明,近 30% 的患者给予伊马替尼初始治疗可以达到长期生存,10% 左右患者 10 年的治疗中只采用伊马替尼单药。对于年龄<60 岁、11 号外显子突变者,ECOG 评分为 0 和 1 者,转移病灶较小者,白细胞计数低、血清白蛋白高是获得长期生存的预后因素。

在探索分子标志物疗效预测和预后的研究中发现,C-KIT 基因突变类型能够预示伊马替尼治疗的疗效和患者生存,早在 2003 年,Heinrich 等在一项 II 期临床研究中已经发现 C-KIT 基因的突变状态和伊马替尼的敏感性有关。C-KIT 基因 11 号外显子突变迄今已知是最常见的基因突变类型,GIST 常见基因突变频率为 C-KIT 基因外显子 11 >外显子 9>PDGFRA 基因外显子 18>C-KIT 基因外显子 13 和 17>PDGFRA 基因外显子 12。11 号外显子突变的患者,对 400 mg 伊马替尼的缓解率可高达 83.5%,而 9 号外显子突变的患者只有 47.8% 对伊马替尼敏感,在生存期上同样也表现出了具有 11 号外显子突变状态的患者生存要优于 9 号外显子突变的患者及野生型(无基因突变型)患者,S0033 最终随访结果显示,外显子 11 突变者的中位 OS 为 66 个月,外显子 9 为 38 个月,而 WT 者为 40 个月($P<0.01$)。但对于 9 号外显子突变的患者,如果给予高剂量即 800 mg 伊马替尼治疗,患者也可能从中获益,S0033 研究亚组分析表明,外显子 9 突变患者 400 mg/d 和 800 mg/d 剂量组相比,有效率从

17% 增加到 67%($P<0.05$),TTP 从 9.4 个月延长到 18 个月,但是差异无统计学意义($P>0.05$),对 S0333 及 62005 两项研究的荟萃分析显示外显子 9 突变患者,800 mg/d 伊马替尼治疗组进展或者死亡风险和标准剂量相比,降低 42%($P<0.05$)。因此,晚期 GIST 患者在进行伊马替尼治疗之前进行 C-KIT 基因或 PDGFRA 基因突变状态的检测,有助于选择最佳的剂量进行治疗,对于增加治疗成功的机会及预测患者的疗效将有很大的作用。外显子 11 突变患者,可采用标准的 400 mg/d 剂量进行初始治疗,而外显子 9 突变患者,采用更高剂量的伊马替尼治疗,一线治疗效果更佳,尽管临床研究结果建议采用 800 mg/d 的治疗剂量,但是考虑到国人的耐受性问题,推荐我国 GIST 患者优先考虑给予 600 mg/d 的剂量治疗。

靶向治疗与传统细胞毒性药物的不同之处可能在于靶向药物更多扮演的是一种细胞静止剂,即使获得 CR 的患者也需要长期治疗,一旦停药仍然会发生疾病进展。法国肉瘤协作组的一项 BFR14 研究拟从药物治疗周期上判断得到伊马替尼控制的晚期 GIST 患者,中断药物治疗对患者的影响。在该研究中,将伊马替尼治疗后 1、3、5 年疾病获得控制的患者,重新进行随机化,一组患者不接受伊马替尼治疗,给予观察随访,另外一组患者连续接受治疗。1、3 和 5 年的结果发现,在伊马替尼治疗 1 年后停药患者在 19 个月内,中断治疗组有 81% 的患者发生疾病进展,中断治疗组随机后 TTP 只有 6.1 个月,而连续治疗组为 18 个;而 3 年后停药者,TTP 为 9 个月,1 年内 68% 的患者复发或进展;在 5 年后停药者,1 年内 45% 的患者疾病仍然未控。但是重新治疗后,仍然有高比例患者在重新开始伊马替尼治疗下疾病控制,在 1 年和 3 年组分别为 92% 和 100%,说明因中断治疗而不是伊马替尼耐药致进展的患者,重新开始伊马替尼治疗仍然可以得到疾病缓解。因此该研究也明确了伊马替尼治疗获得临床疗效之后,不应中断伊马替尼治疗,而应该维持其治疗。一项 III 期临床研究还发现,即使患者在伊马替尼和舒尼替尼治疗都耐药的情况下,继续给予伊马替尼治疗仍然能够延缓疾病进展速度,延长患者生存。

2)二、三线靶向治疗:伊马替尼一线治疗晚期 GIST 患者的中位无进展时间为 20～24 个月,而 C-KIT 基因 9 号外显子突变或者野生型患者,无进展生存时间则可能更短。部分无效的患者在服用伊马

替尼治疗后的3~6个月即出现疾病进展,称为伊马替尼原发性耐药。对于伊马替尼治疗无效的患者,现有的二线标准系统性治疗是给予多靶点酪氨酸激酶抑制剂舒尼替尼靶向治疗。苹果酸舒尼替尼(sunitinib,SU),对于血小板源性生长因子受体(PDGFRA和PDGFRB)、血管内皮生长因子受体(VEGFR-1、VEGFR-2和VEGFR-3)、C-KIT、Fms样酪氨酸激酶-3(FLT3)、1型集落刺激因子受体(CSF-1R)和RET(rearranged during transfection)基因是一种强效抑制剂,因为舒尼替尼的作用靶点包括不仅包括与肿瘤血管生成相应的信号通路,还包括C-KIT、RET及CSF-1R等与肿瘤增殖相关的分子,故不仅能起到抗肿瘤血管生成的作用,还能发挥抗肿瘤增殖的效应。

在伊马替尼治疗失败或不能耐受的患者中进行了一项Ⅲ期随机、双盲、安慰剂对照的多中心研究,两组患者分别采用舒尼替尼和安慰剂治疗,在舒尼替尼治疗组,获得缓解的患者为7%,疾病稳定的患者为58%,在安慰剂组缓解率为0%,稳定率为48%,至肿瘤进展时间在舒尼替尼治疗组为27.3周,而安慰剂组为6.4周,同样在总生存期上舒尼替尼也明显优于安慰剂,基于此临床研究结果舒尼替尼批准用于晚期GIST患者的二线治疗。与舒尼替尼治疗相关的常见不良反应有乏力、腹泻、高血压、皮肤变黄、手足综合征、骨髓抑制、恶心和呕吐等以及心脏射血分数下降、甲状腺功能减退等。多为轻度,可耐受且可通过减低剂量、中断治疗或常规医疗处理而控制。较为严重的不良反应主要为消化道出血、心功能受损等。在治疗的过程中,应该严密监测患者的不良反应,及时给予患者积极的对症处理以及进行药物剂量的调整,舒尼替尼的标准用法为50 mg/d,连服4周,休息2周的4/2方案,如果采用连续给药(continue daily dose,CDD)的37.5 mg/d方案,在疗效不受影响的前提下,治疗的耐受性和依从性均可得到明显的改善,因此,目前在临床上,GIST患者舒尼替尼二线治疗多采用CDD方式给药。

和伊马替尼一线治疗相似的是,C-KIT基因的突变状态,包括原始突变和伊马替尼耐药后出现的继发突变也能预测舒尼替尼二线治疗的临床疗效。如果原始突变的基因型为C-KIT基因外显子9突变或者是野生型的患者,对舒尼替尼二线治疗的疗效优于外显子11的原始突变,PFS可以达到19个月左右,而外显子11突变者,PFS只有5.1个月。

而如为耐药病灶出现的继发性突变,则以C-KIT基因外显子13、14突变的患者比较外显子17、18突变的患者,PFS分别为7.8个月和2.3个月,而在OS上也是反映同样的预测作用。

3)伊马替尼和舒尼替尼治疗失败后的靶向治疗:在伊马替尼和舒尼替尼治疗都失败的患者,目前得到批准的三线治疗药物为瑞戈非尼,瑞戈非尼(regorafenib)也是一种抗血管生成的可口服的多靶点激酶抑制剂,其作用靶点和舒尼替尼非常相似,包括VEGFR-1、-2、-3,PDGFRA和PDGFRB,TIE2,成纤维细胞生长因子受体(firbroblast growth factor receptor,FGFR)1、2,RET,C-KIT,BRAF等,因其也作用于其他生长因子受体,故亦可发挥抗肿瘤增殖作用。和索拉非尼相比,瑞戈非尼通过引入氟原子使得药物结构发生改变,增强药物在靶组织的分布,提高生物利用度,并且增强配体与靶点蛋白的相互结合能力,以及对其他靶点蛋白的选择性,改变药物的代谢途径及代谢速率,延长药物在体内的作用时间,提高药物代谢稳定性。

GRID研究为一项国际多中心Ⅲ期RCT临床研究,旨在评价瑞戈非尼在伊马替尼和舒尼替尼治疗失败的晚期GSIT患者中的疗效和安全性。该研究共纳入了199例患者,以2:1随机分配到瑞戈非尼治疗组(133例)和安慰剂对照组(66例),瑞戈非尼的治疗剂量为口服每次160 mg,每天1次,连续3周,停药1周。试验的主要研究终点PFS两组分别为4.8个月和0.9个月(HR=0.27,P<0.001)。最常见的3或4级不良事件为高血压(23%)、手足皮肤反应(20%)和腹泻(5%)。该研究证实了在难治性GIST患者中,对伊马替尼和舒尼替尼治疗失败后,使用瑞戈非尼治疗具有良好的有效性和安全性。GRID研究中共有57例韩国患者入组,无CR或PR,25例患者(44%)达到SD,中位PFS和OS分别为4.5个月和12.9个月。最常见的3或4级不良事件为手足皮肤反应(25%),44例患者(77%)因药物毒性下调瑞戈非尼的剂量。该研究也证实了在亚洲患者中瑞戈非尼具有相似的有效性和安全性。

帕唑帕尼(Pazopanib,PAZ)是一种口服的小分子多靶点酪氨酸激酶抑制剂(tyrosine kinase inhibitor,TKI),主要靶向于VEGFR-1、VEGFR-2、VEGFR-3、PDGFR和FGFR-1和-3、C-KIT等。基于在晚期软组织肉瘤(soft tissue sarcoma,STS)患者中进行的Ⅲ期随机对照PALETTE

临床研究的阳性结果,于 2012 年 4 月 26 日被 FDA 批准治疗既往化疗失败的晚期 STS 患者。PAZOGIST 为法国肉瘤研究组在伊马替尼和舒尼替尼治疗失败的 GIST 患者进行的一项随机、多中心、开放Ⅱ期临床研究,该研究共纳入 91 例晚期 GIST 患者,随机 1∶1 分组,帕唑帕尼对照安慰剂,分别为 40 例和 41 例。该研究主要终点为 PFS,4 个月 PFS 率分别为 45.2% *vs.* 17.6%(HR=0.59,$P<0.05$);中位 PFS 分别为 3.4 *vs.* 2.3 个月(HR 0.59,$P<0.05$)。72% 患者出现帕唑帕尼相关 3 级及以上不良反应,其中高血压最常见(26%),与既往数据相似。由于例数较少,未发现基因突变和疗效相关性,C-KIT 基因 11 号或 9 号外显子突变者可能获益更多。血药浓度≥20 μg/ml 者 PFS 更长(PAZ 在酸性环境下溶解度高),所以胃切除者帕唑帕尼获益少。该研究为采用帕唑帕尼三线治疗的Ⅱ期研究,但实际上与其他 TKI 及目前标准三线药物瑞戈非尼 4.8 个月的 PFS 相比没有显著优势,因此未来可以考虑做四线及以后的研究。

2017 年 ASCO 年会中的一项Ⅰ期临床研究初步结果,似乎为耐药的患者带来了新的曙光,BLU-285 是一种新型的 C-KIT 及 PDGFRA 激酶抑制剂,对几乎所有的 C-KIT 外显子 11 原发突变和继发突变,包括外显子 13、14 以及 17、18 均比伊马替尼敏感,特别是外显子 17 和 18 敏感性更高,此外对伊马替尼和舒尼替尼原发耐药的 PDGFRA 特殊的 D842V 突变也非常敏感,在这项纳入标准治疗失败的研究中,40 例患者为 KIT 基因突变,之前几乎都接受了超过三线以上的治疗,其中 25 例患者可评价疗效,根据 CHOI 标准,有 8 例(32%)患者 PR,6 例(24%)患者 SD,在治疗剂量范围为 300~600 mg 患者中,PFS 可达 9.3 个月,而在低剂量组只有 2 个月。对于反复治疗过的晚期 GIST,BLU-285 疗效堪称甚佳,一般而言,在三线治疗后 PFS 在 2 个月左右,而 BLU-285 在剂量水平≥300 mg 时,可得到 9 个月的 PFS,但其临床疗效还需通过确证性的Ⅲ期 RCT 研究证实。

4) 基于 GIST 分子分型的靶向治疗选择:根据不同的基因表型选择靶向治疗药物,是精准医学时代的治疗要求。随着对 GIST 不同亚型的精细分类,临床治疗顺应个体化的脉络与时俱进。目前 GIST 个体化靶向治疗的推荐主要为 9 号外显子突变患者采用高剂量伊马替尼初始治疗,耐药后 KIT 基因 13 号外显子继发突变建议舒尼替尼二线治疗。

C-KIT 基因号外显子 17 继发突变患者,对于 SU 疗效欠佳,ponatinib 是一种新型靶向于 BCR-ABL、KIT 及 PDGFRA 基因的 TKI,体外实验显示对耐药型 KIT 突变有抑制作用,特别是 17 号外显子及激活环区域的突变作用较强。一项Ⅱ期临床研究结果显示在 45 例晚期 GIST 患者中,16 周时的总体 CBR 为 30%,外显子 11 突变者为 36%,对 3 种 TKI 耐药患者 CBR 为 44%,对 3 种 TKI 耐药 CBR 为 33%,原发突变为外显子 11 的患者疗效优于非外显子 11 突变患者,个别外显子 17 突变患者对 ponatinib 疗效显著。在瑞戈非尼的研究中,也发现外显子 17 继发突变者,对瑞戈非尼的临床疗效也要优于 SU,台湾地区一项小样本的Ⅱ期研究显示,外显子 17 突变者瑞戈非尼治疗可达到 22 个月的 PFS,其中 SD 患者 PFS 更佳。

PDGFRA 基因 D842V 突变是一种特殊类型的突变,对于 IM 及 SU 均为原发耐药,临床对具有此突变的患者难度较大,前文所述的新型靶向治疗药物 BLU-285 对于 D842V 突变者,表现出非常明显的抗肿瘤活性。在该Ⅰ期研究中,共纳入了 32 例 D842V 突变患者,在 25 例可评价疗效患者中,按照 CHOI 标准 PR 率为 100%,如按照 RECIST1.1 标准为 60%,SD 为 40%,所有的 D842V 突变患者经 BLU-285 治疗后都有肿瘤退缩。在研究报告发表时 PFS 未达到。此外这种抑制特殊突变的活性并不完全依赖于药物剂量,甚至在剂量低至 30 mg 时仍有 PR 患者。

对 WT GIST 患者,因患者数量较少,对于此类患者的个体化治疗存在困境,WT GIST 根据是否存在琥珀酸脱氢酶缺陷分为 SDH 缺陷型和非 SDH 缺陷型,SDH 缺陷型主要是因为 SDHX 基因突变或 SDHC 基因表观突变所致,目前无特异性靶向药物针对此突变,SDH 缺陷型患者预后较好,一旦发生转移可以考虑采用伊马替尼治疗,疾病进展后可更换为抗血管生成药物。而非 SDH 缺陷型患者包括 NF1、BRAF 和 RAS 等基因突变,BRAF 突变者可尝试采用 BRAF 抑制剂或者联合 MEK 抑制剂治疗,而 RAS 突变者可尝试采用 mTOR 抑制剂或者针对 MAPK 通路的抑制剂治疗。

总体而言,基因分子分型指导下的晚期 GIST 治疗已经走向临床实践,对于初治少见突变类型和继发耐药突变,特别是 PDGFRA 基因 D842V 突变取得了较大突破,但还需大型 RCT 研究证实,而其他少见的基因亚型似乎仍然止步不前,尚需进一步探索和推动个体化治疗的发展。

(3) GIST 术后辅助治疗

1) GIST 术后复发风险的评价体系：手术治疗不足以完全治愈 GIST，约有 50% 的患者在术后 5 年内复发并最终死于该疾病，回顾性研究发现肿瘤的核分裂象、大小和原发部位都是能预测术后肿瘤复发的独立风险因素，甚至有些研究认为肿瘤的病理学形态、突变类型等也能影响到患者的术后复发或转移，因此鉴定哪些患者具有术后复发风险对于临床判断患者的预后和治疗决策至关重要。早在 2002 年美国国立卫生研究所（National Institute of Health，NIH）制订的纳入肿瘤大小和核分裂象参数的危险度分级开始广泛应用于临床（表 84-4），但是此分类标准的缺陷在于没有考虑到肿瘤的部位和是否破裂，因此在 2008 年 NIH 将此标准进行改良，并将胃原发和非胃原发、肿瘤是否破裂作为独立因素纳入到新的标准中（表 84-5），因此改良版相对便于临床操作且比较准确，故也得到了 2017 年版《中国胃肠道间质瘤诊断治疗共识》的推荐，并在国内得到广泛推荐用于临床实践。

尽管 NIH 分级易于临床应用，但只是进行了粗略的风险分级，而没有将复发风险进行量化。美国国防病理研究所（Armed Forces Institute of Pathology，AFIP）的 Miettinen 等人根据一项在 1 784 例近期最大队列的 GIST 患者回顾性研究分析结果，将不同部位、不同肿瘤大小和核分裂象将 GIST 分为 6 类 8 级的风险标准，并将每一级别的复发概率列举出来，供临床医生决定术后辅助治疗时参考（表 84-6），而此分级标准也得到了 NCCN 指南的采用。

表 84-4　2002 年 Fletcher 等提出的原始 NIH 复发风险分级

危险度分级	NIH 分级（Fletcher 等提出）	
	肿瘤直径（cm）	核分裂象数（/50HPF）
极低	<2	<5
低	2~5	<5
中等	<5	6~10
	5~10	<5
高	>5	>5
	>10	任何
	任何	>10

表 84-5　原发性 GIST 切除术后危险度分级（改良 NIH 分级）

危险度分级	肿瘤直径（cm）	核分裂象数（/50HPF）	肿瘤原发部位
极低	≤2	≤5	任何部位
低	>2 且 ≤5	≤5	任何部位
中等	≤2	6~10	非胃原发
	>2 且 ≤5	6~10	胃
	>5 且 ≤10	≤5	胃
高	任何	任何	肿瘤破裂
	>10	任何	任何部位
	任何	>10	任何部位
	>5	>5	任何部位
	>2 且 ≤5	>5	非胃原发
	>5 且 ≤10	≤5	非胃原发

表 84-6　GIST 的 AFIP 复发风险分级

预后分组	肿瘤参数		疾病复发/进展（患者百分数%）			
	直径	有丝分裂计数	胃	十二指肠	空肠/回肠	直肠
1	≤2 cm	≤5 个/50 HPF	0	0	0	0
2	>2，≤5 cm		1.9	8.3	4.3	8.5
3a	>5，≤10 cm		3.6	34	24	57
3b	>10 cm		12		52	
4	≤2 cm	>5 个/50 HPF	0*	*	50*	54
5	>2，≤5 cm		16	50	73	52
6a	>5，≤10 cm		55	86	85	71
6b	>10 cm		86		90	

＊代表此组别该部位病例数太少，空缺代表难于估测风险度

每个复发风险分级标准的临床价值在于希望能 将那些具有高复发风险的患者挑选出接受辅助治

疗,而避免没有必要接受辅助治疗的患者,实际上,并没有一个公认的标准可以精确选择或最低限度地判断哪些患者最有可能复发或转移,从而接受辅助治疗,因此现有的这些分级系统并没有任何一个具有绝对的判断优势。在一项纳入 2 560 例可切除GIST 且没有接受伊马替尼辅助治疗的患者人群中,发现肿瘤直径大、高核分裂象、非胃原发、肿瘤破裂和男性患者是预测复发的独立不良因素,大多数复发发生在随访的第一个 5 年中,而多数患者通过单纯的手术治疗即可治愈。

现有的分级标准能够很好地鉴别高危患者,但是所判定的"中危"患者其临床进程和低危患者非常相似,故表明只有高危患者可能真正从辅助治疗中获益。因现有的标准采用都是截取值(cutoff value)判断,而采用连续的非线性变量模型建立的热点图(contour map),因为采用图形的方式将肿瘤大小、核分裂象以及原发部位相结合,在预测 10 年复发风险时优于常用评价标准且在面对患者个人解释时更加直观且易于理解。

除此之外,尽管分子病理学检测尚未纳入到风险评估标准中,但是对于具有某些特征的患者尚需区别对待,例如在 WT GIST 中 SDH 缺陷型、NF-1相关型和 PDGFRA D842V 突变者,可能因预后较好、复发风险较低且自然病程较长或者对现有辅助靶向治疗欠佳,在临床决策过程中需要区别对待。

2)GIST 术后治疗的适应证、剂量和时限:辅助治疗的证据主要来自于两项Ⅲ期随机对照临床研究,第一项研究是美国外科医师协会(ACOSOG)Z9001 临床试验,该研究共入组 713 例局限性并接受根治性切除术、肿瘤直径≥3 cm 且 C-KIT 阳性的 GIST 患者,比较伊马替尼 400 mg 治疗 1 年与安慰剂的疗效和安全性。患者随机进入治疗组(359例)和对照组(354 例),分别为 1 年的伊马替尼治疗或安慰剂对照,对照组一旦发生进展则开始伊马替尼治疗,中位随访时间 19.7 个月。该研究结果显示,和对照组相比,给予伊马替尼辅助治疗能显著提高 1 年无复发生存时间(RFS)(HR=0.35,$P<$0.01),两组 OS 相似,可能与随访时间较短和研究设计上允许交叉换组有关。进一步分析显示,在肿瘤直径>6 cm 的患者中,治疗组的 RFS 优势更明显。在 2010 年 ASCO 年会中公布了 Z9001 的后续随访结果,显示 2 年 RFS 在伊马替尼组和对照组分别为91%和 65%($P<$0.01),2014 年发表的随访 74 个月

结果显示,伊马替尼组和对照组相比更具有 RFS 优势(HR=0.6,$P<$0.01),因此说明 1 年伊马替尼治疗的效应可以延续至术后 2 年甚至更长时间。但在Z9001 研究中,即使在长达 6 年的随访中,也未观察到 OS 的获益。

另一项大型Ⅲ期 RCT 研究为来自德国与北欧国家的 SSGXVIII/AIO 研究。该研究旨在进一步比较伊马替尼辅助治疗 3 年和治疗 1 年的疗效,该研究入选的患者和 Z9001 研究不同的是,只有确定为高危复发风险的患者才能入选。90 个月的随访结果显示 3 年伊马替尼治疗和 1 年相比,具有更高的 5年 RFS 率,分别为 71.1%和 52.3%;而且改善了患者的 5 年 OS 率,5 年 OS 率分别为 91.9%和 85.3%($P<$0.05)。因而基于此研究,推荐术后具有高危复发风险的患者至少给予 3 年伊马替尼辅助治疗。

尽管有两项Ⅲ期 RCT 研究结果提示术后应该给予伊马替尼进行辅助治疗,但是也只是部分回答了辅助治疗的相关问题,依然还有一些悬而未决的问题等待临床研究证实,一是具有哪些临床特征或者分子特征的患者应该接受辅助治疗;二是确切的临床获益到底体现在何处,RFS 还是 OS 获益? 三是最佳的治疗时限是多长?

毫无疑问,确定哪类患者进行术后辅助治疗是一个谨慎的选择过程,一般而言,具有高危因素的患者,例如肿瘤直径>10 cm 或核分裂象>10/50HPF,肿瘤直径>5 cm 且核分裂象>5/50 HPF,推荐进行术后辅助治疗。Z9001 研究结果显示,对于肿瘤大小超过6 cm 的患者,术后辅助伊马替尼治疗获益较为明显,而在该研究入选条件中肿瘤≥3 cm即可,按照新的结合肿瘤大小、核分裂象以及原发部位的风险分级,发现有 50%的患者为低危复发风险患者,因此在对照组中有 70%的患者仅凭手术即可治愈。参与辨别的因素除了患者肿瘤的大小和核分裂象之外,肿瘤的原发部位也是一个重要的参考因素,应该区别对待胃原发和小肠原发的患者,原发于胃的胃肠道间质瘤预后要好于原发于小肠的患者,例如胃 GIST 直径在 5~10 cm,但是核分裂象≤5/50 HPF,这类患者的复发风险较低(≤5%),而原发于小肠的患者,如果肿瘤直径<5 cm,但是核分裂象较高,超过5/50 HPF,则此类患者应该建议接受伊马替尼的辅助治疗。实际上,对于判别哪类患者进行术后辅助治疗至关重要,目前尚没有一个统一的标准。如上所述,高度复发风险的患者进行推荐进

行术后辅助治疗,部分中度风险的患者结合具体情况也可考虑进行辅助治疗。

除临床特征以外,对于转移性 GIST 患者,*C-KIT* 和 *PDGFRA* 基因突变类型可以指导伊马替尼治疗,但对辅助治疗中的 GIST 患者的基因型尚未能明确是否可以指导治疗。Z9001 研究发现,外显子 11 任何类型突变均可获益,但是外显子 11 的插入或点突变、外显子 9 突变、PDGFRA 突变和野生型患者则获益不明显。SSGXVIII/AIO 研究结果显示外显子 11 突变的患者更能从长时间伊马替尼辅助治疗中获益。尽管有这些临床证据可以佐证依据基因型可以协助是否给予伊马替尼辅助治疗,但是亚组分析的结果是否作为选择治疗的依据,此外有些亚组患者的数量非常少,亚组结果是否具有可信性,值得进一步进行验证。例如对于 *C-KIT* 基因外显子 9 突变的术后患者,没有证据表明 800 mg/d 辅助治疗的剂量水平对这些患者能够带来长期的生存受益,而对 *PDGFRA* 基因外显子 18 非*D842V* 突变的患者,有相当部分的胃间质瘤患者属于此基因型,也无法说明其对辅助治疗和 *C-KIT* 突变的患者具有相似的敏感性。因此结合患者的基因型以及术后复发风险进行分级,是下一步对于高危或者中危患者精确选择辅助治疗的研究方向。

在 Z9001 和 SSGXVIII/AIO 研究中,伊马替尼辅助治疗组都能得到 RFS 获益,但是 OS 获益并不显著。EORTC 62024 研究是接受 R0 或 R1 切除的中-高危 GIST 患者接受术后立即伊马替尼辅助治疗对比术后观察的Ⅲ期 RCT 研究,908 例患者随机分配到术后接受 2 年伊马替尼辅助治疗或者术后观察组,即复发或转移后再接受伊马替尼治疗,伊马替尼治疗组患者和观察组相比,3 年和 5 年的 RFS 分别为 84% *vs.* 66% 和 69% *vs.* 63%,但是研究特别定义的 5 年伊马替尼无失败生存率(Imatinib failure-free survival,IFFS)则分别为 87% 和 84%(HR=0.79,$P>0.05$),5 年的 OS 分别为 100% 和 99%。因此该研究结果部分说明手术后不立即给予伊马替尼辅助治疗,而是等待复发后治疗,对总生存影响并不明显。因此,根据这些Ⅲ期研究的长期生存结果,究竟伊马替尼辅助治疗是阻止了复发还是推迟复发,而无论是伊马替尼辅助治疗还是复发转移后给予一线治疗似乎对总生存影响不大,这些都值得在今后的临床研究中深入思考。

从治疗时间方面来讲,伊马替尼辅助治疗的时

限目前仍不清楚,根据 Z9001 和 SSGXVIII/AIO 研究结果,目前证据仅显示 1 年和 3 年伊马替尼治疗对降低无复发生存有益,对高危复发风险患者,建议至少进行为期 3 年的伊马替尼辅助治疗,而在 Z9001 和 SSGXVIII/AIO 研究中,都可以观察到停药后 3 年内复发率再次升高的趋势,因此说明即使长达 3 年辅助治疗的患者,在停药后仍面临着高复发的风险,因此对这类患者是否需要延长辅助治疗时间仍存争议,2017 年 ASCO 年会首次公布的一项多中心Ⅱ期临床试验 PERSIST-5 研究,91 例入组患者中 74% 为高危,连续给予 5 年伊马替尼辅助治疗,结果显示 5 年 RFS 和 OS 率分别为 90% 和 95%,较历史数据明显改善,复发患者以 PDGFRA 基因突变、野生型为主,但是 3 例死亡患者两例为 D842V 突变。因该研究缺乏对照组,而且停药时间较短,仍需更长时间的随访,以观察最终 OS 结果。正在高危复发风险患者中进行的伊马替尼辅助治疗 3 年对照 5 年的随机 SSG XXII 欧洲研究,或许最终结果能回答 3 年还是 5 年的治疗时限。

因此结合目前的研究证据,在临床实践中推荐具有中高危复发风险的 GIST 患者作为辅助治疗的适应人群。推荐伊马替尼辅助治疗的剂量为 400 mg/d。治疗时限:对于中危患者,应至少给予伊马替尼辅助治疗 1 年;高危患者,辅助治疗时间至少 3 年;发生肿瘤破裂患者,应考虑延长辅助治疗时间。对于不同基因突变类型患者,辅助治疗的获益可能存在差异,C-KIT 外显子 11 以及 PDGFRA 非 D842V 突变患者辅助治疗可以获益;同时,C-KIT 外显子 9 突变与野生型 GIST 能否从辅助治疗中获益有待进一步研究,并无证据支持 C-KIT 外显子 9 突变患者辅助治疗应增加剂量至 600 mg/d 或 800 mg/d;而 PDGFRA 基因 D842V 突变 GIST 患者似乎未能从辅助治疗中获益。

84.7.6　GIST 其他治疗

肝脏是 GIST 转移的常见部位之一,除手术切除以外,针对肝转移的治疗主要依赖于全身治疗。GIST 是一种对传统放、化疗敏感性不高的肿瘤,只有少数研究认为 GIST 放疗有效,常规的照射剂量为 30~50 Gy,以每天 2~3 Gy 分次照射,对于局部腹部转移灶的控制以及缓解症状有一定作用,而不良反应甚少。而以肝脏为主的转移患者,在靶向治疗控制不佳的情况下,可选择肝动脉栓塞治疗或栓

塞化疗；而在肝转移病灶数量不多或局灶性进展，病灶<3 cm的情况下，可以考虑肝脏射频消融治疗。也有少数研究认为⁹⁰Y标记的微球内照射治疗对肝转移有较好疗效。

84.8　随访及预后

在伊马替尼治疗之前的时代，转移或复发性GIST的mOS在10～20个月之间，而在伊马替尼引入临床治疗之后，转移性病变的生存期得到实质性延长，mOS得到了3倍延长，可达51～57个月。总体伊马替尼治疗的mGIST患者中，9年PFS和OS率分别为14%和35%，而在肿瘤负荷为最低1/4象限的患者，9年PFS和OS率则分别可达到29%和58%，这些生存数据的提高很可能是因为进行CT随访可以早期发现转移病灶以及在伊马替尼治疗失败后可选择接受更多有效的全身治疗。

前文所述，局限期可手术切除的GIST患者，其预后因素包括肿瘤原发部位、大小、核分裂象和术中是否破裂等因素，在一项基于10个人群队列的集合性分析研究中纳入2 459例患者，单纯手术治疗后预计5年和15年的无复发生存率分别为70.5%和59.9%，只有小部分患者在头10年随访期间出现复发，表明多数患者通过单纯手术即可治愈。

最佳的术后随访计划仍不明确，在口服伊马替尼辅助治疗期间，建议1～3个月进行血常规、血生化等常规检验；因GIST术后最常见的转移部位是腹膜和肝脏，故推荐进行腹、盆腔增强CT或MRI扫描作为常规随访项目，必要时行PET/CT扫描。对于中、高危患者，应该每3个月进行CT或MRI检查，持续3年，然后每6个月1次，直至5年；5年后每年随访1次。对于低危患者，应该每6个月进行CT或MRI检查，持续5年。由于肺部和骨骼转移发生率相对较低，建议至少每年1次胸部X线检查，在出现相关症状情况下推荐进行ECT骨扫描。

对转移复发、不可切除或术前治疗患者，治疗前必须进行增强CT或MRI检查作为基线和疗效评估的依据。治疗以后，至少应每3个月随访，并同时进行与基线采取相同的影像学评价手段进行疗效评估。如果涉及治疗的改变，可以适当增加随访频次。治疗早期（前3个月）的密切监测非常重要，必要时可进行PET/CT扫描确认肿瘤对治疗的反应，并应监测血药浓度，指导临床治疗。

84.9　展望

10余年来，对GIST这一独特类型软组织肿瘤的深入研究以及靶向药物的临床应用推动了疾病认知和治疗的巨大进步，但是我们依然有许多悬而未决的临床问题。在可切除的GIST患者中，如何甄别出真正能从伊马替尼辅助治疗中获益的人群，现在尚未定论。尽管已经有不同的复发风险评价系统，但是没有一个系统能完美地评估术后复发风险因素，在接受辅助治疗的患者中，伊马替尼的最佳治疗剂量和期限依然并不非常明确，特别是对某些具有极高复发风险的患者，C-KIT及PDGFRA基因突变类型还不能在是否给予辅助治疗决策以及治疗期限发挥应有的作用。PERSIST-5的研究中，业已发现PDGFRA基因D842V突变的胃GIST患者对长期伊马替尼辅助治疗，疗效仍欠佳；此外如何早期检测肿瘤复发或转移的措施和手段也值得深入研究。局限期可切除患者的手术价值毋庸置疑，但是对于靶向治疗有效的转移复发患者，手术介入的时间点和手术方式方法尚有争议，仍然是临床研究的热点之一。2017年ASCO年会报告的BLU-285作为新一代的C-KIT及PDGFRA抑制剂，对反复靶向治疗失败的GIST患者已显示出突破性的治疗进步，特别是D842V突变者；在晚期GIST治疗领域，还有多种类型的靶向治疗药物在临床探索之中，包括多激酶抑制剂、免疫调剂剂、热激蛋白抑制剂、PI3K抑制剂和胰岛素样生长因子1型受体抑制剂等。此外，针对某些特殊突变亚型的GIST，如BRAF突变GIST，采用BRAF抑制剂联合MEK抑制剂等新的靶向治疗策略也正在研究之中。

（陈治宇　周烨　喻林　朱晖　张文明　徐俊彦）

主要参考文献

［1］王亚农,周烨.手术治疗晚期胃肠间质瘤临床价值[J].中国实用外科杂志,2015,35:395-399.

［2］中华医学会外科学分会胃肠外科学组:胃肠间质瘤规范化外科治疗专家共识[J].中国实用外科杂志,2015,35:110-115.

［3］中国临床肿瘤学会胃肠间质瘤专家委员会.中国胃肠间质瘤诊断治疗共识(2017年版)[J].肿瘤综合治疗电子

杂志,2018,4:31 - 43.

[4] 李健. 胃肠间质瘤诊治的发展历程与方向[J]. 中国普外基础与临床杂志,2017,24:137 - 140.

[5] 陈治宇. 胃肠道间质瘤治疗效果的评定标准. 见:师英强,梁小波主编,胃肠道间质瘤[J]. 北京:人民卫生出版社:2011:190 - 204.

[6] Agaimy A, Wunsch PH. Lymph node metastasis in gastrointestinal stromal tumours (GIST) occurs preferentially in young patients < or = 40 years: an overview based on our case material and the literature [J]. Langenbecks Arch Surg, 2009, 394:375 - 81.

[7] An HJ, Ryu MH, Ryoo BY, et al. The effects of surgical cytoreduction prior to imatinib therapy on the prognosis of patients with advanced GIST[J]. Ann Surg Oncol, 2013,20:4212 - 4218.

[8] An HJ, Ryu MH, Ryoo BY, et al. The effects of surgical cytoreduction prior to imatinib therapy on the prognosis of patients with advanced GIST[J]. Ann Surg Oncol, 2013,20:4212 - 4218.

[9] Bauer S, Rutkowski P, Hohenberger P, et al: Long-term follow-up of patients with GIST undergoing metastasectomy in the era of imatinib — analysis of prognostic factors (EORTC-STBSG collaborative study) [J]. Eur J Surg Oncol, 2014,40:412 - 419.

[10] Bauer S, Rutkowski P, Hohenberger P, et al. Long-term follow-up of patients with GIST undergoing metastasectomy in the era of imatinib-analysis of prognostic factors (EORTC-STBSG collaborative study) [J]. Eur J Surg Oncol, 2014,40:412 - 419.

[11] Casali PG, Le Cesne A, Poveda Velasco A, et al. Time to definitive failure to the first tyrosine kinase inhibitor in localized GI stromal tumors treated with imatinib as an adjuvant: a European organisation for research and treatment of cancer soft tissue and bone sarcoma group intergroup randomized trial in collaboration with the Australasian Gastro-Intestinal Trials Group, UNICANCER, French Sarcoma Group, Italian Sarcoma Group, and Spanish Group for Research on Sarcomas [J]. J Clin Oncol, 2015,33:4276 - 4283.

[12] Casali PG, Zalcberg J, Le Cesne A, et al. Ten-year progression-free and overall survival in patients with unresectable or metastatic GI stromal tumors: long-term analysis of the European Organisation for Research and Treatment of Cancer, Italian Sarcoma Group, and Australasian Gastrointestinal Trials Group Intergroup Phase III Randomized Trial on Imatinib at Two Dose Levels[J]. J Clin Oncol, 2017,35:1713 - 1720.

[13] Choi H, Charnsangavej C, Faria SC, et al. Correlation of computed tomography and positron emission tomography in patients with metastatic gastrointestinal stromal tumor treated at a single institution with imatinib mesylate: proposal of new computed tomography response criteria[J]. J Clin Oncol, 2007, 25:1753 - 1759.

[14] Choi H. Critical issues in response evaluation on computed tomography: lessons from the gastrointestinal stromal tumor model[J]. Curr Oncol Rep, 2005,7:307 - 311.

[15] Dematteo RP, Ballman KV, Antonescu CR, et al. Adjuvant imatinib mesylate after resection of localised, primary gastrointestinal stromal tumour: a randomised, double-blind, placebo-controlled trial [J]. Lancet, 2009,373:1097 - 1104.

[16] DeMatteo RP, Lewis JJ, Leung D, et al. Two hundred gastrointestinal stromal tumors: recurrence patterns and prognostic factors for survival[J]. Ann Surg, 2000, 231:51 - 58.

[17] DeMatteo RP, Maki RG, Singer S, et al. Results of tyrosine kinase inhibitor therapy followed by surgical resection for metastatic gastrointestinal stromal tumor [J]. Ann Surg, 2007,245:347 - 352.

[18] Demetri GD, Reichardt P, Kang YK, et al. Efficacy and safety of regorafenib for advanced gastrointestinal stromal tumours after failure of imatinib and sunitinib (GRID): an international, multicentre, randomised, placebo-controlled, phase 3 trial[J]. Lancet, 2013, 381:295 - 302.

[19] Du CY, Zhou Y, Song C, et al. Is there a role of surgery in patients with recurrent or metastatic gastrointestinal stromal tumours responding to imatinib: a prospective randomised trial in China[J]. Eur J Cancer, 2014,50:1772 - 1778.

[20] Gasparotto D, Rossi S, Polano M, et al. Quadruple-Negative GIST Is a Sentinel for Unrecognized Neurofibromatosis Type 1 Syndrome[J]. Clin Cancer Res, 2017,23:273 - 282.

[21] Gayed I, Vu T, Iyer R, et al. The role of 18F-FDG PET in staging and early prediction of response to therapy of recurrent gastrointestinal stromal tumors[J]. J Nucl Med, 2004,45:17 - 21.

[22] Heinrich MC JR, von Mehren M, et al. GIST: Imatinib and Beyond-Clinical Activity of BLU - 285 in Advanced Gastrointestinal Stromal Tumor (GIST) [J]. J Clin Oncol suppl, 2017,35:abstr11011.

[23] Heinrich MC, Rankin C, Blanke CD, et al. Correlation of

Long-term results of imatinib in advanced gastrointestinal stromal tumors with next-generation sequencing results: analysis of phase 3 SWOG intergroup trial S0033 [J]. JAMA Oncol, 2017,3:944 - 952.

[24] Janeway KA, Kim SY, Lodish M, et al. Defects in succinate dehydrogenase in gastrointestinal stromal tumors lacking KIT and PDGFRA mutations[J]. Proc Natl Acad Sci U S A, 2011,108:314 - 318.

[25] Joensuu H, Eriksson M, Sundby Hall K, et al. Adjuvant imatinib for high-risk GI stromal tumor: analysis of a randomized trial[J]. J Clin Oncol. 2016, 34:244 - 250.

[26] Joensuu H, Hohenberger P, Corless CL. Gastrointe-stinal stromal tumour[J]. Lancet, 2013,382:973 - 983.

[27] Joensuu H, Rutkowski P, Nishida T, et al: KIT and PDGFRA mutations and the risk of GI stromal tumor recurrence[J]. J Clin Oncol, 2015,33:634 - 642.

[28] Joensuu H, Vehtari A, Riihimaki J, et al. Risk of recurrence of gastrointestinal stromal tumour after surgery: an analysis of pooled population-based cohorts [J]. Lancet Oncol, 2012,13:265 - 274.

[29] Joensuu H, Vehtari A, Riihimaki J, et al. Risk of recurrence of gastrointestinal stromal tumour after surgery: an analysis of pooled population-based cohorts [J]. Lancet Oncol, 2012,13:265 - 274.

[30] Kang HC, Menias CO, Gaballah AH, et al. Beyond the GIST: mesenchymal tumors of the stomach [J]. Radiographics, 2013,33:1673 - 1690.

[31] Kang YK, Ryu MH, Yoo C, et al. Resumption of imatinib to control metastatic or unresectable gastrointestinal stromal tumours after failure of imatinib and sunitinib (RIGHT): a randomised, placebo-controlled, phase 3 trial[J]. Lancet Oncol, 2013, 14: 1175 - 1182.

[32] Kawanowa K, Sakuma Y, Sakurai S, et al. High incidence of microscopic gastrointestinal stromal tumors in the stomach[J]. Hum Pathol, 2006,37:1527 - 1535.

[33] Lasota J, Miettinen M: Clinical significance of oncogenic KIT and PDGFRA mutations in gastrointe-stinal stromal tumours[J]. Histopathology, 2008,53: 245 - 266.

[34] Liegl B, Hornick JL, Corless CL, et al. Monoclonal antibody DOG1. 1 shows higher sensitivity than KIT in the diagnosis of gastrointestinal stromal tumors, including unusual subtypes [J]. Am J Surg Pathol, 2009,33:437 - 446.

[35] Lok KH, Lai L, Yiu HL, et al. Endosonographic surveillance of small gastrointestinal tumors originating from muscularis propria[J]. J Gastrointestin Liver Dis, 2009,18:177 - 180.

[36] Lv M, Wu C, Zheng Y, et al. Incidence and survival analysis of gastrointestinal stromal tumors in shanghai: a population-based study from 2001 to 2010 [J]. Gastroen-terol Res Pract 2014:834136.

[37] Miettinen M, Lasota J. Gastrointestinal stromal tumors: pathology and prognosis at different sites[J]. Semin Diagn Pathol, 2006,23:70 - 83.

[38] Mir O, Cropet C, Toulmonde M, et al. Pazopanib plus best supportive care versus best supportive care alone in advanced gastrointestinal stromal tumours resistant to imatinib and sunitinib (PAZOGIST): a randomised, multicentre, open-label phase 2 trial[J]. Lancet Oncol, 2016,17:632 - 641.

[39] Miyake KK, Nakamoto Y, Mikami Y, et al. The predictive value of preoperative 18F-fluorodeoxyglucose PET for postoperative recurrence in patients with localized primary gastrointestinal stromal tumour[J]. Eur Radiol, 2016,26:4664 - 4674.

[40] Patrikidou A, Chabaud S, Ray-Coquard I, et al. Influence of imatinib interruption and rechallenge on the residual disease in patients with advanced GIST: results of the BFR14 prospective French Sarcoma Group randomised, phase Ⅲ trial[J]. Ann Oncol, 2013, 24: 1087 - 1093.

[41] Sandrasegaran K, Rajesh A, Rushing DA, et al. Gastrointestinal stromal tumors: CT and MRI findings [J]. European radiology, 2005,15:1407 - 1414.

[42] Sepe PS, Brugge WR. A guide for the diagnosis and management of gastrointestinal stromal cell tumors[J]. Nat Rev Gastrenterol Hepatol, 2009,6:363 - 371.

[43] Soreide K, Sandvik OM, Soreide JA, et al. Global epidemiology of gastrointestinal stromal tumours (GIST): a systematic review of population-based cohort studies[J]. Cancer Epidemiol, 2016,40:39 - 46.

[44] Tokumoto N, Tanabe K, Misumi T, et al. The usefulness of preoperative 18FDG positron-emission tomography and computed tomography for predicting the malignant potential of gastrointestinal stromal tumors[J]. Dig Surg, 2014,31:79 - 86.

[45] Wahl RL, Jacene H, Kasamon Y, et al. From RECIST to PERCIST: evolving considerations for PET response criteria in solid tumors[J]. J Nucl Med, 2009, 50 Suppl 1: 122S - 150S.

 **多原发恶性肿瘤**

85.1 概述

85.1.1 定义

多原发恶性肿瘤(multiple primary cancer, MPC)是指同一个体内的单个或多个器官、组织同时或异时性发生两种或两种以上原发性恶性肿瘤。多原发恶性肿瘤以双原发恶性肿瘤为多见,少数患者有3个原发恶性肿瘤,4个及以上原发恶性肿瘤比较罕见。多原发恶性肿瘤易误诊为复发或转移性肿瘤,然而其治疗效果显著好于转移性肿瘤。脑转移和肝转移的肿瘤患者,由于不知道转移来自于哪一个原发肿瘤,易引起临床的误诊误治。

出现多原发恶性肿瘤的原因可能包括宿主易感性、放疗或化疗后、免疫功能低下、遗传因素、诊断技术的提高等。多原发恶性肿瘤占所有恶性肿瘤的0.4%~10.7%。随着肿瘤治疗的进步,多原发恶性肿瘤的发病率逐渐上升。

多原发恶性肿瘤可表现为同样的组织学类型或不同的组织学类型。如为不同的组织学类型,如癌和肉瘤、癌和恶性黑色素瘤、鳞癌和腺癌等,临床上比较好区分。如为相同的组织学类型,如同为腺癌,临床上较难区分,需要结合临床特点、其他检查如免疫组织化学或分子分析等进行鉴别。

多原发恶性肿瘤可发生在人体不同器官或同一器官。发生在不同器官的多原发恶性肿瘤,可发生在全身各处不同部位,如乳腺和肺双原发、胃和肠双原发等。发生在同一器官的多原发恶性肿瘤,常见于肺(多原发肺癌)、结直肠(多原发结直肠癌)、乳腺(多原发乳腺癌)等。例如,多原发肺癌(multiple primary lung cancer,MPLC)是指同一患者,一侧或双侧肺内不同部位,同时或先后发生两个或两个以上的原发性肺癌,组织学类型可以相同或不同。过去认为,MPLC在原发性肺癌中并不常见,发病率较低。随着诊断技术的进步、肺癌高危人群的筛查以及肺癌患者术后生存率的延长和密切随访,近年来MPLC的发病率日益增高。据统计,高达8%的非小细胞肺癌(NSCLC)为多发病灶,其中7%~64%是MPLC,尤以多原发肺腺癌常见。临床上,MPLC易与肺癌的复发、转移相混淆,容易造成误诊、误治,而MPLC与肺内转移癌及复发癌的临床治疗及预后截然不同,前者经手术治疗有治愈的可能,而后者基本无治愈机会,远期生存率低,因此明确诊断对治疗MPLC患者至关重要。

85.1.2 分类

根据第二肿瘤与原发肿瘤发生的时间间隔,可将多原发恶性肿瘤分为同时性多原发恶性肿瘤(synchronous multiple primary cancer,SMPC)和异时性多原发恶性肿瘤(metachronous multiple primary cancer,MMPC)。

(1) SMPC

一般认为两个原发肿瘤发生的间隔时间小于6个月者为SMPC。例如,在发现食管癌时同时性发现消化道原发肿瘤情况多见。

(2) MMPC

一般认为两个原发肿瘤发生的间隔时间大于6个月者为MMPC。目前的数据表明异时性多原发恶性肿瘤较同时性多原发恶性肿瘤更多见。Utada等在研究乳腺多原发恶性肿瘤中发现时间间隔多为2年,Chen等在对1 000多例骨髓瘤多原发恶性肿瘤患者随访中发现5年内高发。各项研究报道时间不同,但5年内发生率比较高。更明确的好发时间间隔还需要多中心大数据统计结果证实。

85.1.3 流行病学

随着诊断技术的进步、综合治疗的发展、恶性肿瘤患者的生存期延长,多原发恶性肿瘤的发病率逐渐升高。在所有恶性肿瘤患者中,多原发恶性肿瘤的发生比例报道不一。在一篇纳入了大量癌症患者的研究报道中,多原发恶性肿瘤的发生比例为0.73%~11.7%。根据美国癌症研究所的监测,第二原发癌症的发生比例从1975~1979年的9%增加到了2005~2009年的19%。Utada等报道日本的发生比例为8.1%。而国内文献报道的发生比例仅为0.4%~2.4%。造成这种差别的原因可能与多种因素有关,包括种族差异、当地医疗水平、对多原发恶性肿瘤的认识水平不足造成的误诊误治、统计方法和癌症登记制度等。

统计数据表明,年龄越大,多原发恶性肿瘤的发生率越高,最常见的发生年龄为50~60岁。各研究报道的多原发恶性肿瘤的好发部位不一致。Gursel等报道第一原发恶性肿瘤好发部位依次为喉、膀胱和乳腺,第二原发恶性肿瘤好发部位依次为肺、乳腺和结肠。Utada等的研究发现第一原发恶性肿瘤主要位于食管、喉、卵巢、下咽、口咽等;第二原发恶性肿瘤好发部位为甲状腺、食管、乳腺、结肠。

部分特定肿瘤容易出现多原发恶性肿瘤,这可能与多原发恶性肿瘤发生的病因有关。例如,如果第一原发恶性肿瘤是口咽/下咽癌,第二原发恶性肿瘤多为食管癌,反之如果第一原发恶性肿瘤是食管癌,第二原发恶性肿瘤是口咽/下咽癌的概率最大。同样,乳腺癌、子宫癌、卵巢癌间,胃癌和结直肠癌间也容易发生多原发恶性肿瘤。

85.1.4 病因

目前引起多原发恶性肿瘤的病因尚不明确,普遍认为是多种因素协同作用所致。可能的病因包括以下几方面。

(1) 治疗相关因素

现阶段已有大量研究证实医源性因素包括放射治疗和化学治疗具有致癌性。放射治疗可导致第二原发肿瘤发生已得到公认,尤以头颈部、甲状腺、乳腺、皮肤、骨和软组织多见。Hashibe等在口腔癌病例研究中发现,经过放疗后发生第二原发肿瘤的风险明显高于单独手术者,且多发生在照射野内。放疗致癌的机制可能是射线长期照射导致自由基形成和DNA损伤,而基因修复系统未在短时间内修补损伤的DNA,导致癌基因激活。

对于大部分组织,发生第二原发肿瘤的风险是随着放射剂量的增加呈线性增长,当然各个组织发生风险的大小是不同的。例如霍奇金淋巴瘤放疗后每Gy的相对危险度在胃癌是0.09(95% CI:0.04~

0.21），肺癌是 0.15(95％ CI：0.06～0.39)，乳腺癌是 0.15(95％ CI：0.04～0.73)。

大部分放疗相关性肿瘤发生在接受放疗的 10 年后，并且随着时间的延长风险逐渐增高，这也提示要关注肿瘤患者的长期随访，尤其是接受过放疗的患者。近几十年，新的放疗技术，如调强放射治疗和质子重离子治疗等应用于临床，其具有剂量低、放射野小的优点，但与第二原发肿瘤发生的关系尚未明确，有待进一步研究。

全身性抗肿瘤治疗包括化疗、激素治疗和免疫治疗等，可导致继发性恶性肿瘤的发生。化疗药物致癌机制可能与化疗药物致 DNA -蛋白质交联和（或）引起 DNA 链断裂、细胞转化、突变及染色体畸变等有关。化疗继发的恶性肿瘤以白血病多见。早在 1990 年，Curtis 等就发现乳腺癌患者化疗后易诱发白血病。该研究随访了 13 734 例患者，其中 24 例发生急性白血病，较正常人群的发生率（2.1/万）明显提高。

引起继发性恶性肿瘤是最常见的致癌药物有烷化剂、拓扑异构酶 Ⅱ 抑制剂和抗代谢药物。一些抗肿瘤新药如紫杉类药物、单克隆抗体、小分子酪氨酸激酶抑制剂等，在临床上获得了较好的疗效，延长了患者生存期，但同时导致了较大的累积剂量。它们与第二原发肿瘤发生的关系尚不明了，需要大样本、更长时间的随访研究。

激素也可导致多原发恶性肿瘤，多篇文献证实乳腺癌患者易伴发妇科肿瘤。Angurana 等在对大于 4 000 例乳腺癌患者的随访中发现，应用他莫昔芬的患者发生子宫内膜癌的风险度是不用此药患者的 4 倍。激素不仅刺激第一原发肿瘤的发生，也同时刺激第二原发肿瘤的发生，可能受到的刺激不同，发生时间也有差异。

综合治疗的运用例如放、化疗联合等，延长患者生存期的同时是否会提高第二原发肿瘤的发生率，至今无可靠证据，有待进一步研究。

（2）基因和遗传易感性

有些临床综合征与多原发肿瘤相关，包括遗传性乳腺癌、遗传性视网膜母细胞瘤、神经纤维瘤病、痣样基底细胞癌、Li-Fraumeni 综合征、遗传性非息肉病性大肠癌（Lynch 综合征）、多发性内分泌腺瘤、Bloom 综合征、着色性干皮病等。Lynch 综合征是由 DNA 错配修复基因（MMR）胚系突变引起的肿瘤易感性常染色体显性遗传疾病，包括 MLH1、MSH2、PMS1 和 MSH6 异常。Lynch 综合征患者不仅患有结肠癌，同时易并发其他多原发恶性肿瘤如卵巢癌、胃癌和膀胱癌等。这可能是由于基因错配修复，导致 DNA 序列错误，而在全身多器官发生突变，导致多部位肿瘤发生。遗传性乳腺癌与 BRCA1 或 BRCA2 基因突变有关；视网膜母细胞瘤与位于染色体 13q14 的 RB1 基因胚系突变有关，这些儿童癌症幸存者易继发放射相关性肉瘤、白血病、黑色素瘤等第二肿瘤；Li-Fraumeni 综合征与位于染色体 17q13 的 TP53 基因胚系突变有关，表现为乳腺癌、肉瘤、白血病、脑肿瘤、肾上腺皮质癌的风险增加；而 Bloom 综合征、着色性干皮病是与 DNA 修复有关的罕见疾病，可以导致白血病、淋巴瘤、皮肤肿瘤、软组织肉瘤等多原发癌症。

Siolek 等发现 CHEK2 基因突变与甲状腺癌和乳腺多原发恶性肿瘤的发生相关，作者对 468 例甲状腺乳头状癌和 468 例无癌患者进行对照研究发现，甲状腺癌患者 CHEK2 基因突变更明显（15.6％ vs. 6.0％，P<0.001)，在 11 例甲状腺癌伴乳腺多原发恶性肿瘤的患者中有 7 例存在 CHEK2 突变（63％，P<0.001)。此外，还有很多分子标志物、突变基因在不同肿瘤中被发现，如 p21、p53、Rho 家族和 NF-κB 等，由于某个或某几个基因的突变，引起多个因子发生变化，从而导致肿瘤的发生。

一些研究提示基因不稳定性与癌症患者的特定临床病理学特征相关，因此导致了多原发癌症在不同的器官发生。在一项关于胃多原发癌的研究中发现，年龄超过 60 岁或高度微卫星不稳定（microsatellite instability-high，MSI-H)状态的患者多原发癌发病率较高。肾细胞癌（renal cell carcinoma，RCC）和胃肠道间质瘤（gastrointestinal stromal tum-or，GIST）的乳头状改变，可能会导致与 c-Met 突变和 c-Kit 原癌基因突变相关的家族性肿瘤。

（3）生活方式及环境

一些不良因素（如不良生活方式）及环境暴露（如烟草、酒精、紫外线、肥胖等），均为诱癌因素。但这些因素是否会诱发多原发癌很难证实，因为必须同时考虑到遗传风险、第一原发癌后的治疗风险等。在最近的相关研究中证实，在绝对风险方面，烟草和酒精相关的多原发癌约占 35％。

现已公认，大量吸烟、饮酒是呼吸系统及消化道多原发恶性肿瘤的致病因素。Slaughter 等提出"区域癌化"学说,即长期暴露于烟、酒等致癌因素的上呼吸道和消化道黏膜易在本系统内发生多个原发肿瘤灶或多个部位的癌前病变。Hori 等在食管鳞癌患者中,对口腔、下咽和食管进行碘染色观察,发现黏膜存在散在多发碘染不着色区域的病例。长期暴露在辐射、工业污染等环境中,不同部位的不同组织暴露在相同的致癌环境中,也易患多原发恶性肿瘤。环境因素、生活方式和放、化疗等共同导致基因的突变,最终导致肿瘤的形成。

85.2 临床表现

85.2.1 症状

多原发恶性肿瘤患者的症状与各个原发肿瘤引起的症状相关,并没有特异性。在治疗效果较好、生物学特性较好、存活期较长的肿瘤,如宫颈癌、乳腺癌、大肠癌、鼻咽癌、甲状腺癌等患者中更多出现第二原发肿瘤。超过 80% 的多原发恶性肿瘤发生在单独的或独立的器官系统。新发肿瘤和原发肿瘤在同一组织或器官的占约 13.2%,最常见的是乳腺、结肠、肺、皮肤(黑色素瘤),另外有 3.8% 起源于原发肿瘤的邻近组织或器官。儿童癌症幸存者风险较成人高,较多见于肉瘤、霍奇金淋巴瘤、造血细胞移植。

在一篇纳入了 297 例多原发癌症患者的研究中,53.2% 有 2 个同时性肿瘤,43.1% 有 2 个异时性肿瘤,1.7% 有 3 个同时性肿瘤,1.3% 既有同时性肿瘤又有异时性肿瘤,0.7% 有 3 个异时性肿瘤。而在另一篇研究中,1 684 例多原发肿瘤患者中 95.0% 有 2 个肿瘤,4% 有 3 个肿瘤,1% 有 4 个及以上肿瘤,异时性肿瘤占 77.9%。迄今为止,报道多原发肿瘤最多的是 8 个肿瘤。59.8% 的多原发癌症患者是男性,但是在性别上差异无统计学意义。50 岁以上的患者更易患多原发肿瘤。在异时性肿瘤患者中,2 个肿瘤发生的平均间隔时间是 44.4 个月。最常见的第二原发肿瘤部位依次为结肠、前列腺、胃、乳腺和膀胱。不同文献报道略有不同,可能与各肿瘤在不同地域和人群发病率不同有关,且关于多原发肿瘤的研究均为回顾性研究,各中心的诊断技术差异也会导致数据不同。

85.2.2 体征

同样,多原发恶性肿瘤患者的体征与各个原发肿瘤相关,没有特异性。

85.2.3 预后

一般而言,多原发恶性肿瘤的治疗效果好于复发、转移癌。但患有多原发恶性肿瘤患者的预后普遍比单发恶性肿瘤患者预后差,可能的原因包括:① 多原发恶性肿瘤发生在老年人(老年人机体功能较差,对疾病的耐受力差);② 多原发恶性肿瘤好发于消化道、头颈部和肺等;③ 误诊误治,部分肿瘤发现较晚,首发癌的治疗影响了第二原发肿瘤的治疗。由于现在还没有大样本研究对多原发恶性肿瘤的治疗及预后进行综合分析,故对预后的影响因素还有待进一步研究。

Lee 等研究发现,多原发恶性肿瘤会影响乳腺癌预后,特别是影响早期乳腺癌。他们的研究随访了 8 204 例乳腺癌患者,所有患者均行根治性乳腺癌切除手术治疗,其中 858 例患有多原发恶性肿瘤。伴有多原发恶性肿瘤的 0～1 期乳腺癌患者较不伴多原发恶性肿瘤患者的生存率明显降低($P < 0.001$),而对于 2～3 期乳腺癌伴和不伴多原发恶性肿瘤患者的生存率差异无统计学意义($P > 0.05$)。Kim 等研究了肺癌伴多原发恶性肿瘤的患者,根据肺癌分期、患者全身情况分别行保守治疗、手术治疗、放疗和化疗。结果发现主要影响患者预后的因素为肺癌本身。因此,影响多原发恶性肿瘤患者预后的主要因素为多原发恶性肿瘤中病理分期预后更差的那一种。

多原发癌若能早期发现,其预后明显优于单原发癌的复发或转移,有文献报道多原发癌的 10 年生存率为 69.3%。而同时性和异时性多原发癌的生存期存在显著差异。Ikeda 等报道同时性多原发癌组 10 年生存率为 40.1%,异时性多原发癌组为 75.2%,异时性多原发癌组中两个肿瘤发生的时间间隔越长,预后越好。

85.3 初始评估

85.3.1 完整的病史和体格检查

(1) 病史

多原发恶性肿瘤的症状多不明显,一旦发现症状,则要进行详细检查,特别是发生在非转移癌的好发部位,应考虑是否发生多原发恶性肿瘤。包括对症状进行详细的评估,了解既往肿瘤史,已有的影像学检查、肿瘤家族史等。遗传性非息肉病性结肠癌等家族史很可能提示患者对多原发恶性肿瘤的易感性。多原发恶性肿瘤多发生在5年内，所以术后应密切随访。

（2）体格检查

应进行详细的全身体检，包括浅表淋巴结（颈部、锁骨上、腋下、腹股沟淋巴结等）等。

85.3.2　实验室检查

包括血常规、肝肾功能、电解质、乳酸脱氢酶，尿常规，粪隐血检查等。

85.3.3　肿瘤标志物检查

肿瘤标志物检查通常不具有特异性，不能用来诊断多原发肿瘤。出现某些特征性标志物异常时要考虑到相应的原发肿瘤可能。例如，甲胎蛋白（AFP），与肝癌和非精原细胞的生殖细胞肿瘤有关；前列腺特异性抗原（PSA），与前列腺癌有关；CA-125，常与女性卵巢癌有关。

85.3.4　影像学检查

影像学检查是诊断多原发肿瘤的重要方式。

（1）CT检查

颈胸腹盆增强CT检查（根据病变部位选择）是多原发恶性肿瘤患者初步检查的常规选择。CT检查可初步判定病变范围，提示原发病灶等。

在多原发肺癌中，胸部CT检查有助于鉴别。① MPLC的肿瘤多具有原发性肺癌的特点。大多数为孤立圆形或类圆形结节状阴影，单发，可有分叶和毛刺征，边缘不光整、密度不均匀，常伴支气管狭窄或肺不张；而转移性肿瘤常为多发球形阴影，无分叶及毛刺征，边缘光滑，密度均匀，很少出现肺叶或肺段不张。② 第二原发癌进展较缓慢，患者体质好，而转移性肿瘤进展较快，患者一般情况较差。③ 两肺同时出现孤立性肿块，无淋巴结转移和远处转移，应考虑MPLC可能。④ 转移性肿瘤多位于肺外周带，临床症状少，支气管镜、痰脱落细胞学检查常为阴性。⑤ 肺癌患者术后2年肺内再度出现孤立性肿块，应警惕MPLC。

（2）MRI检查

与CT检查相比，MRI检查有更好的软组织分辨率。在乳腺、肝脏等部位病变的检出中有重要意义。

（3）其他检查

如钼靶、B超检查等。

85.3.5　内镜检查

怀疑某部位多原发恶性肿瘤时，需行相应的内镜检查，如鼻咽镜、胃镜、肠镜、支气管镜检查等。例如，食管鳞癌伴发消化系统肿瘤是常见现象，特别是有烟酒史患者，要常规行食管镜喉镜联合检查，且术后可定期行上、下消化道内镜检查。

85.4　PET/CT在多原发恶性肿瘤中的应用

^{18}氟-脱氧葡萄糖（^{18}F-FDG）正电子发射断层摄影（PET/CT）是将PET和CT有机结合，将肿瘤的糖代谢显像与能提供精准定位及精细解剖信息的CT图像融合，能发现更多的其他常规检查尚未发现的转移灶，在多原发恶性肿瘤的诊断、分期中有重要作用。其具有全身扫描及灵敏度高的特点，可使肿瘤患者的多种原发肿瘤同时显像，在多原发恶性肿瘤患者的诊治中具有很大优势。Malik等对591例食管癌患者行PET/CT检查，发现多原发恶性肿瘤55例（9.3%）。

85.5　病理学检查

病理学检查是诊断多原发恶性肿瘤的"金标准"，对于疑似原发肿瘤可行病理学活检。

85.5.1　细胞病理学检查

（1）细针穿刺

对体表肿块进行细针抽吸细胞学检查（FNA）通常用于对多原发恶性肿瘤患者的初始定性诊断，或者用于患者不能进行组织病理学检查时。细针穿刺细胞块标本也可试行免疫组化检测，但是细针穿刺通常不能保证足够的标本进行组织病理学检查。

（2）脱落细胞检查

脱落细胞检查偶可用来发现第二原发病灶。如怀疑肺部肿瘤时可行痰脱落细胞检查，怀疑食管肿瘤时可行食管脱落细胞检查，怀疑泌尿系统来源肿瘤时可行尿液脱落细胞学检查等。

85.5.2　组织病理学检查

（1）光镜检查

对肿瘤活检或手术标本进行组织病理学检查仍

是多原发恶性肿瘤患者诊断的"金标准"。临床医生必须和病理医生密切沟通以保证足够的活检标本。

（2）免疫组织化学检查

免疫组织化学染色法（immunohistochemical staining，IHC）是在肿瘤的分类中最广泛应用的特异性技术。通常可以在固定的、石蜡包埋的组织中进行染色，这就扩大了它的适用性。对于光镜下无法明确诊断的肿瘤均需进一步行免疫组化检查。

IHC染色可以确定组织来源（癌、肉瘤、淋巴瘤、恶性黑色素瘤等）。在同样组织学类型的肿瘤中可能有助于鉴别器官来源。例如GCDFP15和乳腺球蛋白（mammaglobin）提示乳腺癌，TTF1和$CK7^+$ $CK20^-$提示肺癌，HEPAR1提示肝癌，RCC提示肾癌，甲状腺球蛋白（thyrobolulin，TG）/TTF1提示甲状腺肿瘤，PLAP/OCT4提示生殖细胞肿瘤，CDX2加上$CK7^-CK20^+$提示结直肠癌，WT1/PAX8提示卵巢癌，嗜铬颗粒蛋白A（chromogranin A，CgA）和突触素（synaptophysin，syn）提示神经内分泌肿瘤，白细胞共同抗原（leukocyte commonantigen，LCA）提示淋巴瘤或者白血病。

85.5.3 分子检测

目前有许多基于分子生物学和分子遗传学水平的辅助诊断方法，这些辅助诊断方法主要有：特异的分子标记、微卫星不稳定和杂合性缺失分析、第二代基因测序、微阵列比较基因组杂交（array comparative genomic hybridization，aCGH）、免疫组织化学等。转移性肿瘤与原发肿瘤有着相似的遗传学特征而第二原发肿瘤与首发肿瘤的遗传学特征通常不同。目前的分子诊断多基于这一理论。例如，在多原发肺癌中通过检测EGFR基因突变及ALK基因重排可用来区别MPLC和肺内转移。Shen等对5例MPLC和7例肺内转移癌患者，利用6个多态微卫星标记的等位基因变异的分子分析，结果显示多态性微卫星标记在多原发肿瘤中表现出不一致的趋势而在转移性肿瘤和原发肿瘤之间表现出一致的趋势。Chen等利用免疫组化方法检测p53、p16、p27和c-erbB2（HER-2）四种蛋白在肺癌病灶中的差异性表达来鉴别MPLC和肺内转移，结果显示表达率差值总和>90%可诊断为MPLC，≤90%可诊断为肺内转移。Arai等利用aCGH分析转移癌和多原发癌的基因拷贝数变化的一致率，结果发现转移癌和多原发癌的一致率分别为55.5%和

19.6%，且与病理学诊断的符合率高达83%。

85.6 诊断和鉴别诊断

85.6.1 诊断

Warren和Gates最早制定了多原发癌症的诊断标准，即：① 每一个肿瘤在组织学上必须都是恶性；② 每一个肿瘤有各自的病理学形态；③ 每一个肿瘤发生在不同的部位或器官，但必须排除转移或复发。第3版《国际疾病分类肿瘤分册》对多原发癌症的诊断标准做了更详尽的描述：① 多原发癌的存在不取决于时间；② 每一个原发癌起源于一个组织或部位，而不是侵袭、复发或转移；③ 多灶性肿瘤，例如膀胱癌被认为是单一的肿瘤；④ 可能涉及许多不同的器官系统（或灶）的肿瘤，如卡波西肉瘤和造血系统肿瘤只能算一个肿瘤，而有些肿瘤具有不同的形态，即使它们在同一个部位也应算作多原发癌。根据这些诊断标准，大部分肿瘤都能明确诊断，但是也有特殊情况，例如病理学类型相同的肿瘤就鉴别困难，而免疫组化和分子生物学的发展解决了部分难题。

早期诊断和治疗是影响多原发癌症患者生存的主要因素。对于易感人群如儿童癌症幸存者、免疫缺陷患者、有家族遗传史患者要加强随访。

85.6.2 鉴别诊断

多原发恶性肿瘤涉及全身多个器官，与转移瘤的鉴别有难度。多原发恶性肿瘤与转移瘤的主要鉴别点为：① 转移瘤多发生在骨、肺和肝等，而多原发恶性肿瘤有相对应的位置；② 在影像学中，转移瘤为多发、密度均匀、轮廓清晰的圆形灶，而多原发恶性肿瘤为孤立、边界不清的病灶；③ 当首发恶性肿瘤无复发，也无周围淋巴结转移时，发现其他部位肿瘤，应考虑多原发恶性肿瘤的可能。

多原发恶性肿瘤容易引起误诊，原因可能包括：对多原发恶性肿瘤的认识不足；第二原发癌的临床表现往往与首发癌相混淆，或被首发癌的表现掩盖；异时性癌的第二原发癌发生时间多在首发癌术后1~3年，此时也往往与首发肿瘤复发与转移的时间相吻合，易考虑复发或转移；对异时性多原发癌在首发癌治愈后，在排除复发或转移情况下，往往考虑为非肿瘤性疾病诊断。

85.7　治疗

现阶段对多原发恶性肿瘤尚无特殊的治疗方案,治疗上按每种原发肿瘤治疗原则处理。大部分文献支持根据肿瘤部位、病理学分期、全身情况选择手术、放疗或化疗为主的根治性治疗方法,术前、术后可辅助放、化疗。一旦确诊为多原发恶性肿瘤,对待第二、第三原发癌应与第一原发癌同样行根治性治疗,治疗原则同第一原发癌。多原发癌患者的生存期取决于恶性程度最高的肿瘤,与多原发肿瘤的个数无关。故有些患者虽同时患多个肿瘤,但仍能长期生存。

85.7.1　对症支持治疗

症状控制和姑息性治疗,包括止痛治疗、营养支持等。

85.7.2　手术治疗

多原发恶性肿瘤的手术治疗受患者的一般情况、年龄、相关的并发症、第二原发癌的临床分期、首癌的治疗方式等多种因素影响。若患者无手术禁忌证,应积极选用手术治疗。如果为同时性多原发癌,能同时行手术切除则选择手术治疗。如果不能手术切除,较为合理的治疗需兼顾两者并以恶性程度较高者为主。对于同时性多原发恶性肿瘤,肿瘤范围较小,可经内镜或开放手术同时切除,若切除范围较大也可行分期手术。

Hamaji等报道SPLC术后5年生存率和首癌术后5年生存率基本相同,评估SPLC能否进行手术的评估方法同首癌的评估方法相同,分期为早期有足够生理储备的mMPLC可行手术治疗。

85.7.3　放射治疗

患者身体状况不能耐受手术治疗,或者第二原发肿瘤不能手术根治性切除,可以考虑放疗。或者对于异时性多原发恶性肿瘤,由于第一原发肿瘤治疗后粘连、解剖改变等原因,难以进行二次手术,可以对第二原发肿瘤采用放疗。

85.7.4　化学治疗

如果第二原发恶性肿瘤已经广泛转移,或者患者身体状况不能耐受手术治疗,可给予全身治疗。化疗方案或靶向治疗药物的选择根据各个原发肿瘤的类型而定。

85.7.5　局部治疗

对于不能切除的肝脏病变(腺癌或神经内分泌肿瘤)可考虑局部治疗,如肝动脉灌注、化疗栓塞、射频消融等。

85.8　总结和展望

随着多原发恶性肿瘤发生率的增加,多原发恶性肿瘤的诊治是一个很大的挑战。如何早期、正确诊断多原发恶性肿瘤对于避免误诊误治和改善患者预后具有重要意义。在治疗第一原发恶性肿瘤时要注意在尽量根治肿瘤的基础上,合理选择治疗方式,以减少第二原发恶性肿瘤的发生,特别是儿童和青少年患者。对于恶性肿瘤患者要加强随访,特别是长期幸存者要警惕第二原发肿瘤的发生。现阶段针对多原发恶性肿瘤的分子机制的研究还很少,今后应大力加强遗传学及分子生物学研究,筛选出多原发恶性肿瘤的易感基因,了解基因的致病通路,从分子水平进行早期诊断和干预。

(刘　欣　罗志国　胡夕春)

主要参考文献

[1] 李敏,谢旭. 多原发恶性肿瘤研究进展[J]. 中国癌症杂志,2017,27(2):156-160.

[2] 赵洁敏,吴昌平. 多原发癌症的研究进展[J]. 癌症进展,2016,14(12):1195-1198.

[3] 侯晶晶,王慧娟,张国伟,等. 多原发肺癌的诊断与治疗[J]. 中国肺癌杂志,2015,18(12):764-769.

[4] Berrington de Gonzalez A, Gilbert E, Curtis R, et al. Second solid cancers after radiation therapy: a systematic review of the epidemiologic studies of the radiation dose-response relationship [J]. Int J Radiat Oncol Biol Phys, 2013,86(2):224-233.

[5] Curtis RE, Moloney WC, Ries LG, et al. Leukemia following chemotherapy for breast cancer [J]. Cancer Res, 1990,50(9):2741-2746.

[6] Demark WW, Allan JM. Aetiology, genetics and prevention of secondary neoplasms in adult cancersurvivors [J]. Nat Rev ClinOncol, 2013,10(5):289-301.

［7］ Malik V, Johnston C, Donohoe C, et al. F－18－FDG PET-detected synchronous primary neoplasms in thestaging of esophageal cancer incidence, cost, and impact on management ［J］. Clin Nucl Med, 2012, 37(12):1152－1158.

［8］ Mellemkiaer L, Christensen J, Frederik S, et al. Risk of primary non-breast cancer after femalebreast cancer by age at diagnosis ［J］. Cancer Epidemiol Biomarkers Prev, 2011, 20(8):1784－1792.

［9］ Morton LM, Onel K, Curtis RE, et al. The rising incidence of second cancers: patterns of occurrence and identification of risk factors for children and adults ［J］. Am Soc Clin Oncol Educ Book, 2014:e57－67.

［10］ Pacheco-Figueiredo L, Antunes L, Bento MJ, et al. Evaluation of the frequency of and survival from second primary cancers in North Portugal: a population-based study ［J］. Eur J Cancer Prev, 2013, 22(6):599－606.

［11］ Trousse D, Barlesi F, Loundou A, et al. Synchronous multiple primary lung cancer: an increasing clinical occurrence requiring multidisciplinary management. J Thorac Cardiovasc Surg, 2007, 133(5):1193－1200.

［12］ Wood ME, Vogel V, Ng A, et al. Second malignant neoplasms: assessment and strategies for risk reduction ［J］. J Clin Oncol, 2012, 30(30):3734－3745.

［13］ Working Group Report. International rules for multiple primary cancers （ICD－0 third edition） ［J］. Eur J Cancer Prev, 2005, 14(4):307－308.

［14］ Xu GZ, Guan DJ, He ZY. （18）FDG－PET/CT for detecting distant metastases and second primary cancers in patients with head and neck cancer. A meta-analysis ［J］. Oral Oncol, 2011, 47(7):560－565.

［15］ Youlden DR, Baade PD. The relative risk of second primary cancers in Queensland, Australia: a retrospective cohort study ［J］. BMC Cancer, 2011, 11:83.

原发不明恶性肿瘤

86.1 概述

86.1.1 定义

原发不明恶性肿瘤（cancer of unknown primary，CUP)是指转移灶经病理学检查确诊为恶性肿瘤，治疗前经过详细病史、体检和各项检查均未能明确其原发病灶。CUP是包括了很多类型晚期肿瘤的一个临床综合征。如果发现了转移病灶，但并没有采用合适的方法寻找原发病灶，这种情况不能称为原发不明肿瘤。这也是CUP定义的一个难题，因为目前关于必须要做的检查还没有明确的规定。

临床上找不到原发灶的原因可能有：检测手段尚不够充分，病理采样不足，原发灶已去除，肿瘤广泛转移致使原发灶难以辨认，肿瘤播散方式特殊，原发灶太小，原发灶发生自发性消退等。最初表现为原发灶不明肿瘤的患者中只有不到30%的患者之后发现了原发病灶。通过尸检，大约75%的患者可以找到原发病灶（通常＜2 cm)。原发病灶大多为治疗效果比较差的肿瘤类型，位于胰腺、肺、胃、结直肠和肝脏部位的原发病灶约占尸检确诊病例的60%。位于乳腺、卵巢和前列腺的原发病灶在尸检中并不常见，但分子肿瘤分析（molecular tumor profiling，MTP)判断组织起源（tissue of origin)的数据表明，胆道、泌尿道、乳腺和卵巢起源的肿瘤比以前所认为的更为常见。

对于诊断CUP，一定要有病理学的诊断，即使病变从临床角度看倾向于恶性，也需要明确病理学诊断，最好是组织病理学诊断。病理学上，CUP大致可分为5类：高中分化腺癌（60%），低分化腺癌或未分化癌（29%），鳞癌（5%），低分化恶性肿瘤（5%)和原发不明神经内分泌肿瘤（1%)。组织学分类是患者预后的一个重要预测因素。

CUP患者通常有多发的转移病灶，但有些患者表现为一个主要的病灶或者孤立的病灶，这种情况需要鉴别这是不是原发病灶。判断主要的病灶是否为原发病灶还需结合其他情况，如发生在肝内的腺癌，可能是肝内胆管细胞癌，也可能是原发不明转移灶。如果是一个孤立的皮肤病灶，组织学证实为腺癌但没有发现其他病灶，需要考虑为原发于皮肤附件的癌。

86.1.2 流行病学

据统计，CUP占全部肿瘤病例的3%～5%。在美国，CUP约占所有癌症登记病例的2%。其他国家报道CUP占所有癌症登记病例的2.3%～7.8%。由于许多患者被诊断为其他疾病而进行癌症登记，CUP准确的发病率并不可知。一般认为，CUP患者占所有肿瘤患者更接近实际的比例为5%左右，据此推算美国的CUP病例为80 000～90 000例每年。对SEER数据库1973～2008年的数据分析发现，被诊断为CUP患者的比例一直在下降。遗憾的是，这期间CUP患者的中位生存时间并没有得到改善。

引起肿瘤广泛转移而原发灶隐匿这种不寻常生物学行为的分子机制并不明了，数项研究提示染色体异常、微血管密度异常、非整倍体、多个基因过表达等可能与此相关。2010年发表的一项瑞典的研究揭示了原发不明肿瘤可能有遗传学基础。该分析显示，CUP中有2.8%是家族性的（例如，父母和后代都被诊断为原发不明肿瘤)。此外，CUP与家族中肺癌、肾癌和结直肠癌的发生有关，这提示这些肿瘤类型可能是原发病灶。在儿童和年轻CUP患者中已明确t(15,19)染色体易位导致的BRD4-NUT原癌基因激活是可能的致病机制。也有研究显示CUP中通常有多种染色体异常和多个基因的过表达，包括 EGFR、C-KIT/PDGFR、RAS、BCL2、HER2和P53等。原发不明肿瘤患者中Bcl-2和P53的过表达率分别为40%和53%。

86.2 临床表现

CUP的发病率在男、女性中大致相似，中位发病年龄在60岁左右。大多数CUP患者在转移部位出现症状或体征，被诊断时多为晚期。患者之后的临床过程通常以转移灶的表现为主，约5%的患者潜伏的原发病灶在之后的病程中会显现出来。

86.2.1 症状

CUP患者具有高度异质性，其临床表现多种多样。患者的症状以转移灶的症状为主，包括淋巴结肿大、疼痛、肝转移或其他腹部表现、骨痛或病理性骨折、呼吸系统症状、中枢神经系统症状等。全身症状可有发热、体重减轻等非特异性表现。肿瘤通常早期播散、侵袭性高。最常见的转移部位为肝、肺、骨、淋巴结。超过 50% 的患者病灶累及多个部位，约1/3 的患者有多于 3 个器官受累。有一些特定的转移模式提示可能的原发病灶，如左锁骨上内侧淋巴结转移提示腹腔原发肿瘤，颈部斜角肌旁淋巴结转移提示同侧肺癌，颏下淋巴结转移提示口底、舌前部或口唇癌，颈中部结节转移提示甲状腺、鼻咽癌，腋窝淋巴结转移提示乳腺癌，腹股沟淋巴结转移提示下肢、阴道、肛管或淋巴瘤。但是，CUP 可发生任何部位的转移。因此，根据这些转移模式可以提示我们进一步寻找可能的原发病灶，但不能依赖其进行诊断。

86.2.2　体征

CUP 患者以转移灶的体征为主。根据转移部位的不同表现为相应的体征，如浅表淋巴结肿大，肝、脾大，乳腺肿块，下肢水肿等。

86.2.3　预后

CUP 患者的预后在以医院为基础的研究（hospital-based studies）和以人群为基础的研究（population-based studies）中有所差异。以医院为基础的研究，特别是临床试验中的人群，都是符合一定的入选标准，并接受特异的治疗，其预后肯定好于以人群为基础的研究。在以人群为基础的研究中，CUP 患者的中位生存时间在 3 个月左右。在以医院为基础的研究中，CUP 患者的中位生存时间在 3～11 个月。综合多项研究结果，CUP 患者经过治疗后的中位生存期在 9 个月左右。

大部分 CUP 患者的预后差，只有无淋巴结转移的患者其预后好于有淋巴结外转移的患者，中位生存时间分别为 8 个月和 3 个月。CUP 患者可分为预后良好组和预后不良组。预后不良因素包括：男性，PS 评分差，腺癌合并多个器官转移（肝、肺、骨），非乳头状恶性腹腔积液（腺癌），腹膜转移，多发脑转移（腺癌或鳞癌），腺癌伴有多发肺/胸膜转移或者多发骨转移。预后良好因素包括：中线低分化癌，女性腹腔乳头状腺癌，女性只累及腋窝淋巴结的腺癌，累及颈部淋巴结的鳞癌，孤立的腹股沟淋巴结鳞癌，低分化神经内分泌癌，男性成骨转移及 PSA 升高腺癌，单发、小的、潜在可切除的肿瘤。大部分患者为预后不良组，占80%左右。

此外，对 179 名原发不明患者进行回顾性分析的结果表明，PS 评分好、血清白蛋白水平高、血清乳

酸脱氢酶（LDH）水平低的患者更有可能从化疗中获益。

86.3　初始评估

对于 CUP 患者进行评估的目的是找到解剖原发病灶或者可能的组织起源。初始评估包括：完整的病史和体格检查，特别是乳腺、泌尿生殖道、盆腔、肛门；了解既往肿瘤史、活检、病灶切除、自发退缩的病灶、已有的影像学检查；常规实验室检查，包括血常规、肝及肾功能、电解质、粪隐血；症状相关的内镜检查；颈、胸、腹、盆增强 CT；PET/CT 等。在诊断 CUP 的过程中这些程序中的很多可能已经遂行。

86.3.1　完整的病史和体格检查

（1）病史
包括对症状进行详细的评估，了解既往肿瘤史、活检、病灶切除、自发退缩的病灶、已有的影像学检查、肿瘤家族史等。遗传性非息肉病性结肠癌或乳腺癌的家族史很可能提示患者对这些肿瘤的易感性。

（2）体格检查
临床上对 CUP 患者应特别重视详细的全身体检，包括浅表淋巴结（颈部、锁骨上、腋下、腹股沟淋巴结等）及乳腺、泌尿生殖道、盆腔、肛门等。彻底的体检可能会发现特异性原发肿瘤。如左侧锁骨上淋巴结肿大（Virchow's 淋巴结）、脐周淋巴结肿大或包块（Sister Mary Josph's 结节）在低分化癌患者中可提示胃肠道检查，腹股沟淋巴结肿大、肛周包块可能提示肛门肿瘤。

86.3.2　实验室检查

包括血常规、肝及肾功能、电解质、乳酸脱氢酶、尿常规、粪隐血检查等。

86.3.3　肿瘤标志物检查

肿瘤标志物检查通常不具有特异性，不能用来诊断原发灶。常见有 5 种肿瘤标志物在诊断和治疗中有潜在价值：①人绒毛膜促性腺激素（β-HCG），与非精原细胞的生殖细胞肿瘤有关，可用来诊断和随访；②甲胎蛋白（AFP），与肝癌和非精原细胞的生殖细胞肿瘤有关；③前列腺特异性抗原（PSA），与前列腺癌有关，临床表现为腺癌和成骨转移的男性患

者,推荐进行 PSA 检查,腺癌或有骨骼转移者 PSA 升高提示前列腺癌,必要时对活检组织行 PSA 免疫组织化学染色,以检出不典型的前列腺转移癌;④癌胚抗原(CEA),CEA 升高的 CUP 患者其原发灶大多集中在肠、肺、胰腺、卵巢、胆管等;⑤CA-125,常与女性卵巢癌有关,对原发灶不明的女性恶性肿瘤患者而言,CA-125 升高通常提示可以用卵巢癌的化疗方案来治疗本病。但是临床上,CUP 患者常常有多种肿瘤标志物的非特异性升高,对肿瘤组织起源提示作用不大。肿瘤标志物更重要的作用为通过检测其动态变化来监测患者对治疗的反应。

86.3.4 影像学检查

（1）CT 检查

胸腹盆腔增强 CT 检查是 CUP 患者初步检查的常规选择,对有颈部病变的患者可行颈部增强 CT 检查。CT 检查可初步判定病变转移范围,寻找原发病灶,指导活组织检查取材部位等。怀疑肺部原发病灶的患者建议行胸部薄层 CT 扫描检查。

（2）MRI 检查

乳腺 MRI 扫描对于孤立腋窝淋巴结转移和可疑隐匿性乳腺癌患者具有重要的临床意义。怀疑鼻咽病灶或头颈部病灶时 MRI 检查比 CT 有更好的软组织分辨率。对于 CT 造影剂过敏的患者也推荐行 MRI 检查。

（3）其他检查

在所有患 CUP 的女性患者中,隐匿性乳腺癌所占的比例不高(4%~8%),鉴于乳腺癌对局部和系统治疗有着较好效果,双侧乳腺 X 线钼靶照相应成为常规检查。B 超检查对于良、恶性肿块可进行初步鉴别。腔内超声如超声胃镜可发现黏膜下病灶或小的胰腺肿瘤等。B 超引导下穿刺检查可用于病理学诊断。怀疑食管或胃的病灶时可行食管造影检查或上消化道造影 X 线检查。核素扫描一般不作为常规检查,但有助于评价疾病的范围,对有骨骼疼痛的患者,骨骼核素扫描对分期有价值。

86.3.5 内镜检查

对于无症状的 CUP 患者,内镜检查并不推荐为常规检查项目。对颈部淋巴结转移性鳞癌的患者,内镜检查(鼻咽镜、喉镜等)是必需的。另外,如有相应症状,则应行相应脏器内镜检查,如有咳嗽、胸闷等症状,应行气管镜检查。如有腹部症状,应行胃肠

镜检查。如有左锁骨上淋巴结转移性腺癌的患者,也应注意行胃肠镜检查。如有血尿等症状的患者,需行膀胱镜检查。

86.4　PET/CT 在原发不明肿瘤中的应用

^{18}氟-脱氧葡萄糖(^{18}F-FDG)正电子发射断层摄影(PET/CT)是将 PET 和 CT 有机结合,将肿瘤的糖代谢显像与能提供精准定位及精细解剖信息的 CT 图像融合,不仅提高了 CUP 患者的原发灶的检出率,而且还能发现更多的其他常规检查尚未发现的转移灶,在原发不明肿瘤的诊断、寻找原发灶、分期、了解肿瘤分布、指导治疗选择、疗效观察中有重要作用。PET/CT 检查具有中度特异性和高度敏感性。综合 11 项研究的荟萃分析入组了 433 例患者,结果显示 37% 的患者经 PET/CT 检查发现了原发灶,敏感性和特异性均为 84%。

在颈部淋巴结转移性鳞癌的 CUP 患者中,^{18}F-FDG PET 的作用更为重要。一项研究 246 例颈部淋巴结转移的 CUP 患者中,PET/CT 检查的原发肿瘤检出率为 44%,敏感性为 97%,特异性为 68%。另一项 Meta 分析提示,在颈部淋巴结转移性鳞癌的 CUP 患者中,CT 检查能发现 22% 的原发灶,MRI 检查的发现率为 36%,而 ^{18}F-FDG PET/CT 发现率为 25%~57%。Breuer 等对 ^{18}F-FDG PET/CT 预测 CUP 患者预后中的作用进行了研究,结果提示检查未发现恶性病变或病变为局限性的 CUP 患者 1 年生存率明显优于病变广泛者,而 SUV 值的差异与预后无显著性相关。

^{18}F-FDG PET/CT 在识别原发灶不明的颈外肿瘤的原发部位方面有一定的作用。在原发不明的颈外肿瘤患者中,PET/CT 能够检测出约 39% 的原发病灶,检测到的最常见的肿瘤原发部位是肺(约 50% 的患者)。

PET/CT 检查也具有一定的局限性。对于摄取低的肿瘤准确度有限,分化良好生长缓慢的肿瘤如前列腺癌、神经内分泌肿瘤的 ^{18}F-FDG 代谢低,敏感性受到了限制。PET/CT 也难以发现很小的原发肿瘤,可联合应用 CT 薄层扫描或 MRI 扫描。PET/CT 检查对于 ^{18}F-FDG 代谢本底高的部位(如脑部、泌尿系统)和空腔脏器(如胃肠道)也容易有假阴性。因此对于 PET/CT 检查阴性但临床上高度怀疑的部位需行进一步的检查。

因此，虽然 PET/CT 扫描可能对某些患者有用，但在 CUP 患者的初始评估中，PET/CT 检查并非必需的常规检查。目前 PET/CT 在头颈部的原发不明鳞癌患者中作用确切。PET/CT 扫描还可用于诊断出仅有单发转移病灶的肿瘤患者，并采用局部治疗，还可以作为主要累及骨的肿瘤患者的随访手段。由于尚缺乏之前瞻性研究，目前 PET/CT 检查在 CUP 患者的 NCCN 指南中推荐证据为 2B 级，其作用值得进一步研究。将来技术的进步可能揭示出更多原发灶不明转移癌的原发部位，例如乳腺局部的 PET/CT 可提高对乳腺肿块的空间分辨率，有可能检出直径数毫米的原发病灶；雌激素受体 PET/CT 显像可通过检测病灶对雌激素的摄取情况，来判别肿瘤病灶是否有雌激素受体表达。

86.5 病理学检查

86.5.1 细胞病理学检查

（1）细针穿刺检查

对体表肿块进行细针抽吸细胞学检查（FNA）通常用于对 CUP 患者的初始定性诊断，或者用于患者不能进行组织病理学检查时。现在细针穿刺细胞块标本也可试行免疫组化检测，但是细针穿刺通常不能保证足够的标本进行组织病理检查。

（2）脱落细胞检查

脱落细胞检查偶可用来寻找原发病灶。如怀疑肺部肿瘤时可行痰脱落细胞检查，怀疑食管肿瘤时可行食管脱落细胞检查，怀疑泌尿系统来源肿瘤时可行尿液脱落细胞检查等。

86.5.2 组织病理学检查

对肿瘤活检或手术标本进行组织病理学检查仍是 CUP 患者初始评估的金标准。临床医生应与病理科医生密切沟通以保证获取足够的活检标本。组织病理学检查按照以下流程：①确定组织标本中是否包含肿瘤细胞。②确定肿瘤的大类，是来源于上皮组织的恶性肿瘤，还是来自于间叶组织的肉瘤、淋巴瘤或黑色素瘤。大部分 CUP 来源于上皮组织。③进一步缩小范围，确定肿瘤的亚型，是属于腺癌、鳞癌、神经内分泌肿瘤、生殖细胞肿瘤或者间皮瘤。④最终通过形态学检查和免疫组化标志物分析，确认原发位点。

（1）光镜下分类

从广义分类上，CUP 在光学显微镜下大致可分为 5 类：高中分化腺癌（60%），低分化腺癌或未分化癌（29%），鳞癌（5%），低分化恶性肿瘤（5%）和原发不明神经内分泌肿瘤（1%）。肉瘤和恶性黑色素瘤偶尔因找不到明显的原发病灶而诊断为原发不明肿瘤。这些组织学分类在一定程度上可以区分具有不同临床特征、诊断评估、治疗和预后的 CUP 患者，提供了一个可用于后续评价的实用分类系统。

1）高中分化腺癌（well-or moderately differentiated adenocarcinoma）：分化良好和中度分化的腺癌是 CUP 患者中最常见的肿瘤类型，约占 60% 的病例。腺癌的诊断是基于光学显微镜下的特征，特别是肿瘤细胞腺样结构的形成。由于所有部位的腺癌具有共同的特征，因此组织病理学检查通常不能决定原发性肿瘤的部位。某些组织病理学特征通常与特定的肿瘤类型有关，例如浆液性乳头状特征常见于卵巢癌，印戒样细胞常见于胃癌。然而，这些特性还不具有足够的特异性，不足以作为诊断组织起源的决定性证据。

高中分化腺癌的 CUP 患者通常多为老年人，并且有多个病灶的转移性肿瘤。常见的转移部位包括淋巴结、肝、肺和骨。转移部位决定了患者的临床表现。

2）低分化腺癌或未分化癌（poorly differentiated adenocarcinoma or undifferentiated carcinoma）：低分化癌（poorly differentiated carcinomas，PDC）约占 CUP 患者的 29%，包括低分化腺癌和未分化癌。这些患者中的 1/3 可发现腺癌分化特征（低分化腺癌）。其中一些患者为非常敏感的肿瘤类型，因此，仔细的病理评估是至关重要的。所有的 PDC 都应该进行额外的病理学检查，其目的在于：①区分被误认为是癌的其他肿瘤类型（如淋巴瘤、肉瘤、恶性黑色素瘤）；②区别神经内分泌肿瘤；③确定肿瘤组织起源。这些病理学研究主要包括免疫组化染色和 MTP 分析，必要时行电镜检查和染色体核型/细胞遗传学分析。然而即使对这些肿瘤进行仔细的病理学评估，一些治疗敏感的肿瘤（如生殖细胞肿瘤、淋巴瘤）也只是偶然被发现。能区分化疗敏感肿瘤和化疗不敏感肿瘤的组织病理学特征尚不明了。

PDC 患者的中位发病年龄较轻，通常表现出肿瘤的快速生长。这些患者更多出现纵隔、后腹膜和周围淋巴结的转移。尽管存在一些临床差异,但低分化腺癌患者的临床特征与未分化癌患者的临床特征有明显的重叠。

3) 鳞癌(squamous cell carcinoma, SCC):鳞状细胞癌约占 CUP 患者的 5%。对鳞状细胞癌的明确诊断通常是组织学检查。在低分化鳞癌患者中,特别是临床表现不典型的情况下,应考虑行进一步的病理学检查,包括免疫组化染色和 MTP 分析。大部分的原发不明鳞癌患者都有特异的临床症状,可以进行有效的治疗,因此适当的临床评估是很重要的。

4) 原发灶不明的低分化恶性肿瘤 (poorly differentiated neoplasms of unknown primary site):如果病理学检查不能区别肿瘤的大体分类(如癌、淋巴瘤、恶性黑色素瘤、肉瘤),则多被分类为低分化恶性肿瘤。约 5% 的 CUP 患者在标准的组织学评估后被诊断为低分化恶性肿瘤。对这类患者进行更精确的诊断是非常有必要的,因为这类患者中有部分患者可能为化疗敏感性肿瘤。有报道指出,35% ~ 65% 的低分化恶性肿瘤为淋巴瘤,后者对化疗非常敏感。剩下的大部分为癌,包括低分化神经内分泌肿瘤。恶性黑色素瘤和肉瘤占不到 15%。随着过去 30 年免疫组化染色、电镜检查和基因表达判断组织来源及相关技术的进步,低分化恶性肿瘤这类 CUP 可能会越来越少。

5) 原发灶不明的神经内分泌肿瘤(neuroendocrine tumors of unknown primary):神经内分泌肿瘤具有多种多样的临床和组织学特征,约占所有 CUP 患者的 1%。随着病理学诊断方法的改善,使人们认识到神经内分泌肿瘤发生率的增加和肿瘤谱的扩大。通过组织学特征可把神经内分泌肿瘤分为两个亚型。低级别的神经内分泌肿瘤与类癌和胰岛细胞瘤具有相同的组织学特征,并可能分泌出生物活性物质。MTP(分子肿瘤轮廓)分析可能判断其组织起源,明确组织来源,在某些情况下(例如胰腺起源)具有治疗意义。第二个组织学亚型具有典型的神经内分泌特征和组织学高级别表现(被称为小细胞癌、非典型类癌或分化差的神经内分泌癌)。还有少部分的神经内分泌肿瘤由于神经内分泌特征缺失,在组织学检查中不能被识别,这些肿瘤在组织学上表现为分化较差的肿瘤或 PDC。进一步的鉴别需要结合免疫组化染色和 MTP 分析,必要时电子显微镜检查。

(2) 免疫组织化学检查

因为组织学检查几乎不能确定肿瘤的组织起源,进一步的病理学检查对所有的 CUP 患者都是必要的。免疫组织化学染色法(IHC)是在肿瘤的分类中最广泛应用的特异性技术。通常可以在固定的、石蜡包埋的组织中进行染色,这就扩大了它的适用性。大多数的 IHC 抗体是针对在肿瘤转化过程中保留下来的正常细胞蛋白。越来越多的组织特异性蛋白抗体的不断发展,使得 IHC 成为一个动态的、不断发展的技术领域。

IHC 染色在肿瘤中具有分级诊断的作用。第一级为确定组织来源(癌、肉瘤、淋巴瘤、恶性黑色素瘤等)。通常可以识别出分化较差恶性肿瘤的正确谱系。第二级为辨别可能的原发部位。不同类型的细胞表达不同的蛋白标志物,并且表达强度不同,利用过氧化物酶标记的特异性肿瘤抗体可以判断特异性蛋白的表达量,进而缩小范围或者确定原发位点。例如 GCDFP15 和乳腺球蛋白(mammaglobin)提示乳腺癌,TTF1 和 $CK7^+CK20^-$ 提示肺癌,HEPAR1 提示肝癌,RCC 提示肾癌,甲状腺球蛋白(thyrobolulin, TG)/TTF1 提示甲状腺肿瘤,PLAP/OCT4 提示生殖细胞肿瘤,CDX2 加上 $CK7^-CK20^+$ 提示结直肠癌,WT1/PAX8 提示卵巢癌,嗜铬颗粒蛋白 A (chromogranin A, CgA)和突触素(synaptophysin, syn) 提示神经内分泌肿瘤,白细胞共同抗原 (leukocyte common antigen, LCA)提示淋巴瘤或者白血病。第三级为检测影响治疗决策的指标,如 HER-2 表达的免疫组织化学检测等(表 86-1)。

免疫组织化学检测也有一定的局限性:肿瘤细胞的抗原性会影响检测结果。对免疫组织化学染色结果的解释是主观的,可能存在观察者解读不一致,需要有经验的病理学家定夺。染色的异质性,任何染色中都可能会出现假阳性和假阴性结果。例如,一些癌出现波形蛋白(vimentin)染色,一些肉瘤出现细胞角蛋白染色,还有各种各样的癌,并不总是表现为预期的染色模式。一些经典的染色模式可能与其他癌的染色模式重叠,不能指向明确的原发病灶。

免疫组织化学标记的选择通常需要在临床特征的指导下进行(如转移的部位、性别)。在活检标本中常规进行多个未选择的免疫组化染色是不可行的,研究显示过多的(>12 个)免疫组织化学染色不能提高诊断的准确率。临床医生和病理医生需充分沟通以准确地执行这些测试。在大多数情况下,染色的结果必须结合临床和组织学特征进行解释。一个例外是前列腺特异性抗原(PSA)染色,这是前列腺癌的特异性抗原。

在大多数 CUP 患者的诊断中,4 个染色(CK7、CK20、TTF1、CDX2)是免疫组化的基础,通常是活检标本中初始要做的染色指标。在表 86-1 中总结了提示可能原发部位的染色。使用一系列染色可以提高诊断的特异性;一些经典的染色模式通常被用来对起源组织的诊断(如在肺腺癌上的 $CK7^+/CK20^-/TTF^{-/+}$,结直肠癌中 $CK7^-/CK20^+/CDX2^+$)。IHC 发现可能可以提示进一步的诊断检查,如肠镜等以发现可能的原发病灶。

表 86-1　肿瘤类型和免疫组织化学染色

肿瘤类型	免疫组织化学染色
癌	泛-细胞角蛋白 $AE1/3^+$,EMA^+,$S100^-$,CLA^-,$vimentin^-$,CK7、20 可变
淋巴瘤	CLA^+,泛-细胞角蛋白 $AE1/3^-$,EMA^-,$S100^-$
恶性黑色素瘤	$S100^+$,$HMB45^+$,melan-A^+(可变),pan-cytokeratin$^-$,CLA^-
肉瘤	$Vimentin^+$,$desmin^+$,$CD117^+$,$myogen^+$,factor Ⅷ antigen$^+$(可变),pan-cytokeratin AE1/3(通常—),S100(通常—),CLA^-,$HMB45^-$,melan-A^-
神经内分泌肿瘤	Epithelial stains$^+$,chromogranin$^+$,synaptophysin$^+$,$CD56^+$(可变)
胃肠道间质瘤	$CD117^+$,$CD34^+$,$DOG1^+$
间皮瘤	$Calretinin^+$,$CD5/6^+$,$WT1^+$,mesothelin$^+$
肠癌	$CK20^+$,$CK7^-$,$CDX2^+$
肺腺癌	$CK7^+$,$CK20^-$,$TTF1^+$,napsin A^+
肺鳞癌	$CK7^+$,$CK20^-$,$P63^+$,$CK5/6^+$
肺神经内分泌肿瘤	$TTF1^+$,chromogranin$^+$,synaptophysin$^+$,$CD56^+$
乳腺	$CK7^+$,ER^+,PR^+,GCDFP-15^+,Her2/neu$^+$,mammaglobin$^+$,$GATA3^+$(可变)
卵巢	$CK7^+$,ER^+,$WT1^+$,$PAX8^+$,mesothelin$^+$(可变)
膀胱(移行细胞)	$CK20^+$,$CK5/6^+$,$p63^+$,$GATA3^+$,urothelin$^+$(可变)
前列腺	PSA^+,$CK7^-$,$CK20^-$
胰腺	$CK7^+$,CA19-9^+,mesothelin$^+$
肾脏	RCC^+,$PAX8^+$,$CD10^+$,pan-cytokeratin $AE1/3^+$(可变)
肝脏	$Hepar1^+$,$CD10^+$
肾上腺皮质	Alpha-inhibin$^+$,melan-A^+,$CK7^-$,$CK20^-$
生殖细胞	$PLAP^+$,$OCT4^+$
甲状腺/滤泡状/乳头状	$Thyroglobulin^+$,$TTF1^+$,$PAX8^+$

86.5.3　电镜检查

在一些分化较差的肿瘤中,电子显微镜可以进行诊断,但应是常规光学显微镜、IHC 染色和 MTP 分析后仍不清楚谱系的研究。电子显微镜可能在未分化肉瘤的鉴别中很有用。神经内分泌颗粒(神经内分泌肿瘤)或原黑素体(黑色素瘤)等超微结构特征可以提示一个特定的肿瘤。未分化的肿瘤会失去这些特定的超微结构特征,因此,缺乏特殊的超微结构不能用来排除特异的诊断。电镜不能区分不同的腺癌,通常也不能判别组织起源。

86.5.4　染色体核型或细胞遗传学分析

在很多患者中,即使经过组织学检查、免疫组织化学染色并结合临床特征,也不能找到肯定的组织起源。在这种情况下,染色体核型分析偶有帮助。由于大多数的肿瘤现在都可以使用更容易的方法来识别(如 IHC、MTP 分析),目前核型分析主要用于组织学诊断为差分化的肿瘤或 PDC 的患者,而其他的研究不能缩小其诊断范围。

在一些肿瘤中存在特定的染色体异常。大多数 B 细胞的非霍奇金淋巴瘤与肿瘤特异性免疫球蛋白基因重组有关,在一些 B 细胞和 T 细胞淋巴瘤和霍奇金淋巴瘤中已经发现了典型的染色体异常。在罕见的情况下,当对淋巴瘤的诊断无法建立时,染色体核型分析是必要的。一些非随机的染色体易位已被确定,偶尔也能用于 CUP 的诊断。包括外周神经上皮瘤、促结缔组织增生小圆细胞肿瘤和尤文肉瘤中的 t(11:22);不确定组织发生的儿童和青少年中线结构癌中的 t(15:19);生殖细胞肿瘤中的 12 号染色体异常;腺泡状横纹肌肉瘤中的 t(2:13);小细胞肺癌中的 3p 缺失;神经母细胞瘤中的 1p 缺失;滑膜肉瘤中的 t(X:18);Wilms 瘤中的 11p 缺失等。

在分化很差的不明来源恶性肿瘤年轻男性患者中,对特定的 12 号染色体异常的识别(如 i[12p]、del[12p]、12p 多拷贝),偶尔可以诊断出性腺外生殖细胞肿瘤。在具有性腺外生殖细胞综合征或不确定组织来源中线癌的年轻男性患者中,Motzer 等进行了肿瘤核型分析,结果在 40 名患者中,12 名患者检测到了 12 号染色体异常,此举有助于生殖细胞肿瘤的诊断。在基因分析诊断为生殖细胞肿瘤的 12 名患者中,5 例患者接受顺铂为基础的化疗后达到了 CR。这些数据也证实了作者的猜测,这些患者中的一些具有组织学不典型的生殖细胞肿瘤。

对病毒基因组的检测也能由于判别原发病灶。例如在颈部淋巴结转移 CUP 患者的肿瘤细胞中,EB 病毒基因组的出现高度提示鼻咽原发。

86.5.5 分子肿瘤分析

肿瘤的基因表达或分子分析源自约 20 年前的 DNA 微阵列分析,随后的研究扩大了对肿瘤基因组的理解。一项关于癌症分类的关键研究报告由 Golub 等发表,该研究首次证明了基因表达的模式可以区分急性髓性白血病和急性淋巴细胞白血病。其他研究人员证明,通过检测不同的基因表达,可以精确地对许多癌症类型进行分类。转移灶肿瘤的基因表达谱(gene expression profiling,GEP)如 mRNA、DNA、RNA、miRNA 等表达与转移部位组织的基因表达谱存在差异,而与其原发部位组织的基因表达谱更相似,提示肿瘤在其发生、发展和转移的过程中,始终保留其组织起源(tissue of origin)的基因表达特征。

近年来,随着生物技术的飞速发展,研究人员可同时检测肿瘤组织中成千上万个基因的表达水平,从中发现与肿瘤组织起源相关的基因及特定的表达模式。癌症细胞通常保留一些其组织起源特异的功能特征,并且可以通过它们的基因表达谱来识别。识别特定癌症类型的分子分析的基础是识别负责合成特定正常细胞功能所需的蛋白质的编码基因,或在人类许多不同的正常细胞类型中相对特异的非编码 RNA 如 microRNA。因此,分子肿瘤分析旨在确定癌症类型,检测与细胞谱系相关的基因表达,而不是癌症特异的分子异常。

CUP 患者是一个大的异质性群体,临床原发肿瘤解剖部位不明确,是分子分析分型的理想候选对象。数个分子肿瘤分析(分子肿瘤轮廓,MTP)已经在已知的癌症鉴定中得到了验证,并在 CUP 中进行了研究。Talantov 等通过 RT - qPCR 测定 10 个基因的表达水平,判别原发位点是否来源于肺、乳腺、结肠、卵巢、胰腺和前列腺。在 260 个已知原发位点的转移性肿瘤样本中准确率为 78%。Ma 等采用 RT - qPCR 检测 92 个基因的表达水平,可识别 32 种肿瘤的原发部位,该方法准确率为 87%。Rosenfeld 等则通过检测 48 个 microRNA 的表达水

平,识别 22 种肿瘤的组织起源,准确率为 89%。Park 等采用 10 个免疫组织化学标志物组合鉴别转移性肿瘤的原发位点,准确率为 75%,提示分子分析较免疫组化标志物具有更高的准确率。对超过 100 个肿瘤的两项研究分别比较了 IHC 和 MTP 在确定原发灶已知肿瘤组织起源中的准确性。这些双盲研究通常有大量的组织样本进行检测,并允许参与的病理学家做多个 IHC 染色。结果显示 MTP 分析诊断的准确性优于 IHC,特别是在肿瘤分化较差的情况下,或者是在 IHC 染色后诊断仍不清楚的情况下。此外,分子诊断需要更少的肿瘤组织(2~3 张白片)。这些数据支持进一步评估 MTP 分析在 CUP 中的意义,特别是当 IHC 染色不确定或在活检组织有限的情况下。

因此,相比于影像学和组织病理诊断方法,分子标志物检测具有灵敏度和特异度高、结果判读客观等优势,在欧美一些发达国家已作为辅助手段应用于 CUP 原发位点的诊断。目前国外有两种用于 MTP 分析的商业化试剂盒。其中 1 个是 92 基因反转录聚合酶链反应(RT - PCR)mRNA 分析(Cancer TYPE ID;bioTheranostics,Inc.),而另一种使用微阵列方法来检测组织特异的 microRNA(Cancer of Origin Test,Rosetta Genomics)。

目前国内 MTP 分析的研究也在开展。复旦大学附属肿瘤医院病理科王奇峰等采用实时定量聚合酶链反应(real-time quantitative polymerase chain reaction,RT - qPCR)检测 96 基因在 4%甲醛溶液固定石蜡包埋(formalin-fixed paraffin embedded,FFPE)样本中的特异性表达。该研究整合 Array-Express 和 Gene Expression Omnibus 数据库中肿瘤类型明确的生物芯片数据,构建涵盖 22 大类肿瘤、5 800 例样本的基因表达谱数据库;从中筛选出 96 个组织特异性基因,建立肿瘤分类模型;并通过优化 RNA 提取方法及 PCR 探针引物设计,实现在 FFPE 样本中定量检测上述基因的表达水平。在 206 例 FFPE 样本中,182 例的基因分型结果与病理学诊断结果一致,分类准确率达 88.4%。在我国男性和女性常见的十大肿瘤中,96 基因模型的分类准确率分别达到 95.5%和 93.2%。该研究显示,96 基因 RT - qPCR 检测对于不同肿瘤的 FFPE 样本具有较好的判别能力,展现出其在 CUP 患者临床诊断中的潜在价值。

86.6 诊断

对 CUP 进行诊断的目的是：① 确定解剖的原发部位，② 如果解剖学原发部位不能找到，确立组织起源，③ 确定特定的预后好的亚组，④ 明确病变范围，是局限性病灶还是播散性病灶，其治疗方法有所不同，⑤ 指导治疗决策。CUP 患者中预后良好亚组包括以下类型。

86.6.1 女性腹膜转移癌

女性患者中引起广泛腹膜病变的腺癌，尤其是浆液状腺癌，可能是卵巢癌的典型表现，尽管来自胃肠道、肺或乳腺的癌有时也会产生这种临床症状。有时，广泛腹膜转移癌的女性患者在剖腹手术时没有发现卵巢或腹部其他部位的原发病灶。这些患者经常有典型的卵巢癌的组织学特征，如乳头状浆液状结构或砂粒体，也有共同的临床特征，如血清 CA-125 水平升高。这些肿瘤在有卵巢癌家族史的女性中更为常见，而预防性卵巢切除术并不一定能保护她们免患这种肿瘤。就像卵巢癌一样，有 *BRCA1/2* 突变的女性患原发性腹膜癌的概率增加。

现在很清楚的是，这些癌中有许多发生于腹膜表面（原发性腹膜癌）或发生于输卵管的末端。这些肿瘤很多具有特征性的 IHC 发现（卵巢模式）或 MTP 特征。由腹膜（间皮）表面或输卵管发生的癌与卵巢癌具有共同的血统（苗勒管起源）和生物学行为，其基因表达谱与卵巢癌几乎完全相同进一步支持这一假说。用标准的卵巢癌方案对这些女性进行治疗（外科细胞减灭术，之后给予紫杉类联合铂类药物的化疗）所取得的结果和卵巢癌中类似。男性患者中很少见到这种情况。

86.6.2 女性腋下淋巴结转移

女性患者出现腋下淋巴结转移癌需怀疑乳腺癌。男性隐匿性乳腺癌患者也可出现这种情况，但非常罕见。乳腺 X 线钼靶照相术检查正常的患者中，磁共振成像和 PET/CT 检查偶可发现乳腺原发病灶。淋巴结活检标本应做乳腺相关的免疫组化标志物检测。如果为阳性，将强有力地支持乳腺癌的诊断。MTP 分析也有助于诊断。在接受乳房切除术后，有 44%～80% 的患者可发现浸润性乳腺癌。原发肿瘤的直径通常<2 cm，有些可能只有数毫米。

偶尔在乳房切除术标本中发现非浸润性的肿瘤病灶。

如果除了腋下淋巴结没有其他地方的转移，这部分患者可能是 II 期的隐匿性乳腺癌，经过合适的治疗后具有潜在可治愈性。即使体格检查和 X 线钼靶照相术检查正常，也推荐行腋窝淋巴结清扫加乳腺改良根治术。治疗后患者的预后与 II 期乳腺癌患者的预后相似。在腋窝淋巴结清扫后，对乳房的放射治疗联合化疗也是一种合理的替代疗法。在这种情况下，需要遵循 II 期乳腺癌的治疗指南，给予新辅助或辅助系统治疗。

除腋下淋巴结外，有其他部位转移的女性患者，特别是在 IHC 和（或）MTP 分析支持乳腺癌诊断的情况下，应视为转移性乳腺癌进行治疗。激素受体和 HER-2 状态在这些患者中尤其重要，因为她们可能从激素治疗、化疗或 HER-2 靶向治疗中获得益处。

86.6.3 血清前列腺特异性抗原升高或肿瘤组织 PSA 染色阳性

男性患者出现原发部位不明的腺癌时，需检测血清前列腺特异性抗原（PSA）浓度。肿瘤标本也可进行 PSA 染色。即便患者的临床特点（如转移模式）不支持前列腺癌的诊断，如果出现 PSA 阳性（血清或者肿瘤染色）也可尝试进行去雄激素治疗。在一些患者中，前列腺穿刺活检可能证实原发部位。成骨性骨转移的患者在没有明确的原发灶和其他部位转移的情况下，也可尝试经验性的内分泌治疗，而不必考虑 PSA 的结果。在这部分患者中 MTP 分析也可能提供一个明确的诊断。

86.6.4 性腺外生殖细胞癌综合征

性腺外生殖细胞癌综合征最初于 1979 年被描述。完整的综合征非常罕见，包括以下特征：① 发生在<50 岁的男性；② 肿瘤主要位于中线（纵隔、后腹膜）或多发肺部结节；③ 症状的持续时间短（<3 个月），肿瘤生长迅速；④ 血清 HCG、AFP 水平升高；⑤ 对之前的放疗或化疗敏感。这些肿瘤可由 IHC 染色和（或）MTP 分析或通过检测特定的 12 号染色体异常而确定诊断。如果诊断不确定，具有这种综合征的患者仍可能有非典型的生殖细胞肿瘤，并推荐使用以顺铂为基础的化疗。

86.6.5　单发的肿瘤病灶

临床上发现单一转移（脑、肝、肾上腺、皮下组织、骨、肠、淋巴结、皮肤或其他部位）的患者通常都有其他未发现的病灶。PET/CT 扫描可能有助于诊断其他未被怀疑的转移病灶。当只发现一个单发的肿瘤病灶时（如单个淋巴结区、单个肿块），需考虑到酷似转移性疾病的不寻常原发性肿瘤。几种不同寻常的原发肿瘤可能以这种方式出现而被误认为是转移性癌，包括 Merkel 细胞神经内分泌肿瘤、皮肤附件肿瘤（如汗腺癌、皮脂腺癌）、肉瘤、黑色素瘤或淋巴瘤。这些患者中，有些人的单发病灶可能为原发性肿瘤。

病灶局限没有其他部位转移的患者应该接受积极的局部治疗，因为少数患者可有长期的无疾病生存。如果 IHC 或 MTP 确定其组织来源，那么在新辅助治疗或辅助治疗中应考虑部位特异性的全身化疗。

只有单个小的转移病灶的患者，无论其组织起源如何，都可以存活 1 年或更长的时间，因此可以属于一个好的预后亚组。在报道的一组原发不明单发脑转移瘤患者中，在明确治疗后 5 年中，15% 的患者仍未出现任何进展。另一项研究中治疗并跟踪了 36 例单发转移瘤的患者。所有的患者都接受局部治疗（手术切除加或不加放射治疗），而且大多数患者还接受了经验性的化疗方案。这组患者的中位生存时间为 17 个月；1 年、2 年和 3 年生存率分别为 65%、40% 和 28%。

86.6.6　鳞癌累及颈部或锁骨上淋巴结

鳞癌最常见的表现为单侧颈部淋巴结的累及。推荐的临床评估可在近 85% 的患者中发现头颈部的原发病灶。在没有明确的解剖学原发病灶时，可能存在头颈部隐匿的原发病灶。

当没有发现原发病灶时，应给予累及的颈部局部治疗。有研究对 1 400 多名颈部原发不明转移癌的患者进行了回顾分析，并以多种局部治疗方式进行治疗。在这些系列的许多病例中，有很大一部分患者患有 PDC 或腺癌。在接受局部治疗的患者中，30% ~ 40% 的患者获得了长期无疾病生存。亚组分析显示，使用根治性颈部清扫术、高剂量放射治疗或手术联合放疗，所得到的结果类似。

颈部肿瘤负荷的大小影响患者的预后，N1 或者 N2 患者的治愈率显著高于 N3 或颈部大肿块的患者。在这些患者中，差分化癌是一个不良的预后因素。单独手术切除时，20% ~ 40% 的患者在随后的病程中会发现头颈部的原发病灶。当使用了放疗时，原发病灶出现的机会小一些，这可能是因为在放疗野内隐匿的原发病灶得到了根治。放射治疗剂量和技术应与原发头颈部癌患者相似，鼻咽、口咽和喉咽应该包括在放疗野内。

目前，在原发不明颈部淋巴结转移癌患者中，化疗的作用已被普遍接受。目前还没有进行随机化研究，但是一项非随机的比较研究结果显示，化疗加放疗优于单纯的局部治疗（中位生存时间分别为 37 个月和 24 个月）。目前，在局部进展期头颈部癌患者中同步放、化疗是标准的治疗方法，并且也应该是颈部淋巴结转移性鳞癌患者的治疗选择。

下颈部和锁骨上淋巴结转移的患者预后没有这么好，因为隐匿的原发性肿瘤常常位于肺，而皮肤、宫颈、食管和肛管也是可能的原发部位。分子肿瘤分析可能有助于预测原发部位。无锁骨以下病灶的患者应该接受积极的局部治疗，10% ~ 15% 的患者可长期无疾病生存。同时也应考虑对这些患者进行联合化疗。

86.6.7　鳞癌累及腹股沟淋巴结

大多数腹股沟淋巴结转移性鳞癌患者中，在会阴部可找到原发病灶。对于不能确定原发病灶的患者，腹股沟淋巴结切除加或不加腹股沟区域的放射治疗有时会带来长期的生存。MTP 分析可能可以诊断出组织来源，并提示适当的治疗方法。这些患者也应考虑进行新辅助治疗或辅助化疗，因为隐匿的原发病灶位于子宫颈或肛管的患者可能会对化疗敏感。

86.6.8　低级别神经内分泌肿瘤

这些肿瘤通常表现出惰性生物学行为，可能在数年内缓慢进展。这类患者应参照已知原发部位的转移性类癌或胰岛细胞瘤的诊治指南处理。这些肿瘤通常对全身化疗不敏感，顺铂为基础的化疗缓解率低。某些细胞毒性药物（链脲霉素、多柔比星、5-氟尿嘧啶、卡培他滨、替莫唑胺）有一定的抗肿瘤活性。长效释放（LAR）奥曲肽治疗可延长患者的至疾病进展时间，而毒性较低。在胰腺神经内分泌肿瘤患者中靶向药物（舒尼替尼、依维莫司）具有良好的效果。根据患者的临床实际情况，适当的管理可能还包括局部治疗（孤立转移灶的切除、肝动脉结扎或栓塞、冰冻治疗、射频消融术）。

86.6.9 高级别神经内分泌肿瘤

侵袭性神经内分泌肿瘤患者要么是小细胞癌或PDC（通常是大细胞），要么是 IHC 检查出现神经内分泌染色，要么是 MTP 的诊断。对这类不寻常的患者群体的研究数据很有限。有组织学特征的肿瘤通常对联合化疗敏感，患者应该考虑接受全身治疗。目前的一线化疗应该包括用于小细胞肺癌的铂类药物为基础的治疗方案。对于单发病灶的患者，可在化疗的基础上联合局部治疗（放射治疗或手术切除）。在其中一些患者中，MTP 分析可能会诊断出组织起源，但尚不确定明确组织起源是否可以改善高级别神经内分泌癌患者的治疗效果。原发病灶位于胃肠道者可能会对 FOLFOX 方案做出反应。

有人对 99 例分化差的神经内分泌肿瘤患者进行了初步报告，其中 94 例采用联合化疗，这些患者的临床特征为肿瘤快速生长和多发转移。在 87 名可评估患者中，59 人（68%）接受基于铂类药物的联合治疗方案后出现肿瘤缓解。19 名患者（22%）出现完全缓解（CR），13 名患者在治疗结束后的 2 年时间里仍然保持持续的无疾病生存。

使用紫杉醇、卡铂和口服依托泊苷联合治疗 48 例患者的前瞻性临床试验结果已经公布。这些患者中的大多数最初被诊断为 PDC（约 20% 是小细胞癌），后来被 IHC 染色或电子显微镜检查诊断为神经内分泌癌。这些患者通常有多处转移病灶，转移病灶通常位于骨、肝脏和淋巴结（特别是后腹腹和纵隔淋巴结）。结果显示，紫杉醇、卡铂和口服依托泊苷联合治疗后总体缓解率为 55%，有 6 例 CR（13%）。中位生存时间为 14 个月，10 例患者存活超过 2 年（2～6 年）。

86.6.10 低分化癌

低分化癌（PDC）患者包括一个大的、异质性的群体。自 20 世纪 70 年代末以来，人们认识到在这一群体中有一些预后良好的患者，这些患者的肿瘤高度可治。当时观察到几位患有纵隔肿瘤的年轻男性在接受联合化疗后，出现疾病完全缓解。在这些年轻男性中，血清 HCG 或 AFP 的水平升高是很常见的。虽然没有组织学诊断，但这些患者被认为具有组织学非典型的性腺外生殖细胞肿瘤。随后也发现了 PDC 患者中其他一些特定的癌症类型（如胸腺

肿瘤、神经内分泌肿瘤、中线癌伴有 t[15;19]、肉瘤、黑色素瘤、淋巴瘤），还有其他不能精确分类的肿瘤。

多年来的研究进一步证实 PDC 患者中的确存在一些治疗敏感性肿瘤。受到 1976～1978 年对少数患者治疗有效的鼓舞，人们前瞻性地研究了顺铂为基础的化疗用于 PDC 患者。在一系列报告中，少部分患者有高的缓解率，一小群患者（5%～10%）是长期无疾病的幸存者。其他研究人员也揭示了一些PDC 患者的高度敏感，这些 PDC 患者为之前讨论的预后良好亚组或其他已知的敏感性肿瘤。这些患者包括性腺外生殖细胞综合征、非特异的差分化肿瘤、被误诊为癌的间变性淋巴瘤、胸腺癌、原发性腹膜癌、差分化的神经内分泌癌和主要累及后腹膜、纵隔和外周淋巴结的癌转移。对于诊断为 PDC 的原发不明肿瘤患者，进一步的诊断评估应该考虑到这些可能性。在这些亚组被排除之后，剩下的患者与大部分原发不明腺癌患者有相似的预后。这些患者应以与腺癌患者相同的方式进行评估，尤其要考虑使用 IHC 和（或）MTP 来确定组织来源。

86.6.11 结直肠癌

随着更有效的细胞毒药物和靶向治疗的出现，转移性结直肠癌患者的中位生存期从 8 个月增加到 24 个月以上。因此，为了合适的治疗，在 CUP 患者中鉴别出结直肠癌患者是很重要的。对结直肠癌IHC 染色特异性的改进，再加上最近的 MTP 分析，有助于鉴别这部分患者。这些患者接受结直肠癌方案化疗的效果与已知晚期结直肠癌患者相似。因此，这部分患者是预后良好的 CUP 亚组。

典型的临床特征（肝、腹膜转移）、组织学表现与下消化道原发肿瘤相一致，典型的 IHC 染色[CDX2+和（或）CK20+/CK7]的患者被定义为具有结直肠癌的特征。Varadhachary 等人描述的这类患者在使用结直肠癌的治疗方案时，有极佳的缓解率和生存期。一项研究中，共有 172 名具有结直肠癌特征的CUP 患者接受了结直肠癌特异的治疗方案。客观缓解率高于 50%，所有这些患者的平均存活时间为26 个月。虽然这些数据在很大程度上是回顾性的，但结果远比预期的 CUP 经验性化疗（在结直肠癌中无效）的疗效要高得多，而且与已知的转移性结直肠癌患者相似。进一步的前瞻性研究可望证实这些结果。

现在大量的数据表明，使用 IHC 染色和（或）

MTP 分析可以准确地识别出结肠、直肠起源的 CUP 患者。与此同时,这些数据足以建议对 IHC 或 MTP 显示具有结直肠癌特征的 CUP 患者给予结直肠癌的治疗方案。

86.7 治疗

CUP 患者具有高度异质性,有一些患者在适当的治疗后经历了长期的生存,而另一些患者的治疗效果很小或对生存没有影响。在临床评估中已发现解剖原发部位的患者,应按原发肿瘤类型进行合适的治疗。目前在大多数情况下,即使解剖学上的原发部位没有被找到,也可以推测出他们的起源组织。约 20% 的 CUP 患者为前述的预后良好亚组,对于具有预后良好特征的患者,个体化的治疗如手术、部位特异性化疗可能有效。而大部分 CUP 患者(约80%)在适当的临床和病理学评估之后,确定为预后不良亚组,有不良预后因素患者的治疗推荐经验性治疗。然而,现在有充足的证据支持对大多数患者通过 IHC 染色和 MTP 分析对肿瘤组织起源进行预测,并指导部位特异性治疗。

86.7.1 对症支持治疗

对很多 CUP 患者来说,诊断的不确定性可能会导致严重的社会心理痛苦,并且在接受治疗方案上的困难增加。事实上,最近的研究发现,在原发不明肿瘤的患者中,包括焦虑在内的精神病学表现和抑郁症,较原发明确的患者更为常见。对这些患者提供社会支持和心理咨询可能会改善这种心理问题。除了社会心理支持外,这部分不能治愈的患者通常需要症状控制和姑息性治疗,包括止痛治疗、营养支持等。

86.7.2 手术治疗

对于病灶局限、PS 评分好的患者建议行手术治疗,包括孤立腋下淋巴结转移的女性患者、单发淋巴结转移的鳞癌患者、单个小的转移病灶的患者等。

86.7.3 放射治疗

对于局限性肿瘤,放射治疗是一个很好的治疗选择。对于病灶局限于单个淋巴结区或切缘阳性的患者,放疗可用于术后辅助治疗。对于选择性的病灶局限的患者,放疗可用于根治性治疗。局限性肺转移的患者可也用立体定向放疗。对于骨转移引起骨痛、病理性骨折、脊髓压迫的患者可行骨转移灶的姑息性放疗。放疗在头颈部原发不明鳞癌患者中尤为重要。一项研究 28 例原发不明颈淋巴结转移患者中,71% 接受了调强放疗,结果显示 3 年 OS 为 76%,黏膜控制率为 100%,颈部控制率为 93%,无远处转移生存率为 88%。另一项回顾性研究中,68 例头颈部原发不明鳞癌患者,40% 接受了调强放疗(IMRT),56% 接受了同期放、化疗,结果显示局控率为 95.5%,中位至局部复发时间为 18 个月。

86.7.4 化学治疗

对于病灶播散的原发不明肿瘤患者,化疗是主要的治疗方法。以前的观点认为,原发不明肿瘤虽然具有高度异质性,但是一类独立的疾病。无论原发部位何在,都有共同的生物学特性,如快速进展、早期播散等。以往的研究试图寻找所有原发不明肿瘤都有效的标准方案,并开展了多项经验性治疗的 II 期临床研究。但那个年代大多数实体瘤的化疗并没有很好的方案,治疗不同部位肿瘤的化疗方案也有重叠,在这个背景下,开发一种广谱的化疗方案来治疗大部分的 CUP 患者似乎可行。因此,1980 年代主要采用 5 - FU 或 DDP 为基础的化疗。多项回顾性研究显示该方案治疗的客观缓解率为 20%～ 35%,mOS 为 5～10 个月。1990 年～2000 年,几种具有广谱抗肿瘤活性的新型药物的出现,改善了一些常见的上皮癌患者的治疗和预后,同时也改善了 CUP 经验治疗的效果。许多包含这些新药的组合(紫杉醇、吉西他滨、长春瑞滨、伊立替康、拓扑替康、奥沙利铂),经常与铂类药物联合,在 CUP 患者中有一定的疗效,并成为标准的治疗方案。经验性化疗的最佳方案没有明确的定义,一些包含新药的两药组合疗效看起来是相似的。根据一些 II 期或 III 期临床研究的结果,目前 CUP 的标准经验性治疗方案多推荐紫杉类联合铂类或吉西他滨联合铂类药物。

约 80% CUP 患者属于预后不良的亚组。在过去,大多数患者都使用了经验性化疗,因为他们的组织来源是无法确定的。有几份关于大宗 CUP 患者生存的报道有助于确立历史对照,并定义了这种综合征的自然病程,这些历史系列包括 31 419 名患者。因为这些报道是回顾性的,治疗并不一致,一些患者没有接受全身治疗。这些系列研究中 CUP 患者的平均存活时间为 5 个月,1 年生存率为 22%,5

年生存率为5％。大多数存活1年或更长时间的患者都具有现在已知的与预后良好相关的临床特征。鳞状细胞癌（通常在颈部淋巴结）和分化良好的神经内分泌肿瘤（类癌、胰岛细胞瘤类型组织学特征）患者中位生存时间为20个月，1年和5年存活时间分别为66％和30％。

MPCRN/SCORC在CUP患者中完成了10项连续的前瞻性试验（包括692例患者的9个Ⅱ期研究和包括198名患者的1个Ⅲ期研究）。其中在890例具有不良预后特征的患者中，通常将紫杉醇、多西他赛、吉西他滨、吉西他滨/伊立替康、贝伐单抗/埃罗替尼联合铂用于一线或二线治疗。结果显示，692例一线治疗患者的平均存活时间为9.2个月，1年、2年、3年、4年、5年、8年和10年生存率分别为39％、20％、12％、11％、9％、8％和8％。

在过去的15年里，其他的一些经验性化疗的试验显示了类似的结果，其中12个试验的首要研究终点是缓解率或中位生存。所有这些患者的平均存活时间为9.1个月。1年生存率（12项试验中）在25％到52％之间（平均34.4％），2年生存率（8项试验中）在5％～18％之间（平均12.3％）。只有一项研究报告了3年生存率（11％）。这些生存数据与前述的MPCRN/SCORC报道的692例患者类似。值得注意的是，在所有100名或以上的患者的研究中，按照经验疗法的中位存活时间约为9个月。综合1964年到2002年的多个前瞻性临床试验的数据，CUP患者的生存曲线已向右转，2年生存率可与历史对照中患者的1年生存率相当。

对大多数患者来说，进行经验性治疗的时代已经接近尾声。改进的IHC染色和MTP分析，在大多数患者中能够准确地鉴别出组织起源，并为治疗提供更合理的选择。越来越多的临床数据支持特异性治疗的优势。在少数仍然没有明确组织来源的CUP患者中，经验疗法仍然是标准疗法。

（1）原发不明腺癌的化疗

低分化癌（PDC）和高中分化腺癌对化疗的反应不同。低分化癌（包括低分化腺癌和未分化癌）对顺铂为基础的化疗敏感，ORR在53％～63％，CR率在12％～26％。高中分化腺癌对非铂类药物为基础的方案，包含吉西他滨、多西他赛等可能耐受性和有效性更好，ORR在40％左右，mOS在10个月左右。

Schneider等报道，在有良好PS评分的患者中，卡铂、吉西他滨和卡培他滨联合治疗CUP患者，平均PFS为6.2个月，1年和2年生存率分别为35.6％和14.2％。在MPCRN的另一项Ⅱ期研究中，卡铂、吉西他滨和紫杉醇联合治疗预后不良的原发不明肿瘤患者，结果显示安全有效。同样的，在Ⅱ期研究中，评估了吉西他滨和奥沙利铂治疗原发不明肿瘤患者。结果显示中位OS为12.8个月（95％CI：8.5～18个月），中位PFS为3.1个月（95％CI：1.7～6个月），并且耐受性良好。

在随后的研究中，对分子靶向药物治疗原发不明肿瘤患者进行了研究。Hainsworth等报道了贝伐单抗和厄罗替尼（单独或联合紫杉醇和卡铂）方案，在原发不明肿瘤患者的一线或二线治疗中具有一定的疗效。在Ⅱ期研究中，贝伐单抗联合厄罗替尼治疗，疾病缓解率为10％，疾病控制率为61％，中位生存期为7.4个月（1年生存率为33％）。在一项多中心的Ⅱ期临床研究中，紫杉醇、卡铂与贝伐单抗和厄罗替尼联合一线治疗原发不明肿瘤患者，结果显示中位PFS时间为8个月，2年生存率为27％。

根据一些Ⅱ期或Ⅲ期临床研究的结果，以下方案推荐用于原发不明腺癌患者的经验性化疗，包括紫杉醇＋卡铂加或不加VP-16、卡铂/顺铂联合多西他赛、顺铂联合吉西他滨（GP方案）、奥沙利铂联合吉西他滨（GEMOX方案）、吉西他滨联合多西他赛、奥沙利铂联合卡培他滨（XELOX方案）等。

（2）原发不明鳞癌的化疗

对于播散性的SCC，多采用以铂类药物为基础的化疗方案。从历史上来看，顺铂和5-FU的组合是原发不明鳞癌患者最常用的方案，回顾性研究47例CUP患者，顺铂和5-FU治疗后RR为54.5％，mOS为10个月。

原发不明鳞癌患者发病率较低，总的来说，只有几项小型研究对原发不明鳞癌患者的化疗进行了评估。一项Ⅱ期研究中，3例鳞癌患者接受CBP＋PTX方案化疗后，1例达到了PR。Ⅱ期研究47例原发不明肿瘤患者接受了CBP＋TXT方案化疗，RR为32％，mOS为16.2月。Ⅱ期研究中37例（鳞癌患者3例）原发不明肿瘤患者接受了DDP＋PTX方案化疗，结果显示RR为42％，mOS为11月。Ⅱ期研究中45例患者接受了DDP＋TXT方案化疗，结果显示RR为65.1％，mOS为11.8月。

根据一些Ⅱ期或Ⅲ期临床研究的结果，以下方案推荐用于原发不明鳞癌患者的经验性化疗，包括卡铂/顺铂联合紫杉醇或多西他赛、顺铂联合5-

FU、顺铂联合吉西他滨（GP 方案）、FOLFOX 方案等。

86.7.5　局部治疗

对于不能切除的肝脏病变（腺癌或神经内分泌肿瘤）可考虑局部治疗，如肝动脉灌注、化疗栓塞、射频消融等。

86.7.6　特异性治疗

目前的临床数据表明，CUP 包含多种多样的癌症种类，在过去的 20 年里，许多肿瘤类型的治疗方法不仅得到了改善，而且也变得更加具有部位特异性。因此，用同样的经验疗法给高度异质性的 CUP 患者提供最优治疗方案的想法已不再合适。随着肿瘤学研究的进步，特别是诊断病理学和治疗学的显著进展，现在的观点认为，CUP 仍可能保留原发部位的生物学标志物。CUP 可被视为个体化用药的缩影，可根据每个患者的基因状态进行个体化治疗。CUP 患者的预后在很大程度上取决于原发肿瘤的生物学特性，因此找出肿瘤的组织起源（tissue-of-origin），采取有针对性的治疗，对于改善患者预后具有重要意义。

CUP 代表着多种癌症类型的集合，患者将会以一种可预测的方式对特异性治疗作出反应。最主要的经验来自于对几个预后良好 CUP 亚组患者的治疗，其治疗根据假定（但不明确）来源部位肿瘤的治疗指南，如对累及腹膜的浆液状腺癌的女性按照卵巢癌治疗、有孤立腋下腺癌的女性按照乳腺癌治疗、颈部淋巴结鳞癌的患者按照头颈部癌进行治疗。在所有这些亚组中，治疗结果与对应癌症类型的治疗结果相似。

由 IHC 和（或）MTP 进行组织来源判断，并指导部位特异性化疗，也许可以提高 CUP 患者的治疗效果。正如预期的那样，特异性治疗对治疗较敏感肿瘤类型的患者有更大的益处。但有相当一部分 CUP 患者，因其原发肿瘤类型的治疗效果相对较差，不能从部位特异的治疗方法中获得益处。

MTP 预测准确性和预测指导的治疗在各种患者亚组中的结果得到了支持。在 115 名患者中，该试验预测的肿瘤发生部位（结直肠、乳房、卵巢、肾脏、前列腺、膀胱、肺、生殖细胞、神经内分泌系统和淋巴系统）对标准疗法的反应相对较好，结果这组患者的平均存活时间为 13.4 个月。在 79 名患者中，

该分析预测的肿瘤发生部位（胆道、胰腺、胃食管、肝、肉瘤、宫颈、子宫内膜、间皮瘤、黑色素瘤、皮肤、甲状腺、头/颈部、肾上腺）对治疗不太敏感时，结果这组患者的平均存活时间仅为 7.6 个月（$P<0.05$）。此外，还评估了各个癌症类型的患者群体。虽然这些群体病例数很少，但中位生存期一般与相应的癌症类型一致（中位生存时间：乳房来源者 28 个月，卵巢来源 30 个月，非小细胞肺癌来源 15.9 个月，结直肠来源12.5 个月，胰腺来源 8.2 个月）。这些结果与回顾性研究的结果一致，并提供证据表明，部位特异性治疗可提高对 CUP 患者的治疗效果。

有研究指出，32 例 CUP 患者经分子肿瘤分析诊断为结直肠来源肿瘤，并给予结直肠肿瘤方案进行化疗，结果显示患者对结直肠肿瘤化疗方案的缓解率与常规Ⅳ期肠癌类似。有学者在 JCO 上发表了一项前瞻性、非随机Ⅱ期研究，该研究对基于 MTP 分析诊断的部位特异性化疗进行了前瞻性评估。这项研究入组了 289 例原发不明肿瘤患者，接受 92 基因为基础的预测组织来源和特异性的治疗。在 253 例成功进行检测的患者中，有 242 例患者（98％）有单个预测的组织起源。有 26 个不同的起源组织被诊断确认。结果显示，患者的临床特点和治疗反应与分析结果大体一致。接受特异性治疗（GEP-directed，基因表达谱指导的治疗）的患者 mOS 为 12.5 个月，优于预设的历史对照（mOS 9 个月）。然而由于缺乏随机对照研究和统计偏倚等，目前无充分数据表明 MTP 在治疗选择上的帮助能提高 CUP 患者的预后，对此还需要进一步的随机对照研究。考虑到 CUP 的异质性（在之前的研究中至少有 26 种癌症类型和更多的亚型），进行Ⅲ期随机研究比经验性化疗和 MTP 指导的部位特异性治疗更有挑战性，但对研究结果的解释也颇为困难。

86.8　总结和展望

过去的 40 年里，随着对肿瘤生物学特异性了解的加深，对于 CUP 的认识有了重大转变。对于大多数 CUP 患者来说，现在都可以通过免疫组织化学（IHC）染色或分子肿瘤轮廓（MTP）分析来实现对组织起源的准确预测。尽管在组织起源预测后，大多数患者的解剖学原发部位仍无法找到，但越来越多的临床经验证实了这些预测能够有效地指导对

CUP 患者进行部位特异性的治疗。在这个治疗策略个体化的时代,CUP 的治疗既是机遇,又是挑战。

遗憾的是,对于 CUP 的协作研究和新方法的研究远远落后于其他实体肿瘤。因为原发不明肿瘤的高度异质性,使用传统的、前瞻性Ⅲ期随机化设计来充分回答关于新的治疗方法、免疫组织化学检测、生物特征和组织来源分子分析中的重要问题具有很大挑战性。CUP 这一生物学现象至今仍是一个谜,基因组和蛋白质组技术的进一步应用、创新的试验设计,可能会最终解释 CUP,并为这类患者提供新的靶向治疗方法。而对 CUP 患者治疗的进一步改善和更个体化的治疗的进展,也依赖于晚期实体肿瘤治疗的进步。另外,免疫疗法(如针对 CTLA - 4、PD - 1、PD - L1 的单克隆抗体和基因工程 T 细胞)也值得进一步研究。

(刘 欣 罗志国 胡夕春)

主要参考文献

[1] 王奇峰,徐清华,陈金影,等. 一种新型肿瘤组织起源分子标志物的建立与评价[J]. 中国癌症杂志,2016,26(10):801 - 812.

[2] Bender RA, Erlander MG. Molecular classification of unknown primary cancer [J]. Seminars in Oncology, 2009,36(1):38 - 43.

[3] Greco FA, Hainsworth JD. Tumors of unknown origin [J]. CA: a cancer journal for clinicians, 1992,42(2): 96 - 115.

[4] Greco FA, Pavlidis N. Treatment for patients with unknown primary carcinoma and unfavorable prognostic factors[J]. Seminars in Oncology, 2009,36(1):65 - 74.

[5] Hainsworth JD, Rubin MS, Spigel DR, et al. Molecular gene expression profiling to predict the tissue of origin and direct site-specific therapy in patients with carcinoma of unknown primary site: a prospective trial of the Sarah Cannon research institute [J]. J Clin Oncol, 2013,31(2):217 - 223.

[6] Hainsworth JD, Schnabel CA, Erlander MG, et al. A retrospective study of treatment outcomes in patients with carcinoma of unknown primary site and a colorectal cancer molecular profile [J]. Clin Colorec Cancer, 2012,11(2):112 - 118.

[7] Hemminki K, Bevier M, Hemminki A, et al. Survival in cancer of unknown primary site: population-based analysis by site and histology [J]. Ann Oncol, 2012,23(7):1854 - 1863.

[8] Horlings HM, van Laar RK, Kerst JM, et al. Gene expression profiling to identify the histogenetic origin of metastatic adenocarcinomas of unknown primary [J]. J Clin Oncol, 2008,26(27):4435 - 4441.

[9] Kerr SE, Schnabel CA, Sullivan PS, et al. Multisite validation study to determine performance characteristics of a 92-gene molecular cancer classifier [J]. Clin Cancer Res, 2012,18(14):3952 - 3960.

[10] NCCN Clinical Practice Guidelines in Oncology. Occult Primary(Cancer of Unknown Primary [CUP]). Version 2. 2017 — October 17,2016.

[11] Oien KA. Pathologic evaluation of unknown primary cancer [J]. Seminars in Oncol, 2009,36(1):8 - 37.

[12] Tothill RW, Kowalczyk A, Rischin D, et al. An expression-based site of origin diagnostic method designed for clinical application to cancer of unknown origin [J]. Cancer Res, 2005,65(10):4031 - 4040.

[13] Varadhachary GR, Rabe MN. Cancer of unknown primary site [J]. N Engl J Med, 2014,371:757 - 65.

[14] Xu Q, Chen J, Ni S, et al. Pan-cancer transcriptome analysis reveals a gene expression signature for the identification of tumor tissue origin [J]. Modern Pathol, 2016,29(6):546 - 556.

第五部分
肿瘤患者的全程管理

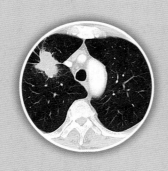

87　肿瘤的姑息治疗

87.1　姑息治疗概述

  肿瘤是当今世界所面临的常见致命性疾病。肿瘤治疗从其彻底程度和预期结果可分为根治性治疗和姑息性治疗。前者对肿瘤起到治愈的效果,其结果是肿瘤得到基本根除,使患者能够长时间存活;而后者以不能治愈的肿瘤患者为主要治疗对象,旨在尽可能地减轻痛苦和延长无症状生存期,尤其是对复发和转移患者的处理,着重关注的是患者的生活质量和维持生命的各项生理功能,而不是不惜一切代价仅为延长患者有限的生命。后者的结果是患者能在有限的生命中得到较好的生活质量,直至有尊严地离开人世。

  正是这两种概念和结果的不同,患者及其家属不管肿瘤是不是能够治愈,也不管肿瘤的病理性质和发现时的病期,以及患者具体的身体状况如何,往往会选择要求根治性治疗,而忽视了姑息治疗。在我国,由于伦理思想和其他方面的原因,癌症患者没有得到合理的姑息治疗的现象尤为普遍,患者和家属过分地期望手术、化疗、放疗等创伤性或不良反应较大(包括部分中药)的抗癌治疗的作用,甚至不少晚期或终末期的患者接受过度的抗癌治疗;癌症患者没有得到任何关于姑息治疗的建议和信息,以致于无从选择，误以为姑息治疗就是放弃治疗；综合性姑息治疗时机太晚，在抗癌治疗中，对症支持治疗不足或不当，造成临床上姑息治疗的实际意义不大；医护人员缺乏与患者和家属的有效沟通和交流，回避不良预后和死亡等问题的讨论；针对癌症患者的一些症状、并发症、心理精神问题、营养支持、宗教信仰，临终治疗等缺少可依据的操作和规范；社会对姑息治疗和临终关怀缺少关心、宣传和普及，医疗保障和社会支持缺乏。这些始终是癌症治疗要面对的问题，所以近年来姑息治疗和癌症患者的生活质量等问题受到越来越多的关注。

虽然姑息治疗在过去数百年来的医学治疗中没有明确地提出来，但实际的医疗实践中我国《黄帝内经》中就有最早的提及，以及中世纪之后欧洲的收容所（又称庇护所）收治一些伤员和晚期疾病的穷人，形成姑息治疗和临终关怀的雏形。随着现代医学理念和对死亡态度的改变，人们开始重新认识许多终末期的疾病，并且把疾病的针对性治疗扩展到了全人治疗和生存质量的现实意义中来。20 世纪 60 年代，D. C. Saunders 在英国伦敦郊外 St. Christopher Hospice 开创了姑息治疗的新纪元，其一开始既是医疗住院机构，又能开展家庭照护服务，并有意识地收集和整理患者的资料，建立了一整套控制晚期患者症状的理论和技术，为从事整体姑息照护的同道开展教育和培训。鉴于其人性化的医疗模式，美洲和欧洲很快也纷纷根据本国的实情进行效仿，制定相应的法律、法规，建立了为数众多的姑息医学单位，形成了姑息治疗的基本格局：把晚期癌症患者和其家庭看作一个基本的医疗照护单位，帮助他们选择一种比较充实、舒适的生活方式；解除患者的躯体痛苦和心理（心灵）障碍；提供每周 7 d、每天 24 h 的医护服务，并强调无论患者在住院还是家中医疗照护必须是连续性的；组织多学科的训练有素的为患者和家属服务的医护团队；进行晚期患者医疗上的科学研究；为患者家庭制订居丧计划。

姑息治疗是一种特殊的以患者和家庭为中心的医疗手段，根据他们的人生观、信仰和文化需求，注重对其各种痛苦症状的有效管理，结合社会、心理和精神的关怀来预测、预防和减少痛苦，使得患者及其家属获得最佳生活质量，相应延长患者的生存时间。因此姑息治疗不仅作为一个医学问题，而且涉及政治、经济和宗教等多方面的因素，所以西方国家将它视为一门正式的独立学科，并拥有其本身完善的学

科教育和培训项目。英国有专门的《姑息医学》教科书，并把它作为医学院校学生、研究生的必修课程。有的癌症中心把姑息治疗作为重点项目，近 10 年来全球有许多医师选择了姑息治疗为他们的终身职业。世界卫生组织（WHO）也十分重视姑息医学的发展，把"姑息治疗"作为继"肿瘤预防，早期诊断，综合治疗"后第 4 项干预恶性肿瘤疾病过程的重要举措，并提出了行之有效的教育培训方案，每年为世界各地的学者培训有关知识。2005 年，提出全球的癌症在不断地增加，已成为日益严重的卫生危机，特别是发展中国家要改进癌症预防措施，加强癌症姑息治疗力度。同年 10 月 8 日诞生了第 1 个"世界临终关怀和姑息治疗"日，以后每年的 10 月都有这样的纪念日。2015 年的全球死亡质量报告更是清楚地反映了全球各个国家和地区实行姑息治疗和临终关怀的现状和应对措施。

中国香港和台湾地区也较早开展了姑息治疗工作，大陆在 20 世纪 80 年代后期逐渐开设了临终关怀机构，如宁养院、养老院、护理院等，收治晚期患者。孙燕和李同度等在 20 世纪 90 年代后期也陆续分别发布了"癌症三阶梯止痛指导原则"和"癌症疼痛控制和姑息治疗"方面的规范指南。近年来中国抗癌协会和各地方又成立了癌症康复和姑息治疗专业委员会，旨在推动姑息治疗在国内的发展。《中国癌症预防和控制规划纲要（2004～2010）》郑重提出重视姑息治疗和止痛，积极进行康复指导。2012 年后上海推行了舒缓疗护项目，使得晚期肿瘤的姑息治疗和临终关怀等得到了社会的认可。全国范围内的疼痛规范示范性病房也逐步得到了推广。

姑息医学范畴较广，包含所有末期致命性疾病，如癌症、艾滋病、运动神经元疾病和老年病等，这些疾病的共同特征是躯体症状的进展恶化、社会心理的痛苦、经济负担的加重、疾病病程相对较短。目前多数姑息治疗主要针对的是晚期癌症患者及为其家属服务。

87.1.1 姑息治疗的概念

虽然人们在 20 世纪 60～70 年代就开始了姑息治疗的实践，也关注着生命质量和控制疼痛等治疗并积极维护患者的尊严，但对姑息治疗概念和内容的理解一直不统一。直到 2002 年 WHO 把姑息治疗定义为：姑息治疗是一门临床学科，通过早期识别、积极评估、控制疼痛和治疗其他痛苦症状，包括

躯体、社会心理和心灵的困扰，来预防和缓解身心痛苦，改善面临因疾病而威胁生命的患者及其家属的生命质量。并在以后的临床实践中为该定义作了相应的补充和说明，以完善实际临床的可操作性和实用性：提供疼痛控制与其他痛苦症状的临床医疗服务；维护和尊重生命，把死亡看作是一个正常的过程，既不刻意加速死亡，也不刻意延缓死亡；整合患者的心理和心灵为一体的姑息照护；提供支持系统，以帮助患者尽可能以积极的态度生活直到死亡；提供支持系统，帮助患者家属正确对待患者的疾病过程和他们的居丧；运用团队工作满足患者及其家属的整体需求，包括居丧服务咨询；通过增加生命质量，有效地干预疾病病程；同样适用于疾病过程的早期，联合应用其他积极的延长患者生命的治疗，如放疗、化疗，包括所需要的检查来评估和治疗给患者带来痛苦的各种临床并发症。

87.1.2 姑息治疗的模式

目前国际上通常采用的是英国姑息治疗的模式，并根据各个国家的具体国情加以改进，其典型的模式包括以下几个方面：① 专业居家病床姑息照护；② 专科临床会诊（居家病床会诊，病房会诊和其他医院会诊）；③ 专科门诊服务；④ 日托关怀；⑤ 住院姑息照护；⑥ 丧居支持和善终服务；⑦ 教育培训；⑧ 临床研究。

国内因姑息治疗起步较晚，过去没有专门的固定程式来进行姑息治疗，但随着国家卫生政策的支持，已经开始考虑一些模式来开展姑息治疗。例如建立独立的机构（诸如专科医院），专门收治以姑息照护为对象的患者，并做相关研究；在综合性医院或肿瘤专科医院中设立姑息治疗专科；以社区为中心，使姑息治疗成为家庭保健网络的组成部分，开设家庭病床，提供姑息照护。

近些年来各种机构对从业人员做了相应的培训，姑息治疗的执业水准有所提高，也制定了具有我国现阶段特色的大致规范，一些医保目录可使用的药物在姑息治疗中可以应用并推荐，使得肿瘤姑息治疗的模式更接地气。

87.2 姑息治疗在肿瘤治疗中的地位

近 20 年来，虽然经过许多肿瘤学者的努力，有的癌症可以治愈，有的即使不能治愈，患者也有 5 年

甚至 10 年的生存，有的会存活更长时间，但每天仍有数以百万计的癌症患者遭受着痛苦和濒临死亡的折磨，几乎每个患者都需要姑息照护。在中国，由于传统观念的影响，人们对死亡的看法有偏见，以及限于现有的医疗制度和条件，致使大量的晚期癌症患者因得不到合理的治疗和妥善的安置，而遭受癌症所带来的极大的精神和肉体痛苦、经济损失、家庭不安，以及增加社会和工作单位的负担。事实上，对生活质量的关心尤其重要。2010 年《新英格兰医学杂志》发表的转移性肺癌早期姑息治疗的介入可以提高患者的生存质量和生存期，把姑息治疗在肿瘤治疗中的地位推向了空前的高度。

对于肿瘤治疗而言，医生只能"有时去治愈，常常去帮助，总是去安慰"（to cure sometimes, to relief often, to comfort always），所以对肿瘤患者的连续治疗和照护很重要。在疾病的整个发展过程中，几乎每一个肿瘤患者经历的自然流程大多数是从与肿瘤医生沟通开始的，起先医护人员和患者会讨论肿瘤的根治性治疗，姑息治疗只是备用考虑，即使讨论也是为了更好地去配合恰当的抗肿瘤治疗。随着病情的发展，当抗肿瘤治疗失去实际意义，此时的姑息治疗占主导地位，但实际上姑息治疗在所有的治疗一开始肿瘤专家、姑息治疗专家和家属间就需要交流；医生不能低估患者的症状，特别是患者精神和活动能力方面的异常，时刻对生活质量进行评估。实际临床工作中肿瘤医生更多注意的是肿瘤体积的缩小和控制、治疗中的不良反应，家属时常考虑的是经济负担，作为医生不能忽视患者和家属的顾虑；对于晚期肿瘤患者，事先要探讨预后情况以及哪怕是不能接受的死亡。

以往认为姑息治疗是治愈性治疗失败后的医疗措施，但实际上肿瘤的姑息治疗并不是仅仅针对晚期癌症患者的临终关怀，而是根据疾病的具体变化，贯穿于肿瘤治疗的全过程。其可以分成 3 种形式：① 对于可以或可能治愈的患者，姑息治疗作为辅助治疗缓解癌症症状和因抗癌治疗所致的不良反应，在对症支持治疗后，保障患者在治疗期的生活质量，以接受完治疗疗程；对一部分患者，经过对症支持治疗，使原本不能治愈的患者变为可能治愈。② 对于抗癌治疗不再受益的无法根治的晚期患者，姑息治疗作为主要治疗来缓解症状，减轻痛苦，改善生活质量。③ 为终末期癌症（预计生存时间极短）患者提供临终关怀治疗和善终服务；对患者家属以及患者

死亡后家属提供安抚和咨询（通常为期1年）。这些才是真正的姑息治疗精髓。

87.2.1 肿瘤患者的故息问题

对于肿瘤的治疗，从目前的临床实践来看应该采取的是综合治疗，而不是简单的某一项治疗，也不可能是某一项治疗可以从头到尾包揽肿瘤的治疗，要根据患者的具体情况，如肿瘤的病理类型、侵犯范围、转移情况、发展趋势、患者的体质和心理状态等，合理有序地运用治疗手段，以期提高患者的生存率和生存质量。也就是说，每一个肿瘤患者的综合治疗中，有些姑息的问题要及早考虑，明确患者对抗肿瘤与今后生活目标的确立是很重要的。在整个治疗过程中，生活质量作为评判的标准不亚于对肿瘤大小和肿瘤指标高低的重要性，尤其是在决定患者是否需要继续进行抗肿瘤治疗时。

（1）患者机体状况

患者的机体状况包括年龄、体质、虚弱程度和情绪状态等。从中医的角度来看，肿瘤是邪，对抗肿瘤的免疫功能和机体的身体素质是正。当机体正气充足时，可以较大程度地使用祛邪治疗肿瘤的方法，如手术、放疗、化疗等，以最大限度地去除肿瘤负荷。当机体正气不足时就要扶益正气，即提高患者的免疫功能或生理功能以维持高质量的生命，而不是纯粹地治疗肿瘤，以免造成机体更大的伤害。有时扶正和祛邪要兼顾，使患者的肿瘤和身体功能处于一种平衡状态而带瘤生存。

（2）肿瘤的局限和扩散

有的肿瘤生长比较局限，没有播散和转移，早期只要手术或放、化疗就可以。而有的肿瘤容易播散，哪怕肿瘤的原发灶很小就已经有了播散和转移，这就需要各种治疗有机地结合起来。很多患者在发现肿瘤时已经失去治愈的可能，就必须以姑息治疗为主要治疗。有时同一个病种或不同病种的同一个病期，治疗的方法也会各不相同，就需要根据每个患者的不同情况因人而异，分别对待处置，实施个体化治疗。

（3）肿瘤治疗对患者的利弊

很多肿瘤治疗不可避免地对机体会有一定的损伤和不良反应，特别是老年、小儿、体弱或某些脏器功能不全的患者，就要考虑姑息治疗和支持治疗，不能为了杀灭肿瘤而影响患者的生理功能，甚至是生命。同时还要考虑患者的经济承受能力，很多治疗的代价很大，性价比不明显，需谨慎运用。即使在目前的许多根治性治疗中也应考虑最大限度地保留患者的生理功能，使其生活尽可能少受影响。因此明确患者的目标和实际顾虑，分析利弊，达成共同的治疗计划也需要姑息医学的参与。

（4）多学科结合的合理治疗

多学科综合治疗是肿瘤治疗的方向，如何按循证医学加精准医学的方法安排肿瘤的治疗，与患者共同制订治疗方案，是医生面对的问题。特别是对晚期患者，原则上应尽可能地保护患者的基本功能，包括生理和生活功能、免疫功能，有利于机体的恢复或生存有质量。把目前现有的治疗，如手术、放疗、化疗、中医、姑息治疗、心理治疗、生物靶向治疗、康复治疗、营养调理等融合在肿瘤治疗中，既是一门科学，又是一门艺术。

87.2.2 肿瘤姑息性手术治疗

肿瘤姑息性手术治疗是临床肿瘤学中常用的治疗方法。所谓姑息性手术是指已经无法彻底清除全部肿瘤且无治愈可能的情况下采取的手术，以减轻患者痛苦，提供患者有益的帮助。例如，切除威胁生命器官功能的肿瘤、缓解难以忍受的症状、防止严重的并发症或症状的发生（梗阻、出血、穿孔）、为其他治疗创造条件（造瘘、支架、植入泵）。姑息性手术种类繁多，包括姑息性切除、捷径术（短路术）、造瘘术、电凝术、冷冻术、内置支架或扩张术、内（外）引流术、栓塞术、固定术等。进行姑息性手术要考虑到可行性及必要性，且利大于弊。另外，在手术之前认为肿瘤可以根治性切除，但在具体施行手术时由于种种原因而不能根治，也只能进行姑息性切除。如胰头癌黄疸，在无法切除胰腺肿瘤的情况下行十二指肠-空-回肠吻合术，对提高患者生活质量，延长生命有一定帮助。

87.2.3 肿瘤姑息性放疗

肿瘤姑息性放疗又称减症性放疗，是肿瘤放疗学的一个重要组成部分，尤其对于一些晚期的肿瘤患者，由于局部肿瘤生长突出，症状明显，如肿瘤造成的压迫、梗阻、出血、坏死等，只要条件许可，可采用快速短疗程稍低总剂量的放射技术，尽快减少局部肿瘤负荷，控制病灶发展、缓解症状、减轻痛苦。如对肿瘤骨转移的疼痛治疗，放疗（内放疗或外放疗）可以有效地控制溶骨性破坏，减少疼痛。通常对于转移性骨肿瘤放疗效果突出，对于单个病灶尤其明显,对于多个转移灶可考虑同位素放射治疗,对于椎体破坏的患者可以防止截瘫。又如肿瘤压迫造成的淋巴或静脉回流受阻能有改善作用,特别是上腔静脉综合征可作为急诊减压。另外对于转移性脑肿瘤,采用全颅照射,可以减少对生命中枢的压迫。其他如转移性肝脏肿瘤、管道(胆道、食管)梗阻等,姑息性放疗也有一定的作用。

姑息性放疗的目的是为了减轻患者的痛苦,延长患者的生存时间,更重要的是改善患者的生存质量,一般在放射相关的不良反应最小的情况下进行局部症状控制。姑息治疗时,照射范围比较小,可以不包括肿瘤的全部靶区而是对那些仅仅是局部有症状的地方,也可以是照射剂量(分次剂量、总量)比较低,只要达到控制症状即可;或者是分次剂量高的快速治疗法,大部分症状可以得到一时的控制。对有明显的恶病质、肿瘤转移及广泛转移、预计姑息性放疗不能达到控制的疗效或生存期很短的患者,就不要盲目地进行姑息性放疗。当然在姑息性治疗后患者的一般情况好转,肿瘤退缩明显,也可以从原来的姑息治疗计划修改成根治性治疗,以期进一步得到更好的疗效,特别是一些对放射线较为敏感的肿瘤。

87.2.4 肿瘤姑息性化疗

肿瘤姑息性化疗通俗地讲是用化学药物来治疗不能治愈的肿瘤。而实际上,这种化疗方法常被运用于减轻患者由于肿瘤在发展过程中因肿瘤直接或间接引起的症状或体征,提高患者舒适程度来改善其生活质量。近年来随着化学药物的不断出现和研发,一些晚期患者能通过姑息性化疗而起到控制肿瘤发展、减轻症状的疗效。少数肿瘤可能通过化疗治愈、多数肿瘤发现时已经较晚,或者转移播散,或者手术、放疗失败,所以,在姑息性化疗前必须对一系列因素进行评估,如肿瘤的病理类型、患者一般情况、对药物的耐受性、既往化疗史、心理状态、化疗方案和毒性及不良反应对患者的影响、可能的预后等因素,而且应与患者及其家属一起探讨,做出决策并施行。加之晚期肿瘤患者情况复杂,从患者自身而言,器官的缺失、功能减退、体质虚弱、营养不良、心理创伤、并发症和合并症、以往治疗的后遗症、对药物耐受性减弱等;从肿瘤而言,多药耐药、细胞乏氧和抗拒、肿瘤负荷,以及转移后的变异等;从药物而言,原化疗药物的总量积累受限、药物之间的拮抗和毒性的增加,药物不良反应等,更需要谨慎对待。通

常对于一些生殖系统的肿瘤、淋巴瘤、小细胞肺癌等化疗效果较显著。由于化学药物的不断更新和发展,一些如乳腺癌、结直肠癌等肿瘤,在运用了姑息性化疗后即使有转移也得到一定程度的缓解或可带瘤生存。对于上腔静脉综合征等压迫性急诊,可以用化疗来冲击治疗,有时会有一定的改善。对于胸、腹腔积液与转移,有时腔内注射化疗也会有较好的控制作用。原则上,在接受了一个周期的化疗后,患者没有出现明显的毒性及不良反应,或者仅轻微的不良反应,肿瘤又迅速退缩或完全消失,则可考虑从姑息性化疗转化成根治性化疗。但绝大多数都会发生与治疗相关的毒性及不良反应,以及肿瘤仅仅部分缓解、未变化甚至恶化进展。一般情况下,如肿瘤有缓解或稳定,患者能够耐受化疗,可以继续化疗。如肿瘤有缓解或稳定,患者不能够完全耐受化疗的不良反应,可考虑运用支持治疗,并在最佳肿瘤缓解情况后加一个周期的化疗。如肿瘤进展,患者情况恶化,则宜停止化疗而用支持治疗;如患者和家属强烈要求化疗,在说明利弊后可修改方案进行一次化疗,但不作推荐。治疗是医生和患者的综合决定,旨在使患者的生存质量和肿瘤的缓解达到最佳平衡治疗的方法,而不是盲目地以损害患者机体的代价来换取肿瘤的缓解,更严重的是肿瘤消失连带着患者的性命也一起终结的无意义悲剧治疗。此外,患者的经济利益和经济承受能力,也是姑息治疗医生要考虑的问题,如果效能比不合理,会给本已痛苦的家庭雪上加霜。

总之,姑息性化疗不同于根治性化疗,对于一般情况相对较好的患者,在衡量药物的可能疗效和不良反应后,根据经验适当运用化疗对肿瘤治疗或有帮助;对于情况很差的患者,甚至有恶病质的患者,除非肿瘤特别敏感,通常不予化疗。同时对于晚期患者在运用姑息性化疗的同时要加强对症支持治疗,以适应病情的需要。

87.2.5 肿瘤生物靶向治疗

肿瘤生物靶向治疗是针对机体免疫和肿瘤基因开发的,它能够识别肿瘤细胞上由肿瘤细胞特有的基因所决定的特征性位点,通过与之结合(或类似的其他机制),阻断肿瘤细胞内控制细胞生长、增殖的信号转导通路,从而杀灭肿瘤细胞,阻止其增殖。它是随着当代免疫学、分子生物学、细胞生物学的发展产生的高科技,是目前为肿瘤晚期姑息性治疗带来

一丝曙光的技术。

随着科技水平的进步,越来越多的分子靶向药物被研发出来,并在特定的肿瘤患者中取得了一定的疗效,如曲妥珠单抗应用于 HER-2 阳性乳腺癌患者、索拉菲尼应用于晚期肝癌患者、吉非替尼及厄洛替尼等应用于晚期肺癌患者等。它们通过不同的信号转导通路,能够选择性地抑制肿瘤进展,相比常规化疗,生物靶向治疗不仅效果好,而且不良反应要小得多。随着对生物分子靶向药物研究的加深,多靶点、一药多用途的技术也在更新,大大提高了患者的治疗效果,并从晚期肿瘤向早期肿瘤扩展。这些都说明了生物分子靶向治疗在晚期肿瘤的姑息治疗中,有着可预期的前景。

相比于常规化疗,生物分子靶向药物的应用有更严格的指征,多数药物都需要进行基因检测来决定是否适用;较常规化疗价格更为高昂;也不可替代化疗的作用用于各种肿瘤,且其本身在治疗中也会出现一些毒性及不良反应。

87.2.6 肿瘤康复治疗

康复治疗是肿瘤姑息治疗的一个重要部分。癌症患者的康复概念十分复杂,甚至对于晚期肿瘤患者来说是一种奢望,但仍然是肿瘤治疗中不可或缺的部分。所以有学者把康复定义为"在充分考虑患者躯体、精神心理、情绪、社会和经济能力的前提下,以促使患者在疾病或残疾的限制下最大限度地发挥他们功能为目的的动态过程"。虽然有的躯体康复仅仅是支持性和姑息性的,然而适当的康复能把一些并发症等影响降低到最小损害程度,这就给了患者尊严感和自信。或许康复治疗只能让患者从床上排泄大小便或使用便桶,到自己站起来上厕所,及恢复一些简单的日常活动能力,却让患者能感到被爱、被接受,生命有了价值、希望和被尊重,生命质量就会呈现有意义的改善和提高。

随着肿瘤治疗技术的提高,许多患者可以长期生存或带瘤生存,他们在日常生活中的逐步适应和康复是姑息治疗研究的大方向,其中部分患者要求在康复的过程中回归社会与工作岗位,甚至做到职业康复就需要做更大的努力。此外,康复还包括心理康复,这在癌症患者的康复过程中,具有关键的作用。无论是躯体康复、心理康复还是职业康复,一定是长期治疗的结果,不会一蹴而就,这对患者和照护者都是一种考验。

目前常用的康复治疗有物理治疗、中医针灸治疗、行为治疗、语言治疗、暗示疗法、音乐疗法、集体疗法、体育锻炼(气功、瑜伽)等,使得姑息治疗的内容更多元化。

87.2.7 肿瘤患者的临终关怀

临终关怀是指对生存时间有限(6 个月或更短)的肿瘤患者进行适当的医院或家庭单位的医疗和护理,使患者在生命不多的时间里获得尽可能好的生活质量。临终关怀不追求剧烈的或可能给患者增添痛苦、负担和无意义的治疗,但医护人员要以熟练的技术和良好的服务控制患者的症状。由于临终关怀必然涉及各种症状的姑息治疗,所以在肿瘤领域它往往包含在姑息医学里,是姑息医学在临床治疗中不可分割的一部分,也是为姑息医学治疗画上完美句号的最后环节与终极形式,所以姑息治疗与临终关怀不可混为一谈。

对于晚期和终末期的患者,缓解躯体和心理、心灵症状为主要目标的对症支持治疗可能是患者即刻唯一可以耐受并可能获益的最佳治疗。临终关怀的主要任务包括对症治疗、支持治疗、家庭护理、症状缓解(包括疼痛)等,从而减轻或消除患者及其家属的心理障碍和消极情绪。终末期患者的临终关怀常有医生、护士、护工、患者家属、营养师、心理师、社会工作者甚至是神职人员等各方面人士的参与。

临床做法上有以下几点:① 对症支持治疗,以减轻症状为主。晚期患者症状多且严重复杂,常使患者痛苦不堪。强调各种对症处理,尽可能减少患者的痛苦,恢复可能的自然生活状态是有尊严的最好体现。② 提高生存质量,使那些症状众多、消耗极大、生存质量差的患者达到可耐受的状态是必须要做的。③ 适当延长患者有一定质量的生存期,对一些晚期患者,如电解质紊乱、低蛋白血症、食欲缺乏患者,给予一定的调整治疗后会间接影响生命周期而延长生存期,有的甚至可以反转临终状态。④ 加强精神鼓励和心灵安慰。临终患者除了肉体受折磨外,心理上也承受着极大的压力,积极陪伴和鼓励,加上合理的护理,使他们尽量摆脱对疾病、死亡的恐惧和不良心理,安详地度过人生的最后时刻也是临终关怀的最终目的。

虽然在医学上临终关怀的介入时间界定尚未统一,这也是今后需要探讨的重要课题,但不妨碍患者在生命的最后历程得到充分的关爱,在离开人世时获得安详而有尊严的待遇。

87.3 肿瘤姑息治疗中的注意事项

在肿瘤患者姑息治疗中有些实际问题需要解决，如果没有很好地解决这些问题，姑息治疗的效果就会大打折扣，往往达不到预期或者应有的治疗效果。

87.3.1 肿瘤姑息治疗的沟通及其技巧

沟通是人与人之间思想、感情和意见等信息的互相交流，并且在此过程中相互建立关系和相互影响，这种关系决定了沟通是双向的。医护人员与患者及家属既是信息的传送者又是接受者，同时信息的传递包含了丰富的内容，传递着双方之间的理解、信任与依赖。

正如肿瘤一样，交流和沟通可以是良性的也可以是恶性的，在实际临床工作中要尽可能地避免不良刺激。与肿瘤患者交流和沟通的目的主要是：减轻患者变化无常的心理和情绪；增进医患关系和友谊；给患者和家属以咨询和指导，以便妥善应对各种情况；缓解患者的部分症状和平衡家属的心态。

对于晚期患者，医患之间的良好沟通如果得以成功或者有效地施行，临床上患者的心理状况即主观的症状就会有所缓解，进一步影响其客观的症状，使其舒缓或部分舒缓。尤其是在告知坏消息（癌症的确诊、疾病的进展、预后不良，进入终末期，临近死亡），治疗方式的转换（治愈性治疗转成姑息性治疗），预立遗嘱（终末生命机械支持系统是否实行、有何意愿等）信息的沟通完成，需要靠多学科的紧密协作，共同发挥作用。

良好的医患沟通可以有以下益处：从患者及其家属那里得到信息，以便做出正确的诊断、判断、制定合理的医疗和护理方案；把治疗方案和预后信息告知患者，好让患者对疾病有所了解、知情，以便对医护方案做出决策；帮助患者与医生之间建立良好的信任关系，能融洽和谐地配合治疗和医护工作；在患者和家属需要决策时给予有益的建议，即使在患者死亡后，仍然能对其家属有居丧辅导意义；在医疗法律上可以避免许多因沟通障碍而造成的不必要的麻烦。这样的沟通是有效、有益的。

良好的沟通技巧不会与生俱来，临床实践告诉我们其靠的是：医护人员的爱心和耐心；有丰富的肿瘤学基础和其他知识；善于运用语言交流和其他方式交流。

有了爱心和耐心，就不会在沟通的时候给人以冷漠的感觉，当医生能换位思考，就会仔细地聆听患者的倾诉，在情感认同的情况下去引导患者配合治疗，向有益的方面转归。

有了丰富的医学知识，就可以应对许多患者发生的症状，以及对需要阐述清楚的医学事实给予肯定的答案。当医生能满意地解释清楚患者的疑问时，患者就会信任医生，他们会感到把自己的生命托付给一个医学知识丰富的医生而放心，也会相信医生所有处理应对方法。所以姑息治疗医生要不断地学习，完善自我。

语言是一把双刃剑，不良的语言会刺激患者，使他们脆弱的心灵受到创伤；而合适的语言会给患者及其家庭带来安慰和支持，以帮助他们渡过难关。其他如肢体语言、眼神交流、掌握适当的时机等都是沟通交流的艺术，这需要医护人员在实际工作中不断地积累经验，灵活地运用。

姑息治疗的医护人员要有一定的沟通能力和基本功并掌握交流的语言和非语言技巧，在有认知、参与和自我控制能力的人之间语言的沟通是有效的，但还包含了许多内容如：医护人员要具有一定的同理心；态度诚恳，语言亲切，坐着与患者谈话，姿势自然放松，正视患者，甚至有温馨的肢体接触；耐心倾听并鼓励倾诉，使患者感到舒适和温暖；对患者提出的问题需用开放式的、委婉的方式交流；把握交谈的主题和方向；不随意改变话题或发表个人意见；防止不恰当地表示乐观或做出保证；注意患者的非语言表情，观察是否与其语言所表达一致；遇到患者不愿意交谈时，不可勉强，只需表达你的同情和理解即可；在交流中获得有用的信息，也把有用的信息循序渐进地传达给患者等。非语言的沟通方式要选择对方可能理解或愿意接受的方法，如写、画、手语等。如果医生的这部分工作做不好，他们永远不会原谅你；做好了，他们永远不会忘记你。

87.3.2 肿瘤姑息治疗中的营养支持治疗

晚期癌症患者会或多或少地发生食欲缺乏、营养不良，甚至恶病质，咎其原因有肿瘤本身的原因，也有肿瘤治疗的影响或心理因素。其危害可以造成患者机体的摄入失衡、吸收障碍、消耗增加，引发许多并发症，严重的可以造成患者死亡。所以营养支持是姑息治疗的一个重要的组成部分。成功的营养支持可以改善患者营养状况,维持机体的组成和生理功能,还可改善患者的免疫功能,减少并发症,改善预后和生活质量,或可为以后的治疗提供物质基础。

对影响营养状态的风险因素进行准确的评估是重要的,饮食、营养策略着重于针对疾病症状或治疗不良反应的合理安排,并给出适宜方案阻止营养不良。营养支持治疗的目的是预防和治疗营养不良;增强抗肿瘤治疗的储备和效果;减少抗肿瘤治疗的不良反应和提高机体耐受力;提高生活质量。

在具体临床实施中要掌握既不能给予太多的营养成分和量,特别是老年及心、肺、肾等脏器功能有障碍的患者,也不能过少而达不到营养支持的目的(临终状态的患者可以少补或者不予输液)。

营养支持的途径分肠内营养和肠外营养,通常建议选择肠内营养(口服、管饲),比较符合人的生理状况,费用低廉,并发症少,效价高,其中自主口服仍然是首选。当然对于一些如梗阻、消化道出血、昏迷等患者,则应考虑肠外营养支持。

中国的饮食文化和中医饮食疗法博大精深,根据不同的肿瘤疾病,改善饮食方法、结构和口味,可以增进食欲,有利于机体物质能量的补充和体质的恢复。同时中药的人参、黄芪类制剂,也有扶益正气、增加营养的作用。

此外,可以选择某些药物增加食欲或改善恶病质,如肾上腺皮质激素、生长激素、孕激素(甲地孕酮、甲羟孕酮);刺激胃动力、缓解饱胀感的甲氧氯普胺和多潘立酮等,但因为这些药物有其一定的不良反应,尤其是对肿瘤患者,故只作为辅助治疗。

有条件的患者推荐进行适当的活动,因为可以改善骨骼肌的消耗,增进营养的摄入、吸收和利用。

87.3.3 肿瘤姑息治疗中的精神心理问题与治疗措施

(1) 肿瘤姑息治疗中精神心理问题的总体干预

对于肿瘤患者来说,罹患肿瘤具有众多的不确定性,无论是面对肿瘤疾病、残疾、生理功能丧失还是死亡,或多或少地都会出现精神、心理和心灵上的障碍,而且这些心理障碍容易出现在各个时期:当第1次做出诊断时,或在确诊后的短时间内;刚开始接受伤害性治疗时或治疗失败时;第1次复发或转移时;死亡即将来临时。甚至于一些肿瘤患者的家属也会伴随着出现相应的心理问题。基于每个人自身

特性和社会经历,以及对肿瘤的认识和平时个人的性格、身体状况、治疗的效果、经济情况、社会地位、文化宗教背景等,会对肿瘤这种疾病有一个应激的反应和适应的过程,其中所表现出的精神状况有正面的也有负面的,有暂时的也有长期的。对于负面的、长期的不良情绪与精神问题是需要预防和治疗的。

通常,沟通和疏导是最佳方式。在经过有效的评估后,通过沟通和疏导可以了解患者的社会、文化背景、个人信息、个性特征、生活习惯、对疾病的认知和态度,从而掌握其心理变化,进行有步骤地暗示、引导和教育,调动其内在的心理抗衡能力,消除紧张情绪,使机体和心理恢复平衡。对于许多心理问题通过某些措施可以起到一定的干预作用,如医护人员与患者间友好地交流,根据个体的需要给予提供不同的信息;通过一段时间的照护,确立医护人员与患者间的良好和谐关系;让患者在疾病治疗时有一定的自主权。虽然有很多心理的不良预后很难有最佳的治疗策略和干预方法,但医护人员帮助患者尽可能以良性的方式进行调整,根据每个患者的个人情况和背景(家庭、文化、信仰等),提供必要的照护服务和支持,对他们在不延长生命、无痛苦地处理心理难题方面是有益的,最终要让他们在疾病期间获得较好的生命质量,为死亡做好积极的准备(包括心理和身后事),保持个性和自尊到生命结束。

对于患者不同时期的心理(心灵)障碍可以提供不同的心理照护,以配合正常的诊断和治疗需要。

1) 癌症诊断后的心理照护:大多数患者在得知患了癌症或确诊后的第一反应是震惊,并产生很多矛盾的情感,如否认、愤怒、恐惧、绝望、麻木等,其中一些应激反应是可以理解的,这就需要医护人员的关心和体贴。耐心地做好解释和宣教工作,不一定要勉强患者去面对现实或去抗争什么,但至少是让患者的心情能够逐渐安稳下来,逐步理解诊断的含义,并为治疗做相应准备。

2) 癌症治疗中的心理照护:在癌症治疗时与患者讲明治疗的目的、简明扼要的步骤、可能的毒性及不良反应、大致的预后,以及需要配合的注意事项和自我养护等。如果有条件可以讲解一些癌症及其相关治疗方面的知识。在治疗告一个段落的时候,指导患者恢复自理生活。对于那些有害怕复发和转移的恐惧心理的患者,应帮助他们树立乐观、豁达、自信的精神,建立健康的生活方式,进行力所能及的活

动或锻炼,积极提高机体的免疫功能和抗癌能力。在实际应用时还可讲解一些患者所关心的生活问题,如饮食、生活起居等注意事项,并尽可能地分散患者对疾病的注意力,让患者能接受治疗,完成治疗疗程,既重视这种疾病也藐视这种疾病。另外,在患者出现治疗反应时,一方面积极处理,一方面悉心解释和指导,让患者能顺利渡过难关,减少心理上的阴影,减轻心理作用对治疗产生的负面影响。提醒患者注意随访和复诊。对于那些有复发和转移的患者,要积极预防和介入心理抚慰,因为经过治疗和痛苦的患者面临再次打击时候的心理更加脆弱,负面问题会显得更加突出。

3) 癌症晚期阶段的心理照护:大部分患者会走向晚期,也就是说从肿瘤的控制上失去了治愈的希望,这类患者往往有很强烈的情绪反应和症状反应,如疼痛、虚弱、厌食、沮丧等,这时医护人员应尽量对他们进行照顾和安慰,哪怕是细微的生理、心理变化,甚至是社会需要,特别在病情迅速恶化时,这些是对患者最好的支持。此外,对于患者的家属和亲友也应该给予一定的死亡教育和关注,因为他们在心理上也承受着极大的精神压力及一定的体力压力和经济负担,最后还要忍受失去亲人的痛苦,所以姑息治疗有一部分内容还需针对家属丧亲的心理护理。

总之,医护人员在任何情况下,都不应该放弃对癌症患者的心理(心灵)上的支持。加上精心护理,精湛医护技术,可以消除患者身体上和精神上的痛苦,增强医患信任感和安全感,这是做好肿瘤患者心理护理的基本要求。诚然,心理问题的干预还涉及许多家庭因素、社会因素,要结合整个社会的环境、人文的力量来一起完成对晚期患者的舒缓治疗。

(2) 肿瘤姑息治疗中的常见精神心理症状和治疗措施

肿瘤,尤其是无法根治的肿瘤,生长在不同患者的躯体上,会有不同的心理反应,虽然有的反应可能是肿瘤本身(如一些神经内分泌肿瘤)或者是肿瘤治疗(如肿瘤放、化疗毒性及不良反应)引起的,但大多数还是人们对肿瘤的认知程度以及肿瘤对患者、患者家庭和社会造成的影响所致。特别是晚期癌症患者,他们在诸多方面比一般疾病患者的需求多,加之现代人对"癌症"往往怀有特殊看法和情感感受,有些精神心理症状需要相应的治疗措施。下文简要列举常见的几种精神心理症状以供参考。

1) 恐惧:癌症是所有疾病中最令人恐惧的疾病,人们往往把癌症与死亡等同起来,特别是晚期癌症患者。一方面是患者与家属对死亡的恐惧,另一方面是患者对痛苦以及其他晚期不能忍受的痛苦症状的恐惧,另外还担心由于患病会失去职业、地位、减少或失去经济来源、增加生活与看病的负担等因素,造成心理上的畏惧感。通常,临床上一开始对于是否将患者的真实情况全部告知患者本人,面临着一个比较复杂的难题。从伦理学和医学角度考虑,是不应该隐瞒患者的,应该让他们知道自己的实际情况,但这样做对大多数中国患者来说效果不甚理想。由于国内缺乏应有的死亡教育,患者往往在罹患重病时一下子受不了打击,从而失去继续生活下去的勇气,加速病情恶化,有的会产生轻生的念头。实际操作中应根据患者的不同精神状态和性格、脾气及心理状况决定是否告知其真实的病情。对有些性格坚强的患者,可向他们交代病情,使其对面临的问题有所理解和了解,鼓励其积极配合医疗,甚至让他们一起参与治疗上的抉择,尽量减轻晚期痛苦症状。而对另外一些性格脆弱的患者需实行所谓的"保护性医疗制度"。一般是将诊断和预后告知患者家属,然后随着病情的变化循序渐进地把疾病的情况"灌输"给患者,这样减少恐惧的突发性造成的惊恐和病理性不安。但是有一点值得注意,患者应该有疾病的知情权与处置权。

有的患者对症状如疼痛的恐惧甚至超过死亡,有效地控制疼痛和缓解晚期症状是消除患者恐惧心理的一个重要方面;有的患者对治疗所要出现的不良反应有着本能的恐惧,向其清晰解释治疗可能的反应和减缓不良反应的症状也是患者能接受治疗的前提;有的患者对肿瘤的复发和转移怀有恐惧,因先前的经历和对以后的不良预期造成心理阴影,积极沟通和有效的治疗方案是减轻患者恐惧的最好方法;此外收入的减少,经济负担的加重,家庭和社会关系的变化,增加了患者的恐惧心理,所以各方面应尽可能对他们进行关怀,让他们感到温暖,在平静、和谐的气氛中与肿瘤抗争并完美走完人生。如果恐惧发展到人格特征失去控制,导致病理性症状出现,就需要考虑使用一些高效能的苯二氮䓬类药物治疗。

2) 焦虑:焦虑是晚期肿瘤患者常见的心理精神障碍,是人体的一种应激反应,可产生躯体性、精神性和运动性焦虑症状等一系列综合症状,如心情紧张不安、难以形容的不适、睡眠不好常伴噩梦、喜怒无常、情绪多变、注意力不集中、预感死亡临近、有自卑感等。有时还会伴有一定的自主神经功能紊乱，如恶心、心悸、出汗、震颤、疲倦、乏力、尿频等躯体症状。可以发生在检查和诊断时，也可以发生在治疗时，以及平时和濒临死亡时。也有一些是药物引起的需要鉴别，如安定类药物同样可由于药物成瘾造成焦虑。

俗话说"心病要用心药医"，当焦虑的症状对癌症的治疗不造成影响或患者能忍受焦虑症状时，除了医护人员给予安慰和同情外，并不需要其他特殊治疗。一般是进行支持性心理咨询、安慰和鼓励，多看望患者，聆听倾诉、满足要求，解决一些困难，焦虑通常是可以改善的。如再适当结合一些行为疗法、放松疗法、音乐疗法等效果会更好些。

严重的焦虑则需药物治疗。抗焦虑药物是治疗癌症患者急性或慢性焦虑安全有效的药物，抗焦虑药物的选择是依据患者症状的严重度来决定的。短效抗焦虑药（如咪达唑仑、阿普唑仑）可用在检查时或其他短暂性的焦虑；长效的苯二氮䓬类抗焦虑药（如氯硝西泮、地西泮）不会很快排泄，因此能持续缓解焦虑的症状。有焦虑症且神志不清的患者较适合使用不具镇静作用的神经性安定药（如氟哌啶醇）或具镇静作用的神经性安定药（如硫利达嗪）。奥氮平作为常用而有效的抗焦虑药物在临床有较广泛的应用。所有的抗焦虑药物宜从小剂量开始，需要考虑到其与抗肿瘤药物的相互作用。

3）抑郁：当一个人被诊断为癌症而且是无法治愈的癌症时，情绪波动是一种正常反应。对大多数患者而言，这种情绪反应是短暂的，随着时间推移、亲友和各方面的支持，患者及家属大多可以接受事实。但仍有 $25\% \sim 35\%$ 的患者会因此发生轻度至中度的抑郁症，有 $5\% \sim 10\%$ 的患者甚至会发生重度的抑郁症。可以说每个面对死亡的患者都会有抑郁的情况，只是程度和类型的不同而已。轻度抑郁症表现出的是安静、抑制、气馁、对各种事物缺乏兴趣、注意力和记忆力减退、紧张失眠，重度抑郁症可以有躁狂不安、难以控制情绪。抑郁常与焦虑并存。

癌症患者的抑郁往往不易确诊，主要因为当患者得知患了癌症以及在病程中存在许多变化，难过与悲伤是预期发生的反应。另外的原因是临床用来诊断抑郁的症状，如疲乏、恶心、睡眠障碍等与很多疾病的表现症状和癌症治疗后的反应相似，还有癌

症患者的许多用药可能会引起抑郁和（或）抑郁症的临床症状。所以对于癌症患者的抑郁首先要通过评估来做出判断，是否有抑郁？抑郁的程度如何？评估癌症患者情绪障碍最好的方法是详细询问病史和体格检查，并运用合理的量表来评估。另外不要忽视有的患者有微笑型抑郁，或通过疼痛来表达的抑郁等，但也不要把患者的一时沮丧和哭泣认为是抑郁。

轻度抑郁症患者只要给予心理、情感和社会的支持以及语言的交流，多数可以改善。然而重度抑郁症患者则需要药物治疗来提供症状的最大化缓解。

抗抑郁剂可以用来治疗轻度、中度和重度忧郁症，但用于癌症患者的最佳使用时间和方式目前尚未有定论，只知道抗抑郁剂能增强 5-羟色胺神经传递，有类似去甲肾上腺素和（或）多巴胺的作用。用于癌症患者的抗抑郁剂从药理上区分大致有下列几类：① 三环类抗抑郁剂，如阿米替林；② 去甲肾上腺素与多巴胺再摄取抑制剂，如安非他酮；③ 5-羟色胺与去甲肾上腺素再摄取抑制剂，如文拉法辛；④ 5-羟色胺选择性再吸收抑制剂，如氟西汀、帕罗西汀、舍曲林；⑤ 去甲肾上腺素能和特异性 5-羟色胺抗抑郁剂，如米氮平；⑥ 单胺氧化酶抑制剂，如苯乙肼；⑦ 5-羟色胺拮抗再摄取抑制剂，如奈法唑酮。此外由于精神兴奋剂对治疗抑郁症有起效快、安全有效的特点，临床也常被运用于癌症患者的姑息治疗，如哌甲酯。新的抗抑郁剂不断地增加，通常根据患者的需要、抑郁的程度与患者机体情况以及药物的不良反应选择合适的抗抑郁剂。临床上需要注意的是癌症患者通常比普通人的体质虚弱，所以使用抗抑郁剂治疗的剂量应比普通人使用时要低，甚至可以是常规剂量的一半。初始时宜小剂量，以后根据病情的发展和耐受性逐渐增加剂量。

如果有心理治疗师（或咨询师）团队的参与或会诊，对肿瘤心理治疗会有很好的帮助。

87.4　肿瘤姑息治疗中的常见症状与处理

各种癌症的症状控制与对症处理是姑息治疗中的核心环节，这样才能从实质意义上提高患者的生活质量。有些躯体症状虽然不会马上危及生命但会给患者带来不便和情感上的痛苦，影响患者的精神状态。肿瘤患者症状有可以是肿瘤引起的，也可以

是治疗和(或)其他原因引起的,有的患者耐受性好,有的患者不耐受,需根据每个患者的不同情况制定不同的治疗方案,以达到个性化处理的目标。因此在症状控制之前需要对患者进行评估,这些评估必须反复进行,甚至会包括患者的文化背景、生活的人文环境、本人的性格兴趣取向等,以便具体治疗。

癌症症状很多,特别是晚期患者的症状繁杂,而且也不会是某种症状的单独出现,加上并发症等无法一一枚举,在此仅罗列一些临床常见症状与治疗措施以供参考。

87.4.1 疼痛

(1)癌痛的概述与定义

疼痛是肿瘤患者最难以忍受的症状之一。癌症患者无论是早期的还是晚期都有可能发生疼痛,有时患者会因此感觉比癌症引起的死亡更令人畏惧,生不如死。癌症患者的疼痛是一个全球性的普遍问题,在新发的癌症患者中有 30%～50%伴有不同程度的疼痛,晚期患者中更是达到 70%～90%,其中一半以上都是中度至重度疼痛。这些疼痛在生理、心理、精神和社会多方面对患者的生存质量造成了破坏性的负面影响,也给患者及其家属带来了极大的痛苦和烦恼。因此,疼痛在近 10 年来被列为患者的第五大生命体征而引起广泛重视,控制疼痛在姑息治疗中作为头等大事来管理。

在临床上控制癌症疼痛的治疗方法有几个大类:病因治疗、镇痛药物治疗、非药物治疗(理疗、行为和心理治疗)、神经阻滞及神经外科治疗、介入治疗。这几种治疗方式层层递进,有时需要联合应用。在长期的临床实践中发现药物治疗是癌症疼痛治疗的主要方法,尤其对于中晚期的癌症患者。一般来说,药物镇痛治疗与非药物镇痛治疗联合应用会优于两种方法的序贯使用。合理的药物止痛治疗除了规范化还需要个体化的综合治疗。

因此,治疗癌性疼痛最主要的方法必须是一个科学、系统、规范的过程,更是需要临床专科医生的诊疗技术和经验的总结。WHO 疼痛药物三阶梯治疗方案和美国国立综合癌症网络(National Comprehesive Cancer Network,NCCN)成人癌痛指南提供了比较权威的临床指导意见,可让更多的癌痛患者得到良好的治疗及症状的缓解。

每个人的疼痛感受是不一样的,要正确而且准确地去定义它可能比较困难,为此国际疼痛协会(International Association for the Study of Pain,IASP)对疼痛给出了一个相对较客观也被广泛认同的定义:"疼痛是一种与组织损伤或潜在组织损伤相关的感觉、情感、认知和社会成分的痛苦体验。"其内涵从简单地对组织损伤和心理感受,扩展到了患者对社会功能和认知的高度,丰富了疼痛用药和管理必须采取全方位措施,需要涉及生理、心理、心灵和社会的各个方面。癌痛,顾名思义是指癌症患者因癌症、癌症相关性病变以及抗癌治疗所造成的疼痛。也有可能夹杂着与癌症无关的疼痛。癌性疼痛往往为慢性疼痛,不仅是一个症状,也是一种疾病。

(2)疼痛的原因

癌症患者的疼痛可能是单一或多因素造成的。

1)因肿瘤引起:肿瘤压迫和侵犯至邻近器官、组织、神经、骨骼或血管,或转移造成;肿瘤诱导物质(如白细胞介素、激肽)造成的炎症反应等。

2)因治疗引起:手术后疼痛症候群(如开胸术后、乳房切除术后、截肢术后、手术瘢痕、神经损伤);化疗后疼痛(如多发性神经病变、栓塞性静脉炎、黏膜炎);放射治疗后疼痛(如局部损伤、神经纤维化、髓质病变、骨骼坏死、黏膜炎)。

3)与癌症相关疼痛:由于一些症状造成如便秘、压疮、肌肉痉挛等。

4)非生理性疼痛:精神性疼痛,心理创伤。

5)非癌性疼痛:与肿瘤无关的疼痛(如筋膜、肌肉、骨骼问题等)。

大多数患者至少有一种疼痛是直接因癌症而引起的,晚期肿瘤患者大多有 2 种或 2 种以上原因造成疼痛。一般而言 3/4 的晚期肿瘤患者会发生与肿瘤浸润有关的疼痛,有 20%的患者会发生与治疗相关的疼痛,只有一小部分患者的疼痛与癌症或其治疗无关。

(3)疼痛的类型

疼痛可根据发作时间的长短分为急性(短暂性)和慢性(持续 3 个月以上)疼痛,或依病理机制和特性分为伤害感受性和神经病理性疼痛。晚期肿瘤患者常会发生慢性、持续性疼痛并兼有突发性疼痛。患者可能因某些特殊的原因如手术或其他治疗而发生急性疼痛。一些患者的突发性疼痛无规律可循,有些游走性间歇性疼痛很难处理。疼痛的分类可帮助我们了解其病理机制以促进有效的治疗。一般临床上以伤害感受性疼痛与神经病理性疼痛的分类较常用。

伤害感受性疼痛可分为以下2种：① 躯体性疼痛，由皮肤和组织中的感受器受损伤或刺激而产生。疼痛部位比较明确。可有急性或慢性疼痛，表现为刺痛、酸痛等。② 脏器性疼痛，由内脏器官受肿瘤压迫、浸润或牵引引起。疼痛定位通常不明，表现为胀痛、钝痛、压痛、绞痛或牵拉痛等。

神经病理性疼痛：由于中枢神经系统或周围神经系统受到癌症压迫、浸润、破坏或功能障碍而产生的疼痛。表现为烧灼样、触电样、钳夹样疼痛，常为阵发性，并伴有感觉或运动功能的障碍。

（4）疼痛的评估

对晚期肿瘤患者的疼痛与其他症状的评估是姑息治疗的重点。由于患者的症状有多种表现，多方位的整体评估是很必要的。这一评估包括评估患者的临床表现和心理问题，了解预后相关的因素及患者自述的症状。

1）癌症疼痛多方位评估：首先要考虑到下列因素，包括病因（肿瘤、与肿瘤相关的治疗、与肿瘤不相关的疾病）；严重程度；是否有嗜酒和药物成瘾；心理因素（躯体化现象）；认知功能；疼痛原因（神经性、非神经性）；疼痛特征（持续性、突发性）；其他与疼痛相关症状。

2）疼痛社会学、心理因素评估：完整的社会学、心理问题的评估可加强对疼痛的评价。社会心理问题包括自主能力丧失、家庭问题、经济问题、与社会孤立及对死亡的恐惧，透过这些评估可了解患者症状表现的整体意义。只注重药物对疼痛治疗的评估方式可能过于简单化。大多数情况下，这种评估方法会造成不必要地增加麻醉止痛剂的剂量，而导致潜在的毒性和其他不良反应。因此整体而多元化的症状评估及其治疗价值是显而易见的。

以下是不利于癌症疼痛及其他症状治疗与预后的因素，评估时应将这些因素列入其中，包括：嗜酒或有药物成瘾；有情绪性疾病（如焦虑或抑郁）引发的躯体化现象病史；晚期肿瘤认知功能障碍；慢性神经性疼痛。

3）疼痛程度与疗效评价：对疼痛的分级有很多，国际上多采用数字分级法，以便统一诊断。现根据临床的实用度介绍两种疼痛分级法以供参考。数字疼痛程度分级法（numerical rating scale，NRS）：将疼痛程度分为0～10，用0～10的数字代表不同程度的疼痛，0为无痛，10为最剧烈疼痛，让患者自己说出一个最能代表其当时疼痛程度的数字。一般其

中还可以分成3段，即轻度（含数字3以下）、中度（4～6）和重度（7～10）。如果通过治疗能够逐级降低疼痛程度，并能控制在3或3以下，即疗效显著，疼痛控制合理。

根据主述疼痛程度分级法（verbal rating scale VRS）分类。0级：无痛。Ⅰ级：轻度，疼痛可耐受，不影响睡眠，可正常生活。Ⅱ级：中度，疼痛明显，不能耐受，睡眠受干扰，要求服用止痛剂。Ⅲ级：重度，疼痛剧烈，不能耐受，睡眠严重受干扰，需用止痛药物，可伴有自主神经功能紊乱或被动体位。

对于疗效的评价可分为：①完全缓解（CR），治疗后无痛；②部分缓解（PR）：疼痛较给药前明显减轻，睡眠基本上不受干扰，能正常生活；③轻度缓解（MR），疼痛较给药前减轻，但仍感明显疼痛，睡眠仍受干扰；④无效（NR）：与治疗前比较疼痛无减轻。

视觉模拟评估与脸谱表情模拟是针对一些特殊患者，在此不做重点介绍。

评估除了多维度进行，还必须是动态的，在治疗前后或症状发生变化或疗效改变时都需要再评估。

（5）癌痛三阶梯治疗及其原则

20世纪80年代开始在全球范围内推广的癌症三阶梯止痛及其原则是癌痛治疗的最具代表性和可操作性的方法与原则，即使临床较为常用的NCCN成人癌痛指南也是根据其主要精神演化而来的，只是更细化。无论哪种指南或参考，的确会在临床上给予我们一定的帮助，但在真正用于患者的时候不能完全代替临床实践，需要理性、科学地去看待，避免机械性地套用。

1）癌痛三阶梯治疗：WHO三阶梯癌痛治疗方案是为全世界广泛接受的癌痛药物治疗方法，只要很好地遵循其基本原则，大部分疼痛会得到有效的控制。所谓癌痛三阶梯治疗，就是在对疼痛的性质和原因做出正确的评估后，根据患者疼痛程度适当选择相应的止痛剂。即对于轻度疼痛的患者主要选用非阿片类止痛药±辅助药物；对于中度疼痛的患者主要选用弱阿片类药物±非阿片类止痛药±辅助药物；对于重度疼痛患者选用强阿片类药物±非阿片类止痛药±辅助药物。止痛剂的使用由弱到强逐级增加。

2）基本原则：

A. 口服给药：尽量选用无创、简便、安全的给药途径，口服是最常见的给药途径，在患者能够口服的情况下建议首选口服止痛药物。另外一个原因是口

服容易剂量换算。当有急性疼痛或者爆发痛时,需要尽快采取其他起效更快的给药途径,或者患者出现口服不便或者口服不能耐受的不良反应,可以考虑其他给药途径。不能吞咽或者存在口服吸收障碍的患者可采用非口服途径,如透皮贴剂、栓剂纳肛、静脉或者皮下用药、黏膜吸收剂、喷剂等来止痛。常用的静脉或皮下途径给予阿片类药物起效快,给药15～30 min 达到血药浓度峰值,口服根据吸收情况通常为 60 min 达峰值。对于不同的疼痛选择不同的剂型。

B. 按阶梯给药:是指止痛药物的选用应根据患者疼痛程度由轻到重,按顺序选择不同强度的止痛药物,即由弱到强或由 1 级过渡到 3 级。除非是重度疼痛,一般先选用非阿片类止痛药作为第 1 级用药,用于轻度至中度疼痛。如果达不到止痛效果或疼痛增加,则进入第 2 级,选用非阿片类止痛药加上弱阿片类药物。如果疼痛仍然不能控制或加剧,则进入第 3 级,选用中度至重度疼痛的强阿片类药物替代弱阿片类药物,可同时加用非阿片类止痛药,这样既能增加阿片类药物的止痛效果,又能减少阿片类药物的用量。重度患者可以直接从第 3 级强阿片类药物开始,使疼痛快速减轻,缓解症状。另外对一些患者有神经疼痛或精神心理症状的可以适当加辅助药物以增加疗效。根据疼痛程度按阶梯选择止痛药的原则一般是轻度疼痛选择非甾体类抗炎镇痛药;中度疼痛选择弱阿片类药物,如可待因、曲马多;重度疼痛选择强阿片类药物,如吗啡、羟考酮、芬太尼等。近年来有学者认为低剂量强阿片类药物也可用于中度疼痛。

C. 按时给药:所谓按时给药是指止痛剂有规律地按规定间隔时间给予,而不是按需给药。每一种止痛剂必须先对患者疼痛的控制有滴定剂量,由小到大调整至患者满意。癌痛多表现为持续慢性过程,按时给药可以让药物在体内持续达到稳态的血药浓度,有效缓解基础疼痛。当患者疼痛处于稳态时常选择镇痛持续时间较长的控缓释制剂。按时给药过程中,如果出现爆发痛,可以按需给予快速止痛治疗,常选择起效较快的即释型药物(如吗啡)来缓解,并在以后用药时重新确定患者的总体剂量。

D. 个体化治疗:由于止痛药物特别是麻醉性镇痛药物对个体的敏感度差异很大,所以阿片类药物对每一个个体没有标准剂量。凡是能够使疼痛缓解的剂量就是正确剂量,即药物的使用量需因人而异。

制定止痛方案前应全面评估患者的具体情况,如肝肾功能、基础疾病、全身状况、饮食喜好、经济情况等,有针对性地开展个体化止痛治疗。

E. 注意具体细节:止痛治疗的细节指可能影响止痛效果所出现的所有潜在因素,既包括疼痛的全面评估、精准的药物治疗、动态的随访等,又包括患者的心理、精神、宗教信仰、经济状况、家庭及社会支持等诸多方面,还包括使用了药物后所出现的各种反应以及应对策略等。其中对用止痛剂的患者要注意监护,密切观察其疼痛的缓解程度和身体的反应,并及时采取必要的措施,目的是使患者获得最佳疗效而不良反应最少。并且随着疼痛控制、症状缓解,有的患者还可以逐步减少用药剂量而达到最优化治疗。切记,止痛药物并不是一味加量来治疗,当癌症得到控制或者疼痛得到缓解后,可以根据具体情况逐步减量,直到患者满意。

F. 熟悉药物知识:医护人员必须熟悉不同麻醉性止痛剂之间剂量换算;熟悉麻醉性止痛剂的药代动力学;了解耐药性、生理依赖性、成瘾性的鉴别,这样就不致于患者在接受治疗时造成药物剂量不够或药物滥用。

(6)给药方式及途径

癌痛患者的药物给予途径可以是各种各样的,但前提是根据患者的具体情况和治疗要求以及药物能够在个体所发挥的疗效而定,每一种给药方式都有一定的特点,适合的就是对的。

1)口服给药:口服止痛剂是最好的方法,是临床最常采用的方法,但有某些情况如吞咽困难、谵妄、愚钝、肠梗阻等,则要改用其他方式。

2)经由直肠给药:除了口服以外直肠给药安全、方便、有效,一些非阿片类止痛药会采用这种方法,吸收率因人而异,但其不适合用于肛门直肠有病变的患者或严重血小板减少者。

3)经由皮肤给药:皮肤的吸收给药无创而简便,是口服止痛剂外的最佳补充,但需较长时间来调整剂量;适合用于固定疼痛患者。

4)经由黏膜给药:口腔、鼻腔或舌下黏膜可直接吸收药物进入循环系统,如经黏膜吸收的芬太尼治疗突发性疼痛较理想,因为其由口腔黏膜吸收起效快,有时候可以作为爆发痛的急性处理,但剂量换算困难。

5)经由注射给药:静脉或皮下注射药物是起效快和生物利用度较高的方法;固定时间的间歇性皮

下注射给药的效果与连续性给药的效果差不多；容易在更换药物时进行剂量换算。但对于稳定期间的止痛不宜采用，以避免血药浓度的变化产生耐药和成瘾。

6）经由神经周围给药：某些情况下需给予硬脑膜外或髓鞘内给药，特别用于治疗难治性的神经源性和混合性疼痛症状。但需要专业技术人员操作。

7）患者自我控制给药（patient controlled analgesia，PCA）：由患者自我控制止痛剂的剂量，可以通过具有给药剂量参数的特殊输液泵来完成。优点是在家里应用也有较好的疼痛控制效果，但依从性要好。镇痛泵的型号比较多，需谨慎选择适合患者的具体器型。

（7）常用止痛药物

临床上针对疼痛的发生与其他因素，止痛药物治疗可简单分为非麻醉止痛剂与麻醉止痛剂。

1）麻醉止痛剂：可分为弱阿片类止痛剂和强阿片类止痛剂。前者常用药物有可待因、曲马多、羟考酮、右丙氧芬等。后者根据药代动力学又可分为半衰期短的药物，如吗啡、氢化吗啡、氢可酮、哌替啶（度冷丁）、芬太尼、口服黏膜吸收型柠檬酸芬太尼、舒芬太尼；以及半衰期长的药物，如美沙酮、左啡诺、经皮吸收型芬太尼等。

2）非麻醉止痛剂：非甾体类抗炎药物，如阿司匹林、对乙酰氨基酚、吲哚美辛等；抗抑郁剂，如阿米替林、去甲替林等；抗痉挛剂，如莨菪碱等；抗惊厥剂和抗癫痫剂，如卡马西平、加吧喷丁、丙戊酸等；酚噻嗪类药物，如甲氧异丁嗪等；类固醇类药物，如地塞米松、泼尼松等；局部止痛剂，如利多卡因、辣椒膏等；苯二氮䓬类药物，如地西泮、劳拉西泮等；精神类药物，如氟哌啶醇等；双膦酸盐类药物，如唑来膦酸盐、帕米膦酸二钠等。

实际临床应用时会有许多药物可供选择，只要有准确的评估和诊断以及对药物正确、恰当的使用，大部分疼痛会迅速缓解。

（8）阿片类药物的滴定

所谓阿片类药物的滴定就是在使用阿片类药物对患者进行镇痛治疗时，采取的剂量有序地进行递增或者递减，是为了安全、快速、有效地控制疼痛，也是为了癌症疼痛有最佳的治疗。滴定的主要目的是确定药物达到治疗的剂量和能够维持的剂量，避免过高药物剂量产生的不良反应或过低药物剂量达不到镇痛的要求。一般优先采用起效快、作用时间短

的止痛药，如即释型吗啡（包括片剂、针剂）。

滴定适合于慢性癌痛的中重度患者；从未使用过阿片类药物控制疼痛以及阿片药物未耐受者；或已经使用过阿片类药物但未达到疼痛控制效果的患者。

对于患者是否对阿片类药物耐受有一定要求，美国食品药品管理局（FDA）对阿片类药物耐受的定义为：已按时使用阿片类药物至少 1 周以上，且每日总量至少为口服吗啡 60 mg、羟考酮 30 mg、氢吗啡酮 8 mg、羟吗啡酮 25 mg 或其他等效药物；用芬太尼贴剂其剂量至少 25 μg/h。不能满足上述持续止痛时间、剂量未达到的则定义为阿片未耐受。阿片未耐受的患者宜进行个体化滴定。

临床滴定最常采用的是按需给药滴定的方法，以快速地把疼痛控制在 3 分以下，每日爆发痛控制在 3 次以下，3 d 之内达到疼痛控制稳态，进入药物维持阶段。

对于未使用过阿片类药物的患者，如果 NRS 疼痛评分≥4，或者 NRS 评分虽然<4，但未达到疼痛控制目标的，滴定的初始计量为即释口服吗啡 5～15 mg，或者即释吗啡针剂 2～5 mg 皮下注射。口服每 60 min，皮下注射每 15 min 评估吗啡的镇痛疗效和不良反应。如果 NRS 疼痛评分未变或增加，吗啡再使用剂量较前增加 50%～100%；如果 NRS 疼痛评分在 4～6，可以重复原来的剂量；如果疼痛评分降至 1～3 的，可以观察，最初 24 h 按照当前有效剂量按需给药。如果 2～3 个循环周期后再次评估的效果显示疼痛控制不佳，可以改变给药途径，使用静脉给药或加量，同时再精确评估疼痛的原因等。24 h 滴定结束，统计吗啡使用的总量，如果疼痛稳定，可转换为长效制剂，进入后续治疗。如果不稳定，继续滴定，直到效果最佳，建议这个过程在 3 d 内完成。

对已经使用过阿片类药物，剂量不稳定或疼痛控制不理想，或每 24 h 爆发痛>3 次需重新滴定。在滴定之前首先确定是否达到阿片类药物耐受标准。不能满足上述要求的持续止痛时间、剂量的认为是阿片类药物未耐受，对于阿片类药物未耐受的患者应按照未使用过阿片类药物的患者进行滴定。对于阿片类药物耐受的患者，滴定的起始剂量为前 24 h 所有阿片类药物的总量 10%～20% 给予患者，之后的评估与给药方法及剂量同未使用过阿片类药物的患者。

当癌痛作为慢性持续性疼痛需要长期使用止痛药物时,可在疼痛控制达到稳态后将每日短效阿片药物的总剂量转换成缓释阿片剂量,延长给药时间,简化治疗,稳定血药浓度。

（9）麻醉止痛剂的不良反应及处理

麻醉止痛剂有一定的不良反应,因此在临床应用时需注意以下几方面:① 总的说来阿片类药物用于癌性疼痛是安全有效的,但需要高剂量麻醉止痛剂的患者或长期使用麻醉止痛剂的患者,一些如便秘、镇静、尿潴留等症状会时有发生;② 其他可能有毒性的代谢产物蓄积而产生中毒现象,症状包括难治性恶心与呕吐、嗜睡、瘙痒;③ 神经性中毒症状包括幻觉、谵妄、肌颤和感觉异常;④ 严重的症状可以有呼吸抑制。

治疗和预防麻醉止痛剂不良反应的方式包括给予足够的水分以及改变麻醉止痛剂的种类,还要停止使用其他会增加不良反应的药物。对于预期可能会发生的不良反应应进行预防性处理,对于已经出现的症状做相应的对症处理。谨慎对待老年人及脏器功能不全患者,尤其是肝、肾功能不全患者,麻醉止痛剂的剂量要削减,甚至在没有明显中毒现象时也要减少其剂量,避免可能发生的代谢产物蓄积,造成对机体的伤害。

（10）阿片类药物的耐药性与成瘾性

阿片类止痛剂在使用中会出现耐药现象,一方面癌症患者因疾病的进展和变化造成疼痛的加重而必须增加麻醉止痛剂的剂量,另一方面可能因患者产生耐药性所以要增加先前止痛剂的剂量以达到相同的止痛效果。此种正常的生理现象可能是因麻醉止痛剂受体水平改变或因代谢产物改变而造成。

药物的耐受性是因随着药物的长期反复使用,药效逐渐降低,只有通过增加药物剂量才能达到维持原有的止痛效果,其根本原因是脏器对药物的适应。如果在阿片类药物治疗慢性癌痛过程中,患者需要加大药量来达到镇痛效果,可能是产生了药物耐受,这些耐受比较容易发生在年轻的患者、使用短效阿片类药物以及长期反复使用药物的人群中,多数会伴有肿瘤疾病的进展,所以在评估时需要进一步考量,或增加其他止痛方法。

对于阿片类药物的依赖,医护人员必须在认识药物的耐受性基础上区分躯体性依赖还是精神性依赖（成瘾）,这种区分在癌痛患者治疗中很重要。

癌痛患者对使用阿片类药物进行止痛治疗的抗拒往往来源于对药物产生的依赖而感到恐惧,这种依赖往往会被片面地被认为是药物成瘾。阿片类药物成瘾的发生概率与药物剂型、给药途径和给药方式有关。一般静脉注射容易造成血药浓度的突然增高,波动较大容易出现欣快感而导致成瘾。在慢性癌痛治疗中,癌痛本身的存在,加上控缓释制剂的应用,按时给药、合理用量,避免出现血药浓度的变化过大,规范化用药,是可以有较理想的止痛效果而不用担心成瘾的出现。实际上,无酒精或药物依赖病史的癌症患者如合理地使用适当的麻醉止痛剂很少发生心理上成瘾。

药物依赖包括生理依赖（躯体依赖）和心理依赖（精神依赖）。生理依赖是由反复用药造成的一种生理适应现象,主要表现为耐受性和戒断症状。精神依赖是使用者对药物产生的渴求,是一种心理变态的强迫症,即使明知道有害,也要强迫性地寻求药物的滥用来达到体验心理快感,对使用者和他人有一定的伤害作用。

1）躯体依赖:躯体依赖是机体的一种适应性状态,往往是在突然停用阿片类药物、快速减量、药物浓度突然降低和使用拮抗剂后,所出现的如焦虑、寒战、出汗、关节痛、流泪、流涕、恶心、呕吐、腹痛、腹泻等戒断症状。相对于心理依赖,任何长期连续使用阿片类药物,尤其是大剂量使用者,都将会产生躯体依赖。但躯体依赖的患者对药物的使用并未失去控制,一旦达到足够的剂量,症状得到缓解,患者不会刻意再寻求药物去达到治疗疼痛目的以外的其他需求,这是一种伪成瘾现象。这就提醒医生如果因为药物的不良反应或者其他原因需要减少剂量时,要循序渐进地有计划减量,直到停药,而不能突然停药或大幅度减量。一般减药的速度是每天递减10％～20％,要让患者有适应程度,如果反复出现戒断症状,以后的控制就更难了。

2）精神依赖:精神依赖即心理依赖,俗称成瘾。这种成瘾不是因为疼痛治疗的需要,而是渴望获得用药后的一种欣快感而强迫性地去寻找药物来满足自己需求的行为,有导致身体损伤、心理损伤、社会功能损害的危险。其症状往往是戒断症状加暴力倾向或者自残。对成瘾者来说,用药是失去控制的,渴望药物的快感,但不察觉或否认药物的毒性反应和不良后果,明明知道药物会产生严重不良反应和后果仍然继续用药或加大剂量用药。一般阿片类药物正规使用于真正有癌痛的患者,其成瘾性是罕见的。

（11）癌痛处理的人性化建议

癌痛治疗是一件综合、复杂的系统化工程,其中药物处理癌痛还需要人性化治疗以增加依从性和可操作性,即要让患者和家属明了准确地叙述疼痛及顾虑十分重要,既不要隐瞒病情及其程度,也不要夸大与片面;口服止痛药能够有效地控制癌痛,疼痛有很多止痛方法和药物,不必担心疼痛无药可救;吗啡及阿片类药物是常用的有效止痛剂,合理使用很少成瘾,且长期及重复使用仍然可以有效;根据病情的变化止痛剂剂量可以增加也可以减量,不会是一味地增加剂量或随意减药;因疼痛服用阿片类止痛剂并不代表癌症就是晚期,早期的疼痛患者也需要同样的治疗;疼痛越早治疗,越容易改善,也可以防止疼痛敏化等。

患者在疼痛治疗期间必须注意在医生的指导下调整药物的剂量,不可盲目和随意使用;药物会对精神和躯体产生一定的影响,包括一些潜在的影响,可以及时与医生沟通;避免饮酒,如果需要使用其他药物,应在医生的指导下用药;止痛药物有很大的个体差异,每个人有自己适宜的处方,将药物转给他人使用或用别人的处方是无益的;按医嘱用药包括药物的类型、使用的方法、间隔的时间、如何增量、减量或停药。

应向患者和家属提供用药的具体方法和注意事项;药物不良反应及处理方法;何时需要增加剂量或停药的指导意见;如何进行疼痛和疗效评估、随访。一旦出现下列情况,及时就诊,包括疼痛不能缓解、加重或出现新的疼痛;恶心、呕吐不能进食持续24 h以上;72 h未解大便;嗜睡难以唤醒,神志不清,精神异常;呼吸困难等。如果有可能,应给患者提供经治医生或医疗单位的联系方式以便及时沟通与处置。

87.4.2 感染与发热

感染是晚期癌症患者较常见的并发症,由于肿瘤的病变和各种抗肿瘤治疗,使机体的防御功能受到损伤,尤其在一些剧烈的治疗方案后,其免疫功能严重受损,很容易受到致病因素的侵害发生感染。通常营养不良和脱水、机体解剖结构和防御屏障破坏、粒细胞减少和功能缺陷、细胞免疫和体液免疫功能低下、激素使用时间过长等都是感染的诱因。其感染可以是细菌、真菌或病毒,可以是一种致病源或多种致病源同时发生感染,对患者造成很大的影响,以致有些患者因败血症而死亡。

晚期肿瘤患者感染的症状往往不典型,有时同其他症状混杂在一起不容易分辨,给诊断带来一定的困难,应多注意观察患者的症状和体征变化。有时发热会是一种主要征象,结合体格检查,必要时行实验室检查以及做细菌培养和药敏试验,以明确感染,对症处理。

细菌性感染常规使用抗生素治疗。对于晚期肿瘤患者虽然不一定能控制全部感染,但可以减少部分因感染造成的死亡,或减轻患者的症状,特别是对于呼吸系统的感染。在使用抗生素时需遵循当感染源未定、细菌培养和药敏报告未出来之前,如果需要治疗,以常规广谱抗生素,大多两种以上联合使用,同时根据患者脏器功能的情况进行选择,以免对已经脆弱的肝、肾功能造成不利影响。如果有真菌感染,要用广谱的抗真菌药物。

肿瘤患者发热同样是一种常见的临床症状,发热的原因也比较复杂,包括肿瘤生长迅速,组织缺血、缺氧,造成组织坏死并吸收;肿瘤的治疗引起肿瘤细胞破坏,释放肿瘤坏死因子;肿瘤本身产生内源性致热原或肿瘤侵犯影响身体的体温调节中枢;肿瘤释放的抗原物质形成机体免疫反应;肿瘤合并各种感染等。

肿瘤发热好发于淋巴瘤和血液病以及一些消化系统肿瘤,尤其是实体性肿瘤的进展期。一般体温不会很高,呈低热,在38℃上下,超过40℃者往往合并感染,其表现为间歇热和不规则热,有时血常规变化不大。长期低热是消耗性的,会影响患者的情绪和生活质量。

除积极治疗病因外,对于有感染者参照感染的治疗方案进行治疗。对症治疗一般是物理降温,如用温水、酒精擦浴,使用冰袋、冰帽、输液、灌肠等都可以降温。药物降温以非甾体类抗炎药为代表,如吲哚美辛、布洛芬、阿司匹林等,建议在体温升起来之前的半小时使用效果更佳,并在体温控制后再巩固使用2～3 d。激素类药物如地塞米松、泼尼松,抗过敏药物如异丙嗪等视具体情况使用。

居住环境应保持空气新鲜和通风,出汗后及时保持干净和干燥,防止着凉是发热护理的关键。

87.4.3 压疮

压疮主要是由于身体局部组织受到压迫,血液循环产生障碍,皮肤和皮下组织毛细血管灌流受阻,组织缺氧、营养缺失而造成坏死和溃烂。皮肤的摩擦、牵拉、压迫,以及汗液、尿液、血液及渗出液和分泌物都会促使压疮发生。另外,老年人、营养不良、贫血、低蛋白血症、脱水、周围血管病变、虚弱、水肿、昏迷、瘫痪、长期卧床等因素往往容易形成压疮。这些又是晚期患者容易出现的症状和并发症。压疮的发生部位通常位于骨突出部分,最常见的是骶尾部和足跟部。

对于压疮的处理主要以预防为主,先要做一定的风险评估,为容易产生压疮的患者经常翻身,促进其活动,减缓压力,特别是骨突出和肌肉、脂肪组织极为薄弱的地方,保持皮肤清洁完整,尽可能避免尿液、粪便的污染,让患者的衣服保持干燥、柔软,减少不必要的摩擦。分散或减轻局部的压力是最有效的治疗压疮方法,如采用气垫圈改善局部组织的灌流。对全身营养不足,水分不够的患者改善营养状态,补足水分,纠正电解质和高危因素。对已经形成创面的患者,去除刺激和局部的坏死组织,保持创面的无菌湿润,控制感染,改善微循环是愈合的关键,有时可以用些压疮膏和长皮膏促进愈合。

良好的护理可以预防和终结压疮的形成,干燥和通风是伤口愈合的前提。

87.4.4 恶心、呕吐

恶心是呕吐的前驱症状,是一种反胃的感觉和(或)伴有呕吐的冲动,以及一些迷走神经兴奋的表现。呕吐是指胃内容物逆行从口腔而出的一种反射性动作。

恶心、呕吐是晚期肿瘤患者常见的不适反应,约有70%患者会发生此种症状。恶心、呕吐如不能有效地治疗或症状持续存在,就会使患者不适且严重影响其生活质量,也会造成电解质紊乱等并发症。肿瘤患者形成恶心、呕吐的原因各种各样,如药物治疗(应用化学药物、止痛剂等)或与癌症有关的血液生化改变(高钙血症、肝功能障碍、尿毒症等)引起化学感受触发区的刺激;胃膨胀、肠梗阻、局部放疗、便秘等引起的腹部刺激;通过大脑边缘系统的疼痛、焦虑、恐惧等心理障碍引起或直接因颅脑肿瘤,使颅内压增高所致;身体的活动和体位改变影响前庭功能都可以产生该症状。临床姑息治疗中,化疗药物导致的恶心、呕吐占大多数。

在治疗上,明确病因,针对病因的治疗要比单纯选择止吐药物更为重要,包括积极纠正可逆因素、合理使用止吐药、辅助非药物治疗。如对于便秘,可利用增进肠蠕动药物和缓泻剂处理;胃与十二指肠黏膜的刺激,应用 H_2 受体拮抗剂可缓解症状;对颅内压增高,应用脱水剂合并类固醇激素,或加放疗;血液毒素及电解质、生化紊乱,应补充血容量,纠正生化和电解质紊乱;体位改变所致呕吐,可用东莨菪碱治疗;有感染者,可用对应的抗生素;高血钙症可利用水化和双膦酸盐治疗;肠梗阻可用胃肠减压等治疗;对于紧张焦虑的患者,可对患者解释并安慰以使患者安心,必要时用氟哌啶醇和奥氮平;对于因吗啡导致的恶心、呕吐,可改变麻醉止痛剂的种类并用合适的止吐剂;对于化疗药物引起的无法耐受性恶心、呕吐,评估是否需要停药,或参照止吐指南使用止吐药物。

对于大多数恶心、呕吐的患者,5-羟色胺拮抗剂、NK-1 阻滞剂和甲氧氯普胺等镇吐药都会有效,另外在无消化性溃疡和糖尿病前提下,应用糖皮质激素会有一定疗效。

在非药物治疗中,合理的营养支持、饮食结构的调整、行为放松训练、中医学治疗(包括针灸)是有益的替代补充疗法。提供良好的心理与社会支持对防止预期恶心、呕吐有重要作用。另外止吐剂的不良反应也要注意并做相应处理。

87.4.5 水肿

水肿是指人体组织间隙有过多的液体积聚,致使组织肿胀,是晚期癌症患者常见的临床表现之一。可分为全身性水肿和局限性水肿,前者液体在组织间隙呈弥散性分布,后者液体积聚在局部组织间隙。

全身性水肿通常由营养不良、贫血、低蛋白血症引起,其中低蛋白血症是晚期癌症患者的共同特征,是水肿的基本病因。当血中的白蛋白<30 g/L 时,血浆胶体渗透压降低,致血浆外渗形成水肿,白蛋白越低,水肿越甚,低于一定的程度伴随水肿是生命预后差的征兆。心、肺、肝、肾功能的异常是全身性水肿的另一重要原因。在治疗上,对于营养不良、恶病质、低蛋白血症造成的水肿,需增进营养和白蛋白(或血浆),补充维生素(尤其是维生素 B 族),适量加用一些利尿剂会对症状有缓解作用。心、肺、肝、肾功能损害时,应改善其功能状态。

局限性水肿可由肿瘤造成的压迫或局部淋巴结的肿大使淋巴管阻塞回流不畅造成,或肿瘤瘤栓抑或血栓造成的深静脉栓塞所致。治疗上必须个体化对待,前者可试用放疗,或介入化疗、理疗、适度锻炼、少量激素治疗以期有所缓解;后者需进行抗凝治疗,但要注意防止出血倾向,密切监控。

利尿剂对各种水肿会有一定的改善作用,一般首选保钾排钠类利尿剂,如螺内酯;中度、重度水肿可加用双氢克尿噻、呋塞米、托拉塞米等。用利尿剂治疗时,必须注意监测水、电解质的变化,并维持其平衡,尤其需要记录24 h尿量,如尿量增加明显的,症状会改善;如尿量依旧很少甚至少尿,预后不乐观。

87.4.6 胸腔及腹腔积液

癌症患者的胸腔积液是胸膜壁层和脏层之间的液体积聚,通常为肿瘤直接侵犯和间接转移以及低蛋白血症造成。临床上多数由肺癌、纵隔肿瘤、肺栓塞、乳腺癌、卵巢癌、胃肠道肿瘤、间皮瘤等胸膜转移以及癌性淋巴管炎所致,可以引起胸闷、干咳、心慌、呼吸困难等症状,B超和胸片检查能够比较直观地发现胸腔积液并定位、定量。

癌症患者的腹腔积液也是由肿瘤的直接侵犯和间接转移以及低蛋白血症造成的,大部分是由卵巢癌、肝癌、肠癌、胃癌、胰腺癌、子宫内膜癌和其他一些肿瘤的腹腔转移所致,也可能因门静脉高压、门静脉癌栓、下腔静脉癌栓、淋巴回流受阻而形成,腹腔积液可引起腹胀、腹痛、呼吸困难、厌食、恶心、呕吐、水肿、尿少、低血压等症状,B超和腹部CT检查可以发现并做定位、定量。

两者在治疗上有相同之处,原则上对于少量积液,不影响生活或生命体征的不主张穿刺放胸、腹腔积液,因为这样可能使患者的更多营养物质(包括白蛋白)流失,循环紊乱,穿刺局部渗液、感染等,结果越抽液越多,患者体质反而减弱,严重者在抽吸过程中会有休克等并发症。胸、腹腔积液一般以内科治疗为主,首先注意水和盐分的摄入,合理运用利尿剂,如螺旋内酯、呋塞米、双氢克尿噻、托拉塞米等,同时配合适量的白蛋白。通常静脉应用利尿剂会有较好的疗效,但要注意监测水、电解质的情况。理论上预防和早期治疗疗效会好些。

对于胸腔积液导致不能耐受,宜在抽胸腔积液时留置埋管,同时第一次抽液时应控制在1 000 ml之内,速度宜慢,防止纵隔移位,并观察患者的耐受度,如出现呛咳、呼吸困难、胸闷加剧、疼痛,应及时停止操作。胸腔积液需做相应的脱落细胞检查和常规检查。以后每次抽液最多不超过1 500 ml。如需胸腔注射药物,应在积液全部抽干净后再施行,防止

今后胸腔积液间隔形成更难治疗。胸腔注射药物常有顺铂、卡铂、丝裂霉素、榄香烯、香菇多糖等。有条件者也可以施行胸膜固定术。

腹胀患者可用中药皮硝进行外敷,以减少胀气、胀水。腹胀严重不能耐受者行穿刺留置埋管抽液,第一次抽液应控制在1 000 ml之内,观察患者的耐受度,并做相应的脱落细胞检查和常规检查。癌性腹腔积液往往呈血性、洗肉水样或黄绿色浑浊液体。以后抽液一次最多不超过2 500 ml,酌情在腹腔中注射多巴胺、呋塞米等药物,并加强支持治疗。如为癌性腹腔积液,在条件许可时行腹腔化疗(顺铂、卡铂等)或生物免疫治疗(香菇多糖等),对生殖源性肿瘤如精原细胞癌、卵巢癌等会获得较好的疗效。对于腹腔粘连的患者往往效果不佳,并且有其他合并症。

无论是胸腔积液还是腹腔积液,在治疗中要观测24 h尿量,这对判断疗效有帮助,同时监测肝、肾功能。对于引流的患者需加强支持治疗,特别是白蛋白的输注。

87.4.7 呼吸困难

呼吸困难是患者感到呼吸费力、胸闷、吸气不足等强度不同、性质不同的不舒服症状,是一种主观感觉。如不及时缓解,会产生焦虑和烦躁不安并加重其他症状。长期的呼吸困难会导致缺氧、二氧化碳潴留,甚至呼吸、循环衰竭,同时这种症状会对照护者也带来一定的困扰。

呼吸困难是由生理、心理、社会和环境等多种因素共同作用的结果,可以是单一原因引起的,也可以是多重原因引起。其可能是原发性或转移性胸肺肿瘤直接或间接影响,甚至是精神影响而造成。直接因肿瘤引起的原因有:肿瘤使呼吸道阻塞、肺不张、肿瘤浸润肺叶,肿瘤淋巴管扩散,胸腔积液,上腔静脉阻塞等;间接因肿瘤引起的有肺炎、肺栓塞、贫血等;因肿瘤治疗而造成的有放疗或化疗造成的肺部炎症或纤维化;原来既有的慢性阻塞性肺病也可能造成呼吸困难;因肝大、腹腔积液使横膈抬高,造成呼吸困难;因心脏问题而造成呼吸困难的原因有充血性心脏病、心包炎、心包积液等;因恶病质、食欲缺乏或疲惫而造成的全身肌无力会使呼吸困难更加恶化;焦虑等精神紧张也可能为诱发或加重该症的因素。

在治疗前先做强度评估对治疗的评价会有益

处。治疗上尽可能查明原因,对因治疗。与患者和家属讨论合适的治疗方案与不良预后,减轻呼吸困难。安慰患者和家属,让他们消除紧张情绪,保持患者舒适的姿势,保持室内空气的通畅、新鲜和适宜的温度。给予吸氧对症状的缓解极其有效,无论在生理上和心理上都有好处,维持氧饱和度在 90% 以上。

对于病因治疗,特别是可逆性病因应分别采取以下措施:① 胸腔积液者先宜用利尿剂治疗,如积液量多则给予引流;② 贫血者纠正贫血;③ 解除因肿瘤造成的呼吸道阻塞;④ 用类固醇激素(如地塞米松),或加放疗;⑤ 癌性淋巴管炎,用利尿剂加类固醇激素;⑥ 慢性阻塞性肺病,除类固醇激素治疗外还可合并用支气管扩张剂(如二羟丙茶碱);⑦ 肺栓塞,抗凝血剂治疗;⑧ 肺炎,抗生素治疗。

对于全身治疗,麻醉止痛剂可以降低呼吸困难的主观感受但不会降低呼吸速度和增加氧饱和度,已使用麻醉止痛剂的患者可使用额外的剂量来治疗呼吸困难和疼痛,未使用麻醉止痛剂的患者可以先用 2.5～5 mg 口服吗啡(或皮下注射);低剂量激素维持可以提高呼吸的兴奋性;利尿剂对充血性心脏病或非心源性肺水肿伴胸、腹腔积液患者有效;苯二氮䓬类镇静剂对治疗焦虑等精神紧张性呼吸困难尤为有效;减少分泌物,用如东莨菪碱,解痉平喘用二羟丙茶碱,化痰止咳用氯化铵、鲜竹沥等。

对家属及陪护人员的宣教:呼吸困难可能比疼痛更令家属和陪护人员感到不安,疼痛的患者如说没有疼痛或只有一点疼痛,家属和陪护人员会感到安心,但呼吸困难的患者可能说不喘或只有一点喘,家属和陪护人员看到患者的一些体征如用力呼吸的症状、呼吸气促,会令他们感到不安。所以治疗的目标是让患者感到舒适要比减少费力呼吸的外表症状来得重要。

调整体位、通风调温、放松注意力、控制补液量和补液速度等可以提高患者和照护者的适应能力和应对能力,晚期患者机械通气不作为首要推荐。

87.4.8　昏迷

昏迷是脑功能严重障碍的一种临床表现,其生命体征存在而持续性意识丧失。这种意识活动包括思维、情感、记忆和定向功能,并通过视觉、听觉、语言、情感反应和行为活动来表达的能力在疾病过程中衰退。依据对疼痛有无退缩反应、瞳孔反射与角

膜反射是否存在等可将昏迷程度分成浅昏迷和深昏迷。浅昏迷时,患者意识大部分丧失,对外界光刺激无反应,无自主活动,受强刺激时,可出现痛苦表情和肢体退缩反应,受到疼痛刺激时可出现防御反射。角膜反射、眼球运动和吞咽反射尚存,腹壁反射和提睾反射减弱或消失,常有病理反射,可发生尿失禁或尿潴留。深昏迷时,患者意识完全消失,所有深、浅反射均消失,四肢松弛性瘫痪,仅维持呼吸、循环功能。

肿瘤患者出现昏迷的常见原因为颅脑占位性病变、恶性肿瘤中枢神经系统受侵犯、高热、感染、代谢障碍、电解质紊乱、脑出血等。

癌症患者出现昏迷多预示病情已晚,预后极差,治疗宜适度。与患者家属探讨预期目标和治疗计划以及预后是临床需要做的,根据沟通后的一致意见可予以下措施:① 病因治疗,颅脑占位性病变、恶性肿瘤中枢神经系统受侵犯以脱水、激素等治疗。其他情况,针对病因,分别处理。② 支持治疗,保证糖分和营养适度,维持肠内外通路,纠正酸碱失衡,维护水和电解质的平衡。③ 加强护理,让患者头部偏向一侧,注意保暖,留置导尿管,保持皮肤干燥清洁,注意防治压疮。另外,保持呼吸道通畅,缺氧或呼吸困难者可给予氧气,呼吸衰竭时可用呼吸兴奋剂,血压下降时可用升压药,感染时可用合理抗生素,必要时可酌情使用醒脑静等药物。但深昏迷时,患者已无多大痛苦,如家属同意或有要求,可不进行过度处理。

87.4.9　谵妄

谵妄是一种意识混乱和精神错乱的表现,典型的症状是认知功能损伤、意识障碍、注意力不集中、思维不连贯、记忆力障碍、精神运动障碍、情感障碍、睡眠-觉醒周期紊乱等,谵妄往往出现在患者临终前,虽然有一小部分可逆性谵妄通过治疗可有所恢复,但大部分都属于“终末期谵妄”。谵妄会缩短患者生存的时间,会使疼痛和其他症状更难评估,是造成患者、家属及医护人员心理不安的一个主要因素。它可以是以下因素造成,包括颅脑肿瘤(原发性、转移性)、代谢和电解质异常、药物(化疗药物、阿片类止痛剂、激素、止吐药物、抗胆碱能药物、镇静剂、抗抑郁剂等)、放疗、缺氧、感染、尿潴留、营养不良、脏器衰竭、药物和酒精戒断、脑血管意外等。

谵妄的临床症状较多,如感觉中枢异常,呈现灵

敏度降低、定向力减退、认知障碍、注意力不集中;或精神活动异常,呈现躁动、嗜睡、幻觉或妄想等。其症型可分为狂躁型谵妄:意识不清加躁动、幻觉、妄想、肌阵挛;静态型谵妄:意识不清加嗜睡、畏缩;混合型:兼有静态型与狂躁型谵妄。

谵妄在鉴别诊断上可能很复杂,所以必须谨慎处置。静态型谵妄的患者经常被诊断为抑郁症,但晚期肿瘤患者发生谵妄的概率比发生抑郁的概率要高。另一方面轻度谵妄的患者常会表现出抑郁的症状。还有一个容易混淆诊断的疾病是痴呆症,但这种疾病的患者通常是之前就被诊断为智力衰退或是年龄＞80岁的患者。需注意的是,用抗焦虑或抗抑郁剂治疗早期症状,如焦虑、失眠、情绪改变等,会使谵妄变得更加严重,所以谵妄需要多维评估。

虽然治疗上患者的意识状态给评估带来困难,临床的观察和检测能提供诊断依据,并针对病因治疗,如纠正水、电解质失衡,纠正缺氧,停止容易造成谵妄的药物,控制感染,保护肝、肾功能等对谵妄有改善作用。此外,氟哌啶醇、奥氮平、氯丙嗪、劳拉西泮、咪达唑仑等均可以酌情应用,尤其是对狂躁型谵妄患者。

对患者家属及护理人员进行专业宣教是治疗谵妄的一部分,帮助患者恢复认知和自我照顾是治疗谵妄的基础,加强定向力、记忆力、沟通能力的训练可以改善症状并保护患者,形成安全感,使家属理解并配合舒缓治疗来治疗谵妄的目的是使患者感到舒适而非延长有限的生命。

87.4.10 便秘

晚期肿瘤患者便秘的表现为排便次数少、大便干结、便意减少、排便困难或不畅,其原因是多方面的,生理上患者活动减少,长期卧床,肠蠕动减少;饮食减少,纤维素摄入不足;生活环境改变,情绪改变;脱水(高热、呕吐、多尿);精神障碍;长期消耗,虚弱;泻剂使用不当;药物治疗如阿片类止痛剂、抗抑郁药、镇静药、化疗药、抗胆碱能药、制酸剂等会引起不同程度的便秘。器质性病变如肠道内堵塞(结直肠癌、痔疮)、肠道外压迫(卵巢癌、前列腺癌、腹腔肉瘤、转移性瘤)、术后肠粘连、放射性肠炎等,代谢性紊乱如低血钾、高血钙、尿毒症等,其他如神经性压迫及脊髓损伤瘫痪也可致便秘。

对于便秘患者,应详细询问病史,做直肠指检,评估肠蠕动,必要时做X线摄片检查。同时也给予

一定的症状评估与相应生活质量评估。

对便秘的治疗以个体化综合治疗为主:① 鼓励患者适当活动,养成定时排便习惯。② 鼓励多饮水,多吃含新鲜纤维素的水果、蔬菜等食物。③ 消除患者紧张情绪,安慰诱导患者。④ 为患者创造适宜的生活环境和排便场所。⑤ 减少引起便秘药物的使用。⑥ 在使用吗啡止痛剂的同时,适当加用缓泻剂来预防便秘,甚至可以使用阿片拮抗剂(如纳曲酮)缓解症状。⑦ 如大便干燥,直肠嵌顿,可以用手指扣挖。⑧ 大便积聚过多时,可用0.9%氯化钠溶液等灌肠处理。⑨ 对于直肠下端便秘,可以使用开塞露或甘油灌肠器。⑩ 使用泻剂:泻剂有不同的种类,品种繁多,可以选择性使用。膨胀性泻剂,如甲基纤维素;渗透性泻剂,如乳果糖、硫酸镁、甘露醇;粪便软化剂,如多库酯;刺激性泻剂,如大黄、番泻叶、酚酞;润滑性泻剂,如麻油等均可酌情使用。

便秘的缓解对全身性疼痛也会有不同程度的改善,因此对疼痛的治疗有一定帮助。

87.4.11 肠梗阻

肠梗阻系肠腔狭窄或闭塞,或肠蠕动受阻,可以发生于从胃十二指肠到肛门的任何部位,通常由于胃肠消化道肿瘤、妇科肿瘤、腹腔肿瘤、泌尿系统肿瘤,以及过去治疗后的肠粘连、药物治疗、虚弱,粪便嵌顿等多方面的因素造成。梗阻部位不同,表现不一,临床多有腹痛、腹胀、呕吐、停止排气和无排便等症状。梗阻通常可分为机械性梗阻和麻痹性梗阻或两者兼有;高位性梗阻和低位性梗阻或两者兼有;单部位梗阻和多部位梗阻;不完全性梗阻和完全性梗阻;暂时性梗阻和持续性梗阻等。通过病史回顾分析,体检肠鸣音变化、肠型、腹部疼痛情况以及辅助检查,如X线腹部立卧位片、CT检查等能作出诊断。

肠梗阻发生后,肠道局部和全身都会发生一系列理生理变化。肠道内液体分泌-吸收平衡破坏,肠腔扩张,肠壁变薄,从而会反复扩张-分泌,加重症状。一般高位梗阻时恶心、呕吐会较早发生,低位梗阻时会较晚发生。晚期癌症患者一旦有梗阻应禁食或停止口服药物,选择静脉给药和输液,及时胃肠减压。如为不完全性梗阻,可在胃肠负压导管内注入少量麻油,夹管使其润滑肠道,但禁用任何泻药和胃肠动力药。全身输液量不必太大,1 500～2 000 ml即可,同时适量补充电解质、维生素和营养物质,适

当用抗生素和少量皮质激素会缓解梗阻,提高生活质量,如经济条件许可,可酌情应用生长抑素,如奥曲肽。东莨菪碱和吗啡可减少疼痛和不舒,氟哌啶醇可改善恶心、呕吐。对于完全性梗阻或粘连较甚者,多数考虑在手术条件下行造瘘,有条件的患者可考虑放置支架;如无手术条件或不愿意手术者,行保守治疗和对症支持治疗(基本同不完全性梗阻)。对于濒临死亡的患者,在患者或家属的许可下可行饥饿疗法(仅维持生命补液量)。

分析症状的变化、疼痛的情况、胃液引流的多少和颜色可以判断梗阻的进展或改善,有的患者可能会有所好转成正常,但过一阶段又会梗阻复发。患者有水样便并不代表梗阻消失,需要鉴别。

87.4.12　疲乏

疲乏是癌症患者常见的症状之一,其中与癌症相关的称为癌因性疲乏,通常会和其他的一些症状,如疼痛、抑郁、贫血和睡眠障碍等共同存在。主要表现为非特异性无力、虚弱、疲劳、全身衰退、嗜睡等。对大多数人而言,疲乏或因劳作引起的生理或心理上的倦怠只是暂时性的,然而对于晚期肿瘤患者来说,疲乏是一种很严重的症状,它能使患者心理和生理承受能力降低,也能使患者失去正常的生活功能。它造成体力不足、倦怠不适、嗜睡、智能减退,这些严重地影响患者的生活质量且不会通过休息立即缓解,以及能量也不会马上补充。患者可能在病程的早期就有疲乏现象,也可能因肿瘤相关治疗而加重疲乏症状。实际上,几乎所有的晚期患者都有疲乏现象,特别是病情进展至终末期时。疲乏也可能使患者的其他症状变得更加严重。

疲乏多数因以下因素引起,包括营养不良,恶病质,化疗药物和放疗,疼痛,情绪(抑郁、焦虑)和睡眠障碍,水、电解质紊乱(如低血钾、低血钠、脱水等),缺氧,代谢障碍(如肿瘤消耗、血糖变化、酸中毒),血细胞过低(如贫血),心、肝、肾衰竭,内分泌紊乱,肿瘤毒素刺激,感染等。疲乏也会反过来影响这些症状。

每一个个体对疲乏的表现可分为主观感受和客观表现。主观感受有躯体疲乏、情感疲乏、认知疲乏。客观表现是体力与精力的降低,通过评估可以区分哪种表现为主。一般治疗先针对病因(如止痛,抗感染,保护心、肝、肾功能),纠正不足(如水、电解质、血糖、红细胞、白细胞、血小板、氧气),支持治疗

中可考虑加用一些如糖皮质激素(地塞米松)或孕激素(甲地孕酮、甲羟孕酮),也可应用精神兴奋剂如哌甲酯。另外,中药人参、黄芪等补益制剂对提高患者的生活质量及缓解疲乏、虚弱现象有较好的疗效。适当的运动、心理支持和营养支持、增进高质量的睡眠是干预疲乏的基础方法。

87.4.13　出血

晚期肿瘤患者的出血可以是多方面的,此处论述的出血为濒临死亡患者的大出血,可能由恶性肿瘤溃疡侵蚀动脉、晚期患者应激性溃疡、凝血功能障碍等造成。表现为肿瘤出血、吐血、咯血、便血、阴道出血、渗血等。处理上与患者家属说明预后,密切观察生命体征,加强护理,适当运用止血剂和凝血制剂,补充血容量和适宜的能量维持循环,有条件者可以使用生长抑素,如有烦躁可用一些苯二氮䓬类镇静催眠药物。

个别有条件的出血患者(如阴道出血),介入栓塞止血可能会有一些帮助。对于晚期不可逆出血,一般不提倡反复输血。

87.4.14　电解质紊乱

电解质紊乱是晚期肿瘤患者最常见的并发症之一,几乎所有的临终患者都会出现,通常多发的症状有低钾血症、高钾血症、低钠血症、低钙血症、高钙血症等。一方面肿瘤的发展以及其所分泌的毒素造成肿瘤骨转移、脑转移,内分泌性肿瘤尤其容易发生;另一方面患者自身的身体状况差,营养不良,消化功能减退,脏器功能失调,加上一些患者或许兼有发热、卧床不起、运动不能、水钠潴留、脱水、消化道梗阻等均会加重症状;还有一些患者接受抗肿瘤治疗中出现恶心、呕吐、腹泻等不良反应以及某些药物如脱水剂的应用,大量胸、腹腔积液的排泄等使电解质紊乱,其结果往往造成患者恶心、呕吐、腹胀、乏力、水肿、心慌胸闷、呼吸困难、食欲缺乏、神志不清、意识模糊、谵妄,甚至昏迷、死亡等危象。

诊断以查血电解质以及对全身状况做出准确评估,通常症情危重的患者会多种电解质合并紊乱而非单独一种电解质紊乱,同时会合并水肿、胸腔与腹腔积液、尿闭等恶性循环。治疗的基本原则是“缺啥补啥”“缺多少补多少”“量出为入”。对于一些老年人,心、肺、肝、肾功能不佳的患者不可一下子补太快太多,以免并发其他不利的症状,如心衰。一些与正

常数值相差不多的电解质紊乱患者可以考虑用饮食及口服药物来调整。

普通法则是高钾血症应用排钾利尿剂,低钾血症可以补钾和应用保钾利尿剂,低钠血症补钠以及适当使饮食口味咸些,高钙血症可用降钙素,低钙血症补钙和补充维生素 D。当确实需要补充较多的葡萄糖溶液时,注意酌情添加胰岛素和利尿剂。

一般症情较轻,没有其他并发症的电解质紊乱容易纠正,纠正后相应的症状也会减轻。复杂的电解质紊乱往往较难控制,而且需要时刻监测电解质的变化做出及时调整,还要避免矫枉过正。

对于临终患者,在没有太大痛苦的情况下,尽可能减少摄入可减轻患者额外的负担。

87.4.15 肝肾综合征

晚期肿瘤由于肿瘤本身的原因如肝癌、转移性肝癌、胰腺癌、胆囊癌、胆管或胰管梗阻性黄疸,以及肿瘤治疗后所出现的肝脏损伤,如药物性肝炎、放射性肝损伤等,会引起肝脏功能的损害,导致丙氨酸氨基转移酶和天冬氨酸氨基转移酶升高、黄疸指数上升等,待到严重至一定的程度时肝脏的基础代谢失代偿,血清白蛋白下降,加之内毒素排泄不畅,血容量过低以致原来使肾脏基础代谢不佳的肿瘤(如肾癌、膀胱癌、妇科恶性肿瘤等)患者的血尿素氮、肌酐上升,血氨增高,进行性少尿,即使应用利尿剂也失去敏感度,最终导致肝、肾衰竭而引起死亡。肝肾综合征一旦不可逆形成,短期内病死率颇高,治疗颇为棘手。

治疗先评估筛选,去除一些药物性诱发因素和其他可能影响肝、肾功能的因素,进行积极的保肝、降酶、退黄处理,纠正水、电解质平衡,增加血管通透性,保护肾小球细胞的正常化。在以上基础上酌情应用谷胱甘肽、丹参注射液、托拉塞米等,并且适量补充白蛋白。

对于一般情况较差的晚期肿瘤患者,生命存活期短暂,血液透析和腹膜透析不作为主要考虑的治疗手段。

(成文武)

主要参考文献

[1] 中华人民共和国卫生部疾控发[2003]352 号文件. 中国癌症预防和控制规划纲要(2004—2010)[S]. 2003,12.

[2] 中华人民共和国劳动和社会保障部. 国家基本医疗保险和工伤保险药品目录[S]. 北京,2004.

[3] 卢世秀. 肿瘤治疗中的扶正祛邪与扶正抑邪探讨[J]. 世界科学技术-中医药现代化,2006,8,36 - 38.

[4] 成文武. 肿瘤姑息治疗[M]. 见:汤钊猷主编. 现代肿瘤学. 第3版. 上海:复旦大学出版社,2011:643 - 661.

[5] 成文武. 舒缓治疗与症状控制手册. 上海:上海科学技术文献出版社,2005:1 - 5.

[6] Badillo R, Rockey D C. Hepatic hydrothorax: clinical features, management, and outcomes in 77 patients and review of the literature [J]. Medicine (Baltimore), 2014,93:135 - 142.

[7] Bautmans I, Njemini R, Predom H, et al. Muscle endurance in elderly nursing home residents is related to fatigue perception, mobility, and circulating tumor necrosis factor-alpha, interleukin-6, and heat shock protein 70 [J]. J Am Geriatr Soc, 2008,56:389 - 396.

[8] Begley S, Rose K, O'Connor M. The use of corticosteroids in reducing cancer-related fatigue: assessing the evidence for clinical practice [J]. Int J Palliat Nurs, 2016,22:5 - 9.

[9] Brenne E, Loge JH, Kaasa S, et al. Depressed patients with incurable cancer: which depressive symptoms do they experience [J]? Palliat Support Care, 2013,11: 491 - 501.

[10] Bruix J, Takayama T, Mazzaferro V, et al. Adjuvant sorafenib for hepatocellular carcinoma after resection or ablation (STORM): a phase 3, randomised, double-blind, placebo-controlled trial [J]. Lancet Oncol, 2015, 16:1344 - 1354.

[11] Buckman R, Baile WF. Communication skills. In: Practical Gynecologic Oncology [M]. 4th ed. Philadelphia: Lippincott Williams & Wilkins Press, 2005,819 - 833.

[12] Buss MK, Rock LK, McCarthy EP. Understanding Palliative Care and Hospice: a review for primary care providers [J]. Mayo Clin Proc, 2017,92:280 - 286.

[13] Caccialanza R, Pedrazzoli P, Cereda E, et al. Nutritional support in cancer patients: a position paper from the italian society of medical oncology (AIOM) and the Italian Society of Artificial Nutrition and Metabolism (SINPE) [J]. J Cancer, 2016,7:131 - 135.

[14] Chan CW, Lam LW, Li CK, et al. Feasibility of psychoeducational interventions in managing chemotherapy-associated nausea and vomiting (CANV) in pediatric oncology patients [J]. Eur J Oncol Nurs, 2015, 19:

182 - 190.

[15] Chen P, Li X, Sang L, et al. Perioperative intravenous glucocorticoids can decrease postoperative nausea and vomiting and pain in total joint arthroplasty: a meta-analysis and trial sequence analysis [J]. Medicine (Balti-more) 2017,96:e6382.

[16] Clark D. From margins to centre: a review of the history of palliative care in cancer [J]. Lancet Oncol, 2007,8:430 - 438.

[17] Curran L, Sharpe L, Butow P. Anxiety in the context of cancer: a systematic review and development of an integrated model [J]. Clin Psychol Rev, 2017,56:40 - 54.

[18] DeForest A, Blinderman CD. Persistent delirium in chronic critical illness as a prodrome syndrome before death [J]. J Palliat Med 2017,20:569 - 572.

[19] Gamborg H, Riis J, Christrup L, et al. Effect of intraoral and subcutaneous morphine on dyspnea at rest in terminal patients with primary lung cancer or lung metastases [J]. J Opioid Manag, 2013,9:269 - 274.

[20] Gielen J, Bhatnagar S, Mishra S, et al. Can curative or life-sustaining treatment be withheld or withdrawn? The opinions and views of Indian palliative-care nurses and physicians [J]. Med Health Care Philos, 2011,14:5 - 18.

[21] Goldsmith J, Ferrell B, Wittenberg-Lyles E, et al. Palliative care communication in oncology nursing [J]. Clin J Oncol Nurs, 2013,17:163 - 167.

[22] Grap MJ, Munro CL, Wetzel PA, et al. Tissue interface pressure and skin integrity in critically ill, mechanically ventilated patients [J]. Intensive Crit Care Nurs, 2017,38:1 - 9.

[23] Hejazi F, Bahrami M, Keshvari M, et al. The effect of a communicational program on psychological distress in the elderly suffering from cancer [J]. Iran J Nurs Midwifery Res, 2017,22:201 - 207.

[24] Holch J, Stintzing S, Heinemann V. Treatment of metastatic colorectal cancer: standard of care and future perspectives [J]. Visc Med, 2016,32:178 - 183.

[25] Hui D, Dos SR, Reddy S, et al. Acute symptomatic complications among patients with advanced cancer admitted to acute palliative care units: a prospective observational study [J]. Palliat Med, 2015, 29: 826 - 833.

[26] Hu K, Feng D. Barriers in palliative care in China [J]. Lancet, 2016,387:1272.

[27] Huser N, Michalski CW, Schuster T, et al. Systematic review and meta-analysis of prophylactic gastroentero-stomy for unresectable advanced pancreatic cancer [J]. Br J Surg, 2009,96:711 - 719.

[28] Jones JA, Simone CN. Palliative radiotherapy for advanced malignancies in a changing oncologic lands-cape: guiding principles and practice implementation [J]. Ann Palliat Med, 2014,3:192 - 202.

[29] Langer CJ. Epidermal growth factor receptor inhibition in mutation-positive non-small-cell lung cancer: is afatinib better or simply newer [J]? J Clin Oncol, 2013, 31:3303 - 3306.

[30] LeBlanc TW, McNeil MJ, Kamal AH, et al. Polyphar-macy in patients with advanced cancer and the role of medication discontinuation [J]. Lancet Oncol, 2015, 16:e333 - e341.

[31] Leung W, Wong F. Medical management of ascites [J]. Expert Opin Pharmacother, 2011,12:1269 - 1283.

[32] May P, Garrido MM, Aldridge MD, et al. Prospective cohort study of hospitalized adults with advanced cancer: associations between complications, comor-bidity, and utilization [J]. J Hosp Med, 2017,12:407 - 413.

[33] McLaughlin PJ, Zagon IS. Duration of opioid receptor blockade determines biotherapeutic response [J]. Biochem Pharmacol, 2015,97:236 - 246.

[34] Nikbakhsh N, Sadeghi MV, Ramzani E, et al. Efficacy of olanzapine in symptom relief and quality of life in gastric cancer patients receiving chemotherapy [J]. J Res Med Sci, 2016,21:88.

[35] Obita GP, Boland EG, Currow DC, et al. Somatostatin analogues compared with placebo and other phar-macologic agents in the management of symptoms of inoperable malignant bowel obstruction: a systematic review [J]. J Pain Symptom Manage, 2016, 52: 901 - 919.

[36] Osorio FL, Lima MP, Chagas MH. Assessment and screening of panic disorder in cancer patients: perfor-mance of the PHQ-PD [J]. J Psychosom Res, 2015, 78:91 - 94.

[37] Ozalp GS, Uysal N, Oguz G, et al. Identification of symptom clusters in cancer patients at palliative care clinic [J]. Asia Pac J Oncol Nurs, 2017,4:259 - 264.

[38] Pericleous M, Sarnowski A, Moore A, et al. The clinical management of abdominal ascites, spontaneous bacterial peritonitis and hepatorenal syndrome: a review of current guidelines and recommendations [J]. Eur J Gast-roenterol Hepatol, 2016,28:e10 - e18.

[39] Sadik M, Ozlem K, Huseyin M, et al. Attributes of cancer patients admitted to the emergency department in one year [J]. World J Emerg Med, 2014,5:85 - 90.

[40] Saini S, Bhatnagar S. Cancer Pain Management in Developing Countries [J]. Indian J Palliat Care, 2016, 22:373 - 377.

[41] Sbahi H, Cash BD. Chronic Constipation: a Review of Current Literature [J]. Curr Gastroenterol Rep, 2015, 17:47.

[42] Schneeweiss A, Ruckhaberle E, Huober J. Chemotherapy for metastatic breast cancer-an anachronism in the era of personalised and targeted oncological therapy [J]? Geburtshilfe Frauenheilkd, 2015,75:574 - 583.

[43] Sharma G, Goodwin J. Effect of aging on respiratory system physiology and immunology [J]. Clin Interv Aging, 2006,1:253 - 260.

[44] Silver JK, Raj VS, Fu JB, et al. Cancer rehabilitation and palliative care: critical components in the delivery of high-quality oncology services [J]. Support Care Cancer, 2015,23:3633 - 3643.

[45] Smith AK, Sudore RL, Perez-Stable EJ. Palliative care for Latino patients and their families: whenever we prayed, she wept [J]. JAMA, 2009, 301:1047 - 1057, E1.

[46] Strand JJ, Kamdar MM, Carey EC. Top 10 things palliative care clinicians wished everyone knew about palliative care [J]. Mayo Clin Proc, 2013, 88:859 - 865.

[47] Taghavi A, Hashemi-Bahremani M, Hosseini L, et al. End of life issues in cancer cases: ethical aspects [J]. Asian Pac J Cancer Prev, 2016, 17:239 - 243.

[48] Tang VL, French CJ, Cipher DJ, et al. Trends in hospice referral and length of stay at a veterans hospital over the past decade [J]. Am J Hosp Palliat Care, 2013,30:432 - 436.

[49] Temel JS, Greer JA, Muzikansky A, et al. Early palliative care for patients with metastatic non-small-cell lung cancer [J]. N Engl J Med, 2010,363:733 - 742.

[50] The Economist Intelligence Unit. Quality of death index 2015, ranking palliative care across the world [J/OL]. http://www. economistinsights. com/healthcare/ analysis/quality-deathindex-2015.

[51] Tolaney SM, Barry WT, Dang CT, et al. Adjuvant paclitaxel and trastuzumab for node-negative, HER2-positive breast cancer [J]. N Engl J Med, 2015,372: 134 - 141.

[52] Torre LA, Bray F, Siegel RL, et al. Global cancer statistics, 2012 [J]. CA Cancer J Clin, 2015,65:87 - 108.

[53] Tournigand C, Cervantes A, Figer A, et al. OPTI-MOX1: a randomized study of FOLFOX4 or FOLFOX7 with oxaliplatin in a stop-and-Go fashion in advanced colorectal cancer — a GERCOR study [J]. J Clin Oncol, 2006,24:394 - 400.

[54] UK NCGC. The prevention and management of pressure ulcers in primary and secondary care [J]. London: national institute for health and care excellence (UK), 2014 [EB/OL].

[55] Van den Beuken-van EM, Hochstenbach LM, Joosten EA, et al. Update on prevalence of pain in patients with cancer: systematic review and meta-analysis [J]. J Pain Symptom Manage, 2016,51:1070 - 1090.

[56] World Health Organization. National Cancer Control programs: policies and managerial guidelines [M]. 2nd ed. Geneva: WHO, 2002.

[57] Yates P. Symptom management and palliative care for patients with cancer [J]. Nurs Clin North Am, 2017, 52:179 - 191.

[58] Zhu C, Tang J, Ding T, et al. Neuron-restrictive silencer factor-mediated downregulation of mu-opioid receptor contributes to the reduced morphine analgesia in bone cancer pain [J]. Pain, 2017,158:879 - 890.

 肿瘤合并症及其相关处理

88.1 肿瘤合并发热

88.1.1 癌性发热

(1) 癌性发热的发病机制和原因

癌性发热是指肿瘤患者出现的直接与恶性肿瘤相关的非感染性发热,其发生多见于肿瘤进展期,约2/3 的恶性肿瘤患者在病程中伴有癌性发热。参照《内科疾病鉴别诊断学》,癌性发热诊断标准:经临床和病理学检查,确诊为肿瘤患者,体温至少一次超过37.5℃,持续时间超过1周,经体检、实验室检查、放射学检查均缺乏过敏机制,排除药物热等,抗生素应用7 d,但发热和血常规无改变者可确诊为癌性发热。

目前癌性发热的发病机制尚未被完全阐明,研究表明可能与下列因素有关:

1) 肿瘤细胞增生和破坏旺盛,在细胞分裂和溶解的过程中自身可产生内源性致热原,可刺激体温调节中枢引起发热。

2) 肿瘤因生长迅速而缺血、缺氧引起自身组织坏死,除此之外相关治疗可引起肿瘤细胞坏死从而释放肿瘤坏死因子,均可导致机体发热。

3) 肿瘤侵犯体温调节中枢可引起中枢性发热。

4) 肿瘤组织内某些细胞合成前列腺素 E_2(PGE$_2$)能力增强,PGE$_2$ 的升高可影响环氧合酶 2(COX-2)的表达也被证实与机体发热密切相关。

5) 其他:肿瘤内白细胞浸润可影响致热类固醇合成而引起发热;肿瘤细胞释放的抗原物质可引起免疫反应,部分肿瘤产生异位激素引起机体各种炎性反应等,这些均与肿瘤患者病程中出现发热症状密切相关。

(2) 癌性发热的临床表现

癌性发热的临床表现特点如下:

1) 热程可达数月之久,或短或长,可呈间歇性发作。

2) 热型常为不规则热或弛张热,少数呈稽留热,体温在 37.5~38.5℃ 之间波动。

3) 发热时全身症状可不明显,患者可无明显不适。

4) 抗感染治疗无效,对解热镇痛药反应较好。

5) 单纯的癌性发热常以低热为主或仅自觉身热,而体温并不升高,外周血中白细胞计数及中性粒细胞比值大多正常。

6) 癌性发热患者多不伴有恶寒或寒战,表现为中低度发热,以下午或夜间发热为主。

(3) 癌性发热的治疗和预防

1) 西医治疗:现代医学对癌性发热还不能完全控制。目前多采用对症治疗的方法,如物理降温、药物治疗等。

A. 常用的物理降温方法有酒精擦浴、温水擦浴、冰袋降温等。

B. 药物治疗常用的药物有非甾体类消炎镇痛药、糖皮质激素等。常用的非甾体类消炎镇痛药包括阿司匹林、吲哚美辛、布洛芬、双氯芬酸钠等,作用机制是抑制 PGE_2 介导的免疫负调节作用及体温中枢的刺激,从而达到降温的效果;激素类药物有泼尼松、地塞米松等,主要是通过抑制体温中枢对致热原的反应,减少内热原释放从而降低体温。

C. 除上述对症治疗之外,有效地针对病因治疗可使发热消退。因此合理有效的化疗、放疗、手术等手段显得尤为必要。

2) 中医治疗:在癌性发热的治疗中,中医药治疗发挥着重要作用。除了上述西药外,临床上静脉注射中成药制剂,如痰热清注射液、穿琥宁注射液等也取得了一定疗效。许多中药经方在癌性发热中取得了很好的疗效。相关研究表明,竹叶石膏汤、小柴胡汤、白虎汤、当归六黄汤、柴葛解肌汤、清骨散、甘露消毒饮、三物黄芩汤在癌性发热的治疗中均显现出较好疗效。

在癌性发热的长期临床研究中,中、西医各有优势,人们发现癌性发热的西医治疗优势在于降热效果快,疗效较确定,处方简单。但对于晚期肿瘤患者易引起消化道的损伤,非甾体类消炎药还可致大汗淋漓、粒细胞减少等不良反应。中医药治疗优势在于不良反应少,能避免非甾体类消炎药所致出汗较多致气阴更虚之弊,作用持久,停药后体温回升率低,能做到标本兼顾,可提高患者的生活质量,延长肿瘤患者的生存期。但其缺点在于起效慢,并且其疗效较大程度上依赖于辨证施治的准确性,因此往往导致疗效不确定,对于发热体温较高、整体情况较

差的患者不建议采用。对于癌性发热的治疗当取长补短,发挥中西医结合治疗的优势。

88.1.2 感染性发热

(1) 感染性发热的发病机制和原因

感染性发热是指由于病原微生物入侵人体后引起的发热,临床常见的病原微生物包括细菌、病毒、真菌、立克次体、螺旋体、原虫等。感染已成为肿瘤患者常见的并发症和主要死亡原因。

癌症患者由于恶性肿瘤本身、皮肤与黏膜的损坏、非特异和特异免疫功能受损,放疗和免疫抑制药物(抗肿瘤药物、肾上腺糖皮质激素)的使用,尤其是抗肿瘤药物除具有免疫抑制作用外,还可导致中性粒细胞数目急剧下降,这些因素都极大地减弱机体的抵抗力和防御功能,为感染的发生进一步创造条件。

1) 感染性发热的原因:主要包括以下几点。

A. 生理性防御屏障破坏:生理性防御屏障破坏很大程度上促进了危重癌症患者的感染。不仅包括恶性肿瘤本身的破坏作用,生理性防御屏障破坏也是抗肿瘤治疗的结果。其诱因包括以下几点:① 细胞和体液免疫缺陷;② 肿瘤引起相关脏器的梗阻;③ 白细胞减少;④ 呼吸道和消化道黏膜破坏;⑤ 医疗器械产生的医源性损伤;⑥ 中枢神经系统功能障碍;⑦ 脾功能减退和脾切除;⑧ 除外科尤其腹部外科手术对皮肤和黏膜的直接损伤之外,放疗和抗肿瘤药物对皮肤、黏膜的防御作用产生严重破坏,使上皮功能紊乱;⑨ 糖皮质激素目前也广泛应用于肿瘤的治疗中,与其他抗肿瘤药物联合应用于淋巴细胞性白血病、恶性淋巴瘤、多发性骨髓瘤,也可以用于减轻放、化疗引起的胃肠道反应和骨髓抑制。长期应用可抑制皮肤、黏膜局部炎症反应,但同时可导致感染的蔓延。

B. 中性粒细胞防御功能降低:严重的感染主要是白细胞减少症的结果,感染的机会与中性粒细胞计数呈负相关。当中性粒细胞绝对计数低于 $2 \times 10^9/L$ 称为粒细胞减少症。若低于 $1 \times 10^9/L$ 称为严重粒细胞缺乏症。中性粒细胞低于 $2 \times 10^9/L$ 时,感染发生率仅 2%;当粒细胞低于 $0.5 \times 10^9/L$,感染的发生率显著增加,可达 $28\% \sim 50\%$。感染的发生也与粒细胞减少的持续时间有关。若粒细胞低于 $1 \times 10^9/L$,持续时间超过 1 周,可导致全身真菌感染。当粒细胞低至 $0.1 \times 10^9/L$ 时,很可能发生播散性白色念珠菌病。感染后死亡率也与粒细胞减少后

持续的时间密切相关。若低于 $1×10^9/L$ 持续 1 周以上,感染死亡率可以高达 80%。在大面积照射以及大多数化疗药(如烷化剂类、抗代谢药类、抗肿瘤类抗生素和植物碱类等)治疗中常见的骨髓抑制所致的粒细胞减少症中常常出现上述情况。中性粒细胞减少也是真菌感染,尤其是念珠菌和曲菌感染最重要的因素。

C. 免疫功能低下:恶性肿瘤患者因机体自身存在免疫缺损而增加了感染概率。皮质激素、放疗和化疗都可使细胞免疫和体液免疫功能受损。粒细胞减少往往也伴有淋巴细胞减少。T 细胞缺陷为主的细胞免疫功能低下常见于霍奇金淋巴瘤、非霍奇金淋巴瘤和晚期实体瘤患者。体液免疫功能低下者可见于白血病和多发性骨髓瘤。一些非特异性白细胞免疫功能损坏者,主要表现在单核-巨噬细胞、中性粒细胞、吞噬功能障碍或杀伤细胞(K 细胞)和自然杀伤细胞(NK 细胞)功能异常以及非特异性体液免疫功能失调,如干扰素、白细胞介素、肿瘤坏死因子和粒细胞-巨噬细胞集落刺激因子等细胞因子及补体等功能失调。

D. 其他:抗生素长期不合理应用,尤其长期应用广谱抗生素,使胃肠道内革兰阴性杆菌和厌氧菌减少而白色念珠菌增加可诱发真菌二重感染。近几年来骨髓移植和外周血干细胞移植失败的主要原因在于机体免疫功能严重受损而导致的严重感染。虽然仍以细菌感染为主,但深部真菌感染也常发生,并有更高的死亡率。

2) 感染分类:包括以下几种。

A. 细菌感染:白细胞减少最常导致革兰阴性杆菌感染,革兰阳性球菌如金黄色葡萄球菌引起的感染也比较常见。其他如铜绿假单胞菌(绿脓杆菌)、黏质沙雷菌、单核细胞增多性李斯特菌、沙门菌、结核杆菌以及产气荚膜梭状芽孢杆菌等导致的感染也比较常见。

B. 真菌感染:致病真菌包括组织胞浆菌、球孢子菌、皮炎芽生菌、着色真菌等。此类真菌所致感染多呈地区性流行。条件致病性真菌有白色念珠菌、隐球菌、曲菌、毛霉菌等。此类真菌毒力低,一般不会感染正常人,但在免疫防御功能低下者易于感染。而应用抗生素 7 d 或更长时间则增加了真菌感染的机会,因为药物抑制了体内正常菌群生长。随着肿瘤治疗的生存期延长和晚期肿瘤患者的增多,真菌感染有逐年上升的趋势。

C. 病毒感染:常见的引起感染的病毒主要有疱疹病毒、巨细胞病毒、水痘和带状疱疹病毒、EB 病毒以及乳多空病毒等。病毒的播散常引起皮肤感染、肺部感染和脑炎等。

D. 其他感染:除了细菌、病毒和真菌感染外,肿瘤患者还可以发生支原体感染、立克次体感染、原虫感染、蠕虫感染等。这些类型的感染虽然比较不常见,但是一旦发生也会给患者形成极大的危险,因而也应引起足够的重视。

3) 致热原:引起感染性发热的是致热原。某些细菌的内毒素或外毒素可以作为致热原而引起机体发热。在病毒、真菌和某些不产生致热原的细菌感染患者的血清中也发现有类似内源性致热原的物质存在。致热原大致可以分为内源性致热原、外源性致热原、类固醇致热原及其他致热原。

A. 内源性致热原:机体受某些物质刺激后激活白细胞,释放致热物质。能刺激白细胞产生内源性致热原的物质主要有细菌、细菌内毒素、病毒、抗原抗体复合物等。因为此物质来自体内称为内源性致热原。内源性致热原的化学本质是蛋白质。内源性致热原进入人体后潜伏期为 15~25 min,发热持续时间为 3 h 之内。内源性致热原直接作用于下丘脑体温调节中枢而导致发热,机体对其无耐受性。迄今为止,已发现的内源性致热原有 4 种。

白细胞致热原(LP):是单核细胞被激活后释放的一种单核细胞因子,是一种相对分子质量不大(15 000)的蛋白质。许多致病的微生物或其毒素、抗原-抗体复合物、淋巴因子、炎症灶激活物、多核苷酸等都能激活单核细胞产生释放 LP。LP 除能引起发热外,还能引起许多其他生物学反应,例如炎症或急性期反应蛋白在肝内合成增多、骨骼肌蛋白水解加强、T 细胞的增生反应等。而白细胞介素-1(IL-1)也具有这些活性和致热性。因此目前已公认 LP 就是 IL-1。

干扰素(IFN):是细胞对病毒感染的反应产物。这种糖蛋白去糖后仍具有活性。现已证明此 IFN 有致热性。

肿瘤坏死因子(TNF):是巨噬细胞分泌的一种蛋白质。重组 TNF 已用于临床 1 期治疗肿瘤。

巨噬细胞炎症蛋白-1(MIP-1):是一种单核细胞因子,皮下注射能引起炎症反应,其生物活性与 IL-1 或 TNF 有所区别,表明它是另一种具有致热性的内源性致热原。

B. 外源性致热原：革兰阴性菌的内毒素、某些细菌的外毒素、结核菌素等能致热，称为细菌性致热原。又因来自体外，故称为外源性致热原。此类致热原的化学本质是耐热性很强的磷脂多糖体，进入人体后的致热潜伏期为 20～30 min，发热持续时间为 4～6 h，机体对其有耐受性。外源性致热原本身不能直接导致机体发热，而是通过激活白细胞后释放内源性致热原而发热。

C. 类固醇致热原：此致热原主要指原胆烷醇酮。正常人血浆中有少量的游离原胆烷醇酮，但是并不能致热。在肝病患者血浆中的原胆烷醇酮可增加而致热。它和外源性致热原一样，需要通过激活白细胞后释放内源性致热原而发热。

（2）感染性发热的临床表现

在肿瘤患者并发的感染中，呼吸道感染是最主要的一种感染，半数以上的肿瘤患者均可因感染而死亡。据报道，感染在尸解中的检出率，在急性白血病中占 70%，慢性淋巴细胞白血病中占 80%，淋巴瘤中占 75%，实体瘤中占 15%～40%。感染因素为初治诱导化疗常见死亡原因，且并未逐年减少。由于肿瘤患者免疫功能低下，炎症反应常不明显，或隐蔽部位的感染灶不易发现，所以发热常是感染早期的唯一表现。

（3）感染性发热的治疗和预防

1）感染性发热的治疗：

A. 物理降温：有研究者将化学冰袋放置于发热患者的前额部或放置于双侧腹股沟区半小时后测量体温，发现此方法具有轻度的降温效果。化学冰袋使用简便、可重复使用，易被患者接受，并且具有一定的降温效果。

B. 抗生素治疗：抗生素是目前临床上用于治疗肿瘤伴呼吸道感染性发热最常用的一种手段。随着更加高效广谱的抗生素的研制成功，将使其得到更加广泛的应用。

C. 提高免疫力：由于肿瘤本身及各种感染均可以导致免疫力下降，并且免疫力下降又会导致感染的反复发生和迁延不愈，因此提高免疫力对于肿瘤伴呼吸道感染性发热的患者具有重要的意义。

D. 细胞因子治疗：白细胞介素-12（IL-12）是近来发现的一种细胞因子，它是由单核-巨噬细胞及 B 细胞产生的一种异源二聚体分子，在免疫调节、抗肿瘤及抗感染中有重要作用。IL-12 具有多种生理及病理功能，可用于感染、肿瘤、自体免疫性疾病等

的治疗。

2）感染性发热的预防：感染性发热是可以预防的。对于肿瘤患者，感染性发热的预防十分重要。防治真菌感染包括加强无菌护理观念及护理操作，定时清洁损伤的皮肤、黏膜，对患者家属用具及环境进行检测管理消毒，对高危患者应用制霉菌素及氟康唑预防性治疗，对真菌感染者及时正确地取样检查及护理治疗。

88.2 癌症疼痛（癌痛）

88.2.1 癌痛的原因和机制

（1）癌痛的原因

1）感染：肿瘤或其周围组织的感染可引起急剧疼痛。通常情况下，抗生素治疗 3 d 内可使疼痛缓解。

2）肿瘤相关疼痛：肿瘤通过浸润周围组织或者释放化学物质引起伤害性刺激，进而引起疼痛。

（2）癌痛的发生机制

当肿瘤压迫，侵犯神经、血管或肠管时，除产生相应组织器官的功能变化外，也可产生疼痛。癌转移到椎骨或肋骨后，侵犯脊神经根或肋间神经以及癌浸润到胸膜、腹膜或骨膜均可产生剧烈疼痛。癌细胞侵犯空腔脏器后，疼痛常伴恶心、呕吐。癌痛常累及胸背部、头颈、腹腔、盆腔、骨骼等部位。除上述原因外，手术治疗和放疗也可形成新的疼痛区或疼痛源。当癌细胞侵犯或压迫神经时即可产生剧烈疼痛。癌细胞侵犯血管引起供血障碍也会产生疼痛。肝癌侵犯肝脏被膜能引起肝区疼痛。癌细胞腹腔内种植可产生腹痛，肠肿瘤致消化道梗阻也可致腹痛。鼻咽癌侵及三叉神经可引起头痛等。同时癌细胞本身产生的一些激素样化学物质和代谢物、坏死组织的分解产物均可激活致敏化学感受器和压力感受器，产生疼痛。

88.2.2 癌痛的分类

（1）按疼痛原因分类

1）直接由肿瘤侵犯引起的疼痛：肿瘤细胞一般呈膨胀性或者浸润性生长，压迫周围组织或阻塞各种"管道"，如淋巴管、肠管等引发疼痛。浸润性生长也可以侵犯神经、血管、淋巴管和胸、腹膜等导致疼痛。肿瘤细胞的高代谢和缺氧易造成组织代谢产物

堆积,特别是一些致痛物质的增加,从而引起疼痛。

2) 肿瘤治疗引起的疼痛:常见治疗引起的疼痛主要有术后疼痛、化疗后疼痛,因化疗药物对周围神经的毒性多为自限性,故停药及适当的处理后可以缓解。放疗后疼痛发生率较化疗后疼痛和肿瘤转移性疼痛少,但如发生则治疗困难,后果严重,例如臂丛、腰丛和骶丛放射性纤维变性和放射性黏膜炎。

3) 与肿瘤相关的疼痛:由于少数肿瘤有内分泌功能,可产生非转移性全身症状而出现疼痛,如骨关节病综合征、重症肌无力、多发性肌肉神经痛等。

4) 与肿瘤或肿瘤治疗无关的疼痛:指患者的疼痛与肿瘤无关,是其他疼痛并发的疼痛,如风湿性关节炎、骨质疏松、肌筋膜炎等引起的疼痛。

（2）按疼痛持续时间分类

1) 急性痛:急性疼痛是由于损伤引起的疼痛,往往伴有交感神经功能增强,表现为血压升高、心动过速、出汗和血管收缩,持续时间很短。例如,手术可引起急性疼痛,疼痛往往伴随着伤口愈合而出现。通常情况下需用止痛药来控制疼痛。

2) 慢性痛:慢性疼痛是由于神经的变化引起的,神经变化可能是由于肿瘤压迫神经或由肿瘤产生的化学物质引起的,常有神经系统的功能改变并伴有自主神经功能紊乱,而交感神经功能无明显增强。

3) 爆发痛:爆发痛是在基础疼痛控制相对稳定和药量充足的前提下,自发或有相关可知或不可知的触发因素引发的短暂疼痛加重。

（3）按疼痛发生机制分类

1) 躯体痛:躯体痛是来自组织或体表的伤害性刺激引起的疼痛,如骨骼、软组织、关节或肌肉。躯体痛的定位明确,疼痛较固定。

2) 内脏痛:内脏痛是由于内脏发生肿瘤引起的牵扯痛,包括消化道恶性肿瘤、肝癌、胰腺癌、肺癌、膀胱癌等相关脏器癌变引起的疼痛。由于内脏痛的神经传导通路较为复杂,而且定位不很确切,疼痛比较弥散。

3) 神经痛:神经痛是由于外周或中枢神经系统的神经组织受肿瘤组织压迫或浸润引起。典型的神经痛表现为烧灼样痛。神经痛可分为3种亚型:① 外周起源的神经痛是一些颈部或腰部的神经根性病变、脊神经损伤以及臂丛和腰骶丛的神经丛病变。② 中枢来源的神经痛主要是由于脊髓或脊髓以上的中枢神经系统出现损伤或病变所致。③ 外

周或中枢神经系统异常都可引起交感性疼痛,以受损神经支配区域的局部自主神经功能失调为主要特征,表现为血管舒缩和泌汗功能改变,局部水肿及萎缩等。

88.2.3 癌痛的诊断和评估

（1）癌痛的诊断

1) 询问患者疼痛病史:包括疼痛部位、发生和持续时间、性质和程度、对生活质量的影响、加重或者缓解因素、药物治疗的效果、有无爆发痛以及心理因素的影响。

2) 全身体格检查和必要的实验室及影像学检查:通过检查来评估患者是否存在潜在的、需要特殊治疗的诱发因素,比如一个肿瘤压迫脊髓患者,如果仅仅给予止痛药,而不给予局部脊柱的放疗,并不能从根本上缓解患者的疼痛,同时会加重患者脊髓损伤。

（2）癌痛的评估

1) 疼痛程度评估:借助于疼痛强度(PI)评估工具进行定期的疼痛评估是疼痛个体化治疗的第一步。目前最常用的疼痛评估量表包括可视化的模拟量表(VAS)、语言评级量表(VRS)和数字评级量表(NRS)。VAS是国内临床上通常采用中华医学会疼痛学会监制的 VAS 卡,在卡中心刻有数字的10 cm长线上有可滑动的游标,两端分别表示"无痛"(0)和"最剧烈的疼痛"(10)。患者面对无刻度的一面,将游标放在当时最能代表其疼痛程度的部位;医生面对有刻度的一面,并记录疼痛程度。VRS是将疼痛用"无痛(0)""轻微痛(1)""中度痛(2)""重度痛(3)"和"极重度痛(4)"表示。NRS是将疼痛程度用0~10 这 11 个数字表示。0 表示无痛,10 表示最痛。被测者根据个人疼痛感受在其中做一个数字记号。

2) 疼痛的综合性评估:针对认知障碍患者,自我疼痛评估相对困难,此时观察患者疼痛相关行为和不适(即面部表情、身体动作、言语或发声、人际交往变化、日常活动的变化)是评估疼痛存在的有效补充。另外,社会心理因素影响也需进行评估,因为它与癌痛密切有关,心理上的痛苦可能会放大癌痛相关痛苦的感觉;反之,疼痛的控制不足可能导致实质性的心理困扰。

88.2.4 癌痛的治疗

（1）癌痛治疗的目的和原则

1) 病因治疗:消除产生疼痛的病理生理机制,

达到止痛的目的。

2）单纯的止痛治疗：主要通过改变中枢神经系统对伤害性刺激的感受，及阻断神经传导通路，减少伤害性刺激向中枢传导，达到止痛目的。在给予止痛药物时要遵循止痛原则：口服给药、按阶梯给药、按时给药、个体化给药和注意具体细节。

3）癌痛的三阶梯治疗：第 1 阶梯为非阿片类镇痛药，用于轻度癌痛患者，主要药物有阿司匹林、对乙酰氨基酚（扑热息痛）等，可酌情应用辅助药物。第 2 阶梯为弱阿片类镇痛药，用于当非阿片类镇痛药不能满足止痛时或中度癌痛患者，主要药物有可待因，一般建议与第 1 阶梯药物合用，因为两类药物作用机制不同，第 1 阶梯药物主要作用于外周神经系统，第 2 阶梯药物主要作用于中枢神经系统，二者合用可增强镇痛效果，根据需要也可以使用辅助药。第 3 阶梯为强阿片类镇痛药，用于治疗中度或重度癌痛，当第 1 阶梯和第 2 阶梯药物疗效控制不佳时使用，主要药物为吗啡，也可酌情应用辅助药物。在进行规范化癌痛治疗的同时也要辅助给患者服用胃复安、酚酞片等预防恶心、便秘等不良反应。

4）疼痛管理应达到"4A"目标，即优化的镇痛、优化的日常生活、最小的不良反应、避免不恰当给药，目的是既要追求患者的舒适度、改善功能，又要保证安全。

（2）癌痛治疗的方法

1）轻度疼痛的治疗：非阿片类镇痛药如对乙酰氨基酚/扑热息痛或非甾体类抗炎药（NSAID）用于治疗轻度疼痛。NSAID 通过作用于环氧合酶（COX）抑制前列腺素的合成。COX 有两种异构体，COX-1在很多组织内部都有表达，而 COX-2 仅在炎性组织中通过细胞因子和其他递质的诱导才生成。因此新开发的 NSAID 主要抑制 COX-2，所以具有镇痛作用好、不良反应少的优点。在一项单剂量研究中 NSAID 在治疗癌症疼痛方面优于安慰剂。在WHO 规定的梯度治疗任何阶段，对乙酰氨基酚（扑热息痛）及其他 NSAID 被认为可用于治疗癌痛。没有证据支持一种 NSAID 的安全性或有效性优于任何其他的非甾体类药物。在一项强阿片类药物的癌症患者小样本中进行的随机临床试验（RCT）中，对乙酰氨基酚缓解了疼痛。最近综述指出，在第 3 阶梯阿片类药物的癌痛治疗同时加入 NSAID 可改善镇痛或降低阿片类药物的用量。必须定期监测和修改长期使用 NSAID 或COX-2 选择性抑制剂，因为

其可能引起严重的毒性，如胃肠道出血、血小板功能障碍和肾衰竭。COX-2 选择性抑制剂可能有增加血栓性心血管不良反应的风险。

2）中度疼痛的治疗：临床上常用曲马多、可待因和右旋丙氧酚，前者效果更好些。在 36 例神经性疼痛（NP）患者中，进行了安慰剂与 1 mg/kg 和1.5 mg/kg剂量的曲马多的比较，在 18 例应用曲马多的患者中，发现疼痛缓解、Karnofsky 性能状态和睡眠，以及频繁的不良反应（如恶心、呕吐和便秘）都得到改善。在随机临床试验中，118 例患者将 2 种剂量的氢可酮/对乙酰氨基酚（25～50 mg/d 或500 mg/d）的镇痛和耐受性与 2 种剂量的曲马多（200 mg/d 或 400 mg/d）进行比较。在双剂量摄入后，疼痛指数（PI）降低是明显的，但没有发现镇痛的显著差异。此外，用曲马多治疗的患者发生恶心、呕吐、眩晕、食欲缺乏和虚弱等不良反应明显。在随机临床试验中，177 例患者中口服曲马多与氢可酮、可待因对照的有效性和耐受性，镇痛效果没有明显差异；然而，使用曲马多产生不良反应的比例较大。传统上，轻中度疼痛患者已经服用含对乙酰氨基酚、阿司匹林或 NSAID 加上弱阿片类药物，如可待因、二氢可待因、曲马多或丙氧芬的组合药物治疗。使用弱阿片类药物会出现"天花板效应"，即高于一定阈值的剂量不能增加药物的有效性，反会增加药物的不良反应。

3）中重度癌痛的治疗：强阿片类药物是治疗中重度癌症相关疼痛的主要镇痛药物。吗啡、美沙酮、羟考酮、氢吗啡酮、芬太尼、阿芬太尼、丁丙诺啡、海洛因、左啡诺、羟吗啡酮是最常用的强阿片类药物。应用此类药物大多数患者止痛满意，但易产生躯体依赖性和耐药性。强阿片类止痛药的应用要考虑到许多因素，如年龄、性别、全身情况、癌的类型及疼痛严重程度和广泛程度等。近年来，在一些国家，氟西汀、芬太尼和丁丙诺啡的使用量一直在增加。然而，并没有权威的数据表明其他阿片类药物在效能和耐受性方面优于吗啡。目前可以使用新的阿片类镇痛药，例如羟考酮/纳洛酮组合已被证明是有效的，并且不良反应较少。由于吗啡能够有效缓解疼痛、广泛耐受、治疗简单和价格便宜，口服吗啡已被用于临终关怀和姑息治疗，是治疗中重度慢性癌痛的首选药物。

4）癌痛的放疗：放疗在缓解由骨转移引起的疼痛方面具有特异性，约占 75％的癌症相关疾病和转

移性脊髓压迫（MSCC）患者需要使用放疗法。有些癌痛必须考虑包括放疗在内的特殊治疗方法，可单独用也可配合用。骨浸润性癌痛较常见，放疗对组织学上转移瘤的疼痛止痛效果较好。对最常见的乳腺癌、肺癌、前列腺癌、甲状腺癌及骨髓瘤等骨转移瘤的疼痛缓解率可达 60%～80%。骨转移癌发生病理性骨折时均有疼痛，当条件允许时应行内固定，术后再行局部放疗。放疗是头颈部肿瘤的主要根治方法，即使是晚期仍可采用大剂量放疗，因为若不控制肿瘤的增长，肿瘤的迅速生长要比大剂量放疗反应更为痛苦。美国放射肿瘤学会（ASTRO）回顾了随机临床试验用于癌痛性骨转移的临床疗效，以比较不同方案的疼痛缓解等效性，包括 10×3 Gy、6×4 Gy、5×4 Gy 和 8 Gy 单剂量。分段式的放疗方案与 8 Gy 单次剂量相比，尽管有 20% 的复发性疼痛，但相对于同一解剖部位的 8% 重复治疗率相比，后一种方法被认为是治疗癌痛性骨转移的首选方案，因为治疗方便可行。因此，考虑到各种放疗方案的疗效对等，以及必要时再照射的可行性，在大多数癌痛性骨转移患者中推荐使用 8 Gy 单次剂量。

5）癌痛的化疗：化疗是治疗肿瘤的主要方法之一，不同肿瘤对化疗的反应不同，化疗后 1～3 个月内肿瘤完全消失称完全反应，消失 50% 以上称部分反应。完全反应的肿瘤包括非霍奇金淋巴瘤、卵巢肿瘤、乳腺癌和小细胞肺癌等。这些肿瘤引起的癌痛均可用化疗缓解，尤其是局部姑息性放疗无法缓解的多部位疼痛，可考虑化疗。但选用化疗时应权衡其全身不良反应与治疗作用的利弊关系。

6）癌痛的激素疗法：应用激素治疗使脏器原有的内分泌功能丧失，称为药物性脏器切除。如卵巢、肾上腺和垂体等这些内分泌器官可以应用相应的激素行药物性切除。不同的癌细胞对不同激素的治疗均有反应。例如，乳腺癌对多种激素有反应，包括雌激素、雄激素、抗雄激素、孕激素、氨基苯乙哌啶酮、皮质酮等。采用卵巢切除、肾上腺切除及垂体切除等也有效。

7）癌痛的神经阻滞疗法：多数癌痛患者经三阶梯治疗疼痛缓解率明显提高，但是临床上仍有癌痛患者止痛效果不满意而不得不考虑其他控制癌痛的方法。① 手术控制癌痛；② 蛛网膜下隙无水乙醇或酚甘油阻滞；③ 腹腔神经丛乙醇阻滞；④ 颈、胸、腰交感神经节阻滞；⑤ 神经根、神经干阻滞；⑥ 应用阿片类药物蛛网膜下隙连续注射；⑦ 硬膜外腔连续注药。

88.3 肿瘤相关内分泌紊乱和代谢障碍

88.3.1 肿瘤相关血糖异常

2.3.1.1 低血糖症

肿瘤低血糖症主要包括两种原因，一是胰岛素瘤，临床以反复出现的空腹低血糖症为主要特征；二是胰外肿瘤性低血糖症，也以空腹低血糖为主要表现。引起低血糖症的胰外肿瘤包括纤维肉瘤、横纹肌肉瘤、平滑肌肉瘤、神经纤维瘤、脂肪肉瘤、间皮瘤、淋巴瘤和血管外皮细胞瘤等，其中 1/3 以上位于腹膜后，1/3 位于腹腔内，1/3 位于其他部位。可引起低血糖症的恶性上皮来源肿瘤包括肝癌、肾上腺皮质恶性肿瘤、肺癌、消化道类癌、胰腺癌、胆管恶性肿瘤等。

近年来的研究表示，肿瘤患者体内的胰岛素样物质主要为胰岛素样生长因子-Ⅱ（IGF-Ⅱ）。IGF-Ⅱ可以与胰岛素受体和（或）IGF-Ⅱ受体结合，发挥胰岛素样作用。但是患者体内的胰岛素样物质不易被抗胰岛素抗体结合，肿瘤患者的低血糖症除了与分泌 IGF-Ⅱ 有关外，还与肿瘤的无氧酵解消耗过多糖原和患者因厌食摄取减少等因素有关，临床上应注意鉴别。此外，维持糖代谢平衡的调节机制可能受到破坏，也是引起低血糖血症的重要原因。

（1）胰岛素瘤低血糖症

1）临床表现：胰岛素瘤患者表现为典型的低血糖症状，包括中枢神经和自主神经的糖缺乏症状。患者起病缓慢，反复发作，多在早餐空腹前出现低血糖症状，在运动、饥饿、劳累、发热、月经量增加时诱发。常见症状表现为复视、视物模糊、出汗、心悸、乏力等（占 85%），精神行为异常者占 80%，意识障碍或记忆缺失者占 53%。早期症状以交感神经兴奋为主，表现为心悸、出汗、面色苍白和呕吐。

临床症状的发生和严重程度常与血糖水平下降的速度以及患者的耐受能力有关。初发者血糖未降至 2.8 mmol/L 时即可出现低血糖症状，久病患者即使降至 1.1 mmol/L 也可无明显症状。有些患者在低血糖状态时，可无交感神经兴奋症状而直接出现神经精神症状，在临床上应注意鉴别。

2）胰岛素瘤低血糖症诊断：

A. 实验室检查：

a. 血糖测定:如出现低血糖症时测定静脉血浆葡萄糖含量<2.8 mmol/L,而补充葡萄糖后血糖升高且临床症状好转,可以诊断为低血糖症。

b. 胰岛素测定:胰岛素释放指数,即血浆免疫反应性胰岛素(mIU/L)与同时测定的血糖值(mg/dl)之比值。正常值<0.3,>0.4为异常,胰岛β细胞瘤者常>1。

胰岛素样释放修正指数:血浆胰岛素×100(血浆葡萄糖 30 mg/dl)。该值<50为正常,>80提示胰岛β细胞瘤。

低血糖时胰岛素测定值:如放射免疫法灵敏度为 5 μU/ml,当血糖<208 mmol/L时相应的胰岛素浓度>65 μU/ml,提示低血糖症由胰岛素分泌过多引起。

以上 3 种方法中第 3 种的特异性和敏感性较强,因而更具临床诊断价值。

72 h 饥饿试验:进食后每 6 h 取外周血测定葡萄糖、胰岛素、C肽、胰岛素原和β-羟丁酸,血糖<3.38 mmol/L后,每1~2 h测定1次。如果血糖<2.88 mmol/L,且患者出现低血糖症状时应结束试验;如已证实存在 Whipple 三联症,血糖 3.08 mmol/L时即结束试验;如禁食 72 h 而未出现低血糖症状时也应该结束试验。

胰岛素样指标可根据胰岛素测定的标准界定:如低血糖时 C肽>200 pmol/L(ICMA 法)或胰岛素原>5 200 pmol/L(ICMA 法),可认为存在胰岛素分泌过多。如低血糖时,β-羟丁酸浓度<2.7 mmol/L,提示为胰岛素介导的低血糖,后者在注射胰高血糖素后血糖升高<1.4 mmol/L。

延长(5 h)口服葡萄糖耐量试验:口服 75 g 葡萄糖,测定服糖前和服糖后 30 min、1 h、2 h、3 h、4 h 和 5 h 的血糖,胰岛素和C肽。该试验在测定血糖同时测定胰岛素水平,可判断有无内源性胰岛素分泌过多。

B. 影像学检查:

a. 腹部 B 超检查:常为临床首选,可迅速对胰岛β细胞瘤做出诊断和定位。文献报道,胰头部的敏感性为 95%,胰体部为 78%,胰尾部为 60%。而使用内镜超声则可避免肠道气体的干扰,其诊断准确率可进一步提高。

b. CT 检查:定位的敏感性仅为 20%~40%。由于患者的瘤体较小,用快速螺旋 CT 扫描可能会提高瘤体的检出率。如结合 B 超检查,检出率将

提高。

c. 选择性动脉造影:一直被认为是胰岛素瘤定位的标准方法,敏感性为 50%~60%。但因为是创伤性检查,故目前临床上常作为除 B 超检查外的第 2 选择。

3) 胰岛β细胞瘤的治疗:手术切除是最根本的方法。但由于胰岛β细胞瘤有时较隐蔽,不易被发现,故手术常有失败。反跳性高血糖是手术成功的证明。有时在难以定位时,可切除 2/3 胰腺,但手术成功率仅为 25%。对于恶性胰岛素瘤应进行根治手术。良性胰岛β细胞瘤经手术切除后疗效良好。但长期低血糖症导致的中枢神经损害所出现的神经-精神症状不易恢复,而胰腺恶性肿瘤的预后较差。

(2)胰外肿瘤性低血糖症

1) 临床症状:多为空腹低血糖,也可发生于餐后低血糖,多见于老年人。胰外肿瘤引起的低血糖症早期交感神经兴奋症状表现并不明显,而常以大脑缺糖引起功能迟钝为首发症状。

2) 诊断:血浆中无胰岛素分泌过多的依据,但可以查到 IGF-Ⅱ增高的表现。

3) 治疗:胰外肿瘤如能长期彻底切除可改善低血糖症,由于肿瘤不能彻底根治可导致复发,则低血糖症不易纠正,需要补充足够糖类(碳水化合物)来维持血糖的平衡,必要时可试用胰高血糖素、糖皮质激素、苯妥英钠等来抵消 IGF-Ⅱ引起的低血糖症。

2.3.1.2 高血糖症

(1)高血糖的病因和发病机制

恶性肿瘤可继发糖尿病。患有糖尿病的患者使用化疗药物后可使血糖增高、原有糖尿病的趋势加重,其原因可能有以下几种:

1) 化疗药物对患者有病变的胰岛β细胞的直接损害作用,使其相对不足的胰岛素分泌更少,导致血糖升高。

2) 部分化疗药物可引起肝细胞损害,影响肝脏对葡萄糖的摄取及转化。

3) 糖尿病患者糖酵解中 3 种关键酶,己糖激酶、磷酸果糖激酶、丙酮酸激酶的活性易被化疗药物抑制,使糖消耗减少。

4) 由于进食少,肝糖原、肌糖原、脂肪、蛋白分解增多导致血糖增高。

5) 恶性肿瘤与糖尿病的发病均有一定遗传基础,与基因缺失或基因突变有关,发病都以中老年人为多。

6）某些宏量与微量元素的作用，糖尿病患者锌、镁、锰、铁、钙等代谢异常，致多种元素缺失，而以上元素与恶性肿瘤密切相关。

7）与血管内皮生长因子有关：糖尿病患者血管内皮生长因子明显高于非糖尿病患者；乳腺癌、胃肠道肿瘤等肿瘤组织中血管内皮生长因子水平也有不同程度的升高。

8）内皮素的作用：糖尿病血管并发症与内皮素有关。在肿瘤发生中，内皮素参与诱导细胞增生，对组织异常增生而导致肿瘤形成有一定作用。研究显示，内皮素在乳腺癌患者中有较高比例的阳性表达。

9）恶性肿瘤与糖尿病在细胞、体液免疫改变方面有一定的共同点。恶性肿瘤的发生、预后与细胞及体液免疫紊乱直接相关。长期高血糖可致细胞免疫调节功能紊乱，T细胞比例失调。

10）与体内激素调节有关：人体血糖水平受多种激素调节，主要升糖激素包括胰高血糖素、肾上腺素、生长激素、糖皮质激素和甲状腺素。胰岛素是体内唯一的降糖激素，促进糖原合成、抑制分解，对血糖的调节起主导作用。生理状态下，各种激素保持动态平衡。在病理状态下，胰岛素分泌相对或绝对不足，拮抗激素分泌增高，破坏了动态平衡，出现了高血糖症、酮症酸中毒等代谢综合征。可发生于内分泌腺的恶性肿瘤（如肾上腺肿瘤、甲状腺癌及胰腺癌等）及某些非内分泌腺的恶性肿瘤，最多见于肺癌、中枢神经系统和消化系统肿瘤等，这类肿瘤可产生具有生物活性的蛋白质或多肽类激素或其前体，如促肾上腺皮质激素、副甲状腺素、促性腺激素及生长激素等，它们主要为胰岛素拮抗激素，并呈自主分泌型。除了引起原发肿瘤及转移灶症状外，还引起伴瘤内分泌综合征，影响糖代谢。

（2）高血糖症的诊断

当血糖值高于正常范围即为高血糖。空腹血糖正常值在6.1 mmol/L以下，餐后2 h血糖的正常值在7.8 mmol/L以下，如果高于这一范围，称为高血糖。高血糖包括糖尿病前期和糖尿病。糖尿病前期是指血糖已经升高，但还没有达到糖尿病诊断标准，血糖介于正常与糖尿病之间的一种情况。正常人的空腹血糖应<6.1 mmol/L，而诊断糖尿病的空腹血糖应≥7.0 mmol/L，这两个数值之间有个差距。同样，正常人的餐后2 h血糖应<7.8 mmol/L，而诊断糖尿病的餐后2 h血糖应≥11.1 mmol/L，两者之间也有差距。如果一个人的血糖正好在这两个差距

内，即空腹血糖在6.1～7.0 mmol/L，和（或）餐后2 h血糖在7.8～11.1 mmol/L，这时的血糖既不正常，又未达到糖尿病的程度，就称为糖尿病前期。

（3）高血糖症的治疗

1）二甲双胍：二甲双胍是2型糖尿病首选的一线用药。研究表明二甲双胍可降低肿瘤发生风险、减低肿瘤死亡率和改善肿瘤预后。

2）磺脲类：磺脲类药物促进胰岛素的分泌从而使胰岛素水平增高而降低血糖。

3）格列奈类：格列奈类药物与磺脲类药物具有类似的降糖机制。

4）噻唑烷二酮类（TZD）：除降血糖的作用，一些临床前实验研究显示TZD具有抗肿瘤作用，但机制尚不明确。

5）糖苷酶抑制剂。

6）GLP-1受体激动剂：GLP-1受体激动剂因其独特的降糖机制在临床上备受青睐。

7）DPP-4抑制剂：DPP-4抑制剂作为一种新型降糖药在临床上的使用日渐增多。

8）钠-葡萄糖协同转运蛋白-2抑制剂。

9）胰岛素及其类似物。

88.3.2　高钙血症

（1）高钙血症的病因和发生机制

1）高钙血症的病因：约20%的恶性肿瘤（如乳腺癌、肺癌、肾癌、甲状腺癌、前列腺癌）患者在肿瘤晚期可发生高钙血症。这些恶性肿瘤可转移至骨骼，直接破坏骨组织，将骨钙释放出来，引起高钙血症。此外，有些肿瘤（如上皮细胞样肺癌、肾癌）可以产生甲状旁腺素样物质、前列腺素E、维生素D样固醇及破骨细胞活化因子，使骨组织发生吸收而释放钙。

2）高钙血症的病因和发生机制：恶性肿瘤骨转移引起骨质破坏、脱钙而致高血钙。非骨骼转移的恶性肿瘤及非甲状旁腺肿瘤引起的高钙血症，其机制可能是由于肿瘤分泌甲状旁腺激素样多肽而致血钙升高。

（2）高钙血症的临床表现和诊断

1）高钙血症的临床表现：与血钙升高幅度和速度有关，可影响机体的各个系统。

A. 神经精神症状：轻者只有乏力、倦怠、淡漠；重者有头痛、肌无力、腱反射减弱、抑郁、易激动、步态不稳、语言障碍、木僵、行为异常及听力、

视力和定向力障碍或丧失等精神神经症状。高钙危象时可出现谵妄、惊厥、昏迷。神经精神症状的发生主要是由于高钙对脑细胞的毒性,可干扰脑细胞电生理活动。

B. 心血管和呼吸系统症状:可引起血压升高和各种心律失常。心电图可见 Q - T 间期缩短、ST - T 改变、房室传导阻滞和低血钾性 u 波。如未及时治疗,可引起致命性心律不齐。因高钙血症可引起肾排尿增多和电解质紊乱,使支气管分泌物黏稠,黏膜细胞纤毛活动减弱,支气管分泌物引流不畅,易导致肺部感染、呼吸困难,甚至呼吸衰竭。

C. 消化系统症状:表现为食欲减退、恶心、呕吐、腹痛、便秘,重者发生麻痹性肠梗阻。钙可刺激促胃液素(胃泌素)和胃酸分泌,故高钙血症者易发生消化性溃疡。钙异位沉积于胰腺管,且钙刺激胰酶大量分泌,故可引发急性胰腺炎。

D. 泌尿系统症状:高血钙可致肾小管损害,使肾小管浓缩功能下降,加之大量钙从尿中排出,从而引起多尿、烦渴、多饮,甚至失水、电解质紊乱和酸碱失衡。钙在肾实质中沉积可引起间质性肾炎、失盐性肾病、肾钙质沉积症,最终发展为肾衰竭,也易发生泌尿系感染和结石。

E. 钙的异位沉着表现:高钙血症易发生异位钙沉着,可沉着于血管壁、角膜、结合膜、鼓膜、关节周围和软骨,可分别引起肌肉萎缩、角膜病、红眼综合征、听力减退和关节功能障碍等。

F. 血液系统症状:因钙离子可激活凝血因子,故可导致广泛性血栓形成。

2) 高钙血症的诊断:正常成人血清总钙参考范围为 2.25～2.75 mmol/L。血清钙浓度＞2.75 mmol/L,称为高钙血症。按血钙水平分为轻、中、重度。轻度:血钙 2.75～3.0 mmol/L(11～12 mg/dl);中度:血钙 3.0～3.5 mmol/L(12～14 mg/dl);重度:血钙＞3.5 mmol/L(＞14 mg/dl)。当血钙水平 ≥ 3.75 mmol/L(≥15 mg/dl)时称为高钙危象。

(3) 高钙血症的治疗

应根据血钙升高的程度采取不同的治疗对策。

1) 轻度高钙血症的治疗:轻度高钙血症是指血钙在 2.75～3.0 mmol/L 之间。高钙血症治疗的目的在于使血钙降低。如无威胁生命的高钙血症、骨密度正常者可进行监测,观察血清钙、肾功能、骨密度和尿钙排泄。当有下列情况者应考虑手术治疗:

① 血钙＞2.85 mmol/L;② 有威胁生命的高钙血症发作;③ 肌酐清除率减少到只有同年龄健康人的 70％;④ 有肾结石;⑤ 24 h 尿钙＞100 μmol(400 mg);⑥ 骨密度减低,低于正常人的 2 个标准差;⑦ 可采用钙受体协同剂 R - 568。此药抑制 PTH 分泌,抑制的程度与剂量相关。用最大剂量时可使血钙离子降低,但确切的作用还待长期临床试用。

2) 中度高钙血症的治疗:中度高钙血症指血钙浓度在 3.0～3.4 mmol/L 之间。此等患者症状与血钙升高的速率有关。除治疗引起高钙血症的原发性疾病外,可采取后述治疗措施如下:

A. 静脉滴注 0.9％氯化钠溶液扩容,使患者轻度“水化”。

B. 如果欲使血钙下降快些,可用髓袢利尿药(但禁用噻嗪类利尿药)。如有肾功能不全,髓袢利尿药剂量要大些。静脉滴注 0.9％氯化钠溶液加用袢利尿药可使血钙在 1～2 d 内下降 0.25～0.75 mmol/L,如果血钙下降不理想,可再加用双磷酸盐口服。

3) 重度高钙血症的治疗:重度高钙血症指血钙＞3.75 mmol/L(13.5 mg/dl),即高钙危象。不管有无症状均应紧急处理,治疗方法包括:① 扩充血容量;② 增加尿钙排泄;③ 减少骨的重吸收;④ 治疗原发性疾病。

4) 急性高钙血症发作的治疗:

A. 静脉补液以增加细胞外容积:随后用钠利尿药,如利尿酸钠、呋塞米(速尿),可增加尿钠排出,则尿钙排出亦相应增加,从而纠正高钙血症。但有肾功能不足、充血性心力衰竭的患者禁用。

B. 静脉磷酸盐治疗:使钙同磷酸盐结合,形成磷酸钙,并沉积在软组织中,这样,可以很快使血浆钙下降。但可以引起肾衰竭,因此甚少应用。

C. 降钙素及肾上腺皮质激素:降钙素可以抑制骨吸收,增加尿钙排出,但使用后有些患者很快失效,有些患者则效果不佳,皮质激素可以抑制肠钙吸收,并可以增强降钙素的作用。

D. 细胞毒性药物:可使正在发生吸收的骨组织受到药物的直接毒性作用,因此对高钙血症有效。但可导致血小板减少、出血及肾衰竭,应慎用。

E. 二磷酸盐:可以抑制骨吸收,抑制肠道钙吸收,因此可纠正高钙血症。高钙降低后,再针对病因治疗。

5）慢性高钙血症的治疗：应该针对病因进行治疗，此外应控制饮食中的钙含量。药物方面可以考虑：① 口服二磷酸盐，但肾功能不全的患者禁用。② 皮质激素治疗对恶性肿瘤引起的高钙血症有效，但长期应用有不良反应。

88.3.3　肿瘤溶解综合征

（1）肿瘤溶解综合征的病因和发生机制

肿瘤溶解综合征（tumor lysis syndrome，TLS）是指由抗癌治疗引起的代谢紊乱所致的一组综合征。TLS 通常发生于巨型、增生迅速和对治疗有良好应答的肿瘤患者。与 TLS 有关的典型疾病为急性白血病和恶性程度高的非霍奇金淋巴瘤。TLS 还可发生于其他恶性血液病和实体瘤。

1）TLS 病因：TLS 最常发生于对化疗有良好应答的白细胞增多性急性白血病和恶性血液病及各种实体瘤，甚至可发生于未行治疗的肿瘤患者。TLS 的高危因素为巨型和对化疗敏感的增生迅速的肿瘤。治疗前乳酸脱氢酶水平升高是发生 TLS 的重要预测因子。治疗前肾功能不全的存在也增加发生 TLS 的危险。据报道，放疗、皮质类固醇、激素制剂、单克隆抗体等也可引起 TLS；包括紫杉醇、氟达拉滨、沙利度胺、唑来磷酸等药物也可引起 TLS。TLS 的发生不限于系统治疗给药，鞘内化疗和化疗药物栓塞治疗也可引起 TLS。罕见情况下，妊娠和发热等也可引起 TLS，也有全身麻醉引起 TLS 的报道。

2）TLS 发生机制：

A. 肿瘤细胞溶解使细胞内核酸大量释放，在黄嘌呤氧化酶作用下转化为次黄嘌呤、黄嘌呤，最终生成尿酸，产生高尿酸血症。

B. 细胞破坏使细胞内钾释放，同时肾功能不全、钾排泄障碍产生高钾血症。

C. 细胞内磷酸盐释放，产生高磷酸血症并可继发磷酸钙沉积；高磷酸血症使钙以磷酸盐的形式沉积，产生低钙血症。

D. 由于高尿酸血症，尿酸结晶沉积于肾小管；磷酸钙、肿瘤的肾浸润、肿瘤相关的尿路梗阻、药物相关的肾毒性、败血症等，导致肾功能不全，最终产生尿毒症。

（2）TLS 临床表现和诊断

1）TLS 临床表现：TLS 的临床症状包括恶心、呕吐、嗜睡、水肿、充血性心力衰竭、心律失常、抽搐、肌痉挛、手足抽搐、晕厥和猝死等。TLS 的临床表现依代谢异常的严重程度而定，高钙血症可引起感觉异常和无力，严重的低钙血症可致感觉异常和 Chvoster 征与 Trousseau 征阳性之手足抽搐、焦虑、腕和足痉挛以及支气管痉挛等。尿毒症表现为疲劳、虚弱、恶心、呕吐、食欲缺乏、哈气金属味、呃逆、易激惹、注意力不集中、瘙痒、皮肤淤斑等。随着病情进展，可发生感觉异常和心包炎。还可由容量超负荷而导致呼吸困难、水肿、高血压等，肺部听诊可有湿啰音。尿酸水平迅速升高可致关节痛和肾绞痛。

2）TLS 的诊断：TLS 的分级与诊断并未达成较统一的共识。Hand 和 Garrow 于 1993 年提出的兼顾临床和病理特征的 LTLS（TLS 实验室诊断标准）和 CTLS（临床 TLS）分类（H‐G 分型）。2004 年 Cairo‐Bishop 借鉴和修改了 H‐G 分型，重新定义了 LTLS 和 CTLS，并进行了分级。一般诊断是指治疗开始 3 d 前或 7 d 后（以下因素≥2 个异常，基线值需通过治疗前的多次监测确定）：

A. 尿酸≥476 μmol/L 或增加 25%。

B. 钾≥6.0 mmol/L 或增加 25%。

C. 磷≥2.1 mmol/L（儿童）或≥1.45 mmol/L（成人）或增加 25%。

D. 钙≤1.75 mmol/L 或减少 25%。

E. CTL 则定义为 LTLS 合并以下 1 项：① 肾损害血肌酐≥1.5 倍年龄校正的正常上限；② 心律失常/猝死；③ 癫痫。

（3）TLS 治疗

1）补液疗法：血容量不足是 TLS 的主要危险因素之一，因此必须纠正。静脉补液使肾血流量、肾小球滤过率和尿量增加，因而使远端肾单位和肾髓质微循环浓度下降，从而减少尿酸盐的沉淀。理想情况下，对 TLS 高危患者应于开始抗癌治疗前 24～48 h 即行静脉补液，而且应持续至完成化疗后 48～72 h，除非存在心脏负荷过重的证据，静脉补液量应高达每天 4～5 L，尿量至少每天 3 L。

2）碱化尿液：静脉应用等渗碳酸氢钠碱化尿液可增加尿酸溶解度，因而可最大限度地减少尿酸在肾小管内沉淀，尿液的 pH 达 7.0 的治疗目标时可实现上述目的。碱化尿液治疗的不良反应包括：由于钙从离子形式向非离子形式转化，因而可能加重低钙血症的临床症状，其另一缺点为可增加磷酸钙在肾小管内的沉淀。鉴于此，关于是否应进行常规尿液碱化治疗一直存在争议。如果实行该治疗方法,则应密切监测尿液的 pH、血清碳酸氢钠和尿酸水平,以期指导治疗和避免过度碱化治疗。一旦血清碳酸氢钠水平恢复正常,应立即停止应用碳酸氢钠。对血清碳酸氢钠水平已升高而仍未能使尿液碱化者,则可加用乙酰唑胺 250~500 mg/d或 5 mg/(kg·d)静脉注射以减少肾近曲小管对碳酸氢钠的重吸收。

3) 利尿剂:呋塞米或甘露醇不应作为 TLS 的一线治疗药物。事实上,对血容量不足的患者而言,这些药物可能导致尿酸或磷酸钙在肾小管的沉淀。但对血容量正常而尿量较少的患者而言,则可考虑应用利尿剂。对具有容量超负荷证据或血容量正常的高钾血症患者,可单用呋塞米治疗。

4) 纠正电解质紊乱:积极治疗和严密监测高钾血症,应立即限制食物中钾的含量和停止静脉补钾。紧急治疗措施包括静脉输注葡萄糖加胰岛素以促进钾的重新分布,即完成钾从细胞外向细胞内的转移。当血钾水平>6.5 mmol/L 或心电图发生高钾改变时,应静脉输注葡萄糖酸钙以保护心脏。静脉补充碱溶液可增加细胞对钾的吸收。排钾利尿药也可用于治疗高钾血症,但由于这类药物可使血液浓缩而造成尿酸等物质在肾的沉积,因此应慎用。由于紧急处理措施的作用短暂,因此应长期给予口服钾交换树脂。如果上述措施均告失败,应立即进行血液透析。

高磷血症患者可口服磷酸盐结合剂进行治疗,也可如控制高钾血症那样应用葡萄糖加胰岛素进行治疗。

高磷血症可导致低钙血症,但这种情况可随高磷血症的纠正而随之好转。某些患者的血清 1,25 -二羟胆钙化醇水平下降也可引起低钙血症,因此应用骨化三醇可以纠正这种原因引起的血钙水平降低,但是作为一种治疗原则,除非存在神经肌肉易激的证据,否则不需要纠正低钙血症。

5) 透析:如果上述治疗方法均未能奏效,则应尽早开始透析治疗。透析可避免不可逆性肾衰竭和其他危及生命的并发症的发生。透析治疗的适应证包括虽经积极治疗,但仍持续存在高钾或高磷血症和高尿酸血症等。在清除磷酸盐和尿酸方面,血液透析优于腹膜透析。持续性血液滤过也可有效地纠正电解质紊乱和液体超负荷。由于首次透析后高钾血症可能复发及某些 TLS 患者的高磷血症可能加重,因此,如有必要,应反复进

行透析。

88.4 恶性体腔积液

88.4.1 恶性胸腔、腹腔积液

(1) 病因和发生机制

1) 恶性胸腔积液(malignant pleural effusion, MPE):是指原发于胸膜的恶性肿瘤或其他部位的恶性肿瘤转移至胸膜引起的胸腔积液。发病原因主要是胸膜转移结节侵犯和阻塞毛细血管和淋巴管使其通透性增加所致。近年来也有学者认为恶性肿瘤分泌的细胞因子能引起 MPE 的产生。几乎所有的恶性肿瘤均可出现 MPE,肺癌是最常见的病因,约占 MPE 的 1/3,乳腺癌次之,淋巴瘤也是导致出现 MPE 的重要原因,卵巢癌和胃肠道癌出现 MPE 者也不少见,5%~10%的 MPE 找不到原发肿瘤病灶。出现 MPE 表明肿瘤播散或已进展至晚期,患者预期寿命将显著缩短。

2) 恶性腹腔积液(malignant ascites, MA):通常是腹腔内或腹腔外肿瘤引起病理性改变导致的,约占腹腔积液比例的 25%。腹腔内肿瘤中女性以卵巢癌占首位,男性以肝癌及消化道肿瘤多见,其中大约有 15%的胃肠道肿瘤在疾病的不同阶段出现 MA。腹腔外肿瘤包括乳腺癌、肺癌及淋巴瘤。另外仍然有 13%~22%的 MA 病例找不到原发肿瘤病灶。MA 的产生主要与淋巴回流吸收减少及液体产生过多相关。具体包括:① 腹膜新生血管的增多以及糖蛋白的产生共同作用引起小血管的通透性增加,血管内皮生长因子在改变血管通透性方面起重要作用;② 肿瘤细胞产生基质金属蛋白酶破坏组织基质,从而促进癌症的转移;③ 肿瘤侵犯淋巴管,膈下淋巴管阻塞,淋巴回流障碍;④ 合并腹膜炎症增加血管的通透性;⑤ 肿瘤继发低蛋白血症时,血浆渗透压降低,加重 MA 产生,有效循环血量减少,刺激肾素-血管紧张素-醛固酮系统,导致水、钠潴留。

(2) 临床表现和诊断

1) MPE:临床表现可作为诊断 MPE 的重要线索。大部分 MPE 患者均有临床症状,但约 25%的患者也可无症状,通过体检或 X 线胸片检查偶然发现 MPE。呼吸困难是最常见的症状,反映出胸壁顺应性下降、同侧膈肌活动受限、纵隔移位和肺容积减少。胸痛不常见,是否出现胸痛通常与恶性肿瘤累

及壁层胸膜、肋骨及其他肋间组织结构有关。除呼吸系统症状外,常伴有体重减轻、乏力、食欲减退等全身症状,晚期甚至可出现恶病质。其他临床症状可能与肿瘤类型相关。恶性胸膜间皮瘤患者常有胸痛,多局限在病变部位,一般表现为钝痛。MPE患者出现咯血,高度提示为支气管源性肿瘤。

MPE的诊断方法主要包括影像学检查和诊断性胸腔穿刺。影像学检查:胸部X线摄片是发现MPE最基础的检查,肋膈角变钝提示有少量积液;大量胸腔积液常伴有肺不张和纵隔向腱侧移位,如纵隔因肿瘤固定,则纵隔移位不明显。超声检查对确定胸腔积液的含量、胸腔积液是否包裹、指导穿刺进针方向和进针深度等均有重要意义。CT有助于发现恶性肿瘤患者少量MPE,有助于判断MPE是否伴有纵隔淋巴结转移,并能对潜在的肺实质病变进行评估。MRI对MPE的诊断价值有限,但MRI可能有助于评估肿瘤侵袭纵隔或胸壁范围。诊断性胸腔穿刺:进行胸腔穿刺无绝对禁忌证,相对禁忌证包括胸腔积液量过少(单侧卧位胸腔积液平面距离胸壁<1 cm)、出血倾向、正在接受抗凝治疗和机械通气等。胸腔积液细胞学是诊断MPE最简单的方法,其诊断率与原发性肿瘤的类型及其分化程度有关,为62%～90%。多次细胞学检查可提高阳性率。胸腔积液中某些肿瘤标记物如癌胚抗原、细胞角蛋白片段21-1、糖类抗原(如CA125、CA153、CA19-9等)有助于MPE的诊断。此外,确定MPE诊断方法还包括闭式胸膜活检术、胸腔镜或开胸检查术、支气管镜检查术等。总的来说,确定MPE诊断的"金标准"是在胸腔积液细胞沉淀中找到恶性细胞,或在胸膜活检组织中观察到恶性肿瘤的病理变化。

2)MA:MA所产生的高腹压和内环境紊乱通常会导致患者出现呼吸困难、消化道梗阻、食欲缺乏、乏力、活动减少及情绪低落。晚期MA患者常常合并有恶病质状态,严重影响患者的生活质量,缩短生存时间。

少量MA(<1 000 ml)患者可无明显临床症状,B超是诊断MA最简便适用的影像学手段,CT及MRI常常在患者原发病灶诊断及复诊过程中提示MA。目前诊断MA的金标准仍然是腹腔积液涂片中寻找脱落细胞,但其敏感性仅为40%～60%;传统用于诊断MA的血清学指标如腺苷脱氨酶(ADA)、乳酸脱氢酶(LDH)、血清白蛋白/球

蛋白比值及血清腹腔积液白蛋白梯度等,敏感性及特异性均不高。腹腔积液中肿瘤标记物检测有助于良、恶性腹腔积液的鉴别及寻找MA的组织来源。近年开展的检测项目还有人端粒酶反转录酶、血管内皮生长因子(VEGF)、基质金属蛋白酶(MMP)的检测等。

3)治疗:

A. MPE:MPE的诊断一旦明确,应尽早考虑姑息治疗。对患者的症状、一般情况及预期生存时间进行全面评估,然后再制订治疗方案。治疗的主要目的是减轻呼吸困难。治疗方法包括临床观察、治疗性胸腔穿刺、肋间置管引流及胸膜固定术、门诊长期留置胸腔引流管、胸腔镜及其他治疗(化疗、胸膜切除及胸腔内治疗等)。

B. MA:MA的出现常常预示病程晚期,因此治疗的基本原则仍然是缓解症状,提高生活质量及延长生存时间。一般处理包括利尿、限盐、限制液体过多摄入,纠正低蛋白血症。腹腔穿刺方式处理腹腔积液,大部分患者(约90%)症状能够临时缓解,但易加重低蛋白血症且需多次重复穿刺;腹腔置管引流能避免短时间内重复穿刺,然而仍难以避免导管阻塞及感染;腹腔分流术可缓解MA腹胀症状也可防止腹腔液体的大量流失,但常并发上消化道出血、败血症、弥散性血管内凝血(DIC)等,且易导致肿瘤转移。目前临床上开展的腹腔热灌注化疗(hyperthermic intraperi-toneal chemotherapy,HIPEC)结合了化疗、热疗,能有效清除腹腔癌细胞。多位学者报道,经HIPEC治疗后MA得到了控制,同时也是一种安全有效的方法。此外MA近来的治疗还包括血管生成抑制剂(抗VEGF抗体、MMP抑制剂)、生物治疗(如卡妥索单抗、p53溶瘤腺病毒)等应用。目前这类药物尚缺乏临床数据的报道。

88.4.2 恶性心包积液

(1)病因和发生机制

恶性肿瘤引起的心包腔内液体积聚,称为恶性心包积液(malignant pericardial effusion,MPE)。恶性肿瘤进展时侵犯心脏并非少见,其发生率在恶性肿瘤尸检患者为10%～15%,最高可达21%;绝大多数恶性心包积液是转移瘤引起的,其原发肿瘤以肺癌、乳腺癌、淋巴瘤、白血病最为常见,其他还有消化道肿瘤、肉瘤、黑色素瘤、甲状腺癌、胸腺肿瘤、

肾癌和宫颈癌等。原发于心脏和心包的恶性肿瘤很少，多数为间皮瘤。

（2）临床表现和诊断

大部分患者无自觉不适，症状出现与心包积液产生的速度和量相关。出现症状时多表现为气短、胸痛、呼吸困难，部分患者在病程早期出现心包填塞症状，又随着病程的进展逐渐减轻乃至消失。

诊断方法如下：① 超声心动图检查：心脏超声是诊断心包积液的标准方法，快速并能估计心包积液量。② X线检查：心影向两侧普遍扩大（积液＞300 ml）；大量积液（＞1 000 ml）时心影呈烧瓶状，上腔静脉影增宽，透视下心脏搏动弱。③ 心电图检查：常有非特异性的低电压、ST段和T波改变，对心包积液诊断有提示作用。④ 心包穿刺：可证实心包积液的存在，解除心包填塞症状。抽取心包积液行脱落细胞检查，一旦发现癌细胞，则可确诊。

（3）治疗

1）全身化疗：患者无症状或者心包积液发展缓慢者，没有血流动力学异常，全身化疗一定时间后获得肿瘤缩小及减少心包积液的产生，尤其是对化疗敏感的肿瘤如小细胞肺癌、淋巴瘤及乳腺癌。

2）心包腔置管引流术：在超声引导下，将中心静脉导管置入心包腔内，持续引流，待症状缓解及引流干净后，通过导管向心包腔内注入化疗及分子靶向药物。

3）放射治疗：

A. 放射性核素金-198（^{198}Au）、磷-32（^{32}P）和钇-90（^{90}Y）心包腔内注射控制恶性心包积液：经用^{32}P稀释于0.9％氯化钠溶液在心包导管引流后注入心包腔，大部分的患者经治疗后恶性心包积液未再出现。但由于放射性排出物的处理和费用较高是存在的问题，不便广泛开展，也难于做进一步的结论。

B. 外照射治疗可使半数恶性心包积液得到控制，由于心脏的耐受剂量为35～40 Gy，少部分肺癌和大部分乳腺癌患者的恶性心包积液获得明显好转。

4）硬化剂治疗：心包内注入硬化剂，目的在于使心包壁层与脏层粘连，常用的药物有博来霉素、氟尿嘧啶、丝裂霉素等。有半数患者可明显减少心包积液的产生；其不良反应有恶心、轻度胸痛及短暂发热。

5）外科治疗：外科治疗为恶性心包积液较常采用的方法，采取何种手术方法，应从安全和疗效考虑，依据患者的体力状况、病变范围、预期生存期、所选手术的可能死亡率和并发症而定。

88.5 肿瘤合并血液系统障碍

88.5.1 红细胞异常

（1）贫血

肿瘤相关性贫血（cancer-related anemia，CRA）是恶性肿瘤常见的伴随症状。CRA可以由多种因素引起，归纳起来主要包括肿瘤方面的因素（如失血、溶血、骨髓受侵犯）或针对肿瘤治疗方面的因素（如化疗骨髓抑制作用、肿瘤放疗等）。另外，近年来肿瘤本身所致的肿瘤相关性炎症释放炎性细胞因子，如：肿瘤坏死因子（TNF）、白细胞介素（IL）-1、干扰素-γ（IFN-γ），通过抑制促红细胞生成素（EPO）的生成，以及抑制储存铁的释放和红系祖细胞的增殖，引起临床上没有特异性的贫血。CRA的发病率因恶性肿瘤原发部位不同而有差异，上消化道癌伴贫血发生率最高（66.99％），其次是乳腺癌（64.29％）、肺癌（60.38％）。

CRA可引起肿瘤组织缺氧，致患者出现头晕、头痛、心悸、胸闷、乏力、食欲缺乏、恶心、腹部不适等，严重者可发生心功能不全，使患者的生存质量降低。其中疲劳感是患者最常见的主诉，也是影响肿瘤患者生活质量的重要因素。

目前CRA的治疗主要包括输血、红细胞生成刺激因子（erythropoiesis stimulating agents，ESA）、补充铁剂以及更改治疗方案这4个方面。但美国国立综合癌症网络（National Comprehensive Cancer Network，NCCN）和欧洲癌症治疗研究组（European organization for Research and Treatment of Cancer，EORTC）均指出，对于CRA的治疗要首先评估除肿瘤本身及治疗以外其他原因所致贫血，如营养缺乏、缺铁、出血或溶血，并加以纠正。在除外这些因素后，对CRA患者，需进一步评估贫血的严重程度、是否有伴随症状或并发症、是否需要立即处理等，根据评估结果选择个体化的治疗方案。

（2）红细胞增多

红细胞增多症主要由于组织缺氧，致EPO的分泌代偿性增多；或由于发生可以产生EPO的良性或恶性肿瘤。肿瘤引起的红细胞增多大多数属于非代偿性增加,尤以肾癌最常见,也可见于肝细胞肝癌、转移性肝癌等。

红细胞增多的表现常见的症状有头晕、头胀、头疼、乏力、心悸、失眠、眼花、怕热、出汗等;有时有心绞痛,面部、手指、唇及耳郭呈暗红色到发绀,黏膜及眼结膜充血与血管扩张。同时还存在原发病的症状和体征。

诊断方法主要根据病史中有原发肿瘤病灶的表现,实验室检查红细胞计数、血红蛋白、血细胞比容增加,红细胞容量高于正常,EPO 增加或正常,但需排除原发性红细胞增多症。

治疗:原则上是原发病治愈后,继发性红细胞增多症应随之消失;去除红细胞增多的因素。

88.5.2　血小板异常

(1) 血小板减少

无论是血液肿瘤细胞或是实体肿瘤的肿瘤细胞均有可能直接或间接地造成血小板的减少,引起出血。

1) 血液肿瘤所致的血小板减少:白血病是一种较常见的血液系统肿瘤,有 40%～70% 的急性白血病患者可有出血,而白血病引起出血的最常见的原因是血小板减少。由于骨髓中白血病细胞极度增生,充满整个骨髓腔,使正常造血干细胞受到损伤或生长抑制,表现为巨核细胞数量减少,造成血小板生成减少。白血病细胞自身还可释放一些抑制因子,这些因子也可抑制包括巨核祖细胞在内的各系造血祖细胞的增生,引起血小板减少。此外,白血病如急性早幼粒细胞白血病和急性单核细胞白血病还可造成 DIC,使血小板被大量消耗,引起血小板减少。许多类型的白血病可能造成患者的感染,从而引起免疫或非免疫性血小板减少。

2) 实体肿瘤所致的血小板减少:实体肿瘤经常伴有淤点、淤斑、牙龈出血或轻度的消化道出血,其中以前列腺癌、肺癌、胃癌、结肠癌、乳腺癌、卵巢癌以及恶性黑色素瘤等多见。血小板减少也是引起实体肿瘤出血的最常见原因,这是由于这些肿瘤细胞侵犯骨髓,正常的造血组织被替代,引起血小板生成减少。各种实体肿瘤的晚期,可释放促凝物质,诱发DIC,由于血小板在此过程中被大量消耗,从而引起血小板减少。

3) 肿瘤化疗所致血小板减少症(chemotherapy-induced thrombocytopenia,CIT):CIT 是临床常见的化疗药物剂量限制性毒性反应。常见的化疗药物,如紫杉醇、环磷酰胺、氟尿嘧啶、卡铂等,都可以对骨髓产生抑制作用,尤其是对巨核细胞产生抑制作用,导致外周血中血小板 $<100\times10^9$/L。此外,电离辐射可以影响骨髓成分,因此放疗患者也会出现血小板减少。恶性肿瘤患者机体免疫力低下,容易受到细菌或病毒侵犯并发感染,并因此发生血小板减少。

临床上针对血小板减少的治疗包括输注血小板、注射促血小板生长因子等。

(2) 血小板增多

恶性肿瘤与血小板增多具有明显的相关性,研究表明 30%～60% 恶性肿瘤合并血小板增多,增多的量与肿瘤的类型、分期有关,尤其在肿瘤晚期此现象更加明显。

血小板增多的机制有以下几点推测:① 肿瘤细胞可能产生促血小板生成激素(thrombopoietin,TPO),而 TPO 是体内最重要的促血小板增生因子。有研究表明 TPO 在一些肝癌细胞株和卵巢上皮癌细胞都能表达。② 肿瘤细胞可产生一些细胞因子如白细胞介素- 6(IL - 6)以及 IL - 6 家族细胞因子如白血病抑制因子(leukemia inhibitory factor,LIF)等,它们能刺激骨髓巨核细胞的生长,从而促进血小板的增殖。③ 肿瘤所造成的贫血会引起生理性 EPO 的增多,而且很多实体肿瘤本身也能产生EPO,EPO 含量的提高能使血小板的浓度增加。④ 很多肿瘤细胞都能高表达 VEGF,后者已被证明具有促进造血干细胞(hemopoietic stem cell,HSC)的繁殖和分化的作用,可能使向血小板分化的 HSC增多而增加血小板含量。

另一方面,增多的血小板参与了肿瘤的发生、发展,从多个方面促进癌细胞的增殖和转移,主要包括:① 形成血小板-肿瘤细胞复合体,产生免疫逃避;② 分泌多种免疫调节因子促进肿瘤细胞的生长和新生血管的形成能力;③ 激活血小板表面的黏附因子,加快肿瘤细胞的黏附和转移。

治疗血小板增多的药物包括抗血小板聚集及黏附药物、血小板衍生生长因子抑制剂、活血化淤的中药及中成药等。

88.5.3　白细胞异常

(1) 粒细胞减少

中性粒细胞是机体外周血中最多的白细胞,占外周血白细胞比例的 50%～70%,中性粒细胞构成人体防御外界侵犯的防线,是机体最重要的防御细胞,其作用机制是对病原体和细菌的吞噬、杀伤。中性粒细胞减少常伴有白细胞总数减少,当中性粒细胞绝对值$<1.5\times10^9/L$ 时称为粒细胞减少症;$<0.5\times10^9/L$ 时称为粒细胞缺乏症。

恶性肿瘤引起的中性粒细胞减少既包括血液系统肿瘤(如淋巴瘤、白细胞减少的白血病、多发性骨髓瘤等)及实体肿瘤侵犯骨髓造成的粒细胞减少,也包括了肿瘤治疗中(如肿瘤放、化疗和靶向治疗等)引起的粒细胞减少。综合来讲,中性粒细胞减少的发生机制:① 成熟粒细胞生成减少;② 粒细胞破坏过多;③ 粒细胞分布异常。

大多数粒细胞减少的患者临床表现为乏力,如合并感染则一般伴有发热及感染部位相关的症状和体征。

粒细胞减少的治疗以升中性粒细胞数为主,包括集落刺激因子及免疫抑制药等;如合并感染,需根据血、尿、大便等部位的病菌培养检查后,积极抗感染治疗。

（2）粒细胞增多

恶性肿瘤患者全血细胞检查出现白细胞总数增高尤其是中性粒细胞的增高临床上并不少见。

引起粒细胞增多的原因包含以下几个方面:① 肿瘤合并感染是引起中性粒细胞增多的最常见的因素,肿瘤患者经过多程治疗后由于生理性局部黏膜屏障破坏、免疫力低下等原因极易合并感染。② 恶性肿瘤放、化疗后出现粒细胞减少,使用糖皮质激素及重组粒细胞集落刺激因子后常常出现短期内中性粒细胞增多。③ 肿瘤坏死组织、组织蛋白分解产物和化学药物降解产物作为抗原,诱发无菌性炎症诱导、吸引中性粒细胞的产生及释放成为导致白细胞升高的又一个刺激因素。④ 对于少部分初次接受放、化疗的患者,骨髓没有经过多次化疗的打击,恢复造血功能的储备能力较好。在机体自身调节作用下,骨髓造血机能亢进和向末梢释放增多,出现一过性中性粒细胞计数增高。

总的来说,恶性肿瘤合并中性粒细胞增多现象的原因较多,除"骨髓造血反弹"现象是机体自身保护反应,对恶性肿瘤预后可能无明显影响外,其他原因均是恶性肿瘤预后的不良因素。目前研究表明,中性粒细胞自身释放多种细胞因子促进肿瘤组织血管形成、组织重构,增加血管通透性,促进肿瘤细胞的黏附等作用使肿瘤细胞更易生长和转移。而中性粒细胞数量的增加能够放大这种不良作用。因此,临床工作中要重视中性粒细胞增多检查结果。

88.5.4 出、凝血功能异常

（1）血栓形成

血栓形成是恶性肿瘤患者常见的并发症,是仅次于恶性肿瘤本身引起患者死亡的第2位原因。恶性肿瘤引起的血栓性疾病涵盖了动脉、静脉或微循环血栓形成所引起的一类疾病,具体包括深静脉血栓形成（deep venous thrombosis，DVT）、肺栓塞（pulmonary embolism，PE）、DIC 和动脉血栓栓塞（arterial thromboembolism，AT）等,其中以 DVT最常见。临床上,某些特定类型的肿瘤,如原发性脑肿瘤、胰腺癌、卵巢癌等合并血栓形成的风险较高。

恶性肿瘤患者发生血栓的机制十分复杂,恶性肿瘤通过多种机制破坏机体的凝血、抗凝、纤溶系统三者之间的平衡,再加之部分抗肿瘤的治疗可以加重上述的失衡状态;同时,机体处于高凝状态对肿瘤的生长及转移也可起到促进作用,最终导致血栓形成。可能的机制如下:① 肿瘤细胞促凝活性物质的产生和释放;② 抗凝系统活性降低以及纤溶酶原激活物抑制物的产生和释放;③ 肿瘤细胞直接浸润或释放炎性细胞因子损伤内皮细胞,使其抗血栓作用降低而促血栓作用增强;④ 肿瘤治疗如化疗、放疗或手术治疗后可促进或加重血栓形成,另外中心静脉置管的肿瘤患者发生上肢静脉血栓的概率相对较高,这可能与置管损伤血管内皮以及影响血流状态相关。

血栓形成的临床表现主要与栓塞的部位相关,如栓塞于浅表静脉可见皮下索状硬结,并伴有疼痛。下肢 DVT 常常表现为肢体肿胀、疼痛,部分还可伴有发热。动脉血栓常常发病急促,如肺栓塞主要表现为突发呼吸困难、气短、胸痛及烦躁不安。

临床诊断血栓形成常常依赖于彩色多普勒超声及 D-二聚体的实验室检测。目前,对于恶性肿瘤合并血栓的治疗包括抗凝治疗、预防性抗凝治疗,必要时可采用溶栓治疗。有研究报道,积极的抗凝治疗不仅能有效地治疗血栓,而且具有一定的抗肿瘤作用。

（2）DIC

DIC 是指微循环内广泛性纤维蛋白沉积和血小板聚集,并伴有继发性纤维蛋白溶解亢进的一种获得性全身性血栓-出血综合征。

恶性肿瘤,尤其是晚期消化道来源及血液系统恶性肿瘤,并发 DIC 的概率高达 24%～34%。首先,这可能与肿瘤患者本身所处高凝状态相关;其次,放、化疗对血管内皮细胞的损伤常常诱导血小板聚集促发血小板血栓形成;再次,某些恶性肿瘤细胞不仅表达组织因子,而且能分泌特有的促凝蛋白,可直接激活凝血因子。另外,晚期肿瘤患者严重的营养不良、缺氧、机体内环境平衡紊乱也是诱发多器官功能衰竭及 DIC 的原因。

临床上,患者出现皮肤花斑样改变、出血(包括皮肤、消化道、呼吸道、泌尿生殖道及颅内等),不明原因血压下降及各脏器功能障碍,均应怀疑 DIC,需立即行凝血功能检查。DIC 常见的实验室检查包括血小板减少、凝血酶原时间(PT)或部分激活的凝血活酶时间(APTT)延长、纤维蛋白原(Fbg)减少、纤维蛋白降解产物(FDP)、D-二聚体升高以及血浆鱼精蛋白副凝试验(3P 试验)阳性。

DIC 的治疗包括:① 抗凝治疗,尤其是低分子量肝素的使用,是阻断 DIC 的最重要临床处理措施之一,常与凝血因子补充同步进行;② 控制原发肿瘤病灶,消除诱因;③ 替代治疗,适合于明显血小板减少或凝血因子减少已进行病因及抗凝治疗后,DIC 仍未得到良好控制,有出血表现的患者,包括新鲜冰冻血浆、血小板悬液、纤维蛋白原的补充。

(陈 颢)

主要参考文献

[1] 王志向. 肾癌伴红细胞增多症机制研究进展[J]. 国际泌尿系统杂志,2016,36(2):68-69.

[2] 中国恶性胸腔积液诊断与治疗专家共识组. 恶性胸腔积液诊断与治疗专家共识[J]. 中华内科杂志,2014,3(53):252-256.

[3] 杨瑞亮,龚素萍,钟安桥,等. 恩度联合顺铂心包腔内注射治疗恶性心包积液临床研究[J]. 临床肺科杂志,2011,16(09):1423-1424.

[4] 余友杰,翁明华. 唑来膦酸联合降钙素治疗恶性肿瘤所致高钙血症的临床研究[J]. 中国医师进修杂志,2013,36(10):39-40.

[5] 张徐,许文荣. 肿瘤相关中性粒细胞研究进展[J]. 临床检验杂志,2013,31(12):929-931.

[6] 董晓宇,韩顺昌. 非胰岛细胞瘤性肿瘤性低血糖一例[J]. 中国神经免疫学和神经病学杂志,2011,18(2):151-152.

[7] Ariizumi H，Sasaki Y，Harada H，et al. Post-cytokine-release salt wasting as inverse tumor lysis syndrome in a non-cerebral natural killer-cell neoplasm [J]. Intern Med，2017,56(14):1855-1861.

[8] Bandieri E，Chirarolanza A，Luppi M，et al. Prescription of opioids in Italy：everything but the morphine [J]. Ann Oncol，2009,20:961-962.

[9] Baron R，Binder A，Wasner G. Neuropathic pain：diagnosis, pathophysiological mechanisms, and treatment [J]. Lancet Neurol，2010,9:807-819.

[10] Capece D，Fischietti M，Verzella D，et al. The inflammatory microenvironment in hepatocellular carcinoma：a pivotal role for tumor-associated macrophages [J]. Biomed Res Int，2013,187204.

[11] Capece D，Verzella D，Tessitore A，et al. Cancer secretome and inflammation：the bright and the dark SIDES OF NF-κB [J]. Semin Cell Dev Biol，2017,78:51-61.

[12] Cheuk DK，Chiang AK，Chan GC，et al. Urate oxidase for the prevention and treatment of tumor lysis syndrome in children with cancer [J]. Cochrane Database Syst Rev，2010,6:CD006945.

[13] Chow E，Harris K，Fan G，et al. Palliative radiotherapy trials for bone metastases：a systematic review [J]. J Clin Oncol，2007,10:1423-1436.

[14] Chubb EA，Maloney D，Farley-Hills E. Tumour lysis syndrome：an unusual presentation [J]. Anaesthesia，2010,65:1031-1033.

[15] Cornely OA，Mellinghoff SC. Fever in Cancer Patients [J]. Dtsch Med Wochenschr，2017,142(13):961-968.

[16] Deveci MA，Paydaş S，Gönlüşen G，et al. Clinical and pathological results of denosumab treatment for giant cell tumors of bone：Prospective study of 14 cases [J]. Acta Orthop Traumatol Turc，2017,51(1):1-6.

[17] Fukuda I，Asai A，Nagamine T，et al. Levels of glucose-regulatory hormones in patients with non-islet cell tumor hypoglycemia：including a review of the literature [J]. Endocr J，2017,64(7):719-726.

[18] Fushida S1，Oyama K，Kinoshita J，et al. VEGF is a target molecule for peritoneal metastasis and malignant ascites in gastric cancer：prognostic significance of VEGF in ascites and efficacy of anti-VEGF monoclonal antibody [J]. Onco Targets Ther，2013,16(6):1445-1451.

[19] Gao J，Zhang HY，Xia YF. Increased platelet count is an indicator of metastasis in patients with naso-

pharyngeal carcinoma [J]. Tumour Biology, 2013,34 (1):39－45.

[20] Henry M, Sung L. Supportive care in pediatric oncology: oncologic emergencies and management of fever and neutropenia [J]. Pediatr Clin North Am, 2015,62(1):27－46.

[21] Karatolios K, Pankuweit S, Georg Moosdorf R, et al. Vascular Endothelial Growth Factor in Malignant and Benign Pericardial Effusion [J]. Clin Cardiol, 2012,35 (6):377－381.

[22] Karp JE, Blackford A, Smith BD, et al. Clinical activity of sequential flavopiridol, cytosine arabinoside, and mitoxantrone for adults with newly diagnosed, poor-risk acute myelogenous leukemia [J]. Leuk Res, 2010,34(7):877－882.

[23] Kimura SI, Fujita H, Kato H, et al. Management of infection during chemotherapy for acute leukemia in Japan: a nationwide questionnaire-based survey by the Japan Adult Leukemia Study Group [J]. Support Care Cancer, 2017,25(11):3515－3521.

[24] Lutz S, Berk L, Chang E, et al. Palliative radiotherapy for bone metastases: an ASTRO evidence-based guide-line [J]. Int J Radiat Oncol Biol Phys, 2011,79:965－976.

[25] Maiorana A, Dionisi-Vici C. Hyperinsulinemic hypogly-cemia: clinical, molecular and therapeutical novelties [J]. J Inherit Metab Dis, 2017,40(4):531－542.

[26] McNicol E, Strassels S, Gouds L, et al. NSAIDs or paracetamol, alone or ombined with opioids, for cancer pain [J]. Cochrane Database Syste Rev, 2005,25(1): CD005180.

[27] Otake S, Kikkawa T, Takizawa M, et al. Hypogly-cemia Observed on Continuous Glucose Monitoring Associated With IGF-2-Producing Solitary Fibrous Tumor [J]. J Clin Endocrinol Metab, 2015,100(7): 2519－2524.

[28] Patel K, West HJ. Febrile Neutropenia [J]. JAMA Oncol, 2017,3(12):1751.

[29] Paydas S, Balal M, Kocabas F, et al. Acute renal failure secondary to drug-related crystalluria and/or drug reaction with eosinophilia and systemic symptom syndrome in a patient with metastatic lung cancer [J]. Saudi J Kidney Dis Transpl, 2017,28(4):934－936.

[30] Randle RW1, Swett KR, Swords DS, et al. Efficacy of cytoreductive surgery with hyperthermic intraperitoneal chemotherapy in the management of malignant ascites [J]. Ann Surg Oncol, 2014,21(5):1474－1479.

[31] Rodriguez RF, Castillo JM, Castillo MP, et al. Hydrocodone/acetaminophen and tramadol chloridrate combination tablets for the management of chronic cancer pain: a doubl-blind comparative trial [J]. Clin J Pain, 2008,24(1):1－4.

[32] Saif MW, Siddiqui IA, Sohail MA. Management of ascites due to gastrointestinal malignancy [J]. Ann Saudi Med, 2009,29(5):369－377.

[33] Schwarz EC, Qu B, Hoth M. Calcium, cancer and killing: the role of calcium in killing cancer cells by cytotoxic T lymphocytes and natural killer cells [J]. Biochim Biophys Acta, 2013,1833(7):1603－1611.

[34] Shen C, Dasari A, Chu Y, et al. Clinical, pathological and demographic factors associated with development of recurrences after surgical resection in elderly patients with neuroendocrine tumors [J]. Ann Oncol, 2017,28 (7):1582－1589.

[35] Wang Z, Ahmad A, Li Y, et al. Emerging roles of PDGF-D signaling pathway in tumor development and progression [J]. Biochim Biophys Acta, 2010,1806(1): 122－130.

[36] Weiser MA, Cabanillas M, Vu K, et al. Diagnostic evaluation of patients with a high suspicion of malignancy: comor-bidities and clinical predictors of cancer [J]. Am J Med Sci, 2005,330(1):11－18.

 肿瘤相关急症及其处理

89.1 肿瘤相关感染

　　肿瘤患者容易发生感染，其原因包括：① 恶性肿瘤患者本身即有免疫缺陷；② 肿瘤切除手术导致人体正常解剖结构发生变化，致使生理性局部防御屏障被破坏；③ 长期留置中心静脉导管、接受静脉营养支持；④ 反复、多次接受化疗、放疗，破坏固有免疫防御机制和屏障，多数患者存在黏膜炎；⑤ 营养衰竭，加重免疫功能障碍；⑥ 微生态环境被破坏，多为机会致病菌感染；⑦ 病程漫长。

　　发生感染的易感因素有：① 粒细胞减少；② 体液或细胞免疫功能缺陷；③ 黏膜或体表皮肤破损；④ 使用中心静脉置管、导尿管、气管插管等；⑤ 脾功能低下或无脾；⑥ 长期应用大量抗生素等。

　　肿瘤患者的感染具有以下特点：① 感染的诊断较一般患者难度更高；② 仅按照体温、白细胞计数及分类往往不能诊断和排除是否存在感染；③ 肿瘤患者尤其是伴粒细胞缺乏者发生感染往往较为隐匿，且缺乏典型临床表现。

89.1.1 定义

　　中性粒细胞缺乏伴发热患者是一组特殊的疾病人群，常见于肿瘤患者接受化疗后。由于免疫功能低下，炎症的症状和体征常不明显，病原菌及感染灶也不明确，发热可能是感染的唯一征象。如没有给予及时恰当的抗菌药物治疗，感染相关病死率高。中华医学会血液学分会和中国医师协会血液科医师分会结合国内流行病学资料、细菌耐药检测数据以及抗菌药物临床应用经验总结，参考美国感染病学会（Infectious Diseases Society of America，IDSA）《发热和中性粒细胞缺乏患者治疗指南》（简称《IDSA 指南》）和第 4 届欧洲白血病感染会议（ECIL）《欧洲细菌耐药时代中性粒细胞减少症患者发热经验治疗指南》（简称《ECIL‐4 经验治疗指南》），于 2016 年发布了《中国中性粒细胞缺乏伴发

热患者抗菌药物临床应用指南》。中性粒细胞缺乏定义为：患者外周血中性粒细胞绝对计数（ANC）<0.5×10^9/L 或预计 48 h 后 ANC<0.5×10^9/L；严重中性粒细胞缺乏为：ANC<0.1×10^9/L。发热定义为：口腔温度单次测定≥38.3℃（腋温≥38.0℃）或≥38.0℃（腋温≥37.7℃）持续超过 1 h。中性粒细胞缺乏期间应避免测直肠温度和行直肠检查，以防止定植于肠道的微生物进入周围黏膜和软组织。

89.1.2　流行病学

80％以上的造血系统恶性肿瘤患者和 10％～50％的实体肿瘤患者在≥1 个疗程化疗后会发生与中性粒细胞缺乏有关的发热。菌血症发生率为10％～25％，多数发生在长期和严重的中性粒细胞缺乏（ANC<0.1×10^9/L）。13％～60％接受造血干细胞移植的患者发生血流感染，病死率达 12％～42％。在目前国内医疗条件下，当中性粒细胞缺乏持续＞21 d 时感染的发生率明显增高。中性粒细胞缺乏伴发热患者的临床表现不典型，感染部位不明显或难以发现，病原菌培养阳性率低。皮肤和软组织感染可能无硬结、红疹或脓疱等症状；肺部感染影像学可能没有可识别的浸润影；脑脊液细胞增多不明显或缺乏脑膜炎的表现；尿路感染少有脓尿等。近期完成的《中国血液病粒细胞缺乏伴发热患者的流行病学调查》显示：① 中心静脉置管、消化道黏膜炎、既往 90 d 内暴露于广谱抗菌药物和中性粒细胞缺乏＞7 d 是中性粒细胞缺乏伴发热的危险因素。② 在我国中性粒细胞缺乏伴发热患者中，能够明确感染部位者占 54.7％，最常见的感染部位是肺，其后依次为上呼吸道、肛周、血流感染等。③ 能够明确感染微生物的比例为 13.0％，致病菌以革兰阴性菌为主，占全部细菌总数的 54.0％。④ 目前我国中性粒细胞缺乏患者感染的常见革兰阴性菌包括大肠

埃希菌、肺炎克雷伯菌、铜绿假单胞菌、嗜麦芽窄食单胞菌、鲍曼不动杆菌；常见革兰阳性菌包括表皮葡萄球菌、肠球菌［包括耐万古霉素肠球菌（VRE）］、链球菌属、金黄色葡萄球菌［包括耐甲氧西林金黄色葡萄球菌（MRSA）］、凝固酶阴性葡萄球菌。⑤ 不同感染部位的致病菌谱有明显差异，如血流感染以大肠埃希菌、肺炎克雷伯菌、表皮葡萄球菌、铜绿假单胞菌和白色念珠菌为主，肺感染则以铜绿假单胞菌、嗜麦芽窄食单胞菌、黄曲霉和鲍曼不动杆菌为主。

89.1.3　风险评估和耐药评估

高危和低危的定义参照《IDSA 指南标准》（表89-1），高危患者应首选住院接受经验性静脉抗菌药物治疗，中性粒细胞缺乏伴发热患者在经验性治疗前还应参考《ECIL-4 经验治疗指南》进行耐药评估（表89-2）。一项调查 2 000 多例中性粒细胞缺乏伴发热患者的观察性研究显示菌血症占 23％，革兰阳性菌、革兰阴性菌和多种细菌感染的比例分别为 57％、34％和 9％。菌血症患者革兰阴性菌检出率虽然低于革兰阳性菌，但病死率更高（5％ vs. 18％）。高危患者应静脉应用抗铜绿假单胞菌的 β 内酰胺制剂，推荐头孢吡肟、碳氢酶烯类（美罗培南或亚胺培南-西司他丁等）或哌拉西林-他唑巴坦。如果初始治疗后仍存在低血压或肺炎等并发症或者怀疑抗生素抵抗，可加用氨基糖苷类、喹诺酮类和（或）万古霉素。中性粒细胞缺乏伴发热的患者初始治疗不推荐万古霉素（或其他抗革兰阳性菌的抗生素），只在出现特殊的临床指征，如可疑的导管相关感染、皮肤和软组织感染、肺炎或血流动力学不稳定等才考虑使用。免疫抑制的患者如果在发热前 90 d 内曾接受抗生素治疗被认为是发展为多重耐药菌感染的高危因素，早期应使用广谱抗生素治疗，如 β 内酰胺类或碳氢酶烯类结合氨基糖苷类或抗铜绿假单胞菌的喹诺酮类抗菌药。

表 89-1　中性粒细胞缺乏伴发热患者的危险度分层

危险度	定　义
高危	符合以下任意一项： ● 严重中性粒细胞缺乏（<0.1×10^9/L）或预计中性粒细胞缺乏持续＞7 d ● 有以下任何一种临床合并症（包括但不限于）：① 血流动力学不稳定；② 口腔或胃肠道黏膜炎（吞咽困难）；③ 胃肠道症状（腹痛、恶心、呕吐、腹泻）；④ 新发的神经系统病变或精神症状；⑤ 血管内导管感染（尤其是导管腔道感染）；⑥ 新发的肺部浸润或低氧血症，或有潜在的慢性肺部疾病 ● 肝功能不全（转氨酶水平＞5 倍正常上限值）或肾功能不全（肌酐清除率<30 ml/min）
低危	预计中性粒细胞缺乏在 7 d 内消失，无活动性合并症，同时肝、肾功能正常或损害较轻且稳定

表89-2　中性粒细胞缺乏伴发热患者升、降阶梯治疗策略的适应证和经验性抗菌药物选择的建议

治疗策略	适应证	抗菌药物选择
升阶梯策略	● 无复杂表现 ● 不确定有无耐药菌定植 ● 此前无耐药菌感染 ● 耐药菌感染不是本中心中性粒细胞缺乏伴感染的常见原因	● 抗假单胞菌头孢菌素(头孢吡肟、头孢他啶) ● β内酰胺酶抑制剂复合制剂(哌拉西林/他唑巴坦、头孢哌酮/舒巴坦) ● 替卡西林/克拉维酸
降阶梯策略	● 临床表现复杂 ● 存在耐药菌定植 ● 有耐药菌感染病史 ● 耐药菌感染是本中心中性粒细胞缺乏伴发热的常见原因	● 哌拉西林＋庆大霉素 ● 抗假单胞菌β内酰胺类联合氨基糖苷类或喹诺酮类;重症患者选择β内酰胺类中的碳青霉烯类(亚胺培南-西司他丁、美罗培南、帕尼培南/倍他米隆) ● β内酰胺类±利福平 ● 糖肽类、利奈唑胺等覆盖革兰阳性耐药菌的药物(如存在革兰阳性菌风险)

当培养出耐药菌,特别是患者病情不稳定或血培养提示耐药菌时应对初始经验性抗菌治疗采取修改。这些细菌包括 MRSA、VRE、产超广谱β内酰胺酶(ESBL)的革兰阴性菌、产碳氢酶烯酶的细菌(包括产 KPC 酶的肺炎克雷伯菌和大肠埃希菌)等。ESBL 主要产生于克雷伯菌和大肠埃希菌,会产生广泛的β内酰胺酶抑制剂的抵抗。这些产 ESBL 的病原菌,通常只对碳氢酶烯类敏感,如亚胺培南或美罗培南。产碳氢酶烯酶的致病菌,包括克雷伯菌和铜绿假单胞菌,还会产生对亚胺培南或美罗培南的耐药;产 KPC 酶的微生物几乎对所有β内酰胺酶抑制剂耐药。耐药菌的治疗措施如下:① MRSA,早期使用万古霉素、利奈唑胺或达托霉素;② VRE,早期使用利奈唑胺或达托霉素;③ ESBL,早期使用碳氢酶烯类;④ KPC,早期使用多黏菌素或替加环素。中国粒细胞缺乏伴发热血液病患者的流行病学调查显示,非发酵菌在革兰阴性菌中的检出比例为 37.2%。近 10 年来鲍曼不动杆菌对碳青霉烯类耐药发生率从 2005 年的 30% 左右上升至 2014 年的 62.4%。2015 年我国对亚胺培南耐药的鲍曼不动杆菌的检出率高达 58.0%。

对于伴低氧血症或大量浸润影的严重肺炎,如果怀疑 MRSA 感染,应该加用万古霉素或利奈唑胺,必要时可行支气管肺泡灌洗或活检来评估严重肺炎。中性粒细胞缺乏患者如发生肠炎应采用广谱抗生素治疗,厌氧菌和革兰阴性菌是导致肠炎的主要病原体,应单用哌拉西林-他唑巴坦、碳氢酶烯类或联合应用抗假单胞菌的头孢菌素加甲硝唑治疗。很少证据支持加用万古霉素或抗真菌治疗。高危患者口腔溃疡或食管相关症状提示可能单纯疱疹病毒感染或念珠菌食管炎,应使用阿昔洛韦和(或)抗真菌药物经验性治疗。

在感染危险度和耐药评估后应当立即经验性使用抗菌药物,其原则是覆盖可引起严重并发症或威胁生命的最常见和毒力较强的病原菌,直至获得准确的病原学培养结果。因此,有效的经验性抗菌药物治疗需要综合评估患者(危险度分层、感染部位、脏器功能、耐药危险因素)、细菌(当地以及本单位/科室的流行病学和耐药监测数据)以及抗菌药物本身(广谱、药物代谢动力学/药物效应动力学、不良反应等)等多方面因素,选择具有杀菌活性、抗假单胞菌活性且安全性良好的广谱抗菌药物,并需注意与治疗原发病药物(如造血系统肿瘤的化疗药物、免疫抑制剂等)之间是否存在不良反应的叠加。对于低危患者,其初始治疗可以在门诊或住院接受口服或静脉注射经验性抗菌药物治疗,推荐联合口服环丙沙星、阿莫西林-克拉维酸、左氧氟沙星或莫西沙星。高危患者应根据危险度分层、耐药危险因素、当地病原菌和耐药流行病学数据及疾病的复杂性对患者进行个体化评估。高危患者静脉应用的抗菌药物必须是能覆盖铜绿假单胞菌和其他严重革兰阴性菌的广谱抗菌药物。在权衡风险及获益后,也可以经验性选择替加环素、磷霉素等。既往有产 ESBL 菌定植或感染史者,可选择碳青霉烯类;既往有产碳青霉烯酶(CRE)或耐药非发酵菌定植或感染史者,建议选择β内酰胺酶抑制剂复合制剂联合磷霉素、替加环素等(表89-3)。

表 89-3　多药耐药菌感染的药物选择

耐 药 菌	治 疗 药 物
耐碳青霉烯类抗生素肠杆菌	替加环素[a],氨基糖苷类抗生素[a],磷霉素[a]
耐β内酰胺类抗生素铜绿假单胞菌	磷霉素[a]
耐β内酰胺类抗生素不动杆菌	替加环素[a]
嗜麦芽窄食单胞菌	复方新诺明,氟喹诺酮类抗生素,替卡西林/克拉维酸;重症或中性粒细胞减少者考虑联合用药
糖肽类抗生素不敏感革兰阳性菌(耐万古霉素粪肠球菌、屎肠球菌、金黄色葡萄球菌)	利奈唑胺,达托霉素,替加环素

注:[a]首选联合用药,可加用利福平

89.1.4　微生物学检查

至少同时行 2 套血培养检查,如果存在中央静脉置管(CVC),一套血标本从 CVC 的管腔采集,另一套从外周静脉采集。无 CVC 者,应采集不同部位静脉的 2 套血标本进行培养,采血量为每瓶 10 ml。如果经验性抗菌药物治疗后患者仍持续发热,可以每隔 2～3 d 进行 1 次重复培养。咳嗽患者应留取痰标本并常规细菌培养,如胸部影像学可见不明确病因的浸润影,建议行下呼吸道的纤维支气管镜检查。发生在冬季的肺部感染建议留取肺泡灌洗液进行病毒检测,如腺病毒、流感 A 和 B 病毒、呼吸道合胞病毒和副流感病毒等。

初始经验性抗菌药物治疗见下文。

89.1.5　抗革兰阳性菌治疗

随机研究显示,初始经验性抗菌治疗使用万古霉素并不能明显缩短发热的时间和降低病死率。凝固酶阴性的葡萄球菌虽然是粒细胞缺乏患者菌血症最常见致病菌,但因致病毒力较弱而很少导致临床病情的恶化,因此发热早期没有应用万古霉素的必要。在以下特定情形,初始经验性用药应选择联合用药方案,即覆盖铜绿假单胞菌和其他严重革兰阴性菌的广谱抗菌药物,同时联合抗革兰阳性菌药物:① 血流动力学不稳定或有其他严重血流感染证据;② X 线影像学检查确诊的肺炎;③ 在最终鉴定结果及药敏试验结果报告前,血培养为革兰阳性菌;④ 临床疑有导管相关严重感染(例如经导管输液时出现寒战,以及导管穿刺部位蜂窝织炎、导管血培养阳性结果出现时间早于同时外周血标本);⑤ 任何部位的皮肤或软组织感染;⑥ 耐甲氧西林金黄色葡萄球菌、耐万古霉素肠球菌或耐青霉素肺炎链球菌定植;⑦ 预防性应用氟喹诺酮类药物或经验性应用头孢他啶时出现严重黏膜炎。选择抗菌药物时还应注意不同药物的抗菌特性,根据感染部位及抗菌需求恰当选择。如替加环素抗菌谱广,但在铜绿假单胞菌感染时,需与 β 内酰胺酶抑制剂复合制剂联合使用;利奈唑胺在肺、皮肤软组织等的组织穿透性高且肾脏安全性好;达托霉素不适用于肺部感染,但对革兰阳性菌血流感染和导管相关感染作用较强。培养出 MRSA 的患者推荐早期使用万古霉素,特别是血流动力学不稳定或血培养检测到革兰阳性球菌。溶血性链球菌导致的菌血症,可能对 β 内酰胺类和喹诺酮类耐药,从而导致休克和呼吸窘迫综合征。胃肠黏膜炎、头孢他啶的使用、预防性应用环丙沙星和左氧氟沙星是中性粒细胞缺乏发展为严重溶血性链球菌感染的重要危险因素。10%～25%溶血性链球菌感染对哌拉西林抵抗并对喹诺酮类的敏感性降低,早期万古霉素的使用能降低病死率。对于中性粒细胞缺乏伴发热患者,VRE 导致的血流感染难以治疗,特别是白血病和造血干细胞移植患者,是死亡的独立危险因素。如果万古霉素或其他抗革兰阳性菌的药物用于抗感染初期,但培养结果未显示革兰阳性菌感染,则应在使用 2～3 d 后停药;利奈唑胺的使用可能导致骨髓抑制,影响中性粒细胞和血小板的恢复,特别是应用时间>14 d 的患者;达托霉素的使用可能导致肌酸激酶水平的增加。

89.1.6　抗真菌治疗

预计中性粒细胞缺乏持续时间>7 d 的患者,如果持续发热或抗感染 4～7 d 后再次发热,应该经验性抗真菌治疗并进行侵入性真菌感染的检查。同种异体造血干细胞移植患者使用免疫抑制剂或行大剂量化疗的白血病患者伴严重口腔或胃肠道黏膜炎应考虑存在侵袭性真菌感染的可能。发热持续或再次发热的患者较初始发热者更易发生酵母菌和真菌感染。念珠菌在黏膜表面普遍定植，因此黏膜屏障破坏时易发生血流感染。唑类抗真菌药物的预防性使用，能显著降低高危患者侵袭性念珠菌感染的发生率，但氟康唑缺乏对侵袭性真菌感染的抗菌活性。侵袭性真菌感染，几乎都发生于持续时间超过 10～15 d 的严重粒细胞缺乏患者。侵袭性真菌感染在急性白血病患者的发生率为淋巴瘤、多发性骨髓瘤患者的 20 倍。早期的临床表现无特异性，发热可能只是唯一症状，因此侵袭性真菌感染诊断困难。胸部 CT 显示伴或不伴晕轮征的大结节是侵袭性曲霉菌感染的典型表现。2 种血清真菌诊断实验：$\beta-(1-3)-D$ 葡聚糖检测（G 实验）和半乳甘露聚糖检测（GM 实验）有助于普通侵袭性真菌感染的检测。单独一次血清测试的敏感性较低，因此不能因一次检测结果阴性即排除侵袭性真菌感染的可能。预计中性粒细胞缺乏持续时间<7 d 的患者不推荐预防性抗真菌治疗。

89.1.7 抗菌药物调整及疗程

对于明确病原菌的患者，可根据药敏结果采用窄谱抗生素治疗；检出细菌如为耐药菌，可参照表 89-3 选择药物。对于未能明确病原菌的患者，可参照图 89-1 调整后续流程。血液系统恶性肿瘤（包括造血干细胞移植）患者使用经验性抗菌治疗，平均退热天数为 5 d；低危的实体肿瘤，退热的平均天数为 2 d。在使用广谱抗生素 4～7 d 后仍持续发热且未发现明显发热源的高危患者，应经验性覆盖真菌治疗。经验性抗生素治疗后仍持续发热>3 d 或再次发热的患者应全面查找感染源，包括新发的血流感染和以临床症状为导向的诊断性实验。如艰难梭菌导致的腹泻，应该采用酶联免疫吸附试验或 2 步抗原法检测艰难梭菌及其毒素。临床高度怀疑艰难梭菌感染或出现腹痛、腹泻的患者应经验性口服万古霉素和甲硝唑治疗。中性粒细胞缺乏伴再次发热且伴腹痛和（或）腹泻患者应行腹部 CT 检查以排除肠炎的可能性。再次发热的高危患者建议行胸部 CT 检查以进一步诊断有无隐匿性侵袭性真菌感染。对再次或持续发热的患者还应考虑其他非感染因素，如药物热、肿瘤热、血栓性静脉炎或大血肿后的血液吸收热。血流动力学不稳定的持续发热患者如果未找到明确的感染源应扩大抗菌谱，以覆盖耐药的革兰阳性菌和革兰阴性菌，如抗生素由初始的头孢菌素类改为抗假单胞菌的碳氢酶烯类，并联合应用氨基糖苷类、环丙沙星或氨曲南及万古霉素。

适当的抗菌药物治疗应持续用于整个中性粒细胞缺乏期，直至 ANC≥0.5×10⁹/L。不同的感染部位抗菌疗程或停药标准见表 89-4。适当的疗程已结束、感染的所有症状和体征消失但仍然存在中性粒细胞缺乏的患者，可以采用预防性用药方案（如口服喹诺酮类）治疗直至血细胞恢复。无明确感染源的低危患者，应持续抗感染治疗至发热和中性粒细胞缺乏得以解决。如果初始采用静脉抗炎，治疗 3 d 后退热，临床稳定且无阳性培养结果，则改为口服环丙沙星加阿莫西林-克拉维酸口服抗感染治疗。

严重中性粒细胞缺乏（ANC<0.1×10⁹/L）或预计中性粒细胞缺乏持续>7 d 但无发热的患者，推荐预防性使用喹诺酮类抗生素，不推荐加用抗革兰阳性菌的药物预防性治疗。接收造血干细胞移植的患者抗真菌治疗应覆盖整个中性粒细胞缺乏期甚至更长或直至免疫抑制剂治疗结束。研究显示抗真菌治疗持续至移植后至少 75 d，能显著提高造血干细胞移植患者的生存率。预计中性粒细胞缺乏<7 d 的低危患者不推荐预防性使用抗生素。

表 89-4 中性粒细胞缺乏患者不同类型感染的抗菌疗程或停药标准

感染类型	疗程
肺感染	10～21 d
腹部复杂感染	感染证据完全消失，ANC<0.5×10⁹/L
深部组织感染、心内膜炎、化脓性血栓性静脉炎或接受适当抗菌药物治疗并拔除导管后仍有持续性血流感染>72 h	>4 周或病灶愈合、症状消失
金黄色葡萄球菌、铜绿假单胞菌或分枝杆菌所致导管相关血流感染	首次血培养阴性后至少 14 d

续 表

感 染 类 型	疗 程
MRSA 血流感染(糖肽类药物、达托霉素等)	至少 14 d,合并迁移性病灶者应适当延长
耐甲氧西林凝固酶阴性的葡萄球菌或肠球菌引起的血流感染	体温正常后持续治疗 5~7 d
无法解释的发热	治疗持续至血细胞有明显恢复迹象,一般在 ANC≥0.5× 10^9/L 时停药

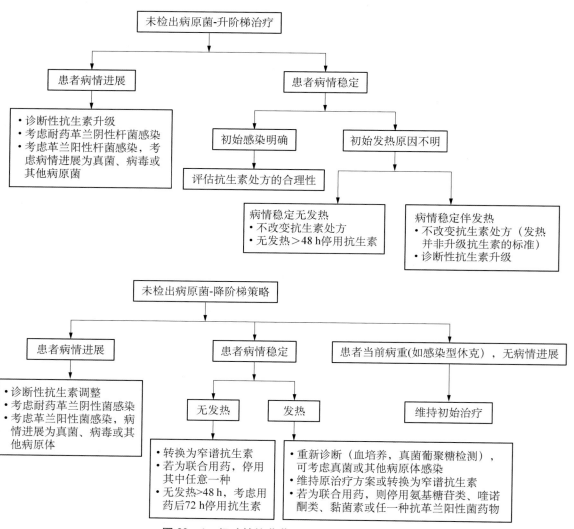

图 89-1 经验性抗菌药物治疗方案调整策略

89.1.8 中性粒细胞减少伴念珠菌血症

2016 年美国感染病学会(IDSA)更新了念珠菌病管理临床实践指南,其中对中性粒细胞减少患者

念珠菌血症的治疗建议为:① 任意一种棘白菌素类药物被推荐用于初始治疗(卡泊芬净:首剂 70 mg,维持剂量 50 mg/d;米卡芬净:100 mg/d;阿尼芬净:首剂负荷 200 mg,维持量 100 mg/d)。② 两性霉素

B 脂质体[3~5 mg/(kg·d)]是一个有效的方案,但由于其潜在毒性并不被青睐。③ 氟康唑,负荷剂量 800 mg(12 mg/kg),维持剂量 400 mg/d(6 mg/kg),可用作非危重症患者和未使用唑类药物治疗患者的替代治疗方案。④ 氟康唑 400 mg/d(6 mg/kg)能够作为持续中性粒细胞减少且病情稳定患者降阶梯治疗的选择。这些患者均为敏感菌株感染且血流的病原菌已被清除。⑤ 伏立康唑第 1 个 24 h 给予 400 mg(或 6 mg/kg)2 次,然后 200 mg(或 3 mg/kg)q12 h 维持可用于需要覆盖曲霉的情况。中性粒细胞减少的念珠菌血症患者,病情稳定,念珠菌已经在血液中被清除,并且分离的念珠菌对伏立康唑敏感,伏立康唑被推荐作为降阶梯治疗方案。⑥ 对于克柔念珠菌感染的念珠菌血症患者,棘白霉素类药物、两性霉素 B 脂质体,或伏立康唑均被推荐。⑦ 推荐无明显转移性并发症的念珠菌血症治疗最短时间为 2 周,应从记录念珠菌从血液中被清除、念珠菌所致中性粒细胞减少的症状经治疗缓解后开始计算。⑧ 当中性粒细胞减少好转,眼科检查能发现的脉络膜和玻璃体感染是微小的,因此,在中性粒细胞减少好转以后的 1 周内应散瞳行眼底镜检查。⑨ 中性粒细胞减少患者、念珠菌血症患者的感染源并非主要来自中心静脉导管(如胃肠道来源)。中心静脉导管是否拔除需依据患者个体差异而定。⑩ 对于持续性念珠菌血症患者,当估计会发生长期中性粒细胞减少时可考虑输注粒细胞集落刺激因子(G-CSF)。

对腹腔内念珠菌感染的治疗建议为:① 对有腹腔内感染临床证据以及有念珠菌感染高危因素的患者,包括最近的腹部手术、吻合口漏或坏死性胰腺炎患者,应考虑经验性抗真菌治疗。② 腹腔内念珠菌感染的治疗应包括源头控制、适当的引流和(或)清创。③ 抗真菌治疗的选择同念珠菌血症或 ICU 非中性粒细胞减少患者的经验性治疗。④ 治疗时间应以源头控制的充分性和临床治疗应答情况来决定。

89.2　肿瘤相关神经系统危重症

89.2.1　硬膜外脊髓压迫

脊髓压迫属于常见的神经系统急症之一,以快速进展的四肢神经功能障碍和大、小便失禁为主要表现。由于肿瘤治疗的进步,患者生存期延长,肿瘤所致脊髓压迫的发病率也越来越高。这其中以硬膜外转移瘤所致脊髓压迫最为多见。转移性脊髓硬膜外压迫(metastatic epidural spinal cord compression, MESCC)的放射学定义为:在有硬膜外转移瘤的脊柱节段,其椎管内的脊髓已因压迫偏离了正常解剖位置。

(1)流行病学及病理生理表现

骨骼是继肺和肝脏之后转移瘤最易侵犯的系统,尤其是脊柱椎体。肿瘤扩散时,脊柱最易受累,高达 40% 的癌症患者出现这种系统性恶性肿瘤并发症,可在瘫痪之前引起剧烈疼痛。在 MESCC 患者中,椎体受累者占 85%,椎旁受累者占 10%~15%,孤立硬膜外或脊髓内转移受累者罕见。MESCC 脊髓的病理改变包括水肿、脱髓鞘、出血和囊性坏死。白质比灰质损伤重,而脱髓鞘和梗死部位在轴面上的分布与动脉供应无关。硬膜外肿瘤所在水平的脊髓头端或尾端,可出现"铅笔状软化灶"。

(2)临床表现

MESCC 的主要症状和体征是疼痛、无力、感觉减退以及自主运动障碍。进展性的躯体疼痛、牵涉痛和(或)放射痛是常见的脊椎转移性肿瘤和 MESCC 的症状,疼痛症状不能区分单纯脊椎转移瘤和 MESCC。因此,在接诊脊椎疼痛的患者,一定要考虑 MESCC 的可能。

(3)实验室检查

1)脑脊液:MESCC 患者脑脊液(CSF)可出现非特异性的变化,蛋白含量增高,轻度细胞数增高,葡萄糖含量基本正常。

2)影像学诊断:

A. X 线平片检查是肿瘤患者常规的检查,但必须认识到平片对 MESCC 诊断较局限,常为阴性结果。只有当近 50% 的骨质被破坏后 X 线平片才能有阳性发现。

B. 对骨转移瘤来说,放射性核素骨扫描比 X 线平片检查敏感性更高(除多发性骨髓瘤外)。骨扫描正常的有症状患者不能完全排除 MESCC。

C. 脊椎 CT 较 X 线平片或放射性核素扫描在识别和区分可见的椎旁肿瘤的良恶性上更为敏感和特异。脊椎 CT 可用于研究无痛性或神经功能正常的、平片发现问题而放射性核素扫描正常的肿瘤患者。

D. 非增强 MRI 在诊断 MESCC 上与脊椎摄片

诊断率相似，在诊断椎体转移瘤和椎旁肿物上其诊断效果比脊椎摄片更佳。增强的 MRI 检查较 MRI 平扫在显示软脊膜转移瘤、髓内肿瘤等方面更优，能提供更多关于硬膜外病变的信息。

（4）鉴别诊断

MESCC 引起的疼痛容易被误诊为退行性关节病变（DJD）。两者都可因运动、Valsalva 检查、直腿抬高试验和屈颈运动加剧。但 DJD 多发生在低段颈椎和腰椎的外部，而且患者通常以前曾经多次出现 DJD 引起类似疼痛。另一个较少用的区分两者的方法是了解平卧后疼痛的变化，DJD 患者常在卧床休息后缓解，而 MESCC 患者多在平卧后疼痛加重，故患者多在椅子上休息。遇到癌症患者出现类似 DJD 的症状时医生应多加小心，因为 50 岁以上患者的骨骼平片和骨扫描通常会支持 DJD 诊断，而使人忽略了 MESCC 的存在。

（5）治疗

1）药物治疗：MESCC 的药物治疗分为抗肿瘤药物和缓解肿瘤症状药物两大类。除了尤文肉瘤和神经细胞瘤对化疗药物敏感外，抗肿瘤药物对脊柱转移瘤的治疗效果是很有限的。但是类固醇类激素、双磷酸盐类和镇痛药可以防止或缓解 MESCC 症状，在临床上应用广泛。

2）传统放疗和立体定向放疗（SRS）：MESCC 患者放疗的适应证主要为无神经损害、无脊柱不稳定、无明显椎管内肿块压迫和生存期＞3 个月的淋巴瘤、骨髓瘤、小细胞肺癌患者。不适合手术治疗的 MESCC 患者应在 24 h 内接受放疗。因为放疗会导致伤口感染和不愈合，MESCC 手术前的患者不应接受放疗，放疗应该被安排在术后伤口彻底愈合后进行。SRS 是一种改进的放疗方法，又被称为立体定向放射外科治疗。SRS 和调强放疗均是让放射线更加精准地作用于病变部位，减少对正常组织的影响。

3）手术治疗：

A. 开放性手术治疗：MESCC 手术前必须考虑到原发肿瘤的诊断、脊柱稳定性、骨质或肿瘤对脊髓压迫程度、是否为放疗敏感性肿瘤、术后再放疗的复发率、术后神经功能的恶化等问题。手术时机是神经功能预后的重要因素。对 MESCC 患者的手术治疗最好在 24 h 内进行。如果神经功能恶化迅速加重，手术应该越早越好。手术入路取决于肿瘤的位置、脊髓压迫的位置、肿瘤的组织学类型和脊柱重建稳定手术能切除肿瘤方式等因素。

B. 微创手术治疗：微创技术正在被广泛应用于 MESCC 的治疗，在获得相同手术疗效的前提下不仅可减少出血及周围组织损伤、降低术后疼痛、缩短康复和住院时间，也能大大降低术后感染等并发症的发生。需要强调的是，微创技术不能以损失对脊髓压迫的足够释放及脊柱的稳定性为代价。目前已应用于临床的微创技术有：① 内镜脊柱手术；② 微创减压术；③ 经皮椎体内固定术；④ 椎体增强技术；⑤ 射频消融和冷冻治疗。

（6）护理和恢复

所有卧床休息的患者都要穿长筒弹力袜并间断对其进行下肢气动脉冲按摩。常规给 MESCC 患者（尤其对截瘫患者）皮下注射低分子量肝素，防止静脉血栓的发生。术后疼痛会持续一段时间，但患者长期卧床可能引发压疮，需要每 2～3 h 翻身 1 次。日常的肠道和膀胱功能要密切观察，并相应对症处理，必须为尿失禁患者制定详尽的护理计划。

（7）总结与展望

随着癌症患者生存期的延长，脊柱转移瘤所引发的疼痛和脊髓压迫也越来越常见。目前，脊柱肿瘤治疗的发展已进入快速时期，MESCC 患者通过脊髓减压、脊柱稳定术、放疗可以延长自主活动的时间，甚至使许多丧失活动能力的患者重新恢复活动能力。随着微创外科技术的不断发展，MESCC 患者会有更多微创治疗方式可以选择。通过减少各种技术的并发症及以外科治疗为主导的各学科合作的综合治疗一定会给 MESCC 患者带来更好的治疗效果。

89.2.2 颅内压增高综合征

颅内压增高综合征（intracranial hypertension syndrome）是指各种因素使颅内压（ICP）持续＞19.6 kPa（200 mmH$_2$O），是神经系统多种疾病的共同表现，可因颅内容物如脑体积（如占位改变）、脑血容量和脑脊液（cerebrospinal fluid，CSF）体积增加，引起一系列的临床表现，如头痛、呕吐、视神经盘水肿三主征。ICP 通常是指侧脑室内液体的压力，在椎管蛛网膜下隙通畅时，与侧卧位腰椎蛛网膜下隙内压力大致相等，正常为 6.9～17.7 kPa（70～180 mmH$_2$O），女性稍低，儿童为 3.9～9.8 kPa（40～100 mmH$_2$O）。

（1）病因及发病机制

1）病因：① 脑组织及脑组织外占位病变使颅

内容量增加。② 缺氧状态、急性肝衰竭、急性低钠血症、脑炎、高血压脑病和 Reye 综合征时出现急性脑水肿。③ 心力衰竭、上纵隔阻塞及脑或颈静脉血栓形成导致静脉压升高,使软膜静脉和硬膜窦血容量增加,导致从蛛网膜下隙至硬膜窦的压力梯度下降,CSF 吸收受影响。④ CSF 循环或吸收受阻。⑤ 上矢状窦、乙状窦和横窦血栓形成,使硬膜窦梗阻,导致 ICP 增高;高流量巨大脑动静脉畸形也成可引起颅压增高。⑥ 脉络丛肿瘤使 CSF 生成增加也可导致 ICP 增高。

2) 发病机制:① 由于完整的颅骨和椎管以几乎无弹性的硬膜构成坚硬的被膜及腔室,脑组织、血液和 CSF 等任何颅内成分容量增加都可导致 ICP 升高。② 脑水肿:使脑实质液体增多导致脑容量增加,或脑组织内液体异常积聚使脑体积增加,当超过生理调节限度时可导致颅压增高。

(2) 临床表现

1) 颅压增高的典型征象包括头痛、呕吐和视神经盘水肿三联征。

A. 头痛:最常见,常为早期表现,多见于额颞部,也可牵扯至枕部或后颈部,可能为脑膜、血管或神经受牵拉所致。可呈持续性胀痛或波动性疼痛,阵发性加剧,晨醒时或晚间头痛明显,特点为下半夜痛醒。程度因人而异,咳嗽、喷嚏、俯身低头或用力排便时可使头痛加剧。脑肿瘤时可使头痛呈持续性。

B. 呕吐:常出现在剧烈头痛或清晨空腹时,呕吐前多无恶心,典型者呈喷射性,有时改变头位可诱发,易发生在后颅窝和第 4 脑室病变,是延髓中枢、前庭神经及迷走神经受刺激的结果。

C. 视神经盘水肿:颅压增高的重要和可靠的客观体征,它与 ICP 增高的时间或进展速度有关。急性 ICP 增高时视神经盘水肿可不明显,但急剧发生的广泛脑水肿可在数分钟内出现。慢性者可见典型的眼底改变,但多于发病数周后形成,表现为眼底静脉充盈、视神经乳头充血、边缘模糊、生理凹陷消失,严重者视神经乳头周围可见火焰样出血或出血点。

2) ICP 增高可导致弥漫性脑缺氧、脑干轴性移位、局部血管或颅神经受牵拉或挤压,出现神经系统受损体征。常见瞳孔扩大、展神经轻度麻痹及复视、眼位异常、眼球稍突出、头晕和库欣反应等。

3) 脑疝(cerebral hernia):当 ICP 严重增高时,脑组织从压力高向阻力低的部位移位,导致脑组织被嵌压在硬脑膜间隙或颅骨孔道中。脑疝不仅使疝入的脑组织或脑干直接受压,产生严重的临床症状、体征;也可压迫疝入部位邻近脑组织的神经和血管,使血液循环及脑脊液循环受阻,导致 ICP 增高进一步加剧,并形成恶性循环,可导致死亡。

4) 颅压增高可导致不同程度的生命体征改变,如意识、精神、呼吸、循环和体温等。

(3) 颅压监测

1) 脑灌注压(cerebral perfusion pressure, CPP):可动态了解脑供血量和供氧量。CPP = MSAP(平均动脉压)－ICP(颅内压)。脑静脉压是 ICP 的主要决定因素。ICP 增高患者 CPP 应控制在 9.31～15.96 kPa(70～120 mmHg),<9.31 kPa(70 mmHg)可导致继发性缺氧、缺血性损害,>15.96 kPa(120 mmHg)可导致过度灌注并加重脑水肿。

2) 损伤性 ICP 监测:适于颅压增高危险、昏迷患者(Glasgow 昏迷记分≤8)和病情需要 ICP 监护患者。脑外伤是最常见的 ICP 监测指征。判定 ICP 增高通常依据临床症状和脑疝指征以及 CT 检查。CT 检查可发现颅内占位性病变伴中线移位或脑水肿伴基底池模糊不清,以及严重脑积水。

3) 非损伤性 ICP 监测:目前临床上应用有以下几种。① 经颅多普勒超声(TCD);② 代替鼓膜(tympanic membrane displacement);③ 测定视网膜静脉压(retinal venous pressure, RVP)等,但尚无一种非损伤性 ICP 监测技术可提供精确和连续性监测。

(4) 诊断

根据患者有头痛、呕吐和视神经盘水肿等典型表现,腰椎穿刺 CSF 压力>19.6 kPa(200 mmH$_2$O)通常可诊断颅内压增高综合征。如视神经盘水肿不能排除,可进行动态观察。如患者伴意识障碍、精神改变及展神经麻痹和复视等可支持诊断。MRI 检查可检出后颅窝病变和颅内微小病变,明确 ICP 增高的原因。

(5) 治疗

治疗原则:颅内压增高患者应及早治疗,发生脑疝后再抢救则可产生严重的后遗症。病因治疗是最根本的治疗方法,如手术切除颅内肿瘤、清除颅内血肿,处理大片凹陷性骨折、控制颅内感染等。不能解除病因者,先采取限制体液入量、应用脱水剂、冬眠低温等疗法。脱水治疗可选 20% 甘露醇静脉滴注或呋塞米静脉推注。脑积水患者先行脑室穿刺引流,待病因明确后再手术治疗。

1) 对症治疗:

A. 体位:ICP 增高患者应卧位休息,轻度抬高头部及上半身,以利于颅内静脉回流。

B. 严密观察生命体征变化:监测呼吸、血压、脉搏,定期观察瞳孔,一侧瞳孔突然散大或两侧瞳孔对光反射迟钝或消失提示发生脑疝,必须紧急进行处理或做手术准备。观察患者意识变化,突然烦躁不安提示 ICP 增高,意识障碍加重或突然昏迷多为发生脑疝;突然头痛加剧、频繁呕吐及大汗淋漓等可能为脑疝前征象,有条件的可行 ICP 监测。

C. 保持通便:避免用力屏气排便,可给予缓泻剂,需注意灌肠者不能用高压大剂量灌肠,以免诱发 ICP 骤增发生脑疝。

D. 输液:静脉输注 0.9%氯化钠溶液,使血清渗透压浓度保持在 285 mmol/L 以上,血钠高于 140 mmol/L。禁用低渗液如 5%右旋糖酐或 0.45%盐水等。轻度高渗状态(>300 mmol/L)对病情有利。

E. 处理各种并发症:ICP 显著增高可引起各种并发症,如高热、痫性发作、急性肾衰竭、水和电解质紊乱以及呼吸、循环、胃肠功能紊乱等,可危及生命,需积极处理。

2) 脱水降 ICP 治疗:理想的脱水剂应有以下特点:① 作用迅速,降颅压持久,使用方便;② 不进入脑细胞及细胞间隙,不产生反跳现象;③ 可从肾脏迅速排出,有良好的利尿作用;④ 在体内迅速代谢,无毒性反应。目前使用的脱水剂、利尿剂均达到上述全部要求。19.6 kPa(200 mmH_2O)≤ICP≤ 26.5 kPa(270 mmH_2O)可给予少量脱水剂; 26.5 kPa(270 mmH_2O)≤ICP≤33.3 kPa(340 mmH_2O)可给予半量脱水剂;ICP>33.3 kPa(340 mmH_2O)采用全量脱水剂,必要时可多种药物交替使用。

A. 甘露醇(mannitol):是临床上最常用的高渗脱水剂,大剂量甘露醇是降低 ICP 的有效方法。初始剂量 0.25~1 g/kg,10~20 min 起效,20~60 min 降 ICP 压达高峰,3~4 h 用药 1 次。

B. 呋塞米(furosemide):为强利尿剂。成人通常 20~40 mg/次,2~3 次/d,肌内或静脉注射。静脉注射后 5 min 利尿,1 h 药效达到高峰,维持 2~4 h,适用于脑水肿合并左心衰或肾功能不全者,可与甘露醇交替使用。

C. 甘油(glycerin):成人静脉滴注剂量为 0.8~1.0 g/(kg·d),即每日用 10%甘油溶液 500 ml,缓慢静脉滴注。用药 10~20 min 后 ICP 开始下降,维持 4~12 h。不良反应为短暂性头痛、眩晕、恶心、呕吐、腹泻、血压轻度下降等,但不影响继续用药。

D. 尿素(carbamide):常用剂量 0.5~1 g/kg,用 10%葡萄糖临时配成 30%新鲜溶液,以 60~100 滴/min 速度静脉滴注,紧急时可静脉推注。静脉滴注后 10~15 min 起作用,1~2 h 达高峰,维持 4~8 h,一般每日 1~2 次。

E. 乙酰唑胺(acetazolamide):抑制肾小管碳酸酐酶,使 H_2CO_3 形成减少,肾小管中 H^+ 和 Na^+ 交换率降低,大量水分随 Na^+ 排出起利尿作用;也抑制脑室脉络丛碳酸酐酶,使脑脊液分泌减少。

F. 人血清白蛋白和浓缩血浆:通过提高血浆渗透压使脑组织间液水分进入血循环,达到脱水降颅压作用。

脱水剂的使用原则是急性颅内高压可用高渗脱水剂或利尿剂,慢性者使用甘油。轻症患者可应用轻度脱水剂,重症患者需要应用高渗脱水剂,脑疝者需应用呋塞米与甘露醇交替静脉注射。应根据患者全身情况,如肾功能不全者禁用尿素和甘露醇;低钠、低钾和高氯性酸中毒者禁用乙酰唑胺(醋氮酰胺);低蛋白血症者宜先用白蛋白和血浆,再用脱水剂。为克服 ICP 反跳现象和延长脱水作用,可交替用药或间断反复用药。

3) 皮质类固醇激素可减轻毛细血管通透性,保护和稳定血-脑脊液屏障和细胞膜结构,减少脑脊液形成,增加肾血流量,抑制垂体后叶分泌抗利尿激素而利尿,从而降低 ICP,对脑肿瘤或脑脓肿引起的血管源性水肿敏感。

4) 其他可使用的药物包括醛固酮拮抗剂螺内酯(安体舒通)、二甲基亚砜(dimethyl sulfoxide)及脑保护剂等。

5) 镇静剂:对高渗性脱水和高通气无反应的患者可试用。可降低 ICP,作用短暂,有时对预后有负面作用;对 ICP 代偿能力下降患者,用力屏气使胸内压和颈静脉压增加均可增加 ICP,焦虑、恐惧可提高脑代谢率使 CSF 增加和 ICP 增高,因而应用镇静药是必要的。

6) 过度换气:迅速将 PCO_2 降至 3.33~3.99 kPa(25~30 mmHg),数分钟即可降低 ICP。

7) 亚低温:是治疗难治性颅压增高的重要手

段,随着监护技术的发展,低温导致的心脏不良反应已减少。全身低温比头部局部低温可更有效地降低脑部温度,降低脑代谢,减少 CSF、脑血容量和降低 ICP。

8)手术切除颅内占位病变:如切除肿瘤、脓肿等是治疗 ICP 增高的根本办法。如不能切除,可考虑脑室钻孔术减少颅内容量,脑室导管引流放脑脊液 5～10 ml,或行颅骨瓣去除减压。如为无局部肿物的普遍性压力升高,可行腰池或脑室穿刺脑脊液引流术或分流术等,常用于脑假瘤综合征和蛛网膜下隙出血后脑积水。

89.2.3 脑瘤卒中

脑瘤以卒中样发病者称为脑瘤性卒中,是一种与肿瘤相关的神经系统危重症,在临床上通常指由于多种因素诱发的颅内肿瘤或转移瘤发生的出血。目前相关文献报道,脑肿瘤出血占同期所有颅内出血的 0.9%～11%,而且此类出血患者症状一般较为严重。

脑瘤在生长过程中,由于多种因素的作用可发生肿瘤出血,且常侵及周围组织形成颅内血肿和(或)蛛网膜下隙出血。出血量小者可无症状和体征,出血量大者表现为急性颅内高压,酷似脑卒中发作,故称之为"脑瘤卒中"。脑瘤性卒中和脑卒中很相似,同样都是以偏瘫、失语、口眼歪斜等为主要临床表现,当其发生于肿瘤确诊之前,诊断上易与单纯脑出血混淆,常引起误诊,需要仔细鉴别。

(1)临床特点及检查

脑瘤卒中临床上多表现为脑内血肿(80%～90%),有时伴有蛛网膜下隙出血,偶有脑室内出血和硬脑膜下出血(5%～20%)。常见的症状或体征包括偏瘫(48%)、头痛(41%)、脑病(18%)、恶心或呕吐(18%)、癫痫(17%)和昏迷(6%)。此外,发生垂体卒中时尚合并视功能障碍、眼肌麻痹等表现。

实验室检查:① CSF 可见压力升高,可有血性 CSF、细胞数及蛋白升高;脑肿瘤所致蛛网膜下隙出血者的 CSF 血性、黄变、蛋白升高持续时间较长。② 脑电图:呈中重度异常改变,2～3 周后表现恶化且呈局灶性改变。实验室评估应包括血细胞计数及凝血系列等(包含 D-二聚体和纤维蛋白原水平等)。如果怀疑 DIC,应该进行外周血涂片以评估组织细胞。

影像学检查:头颅 CT、MRI 在脑瘤卒中的诊断

及其与单纯脑出血的鉴别诊断中具有显著意义。

脑瘤卒中的 CT 特点是出血征象和肿瘤征象并存。CT 扫描对急性颅内出血相当敏感,可为卒中提供快速定位诊断,可表现为:① 均匀高密度血肿,瘤体位于血肿的一侧,可见钙化或坏死灶,增强扫描瘤体或瘤壁可发生强化;② 瘤体发生囊变,囊腔内出血时,可见液平面,上半部为低密度囊液,下半部为高密度血液。有研究认为,有液平面的高密度病灶是脑瘤卒中的特征性表现。此外出血灶周围有较广泛的大片脑水肿低密度区,且灶周水肿与血肿期龄不符;此灶周水肿并非血肿引起,而是肿瘤性水肿,所以在瘤体不明显的病例如发现水肿与血肿期龄不符,均应考虑脑瘤卒中的可能性。

脑瘤卒中在 MRI 上表现为 T1WI 为等信号,T2WI 为高信号,或 T1WI、T2WI 均为高信号,血肿周围存在部分或全部缺失、厚度不均匀的含铁血黄素沉积圈。有研究提示,亚急性、慢性血肿周围含铁血黄素沉积圈的不完整性和不规则性可以作为诊断脑瘤卒中的一个重要依据。如果表现为有液平的高密度病灶应用 CT 诊断较易,但对于瘤体较小、被血肿掩盖或瘤体与血肿等密度则 CT 诊断较困难,而 MRI 对于脑肿瘤定位和显示瘤内出血优于 CT,故诊断率优于 CT。

(2)诊断及鉴别诊断

脑瘤卒中多发生于肿瘤确诊之后,但也常发生于肿瘤确诊之前。其诊断依据为:① 有颅内原发肿瘤或全身肿瘤脑转移的征象;② 有卒中发作的临床表现;③ CT 或 MRI 显示颅内肿瘤或转移瘤伴脑出血的影像学改变。

脑肿瘤卒中需与以下疾病相鉴别。① 高血压脑出血:高血压脑出血患者多数有高血压病史,发病年龄较大,出血多位于基底节区,也可发生于小脑、脑干和脑叶。多表现为脑内血肿,出血量大者可破入脑室。高血压脑出血 CT 一般表现为均匀高密度类圆形影,早期仅有轻微灶周水肿,增强 CT 示血肿周围无明显强化。② 动脉瘤:患者多为中老年,情绪激动、血压波动、用力排便等可为诱因。约 15% 的动脉瘤表现为颅内血肿,可以合并蛛网膜下隙出血和脑室内出血。前交通动脉瘤的血肿多在额叶内侧,颈内动脉末端动脉瘤的血肿位于额叶眶面或颞叶内侧面,大脑中动脉瘤血肿多发生于侧裂内及颞上、中回。CT 检查示密度不同的同心环形图像,"靶环征"是巨大动脉瘤的特征性表现。③ 动静脉畸

形:是一种先天性疾病,好发于青少年,多数患者以出血为首发症状。出血多表现为脑内血肿,可伴有蛛网膜下隙出血和脑室内出血。边缘呈弧形凹入或尖角形为动静脉畸形血肿的特征,动静脉畸形可有点状或小结节状钙化。④ 出血性烟雾病:成人烟雾病患者多表现为脑室内出血,可有脑内血肿和蛛网膜下隙出血。⑤ 淀粉样变性出血:好发于老年人,血肿多发于顶枕、颞顶、额叶等部位,有破入脑室和硬膜下腔的趋势。淀粉样变性的血管多较脆,双极电凝止血困难,手术应慎重。⑥ 出血性脑梗死:脑梗死后部分患者出现梗死区域的出血,CT 表现为高、低混杂信号,特征性表现为出血与血管分布范围一致,呈楔形,如果皮质受累,多呈脑回状。

（3）治疗及预后

出血性脑瘤卒中一旦发生,必然产生严重的神经系统损害,而且再次出血的发生率极高,致使患者预后不良,故一旦确诊即应积极争取早期手术,尽可能地清除血肿和切除肿瘤,降低颅内压;术前未诊断明确的,术中先对血块周围疑似肿瘤的组织送冰冻快速病理检查,明确诊断后根据病理类型决定式式;对血肿量大、术前脑疝形成的患者,宜行去骨瓣减压术。但对于没有排除动脉瘤、动静脉畸形诊断的血肿不要贸然手术,以免造成严重出血。

癌症患者发生脑瘤卒中的短期预后与无癌症患者相当,有系列临床报告 22%～31%的病死率,而长期结果则由潜在的恶性肿瘤的预后决定。由凝血功能障碍导致的颅内出血较肿瘤内出血导致的颅内出血预后更差。因此,患者的预后取决于手术前病情和肿瘤性质两方面,肿瘤部位和出血量也与预后有关,目前还需更进一步地研究来确定患者的最佳诊断及治疗模式。

89.3 肿瘤相关心血管系统危重症

89.3.1 上腔静脉综合征

上腔静脉（SVC）综合征是由 SVC 或其周围病变引起的 SVC 完全或不完全性阻塞,导致经 SVC 回流到右心房的血液部分或全部受阻,从而引起上肢、颈和颜面部淤血和水肿、急性或亚急性呼吸困难,以及上半身浅表静脉曲张,进一步发展可导致机体缺氧和 ICP 升高的一组临床征候群。SVC 综合征是肿瘤患者常见的急症。

SVC 阻塞可由累及右肺、淋巴结或其他纵隔结构的肿瘤组织直接侵犯或压迫所致,也可因 SVC 内血栓形成导致。

（1）病因

抗生素问世前,梅毒性胸主动脉瘤、纤维性纵隔炎及其他未治疗感染的并发症是导致 SVC 综合征的常见病因。抗生素问世后,恶性肿瘤成为引起 SVC 综合征的最常见病因,占到总病例数的 90%。最近,血栓形成所致 SVC 综合征的发病率已升高,主要是因为血管内装置（如中心静脉导管和起搏器导线）应用增多。

1）恶性肿瘤:60%～85%的 SVC 综合征是由胸腔内恶性肿瘤导致。非小细胞肺癌（NSCLC）是 SVC 综合征最常见的恶性病因,占全部病例的 22%～57%,其次是小细胞肺癌（SCLC）和非霍奇金淋巴瘤（NHL）,分别占全部病例 10%～39%和 1%～27%。其他不常引起 SVC 综合征的恶性肿瘤包括胸腺瘤和其他胸腺肿瘤、原发性纵隔生殖细胞瘤、恶性间皮瘤以及伴纵隔淋巴结转移的实体瘤（如乳腺癌）。

2）非恶性疾病:目前的回顾性病例系列研究显示,非恶性疾病所致的 SVC 阻塞占 15%～40%。尽管由感染（如结核和梅毒）导致的 SVC 综合征的发病率已下降,但是血管内装置（如中心静脉导管和心脏起搏器导线）导致的 SVC 血栓形成有所增多。

（2）临床表现

一般来说,症状出现越快,病情越重。常见的临床表现如下。

1）静脉回流障碍:头颈部及上肢出现水肿,指压无明显压痕,伴皮肤及口唇发绀,平卧时加重,上半身直立后可缓解,常伴头晕、头胀、睑结膜充血。有时可见颈胸部静脉明显扩张、胸腹壁静脉曲张等。

2）压迫症状:肿瘤等压迫周围器官、神经可出现咳嗽、呼吸困难、进食不畅、声音嘶哑、眼睑下垂、瞳孔缩小、面部无汗等。

3）神经功能受损:可出现颅内压增高导致的恶心、喷射性呕吐等症状。

（3）检查及诊断

1）影像学检查:

A. X 片检查:大多数 SVC 综合征患者的胸片上可见异常,恶性肿瘤是最常见原因。最常见的表现是纵隔影增宽和胸腔积液,发生率分别是 64%和 26%。

B. B超检查：有助于排除锁骨下静脉、腋静脉和头臂静脉血栓，可作为初始表现为肢体肿胀且有血管内留置装置患者的初始影像学检查。

C. CT检查：最有效的影像学检查是胸部增强CT。CT检查可明确静脉阻塞的程度和水平、识别并描绘出静脉引流的侧支通路，通常还能确定静脉阻塞的基础病因。CT检查显示存在侧支血管强烈提示SVC综合征，特异性为96%，敏感性为92%。

D. MRI检查：磁共振静脉造影术（即MRA）是一种替代检查，该方法可能对造影剂过敏的患者或不能建立静脉通路进行对比增强检查的患者有用。

2）SVC造影：传统的SVC造影是确定SVC阻塞及相关血栓形成程度的金标准。它可确定SVC阻塞的位置和程度以及显影侧支通路，效果优于CT。然而，它并不能发现SVC阻塞的原因，除非静脉内血栓形成是其唯一病因。

（4）组织学诊断

结合临床病史与CT影像结果通常可区分SVC阻塞的良性病因（尤其是腔静脉血栓形成）和与恶性肿瘤有关的外部压迫。对于恶性肿瘤所致SVC综合征的患者，组织学诊断是选择恰当疗法的前提，特别是多达60%的患者并无既往癌症诊断。

对于无恶性肿瘤患者，通常应用微创技术来确定组织诊断：① 多达2/3患者的痰细胞学检查、胸腔积液细胞学检查及外周肿大淋巴结（如锁骨上淋巴结）活检具有诊断意义。② 对于疑似NHL或SCLC的患者，骨髓活检可能提供诊断和分期信息。③ 若其他方法不能建立明确的诊断，则可能需要更具侵入性的操作（支气管镜检查、纵隔镜检查、视频辅助胸腔镜检查、开胸手术）。此类操作在确定淋巴瘤患者的亚型方面尤为有用。在CT引导下或超声内镜引导下经皮经胸廓活检是纵隔镜检查或开胸手术的替代方法，可对高危患者进行确诊。

（5）治疗

以缓解症状为首要任务，然后考虑解决病因。初始治疗应取决于症状的严重程度、基础恶性疾病及预期治疗反应。耶鲁大学的临床医生基于症状严重程度和基础恶性肿瘤提出了一个SVC综合征严重程度的分级系统（表89-5）。

表89-5 SVC综合征严重程度分级

分级	严重程度	估计发病率	定义
0	无症状	10%	影像学见SVC阻塞而无临床症状
1	轻度	25%	头部或颈部水肿（血管扩张）、发绀、淤血
2	中度	50%	头部或颈部水肿，功能受到影响（轻度吞咽困难，咳嗽，轻至中度影响头、下颌、眼睑的活动，视力障碍）
3	重度	10%	轻至中度脑水肿（头痛、头晕），喉头水肿，心脏储备减少（弯腰后晕厥）
4	危及生命	5%	明显的脑水肿（意识混乱、反应迟钝）或喉头水肿（喘鸣）或血流动力学紊乱（无诱因的晕厥、低血压、肾功能不全）
5	致死性	<1%	死亡

1）一般处理：患者应卧床，取头高脚低位，减轻颜面及上部躯体水肿，吸氧缓解暂时性呼吸困难。限制钠盐和液体摄入，使用利尿剂或20%甘露醇，可减轻头面部、躯干水肿，缓解症状。注意维持血容量，防止血液浓缩。对于严重的呼吸困难、ICP升高者应用糖皮质激素能抑制炎性反应，从而减轻压迫。

2）抗凝治疗：适用于非恶性疾病所致的伴有血栓形成患者。在对症治疗基础上给予抗凝、抗栓治疗，有助于缓解症状。对于因静脉导管所致血栓形成的SVC阻塞，应拔除导管，同时抗凝治疗，即可消除阻塞。

3）糖皮质激素：适用于对激素敏感的肿瘤患者。一般大剂量激素治疗（地塞米松10～20 mg，3～7 d），能暂时减轻轻度呼吸困难，缓解肿瘤坏死和放疗有关的水肿及炎症反应。

4）介入治疗：SVC支架置入术与放、化疗等治疗相比能迅速地缓解SVC阻塞症状，与外科手术相比具有创伤小、易耐受、恢复快及并发症少的特点。其主要并发症为支架移位、穿孔、假性动脉瘤、血栓脱落、肺动脉栓塞和肺水肿、感染、抗凝或溶栓所致的出血等。其并发症少见（4%～28%，通常＜10%），但发生时，往往是致命的。支架置入后通常需要使用抗凝药,血管内支架置入后是否继发支架内血栓形成,能否保持支架内壁光滑、管腔通畅是维持长久疗效的关键。目前,支架置入后抗凝治疗已成共识,但抗凝周期和应用的药物种类还存在争议。

5)放疗:放疗是目前肺癌合并 SVC 综合征的主要治疗手段,其效果通常与组织类型及剂量分割有关。SVC 综合征患者的照射剂量和分割方案应根据具体的病情来确定,需要考虑肿瘤病理学、肿瘤分期、预后、患者一般情况、起病缓急等因素并明确治疗目的。

6)化疗:化疗不仅可作为放疗的辅助手段,也可作为肺癌合并 SVC 综合征的主要治疗手段,尤其是未分化的 SVC 综合征。肺癌合并 SVC 综合征的首次化疗剂量要大,应具有冲击性,同时使用大剂量肾上腺皮质激素。

7)手术治疗:对于良性病变导致 SVC 综合征且症状迅速恶化者,可行肿物切除、SVC 松解术、SVC 成形术等改善 SVC 阻塞。对于恶性肿瘤侵犯或压迫,症状严重且肿瘤无远处转移,切除后预期生命延长,可考虑将原发肿瘤与 SVC 一并切除,同时视 SVC 的缺损范围予以自体血管补片、人工血管修补,缺损较大时需建立旁路转流。对于恶性肿瘤侵犯范围大、有远处转移、预期生存时间短者,可予以 SVC 内支架置入或建立旁路血管等姑息治疗,解决 SVC 阻塞造成的 ICP 增高、面颈部憋胀、呼吸困难等。

89.3.2 恶性心包积液和心包压塞

心包积液比腹腔积液、胸腔积液少见,常常发生于肿瘤晚期。一旦发生恶性心包积液,特别是存在心包压塞时,患者只能进行单纯姑息治疗。原发性心脏肿瘤非常罕见,最常见的原因为心包转移或心包活检,仅有少数患者存在症状。

(1)病因和发病机制

正常心包间隙存在少量液体,可以减少摩擦。恶性心包积液多由转移瘤所致,其原发肿瘤以肺癌、乳腺癌、淋巴瘤和白血病最为常见,其他包括胃肠道肿瘤、肉瘤、黑色素瘤、甲状腺癌、胸腺肿瘤、肾癌和宫颈癌等。可能发病机制如下。

1)直接浸润或原发肿瘤远处转移:恶性心包积液的产生可能由于肿瘤直接侵犯心包壁,或通过淋巴结和血液远处转移(白血病、淋巴瘤、卡波西肉瘤和黑色素瘤),或肿大的纵隔淋巴结压迫,导致淋巴回流障碍。

2)肿瘤全身治疗:肿瘤放、化疗可能会导致心脏不良反应,最常见为心包积液。例如,烷基化合物(白消胺、环磷酰胺)常用来治疗实体肿瘤和淋巴瘤,它可损害内皮细胞和心肌细胞,导致心衰、心肌炎和心包炎;反式维甲酸可以导致心包积液和胸腔积液。用于治疗难治性或复发性早幼粒白血病的三氧化二砷(As_2O_3)和治疗慢性粒细胞白血病的甲磺酸伊马替尼也可导致心包积液的产生。

3)免疫治疗相关机会性感染:处于免疫麻痹的肿瘤患者,可能会发生病毒性(巨细胞病毒)、细菌性(甚至结核病)、真菌性(曲霉菌或念珠菌)等机会性感染,导致心包积液产生。

(2)临床表现和诊断评估

1)症状及体征:症状的出现与心包积液产生的量及速度有关。最常见的临床表现为呼吸困难、咳嗽、胸痛、端坐呼吸、心悸、呼吸急促、心动过速和水肿。体检主要表现为心输出量减少(肢端湿冷)、颈静脉怒张、心音遥远、脉压变小、心包摩擦音和奇脉。

2)心电图检查:典型的心电图表现为窦性心动过速和低电压(肢体导联 QRSmax<0.5 mV)。但低电压伴窦性心动过速并不是心包积液患者所特有的,这一表现也可能见于慢性阻塞性肺疾病、胸腔积液、心肌病及既往有心脏手术史的患者。也可出现新发房颤,P 波、T 波、QRS 波心电交替,尤其存在全心电交替被认为是心包压塞的特征。心电交替的特点是,在肢体导联和胸前导联上,QRS 轴每搏间周期性偏转(在其他波形上表现更细微),这与心脏的机械性往复摇摆有关,通常出现于大量心包积液时。

3)胸片检查:胸片表现为非特异性的,急性心包压塞时并不一定出现心界扩大,"烧瓶心"常见于慢性大量心包积液,偶见胸腔积液和肺部渗出影。

4)超声心动图检查:超声心动图在疾病评估、随访、治疗中起重要作用,常为首选。有多种方法可以测量液体量,快速的方法为胸骨旁长轴和剑突下测量舒张期最大无回声区间隙。正常心包腔存在 20~30 ml 的液体。当脏层心包膜与壁层心包膜完全分离时,提示存在心包积液。根据无回声区测量的距离可以分为少量(<10 mm)、中量(10~20 mm)、大量(>20 mm)。肿瘤患者在治疗前、治疗时和治疗后都应进行心脏超声评估,部分患者在放疗数年后仍存心脏损害,因此随访心脏超声非常必要。

5)CT 和 MRI 检查:多排 CT 和心脏 MR 在评

估心包疾病时具有很大价值,尤其是在怀疑包裹性、出血性心包积液、心包变厚或渗出性缩窄性心包炎时。

6)右心导管:右心导管在心包压塞病因诊断中为"金标准"。因为它能提供2条重要的信息,右心房压和多个腔室平均压(右心房、右心室、肺毛细血管楔压)。当临床怀疑缩窄性心包炎时,可以获得收缩指数(2个呼吸周期内右心室收缩面积/左心室收缩面积),阳性预测值精确率为100%。

7)心包积液和组织学分析:区分良性和恶性心包积液对评估肿瘤患者的治疗和预后具有重要意义。当标准临床方法无法明确心包积液病因时,可通过分析心包积液中的细胞因子、炎症介质、血清和免疫标记物,以及心外膜、心包活检推断可能的病因。常检查的项目为CEA、AFP、CA125、CA724、CA15-3、CA19-9、细胞角蛋白19片段和腺苷脱氨酶。当腺苷脱氨酶降低、CEA和CA724明显升高时提示为恶性心包积液。

(3)恶性心包积液的处理

无症状患者不需治疗。有症状患者可行心包穿刺术引流,但约3/4的患者会复发,需再治疗。

1)全身化疗:少部分患者通过全身化疗可能会获益,如对化疗敏感的白血病、淋巴瘤、生殖细胞瘤、乳腺癌患者。

2)心包穿刺放液或置管引流术:对全身化疗无效或急性心包压塞患者,可行心包穿刺放液或置管引流术缓解症状。最好在超声引导下进行,以减少并发症。对于复发性恶性心包积液或心包压塞,目前没有最有效的措施。最常用的方法为重复性心包穿刺或外科引流(心包切开术、心包造口术或心包开窗术),不常用的方法为经皮球囊心包切开术、腔内注入硬化剂或化疗药。

3)心包开窗术:心包开窗术为剑突下2 cm处的上腹部做长4~5 cm的横向皮肤切口,逐层切开暴露心包,切除2 cm×2 cm的心包组织,然后放置28F引流管,方便引流或注入硬化剂。与心包穿刺术相比,心包开窗术具有更低的复发率和并发症率。

4)经皮球囊心包切开术:经皮球囊心包切开术是一种安全而有效的非手术方法,可以缓解复发的慢性心包积液患者的症状。可以在心导管室透视下或心脏超声下,经皮剑突下将未充盈的球囊导管置入心包腔,其成功率达88%~100%,气胸、发热为其常见的并发症。这项技术适用于恶性肿瘤和短期

姑息治疗,避免外科引流造成的不适。

5)腔内注入硬化剂:心包腔内注入硬化剂后会产生炎症反应,使浆膜腔固定粘连减少腔隙,减少积液复发。常用的硬化剂为四环素、博来霉素,主要存在的风险为发展成渗出性缩窄性心包炎。腔内化疗可使药物与癌细胞充分接触,从而更有效地杀伤癌细胞。

89.4 肿瘤相关呼吸系统危重症

89.4.1 呼吸衰竭

呼吸衰竭是由于肺通气不足、弥散功能障碍和肺通气/血流比失调等因素,使静息状态下吸入空气时出现低氧血症和(或)二氧化碳潴留,从而引起一系列生理功能和代谢紊乱的临床综合征。呼吸衰竭的诊断标准为:在海平面大气压下,在静息条件下呼吸室内空气,并排除心内解剖分流和原发于心输出量降低等情况后,动脉血氧分压(PaO_2)<8.0 kPa(60 mmHg),或伴有二氧化碳分压($PaCO_2$)>6.67 kPa(50 mmHg),即诊断为呼吸衰竭。在血液病与实体肿瘤患者中,急性呼吸衰竭的发生率高达10%~50%,总病死率达50%以上,机械通气患者病死率高达75%。

(1)肿瘤患者并发呼吸衰竭的常见病因

1)肿瘤侵及肺部:有呼吸困难症状的患者大多是肺癌、肺转移患者。肿瘤的存在及进展造成肺组织病变、慢性纤维化,从而引起肺功能下降。

2)肺部感染:肿瘤患者是医院内感染的易感人群,其机体免疫缺陷,屏障防御破坏,以及肿瘤本身引起的糜烂、溃疡、坏死等均可导致感染的发生。尤其是晚期肿瘤患者由于多疗程的放疗和大剂量的化疗药物、激素及免疫抑制剂的应用导致的骨髓抑制、黏膜屏障受损等降低了患者的免疫力,均易造成感染。感染所导致急性呼吸衰竭的肿瘤患者中,细菌和真菌是主要的致病菌。真菌性肺炎发生率高与放疗、化疗、应用皮质激素、慢性气管炎等因素外,还与不恰当的广谱抗生素的使用有关系。一般多见的真菌感染病原菌为曲霉菌和念珠菌。

大量的研究证实,血液恶性肿瘤、骨髓干细胞移植受者等粒细胞减少患者更易发生曲霉菌等真菌感染。真菌感染的患者中,伴粒细胞减少的比例明显高于其他感染患者,但实体肿瘤患者大多不伴有粒细胞减少,其真菌感染问题常被肿瘤科医生忽视。

真菌感染往往起病隐匿,症状不典型,容易误诊、漏诊而失去最佳治疗时机。因此,应引起肿瘤科医生的高度警惕,以早期发现,早期治疗。

3) 放射性肺炎:放射性肺炎是指由于肺癌、乳腺癌、食管癌、淋巴瘤或其他纵隔、胸壁的恶性肿瘤经放疗后,肺组织受到放射线损伤引起的肺部炎症反应。其严重程度与放射剂量、肺部的照射面积以及照射速度密切相关。

4) 胸腔和(或)心包积液:恶性胸腔积液占全部胸腔积液的38%~53%,其中胸膜转移性肿瘤和胸膜弥漫性恶性间皮瘤是产生恶性胸腔积液的主要原因。胸腔积液会使肺不张、减少肺容积,导致患者呼吸困难,其主要原因包括胸膜转移瘤、淋巴系统引流障碍、肿瘤细胞内蛋白大量进入胸腔、胸膜腔内压降低、胸膜毛细血管静水压增高等。恶性心包积液的成因与胸腔积液类似,因心包压塞导致肺水肿,患者也会出现呼吸困难的症状。

(2) 呼吸衰竭的临床表现

包括呼吸困难、发绀、神经精神症状、循环系统症状、肝和肾功能障碍、上消化道出血,以及酸碱失衡和血清电解质紊乱、呼吸性碱中毒、呼吸性酸中毒等,严重缺氧多伴有代谢性酸中毒和血清电解质紊乱。

(3) 辅助检查

1) 动脉血气分析:如计算氧合指数以吸入氧浓度为尺度来衡量换气功能,是较为稳定的换气功能指标。PaO_2/FiO_2 正常参考值为 $53.3\sim66.7$ kPa($400\sim500$ mmHg)。

2) 影像学表现:由于呼吸衰竭的临床表现缺乏特异性,其影像学表现也缺乏特异性。

(4) 呼吸衰竭的临床诊断

呼吸衰竭的确诊主要靠动脉血气分析。其临床表现因原发病的影响而有很大差异,但均以缺氧和(或)二氧化碳潴留为基本表现,出现典型的症状和体征。

(5) 呼吸衰竭的治疗

1) 病因治疗:病因治疗是肿瘤患者并发呼吸衰竭的治疗之根本。治疗前首先要注意呼吸系统有无需要紧急处理的急症,如张力性气胸、大量胸腔积液、大片肺不张或大量痰液堵塞等。早期或轻症病理用一般内科疗法即可,晚期或危重病例需根据病情做气管插管或气管切开,进行机械通气治疗。

2) 抗感染治疗:呼吸衰竭患者抗生素的经验性

治疗不仅有赖于临床表现,还要关注本地区的细菌流行和耐药情况,同时需要关注真菌感染的问题。应行有效的初始治疗,及时根据药敏试验更换抗生素。

3) 保持气道通畅:采用纤维支气管镜清除呼吸道内痰栓、血凝块及分泌物,通畅气道,必要时冲洗并注入药物,可进行分泌物的培养、气道监护等,此措施在呼吸衰竭抢救中是安全、快捷、有效的。

89.4.2 肺栓塞

肺栓塞又称肺动脉栓塞(pulmonary embolism,PE),是指栓子阻塞肺动脉干及其分支而引起肺循环障碍的系列临床和病理生理变化综合征。引起PE的血栓主要来源于深静脉血栓形成(deep venous thrombosis,DVT),两者合称为静脉血栓栓塞症(venous thromboembolism,VTE)。PE与DVT是同一疾病在不同发病阶段以及不同部位的不同表现,是VTE的两种重要的临床表现形式。

(1) 恶性肿瘤并发血栓形成的特异性发病机制

1) 肿瘤所致的高凝状态可能与以下因素相关:① 合成和释放促凝物质:肿瘤细胞能合成和释放促凝血物质,主要是组织因子、癌促凝物质及丝氨酸蛋白酶。② 肿瘤所致的纤溶活性受损,可能是实体肿瘤患者血栓形成的原因。③ 合成释放炎性细胞因子:使机体凝血活性增强。肿瘤细胞还可分泌血管内皮生长因子,它可使微血管的通透性增加,使肿瘤分泌的凝血因子弥散入血管中,激活全身的凝血过程。

2) 肿瘤细胞与内皮细胞、血小板、单核-巨噬细胞的相互作用:肿瘤细胞分泌白细胞介素-1α(IL-1α)及肿瘤坏死因子(TNF)。肿瘤细胞还可激活血小板,使血小板聚集和释放活性物质。肿瘤细胞或其产物可与单核-巨噬细胞系统相互作用,使其细胞产生炎性细胞因子,参与凝血过程。

3) 肿瘤患者机体抗凝系统异常:肿瘤患者机体抗凝活性降低,表现为抗凝血酶、蛋白C、蛋白S、血栓调节蛋白水平下降,使机体抗凝作用降低。肿瘤细胞还能产生纤溶抑制物,使纤溶活性降低。在肺癌、膀胱癌、肾癌和结肠癌中已经发现存在高水平的纤溶抑制物。

4) 血管壁损伤:① 肿瘤生长侵及血管壁;② 化疗药物对血管的损伤,增加凝血倾向;③ 多数肿瘤患者存在机体缺氧状态,会损伤血管内皮细胞;④ 肿块压迫、手术和机械介入治疗对血管壁的直接损伤;⑤肿瘤细胞还可分泌一种血管通透因子,使微血管通透性增加。

5)血流减慢:正常血流可以预防血液的淤滞。肿瘤患者因长期卧床、活动减少,血管局部受肿块压迫会导致血流速度减慢,使激活的凝血因子不易被血液稀释和清除,纤维蛋白容易形成,导致血液黏度增加,静脉血流缓慢淤滞,发生血栓。

6)肿瘤的治疗:手术可造成血管壁的损伤,促使炎症活性物质的释放,增加凝血的机会;放疗、化疗等抗肿瘤方法可损伤血管内皮系统,增加静脉血栓形成及肺栓塞的风险。主要的化疗药物如环磷酰胺、丝裂霉素 C、5-氟尿嘧啶、甲氨蝶呤等可致蛋白 C、蛋白 S 缺乏,抗凝血酶Ⅲ减少;丝裂霉素、多柔比星、长春新碱等抗肿瘤药物可损伤血管内膜,从而增加血栓的风险。

(2)肿瘤合并 PE 的特殊临床表现

肿瘤并发 PE 时使病情更为复杂,因此应该提高对这两种疾病的认识,防止漏诊和误诊。血栓栓塞的症状随栓塞部位的不同而不同。在临床上,患者多同时表现有恶性肿瘤本身的症状。

1)肢体栓塞:肿瘤患者常由于静脉血流的阻塞,如巨大肿块或肿大淋巴结的压迫,上肢静脉血栓的发生率很高,胸壁和上肢反复发作的游走性无菌性血栓性静脉炎即 Trousseau 综合征,这一综合征与胰腺癌和肺癌关系尤其密切。下肢深静脉血栓主要表现为:① 患肢肿胀;② 疼痛和压痛,由于挤压小腿有使血栓脱落的危险,故检查时用力不宜过大;③ 浅静脉曲张。

各种肿瘤发生栓塞的概率不同。由于肺癌很高的发病率,临床上它是最常见发生血栓栓塞的肿瘤。其他易发生血栓栓塞的肿瘤如肺癌、乳腺癌、原发性脑肿瘤、前列腺癌、胰腺癌、膀胱癌等。在胃肠道中腺癌易合并。

2)PE:肿瘤并发 PE 主要表现为突然出现的胸闷、胸痛、憋气、呼吸困难、晕厥等。当恶性肿瘤患者突然出现难以解释的胸痛、呼吸困难、心率和呼吸频率加快,甚至晕厥或休克,或伴有单侧或双侧不对称下肢肿胀,或肿瘤患者病情进展快,临床上不能用一般的肿瘤病理生理来解释时,应高度警惕 PE 的可能。

(3)实验室检查及诊断

1)血气分析:低氧血症(PaO_2 降低)、低碳酸血症($PaCO_2$ 降低)及肺泡动脉氧分压增加($P_{(A-a)}O_2$ 升高)。

2)D-二聚体:可作为急性 DVT 的特异性诊断指标,但其在恶性肿瘤、骨折、严重感染、脓毒血症等都可升高,故其诊断特异性差,主要用于排除。

3)心电图检查:可有窦性心动过速、右心室高电压、ST-T 改变、肺性 P 波、$S_1Q_{III}T_{III}$ 现象等,新出现的完全性右束支传导阻滞。

4)影像学检查:肺动脉造影曾经被认为是检测血管病变和狭窄程度的"金标准",但由于其有创、有潜在并发症甚至致死的危险,更重要的是其对外周肺动脉肺段以下动脉栓塞的诊断价值有限而限制了其应用范围。放射性肺通气和肺灌注扫描(V/Q)是无创诊断 PE 的方法,但其敏感性与特异性均较低,且不能直接显示栓塞部位、形态,目前认为应作为二线检查,适用于不能或无法接受常规检查的患者。螺旋 CT 肺动脉造影(computed tomography pulmonary angiography,CTPA)自 20 世纪年代初开始应用于临床以来,目前已成为主要的确诊和随访手段。CTPA 不仅能证实 PE,而且还能观察到受累肺动脉内栓子的大小、具体部位、分布、与管壁的关系,以及右心房和右心室内有无血栓、心功能状态、肺组织灌注情况、肺梗死病灶及胸腔积液等。

(4)临床表现

肿瘤术后并发 PE 临床表现呈多样性,可表现为突发的胸痛、胸闷、气促、呼吸困难、咯血,可伴有不同程度的咳嗽、心悸、烦躁不安、惊恐、濒死感,多于体位变动或活动时发生,起病急骤,部分患者以晕厥为首发表现,可出现心搏骤停。临床的三联征(呼吸困难、胸痛、咯血)同时出现的患者不足 1/3。

体征以呼吸急促为最常见,可伴有发绀,肺部有时可闻及哮鸣音和(或)湿啰音,可伴有右心功能不全等循环系统症状,合并感染时可出现发热。合并下肢 DVT 可伴有下肢肿痛、周径增加、静脉曲张、色素沉着等。

(5)肿瘤合并 PE 的治疗

1)预防性抗凝治疗:肿瘤患者存在多种发生血栓的危险因素,处于持续的高凝状态,进行预防性抗凝治疗是强烈推荐的。《NCCN 指南》已明确提出,诊断为癌症或者临床怀疑为癌症的成年住院患者,如果不存在抗凝治疗的禁忌情况,应该自入院至出院期间均接受低分子量肝素、戊聚糖钠及普通肝素,这 3 种其中之一进行预防性抗凝治疗。临床试验表明,经历较大手术(手术后卧床时间>10 d)的肿瘤患者应预防性使用普通肝素或低分子量肝素。对于需手术的肿瘤患者,预防性抗凝已证实可降低术后 VTE 发生率,其疗程一般至少 1 周。最近的研究表明,治疗延长至 4 周,可进一步降低 VTE 发生率。

2) 确诊血栓形成后的治疗:《NCCN 指南》中根据发生 VTE 的部位,制定了以下不同处理原则。

A. 上肢 DVT:无抗凝治疗禁忌证者首先考虑抗凝治疗,巨大 DVT 可考虑导管内溶栓;如有抗凝治疗禁忌证者,则应解除禁忌证后或出现 DVT 进展时进行溶栓治疗,并应重新评估抗凝治疗的风险和利益。

B. 小腿 DVT:无抗凝治疗禁忌证者,行抗凝治疗;有抗凝治疗禁忌证者,根据 DVT 发生周内的进展情况,无进展者可继续观察,有进展者如不存在抗凝治疗禁忌证应进行抗凝治疗,有进展者而又存在抗凝治疗禁忌证者则要考虑放置下腔静脉滤器(IVC)。

C. SVC 和(或)盆腔、髂、下腔静脉和(或)腘、股静脉:无抗凝治疗禁忌证者,进行抗凝治疗,巨大 DVT 可应用导管内溶栓治疗。有抗凝治疗禁忌证者,应积极放置 IVC,而后,如抗凝治疗禁忌证消除应进行抗凝治疗;如抗凝治疗禁忌证持续存在,再根据临床状况判断进一步治疗。目前在临床上低分子量肝素已成为急性血栓症的一线用药。抗凝治疗时间为 5~7 d,如果患者无抗凝治疗的相关禁忌证,应该应用华法林或低分子量肝素进行维持抗凝治疗,治疗时间 DVT 为 3~6 个月,PE 为 6~12 个月。如首次血栓形成为自发性或肿瘤为活动性,则维持治疗时间还可延长。对于长期使用华法林维持治疗的患者,应监测国际标准化比率。

3) 溶栓治疗:恶性肿瘤并发 PE 患者,有以下情况时可考虑给予溶栓治疗:肿瘤可以得到良好的控制;股静脉形成在 1 周之内或肺栓塞面积增大,以致引起血流动力学改变者。临床上应用最广泛的溶栓制剂为链激酶、尿激酶和重组组织型纤溶酶原激活物(rt-PA)。

4) IVC 的置入指征:① 存在抗凝禁忌证;② 抗凝治疗失败及患者的抗凝依从性不佳;③ 患者肺功能差,难以承受任何类型 PE 的发生;④ 经证实多发的 PE 和慢性肺动脉高压。

89.4.3 气道梗阻

头和颈部、呼吸道或纵隔部位的原发性恶性肿瘤或转移瘤多数可引起气道的梗阻。在许多情况下,进展的急性气道梗阻是为诊断的恶性病表现。因为肿瘤的管腔外压迫或气道内浸润引起窒息,其常伴有梗阻性肺炎或咯血。

近年来,影响气道和气道梗阻的卡氏肉瘤的患病率逐年增加,上、下呼吸道的良性肿瘤,均可造成气道的梗阻。此外,还有其他原因,如曲霉性气管炎、支气管炎可导致支气管肺炎、肺梗死、肺脓肿、霉菌病或广泛严重病症均可引起气道梗阻。

患者表现为不同程度的呼吸窘迫,查体可见患者有咳嗽、咳痰、呼气时气喘或有哮鸣音。气道直径 <5 mm 者可出现伴(或不伴)发绀的喘鸣。气管或隆突部位的病变可引起气道梗阻综合征,如气短、喘鸣、流涎或喘息;而当肿瘤发生在远端气道,可发生阻塞性肺炎。恶性气道阻塞时主要特征之一是常在仰卧位时症状加重,严重时可减少右心室的排出量,引起心搏骤停和死亡。

有少数患者会发生"上纵隔综合征",是因为气管支气管树、心脏和大血管受压迫,引起咳嗽、喘鸣、气短和端坐呼吸。此外也可发生"SVC 综合征",表现为静脉怒张、头或颈部水肿。一些患者也可因大血管受压出现精神情绪方面的变化。

上气道 CT 扫描可清晰地观察气管及喉部横断面,对气道阻塞进行较为精确的定位,判断病变的大小和形态、气道狭窄的程度及其与周围组织的关系,增强扫描尚有助于明确病变的血供情况。近年来新成像技术不断发展,如螺旋 CT 可用于气道三维图像重构,显示气管的冠状和矢状切层图像,更有利于对病变整体形态的观察,起到仿真内镜的作用,对于无法耐受纤维支气管镜检查的患者可作为一种无创检查方法。胸部 MRI 检查具有很好的分辨能力,可预计气道闭塞的程度和长度,以及评价纵隔情况。

纤维喉镜或纤维支气管镜检查可直接观察上气道,了解声带、气管环的变化以及呼吸过程中病变的动态特征,且可进行组织活检行病理学检查,故对诊断具有决定性作用。镜下可发现气管、支气管壁增厚和(或)狭窄、气管内结节或新生物、肿瘤浸润、气管黏膜充血、气管软骨环塌陷等不同表现。

治疗方案应根据患者的病因、呼吸困难程度、全身状况及客观条件综合判断,及时处理。对某些急性上呼吸道梗阻患者,必须争取时间,迅速解除气道阻塞,以免造成窒息死亡。

1) 紧急情况下处理:急性梗阻中紧急建立人工气道和降低致残/致死率以及缓解症状是急性气道梗阻的治疗目的。

2) 病因治疗:明确病因者应积极进行病因治

疗,如由炎症及局部水肿引起,应用足量抗生素和糖皮质激素。如为异物,应尽早取出。如为咽后脓肿,应尽早行切开引流术等,可立即解除阻塞。如为肿瘤、外伤等原因,可通过外科手术治愈。

3) 局部姑息治疗:① 纤维支气管镜下治疗,包括激光、高频电刀、氩气刀、冷冻、球囊扩张、支架置入等。② 放疗、化疗等。

89.4.4 咯血

(1) 病因

咯血是指肺的供血血管(如支气管动脉或肺动脉)由于疾病、损伤引起的出血,属于下呼吸道出血。咯血是一种潜在的可以危及生命的严重胸部疾病症状。研究表明,癌症占咯血病因的 20%～30%,其中以肺癌最常见,肺癌咯血病死率高达 20%左右。

(2) 出血量判定及鉴别诊断

根据每日出血的总量,轻度咯血为每日咯血量<30 ml(包括血痰或者少于 2 汤勺);中度咯血为每日咯血量 30～100 ml;重度咯血为每日咯血量 100～600 ml;大咯血为每日咯血量>600 ml。

诊断方面应注意的问题是鉴别咯血与呕血(表 89-6)。

表 89-6 咯血与呕血的鉴别

鉴别项目	咯　血	呕　血
病史	支气管扩张、肺结核、心脏病史	消化道溃疡、肝硬化
前驱症状	咳嗽、喉痒、胸闷	恶心、呕吐、腹痛、进硬食物
血液性质	泡沫状、鲜红、碱性	无泡沫、暗红或棕色、酸性
黑便	无或很少	有

(3) 治疗

治疗原则包括:制止出血,治疗原发病,防治并发症,维持患者生命功能。

大咯血是临床常见急症,来势凶猛,可导致患者窒息、休克、感染和病灶播散,常规内科治疗效果欠佳,病死率高。外科手术创伤大,且有一定难度,并受到基础疾病影响,难获得满意疗效。近年来对于药物治疗无效的大咯血患者,主张行选择性支气管动脉栓塞(BAE)治疗。

大咯血患者应开放静脉、备血,必要时补充血容量。向家属交代病情并下病危通知。

1) 药物治疗:

A. 垂体后叶素:该药收缩肺小动脉,使局部血流减少、血栓形成而止血。可将 5～10 U 垂体后叶素溶于 20～40 ml 葡萄糖溶液中缓慢静脉注射,然后将 10～20 U 垂体后叶素溶于 250～500 ml 液体中静脉点滴维持 0.1 U/(kg·h)。不良反应包括面色苍白、出汗、心悸、胸闷、腹痛、变态反应、血压升高等。禁忌证为高血压、冠心病、肺心病、心力衰竭、孕妇。

B. 酚妥拉明:这是一种 α-肾上腺素能受体阻断剂,可直接扩张血管平滑肌,降低肺动静脉压而止血。将 10～20 mg 加入 5% 葡萄糖溶液 500 ml 中静脉点滴。不良反应有心率增快、血压下降。

C. 止血药。① 6-氨基己酸:将 4～6 g 的 6-氨基己酸加入 5% 葡萄糖溶液 250 ml 中静脉点滴,1 次/天。② 酚磺乙胺、卡巴克洛:增加血小板和毛细血管功能。酚磺乙胺 0.25～0.75 g 肌内注射或静脉注射,2 次/天;卡巴克洛 2.5～5 mg,口服 3 次/天,10 mg 肌内注射,2 次/天。③ 维生素 K:促进肝脏合成凝血酶原,促进凝血。10 mg 肌内注射,2 次/天。④ 纤维蛋白原:将 1.5～3.0 g 加入 5% 葡萄糖溶液 500 ml 中静脉点滴,1 次/天。⑤ 其他:云南白药 0.3～0.5 g,口服,3 次/天。

D. 糖皮质激素:具有非特异性抗炎作用,可减少血管通透性。可短期及少量应用,甲泼尼龙 20～40 mg 或地塞米松 5 mg 静脉注射,1～2 次/天。

2) 内镜止血及介入治疗:气管镜止血经过药物治疗无效可以考虑通过硬质气管镜清除积血和止血。

A. 冷盐水灌洗:4℃冷盐水 500 ml 加用肾上腺素 5 mg,分次注入出血肺段,保留 1 min 后吸出。

B. 气囊导管止血:有条件者可用气囊堵塞出血支气管压迫止血,防止窒息。24 h 后放松气囊,观察数小时无出血者可考虑拔管。

　　C. 激光、冷冻止血：有条件者可以考虑试用。

　　D. 支气管动脉栓塞术：首先经支气管动脉造影显示病变部位（如局部造影剂外漏、血管异常扩张、体-肺动脉交通），采用吸收性明胶海绵、氧化纤维素、聚氨基甲酸乙酯或无水乙醇等栓塞局部血管。

　　3）大咯血窒息的处理。窒息表现为患者突感胸闷难忍、烦躁不安、面色苍白或发绀、咯血突然中止、呼吸困难、意识丧失。紧急处理措施包括保持呼吸道通畅，取足高头低位，拍背；用开口器打开口腔，将舌拉出，迅速清除口腔及咽喉部积血，气管插管或切开，吸氧，必要时可应用呼吸兴奋剂及呼吸机机械辅助通气。

（林琼华　易姣钰　王朋妹　申丽华　朱　彪）

主要参考文献

［1］戈伟,徐细明.肿瘤并发症鉴别诊断与治疗［M］.北京：科学技术文献出版社,2009.

［2］中国中性粒细胞缺乏伴发热患者抗菌药物临床应用指南［J］.中华血液学杂志,2016,37(5)：693-696.

［3］闫晨华,徐婷,郑晓云,等.中国血液病患者中性粒细胞缺乏伴发热的多中心、前瞻性流行病学研究［J］.中华血液学杂志,2016,37(3)：177-182.

［4］李永生,李际君,戴殿禄.肿瘤急症学［M］.北京：科学技术文献出版社,2009.

［5］李耘,吕媛,薛峰,等.卫生部全国细菌耐药监测网(Mohnarin)2011—2012年革兰阴性菌耐药监测报告［J］.中国临床药理学杂志,2014,30(3)：260-277.

［6］Abeloff MD, Armitage JO, Niederhuber JE, et al. Abeloff's Clinical Oncology［M］. 4th ed. Philadelphia：Elsevier Medicine, 2008.

［7］Averbuch D, Orasch C, Cordonnier C, et al. European guidelines for empirical antibacterial therapy for febrile neutropenic patients in the era of growing resistance：summary of the 2011 4th European Conference on Infections in Leukemia ［J］. Haematologica, 2013, 98(12)：1826-1835.

［8］Freifeld AG, Bow EJ, Sepkowitz KA, et al. Clinical practice guideline for the use of antimicrobial agents in neutropenic patients with cancer：2010 update by the Infectious Diseases Society of America ［J］. Clin Infect Dis, 2011,52(4)：427-431.

［9］Kern WV, Marchetti O, Drgona L, et al. Oral antibiotics for fever in low-risk neutropenic patients with cancer：a doubleblind, randomized, multicenter trial comparing single daily moxifloxacin with twice daily ciprofloxacin plus amoxicillin/clavulanic acid combination therapy — EORTC infectious diseases group trial XV［J］. J Clin Oncol, 2013,31(9)：1149-1156.

［10］Klastersky J, Ameye L, Maertens J, et al. Bacteraemia in febrile neutropenic cancer patients ［J］. Int J Antimicrob Agents, 2007,30(Suppl 1)：S51-59.

［11］Lepper PM, Ott SR, Hoppe H, et al. Superior vena cava syndrome in thoracic malignancies ［J］. Respir Care, 2011,56(5)：653-666.

［12］Marr KA, Seidel K, Slavin MA, et al. Prolonged fluconazole prophylaxis is associated with persistent protection against candidiasisrelated death in allogeneic marrow transplant recipients：long-term follow-up of a randomized, placebo-controlled trial ［J］. Blood, 2000, 96：2055-2061.

［13］Pagano L, Caira M, Candoni A, et al. The epidemiology of fungal infections in patients with hematologic mali-gnancies：the SEIFEM-2004 study ［J］. Haematologica, 2006,91：1068-75.

［14］Straka C, Ying J, Kong FM, et al. Review of evolving etiologies, implications and treatment strategies for the superior vena cavasyndrome ［J］. Springerplus, 2016, 29,5：229.

［15］Yu JB, Wilson LD, Detterbeck FC. Superior vena cava syndrome — a proposed classification system and algorithm for management ［J］. J Thorac Oncol, 2008,3(8)：811-814.

90 副瘤综合征

副瘤综合征（paraneoplastic syndrome，PNS）是指由于肿瘤细胞分泌的活性产物（包括激素或激素类物质）或异常免疫反应（包括交叉免疫、自身免疫和免疫复合物沉着等）或其他不明原因，引起神经、消化、造血、骨关节、肾及皮肤等系统或器官、组织发生的病理改变与临床表现。这些病变与表现不是由原发肿瘤或转移灶直接引起的，而是通过上述途径间接引起，故称为副瘤综合征，也称为肿瘤副综合征或肿瘤副征。PNS 概念是在 19 世纪 40 年代首次提出的，当时人们意识到一些肿瘤能够产生某些症状，而这些症状并不是由肿瘤直接侵犯或者转移灶发展引起的。PNS 具体的发病机制包括：① 肿瘤细胞产生具有生物活性的蛋白质或多肽，包括多肽类激素及其前体；② 肿瘤引起的自身免疫反应、免疫复合物或免疫抑制引起的结果；③ 某些肿瘤细胞产生的异常激素或活性激素产物，具有竞争性抑制正常激素的作用；④ 由于肿瘤血管丰富，正常组织基底膜遭到破坏后，使一些正常情况下不能进入血流的抗原性物质进入血液循环，导致正常生理功能紊乱，或出现其他毒性作用。本章介绍各个系统的常见 PNS 及治疗方法。

90.1　内分泌副瘤综合征

内分泌 PNS 是指由肿瘤细胞分泌的各种多肽类激素进入血液循环，作用于远离肿瘤部位的靶器官而产生的病理生理效应。

90.1.1　库欣综合征

约 10% 的库欣综合征是由肿瘤引起的，其中约 50% 继发于肺神经内分泌肿瘤，次为胸腺癌、胰腺癌、甲状腺癌、卵巢癌、胃肠道肿瘤、食管癌、睾丸癌、前列腺癌等。其发病机制是由于异常分泌的促肾上腺皮质激素（adrenocorticotropic hormone，ACTH）或促肾上腺皮质激素释放激素（corticotrophin-releasing hormone，CRH）不断刺激正常肾上腺组织,使其分泌过多肾上腺皮质激素而引起。1965年,有作者报告88例癌症患者伴发库欣综征,发现肿瘤可产生ACTH或ACTH样产物,导致肾上腺皮质增生,皮质激素、性激素分泌增多,患者除有典型或部分皮质醇增多症的临床表现外,还常伴有盐皮质激素增高引起的高血压和低血钾。

典型症状、体征及合并症:① 体态改变,如满月脸、水牛背、向心性肥胖;② 皮肤、毛发改变,如多血质、皮肤粗糙、痤疮、多毛症、脱发或下腹、大腿及臀部紫纹;③ 性功能改变,如闭经、性欲下降、阳痿;④ 骨质疏松、肌肉萎缩、背痛、疲劳乏力、低钙性酸中毒、病理性骨折;⑤ 糖尿病或糖耐量试验阳性;⑥ 免疫功能受到抑制,易并发感染;⑦ 尿钙排出增加、尿路结石;⑧ 高血压和低血钾;⑨ 精神症状,如欣快感、失眠、注意力不集中、情绪不稳定。

诊断要点:通过测定24 h尿17-羟皮质醇(17-OH-CS,一般超过20～25 mg可诊断)及小剂量地塞米松(2 mg/d)抑制试验(多为阴性),再加上患者伴发的上述症状和体征即可确诊。

治疗措施:肿瘤相关库欣综合征的治疗重点是皮质醇增多症及肿瘤本身的治疗。当库欣综合征症状较重时,口服甲吡酮和(或)酮康唑能够快速降低血清皮质醇水平;静脉注射依托咪酯见效快、效果好,但所有的治疗都需要密切观察。有效的肿瘤治疗是治疗本症的最佳手段。如果上述治疗失败,双侧肾上腺切除应在尽可能短的时间内进行,以避免皮质醇增多症引起的并发症。

90.1.2 异常抗利尿激素分泌综合征

各种原因所致抗利尿激素(antidiuretic hormone,ADH)分泌过多,导致体内水分潴留、稀释性低钠血症及尿钠增多。异常抗利尿激素分泌综合征(synd-rome of inappropriate antidiu-retic hormone,SIADH)在所有恶性肿瘤中发生率为1%～2%,以小细胞肺癌(SCLC)较多见,其次为神经内分泌瘤、十二指肠癌、胰腺癌、结肠癌、前列腺癌、头颈部肿瘤、霍奇金病(HD)、非霍奇金淋巴瘤(NHL)等。在SCLC患者中,SIADH与疾病分期晚、中枢神经系统高转移倾向、化疗效果不理想密切相关,此综合征于1957年首先由Schwartz等报道。ADH又称为血管加压素(vasopressin)或精氨酸加压素

(arginine vasopressin,AVP),是由9个氨基酸残基组成的小肽。肿瘤细胞能自主分泌、贮存ADH或具有抗利尿作用的多肽类物质,导致肾远曲小管和集合管水通道开放,对自由水重吸收增加,尿钠排出增多;肾素-血管紧张素-醛固酮系统因容量扩张而受抑制,醛固酮保钠作用下降;ADH增多时将刺激心房肌细胞合成释放心房利钠肽(atrial natriuretic peptide,ANP),ANP释放入血也影响血钠浓度。

典型症状和体征:主要为水中毒和低钠血症的表现,大多数患者无明显症状。当血钠48 h内快速下降至<125 mmol/L时,可有精神状态改变、癫痫发作、昏迷,甚至呼吸衰竭、死亡。但当低钠血症缓慢进展时,神经系统症状与并发症可不明显。

经典的诊断标准由报道首例SIADH的Schwartz和Bartter提出。诊断要点:① 实验室检查血钠<135 mmol/L,血浆渗透压<280 mmol/L[mOsm/(kg·H$_2$O)];尿渗透压超过血浆渗透压;② 临床上无脱水或水肿;③ 尿钠>20 mmol/L;④ 心、肾、肝、甲状腺、肾上腺功能正常。

治疗措施:控制原发肿瘤,纠正低钠与水过多,抑制ADH分泌。SCLC易并发SIADH且对化、放疗敏感,经积极化疗或放疗控制肿瘤后,约80%患者的症状可在2～3周内迅速缓解。限制水摄入量应权衡利弊(800 ml/d以内),必要时应预先纠正低钠血症。表现为抽搐、昏迷等低钠、水中毒的明显症状与体征时,应迅速利尿、补钠,可给予呋塞米(速尿)20 mg,3%～5%氯化钠注射液250～300 ml,同时注意补钠速度不宜过快,严密监测血、尿电解质和生命体征,防止出现肺水肿及心力衰竭等。

目前临床尚无抑制ADH分泌的特效药物。可试用抑制异源性抗利尿激素分泌或拮抗其活性的药物,如苯妥英钠可抑制血管加压素的释放;地美环素、碳酸锂和去甲金霉素则可拮抗血浆AVP对肾小管上皮细胞受体中腺苷酸环化酶的作用,抑制肾小管重吸收水分,但这些药物因毒性较大,临床上已较少使用。盐酸考尼伐坦是AVP V1a和V2受体的一种非肽类双重抑制剂,于2005年12月29日获得美国食品药品监督管理局(FDA)批准上市,主要用于血容量正常的低钠血症(常伴发于抗利尿激素异常分泌综合征患者、甲状腺功能减退患者、肾上腺功能减退患者或肺部疾病患者)住院患者的治疗。

90.1.3　低血糖症

副瘤性低血糖很少见,原因包括非胰岛细胞肿瘤产生的胰岛素和一些肿瘤分泌的物质能够引起非胰岛素途径介导的低血糖症。非胰腺肿瘤引起的低血糖症以中胚层肿瘤较常见,包括间皮瘤、纤维肉瘤、神经纤维瘤、血管内皮肉瘤等,其次为肝癌、肾上腺癌、胃肠道癌和其他肿瘤。临床表现主要为虚弱、头晕、出汗,进食后改善。低血糖症的治疗包括对症处理和抗肿瘤治疗。

90.1.4　高钙血症

为常见的内分泌副瘤综合征之一,在晚期肿瘤的发生率高达 10%。高钙血症患者预后差,30 d 内病死率高达 50%。主要发生机制为异常甲状旁腺素(parathyroid hormone,PTH)或甲状旁腺素相关蛋白(parathyroid hormone-related protein,PTHrP)、骨化三醇及其他生长因子的异常分泌、局部骨溶解等。高钙血症在不同肿瘤中的发生率高低依次为肺癌、乳腺癌、多发性骨髓瘤、头颈部肿瘤、肾和泌尿道癌等。肺癌中高钙血症以鳞癌较常见,小细胞癌却少有高钙血症。高钙血症有症状者约占 2%,不仅取决于高钙血症的严重程度(>3.0 mmol/L),还取决于患者基础的神经及肾功能状态。常见症状为厌食、恶心、呕吐、便秘、多尿、多饮、脱水、烦渴、兴奋、智力下降,严重者可出现精神错乱、嗜睡、意识模糊、昏迷。心电图检查可出现 QT 间期缩短、T 波增宽、传导阻滞、心律失常等。后期出现肾衰竭和泌尿系统结石。

对于中重度高钙血症(血清钙>3.0 mmol/L)必须进行治疗,基本原则：① 静脉滴注 0.9% 氯化钠溶液扩充血容量；② 加速肾排出钙可应用髓袢利尿剂；③ 抑制骨溶解与钙离子的重吸收可应用降钙素、二磷酸盐；④ 治疗原发病(恶性肿瘤)。最新研究表明,西那卡塞在 PTHrP 相关高钙血症患者中效果显著。

90.1.5　男性乳房发育

男性乳房发育(gynaecomastia,GYN)是一种罕见的 PNS,与肿瘤分泌 β-绒毛膜促性腺激素(β-HCG)相关。一些 GYN 相关的病例报道,主要继发于胸部肿瘤(SCLC 与其他神经内分泌肿瘤、性腺外生殖细胞肿瘤)。治疗主要针对原发肿瘤,包括肿瘤切除,或化疗、放疗。

90.1.6　促性腺激素综合征

垂体肿瘤、睾丸和卵巢肿瘤、生殖滋养层肿瘤,甚至肝癌、肺大细胞癌和腺癌等都可出现卵泡刺激素(FSH)、黄体生成素(LH)和绒毛膜促性腺激素(HCG)等异常分泌。在 FSH 异常分泌情况下,患者可能出现卵巢过度刺激综合征。异常分泌促 LH 的表型特征类似于多囊卵巢综合征。治疗主要针对原发肿瘤行切除术或化疗、放疗等。

90.2　血液系统副瘤综合征

90.2.1　红细胞增多症

由异常产生的血清促红细胞生成素(EPO)引起,常见于肾癌、脑肿瘤及肝癌患者。缺乏原发性红细胞增多症的特点时,应检查如 JAK2 突变和各类血细胞增多,以帮助诊断副瘤性红细胞增多症。JAK2 突变是诊断原发性骨髓增殖性肿瘤的主要依据。在评价血清 EPO 水平时,还应同时考虑血红蛋白水平。血清 EPO 在正常范围内,并不能排除产 EPO 肿瘤的存在；同样,即使血清 EPO 水平较高,也不能确定就是产 EPO 肿瘤。产 EPO 肿瘤的诊断,主要依据是当肿瘤切除后,原先增高的血红蛋白和血清 EPO 恢复至正常水平。副瘤性红细胞增多症的治疗主要是针对原发肿瘤的治疗。

90.2.2　贫血

肿瘤相关性贫血(cancer related anemia,CRA)可以由多种因素引起,主要包括肿瘤方面的因素(如失血、溶血、骨髓受侵犯)与针对肿瘤治疗方面的因素(如化、放疗的骨髓抑制作用)。贫血是肿瘤患者最常见的并发症,贫血状态对患者产生多种不良影响。贫血可引起组织缺氧,致使患者出现心悸、头晕等不适,严重者发生心功能不全。贫血还可引起患者不能耐受化疗及对治疗的抵抗(尤其是放疗,乏氧细胞常对放射不敏感)。贫血分类多为正细胞正色素贫血,也可以是小细胞低色素贫血或大细胞性贫血。贫血的治疗应找出贫血的原因以对因治疗及治疗原发肿瘤,可给予输血及 EPO 治疗,同时应注意补充铁剂、叶酸及维生素 B_{12}。有 EPO 的应用可能促进肿瘤进展的报道,需慎用,一般限用于血红蛋白＜100 g/L的患者。

90.2.3　弥散性血管内凝血

Sallah 等分析了 1 117 例实体肿瘤患者,其中 6.8% 的患者合并有弥散性血管内凝血(DIC);肺癌、乳腺癌、前列腺癌、结肠癌的 DIC 发生率高于其他肿瘤;多因素分析显示,老年、男性、肿瘤分期晚、乳腺癌、肿瘤组织合并坏死是 DIC 发生的独立因素。肿瘤患者合并 DIC 往往提示较短的生存期。然而,实体瘤患者并发 DIC 的确切机制还不清楚。治疗可给予抗凝治疗和抗肿瘤治疗。

90.2.4　白细胞增多症

有些肿瘤(胃癌、肺癌、胰腺癌、黑色素瘤、脑瘤和淋巴瘤等)患者合并白细胞计数增高。诊断副瘤性白细胞增多症(leukocytosis)必须排除细菌感染,还应当考虑患者是否使用过激素或者造血生长因子,排除肿瘤骨髓浸润和可能合并发生的白血病。肿瘤患者发生白细胞增多症,往往提示肿瘤负荷大、侵袭性较高、进展较快、预后较差;发生机制可能与肿瘤分泌粒细胞集落刺激因子、粒-巨核细胞集落刺激因子、白细胞介素-6 等有关;治疗上主要针对原发肿瘤进行治疗(化疗本身还有直接杀灭白细胞的作用)。虽然有一些研究表明,肿瘤相关的白细胞增多症患者在开始给予化疗后白细胞增多症得到了控制,但是大多数患者的白细胞增多症持续存在并且预后较差。

90.2.5　血小板增多症

副瘤性血小板增多症(thrombocytosis)目前尚无统一诊断标准,一般认为外周血血小板计数＞$400×10^9$/L。晚期肿瘤患者并发血小板增多的原因尚未完全明确,一般认为主要有以下几方面原因:① 肿瘤细胞自身分泌促血小板生成素(TPO)导致的骨髓增生活跃;② 恶性实体肿瘤为慢性消耗性疾病,由其导致的营养不良、慢性失血等可导致骨髓巨核细胞代偿性增生;③ 组织坏死、肿瘤细胞对血小板的聚集作用,导致血小板消耗增加,进一步引起代偿性血小板增多。血小板增多不仅容易形成血栓,还可促癌栓形成并促进肿瘤的转移与发展。恶性实体肿瘤中血小板增多已被认为是独立的预后因素,常与肿瘤病期晚、负荷大、发展快、预后差相关,而降低

血小板数目或抑制其功能可能抑制肿瘤转移。治疗方法包括:① 原发肿瘤的治疗如手术切除或化、放疗,而化疗本身具有抑制骨髓、减少血小板的作用;② 抗血小板聚集及黏附药物如双嘧达莫、阿司匹林、吲哚美辛(消炎痛)等,有血栓形成者可应用低分子量肝素或双香豆素类抗凝药。

90.3　神经系统副瘤综合征

副瘤神经综合征(paraneoplastic neurologic syndromes)是一组在发病机制上与恶性肿瘤密切相关,但并非由于肿瘤转移、代谢和营养异常、感染、凝血功能障碍,或癌症治疗的不良反应导致的多种神经系统疾病的统称。这些疾病可能会影响从大脑皮质到神经-肌接头的神经系统的任何部分。尽管副瘤神经综合征的发病机制不完全明确,但免疫因素被认为是重要的发病机制之一,针对恶性肿瘤和神经系统的共同抗原的抗体介导的 T 细胞反应,是该类疾病的共同特征。

90.3.1　副瘤性小脑变性

副瘤性小脑变性(paraneoplastic cerebellar degeneration, PCD)是一种罕见疾病,可以与任何癌症相关,但最常见的是肺癌(尤其是 SCLC)、妇科肿瘤、乳腺癌、淋巴瘤(尤其是霍奇金病)。神经系统症状常先于癌症的诊断,有的时隔数年。

PCD 的发病机制,同样为多种肿瘤相关的抗体介导的自身免疫反应,包括抗-Yo 抗体、抗-Ho 抗体、抗-Tr 抗体等介导的 T 细胞免疫反应,均与小脑变性关系密切。其中抗-Yo 抗体(也称为浦肯野细胞抗体 1 或 PCA-1),主要存在于乳腺癌和妇科肿瘤伴发的 PCD 中。抗-Yo 抗体的目标抗原是浦肯野细胞及由卵巢癌、乳腺癌细胞共同表达的 CDR 蛋白。

PCD 临床表现为亚急性发作的眩晕、恶心、呕吐、共济失调、言语不清、眼球震颤、听力丧失、视力下降等。PCD 的临床诊断需要排除由于脑血管病、肿瘤转移、营养代谢异常、感染、神经退行性变等原因导致的小脑共济失调。影像学颅脑 CT 或者 MRI 检查早期无明显异常,晚期可见第 4 脑室扩大、脑萎缩等。实验室检查可发现部分患者血清或脑脊液中抗-Yo 抗体、抗-Ho 抗体、抗-Tr 抗体等。

PCD 的治疗主要为抗肿瘤病因治疗,然而多数

患者预后不佳,即便抗肿瘤治疗取得疗效,小脑症状仍不会好转,仅少数可能改善。也可试行血浆置换、免疫球蛋白、泼尼松等免疫治疗,但疗效并不确切。

90.3.2 重症肌无力

重症肌无力(myasthenia gravis)是最常见的神经-肌肉传导障碍性疾病,主要发生在胸腺瘤,约1/3胸腺瘤患者伴发此病。目前认为,重症肌无力的发病机制较为明确,主要是由于自身免疫性因素,是神经-肌接头突触后膜上的乙酰胆碱受体或受体相关蛋白受到抗体介导的T细胞免疫反应攻击所致。

重症肌无力的临床特征表现为波动性肌肉无力,即肌无力的程度时好时坏,可在1d内反复发作。主要累及的肌肉以眼睑和眼肌最为常见,其次为脸部和口咽,少数累及呼吸肌和远端肢体。表现为眼睑下垂、复视、面无表情、发音困难、吞咽困难、呼吸困难等。胆碱类药物治疗能够缓解肌无力症状。

重症肌无力的诊断方法为依酚氯胺(腾喜龙)或新斯的明药物试验,注射后肌无力可明显改善;85%以上的患者抗乙酰胆碱受体抗体实验室检查呈阳性。

对胸腺瘤伴发重症肌无力的治疗方法,首先考虑肿瘤切除。通常在术后数月至数年内肌无力症状会逐渐改善。对症治疗首选抗胆碱酯酶类药物,常用的有溴吡斯的明或甲硫酸新斯的明。重症患者可应用血浆置换疗法。

90.3.3 癌性肌无力

癌性肌无力又称为Lambert-Eaton肌无力综合征(Lambert-Eaton myasthenic syndrome, LEMS),是一种神经肌肉传导障碍性疾病。约50%LEMS患者伴发于恶性肿瘤,其中主要是小细胞肺癌。LEMS的发病机制同样是自身免疫反应,但与重症肌无力不同,自身抗体攻击的部位位于周围神经终端的电压门控钙离子通道,导致乙酰胆碱损耗,阻止神经-肌肉传递。

LEMS最常见的临床表现是肢体肌无力,特征性表现为近端肌群多于远端肌群,下肢肌无力重于上肢。实验室检查可在患者血清中检测到抗核、抗平滑肌、抗线粒体等自身抗体,以及抗骨骼肌、抗胃、抗甲状腺等抗器官自身抗体,但抗乙酰胆碱受体抗体阴性。

有效的抗肿瘤治疗是LEMS治疗的主要方法。大多数患者在肿瘤控制后,肌无力症状得到改善,胆碱类药物可用于对症治疗。

90.4 皮肤、肌肉、骨骼副瘤综合征

90.4.1 黑棘皮病

黑棘皮病(acanthosis nigricans)是一种常见的皮肤病变,特征性表现为皮肤色素沉着、角化增厚、灰棕色柔软的绒毛状或者疣状赘生物,多发生于皮肤摩擦部位,如颈部、腋下、乳房、会阴部、肛门周围。主要发生于胰岛素抵抗的糖尿病患者,少数情况下也可发生于恶性肿瘤患者。

肿瘤相关性黑棘皮病主要发生于腹腔腺癌,其中胃腺癌最为常见,约占55%。其他包括肝细胞癌、肺腺癌、卵巢癌、子宫内膜癌、肾癌、胰腺癌及膀胱癌及乳腺癌等也有报道。

对于黑棘皮病的发病机制尚不完全明确。目前认为,包括3种类型的酪氨酸激酶受体,胰岛素样生长因子受体1(IGFR-1)、成纤维细胞生长因子受体(FGFR)和表皮生长因子受体(EGFR)的异常激活,促进皮肤角质细胞过度增生,可能在黑棘皮病的发病中发挥重要作用。

由于黑棘皮病是良性、无症状的皮肤病损,对于伴发于恶性肿瘤者治疗主要依靠肿瘤病因治疗,肿瘤缓解后部分皮肤病损可消退。对症治疗包括局部维甲酸软膏、维生素D衍生物等的应用。

90.4.2 皮肌炎和多发性肌炎

皮肌炎(dermatomyositis, DM)和多发性肌炎(polymyositis, PM)是一种自发性炎症性肌肉病变,特点是近端骨骼肌无力,伴有肌肉组织的炎症表现。伴有皮肤病变的称为DM,而仅有肌肉累及的称为PM。

伴发DM和PM的恶性肿瘤比较广泛,常见的有卵巢癌、宫颈癌、肺癌、卵巢癌、胰腺癌、膀胱癌和胃癌,共占约70%。多数DM和PM在肿瘤发现前1年出现,少数迟于肿瘤发生。

DM和PM是全身性疾病,不但累及皮肤和肌肉,也常伴发关节炎、间质性肺炎、雷诺综合征等。典型的皮肤损害包括面部皮损,眼睑紫红色斑疹,逐渐向面部、胸部扩展。肌炎表现为进行性、对称性近

端肢体肌肉无力。实验室检查可发现尿肌酸增高，血清肌酸磷酸激酶、乳酸脱氢酶、谷氨酸氨基转移酶、天冬氨酸氨基转移酶等增高。

DM和PM的发病机制尚不完全清楚。目前认为，自身免疫因素可能是重要的发病原因。肌肉组织细胞中存在炎症相关性自身抗原，与恶性肿瘤细胞表达的肿瘤抗原在结构上相似，当自身免疫反应攻击肿瘤细胞同时，同样会误伤肌肉组织细胞，导致肌细胞损伤和破坏。参与肿瘤相关性肌炎自身免疫反应的抗体有转录中介因子抗体（TIF）1γ（antip155,antip155/140）和核基质蛋白抗体（NPX）2(anti-MJ或anti-p140)。

治疗原发肿瘤是治疗DM和PM的关键，肿瘤缓解后，部分患者肌无力症状好转，但恢复过程较慢。对症治疗包括免疫抑制治疗，如应用泼尼松、咪唑嘌呤、低剂量甲氨蝶呤（MTX），静脉注射免疫球蛋白等。应用新斯的明治疗DM和PM的肌无力效果不佳。

90.4.3　肥大性骨关节病

肥大性骨关节病（hypertrophic osteoarthropathy，HOA）是一种骨组织异常增生综合征，其特征是四肢远端皮肤和骨组织异常增殖。19世纪末，Marie与Bamberger首先报道并描述了这种常出现于慢性肺、纵隔与心瓣膜病的现象，因而该综合征也称为马-班综合征（Marie-Bamberger syndrome），后来发现恶性肿瘤也可伴发，肿瘤伴发的肥大性骨关节病多见于肺癌，其中非小细胞肺癌多见于小细胞肺癌。HOA的发病机制并不十分清楚，目前认为，可能与肿瘤微环境中的生长因子，如成纤维细胞生长因子（FGF）、血小板源生长因子（PDGF）、血管内皮生长因子（VEGF）、前列腺素E_2（PGE_2）等刺激骨组织和内皮细胞增生有关。

HOA的临床表现为杵状指、管状骨骨膜增生，以及大关节肿胀、疼痛、滑膜积液。关节痛呈对称性分布，以膝关节多见。骨X线检查可见长骨皮质骨膜增生，形成新的骨板；后期可出现骨间膜、韧带广泛骨化，关节边缘骨质增生与脊柱强直。骨放射性核素扫描可见长骨皮质放射性摄取增加，呈对称性分布。

抗肿瘤病因治疗对多数患者有效，少数患者症状可持续存在。应用非甾体类抗炎药物或环氧合酶-2（COX-2）抑制剂治疗HOA可以明显缓解症状，近年来发现双磷酸盐治疗也有一定效果。

90.5　类癌综合征

类癌综合征（carcinoid syndrome）是一类少见的副瘤综合征，主要发生于分化良好的神经内分泌肿瘤（NET，过去称为类癌）。其发病机制与神经内分泌肿瘤细胞分泌、储存、释放多种血管活性体液因子，包括5-HT、组胺、血管舒张激肽、前列腺素等密切相关。生理状态下，食物中只有1%色胺被小肠隐窝中的神经内分泌细胞转化为5-HT，而在类癌综合征患者中，这一转化比例可高达70%以上。

类癌综合征主要发生在广泛播散的消化道神经内分泌肿瘤患者，特别是肝转移患者更为多见。生理状态下肝细胞负责灭活小肠神经内分泌细胞分泌的活性产物，而具有分泌活性的肝转移灶则直接将活性物质送入血液循环。

皮肤潮红是类癌综合征最常见的典型临床表现，发生于约85%的患者。潮红始于面部，继而播散到颈、胸、四肢，持续时间从30 s到30 min不等。有时伴有血压下降、心悸。消化系统临床表现为小肠运动亢进，腹泻每日可多达20～30次。呼吸系统临床表现为支气管痉挛。心脏病灶多表现为斑块样心内膜增厚，多发生于右心，可有三尖瓣和肺动脉瓣狭窄，甚至右心衰竭。

类癌综合征特异性实验室检测为5-HT的代谢产物，24 h尿5-羟吲哚醋酸（5-HIAA）用于诊断类癌综合征的敏感性和特异性均达到90%以上。

类癌综合征的治疗关键是原发神经内分泌肿瘤的治疗，包括手术、肝转移的动脉栓塞、生长抑素、分子靶向药物、化疗等。除抗肿瘤作用外，生长抑素可用于控制潮红、腹泻等神经内分泌症状。5-HT拮抗剂可用于控制腹泻症状。

（张　哲　黄明主　郭伟剑）

主要参考文献

［1］Dalmau J, Rosenfeld MR. Paraneoplastic syndromes of the CNS［J］. Lancet Neurol, 2008,7(4):327-340.

［2］Lumachi F, Brunello A, Roma A et al. Medical treatment of malignancy-associated hypercalcemia［J］. Curr Med Chem, 2018,15(4):415-421.

［3］Nieman LK, Biller BM, Findling JW, et al. Treatment of Cushing's syndrome: an endocrine society clinical practice guideline [J]. J Clin Endocrinol Metab, 2015, 100(8):2807 - 2831.

[4] Sallah S, Wan JY, Nguyen NP, et al. Disseminated intravascular coagulation in solid tumors: clinical and pathologic study [J]. Thromb Haemost, 2001,86(3): 828 - 833.

[5] Stewart AF. Hypercalcemia associated with cancer [J]. N Engl J Med, 2005,352(4):373 - 379.

[6] Takeuchi Y, Takahashi S, Miura D, et al. Cinacalcet hydrochloride relieves hypercalcemia in Japanese patients with parathyroid cancer and intractable primary hyperparathyroidism [J]. J Bone Miner Metab, 2017, 35(6):616 - 622.

[7] Thajudeen B, Salahudeen AK. Role of tolvaptan in the management of hyponatremia in patients with lung and other cancers: current data and future perspectives [J]. Cancer Manag Res, 2016,8:105 - 114.

91 癌痛的处理

91.1 概述

91.1.1 定义

疼痛自古以来便受到临床医师的重视。据传早在三国时期，华佗便用麻沸散来缓解患者的疼痛。第10届国际疼痛大会更是将疼痛提升到继体温、血压、脉搏和呼吸之后的第五大生命体征的高度。随着人们对疼痛认识的不断深入，疼痛的定义也在不断地更新之中。1979年国际疼痛研究协会（International Association for the Study of Pain，IASP）将疼痛定义为"组织损伤或潜在的组织损伤引起的不愉快的多维感觉和情感体验，或与这种损伤相关的描述"。2002年IASP删除了疼痛定义中"多维的"这一形容词；2016年美国国立综合癌症网络（National Comprehensive Cancer Network，NCCN）对疼痛定义做出相应调整。近期，有学者提出将疼痛定义为"疼痛是一种与实际的或潜在的组织损伤，或与这种损伤的描述有关的一种令人不愉

快的感觉和情感体验，包括了感觉、情感、认知和社会成分的痛苦体验"。这一定义也将疼痛的内涵从简单的对组织损伤和心理层面的关注，扩展到了患者认知和社会功能的层面。尽管这一定义获得了广泛的认可，但仍不够精确，定义中"或与这种损伤描述有关的"这一限定词更是将疼痛的定义置于无限更新可能。完善疼痛的定义任重道远。

癌痛是最常见的肿瘤症状之一，在病程的不同阶段大多数癌症患者会遭受"癌痛"的痛苦体验，如何最大限度地减轻癌症患者疼痛，熟悉和掌握现代癌痛的治疗方法和技术，探索科学、合理、有效及安全的治疗方法是从事肿瘤及相关专业医生的职责和义务，更是最终的目标。

91.1.2 流行病学

有研究表明，66.4%的晚期癌症患者存在疼痛，55%的抗肿瘤治疗患者存在疼痛，38%的癌症患者存在中重度疼痛（视觉模拟评分≥5分）。尽管现代医疗技术及经济水平均取得了极大提高，但仍有超

过 50％的癌痛患者疼痛控制欠佳。一项来自英国的回顾性研究表明,仅 48％的癌症患者在临终前接受强阿片类药物治疗,其镇痛治疗时间平均仅 9 周。来自世界卫生组织(World Health Organization, WHO)的数据显示,全世界每年新发癌症患者 1 270 万,其中有癌性疼痛的患者达 600 多万,癌痛发生率约 50％。依据国际癌症研究中心的估计,未来全球癌症发病人数每年将会以 3％～5％的速度增长。预计 2020 年全球将有 2 000 万新发病例。我国每年新发癌症患者 210 余万,其中癌痛患者达 100 余万。

91.1.3　病理生理

疼痛的生理性传导一般分为 4 个阶段。各种原因(如创伤、炎症、肿瘤及其他有害刺激)导致外周的组织或神经损伤,产生疼痛信号;以电位或化学介质的方式通过传入神经传递至脊髓背角;再通过脊髓丘脑束等上行束传递至皮质和边缘系统进行整合;最后通过下行传导和神经介质进行疼痛的调控;疼痛的各种药物以及非药物治疗可在该通路上的不同水平阻断疼痛的传导(图 91-1)。依据疼痛持续的时间,其可分为急性疼痛和慢性疼痛。急性疼痛一般指持续时间短于 3 个月的疼痛类型;慢性疼痛一般指持续时间超过 3 个月的疼痛类型。由于外周和(或)中枢的敏化,急性疼痛可转化为慢性疼痛。

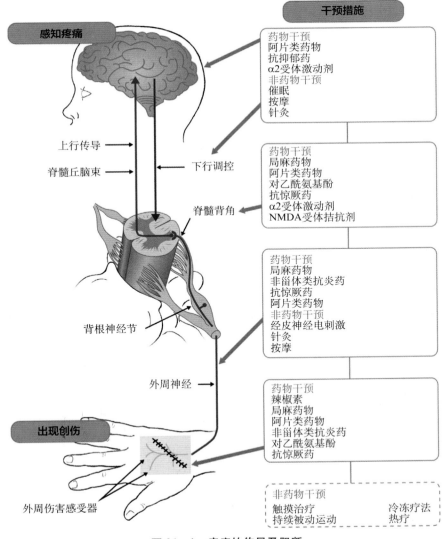

图 91-1　疼痛的传导及阻断

癌性疼痛一般为慢性疼痛。肿瘤可在痛觉传导通路的不同水平引起疼痛。肿瘤本身可对周围组织或神经产生压迫、浸润及转移引起疼痛,其他可释放化学介质(如细胞因子、蛋白溶解酶等)导致外周感觉神经敏化而产生痛觉过敏。肿瘤相关的一些治疗也可引起疼痛,如手术引起损伤神经分布区域的烧灼样神经病理性疼痛;化疗引起的神经毒性、骨质疏松、无菌性股骨头坏死等,最终可引起全身各部位难以忍受的疼痛;放疗引起的局部组织炎症、水肿、纤维化、坏死、放射部位新生物形成及神经损伤等均可引起疼痛。肿瘤的一些并发症如病理性骨折、空腔脏器穿孔梗阻等也可引起剧烈疼痛。另外,肿瘤患者的一些社会心理因素,如恐惧、焦虑、抑郁、愤怒、孤独等也会加剧疼痛。

91.1.4 评估

癌痛的评估是实施癌痛治疗的前提条件,在整个癌痛管理中起着至关重要的作用,目前癌痛的评估主要依据疼痛的评估方法及原则。

(1) 评估方法

1) 数字分级法(numeric rating scale,NRS):指使用疼痛程度数字评估量表(图 91-2)对患者疼痛程度进行评估。将疼痛程度用 0~10 个数字依次表示,0 表示无疼痛,10 表示最剧烈的疼痛。交由患者自己选择一个最能代表自身疼痛程度的数字,或由医护人员询问患者:"你的疼痛有多严重?"由医护人员依据患者对疼痛的描述选择相应的数值。按照疼痛对应的数字将疼痛程度分为:轻度疼痛(1~3),中度疼痛(4~6),重度疼痛(7~10)。

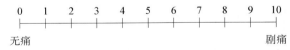

图 91-2　疼痛程度数字评估量表

2) 主诉疼痛程度分级法(verbal rating scale,VRS):指依据患者对疼痛的主诉,将疼痛程度分为轻度、中度、重度 3 类。轻度疼痛指有疼痛但可忍受,生活正常,睡眠无干扰;中度疼痛指疼痛明显,不能忍受,要求服用镇痛药物,睡眠受干扰;重度疼痛指疼痛剧烈,不能忍受,需用镇痛药物,睡眠受严重干扰,可伴有自主神经紊乱或被动体位。

3) 面部表情评估量表法(face rating scale,FRS):指由医护人员根据患者疼痛时的面部表情状态,对照面部表情疼痛评分量表(图 91-3)进行疼痛评估,适用于表达困难的患者,如儿童、老年人,以及存在语言或文化差异或其他交流障碍的患者。

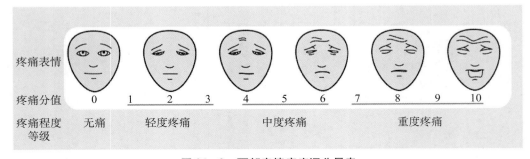

图 91-3　面部表情疼痛评分量表

(2) 评估原则

1) 常规评估原则:医生应主动询问癌症患者有无疼痛,常规评估疼痛病情,并进行相应的病历记录,其应在患者入院后 8 h 内完成。对于有疼痛症状的癌症患者,应当将疼痛评估列入护理常规检测和记录的内容。

2) 量化评估原则:指使用疼痛程度评估量表等量化标准来评估患者疼痛主观感受程度,需要患者密切配合。量化评估疼痛时,应当重点评估患者最近24 h 内最严重和最轻的疼痛程度,以及通常情况的疼痛程度。量化评估应在患者入院 8 h 内完成。癌痛量化评估通常使用 NRS、FRS 及 VRS 这 3 种方法。

3) 全面评估原则:指对癌症患者疼痛病情及相关病情进行全面评估,包括疼痛病因及类型(躯体性、内脏性或神经病理性),疼痛发作情况(疼痛性质、加重或减轻的因素),止痛治疗情况,重要器官功能情况,心理精神情况,家庭及社会支持情况,以及既往史(如精神病史,药物滥用史)等。应当在患者入院后 24 h 内进行首次全面评估,在治疗过程中,应当在给予止痛治疗 3 d 内或达到稳定缓解状态时进行再次全面评估,原则上不少于 2 次/月。

4) 动态评估原则:指持续、动态地评估癌痛患者的疼痛症状变化情况,包括评估疼痛程度、性质变化、爆发性疼痛发作情况、疼痛减轻及加重因素,以及止痛治疗的不良反应等。动态评估对于药物止痛治疗剂量滴定尤为重要。在止痛治疗期间,应当记录用药种类及剂量滴定、疼痛程度及病情变化。

91.1.5 治疗原则

(1) 癌痛的三阶梯治疗原则的演变

自 1986 年,WHO 在全世界范围内推荐对癌痛患者使用三阶梯治疗原则,其主要是依据患者的疼痛程度进行药物治疗,非阿片类药物用于轻度癌痛,弱阿片类药物用于中度癌痛,强阿片类药物用于重度癌痛。具体有 5 条基本原则,即按阶梯给药;按时用药;尽量口服给药;个体化给药;注意具体细节。其后有大量的临床研究分析三阶梯治疗的实用性及有效性。然而依据三阶梯治疗原则,仅 70%~80% 的癌痛患者可获得疼痛缓解,近 1/4 的患者疼痛控制欠佳。另外,弱阿片类药物镇痛存在"天花板效应",且容易出现耐药,对中度癌痛的治疗效果也低于吗啡。为进一步改善癌痛患者的疼痛控制情况,提高生活质量。2012 年欧洲姑息治疗学会(European Association for Palliative Care,EAPC)发布的《欧洲癌痛阿片类药物镇痛指南》建议使用低剂量强阿片类药物替代第 2 阶梯中的可待因或曲马多。同年欧洲临床肿瘤学会(European Society for Medical Oncology,ESMO)发布的《癌症疼痛指南(2012 年版)》建议使用低剂量强阿片类药物联合非阿片类镇痛药作为弱阿片类药物的替代药物。然而完全的癌痛缓解仍难实现,长期服用阿片类药物不良反应多。鉴于新的非药物镇痛措施不断增加,有学者建议在三阶梯治疗的基础上修正为四阶梯治疗。尽管如此,WHO 三阶梯治疗原则目前仍是癌痛治疗的基石。

(2) 癌痛的"4A"管理目标

2016 年 NCCN 发布的癌痛指南首次明确强调癌痛管理应达到"4A"目标,即优化镇痛(optimize analgesia)、优化日常生活(optimize activities of daily living)、药物不良反应最小化(minimize adverse effects)和避免不恰当给药(avoid aberrant drug taking)。

癌痛目前仍是困扰肿瘤患者的主要问题之一。癌痛的定义及发病机制仍未被完全阐明。依据 WHO 三阶梯治疗原则,大部分癌痛患者可获得疼痛缓解,但仍欠理想。弱阿片类药物可能被逐渐淡化。癌痛的非药物治疗逐渐成为热点。癌痛的完全控制可能还有待发病机制研究上的突破性进展。

91.2 药物治疗

药物治疗仍是控制癌痛的主要措施,其包括阿片类药物、非阿片类镇痛药物以及辅助药物。阿片类药物可用于控制中重度癌痛;非阿片类药物可用于控制轻度癌痛;辅助药物可用于阿片类药物控制不佳的特殊癌痛,如神经病理性疼痛。临床实施癌痛药物治疗时应权衡个体差异、镇痛效果及药物不良反应等几方面的内容,以期达到最小剂量、最佳效果和最少不良反应的目标。

91.2.1 阿片类药物

阿片类药物可以抑制痛觉在中枢神经系统内的传导,提高痛阈,达到镇痛作用,目前仍是中度和重度癌痛治疗的基础用药。阿片类药物可作用于 4 种受体($\mu1\sim3$、$\delta1\sim2$、$\kappa1\sim3$、$ORL\sim1$),其分布于神经轴突的不同水平,从大脑皮质到脊髓,也可分布于某些外周神经,介导痛觉敏化的传入和传出机制。阿片受体是疼痛的内源性神经调控系统的组成部分,与肾上腺素能系统、血清素系统和 GABA 能系统有关联。长期使用阿片类药物时,首选口服给药途径,有明确不宜口服指征的患者也可考虑其他给药途径(包括静脉、皮下、直肠及经皮给药等)。阿片类药物的分类见表 91-1。

(1) 弱阿片类药物

1) 曲马多:曲马多是合成的阿片类药物,对 μ 受体的亲和力较弱(小于吗啡的 1/6 000),对 κ 和 σ 受体也有亲和力。此外,曲马多还可抑制中枢神经血清素和肾上腺素的再摄取,在外周有微弱的局部麻醉作用。曲马多的效能只有吗啡的 1/10~1/5。其代谢产物单氧去甲基曲马多与阿片受体的亲和力比曲马多强,故也可参与镇痛。对于肝、肾功能正常患者,曲马多每日最大剂量为 400 mg。曲马多对呼吸和心血管系统无明显影响,可用于心肺功能差的中度癌痛患者。临床使用曲马多时需注意其有增加癫痫发作和引起 5-羟色胺综合征的风险。

表91-1 阿片类药物的分类

分 类 标 准	类 型	代 表 药 物
药物来源	天然阿片生物碱	吗啡
	半合成	羟考酮
	完全人工合成	丁丙诺啡
药物强弱	弱阿片类药物	可待因,曲马多
	强阿片类药物	吗啡,羟考酮,美沙酮,芬太尼,氢吗啡酮
药物与受体结合的动力学	完全激动剂(镇痛无封顶作用)	吗啡,羟考酮,可待因,芬太尼,美沙酮
	部分激动剂(镇痛有封顶作用)	丁丙诺啡,喷他佐辛,布托啡诺,地佐辛
	部分拮抗剂(镇痛有封顶作用)	喷他佐辛,布托啡诺,地佐辛
	完全拮抗剂	纳诺酮

2)可待因:可待因又名甲基吗啡,口服易吸收,生物利用度为50%,血浆半衰期为3~4 h。大部分在肝内代谢,约10%脱甲基为吗啡。代谢产物及少量原型(10%)经肾排泄。可待因的药理作用与吗啡相似,但镇痛作用只有吗啡的1/12~1/10,镇咳作用为吗啡的1/4,对呼吸中枢抑制较轻,无明显镇静作用。可用于中等程度的癌痛。无明显便秘、尿潴留及直立性低血压等不良反应,欣快感及成瘾性也低于吗啡。

(2)强阿片类药物

1)吗啡:吗啡是常用的强阿片类药物之一,也是晚期癌痛常选用的镇痛药物之一,其代谢产物吗啡-6-葡糖甘酸(M6G)也具有镇痛作用。吗啡口服易吸收,肝脏首过效应强,口服生物利用度仅25%。吗啡血浆半衰期3 h,健康人M6G的血浆半衰期超过3 h,但在肾功能不全患者将明显延长。镇痛持续时间为4~6 h。美施康定、美菲康等口服吗啡控释片的作用时间可达12 h。近期一项随机对照研究发现,低剂量吗啡相比弱阿片类药物,镇痛治疗7 d后NRS评分下降20%及以上的比例明显增高。这也进一步为低剂量三阶梯强阿片类药物替代二阶梯弱阿片类药物提供了有力证据。

2)羟考酮:羟考酮是天然阿片类生物碱蒂巴因的半合成纯激动剂,其药效学与吗啡相似。在北美,羟考酮已成为治疗中重度疼痛最常用的阿片类药物。其化学结构仅在3位点的甲基及6位点的氧与吗啡不同,某些药代动力学参数优于吗啡。羟考酮缓释片口服生物利用度为60%~87%,速释片近100%。羟考酮半衰期3~5 h,通过肝脏细胞色素P450代谢。给药24~36 h后,羟考酮达血浆稳态水平。羟考酮的代谢产物主要是去甲羟考酮。两种代谢产物均经肾脏排泄。羟考酮除镇痛之外,还具有抗焦虑、致欣快感及放松感和止咳作用。因有κ受体激动作用,羟考酮还可用于缓解神经病理性疼痛。治疗时10 mg羟考酮与20 mg吗啡口服等效。

3)芬太尼:芬太尼镇痛强度是吗啡的50~100倍。因其相对分子质量小,脂溶性高,对皮肤刺激小,适用于制成缓释透皮贴剂,因此适用于不能口服的患者。经皮芬太尼贴剂皮肤吸收利用率为92%~94%,初次用药6~12 h达到血浆峰浓度,12~24 h达到血浆稳态浓度。每隔72 h更换一次贴剂,可维持稳定的血药浓度。芬太尼的释放量与贴剂的药物含量和贴剂的表面积成正比。其临床应用的注意事项详见本节"阿片类药物的选择"。

4)舒芬太尼:舒芬太尼的镇痛强度是吗啡的800~1 000倍,是芬太尼的8~10倍。其亲脂性及作用时间约为芬太尼的2倍。舒芬太尼在肝内代谢,形成N-去烃基和O-去甲基代谢产物,经肾脏排泄。其中去甲舒芬太尼亦具有镇痛作用,约为舒芬太尼的1/10。舒芬太尼因其起效迅速及镇痛作用强等特点可用于处理癌痛患者的爆发痛。其也可用于因口服用药困难、效果不佳及出现严重不良反应而使用患者自控镇痛(patient controlled analgesia, PCA)的癌痛患者。其自控镇痛的用量可视情况设置(背景剂量1~16 μg/h,),24 h最大剂量384 μg。

(3)阿片类药物的规范化使用

1)阿片类药物的剂量滴定:阿片类药物镇痛的疗效及安全性存在较大的个体差异,需要通过逐渐调整剂量,以获得最佳的用药剂量,来实现良好的疼痛管理,此过程称为剂量滴定。滴定的目的是确定药物达到治疗窗的负荷剂量和维持剂量,避免过高药物浓度的不良反应和过低浓度时的无作用。依据2012年EAPC发布的基于循证医学证据的《欧洲癌痛阿片类药物镇痛指南》,吗啡、羟考酮与氢吗啡酮的短效和长效制剂均可用于滴定。有研究表明,羟考酮缓释片用于滴定的疗效及安全性优于吗啡。具体滴定方案详见图91-4。

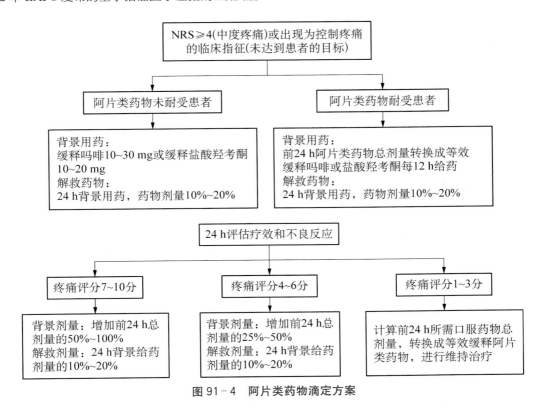

图 91-4 阿片类药物滴定方案

2) 阿片类药物的选择:合理选择阿片类药物需要达到有效镇痛、不良反应可耐受、最大限度改善患者功能等标准,其在癌痛的治疗过程中十分关键。具体需依据患者的疾病情况、疼痛程度、疼痛特点、药物特点等综合考虑。

弱阿片类药物可用于中度癌痛。使用曲马多时,宜慎用或避免使用作用于5-羟色胺能神经元的药物或单胺氧化酶抑制剂等,以防止出现5-羟色胺综合征。

强阿片类药物可用于中重度癌痛。与吗啡相比,羟考酮对 κ 受体亲和力更强,而 κ 受体与内脏痛以及神经病理性疼痛相关。吗啡和芬太尼对人体的免疫系统有不同程度的抑制作用,而羟考酮无免疫抑制作用。芬太尼透皮贴使用前,应当先行短效阿片类药物滴定直至疼痛控制良好,不推荐用于需要频繁调整剂量的不稳定疼痛患者,宜用于阿片耐受患者。NCCN《成人癌痛临床指南(2016年第2版)》指出,应避免芬太尼贴剂使用的部位和周边暴露在热源下,因为温度升高使芬太尼释放加速,会导致其吸收过量,出现严重不良反应。另外,芬太尼贴剂不能剪开或刺破。

3) 阿片类药物的维持治疗和停药:对疼痛病情相对稳定的患者,可考虑使用阿片类药物缓释剂作为背景给药,在此基础上备用短效阿片类药物,用于解救治疗。解救剂量为前 24 h 用药总量的 10%～20%。每日短效阿片类解救用药次数>3 次时,应当考虑将前 24 h 解救用药换算成长效阿片类药物按时给药。如需减少或停用阿片类药物,则采用逐渐减量法,日剂量每天减少 10%～25%,同时严密观察阿片类药物减少所致戒断症状。直到日剂量相当于 30 mg 口服吗啡的药量,继续服用 2 d 后即可停药。

4) 阿片类药物的剂量换算:由于临床个体差异的存在,使用阿片类药物时可能需要进行同一种阿片类药物不同剂型或不同类药物之间的剂量转换,详见表 91-2。固定转换比率并非对所有患者均适应,换用另一种阿片类药物时仍需仔细观察病情,并个体化滴定用药剂量。有研究表明,所有非甾体类抗炎药的每日最大剂量,可换算成 5～10 mg 口服吗啡。

表 91-2　阿片类药物不同剂型或不同类药物之间的剂量转换

药物	非胃肠给药	口服	等效剂量
吗啡	10 mg	30 mg	非胃肠道:口服=1:3
可待因	—	200 mg	非胃肠道:口服=1:1.2
			吗啡(口服):可待因(口服)=1:6.5
曲马多	—	150 mg	吗啡(口服):曲马多(口服)=1:5
羟考酮	—	15～20 mg	吗啡(口服):羟考酮(口服)=(1.5～2.0):1
芬太尼透皮贴剂	25 μg/h(透皮吸收)	—	芬太尼透皮贴剂 μg/h,每 72 h 剂量=1/2×口服吗啡 mg/d 剂量
对乙酰氨基酚*	—	—	对乙酰氨基酚(口服):羟考酮(口服)=200:1

*:含对乙酰氨基酚的复方制剂,如泰勒宁理论上不能直接转换,而是需要重新滴定。临床上也可参考如下:1 片泰勒宁含 5 mg 盐酸羟考酮+325 mg 对乙酰氨基酚,5 mg 羟考酮相当于 7.5～10.0 mg 吗啡,325 mg 对乙酰氨基酚约等于 3.25 mg 吗啡,所以 1 片泰勒宁相当于 10.75～13.25 mg 吗啡,相当于 6～9 mg 羟考酮

91.2.2　非阿片类药物

依据 WHO 三阶梯治疗原则,非阿片类药物用于第 1 阶梯的癌痛治疗。当使用阿片类药物控制癌痛时,非阿片类药物可作为辅助药物继续使用。其目的是更好地控制疼痛、减少阿片类药物的用量及不良反应。

(1) 非甾体类抗炎药

非甾体类抗炎药又称为非类固醇类抗炎药(nonsteriodal anti-inflammatory drug,NSAID),通过抑制中枢和外周环氧合酶(cyclo-oxygenase,COX),减少花生四烯酸生成前列腺素而产生中等程度的镇痛作用。环氧合酶(环加氧酶)有 2 种同工酶,COX-1 是结构酶,在血小板聚集、止血和胃黏膜保护中起重要作用;COX-2 是诱导酶,具有引发疼痛(炎症反应时增加 20～80 倍)、发热和致癌的作用(促进肿瘤细胞迁移、血管生成和转移)。NSAID 可降低外周伤害性感受器的激活和敏化,减轻炎症反应,可减少 30%～40% 的阿片类药物用量。其对伴有炎性反应的疼痛(包括肿瘤、皮肤转移结节或浸润)以及骨和软组织疼痛的治疗效果肯定。NSAID 是 WHO 三阶梯止痛原则中第 1 阶梯的主要药物,用于轻度癌痛患者,也可作为中重度癌痛患者的辅助用药。NSAID 在癌痛患者中使用无过度镇静和呼吸抑制的出现,无依赖性及成瘾性。

非选择性 NSAID 对 COX-1 和 COX-2 均有抑制作用,常用药物的半衰期及用量见表 91-3。其中氟比洛芬酯是布洛芬的前体药物,目前广泛应用于临床。氟比洛芬酯具有靶向镇痛作用,其脂微球载体可使药物聚集在手术切口及炎症部位。氟比洛芬酯从脂微球中释放出来,在羧基酯酶作用下迅速水解为氟比洛芬,通过氟比洛芬抑制前列腺素的合成而发挥镇痛作用。有研究表明,氟比洛芬酯可缓解难治性癌痛患者的疼痛,对癌痛患者的爆发痛同样有镇痛效果。对于不宜口服或静脉应用非选择性 NSAID 癌痛患者可选用氟比洛芬凝胶贴膏。

选择性 NSAID 可对 COX-2 有选择性抑制作用,其中塞来昔布分布容积较大(400 L/200 mg),组织渗透能力强,由细胞色素 P450 2C9/3A4 系统降解,代谢产物无生物活性,每日最大剂量 400 mg。帕瑞昔布是一种前体药物,静脉给予 40 mg 帕瑞昔布的镇痛起效时间为 14 min,达峰时间 2 h,持续 5～22 h,其每日最大剂量为 80 mg。帕瑞昔布在肝脏内迅速水解成伐地考昔。

表 91-3 非选择性和选择性 NSAID 常用药物半衰期及常用剂量

药物	半衰期(h)	常用剂量	药物	半衰期(h)	常用剂量
布洛芬	3～4	200～300 mg，bid	洛昔康	20	7.5～15 mg，qd
氟比洛芬酯	3～6	50～100 mg，bid	塞来昔布	8～12	100～200 mg，qd 或 bid
萘普生	12～14	250 mg，bid	帕瑞昔布	8	20～40 mg，bid
双氯芬酸钠美	1～2	75 mg，bid 或 tid	对乙酰氨基酚	2～3	250～500 mg，bid 或 tid

注：bid：每日 2 次；tid：每日 3 次；qd：每日 1 次

（2）对乙酰氨基酚

对乙酰氨基酚的主要镇痛机制可能是通过调节血清素系统，使中枢神经系统内的去甲肾上腺素和外周的 β 内啡肽增加。尽管其机制目前仍不完全清楚，但有证据表明，在推荐剂量下，对乙酰氨基酚可作用于中枢神经系统，抑制前列腺素的合成，而其抗血小板和抗炎的作用非常弱。对乙酰氨基酚能增强非甾体类抗炎药和阿片类药物的镇痛作用。对乙酰氨基酚的每日最大剂量为 2 g。

对乙酰氨基酚也是 WHO 三阶梯止痛原则中第 1 阶梯的主要药物，用于轻度癌痛患者，效果确切，但与强阿片类药物联合使用的证据较弱。有系统综述对 5 项随机对照研究、涉及 200 例癌痛患者的分析表明，使用阿片类药物时加用对乙酰氨基酚无明显获益。一项系统性评价表明，对乙酰氨基酚和其他 NSAID（双氯芬酸、布洛芬、酮洛芬、酮铬酸、替诺昔康、罗非昔布和阿司匹林）联合使用有协同镇痛作用。

（3）复方镇痛药物

复方镇痛药物采用不同作用机制的同类药物组成复方制剂，可增加药物的协同作用，降低药物的毒性。目前癌痛处理的复方制剂主要由 NSAID/对乙酰氨基酚联合阿片类药物组成。氨酚羟考酮是由 5 mg 羟考酮＋325 mg 对乙酰氨基酚组成，每日剂量不超过 6 片，持续使用时间不可超过 10 d；氨酚双氢可待因片由 100 mg 酒石酸双氢可待因＋500 mg 对乙酰氨基酚组成，每日剂量不超过 4 片，持续使用不可超过 10 d；氨酚待因片由 15 mg 双氯芬酸钠＋磷酸可待因 25 mg 组成，每日剂量不超过 6 片，持续使用时间不可超过 7 d。

91.2.3 辅助镇痛药物

大多数辅助镇痛药物本身不具有镇痛作用，但与阿片类药物联合使用，可提高其镇痛效果，减少其用量，从而也可减轻其不良反应。对于常规镇痛药不能控制的难治性疼痛，如神经病理性疼痛，辅助镇痛药物显得尤为重要。

（1）三环类抗抑郁药

以阿米替林为代表的三环类抗抑郁药的药理作用非常复杂，主要通过抑制中枢神经系统内神经末梢对去甲肾上腺素（NA）和 5-羟色胺（5-HT）的再摄取，使这些神经递质的含量增加，脑干（5-HT 介导）和中脑（NA 介导）的下行抑制途径作用增强，起到抑制痛觉传导、缓解疼痛的目的。对于阿片类药物控制不佳的神经病理性疼痛，往往需要加用抗抑郁药，其可从每日 10～25 mg 开始使用，视情况每隔 3～7 d 增加 10～25 mg，每日最大剂量 150 mg。

（2）抗癫痫药

加巴喷丁和普瑞巴林是目前临床上广泛应用于治疗神经病理性疼痛的抗癫痫药物。加巴喷丁可通过作用于外周及中枢神经系统的钙离子通道，调节神经递质的释放，降低神经细胞的兴奋性，起到抗癫痫、镇痛、镇静的作用。加巴喷丁可用于中重度的癌性神经病理性疼痛，每日服用 2～3 次，总量 1 200～3 600 mg，其半衰期为 5～7 h。也有研究表明每日 300 mg 的加巴喷丁即可有镇痛作用，临床应用时可每 300 mg 逐渐递增，直至疼痛缓解或出现不能耐受的不良反应。普瑞巴林的作用机制与加巴喷丁相似，也可与钙离子通道结合，减少钙离子内流，同时还可影响 GABA 能神经递质，起到抗癫痫、镇痛及抗焦虑的作用。普瑞巴林与钙离子通道结合的能力比加巴喷丁更强，因而效能更高，临床使用剂量更小。一般推荐普瑞巴林从每日 150 mg 开始使用，依据患者的个体情况，间隔 3～7 d 增加到每日 300 mg，其每日最大剂量为 600 mg。

（3）皮质类固醇激素

皮质类固醇激素本身无镇痛作用，但因有抗炎作用，可作为辅助镇痛药物用于癌痛患者的各个阶段。对于肿瘤患者，皮质激素可以减轻肿瘤周围的水肿，随着肿块的缩小，对周围组织尤其是神经组织的压迫也减轻,从而达到镇痛的目的。常用的皮质类固醇激素有地塞米松、甲泼尼龙、倍他米松、波尼龙及泼尼松。地塞米松因盐皮质激素作用较弱而不易引起水钠潴留,故临床上使用更为广泛。皮质激素可用于:① 脑部原发或继发性肿瘤所致的颅内高压引起的头痛;② 神经受压迫引起的疼痛,常与阿片类药物和抗抑郁药联合用于神经痛;③ 恶性肿瘤引起的骨痛。晚期癌症患者因病灶广泛,皮质激素以静脉或口服全身给药方式为主。尽管皮质类固醇激素广泛用于临床癌痛的管理,但目前循证医学证据仍有所欠缺。

（4）N-甲基D-天冬氨酸受体拮抗剂

临床上,以氯胺酮为代表的N-甲基D-天冬氨酸（N-methyl D-aspartate,NMDA）受体拮抗剂目前广泛用于慢性癌痛管理,尤其是阿片类药物以及阿片类药物联合其他辅助药物控制不佳的难治性癌痛患者。氯胺酮为 NMDA 受体的非竞争性拮抗剂,可干扰胆碱能神经递质的传递,还可抑制 NA 及 5-HT 的再摄取。目前氯胺酮用于癌痛管理的询证医学证据主要来源于一些个案报道以及非对照研究。另有一项针对 185 例难治性癌痛患者的随机对照研究表明,氯胺酮组相比安慰剂组无明显获益,且氯胺酮组有更多的药物不良反应出现,但该研究未将患者区分为伤害感受性疼痛和神经病理性疼痛。氯胺酮如何用于癌痛患者以及用于何种癌痛患者仍需进一步研究。

硫酸镁因其镁离子具有 NMDA 受体拮抗作用也可应用于癌痛患者。有研究表明,500 mg 或 1 g 硫酸镁单次静脉注射即可部分缓解强阿片类药物治疗无效的癌症引起的神经病理性疼痛,且安全、经济。另有综述表明,镁联合钙可用来预防化疗引起的周围神经病变（chemotherapy-induced peripheral neuropathy,CIPN）。

91.3 非药物治疗

WHO 推广的三阶梯药物止痛治疗除作为主要的镇痛手段之外,临床上还需要联合或单独使用一些非药物治疗手段来达到有效止痛,在全面准确的评估下,重视多学科协作和完善会诊机制,提升患者的总体舒适度。

91.3.1 介入治疗

随着多模式镇痛理念的深入人心,介入治疗已成为癌痛处理的重要措施之一,尤其是对于规范的药物治疗无效的难治性癌痛以及药物治疗出现不能忍受的并发症患者。有证据表明早期实施更高端的介入技术是有利的,一方面有利于更好地控制癌痛,提高患者的生活质量;另一方面可降低阿片类药物的用量和阿片类药物副作用的风险。鉴于介入治疗可能带来一些操作相关的并发症,介入治疗前应当综合评估患者的预期生存时间、体能状况以及潜在获益和风险等。

介入治疗的方式多样,如椎管内镇痛、神经阻滞、神经松解术、经皮椎体成形术、神经损毁治疗、神经刺激疗法、射频消融术等。

（1）椎管内镇痛

椎管内镇痛可通过经皮穿刺或植入导管的方式向硬膜外腔或鞘内注入局麻药物和（或）阿片类药物来达到镇痛目的。椎管内镇痛效果确切,2012 年已被 ESMO 写入癌痛管理的临床指南。鞘内注射因其具有局麻药物用量少、毒性反应发生率低等优点,临床应用更为广泛。也有研究建议对于预期生存期小于 3 个月的难治性癌痛患者实施硬膜外镇痛;对于预期生存期大于 3 个月或硬膜外阻滞失败的癌痛患者进行鞘内阻滞。椎管内镇痛的实施需专业的临床医生、相关的护理团队以及一些必要的设备。对于有全身或穿刺部位局部感染、颅内高压、出血倾向、使用抗凝剂的患者不宜实施。

（2）区域神经阻滞治疗

随着超声技术的日益普及,区域神经阻滞也逐渐成为癌痛治疗的主要手段之一。应用局麻药进行区域神经阻滞,不仅可缓解癌痛,还可阻滞癌痛患者围手术期的神经内分泌和应激反应,抑制炎症反应,减少阿片类药物的使用,从而改善肿瘤患者的结局。目前常用于癌痛及姑息治疗的区域神经阻滞技术有肋间神经阻滞、椎旁神经阻滞、胸壁神经阻滞、腹横平面阻滞、臂丛神经阻滞、股神经阻滞以及坐骨神经阻滞等。对于难治性癌痛患者,可采取连续区域神经阻滞,局麻药物一般选用布比卡因或罗哌卡因,其失败率报道不一,在 $1\% \sim 50\%$ 之间,常见的并发症有局部感染、肌坏死以及局麻药物中毒等。

（3）神经毁损治疗

神经毁损治疗指用化学药物（如乙醇、苯酚）、热或低温等各种方法破坏神经传导通路,从而达到镇痛的目的,具体包括扣带回切开术、丘脑切开术、脊髓切开术、脊髓前侧柱切断术、交感神经切除术等。各种神经毁损技术可获得3～6个月的癌痛缓解,但可能有组织损伤、神经支配区域运动功能减弱以及出现神经病理性疼痛等不良反应。考虑到其不良反应以及其他非损伤性治疗,神经毁损技术常作为癌痛患者的最后选择。

(4) 脊髓电刺激治疗

脊髓电刺激(spinal cord stimulation,SCS)是让患者取侧卧位,用 Tuohy 针进行硬膜外穿刺,借助 X 线透视将临时电极放置于后硬膜外间隙,使其尖端达到所需水平(手受累达 C4,足受累达 T12),外接刺激器,进行 5～7 d 实验性治疗,评分下降 50% 以上认定为有效,然后植入永久电极。需用抗生素预防感染。研究表明,对于其他常规治疗无效的疼痛,SCS 可明显降低疼痛程度,但缺点是危险性高,需要经过仔细筛选患者和成功的实验性治疗,且成本高,费用昂贵,仅限于常规治疗无效的严重癌痛患者。

91.3.2 物理治疗

(1) 放疗

放疗是治疗恶性肿瘤的重要手段之一,在有效控制癌痛改善生活质量方面可起到积极作用。主要通过以下两个方面控制癌痛:① 对肿瘤的治疗以根治为目的,使疼痛得到缓解;② 以控制疼痛为目的的姑息治疗,旨在缓解疼痛。但放疗也会损伤机体正常细胞,产生不良反应,如放疗后可出现放射性口腔炎、肺炎、膀胱炎、腹痛、腹泻或者便秘等。

(2) 热疗

即利用物理的方法将组织加热到能杀灭肿瘤细胞的温度(42.5～43.5℃)持续 60～120 min,达到破坏肿瘤细胞又不损伤正常组织的一种方法,与放疗、化疗合用可增强治疗效果。

(3) 冷疗

通过低温减慢细胞代谢,降低神经兴奋性,从而起到镇痛解痉的作用,有固体、液体及气体 3 种形式,主要用于外伤、手术引起的急性疼痛、肌痉挛、头痛、肌筋膜疼痛综合征等。冷疗的不良反应主要为感觉过敏,Raynaud 病和外周血管病变为冷疗的禁忌,对冷刺激反应过度或局部感觉障碍者不宜使用冷疗,在进行局部治疗时,对非治疗部位应予遮盖加以保护。

(4) 中医疗法

中医认为,癌痛的原因是"不通则痛",因此,通过采取调和气血以通止痛的方法来减轻癌痛。临床上常用的有针灸、拔管、刮痧等。针灸多选用合谷、足三里等穴,以通达阳明之气,三阴交、血海可以通经止痛,调血活血。徐进华等电针合谷、内关、血海、足三里、三阴交穴,配合三阶梯止痛疗法,治疗中晚期癌痛 15 例,总有效率为 92.86%。推拿、按摩等可通过调节机体兴奋性、增强人体抗病能力,使体内的内啡肽浓度升高,增强人体的心肺功能;应根据患者的体力、所承受的疼痛类型及其身体虚弱状态来选择按摩手法及轻重程度。

91.3.3 心理治疗

心理治疗适用于年老体弱的癌痛患者、镇痛药物不良反应严重患者及严重的癌痛患者。可以改善其不良情绪,积极应对癌痛,积极寻求社会支持,增进食欲,减轻疼痛和治疗的不良反应。良好的心理治疗技术,如松弛训练、催眠治疗、音乐治疗等,能不同程度地缓解患者疼痛,如能与正规的疼痛治疗同时进行则效果会更好。NCCN 公布的癌症疼痛治疗指南强调了对患者及其家庭的教育的重要性以及必须提供社会心理支持,满足患者对舒适度和功能需求的期望目标,加入精神关怀,更多地注重患者生活质量的改善。2016 年,NCCN 修订指南,强调更加关注认知行为的治疗,改善生活质量,考虑推荐认知行为治疗专家参与疼痛管理;强调心理干预治疗方式更加具体化,提出指导治疗及调节运动的"正念减压"作用。

91.4 治疗过程中不良反应及并发症的防治

癌痛治疗过程中不良反应和并发症主要表现为阿片类药物、非阿片类药物及非药物治疗的不良反应和并发症。其中阿片类药物治疗癌痛的不良反应防治是镇痛治疗计划的重要内容之一。

91.4.1 阿片类药物不良反应的预防和处理

阿片类镇痛药治疗癌痛的不良反应主要发生于用药初期及过量用药时,且大多是暂时的及可耐受的反应。阿片类药物的主要不良反应包括便秘、恶心、呕吐、瘙痒、嗜睡、镇静、谵妄、呼吸抑制及认知功能障碍,其他的不良反应还包括尿潴留、成瘾和眩晕等。

（1）便秘

便秘是阿片类药物最常见的不良反应。对 15 项随机安慰剂对照试验的荟萃分析发现,服用阿片类药物的患者中,有 41% 出现便秘,32% 出现恶心,15% 出现呕吐。其发生机制可能与阿片类药物直接兴奋胃肠道平滑肌的阿片受体,以及作用于脑干相关部位的阿片受体通过自主调节产生作用有关。便秘通常出现于用药初期,并持续存在于药物镇痛治疗的全过程。因此,预防和治疗便秘始终是阿片类药物镇痛治疗时不容忽视的问题。患者一旦使用阿片类镇痛药物,就应该同时使用预防便秘的缓泻剂。

1）预防:① 多饮水和摄取富食膳食纤维的食物,推荐补充膳食纤维;② 根据个体情况适量用番泻叶、多库酯钠及便乃通等缓泻剂和大便软化剂;③ 增加阿片类药物的用量时,适当增加泻药剂量;④ 如条件允许,进行适当的锻炼。

2）治疗:① 评估便秘的原因及程度,排除肠梗阻的情况;② 适当增加刺激性泻药的用药剂量;③ 严重便秘者可选择其中一种强效泻药（容积性泻药）:硫酸镁（30~60 ml,每日 1 次）、比沙可啶（2~3 片,每日 1 次）、乳果糖（30~60 ml,每日 1 次）、山梨醇（30 ml,每 12 h 1 次）,必要时重复用药;④ 对于有发生"迟发性运动障碍"风险的患者,尤其是身体虚弱的老年患者,当阿片类药物引起的便秘,治疗效果不佳时,可考虑甲基纳曲酮（0.15 mg/kg,皮下注射,每日不超过 1 次）等;其他二线药物包括鲁比前列酮和纳洛西酮（FDA 批准用于阿片诱发性便秘）,以及利那洛肽（FDA 批准用于特发性便秘）;⑤ 对于顽固性慢性便秘患者可考虑阿片类药物转化芬太尼或美沙酮、轴索镇痛、神经毁损术等其他干预措施,以减轻疼痛、缓解便秘和（或）减少阿片类药物的剂量,必要时使用阿片类药物佐剂,减少阿片类药物剂量。

（2）恶心、呕吐

恶心、呕吐的发生率约 30%,通常发生于用药初期,在 4~7 d 内症状多可缓解,随着用药时间的延长可逐渐耐受。等效剂量阿片类药物（吗啡、芬太尼、舒芬太尼、哌替啶）导致恶心、呕吐的发生率相似,呈剂量依赖性。患者是否出现恶心、呕吐不良反应及其严重程度有较大的个体差异。既往化疗过程中恶心、呕吐反应严重的患者,初用阿片类药物容易产生恶心、呕吐。患者出现恶心、呕吐时,在排除其他原因如便秘、脑转移、化疗、放疗、高钙血症等情况后,应给予积极的治疗。

1）预防:① 确保患者的胃肠运动功能正常;② 对于既往有阿片类药物诱导恶心、呕吐病史的患者,预防性给予止吐药物;③ 初用阿片类药物的第 1 周内,最好同时给予甲氧氯普胺等止吐药预防,若恶心症状消失则可停用止吐药;④ 避免便秘可能会减少难治性恶心、呕吐的发生。

2）治疗:① 排除恶心的其他原因,如中枢神经系统病变、放疗、化疗、高钙血症等;② 根据需要每 6 h 考虑给予丙氯拉嗪（10 mg,口服）,或甲氧氯普胺（10~15 mg,口服,每日 4 次）,或氟哌啶醇（按需每 6~8 h 0.5~1 mg,口服）;③ 可考虑 5-HT 受体拮抗剂作为替代,因其中枢神经系统不良反应的风险较低,但此类药物可引起便秘,务必谨慎使用;④ 对患有肠梗阻的患者,考虑口服奥氮平,每日 2.5~5 mg;⑤ 若按需给药方案恶心无好转,则应按时给止吐药,1 周后改为按需给药。恶心、呕吐持续 1 周以上者,需减少阿片类药物用药剂量或换用药物,也可以改变用药途径。

（3）瘙痒

瘙痒的发生率低于 1%。皮肤干燥的老年患者和晚期癌症、黄疸及伴有糖尿病的患者,使用阿片类镇痛药容易出现皮肤瘙痒。

1）预防:加强皮肤护理,避免搔抓摩擦及应用强刺激性外用药、强碱性肥皂等加重瘙痒的不良刺激,宜选择质地松软的棉质贴身内衣。

2）治疗:① 如果出现瘙痒症状,首先评估瘙痒产生的原因（是否为其他药物引起等）;② 如果瘙痒持续存在,考虑在镇痛方案中增加小剂量混合激动-拮抗剂纳布啡（0.5~1 mg,按需每 6 h 静脉给药）、持续滴注纳洛酮[0.25 μg/(kg·h),最大可调至 1 μg/(kg·h)]、苯海拉明（25~50 mg,静脉给药或口服,每 6 h 1 次）,或异丙嗪（12.5~25 mg,口服,每 6 h 1 次）或羟嗪。

（4）谵妄

谵妄是一种急性精神错乱状态,通常发生在终末期肿瘤患者。肾功能不全、长期接受大剂量阿片类药物治疗、已经存在一定程度认知功能障碍等是发生谵妄的危险因素。临床应注意鉴别其他原因所致的精神错乱,如感染、中枢神经系统、高钙血症等。治疗方法有:① 合用辅助性药物以减少阿片类药物用药剂量;② 可给予氟哌啶醇(0.5~2 mg,口服,每 4~6 h 1 次)、奥氮平(2.5~5 mg,每 6~8 h 口服或舌下含服)或利培酮(0.25~0.5 mg,每日 1~2 次)。

（5）呼吸抑制

呼吸抑制是最严重的不良反应,常见于使用阿片类药物过量及合用使用其他镇静药物的患者。然而,在慢性癌痛患者使用缓释剂,呼吸抑制的发生率远低于急性疼痛注射给药的患者。

1）预防:保持气道通畅,从小剂量滴定给药,逐渐加大到有效止痛剂量。

2）治疗:予以对症支持治疗。必要时使用阿片受体拮抗剂,用 9 ml 0.9%氯化钠溶液稀释 1 安瓿纳洛酮(0.4 mg/1 ml),稀释后总体积为 10 ml,每 30~60 s 给药 1~2 ml(0.04~0.08 mg),直到症状改善,必要时每 2 min 增加 0.1 mg。如果 10 min 内无效且纳洛酮总量达到 1 mg,应考虑其他导致神智改变的原因。如需解救半衰期长的阿片类药物如美沙酮导致的呼吸抑制或持续的阿片类药物镇静,可考虑纳洛酮输注,输液速度根据病情决定,严密监测,直到患者恢复自主呼吸。解救治疗应考虑到阿片类控释片可在体内持续释放的问题。

（6）嗜睡和镇静

阿片类药物在镇痛剂量下,可以产生不同程度的镇静作用。患者出现嗜睡及过度镇静时,应注意排除引起嗜睡及意识障碍的其他原因,如使用其他中枢镇静药、高钙血症等。少数患者在用药初期,疼痛得到缓解后可能出现嗜睡,数日后症状可自行消失,这种与疼痛控制相关的嗜睡一般不需要处理。若患者出现显著的过度镇静症状,则需减少阿片类药物用药剂量,待症状减轻后再逐渐调整剂量至满意镇痛剂量。少数情况下,患者的过度镇静症状呈现持续加重的状态,此时应高度警惕药物过量中毒及呼吸抑制等严重不良反应。

1）预防:初次使用阿片类药物时剂量不宜过高,减少每次给药剂量、增加给药频率,以降低阿片类药物峰浓度。老年人尤其应注意谨慎滴定用药剂量。

2）治疗:减少阿片类药物用药剂量,或减低分次用药量而增加用药次数,或换用其他镇痛药物,或改变用药途径。可使用的药物包括咖啡因每 6 h 口服 100~200 mg;哌甲酯每次 5~10 mg,每日 1~3 次;右旋安非他明 5~10 mg 口服,每日 1~3 次;或莫达非尼每日 100~200 mg。

（7）尿潴留

发生机制可能与阿片类药物作用于脊髓和膀胱的阿片受体,导致尿道括约肌痉挛有关,尿潴留发生率低于 5%,某些因素可能增加发生尿潴留的危险性,如同时使用镇静剂、腰麻术后、合并前列腺增生等。腰椎麻醉术后,使用阿片类药物发生尿潴留的危险率可能增加至 30%。在同时使用镇静剂的患者中,尿潴留发生率可高达 20%。

1）预防:避免同时使用镇静剂,增加运动量,避免膀胱过度充盈。

2）治疗:诱导自行排尿可以采取流水诱导法或热水冲会阴部法和(或)膀胱区按摩法。若诱导排尿失败,可考虑导尿。对难以缓解的持续尿潴留患者考虑换用镇痛药物。

（8）成瘾

长期用阿片类镇痛药治疗,尤其是口服按时给药,发生成瘾的危险性极小。美国的药物滥用警告网络(Drug Abuse Warning Network,DAWN)调查分析了 1990~1996 年全美阿片类镇痛药医疗应用与药物滥用情况。该调查的滥用药物包括阿片类镇痛药物、非阿片类镇痛药物、酒精类药物、非法药物(海洛因等)、镇静催眠药及其他。结果显示,疼痛治疗工作的开展使阿片类镇痛药物的医疗用药出现明显增加的趋势,然而阿片类的滥用人数却呈下降趋势。由此可见,阿片类镇痛药物医疗用药并未增加阿片类药物滥用的危险。

（9）眩晕

眩晕主要发生在阿片类药物治疗的初期。晚期癌症、高龄、体质虚弱、合并贫血等患者,用阿片类药时容易发生眩晕,发生率约 6%。

1）预防:避免初次使用阿片类药物时剂量过高。

2）治疗:轻度眩晕可能在使用阿片类药数日后自行缓解。中重度眩晕则需要酌情减少阿片类药物的用药剂量。严重者可以酌情考虑选择抗组胺类药物、抗胆碱能类药物或催眠镇静类药物,以减轻眩晕症状,如苯海拉明 25 mg 口服,或美克洛嗪 25 mg 口服。

综上所述,阿片类药物不良反应在治疗癌痛的过程中经常发生,且原因复杂。应综合考虑不良反应的发生,提前预防,充分告知,采取合理的治疗措施。同时重视药物的规范化使用,制定合理的个体化治疗策略,减少不良反应的发生。

91.4.2 非阿片类药物不良反应的预防及处理

（1）NSAID 的不良反应

1）胃肠道反应：是非选择性 NSAID 最常见的不良反应，可表现为上腹部不适、恶心、呕吐，严重时可引起胃溃疡及无痛性胃出血。与药物直接刺激局部胃黏膜和抑制胃壁组织 COX-1 生成前列腺素有关。胃壁前列腺素对胃黏膜有保护作用。该药物宜饭后服药，多饮水，不宜同时饮酒或含有酒精的饮料。如出现胃肠道反应，可予以对症处理。

2）肾脏损害：大部分 NSAID 具有肾毒性，尤其是对于老年患者，伴有心、肝、肾功能损害的患者，即便用药前肾功能正常，也可引起水肿、多尿等肾小管功能受损症状，其可能由于存在隐性肾损害或肾小球灌注不足，加之 NSAID 抑制前列腺素生成，取消了前列腺素的代偿机制有关。严重时可引起间质性肾炎、肾病综合征，甚至肾衰竭。用药期间需定期监测肾功能，及时停药。对于存在肾脏危险因素的患者，宜避免使用此类药物。

3）心血管不良反应：尤其是选择性 COX-2 抑制剂会增加心血管不良事件的风险，如心肌梗死、肺梗死，增加冠脉搭桥手术患者的病死率。各种 NSAID 引发心肌梗死的风险不同。双氯芬酸和罗非昔布可致心血管风险增加，罗非昔布有明显的量效关系。布洛芬的心血管风险轻度增加。在未使用阿司匹林、无明显心血管疾病患者中，萘普生的心血管风险较其他 NSAID 低。

4）血液系统损害：目前临床应用的 NSAID 均可抑制血小板聚集，使出血时间延长，抑制粒细胞再生，导致再生障碍性贫血。阿司匹林能不可逆地抑制 COX，对血小板合成血栓素 A_2 有强大而持久的抑制作用。大剂量阿司匹林可抑制凝血酶原的形成，引起凝血障碍，加重出血倾向，维生素 K 可以预防。

5）其他不良反应：NSAID 还可引起头痛、头晕、嗜睡、耳鸣及视力减退等，与药物的剂量有关。少数患者可出现荨麻疹、血管神经性水肿和过敏性休克等。某些哮喘患者服用 NSAID 后可诱发哮喘，称为“阿司匹林哮喘”，与前列腺素合成受阻有关。肾上腺素治疗“阿司匹林哮喘”无效，可用抗组胺药和糖皮质激素治疗。

（2）对乙酰氨基酚的不良反应

1）胃肠道反应：对乙酰氨基酚的胃肠道不良反应较少，偶可引起呕心、呕吐、腹痛等不适，短期服用很少引起胃肠道出血。

2）肝脏毒性：肝损害甚至肝衰竭是该药最主要的不良反应。对乙酰氨基酚每日常用剂量 <2 g，若每日 >4 g 可致肝损害，>10 g 可致死亡。长期服用亦可引起肝脏损害、淤胆型肝炎，严重者可致肝性脑病，甚至死亡。

3）呼吸系统：对乙酰氨基酚会加重阿司匹林过敏患者的支气管痉挛，严重中毒时可抑制呼吸中枢。

4）肾脏毒性：对乙酰氨基酚过量或长期服用也可引起肾小管坏死、肾衰竭。

5）血液系统：可诱发血小板减少。

6）变态反应：少数患者口服对乙酰氨基酚可致过敏性休克。

（3）三环类抗抑郁药的不良反应

1）抗胆碱作用：是最常见也是最令人不能忍受的不良反应，表现为口干、黏膜干燥、视物模糊、眼压增高、尿潴留、便秘。长期使用后抗胆碱作用可出现耐受，因此从小剂量开始、逐渐增加剂量可以减轻此不良反应。

2）中枢镇静作用：主要表现为嗜睡，严重的可出现意识混乱、躁动、噩梦、失眠，镇静作用主要由于药物阻断中枢 H_1 组胺受体。

3）心血管作用：此类药物有潜在的心肌毒性作用，使用时应引起注意，尤其用于 50 岁以上、有心肌缺血可能的患者。主要表现为 T 波异常、传导阻滞、各种心律失常、晕厥和体位性低血压。

4）血液系统改变：引起白血病等血液系统恶病质较少见，但可致命。

5）肝脏毒性：可出现肝脏转氨酶升高、黄疸和肝炎，停药可使症状缓解。

（4）抗癫痫药的不良反应

1）消化系统：可表现为恶心、呕吐、消化不良，甚至可引起严重肝功能异常、慢性胰腺炎、胃出血等。饭后服用可减少胃肠道不良反应。

2）中枢神经系统：可表现为头晕、头痛、乏力、注意力不集中等，症状一般明显，多为一过性，随着服药时间延长或减量后症状多可缓解。严重的不良反应有共济失调、精神障碍、视力减弱、神经功能异常等。

3）血液系统：如再生障碍性贫血、血小板减少、全血细胞减少、白细胞减少等。较少见的有早幼粒细胞白血病、急性骨髓造血停止、骨髓纤维化等，严重者可致死。

4）心血管系统：可表现为心律失常，如窦性心动过缓、窦性停搏、频发室性期前收缩、阿斯综合征等。严重心律失常可致心输出量减少而导致脑供血不足。

（5）皮质类固醇激素的不良反应

1）糖及蛋白质代谢紊乱：短期使用皮质类固醇激素一般无明显不良反应，长期使用可引起各种不良反应，如满月脸、水牛背、皮肤变薄、多毛、压疮、肌肉萎缩、高血压、高血脂、糖尿病、体重增加等。

2）水、电解质紊乱：水、钠潴留，低血钾。

3）骨质疏松：甚至发生股骨头坏死。

4）免疫抑制：诱发或增加感染，伤口愈合延迟。

5）消化系统：诱发或加剧胃及十二指肠溃疡的发生。

6）中枢神经系统：诱发癫痫或精神病发作等。

7）撤药综合征：长期使用皮质类固醇激素，机体皮质激素水平高于正常生理剂量，下丘脑-垂体-肾上腺轴通过负反馈调节作用，使肾上腺分泌减少，快速减量或突然停药可能会使原有疾病复发或出现严重的应激，发生肾上腺危险，故应逐渐减量停药。

（6）氯胺酮的不良反应

1）急性精神症状：主要表现为躁动、抽搐、惊厥及癫痫样发作，主要由于氯胺酮可阻断痛觉传导，同时又能兴奋脑干及边缘系统，引起意识模糊所致，此状态也称为氯胺酮的分离麻醉作用。可给予氟哌啶醇、阿米替林等镇静催眠、抗焦虑、抗抑郁药物对症治疗。

2）成瘾性：氯胺酮作为致幻剂时又称为 K 粉。其成瘾性具体机制尚不清楚，可能与氯胺酮参与 NMDA 受体介导的多种奖赏效应有关。

3）呼吸系统：大剂量使用氯胺酮可引起呼吸抑制、呼吸暂停。氯胺酮不能抑制咽喉反射，并使唾液和支气管分泌增多，可引起喉痉挛。轻度喉痉挛常在解除刺激后缓解，中度喉痉挛需加压给氧，严重喉痉挛需给予肌松药物紧急气管插管抢救。

4）循环系统：氯胺酮可使血压上升、心率增快，可出现室性早搏，甚至心搏骤停。氯胺酮既能兴奋交感中枢，又能使外周交感神经活动增强，同时氯胺酮也可直接抑制心肌，呈现负性变时变力作用。利多卡因能有效阻止氯胺酮所致的心率增快，从而降低心肌和全身耗氧量。

5）消化系统：主要表现为恶心、呕吐、腹胀、胃扩张、胃出血等，可对症处理。

6）变态反应：表现为急性荨麻疹、眼结膜水肿、喉水肿、过敏性休克等，常伴有呼吸道分泌物增多、咳嗽、呼吸急促。必要时可给予肾上腺糖皮质激素、面罩吸氧、抗休克等对症处理。

91.4.3 非药物治疗不良反应的预防及处理

（1）介入治疗并发症和不良反应

1）椎管内镇痛不良反应和并发症

A. 低血压和心动过缓：术前纠正低血容量状态、适当扩容，避免阻滞平面过高可预防低血压和心动过缓的发生。一般的治疗措施包括吸氧、加快输液速度等；对于中重度或进展迅速的低血压，静脉注射麻黄碱；心动过缓的患者给予阿托品；一旦发生心搏骤停，需立即行心肺复苏治疗。

B. 呼吸抑制：选择适当的局部麻醉药，避免阻滞平面过高；对于辅助应用了其他的镇痛药及镇静药物的患者，严密监测呼吸功能。当出现呼吸抑制时，应早期诊断，及时治疗，膈肌尚未被阻滞时，可给予吸氧；出现呼吸困难伴有低氧血症时，采取面罩辅助通气，必要时建立人工气道，进行机械通气。

C. 感染：硬膜外间隙及蛛网膜下隙感染是最严重的并发症，病原菌以金黄色葡萄球菌最多见，多因操作不当，穿刺针经过感染组织或身体其他部位有急性或亚急性感染灶经血行感染引起。一旦发生，应根据感染菌的类型，给予抗生素治疗。

D. 恶心、呕吐：是椎管内阻滞常见的并发症，女性多见于男性。出现恶心、呕吐时，应立即给予吸氧，嘱患者头转向一侧，防止误吸的发生；仔细查找恶心、呕吐的病因，依据病因，给予相应的对症支持处理。

E. 出血和血肿：硬膜外间隙有丰富的静脉丛，在椎管内穿刺过程中，可发生穿刺针刺破硬脊膜外腔导致出血。对于凝血功能正常的患者，出血极少导致严重后果（硬膜外血肿），但对于出血不止且有凝血功能异常或应用抗凝药物治疗的患者，是发生硬膜外血肿的危险因素。预防和处理出血和血肿的措施包括：① 避免反复在同一部位进行穿刺，穿刺及置管动作需轻柔；② 对于凝血功能有异常或接受抗凝药物治疗的患者，尽量避免行椎管内镇痛治疗；③ 对怀疑有硬膜外血肿产生的患者，应尽快行影像学检查予以确诊，并迅速做出处理，避免发生脊髓不可逆损害。

F. 尿潴留：可能由于腰骶水平支配膀胱的交感

神经和副交感神经麻痹所致,也可因应用阿片类药物或患者不习惯卧位排尿所引起。在进行椎管内镇痛治疗时,应监测膀胱充盈情况。如果患者在术后6～8 h不能排尿或超声检查排尿后残余尿量>400 ml提示尿潴留发生,需放置导尿管至椎管内镇痛的作用消失。

G. 脊神经根或脊髓损伤:神经根痛通常在损伤后的3 d内最为剧烈,然后逐渐减轻,多数患者在2周内疼痛缓解或消失。出现此种情况应采取对症治疗,预后较为良好。脊髓损伤后果严重,强调预防为主。在进行腰2以上穿刺时,应注意动作轻柔,遇异感或疼痛时,应立即撤回穿刺针或拔出导管,切忌注入麻醉药或插管,防止损伤范围扩大。

H. 导管折断或打结:发生的原因包括导管被穿刺针切断、导管质量较差和导管拔出困难。因此,在遇导管尖端越过穿刺针斜面后不能继续进入时,如需拔出时应连同穿刺针一并退出,防止导管被穿刺针斜面切断;采用一次性质地良好的导管在遇导管拔出困难时,应使患者保持穿刺相同的体位,切忌强行拔出;如果导管断端位于硬膜外腔或深部组织内,X平片检查难以区分,常导致手术方法取出困难,而残留导管一般不会引起并发症,所以最好向患者说明,让其放心,同时密切观察。

2) 区域神经阻滞的不良反应:如毒性反应、穿刺针或导管折断、疼痛、淤斑和血肿形成、神经损伤、感染、气胸或血气胸等。术前充分了解患者病史、体格检查等,熟练掌握神经阻滞疗法的适应证、禁忌证及并发症,选择最佳镇痛治疗方法,熟悉穿刺部位的解剖学结构,了解局麻药或其他药物的药理学基础等能够大大降低神经阻滞治疗并发症的发生。尽早发现并发症,及时对症支持治疗,避免不良后果的发生。

3) 神经毁损治疗引起的并发症:研究表明腹腔神经丛及内脏神经毁损总体安全,并发症发生率约2%,其主要的不良反应有局部疼痛、短期腹泻以及直立性低血压,也有出现难治性腹泻而最终患者死亡的报道。也可出现局部麻痹、感觉异常、血尿、气胸、肩痛、足下垂、出血性胃十二指肠炎,极少数患者可出现永久性截瘫。下腹上神经丛毁损术可出现血管、盆腔内脏、腰5神经根损伤及椎间盘炎等,发生率低。下腹下神经丛毁损术可有感觉异常、直肠损伤等并发症风险。奇神经节毁损可出现直肠损伤、脊神经损伤和根神经炎。股鞘置管神经毁损可出现

股部和股外侧、闭孔神经分布区域感觉阻断,股前肌力减弱等。

4) SCS的不良反应:主要包括手术相关的并发症及置入装置的相关并发症。

A. 出血:置入装置置入过程中出血较罕见,多选择在进行下一步手术操作时,用纱布或者棉球塞住伤口压迫,即可减少出血的发生。皮下置入过浅时,可能会发生皮下出血和淤斑;硬膜外出血非常罕见,一旦发生后果严重,术前应常规进行凝血常规检查,排除凝血功能异常或正在进行抗凝治疗的患者可避免其发生。

B. 血肿:较少发生在SCS装置置入后,主要通过防止皮袋留下死腔来预防血肿的发生。局部小的血肿多会自行消失,术后采用腹带可加快血肿的吸收。

C. 局部感染:发生率<4%。如局部感染发生在较浅部位,使用足量胃肠外抗生素可有效逆转;如出现脓肿并向深部蔓延,尤其沿导联线向硬膜外入口处蔓延,应立即将置入物取出。

D. 硬膜外血肿和感染:发生率<0.3%。硬膜外感染和血肿并发感染症状相似,以感染区剧烈脊柱疼痛为显著的特点,对躯体震动尤为敏感。严重时可能出现全身感染症状或脑膜刺激征。一旦出现,需行外科治疗,并拔出置入物。

E. 脑脊液漏:多由于硬膜外穿刺时穿破硬脊膜,放置导联装置时造成硬脊膜穿孔造成。如伴有硬膜外腔粘连时,使用硬膜外扩张管时容易造成穿孔,不主张轻易使用。脑脊液漏具有自限性,临床表现为体位性头痛、头晕,通常采取去枕平卧可减轻头痛症状,必要时进行补液和镇痛治疗。持续的脑脊液漏则需要外科手术治疗。

(2) 物理治疗癌痛的并发症

1) 放疗:产生的不良反应主要体现在杀死肿瘤细胞的同时,也损伤机体正常细胞,从而出现放射性口腔炎、肺炎、膀胱炎、腹痛、腹泻或者便秘等。因此,患者在接受放疗时,要做好放射野内准备,如拔出龋齿、控制病灶内局部感染等;同时对于非放射区域予以保护。当出现不良反应时,激素可以减少炎性渗出,防止炎症进一步扩展;合理应用抗生素有助于控制炎症的扩散;大量维生素有利于促进代谢;积极对症处理,减轻患者的不良反应症状,同时避免急性反应向慢性反应转化。

2) 热疗:热疗并发症主要发生在深部热疗、全

身热疗和体腔灌注热疗过程中。

A. 深部热疗并发症:热疗过程中或热疗后出现的全身温度过高、心率过快、出汗过多而虚脱的全身反应需要及时处理;对于皮肤烧伤症状,多数表现为急性轻度烫伤如红肿、水泡等,给予对症处理;皮下疼痛和硬结发生率为 10% 左右,皮下脂肪厚度>2 cm时发生率增加,应向患者事先说明。

B. 全身热疗常见并发症的预防和处理:心律失常、心肌损伤和心衰;少数患者出现一定程度的定向力障碍,热疗中可使用头部冰敷或冰帽预防,症状出现后,一般无需特殊处理,1~3 d 内患者可恢复正常;还有部分患者出现恶心、呕吐、腹泻等消化道反应,可在治疗前后给予昂丹司琼防治;人体表皮或体内组织热损伤,多表现为Ⅰ~Ⅱ度烫伤,一旦发生,给予常规的烫伤处理及皮肤护理,防止感染的发生;其他的并发症还包括红外线眼损伤、镇静药的呼吸抑制等。

C. 体腔灌注热疗:常表现为化疗药物的毒性反应,表现为骨髓抑制、急性肾衰竭、化学性腹膜炎、胃肠道反应等,这些毒性反应多可通过减少药物剂量来避免。其他的并发症包括胸腹腔感染、吻合口瘘、肠穿孔、胆瘘等。

癌痛处理过程中涉及多种药物治疗、非药物治疗及各种有创操作,加之大多数晚期癌症患者处于消耗状态,机体抵抗力差,易出现各种镇痛药物不良反应以及相关癌痛治疗的并发症。只有正确认识癌痛治疗过程中的各种药物不良反应以及相关治疗的并发症,才能安全有效地做到个体化治疗,最大限度地发挥多学科协作治疗癌痛的作用。

(杨 礼 缪长虹)

主要参考文献

[1] 王杰军,李睿. NCCN 成人癌痛临床实践指南解读[J].临床肿瘤学杂志,2009(1):80-83.

[2] 中日医学科技交流协会热疗专业委员会,中华医学会放疗分会热疗专业委员会. 中国肿瘤热疗临床应用指南(2017. V1.1)[J]. 中华放射肿瘤学杂志,2017,26(4):369-375.

[3] 刘勇,宋正波,梁军,等. 羟考酮缓释片和吗啡即释片在中重度癌痛滴定中疗效及安全性比较的 Meta 分析[J].临床肿瘤学杂志,2016(7):585-592.

[4] 胡夕春,王杰军,常建华,等. 癌症疼痛诊疗上海专家共识(2017 年版)[J].中国癌症杂志,2017(04):312-320.

[5] 聂发传,朱丹. 神经毁损治疗顽固性疼痛的循证分析[J].中国疼痛医学杂志,2016,22(7):486-490.

[6] 徐进华,李创鹏,谌剑飞. 电针配合三阶梯止痛法治疗癌性疼痛 15 例[J].上海针灸杂志,1999(05):21-22.

[7] 黄俭,陈旭. 针灸对肿瘤患者生存质量影响的临床研究进展[J].中国现代医生,2008(23):27-29.

[8] Amr YM, Makharita MY. Neurolytic sympathectomy in the management of cancer pain-time effect: a prospective, randomized multicenter study [J]. J Pain Symptom Manage, 2014,48(5):944-956.

[9] Bandieri E, Romero M, Ripamonti CI, et al. Randomized trial of low-dose morphine versus weak opioids in moderate cancer pain [J]. J Clin Oncol, 2016,34(5):436-442.

[10] Bennett MI. Effectiveness of antiepileptic or antidepressant drugs when added to opioids for cancer pain: systematic review [J]. Palliat Med, 2011,25(5):553-559.

[11] Bhatnagar S, Gupta M. Evidence-based clinical practice guidelines for interventional pain management in cancer pain [J]. Indian J Palliat Care, 2015, 21(2):137-147.

[12] Boyle Y, Fernando D, Kurz H, et al. The effect of a combination of gabapentin and donepezil in an experimental pain model in healthy volunteers: Results of a randomized controlled trial [J]. Pain, 2014,155(12):2510-2516.

[13] Burton AW, Rajagopal A, Shah HN, et al. Epidural and intrathecal analgesia is effective in treating refractory cancer pain [J]. Pain Med, 2004,5(3):239-247.

[14] Candido KD, Kusper TM, Knezevic NN. New cancer pain treatment options [J]. Curr Pain Headache Rep, 2017,21(2):12.

[15] Caraceni A, Hanks G, Kaasa S, et al. Use of opioid analgesics in the treatment of cancer pain: evidence-based recommendations from the EAPC [J]. Lancet Oncol, 2012,13(2):e58-e68.

[16] Chambers WA. Nerve blocks in palliative care [J]. Br J Anaesth, 2008,101(1):95-100.

[17] Crosby V, Wilcock A, Corcoran R. The safety and efficacy of a single dose (500 mg or 1 g) of intravenous magnesium sulfate in neuropathic pain poorly responsive to strong opioid analgesics in patients with cancer [J]. J Pain Symptom Manage, 2000,19(1):35-39.

[18] Derry S, Cording M, Wiffen PJ, et al. Pregabalin for pain in fibromyalgia in adults [J]. Cochrane Database

Syst Rev，2016，9：D11790.

[19] Hao J，Wang K，Shao Y，et al. Intravenous flurbiprofen axetil to relieve cancer-related multiple breakthrough pain：a clinical study [J]. J Palliat Med，2013，16(2)：190－192.

[20] Hardy J，Quinn S，Fazekas B，et al. Randomized，double-blind，placebo-controlled study to assess the efficacy and toxicity of subcutaneous ketamine in the management of cancer pain [J]. J Clin Oncol，2012，30(29)：3611－3617.

[21] Hernandez-Diaz S，Varas-Lorenzo C，Garcia RL. Nonsteroidal antiinflammatory drugs and the risk of acute myocardial infarction [J]. Basic Clin Pharmacol Toxicol，2006，98(3)：266－274.

[22] Hershman DL，Lacchetti C，Dworkin RH，et al. Prevention and management of chemotherapy-induced peripheral neuropathy in survivors of adult cancers：American society of clinical oncology clinical practice guideline [J]. J Clin Oncol，2014，32(18)：1941－1967.

[23] Ilfeld BM. Continuous peripheral nerve blocks：a review of the published evidence [J]. Anesth Analg，2011，113(4)：904－925.

[24] Kalso E，Edwards JE，Moore RA，et al. Opioids in chronic non-cancer pain：systematic review of efficacy and safety [J]. Pain，2004，112(3)：372－380.

[25] Kim YH，Lee PB，Oh TK. Is magnesium sulfate effective for pain in chronic postherpetic neuralgia patients com-paring with ketamine infusion therapy [J]？ J Clin Anesth，2015，27(4)：296－300.

[26] Ko MC，Song MS，Edwards T，et al. The role of central mu opioid receptors in opioid-induced itch in primates [J]. J Pharmacol Exp Ther，2004，310(1)：169－176.

[27] Leppert W，Buss T. The role of corticosteroids in the treatment of pain in cancer patients [J]. Curr Pain Headache Rep，2012，16(4)：307－313.

[28] Manworren RC. Multimodal pain management and the future of a personalized medicine approach to pain [J]. AORN J，2015，101(3)：308－314，315－318.

[29] Mehta N，O'Connell K，Giambrone GP，et al. Efficacy of methylnaltrexone for the treatment of opiod-induced constipation：a meta-analysis and systematic review [J]. Postgrad Med，2016，128(3)：282－289.

[30] Mishra S，Bhatnagar S，Rana SP，et al. Efficacy of the anterior ultrasound-guided superior hypogastric plexus neurolysis in pelvic cancer pain in advanced gynecological cancer patients [J]. Pain Med，2013，14(6)：837－842.

[31] Moore RA，Straube S，Wiffen PJ，et al. Pregabalin for acute and chronic pain in adults [J]. Cochrane Database Syst Rev，2009(3)：D7076.

[32] Nabal M，Librada S，Redondo MJ，et al. The role of paracetamol and nonsteroidal anti-inflammatory drugs in addition to WHO Step Ⅲ opioids in the control of pain in advanced cancer [J]. A systematic review of the literature. Palliat Med，2012，26(4)：305－312.

[33] Neufeld NJ，Elnahal SM，Alvarez RH. Cancer pain：a review of epidemiology，clinical quality and value impact [J]. Future Oncol，2017，13(9)：833－841.

[34] Ong CK，Seymour RA，Lirk P，et al. Combining paracetamol (acetaminophen) with nonsteroidal antiinfla-mmatory drugs：a qualitative systematic review of analgesic efficacy for acute postoperative pain [J]. Anesth Analg，2010，110(4)：1170－1179.

[35] Paulsen O，Aass N，Kaasa S，et al. Do corticosteroids provide analgesic effects in cancer patients？ A systematic literature review [J]. J Pain Symptom Manage，2013，46(1)：96－105.

[36] Raslan AM，Cetas JS，McCartney S，et al. Destructive procedures for control of cancer pain：the case for cordotomy [J]. J Neurosurg，2011，114(1)：155－170.

[37] Ripamonti CI，Santini D，Maranzano E，et al. Management of cancer pain：ESMO Clinical Practice Guidelines [J]. Ann Oncol，2012，23(7)：i139－i154.

[38] Taylor CP，Angelotti T，Fauman E. Pharmacology and mechanism of action of pregabalin：the calcium channel alpha2-delta (alpha2-delta) subunit as a target for antiepileptic drug discovery [J]. Epilepsy Res，2007，73(2)：137－150.

[39] Tesarz J，Eich W. A conceptual framework for "updating the definition of pain" [J]. Pain，2017，158(6)：1177－1178.

[40] Vadalouca A，Raptis E，Moka E，et al. Pharmacological treatment of neuropathic cancer pain：a comprehensive review of the current literature [J]. Pain Pract，2012，12(3)：219－251.

[41] van den Beuken-van EM，Hochstenbach LM，Joosten EA，et al. Update on Prevalence of Pain in Patients With Cancer：Systematic Review and Meta-Analysis [J]. J Pain Symptom Manage，2016，51(6)：1070－1090.

[42] Vardy J，Agar M. Nonopioid drugs in the treatment of cancer pain [J]. J Clin Oncol，2014，32(16)：1677－1690.

［43］ Vargas-Schaffer G. Is the WHO analgesic ladder still valid? Twenty-four years of experience ［J］. Can Fam Physician，2010,56(6):514 - 517, e202 - e205.

［44］ Vayne-Bossert P, Afsharimani B, Good P, et al. Interventional options for the management of refractory cancer pain — what is the evidence ［J］? Support Care Cancer，2016,24(3):1429 - 1438.

［45］ Wiffen P J, Derry S, Bell RF, et al. Gabapentin for chronic neuropathic pain in adults ［J］. Cochrane Database Syst Rev，2017,6:D7938.

［46］ Williams AC, Craig KD. Updating the definition of pain ［J］. Pain，2016,157(11):2420 - 2423.

［47］ Wu H, Chen Z, Sun G, et al. Intravenous flurbiprofen axetil can increase analgesic effect in refractory cancer pain ［J］. J Exp Clin Cancer Res，2009,28:33.

［48］ Zgaia AO, Irimie A, Sandesc D, et al. The role of ketamine in the treatment of chronic cancer pain ［J］. Clujul Med，2015,88(4):457 - 461.

［49］ Ziegler L, Mulvey M, Blenkinsopp A, et al. Opioid prescribing for patients with cancer in the last year of life: a longitudinal population cohort study ［J］. Pain，2016,157(11):2445 - 2451.

92 肿瘤患者的营养

资料显示,高达 50% 的肿瘤患者初次诊断时即存在营养不良。与良性疾病相比,恶性肿瘤患者营养不良的发病率更普遍、影响更严重,同时其机制更加复杂、治疗更加困难。中国抗癌协会肿瘤营养与支持治疗专业委员会对 15 000 余例患者的调查提示,我国住院恶性肿瘤患者营养不良发生率高达 67%。营养不良的肿瘤患者生存期短,对放疗、化疗及手术耐受差,对治疗反应差且并发症或不良反应更多。因此,肿瘤患者更加需要营养支持。

营养支持应该成为肿瘤患者最基本、最必需的治疗措施。

92.1 肿瘤患者代谢特征

肿瘤患者代谢的特点主要表现为营养摄入不足及机体促炎症因子激活引起的代谢异常,从而导致能量和蛋白质负平衡。

92.1.1 营养摄入不足

体重是一项与肿瘤预后相关的重要指标,体重下降的程度越严重,患者生存期越短。食物摄入减少是肿瘤患者体重下降的常见原因之一,而食欲减退是引起食物摄入不足的主要原因。主要有以下影响因素。

1) 肿瘤的局部作用。消化道肿瘤造成的压迫、梗阻、损伤,术后导致食物摄入的减少及吸收障碍,从而造成营养摄入障碍。

2) 恶性肿瘤在增殖生长过程中会产生大量有害的代谢产物及因子,可影响患者的食欲,使肿瘤患者出现不同程度的厌食及食欲减退。

3) 焦虑等精神心理因素往往会影响患者的食欲进而导致食物摄入减少及吸收障碍。

4) 宿主的代谢变化如代谢性酸中毒、高钙血症等会影响患者的食欲。

5) 肿瘤治疗如放疗、化疗等引起的恶心、呕吐，会加重食欲减退，导致食物摄入减少。

肿瘤引起食欲减退的机制主要与神经内分泌的变化有关。肿瘤患者常常对食物发生嗅觉及味觉的减退，这就导致了辨别各种味道的阈值的降低。许多肿瘤或宿主免疫系统释放的化学物质都会引起食欲减退，多种细胞因子会对食欲产生影响，包括 IL-1α、IL-1β、IL-6、TNF-α，这些细胞因子透过血-脑屏障作用到大脑表面的内皮细胞来影响食欲。已发现，在下丘脑区域存在 TNF-α 和 IL-1 的受体可调节食物的摄入。由 TNF-α 和 IL-1 引起的食欲减退可以被环氧合酶抑制剂所阻断，这提示前列腺素 PGE-2 可能是抑制食欲的直接媒介。此外，研究发现，在肿瘤患者中，食欲减退及体重减轻的发生与转化生长因子 TGF-β 超家族成员巨噬细胞抑制因子 MIC-1 有关。

与单纯的饥饿导致体重减轻的机制不同，肿瘤患者体重减轻时机体各组织成分的变化与创伤和感染时发生的变化相似，前者消耗的主要为脂肪组织及很少量的肌肉，而后者消耗的是基本等量的脂肪和肌肉。

92.1.2 肌肉蛋白消耗

肿瘤作为宿主体内的真性寄生物，需依赖其宿主而生长，并在生长过程中与宿主竞争有限的蛋白质。由于肿瘤独特的代谢特点，即使外源性蛋白质供给不足，或机体合成蛋白质过程受限，肿瘤仍能在蛋白质利用方面优于其他组织。若肿瘤对蛋白质的要求超出内源性及外源性供给，则会出现低蛋白血症、负氮平衡、恶病质等。

肿瘤患者肌肉减少的主要原因是肌纤维蛋白，尤其是肌球蛋白重链的加速降解，其次是蛋白质合成的减少。这其中，蛋白质降解主要通过泛素-蛋白酶体途径。靶蛋白与泛素共价结合，泛素化的蛋白被转运至蛋白酶体，随机依次被水解成短肽和游离氨基酸。炎性因子如 TNF-α、IL-6，激素如皮质醇、血管紧张素、活性氧等均可促进泛素-蛋白酶体途径蛋白质降解的发生发展。在肿瘤发生过程中，TNF-α 表达增加，与 TNF-α 受体结合后激活下游通路，导致 NF-κB 的激活，iNOS 蛋白生成随之增加，iNOS 在代谢过程中释放 NO，而可诱导产生肌肉减少的多个途径均为 NO 依赖型。提示 TNF-α

在肿瘤肌肉减少中起着重要的促进作用。除 TNF-α 外，另有细胞因子 IL-6、IL-6R 亦参与了泛素基因的表达上调。除蛋白质方面的改变外，肿瘤状态时肌细胞 DNA 降解亦加速，导致凋亡的肌细胞数量增多。

肿瘤导致的肌肉减少症，在很大程度上可归结为恶病质导致的肌肉减少。肿瘤恶病质的最重要的特征之一是肌肉蛋白质代谢异常，肌肉蛋白质合成代谢与分解代谢不平衡，分解代谢大于合成代谢，最终导致肌肉消耗。研究发现，所有的恶性肿瘤都存在肌肉蛋白质代谢异常，只有程度和速度快慢的差异。肌肉蛋白质分解率升高，新蛋白合成率下降，导致净蛋白分解。肿瘤患者蛋白质转化升高，与伴有相同程度体重丢失的良性疾病相比，差异非常显著，导致能量需求增加约 418 kJ(100 kcal)/d。肿瘤患者骨骼肌氧化 BCAA 增强，以供糖异生之用。BCAA 氧化增多，使糖异生底物增多，糖异生进一步激活，进而引起肌肉进一步降解，能量消耗进一步增加。除了作为骨骼肌蛋白质合成的底物外，BCAA 还有刺激蛋白质合成的特殊作用，它通过启动信号转导通路进而启动蛋白质翻译。在 BCAA 中，亮氨酸的作用最为强大。研究发现，它可以抑制 MAC16 接种小鼠的肌肉丢失，促进蛋白质合成，抑制蛋白质降解，从而增加肌肉重量。

大部分恶病质患者有肌肉减少症，而大部分肌肉减少症患者并不属于恶病质。区分恶病质与其他类型的肌肉减少症，其核心在于探明导致肌肉减少的因素是否以炎症为主，也就是说炎性反应在恶病质的发生中起到了举足轻重的作用。恶病质的发生是源于促炎因子的过量释放，而这些促炎因子可加速肌肉蛋白的分解，从而导致肌肉减少。在其他类型的肌肉减少症中，如长期卧床引起的肌肉减少，虽然其症状相似，但失用性肌肉减少由于缺乏相应的促炎因子的过量释放，并不伴随明显的肌肉蛋白分解加速，而是表现为肌肉蛋白的合成减缓。

92.2 肿瘤营养疗法

92.2.1 基本概念

肿瘤营养疗法(cancer nutrition therapy，CNT)是除手术、化疗、放疗、靶向治疗、免疫治疗等肿瘤基本治疗方法之外，与其他疗法并重的另外一种治疗方法,不仅补充营养素不足,且有治疗营养不良、调节代谢、调理免疫的作用,应贯穿于整个肿瘤的治疗之中。肿瘤营养疗法分为3个阶段:营养诊断、营养干预、疗效评价,是计划、实施、评价营养干预,以治疗肿瘤及其并发症或身体状况,从而改善肿瘤患者预后的过程。其中营养干预的内容包括肠内营养、肠外营养和营养教育。

营养不良(malnutrition)、恶病质、肌肉减少症(sarcopenia)是肿瘤学及营养学常用的名词。

（1）营养不良

指营养物质摄入不足、过量或比例异常,与机体的营养需求不协调,从而对细胞、组织、器官的形态、组成、功能及临床结局造成不良影响的综合征,包括营养不足和营养过量两个方面,涉及摄入失衡、利用障碍、消耗增加3个环节。营养不足一般分为能量缺乏型(消瘦型营养不足,又称 Marasmus 综合征)、蛋白质缺乏型(水肿型营养不足,又称 Kwashiorkor 综合征)、混合型(能量和蛋白质均缺乏,是最常见的一种类型)3种类型。

（2）恶病质

是以骨骼肌量持续下降为特征的多因素综合征,伴随或不伴随脂肪组织减少,不能被常规的营养治疗逆转,最终导致进行性功能障碍。按病因,可分为原发性恶病质(直接由肿瘤本身引起)和继发性恶病质(由营养不良或基础疾病导致)。按照病程,可分为恶病质前期、恶病质期及恶病质难治期。

（3）肌肉减少症

2010 年,欧洲老人肌肉减少症工作组(the European Working Group on Sarcopenia in Older People, EWGSOP)的定义为进行性、广泛性的骨骼肌质量及力量下降,以及由此导致的身体残疾、生活质量下降和死亡等不良后果的综合征。按发病原因,可分为原发性肌肉减少症(特指老化导致的肌肉减少)及继发性肌肉减少症(与活动、疾病及营养相关的肌肉减少)。肌肉减少症分为3期:肌肉减少症前期(肌肉质量减少,但肌肉力量和身体活动能力未受影响,无临床表现)、肌肉减少症期(肌肉质量减少,肌肉力量下降或身体活动能力下降)及严重肌肉减少症期(肌肉质量减少,肌肉力量下降和身体活动能力下降)。

92.2.2　营养筛查

美国肠内肠外营养学会(American Society for Parenteral and Enteral Nutrition, ASPEN)认为,营养风险筛查是识别与营养问题相关特点的过程,目的是发现个体是否存在营养不良以及有营养不良的危险。美国营养师协会(The American Dietetic Association, ADA)认为,营养风险筛查是发现患者是否存在营养问题和是否需要进一步进行全面营养评估的过程。

营养风险筛查应该简单、快速,有较高的灵敏度,筛查的结果应该量化方便审核。目前临床上最常用的营养筛查工具为营养风险筛查 2002(Nutritional Risk Screening 2002, NRS2002)。

92.2.3　营养评估

要进行合理的营养治疗,首先需要了解患者的营养状况。营养评估的目的就是发现营养不良的患者,确定营养治疗的对象,使营养治疗的应用合理,避免不足或过度。而且,在营养治疗过程中,需要再评估,及时了解营养治疗效果,便于调整治疗方案。

临床上常用的营养筛查、评估工具包括 NRS2002、主观全面评定法(subjective global assessment, SGA)、微型营养评估(mini mutritionassessment, MNA)和营养不良通用筛查工具(malnutrition universal screening tool, MUST)、患者主观整体评估(PG - SGA)等。

（1）NRS2002

NRS2002 可用于住院患者营养不良和营养风险的评估,包括初次营养风险筛查和再次营养风险筛查。评估内容包括3个方面,即疾病严重程度、营养状态受损和年龄,具有耗时少、培训快等优点。缺点是如患者卧病无法测量体重;或并发水肿、腹水等,干扰其体重测量的真实性,或患者意识不清,无法回答评估者问题,就无法使用 NRS2002 进行评估。

（2）SGA

SGA 是 ASPEN 推荐的营养状况的评估工具,评估项目包括详细的病史和身体测量的指标。病史主要包括体重变化、进食情况变化、胃肠道症状、运动能力的改变、疾病状态下的代谢需求。身体测量指标包括皮下脂肪的丢失、肌肉的消耗、踝部水肿、骶部水肿、腹水。SGA 具有可信性和有效性,针对不同住院患者可以很好地预测并发症,包括透析、肝移植和 HIV 感染患者。缺点是具有局限性,侧重于筛查出慢性的或已存在的营养不足,不能很好地体现出急性的营养状况的变化,且较为主观,对使用者要求较高,适用于接受过专门训练的专业人士使用。

(3) MNA

MNA 是一种适用于老年患者营养风险评估的工具,不仅适用于住院患者,也可用于出院在家的老年患者。新版的 MNA 包括 2 部分,即营养风险筛查和营养评估。使用快速、操作简便,一般仅需要 10 min 即可完成。但是,对于患者进行营养干预效果的监测及对于老年住院患者临床结局的预测还需要更多深入研究。

(4) MUST

MUST 是由英国肠外肠内营养学会发展的,适用于不同医疗机构,适合不同专业人员(如护士、医师、营养师、社会工作者和学生等)使用,适用于所有的住院患者的营养风险筛查工具。主要用于蛋白质热量营养不良及其发生风险的筛查,主要包括 3 方面内容,即 BMI、体重减轻、疾病所致的进食量减少。优点是方便、快速,一般可在 3~5 min 内完成。

(5) PG-SGA

PG-SGA 是一种有效的肿瘤患者特异性营养状况评估工具,因而得到美国营养师协会(American Dietetic Association, ADA)等单位的大力推荐,是 ADA 推荐用于肿瘤患者营养评估的首选方法,中国抗癌协会肿瘤营养与支持治疗专业委员会推荐使用。PG-SGA 是在 SGA 基础上专门为肿瘤患者设计的营养状况评估方法,具体内容包括体重、摄食情况、症状、活动、身体功能、疾病营养需求的关系和代谢方面的需要及体格检查,前 4 个方面由患者自己评估,后 3 个方面由医务人员评估,总体评估结果分为定量评估和定性评估两种。定性评估将肿瘤患者的营养状况分为 A(营养良好)、B(可疑或中度营养不良)、C(重度营养不良)3 个等级。定量评估为将 7 个方面的计分相加,得出一个最后积分。根据积分将患者分为0~1 分(无营养不良)、2~3 分(可疑营养不良)、4~8 分(中度营养不良)、≥9 分(重度营养不良)。临床研究提示,PG-SGA 是一种有效的肿瘤患者营养状况评估工具,因而得到广泛的推广与应用。

所有肿瘤患者入院后应该常规进行营养筛查/评估,以了解患者的营养状况,从而确立营养诊断。一个完整的肿瘤患者的入院诊断应该常规包括肿瘤诊断及营养诊断两个方面。中国抗癌协会肿瘤营养与支持治疗专业委员会推荐的肿瘤患者营养疗法临床径路(图 92 - 1)如下:肿瘤患者入院后应该常规进行营养评估,根据 PG-SGA 积分多少将患者分为无营养不良、可疑营养不良、中度营养不良及重度营养不良 4 类。无营养不良者,不需要营养干预,直接进行抗肿瘤治疗(泛指手术、化疗、放疗、免疫治疗等);可疑营养不良者,在营养教育的同时,实施抗肿瘤治疗;中度营养不良者,在人工营养[肠内营养(enteral nurtrition, EN)和肠外营养(parenteral nurtrition, PN)]的同时,实施抗肿瘤治疗;重度营养不良者,应该先进行人工营养 1~2 周,然后在继续营养治疗的同时,进行抗肿瘤治疗。无论有无营养不良,所有患者在完成一个疗程的抗肿瘤治疗后,应该重新进行营养评估。

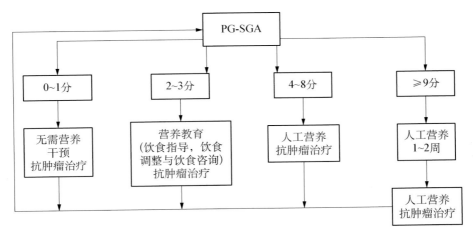

图 92 - 1 中国抗癌协会肿瘤营养与支持治疗专业委员会推荐的肿瘤患者营养治疗临床路径

92.2.4 治疗模式

营养不良在肿瘤人群中很普遍,且后果严重,所以,营养疗法应该应用于肿瘤患者的全程治疗,成为肿瘤治疗的基础措施与常规手段,既要保证肿瘤患者营养平衡,也要维护患者的正常生理功能。营养疗法的最高目标是调节代谢、控制肿瘤、提高生活质量、延长生存时间,基本要求是满足肿瘤患者目标需要量的70%以上能量需求及100%蛋白质需求。

营养不良的规范治疗应遵循五阶梯治疗原则(图92-2)。首先选择营养教育,然后依次向上晋级选择口服营养补充(oral numtional supplements,ONS)、完全肠内营养(total enteral nutrition,TEN)、部分肠外营养(partial parenteral nutrition,PPN)和部分肠内营养(perffial enteral rumition,PEN)、全肠外营养(total parenteral nutrition,TPN)。参照ESPEN指南建议,当下一阶梯不能满足60%目标能量需求3~5 d时,应该选择上一阶梯。

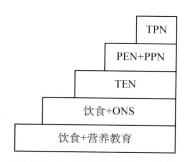

图92-2 营养不良的五阶梯治疗模式

92.2.5 疗效评价与随访

(1)疗效评价

营养干预的临床效果出现较慢,实施营养干预的时机是越早越好,建议以4周为一个疗程。

营养干预的疗效评价指标分为3类:① 快速变化指标:为实验室参数,如血常规、电解质、肝功能、肾功能、炎症参数(IL-1、IL-6、TNF、CRP)、营养套餐(白蛋白、前白蛋白、转铁蛋白、视黄醇结合蛋白、游离脂肪酸)、血乳酸等,每周检测1~2次。② 中速变化指标:人体测量参数、人体成分分析、生活质量评估、体能评估、肿瘤病灶评估(双径法)、

PET/CT代谢活性。每4~12周评估一次。③ 慢速变化指标:生存时间,每年评估一次。

(2)随访

肿瘤患者出院后(至少每3个月一次)均应该定期到医院营养门诊营养随访。

92.3 肿瘤患者营养干预

营养干预是支持治疗的核心,肿瘤患者一旦确定为营养不良,就需要实施营养干预。通过营养干预,增加患者体重,提高瘦体组织量(肌肉量),改善体能(如提高握力),提高手术、放疗、化疗等抗肿瘤治疗的耐受力,保证抗肿瘤治疗的足量、按时、顺利实施,减少不良反应及并发症,缩短住院时间,节省住院治疗费用。其最终目标是提高治疗效果、改善生活质量、延长生存时间。

92.3.1 营养干预途径

营养干预的手段有营养教育、肠内营养、肠外营养3种方法,实施营养干预的通路有口服、管饲及静脉3条途径。其中,口服方式最符合人体的生理特点,它包括口服饮食、ONS及TEN;管饲包括经鼻、经胃及经小肠管饲;静脉有外周静脉、中心静脉两条途径。

个体化营养干预的目标并非仅仅提供能量及营养素、治疗营养不良,其更加重要的目标在于调节代谢、控制肿瘤。这些目标分为两个层次,即基本目标和最高目标。基本要求是满足营养需求和改善营养状况。具体要求是4个达标:满足90%液体目标需求、≥70%(70%~90%)能量目标需求、100%蛋白质目标需求及100%微量营养素目标需求。最高目标是调节异常代谢、改善免疫功能、修饰炎症反应、控制疾病(如肿瘤)、提高生活质量、延长生存时间。

(1)营养教育

饮食指导、营养教育一直以来都是营养咨询的重要工作内容。WHO定义营养教育是通过改变人们的饮食行为而达到改善营养状况为目的的一种有计划的活动。营养咨询和教育一般是由营养师根据患者的营养需要和对影响营养摄入的问题进行分析和评估,指导患者运用正常的食物和饮料,帮助患者改善进食以达到营养治疗的目的。营养教育是营养干预的基本内容,是营养疗法的首选方法。

肿瘤患者营养教育的内容可包括肿瘤患者的饮

食营养原则、饮食误区、饮食宜忌、参考食谱举例、不良反应的饮食措施、《中国居民膳食指南》、体重自我管理等。饮食指导可以增加食物摄入量、调整饮食结构、避免肿瘤治疗过程中出现的体重丢失或者导致治疗的中断。

如果饮食指导不能满足需求，需要开始人工营养，包括 ONS、管饲及 PN。

（2）肠内营养

目前认为，自然营养摄入不足，但是胃肠道有消化吸收功能的患者可应用 EN 支持。EN 时营养物质经门静脉系统吸收输送至肝脏，有利于内脏蛋白质的合成和代谢调节，可改善和维持肠道黏膜细胞与结构功能的完整性，从而有防止肠道细菌易位的作用。EN 对技术和设备的要求较低，使用简单，易于临床管理，费用低。

1）ONS：ONS 作为常见的日常饮食之外的营养补充手段，广泛地运用于肿瘤患者的营养补充。ESEPN 高度肯定了 ONS 途径对肿瘤患者的作用。相对于管饲途径，ONS 更接近于自然的进食过程，具有更好的依从性。口服营养制剂可以是肠内营养剂、多元维生素和微量元素。基于目前众多临床研究和肠内营养指南，最首要考虑的应该是如何采用 ONS 途径使患者得到足够且全面的营养支持。当患者可以经口摄入但达不到目标能量或全面营养素的时候，应该首先考虑 ONS，以达到维持体重和改善营养状况的目的。

2）经鼻胃/肠管途径：管饲途径是胃肠功能正常，但存在无法经口摄食或摄食不足情形的患者接受肠内营养的首选途径。鼻胃/肠管作为 EN 治疗的重要途径，能够满足患者肠内营养的需要，且置管无创、方便、简单，对患者损伤较小，易于接受，家庭操作具有可行性。选用质地柔软、管径较小的管道，令患者感觉较为舒适，可长期带管。是简单而有效的肠内营养途径。

鼻胃/肠管虽然具有很多优点，但是其缺点是容易造成鼻咽部刺激、溃疡、出血、易脱落、堵塞及误吸和吸入性肺炎。对于接受放疗或化疗的肿瘤患者可能会出现口腔和咽喉的黏膜炎症，鼻胃/肠管可能会对患者已有的口腔和黏膜炎症进一步产生机械刺激，造成严重的损伤。在 ESPEN 的指南中，不常规推荐放化疗患者建立经鼻的肠内喂养途径。

3）经皮内镜下胃/肠造瘘途径。ESPEN 将胃造瘘（PEG）作为放疗患者肠内营养的首选途径，是

由于放疗可导致严重的口腔和咽喉放射线炎症反应，故不经过口腔和咽喉的胃/空肠造瘘（PEG/J）对于这类患者而言是优先考虑的 EN 途径。但无论是胃造瘘还是空肠造瘘，都是有创建立的长期通道。临床医师需要考虑到患者的实际病情，再做出临床营养途径的选择。已有的临床研究中，PEG 和 PEJ 的常见并发症是切口感染、导管移位、造瘘旁渗漏、导管堵塞和切口血肿等。但基于常规的造瘘和导管管理，PEG 和 PEJ 仍是一项安全而有效的 EN 治疗途径建立方法，对于实施了腹部手术且术后需要长时间肠内营养的患者，或者非腹部手术但需要超过 2～3 周 EN 治疗的患者，应优先考虑。

（3）肠外营养

PN 一直是临床营养支持体系中重要的组成部分。当单纯的 EN 支持不能充分满足患者的营养需要时，PN 便作为营养不良的恶性肿瘤患者重要的营养支持途径。

肿瘤患者 PN 支持目标能量设置在每日最低 84 kJ（20 kcal）/kg，最高可达 126 kJ（30 kcal）/kg。ESPEN 和 ASPEN 均认为恶性肿瘤患者若需要长时间 PN 支持时，优先考虑含有较高脂肪供能比例（葡萄糖：脂肪酸＝1：1）的功能策略。CSPEN 指出，有高脂血症（三酰甘油＞3.5 mmol/L）和脂代谢异常的患者，应根据患者的代谢状况决定是否使用脂肪乳剂；而在重度三酰甘油血症（＞4～5 mmol/L）的患者中，应避免使用脂肪乳剂。

现有的指南中并不推荐肿瘤患者在放疗和化疗过程中常规应用 PN 支持。当放疗过程中出现严重的肠道黏膜炎症乃至放射性肠炎时，应考虑采用 PN 支持。肿瘤患者因为厌食、早饱、肿瘤相关性胃肠病、治疗不良反应等导致食欲缺乏、消化功能减弱时，应该在 PEN 的基础上同时给予 PN，即补充性肠外营养（supplementary parenteral nurtrition, SPN）。PEN 与 SPN 两者提供的能量比例没有一个固定值，主要取决于肠内营养的耐受情况。肠内营养耐受越好，需要 SPN 提供的能量就越少，反之则越多。SPN 是膳食和（或）EN 不足时的有效补充。

92.3.2　营养制剂选择

（1）肠内营养制剂

各种不同类型肠内营养制剂的组成特点不同，营养成分含量不同，不同营养素提供的能量也有不同。肠内营养制剂具有以下优点：营养素较全面，各

种营养素含量基本符合推荐的膳食供给量标准;营养素组成成分、比例、含量明确,便于营养素供给量的计算及使用者对其进行选择;使用方法方便快捷。

1) 肠内营养制剂的分类:

A. 氨基酸型、短肽型肠内营养制剂(要素型):要素型肠内营养制剂是氨基酸或多肽类、葡萄糖、脂肪、矿物质和维生素的混合物。此类制剂不含残渣或残渣极少,易吸收,并可使粪便数量显著减少;但因氨基酸味道,其口感不佳,适宜管饲患者使用,也可口服,主要适合于胃肠道消化和吸收功能部分受损的患者,如短肠综合征、胰腺炎等患者。

B. 整蛋白型肠内营养制剂(非要素型):

a. 平衡型:适用于消化吸收功能正常或接近正常的患者,如各种危重患者、烧伤、创伤、意识障碍、昏迷、营养不良患者的围手术期、肿瘤患者、有消化功能但不能正常进食的患者等。

b. 疾病特异型:

Ⅰ. 糖尿病专用型:控制糖尿病的关键是降低肠内营养液中碳水化合物的含量并且用支链淀粉、果糖和膳食纤维等物质代替直链淀粉和糊精,减少对胰岛素的依赖。

Ⅱ. 肿瘤专用型:肿瘤组织缺乏降解脂肪的关键酶,很少利用脂肪供能,而是依赖葡萄糖酵解而获得能量。减少葡萄糖供给可能减少肿瘤的能量来源。同时,肿瘤患者对葡萄糖的耐受性较差,因此不宜大量使用葡萄糖。

Ⅲ. 肺病专用型:应能提供充足的能量和蛋白质,而且需氧量和 CO_2 产量少。因此肺病专用肠内营养制剂中碳水化合物含量均较低,脂肪含量高。

Ⅳ. 肝病专用型:特点为支链氨基酸(亮氨酸、异亮氨酸和缬氨酸)的浓度较高,占总氨基酸量的 $35\%\sim40\%$ 以上;而芳香氨基酸(色氨酸、酪氨酸和苯丙氨酸)的浓度较低,有助于防治肝性脑病和提供营养支持。

Ⅴ. 肾病专用型:该类配方含有足够的能量、必需氨基酸、组氨酸、少量脂肪和电解质,使体内氮质物通过再利用,将受损肾脏处理代谢产物的负荷降至最低,适用于肾衰竭患者。

Ⅵ. 免疫加强型:添加精氨酸、核糖核酸和 $\omega-3$ 脂肪酸等物质能从不同角度提高机体的免疫功能,可能降低手术和创伤后感染的发病率。

C. 组件型肠内营养制剂:仅含某种或某类营养素。它可作为平衡型肠内营养制剂的补充剂或强化剂,以弥补疾病状态下使用平衡型肠内营养制剂的不平衡性,以及个体间的差异。该类制剂主要包括蛋白质组件、脂肪组件、碳水化合物组件、维生素和矿物质组件。

2) 肠内营养制剂的应用原则:

A. 肠内营养制剂的适应证:

a. 胃肠功能正常,但营养物摄入不足或不能摄入者(昏迷、烧伤、大手术后危重患者)。

b. 胃肠道部分功能不良者,如消化道瘘、短肠综合征(大量小肠切除术后)等。

c. 胃肠功能基本正常但合并其他脏器功能不良者,如糖尿病或肝、肾衰竭者。

B. 肠内营养制剂的禁忌证:

a. 麻痹性和机械性肠梗阻。

b. 消化道活动性出血及休克。

c. 严重腹泻、顽固性呕吐和严重吸收不良综合征也应当慎用。

（2）肠外营养制剂

肠外营养是指经静脉系统提供人体包括氨基酸、脂肪、糖类、维生素及矿物质在内的营养素,以抑制分解代谢,促进合成代谢并维持细胞、器官结构与功能的需要。肠外营养不应使用统一的配方,应根据患者年龄、性别、体重或体表面积、实际需要、代谢情况以及病情需要配制成个体化的全营养混合液制剂。

1) 肠外营养制剂的分类:

A. 糖类制剂:是最简单、有效的肠外营养制剂,可提供机体代谢所需能量的 $50\%\sim60\%$。其中,葡萄糖是肠外营养制剂最常选用的能量来源,临床上常配制成 5%、10%、50% 等规格的注射液。

B. 脂肪乳剂:目前,临床上肠外营养制剂支持中应用最广泛的脂肪乳剂是英脱利匹特,属长链脂肪乳剂,其中约 60% 的脂肪酸是必需脂肪酸。其渗透压与血液相似,可经外周静脉输入,具有热量高、不需胰岛素参与、无高渗性利尿等优点。临床上有 10%、20%、30% 等规格,主要用于急性坏死性胰腺炎、肾衰竭、创伤及其他重症患者的营养。此外,中、长链混合制剂及 20% 力保防宁在临床的应用也较广泛,10% 力能则属于长链、低磷脂脂肪乳剂。

C. 氨基酸制剂:氨基酸构成营养配方中的氮源,用于合成人体的蛋白质。现有的复方结晶氨基酸溶液品种繁多,都按一定模式配比而成,可归纳为两类:平衡型与非平衡型氨基酸溶液,临床选择需以应用目的、病情、年龄等因素为依据,每天提供的氨基酸量 1～1.5 g/kg 体重,占总能量的15%～20%。

D. 其他:维生素制剂分为水溶性维生素和脂溶性维生素,前者包括维生素 B、维生素 C 和生物素等,后者包括维生素 A、维生素 D、维生素 E、维生素 K。电解质是维持人体水、电解质和酸、碱平衡,保持人体内环境的稳定,维护各种酶的活性和神经、肌肉的应激性及营养代谢正常的一类重要物质。

2) 肠外营养制剂的应用原则:

A. 肠外营养制剂适应证:凡是长时间(>7 d)不能进食或不能经肠内途径摄入每日所需能量、蛋白质或其他营养素者;由于严重胃肠道功能障碍或不能耐受肠内喂养者,如高位肠瘘、食管和胃肠道先天性畸形、小肠过短、严重烧伤和严重感染;无法进行或不能耐受肠内营养,如坏死性胰腺炎等。

B. 肠外营养制剂的禁忌证:胃肠道功能正常,能获得足量营养者;估计需肠外营养支持少于 5 d 者;重症心血管疾病患者或严重代谢紊乱尚未控制或纠正期,严重创伤应激早期,循环和机体内环境不稳定者;需急诊手术的患者,术前不宜强求肠外营养;临终或不可逆昏迷患者。

(3) 免疫营养制剂

1) 免疫营养制剂的分类:

A. 谷氨酰胺(glutamine,Gln):Gln 属于半必需氨基酸,在体内合成较慢。机体在创伤、感染、手术等应激时,对其需要量增加,可导致 Gln 缺乏,引起免疫功能下降、肠道细菌移位、全身感染等,肌肉组织加速释放 Gln 入血。Gln 作为应激信号激活相关分子,发挥细胞保护及免疫调节作用,可分别应用于肠外营养和肠内营养。

B. 精氨酸(Arg):Arg 广泛参与细胞代谢,能改善细胞免疫功能,提高机体抗感染能力。还可通过刺激生长激素、胰岛素等分泌,促进蛋白质及胶原合成,加快创面愈合。Arg 能通过一氧化氮合酶催化生成一氧化氮,引起组织血管的扩张,维持血流通畅并能调控机体免疫反应。可应用于围手术期患者、创伤和烧伤、急性胰腺炎、胃肠道肿瘤、器官移植、危重患者等。

C. 鱼油脂肪乳:ω-3 PUFA 和 ω-6 PUFA 均属人体必需脂肪酸,后者主要来源于大豆油和菜籽油,以 α 亚油酸形式存在,具有促进炎症反应及免疫抑制的作用,与休克、感染及器官功能障碍的发生有关;前者主要源自海洋鱼油,以 α 亚麻酸、DHA 和

EPA 的形式存在,与 ω-6 PUFA 作用相反,可增强机体抗应激及抗感染的能力,可分别应用于肠外营养和肠内营养。

2) 免疫营养制剂的应用原则:

A. 谷氨酰胺制剂:

a. 适应证:适用于需要补充谷氨酰胺患者的肠内和肠外营养,包括处于分解代谢和高代谢状况的患者。

b. 禁忌证:严重肾功能不全或严重肝功能不全的患者禁用。

B. 精氨酸制剂:

a. 适应证:用于肝性脑病,适用于忌钠的患者,也适用于其他原因引起血氨升高所致的精神症状治疗。

b. 禁忌证:高氯性酸中毒、肾功能不全及无尿患者禁用。用药期间宜进行血气监测,注意患者酸碱平衡。

C. 鱼油脂肪乳剂:

a. 适应证:当口服或肠内营养不可能、功能不全或有禁忌时,可为患者补充长链 ω-3 不饱和脂肪酸,特别是 EPA 和 DHA。

b. 禁忌证:脂质代谢受损、严重出血性疾病、未控制的糖尿病;某些急症及危及生命的状况,如虚脱和休克、卒中、近期心肌梗死、栓塞、不明原因昏迷。本品不可用于严重肝功能或肾功能不全患者,不可用于早产儿、新生儿、婴儿及儿童,以及肠外营养的一般禁忌证(低钾血症、水分过多、低渗性脱水、代谢不稳定、酸中毒)。

92.4　肿瘤患者不同治疗阶段营养支持

92.4.1　围手术期患者的营养支持

围手术期泛指手术前后的一段时期,包括术前、术中和术后 3 个阶段。围手术期营养支持是围手术期处理的重要内容之一,在实施围手术期营养支持前,有几个问题要首先明确。

(1) 了解患者是否需要营养支持

即使是肿瘤患者,也并非全部都需要营养支持,只有营养不良或存在较大营养风险的患者才考虑营养支持。

(2) 明确围手术期营养支持的目的

按营养支持的目的可将围手术期营养支持分为

两类:营养补充和营养治疗。

1) 营养补充:补充日常饮食供给的不足部分,包括总能量及营养素的不平衡,对象为在临床上有营养风险而无营养不良的患者。

2) 营养治疗:希望通过营养达到治疗疾病作用的营养支持即是营养治疗,有以下几种情况:① 各种原因引起的营养不良患者,如严重的短肠综合征。② 使用药理营养素:如使用谷氨酰胺双肽改善肠道屏障功能。③ 通过调节营养素比例,改善患者临床结局,如肿瘤患者的低糖高脂配方,肝功能不全患者的高支链氨基酸配方等。

(3) 明确营养支持途径

详见 92.3.1 节。

(4) 明确围手术期营养支持的时机

围手术期营养支持按时机可分为 3 类:第一类是术前需要营养支持,术后不需要。第二类是术前开始营养支持,并延续至术后,该情况比较常见。第三类是术前不需要营养支持,术后需要,该情况常见于手术前营养状况良好,术后发生并发症或是手术创伤大、术后不能经口进食时间长等情况。

(5) 围手术期营养支持推荐意见

中华医学会肠外肠内营养学分会(Chinese Society for Parenteral and Enteral Nutrition, CSPEN)关于围手术期 EN 和 PN 的推荐意见如下。

(1) 围手术期 EN 的推荐意见

1) 对于胃肠道功能正常的围手术期患者,EN 是首选的营养支持手段。

2) 无胃瘫的择期手术患者不常规推荐术前 12 h 禁食。

3) 有营养风险的患者,大手术前应给予 10～

14 d 营养支持。

4) 对于有营养支持指征的患者,经由 EN 无法满足能量需要(<60%)时,可考虑联合应用 PN。

5) 在术后 24 h 内对需要的患者进行 EN。

6) 标准的整蛋白配方适合大部分患者的 EN。

7) 围手术期 EN 禁忌证:肠梗阻、血流动力学不稳定和肠缺血等。

8) 对不能早期恢复口服的患者应使用管饲 EN,特别是接受大型头部或胃肠道肿瘤手术、严重创伤、手术前已有明显营养不良等情况的患者。

9) 不推荐将含有精氨酸的"免疫肠内营养"用于合并重度创伤、全身感染和危重症患者。

10) 当施行了近端胃肠道的吻合后,通过放置在吻合口远端的空肠营养管进行 EN 非腹部手术患者,若需要接受>2～3 周的 EN,如严重头部外伤患者,首选 PEG 作为管饲途径。

(2) 围术期 PN 的推荐意见

1) 围术期有营养不良或有营养不良风险的患者,由于各种原因导致连续 5～10 d 无法经口摄食达到营养需要量的患者,给予 PN 支持。

2) 中、重度营养不良患者,术前给予 7～10 d 营养支持。

3) 围手术期有营养不良或有营养不良风险需要 PN 支持的患者,可添加特殊营养素如谷氨酰胺。

92.4.2 化疗患者的营养支持

几乎所有化疗药物都可能导致营养相关不良反应(表 92-1)。化疗可以直接影响新陈代谢,或各种不良反应间接影响营养物质的摄入,在肿瘤引起代谢异常的基础上进一步加重机体营养不足。

表 92-1 普通化疗药物导致的营养相关不良反应

药物	适应证	用药途径	营养相关不良反应	营养建议
卡铂	卵巢癌、肺癌	静脉	恶心、呕吐、血钙增加、便秘、腹泻	可能需要镁补充剂
顺铂	肺癌、膀胱癌、卵巢癌、睾丸癌	静脉	持续 24 h 或更长时间的恶心、呕吐、食欲缺乏(厌食)、腹泻、血电解质紊乱	大量饮水;促进排尿
环磷酰胺	淋巴瘤、乳腺癌、卵巢癌、白血病	静脉或口服	恶心、呕吐、腹痛、食欲降低、口腔和食管内黏膜炎、口腔干燥、腹痛	禁食葡萄柚、石榴、杨桃、酸橙或其他果汁,因其可能干扰药物或导致不良反应;大量饮水
柔红霉素(道诺霉素)	白血病、淋巴瘤	静脉	恶心、呕吐、食欲缺乏、口腔和食管溃疡、腹泻、口干、味觉下降	

续 表

药物	适应证	用药途径	营养相关不良反应	营养建议
多西他赛	乳腺癌、淋巴瘤、多发性骨髓瘤、肺癌、前列腺癌	静脉	恶心、呕吐、腹痛、腹泻、无力、食欲降低、手足麻木或刺痛	禁食葡萄柚、石榴、杨桃、酸橙或其他果汁,因其可能干扰药物或导致不良反应
多柔比星	乳腺癌、膀胱癌、子宫内膜癌、子宫癌及骨髓瘤	静脉	腹泻、恶心、呕吐、口腔溃疡	
依托泊苷	肺癌、睾丸癌、白血病、淋巴瘤	静脉	恶心、呕吐、口腔溃疡、低血压、食欲减退、流感症状、高血压	禁食葡萄柚、石榴、杨桃、酸橙或其他果汁,因其可能干扰药物或导致不良反应
氟尿嘧啶	大肠、乳腺、胃及头颈部癌症	静脉	血细胞计数降低、腹泻、口腔溃疡	禁食葡萄柚、石榴、杨桃、酸橙或其他果汁,因其可能干扰药物或导致不良反应
伊立替康	结、直肠癌	静脉	腹痛、腹泻	补充足量的水分及电解质
氨甲喋呤	乳腺癌、肺癌、血癌、骨癌、淋巴瘤	静脉、骨髓注射或口服	恶心、呕吐、口腔溃疡、食欲缺乏、腹泻、对 B_{12}、叶酸和 D－木糖醇吸收降低、味觉下降	补充足量的水分,经常排尿
紫杉醇	卡波西肉瘤、乳腺癌、卵巢癌、肺癌	静脉	恶心、呕吐、食欲降低、味觉下降、口腔和食管溃疡、腹泻、无力	禁食葡萄柚或葡萄柚汁,与医师沟通
长春新碱	白血病、淋巴瘤、肉瘤	静脉	恶心、呕吐(轻微)、食欲缺乏、口腔和食管溃疡、腹泻和便秘	禁食葡萄柚、石榴、杨桃、酸橙或其他果汁,因其可能干扰药物或导致不良反应

(1)非终末期化疗患者的营养治疗目标

预防和治疗营养不良或恶病质;提高对化疗的依从性;控制化疗的不良反应;改善生活质量。

(2)非终末期化疗患者的营养治疗的推荐意见

1)化疗患者不推荐常规 PN、EN。

2)化疗患者经营养筛查存在营养风险或营养不良时,当其每日摄入能量低于60％目标能量的情况超过10 d 时或者预计患者将有7 d 或者以上不能进食时或者患者体重丢失＞5％时,应开始营养治疗。

3)营养途径推荐首选 EN。如果患者发生了化疗相关胃肠道黏膜损伤,或不能耐受肠内营养,可以采用短期的 PN。

4)通用型肠内及肠外营养配方适用于多数肿瘤化疗患者的营养治疗患者无脂代谢异常时,可使用高脂肪低碳水化合物的配方,糖:脂肪比例可以达到1:1。

5)中/长链脂肪乳剂可能更适合于接受 PN 的肿瘤患者,尤其是合并肝功能障碍患者。

6)ω-3PUFA 强化的 ONS 可以帮助非主观因素体重丢失肿瘤患者稳定体重。

7)肠内免疫调节配方(含有谷氨酰胺、精氨酸、核苷酸和 ω-3PUFA 等)可能会减轻化疗所致黏膜炎、腹泻发生率,减轻化疗不良反应。

8)当化疗患者发生严重感染等重度应激情形时,免疫调节配方的应用参照为重病相关指南。

92.4.3 放疗患者的营养支持

放疗已被广泛用于治疗多种恶性肿瘤,包括肺癌、头颈部肿瘤、脑瘤、宫颈癌、前列腺癌、胃肠道肿瘤及乳腺癌。射线不仅作用于照射野范围内的肿瘤细胞,还作用于正常细胞。不良反应通常在治疗开始的第2周或第3周出现,大约在治疗进行到2/3时达到高峰。放疗结束后,大部分不良反应会持续3～4周,但是有些也可能会持续更长时间(表92-2)。

如今,肿瘤治疗提倡多学科综合治疗,同步放疗、化疗会使不良反应增加,体重下降会更明显,进而导致更频繁的治疗中断,患者需要住院进行营养支持以完成后续治疗,这些会造成疗效下降。很多肿瘤中心常规给予同步放、化疗患者下鼻饲管给予营养支持。这种早期的营养支持可以减少体重下降及营养状态恶化的发生。

肿瘤患者放疗中可以通过经口摄入、管饲或造瘘、静脉营养途径来获得营养支持。

表 92-2 放疗的饮食相关不良反应

放疗的身体部位	治疗期间可能出现的与饮食相关的不良反应	治疗后超过 90 d 可能出现的饮食相关不良反应
脑、脊柱	头痛、恶心、呕吐	头痛、疲倦
头颈部:舌、喉、扁桃体、唾液腺、鼻腔、咽部	口腔溃疡、吞咽困难或吞咽疼痛、味觉变化或味觉丢失、咽喉溃疡、口干、唾液浓稠	口干、下颌骨受损、牙关紧闭症、味觉和嗅觉改变
胸部:肺、食管、纵隔	吞咽困难、胃灼热、食欲缺乏、疲倦	食管狭窄、活动时胸部疼痛、心包积液、心包膜炎症反应、肺纤维化或有炎症反应
腹部:大肠或小肠、前列腺、子宫颈、子宫、直肠	食欲缺乏、恶心、呕吐、腹泻、排气、胀气、乳制品耐受困难、排尿变化、疲倦	腹泻;血尿或膀胱刺激症状

92.4.4 终末期患者的营养支持

多数肿瘤患者的病情进展过程中,往往表现为不可逆的食欲下降、体重丢失、营养状况恶化,直至患者死亡,这就是肿瘤恶病质。

终末期肿瘤患者往往伴随难治性恶病质的存在,此处对终末期肿瘤患者的定义为:无法接受肿瘤病灶根治术、减积术及常规放、化疗治疗,且预期生存期为 3~6 个月的患者。对于终末期肿瘤患者而言,尽管营养治疗可能无法完全逆转体重丢失和代谢异常,且考虑营养支持带来的风险和负担可能超过其潜在的益处,但部分营养的摄入仍可能改善患者生活质量,并给患者及家属带来安慰,且对难治性恶病质的识别有助于患者得到临终关怀团队的帮助。医师应以临床指征和社会伦理学理论为依据,对于每位患者均应认真评估营养支持的风险效益比,掌握营养支持适应证。在尊重患者权力,兼顾合理使用医疗资源的条件下,决定是否实施营养支持。

进行营养支持治疗首先应了解患者潜在的营养不良高危因素,明确后,患者应接受营养状态分析与评估,并确定营养支持的方式(肠内、肠外营养)。推荐 PG-SGA 作为终末期肿瘤患者的营养评估,推荐厌食恶病质问卷作为厌食症/恶病质治疗的功能性评估(the functional assessment of anorexia-cachexia therapy,FAACT)。

尽管营养治疗可预防或逆转肿瘤恶病质患者的体重丢失、提高生活质量、延长生存期的证据不多,但仍有一些临床研究证据支持营养咨询及营养支持的有效性。

1)EN:EN 对部分选择性患者是有效的。对处于难治性恶病质阶段的患者,在不增加进食相关不适的情况下,可给予肠内营养。

2)PN:针对进展期肿瘤患者,PN 在极少数情况下需要应用,大部分情况不推荐使用,特别是对于难治性恶病质,PN 所带来的不良反应往往大于益处。

终末期恶性肿瘤患者的治疗应该以保证生活质量及缓解症状为目的,在接近生命终点时,大部分患者只需极少量的食物和水来减少饥渴感,并防止因脱水而引起的精神错乱。此时,保持患者的营养状态已不再重要,过度营养治疗反而会加重患者的代谢负担,影响其生活质量。

92.5 营养治疗相关并发症

92.5.1 肠内营养支持的并发症

(1)代谢性并发症

1)代谢紊乱:包括低糖血症和高糖血症。低糖血症多发生于长期应用要素膳而突然停止者,只要缓慢停止 EN 或停止后以其他形式补充适量的糖即可避免发生。高糖血症主要是由于肠内营养液中含糖量过高或是应激状态下糖耐量下降引起的。轻度高血糖患者可以通过降低肠内营养的滴注速度或加用适量胰岛素进行控制。对不能耐受高糖的患者,应改用低 GI 型肠内营养制剂或使用胰岛素或口服降糖药物加以控制,并加强监测。

2)水、电解质与微量元素失衡:心、肾、肝功能不全患者在实施肠内营养支持时应严格控制入水量,否则易发生水潴留。肾功能不全者、代谢性酸中毒或营养液中钾含量过高容易出现高钾血症;再喂养综合征(refeeding syndrome,RFS)、代谢性碱中毒、使用利尿剂或胃肠液丢失过多者易发生低钾血症;使用大剂量利尿剂或大量出汗、腹泻的患者可出现低钠血症。目前,肠内营养商品制剂中均含有一定量的微量元素,可满足患者需要。为预防并发症,应加强临床检测,及时调整,保持水、电解质与微量元素处于平衡状态。

3) 必需脂肪酸及脂溶性维生素缺乏:长期使用低脂配方制剂,可能导致必需脂肪酸及脂溶性维生素缺乏,如慢性胰腺炎或胰腺功能不全患者长期应用无脂肪含量的肠内营养制剂。肠内营养制剂中亚油酸在总热量中所占的比例>4%即可有效预防必需脂肪酸缺乏。

4) 功能异常:过量应用营养制剂可增加肝肾负担,影响肝功能,伴有转氨酶升高,呈非特异性,可能是营养液中氨基酸进入肝内分解后产生的毒性作用,也可能是由于大量营养液吸收入肝,激发肝内酶系统使其活性增强所致。与肠外营养相比,肠内营养支持引起肝功能损害的比例很低。

5) 酸碱平衡紊乱:在肠内营养支持时少见。肠内营养制剂中碳水化合物含量较高时,在体内氧化代谢过程中可产生大量的二氧化碳,肺功能不全患者易发生高碳酸血症。

（2）胃肠道并发症

1) 腹泻:是肠内营养支持最常见的并发症,每日粪便排出量>500 ml 或每日排便次数>3 次,连续超过 2 d,即可认为是腹泻。如腹泻严重,可暂时停用肠内营养,改用肠外营养支持。造成腹泻的主要原因如下。

A. 营养液渗透压高:可将营养液稀释至等渗浓度,缓慢滴注,视肠道耐受情况逐渐增加营养液浓度和滴注速度,直至满足患者营养需求。

B. 乳糖酶缺乏:乳糖不耐受者,若突然摄入大量乳糖时,可致腹泻。目前商品肠内营养制剂中乳糖含量均较低,不易引起腹泻。

C. 脂肪吸收不良:胃手术后脂肪酶释放减少,胰腺疾病时脂肪酶不足,胆管梗阻或回肠切除小肠腔内没有足够量的脂肪酶,都可能影响脂肪吸收,引起腹泻。

D. 营养液温度过低:肠内营养液适宜温度为30～40℃。

E. 低蛋白血症:严重营养不良的患者,当人血白蛋白低于 30 g/L 时,由于肠黏膜萎缩,血浆胶体渗透压降低,引起组织水肿,影响营养底物通过肠黏膜上皮细胞,大量液体因渗透压差值进入肠腔而导致腹泻。

F. 综合因素:长期应用抗生素,肠道菌群失调可引起腹泻;某些药物作用(如硫酸镁等)、营养液被

病菌污染等也会引起腹泻。

2) 腹胀、胃排空延迟和肠梗阻:输注速度过快、营养液温度过低、高渗透压均能引起。发生肠痉挛、腹痛、腹胀时首先要鉴别患者是否存在机械性或麻痹性肠梗阻,如存在应及时停止肠内营养。

3) 恶心、呕吐:主要原因有输注速度过快、营养液气味难闻、高渗透压导致胃潴留、营养液脂肪比例过高等。

4) 便秘:因患者高龄、长期卧床、胃肠道动力差、水分及膳食纤维摄入不足等引起。应注意水分的补充,或选用高纤维素的肠内营养商品制剂。

（3）机械性并发症

主要是喂养管造成的,与导管的粗细、材质、置管方法与部位有关。

1) 鼻胃管引起的鼻、咽、食管黏膜损伤。可采用较细、质软的喂养管或采用空肠造瘘、胃造瘘减少这方面的并发症。

2) 喂养管道堵塞。常见的原因是喂养管内径小、肠内营养输注完毕时未及时冲洗管道、肠内营养液黏稠等,可剪断喂养管,使其远端由肠道排出或移动喂养管到咽部在扭结处切断,管道扭结处由口腔去除,必要时可在胃镜或放射透视下协助处理。

3) 导管拔出困难。长期使用质硬的喂养管,喂养管停留在胃肠壁上,嵌入胃肠黏膜中,可导致拔管困难。应让患者侧卧,用 20～50 ml 0.9% 氯化钠溶液冲洗管道,可轻缓拔出。若此法不成功,可让患者远端垂头仰卧,再冲洗管道,逐渐拔出。

近年来,导管材料发展迅速,喂养管对组织刺激越来越小,机械性并发症也相对减少。

（4）感染性并发症

1) 吸入性肺炎:是肠内营养支持最严重的并发症,主要由患者误吸营养液引起,常见于幼儿、老年及意识障碍患者。若患者有呼吸困难、呼吸急促、喘鸣、心率加快、烦躁、胸片上有肺下部浸润影,则提示有吸入性肺炎。一旦发现应立即停止肠内营养支持,并吸尽胃内容物;行气管内吸引,尽可能吸出被吸入的营养液或食物,鼓励并帮助患者咳嗽,咳出误吸的液体;对于同时正常进食的患者尽早行支气管镜检查,清除食物颗粒;改用肠外营养支持,输入一定量的白蛋白,减轻肺水肿;应用抗生素防治肺部感染。

2) 营养液及输送系统器械管道被污染所引起的感染:营养液在室温下一般可保持 12 h 不会发生

细菌生长,不宜超过 24 h。配液器具要严格消毒,输注营养液的管道应每 24 h 更换 1 次,管道接头处应保持无菌状态。

92.5.2 肠外营养相关的并发症

（1）导管相关并发症

1）感染性并发症:包括导管的局部感染或全身性感染,是肠外营养时最常见、最严重的并发症。可因穿刺时未严格执行无菌技术、导管护理不当、营养液细菌污染、导管放置时间过长或患者存有感染病灶引起,都是产生败血症的条件和因素。发生感染后应立即拔除导管,行血培养和导管尖端培养,改用外周静脉营养。多数情况下,拔管后体温很快恢复正常,一般不需要使用抗生素。若发热不退,血培养阳性,则应根据药敏试验选用抗生素治疗。

2）机械性并发症:常见的有气胸、血胸、动脉损伤、神经损伤、胸导管损伤、空气或导管栓塞、静脉血栓形成等。与放置中心静脉导管有关,其中多数发生在放置导管过程中。发生后需拔除导管,治疗并发症,再从其他静脉另行置管。

3）中心静脉导管拔出意外综合征:此并发症虽少见,但有文献报道,由拔管引发的并发症的病死率可高达 57%,主要累及心、肺及中枢神经系统。对拔管意外综合征最重要的是预防和及时准确的治疗。在拔管前注意使患者取仰卧位或垂头仰卧位,当患者有脱水症时应避免拔管,拔管时嘱患者屏住呼吸,同时注意夹闭导管腔或用手指压在拔管的皮肤切口上,但要避免过度按压或用力摩擦颈动脉,并嘱患者静卧 30 分钟后方可活动。

（2）代谢性并发症

1）糖代谢紊乱:

A. 高血糖、高渗性非酮性昏迷:因快速大量输入葡萄糖,机体不能及时利用,使血糖水平骤增所致。患者出现脱水、多尿、嗜睡或昏迷。开始实施肠外营养的第 1 天,以给予 150～200 g 葡萄糖为宜,输注速度控制在 0.5～1 g/(kg·h);第 2 天摄入 75% 的总营养量需要,如果血糖稳定或能控制在正常范围,可加至全量营养物质,葡萄糖输注速度逐步增加到 1～1.5 g/(kg·h),并检测血糖和尿糖。如发生高渗性昏迷,应立即停止葡萄糖输入,用 0.45% 的低渗盐水以 950 ml/h 的速度输入,以降低血渗透压,同时静脉滴入普通胰岛素 5～10 U/h。在纠正过程中要防止血糖下降太快而导致脑细胞水肿。

B. 低血糖:应用肠外营养时体内胰岛素分泌相应增加,若突然中止肠外营养液的输入,而血胰岛素仍处于较高水平,极易发生低血糖,甚至出现低血糖性昏迷。故突然中止肠外营养液输入、突然换用无糖溶液应视为禁忌。若停用可用 5% 葡萄糖液 500 ml 作为过渡,然后再完全停用肠外营养或改为无糖溶液。

2）氨基酸代谢紊乱:以水解蛋白为主要氮源时,溶液内含氨量很高,易发生高血氨症或氮质血症。目前普遍使用结晶氨基酸液作为氮源,已很少发生。对于容易产生氨基酸不耐受的患者,应在短时间内改用特殊配方的氨基酸制剂,以预防相关并发症的发生。

3）脂肪代谢紊乱:若肠外营养液中不含脂肪,使用超过 1～3 周,则可能发生必需脂肪酸缺乏症。每日 2%～4% 的能量应由亚油酸提供,或每周至少输注 10% 脂肪乳剂 50 ml 3 次可预防。避免过量或过快输入。

4）水、电解质及微量元素缺乏:实施肠外营养时,电解质需要量增加,不注意及时补充则极易发生电解质缺乏症,低钾、低磷、低钙、低镁血症均可出现。微量元素最常见的是锌缺乏,其次为铜缺乏和铬缺乏。如处理不当,可导致体液和电解质及微量元素失衡。凡是长期行肠外营养支持者,应做好预防、检测工作,并及时处理。

（3）肝胆系统并发症

肝损害是肠外营养实施中最常见的并发症,肠外营养时易引起胆汁淤积性肝功能不全,原因很多,其中长期能量过高、肠内长期没有营养物质通过是重要原因。可通过调整营养液用量和配方使其纠正。长期肠外营养使肠道处于休息状态,缩胆囊素(cholecystokinin, CCK)的缺乏导致胆囊动力下降,不可避免地出现胆汁瘀滞,胆囊或胆管系统形成结石。故长期肠外营养支持的患者应定期进行超声波检查,及时发现问题。每日预防性注射 CCK,可防止胆汁瘀滞和胆泥的形成。

（4）胃肠道并发症

长期禁食及使用不含谷氨酰胺的肠外营养液,可破坏肠黏膜正常结构和功能,导致肠黏膜上皮绒毛萎缩、变稀,褶皱变平,肠壁变薄,影响肠屏障功能,导致肠细菌易位,引起肠源性感染。在肠外营养液中加入谷氨酰胺能有效保护肠道黏膜屏障。

92.5.3　再喂养综合征

RFS 是机体经过长期饥饿或者营养不良,重新摄入营养物质导致电解质紊乱(低磷、低钾和低镁血症)、维生素缺乏和水钠储溜为特征的一系列症状,通常在营养治疗后 3~4 d 内发生。有文献报道,恶性肿瘤患者的再喂养综合征发生率为 24.5%,接受 TPN 治疗患者为 42%。

RFS 的代谢特征可以概括为重新进食后血糖升高及胰岛素分泌增加而导致的"四低一高"综合征,即低磷血症、低钾血症、低镁血症、低维生素 B_1 和高组织灌流,与胰岛素分泌、电解质转移和合成代谢增强有关。

主要症状如下:

1) 心血管系统:心律失常,急性心力衰竭,心搏骤停,低血压,休克。

2) 呼吸系统:呼吸肌无力,呼吸困难,呼吸衰竭。

3) 消化系统:腹泻,便秘,肝功能异常。

4) 神经系统:麻痹,瘫痪,手足抽搐,震颤,深肌腱反射抑制,谵妄,幻觉,Wernicke 脑病。

5) 血液系统:血红蛋白氧合能力增高,脓毒症(继发于白细胞功能障碍),出血倾向溶血性贫血。

6) 代谢系统:代谢性酸中毒。

7) 泌尿系统:急性肾小管坏死(继发于横纹肌溶解)。

8) 运动系统:肌痛,肌无力,横纹肌溶解。

处理 RFS 最好的方法是预防,首先要注意易引起 RFS 的高危人群,其营养不良应持续 1 周以上。当患者在营养治疗期间发生前述例举的各种症状时,应进行血生化检查,血磷浓度＜0.50 mmol/L 即可作出诊断并开始补磷等治疗;当血 CPK 活性超过正常上限的 1.5 倍,可以诊断横纹肌溶解。此外,还应进行心电图检查、神经系统检查以评估病情、协助诊断。

因成人血磷的正常范围较小(0.8~1.4 mmol/L),补磷时应注意不良反应,包括低钙血症和抽搐、低血压、高磷血症、高钾血症(使用磷酸钾时)、高钠血症(使用磷酸钠时)、转移性钙化、腹泻(口服时发生较多)。据 Amanzadeh 报道,血磷水平＜0.3 mmol/L 以下患者静脉补磷酸盐 0.32 mmol/(kg·12 h)或 15 mmol/h,血磷水平 0.5~0.6 mmol/L 患者静脉补磷酸盐 45 mmol/24 h 或 15 mmol/2 h,是安全且

有效的。补钾期间应检测心电图,补镁期间应注意膝腱反射。

92.6　肿瘤存活者的家庭营养指导

大多数肿瘤患者的营养需求在治疗期间、恢复期及以后阶段都有不同的变化。对于长期生存者而言,需要保持适宜的体重、合理的饮食、健康的生活方式来预防肿瘤复发和其他慢性疾病。

(1) 要努力达到和维持健康的体重

理想体重(kg)＝实际身高(cm)－105,实际体重为理想体重的 90%~109% 为适宜。每 2 周定时(早晨起床排便后空腹)称重一次并记录。任何不明原因(非自主性)的体重丢失＞2% 时,应该及时回医院复诊。

每餐七八分饱最好,不能过多,也不能过少,非肥胖患者以体重不下降为标准,但是切忌饥饿。合理的营养要求是平衡膳食,即提供患者所需的全部营养素,并不发生缺乏或过量的情况。

(2) 平衡脂肪、蛋白质和碳水化合物摄入

蛋白质、脂肪、糖类(碳水化合物)除了各具特殊的生理功能外,其共同特点是提供人体所必需的能量,也把它们称为产能营养素。在膳食中,这 3 种产能营养素必须保持一定的比例,才能保证膳食平衡。若按其各自提供的能量占总能量的百分比计,蛋白质占 10%~15%,脂肪占 20%~30%,糖类占 55%~65%。

在肿瘤治疗、康复和长期生存各阶段都需要摄入充足的蛋白质,最好选择低饱和脂肪的蛋白质,如鱼、禽肉、蛋、瘦肉、脱脂或低脂奶制品、豆类。蛋白质占 15% 总能量即可满足成年肿瘤患者的蛋白质需要,肾功能不全患者要限制蛋白质摄入量。

(3) 减少红肉、盐腌等方法的动物加工品

烹调后的肉,特别是含高脂肪、高温加工的肉,会产生致癌物如杂环胺、多环芳烃及亚硝胺,这些物质能潜在诱导 DNA 损伤和变异。膳食脂肪也能增加肝脏胆固醇和胆汁酸的合成,增加结肠腔内甾醇的含量,改变前列腺的新陈代谢。

(4) 进食蔬菜、水果

肿瘤生存者应当采用美国肿瘤协会及其他学术组织推荐的膳食指南,每天至少吃 5 份水果加蔬菜。尤其鼓励吃蔬菜,选择颜色深和气味重的富含微量营养素和植物化学物的蔬菜。通过选择不同颜色的

蔬菜、水果保证膳食中含有不同的营养物质。为保证食品安全,蔬菜应加热烹制。

（5）维生素和矿物质补充剂

目前没有研究证明膳食补充剂可重现营养丰富膳食的效应,因此还是要鼓励患者从饮食中获得有益的部分。如果过量使用维生素、矿物质和其他膳食补充剂,也会损害机体。

（6）烹调方式

烹调方式采用煮、蒸要远好过煎、炒、炸、熏、烤。尽管后者色、香、味更胜一筹,但煮和蒸可以避免在烹调过程中产生的致癌物质。煮的温度不超过100℃,蒸的温度比煮的温度稍高,但比其他的方法要低（烘烤可达200℃,烧烤高达400℃）。较低的温度和较短的加温时间可以较多地保留维生素C和胡萝卜素,食盐中的碘也损失较少,更重要的是避免致癌物质的产生。

（7）改变生活习惯

戒绝烟草,限制饮酒（如饮白酒,每日男性,不超过100 ml,女性不超过50 ml）,保持充足睡眠。不能以保健品代替营养素,保健品在营养良好的条件下才能更好地发挥作用。避免含糖饮品,避免过咸食物及盐加工食物（如腌肉、腌制蔬菜）。

（8）积极运动

每周不少于5次,每日30～50 min的中等运动强度,以出汗为好。即使是卧床患者也建议进行适合的运动（包括手、腿、头颈部及躯干的活动）。肌肉减少的老年患者提倡抗阻运动。

（9）重返社会,重返生活

鼓励患者积极参加社会、社交活动,尽快重新回到工作岗位上,发挥自己的作用。

（10）其他

高度重视躯体症状及体征的任何异常变化,及时返回医院复诊;积极寻求心理支持,包括抗焦虑药物的使用。

此阶段,强化营养咨询与营养教育也十分重要,成功的营养咨询可以为肿瘤患者提供多种帮助促进健康的方法,而肿瘤患者营养教育的内容可包括肿瘤患者的饮食营养原则、饮食误区、饮食宜忌、参考食谱举例、不良反应的饮食措施、中国居民膳食指南、体重自我管理等。营养咨询及教育应考虑患者的个体化营养需求,采取适宜的方式,制订个体化的营养指导方案。在宣教过程中,应将专业化的营养知识尽可能地用口语化的语言传播

有效信息。

（凌轶群）

主要参考文献

[1] 于康,石汉平.肿瘤患者必备营养手册[M].北京:人民卫生出版社,2014.

[2] 王迎春,段丽芳,张丽.浅析肠内营养的临床应用进展[J].中国药房,2007,18(29):2310.

[3] 专家委员会.恶性肿瘤患者的营养治疗专家共识[J].临床肿瘤学杂志,2012,17(1):59－73.

[4] 中华医学会.临床诊疗指南——肠外肠内营养学分册[M].北京:人民卫生出版社,2008.

[5] 石汉平,江华,李薇,等.中国肿瘤营养治疗指南[M].北京:人民卫生出版社,2015.

[6] 石汉平.肿瘤营养疗法[J].中国肿瘤临床,2014,41(18):1141－1145.

[7] 石汉平.肿瘤新疗法——代谢调节治疗[J].肿瘤代谢与营养电子杂志,2014,1(1):3－5.

[8] 石汉平,凌文华,李薇.肿瘤营养学[M].北京:人民卫生出版社,2012.

[9] 全国卫生专业技术资格考试用书编写专家委员会.营养学[M].北京:人民卫生出版社,2015:408－414.

[10] 李苏宜,侍方方.终末期恶性肿瘤患者营养干预的共识[J].中国临床肿瘤学进展,2010,98:381－383

[11] 黎介寿.肠衰竭——概念、营养支持与肠黏膜屏障维护[J].肠内与肠外营养,2004,11(2):65－67.

[12] Arends J, Bodoky G, Bozzetti F, et al. ESPEN Guidelines on Enteral Nutrition Non-surgical oncology[J]. Clin Nutr, 2006,25(2):245－259.

[13] Beck SA, Tisdale MJ, Effect of cancer cachexia on triacylglycerol/fatty acid substrate cycling in white adipose tissue[J]. Lipids, 2004,39(12):1187－1189.

[14] Bozzetti F, Arends J, LundholmK, et al. ESPEN Guidelines on Parenteral Nutrition: Non-surgical oncology[J]. Clin Nutr. 2009,28(4):445－454.

[15] Buccheri G, Ferrigno D. Importance of weight loss definition in the prognostic evaluation of non-small-cell lung cancer[J]. Lung Cancer, 2001,34(3):433－440.

[16] Buccheri G, Ferrigno D. Importance of weight loss definition in the prognostic evaluation of non-small-cell-lung cancer[J]. Lung Cancer, 2001,34(3):433－440.

[17] Cerantola Y, Hübner M, Grass F, et al. Immunonutrition in gastrointestinal surgery[J]. Br J Surg, 2011, 98(1):37－48.

[18] Dolan EA. Malignant bowel obstruction: a review of current treatment strategies [J]. Am J HospPalliat

Care，2011，28(8)：576-582.

[19] Fearon K，Strasser F，Anker SD，et al. Definition and classification of cancer cachexia：an international consensus[J]. Lancet Oncol，2011，12(5)：489-495.

[20] Fujitani K，Tsujinaka T，Fujita J，et al. Prospective randomizedtrial of preoperative enteral immunonutrition followed by elective total gastrectomy for gastric cancer [J]. Br J Surg，2012，99(5)：621-629.

[21] Goto T，Takano M，Aoyama T，et al. Outcomes of palliative bowel surgery for malignant bowel obstruction in patients woth gynecological malignancy[J]. Oncol Lett，2012，4(5)：883-888.

[22] Gunst J，Vanhorebeek I，Casaer MP，et al. Impact of early parenteral nutrition on metabolism and kindey injury[J]. J Am Soc Nephrol，2013，24(6)：995-1005

[23] Jean LaMantia，RD，Dr. Neil Berinstein，MD. The Cancer Treatment Nutrition Guide & Cookbook[M]. Canada：Robert Rose Inc，2012：22-25.

[24] Klek S，Sierzega M，Szybinski P，et al. The immunomo-dulatingenteral nutrition in malnourished surgical pati-ents-a prospective randomized double-blind clinical trial[J]. Clin Nutr，2011，30(3)：282-288.

[25] Kondrup J，Allison SP，Elia M，et al. ESPEN guidelines for nutrition screening 2002[J]. Clin Nutr，2003，22(4)：415-421.

[26] Lippitz BE. Cytokine patterns in patients with cancer：a systematic review[J]. Lancet Oncol，2013，14(6)：e218-228.

[27] Mauskopf JA，Candrilli SD，Chevrou-Séverac H，et al. Immunonutrition for patients undergoing elective surgery for gastrointestinal cancer：impact on hospital costs[J]. World J Surg Oncol，2012，10(1)：136.

[28] Mc Millan DC. Systemicinflammation，nutritional status and survival in patients with cancer[J]. Curr Opin Clin Nutr Metab Care，2009，12(3)：223-226.

[29] Molfino A，Formiconi A，RossiFanelli F，et al. Ghrelin：from discovery to cancer cachexia therapy[J]. Curr Opin Clin Nutr Metab Care，2014，17(5)：471-476.

[30] Nutrition for the Person with Cancer During Treatment：A Guide for Patients and Families[Z]. American Cancer Society，2012.

[31] Rubin H. Cancercachexia：its correlations and causes [J]. Proc Natl Acad Sci USA，2003，100(9)：5384-5389.

[32] Santora R，Kozar RA. Molecular mechanisms of pharmaconutrients[J]. J Surg Res，2010，161(2)：288-294.

[33] Santora R，Kozar RA. Molecular mechanisms of pharmaconutrients[J]. J Surg Res，2010，161(2)：288-294.

[34] Shulrnan RJ，Phillips S. Parenteral nutrition in infants and children[J]. J Pediatr Gastroenterol Nutr，2003，36 (5)：587.

[35] Tisdale MJ. Mechanisms of cancer cachexia[J]. Physiol Rev，2009，89(2)：381-410.

[36] Tsoli M，Moore M，Burg D，et al. Activation of thermo-genesis in brown adipose tissue and dysregulated lipid metabolism associated with cancer cachexia in mice [J]. Cancer Res，2012，72(17)：4372-4382.

[37] Tuca A，Guell E，Martinez-Losada E，et al. Malignant bowel obstruction in advanced cancer patients：epidemi-ology，maaagemet，and factors influencing spontaneous resolution[J]. Cancer Manag Res，2012，4：159-169.

[38] Uster A，Ruefenacht U，Ruehlin M，et al. Influence of a nutritional intervention on dietary intake and quality of life in cancer patients：a randomized controlled trial[J]. Nuteition，2013，29(11-12)：1342-1349.

[39] Vaughan VC，Martin P，Lewandowski PA. Cancerca-chexia：impact，mechanisms and emerging treatments [J]. J Cachexia Sarcopenia Muscle，2013，4(2)：95-109.

[40] White JV，Guenter P，Jensen G，et al. Consensuss-tatementof the Academy of Nutrition and Dietetics，American Society for Parenteral and Enteral Nutrition：characteristics recommended for the identification and documentation of adult malnutrition (undemutrition) [J]. J Acad Nutr Diet，2012，112(5)：730-738.

[41] Wilhelm SM，Kale-Pradhan PB. Combination of arginine and omega-3 fatty acids enteral nutrition in critically ill and surgical patients：a meta-analysis[J]. Expert Rev Clin Pharmacol，2010，3(4)：459-469.

[42] Zhang Y，Gu Y，Guo T，et al. Perioperativeimmun-onutrition for gastrointestinal cancer：a systematic review of randomized controlled trials[J]. Surg Oncol，2012，21(2)：e87-e95.

[43] Zou XP，Chen M，Wei W，et al. Effects of enteral immunonutrition on the maintenance of gut barrier function and immune function in pigs with severe acute pancreatitis[J]. JPEN J Parenter Enteral Nutr，2010，34(5)：554-566.

93 肿瘤患者的护理

93.1 肿瘤患者的心理社会支持

93.1.1 肿瘤患者的心理特征

当患者被告知诊断后,其心理反应可分为以下6个阶段。

（1）体验期

当患者得知自己患癌症时,往往会脑子里一片空白,甚至思维麻木,即所谓"诊断休克"。此期护士应与患者建立信任关系,提供信息,提供支持,向患者表达情感上的安慰和关心。

（2）怀疑期

在该期的患者对诊断结果会极力否认,四处求

医,甚至以患者家属的身份找医生咨询,以便得到不同方面的信息。护士应采用适合该患者的策略,帮助患者逐渐了解事实真相,让患者尽情表达内心的感受和想法,最终接受治疗方案。

（3）恐惧期

当患者确认了癌症的诊断后,会产生对死亡、疼痛和治疗、离开家人朋友的恐惧。患者出现恐慌、哭泣、冲动性行为。护士通过与患者交谈,倾听患者的感受,进行有关的健康教育,纠正患者的一些错误认识。

（4）幻想期

患者往往已经初步经历了治疗的一些体验,能够正视现实,但仍存在很多幻想,如希望能够出现奇迹根治自己的疾病。正确引导这类患者,预防患者

一旦幻想破灭,完全丧失信心,甚至走向极端。

(5) 绝望期

当各种治疗方法均不能取得良好效果时,患者会出现绝望的情绪,治疗依从性很差。此时应多给予抚慰,允许患者发泄愤怒,让患者最亲密的家人陪伴。

(6) 平静期

患者已经能够接受现实,情绪平稳,配合治疗,对死亡也不太恐惧。在该阶段,护士应与患者密切地接触,满足其生理、心理、精神、社会交往等方面的要求,激发其生活的信心,与患者及家属共同制订康复计划。

恶性肿瘤患者在整个治疗和康复期都会经历很多情绪和心理问题,包括无助、恐惧、自我概念、体象、性问题、人际交往困难等。大部分患者会出现心理痛苦,经历过短暂或轻度的焦虑和抑郁症状,一些患者会发展为焦虑或抑郁。《中国肿瘤心理治疗指南》指出,对于初诊的恶性肿瘤患者应进行心理痛苦的筛查和心理支持需求评估,并及时转诊给予相应治疗。

93.1.2　肿瘤患者的心理支持

(1) 确诊阶段

在患者尚未知道诊断前,护理人员应注意语言恰当,不要随意向患者和家属透露可能是癌症的言辞,合理选择向患者及家属告知病情的时间和方式。

在确诊阶段,往往需要进行各种检查,患者由于缺乏必要的知识,对检查可能存在顾虑。因此,护理人员应对各种检查的目的、意义、配合要求做耐心详细的解释,帮助患者尽快完成各种检查。

(2) 治疗阶段

1) 由于肿瘤治疗手段目前进展迅速,应向患者讲解治疗计划,包括疗效、可能出现的不良反应和解决方法,同时给予患者治愈的希望,取得患者的理解和配合。

2) 编制有关宣传手册,以通俗易懂的方式进行健康教育,有利于患者了解治疗的安全性、有效性。

3) 手术患者进行系统的术前宣教和术后访视是非常必要的措施,可以解除患者和家属对手术的恐惧和顾虑,促进术后的恢复。对于某些根治性手术可能造成身体部分功能的缺失或机体正常功能的改变等,则应详细说明手术的必要性,用实例说服患者。

(3) 康复阶段

由于癌症患者治疗周期长,在治疗各阶段有间歇期,或集中治疗后进入康复阶段,更需要医护人员、家庭及社会给予有力支持。做好出院指导,使患者离开医院后,仍能按照治疗计划、康复计划进行。鼓励患者参加社会活动,与患者保持联系,如通过开通热线咨询、定期访谈、组织康复期患者的沙龙活动等。

(4) 临终阶段

晚期肿瘤患者身体极度衰弱但已意识到死亡即将到来,这时更需要进行安慰和疏导。应积极主动地解决患者的疼痛、躯体移动障碍、睡眠型态紊乱等问题。同时应满足患者自尊的需要,帮助患者整理个人卫生,尊重患者的个人习惯。维护临终患者的人格尊严是该期心理支持的重要内容。

93.1.3　肿瘤患者的社会支持

肿瘤护士的重要角色是帮助癌症患者应对疾病和治疗带来的生理、心理、社会、精神等方面的困扰。"否认"或"回避"是消极的应对方式,因此医护人员应充分利用可能的机会帮助患者从隔离中解脱出来,持续为患者提供咨询、情感和信息支持,帮助他们充分利用各种社会支持和资源。

家属、朋友、同事为患者提供的社会支持主要是情感支持和实际支持,包括陪伴、关爱、生活照护等。同事的支持包括合适的问候和关怀。为癌症患者提供社会支持前,应注意首先正确评估患者所处的情感反应阶段和当时的需求,通过恰当的方式,将社会支持的积极作用传递给患者,增强患者的信心。

在癌症照护中,同辈支持也是不可或缺的一部分,是指通过一个平等的个体给予帮助和鼓励,即来自之前体验过癌症的个人支持,它的核心是分享经验,而这些经验通常是医务人员或家人所无法探究的。各类癌症康复俱乐部为患者提供了获得同辈支持的良好渠道,如乳腺癌"妍康沙龙"等,不但利于提高医疗服务的满意度,更能促进患者间的人际关系和社会支持的发展,帮助患者保持良好的情绪,有信心完成积极的抗癌治疗。

(张晓菊)

93.2　肿瘤患者的外科护理

93.2.1　术前准备

(1) 心理护理

护士通过和患者或家属的沟通,了解其文化程度、心理状况、疾病知识等情况,进行个性化的心理护理。同时,在术前向患者做好解释工作,包括手术的简单流程、术后可能出现的不适和功能障碍、术后康复等内容,解除其思想顾虑,配合手术顺利进行。必要时通过手术室、监护室护士的术前访视,消除对手术或陌生环境的恐惧感。

（2）术前改善患者营养状况

做好饮食指导,注意患者的进食情况,常规嘱患者以高热量、高蛋白质、富含维生素的饮食为宜。如有电解质紊乱应予以纠正。对重度营养不良、低蛋白血症及贫血者,必要时配合肠外营养的护理。

（3）呼吸道管理

进行胸部手术,如肺癌、食管癌、纵隔肿瘤或合并肺部慢性疾病的患者,术前应戒烟,预防上呼吸道感染,可给予抗生素、化痰药物雾化吸入。进行呼吸功能锻炼,如缩唇呼吸、腹式呼吸,必要时借助呼吸功能锻炼器,并指导患者进行有效咳嗽。

（4）术前检查

如肝、肾、心、肺功能,肿瘤指标,X 线摄片,B超,CT,MRI,骨扫描和 PET/CT 等。遵医嘱测定血型、备血。

（5）肠道准备

术前遵医嘱给予肠道准备,术前 1 晚嘱患者根据相应时间进行禁食和禁水。

（6）备皮

术日晨根据医嘱必要时备皮(注意不可划破),更换清洁衣裤。

93.2.2 术后观察和护理

（1）术后监护

接收麻醉师的交班,了解术中情况及术后注意事项,根据麻醉医嘱监测生命体征并准确、及时记录。保持呼吸道通畅,给予吸氧,观察有无呼吸道阻塞现象,防止舌后坠、痰痂堵塞气道引起缺氧、窒息。

（2）体位

全麻术后未清醒的患者给予平卧位,头偏向一侧;清醒后,颈部、胸腹部手术患者给予半卧位;阴囊、腹股沟手术后应平卧或半卧位;脊椎、臀部手术后应取仰卧位或俯卧位。

（3）伤口护理

观察伤口有无渗液、渗血,如切口敷料潮湿,应及时通知医生换药,使用胸腹带时松紧度要适宜。

（4）引流管护理

正确连接各种引流管并做好相应的标识,注意固定,防止滑脱。导管保持通畅,负压引流维持压力在正常范围内,观察和记录引流液的颜色、性质及量,以便及早地发现出血、吻合口瘘等并发症。全肺切除的患者,为防止发生纵隔移位,需用调节器控制胸导管波动幅度。使用导尿管的患者,定时观察集尿袋的尿液情况,并根据患者病情及时拔除导尿管,避免尿路感染。

（5）疼痛护理

对于术后使用自控式持续止痛泵的患者,护士详细介绍自控镇痛给药方法,注意观察止痛泵穿刺部位有无渗出,观察止痛泵管路的位置及连接是否完好,嘱患者活动时动作宜缓慢,不宜过猛,防止止痛管的滑脱。定时评估患者疼痛强度、部位、性质和程度,寻找疼痛原因。必要时告知医生,根据医嘱给予止痛药物。注意观察止痛药物的不良反应,如恶心、呕吐、呼吸抑制等。

（6）深静脉血栓预防和护理

做好深静脉血栓风险评估,根据风险等级,配合医生做好深静脉血栓的物理和药物预防措施,如使用抗凝药物、间歇充气压力装置和抗血栓弹力袜等。使用抗血栓弹力袜的患者,指导其正确穿着,定时评估使用情况、局部皮肤状况。

（7）康复指导

术后第 1 天,若无特殊禁忌均应鼓励患者早期下床活动,促进康复。局麻患者术后即可进食,全麻患者遵医嘱逐渐给予流质、半流质、普食。对于手术造成患者功能损伤,如肩关节置换术、乳腺癌改良根治术、舌癌舌再造术等,除了做好心理护理外,及早指导患者进行术后功能锻炼。

93.2.3 肠造口护理

肠造口是指将近端肠段固定于腹壁外,粪便由此排出体外。根据造口存在时间的长短分为临时性肠造口和永久性肠造口。根据造口的形成结构分为单腔造口,袢式造口,双口式造口和分离造口。

（1）肠造口的一般护理

1）肠造口的观察:正常的造口颜色呈牛肉红或粉红色,表面平滑且湿润;回肠造口肠道功能恢复多在术后 24～48 h。结肠造口肠道功能恢复多在术后 3～4 d。

2）肠造口自我护理指导:

A. 根据患者的不同需求,选用不同的造口护理用品及辅助用品:造口用品有一件式造口袋、二件式造口袋等,造口辅助用品有护肤粉、防漏膏、腰带、碳片等。

B. 造口袋的更换步骤。① 第1步除袋:可一手固定造口底盘边缘皮肤,一手将底盘慢慢撕除。② 第2步清洗:用柔软小毛巾蘸温水清洁造口及造口周围皮肤。③ 第3步抹干:可用柔软小毛巾抹干造口周围皮肤。④ 第4步:度量造口的大小和裁剪造口袋,裁剪时一般比测出造口的大小大1~2 mm。⑤ 第5步:粘贴造口袋,把底板保护纸撕下,依造口位置从下往上贴,从内到外按压使造口底板能紧贴在皮肤上。

C. 肠造口患者的生活指导:肠造口患者饮食原则上无需忌口,只要均衡饮食即可,但应避免刺激性、易胀气性食物。避免穿紧身衣裤(裙),以免摩擦或压迫造口。可以根据术前的爱好与身体的耐受力,选择一些力所能及的运动。避免举重运动,以减少造口旁疝的发生。肠造口手术后性行为有益康复。同时应鼓励造口者多参加社交活动,激发重新走向新生活的勇气。肠造口不会妨碍旅游,但要注意准备好旅途中使用的造口袋。

(2) 肠造口并发症的观察和护理

1) 造口缺血坏死:为术后早期最严重的并发症,常发生于术后24~48 h。发生的主要原因是血液供应不足。当发生缺血坏死时肠黏膜呈暗红色或黑色,轻度坏死可保守治疗;重度坏死,需手术治疗。

2) 造口出血:多见于术后48 h内。护理要点:更换造口袋时需要动作轻柔,避免损伤黏膜。发现造口出血应立即查找原因,如渗血量少可采用直接压迫、局部使用止血药(如1∶1 000肾上腺素液湿敷)。严重的应寻找出血点予以结扎止血。

3) 造口水肿:常发生于术后早期。护理要点:轻度水肿一般不需特殊处理;重度水肿可使用3%~5%高渗盐水湿敷。

4) 造口狭窄:造口狭窄是指造口缩窄或紧缩,表现为造口皮肤开口细小,难以看见黏膜,或造口皮肤开口正常,但指诊时肠管周围组织紧缩,手指难以进入。护理要点:轻度狭窄者可进行扩肛。患者示指戴指套,涂上润滑油,轻轻地插入造口至第二指关节,停留5~10 min,每天1~2次。重度狭窄者则需手术治疗。

5) 造口脱垂:造口脱垂是指造口肠袢自腹部皮肤的过度突出。护理要点:选用底盘较软的一件式

大的造口袋,底盘剪裁恰当。一般平卧后脱垂的造口可自行回缩至体内,但也可以人工手动将造口回纳至体内。告知患者肠梗阻的症状和体征,如有腹痛,腹胀,呕吐,停止排气、排便,造口颜色发生改变时应立即就诊。重度脱垂及发生肠坏死时则要进行手术,重做造口。

6) 造口旁疝:造口旁疝是指与造口有关的腹壁切口疝。小而无症状的造口旁疝首先应采取非手术治疗,常用特制腹带或弹性腹带治疗,以减轻症状。护理要点:包括术后6~8周内避免提举重物,教育患者咳嗽时用手按压造口部位,减少造口旁疝的发生。适当锻炼,减轻体重。选择适合的造口袋,如底盘较软的一件式造口袋,并加用合适的造口腹带。禁止进行造口灌洗,以免加重造口旁疝。指导患者注意观察肠梗阻的症状,如出现呕吐,腹胀,腹痛,停止排便、排气等症状时应立即就诊。

7) 造口回缩:多见于术后早期,定义为造口肠管内陷低于表皮至少0.5 cm。护理要点:选择一些特殊的造口护理产品,如防漏膏、凸面底盘等,术后控制体重是预防造口回缩的重要措施。严重的造口回缩如已有腹膜刺激证应立即手术治疗。

8) 造口周围皮肤炎症:

A. 过敏性皮炎:是由于对造口袋及黏胶底板过敏而引起的。护理要点:指导患者选择其他类型的造口用品。局部皮肤可外用类固醇药物,涂药10 min后用清水洗净,待干后贴造口袋。如情况无明显好转,可请皮肤科医师诊治。

B. 粪水性皮炎:由于造口位置差、或造口护理不当造成排泄物渗漏,腐蚀周围的皮肤。护理要点:检查并去除刺激原因,治疗已出现的皮肤问题。可使用护肤粉、水胶体敷料、皮肤保护膜、防漏膏等处理。

9) 造口处皮肤、黏膜分离:常发生在术后早期,表现为肠管黏膜与皮肤之间分离裂口并留下一个开放创面。护理要点:先探查,清创。分离浅时,局部可用护肤粉、防漏膏处理,然后粘贴造口袋。如果分离程度较深,根据创面情况选择藻酸盐敷料填充,结合使用水胶敷料、防漏膏等处理。皮肤黏膜分离愈合后,指导患者定期扩肛防止造口狭窄。

肠造口手术改变了患者原有的生活模式,但通过恰当的护理、患者教育及良好的社会支持,能够最大限度地降低肠造口对患者带来的心理及生理上的影响,从而达到较好的生活质量。

93.2.4 癌性伤口的护理

癌性伤口是指恶性肿瘤浸润皮肤穿透上皮形成突出结节状的损害或恶性肿瘤浸润皮肤形成凹陷或腔隙的溃疡性损害,癌性伤口的特性为出血、渗液、恶臭、疼痛。癌性伤口是一种难以愈合的伤口,往往也象征着癌症患者病情的恶化。癌性伤口的护理原则是减轻伤口疼痛;预防和控制伤口的出血,减少伤口异味的产生,选用恰当的内敷料及外层敷料,保护伤口周围的皮肤。通过护理使患者感到舒适,维持患者的尊严,尽最大的可能提高患者的生活质量。

（1）出血的处理

出血是癌症伤口的常见问题,主要原因是由于恶性肿瘤细胞侵蚀至毛细血管或主要血管而引起出血。在处理癌性伤口时,更换敷料操作要轻柔,充分湿润敷料后才可取出敷料,避免或减少出血。癌性伤口建议使用自溶性清创,避免使用外科清创,防止出血。清洗伤口时尽量采用冲洗的方式;选用不粘连伤口基底的敷料如脂质水胶敷料等,有少量渗血可选用藻酸盐敷料止血。如严重出血时,紧急情况下先直接压迫出血点,使用止血药。

（2）伤口渗液的处理

渗液的产生主要是由于癌性伤口内微血管与淋巴管受侵犯,癌症细胞增加了血管对纤维蛋白原及血浆胶质的通透,因此有效地控制渗液可增加患者的舒适度及自信心。目前没有适合各种癌症伤口的完美敷料,使用敷料前需要对伤口进行评估。渗液少,可选用脂质水胶敷料或水胶体粉剂、超薄泡沫敷料等,渗液较多可选用泡沫敷料、藻酸盐敷料、亲水性纤维敷料等,外层敷料可以选用纱布或棉垫。对于渗液量极大、创面比较局限的患者可以用伤口引流袋、造口袋、自制收集袋处理。

（3）恶臭的清除

癌性伤口由于感染、坏死组织存在或会由于肠瘘造成恶臭。清除坏死组织、控制感染是去除癌性伤口臭味的基础步骤。通过伤口的清洗和清创,局部使用抗生素以控制感染和臭味。清洗选用0.9%氯化钠溶液清洁或冲洗伤口;外科清创容易引起出血,一般选用自溶性清创。控制感染可用甲硝唑溶液进行创面的湿敷或使用含银敷料,可选用含碳敷料去除异味。对于创面比较局限的可选用造口袋,能有效隔绝臭味并收集渗液。

（4）控制疼痛

疼痛是肿瘤细胞压迫伤口床组织或侵蚀周边血管和神经、皮肤组织受损,致神经、血管裸露于表皮外所引起的疼痛,应对患者进行全面的疼痛评估,根据评估结果合理使用止痛药。

（张晓菊　卜丽文）

93.3　肿瘤患者的化疗护理

93.3.1　化疗患者的评估与准备

肿瘤患者化疗必须有明确细胞学或组织病理学诊断和对治疗有提示意义的指标(如肠癌的K-ras、肺癌的EGFR突变状态等)。医生通过病史、体格检查、影像学检查,肿瘤标志物检查获取基线数据,以制订化疗方案和化疗后的疗效评价。详细告知患者和(或)代理人化疗的目的及可能带来的利弊,所给予的化疗方案、疗程设置、可能的不良反应和注意事项;了解患者和家属的心理状况、经济承受能力及治疗的意愿,让患者和家属共同参与治疗决策,提高治疗的依从性,减少医疗纠纷。化疗前患者或委托授权的家属或监护人必须签署化疗知情同意书。执行化疗时护士再次评估患者的机体功能状态、静脉通路、理解能力与配合程度、近期是否发热、血液生化指标等。

93.3.2　化疗给药的管理

（1）护士资质

确保只有经过专门教育及能力培训并获得认证的注册护士能够实施抗肿瘤药物治疗,建议每年对其进行能力评估。

（2）化疗医嘱的核对

使用抗肿瘤药物时,实施安全保障措施来减少出现给药差错的风险。医嘱核对内容包括确认患者身份信息、药品名称、剂量、容量、给药途径、速度、给药剂量计算、治疗周期与治疗天数等。

（3）化疗药物的配置

抗肿瘤药物是高危药物。2010年,卫生部《静脉用药集中调配质量管理规范》要求抗肿瘤药物应在静脉用药配置中心集中配制。使用密闭式药物配制和转运系统能有效地降低危险药物暴露风险。化疗药物的配制从溶媒的选择、配制的过程、药物的终浓度、药物的保存等多个环节都有特殊的要求。

（4）化疗给药顺序

遵循以下 3 个原则。① 相互作用原则：有的化疗药物之间会发生相互作用，从而增加疗效或毒性。② 刺激性原则：选择外周静脉给药时根据药物的局部刺激性大小，刺激性大者先用。③ 细胞动力学原则：一般来说，细胞周期非特异性药物应静脉或动脉内一次推注，而细胞周期特异性药物则以缓慢滴注、肌注或口服为宜。联合化疗时一般先用细胞周期非特异性药物，再用细胞周期特异性药物。

（5）化疗给药的方法

抗肿瘤药物的给药途径是化疗方案的要素之一，是治疗方案实施的重要环节，应严格执行医嘱。静脉给予化疗药物宜选择中心静脉通路。静脉给药速度及输液器具的选择应按照药物说明书或遵医嘱。

93.3.3　化疗药物不良反应的观察及护理

由于肿瘤细胞与正常细胞间缺少根本性的代谢差异，因此所有的化疗药都不能完全避免对正常组织的损害，特别是增殖旺盛的上皮细胞，如骨髓细胞、消化道黏膜上皮细胞等。应做好化疗患者的不良反应的观察和护理。

（1）局部不良反应

1）静脉炎：

A. 定义和分类：静脉炎是指由于各种原因导致血管内膜受损继发的炎症反应。静脉炎的症状和体征包括疼痛/触痛、红斑、发热、肿胀、硬化、化脓或者可触及静脉条索。根据不同的原因，主要分为化学性静脉炎、机械性静脉炎、细菌性静脉炎、血栓性静脉炎等。化疗药物多为腐蚀性药物，易引起静脉炎。

B. 预防：选择合适的输液工具；在满足治疗需要的情况下，尽量选择较细、较短的导管。外周静脉留置针宜用于短期静脉输液治疗，不宜用于腐蚀性药物等持续性静脉输注。尽可能选择走向直、弹性好的静脉，避开静脉瓣和受损的静脉。放置外周导管的静脉可选前臂的背侧和内侧面及掌背静脉，不要选择下肢静脉。中心静脉导管宜用于中长期静脉治疗，可用于任何性质的药物输注；PICC 置管前应充分评估血管情况，选择导管与血管直径之比为＞45%的静脉，首选贵要静脉，其他可选静脉有肘正中静脉、头静脉和肱静脉，并建议选择非惯用手。使用超声或红外线可视技术辅助静脉的识别和选择，可以提高穿刺和置管成功率，减少静脉炎的发生。

血管超声仪引导结合 MST 进行肘上 PICC 置管与肘下盲穿置管相比，可显著减少机械性静脉炎的发生率。另外，良好的导管固定，可避免导管在穿刺点的反复移动，从而减少机械性静脉炎、穿刺点细菌定植及全身感染。精细过滤输液器能有效降低静脉炎的发生率。寒冷季节配制药液时，室温应控制在22～26℃，以免液体温度过低，损害静脉内膜，发生静脉炎。

C. 处理：应拔除 PVC，可暂时保留 PICC；及时通知医师，给予对症处理；将患肢抬高、制动，避免受压。必要时，应停止在患肢静脉输液；应观察局部及全身情况的变化并记录。

2）药物外渗：

A. 定义和临床表现：药物外渗是指静脉输液过程中，腐蚀性药液进入静脉管腔以外的周围组织。表现为渗漏部位疼痛、肿胀、皮肤红、水泡，重者出现皮肤及皮下组织坏死，形成经久不愈的溃疡，甚至侵及肌腱。抗肿瘤药外渗的症状可能会延迟数天，部分外渗药物从组织损伤进展到出现症状需几天，甚至 1～2 周。

B. 预防：选择最适当的静脉输液工具和穿刺部位，不应使用钢针进行输注，留置针留置时间不超过24 h；每次输液前或连续输液治疗期间，应该定期评估血管通路装置的通畅性和局部症状，评估的方法包括观察、触诊、冲管阻力、回血通畅及听取患者的主诉；为了方便观察穿刺点局部情况，推荐使用透明敷料将导管针头固定在合适的位置；化疗前应告知药物的性质及存在的风险、外渗/渗出的症状与体征，使患者共同参与化疗安全管理，降低药物外渗/渗出导致的后果。

C. 化疗药物外渗的处理：① 若药物外渗发生在外周静脉应立即停止输注，在拔针前应尽量抽出外渗的细胞毒药物。② 应用相应细胞毒药物的拮抗剂，从原静脉通路注入或在外渗局部皮肤皮下注射。③ 应尽量避免对外渗局部施加压力，以防止细胞毒药物进一步扩散。④ 根据外渗药物性质局部给予冷敷或湿热敷。热敷引起血管扩张，稀释外渗药物。冷敷引起血管收缩，使药物局限，从而增加毒性代谢物的降解。长春碱类药物选择热敷，蒽环类等抗肿瘤抗生素选择冷敷。⑤ 发疱剂和刺激性化疗药物外渗给予局部封闭（地塞米松＋利多卡因＋0.9%氯化钠溶液）。⑥ 抬高患肢促进回流，减少局部肿胀。⑦ 局部组织坏死，伤口换药可用湿性愈合方法。⑧ 详细记录化疗外渗的经过、处理和预后。

（2）消化系统毒性的护理

主要表现为食欲减退、恶心、呕吐、腹痛、腹泻、便秘等。

1）恶心、呕吐：按照发生时间通常可以分为急性、延迟性、预期性、爆发性及难治性5种类型。恶心、呕吐的发生频率及程度主要取决于药物因素，还有与患者性别、年龄、酒精摄入史、体力状况、基础疾病及既往化疗的呕吐控制等因素相关。

护理措施：① 创造良好的治疗环境。病房内通风良好，避免产生令人不愉快的气味。② 饮食护理：化疗期间的饮食应清淡，满足热量充足、高蛋白、维生素丰富的要求，同时注意水分的补充。进餐时间应避开化疗药物作用的高峰时间，以化疗开始前2 h为宜，在吃好东西后，不可立即平卧。③ 呕吐的护理：呕吐时要注意体位，卧床患者头偏向一侧，有利于呕吐物的排出，避免呕吐物误吸入呼吸道，引起窒息或导致肺部感染。④ 心理护理：心理因素在预期性恶心、呕吐发生中起重要作用。护士应耐心倾听患者的感受和需求，帮助他们调整情绪和心态，树立对治疗的信心。

2）腹泻：引起腹泻最常见的化疗药物有：氟尿嘧啶类（如5-FU、卡培他滨），拓扑异构酶Ⅰ抑制剂（伊立替康）和其他药物（如顺铂、多西他赛、奥沙利铂、阿糖胞苷）。

护理措施：① 饮食指导：指导患者饮食应清淡，适当吃水果，多补充水分，多吃含钾丰富的食物，如橘子、蔬菜汁等，保持食物的清洁新鲜。② 做好肛周皮肤的护理：每次便后用温湿毛巾轻轻擦去排泄物，保持局部的皮肤清洁干燥。每日数次喷涂皮肤保护剂或涂抹氧化锌软膏保护局部皮肤，避免粪便的刺激，有效地预防肛周皮肤糜烂和破损。

3）便秘：神经毒性药物（长春碱类、阿糖胞苷、卡培他滨、紫杉醇类），还有5-HT3受体拮抗剂、阿片类止痛药等会引起便秘。

护理措施：① 饮食指导：增加蔬菜、水果、五谷杂粮、豆类制品摄入比例促进排便，多饮水。食物中宜多放一些植物油，多食黑芝麻、蜂蜜及植物油等润滑肠道食物，以增加肠道的润滑性，利于排便。② 腹部按摩：腹部按摩能改善肠胃功能、增强肠蠕动、防治便秘。按摩应在排空小便后，按压时呼气，放松时吸气，每次10 min左右。③ 养成良好的排便习惯：鼓励患者做一些活动。

（3）骨髓抑制

抗肿瘤药物除了博来霉素、门冬酰胺酶、激素类、长春新碱（一般剂量）对骨髓影响很小外，其他化疗药物通常会引起不同程度的骨髓抑制，先出现白细胞减少，尤其是粒细胞下降，然后是血小板减少。

遵医嘱按时查血常规（每周2～3次），了解血象的情况。白细胞特别是粒细胞下降时，感染的机会将增加。注意患者和家属的手卫生情况；注意口腔卫生，会阴部的清洁。当白细胞<1×10⁹/L，容易发生严重感染，需进行保护性隔离，如使用洁净屏。对血小板下降的患者要密切观察皮肤、黏膜和大小便的出血情况；指导患者要保护皮肤和黏膜的完整性；侵入性的操作应最小化（如注射类）；静脉注射时止血带不宜过紧，拔针后增加按压的时间；血小板下降至<10×10⁹/L，易发生中枢神经系统、胃肠道、呼吸道的出血，应严密观察病情变化，叮嘱患者绝对卧床休息，一旦患者出现头痛等症状应考虑颅内出血，应及时通知医生，进行抢救。

（4）泌尿系统毒性

顺铂、丝裂霉素、大剂量的氨甲喋呤等可损伤肾实质，如顺铂致肾小管坏死，丝裂霉素停药后可出现蛋白尿，喜树碱、环磷酰胺、异环磷酰胺等可引起出血性膀胱炎。

嘱患者化疗前和化疗过程中多摄入液体，使尿量维持在每日2 000～3 000 ml以上，防止或减少肾损害。使用大剂量顺铂时充分水化。大剂量环磷酰胺、异环磷酰胺应用时，用尿路保护剂美司钠可预防出血性膀胱炎。对于尿酸性肾病的防治宜水化并碱化尿液，同时注意控制饮食中嘌呤含量高的食物，如肉类、动物内脏、花生、瓜子，多食用新鲜蔬菜、水果等。

（5）肝功能损害

肝细胞易受化疗药物的损害，氨甲喋呤、氟尿嘧啶、丝裂霉素等，可引起肝功能损害，表现为乏力、食欲缺乏、黄疸、肝大、肝区疼痛、血清转氨酶及胆红素升高等。患者饮食宜清淡，适当增加蛋白质和维生素的摄入，避免进食高脂饮食。注意休息，保持心情愉快。出现肝功能损害，及时停药，同时予保肝治疗。

（6）心脏毒性

多柔比星、柔红霉素、米托蒽醌、喜树碱、三尖杉碱、顺铂、曲妥珠单抗、重组人血管内皮抑制素（恩度）等都对心脏有毒性，轻者可无症状，仅表现为心电图的异常、心脏功能受损，重者可表现为各种心律失常,甚至心力衰竭。

护理措施:观察病情,倾听主诉,监测心率、节律的变化,必要时心电监护。监测生化相关指标,预防电解质紊乱。注意休息,减少心肌耗氧量,减轻心脏的负荷。

(7) 呼吸系统毒性反应

博来霉素、洛莫司汀、丝裂霉素、氨甲喋呤等均可致肺毒性。主要表现为疲劳、干咳、呼吸困难等,可伴有发热、胸痛等,胸片和肺功能检查异常。

护理措施:保持空气流通,预防感冒。加强病情观察,必要时予吸氧、半卧位。遵医嘱用激素、抗生素等治疗。

(8) 神经系统毒性反应

易引起神经系统毒性反应的药物包括紫杉醇类、长春碱类、铂类、依托泊苷等,可表现为触物感异常、温度觉异常、针刺感/烧灼样疼痛、遇冷继发的肌肉痉挛样收缩、精细动作障碍等。

护理措施:注意病情观察,针对不同的症状采取不同的预防措施。用依托泊苷、替尼泊苷等可引起直立性低血压,患者改变体位应动作缓慢。奥沙利铂的神经毒性主要表现为以末梢神经为特征的感觉神经病变,通常遇冷会激发,因此要避免冷的情境,不吃冷的食物,不接触金属等传热快的物品,注意保暖。关心感觉障碍或迟钝的患者,防止受伤。

(9) 脱发和皮肤反应

脱发是化疗药物损伤毛囊的结果。脱发的程度通常与药物有关,尤以烷化剂为甚。

护理措施:做好心理护理,告诉患者脱发是暂时的,不要过分担心。建议患者脱发时剪短或剃光头发,可通过戴假发改善形象,增强治疗的信心。指导患者选用温和的洗发水,用温水清洗,保持皮肤的清洁。

(10) 手足综合征

手足综合征(hand-foot syndrome,HFS)也叫肢端红斑,通常是由药物引起的一种皮肤毒性反应。最常见的化疗药物有卡培他滨、氟尿嘧啶、多柔比星脂质体、阿糖胞苷、多西他赛等,多激酶抑制剂如索拉非尼、舒尼替尼等。通常在治疗开始后 2～12 d 发生,最初的症状为掌跖的感觉迟钝和刺痛,几天后可以发展为灼痛与红斑和皮肤肿胀,严重者可出现水疱、脱皮和继发的溃疡。严重者不得不停止治疗,从而影响到治疗的效果。

护理措施:避免手和足部的摩擦和挤压,避免穿不合脚的鞋,使用能减震的鞋垫,坐着或躺着的时候将手和脚放在较高的位置。建议治疗前开始涂抹润肤霜,以避免皮肤干燥,防止皮肤皲裂。出现脱皮时不要用手撕,可以用消毒的剪刀剪去掀起的部分。减少手足接触热水的次数,避免在阳光下暴晒。避免饮酒,避免进辛辣、刺激性的食物。

(11) 过敏性反应

门冬酰胺酶、博来霉素、紫杉醇、多西他赛、奥沙利铂等药物可导致变态反应。主要表现为脸色和皮肤潮红、支气管痉挛、皮疹、低血压等,严重者大小便失禁,甚至发生过敏性休克。

护理措施:用药前了解患者药物过敏史和既往用药史,了解药物使用方法和注意事项。门冬酰胺酶使用前需做皮试,皮试结果阴性方可使用。紫杉醇等药物使用前需做预防过敏的处理。密切观察用药期间和用药后患者的反应、生命体征的变化,倾听患者的主诉。备好抢救药品、器械和氧气,必要时进行心电监护并做好记录。

(薛　嵋)

93.4　肿瘤患者的放疗护理

93.4.1　放疗前护理

(1) 放疗实施步骤的介绍

放疗开始实施前需经过一系列的准备工作:① 确定治疗原则。② 制作体位固定装置(如塑料面膜、真空垫等)。③ 临床医生勾画临床靶区和计划靶区的范围,预计放疗剂量。④ 设计放疗计划,由物理师借助放疗计划系统,制订出最佳的放射野剂量分布方案。⑤ 将设计好的放疗计划与模拟定位片相比较、核准、确定无误。⑥ 实施放疗。

(2) 牙齿评估

头颈部放疗的患者,在放疗开始前去牙医处就诊,做好牙齿的修复和清洁。如果需要拔牙,必须在放疗开始前 10～14 d 完成,以便拔牙处的伤口有充足的时间愈合。

(3) 饮食指导

放疗在杀伤肿瘤细胞的同时对正常组织也有不同程度的损害,加强营养对促进组织的修复,提高治疗效果,减轻不良反应有着重要作用。提倡进高热量、高蛋白、高维生素、低脂肪、易消化营、养丰富的食物,并少量多餐。对一些放疗反应严重的患者,如流质或禁食的患者,可提供要素饮食或完全胃肠外营养。放疗期多饮水(每日约 3 000 ml),可使放疗所致的肿瘤细胞大量破裂、死亡而释放的毒素随尿量排出体外减轻全身放疗反应。建议多饮绿茶,减轻射线对正常组织的辐射损伤。

(4)保持放疗位置准确

告知患者在每次照射时都要与定位时的体位保持一致。胸部肿瘤照射时,要保持呼吸平稳;食道下段、腹部及盆腔照射时要注意进食或膀胱充盈程度保持与定位时一致;胃部放疗应空腹,食道下段放疗不应进食过饱;小肠、结肠、直肠放疗前应排空小便,膀胱放疗时应保留适量小便。放射标记模糊不清时,要及时请医生补画。当放疗过程中因体重变化使放疗固定装置过紧或过松,要及时和医生联系。

93.4.2 放疗不良反应的护理

(1)疲乏

在接受放疗的患者中,有 65%～100%会出现不同程度的疲乏。美国国家综合癌症网络中心(NCCN)2016 年修订的《癌因性疲乏实践指南》将癌因性疲乏(cancer-related fatigue,CRF)定义为一种痛苦的、持续的、主观的身体、情感或认知的乏力感或疲惫感,与癌症或癌症治疗相关,并与近期的活动不成比例,常伴有功能障碍。

针对患者的疲乏应做好疲乏的筛选、评估、干预,做好患者疲乏的症状管理。

1)筛选评估:针对首次就诊的患者用"数字评定量表"进行筛选评估。

2)干预:① 提前告知患者:在疲乏出现之前告知患者有关疲乏的知识,告知疲乏的出现可能是治疗的结果,但不表明治疗无效或疾病进展。② 管理疲乏的常规策略:保存体力和分散注意力被作为常规方法推荐给患者应对疲乏。保存体力是指谨慎地有计划的管理个体自己的体力,以防体力损耗。患者如果处于中到重度疲乏状态,应该延期所有不重要的活动。有研究显示,游戏、音乐、阅读、社交有利于降低疲乏。③ 有氧运动:有研究显示,运动减轻疲乏,鼓励患者在治疗过程中及结束后进行中等程度的有氧运动。如果患者合并有心血管疾病或慢性阻塞性肺炎、近期做过大手术,进行有氧运动前需要经过专业咨询。

(2)皮肤反应护理

皮肤对放射线是非常敏感的,临床上多见的为急性皮肤反应:Ⅰ度反应(干性脱皮),表现为局部皮肤红斑、色素沉着、无渗出物的表皮脱落,并有烧灼感、刺痒感。减少摩擦、挠抓等以保护皮肤完整性,同时保持皮肤湿润。针对红斑可使用比亚芬软膏、芦荟啫喱、维生素 AE 霜等。Ⅱ度反应(湿性脱皮)表现为充血、水肿、水泡,有渗出物的表皮脱落,严重时发展为溃疡。一旦出现应立即停止放疗,可用 0.9%氯化钠溶液敷料敷 15～20 min,一天 3 次,或者用水胶体敷料,或涂氯地霜或喷康复新液。

减轻放疗皮肤反应患者自我护理指南如下。

1)使用温水清洗治疗区域皮肤,可使用中性肥皂(德芙肥皂),柔软的毛巾吸干水分。

2)避免摩擦、挠抓治疗区域皮肤。

3)穿宽松、自然纤维的衣服(如全棉、真丝材质的)。

4)如果治疗区域需要剃胡子,必须使用电动剃须刀。

5)避免在含氯的水中游泳。

6)避免治疗区域皮肤阳光直射,可使用 SPF30 的防晒霜。避免在治疗区域皮肤放置冷、热物品(如冰袋、热水袋)。

7)使用医生护士推荐的皮肤保护产品。

8)治疗前 4 h 不在治疗区域使用皮肤护理产品。

(3)骨髓抑制

具体护理内容参照化疗引起骨髓抑制的护理。

(4)口腔黏膜炎

口腔黏膜炎是头颈部放疗常见的放疗不良反应,表现为口腔黏膜的轻度感觉异常、多发红斑、融合性溃疡和出血性损伤。教会患者利用口腔评估工具如口腔评估指南(OAG)进行黏膜评估。口腔黏膜炎最有效的预防护理措施是保持口腔清洁,包括刷牙、漱口(使用不含酒精的温和的漱口水)、使用牙线。避免抽烟、喝酒、摄取刺激性食物,鼓励摄取高蛋白、合适热量的食物,含维生素丰富的食物和新鲜水果、蔬菜,适量饮用温凉牛奶,使牛奶覆盖口腔黏膜,以预防和减轻口腔黏膜炎。

(5)口干

口干是患者接受口腔放疗或颈部放疗后出现的比较严重的症状。频繁的少量喝水、避免用含酒精的漱口水、吃水分多的软食、避免喝酒、抽烟有助于口干的缓解。

(6)放射性食管炎

放射性食管炎表现为食管黏膜充血、水肿、吞咽困难,治疗后期充血水肿加重,胸骨后烧灼感,进食时加重。肿瘤放射治疗协作组(RTOG)将放射性食管炎分为5级:① 0级无变化。② Ⅰ级轻度吞咽困难。③ Ⅱ级中度吞咽困难。④ Ⅲ级重度吞咽困难。⑤ Ⅳ级完全阻塞、溃疡、穿孔或瘘管形成。当患者发生放射性食管炎时,建议进食高热量、高蛋白、软而温和的食物。在进餐前15 min使用利多卡因喷雾剂,可以缓减吞咽困难。每次进食后需饮100 ml左右的温开水冲洗食管,防止食物残渣潴留,减轻对食管黏膜的刺激,防止发生感染。进食后半小时内不宜平卧。经常了解患者疼痛的性质,以及体温、脉搏、血压等变化,了解有无呛咳,以便及时发现食管穿孔。一旦出现食管穿孔,立即禁食、禁水,停止放疗,并给予补液支持治疗。

(7) 放疗的心血管系统反应及护理

乳腺癌、食管癌、肺癌等放疗时可发生心脏损伤,最常见的是心包积液,急性期表现为发热、胸闷、心包摩擦音等;慢性期表现缩窄性心包炎,如呼吸困难、干咳、颈静脉高压等。护理中应注意:① 观察病情变化,根据医嘱给予对症支持治疗,如皮质激素、心包穿刺等。② 卧床休息,保持安静,注意保暖,预防感冒。③ 少量多餐,避免过饱。④ 保持大便通畅,避免过度用力。

(8) 放射性肺炎

临床表现为低热、咳嗽、胸闷,严重的出现高热、胸痛、呼吸困难,肺部可听见干、湿啰音。治疗包括卧床休息、吸氧,严重者使用大剂量的类固醇激素、抗生素治疗。

(9) 放疗的肝脏反应及护理

胰腺癌、肝癌、肺癌、胃癌、肾癌等放疗可发生肝脏损害,表现为恶心、肝区胀痛、肝大、非癌性腹水、黄疸及肝功能障碍等。护理应注意:① 卧床休息,保持情绪平稳。② 鼓励患者少食多餐。多进食高蛋白、高热量、高维生素、低脂肪及清淡食物。多吃富含维生素的蔬菜和水果,忌食生冷、有刺激性及油腻食物。对有腹水患者应限制水的摄入量,给予低钠饮食。伴有肝硬化失代偿时,需给予优质蛋白。

(10) 腹泻

盆腔脏器放射治疗可引起腹泻,腹泻期间适合吃低渣、低脂饮食,少辛辣饮食,少吃奶制品可缓解腹泻,必要时使用盐酸洛哌丁胺。前列腺癌放疗时,让患者放疗前定时定量饮水以充盈膀胱,充盈的膀胱推开小肠,可降低小肠的放射剂量或者将小肠推至放疗区域外,减少腹泻的发生。

(11) 膀胱炎

如果膀胱在放射区域内,放疗开始后3~5周会出现尿频、尿急、排尿困难、夜尿。患者需多喝水,每日喝1~2 L水,睡前几小时避免喝水,以免夜尿多影响睡眠质量。戒烟和辛辣食物,减少对膀胱壁的刺激。

(12) 脑水肿

脑肿瘤放射治疗后,患者会出现头痛、恶心、呕吐、癫痫、视野改变、运动功能障碍、口齿不清。在放疗后半小时内给予甘露醇快速静脉滴注可缓解脑水肿引起的上述症状。护理时应注意:① 观察颅内高压症状及其程度,保证甘露醇治疗有效性(放疗结束30 min内用药,用药时间<30 min)。② 头痛、恶心、呕吐严重时,要限制入水量,并抬高床头15°~30°。③ 避免剧咳、便秘,出现剧咳、便秘时,需要积极治疗。④ 做好跌倒高危的评估及预防管理。⑤ 鼓励患者多和家人交谈、下棋、看报、玩游戏、散步等,以促进脑功能恢复。

(13) 脱发

脱发是脑部放疗最常见的不良反应,放疗前需剃去全部头发,患者可以戴假发、头巾改善形象。新生头发会在放射治疗结束后2~3个月开始生长。患者可以用普通洗发水洗发,随机对照研究证实用普通洗发水洗发不会增加皮肤毒性。

93.4.3 放疗后护理

1) 均衡饮食,注重营养。

2) 放疗结束后1~2个月,仍需按皮肤护理指南进行皮肤护理。

3) 保持良好的生活习惯及作息规则,可适当活动,如散步、练气功、做家务等,以增强体质,保持心情舒畅。

4) 注意预防各种感染,如牙龈牙髓炎(口腔放疗一般3~4年不能拔牙)、呼吸道感染、肠道感染等。

5) 加强有关的功能锻炼,如张口练习、患肢功能锻炼、肩关节活动等。

6) 治疗后定期随访:观察疗效和不良反应及后期有无复发转移。放疗后1~2个月应进行第1次随访。一般治疗后1年内3个月随访1次,1年后3~6个月随访1次。

(胡振娟)

93.5 肿瘤患者微创治疗的护理

肿瘤治疗的技术发展迅速,除了传统的手术、化疗、放疗外,介入治疗、高强度聚焦超声治疗、肿瘤射频消融治疗也在近年来得到较快发展。

93.5.1 肿瘤放射介入治疗患者的护理

介入放射学(interventional radiology)是指在 X 线、CT、B 超引导下,将特制的穿刺针、导管插入人体病变区,进行影像学诊断和取得组织学、细胞学、生化学、细菌学的诊断,或同时进行治疗。

(1) 介入治疗前护理

1) 护理人员详细解释手术目的、过程、需配合的环节和注意事项。

2) 备皮:穿刺部位做好常规皮肤准备,根据插管部位不同而定备皮范围。注意穿刺部位有无皮肤病、皮损或感染。必要时检查穿刺点远端动脉搏动情况,便于手术后对照。

3) 术日晨禁食,但可适量饮水。

(2) 介入治疗中护理

1) 治疗中,适当的解释与安慰,消除患者的紧张情绪。正确摆放体位。

2) 严密观察生命体征的变化,观察穿刺肢体动脉搏动情况、肢体的温度、皮肤颜色是否有改变,及时发现、及时处理。出现较严重的并发症如过敏反应、心律失常、心力衰竭、休克等,应立即停止灌注药物治疗,配合医师进行抢救。

3) 治疗结束后,迅速拔管,局部加压止血。一般用手压迫穿刺点 15~20 min。在压迫止血后应加压包扎 12~24 h 或用 1 kg 的沙袋加压 8 h。

(3) 介入治疗后护理

1) 体位:患者绝对卧床休息 24 h,肢体制动 8~12 h,伤口处加压 1 kg 沙袋 8 h 或加压包扎 12~24 h。术后 72 h 内避免剧烈活动,以防止穿刺部位出血。

2) 病情观察:术后 4~6 h 内密切观察生命体征变化,观察穿刺部位有无血肿、术侧肢体血供、皮温情况及颜色的变化。每 30 min 巡视患者 1 次,若趾端苍白,小腿疼痛剧烈,皮温下降,感觉迟钝,则提示有股动脉栓塞。

3) 介入操作引起的并发症的观察和护理:

A. 局部出血及血肿:术后穿刺点局部压迫不及时或压迫物重量过轻及时间过短所导致。护理时,

要在术前了解患者是否患有高血压或有出血倾向及凝血机制障碍。术后如形成血肿,除观察肢体功能外,还应观察局部肿块内有无动脉搏动,防止假性动脉瘤形成。

B. 脊髓损伤:这是少见但严重的并发症,主要见于食道癌、肺癌患者治疗时,由于脊髓供血有 90% 来自肋间动脉等节段性动脉,且吻合少,尤其是胸 4 段及腰 1 段为相对缺血区域,介入治疗时,由于导管或药物刺激及抗癌药物的毒性作用可致血管痉挛导致脊髓损伤。严重者可发展为横断性脊髓炎、截瘫。因此,在食管癌、肺癌患者进行介入性化疗时应观察四肢感觉,运动功能及肢体皮肤颜色改变。如出现脊髓损伤的临床表现,应及早使用脱水剂(如甘露醇),减轻局部水肿,同时用激素以减轻局部炎症。

C. 化疗药物引起的毒性及不良反应的观察和护理:

a. 恶心、呕吐:此反应主要是因为大剂量化学药物作用而引起。护理人员应遵医嘱使用止吐药物,同时应对呕吐物性质、量、颜色进行观察并做记录,对剧烈呕吐者需注意有无消化道出血。

b. 急性肾衰竭:大量应用碘油及有些抗癌药物如顺铂对肾脏有较强的毒性。应鼓励患者多饮水,使尿液稀释,同时观察尿量、颜色及性质的变化。

c. 心律失常:在使用多柔比星等化疗药物时,可能会引起心律失常或出现充血性心力衰竭。因此,介入治疗后要严密观察脉率、心律、呼吸和血压的变化,必要时进行心电监护。

d. 高热:手术应用大剂量抗癌药物注入体内,常因药物毒性作用或局部肿瘤组织坏死、液化吸收而引起高热。高热时间一般为术后 1~4 d,但体温一般在 38.5℃ 左右。术后高热患者首先选用解热镇痛药。体温超过 39℃ 时,可做物理降温。

e. 腹部疼痛:肝癌患者术后可因肝肿瘤组织坏死,引起肿块破裂,而出现肝区剧烈疼痛。护士要密切观察肝癌患者手术后有无腹部症状,如出现上腹部疼痛时,切忌乱用止痛药,应通知医生,明确疼痛的原因后再给予处理。

93.5.2 高强度聚焦超声治疗患者的护理

高强度聚焦超声(high intensity focused ultrasound,HIFU)治疗又称海扶刀治疗,主要是利用超声波具有良好的方向性、组织穿透性和可聚焦

性等物理特性,将体外低能量超声波聚焦在体内靶区形成焦域,在焦域区超声波产生高能效应,产生瞬间高温(65～100℃),破坏癌细胞,使癌细胞出现坏死,从而失去增殖、浸润和转移能力。

(1) HIFU 治疗前护理

介绍治疗过程,取得患者的理解与配合。完善常规术前准备工作,肠道准备参照不同部位外科手术的要求。

(2) HIFU 治疗中护理

1) 治疗区表面皮肤脱脂脱气:用酒精棉球将治疗区表面皮肤脱脂后,再用吸引器吸去皮肤毛孔内的气体,操作时先将吸引器接脱气头,紧贴皮肤吸去毛孔中气体,脱气压力控制在 0.02～0.04 kPa,采用点线式脱气,每点停留时间为 3～8 s,点与点之间重叠 2/3,以皮肤出现吸引盘压痕即可,以减少治疗的界面,从而减少超声波穿透时的折射,保证超声波聚焦的准确。

2) 安放体位:根据不同的病灶选择合适的体位,治疗部位朝向聚焦超声治疗系统的组合治疗探头。体位一定要以患者的舒适、安全及利于治疗为宜,并注意防止血管神经长时间受压。

3) 水温控制:在聚焦超声治疗系统水囊中注满循环脱气冷却水,水温控制在 18～25℃,每 30 min监测 1 次水温。

4) 导管的护理:常见的管道有静脉通路、麻醉导管、胃管和导尿管等。要注意保持各导管妥善固定,保持通畅,并观察记录引流量。

5) 病情观察:包括生命体征、疼痛、治疗区皮肤的情况,尤其需要观察邻近脏器损伤的情况,如肝癌左叶病灶与心脏相邻时,应注意观察心电图变化;治疗与胃相邻的肿瘤时,应注意观察胃液的性状;而治疗与膀胱相邻的肿瘤是,应注意观察尿液的变化。

(3) HIFU 治疗后护理

术后按照外科术后护理常规落实各项护理工作。

1) 特殊病情观察及护理:

A. 肝癌患者:① 观察腹部情况:有无腹痛等腹膜刺激征,以了解有无邻近脏器的损伤,当损伤胆管和周围组织如胆囊、结肠等可引起胆瘘、肠瘘。因此术后患者需卧床休息,观察其有无右腹疼痛,腹部是否隆起和急腹症症状;观察呼吸运动,有无胸闷、气促、呼吸困难、胸痛等症状和体征,以了解有无肺、胸廓等损伤及胸腔积液。② 观察肝功能情况:有无黄疸、恶心、呕吐、腹胀、腹泻和体液平衡情况。若发现

异常及时通知医师,并采取相应的急救措施。

B. 乳腺癌患者:观察呼吸运动,有无胸闷、气促、呼吸困难、胸痛等症状和体征,以了解有无肺、胸廓等损伤及胸腔积液。

C. 骨软组织肿瘤患者:① 观察肢体肿胀情况,监测患肢足背动脉搏动、皮肤颜色、温度等血液循环状况。② 观察患肢有无神经损伤、肢体的感觉及运动功能。

2) 治疗区皮肤情况的观察及处理:皮肤温度高于正常皮肤温度且皮肤完整的情况下,给予间断冰敷或冷敷。若皮肤灼伤,应按照烫伤处理原则进行外科处理。

93.5.3　肿瘤射频消融治疗患者的护理

射频消融术(RFA)是利用一种高频交流电使其周围组织内极性分子处于一种激励状态,发生高速震荡,与相邻分子相互撞击和摩擦,将射频能转化为热能,对周围组织加热至有效治疗温度范围并维持一定时间以达到治疗目的的一种方法。下面以射频消融术治疗肝癌为例,介绍射频消融治疗患者的护理。

(1) 肿瘤射频消融治疗前的护理

介绍治疗过程,取得患者的理解与配合。完善常规术前准备工作,肠道准备参照不同部位外科手术的要求。

(2) 肿瘤射频消融治疗中的护理

1) 体位:根据患者情况取平卧或左侧卧位。嘱患者不能自行改变体位或移动身体,平静自然呼吸,避免深呼吸和用力咳嗽。

2) 密切观察患者的反应做好相应处理:

A. 术中患者常大汗,应及时擦干,适当加快输液速度,检查心电监护电极片及射频电极片有无脱落,确保电极片紧贴皮肤。

B. 注意观察患者面色及腹部体征。

C. 疼痛的观察:患者均有不同程度的肝区疼痛,这是由于电磁波的热效应使肿瘤组织升温引起的,向患者解释疼痛的原因,以消除紧张,予以安慰和鼓励,耐受较差患者,遵医嘱用止痛针或暂停治疗,休息片刻后再治疗。

D. 呕吐:由于患者过度紧张,肿瘤位于肝左外叶距胃较近容易出现呕吐现象,应立即将患者头偏向一侧,及时清除口腔呕吐物,解释呕吐原因,消除患者紧张情绪。

E. 治疗结束后,聚维碘酮消毒穿刺处,并用无菌纱布按压数分钟,明确无出血后加压包扎。

（3）肿瘤射频消融治疗后的护理

术后按照外科术后护理常规落实各项护理工作。

1）特殊病情观察及护理:观察穿刺部位局部皮肤有无红肿、瘀血。覆盖穿刺部位的敷料有无渗血、渗液,如有渗出,及时通知医生给予更换敷料。要观察皮肤电极处是否有烧伤等情况。

2）并发症的观察与护理:

A. 出血:由于部分患者术前凝血机制不全或肝功能不良、穿刺损伤大血管可致腹腔内出血,因此,这类患者术后应严格卧床休息 24 h,加压包扎穿刺点 12～24 h,严密观察敷料渗血情况及腹部体征,并监测生命体征。

B. 疼痛:射频消融过程的热效应可导致肝包膜膨胀引起疼痛。一般持续 3～5 d。护士应严密观察疼痛部位、范围、强度、持续时间及伴随症状。

C. 发热:多于治疗后第 2 天出现不同程度的发热,持续 1 周左右,多数在 38.0～38.5℃。这是因治疗后肿瘤的凝固坏死组织形成内源性致热原所致;若低热则不必处理,嘱患者多饮水或温水擦浴;若体温＞38.5℃,予药物降温处理。

D. 肝功能异常:射频治疗后坏死肿瘤组织的吸收加重肝脏组织的负担,可引起不同程度的肝功能损害,主要表现为转氨酶升高;对肝功能较差者,射频可引起黄疸或腹水。同时观察患者意识改变,及时发现肝昏迷前驱症状;定期监测肝功能及电解质。

E. 肾衰竭:射频治疗因高温使肿瘤细胞坏死,大量蛋白分解,其产物血红蛋白被吸收入血液产生血红蛋白尿,为防止血红蛋白堵塞肾血管,术后要严密观察尿液的量、颜色及性质。

F. 肠穿孔、胆汁漏:如术后出现腹痛、腹胀、腹部压痛、反跳痛、腹肌紧张等腹膜炎症状时,应高度警惕肠道损伤和胆汁漏等并发症的发生,应立即通知医生处理。

（陆海燕）

93.6 静脉通路的管理

93.6.1 静脉的评估和静脉通路工具的选择

化疗是肿瘤治疗的主要手段之一,绝大多化疗

药物仍需依靠静脉给药来完成。抗癌药外渗,可引起静脉炎、局部组织的损伤甚至功能障碍。因此,化疗前静脉的评估和选择尤为重要。2014 年,我国卫生计生委颁布实施的《静脉治疗护理技术操作规范》规定:静脉输液操作前评估患者的年龄、病情、过敏史、静脉治疗方案、药物性质等,选择合适的输注途径和静脉治疗工具。2016 年,美国静脉输液护理学会《静脉治疗实践标准》指出:应该根据治疗处方或治疗方案、预期治疗的时间、血管特征、患者年龄、并存疾病、输液治疗史、对血管通路装置位置的偏好和可用设备的护理能力和资源选择适宜患者血管通路需要的外周或者中心静脉导管。

（1）患者评估

1）一般情况:包括患者年龄、机体功能状态、血管状况的、四肢活动情况、意识状态、理解能力与配合程度等。

2）病史:询问患者的化疗史、放疗史、手术史、中心静脉置管史,以及纵隔肿瘤、心脏起搏器、心脏支架、血栓史、并存疾病等。乳癌根治术及腋下淋巴结清扫术后患者,首选健侧上肢置管。慢性肾病患者,应避免在其人工动静脉瘘或欲留人工动静脉瘘一侧上肢置管。装有起搏器的患者在起搏器的另一侧肢体置管。患有上腔静脉压迫综合征的患者不宜进行 PICC 置管。对于伴随有糖尿病的肿瘤患者要注意血糖的监控。

3）患者意愿和支持状况:护理人员尊重患者自身对于静脉通路装置的偏好和放置导管的意愿,了解患者的经济和医保、后续导管维护情况,帮助患者做出最佳决策。

（2）治疗方案的评估

患者的病种和病情、治疗的方案和药物、需要接受治疗的时间和静脉给药的方式是选择血管通路装置的重要依据。肿瘤患者在治疗过程中常需要多次输液或者长时间输液,特别是化疗的患者输入药物的刺激性大、对血管和周围组织造成不同程度的影响。当计划静脉通路时应考虑外周静脉保护,预防静脉炎和药物外渗的发生。当药物的 pH 值＜5 或＞9、渗透压＞900 mmol/L,持续性输注腐蚀性药物或肠外营养,不宜使用外周和中等长度的导管,可用中心血管通路装置进行给药。

（3）操作者和设施的评估

实施静脉治疗的医护人员应定期进行静脉治疗所必需的专业知识和技能的培训,经 PICC 操作应

由经过 PICC 专业知识和技能培训、考核合格且有 5 年及以上临床工作经验的操作者完成。不同的静脉通路装置置管应具备相应的心电图、超声、胸部 X 线透视等视觉辅助设备或技术。

选择最适当的静脉通路装置是跨学科团队、患者和患者照护者之间的协作过程。当计划静脉通路时应考虑外周静脉保护。对于肿瘤患者或者危重患者 PICC 置管有引起静脉血栓和感染的风险,尽量减少不必要的中心血管通路装置的置入。目前,在美国 70% 的患者使用中心静脉通路工具进行化疗,在我国已经出现了对化疗患者进行早期的主动评估这样一种趋势。但是,主动评估和合理选择静脉通路仍然有很大的欠缺。

93.6.2 静脉通路的维护

静脉通路的维护应该遵循无菌操作原则和严格的手卫生,重视导管留置期间的观察和护理,保持导管功能良好,预防导管相关血流感染等并发症的发生。

(1) 穿刺点维护和敷料管理

1) 每日观察穿刺点及周围皮肤,敷料固定情况。

2) 穿刺点皮肤消毒剂:2% 葡萄糖酸氯己定乙醇溶液(年龄 < 2 个月的婴儿慎用)、有效碘浓度不低于 0.5% 的碘伏或 2% 碘酊溶液和 75% 乙醇。消毒时应以穿刺点为中心用力擦拭,至少消毒 2 遍或遵循消毒剂使用说明书。氯己定的待干时间至少 30 s,聚维碘酮待干时间至少 1.5~2 min。消毒剂完全自然待干后,才能粘贴敷料。

3) 置管部位不应使用丙酮、乙醚等有机溶剂,不要常规在穿刺部位使用抗生素软膏。

4) 置管后 24 h 内应更换敷料;使用半透膜敷料常规 5~7 d 更换 1 次;纱布敷料需至少 48 h 更换。若穿刺部位发生渗液、渗血时应及时更换敷料;穿刺部位的敷料发生松动、污染等完整性受损时应立即更换。

(2) 冲管和封管

1) 每次输液前,作为评估导管功能和预防并发症的一个步骤,应该冲洗和抽吸血管通路装置;每次输液后,应该冲洗血管通路装置,使药物从导管腔内清除。宜用 0.9% 氯化钠溶液脉冲式冲洗导管,如果遇到阻力或者抽吸无回血,应进一步确定导管的通畅性,不应强行冲洗导管。

2) 非耐高压导管选择 ≥ 10 ml 注射器。推荐采用预冲式注射器进行冲封管,能有效降低导管相关性血流感染(CRBSI)的风险和节约操作时间。

3) 输液完毕应用导管容积加延长管容积 2 倍的 0.9% 氯化钠溶液或肝素盐水正压封管。肝素盐水的浓度,静脉输液港(PORT)可用 100 U/ml,PICC 及 CVC 可用 0~10 U/ml。

4) PICC 导管在治疗间歇期间应至少每周维护 1 次。连接 PORT 时应使用专用的无损伤针穿刺,插针时针头的斜面背对导管的出口。持续输液时无损伤针应每 7 天更换 1 次。PORT 在治疗间歇期应至少每 4 周维护 1 次。

(3) 无针接头的管理

1) 输液接头(或接口)进行输液及推注药液前,应使用消毒剂多方位擦拭各种接头(或接口)的横切面及外围。

2) 常规每周更换 1 次输液接头。无针接头内有血液残留、完整性受损或取下后,应立即更换。

3) 冲洗导管、夹闭导管和断开注射器的顺序取决于无针接头的内在构造,因此需符合制造商提供的操作指南。标准化和正确的操作顺序有助于减少血液回流和导管腔内的血栓堵管。

93.6.3 静脉通路常见并发症的预防和处理

(1) 静脉炎

详见 93.3.3 节。

(2) 药物外渗

详见 93.3.3 节。

(3) 导管相关静脉血栓

1) 定义和临床表现:指在血管通路置入体内后,由于穿刺或导管的机械性损伤血管内膜和患者的自身状态等原因,使血管通路所在的血管和导管壁形成血栓凝块的过程。大多数静脉血栓形成时无明显的症状和体征,当出现以下症状时应考虑患者发生血栓:肢体末端、肩膀、颈部或胸部出现疼痛、水肿、肢体皮肤发红皮肤温度增高、臂围增粗,或者伴有相应部位的外周静脉怒张,活动受限。超声对诊断导管相关静脉血栓具有非常好的特异性和敏感度,如超声不能诊断,则选择静脉造影。静脉造影是诊断静脉血栓的金标准。

2) 预防:全面评估患者病情、风险因素、治疗方案,合理选择血管通路及穿刺部位;选择合适的中心静脉导管,选择导管-静脉直径比率 ≤ 45% 或更细的导管;确保 PICC 导管尖端位于上腔静脉下 1/3 段或上腔静脉与右心房交界处。鼓励患者使用非药物性的策略预防深静脉血栓的发生,包括置管侧肢体的及早活动、维持正常的日常活动、适当的肢体活动和补充足够的水分。

3) 处理:抬高患肢并制动,避免热敷、按摩,遵医嘱予抗凝药物治疗。当导管尖端处于正确的位置、血液回流及导管功能正常并且没有任何感染的证据时,不要因深静脉血栓的存在而拔除中心静脉通路装置。必要时,可考虑使用上腔静脉过滤器。

（4）导管相关感染

1) 分类和定义:导管相关性感染包括导管病原菌定植、局部感染和导管相关血行感染。导管相关感染处理不及时或不正确可引起败血症等严重并发症危及患者的生命。

A. 导管病原菌定植:导管头部、皮下部分或导管接头处定量或半定量培养,确认有微生物生长>15 菌落形成单位(CFU)。

B. 局部感染:包括出口部位感染、隧道感染和皮下囊袋感染。① 出口部位感染:指出口部位 2 cm 内的红斑、硬结和(或)触痛;或导管出口部位的渗出物培养出微生物,可伴有其他感染征象和症状,伴或不伴有血行感染。② 隧道感染:指导管出口部位,沿导管隧道的触痛、红斑和(或)>2 cm 的硬结,伴或不伴有血行感染。③ 皮下囊袋感染:指完全植入血管内装置皮下囊内有感染性积液;常有表面皮肤组织触痛、红斑和(或)硬结;自发的破裂或引流,或表面皮肤的坏死,可伴或不伴有血行感染。

C. 导管相关血行感染:带有血管内导管或者拔除血管内导管 48 h 内的患者出现菌血症或真菌血症,并伴有发热(>38℃)、寒战或低血压等感染表现,除血管导管外,没有其他明确的感染源。实验室微生物学检查显示:外周静脉血培养细菌或真菌阳性;或者从导管段和外周血培养出相同种类、相同药敏结果的致病菌。

2) 预防:许多国家根据中央导管相关血流感染的最新循证医学进展,发布了医院感染预防控制指南。其中本领域中最为权威的指南是美国疾病预防控制中心 2011 年发布的《血管内导管相关感染的预防指南》,着重强调了对医务人员的教育和培训、置管时最大无菌屏障、使用浓度超过 0.5% 的氯己定乙醇溶液消毒皮肤、不要常规更换中央导管,当严格执行上述措施仍不能降低感染时,使用消毒剂或抗菌药涂层的短期中央导管及浸有氯己定的海绵敷料。为了提高临床医务人员对循证建议的依从性,推行干预组合来改善实践,同时监测干预组合的依从率。

3) 处理:可疑导管相关性血流感染时,应立即停止输液,拔除 PVC,暂时保留 PICC、CVC、PORT。一旦怀疑血管内导管相关感染,无论是否拔除导管,除单纯静脉炎外均应采集血标本,并立即行抗生素治疗。在缺乏证实导管相关感染的确凿证据时,不建议单凭体温升高为依据拔除正常使用的中心血管通路装置。医生、护士、患者应共同基于输液装置的类型、重新进行导管插管的难易程度、是否存在血流动力学紊乱、血培养所证实的感染微生物、其他伴随的复杂情况来决定是否拔除导管。如果 CRBSI 患者出现以下情况,应该拔除中心血管通路装置:金黄色葡萄球菌、铜绿假单胞菌、真菌或分枝杆菌造成的感染;严重的脓血症;化脓性血栓性静脉炎;尽管抗菌治疗已超过 72 h 但仍存在血流感染。

（5）导管异位

1) 定义和临床表现:置入于上腔静脉的导管尖端最佳位置应位于上腔静脉下 1/3 段或上腔静脉与右心房交界处。导管异位是指导管进入异常位置,尖端位置不正确。异位可分为原发性导管异位和继发性导管异位。发生中心静脉导管异位时的临床征象包括但不仅限于:① 所有导管腔均抽无回血、回血不畅,或反复回血。② 血液颜色改变和回流血液出现脉动性变化。③ 冲管困难或无法冲管。④ 从压力传感器测到动脉和静脉波形。⑤ 房性和(或)室性心律失常,血压和(或)心率变化。⑥ 肩膀、胸部和背部疼痛。⑦ 颈部或肩部水肿。⑧ 呼吸改变。⑨ 患者主诉在 PICC 置管侧听见汩汩声或者流水声。⑩ 感觉异常和由于输入液体逆行进入颅内静脉窦引起的神经系统变化。

2) 预防:① 正确预测置管长度,从预穿刺点沿静脉走向,横过肩膀至胸骨上切迹右缘,再向下反折达第三肋间隙。② 在中心静脉导管置管过程中,使用超声有助于减少置入动脉的风险,并且可在撤离无菌屏障前,用以排除导管异位入颈内静脉。③ 静脉导管置入时,动作必须轻柔、匀速、缓慢,遇阻力时切勿强行送管,可适当退管后,调整导管角度及上臂位置后再送管。④ 保持导管外固定良好,监测导管体外部分长度,防止导管脱出或移入。⑤ 执行正确的脉冲式冲管、正压封管等操作规程。⑥ 加强患者教育,避免大甩臂等运动,避免用力大便等引起胸腹腔压剧烈变化的动作。

3) 处理:有研究报道在成人患者中有 5% 的导管异位会自行复位。首选无创的复位方法,包括抬高患者头部、冲洗导管、走路或这些方法的结合。复位 PICC 导管的微创技术包括在导丝引导下或 X 线透视下撤回部分导管,然后边冲管边送管,将导管调整到正确位置。在 PICC 导管复位过程中,护士不应该将导管体外部分推进血管内,因为这部分导管已经接触到穿刺点周围皮肤,皮肤不能提供无菌条件,有增加导管相关性感染的风险。

(6) 导管阻塞

1) 定义和分类:导管阻塞是指血管内置导管部分或完全阻塞,致使液体或药液的输注受阻或受限。根据导管阻塞发生的原因可分为非血栓性阻塞和血栓性阻塞。导管阻塞是中心静脉导管常见的非感染性并发症,也是导致计划性拔管的重要原因之一。

2) 预防:使用适当的冲管和封管程序,脉冲冲管正压封管;根据无针输液接头的类型(即正压、负压、平衡压)按正确的顺序来夹紧小夹子及断开注射器,以减少回流至中心血管通路装置内腔的血液总量;同时输注 2 种或 2 种以上的药物时,检查药物是否存在配伍禁忌,在不确定能够配伍时,应该咨询药剂师。假如是沉淀风险较高的药物/溶液,输液之间用不含防腐剂的 0.9% 氯化钠充分冲管,或更换另一导管,以此来降低风险。

3) 处理:发现静脉导管堵塞,检查是否存在外部机械原因,诸如导管部位缝合过紧、导管扭曲/夹紧、过滤器或无菌接头堵塞。排除可能导致中心血管通路装置堵塞的内部机械原因包括夹闭综合征、中心血管通路装置异位和导管相关的静脉血栓。当怀疑发生血栓性堵塞时,可以使用 5 000 U/ml 的尿激酶,导管腔内静置 30 min 至 2 h 抽出,如果有需要可以重复。当输注溶栓剂时,应避免对闭塞的导管用力过猛,并采用负压技术以降低导管损坏的风险。不能因为 PICC 导管发生堵塞而不加处理;或者其中一个导管腔是通畅的,而不对发生堵塞的导管腔加以处理。如无法再通导管,则考虑拔管,有关

PICC 导管堵管的相关原因和处理,均应做好相应记录。

(陆箴琦 薛 嵋)

主要参考文献

[1] 万德森,朱建华,周志伟,等. 造口康复治疗理论实践[M]. 北京:中国医药科技出版社,2006:282.

[2] 卫莉,赵玉洲. 造口并发症的防治[M]. 北京:中国协和医科大学出版社,2015:112.

[3] 王建荣,罗莎莉. 肿瘤疾病护理指南[M]. 北京:人民军医出版社,2013.

[4] 王淑红,丁世娟,王岩. 直肠癌术后患者造口并发症的预防与护理[J]. 护理学杂志,2013,(06):35 - 36.

[5] 中华人民共和国国家卫生和计划生育委员会. 静脉治疗护理技术操作规范[J]. 中国护理管理,2014,(1):1 - 3.

[6] 中国抗癌协会肿瘤心理学专业委员. 中国肿瘤心理治疗指南[M]. 北京:人民卫生出版社,2016.

[7] 朱建英,钱火红. 静脉输液技术与临床实践[M]. 北京:人民军医出版社,2015.

[8] 汤钊猷. 现代肿瘤学[M]. 3 版. 上海:复旦大学出版社,2011:741 - 743.

[9] 许秀华,李晓蓉,刘玉金. 肿瘤介入护理学[M]. 上海:科学出版社,2011:56 - 57;206 - 207.

[10] 周昕,蒋琪霞,彭青,等. 姑息护理方案在癌性伤口中的应用研究[J]. 护理研究,2014,28(12):4402 - 4403.

[11] 周繡玲,谢嘉芬,李佳谕,等. 癌症患者口腔黏膜炎临床照护指引第 2 版[J]. 台湾肿瘤护理杂志,2013,13(增刊):61 - 85.

[12] 胡夕春. 肿瘤内科方案的药物不良反应及对策[M]. 北京:人民卫生出版社,2009:2.

[13] 胡必杰,刘荣辉,陈玉平. 中央导管相关血流感染预防与控制[M]. 上海:上海科学技术出版社,2012:79.

[14] 胡爱玲,郑美春,李伟娟. 现代伤口与肠造口临床护理实践[M]. 北京:中国协和医科大学出版社,2010:280 - 282.

[15] 胡雁,陆箴琦. 实用肿瘤护理[M]. 2 版. 上海:上海科学技术出版社,2013.

[16] 保罗维奇. 化学治疗与生物治疗实践指南及建议[M]. 北京:北京大学医学出版社,2013:64.

[17] 闻曲,刘义兰,喻姣花. 新编肿瘤护理学[M]. 北京:人民卫生出版社,2011.

[18] 徐波,耿翠芝. 肿瘤治疗血管通道安全指南[M]. 北京:中国协和医科大学出版社,2015.

[19] 瞿小龙,蒋琪霞. 恶性肿瘤伤口气味评估与管理的研究进展[J]. 中国护理管理,2014,14(4):435 - 437.

[20] Berger AM, Kathi M, Amy Ap, et al. Cancer-related

fatigue, version 2. 2015[J]. J Nati Compr Canc Netw, 2015,13(8):1012 – 1039.

[21] Infusion Nurses Society. Infusion therapy standards of practice[J]. J Infus Nurs, 2016,39(1S):S1 – S13.

[22] Roland TS, Samir NK. Handbook of cancer chemotherapy[M]. 北京:科学出版社,2016.

 **肿瘤患者的随访及大数据库的建立**

94.1 肿瘤登记

在临床实践、科研活动和公共卫生工作中,常常需要了解肿瘤的发病、死亡和生存情况。肿瘤登记制度的建立,为这些资料提供了可靠的来源。肿瘤登记,指的是按一定的组织系统,经常性地搜集、储存、整理、统计和分析肿瘤发病、死亡和生存资料的统计制度。

20 世纪三四十年代,欧美一些国家由于肿瘤病例不断增多,临床医生和研究人员想通过收集和统计肿瘤病例信息,了解肿瘤发生的频率,肿瘤登记工作逐渐在医院中开展起来。在资料积累过程中发现,通过比较不同地区、不同人群、不同类别肿瘤发生情况,还可以获取极具价值的信息,用以探究肿瘤的病因,以人群为基础的肿瘤登记逐步发展起来。

94.1.1 肿瘤登记的作用

肿瘤登记除了统计肿瘤的发病、死亡和生存情况,探究肿瘤的病因以外,还可以掌握恶性肿瘤流行状况、变化趋势,为确定当地肿瘤防治策略、制订和评估防治项目和规划提供依据。肿瘤登记资料也是科学研究的重要资料来源,特别是病因学研究。此外,肿瘤登记资料还可以用于人群宣传教育、评价当地医疗卫生水平等。设计更为精细的肿瘤登记还能对肿瘤的预后和诊疗水平进行评估和研究。

临床研究应用到肿瘤登记的数据非常普遍。如利用美国监测、流行病学与结局(surveillance, epidemiology, and end results,SEER)项目的资料对 78 万名癌症患者的预后数据的分析,研究者发现对于总死亡率和癌症死亡率来说,癌症瘤别的作用大于年龄。而对于并发症死亡率来说,年龄的作用大于瘤别,表明并发症对于癌症患者死亡率有显著影响。因此对于改善癌症患者的生存来说,并发症的及早察觉和处理与癌症治疗同样重要。

94.1.2 肿瘤登记收集的资料

肿瘤登记收集的信息不仅反映该登记处所覆盖人群的恶性肿瘤发病、死亡和生存状况,而且还需要与其他地区的登记资料进行比较,因此对于每个病例具体收集什么资料,按照什么标准收集资料,需要有一定的规范进行指导,以保证数据的完整性、可靠性和可比性。国际癌症研究所(International Agency for Research on Cancer,IARC)1991 年出版的《肿瘤登记:原则与方法》,为各国各地区开展肿瘤登记工作提供了指南。

肿瘤登记处登记的疾病范围是所有恶性肿瘤,大部分登记处也会登记中枢神经系统的良性肿瘤。有些地区开展了人群癌症筛查项目,可通过肿瘤登记来收集相应的癌前期病变和原位癌的资料,如大肠癌、宫颈癌的高级别瘤变病例,以及乳腺原位癌病例。肿瘤登记处普遍采用国际疾病分类(international classification of disease,ICD)的标准判断病例是否属于登记范围,并予以分类和编码。

对于每例登记的病例,肿瘤登记处常规收集的基本资料有:患者识别信息(如患者姓名或唯一识别码)、性别、出生日期或年龄、民族、住址、诊断日期、诊断依据、诊断部位、病理学诊断、诊断医院信息等。登记处还可以根据实际需求,增加登记资料的内容,如收集最后一次与患者联系的日期与当时患者的生存状态用以获得其生存资料;收集诊断时期别也比较常见;也有登记处还收集患者初次治疗的信息。

94.1.3 肿瘤登记的类型

目前,全球的肿瘤登记类型主要为 2 种,一是以医院为基础的肿瘤登记,二是以人群为基础的肿瘤登记。两者病例的来源、登记目的有所不同:以医院为基础的肿瘤登记病例来源为一个或多个医院,其主要目的是为临床研究服务,用于监控、评价和改善临床诊治,同时可以进行一些罕见病的研究,但是由于无法获取整个区域患者的信息,其数据是不完整的,因此无法用于估计人群的发病率和死亡率;以人群为基础的肿瘤登记病例来源则更为多样,不但可以从辖区医院的住院信息中收集,还可从病理或死亡报告系统中收集。其目的是为了比较、描述地区的肿瘤发病情况,为癌症防控策略制定提供数据支持。以人群为基础的肿瘤登记数据是完整且无偏倚的,因此是用以估计人群发病率和死亡率的重要来源(表 94-1)。

表 94-1 以医院为基础和以人群为基础的肿瘤登记比较

指　标	以医院为基础的肿瘤登记	以人群为基础的肿瘤登记
病例来源	一个或多个医院	多途径(住院、病理和死亡报告)收集定义人群的全部肿瘤报告病例
目的	监控、评价、改善临床诊断治疗、开展临床研究罕见病	比较、描述地区的肿瘤发病情况,为癌症防控策略制定提供数据支持
能否估计人群的发病率和死亡率	不能,数据不完整且有选择偏倚	能,数据完整且无偏倚

94.1.4 以人群为基础的肿瘤登记

人群为基础的肿瘤登记目的是比较、描述地区的肿瘤发病情况,为癌症防控策略制定提供数据支持。只有建立起人群为基础的肿瘤登记,才能提供一个地区肿瘤发病率、死亡率,甚至生存率的详细数据。这些资料对于肿瘤临床研究、基础研究及规划肿瘤预防和控制策略具有重要参考价值。而人群为基础的肿瘤登记十分耗费资源,需要有固定的机构、专业人员,还需要有一定的公共卫生监测数据的支撑,因此并不是每个地区、每个人群能够建立这样的制度,获得这些资料。现在普遍提到的肿瘤登记,一般都是以人群为基础的登记系统,即在一个固定的人群中长期收集、保存、整理、分析肿瘤发病和死亡情况。

肿瘤登记在肿瘤防治中的作用非常重要,是肿瘤防治的基础。联合国及其卫生机构非常重视国家和区域水平的癌症监测。2011 年,联合国有关非传染性疾病高级会议的政治宣言重申了肿瘤监测的重要性,2012 年第 65 届世界卫生大会同意建立全球非传染性疾病防控监测框架。国际肿瘤登记协会(International Association of Cancer Registries, IACR)和 IARC 极力推动全球尤其是中低收入国家,如非洲和亚洲人群肿瘤登记的发展。虽然当今世界信息技术高度发达,全球肿瘤登记的工作也已经有了长足的发展,但是肿瘤登记并不是每个地方都有的,只有通过建立肿瘤报告制度和相应的机构才能获得肿瘤发病和死亡资料。全球肿瘤登记发展也并不平衡。由于资源有限,高收入和中低收入国家之间的癌症登记差异很大,2007 年北美地区肿瘤登记人群覆盖率达 83%,欧洲为 32%,拉丁美洲和亚洲分别为 6% 和 4%,而非洲仅为 1%,迫切需要增加非洲、亚洲和拉丁美洲人群覆盖率。2011 年 11 月,世界癌症领导者高峰会议启动了 GICR(global initiative for cancer registry development)项目,内容包括建立区域癌症登记中心,提供技术支持、研究合作、培训和咨询等。此外,IARC 制订了新的技术规范,扩大了肿瘤登记内容,积极推动肿瘤生存研究。

(1)中国的肿瘤登记

中国的肿瘤登记起步并不算晚。我国最早的肿瘤登记可追溯到 1959 年,在河南林县开展了食管癌的流行病学和病因学的调查与防治工作,并在同年开始了食管癌发病与死亡的登记工作,成为中国肿瘤登记的开端,这是一种在肿瘤高发点进行的单病种的肿瘤登记。而 1963 年,上海市率先在中国城市地区开展肿瘤登记,成为全国首个以人群为基础的肿瘤登记点,并成为中国内地第一个被《五大洲癌症发病》(CI5)第 IV 卷 1975 年资料收录登记处。

1969 年,全国肿瘤防治研究办公室成立,统筹规划与领导全国肿瘤防治工作。2002 年,全国肿瘤登记中心成立,并下发了"卫生部疾病控制司关于在全国开展肿瘤登记工作的函",决定在全国开展肿瘤登记工作。这标志着我国肿瘤登记工作在全国层面上正式步入正轨,开始规范的运作。2008 年,由于得到中央财政转移支付的专项资金的支持,中国的肿瘤登记得到了空前的重视和迅速的发展。2008 年,全国 31 个省、市、自治区新增登记点 52 个,总经费 369 万元,并出版了第一本《中国肿瘤登记年报(2004)》。在 2009 年,又新增登记点 54 个,总数达到 149 个,经费 949 万元,随后我国的肿瘤登记工作保持健康稳定发展。至 2012 年年底,我国肿瘤登记点数目达 222 个,覆盖我国总人口的 15.42%,2014 年增加到 308 个,预计人口覆盖将达到 3 亿人。截至 2015 年年底,我国共有 416 个肿瘤登记处,覆盖人口约 4.3 亿,约占全国人口的 25%,登记处数量和覆盖人群较 2012 年底(222 个登记处,覆盖人口约 2 亿)大幅增加,达到了 2012 年提出的我国肿瘤登记发展的目标。而根据《中国癌症防治三年行动计划(2015~2017 年)》的目标,到 2017 年,将进一步规范肿瘤登记制度,全国肿瘤登记将覆盖全国 30% 以上人口,并掌握全国和各省(区、市)癌症发病和死亡情况及绘制全国癌症地图。

肿瘤登记质量不断提高,符合质量要求的资料才能被纳入年报。肿瘤登记内容也不断增加,2014 年开始了肿瘤病例随访资料的上报和相关生存分析。目前,中国肿瘤登记逐步规范和标准化,每年出版《中国肿瘤登记年报》,每 5 年出版《中国癌症发病与死亡报告》,并适时发布癌情报告供有关部门参考。经过不懈努力,目前中国肿瘤登记已达到了世界中等水平,但与一些欧美发达国家相比仍有一定差距。《五大洲癌症发病》(CI5)第 X 卷收录了中国(包括港澳台地区)14 个登记处的资料(表 94 - 2)。而在最新发布的第 XI 卷中,我国的登记处增加到了 36 个,显示出了我国在肿瘤登记中的工作愈发受到了国际上的认可。

表 94 - 2 截至第 X 卷 CI5 各卷收录的中国登记处资料情况

Vol.	I	II	III	IV	V	VI	VII	VIII	IX	X
出版年份	1966	1970	1976	1982	1987	1992	1997	2002	2007	2014
北京	—	—	—	—	—	—	—	1993~1997	—	2003~2007
长乐	—	—	—	—	—	—	—	1993~1997	—	—
磁县	—	—	—	—	—	—	—	1993~1997	—	2003~2007
广州	—	—	—	—	—	—	—	—	2000~2002	—

续 表

Vol.	I	II	III	IV	V	VI	VII	VIII	IX	X
出版年份	1966	1970	1976	1982	1987	1992	1997	2002	2007	2014
海宁	—	—	—	—	—	—	—	—	—	2003～2007
香港	—	—	—	1974～77	1978～1982	1983～1987	1988～1992	1993～1997	1998～2002	2003～2007
嘉善	—	—	—	—	—	—	—	1993～1997	1998～2002	2003～2007
嘉兴	—	—	—	—	—	—	—	—	—	2005～2007
澳门	—	—	—	—	—	—	—	—	—	2003～2007
哈尔滨南岗区	—	—	—	—	—	—	—	—	1998～2002	2003～2007
启东县	—	—	—	—	—	1983～1987	1988～1992	1993～1997	—	2003～2007
上海	—	—	—	1975	1978～1982	1983～1987	1988～1992	1993～1997	1998～2002	2003～2007
台湾	—	—	—	—	—	—	—	1997～1997	—	—
天津	—	—	—	—	1981～1982	1983～1987	1988～1992	1993～1997	—	—
武汉	—	—	—	—	—	—	—	1993～1997	—	2003～2007
阳城	—	—	—	—	—	—	—	—	—	2003～2007
盐亭	—	—	—	—	—	—	—	—	—	2003～2007
中山	—	—	—	—	—	—	—	—	1998～2002	2004～2007
计数	0	0	0	2	3	4	4	10	6	14

（2）全球著名肿瘤登记数据库

临床医生在科学研究和临床实践中，会经常需要使用到肿瘤登记资料。目前，全球公开的、常用的肿瘤数据库有3个，简单介绍如下。

1）五大洲癌症发病资料（cancer incidence in five continents，CI5）：IARC和IACR共同收集、整理和发布全球肿瘤发病资料，并合作出版了五大洲癌症发病资料（CI5）。该资料每5年出版一卷，最新的是2017年出版的第Ⅺ卷。

CI5是目前世界公认的最具代表性和可靠性的肿瘤发病的资料来源。该数据库有两种出版物，一种是书，列出了每个登记处的资料，包括按照统一格式的登记处一般情况文字介绍，以及每个时间跨度5年平均的、分瘤别、分性别的发病情况表格，列出了例数、粗率、年龄标化率和累积率；另一种是在线数据库，其主页地址是 http://ci5.iarc.fr。其中"CI5 Ⅰ-Ⅹ"提供的是CI5从第Ⅰ卷到第Ⅹ卷的详细资料，"CI5plus"提供的是CI5中102个肿瘤登记处每年（最早从1973年开始，直到2007年每年的数据）的连续历史资料。

CI5最早出版的第Ⅰ卷是在1966年，当时仅包含29个国家的32个登记点。在2017年出版的最新的第Ⅺ卷中CI5已经涵盖了65个国家的343个登记点（表94-3），其中有36个来自中国。

表94-3　五大洲癌症发病资料覆盖范围

卷	出版年份	登记点	国家	时间跨度（大约）
Ⅰ	1966	32	29	1960～1962
Ⅱ	1970	47	24	1963～1967
Ⅲ	1976	61	29	1968～1972
Ⅳ	1982	79	32	1973～1977
Ⅴ	1987	105	36	1978～1982
Ⅵ	1992	137	49	1983～1987
Ⅶ	1997	150	50	1988～1992
Ⅷ	2002	186	57	1993～1997
Ⅸ	2007	225	60	1998～2002
Ⅹ	2014	290	68	2003～2007
Ⅺ	2017	343	65	2008～2012

2）Globocan数据库：IARC除了定期出版CI5资料以外，还运行了一个著名的在线数据库——Globocan。Globocan项目的目标是对全球184个国家中主要癌症类型的发病、死亡和现患状况进行估计。目前最新的版本是Globocan 2018版，其主页地址是 http://gco.iarc.fr。

Globocan数据库与CI5的目标是不同的，CI5只提供各登记点的发病实际状况，而Globocan数据库提供了按地区（洲、地区、国家等）或不同人群（发达国家、发展中国家和不发达国家）的发病、死亡和现患的估计数量。Globocan的数据并不是实际的数据，而是估计数。因此，不同版本的Globocan资

3) SEER 项目：美国国立癌症研究所（National Cancer Institute，NCI）的"监测、流行病学和结局"数据库（SEER）项目是全球著名的肿瘤登记项目。SEER 记录了美国部分州县 40 年来肿瘤患者相关信息，包括上百万名已确诊患者的发病、死亡和患病情况。数据记录中包含了患者的注册编号、个人信息、原发灶部位、肿瘤尺寸、肿瘤编码、治疗方案、死亡原因等信息，尤其值得一提的是 SEER 收集了比较详细的第一次治疗、诊断时期别及生存结局资料。按照统一的标准收集数据，不仅能够提供美国人群肿瘤发病、生存统计资料，而且其通过网络（http://seer.cancer.gov）提供不含个人信息的肿瘤病例数据库，是肿瘤临床研究重要的资源之一，目前覆盖28%的全美人口。除了上述的信息外，SEER 还包含了有一个著名的残留组织储存项目（residual tissue repository，RTR）。该项目设立于 2003 年，保存了 SEER 项目中 3 个登记点：爱荷华、夏威夷和洛杉矶人群为基础的病例的生物样品。RTR 在患者通过知情同意之后收集其在手术、病理检查中残余的组织，制作成福尔马林固定石蜡包埋组织或者组织微阵列。在 SEER 以人群为基础的项目基础上，RTR 项目可以对生物样品进行人群验证研究，从而大大提高研究的效力。

4) 儿童肿瘤登记：儿童肿瘤国际分类（international classification of childhood cancer，ICCC）是专门针对儿童恶性肿瘤（包括中枢神经系统良性肿瘤）的分类编码系统，能反映儿童肿瘤的特点。全人群肿瘤登记采用的是我们熟悉的国际疾病分类（international classification of disease，ICD）或国际肿瘤分类（international classification of disease for oncology，ICD‐O）进行编码、分类和统计。这些分类方法可满足成人肿瘤分类的需要，但不能反映儿童肿瘤的特点。ICCC 是专门用于儿童肿瘤登记的分类方法，它是在 ICD‐O 第 2 版和第 3 版的基础上通过形态学编码进行转化而来，基于详细的病理细胞学信息，侧重于儿童恶性肿瘤的组织细胞类型分类，可反映儿童恶性肿瘤特点，共分为 12 大类 48 小类，适用于儿童恶性肿瘤的分析和比较。国际上主要的儿童肿瘤监测系统和研究项目如美国 SEER 和欧洲 ACCSS 都是采用 ICCC 编码。

儿童肿瘤登记，可为儿童肿瘤的病因和防治研究提供翔实的基础资料，为预防、治疗技术的改进、

国家政策的制定、政府福利制度的改进提供必不可少的基本信息。儿童肿瘤防治研究中最大困难是肿瘤病例相对较少，多地区、多中心的合作资料的长期积累至关重要。而建立健全的儿童肿瘤登记制度，收集详细、可靠、完整的监测资料是必不可少的。科学统一的资料分类方法是保证登记资料正确、可比的关键。

94.1.5　以医院为基础的肿瘤登记和患者数据库

以医院为基础的肿瘤登记系统主要收集、管理、分析在某一医院或一组医院中接受诊治的癌症患者的相关信息，包括患者在诊治过程中及结果中的相关信息。收集的信息主要用于患者医疗服务改善、临床研究、卫生行政管理、病因学研究及健康教育。此外，医院为基础的肿瘤登记也是肿瘤登记系统的基本组成单元。

医院为基础的肿瘤登记最重要的作用是可以用来监控、评价和改善临床诊断治疗，也可以用于开展某些临床研究。例如，日本政府资助了一个由 397 家医院组成的医院肿瘤登记系统，各家医院按照统一标准收集详细的肿瘤患者诊治数据，可以很好地了解患者和医生的需求，掌握肿瘤诊治和医疗服务的状况和质量，也为以日本人为对象的临床试验提供信息基础，在全球医院基础肿瘤登记的实践中具有示范作用。

医院为基础的肿瘤登记系统的优势在于能及时、便利地获得癌症患者的医学记录和原始的病例资源，并可收集到比人群为基础的登记系统更为广泛、详细及可靠的信息资料，数据准确性高。然而，医院为基础的肿瘤登记系统也存在着一定的局限性，主要表现在以下 3 个方面。

1) 不能够登记得到限定地区的全部癌症病例，同时也缺少计算发病（死亡）率时相应地区的人口数（分母），所以不能获得人群癌症发病及死亡的指标。

2) 由于登记系统只搜集了医院内患者的信息，并不区分该病例是否是当地居民，因此可获得的其他来源的信息（如死亡医学证明）及与其他医疗机构分享的信息有限，使得该地癌症病例死亡的确定较困难。

3) 由于不同医院分别进行各自的肿瘤登记，相对于人群为基础的癌症登记，医院为基础的癌症登记资料收集方法不易标准化，相互间的比较、互通、整合较为困难。

94.1.6 未来肿瘤登记的发展方向

经济、医疗卫生和科技尤其是信息技术的发展，为肿瘤信息收集提供了新的方法和手段。随着医疗机构，尤其是医院信息化的发展，源数据电子化，电子化数据查找、提取和整合的便利性为肿瘤登记大数据的建立和应用奠定了基础。

软件不仅大大减少了肿瘤登记人员巨大的工作量，也减少了人力、财力和物力的投入。肿瘤登记自动化迎合了科技、医疗卫生和大数据的发展趋势，不仅可推动肿瘤登记的发展，也可借鉴应用到其他病种如传染病和糖尿病的监测和研究中。

随着信息科技的不断发展、登记方法的改变、肿瘤登记自动化的逐步实现、各级卫生信息平台和数据中心的建立、肿瘤流行病学研究和防治的需要和对肿瘤防治的不断重视，肿瘤登记也能在可预见的未来变得越发完善和智能。未来肿瘤登记的主要的发展方向如下。

（1）肿瘤登记覆盖率提高

随着经济、科技和社会的发展，尤其是信息技术的发展，大数据发展突飞猛进，而大数据的发展又进一步促进了肿瘤登记的发展。大数据技术和方法将推动和促进医院肿瘤登记的开展和人群肿瘤登记的覆盖，部分经济发达和技术先进的省份将率先开展全省肿瘤登记，而全国肿瘤登记的开展逐渐成为可能。人群肿瘤登记覆盖率将大幅提高，各级肿瘤登记大数据库将逐步建立。

（2）肿瘤登记模式和方法发生改变，逐步自动化

随着医院信息化发展、源数据电子化的普及，使得肿瘤登记日趋自动化。临床医务人员将越来越少地主动报告肿瘤资料，更多的则是由登记人员主动地发现和收集，借助医疗机构信息化手段收集肿瘤资料将成为未来肿瘤登记的潮流。目前，国内许多登记处已经可以直接从医院电子住院病历首页查找和下载肿瘤资料，部分肿瘤登记处甚至可以从医院其他相关信息系统如实验室信息系统（laboratory information systems，LIS）和医学影像存储与通信系统（picture archiving and communication systems，PACS）查找和拷贝肿瘤资料，并能将不同的肿瘤数据库自动链接，自动进行整理后资料的编码和统计分析。

（3）肿瘤资料收集、整合的及时性和便利性提高了肿瘤登记资料的质量以及进一步扩展肿瘤资料应用范围，并推动肿瘤资料的开放和共享。

如通过大量的数据整合和分析，可以研究环境、经济、文化和个人习惯等对肿瘤流行和防治的影响，更好地为肿瘤防治和流行病学研究服务。同时肿瘤登记系统也将与影像、实验室、病理中心等多部门进行信息共享，共同打造功能更为强大的肿瘤信息库。随着医疗数据信息化的不断推进，大量不同的医疗卫生数据被收集、存储在卫生信息平台上，形成了许多包含各种医学信息如肿瘤信息的数据中心，而采用大数据技术和方法建立的地区、省和国家医疗卫生数据中心，大大方便了肿瘤登记开展，获取患者所有的肿瘤信息，在未来可能只需在信息平台上即可获得。

94.2 大数据时代的肿瘤信息

步入信息时代，"大数据"的概念已经越来越多地出现在我们的日常生活和工作当中。"大数据"的定义是什么？在全球范围内很难有一个统一的"名词解释"，不同机构、不同行业对大数据的理解都不一样，但一般广泛接受 IBM 提出的大数据的"4V"特征：①海量（volume）：目前每天产生的数据约有数万亿 GB，并将逐年快速增长；②多样（variety）：数据类型种类繁多，如文字、视频、图片、地理位置信息等；③高速（velocity）：即大数据产生的速度很快，同时需要在一定的时间限度下得到及时处理，否则就会失去意义，因此认为，大数据是一种规模大到在获取、存储、管理、分析方面大大超出了传统数据库软件工具能力范围的数据集合，需要采用非传统的处理模式才能进行处理和应用；④精准（veracity）：我们目前采用的研究和分析所用的样本几乎都是通过抽样获取的，并以此来推断总体的情况。而大数据的使用，使得我们的研究对象就可以是总体，因此，提高了数据质量，能够更精准性地反映实际情况。也有专家在此基础上增加了价值（value）这一特征，认为大数据具有低价值密度和整体高商业价值，形成"5V"的特征。

在医疗行业方面，大数据技术和应用已经在很多研究机构开展。2012 年，在 PubMed 数据库中标题中包含"big data"的论文仅有 25 篇，到 2016 年已上升至 405 篇。世界著名的咨询业巨头麦肯锡公司（McKinsey & Company）在其报告《医疗行业的大数

据革命》中认为,医疗大数据应用已经来到引爆点,医疗大数据逼近引爆点的合力来自以下4个方面:医疗行业对大数据应用的需求、电子病历等医疗数据的爆炸以及非医疗公众数据的聚合、医疗数据分析技术和工具的进步、政府对医疗大数据的推动(包括鼓励私营机构参与创建互操作标准)。

94.2.1 大数据与肿瘤信息

大数据在医疗行业中的使用可以促使新知识的产生,使个体化医疗应用于临床实践成为可能并且提高患者参与医疗决策的能力,尤其是结合人工智能与深度学习技术之后,应用于医学难题的攻克。因此,大数据技术越来越成为当前恶性肿瘤诊治应用的热点,世界各国也越来越重视医疗大数据技术的开发与应用。大数据与人工智能在肿瘤的预测、诊断、治疗和监测中正在发挥越来越大的作用。

（1）大数据分析与肿瘤发生预测

随着肿瘤基因组测序的全面开展,利用现代大数据分析技术绘制各类型肿瘤基因变异图谱,研究基因突变与肿瘤发生发展的关系,从而可以更好地预测肿瘤的发生发展。国际癌症基因组协会(International Cancer Genome Consortium,ICGC)对癌症基因组进行了大规模研究,主要包含临床上最常见的50种不同类型恶性肿瘤和肿瘤亚型。通过对超过25 000个癌症基因组的基因测序以及在表观遗传学及转录水平的研究来发掘诱发肿瘤的驱动基因和影响突变的途径。目前为止,ICGC已发现了约140个肿瘤驱动基因,当这些驱动基因在基因内发生特定的突变时,可以导致肿瘤的发生。充分开发与利用癌症基因组数据的潜在价值,将开启新的预测肿瘤的方式、方法。

（2）大数据分析与恶性肿瘤诊断

众所周知,组织病理学是恶性肿瘤诊断的"金标准"。借助大数据的技术,可使恶性肿瘤的病理诊断从传统的细胞水平(即病理的形态学检测)深入到分子水平,并更加关注个体化差异。

现代病理DNA测序和微阵列技术可以获得组织TB(tera byte,太拉字节,万亿字节)量级的详尽信息,从分子水平上揭示肿瘤细胞生物学行为的深层原因,为肿瘤的早期诊断提供依据。此外,分子病理学通过从核糖核酸、蛋白、多肽甚至更小分子的水平上检测揭示肿瘤本质的个体差异。利用分子检测和数据处理技术收集、分析和处理相关的数据,将分

子水平信息和形态学诊断信息结合起来做出诊断,为现代肿瘤诊断提供了新思路。

（3）大数据分析与恶性肿瘤个体化治疗

利用现代医学平台全面地汇集患者基因组学、转录组学、表观组学、蛋白组学及代谢组学的数据资料,并加以分析和利用,能够帮助临床医生针对患者个体制订出最佳治疗方案及进行最优的药物选择。在恶性肿瘤个体化治疗中,肿瘤分子靶点的探索和靶向药物的应用最能代表分子生物学及基因组学技术推动临床个体化治疗的发展趋势。利用高通量技术收集生物大数据,并通过对大样本数据进行分析来探寻新的肿瘤分子靶点和新型靶向药物的开发,这是在分子水平上进行个体化研究的一大方向。如应用癌症微阵列数据库和网络数据挖掘平台(Oncomine),旨在揭示肿瘤复杂的基因表达模式,促进全基因组表达分析。迄今,Oncomine包含65个基因表达数据集,近4 800万个基因表达形式,完成超过4 700个微阵列实验测量,其拥有最全面的基因表达改变谱数据和肿瘤生物标志物。对这一类大数据价值的充分挖掘,将为探寻肿瘤分子靶点和开发靶向药物提供新的机遇。

（4）大数据分析与恶性肿瘤监测

恶性肿瘤的监测对于患者治疗过程的管理、疗效的评估及进展风险的预测具有重要的作用。传统的监测方法(如影像学检查以及病理活检等)越来越显示出其局限性。在分子检测技术和高通量技术逐渐成熟的今天,一类新的监测方式逐渐进入人们的视野。最近研究表明,监测血液和其他体液中的游离肿瘤细胞或者核酸分子,再进行数据分析处理,可以更早更快地评估恶性肿瘤治疗效果和进展风险甚至是耐药信号,这种技术被称为"液体活检"。"液体活检"实际上是一种生物标志物的监测,通过非侵入性方法进行反复评估,可以收集到关于肿瘤进展和治疗效果评估的实时数据。目前液体活检技术主要是采集外周血、尿液、痰液甚至是粪便中的循环肿瘤细胞(circulating tumor cell,CTC)、循环肿瘤DNA(circulating tumor DNA,ctDNA)及循环微小RNA(circulating microRNA),通过分析这些分子标志物起到肿瘤监测的作用。

94.2.2 医疗大数据面临的挑战

医疗大数据的广泛运用,在影响医疗行为和方式的同时,也必然会导致多种问题和挑战。首当其

冲的是数据安全与隐私问题。患者的健康诊疗信息所属权归属患者本人，如需进行科研调查需对该数据进行采集、统计和分析，必须得到患者的同意并在相关法律法规的规范下进行。然而由于对相关流程的不严格操作、网络安全或是有意贩卖信息等行为，医疗数据的安全问题愈来愈严重。仅美国民权办公室就已收到超过 77 000 例投诉关于违反医疗信息隐私的案例，并完成超过 27 000 项调查。因此在全球都需要通过技术手段和法律法规构建一套完善且高效的安全保护机制才能解决这些问题。

其次是医疗数据格式与兼容性影响了数据互通。由于医疗数据有复杂化、碎片化、不兼容和非完整性的特点，使得科研人员和临床工作者访问和使用数据产生了困难。如医院信息管理系统（HIS）、实验室信息管理系统（LIS），以及医学影像存档与通信系统（PACS）之间格式不兼容、不同医院不同科室报告和记录等采用了非结构化的数据，导致了医疗数据的收集和集成有极大的困难。

94.2.3 全球范围的大数据应用范例

（1）Cancer LinQ

2013 年 3 月，美国临床肿瘤学会（ASCO）公布了一个利用大数据协助癌症治疗的项目——Cancer LinQ。该项目旨在收集全球肿瘤患者的诊疗数据，用于改进肿瘤临床诊疗模式，以提高患者治疗质量，评估诊疗方法的利弊，促进临床研究的开展。目前 Cancer LinQ 已经收集了超过 100 万例患者的信息。Cancer LinQ 最大的特点是能够向医生提供实时的质量反馈，让医生可以将自己的治疗方案与指南或者同行进行比较，在这过程中发现不同类型患者适应的治疗模式，以改善治疗结果，同时帮助医生基于指南或相似病例，对每个患者，在合适的时机选择合适的疗法。

（2）Watson for Oncology

Watson 是 IBM 公司开发的一款认知计算机系统，也是一个技术平台。认知计算代表一种全新的计算模式，它包含信息分析，自然语言处理和机器学习领域的大量技术创新，具有理解、推理和学习的功能，并能帮助决策者从大量非结构化数据中进行洞察和决策。2014 年，Watson 人工智能系统转战肿瘤诊治阵地，IBM 与 Sloan Kettering 纪念癌症中心（MSKCC）合作，提取大量临床数据，筛选数百万条记录文本、期刊文章及临床试验报告，让 Watson 进

行学习，并自动向医生提供对患者的治疗建议，这是大数据技术与人工智能相结合的突破。

之后 Watson 又与美国最顶尖的癌症中心 MD 安德森癌症中心（MDACC）合作通过其优秀的认知计算能力，从患者病例和丰富的研究资料库中寻找资料，为临床医生提供有价值的见解，从而帮助医护人员找到最有效的治疗方案。

2015 年，IBM 宣布时以 10 亿美元收购医疗影像公司 Merge Healthcare，并将其与 Watson Health 合并，使得 Watson 不仅可以根据巨大的电子病历数据库进行分析诊断还可以读懂医疗图像，这将是 Watson 对医疗行业的又一次颠覆。

目前在印度马尼帕尔医院的一项双盲研究显示，Watson 在乳腺癌方面的建议 90% 已经可以达到与肿瘤专家组形成的建议相一致。Watson 正在帮助人类更快更好地诊治肿瘤。

（3）xPatterns

xPatterns 是 Atigeo 公司开发的大数据平台，它能从多个独立的数据源中整合相关联的信息，医生可以利用这个平台，将已有的患者治疗信息与自己的患者进行对比、拟合，若找到相似的病例，医生可以参考其他医生的诊断、处方、手术情况，为自己的患者提供更为优良的治疗方案。该公司的首席执行官迈克尔·桑多瓦尔（Michael Sandoval）原本是微软的数据分析专家，他的妻子曾罹患乳腺癌，Sandoval 曾试图从互联网上寻找相关治疗信息，但终因互联网上无用信息太多而束手无策。Sandoval 在妻子去世后创办了 Atigeo，他希望借助 xPatterns 的平台，能让医生粗略地看一眼患者的病历就了解这个患者的病情。这个系统可以通过不断地自我学习来研究不同患者的病情演化情况，如果遇到一个患者的情况与数据库里已有的一些病例相同，该平台就可以推断出这个患者的病情，进行下一步治疗。同时，xPatterns 还包括详尽的合理用药信息与药物不良反应、药物警戒信息，医生可以按照疾病目录参考其他医生关于疑难杂症或特殊体质患者的用药，最大限度地降低严重药物不良反应发生的风险。

（4）BioVU

BioVU 是美国范德堡大学医学中心（Vanderbilt University Medical Center）建立的全球最大地去除了个人识别信息的 DNA 和医疗记录连接库。BioVU 项目通过收集在 Vanderbilt 诊所患者在日常检查之后多余的血样标本来提取其中的 DNA，其目

的是为了向研究人员提供疾病基因型和表型之间关联的研究。项目规划开始于2004年,并于2007年2月启动血样的收集。目前,BioVU每周可收集500~1 000份样本,截至2016年已成功收集了225 000份DNA的样本。在患者贡献检查多余血样之前,患者可以签署一份知情同意书来决定是否将多余血样用于研究。血样的扫描是通过一个自行开发的程序,内含自动的筛选指标,包括不愿参加、未同意知情认可、重复样本、不符合纳入标准以及随机排除。血样质量不佳、血样容量不足或样本标签不清的也将被手动剔除。一旦样本符合必要的标准,就会被自动纳入项目之中。样品的接受自动触发编码程序,给予样品一个唯一的研究编号(编号由SHA - 512算法进行编码,生成一个128个字符的编号),通过这一编号来链接DNA样本及之前取得的去识别化医疗记录数据,产生基因型数据。

BioVU不是一个专门为肿瘤特设的大数据信息库,但是却在肿瘤的研究中有着极其重要的作用。项目在基因与乳腺、前列腺、肾脏、子宫内膜,以及血液系统肿瘤的发生、扩散、药物不良反应、危险因素等方面均有研究课题。通过这个数据库,科学家了解了哪些基因的差异会导致不同肿瘤好于哪些特定人群,为什么肿瘤更容易扩散,以及是什么导致不同人群对不同药物的反应不一。BioVU成为人类研究基因与癌症的重要平台。

(5) 罗斯威尔公园癌症研究所数据与生物样品库

罗斯威尔公园癌症研究所(Roswell Park Cancer Center)的数据与生物样品库(data bank and bio repository,DBBR)收集临床中获取的已去除个人识别信息的生物样品及与之相连的流行病学和临床数据,并将其提供给通过IRB的项目。新诊断的患者会签署一份贡献供研究血样的知情同意书,并完成一份危险因素调查表,以及将血样信息与临床数据相连接的同意文件。DBBR的样本及数据也可以与病理资源网络(pathology resource network)中的肿瘤组织进行匹配。另外,没有肿瘤病史的非患者(包括患者的家属、朋友和社区人员)也会被邀请加入DBBR作为健康的志愿者。

DBBR所采集的生物样本都是经过严格的采集、处理和储存的,用以保证所有患者和对照组的样本完整、可比,具有较高质量。在知情同意之后,参与者在采血系统登记的同时,就会打印采血管的标签,信息会在采血系统内自动生成。采血后,采血管会自动通过气动管系统发送到DBBR实验室,并自动进行血浆、血清、红细胞、白细胞和DNA的分离和处理,然后进行自动封装,并通过条形码识别。整个过程约在1 h内完成。DBBR项目基于高度自动化的设备与大数据技术。目前,该项目的肿瘤研究已经有23篇文章在国际顶尖杂志上发表。

(郑　莹　周昌明)

94.3　肿瘤的随访

94.3.1　随访的意义

恶性肿瘤的生物学特性具有局部复发和远处转移的可能性,因此,对于恶性肿瘤的治疗将是艰巨和长期的,不能以患者完成手术及其他辅助治疗后出院而宣告结束,还应在出院后定期进行复查和随访。

随访是医院对于曾经就诊的患者以通讯或其他方式,定期了解其病情变化和指导康复的一种观察方法。恶性肿瘤的随访具有多个层面的意义。

首先,随访宣教和主动随访可以提醒患者出院后定期复查,及早发现潜在的复发转移风险并及早诊断和治疗,也体现了医院对于患者的人文关怀。对医生和医院来说,系统规范的随访有利于获得某种肿瘤疾病在接受治疗后的生存时间及复发转移情况,掌握肿瘤疾病的发展演变规律、预后,以及判断某种治疗方案的临床实际疗效,总结诊疗经验,积累科研资料,从而提高肿瘤诊断与治疗的水平,以更好地服务于患者。对于制药企业而言,肿瘤药物的研发依赖于通过随访获取的不同阶段的疗效及安全性资料的支持,药物上市后的再评价也离不开长期的随访追踪数据。在国家层面,大规模的肿瘤随访和生存资料将是制定肿瘤防治政策的重要依据之一。

94.3.2　随访的形式

根据患者和医疗机构之间的主动关系,随访可分为2种形式:主动随访和被动随访。主动随访是指医疗机构主动采取措施去收集患者的信息,如通过电话或信件与患者及其家属取得联系,了解患者近况。被动随访是指医疗机构被动接受患者提供的信息,如患者来院复诊时的医疗记录,或通过网络等途径自发提供的在其他医疗机构就诊的资料。在日常实践中,两种形式各有优缺点。

被动随访具有简便易行、成本低廉的优势，医生在诊疗系统中会对患者的状态做出详细记录，提供准确的一手信息。不足之处在于，大医疗机构的外地患者就诊比例较高，患者出院后往往不方便再返院复诊，而选择在当地医疗机构就诊，此时，被动随访将无法继续获取该患者的信息。此外，被动随访可以获取患者疾病进展的情况，却无法获取绝大部分患者的死亡信息，如果仅靠被动随访收集信息将会高估生存率。

主动随访则有利于收集恶性肿瘤患者的死亡信息，是以被动随访为主的随访模式的有力补充。然而，鉴于国内户籍制度下人户分离的现状，使医疗机构很难通过身份证地址联系到患者，传统的信件随访方式回信率较低，成本效益比较差。电话随访相比信件方式可获得的反馈较多，但也存在换号、拒接、空号等情况，可能逐渐失去联系。

94.3.3 国外肿瘤中心随访经验借鉴

美国最大的肿瘤诊治中心 MDACC 具有一套规范、庞大、系统的临床资料收集及统计流程。据了解，MDACC 的随访资料可追溯到 1944 年，即建院之后的第 3 年，当时 MDACC 就启用了患者登记系统，登记信息包括人口学基线资料和疾病的信息。肿瘤登记部(tumor registry)专门负责患者的编码和随访工作，建立数据库用于临床和流行病学研究，该数据库包含的变量包括了所有癌症信息及患者的人口学信息，使研究人员能够判断一个研究对象是否符合特定的研究标准，这样研究人员就可以专注于自己特定的研究目的。同时，这些数据也可以和该中心的其他数据库进行链接，有利于对治疗方法进行分析及明确以后的治疗决策。此外，肿瘤登记资料还提交给得克萨斯州癌症数据库(the Texas cancer database)和美国外科学院的国家癌症数据库(the American college of surgeons national cancer database)以履行 MDACC 的数据共享的承诺。

目前，MDACC 即是采用主动随访和被动随访相结合的随访模式。前者是指针对需要进行随访的患者，由医务人员主动通过电话、信件等方式和其取得联系，获取相关信息。由计算机生成随访信件寄给需要随访的患者，如果寄出的信件没有回复还要进行电话随访。被动随访则是通过收集患者来院就诊的医疗记录而获得随访信息，主要是直接通过电子病史信息进行匹配和更新，而不用与患者

进行直接联系，操作简便、数据可靠。由于 MDACC 的患者具有非常好的复诊率，所以在随访工作中，75％的数据可来自被动随访，即 3/4 的随访信息来源于电子病史系统的回顾，该比例远远超过了国内水平。

对于高度怀疑已死亡而未能随访的病例，设一个专门的数据库 Holdfile 来收集这些患者的信息。设置该数据库的目的是为了避免对那些高度怀疑已经死亡的患者进行随访，数据库会定期和政府机构的生命统计数据进行匹配以确证患者的死亡。

MDACC 的这些随访和肿瘤登记工作，是整个医院信息体系的重要保障，为临床科研和管理层市场分析都提供了坚实的基础，是值得国内医疗机构借鉴并采纳的。

此外，由美国国立癌症研究所建立和维护的 SEER 数据库，是一个从肿瘤发病到死亡的全程监测系统，记录了美国部分州县 40 年来 18 类肿瘤患者的个人信息、疾病资料和生存结局，并向美国和全世界免费公开，为临床医学研究提供了系统的证据支持和宝贵的第一手资料。而我国目前尚缺乏这样的大规模、可共享、包含死亡信息的肿瘤登记系统，难以开展基于国内多中心肿瘤患者数据的真实世界研究。

94.3.4 国内肿瘤随访经验介绍(以 FUSCC 为例)

复旦大学附属肿瘤医院（Fudan University Shanghai Cancer Center，FUSCC）是上海市唯一的肿瘤专科医院，2017 年医院门急诊量超过百万人次，住院诊治 7 万多人次，如此庞大的患者资料无疑是临床和科研工作的宝贵财富。因此对于出院患者的定期随访尤为重要，同时也是十分艰巨的任务。

（1）过去随访工作的回顾

2009 年以前，肿瘤医院各病种的临床数据统计均是由各科室自己通过电话、信件等方式进行随访，或者是医师根据自己临床工作需要、以一批符合条件的患者作为样本进行抽样统计。这样的模式就造成了临床资料统计的不完整，并且费时费力，不同研究者之间存在重复随访，且可能由于抽样偏倚造成对同一疾病同一治疗方案疗效评估结果自相矛盾，损害医院数据的权威和影响力。

在这样的背景条件下，复旦大学附属肿瘤医院于 2009 年 7 月成立了专门负责恶性肿瘤患者随访和后续数据统计分析的部门——临床统计中心。工

作之初,他们以 2003 年以来曾住院治疗的恶性肿瘤患者作为随访对象,根据病种特点设计随访表格,通过电话和信件的主动随访方式,对患者的生存情况、有无复发转移等情况进行了解,然后将随访信息人工录入 Excel 表格中,进行随访资料的保存。由于许多地址、电话信息的变动和不全,造成电话回访率仅 40%,信件回访率不足 10%,平均每位随访人员每天随访量只有 30～40 例,耗时长、成本高、效率低。

（2）系统随访平台的应用

2010 年,肿瘤医院电子病历系统在门诊及病房实现信息联通,医生只需输入患者姓名、身份证号或住院号,即可查看患者在院期间的所有诊疗信息。电子病历平台的应用,开启了临床资料统计工作的新纪元。2012 年,一个集电子病历、病理、影像检查、检验和诊疗记录等信息于一体的系统随访数据平台正式上线。有了数据平台的支持,被动随访在随访工作中跃居主导地位,至此,随访工作效率大大提高。

随访平台应用之初,随访数据来源包括病史随访、电话随访和信件随访 3 种形式。随访流程如下:

1）患者出院满 1 年后首次生成随访工单,首先根据门诊及住院病历系统判断患者 1 年内是否有复诊记录,如果有则生成病史工单,如果没有则生成电话工单。

2）病史随访人员根据患者的电子病史,对随访内容"是否复发及复发时间、是否远处转移及转移部位和时间、是否死亡及死亡时间和原因"等信息,进行勾选,然后确认、保存即可。

3）据统计,在肿瘤医院住院治疗的恶性肿瘤患者超过一半是来自外省市,首次治疗之后,许多患者由于路途遥远等原因选择当地医院进行复诊,而不再来肿瘤医院复诊,电话随访人员根据电子病历中的联系方式进行电话随访,随访内容同病史随访。

4）如果出现电话换号、空号等失效情况时转为信件工单,随访人员定期对信件工单患者寄出随访信件,待患者或家属回信后再更新数据;若半年内无回信则转为失访状态,待患者再次复诊时可恢复进入随访流程。

根据病种不同,随访周期可设为半年或 1 年。距离上次随访日期满半年或 1 年时,系统将根据条件再次生成对应的工单,以实现定期随访。基于系统随访平台,肿瘤医院恶性肿瘤患者随访工作逐渐形成了制度化、规范化、流程化相结合的"三维一体"模式,每人每天可完成病史随访 100～120 例,大大提高了随访的成功率和工作效率,可以说现有的随访模式已与国际知名肿瘤中心接轨。

2015 年 7 月,肿瘤医院与上海市疾病预防控制中心（SCDC）达成随访数据共享的合作协议,跟SCDC 肿瘤登记系统的患者生存资料每年进行一次匹配更新,补充了大量上海患者的准确死亡信息。疾控中心（CDC）生存数据链接成为重要的随访数据来源之一。

此外,由于信件随访成本较高且回复率低的现实,2016 年,肿瘤医院对随访流程和系统界面进行了优化,取消了信件随访方式,并改进了系统运行速度。当前随访流程及更新变化如图 94-1 所示。

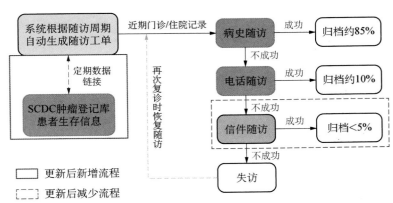

图 94-1　FUSCC 随访流程与更新变化示意图

（3）当前随访工作成果

截至2017年4月，随访系统总共纳入20个病种（组）、22万多例恶性肿瘤患者。根据患者首次治疗时间，2003～2016年纳入随访管理的患者数呈逐年增长趋势，年平均增长率为16.6％。这些患者累计生成随访工单42万多人次，平均每年新生成工单8万多人次。

随访系统中除临时组和放疗未分组以外的18个主要病种（组），共包括了21万余例恶性肿瘤患者，其中15万多人接受过至少1次随访，2万多例尚未进入随访流程，随访覆盖率为74％。纳入随访管理患者数最多的前5位病种分别是乳腺癌、甲状腺癌、大肠癌、宫颈癌和肺癌，它们同时也是有过随访记录的患者数最多的前5位病种。

肿瘤医院集多信息途径来源于一体的系统随访平台的应用大大简化了随访工作流程，提高了随访效率。利用系统随访平台支持临床科研的重要优势在于统一管理、随调随用，避免不同研究者之间的重复随访，并保证了针对同类患者的不同研究之间的随访结果的一致性。5年生存率是许多肿瘤研究中对于患者疗效评价的重要指标之一，该系统为肿瘤医院的多项临床研究结果提供了重要的数据支持。在随访数据积累到一定程度时，可再向全院人员提供肿瘤医院恶性肿瘤患者单病种生存率报表。

（4）随访工作困难及解决办法思考

肿瘤医院随访工作取得了一定的成果，但仍面临着许多困难，也是当前随访仍不能满足科研需求的原因。

首先，患者及家属对于肿瘤疾病长期随访的重要性认识和依从性不够，有的患者以为手术就是治疗的全部，术后自我感觉良好就不再复查，接到随访电话也不愿意配合。另外，由于社会上电话诈骗现象的存在，一些患者或家属由于警惕性过高而拒接甚至拉黑随访电话。其次，在当前医疗资源难以满足广大患者需求的大环境下，患者挂号难、看病不易的现实问题造成了部分患者想要坚持定期复诊而难以实现，尤其是外地患者。再者，随着新增患者的逐年积累，随访工作量滚雪球式的增大，当前随访人力不够，尤其是电话随访远不能满足需求，随访平台负荷的加重也伴随着系统各种问题的出现。此外，随访经验提示，预后较差的患者更容易出现电话随访失败，导致在具体的研究中容易高估患者生存率。

针对上述问题，需要从多方面去努力改进。首先，在患者出院前就要加强随访重要性的宣教，从源头上引导患者接受和养成定期复诊的好习惯。肿瘤医院乳腺外科推出的妍康e随访平台患者全程管理模式即是一个非常好的探索。其次，要整合多方资源增加随访信息来源。上海申康医院发展中心实施的医联工程为所辖市级医院建立了一个信息交换共享的集成平台，经授权的医生可通过医生工作站调阅患者在其他医院的诊疗信息，该平台信息若能引入随访系统将有效提高本地患者的随访率。区域医联体模式的提出，希望以大型公立医院的技术力量带动基层医疗卫生机构能力提升和共同发展，推动分级诊疗格局的形成，该模式的推进有利于引导部分患者就近到基层医院复诊，并共享随访信息。利用微信平台增加出院患者随访途径也是值得探索的方向。再次，针对日益增长的随访工作量，还需要进一步优化随访流程，加强系统自动更新数据功能，减轻人力审核负担，提高随访工作整体效率。

94.3.5　系统随访工作的启示

生存结局信息是肿瘤临床科研中至关重要的部分，而患者治疗相关毒性、生活质量评价等因病种而异的个性化资料理论上也可以在随访时进行记录和补充，是重要的科研素材和精细化随访的努力方向。此外，患者就诊时的基线人口学资料及疾病相关的病理、影像、诊疗等信息也是非常重要的基础数据。为了更好地将临床资料转化为科研成果，在做好随访工作的同时，我们应当以科研统计分析应用为导向进一步完善其他科研数据收集的顶层设计，实现数据库之间双向联通。加强数据质量管理和维护，提高临床科研数据质量，为更好地利用单中心临床资料开展大样本的真实世界研究提供强有力的数据支持。

在中国，系统性随访和相关数据的统计分析是一个起步相对比较晚的工作。从医院管理层面而言，有了患者人口学信息、疾病诊疗信息及随访结局数据的分析，我们将能在全国版图上勾画出来我院治疗患者的人群来源、疾病种类的分布、癌症的分期分型及生存等情况，这些数据将是临床流行病学和临床疗效分析的重要基础，也有利于医院根据患者来源等信息及时做好相关管理策略的制定和调整。

以往，当临床医生要开始撰写论文时，先要一个个患者开始查阅病史，还要利用闲暇时间联系患者，收集自己需要的数据。期间,各种偏倚将造成同一研究数据在不同研究者那里结果不一致的情况。有了统一的数据平台,临床医生只需将自己的研究目的告知,统计师便能在联通的平台上高效、准确地将随访、科研等多个数据库进行链接和匹配,满足医生的大部分科研需求。如此,将大大减轻临床医生开展科研工作的负担。并且,数据收集阶段即有专业统计人员的参与,外加科学、统一、规范的分析方法,将极大地保证科研数据的精确性。

（朱　骥　莫　淼）

主要参考文献

[1] 朱骥,贾慧洵,袁晶,等. 某院恶性肿瘤患者随访工作的实践及思考[J]. 中国卫生资源,2013,(6):399 - 401.

[2] 孙喜斌,陆建邦,全培良. 医院为基础的肿瘤登记系统建立[J]. 中国肿瘤,2010,19(3):160 - 164.

[3] 陈万青,梁智恒,岑惠珊,等. 中国肿瘤登记现况及发展[J]. 中国医学前沿杂志(电子版),2016,(07):1 - 6.

[4] 陈万青. 中国肿瘤登记系统的建立与完善[J]. 中国肿瘤,2011,(01):7 - 9.

[5] 陈海珍,沈康,吴徐明,等. 利用肿瘤医院资源优势开展临床流行病学研究[J]. 中华医学科研管理杂志,2013,26(5):封2 - 封4;360.

[6] 陈嘉健,余科达,柳光宇,等. 基于病种的全流程信息引导医疗服务探索[J]. 中华医院管理杂志,2016,32(6):463 - 464.

[7] 周殷杰,向明飞,李涛. 医疗大数据在恶性肿瘤诊治中的应用[J]. 国际肿瘤学杂志,2016,43(1):75 - 78.

[8] 庞涛. 走在区域信息化前列的上海医联工程[J]. 中国信息界-e医疗,2013,(10):116.

[9] 郑莹,张敏璐. 肿瘤登记与全球肿瘤数据[J]. 诊断学理论与实践,2014,(04):353 - 356.

[10] 姜立文. 宋述铭,郭伟龙. 我国区域纵向医联体模式及发展现状[J]. 医学与社会,2014,27(5):35 - 38.

[11] 章鸣嬡,陈瑛,汪城,等. 美国国立癌症研究所SEER数据库概述及应用[J]. 微型电脑应用,2015,31(12):26 - 28;32.

[12] 鲍萍萍,郑莹,汤静燕. 儿童肿瘤国际分类第3版(ICCC-3)介绍[J]. 环境与职业医学,2011,28(4):253 - 256.

[13] 魏矿荣,刘慎超,魏东霖,等. 大数据对肿瘤登记发展的影响[J]. 科学通报,2015(Z1):491 - 498.

[14] 魏矿荣,梁智恒,刘静,等. 中国肿瘤登记简史[J]. 中华医史杂志,2012,42(1):21 - 25.

[15] 魏矿荣,梁智恒,岑惠珊,等. 肿瘤登记大数据的建立及应用[J]. 中国医学前沿杂志(电子版),2016,8(7):6 - 9.

[16] 魏球娣. 微信平台对鼻咽恶性肿瘤患者出院随访的应用价值[J]. 按摩与康复医学,2017.8(1):13 - 14.

[17] ASCO. Cancer LinQ helps oncologists gain new insights in real time[EB/OL]. http://cancerlinq. org/, 2017 - 07 - 20.

[18] Atigeo. xPatterns Intuitively Recognizes Patterns in Data to Unlock Illuminating [EB/OL]. http://atigeo. com/, 2017 - 07 - 20.

[19] IARC, IACR. CI5: Cancer Incidence in Five Continents [EB/OL]. http://ci5. iarc. fr, 2017 - 07 - 21.

[20] IARC. The Globocan Project [EB/OL]. http://globocan. iarc. fr, 2017 - 07 - 20.

[21] NCI. About the SEER Program[EB/OL]. https://seer. cancer. gov/about/, 2017 - 07 - 20.

[22] Roswell Park Cancer Center. Data Bank and BioRepository Shared Resource [EB/OL]. https://www. roswell-park. edu/shared-resources/data-bank-and-biorepasit-ory, 2017 - 07 - 20.

[23] Vanderbilt University Medical Center. What is BioVU? [EB/OL]. https://victr. vanderbilt. edu/pub/biovu/, 2017 - 07 - 20.

95 肿瘤的临床试验

临床研究是以疾病的诊断、治疗、预后、病因为研究目标,以患者为研究对象,以群体研究为主要研究方法,以医疗机构为研究基地的一类医学研究的总称。目的在于探索疾病发生、发展及转归规律,研究和创造新的疾病诊疗方法,提高临床诊疗水平。临床研究是解决临床问题的必然途径,是不断推动医学科学进步的重要手段。高质量的临床研究能为临床决策提供循证医学的最佳证据。人类在与包括恶性肿瘤在内的疾病做斗争的过程中所取得的每一点进步都是和临床研究分不开的。临床研究的过程包括提出科学假说,研究设计和研究实施。临床研究的设计者、执行者和参与临床研究的患者都为医学科学的进步做出了重要的贡献。

95.1 临床研究的类型

95.1.1 描述性研究

描述性研究(descriptive study):又称为描述流行病学,是流行病学研究方法中最基本的类型,主要用来描述人群中疾病或健康状况及暴露因素的分布情况,目的是提出病因假设,为进一步调查研究提供线索,是分析性研究的基础;还可以用来确定高危人群,评价公共卫生措施的效果等。

描述性研究利用常规检测记录或通过专门调查获得的数据资料(包括实验室检查结果),按不同地区、不同时间及不同人群特征进行分组,描述人群中有关疾病或健康状态以及有关特征和暴露因素的分布状况,在此基础上进行比较分析,获得疾病三间(人群、地区、时间)分布的特征,进而获得病因线索,提出病因假设。描述性研究是流行病研究工作的起点。

描述性研究常见的类型有:现状研究(横断面研究)、病例报告、病例系列分析、历史资料分析等。

以横断面研究为例,横断面研究/现状研究(cross-sectional study/prevalence study)是在特定时间点与特定范围内,以个人为单位收集并描述人群中的有关变量(因素)及疾病或健康状况的分布情况,并分析有关因素与疾病之间的关系。其目的:① 描述疾病或健康状况、因素的分布特点。② 研究人群的有关因素与疾病或健康状况之间的关系,提供病因线索或建立病因假设。③ 疾病监测。④ 确定高危人群。⑤ 建立某些人体生理指标的参考值范围。

横断面研究包括普查和抽样调查。

（1）普查

普查即全面调查,在一定的时间内,对特定范围人群的每个成员进行调查,其目的在于疾病的早期发现和早期诊断;确定一个人群某种疾病的全部病例。优点:① 理论上所有的患者都能查到,以便能及时治疗。② 无抽样误差。缺点为调查质量不高,效益不高,费用高。应用条件:疾病患病率高、检测方法简便、具有有效的治疗措施、足够的人力等。例如,由复旦大学附属肿瘤医院和上海疾病预防控制中心联合主导的社区普查,通过筛查普查发现了更多的早期肠癌、癌前病变,通过及早干预,取得了很好的预防与治疗效果。

（2）抽样调查

抽样调查是从总体中用一定方法抽出一部分研究对象作为样本,对样本人群进行调查,根据样本的结果来估计总体人群的特征。要使样本有代表性,必须做到抽样随机化和纳入足够样本含量。

横断面研究的优点:① 常用的流行病学调查方法。② 有来自同一群体的自然形成的同期对照组,结果具有可比性。③ 可同时观察多种因素。

横断面研究的缺点:① 难以确定暴露与疾病的时间顺序。② 研究某个时点上的患病情况,不能获得发病率资料,除非在一个稳定的群体中,连续进行同样的现况调查。③ 难以调查死亡病例、病程短、已痊愈的病例。

95.1.2 分析性研究

分析性研究是在描述性研究提供病因线索,建立假设之后,在假设的前提下,在特定的人群中通过调查的方法,验证假设或提出新的假设。分析性研究又可以分为病例对照研究和队列研究。

（1）病例对照研究

病例对照研究是将研究人群按照是否患所研究的疾病进行分组(病例组和对照组),调查他们过去暴露于某种或某些可能病因的情况——是否暴露和(或)暴露程度(剂量),然后通过对 2 组暴露史的比较,推断暴露与患病是否存在统计学联系(很可能是因果关系)的一种研究方法(图 95 - 1)。

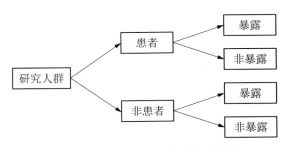

图 95 - 1　病例对照研究的调查方向

（2）队列研究

队列研究是将研究人群按照是否暴露于(或者暴露程度)所研究的可疑因素分组(暴露组和非暴露组),追踪观察他们将来发生某种或某些结局(发病或死亡)的情况并进行比较,从而推断暴露与患病是否存在联系(因果联系)的一种研究方法(图 95 - 2)。队列研究的研究目的是探索病因,即验证病因假设,也可用于药物不良反应的研究及探讨影响预后的因素。如韩国的一项前瞻性队列研究,观察了一个超过 60 万人的有乙肝病毒表面抗原(HBsAg)血清学资料的非肿瘤人群,在随访超过 10 年后,发现乙肝病毒表面抗原阳性的患者患弥漫大 B 细胞淋巴瘤的风险是表面抗原阴性者的 2.01 倍,在人群中验证了乙肝病毒感染和淋巴瘤之间的病因学假设。按照研究起点的不同,可以分为前瞻性队列研究、回顾性队列研究和历史前瞻性队列研究。

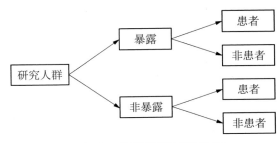

图 95 - 2　队列研究的调查方向

队列研究的优点：① 结论可靠，偏倚少，暴露测量准确可靠，常用于验证病因假设；② 可同时研究一种因素与多种疾病的联系；③ 可直接计算发病率等。

队列研究的缺点：① 样本大，费人力物力，研究周期较长；② 不适用于少见病的病因研究；③ 失访偏倚不易控制。

队列研究的特点可归纳为：结论可信度高，科学论证度较高，但实施困难较多，可行性较差。

95.1.3 试验性研究

试验性研究是临床科研方法的一个重要研究类型，是研究者根据研究目的人为地对受试对象设置干扰措施，按照重复、对照、随机化原则控制非干预措施的影响，总结干预措施的效果。可分为临床试验、现场实验、动物实验、类试验。本节主要阐述临床试验。

临床试验是以患者为研究对象，评估干预措施效应的前瞻性实验研究。包括临床治疗药物、治疗方法的比较，也包括社区干预的人群实验。临床试验除了强调随机化分组、设置对照和盲法观察外，还要考虑伦理、失访、依从性和主观感觉对研究结果的影响。

临床试验分为随机对照试验（randomized controlled trial，RCT）、非随机对照试验、前后对照试验和交叉试验。

（1）随机对照试验

RCT 的基本原理是将诊断为患所研究疾病的同类患者随机分成试验组和对照组（或多个比较组），分别给予新药物/新疗法或常规治疗/安慰剂对照，通过一定时间的随访，观察两组的结局（生存期的长短，有效率、存活率的高低等）。从设计良好的Ⅲ期 RCT 中获得的结果是Ⅰ级证据，常常也是 FDA 批准新药或者新疗法最重要的依据。随机对照试验的标志是：参加者分配到试验组或者对照组完全是随机的，这种随机是临床研究中避免选择偏移和混杂因素的唯一方法。其实施流程为：首先根据诊断标准确定研究对象的总体，在签署知情同意书后，根据研究的入选及排除标准，选择合格的研究对象。按照随机分配的原则将愿意加入的合格对象随机分配至研究组或对照组，向各组施加相应的处理，经过一定时间的观察，比较研究组与对照组的结果（图 95 - 3）。一般来说，对照组应当选择目前所公认的标准治疗方法，只有在没有标准治疗的情况下，才可以选择安慰剂对照。

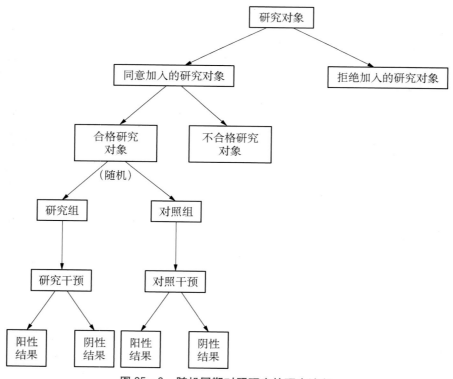

图 95 - 3　随机同期对照研究的研究流程

这种设计适用于临床治疗性或者预防性研究，探讨和比较某一新的治疗措施对疾病治疗和预防的效果。在 RCT 中，研究者可以通过随机抽样和随机分配的方法主动地控制与消除某些因素的干扰，使结果具有良好的可比性；研究组与对照组除研究因素外的其他研究条件相同；研究时间同步。

RCT 的优点：① 随机分组，可比性好；② 防止选择性偏倚；③ 结果可靠；④ 当试验组和对照组入组样本量为1：1时，统计效能最高。

RCT 的缺点：① 较费人力、物力和时间；② 研究对象均来源于经过筛选的研究对象，因此，外推到一般人群时受到一定的限制。

研究者在进行随机试验前应该正确地计算样本量，并在发表的报道中充分描写样本量计算的细节。由于Ⅲ期 RCT 研究往往样本量较大，需要进行多中心的协作，这种协作可以加快研究入组速度；也使研究人群更具有代表性。

（2）非随机对照试验

包括根据标准选择合格的研究对象，按照非随机的方法将研究对象分为试验组和对照组，给予不同的措施，然后观察比较他们的结局。非随机分配对象是指研究的分配不是按照随机分配的原则进行，往往是一种自然存在的状态。例如，将一家医院的患者作为对照组，另一家医院的患者作为试验组来进行研究。这种研究的优点是方法简单，实施方便。但其缺点也是很明显的，由于不是随机分组，两组间的可比性差，影响结果的可信度，有时甚至会得出完全错误的结论。

单臂临床试验（或称为单组临床试验）也是非随机对照试验的一种，简单来说就是没有对照组的研究。但单臂研究并不是就没有了参比的对象，实际上，它的参比对象是"外部对照"。外部对照又称为历史对照，是采用他人或过去的研究结果，与试验药进行对照比较。单组临床试验也可以是多中心临床试验。前一后对照试验分为自身前一后对照研究和不同病例前一后对照研究。

（3）前后对照研究

1）自身前后对照研究：是同一受试者接受前、后 2 个阶段、2 种不同的处理措施，然后对其效果进行比较。这种研究设计的优点是：受试者自身前、后 2 个阶段进行比较，可以排除个体差异。其缺点在于：若两阶段观察期过长，可能使两阶段开始前的病情不一致，可比性较差；不适用于急性病的研究。另外自身前后对照研究在设计时还应该注意，前后 2 个阶段之间的"洗脱期"的长短需要根据药物的半衰期来决定，应尽量避免洗脱期过短，造成第一阶段的药物未完全洗脱而干扰第二阶段药物的效应。最常见的自身前后对照研究出现在诊断试验中，同一患者先按照试验方法进行检查（某种染料检测前哨淋巴结），再按照目前标准方法进行检查（核素，敏感但有放射性），最后与金标准（病理结果）进行对照，比较试验方法与目前标准检查方法的敏感性与特异性。

2）不同病例前后对照研究：也称为历史对照研究，以现在开始的前瞻性研究资料作为试验组，以既往的研究资料作为对照组，进行比较。这种研究可用于各种疾病治疗效果的评价，其对样本量要求小，比较易于实施。但由于研究对象来自不同的总体，研究时期不同步，可比性较差，结果的说服力较弱。对历史对照的研究对象进行界定（配对），可以提高可比性。例如，现在研究某种治疗的疗效，对照组从既往治疗的病例中选取既往接受当时标准治疗的患者，在疾病分期、年龄、性别等方面进行配对选取。但是受当时治疗条件的限制，两者除了处理因素外还有其他混杂的因素无法平衡，故下结论的把握度不高。

（4）交叉试验

对受试者进行随机分组，分别接受两种不同的处理措施，经过一定的治疗时间后，相互交换处理措施，最后将结果进行对照比较（图 95-4）。这种设计的优点包括：① 每个研究对象都接受 2 个方案的治疗，消除了个体间的差异，可比性好；② 随机分组避免了组间差异；③ 可以有效控制选择性偏倚；④ 所需样本量较少。CFDA 关于仿制药一致性评价中，对化学药物仿制药人体生物等效性（biological equivalent，BE）研究，采用药动学参数为终点进行评价。2016 年，仿制药一致性评价的指导原则中就推荐采用标准的 2×2 交叉设计来评价仿制药和原研药是否等效。这种设计是 BE 研究中通用且最为广泛接受和推荐的设计方案，比较适合用于健康受试者，而用于患者的可操作性不强；并且这种设计不适用于半衰期长的药物。

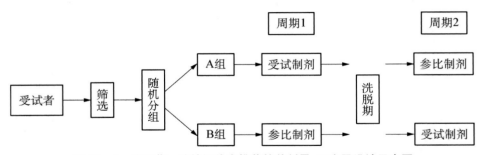

图 95-4　仿制药一致性评价中推荐的单剂量、双交叉设计示意图

95.2　临床研究的分期

　　在临床研究的不同阶段，由于研究目的不一样，选择的临床研究设计不一样，临床研究的分期不同，所选择的患者群体、样本量等明显不同。新药临床研究是肿瘤临床研究中有代表性的组成部分。下文以新药临床研究为例，阐述临床研究的分期。

95.2.1　Ⅰ期临床研究

　　初步的临床药理学及人体安全性评价试验。其目的为观察人体对于新药的耐受程度和药代动力学，以此来确定剂量限制性毒性（dose limiting toxicity，DLT）和最大耐受剂量（maximum tolerated dose，MTD），并为进行下一步研究制订给药方案提供依据。一期研究可以根据所研究的药物及研究目的的不同，选择健康志愿者或者患者进行研究。其样本量在各期临床研究中往往是最小的，从数例到几十例不等。近年来，在抗肿瘤新药研究领域，为了迅速找到药物合适的适应证人群并快速上市，一期临床研究的方式发生了很大的改变。一些新药的Ⅰ期临床研究设计成在完成剂量爬坡研究后，立即在不同的肿瘤队列中同时进行扩组开展一期研究，在取得理想结果的队列中，有些不经过Ⅱ期研究，直接进行Ⅲ期确证性试验。一些抗肿瘤免疫治疗的新药，如纳武单抗和帕博利珠单抗等，Ⅰ期研究的样本量均超过了1 000例。

95.2.2　Ⅱ期临床研究

　　治疗作用初步评价阶段。Ⅱ期临床试验是在Ⅰ期临床试验明确了药物的毒性靶器官并且认为药物的毒性基本在可以接受范围内的基础上进行的探索性试验。其目的是初步评价药物对目标适应证患者的治疗作用及安全性，也包括为Ⅲ期研究设计和给药剂量方案的确定提供依据。此阶段的研究可根据具体的研究目的，采用多种设计形式，包括随机盲法对照临床试验。Ⅱ期临床研究的目标人群是目标适应证患者，样本量在几十例到上百例不等。

95.2.3　Ⅲ期临床研究

　　治疗作用确证阶段。Ⅲ期临床研究应该明确，新的药物能否给患者带来确切的临床获益。以抗肿瘤药物为例，即能否提高患者总生存期、延迟肿瘤复发时间、延缓肿瘤进展时间、有效地缩小肿瘤体积、改善临床症状或提高生活质量等。此外，研究还应说明药物的急性毒性、亚急性毒性、慢性毒性、蓄积毒性、罕见毒性，与药物相关毒性反应的发生率、严重程度、持续时间、是否可逆、临床后果及处理方法等。最后，结合药物有效性和安全性进行风险—效益评估，应说明在缺乏标准有效治疗的情况下，药物与安慰剂比较的绝对疗效如何；在有标准有效治疗的情况下，药物与标准有效治疗比较的相对疗效如何。为了考察受试药物是否对某一特定人群有效，有必要做进一步分层分析。具体的分层方法必须事先在试验方案或统计分析计划中阐明。Ⅲ期临床研究的目的是进一步验证药物对目标适应证患者的治疗作用和安全性，评价利益与风险关系，最终为药物注册申请的审查提供充分的依据。试验一般应该是具有足够样本量的随机盲法对照试验。Ⅲ期临床研究的目标人群是满足某些特定条件的适应证患者，样本量在几百例到上千例不等。

95.2.4　Ⅳ期临床研究

新药上市后应用研究阶段。其目的是考察在广泛使用条件下的药物的疗效和不良反应,评价在普通或者特殊人群中使用的利益与风险关系以及改进给药剂量等。Ⅳ期临床研究的目标人群是现实世界中所有应用该药的患者,样本量往往在数千例。

95.3　临床研究的设计

临床研究的步骤包括发现临床问题,形成研究假设,设计研究方案,实施研究项目,分析研究数据,合理解释结果,最终是为了解决临床问题。

95.3.1　临床研究的背景

(1) 以临床问题为中心

临床问题的提出可以来源于日常临床实践;也可以通过阅读文献发现科学问题或者研究问题;或者利用基础或者实验数据开展临床研究。一个好的临床问题要具有创新性、科学性和可行性,要具有临床意义和临床价值。临床问题的提出需要遵循PICO原则,P 是指特定的患者人群(population/participants);I 是指干预或者暴露(intervention/exposure);C 指对照组或者另一种可用于比较的干预措施(comparator/control);O 为结局(outcome)。根据不同的临床问题,临床研究基本分为:病因与危险因素研究,诊断试验评价,预防与治疗效果评价,预后及预后因素研究。不同的临床问题需要不同的研究设计(表 95-1)。

表 95-1　临床问题与最佳研究设计

临床问题	最佳研究设计
疗效评价	RCT
治疗的不良反应	RCT
诊断或筛查试验	与金标准进行盲法比较
预后评价	队列研究
无法进行 RCT 或有伦理问题的疗效评价	队列研究
暴露不良环境的危害	病例对照研究

(2) 创新性

临床研究需要有创新性,去解决临床上尚未解

决的问题,也就是不建议简单重复已有的研究。

(3) 科学性

科学性包括从作用机制上讲,新的诊治方法是有可能优于传统诊治方法的;从临床前研究(包括体外研究和/或动物实验)的结果看,新的方法可能优于传统方法。科学性是进行临床研究的理论基础。

(4) 可行性

一个好的研究,必须要有可操作性。在临床研究中,可行性包括在一定时间内是否可以招募到满足某种要求的足够的患者,满足一定条件的研究者,拟实施的治疗是否可获得(研究及对照药物、新的医学设备等),所在研究中心的临床研究管理水平等。

95.3.2　研究方法的选择

研究目的决定了研究方法的选择。

(1) 前瞻性研究

其特点是有明确的研究目的,周密的研究计划,合理的观察指标,并严格按照设计要求详细收集和记录临床资料,通过对这些资料的整理归纳、统计分析,得出某一结论。前瞻性研究的证据级别较高。病因研究中的前瞻性队列研究,以及多数试验性研究都属于前瞻性研究。近年来,又有新的研究设计补充进来,如生物标志物指导下的临床研究设计。

生物标志物指导下的临床研究(伞形设计和篮子设计):随着对肿瘤研究的深入,人们对肿瘤的认识也进一步加深,同一种器官来源的肿瘤具有明显的异质性,如乳腺癌,有些患者 HER-2 基因扩增,有些患者 HER-2 不扩增;而有些肿瘤虽然发生部位不一样,但是却具有相似的基因缺陷,比如有些胃癌患者也可以有 HER-2 扩增。某些生物标志物能够预测抗肿瘤靶向治疗的疗效,如 HER-2 扩增的患者对抗 HER-2 单抗曲妥珠单抗(赫赛汀)治疗有效。近年来,在生物标志物对肿瘤分子分型的指导下,部分"伞形设计"和"篮子设计"的研究已经在开展,这 2 种类型的研究都是基于精准医疗理念、在二代测序基础上实现的分类治疗。伞形设计是指根据肿瘤原发部位入组某类肿瘤患者,再检测入组的每例患者的肿瘤组织的分子特征,根据不同的分子特征给予不同的治疗,也就是我们所说的"同病异治"。伞形设计的研究有乳腺癌研究中的 I SPY 研究,晚期肺鳞癌研究中的 Lung MAP 研究等,这样的研究仅入组一种组织类型的肿瘤,根据二代测序的结果,将具

有可操作性突变(actionable mutation)的患者分配到对应该突变的靶向药物治疗组中去。反之,篮子设计则对不同类型的肿瘤,进行同一种肿瘤生物标志物的筛查,具有相同生物标志物特征的不同肿瘤采用相同的治疗方法,也就是所谓"异病同治"。篮子设计的研究最著名的有美国国立癌症研究所主导的 NCI-MATCH 研究和 ASCO 支持的 TAPUR 研究。以 TAPUR 研究为例,该研究入组非霍奇金淋巴瘤、多发性骨髓瘤和晚期实体肿瘤,只要患者具有研究所规定的 15 组可操作性基因突变中的任何一个,并符合其他入排标准,就可以入组。例如,具有 *VEGFR* 突变的接受阿西替尼(axitinib)治疗,具有 *Bcr-abl*、*SRC*、*LYN* 和 *LCK* 突变的接受博舒替尼(bosutinib)治疗,具有 *ALK*、*ROS1*、*MET* 突变的接受克唑替尼治疗,有 *CDKN2A*、*CDK4*、*CDK6* 突变的接受派博西尼(palbociclib)治疗,有 *CSF1R*、*PDGFR*、*VEGFR* 突变的接受舒尼替尼治疗,有 *mTOR*、*TSC* 突变的接受伊维莫司治疗,具有 *EGFR* 突变的接受厄洛替尼治疗,具有 *ErbB2* 突变的接受曲妥珠单抗和帕妥珠单抗治疗,有 *BRAF*^{V600E} 突变的接受维罗非尼(vemurafenib)和考比替尼(cobimetinib)治疗,具有 *PTCH1* 突变的接受维莫德吉(vismodegib)治疗,*KRS*、*NRAS*、*BRAF* 均没有突变的接受昔妥昔单抗的治疗,具有 *Bcr-abl*、*SRC*、*KIT*、*PDGFRB*、*EPHA2*、*FYN*、*LCK* 和 *YES1* 突变的接受达沙替尼(dasatinib)的治疗,具有 *RET*、*VEGFR1/2/3*、*KIT*、*PDGFRβ*、*RAF-1* 和 *BRAF* 突变的接受瑞戈非尼治疗,具有 *BRAC1/BRAC2* 或者 *ATM* 突变的接受奥拉帕尼治疗,具有 *POLE/POLD1* 或者高突变负荷的接受帕姆单抗的治疗。TAPUR 研究的主要研究终点是客观有效率,次要研究终点是总生存,目前该研究正在进行中。

(2)回顾性研究

回顾性研究是分析以前的数据,从以往临床工作积累的病例资料中,选择某一时期同类临床资料进行整理、分析,从中总结经验,找出规律,指导实践的研究,这种方法比较省时省力,但证据等级不高。如果是初步回答一个问题,或者没有条件去发起一项前瞻性研究时,可以进行回顾性研究。从回顾性研究中获得的有意义的结果,可以再回过头用前瞻性研究来证实。

(3)研究的比较

1)优效性试验:主要目的是证明试验组的反应优于对照组的临床试验。优效性试验能提供最令人信服的科学证据,证明试验干预优于对照干预。在对于主要研究终点的比较上,优效性应该满足 α 低于显著性水平,且试验组和对照组之间的差异方向为正;目前多数临床研究都设计成优效性研究。

2)非劣效性试验:主要目的是验证试验组治疗反应不差于阳性对照(通常是目前的标准治疗),可以等于或者优于阳性对照。这种情况下,试验组治疗与对照组相比应该存在某些特定的优势,包括更好的安全性、便利的给药途径、缩短治疗时间、改善生活质量或者降低成本等。

3)等效性试验:主要目的是验证试验组治疗反应与对照组类似。对于非专利药物的审批,FDA 要求进行等效性试验证明非专利药物仿制品和原研产品具有等效性。

(4)研究终点

1)主要研究终点:主要研究终点也称为主要指标,是与试验目的有本质联系的,能确切反映药物有效性或者安全性的观察指标。通常主要指标只有一个,如果存在多个主要指标,应该在设计方案时考虑控制 Ⅰ 类错误的方法。主要研究终点应该根据试验目的选择易于量化、客观性强、重复性高,并且在相关研究领域已有公认的标准。主要研究终点必须在临床试验前确定,并用于试验样本量的计算。

2)次要研究终点:也称为次要指标,是指与研究目的相关的辅助性指标。在研究方案中,也需要对次要研究终点进行明确定义,并对这些指标在解释试验结果时的作用及相对重要性加以说明。次要研究终点的数目也应该是有限的,并且能够回答与研究目的相关的问题。

95.3.3 研究对象的选择

(1)研究对象的来源

研究设计决定了研究对象的来源。如果是回顾性研究,研究对象就应该是过去某个规定时间段内的符合某种标准的连续病例。如果是前瞻性临床研究,根据研究设计是国际多中心的,还是全国多中心的,或者是某个地区多中心研究,还是单中心研究决定受试者的来源。

(2)入、排标准

对于前瞻性研究,为了更好地研究干预因素的作用,需要制订入选及排除标准。

1) 入选标准:在明确诊断标准的基础上,按照研究设计和科学假设,以及暴露或干预因素研究以达到的目的,制订符合研究课题要求的纳入标准,以便从复杂的群体中,选择临床特点相对单一、人口学具有共性的对象进行研究。一般包括对疾病类型的要求,对受试者的性别要求,年龄范围,体能状态,对脏器功能的要求,对此前曾经接受过何种治疗的规定,预计生存时间,对避孕、依从性、知情同意的要求等。对一些具体的药物或者诊治方法还可以做进一步的规定。

2) 排除标准:为了提高研究结果的可靠性,只有纳入标准还不能很好地控制临床上各种非研究因素,因此,应根据研究目的及干预措施的特点,制订相应的排除标准,使研究对象基本处在同一基线上,以便能真实反映研究因素的效应。排除标准中常见包括对可能影响治疗实施的脏器功能不全、已经存在与药物作用可能导致的不良事件相关的基础疾病、合并影响对药物疗效或毒性判断的情况,尚未从既往的治疗毒性中恢复,无行为能力等情况。

95.3.4　随机和盲法

（1）随机

随机化是使临床试验中的受试者有同等的机会被分配到试验组或者对照组中,而不受研究者和/或受试者主观意愿的影响,可以使各组的各种影响因素(包括已知和未知的因素)分布趋于相似。随机化包括区组随机和试验顺序随机,与盲法合用,有助于避免因处理分配的可预测,在受试者的选择和分组时可能导致的偏倚。临床试验中可采用分层、区组随机化方法。分层随机化有助于保持层内的均衡性,特别在多中心临床研究中,中心就是一个分层因素。另外为了使各层趋于均衡,避免产生混杂偏倚,按照基线资料中的重要预后因素(如年龄、疾病分期等)进行分层,对促使层内的均衡安排是很有价值的。在设计临床研究方案时,也需要控制分层因素的个数,避免因分层过多导致样本量过于巨大。区组随机化有助于减少季节、疾病流行等因素对疗效的影响。当样本量、分层因素及区组大小决定后,由统计学专业人员在计算机上应用统计软件产生随机分配表。

（2）盲法

盲法(blind method)系指按试验方案的规定,在试验结束之前,不让参与研究的受试者或研究者,或其他有关工作人员知道受试者被分配在何组(试验组或对照组),接受何种处理。之所以应用盲法,是因为在临床试验中,患者对治疗的反应除治疗因素的作用外,患者心理状态也有很大影响,这种影响使受试者可能产生一些非特异性反应而影响试验结果。另外,若研究者或其他相关工作人员知晓受试者的分组情况,可能会因他们的主观成见或不自觉偏性而影响对结果的判断,出现较大的估计误差。为消除以上偏倚,可采用盲法。盲法可分为单盲、双盲和三盲法。

1) 单盲法:是指在研究中,受试对象不知道自己接受的是什么处理,而观察者知道。其优点是可避免受试者的主观因素所致的偏差。单盲还保留非盲法的优点,即实施起来容易,在研究对象出现任何变化时,担任观察任务的研究人员容易判断其原因,并决定是否终止试验或改变方案,以保证处理因素使用的安全性。其缺点是不能避免研究人员主观因素所产生的偏倚。所以单盲获得结论的客观性和可信度低于双盲法。

2) 双盲法:是指研究中,受试者和承担观察任务的研究人员均不知道每个受试对象的分组和接受处理的情况,可避免来自受试对象的主观偏差,同时又避免了研究者的人为偏差。双盲法较为复杂,实际执行起来困难较大。在研究过程中,由于种种原因容易盲底泄漏,称为破盲。

3) 三盲法:是双盲法的扩展,即受试对象、研究人员和资料分析人员均不知道受试对象的分组和处理情况。这种方法在理论上可以减少资料分析上的偏差,但在分析时减弱了对整个研究工作的全局了解,对研究的安全性要求较高,在执行时也较严密,难度较大。

95.3.5　治疗方案

治疗方案包括:研究药物的情况,药品的随机编盲和分配方法,用药方法,合并用药,用药条件,剂量调整的规定等。

（1）研究药物

分别叙述试验药和对照药的名称(商品名和化学名,成分组成)、剂量规格、外观、生产单位和批号。如果对照药是安慰剂,应符合安慰剂制备要求,所有试验药品均应有药检部门的检验报告。药品包装的材料(瓶装或塑铝卡包装),每个包装中所含药品的数量,如果采用双盲双模拟技术,还应交代其两组药物的组成,每个药品包装上所附有标签的内容应包括药物编号、药物名称、数量、用法、贮存条件,并写上"仅供临床研究用"和药物供应单位。

（2）药品的随机编盲和分配

药品的随机编盲是新药临床试验的一个重要环节,一般先由生物统计学专业人员用统计软件模拟产生随机数字和相应的药品编码,然后按此编码将试验药和对照药进行分配包装,并准备相应编码的应急信件,随机数的产生具有重现性。最后将产生随机数的计算机程序和药品编码作为盲底保存。

药品分配:符合入选条件的患者将按比例随机分到试验组和对照组,试验期间医生应按每位患者就诊先后顺序和药品编号发放药品。该药品编号将在整个试验过程中保持不变。

（3）药品清点和保存

每次随访时,医生应翔实记录患者接收、服用和归还的药品数量,用以判断受试者用药的依从性如何,必要时应列出计算依从性的公式。研究用药由研究单位统一保存,分批次发放给受试者。应有药品保管的温度、环境要求等。

（4）用药方法

即给药途径、用药剂量、用药时间、给药次数、疗程等。

（5）合并用药

明确该项临床试验中可以合并使用的药品和禁忌使用的药品名称。

（6）用药条件

规定患者在用药前需要满足哪些条件,根据药物的情况要求不一样,一般抗肿瘤药物的用药条件包括基本正常的骨髓和脏器功能,并且没有使用研究药物的禁忌证。

（7）剂量调整

在研究方案中需要规定在脏器功能没有完全恢复的情况下,后续疗程哪些情况需要延迟给药,哪些情况下跳过给药。如果需要剂量调整,在哪种情况下调整哪个药物、调整的幅度等都需要有明确规定。

95.3.6 确定研究的样本量

每个临床研究的样本量都应该符合统计学要求。临床试验中所需的样本量应该足够大,以确保对所提出的问题给予一个可靠的回答。样本量的大小通常是根据研究的主要研究终点来确定,同时应该考虑试验设计的类型、比较类型等。

样本量的确定与以下因素有关,即设计的类型、主要指标的性质（测量指标或者分类指标）、临床上认为有意义的差值、检验统计量、假设检验、Ⅰ类和Ⅱ类错误的概率等。样本量的具体计算过程中所需要用到的统计量的估计值及其依据应在临床试验方案中列出,同时需要提供这些估计值的来源依据。在确证性试验中,样本量的确定主要依据已发表的资料或预试验的结果来估算。Ⅰ类错误的概率常用0.05,Ⅱ类错误概率不应>0.2。

目前常用的样本量计算软件有 nQuery Advisor＋nTerim、PASS、PSS 等。

95.4 临床研究的观察指标

95.4.1 疗效观察指标

（1）率的指标

1）有效率:常用的有完全缓解率（complete response rate,CR 率）、部分缓解率（partial response rate,PR 率）和疾病稳定率（stable disease rate,SD 率）。客观缓解率（objective response rate,ORR）是指肿瘤缩小达到一定量并且保持一定时间的患者的比例,ORR＝CR＋PR。疾病控制率（disease control rate,DCR）是指未发生疾病进展并且保持一定时间的患者的比例,RECIST 评价要求一般是 4 周,DCR＝CR＋PR＋SD。

2）生存率:又称存活率,指接受某种治疗的患者或者某病的患者中,经若干年随访后,尚存活的病例数占开始随访时病例数的比例。生存率反映了疾病对生命的危害程度,可用于评价某些病程较长疾病的远期疗效。在肿瘤治疗中,5 年生存率往往被用来评价恶性肿瘤的治疗效果,如果肿瘤患者经手术等综合治疗后能生存 5 年以上,则可认为肿瘤被治愈的可能性约为 90%。

（2）生存期指标

1）总生存期（OS）是指从随机化开始至因任何原因引起死亡的时间。该指标常常被认为是肿瘤临床试验中最佳的疗效终点,是肿瘤研究的金标准,FDA 在决定是否批准抗肿瘤新药上市时多数情况下是看新的治疗是否比目前的标准治疗延长了患者的 OS。OS 定义明确且易于测量,不会产生终点事件的偏倚。确认死亡的日期通常没有困难,若患者在记录到死亡数据之前失访,通常截至最后一次有记录的、与患者接触的时间。

2）无疾病进展生存期（progression-free survival，PFS）是指从随机化开始到肿瘤第1次发生进展或任何原因导致死亡的时间，受试者只要"肿瘤恶化"或者"死亡"两者发生其一，则达到研究终点。PFS可以反映肿瘤生长情况，并能在得出总生存期结果之前被评价，且不会受后续治疗的干扰。因此在一些生存期较长、有多线治疗选择的晚期恶性肿瘤中，PFS可以作为生存期的替代指标。在以PFS为主要研究终点的试验设计中，需注意详细规定对PFS的评估、观察和分析方法，并仔细确定好肿瘤进展的标准。盲法在整个研究执行过程中非常重要，最好应该有一个由影像学家和临床专家组成的独立评估小组对PFS进行评估。

3）疾病进展时间（time to progression，TTP）是指从随机化开始至出现疾病进展的时间。TTP定义的事件仅有"肿瘤恶化"，不包括"死亡"，如果患者在未发生"肿瘤恶化"前就已经"死亡"，则该患者无法观察到"肿瘤恶化"，该患者就缺乏完整的TTP资料，统计学上称这种情况为"删失"。与其他生存期终点相比，TTP在预测临床受益方面的能力较差，因其仅考虑抗肿瘤活性，而死亡没有被计算在内，如果有些患者疾病进展，但在进行疗效评价前就发生了死亡，就会导致一些重要信息的丢失。但以TTP作为研究终点所需的样本量比较少，且随访时间比较短。在导致死亡的肿瘤原因多于非肿瘤原因的情况下，TTP不是合适的研究终点；但在导致死亡的非肿瘤原因多于肿瘤原因的情况下，TTP可以是一个合适的指标。

4）至治疗失败时间（time to treatment failure，TTF）是指从随机化开始至出现疾病进展、死亡由于不良事件退出、患者拒绝继续进行研究或者使用了新治疗的时间。由于影响TTF的因素较多，一般该指标不用作肿瘤Ⅲ期临床研究的主要终点。

5）无病生存期（disease-free survival，DFS）是指从随机化开始至肿瘤复发或者由于疾病进展导致患者死亡的时间，主要用于评价根治性治疗或者根治性治疗后辅助治疗的疗效。纳入DFS观察的受试者首先必须处于"无病"状态，如恶性肿瘤根治性手术后的DFS是从手术完成之日至疾病复发或死亡的时间；术后辅助治疗的DFS是从患者入组到疾病复发或死亡的时间。以化疗或者放疗为根治性治疗手段的DFS首先纳入取得疾病完全缓解的患者，

再计算从治疗完成之日至疾病复发或死亡的时间。DFS是用于评价根治性治疗疗效或者术后辅助治疗疗效比较好的指标，也常作为抗肿瘤药物Ⅲ期临床试验的主要终点。在一些辅助治疗的研究中，DFS结果是FDA药物审批的主要依据。

95.4.2 毒性观察指标

（1）不良事件

不良事件（adverse events，AE）是指患者入组临床研究后出现的不利的医学事件，包括任何异常症状、体征，异常的实验室检查或其他特殊检查结果。不良事件不一定与研究药物的应用存在因果关系。不良事件应详细记录并随访至消失或者恢复到基线水平为止，或者随访到患者开始接受其他影响该不良事件观察的治疗为止。研究者应该尽可能对上述异常的症状、体征或者异常检查结果与研究药物的关系做出判断。对于所观察到的与药物可能有关的不良反应应该做进一步研究。

（2）药物不良反应

药物不良反应（adverse drug reactions，ADR）指正常剂量的药物用于预防、诊断、治疗疾病或者调节生理机能时出现的有害的和与用药目的无关的反应。它既包括可预期的不良反应，也包括无法预期的过敏性或特异性反应。药物不良反应是与用药相关的。

（3）严重不良事件

严重不良事件（serious adverse event，SAE）指临床试验过程中发生需要住院治疗、延长住院时间、伤残、影响工作能力、危及生命或死亡、导致先天畸形等事件。严重不良事件与使用研究药物不一定具有因果关系。发生SAE时，研究者应对受试者进行积极的医学处理，记录该SAE并进一步随访。在获知SAE后的24 h内，研究者应收集足够的信息，填写严重不良事件报告表，向申办单位；省、自治区、直辖市药品监督管理局；国家药品监督管理局安监司和注册司；伦理委员会；当地卫生行政部门及组长单位报告。

95.5 临床研究中的伦理学问题

为了保护受试者权益，无论是什么类型的临床研究，无论是否涉及对患者进行治疗处理，只要涉及人或者疾病人群的信息、血液或组织学标本等，都需要考虑伦理问题。《赫尔辛基宣言》是伦理委员会同

意的基本原则。

95.5.1　赫尔辛基宣言

世界医学协会赫尔辛基宣言（通常称赫尔辛基宣言，declaration of Helsinki）的核心是维护受试者权益，是临床研究伦理道德规范的基石。其基本原则包括：① 临床研究要从患者最佳利益出发，首先考虑患者健康。② 每一项人体试验的设计及实施均应在试验方案中明确说明，并得到有关专门委员会的评议和指导。③ 在人体进行的生物医学研究应该由专业上有资格的人员进行，并接受有关临床医学方面专家的指导监督。④ 必须仔细评估受试者或其他人员可能预期的风险和获益。对受试者利益的关注应高于出自科学与社会意义的考虑。⑤ 尊重受试者的隐私权。⑥ 任何临床研究都应向每位志愿参加的受试者告知研究的目的、方法、预期的受益、可能的风险及不适。应告知受试者有权拒绝参加临床试验或者在试验过程中有随时退出试验的自由。其后，医生应获得受试者自愿签署的知情同意书（informed consent form，ICF）。

95.5.2　伦理委员会

伦理委员会（ethics committee）是由医学专业人员、法律专家和非医务人员组成的独立组织，其职责为核查临床试验方案及附件是否合乎道德，并为之提供公众保证，确保受试者安全、健康和权益受到保护。伦理委员会是独立的，其组成和一切活动不应受到临床试验组织和实施者的干扰或影响。

95.5.3　知情同意书

知情同意书是患者表示自愿进行医学治疗的文件证明。知情同意书必须符合"完全告知"的原则，采用受试者能够理解的文字和语言，使受试者能够"充分理解""自主选择"。儿童或无行为能力者由法定监护人签字。

95.6　临床研究的注册

在完成研究设计并获得伦理委员会批准后，可以通过美国临床试验数据库网站（www. clinical-trials. gov）或者中国临床试验注册中心网站（http://www. chictr. org. cn）进行临床研究注册。通过注册网站可以了解他人开展的相关研究以及研

究进度，还可以增加临床试验信息的透明度，提高临床医学研究的质量及公众信任度。

（季冬梅　曹军宁）

附录 1. 实体肿瘤疗效评价标准（RECIST 1.1）

（Response Evaluation Criteria in Solid Tumors Version 1.1）

1. 肿瘤在基线水平的可测量性

1.1　定义

在基线水平上，肿瘤病灶/淋巴结将按以下定义分为可测量和不可测量两种。

1.1.1　可测量病灶

肿瘤病灶：至少有一条可以精确测量的径线（记录为最大径），其最小长度如下：

1）CT 扫描 10 mm（CT 扫描层厚不大于 5 mm）。

2）临床常规检查仪器 10 mm（肿瘤病灶不能用测径仪器准确测量的应记录为不可测量）。

3）胸部 X 射线 20 mm。

4）恶性淋巴结：病理学增大且可测量，单个淋巴结 CT 扫描短径须≥15 mm（CT 扫描层厚推荐不超过 5 mm）。基线和随访中，仅测量和随访短径。

1.1.2　不可测量病灶

所有其他病灶，包括小病灶（最长径<10 mm 或者病理淋巴结短径≥10 mm 至<15 mm）和无法测量的病灶。无法测量的病灶包括：脑膜疾病、腹水、胸膜或者心包积液、炎性乳腺癌、皮肤/肺的癌性淋巴管炎、影像学不能确诊和随诊的腹部包块，以及囊性病变。

1.1.3　关于病灶测量的特殊考虑

骨病灶、囊性病灶和先前接受过局部治疗的病灶需要特别注明。

（1）骨病灶

1）骨扫描、PET 扫描或者平片不适合于测量骨病灶，但是可用于确认骨病灶的存在或者消失。

2）溶骨性病灶或者混合性溶骨/成骨病灶有确定的软组织成分，且软组织成分符合上述可测量性定义时，如果这些病灶可用断层影像技术如 CT 或者 MRI 进行评价，那么这些病灶可以作为可测量病灶。

3）成骨病灶属不可测量病灶。

（2）囊性病灶

1）符合放射影像学单纯囊肿定义标准的病灶，不应因其为定义上的单纯性囊肿，而认为是恶性病灶，既不属于可测量病灶，也不属于不可测量病灶。

2）若为囊性转移病灶，且符合上述可测量性定义的，可以作为是可测量病灶。但如果在同一患者中存在非囊性病灶，应优先选择非囊性病灶作为靶病灶。

（3）局部治疗过的病灶

位于曾放疗过或经其他局部区域性治疗的部位的病灶，一般作为不可测量病灶，除非该病灶出现明确进展。研究方案应详细描述这些病灶属于可测量病灶的条件。

1.2 测量方法说明

1.2.1 病灶测量

临床评价时，所有肿瘤测量都要以公制米制记录。所有关于肿瘤病灶大小的基线评定都应尽量在接近治疗开始前完成，且必须在治疗开始前的 28 天内（4 周）完成。

1.2.2 评价方法

对病灶基线评估和后续测量应采用同样的技术和方法。除了不能用影像学检查，而仅能用临床检查来评价的病灶之外，所有病灶必须使用影像学检查进行评价。

（1）临床病灶

临床病灶只有位于浅表且测量时直径≥10 mm 时才能认为是可测量病灶（如皮肤结节等）。对于有皮肤病灶的患者，建议用含有标尺测量病灶大小的彩色照片作为存档。当病灶同时使用影像学和临床检查评价时，由于影像学更客观且研究结束时可重复审阅，应尽可能选用影像学评价。

（2）胸部 X 片

当肿瘤进展作为重要研究终点时，应优先使用胸部 CT，因为 CT 比 X 线更敏感，尤其对于新发病灶。胸部 X 片检测仅当被测量病灶边界清晰且肺部通气良好时适用。

（3）CT、MRI

CT 是目前用于疗效评价最好的可用可重复的方法。本指导原则对可测量性的定义建立在 CT 扫描层厚≤5 mm 的基础上。如果 CT 层厚＞5 mm，可测量病灶最小应为层厚的 2 倍。MRI 在部分情况下也可接受（如全身扫描）。

（4）超声

超声不应作为一种测量方法用于测量病灶大小。超声检查因其操作依赖性，在测量结束后不具备可重复性，不能保证不同测量间技术和测量的同一性。如果在试验期间使用超声发现新病灶，应使用 CT 或者 MRI 进行确认。如果考虑到 CT 的放射线暴露，可以使用 MRI 代替。

（5）内镜、腹腔镜检查

不建议使用这些技术用于肿瘤客观评价，但这种方法在取得的活检标本时可以用于确认 CR，也可在研究终点为 CR 后复发或手术切除的试验中，用于确认复发。

（6）肿瘤标志物

肿瘤标志物不能单独用来评价肿瘤客观缓解。但如果标志物水平在基线时超过正常值上限，用于评价完全缓解时必须回到正常水平。因为肿瘤标志物因病而异，在将测量标准写入方案中时需考虑到这个因素。有关 CA125 缓解（复发性卵巢癌）及 PSA（复发性前列腺癌）缓解的特定标准已经发表。且国际妇科癌症组织已制定了 CA125 进展标准，即将被加入卵巢癌一线治疗方案的肿瘤客观评价标准中。

（7）细胞学/组织学技术

在方案规定的特定情况下，这些技术可用于鉴定 PR 和 CR（如生殖细胞肿瘤的病灶中常存在残留的良性肿瘤组织）。当渗出可能是某种疗法潜在的副反应（如使用紫杉烷化合物或血管生成抑制剂的治疗），且可测量肿瘤符合缓解或疾病稳定标准时，在治疗过程中肿瘤相关的渗出出现或加重，可通过细胞学技术来确诊，以区分缓解（或疾病稳定）和疾病进展。

2. 肿瘤缓解的评估

2.1 靶病灶评估

（1）完全缓解（CR）

所有靶病灶消失，全部病理淋巴结（包括靶结节和非靶结节）短直径必须减少至＜10 mm。

（2）部分缓解（PR）

靶病灶直径之和比基线水平减少至少 30%。

（3）疾病进展（PD）

以整个实验研究过程中所有测量的靶病灶直径之和的最小值为参照，直径和相对增加至少 20%（如果基线测量值最小就以基线值为参照）；

除此之外,必须满足直径和的绝对值增加至5 mm(出现一个或多个新病灶也视为疾病进展)。

（4）疾病稳定（SD）

靶病灶减小的程度没达到PR,增加的程度也没达到PD水平,介于两者之间,研究时可以直径之和的最小值作为参考。

2.2 靶病灶评估的注意事项

（1）淋巴结

即使鉴定为靶病灶的淋巴结减小至 10 mm以内,每次测量时仍需记录与基线对应的实际短径的值（与基线测量时的解剖平面一致）。这意味着如果淋巴结属于靶病灶,即使达到完全缓解的标准,也不能说病灶已全部消失,因为正常淋巴结的短直径就定义为＜10 mm。在 CRF 表或其他的记录方式中需在特定位置专门记录靶淋巴结病灶:对于 CR,所有淋巴结短直径必须＜10 mm;对于 PR、SD 和 PD,靶淋巴结短直径实际测量值将被包含在靶病灶直径的和之中。

（2）小到无法测量的靶病灶

临床研究中,基线记录过的所有病灶（结节或非结节）在后面的评估中都应再次记录实际测量值,即使病灶非常小（如2 mm）。但有时候可能太小导致 CT 扫描出的图像十分模糊,放射科医生也很难定义出确切的数值,就可能报告为"太小而测量不到"。出现这种情况时,在 CRF 表上记录上一个数值是十分重要的。如果放射科医生认为病灶可能消失了,那也应该记录为 0 mm。如果病灶确实存在但比较模糊,无法给出精确的测量值时,可默认为 5 mm。（注:淋巴结出现这种情况的可能性不大,因其正常情况下一般都具有可测量的尺寸,或者像在腹膜后腔中一样常常为脂肪组织所包绕;但是如果也出现这种无法给出测量值的情况,也默认为 5 mm）。5 mm 的默认值源于CT 扫描的切割厚度（这个值不因 CT 不同的切割厚度值而改变）。由于同一测量值重复出现的概率不大,提供这个默认值将降低错误评估的风险。但需要重申的是,如果放射医生能给出病灶大小的确切数值,即使病灶直径＜5 mm,也必须记录实际值。

（3）分离或结合的病灶

当非结节性病灶分裂成碎片状时,将各分离部分的最长径加起来计算病灶的直径之和。同样,对于结合型病灶,通过各结合部分间的平面可将其区分开来,然后计算各自的最大直径。但如果结合得密不可分,最长径应取融合病灶整体的最长径。

2.3 非靶病灶的评估

这部分对非靶病灶肿瘤的缓解标准进行了定义。虽然一些非靶病灶实际可测量,但无须测量,只需在方案规定的时间点进行定性评估即可。

（1）完全缓解（CR）

所有非靶病灶消失,且肿瘤标记物恢复至正常水平。所有淋巴结为非病理尺寸（短径＜10 mm）。

（2）非完全缓解/非疾病进展

存在一个或多个非靶病灶和/或持续存在肿瘤标记物水平超出正常水平。

（3）疾病进展

已存在的非靶病灶出现明确进展。注:出现一个或多个新病灶也被视为疾病进展。

2.4 关于非靶病灶进展评估的特别注意事项

关于非靶病灶进展的定义补充解释如下:当患者存在可测量非靶病灶时,即使靶病灶评估为稳定或部分缓解,要在非靶病灶的基础上做出明确进展的定义,必须满足非靶病灶整体的恶化程度已达到必须终止治疗的程度。而一个或多个非靶病灶尺寸的一般性增大往往不足以达到进展标准,因此,在靶病灶为稳定或部分缓解时,仅依靠非靶病灶的改变就能定义整体肿瘤进展的情况几乎是十分稀少的。

当患者的非靶病灶均不可测量时:在一些Ⅲ期试验中,当入选标准中没有规定必须存在可测量病灶时,就会出现这种情况。整体评估还是参照上文标准,但因为这种情况下没有病灶的可测量数据。非靶病灶的恶化不容易评估（根据定义:必须所有非靶病灶都确实无法测量）,因此当非靶病灶改变导致整体疾病负荷增加的程度相当于靶病灶出现疾病进展时,依据非靶病灶做出明确进展的定义,需要建立一种有效的检测方法来进行评估。如描述为肿瘤负荷增加相当于体积额外增加73%（相当于可测量病灶直径增加 20%）。又比如腹膜渗出从"微量"到"大量";淋巴管病变从"局部"到"广泛播散";或在方案中描述为"足够至改变治疗方法"。例子包括胸膜渗出液从痕量到大量,淋巴受累从原发部位向远处扩散,或者在方案中可能被描述为"有必要进行治疗方面的改变"。如果发现有明确的进展,该患者应该在那个时点总体上视为疾病进展。最好具有客观标准可适用于不可测量的病灶的评估,注意增加的标准必须是可靠的。

2.5 新病灶

新的恶性病灶的出现预示着疾病的进展;因此针对新病变的一些评价是非常重要的。目前没有针对影像学检测病灶的具体标准,然而一种新的病灶的发现应该是明确的。比如说,进展不能归因于影像学技术的不同,成像形态的改变,或者肿瘤以外的其他病变(如一些所谓新的骨病灶仅仅是原病灶的治愈,或原病灶的复发)。当患者的基线病灶出现部分或完全反应时,这一点非常重要的,例如,一例肝脏病灶的坏死可能在 CT 报告上定为新的囊性病变,而其实不是。

在随访中已检测到的而在基线检查中未发现的病灶将视为新的病灶,并提示疾病进展。例如,一个在基线检查中发现有内脏病灶的患者,当他做 CT 或 MRI 的头颅检查时发现有转移灶,该患者的颅内转移病灶将被视为疾病进展的依据,即使他在基线检查时并未做头颅检查。

如果一个新的病灶是不明确的,比如因其形态小所致,则需要进一步的治疗和随访评价以确认其是否是一个新的病灶。如果重复的检查证实其是一个新的病灶,那么疾病进展的时间应从其最初的发现的时间算起。

病灶进行 FDG - PET 评估一般需要额外的检测进行补充确认,FDG - PET 检查和补充 CT 检查结果相结合评价进展情况是合理的(尤其是新的可疑疾病)。新的病灶可通过 FDG - PET 检查予明确的,依据以下程序执行:

基线 FDG - PET 检查结果是阴性的,接下来随访的 FDG - PET 检查是阳性的,表明疾病的进展。

没有进行基线的 FDG - PET 检查,后续的 FDG - PET 检查结果是阳性的:

如果随访的 FDG - PET 阳性检查结果发现的新的病变灶与经 CT 检查结果相符,证明是疾病进展。

如果随访的 FDG - PET 的阳性检查结果发现的新的病变灶未能得到 CT 检查结果的确认,需再行 CT 检查予以确认(如果得到确认,疾病进展时间从前期 FDG - PET 检查发现异常算起)。

如果随访的 FDG - PET 的阳性检查结果与经 CT 检查已存在的病灶相符,而该病灶在影像学检测上无进展,则疾病无进展。

2.6 评估缺失和不可评价说明

如果在某个特定时间点上无法进行病灶成像或测量,则该患者在该时间点上无法评价。如果在一个评价中只能对部分病灶进行评价,通常这种情况视为在那个时间点无法评价,除非有证据证实缺失的病灶不会影响指定时间点的疗效反应评价。

2.7 疗效评估的特别提示

当结节性病灶被包括在总的靶病灶评估中,同时该结节大小缩小到"正常"大小时(最大径<10 mm),它们依然会有一个病灶大小扫描报告。为了避免过高评估基于结节大小增加所反映的情况,即便是结节正常,测量结果也将被记录。正如前面已经提及的,这就意味着疗效为完全缓解的受试者,CRF 表上也不会记录为 0。

若试验过程中需要进行疗效确认,重复的"不可测量"时间点将使最佳疗效评估变得复杂。试验的分析计划必须说明,在确定疗效时,这些缺失的数据/评估可以被解释清楚。比如,在大部分试验中,可以将某受试者 PR - NE(不能评估)- PR 的反应作为得到了疗效确认。

当受试者出现健康情况整体恶化要求停止给药治疗,但是没有客观证据证明时,应该被报道为症状性进展。即便在治疗终止后也应该尽量去评估客观进展的情况。症状性恶化不是客观反映的评估描述,它是停止治疗的原因。那样的受试者的客观反应情况将通过附表 1~3 所示的目标和非目标病灶情况进行评估。

定义为早期进展、早期死亡和不可评估的情况是研究特例,且应该在每个方案中进行明确的描述(取决于治疗间期和治疗周期)。

在一些情况下,从正常组织中辨别局部病灶比较困难。当完全缓解的评估基于这样的定义时,我们推荐在进行局部病灶完全缓解的疗效评估前进行活检。当一些受试者局部病灶影像学检测结果异常被认为是代表了病灶纤维化或者瘢痕形成时,FDG－PET 被当作与活检相似的评估标准,用来对完全缓解进行疗效确认。在此种情况下,应该在方案中对 FDG－PET 的应用进行前瞻性描述,同时以针对此情况专科医学文献的报告作为支持。但是必须意识到的是由于 FDG－PET 和活检本身的限制性(包括两者的分辨率和敏感性高低),将会导致完全缓解评估时的假阳性结果。

附表1　时间点反应——有靶病灶的受试者（包括或者不包括非靶病灶）

目标病灶	非目标病灶	新病灶	总缓解
CR	CR	非	CR
CR	非 CR/非 PD	非	PR
CR	不能评估	非	PR
PR	非进展或者不能完全评估	非	PR
SD	非进展或者不能完全评估	非	SD
不能完全评估	非进展	非	NE
PD	任何情况	是或否	PD
任何情况	PD	是或否	PD
任何情况	任何情况	是	PD

注:CR 为完全缓解;PR 为部分缓解;SD 为疾病稳定;PD 为疾病进展;NE 为不能评估

附表2　时间点反应——仅有非目标病灶的受试者

非目标病灶	新病灶	总缓解
CR	非	CR
非 CR 或者非 PD	非	非 CR 或非 PD
不能完全评估	非	不能评估
不能明确的 PD	是或否	PD
任何情况	是	PD

注:对于非目标病灶,"非 CR/非 PD"是指优于 SD 的疗效。由于 SD 越来越多地作为评价疗效的终点指标,因而制定非 CR/非 PD 的疗效,以针对未规定无病灶可测量的情况

附表3　CR 和 PR 疗效需要确认的最佳总缓解

第一个时间点总缓解	随后时间点总缓解	最佳总缓解
CR	CR	CR
CR	PR	SD, PD 或 PR*
CR	SD	如果 SD 持续足够时间则为 SD,否则应为 PD

续　表

第一个时间点总缓解	随后时间点总缓解	最佳总缓解
CR	PD	如果 SD 持续足够时间则为 SD,否则应为 PD
CR	NE	如果 SD 持续足够时间则为 SD,否则应为 NE
PR	CR	PR
PR	PR	PR
PR	SD	SD
PR	PD	如果 SD 持续足够时间则为 SD,否则应为 PD
PR	NE	如果 SD 持续足够时间则为 SD,否则应为 NE
NE	NE	NE

注:CR、PR、SD、PD、NE 的意义同附表1。*:如果在第一个时间点 CR 真正出现,在随后的时间点出现的任何疾病,那么即便相对于基线该受试者疗效达到 PR 标准,其疗效评价在之后的时间点仍然为 PD(因为在 CR 之后疾病将再次出现)。最佳缓解取决于是否在最短的治疗间隔内出现 SD。然而有时第一次评价为 CR,但随后的时间点扫描提示小病灶似乎依然出现,因而实际上受试者疗效在第一个时间点应该是 PR 而不是 CR。在这种情况下,首次 CR 判断应该被修改为 PR,同时最好的反应是 PR

对于不明确的进展发现(如非常小的不确定的新病灶;原有病灶的囊性变或坏死病变)治疗可以持续到下一次评估。如果在下一次评估中,证实了疾病进展,进展日期应该是先前出现疑似进展的日期。

2.8　疗效评估/缓解期的确认

2.8.1　疗效确认

对于以肿瘤缓解疗效为主要研究终点的非随机临床研究,必须对 PR 和 CR 的疗效进行确认,以保证疗效不是评价失误的结果。以疾病稳定或者疾病进展为主要研究终点的研究中,不再需要疗效确认,因为这对于试验结果的解释没有价值。SD 的情况下,在试验开始后的最短时间间隔内(一般不少于6～8周),至少有一次测量符合方案中规定的 SD 标准。

2.8.2　总缓解期

总缓解期是从测量首次符合 CR 或 PR(无论哪个先测量到)标准的时间到首次真实记录疾病复发或进展的时间(把试验中记录的最小测量值作为疾病进展的参考)。总完全缓解时间是从测量首次符合 CR 标准的时间到首次真实记录疾病

复发或进展的时间。

2.8.3　疾病稳定期

从治疗开始到疾病进展的时间(在随机化试验中,从随机分组的时间开始),以试验中最小的总和作为参考(如果基线总和最小,则作为 PD 计算的参考)。疾病稳定期的临床相关性因不同研究和不同疾病而不同。如果在某一特定的试验中,以维持最短时间稳定期的患者比例作为研究终点,方案应特别说明 SD 定义中两个测量间的最短时间间隔。

注意:缓解期、稳定期和 PFS 受基线评价后随访频率的影响。定义标准随访频率不属于本指导原则范围。随访频率应考虑许多因素,如疾病类型和分期、治疗周期及标准规范等。但若需进行试验间的比较,应考虑这些测量终点准确度的限制。

2.9　PFS/TTP

晚期肿瘤许多试验以 PFS 或者 TTP 作为主要研究终点。如果方案要求所有患者都有可测量病灶,进展评价就相对简单。越来越多的试验允许有可测量病灶和无可测量病灶的患者都可以进入试验。在这种情况下,必须对无可测量病灶患者疾病进展的临床发现进行详细明确的描述。因为进展日期常有确定偏差,各试验组的观测时间点安排应该相同。

附录 2.常见不良反应评价标准(NCI - CTCAE 4.03)

可通过下列 URL 获取 CTCAE 版本 4.03 的复印件:

http://ctep. cancer. gov/forms/CTCAEv4. pdf.

主要参考文献

[1] Carey LA, Winer EP. I-SPY 2 — toward more rapid progress in breast cancer treatment[J]. N Engl J Med, 2016, 375:83 - 84.

[2] Colwell J. NCI-MATCH trial draws strong interest[J]. Cancer Discov, 2016, 6:334.

[3] Herbst RS, Gandara DR, Hirsch FR, et al. Lung master protocol (Lung-MAP)-a biomarker-driven protocol for accelerating development of therapies for squamous cell lung cancer: SWOG S1400 [J]. Clin Cancer Res, 2015, 21:1514 - 1524.

[4] TAPUR: Testing the use of Food and Drug Administration (FDA) approved drugs that target a specific abnormality in a tumor gene in people with advanced stage cancer (TAPUR). NCT02693535 [EB/OL]. https:// clinicaltrials. gov/ct2/show/NCT02693535, 2016 - 02 - 26/ 2018 - 08 - 15.

 **网络时代肿瘤患者的全程管理**

在信息技术和互联网快速发展的趋势下，信息化深刻影响着人们的健康管理方式、就医方式、就医体验及医患关系等各个环节。信息化与医疗的深度融合，将支撑加强患者全程健康管理，支撑建立医院、医生与患者之间的新型服务关系。

目前，肿瘤在我国存在高发病率和高死亡率状况，已经成为威胁居民健康的重要公共卫生问题和社会问题，传统的肿瘤患者医疗管理服务模式面临着严峻的现实挑战。本章探讨如何借助信息化手段，即尝试结合"互联网＋"医疗方式，进行医疗服务模式创新，寻求可能的突破点，改进肿瘤患者的健康管理模式。

96.1 患者管理的医疗信息化现状

96.1.1 网络时代患者管理的医疗信息化基本形式

以往医院的大多数医疗服务以 HIS 为中心开展，主要用以提升医院内部管理效率。近些年来，随着移动互联网、物联网、云计算、大数据等新技术的发展，医疗信息化的对象范围由医院的内部管理逐步向医疗的社会化服务领域拓展延伸，其中，在互联网基础上发展起来的移动医疗受到越来越多的社会关注。

移动医疗的通常含义是指运用 PDA、移动电话、卫星通信等移动通信技术来提供医疗信息和医疗服务,通过移动设备进行健康管理。移动医疗在发达国家已经被广泛应用到慢性病管理,包括糖尿病、慢性肾炎、慢性肺疾病等。在国内,"互联网＋"医疗领域近年涌现了众多的医疗网络大平台,使用户或患者在手机上就能查找就诊线路、医院引导、医生信息等讯信,让患者接收关于疾病、药品和治疗方法等信息,并使患者可用手机支付诊疗费,用移动医疗简化医疗服务流程,方便用户。目前国内较具代表性的移动医疗平台有春雨医生、微医、好大夫在线等。

10.1.2 移动医疗的成就及不足之处

(1) 效果成就

现有的移动医疗平台利用网络技术,为用户提供的个人健康管理服务成为患者、医生和医院快捷的沟通方式,其提供的就医咨询、挂号、支付、查看报告等服务,可以避免患者集中涌向医院并浪费大量排队等候时间,提升了患者的就医体验、简化了就医流程。

在大数据技术、人工智能技术和可穿戴设备逐步普及的大趋势下,移动在线医疗平台将会具备更广阔的应用场景,未来"小病不出门"或者"小病就近医"或许会成为人们的共识。

(2) 不足之处

从走入人们的视线到目前为止,移动医疗提供的诸多服务依然徘徊在医疗核心环节的外围区域。从轻问诊到预约挂号,以及电子付费、手机查询、自助打印检查结果等,移动医疗一直是患者看病的辅助工具。据统计,近 70% 的用户是用来预约挂号,而非主导。其原因可能为:首先,医疗行为离不开线下面诊、检查,否则会出现误诊问题;患者通过网上咨询,得到的仅仅是信息,不能变成处方;且医生、患者之间的医患责任关系弱,没有实质性作用。其次,现有的移动医疗尚未能形成结合医疗过程中的各个机构、各个环节的移动医疗集成解决方案,并未触动社会痛点,患者找不到专业的医生,大众的健康没有专人管理;核心角色的医疗资源尚未真正吸引到线上,线上医生以二三线城市及基层医生或大医院的小医生为主,患者渴求的知名医生可能时间精力受限与患者互动少,这些都可能影响了网络平台的医疗服务质量。创新医疗服务的内容与形式仍有待探索。

10.1.3 肿瘤患者管理领域的医疗信息化状况

在肿瘤领域,除了上述全科式的大众化医疗平台,还出现了如抗癌网、肿瘤健康指南等专门面向肿瘤患者及亲属的移动医疗平台,提供诸如饮食指南、疾病知识等健康服务。尽管如此,肿瘤疾病作为一种特殊的全身性慢性病,与其他病种相比,疾病机理和诊疗相对复杂,病情严重程度高、费用高、心理影响大却效果难料。目前众多的移动医疗平台对肿瘤患者的健康管理作用有限,传统的肿瘤患者的健康管理模式面临着现实的挑战,信息化手段与肿瘤患者的健康管理如何更有效结合,有待进一步探索。

96.2 肿瘤患者健康管理模式面临的挑战

10.2.1 肿瘤疾病及治疗方式

据统计,我国 2010～2015 年恶性肿瘤的新发、死亡病例分别增加约 39% 和 44%,平均 5 年生存率仅为 30.9%,且发病年龄前移,如肺癌患者平均年龄约在 60 岁左右,比美国、欧洲年轻 10 岁,女性诊断为乳腺癌的中位年龄为 48～50 岁,比西方国家早 10～15 年。肿瘤疾病在我国呈现上升态势快、生存率偏低、年轻化趋势等特征。

治疗的主要手段为手术、化疗、放疗、靶向药物治疗及我国传统中医治疗等。多种手段的综合治疗是现阶段治疗肿瘤的较好方案。此外,近些年,肿瘤免疫治疗和基因编辑是肿瘤治疗领域的焦点,未来,传统的手术、化疗、放疗、靶向药物治疗和免疫治疗、基因编辑等新型的治疗方式联合的治疗,可能带来领域首个组合和领域最佳组合之类的新概念。

10.2.2 肿瘤患者的健康医疗管理形式

肿瘤是慢性病,手术、放疗或化疗,不仅给患者躯体造成损伤,还对患者的生理、心理产生重大影响,患者的健康管理伴随终生。

囿于我国医疗资源分布不均、各地医护水平及患者自身经济实力的差异,外地肿瘤患者普遍是在基层或者地方医院首检、在大中城市大医院进一步诊断治疗,有时甚至全国各地大医院间辗转诊疗,然后回到地方医院或家中术后康复管理。本省市患者相对便利,可就近在大医院诊断治疗,术后随访和家中进行自我康复管理。

这种情形存在诸多问题,首先,肿瘤治疗涉及地方基层医院、大中城市的综合性或专科医院,有时出现各自诊疗意见或观念差异,难以融合为一体,会出现过度治疗或者治疗不足的状况。其次,患者缺乏肿瘤健康宣教知识,医患之间信息不对称,医患沟通不畅现象普遍存在,没有专业医护团队人员追踪随访,肿瘤患者在出现疼痛、抑郁、失眠等症状时得不到及时有效的救治和心理疏导,成为影响患者生活质量的重要因素。

近年来,人们在健康管理理念的基础上提出了肿瘤患者的全程管理模式,它贯穿从疾病诊断、治疗到康复的全过程,从简单的患者管理提升到疾病的全程管理,然后变成一种康复管理,具有三方面含义。

(1)早期发现是癌症全程管理的首要任务

世界卫生组织提出1/3的癌症经过早诊、早治是可以治愈的,实践也证明,早期肿瘤可以实现根治,保存功能,癌症患者早期发现及早期发现复发后及时采取合适的治疗方法,是提高疗效的重要环节。

(2)综合治疗是癌症全程管理的关键

肿瘤临床业内有人认为:"在死亡的癌症患者里,有1/3是治疗不当造成的",为此,综合治疗尤其强调规范,肿瘤治疗才能显示出好的成效。肿瘤各科室医师包括手术、放疗、化疗、影像科的专家,通力协作,共同商定有效的整体治疗计划,患者及家属配合,正确有序地运用各种治疗手段以达到治疗的最佳效果。

在制订综合规范治疗方案时,不仅要重视患者的近期疗效,更要重视患者的远期疗效和生活质量。

(3)癌症康复是癌症全程管理的延续

癌症康复是癌症全程管理的重要环节,是各种治疗的延续。坚持长期、积极、有效的康复治疗,是巩固既往疗效、抵御复发转移风险的必要措施,没有康复过程的肿瘤治疗不是完整的治疗。现实生活中,重治疗、轻康复或不懂康复,客观上降低了癌症治愈率。

肿瘤患者康复包括身体恢复和精神恢复两方面,癌症是一种身心疾病,除了对患者身体带来极大的伤害,还给患者带来恐惧、悲伤、焦虑、抑郁等负性情绪。首先,对患者进行及时的心理干预、营养支持、用药指导、家属关心、社会关怀显得尤为重要。其次,癌症康复强调患者的主动参与和积极实践,通过意识带动行为,通过行为改善身心。据英国皇家

医学院对475名癌症手术患者的康复研究发现,那些自信能战胜癌症,有良好心理素质的癌症患者,手术后有67%的人生存10年以上,相反,对癌症精神恐惧压力过大的人,有80%在手术后不久便相继去世。癌症康复活动大都采取群体参与的方式,用集体的力量构建抗癌的氛围。

全程管理模式有助于帮助患者正确面对肿瘤,积极主动参与,选择科学、规范的治疗方法,帮助患者顺利度过每个治疗环节,提升治愈率,并积累科研数据。

10.2.3 肿瘤患者健康管理模式面临的挑战

肿瘤患者健康管理贯穿诊断、治疗、康复全过程,对延长患者生存期、提升生活质量具有积极意义。但其暗含的前提是对患者、医生、护士、医院都提出了更高要求,而这在实践中会受到多种因素的影响,面临诸多挑战。

(1)患者因素

患者是健康管理的直接对象,很多患者面临着就医环境、支付能力、异地就医、负面情绪等不易解决的问题。

1)就医环境:当前我国医疗体系普遍存在看病难问题,大中城市三甲医院尤甚。首先,门急诊预约、排队人多,同时名医专家号源却有限,不易得。其次,检查过程烦琐、医院环境和诊疗流程不熟悉,患者疲于各环节奔波。此外,就医秩序、服务态度等都对患者心理造成影响。一次就诊,肿瘤患者往往身心俱疲。

2)支付能力:看病贵是我国医疗体系的另一显著特点。肿瘤治疗尤甚,很多家庭几乎耗尽毕生的积蓄,或者无力承担,影响了肿瘤患者的治疗积极性和信心。

3)异地就医:囿于当地优质医疗资源有限,肿瘤患者经常辗转往返于各大城市有实力的三甲医院诊疗,以上海复旦大学附属肿瘤医院为例,约有一半以上就医人员为外地转诊患者。异地就医给外地患者造成诸多不便,如与医院沟通不畅,康复期间难以及时随访复查等,导致容易延误早发现、早治疗的时机。

4)负面情绪:健康管理要求患者积极主动参与,患者负面情绪如果无法及时有效疏导、排解,会影响患者自身免疫能力,也影响健康管理的效果。

此外,一些医院的诊疗科室,即使很多大型诊疗

中心也没有实现有效的规范化宣教,患者常常通过社交网络平台、大众医疗信息平台等搜集与自身疾病相关的饮食调养、养生锻炼等信息,而这些信息有时夹杂商业目的,虚实参半,患者难以识别。

患者客观存在的痛点,影响患者的主动参与积极性,不利于心理自疗,健康管理的效果难以得到保障。

（2）护士因素

三分治疗、七分护理,护士的工作在患者健康管理中的作用不言而喻。用心护理每位患者,不仅要有良好的心态,并且需要丰富的知识、娴熟的技能作基础。

1）直接护理:护士护理患者,每天忙于给药、输液、评估、铺床、收床等。从患者住院、治疗到出院的诊疗阶段,护士是陪伴患者时间最久的医务人员,有分析,护士为患者提供服务的时间是其他医务人员的至少2～3倍。护士长期的高强度工作易致疲劳。

2）健康教育:健康教育是现代医院为满足患者的健康需求而赋予护士的重要职能,贯穿术前、术中及术后宣教,包括疾病知识、症状处理、用药观察、自护技能4个方面,护士经常需要面对不同的患者及其亲属,不厌其烦地重复宣教。

3）信息支持:护理信息涉及面广,信息量大,种类繁多,且分散,包括护理科技信息、护理业务信息、护理教育信息和护理管理信息等。护士信息支持工作烦琐,对信息正确的判断和处理,直接关系到护理质量和管理效率。

4）心理护理:肿瘤患者对医院环境陌生,以及对其病情不了解,往往会产生紧张、焦虑、恐惧情绪,希望得到医务人员的重视和精心照顾。护士作为一线工作者,对患者提出的问题要耐心解答,消除患者的顾虑,或者介绍励志同类型康复者,帮助患者树立战胜疾病的信心及勇气,使患者处于接受诊断、治疗的最佳精神状态,日复一日单调地给予众多患者心理护理。

从临床护理工作实际来看,超负荷的护理任务,同时随着医学的发展、社会的进步、护理内涵的不断延伸,人们对护理的要求也越来越高,护士承受许多压力和委屈,常常挣扎在身心俱疲的状态中。

（3）医生因素

肿瘤患者健康管理是一个系统化、专业性很强的系统性工程,要求以循证医学为依据,结合个体特征实行规范化的综合诊疗,这对作为患者健康管理

主导者的医生的要求越来越高。

多学科诊疗条件要求:综合治疗需要整合多学科的力量,组建形成多学科综合诊疗平台。为此,医院除了医疗设备设施要满足要求,综合诊疗还需要强大的科学基础,医生需具备多方面的专业知识和能力,如本专业知识能力、营养学、心理学等,以及平台要有良好的氛围、团队间高效的沟通、有力的行政管理支持、参与人员有兴趣并有长期意愿等,这些均要求医生投入更多时间精力。而在肿瘤患者众多、医生工作负担已很重的情况下,这些可能会造成额外的身心压力。

医生需求:我国医疗行业具有特殊性,医生除了治病,还肩负着科研和教学的工作,工作量大,激励回馈机制不对等。另外,在目前医生的地位尚未完全得到社会完全尊重和认可的情况下,患者及家属期望值过高引起的医疗纠纷不断,长期而言会对医生的积极性造成影响,不利于医生与患者间培养"共情"思维,不利于医生参与到患者健康管理的各环节中。

针对肿瘤患者的健康管理模式面临的现实挑战,可能突破的方式有:继续提升医生护士能力水平、强调奉献精神等;其次,优化医疗服务流程,大幅改进健康管理模式,全程信息引导的健康管理即为其中一种有益的探索。

96.3　可能的突破点与成功案例

96.3.1　全程信息引导的肿瘤患者健康管理的理念

全程信息引导的肿瘤患者健康管理基本的含义是指借助互联网工具（如微信公众平台或移动医疗App）,对患者的诊断、治疗及康复过程实行全流程信息引导管理。其实质是基于科室整体的架构优化与医疗资源再配置,重塑优化医疗服务路径,借助信息化平台放大功效并体现出来,实现医院科室内部的分级诊疗,体现医生的服务价值。

全程信息引导管理平台不同于在线咨询类、信息类及患者社区类等网络医疗大平台,它通常是针对单一病种,深度垂直嵌入医院肿瘤科室综合治疗、术后康复辅助治疗流程环节的医疗信息化平台,平台信息具有专业性、规范性、严谨性,平台上医患责任关系相对紧密。全程信息引导的健康管理作用体

现在以下 3 个方面。

（1）减少患者因素

患者可通过全程信息引导管理平台，网上预约，如按需专家门诊预约和化疗、靶向治疗、微创手术及随访检查等预约，减少就医环境、异地就医带来的经济、时间成本和精力耗损。患者通过全程信息引导管理平台可获得专业规范的科普健康知识，了解、熟悉术后辅助治疗期间自己整体的诊疗及随访策略，正确认识自身肿瘤疾病，减少搜寻相关信息的盲目性，降低因就医环境、信息混乱等导致的心理焦躁、忧虑等负面情绪，积极心理自疗。

（2）减轻医生负担

如前所述，患者借助全程信息引导管理平台，清晰获知诊断、治疗、康复和护理整个流程事项，预先清楚各阶段应该如何做。在此情况下，医生在有限的诊疗时间内可以与患者高效沟通，省却与诸多患者的重复沟通，也避免了大量用人工来处理各个流程中的事务，减轻医生工作负担。信息管理平台能有效帮助肿瘤疾病科室提升分诊效率，为肿瘤专科医生省下处理事务性工作的时间，可以更好地医治患者。患者因就医流程简化而提高了治疗效率，从而患者满意度也在上升。

（3）减缓护士压力

患者通过全程信息引导管理平台越是清晰有关自身疾病的专业、规范的科普知识和治疗流程，就越有可能降低对来自护士的健康教育和心理护理的需求，从而减少护士重复工作量，改进单调的心理护理工作，提升护理效率。护士可以将节省下来的时间、精力用于更好地护理患者，获得更好的健康管理效果。

96.3.2 肿瘤患者全程信息引导的医疗服务管理模式的构建

肿瘤患者全程信息引导的医疗服务管理模式的构建主要包含两方面内容，即科室架构组织与信息化平台构建，一般按单病种开展。

（1）架构组织

1）科室架构组织：按病种设置全程信息引导的科室架构，单病种肿瘤科室可采用分级诊疗制架构，由住院医师承担科室患者筛查、随访、诊断等环节的任务，由主治医师承担诊断、诊疗等环节的任务，主诊医师承担治疗、决策等环节的任务，优化医疗资源配置，实现各级医师价值与科室患者容受量的最大化。

2）单病种多学科团队的组织合作：多学科协作增强各个专科间的横向交流，联合多学科专家共同诊治患者，科学应用手术、化疗、放疗、生物治疗、中医药治疗等手段，以及未来的肿瘤免疫、基因编辑等疗法，为患者提供规范化基础上的个体化治疗，提高疗效，改善预后。诊疗方案由单病种多学科团队成员经过多学科讨论后制订，而非简单由主管医师和上级医师决定。专业专家合作有助于及时了解和掌握本专业及相关专业国内外最新动态和进展，营造互相学习、共同进步的良好氛围。

（2）信息平台建设

医疗信息平台可由患者管理文本手册和网络信息平台（如移动医疗 App）等载体组成。

1）患者管理手册：患者全程管理手册的信息主要为患者病理信息及信息解读、患者诊疗信息如化疗、放疗及康复随访等个人基本信息及健康知识信息。医院为患者在辅助治疗、康复随访阶段提供优质、便捷的人性化专业服务。

2）医疗网络信息管理平台：在移动互联网和大数据背景下，应用移动信息技术对患者实现全程管理具有方便快捷、使用成本较低、适合大众人群的特点。移动方式主要包括 PDA、网络平台 APP、微信等多种形式。从我国患者适用性、普及性角度，全程引导的信息管理平台的构建一般可采用微信公众平台或移动医疗 App 方式。

信息管理平台功能设置方面，以患者为中心，主要以科普宣教功能及术后辅助治疗功能为主。

A. 科普宣教内容：主要围绕患者需求的疾病信息、诊断信息、治疗信息、康复信息、护理信息等方面进行推送。据研究分析，治疗处于手术期和化疗期的患者信息需求较大。一方面，可能因为手术和化疗期患者大多是确诊恶性肿瘤后不久，这时是患者信息需求最为强烈的时间点，患者需要大量信息支持帮助其了解自己的疾病、配合治疗，并对自己今后生活进行安排。另一方面，手术治疗和化疗都会给患者身心带来较大的影响和改变，患者对治疗容易产生恐惧和担心，需要了解更多信息配合和应对治疗产生的不良反应等。此外，不同治疗阶段的患者主要关心的信息内容也有较大差异，除了饮食和复发问题是各治疗阶段患者都非常关心的问题外，不同治疗阶段患者显示出对信息需求内容的不同。例如，手术阶段患者较为关心伤口相关信息，化疗阶段患者非常关心治疗的不良反应预防和处理信息，而其他治疗和随访阶段患者比较关心功能恢复等信息。除了网络信息推送,还可以采取专家定期讲座、会议等学术活动,患者通过参与或收听等方式,及时了解该病种最新进展情况,增添信心。

B. 辅助治疗功能:主要为患者提供各类预约便利服务,包括门诊预约、化疗预约、放疗预约、靶向药物预约、日间或微创手术预约,以及随访预约和提供报告解读服务,方便患者,减少时间、经济成本,为分级诊疗、医生减压后有更多时间精力参与患者诊疗创造条件。

此外,信息管理平台可与可穿戴智能设备信息连通,平日实时监测患者体征指标数据,患者从过去被动的由医生安排检查变为主动对自身健康数据的监测和管理,可真正实现患者全程康复闭环管理。

(3) 医疗服务路径优化

创新推出"按需预约"的预约挂号方式,与传统的按序预约互补。按需预约患者通过信息管理平台上传病情资料预约,科室架构人员配置与之相适应,匹配后台医师对按需预约筛查、诊断审核,区分患者,分流为普通门诊和专家门诊,从而重塑优化医疗服务路径,实现科室内部分级诊疗,如图 96-1 所示。其次,患者可线上分时段选择门诊预约、化疗预约、放疗预约、靶向药物预约、日间或微创手术预约等,分散人流,避免集中,节约时间成本。

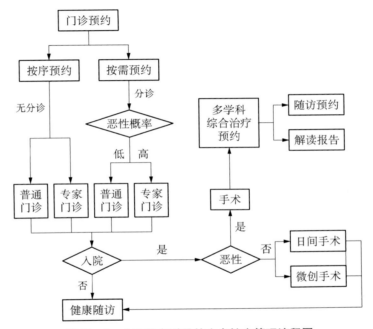

图 96-1 全程信息引导的患者健康管理流程图

综上,该模式下,科室信息引导管理平台为患者提供权威的健康宣教与科普知识,减轻护士直接、心理护理工作量;门诊"按需预约"挂号功能提供最有效的医院科室内分诊机制,减少医生工作沉重压力;患者管理手册帮助患者了解多学科综合治疗及随访策略,并可通过科室信息引导管理平台轻松获得相应治疗阶段的医疗资源,提升患者满意度。

96.3.3 全程信息引导的肿瘤患者健康管理成功案例

复旦大学附属肿瘤医院乳腺健康全程管理平台

是基于病种的全流程信息引导健康管理探索。作为国内成立最早、运营效率位居全国肿瘤专科第一位的专科医院,近年来逐步推行网上预约、移动挂号、网上随访等服务,改善了患者的就医体验。更深层次的医疗服务改善是基于病种的全流程信息引导医疗服务管理。其中,医院以乳腺外科为试点,在单病种领域内对自身医疗服务路径进行重塑优化,于2015 年 10 月首次提出单病种健康全程管理的理念,并与上海若初信息科技有限公司合作,构建乳腺健康全程管理平台(即乳腺外科微信公众平台"妍康e 随访"),正式启动乳腺健康全程管理模式,已取得了初步成效。

（1）乳腺肿瘤全程信息引导健康管理模式

肿瘤医院利用《患者全程管理手册》文本与乳腺外科微信公众平台，在健康宣教、筛查导诊、多学科综合治疗、随访等与乳腺肿瘤诊疗相关的全部环节中，匹配相应的医疗资源，提供相应的医疗信息服务，以提升医疗服务价值。

1）应用《患者全程管理手册》文本：医院为每位患者印发患者全程管理手册《妍康护照》，在手册中记录了所有与患者治疗或随访决策相关的临床病理信息，以及经多学科综合治疗协作组讨论后制订的多学科综合治疗方案。在信息平台上，设置疾病认识、诊断、治疗、康复、护理等方面权威、专业知识栏，如图96-2所示。

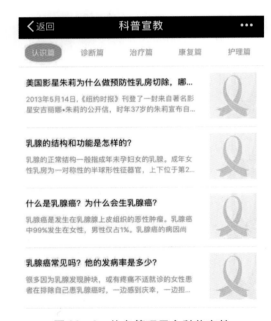

图 96-2 信息管理平台科普宣教

2）开发乳腺外科微信公众平台：医院构建乳腺外科微信公众平台"妍康 e 随访"，开通分时段化疗预约、内分泌治疗配药预约、靶向治疗预约、按需专家门诊预约、微信手术预约、随访检查预约、远程解读报告等绿色通道，实现对乳腺肿瘤患者的全程信息引导预约服务。"妍康 e 随访"由科室医师和护士进行后台服务管理，医院信息科和医务部对医护人员的线上服务进行监管。

A. 按需预约：科室根据患者需要，在国内首先推行"按需预约"的预约挂号方式。患者至少提前 1

天通过微信公众平台上传病情资料，由医师在后台审核，依据患者的病情分诊至普通门诊或专家门诊。这与医院原有的"按序预约"方式形成互补，推进了院内分级诊疗的实施，实现了各级医师门诊的最大社会公益化。医生端处理界面如图96-3所示。

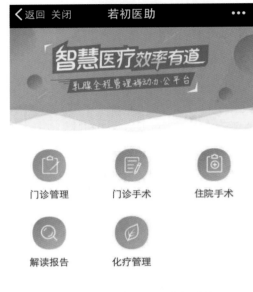

图 96-3 医生端医疗服务功能

B. 精准预约日间治疗：医院乳腺外科成立日间治疗中心，推出日间手术、微创手术、日间化疗等服务。患者可通过微信平台"妍康 e 随访"查看各工作日各时间段科室日间治疗的剩余名额，便于患者自己选择适宜的治疗时间，提高科室各类日间治疗的最大容受量。

C. 开通各种预约通道：在医院乳腺外科成立综合治疗办公室，允许患者通过科室微信平台"妍康 e 随访"，分时段预约化疗、预约内分泌治疗配药、预约靶向治疗等，如图96-4所示。科室微信平台与患者全程管理手册相结合，将原本模块化拼接的多学科治疗模式有效地进行融合，加深患者对自身疾病诊疗策略的认知，显著改善患者的就医体验。

D. 强化随访管理：对于科室治疗后的患者，在患者全程管理手册中提示有规范的随访间期，并可通过科室微信平台"妍康 e 随访"预约具体的随访时间，预约后的患者可在预约当天完成几乎所有的随访检查项目，降低患者常规随访的经济和时间成本。对于异地不便来院进行随访检查的患者，在科室微

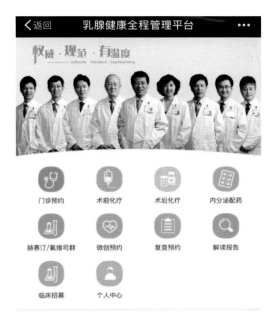

图 96 - 4　预约功能

信平台开设"解读报告"功能模块,允许患者通过该模块上传当地医院的随访检查结果,由乳腺外科主治医师以上级别的医生提供报告解读服务,延伸了线上医疗服务。

E. 日常健康监测:"妍康 e 随访"设置"健康管家"功能,出院患者配戴智能设备如健康手环和体脂健康秤等,实时采集患者体重、脂肪、基础代谢和睡眠质量、心率等指标,对患者康复进行服药和康复计划提醒指导,医生查看分析反映患者体征的监测数据,并根据需要提出健康指导建议,真正实现院内和院外患者的全程健康管理。

(2) 初步成效

1) 全面实现预约就诊,实施按需分诊。通过乳腺外科微信公众平台,培养了患者预约就诊的习惯。2015 年 7～12 月,共有 7 668 人次患者预约了分时段化疗(包括日间化疗),有 2 103 次患者预约了内分泌治疗配药绿色通道,有 1 351 人次患者预约了靶向治疗配药的绿色通道,有 484 例患者通过科室微信平台预约了随访检查的绿色通道。这些患者从常规门诊中"按就诊需求"被分流出来进入绿色通道,显著加快了门诊患者的处理速度,缩短了患者的候诊时间,相应增加了门诊的患者容受量。2015 年,医院乳腺外科的常规门诊量达到 169 246 人次,较 2014 年增加了 26.8%,但就诊患者的平均候诊时间却减少了 28.8%。在门诊号源管理"按需预约"功能开放后的 1 个月间,共有 427 例患者在线提交了加号申请,其中 26 位(占在线申请量的 6.1%)通过审核直接给予专家号源;有 112 位患者(占在线申请量的 26.2%)被建议至主治医师门诊就诊。2015 年,专家门诊的就诊总人数减少了 8.3%,但恶性肿瘤患者手术量却增长了 10.5%,为 4 330 例,优化了门诊号源管理。

2) 线上延伸服务,提高主动随访率。预约随访检查服务提高了本地患者来院随访的动力;而为患者提供的免费解读报告服务,则延伸了医疗服务的广度,增加了外地患者主动随访的动力。2015 年 7～12 月,有 823 例患者通过解读报告模块获得了主治医师的专业解读。该项功能的开通,对患者而言增加了医疗服务温度,体现了科室对患者的人文关怀;对医师而言,则显著提高了患者随访率,有利于临床与基础研究的开展。2015 年 7～12 月,通过解读报告服务共发现 4 例复发转移患者,均通过科室内部流程,与主诊医师沟通后,预约了多学科综合治疗组,对其首次复发转移情况进行讨论,以 1.5 h 的内部流程时间,节省了患者将近 2 周左右的奔波与等待。

目前,该信息平台已推广到复旦大学附属肿瘤医院、浙江大学附属第一医院、中山大学孙逸仙纪念医院等国内 60 多家三级甲等医院乳腺科室使用,为近 10 万名乳腺疾病患者提供服务。

通过这一信息管理平台,较好地实现了患者自我管理与医护人员专业化管理的良性循环,促进更加科学、高效、便捷全程管理服务的发展;此外,肿瘤患者诊疗数据的收集、分析及处理将更加规范化、系统化,为肿瘤学研究提供科学依据。

作为病理复杂且对人们危害影响范围越来越大而广的病种,肿瘤疾病诊疗任重道远。全程信息引导的健康管理模式是患者全程健康管理的一种积极探索,未来可望融合诊疗新技术和治疗方法等的不断深入发展,发挥更好作用,实现更加高效的患者管理。

96.4　愿景

96.4.1　全程信息引导管理促进多学科诊疗技术融合

肿瘤既是局部病变,又是全身性疾病,病理复杂,非单一学科可以全部解决,往往需要多学科诊疗技术融合。目前,一方面,对恶性肿瘤的治疗研究特点是各专科向纵深发展较快,尤其近些年肿瘤免疫疗法和基因治疗领域飞速发展,诸多重要研究发现和临床试验成果发布,如2017年5月,FDA批准默沙东(MSD)的 PD - 1 抑制剂 Keytruda(pembro-lizumab,帕博利珠单抗),用于治疗携带微卫星不稳定性高(MSI - H)或错配修复缺陷(dMMR)分子特征的癌症患者,这是 FDA 首次不根据肿瘤来源批准抗癌药物。另一方面,各专科之间的横向联合,特别是多学科整合治疗的发展相对较缓慢。

其中可能的部分原因是专业的偏见和对肿瘤综合治疗内涵理解的差异,各学科之间缺乏能够达成共识的临床决策路径,在治疗目的、技术方法及疗效评价等多方面各学科之间表现出众多的分歧。其次,信息沟通不畅,临床科研中患者信息管理多是以技术模块形式拼接而成,各模块独立不易迅速理解,较难实现跨学科跨专业、多学科综合协作的高质量临床研究。

全程信息引导的患者健康管理包括收集病例资料、临床诊断、治疗方案、实施治疗和预后评估等内容,覆盖全过程治疗及预后随访等,信息内容相对客观、真实、全面,各学科专家心理上能够理解和易于接受各治疗方法对患者的实际功效,从而有助于消除专业偏见,促进多学科合作。其次,医疗信息引导管理平台采用新媒体、新技术,利用新技术传播优势和形式丰富、互动性强、覆盖率高的优点,让专家联合会诊的方式更为便捷,互动良好。

全程信息引导管理模式有助于克服专业偏见、打破专业壁垒、加强学科间沟通协作,逐步形成适合自身的联合诊疗模式,并为跨学科、跨专业交叉融合培养高水平的医疗人才发挥作用。

96.4.2 全程信息引导管理促进大数据和人工智能的推广和普及,推动肿瘤疾病分级诊疗

信息化数据的规模和质量是推动医学进步的重要力量。大数据首先是指数据的数量巨大;其次,数据的质量(即误差)要好,如果数据本身的质量很差,大数据同样无法反映事实的真相。目前,信息数据是医疗领域的核心也是短板。信息难以获得、信息不确定、信息不对称都给医疗领域带来了很大的影响。全程信息引导的健康管理有助于获得大量的肿瘤患者治疗及随访样本数据,并将不规范、非结构化的数据,转为规范和结构化的数据,从而提高医疗数据的质量。

人工智能与人脑相比的优越性在于,可以更高效地处理海量数据,迅速找到一些特征和规律,如推想科技推出的智能 CT 辅助筛查产品,在北京协和医院、武汉同济医院、上海长征医院等投入试用,为放射科医生大幅度提高了审片效率与准确率,试用期的数据显示,降低了50%的误诊率,同时提高了3倍的诊断效率。

人工智能可以借助全程信息引导管理平台获得的大样本数据,建立医生的临床辅助决策系统,基于病患数据推荐诊疗方案,帮助医生进行诊断,医生逐渐进化成"智医",利用最先进的技术放大诊疗能力,为患者提供更好的诊疗服务,整体提升医疗诊疗效率和效果。

大数据和人工智能的推广和普及,将会推动分级诊疗的进行,为地方医院肿瘤科室提供技术支持,将有助于推动原来需要专家才能做到的诊断,让基层医生借助基于大数据的智能诊疗系统,就能进行初步的诊断,提升二、三、四线城市诊断能力,实现在不同地区、不同等级医院间的分级诊疗及双向转诊。

96.4.3 全程信息引导管理提升肿瘤疾病精准医疗水平

精准医疗是以个体化医疗为基础、随着基因组测序技术快速进步,以及生物信息与大数据科学的交叉应用而发展起来的一种新型医学概念与医疗模式。精准医疗的本质是通过医学前沿技术,对大样本人群与特定疾病进行生物标志物分析与鉴定、验证与应用,最终实现对疾病和特定患者进行的个体化精准治疗。不过,这一理念得以实现的前提,是有足够高的临床随访率,以及足够多用于进行基础与转化医学研究的临床样本,尤其是复发转移患者的肿瘤样本。全程信息引导管理显著提高了患者随访率,利于单病种和大数据的采集与结构化,同时也可以第一时间发现复发转移病例,在为患者提供合理治疗的同时,也获得肿瘤样本,为精准医疗理念下的临床与基础研究创造条件。

(柳光宇)